MÉMOIRES

DE

SAINT-SIMON

TOME I

PARIS. — TYPOGRAPHIE A. LAHURE

Rue de Fleurus, 9

MÉMOIRES

DE

SAINT-SIMON

NOUVELLE ÉDITION

COLLATIONNÉE SUR LE MANUSCRIT AUTOGRAPHE

AUGMENTÉE

DES ADDITIONS DE SAINT-SIMON AU JOURNAL DE DANGEAU

et de notes et appendices

PAR A. DE BOISLISLE

Et suivie d'un Lexique des mots et locutions remarquables

TOME PREMIER

PARIS

LIBRAIRIE HACHETTE ET Cie

BOULEVARD SAINT-GERMAIN, 79

1879

Tous droits réservés

AVERTISSEMENT

L'histoire de l'emprisonnement des manuscrits de Saint-Simon aux Affaires étrangères, de la communication des *Mémoires* à un petit cercle d'amateurs lettrés, et enfin de leur mutilation par un éditeur coutumier de pareils méfaits, a été écrite trop récemment pour qu'il y ait lieu d'y revenir ici[1]. Ce serait d'ailleurs anticiper sur la *Notice bibliographique* qui viendra en son temps. Nous nous bornerons à rappeler en quelques mots qu'aucune des publications de fragments de Saint-Simon qui se succédèrent entre 1781 et 1818 ne fut préparée sur le manuscrit original : toutes eurent pour base soit la copie ou plutôt la réduction faite par ordre du duc de Choiseul, soit les extraits tirés du manuscrit par les historiographes Duclos et Marmontel, soit quelqu'une des copies de seconde main. Cette compilation informe de passages pris à l'aventure et remaniés au gré de chaque nouvel éditeur allait être encore rééditée en 1828, lorsqu'un représentant du nom de Saint-Simon, mis, par ordre du roi Louis XVIII, et surtout grâce au bon vouloir d'un ministre plus libéral que ses prédécesseurs, en possession du manuscrit original, put enfin livrer au public un texte à peu près conforme à

1. Voyez le livre de M. Armand Baschet sur *le Duc de Saint-Simon, son cabinet et l'historique de ses manuscrits* (1874), p. 231 et suivantes.

ce manuscrit, en y pratiquant toutefois ce qu'il appelait
« les corrections et les retranchements indispensables[1]. »

Outre cette première édition, datée de 1829-1830, les
*Mémoires complets et authentiques du duc de Saint-Si-
mon sur le siècle de Louis XIV et la Régence* furent deux
fois réimprimés par les soins du général de Saint-Simon,
en 1840 et 1853[2], avant que M. Chéruel obtînt de faire
sur l'original une nouvelle revision, d'où sont sorties
l'édition de 1856, que depuis lors on a considérée, non
sans raison, comme édition *princeps*[3], et plusieurs réim-
pressions successives du texte seul, en moindre format[4],
toutes faites par la maison Hachette[5], qui devint en 1863
propriétaire du manuscrit des *Mémoires*[6].

1. Voyez une lettre du général marquis de Saint-Simon, dans le
Moniteur, année 1828, p. 55, et la réponse du libraire Hivert, p. 62.

2. L'édition de 1829-1830, publiée par Sautelet, cessionnaire de
Bossange, eut vingt et un volumes in-8° ; celle de 1840, publiée par Del-
loye, et celle de 1853, publiée par les frères Garnier, quarante volumes
in-18.

3. *Mémoires complets et authentiques du duc de Saint-Simon sur le
siècle de Louis XIV et la Régence*, collationnés sur le manuscrit original par M. Chéruel, et précédés d'une notice par M. Sainte-Beuve, de
l'Académie française ; vingt volumes in-8°, 1856-1858. Il existe une
réimpression des dix premiers volumes, faite sans le concours de l'éditeur.

4. En treize volumes. Un premier tirage, dans le format in-12, accompagna l'édition in-8° de 1856 ; un autre parut en 1861 ; un troisième, dans le format in-18, en 1863, et un quatrième en 1865, dans le
format in-16.

5. Cette maison venait d'inaugurer sa « Bibliothèque des chemins de
fer » en y publiant deux volumes d'extraits de Saint-Simon : *Louis XIV
et sa cour*, et *le Régent et la cour de France sous la minorité de Louis XV*,
qui ont contribué tout particulièrement à la vulgarisation des *Mémoires*.

6. Sa propriété exclusive se trouve confirmée par des arrêts antérieurs à l'acquisition : l'un du tribunal de première instance de Paris
en date du 3 juin 1856, un autre de la Cour d'appel en date du 3 fé-

Enfin une seconde édition du texte de M. Chéruel fut commencée en 1873, avec le concours d'un jeune collaborateur de la collection des Grands écrivains, Adolphe Regnier fils, qu'une mort prématurée nous a enlevé au moment où il achevait la correction du dix-neuvième volume[1]. Le texte a été, cette fois encore, considérablement amendé par la collation la plus minutieuse : nos lecteurs, que nous renverrons constamment, quand nous aurons lieu de citer d'avance la suite des *Mémoires*, à cette édition de 1873-1875, bien supérieure, pour l'exactitude et la correction, à toutes les précédentes, ne manqueront pas de regretter, comme nous, qu'une collaboration aussi utile que celle d'Adolphe Regnier fils fasse aujourd'hui défaut aux *Mémoires*.

Quelle que soit cependant la fidélité du texte dont il

vrier 1857, un troisième de la Cour de cassation en date du 31 mars 1858, rendus au profit du général de Saint-Simon contre le libraire Barba, qui avait fait paraître, en 1856, deux rééditions du texte de 1840, en vingt volumes in-8° et en cinq volumes in-4° illustrés. M. Hachette acquit le manuscrit par cession de M. Lahure, imprimeur, à qui le général de Saint-Simon l'avait vendu en 1860.

1. De 1873 à 1875, il parut dix-neuf volumes de cette édition (in-12). Le XIX° contient, à la suite des *Mémoires*, le premier recueil qu'on ait formé encore de la correspondance de Saint-Simon. Quant à la table alphabétique générale dressée par l'auteur lui-même, mais restée inédite jusqu'en 1877, par le fait de sa séquestration au Dépôt des affaires étrangères, et qui remplit actuellement le tome XX, la publication en a été préparée et surveillée par une main pieuse, qui avait secondé Adolphe Regnier dans la nouvelle collation de tout le manuscrit. Deux volumes encore viendront s'ajouter à cette édition, et contiendront l'un, un supplément de lettres de Saint-Simon, de documents inédits et de notices ; l'autre, une table analytique et alphabétique des *Mémoires* destinée à suppléer à l'insuffisance de celle de Saint-Simon. Cette table est due aux soins de M. Jules Guérin, archiviste aux Archives nationales, et s'imprime actuellement.

vient d'être parlé en dernier lieu, celui de l'édition actuelle sera établi d'après le manuscrit même des *Mémoires*, qui doit, nous le sentons, être reproduit avec
d'autant plus de soin qu'il n'est pas à la disposition du public. Non-seulement on fera une nouvelle collation, mais
nous recourrons encore à l'original chaque fois que se pré-
sentera un passage douteux, une lecture embarrassante.

Description du manuscrit des *Mémoires*.
Le manuscrit autographe et unique[1] des *Mémoires de
Saint-Simon*, qui appartient, avons-nous dit, à MM. Hachette et Cie, se compose de cent soixante-treize cahiers
in-folio, de 36 centimètres de haut sur 24 de large; chaque page renferme environ cinquante-six lignes, longues
de 17 centimètres et demi, et contenant parfois quarante
syllabes. L'ensemble de ces cahiers, très-uniformément et
régulièrement écrits depuis le premier jusqu'au dernier,
et paginés de 1 à 2854, est réparti dans onze portefeuilles
de veau écaille, timbrés aux armes et chiffres du duc, et
à l'intérieur desquels les cahiers sont retenus par des cor-
donnets verts[2]. Dans un douzième portefeuille se trouve

1. Unique en tant que complet, car il s'en fit, à partir de 1760, des
copies partielles, sur lesquelles on peut consulter le livre de M. Armand
Baschet, p. 241 et suivantes. En 1789, Anquetil disait : « Les *Mémoires
de Saint-Simon* commencent à devenir communs ; on en a tiré, et on en
tire journellement des copies. » Saint-Simon lui-même, après avoir
longtemps gardé le secret le plus absolu sur son travail, en avait donné
au maréchal de Richelieu des extraits assez considérables, dont Soulavie se servit plus tard, et qui, achetés par M. de Paulmy, appartiennent aujourd'hui à la Bibliothèque de l'Arsenal (mss. 3575-3582).

2. Le premier portefeuille porte au dos une étiquette : « Papiers de
Saint-Simon, 167. » Ce numéro d'ordre ne correspond pas à l'inventaire fait en 1755 et publié par M. Baschet (p. 136), où les onze portefeuilles de *Mémoires* sont placés sous le n° 131, tandis que le n° 167
(p. 143) est un autre portefeuille, de « lettres et pièces fugitives. »
Mais, comme le paraphe mis en tête du manuscrit est bien accompagné
du n° 131, il se peut que les portefeuilles aient reçu un numérotage

une table des matières, également autographe, que conserve encore le Ministère des affaires étrangères, mais qu'il a permis, sur la proposition de M. le Directeur des archives, de publier en 1877, à la suite de l'édition de MM. Chéruel et Adolphe Regnier fils.

Malgré les dimensions du manuscrit, son état de netteté ne permet pas de douter que ce soit la transcription, faite par l'auteur lui-même, d'une première rédaction. L'écriture en est posée et très-soutenue d'un bout à l'autre. Si, de place en place, on rencontre des changements de peu d'importance, des ratures, des mots ou des membres de phrase ajoutés en interligne, c'est que, comme le prouve presque toujours la différence d'encre, l'auteur, ayant eu à relire une dernière fois son texte pour dresser les sommaires marginaux qu'il a écrits de distance en distance, a fait en même temps un certain nombre de corrections qui portent, soit sur le style, soit sur l'orthographe, plus rarement sur des parties essentielles de la phrase ou sur le sens même du récit. Celles qui avaient été faites du premier coup, au cours de la mise au net des *Mémoires*, sont beaucoup plus rares. On remarque, en outre, dans un très-petit nombre d'endroits, des observations marginales écrites par une main étrangère[1]. Chose étonnante dans un manuscrit de pareilles dimensions, l'auteur, quoiqu'il se soit relu avec attention, n'a éprouvé le besoin de faire ni notes ni additions, comme

indépendant de celui de leur contenu, ou qu'on ait changé les *Mémoires* de portefeuilles.

1. Voyez tomes XIII, p. 419 ; XIV, p. 347 ; XVII, p. 222, etc. Ces observations seraient-elles de Lémontey, qui se servit longtemps du manuscrit ? — Il n'y a pas à tenir compte de deux autres espèces d'annotations marginales, qui viennent évidemment des éditeurs de 1828, ou bien de l'abbé de Voisenon.

on en trouve, par exemple, dans le manuscrit du marquis de Sourches ou dans celui du duc de Luynes.

Quoique régulière et soignée, l'écriture de Saint-Simon[1],
fine, [serrée, pleine d'abréviations qui semblent appartenir à des temps plus anciens, offre de constantes difficultés de déchiffrement : on conçoit que le duc d'Orléans,
qui avait mauvaise vue, ne pût lire les manuscrits de son
conseiller[2], car parfois, sur cette mise au net d'apparences
si parfaites, le paléographe le plus patient épuise en vain
les ressources de son expérience. Hâtons-nous d'ajouter
que ce cas ne se présente pas souvent, et que nous indiquerons toujours en note nos doutes et les différentes lectures auxquelles le manuscrit peut se prêter. Il sera tenu
compte de même des ratures, surcharges, corrections,
additions en interligne ou à la marge, et généralement de
toutes les modifications apportées par Saint-Simon à son
texte, lorsqu'il l'a recopié, ou quand il l'a revu après
coup, comme nous le disions tout à l'heure. Outre que
ce relevé donnera aussi fidèlement que possible l'aspect
du précieux manuscrit, il ne sera pas inutile, soit, de
loin en loin, pour éclaircir le sens du récit, soit pour faire
connaître les procédés de composition et de rédaction de
l'auteur[3].

Quoique notre but soit, on le voit, de donner une espèce de fac-similé du manuscrit, il est trois points sur les-

---

1. On en pourra juger par le fac-similé de la première page.

2. *Mémoires*, tome VII, p. 408-409. C'est cette « petite écriture »
dont il se servait « pour écrire vite et se suivre lui-même, » et que
bien d'autres gens que le duc d'Orléans ne pouvaient déchiffrer.

3. Quant aux leçons des précédentes éditions, comme nous avons
sous les yeux le manuscrit autographe et unique, il n'y a pas lieu de
les mentionner, sauf, çà et là, celles des deux dernières, dans quelques
passages de lecture douteuse.

quels nous ne saurions le suivre d'aussi près; ce sont :
l'orthographe, la ponctuation, et les divisions du récit.

La grammaire et l'orthographe de Saint-Simon pré- Orthographe adoptée.
sentent toutes deux une telle variété de licences, d'irré-
gularités, et la première tant d'ellipses et de pléonasmes,
de latinismes, d'enchevêtrements, d'accords extraordinaires se rapportant à l'idée plutôt qu'aux mots, qu'il
serait impossible de les signaler à chaque fois. Ce sera
l'affaire du *Lexique* qui complètera un jour l'édition. Il va
sans dire que, dans l'établissement du texte, les irrégula-
rités de grammaire, de syntaxe, seront maintenues; nous
ne corrigerons que les *lapsus* évidents, et encore en indiquant dans l'annotation quel est le texte du manuscrit.
Mais l'orthographe, avec ses anomalies, ses inconséquences
et diversités, ne saurait être conservée : Saint-Simon lui-
même n'eût pas reproduit son manuscrit tel quel à l'impression. Nous suivrons la règle adoptée pour toute la collection des Grands écrivains, et emploierons partout l'orthographe moderne, sauf l'*oi* qui est de constant usage dans
les textes antérieurs au dix-neuvième siècle, et excepté
aussi un très-petit nombre de mots qui, par leur forme,
rappellent quelque cas intéressant d'étymologie ou de prononciation. Il en sera de même pour les textes cités dans
les notes et appendices; on nous permettra cependant
quelques rares exceptions pour des pièces autographes
de certains personnages célèbres ou intéressants, dont il
est curieux de mettre en lumière les manières d'écrire et
le savoir orthographique.

L'orthographe des noms de personnes français ou étran- Noms de personnes et de lieux.
gers sera l'objet d'une attention toute particulière. On
l'établira d'après les documents les plus sûrs, autant que
possible d'après les signatures, ou tout au moins d'après

les titres de famille et les actes du temps offrant des garanties d'authenticité et d'exactitude. Cette restitution, qui n'avait pas été faite jusqu'ici, rectifiera plus d'un nom que généralement on écrit mal, et en révèlera qui étaient devenus méconnaissables sous la plume de Saint-Simon [1].

Pour les noms de lieux français, nous suivrons, sauf exception justifiable, l'orthographe du *Dictionnaire des Postes* ou des *Dictionnaires topographiques* qui ont un caractère officiel. De même pour les noms étrangers ; toutefois quelques-uns de ceux-ci ont été francisés par l'usage, et, sous peine de dérouter le lecteur, il faudra leur conserver la forme la plus connue chez nous. Saint-Simon, dans ce cas-là, a employé tantôt le nom francisé, et tantôt le nom étranger. Pour les localités d'Allemagne, sachant la langue du pays et ayant fait plusieurs campagnes sur le Rhin, il s'est plu de temps en temps à conserver l'orthographe originale ; mais c'est presque toujours une orthographe de son temps, qui se trouve modifiée aujourd'hui.

Comme il n'est pas sans intérêt de faire connaître sous quelles formes les noms de personnes et les noms de lieux se présentent dans le manuscrit des *Mémoires*, la Table donnera, en regard du nom véritable adopté dans notre texte, l'orthographe ou les orthographes (car il y en a parfois plusieurs) suivies par Saint-Simon.

Ponctuation   Bien que la ponctuation eût déjà quelques règles

---

1. Il faut dire cependant que Saint-Simon orthographie les noms des familles nobles ou des personnages historiques beaucoup mieux que la plupart de ses contemporains, et surtout que le duc de Luynes (voyez les *Mémoires de Luynes*, tome XI, p. 272-273, note 2), qui les écrivait comme on les prononçait dans la conversation.

raisonnées, Saint-Simon semble s'en être préoccupé assez
peu[1], alors même qu'elle eût été utile pour faire comprendre son idée ou suivre sa phrase, presque toujours
longue et surchargée d'appendices ou de membres incidents[2]. C'est donc à l'éditeur qu'il convient d'établir
une ponctuation suffisante, en conservant, quand elle est
bonne, celle du manuscrit, et en la modifiant lorsqu'il
y a eu erreur ou omission évidente.

Le texte des *Mémoires* ne présente absolument rien qui
ressemble à une division par chapitres. C'est là sans aucun
doute un fait volontaire : l'auteur n'a pas cru à propos de
distribuer son récit en morceaux de dimensions à peu
près équivalentes, ni de ménager de distance en distance
des suspensions, des repos pour le lecteur. Les divisions
par chapitres qu'offraient les précédentes éditions étant
donc du fait des éditeurs, et ne répondant en rien aux
intentions de l'auteur, aussi peu soucieux de coupures
que de transitions, nous n'avons pas cru devoir les reproduire, aujourd'hui qu'il s'agit de donner un fac-similé
aussi exact que possible de l'original. De plus, les éditeurs avaient disposé en sommaires, pour leurs chapitres,
les notes marginales ou « manchettes » que Saint-Simon,
revisant une dernière fois son manuscrit[3], a placées en

---

1. Une grande partie des signes de ponctuation qu'on remarque dans
son manuscrit n'a été ajoutée qu'après coup, lors de la dernière revision.

2. Il s'excuse lui-même (tome XIX, p. 224) « de l'obscurité qui naît
souvent de la longueur des phrases. »

3. La couleur de l'encre de ces manchettes est la même que celle de
la plupart des corrections faites en dernier lieu. La première manchette
seule : « Où et comment ces mémoires commencés », a peut-être été
écrite en même temps que le paragraphe correspondant. Il est probable
que Saint-Simon différa la rédaction de ces sommaires marginaux jusqu'après l'achèvement de son manuscrit.

regard de chaque passage principal, de chaque portrait
important, soit pour guider le lecteur, soit pour se fixer
à lui-même des points de repère dans une œuvre de si
longue haleine, et préparer les éléments de sa table analytique. Nous reproduirons ces « manchettes » à la place
qu'elles occupent dans les cahiers de l'auteur. Il ne les
distribuait pas toujours avec beaucoup de soin, et il sera
quelquefois nécessaire d'en rectifier un peu la position;
mais généralement il y a intérêt à constater quel est, au
milieu d'une narration, d'un paragraphe, le point précis
qui a attiré plus particulièrement son attention et motivé
le sommaire marginal.

Si Saint-Simon n'a point fait de division par chapitres,
il n'a guère multiplié non plus les alinéas, les paragraphes[1]; nous croyons indispensable de suppléer à cette
insuffisance du manuscrit et de pratiquer un plus grand
nombre de coupures, en tenant compte de l'enchaînement
des récits, du passage d'un sujet à l'autre, des suspensions
que parfois la phrase même fait sentir, sans que rien
les indique à l'œil du lecteur.

Dans les anciennes éditions, on avait placé en titre courant une réduction plus ou moins exacte des sommaires
marginaux; nous éviterons ce double emploi, et donnerons seulement à l'angle intérieur de chaque page une
date courante, qui disparaîtra momentanément quand
viendra l'une de ces digressions rétrospectives si fréquentes et souvent si longues chez Saint-Simon.

Nécessité de   Avant même qu'on eût imprimé un texte exact et com-

---

1. Il y a des paragraphes de plus de deux cents lignes, comme celui
du Molinisme, qui occupe, dans l'édition de 1873, les pages 406-418 du
tome I.

plet des *Mémoires*, Lémontey, seul alors à connaître le manuscrit original[1], insista sur la nécessité d'un contrôle attentif[2]; quarante ans plus tard, quand les éditions de 1829, 1840 et 1853 eurent acquis aux *Mémoires* une première popularité, Montalembert, qui s'était mis à la tête des plus fervents admirateurs de Saint-Simon, établit, avec une autorité, une ampleur de vues, une netteté de principes et une précision qui n'ont rien perdu depuis par l'effet du temps, qu'il était urgent de donner à l'histoire et à la vérité les satisfactions qu'avait déjà réclamées Lémontey, c'est-à-dire de joindre à un texte si précieux les annotations et les rectifications propres à lui prêter encore plus de valeur. L'illustre écrivain venait récemment d'obtenir que l'Académie française ouvrît un concours d'éloquence sur *la Vie et les Œuvres de Saint-*

1. L'empereur Napoléon Ier le chargea, en 1808, de préparer une histoire politique du dernier siècle, et le Dépôt des affaires étrangères lui fut ouvert à cette occasion.

2. « On ne saurait, disait-il en 1816, exploiter cette mine sans de grandes précautions.... L'auteur composa ses *Mémoires* dans sa vieillesse, longtemps après les événements; aussi lui arrive-t-il fréquemment d'oublier les dates, de confondre les faits, de se méprendre sur les personnes. La trempe de son esprit le rendait peu propre aux grandes affaires, et l'on voit que, même sous la Régence, où il joua un rôle important, il ne connut que très-superficiellement le système de Law et le complot du prince Cellamare. J'ai d'ailleurs la preuve que plus d'une fois le duc d'Orléans prit plaisir à le tromper par de fausses confidences. Mais ce qui l'égare le plus souvent, ce sont ses passions, son fanatisme ducal, ses haines, ses jalousies. Il accueille et amplifie, sur parole, des sarcasmes sans vérité, des bruits fabuleux, de méprisables calomnies.... Quand, aigri par la solitude, il compose son fiel, tout lui semble bon, pourvu que ce soit méchant, étrange ou scandaleux.... Je ne conseillerais de s'abandonner entièrement à la foi de M. de Saint-Simon que sur les affaires où il a été personnellement acteur désintéressé, et lorsque son récit est confirmé par des témoignages moins suspects que le sien. » (Préface de l'*Histoire de la Régence*, tome I, p. 3-4.)

Simon. Quatorze discours avaient été présentés, dont plusieurs aussi remarquables par l'abondance des informations que par leur valeur littéraire : l'un ou l'autre des deux vainqueurs, MM. Poitou et Amédée Lefèvre-Pontalis, semblait naturellement appelé à entreprendre une édition critique, et Montalembert comptait en outre obtenir le patronage d'une Société savante qui avait songé déjà à donner un supplément aux *Mémoires*[1]. Mais, engagée pour des publications de très-longue haleine, la Société à laquelle il s'adressait recula devant une nouvelle entreprise qui eût achevé d'absorber ses ressources durant un temps indéfini, et qui, sans doute, se serait compliquée de certaines questions de propriété littéraire[2].

D'ailleurs on comptait que les *Mémoires* reparaîtraient prochainement par les soins d'un érudit dont la compétence faisait espérer que, cette fois enfin, les admirateurs

---

1. Nous parlons de la Société de l'Histoire de France. M. de la Villegille lui demanda, en 1845, de faire faire une édition nouvelle de Saint-Simon ; mais, sur l'observation mal fondée de Monmerqué (qui connaissait cependant le manuscrit) que le texte de 1829 était une reproduction « très-fidèle et à peu près complète de l'autographe, » le Conseil de la Société étudia seulement la préparation d'un supplément aux *Mémoires*, qui eût compris les lettres et mémoires du duc Claude de Saint-Simon et la correspondance de son fils, qu'on savait se trouver soit aux Affaires étrangères, soit dans des collections particulières, comme le cabinet de Monmerqué. Ch. Lenormant avait même été désigné pour réunir ces matériaux, lorsqu'on apprit que M. Feuillet de Conches, possesseur d'une grande quantité de documents émanés de Saint-Simon, recueillait depuis longtemps notes, pièces justificatives, éclaircissements, additions, etc., en vue d'une édition nouvelle. Le Conseil songea alors à proposer à M. Feuillet de Conches de faire cette édition au nom et aux frais de la Société ; mais l'affaire n'eut pas de suite. (*Bulletin de la Société de l'Histoire de France*, années 1845-1846, p. 175, 181, 289, 291 et 311.)

2. *Bulletin de la Société*, année 1855, p. 51 et 81.

de Saint-Simon auraient toute satisfaction. En effet, l'édition de M. Chéruel se publia l'année suivante (1856), et Montalembert lui rendit, ainsi que tant d'autres critiques s'empressèrent de le faire, un juste hommage ; mais, regrettant de ne pas y trouver une annotation courante, ou, comme on le dit maintenant, un « commentaire perpétuel, » il dressa, en quelques pages[1], le programme dont il réclamait la réalisation depuis plusieurs années, et que notre seule ambition ici est de suivre, comme le meilleur des guides et la plus sûre garantie du succès. Aucune partie de la tâche n'y est oubliée, aucun point négligé, et, aujourd'hui même que vingt ans de plus se sont écoulés, et que lecteurs ou travailleurs, familiarisés chaque jour davantage avec l'œuvre de Saint-Simon, lui demandent, chaque jour aussi, de nouveaux enseignements ou des jouissances nouvelles, on ne saurait mieux ni plus complétement exposer les nécessités, les avantages, les difficultés, les proportions, les conditions d'une édition critique et commentée de ces *Mémoires*, ou de quelque texte historique que ce soit.

Voici d'abord, pour commencer par ce qu'on peut nommer la partie fondamentale d'une telle œuvre, par la langue, ce que Montalembert disait de l'annotation philologique et grammaticale : « Il me faudrait des notes linguistiques et philologiques, pour nous mettre au courant de tout le parti que Saint-Simon a tiré de la langue française.... Je prends les mots à poignées dans un demi-volume, et je demande si les contemporains de Saint-Simon, et lesquels,

Programme
dressé par
Montalembert.

---

1. *Le Correspondant*, numéro du 25 janvier 1857, p. 9-45, article sur *la Nouvelle édition de Saint-Simon*. Réimprimé dans les *Œuvres de Montalembert*, tome VI, p. 405-507.

s'en servaient encore. Mais ce n'est pas seulement les vieux
mots qui s'en vont, ce sont les nouveaux qui arrivent, et
que j'aimerais à voir saisis et marqués au passage[1]. »

On a eu tort, en effet, de dire que la langue de Saint-
Simon avait été « tout entière créée par lui[2]. » Les notes
linguistiques et philologiques que réclamait Montalembert, prouveront qu'un très-petit nombre de mots ou
d'expressions étaient la propriété personnelle, la création de l'auteur des *Mémoires*. Bien des termes et des
façons de parler qui semblent des plus extraordinaires,
se retrouvent dans les dictionnaires de son temps, surtout ceux de sa jeunesse, c'est-à-dire dans Richelet (1679-
1680)[3], dans Furetière (1690), dans l'Académie (1694 et
1718), dans le *Dictionnaire de Trévoux* (1704). La langue,
le style et la grammaire de Saint-Simon restèrent, jusqu'au milieu du dix-huitième siècle, ce qu'ils avaient été
dès le principe, sous le règne de Louis XIV. Cet anachro-
nisme, sous Louis XV, étonnait fort ses amis[4]; aujour-
d'hui il ajoute beaucoup à la saveur du texte. C'est aussi,
comme on l'a très-bien démontré[5], l'emploi « d'expressions vieillies, populaires, de circonstance ou de mode[6]; »
c'est le recours fréquent aux vocabulaires du Palais, des

1. Page 21 de l'article cité.
2. J.-J. Weiss, *Nouvelle biographie générale*, article SAINT-SIMON, p. 114.
3. Un exemplaire de Richelet figure dans l'inventaire de sa bibliothèque.
4. Le duc de Luynes dit : « Il (Saint-Simon) exprimoit fortement ses
sentiments dans la conversation, et écrivoit de même; il se servoit de
termes propres à ce qu'il vouloit dire, sans s'embarrasser s'ils étoient
bien françois. » (*Mémoires du duc de Luynes*, tome XIV, p. 117.)
5. H. Taine, *Essais de critique et d'histoire*, éd. 1866, p. 323-333.
6. « Qui pourroit rendre raison de la fortune de certains mots et
de la proscription de quelques autres?... » (La Bruyère, *Caractères*,
tome II, p. 205-215.)

camps ou de la vénerie ; c'est, lorsque l'occasion le requiert, l'emprunt fait au peuple de quelque expression
triviale, grossière même, mais énergique, et d'ailleurs
assez couramment admise en des temps moins pudibonds
que les nôtres : c'est, dis-je, ce mélange étonnant qui
effarouche et déconcerte nombre de lecteurs. Il sera donc
intéressant de relever au passage les mots et les locutions remarquables, de chercher s'ils sont des idiotismes
de notre auteur, ou si simplement il les a pris à un autre
temps, rajeunis par l'emploi, et, dans ce cas, d'en indiquer, quand on le pourra, la source et la date.

Au point de vue de la langue, souvent aussi du fond,
disons ici qu'il nous paraît à propos de signaler les
« redites » nombreuses dans lesquelles Saint-Simon semble s'être complu[1], et que le lecteur pourrait être bien
aise de connaître immédiatement, avec leurs analogies ou
leurs dissemblances.

Ce qui préoccupait le plus particulièrement Montalembert, c'était l'autorité, souvent usurpée selon lui, que
le public et les écrivains, même les plus éclairés, attri-
buaient aux jugements historiques de Saint-Simon. « Sans
aucun doute, disait-il, Saint-Simon a été sincère : je le
crois sur parole, quand il affirme qu'il a « scrupuleuse-
« ment respecté le joug de la vérité. » Il est au suprême
degré ce qu'il dit que doit être l'historien, « droit, vrai,
« franc, plein d'honneur et de probité[2] ; » mais il n'est

---

1. « Tout bien considéré, j'estime qu'il vaut mieux hasarder qu'il
m'en échappe quelqu'une (quelque redite), que ne pas mettre sous les
yeux un tout ensemble si intéressant. » (*Mémoires*, tome XII, p. 134.)

2. Voyez ci-après les *Considérations préliminaires*, p. 6-7, et comparez, dans la suite des *Mémoires* (édition de 1873-1875), tome XI,
p. 227 : « La vérité la plus pure et la plus exacte sera ici, comme partout, mon guide unique et ma maîtresse ; » et tome V, p. 60, etc.

pas toujours bien informé, et moins souvent encore impartial. Sa crédulité est quelquefois excessive ; sa haine vigoureuse du vice, de l'hypocrisie, de la bassesse, l'a plus d'une fois aveuglé. Ses opinions exigent donc un contrôle attentif et perpétuel. Sa popularité croissante crée aux amis de la vérité historique l'obligation de pourvoir à ce que ses jugements ne soient pas en quelque sorte parole d'Évangile pour le gros des lecteurs. D'ici à peu d'années, ses *Mémoires* seront aussi lus, aussi connus de tous que les lettres de Mme de Sévigné. On saura par cœur ses mots, ses portraits, ses tableaux. La jeunesse surtout croira connaître à fond son siècle de Louis XIV, quand elle se sera imbibée de cette lecture enivrante ; et peu à peu il fera loi pour le public. Il est donc urgent et nécessaire de mettre en garde le lecteur consciencieux contre les erreurs de fait et de jugement dont Saint-Simon regorge. Il faut qu'un commentaire courant, au bas de chaque page, réponde aux besoins de tout homme qui veut savoir le vrai des choses et qui n'a pas le temps d'aller vérifier chacune des assertions du terrible historien. Il faut le mettre en présence des auteurs contemporains, des correspondances officielles, du récit des auteurs ou des témoins de toutes ces scènes, dont il ne doit pas avoir le monopole. Il faut que sans cesse on rappelle à ses admirateurs qu'il n'est pas le seul qui ait vu et qui ait parlé. *Audiatur et altera pars.* On n'a certes pas besoin de citer tout ce qui le contredit ; mais il faut au moins avertir, indiquer, mettre sur la voie. Alors le lecteur pourra suspendre son adhésion, choisir et juger à son gré ; alors seulement la conscience de l'éditeur sera en repos. Je suis convaincu que ni la gloire ni la véracité de Saint-Simon n'ont à redouter cette épreuve, et qu'il en sortira avec plus de succès qu'aucun autre historien moderne; mais il ne faut pas laisser croire qu'il est en tout irréprochable et donner à son autorité une infaillibilité illégitime[1]. »

Passant au commentaire explicatif : « Tout a son importance, disait Montalembert, quand il s'agit d'un si grand écrivain et d'un si vaste monument. Il mérite, tout autant que Racine ou Molière, Rabelais ou Montaigne, une explication scrupuleuse de son texte.... Aucun écrivain, aucun historien surtout, n'a plus besoin d'être commenté, éclairé, rectifié, corrigé. Son récit est souvent confus, obscur, contradictoire. On éprouve à chaque pas le désir de savoir de qui et de quoi il est question, quand l'auteur a parlé pour la première fois du sujet ou du personnage qu'il fait tout à coup reparaître, ce qu'il en dit, et surtout ce qu'il faut en croire et ce qu'on peut en savoir d'autre part. Je ne parle pas seulement des détails biographiques et chronologiques, des alliances et des parentés, des particularités d'étiquette ou de mœurs contemporaines, sur lesquelles on est arrêté littéralement à toutes les pages par l'absence d'explications ou de renseignements nécessaires[2]. »

Et ailleurs : « Il est un autre genre de notes que l'on regrette en lisant Saint-Simon; ce sont les notes que j'appellerais *topographiques*. J'ai besoin de connaître l'emplacement des lieux où se passent ces scènes qu'il fait revivre devant moi. Je vois bien encore sur le quai de la Tournelle l'hôtel de Nesmond, avec la sotte inscription moderne qui a remplacé sur la porte cet écriteau dont « on se scandalisa, mais qui demeura et est devenu

---

1. Pages 15 et 16 de l'article indiqué ci-dessus. — 2. *Ibidem*, p. 13-14.

« l'exemple et le père de tous ceux qui, de toute espèce,
« ont inondé Paris. » Mais, quand il me parle de l'hôtel
de Mayenne, de l'hôtel de Duras, de l'hôtel de Lorge,
et de tant d'autres, je ne sais plus où j'en suis.... Il faut
aussi qu'il [l'éditeur] me mène à la Ferté-au-Vidame, et
que je sache ce qu'est devenue cette terre, sa « seule
« terre bâtie, » où Saint-Simon a tant vécu[1].... »

Ainsi, en résumant le programme dressé par Montalembert, nous voyons que le commentaire doit se composer,
outre l'annotation philologique dont nous avons parlé plus
haut, de quatre espèces de notes : topographiques, biographiques, généalogiques, historiques et explicatives.

Notes topographiques. Les notes topographiques, portant sur un pays, une localité, un édifice, un hôtel, un château, seront faites non-
seulement d'après les documents écrits, mais aussi d'après
les monuments figuratifs qui existent au Cabinet des cartes
et plans, au Cabinet des estampes, et dans les autres dépôts
de ce genre. Il a déjà été dit que le premier soin serait de rétablir l'orthographe moderne et officielle des noms de lieux.

Notices biographiques. Chaque personnage, la première fois qu'il sera cité par
Saint-Simon, aura une notice biographique (marquée par
un astérisque dans la Table analytique), comprenant ses
noms et prénoms, les dates principales de sa vie, la
chronologie de ses fonctions ou dignités successives, son
cursus honorum, diraient les épigraphistes, et souvent,
en regard des portraits si vivants que trace la plume de
Saint-Simon, l'indication des portraits authentiques conservés dans nos musées, gravés par les maîtres du temps,
ou dessinés pour les curieux.

1. Article cité, p. 20.

Personne n'ignore ce que sont en général les recueils biographiques modernes, et combien d'erreurs se transmettent de l'un à l'autre. On doit donc n'y recourir que faute de mieux, et prendre les renseignements à de meilleures sources : documents originaux, biographies spéciales, recueils du temps, tels que les dictionnaires de Moréri ou de Bayle. Malgré les pertes subies par nos archives, bien peu de personnages du siècle de Louis XIV échapperont à une recherche patiente, quel qu'ait pu être leur rang dans la société, à la cour, à la ville, en province ou dans les camps. Qu'on nous permette de citer, en forme d'exemple, nos deux premiers volumes : sur neuf cents hommes ou femmes environ qui y paraissent, il n'en est pas vingt-cinq dont nous ne soyons parvenu à établir d'abord l'identité, puis la notice biographique et chronologique, au moins dans ses parties essentielles.

Ce ne sera que dans des circonstances exceptionnelles qu'on indiquera les autorités diverses d'après lesquelles chaque notice de ce genre aura été faite. Le plus souvent, après avoir comparé ces autorités les unes aux autres, il y a lieu de remonter plus haut et de vérifier les noms et qualités sur les dossiers généalogiques du Cabinet des titres, les dates sur le *Journal de Dangeau*, la *Gazette*, le *Mercure*, qui, ayant inséré les faits au jour le jour, ne peuvent guère, le premier surtout, induire en erreur. Pour reconstituer une carrière militaire, on a la *Chronologie* de Pinard, l'*Abrégé chronologique et historique de la Maison du Roi* de le Pippre de Nœufville, les *Essais historiques sur les Régiments d'infanterie* de Roussel, les archives de la Guerre. Pour tout ce qui était de la maison du Roi ou de celles des princes, il faut consulter les diverses éditions de l'*État de la France*, ou bien le beau manuscrit de l'abbé de Dan-

geau intitulé *Dictionnaire des Bienfaits du Roi;* pour les
gens d'Église, le *Gallia christiana;* pour l'ordre du Saint-
Esprit, les deux volumes de du Chesne et d'Haudicquer
de Blancourt; pour les réformés, la *France protestante* des
frères Haag. Citons encore les registres manuscrits du *Grand
armorial* de 1696, où petits et grands furent forcés de faire
inscrire leurs noms, qualités et armes; puis certaines com-
pilations modernes, comme le *Dictionnaire critique* de Jal,
ou les *Notes prises aux archives de l'État civil de Paris,*
par M. le comte de Chastellux, qui ne remédient que bien
imparfaitement à la destruction de ce magnifique dépôt. On
peut aussi tirer parti des inventaires sommaires des registres paroissiaux publiés dans quelques provinces par les
archivistes départementaux, ou bien des registres eux-
mêmes, qui remontent presque partout au dix-septième
siècle. Enfin nous parlerons plus loin des collections historiques, comme celles de Gaignières et de Clairambault,
qui renferment une foule de matériaux biographiques.

Notes
généalogiques.

C'est aussi dans ces collections, dans nos grands dépôts
d'archives et au Cabinet des titres que se trouvent les éléments de contrôle pour tout ce qui touche aux questions
nobiliaires. « Quand on nomme Saint-Simon en matière
de noblesse, disait Montalembert, il est difficile de ne pas
songer aussitôt, comme la mère du Régent, à ses généalogies; et ici encore il faut reconnaître qu'aucune édition
des *Mémoires* ne sera complète sans un certain nombre de
notes destinées à rectifier ou à compléter ses assertions.
On aurait tort de traiter trop légèrement ce côté de sa prodigieuse fécondité. La vraie généalogie, c'est-à-dire l'histoire exacte et détaillée des grandes familles qui ont joué
un rôle prépondérant dans les sociétés anciennes, sera
toujours un aspect très-intéressant, et on peut ajouter

très-nouveau, de l'histoire générale.... Comme Saint-
Simon est et sera toujours de beaucoup l'auteur le plus
populaire de tous ceux qui s'occupent de ces matières,
on risque fort de voir le public épouser ses opinions
extravagantes, injustes, ridicules même, sur des races
dont les noms s'identifient avec les plus belles pages de
notre histoire.... Tout le monde n'a pas le courage ou
l'inclination de réclamer dans un intérêt personnel.... Le
devoir d'un bon commentateur n'est pas d'aller fouiller
le P. Anselme ou la première et sincère édition de la
Chenaye des Bois, pour venir au-devant de toutes les
rectifications qui pourraient être fondées, mais bien de
relever les inexactitudes qui sautent aux yeux ; et cela
toujours dans l'intérêt de la vérité historique et de la
bonne éducation du goût public[1]. »

Saint-Simon, qui a traité si souvent des questions de
noblesse, de rangs et de prérogatives, avouait lui-même[2]
n'être pas un bon généalogiste ; mais nous verrons qu'il
ne travaillait jamais sans avoir sous la main les principaux recueils publiés sur cette matière, notamment
ceux du P. Anselme, d'Imhof ou de Moréri : dès que l'occasion s'en présentait, il y faisait des emprunts dont il
sera facile de retrouver la trace et de constater l'origine.
Ce premier contrôle ne suffirait pas toujours, quand Saint-
Simon s'est servi de livres sujets à caution, ou lorsqu'il
n'a fait que reproduire des chroniques médisantes, des
calomnies même, qui avaient cours à l'endroit de certaines familles ou de certains personnages[3]. En l'un et en
l'autre cas, nous tâcherons de rétablir la vérité, et là

1. Page 18 de l'article cité. — 2. Tome XVI, p. 320.
3. On se souvient des réclamations qui se sont produites pendant la
publication des *Mémoires*, en 1856.

encore nous nous aiderons des grandes collections de la
Bibliothèque nationale. À côté des recueils de Gaignières,
de Clairambault et de d'Hozier, le Cabinet des titres [1], où
il n'est guère de famille qui n'ait quelque dossier de mémoires généalogiques ou de pièces originales, constitue
une mine inépuisable, particulièrement riche pour l'époque de Saint-Simon [2]. L'obligeance de l'archiviste [3] auquel
est confiée la garde de ce dépôt est bien connue de tous
les habitués de la Bibliothèque : nous sommes sûr qu'elle
ne fera jamais défaut aux éditeurs du *Saint-Simon*.

Les notes historiques et explicatives porteront tantôt
sur les événements et les faits, tantôt sur les institutions,
les usages, les expressions et manières de parler administratives, judiciaires, militaires, etc., dont l'interpré-
tation, absolument nécessaire pour l'utile lecture des
Mémoires, doit être mise à la portée de tous : interpré-
tation brève et substantielle, indiquant, s'il en est besoin,
à quelle source l'annotateur aura pris ses renseignements,
ou à quels documents le lecteur pourrait se référer.

Il va sans dire qu'entre ces divers sujets de notes, c'est
sur les événements mêmes et les faits que se portera
surtout l'attention du commentateur ; mais, avant d'indi-

1. Voyez *le Cabinet des manuscrits de la Bibliothèque nationale*, par
M. Léopold Delisle, tome I, p. 358 et 553-556.

2. Parmi les auteurs des mémoires généalogiques réunis en « dossiers
bleus, » il faut citer, pour cette époque, Bertin du Rocheret, président
de l'élection d'Épernay. Grand lecteur, curieux d'anecdotes tout autant
que Tallemant et dans le même genre, il nous a transmis une infinité
d'historiettes dont plus d'une sera à citer en regard de celles de Saint-
Simon. Né en 1693, mort en 1762, le président vécut à Paris depuis
1708 jusqu'en 1717, et il y conserva beaucoup de relations. Il faillit
devenir historiographe royal.

3. M. Ulysse Robert, ancien élève de l'École des chartes et directeur
d'une revue d'érudition, *le Cabinet historique*.

quer sa méthode de contrôle et les instruments dont il dispose, il doit rappeler quels ont été les procédés de rédaction de Saint-Simon, de quels éléments se composent les *Mémoires*[1].

Saint-Simon a raconté lui-même, presque au début de son œuvre[2], que la lecture de Bassompierre[3] « l'invita à écrire ce qu'il verrait arriver de son temps, » et qu'il « commença ces *Mémoires* » dans les longs loisirs de la campagne de 1694 en Allemagne. Le lecteur pourrait donc conclure qu'à partir de cette date de 1694, les récits, écrits à l'instant même, ont une authenticité comparable à celle, par exemple, du *Journal de Dangeau*. Naguère encore, un publiciste[4], qui eut cependant le rare avantage de tenir entre ses mains le manuscrit autographe de Saint-Simon, croyait et disait que l'auteur avait jeté chaque jour sur le papier ses notes, ses impressions, ses pensées; que cette masse de notes formait un ensemble informe en 1723, quand Saint-Simon quitta la cour, et qu'il n'eut, pendant les trente dernières années de sa vie, qu'à en tirer une rédaction régulière. Nous pensons qu'il faut préciser davantage.

Saint-Simon, à son entrée dans la vie, eut l'idée d'écrire régulièrement ses mémoires, et même il donna à ce projet

Origine et composition des *Mémoires*.

---

1. On ne pourra parler en toute assurance de la composition des *Mémoires* qu'après avoir examiné les manuscrits de Saint-Simon que détient depuis cent vingt ans le Dépôt des affaires étrangères ; nous ne voulons donc ici que résumer certains points bien établis dès à présent.

2. Voyez notre tome II, p. 175, et comparez ci-après, p. 26.

3. Deux rééditions venaient de s'imprimer en Hollande, en 1692.

4. Feu Ernest Gallien, cité par M. Baschet, dans *le Duc de Saint-Simon*, p. 463 et 466. Comparez Lavallée, *Correspondance générale de Mme de Maintenon*, tome I, p. 62, et l'article publié, en 1830, dans la *Revue française*, n° xv, p. 190.

un commencement d'exécution : on en trouve la preuve
dans sa lettre du 29 mars 1699, à M. de Rancé, qui a paru
en tête de la première édition complète des *Mémoires*
(1829)[1]. Nous y voyons qu'il travaillait depuis quelque
temps à « des espèces de mémoires de sa vie ; » que son
intention était d'y faire entrer tout ce qui avait « un
rapport particulier » à son rôle, à son existence personnelle, « et aussi, un peu en général et superficiellement,
une espèce de relation des événements de ces temps,
principalement des choses de la cour ; » que, tout en se
proposant une « exacte vérité, » il ne croyait pas blâmable
de « la dire bonne et mauvaise » et de « satisfaire ses
inclinations et passions ; » que, pour ce motif et par
crainte du scandale, il avait d'abord résolu que ces souvenirs seraient détruits après sa mort, ou même de son
vivant ; mais que, reculant devant un si dur sacrifice à
mesure que grossissait « cette espèce d'ouvrage, » il en
avait entretenu une première fois le pieux abbé ; qu'il lui
faisait remettre actuellement, par M. du Charmel, différents morceaux déjà terminés, savoir : la relation du
procès des ducs et pairs contre MM. de Luxembourg
(1693-1696), et deux portraits (il avait déjà communiqué
« en bien » celui d'Henri Daguesseau[2]), « pour servir
d'échantillon au reste ; » et qu'enfin il se proposait, pour
les Pâques prochaines, de porter à la Trappe « quelques
cahiers des *Mémoires* mêmes. »

Quelle fut la réponse de M. de Rancé ? C'est un des
points sur lesquels la divulgation des correspondances

---

1. Le général de Saint-Simon a donné, dans cette édition, un fac-
similé du *duplicata* autographe de la lettre dont nous parlons.

2. Daguesseau a son portrait deux fois dans les *Mémoires*, en 1699
(tome II, p. 220), et en 1716 (tome XIII, p. 190-191).

conservées aux Affaires étrangères devra faire le jour ;
mais, dès à présent, ce fait est acquis que, vers 1700,
Saint-Simon possédait six années de *Mémoires* (c'est le
terme dont il se sert) écrits « selon l'ordre des temps ; »
ce n'était pas un journal[1] sec et aride, comme celui de Dangeau, ni non plus étendu à toutes les choses de la cour,
mais plutôt un *mémorial* presque exclusivement personnel, et cependant parsemé de portraits, de jugements,
d'appréciations, plus souvent satiriques que favorables[2].

Que Saint-Simon ait persévéré, ou non, dans sa rédaction primitive, avec l'autorisation du saint abbé, il
subsiste bien peu de chose de ce « premier état » des
Mémoires, au milieu du texte définitif[3] ; mais, comme il
est d'une grande importance pour la critique historique
de déterminer si un récit est contemporain des événements, ou s'il a été écrit après coup, soit à l'aide de
souvenirs déjà éloignés, soit de seconde main, d'après
les informations d'autrui, nous aurons soin de relever les
indices qui, de distance en distance, trahissent les différences de temps et de procédés, indices faciles à trouver
quand l'auteur a négligé certaines modifications par les-

1. Pour Saint-Simon et ses contemporains, même pour le duc de
Luynes, il n'y a pas de différence entre *journal* et *mémoires*.

2. Il dit à M. de Rancé, au sujet de la relation, qu'il lui soumet, du
procès contre MM. de Luxembourg : « C'est, je crois, tout ce qu'il y
a de plus âpre et de plus amer en mes *Mémoires ;* mais au moins,
ajoute-t-il, y ai-je tâché d'être fidèle à la plus exacte vérité. Je l'ai
copiée d'iceux, où elle est écrite éparse çà et là selon l'ordre des temps
auxquels nous avons plaidé, et mise ensemble. »

3. Par exemple, la relation du procès dont on vient de parler a subi
deux remaniements tout au moins, d'abord lorsqu'elle s'est subdivisée
en Additions à Dangeau (voyez, dans l'Appendice de notre tome II, les
Additions 66 à 78), puis quand elle est revenue prendre une forme plus
régulière et plus compacte, dans l'état définitif des *Mémoires*.

quelles il eût dû fondre des éléments disparates et donner à son œuvre une apparence d'origine homogène, de composition simultanée.

Il semble en somme que Saint-Simon avait pris, étant tout jeune, l'habitude de recueillir ses souvenirs et d'écrire des relations de certains épisodes importants ou des cérémonies auxquelles il venait d'assister [1] : le récit des obsèques de la Dauphine-Bavière (1690) fut l'un des premiers produits de ce labeur [2]. Puis, au sortir de l'académie, animé par ses lectures, enthousiasmé de ses débuts à la cour et à l'armée, et excité sans doute par un gouverneur qui a découvert en lui le goût de l'histoire et veut mettre ainsi à profit les loisirs des camps, notre duc commence à tenir une sorte de journal, limité d'abord aux événements qui le touchent directement ou auxquels il a pris part, surtout à ce qui, dans ces événements, se rapporte à l'étiquette, aux prérogatives, au cérémonial ; les choses de la guerre y tiennent aussi une place considérable : c'est bien le travail d'un jeune homme de dix-neuf ans, qui transforme en faits d'armes dignes d'être transmis à la postérité des escarmouches ou des marches et contre-marches sans importance réelle [3], en affaires d'État des querelles et des conflits de courtisans !

1. Amédée Lefèvre-Pontalis, *Discours sur la Vie et les Écrits du duc de Saint-Simon*, imprimé dans le compte rendu de la *Séance publique annuelle de l'Académie française* du 30 août 1885, p. 136.

2. Nous avons publié ce compte rendu, pour la première fois, en 1875.

3. Le récit de ses campagnes d'Allemagne est généralement très-minutieux, rempli de particularités insignifiantes, mais exactes, telles qu'on n'en trouve point dans les relations imprimées du temps. Il faut admettre que le texte fut écrit sur les lieux mêmes, ou, un peu plus tard, d'après des notes prises au jour le jour. D'autre part, nous trouvons beaucoup d'analogie entre ses récits et les lettres ou rapports du commandant en chef, qui devint son beau-père en 1695.

S'il continue dans cette voie, ce ne sera guère qu'un
émule des marquis de Dangeau et de Sourches, un pré-
curseur du duc de Luynes; mais son champ s'élargit
bientôt : quoique les mémoires du cardinal de Retz, de
Joly, de Mme de Motteville ne soient pas encore venus
« tourner toutes les têtes[1], » le seizième et le dix-septième siècle ont déjà produit nombre de mémoires et de
commentaires historiques d'un caractère plus élevé que
l'œuvre de Bassompierre[2], et ce sont ces modèles que
peu à peu Saint-Simon tend à imiter. Après n'avoir
songé qu'à recueillir des souvenirs personnels, voici
qu'il se reproche de laisser passer une foule d'événements sur lesquels son devoir, dès qu'il peut le faire,
serait de fournir des révélations et des renseignements
pris de première main, auprès de ceux mêmes qui « traitent les choses[3]. » Et enfin, quand son rôle à la cour,
comme ami du duc de Bourgogne et du Régent, prend
quelque importance, la politique ne pouvant plus avoir
rien de caché pour lui, ses visées s'agrandissent encore :
il accumule les documents d'histoire les uns sur les
autres, dans des portefeuilles où viennent s'entasser
chaque jour, à côté de dossiers et de papiers d'affaires,
les copies ou minutes de ses lettres, ses plans politiques,

1. « La lecture des Mémoires du cardinal de Retz, de Joly, de Mme de
Motteville avoient tourné toutes les têtes. Ces livres étoient devenus si
à la mode, qu'il n'y avoit homme ni femme de tous états qui ne les eût
continuellement entre les mains. » (Mémoires, tome XV, p. 348.)

2. Voyez ce que dit Saint-Simon lui-même, ci-après, p. 26.

3. « Presque tout est puisé de ce qui a passé par mes mains, et le
reste de ce que j'ai su par ceux qui avoient traité les choses que je
rapporte.... Les Mémoires sont de source de la première main. Leur
vérité, leur authenticité ne peut être révoquée en doute.... » (Mémoires,
tome XIX, p. 222.) Voyez les pages LXXV-LXXVIII de la Notice publiée
en 1876 par M. Chéruel, sur la Vie et les Mémoires de Saint-Simon.

ses souvenirs et ses études, ses dissertations et ses extraits analytiques d'ouvrages imprimés ou manuscrits ayant trait aux questions qui le préoccupent le plus particulièrement. C'est du moins ce que nous fait supposer de la composition de ces portefeuilles l'inventaire dressé au moment où le duc de Choiseul les confisqua pour les Affaires étrangères. Quant à des mémoires suivis, nous pensons que Saint-Simon en avait depuis bien longtemps abandonné la rédaction lorsque tomba entre ses mains le journal dont nous allons parler, et qui fit pour lui l'office d'une trame continue, solide et commode, trame toute préparée, sur laquelle il n'eut plus qu'à mettre en œuvre ses propres souvenirs, le produit de ses lectures ou les matériaux amassés par lui depuis trente ou quarante ans.

Saint-Simon et le Journal de Dangeau.

C'est seulement en 1729 que son ami le duc de Luynes lui communiqua les registres originaux où Dangeau, pendant trente-six ans, de 1684 à 1720, avait consigné jour par jour tous les événements de la cour et de l'État, et qui venaient d'être déposés dans la bibliothèque du château de Dampierre. Bien que l'existence de ce journal fût connue de presque tout le monde, et même du Roi, dès avant 1700[1], Saint-Simon ne l'avait point vu du vivant de Dangeau[2]. Sa première impression ne fut guère que du mépris, et elle se trouve consignée en termes fort durs dans un passage des *Mémoires*[3] où il dit que, pour écrire tous les jours ce compte rendu « si maigre, si sec,

1. Voyez la préface des éditeurs du *Journal de Dangeau*, tome I, p. LXV et LXVI, et l'Addition de Saint-Simon à l'article du 19 juin 1717, tome XVII, p. 113.

2. C'est lui-même qui le dit (*Mémoires*, tome XIII, p. 419) : « Je n'eus occasion de voir ces *Mémoires* que depuis la mort de Dangeau. »

3. Tome XVII, p. 141-144.

si contraint, si précautionné, » mélange rebutant de fadeur, d'ignorance, de basse vanité, de sécheresse sur les faits et de prodigalité dans les plus serviles louanges, il fallait être Dangeau, c'est-à-dire « un esprit au-dessous du médiocre, très-futile, très-incapable en tout genre, » ne connaissant d'autres dieux que le Roi et Mme de Maintenon, d'ailleurs « honnête et très-bon homme[1]. » Moins injuste cependant pour l'œuvre que pour l'auteur, il ajoute : « Avec tout cela, ses *Mémoires* sont remplis de mille faits que taisent les gazettes, gagneront beaucoup en vieillissant, serviront beaucoup à qui voudra écrire plus solidement, pour l'exactitude de la chronologie, et pour éviter confusion. Enfin ils représentent, avec la plus désirable précision, le tableau extérieur de la cour, des journées, de tout ce qui la compose, les occupations, les amusements, le partage de la vie du Roi, le gros de celle de tout le monde : en sorte que rien ne seroit plus désirable pour l'histoire que d'avoir de semblables mémoires de tous les règnes, s'il étoit possible, depuis Charles V, qui jetteroient une lumière merveilleuse, parmi cette futilité, sur tout ce qui a été écrit de ces règnes[2]. » Après s'être exprimé ainsi, pourquoi Saint-Simon n'a-t-il

---

1. Comparez tome XIII, p. 417-418. Ce dédain de Saint-Simon n'a été égalé que par celui de Voltaire, disant tantôt que Dangeau « ne ressemble pas mal au frotteur de la maison qui se glisse derrière les laquais pour entendre ce qu'on dit à table ; » tantôt que « ce n'était point M. de Dangeau qui faisait ces malheureux mémoires, » mais « son valet de chambre, un vieux valet de chambre imbécile, » par qui « il faisait écrire les *nouvelles*. » Voyez les *Œuvres de Voltaire*, édition Beuchot, tomes X, p. 389 ; XLVI, p. 289-290 ; LVII, p. 402.

2. Tome XVII, p. 143. Comparez l'Addition à l'article du *Journal* du 19 juin 1717, qu'on ne retrouve pas dans les *Mémoires :* « Dangeau.... est un homme d'honneur, et, tout passionné qu'il se montre, très-inca-

pas voulu avouer, comme l'abbé de Choisy, que l'œuvre de Dangeau avait été, pour lui aussi, un « guide assuré[1] ? »

C'est là précisément un point important à établir dans la critique des *Mémoires*[2]. Avec les matériaux et les souvenirs qu'il avait accumulés depuis 1692 ou 1694, Saint-Simon manquait d'un fil conducteur qui le dirigeât sûrement à travers les faits, les dates et les noms, et qui lui permît de donner un caractère méthodique au travail entrepris très-probablement ou projeté sans un plan bien précis[3]. Dangeau et son journal chronologique remplirent cet office. Tout d'abord que Saint-Simon fut mis en possession du manuscrit de Dampierre, qui faisait repasser sous ses yeux la chronique quotidienne des trente premières années qu'il avait vécu à la cour, on peut croire que l'idée, le besoin lui vinrent de protester, mais seulement par quelques notes jetées sur le papier en courant,

---

pable d'un mensonge volontaire.... Ses *Mémoires*.... presque partout ailleurs sont vrais, et n'ont que quelques légères méprises. »

1. L'abbé de Choisy commence ainsi le livre V de ses *Mémoires* (p. 595, éd. Michaud et Poujoulat) : « Le journal de M. de Dangeau me servira d'un guide assuré; tout y est vrai, et, si la grande sagesse et la trop grande circonspection de l'auteur l'ont empêché d'y mettre beaucoup de faits curieux, parce qu'ils auroient pu fâcher quelqu'un, et qu'il n'a jamais voulu fâcher personne, je n'aurai pas tant d'égards que lui. » Rappelons à ce propos que c'est à la Ferté-Vidame, en 1708, que l'abbé de Choisy, étant, avec son protecteur le cardinal de Bouillon, l'hôte du duc de Saint-Simon, écrivit le chapitre des *Mémoires pour servir à l'histoire de Louis XIV* qui est relatif à ce prélat. Voyez *Choisy*, p. 643, et *Saint-Simon*, tome VI, p. 20.

2. Il y a déjà vingt ou vingt-cinq ans que les éditeurs de Dangeau ont mis ce fait hors de doute par les preuves les plus convaincantes. (*Journal*, tome I, préface, et tome XVIII, p. 483-489.)

3. On pourrait se demander s'il n'avait pas eu d'abord l'idée de ranger ses récits et ses souvenirs par ordre de matières, plutôt que par ordre chronologique, en forme d'annales.

« à la diable, » contre des opinions et des assertions qui
lui semblaient erronées en matière de prérogatives, d'étiquette et de cérémonial. Bientôt, sous sa plume passion-
née[1], les notes se multiplièrent et devinrent des articles
biographiques, généalogiques ou anecdotiques, des portraits, des dissertations, des *errata* historiques, tantôt
rédigés à l'aide des bons auteurs, et tantôt écrits d'inspi-
ration, de mémoire. C'est alors que Saint-Simon fit faire
une transcription du manuscrit de Dangeau pour son
usage personnel, en ajoutant à cet exemplaire toutes
sortes de tables analytiques[2], et en réservant le *recto* de
chaque feuille pour y faire placer par un copiste discret
le texte de ses commentaires. Ces commentaires, ou
plutôt ces *Additions*, comme il les appelait lui-même,
n'avaient nullement le caractère de *Mémoires*[3]; mais,
tout en s'y désignant à la troisième personne, il finit par
faire là une œuvre si propre à lui et de dimensions
telles, qu'il se décida à la reprendre pour son compte,
en revenant à son point de départ primitif, les *Mémoires*
commencés, un demi-siècle plus tôt, dans les campe-
ments de Gimsheim et de Gau-Böckelheim[4]. C'est vers
l'année 1738 que le travail d'annotation fut interrompu,
et que Saint-Simon, pour donner plus libre carrière à

1. « J'ai succombé, dit-il quelque part, à la tentation de déployer
un si singulier caractère. » (*Mémoires*, tome XIV, p. 87.)

2. On peut conjecturer, de la dernière phrase de l'Addition du
21 avril 1690 (ci-après, p. 321), que le travail des tables précéda celui
des *Additions*.

3. « Des *Additions* ne sont pas des *Mémoires*; on se contentera donc,
ici, d'éclaircir l'affaire du bonnet.... » (Addition du 17 février 1715.)

4. Les éditeurs de Dangeau croient que Saint-Simon voulut détruire
« l'effet d'un document si véridique » et « écraser sous la magie de son
style la chronique simple et fidèle de Dangeau. » Les *Additions* ne lui semblant plus suffisantes pour cela, il les aurait transformées en *Mémoires*.

une verve qui débordait, commença, en suivant l'ordre
des temps depuis son début à la cour, la rédaction définitive des *Mémoires* qu'on possède aujourd'hui[1]; toutefois,
quel que fût son « dégoût » pour le vulgaire et prosaïque
journal qui l'avait amené ainsi à mettre en œuvre ses
propres souvenirs, il ne put jamais abandonner un guide
aussi précieux. Nous le voyons à l'œuvre, comme l'ont
dépeint les éditeurs de Dangeau[2], entouré de « toutes ses
notes sur les généalogies, les Lorrains, les bâtards, les
ducs, le bonnet, etc., » mais « ayant tout à côté de lui, sur
sa table, le *Journal de Dangeau* annoté par lui, se servant
sans cesse de ce journal comme d'une base chronologique
exacte et commode, comme d'un aide-mémoire, comme
d'un complément à tous ses matériaux, faisant passer
dans ses *Mémoires* le *tous les jours* de ceux de Dangeau[3],

1. Voyez la *Notice sur la Vie et les Mémoires de Saint-Simon*, par
M. Chéruel, p. lxxix et suivantes. M. Amédée Lefèvre-Pontalis (*Discours
sur la Vie et les Écrits du duc de Saint-Simon*, p. 136, note 3) et M. Chéruel (*Notice*, p. lxxx-lxxxiii) ont établi la chronologie de cette rédaction
définitive. Commencée vers 1739, elle atteignit l'année 1709 (tome VII)
en 1741, et s'arrêta à l'année 1711 en 1743, lors de la mort de
Mme de Saint-Simon. Après une suspension de quelques mois, de laquelle datent les *Considérations préliminaires* où Saint-Simon a résumé, sous une forme si caractéristique, ses principes, sa méthode et
ses intentions, il reprit le travail, pour atteindre, en 1745, la mort de
Louis XIV, et écrivit alors, en six mois, le résumé historique du grand
règne. En 1747, il arriva à la Quadruple alliance; en 1751, aux derniers
temps de la Régence et à son ambassade. Telles sont les principales
étapes de la rédaction. Quant à la mise au net du manuscrit que nous
possédons, M. Chéruel (p. lxxxiv, note 2) suppose que Saint-Simon, jusqu'en 1743, avait recopié au fur et à mesure que sa rédaction avançait;
qu'ensuite le travail de transcription a été subdivisé en trois reprises,
de 1711 à 1715, de 1715 à l'ambassade en Espagne, enfin de 1721 à 1723.
2. *Journal de Dangeau*, tome XVIII, p. 488-489.
3. Il en imite même, à certaines époques, le décousu, qu'il a critiqué
si dédaigneusement.

et donnant ainsi à son œuvre, auprès de ceux qui n'y regardent pas de près, l'apparence d'avoir été composée au moment même des événements qu'il raconte; parlant des faits et des hommes dont parle Dangeau, et ne parlant pas de ce que Dangeau a oublié par hasard ; enfin insultant avec une injustice odieuse l'homme dont le travail lui était si utile, le désignant aux moqueries et au mépris de la postérité avec une insistance particulière, déguisant soigneusement le secours qu'il tirait de son journal, et faisant son éloge dans la partie de ses œuvres qui ne devait pas être publiée[1]. »

Si grave que soit ce dernier reproche (nous faisons nos réserves sur certaines autres accusations que lancent les éditeurs de Dangeau contre Saint-Simon), il ne paraîtra que trop fondé lorsque le travail du commentaire aura fait ressortir, presque d'un bout à l'autre des *Mémoires*[2], la trame empruntée à Dangeau, c'est-à-dire au seul de ses contemporains peut-être dont Saint-Simon n'ait pas parlé parmi ceux qui lui fournissaient chaque jour des récits, des confidences verbales, des souvenirs personnels, ou même, comme Torcy, des documents tout prêts à mettre sur le métier[3]. C'est à nous, éditeurs, et c'est aussi aux lecteurs de Saint-Simon qu'il appartient, en suivant paral-

---

1. Allusion à l'Addition du 19 juin 1717, dont il a été parlé plus haut, p. XXIX, note 2.

2. Dangeau s'est arrêté en 1720, trois semaines seulement avant de mourir; Saint-Simon n'a poussé ses *Mémoires* que jusqu'en 1723, et l'on a précisément remarqué que son travail perdait en solidité et en assurance dans les dernières années, parce que Dangeau lui manquait.

3. Il dit (tome XVII, p. 144) que le duc de Luynes a laissé prendre quelques copies du manuscrit de Dampierre, et dissimule que lui-même a fait faire une de ces copies. Voyez la *Notice* de M. Chéruel, p. LXXVIII.

lèlement les deux œuvres, si dissemblables, et pourtant inséparables l'une de l'autre, de réparer cette injustice et de rendre à l'honnête et véridique Dangeau un hommage qui eût dû venir spontanément sous la plume de Saint-Simon.

Instruments de travail et sources d'informations de Saint-Simon.
Sur cette trame, sans laquelle peut-être on n'aurait pas eu les *Mémoires*, les matériaux rassemblés par Saint-Simon n'étaient plus suffisants : il s'attacha à les compléter par une étude assidue des documents historiques et des écrivains dont il avait toujours aimé et cultivé le commerce. « Il faut, dit-il, dans ses *Considérations préliminaires*[1], que l'auteur d'une histoire générale ou particulière possède à fond sa matière par une profonde lecture, par une exacte confrontation, par une juste comparaison d'auteurs les plus judicieusement choisis, et par une sage et savante critique, le tout accompagné de beaucoup de lumière et de discernement. » Ailleurs[2] on voit que, dans les déplacements de la cour, il emportait d'ordinaire une collection de livres usuels, et les contemporains de sa vieillesse nous disent que, depuis bien des années, « il ne vivoit plus que dans sa bibliothèque, » qu'il « ne cessoit de lire, n'avoit jamais rien oublié, » et, selon le mot du maréchal de Belle-Isle, était devenu « le plus intéressant et le plus agréable dictionnaire[3]. »

Ayant à le contrôler pour tant de faits, de noms, de

1. Ci-après, p. 6.
2. Tome IX, p. 345. Il se plaint de n'avoir apporté que peu de livres à Fontainebleau, et de manquer de ceux qui lui eussent été utiles pour écrire un mémoire sur les états généraux.
3. Amédée Lefèvre-Pontalis, *Discours sur Saint-Simon*, p. 134. Le duc de Luynes dit également (tome I, p. 452) qu'« une mémoire heureuse et beaucoup de lectures [lui] ont donné une conversation agréable et instructive. »

dates, d'assertions et de jugements, c'eût été un grand
avantage de savoir d'avance et exactement quels furent
les livres dont il s'aida et qui lui fournirent des renseignements. Mais, pour cela, il faudrait avoir le catalogue
de sa bibliothèque qu'il avait dressé lui-même, et nous
n'en connaissons jusqu'ici qu'une description sommaire,
où le notaire de 1755 a relevé fort peu de titres sur
les six mille volumes qui se trouvaient dans l'hôtel de
la rue de Grenelle[1]. En dehors des livres de morale, de
religion et de voyages, on y remarque : pour l'histoire
générale de la France, les *Scriptores historiæ Francorum*
de du Chesne, les œuvres de Mézeray, de Mathieu, du
P. Daniel; pour le règne de Louis XIII, le *Mercure
françois* et le *Mercurio* de V. Siri, les *Mémoires sur la
Régence*, le *Mazarin* d'Aubry, les *Ambassades de M. de la
Boderie*, etc.; pour le règne de Louis XIV, les gazettes
rimées, celles de France et celles de Hollande, Feuquière, Retz, Larrey, les *Lettres de Mme de Sévigné*, de
nombreuses mazarinades, tous les recueils diplomatiques,
etc.; pour la biographie, les dictionnaires de Moréri, de
Bayle, de du Pin, les *Hommes illustres* de Perrault; pour
la topographie, le dictionnaire de la Martinière; pour la
langue, celui de Richelet (1679-1680); pour le cérémonial, le livre des Godefroy, celui de Wicquefort, plusieurs
années de l'*État de la France*, le *Mémoire sur les Pairs*,
le *Sacre du Roi;* pour l'histoire administrative, les *Secrétaires d'État* de Fauvelet du Toc, le *Traité de la Police*
de Delamare, les *Ordonnances*, des recueils d'édits, etc.

Dans les matières généalogiques, avec lesquelles il
s'était familiarisé de bonne heure, et dont il comprenait

1. Voyez le livre de M. Armand Baschet, p. 99-116.

mieux que personne l'intime connexité avec l'histoire,
Saint-Simon ne pouvait désirer un meilleur guide que le
célèbre recueil qui fut achevé tout à point pour lui à
l'époque où il annota le manuscrit de Dangeau. En effet le
neuvième et dernier volume de l'*Histoire généalogique
de la maison royale de France et des grands officiers de la
couronne* parut en 1733 : depuis 1712, notre duc suivait
de très-près[1] les développements successifs de l'ouvrage
monumental commencé par le P. Anselme ; il en appréciait la « curiosité et l'utilité[2] ; » il eût même désiré
qu'une œuvre qui « éclaircissait déjà tant de points d'histoire, de généalogies, et même de cour et de fortune, » fût
« poussée jusqu'où elle pouvait raisonnablement s'étendre
sans prétendre à l'immensité, » et comprît, en augmentation du dessein primitif, une grande quantité de charges
et de familles que l'historien, aujourd'hui surtout, serait
heureux d'y trouver. L'*Histoire généalogique* (on en a des
preuves multiples) était comme en permanence sur la
table de travail de Saint-Simon. Il se servait également
des généalogies du *Moréri*[3], et, « pour infiniment aplanir

---

1. Il y a tout lieu de croire que ce fut lui qui donna à du Fourny,
en 1712, la généalogie de la maison de Saint-Simon qui figure dans
l'édition de cette époque.

2. Voyez le début de son *Projet de continuation de l'*Histoire généalogique (1731), publié pour la première fois dans l'*Annuaire-Bulletin
de la Société de l'Histoire de France*, année 1874, p. 89-92, et réimprimé, en 1875, à la suite des *Mémoires*, tome XIX, pièces diverses,
p. 334-338.

3. Non pas, bien entendu, de la dernière édition, en dix volumes,
qui ne parut qu'en 1759, mais probablement du texte de 1725 (six volumes in-folio), qui fut réimprimé en 1732, et auquel l'abbé Goujet
donna deux suppléments en 1735 et 1749. Les corrections et additions
historiques et littéraires étaient de l'académicien de la Barre et de
l'abbé le Clerc, les généalogies de l'avocat Vailly, de Lavaux ou de

de difficultés[1], » il recourait aux différentes publications
d'Imhof, qu'il emporta jusqu'en Espagne.

Auprès des livres imprimés et d'un usage commun
à tous les travailleurs, la bibliothèque de Saint-Simon
renfermait aussi des manuscrits dont il dut faire usage[2] :
on peut citer les *Mémoires de Mademoiselle*, ceux de
Goulas, le *Journal du cardinal de Richelieu;* une copie
des registres de M. de Dreux, grand maître des cérémonies, faite à l'insu de celui-ci[3]; probablement aussi
la copie de quelqu'un des recueils du maître des cérémonies Sainctot, dont il parle si souvent[4]. De même il
fit faire plusieurs volumes d'extraits des papiers secrets
de Torcy, qui lui furent d'une utilité incomparable pour
la rédaction d'une partie de son œuvre[5]. Enfin on voit
figurer dans l'inventaire de ses manuscrits, en 1755,
beaucoup d'autres documents historiques, dont la plus
grande partie a trait à la pairie, au cérémonial, à la
diplomatie, aux grands procès, ou bien à l'état de la
France, à son administration, son commerce, etc.

Chazot de Nantigny; mais ces derniers se contentaient de reproduire
l'*Histoire généalogique* toutes les fois que la chose était possible. La
généalogie de la maison de Saint-Simon avait paru à la fois dans la seconde édition du *P. Anselme* et dans la treizième du *Moréri*, toutes
deux de 1712.

1. *Mémoires*, tome III, p. 109.

2. *Le Duc de Saint-Simon*, par M. Baschet, p. 121 et suivantes.

3. *Mémoires*, tome XII, p. 319.

4. Le duc de Luynes se servait aussi d'une copie de Sainctot (voyez
ses *Mémoires*, tome II, p. 119); mais il y avait des différences considérables entre les divers recueils.

5. Voyez tomes XII, p. 389, XV, p. 207, et XVI, p. 404. Il avoue en
avoir tiré « la suite et le détail des affaires étrangères » de 1715 à
1718, et s'excuse de ne plus pouvoir donner d'aussi « curieuses connoissances » quand ces papiers lui font défaut, en 1719.

Voilà donc une partie de ses instruments de travail : il faudra discerner quand et comment les uns et les autres lui ont servi pour élever un monument tel que jamais, sans ce secours, mémoire ni science d'historien n'eussent suffi à la tâche [1].

Outre ses propres souvenirs et les livres ou les manuscrits, Saint-Simon avait encore d'autres sources d'informations dont il y a à tenir compte. C'étaient ses parents proches ou ses alliés, comme Lauzun et la duchesse de Lorge, fille de Chamillart, qui lui contait tous les soirs ce qu'elle avait vu et appris dans la journée [2]; ses amis intimes, ministres, courtisans, grandes dames, familiers des princes, confesseurs, chirurgiens, valets de chambre du Roi, ou simples curieux, comme Gaignières ; ses correspondants de l'armée ou de la province ; enfin les nouvellistes, « espèces de gens, dit-il, dont les personnes en place ne manquent pas, tous aventuriers, gens de rien, et la plupart fripons, dont il m'en est passé plusieurs par les mains [3]. » Souvent il citera lui-même ses autorités [4], et nous aurons alors à discuter la valeur de chaque information d'après son origine, tout en tenant compte des modifications que les faits ont pu subir sous la plume de notre auteur.

Nécessité du   Cette diversité des éléments employés à la composition

---

1. C'est ainsi que Brantôme, comme l'a prouvé M. Ludovic Lalanne, puisait de toutes parts, dans les auteurs du seizième siècle, non-seulement des anecdotes, mais même des textes et des chapitres entiers.
2. *Mémoires*, tome IV, p. 171. — 3. Tome XVIII, p. 285.
4. Voyez la *Notice sur la Vie et les Mémoires de Saint-Simon* (1876), par M. Chéruel, p. LXXV-LXXVIII et XCVII. Le duc de Luynes, ayant aussi de bons informateurs, surtout pour le temps passé, aime à parsemer son journal, et surtout ses « Extraordinaires, » d'anecdotes qui lui viennent par cette voie.

des *Mémoires* était une conséquence naturelle des proportions de l'œuvre de Saint-Simon et de la variété
presque infinie des sujets qu'elle embrasse, comme l'auteur l'a dit lui-même quelque part : « Il n'y a point eu jusqu'ici [de mémoires] qui aient compris plus de différentes
matières, plus approfondies, plus détaillées, ni qui forment un groupe plus instructif, ni plus curieux[1]. » Effectivement on trouverait peu de faits ou de personnages du
règne de Louis XIV qui n'aient leur place dans « cette
fresque historique, immense, prodigieuse, qui n'a peut-
être pas la pareille au monde pour l'éclat, la richesse, la
variété[2], » et où tous les historiens peuvent venir s'inspirer
tour à tour, sans que jamais leur attente soit déçue. Cité
partout, ainsi que Montalembert l'avait prédit[3], Saint-
Simon est souvent pris pour guide, comme une autorité
infaillible, irrécusable, même par les étrangers : Macaulay
notamment l'a suivi presque pas à pas dans le récit de certaines campagnes de Guillaume III. Mais d'autres écrivains,
au contraire, le décrient de parti pris[4], ou, pour le moins,
ils lui contestent la qualité de grand historien, aussi bien
que celle de grand politique, et lui refusent cet amour de

1. Tome XIX, p. 222.
2. E. Poitou, *le Duc de Saint-Simon, sa vie, ses écrits* (1855), p. 16.
3. Ci-dessus, p. xvi.
4. Voyez les noms que cite M. Chéruel dans la Préface de son livre sur
Saint-Simon considéré comme historien de Louis XIV, p. iii-vi. Les éditeurs
des *Mémoires du duc de Luynes* l'ont qualifié de « pamphlétaire posthume. »
(Tome I, p. 443.) Dernièrement nous lisions dans la *Revue des Deux Mondes*
(15 mai 1878, p. 365-366) que *le Siècle de Louis XIV* doit encore être
considéré comme « le précis le plus clair, le tableau le plus vivant de ce
grand règne, » et peut-être « le jugement le plus vrai, le plus juste, le plus
français qu'on en ait porté.... Ni les *Historiettes* cyniques de Tallemant des
Réaux, ni les bilieux *Mémoires de Saint-Simon* n'ont ajouté beaucoup à
la connaissance que Voltaire nous avait donnée du dix-septième siècle. »

la vérité dont il se targue si volontiers, cette authenticité parfaite des récits, et même des conversations, qu'il ne veut pas que ses lecteurs osent « révoquer en doute [1]. »

Depuis bientôt un siècle, les accusations d'inexactitude, de partialité, d'exagération inconsciente, ou même de mensonge prémédité, se sont accumulées sur les *Mémoires;* par suite, on sait quels doutes et quels scrupules éprouve à leur endroit toute personne désireuse d'étudier et d'interpréter l'histoire avec sécurité. C'est donc un texte à suivre et examiner ligne par ligne, mot par mot, ainsi que le demandait Montalembert. En même temps que le commentateur fournira les éclaircissements nécessaires, il devra contrôler les récits et les jugements de Saint-Simon, non-seulement sur ceux de ses contemporains, mais aussi, et plus encore, sur les documents originaux, en citant, où besoin sera, les pièces inédites, et en indiquant celles qui ont été publiées. C'est ainsi seulement que Saint-Simon, qui écrivait, ne l'oublions pas, un demi-siècle après les événements, pourra regagner, comme autorité historique, ce qu'une partie de ses lecteurs lui conteste, souvent à tort [2].

Ajoutons que, Saint-Simon ayant rangé ses *Mémoires* « dans l'ordre précis des temps, » le contrôle est aussi tout particulièrement nécessaire au point de vue de la chronologie. Les dates qu'il donne veulent être vérifiées très-attentivement, et les erreurs en ce genre signalées, ainsi

---

1. Tome XIX, p. 221-223. Comparez l'Introduction, ci-après, p. 6-7.

2. Nous sommes, du reste, complétement d'accord avec les éditeurs de Dangeau : il ne faut pas qu'un Saint-Simon ou un Voltaire, « au moyen de quelques mensonges revêtus d'une forme charmante, » aient raison « d'un patient et scrupuleux témoin tel que Dangeau, qui ne songe à mettre dans l'histoire que de la vérité et de l'honnêteté. » (*Journal*, tome I, préface, p. xcv.)

que certaines lacunes inexplicables pour des événements qui, selon son expression, « méritaient d'être écrits[1]. »

Indiquer à l'avance tous les ouvrages imprimés dont il sera fait usage pour ces divers contrôles, et en marquer les éditions, serait chose impossible. Nous nous contentons d'avertir le lecteur que les mémoires du temps qui font partie de la collection Michaud et Poujoulat seront cités d'après cette collection, à moins qu'il n'en existe une réédition plus récente et meilleure[2]. Pour les auteurs qui ont leur place dans la collection des Grands écrivains, déjà si riche en chefs-d'œuvre du siècle de Louis XIV, c'est là que les citations seront prises et que l'on devra se reporter. Certaines éditions sont tellement supérieures à toutes les autres qu'il serait, en quelque sorte, superflu d'annoncer que nous les emploierons de préférence : chacun sait, par exemple, que, pour les *Historiettes de Tallemant des Réaux*, on ne peut plus se servir que du texte enrichi de commentaires si précieux par MM. Monmerqué et Paulin Paris.

> *Les Mémoires contemporains.*

Le lecteur s'étonnera peut-être de nous voir recourir à des mémoires notoirement apocryphes, comme les petits volumes imprimés, entre 1680 et 1710, par Gatien des Courtilz de Sandras, l'incorrigible romancier-pamphlétaire à qui nous devons la *Vie du vicomte de Turenne*, les

---

1. « Quelque soin que j'aie pris, jusqu'à cet endroit, non-seulement de ne dire que la plus exacte vérité, mais de la ranger encore dans l'ordre précis des temps où sont arrivées les choses que j'estime mériter d'être écrites, il faut avouer qu'il m'en est échappé deux. » (*Mémoires*, tome V, p. 60.)

2. Ainsi nous emploierons les éditions des *Mémoires de Mme de Motteville* et des *Mémoires de Mademoiselle* données d'après les manuscrits autographes, l'une par M. Riaux (1855), l'autre par M. Chéruel (1858).

Mémoires de M. le C. de R., le *Testament politique de M. Col-bert* et celui *de M. de Louvois*, les *Mémoires de M. de Bor-deaux, de M. d'Artagnan, de M. de Montbrun*, les *Annales de la cour et de Paris*, etc., sans parler de quatre ou cinq autres ouvrages qu'il composa sous les verrous de la Bas-tille et qui sont restés inédits. Nous ferons remarquer que Sandras, pour ne nommer que lui, parle presque unique-ment de son temps et des personnages à côté desquels il a vécu; que, s'il est suspect en qualité de fabricant de faux mémoires, et récusable comme pamphlétaire, on pourrait également récuser bien des auteurs qui ont écrit sous leur propre nom, et dont néanmoins les mémoires, pour un motif ou pour un autre, ne sont ni plus vrais, ni plus infaillibles; que la vogue de ses livres sous Louis XIV dénote une valeur réelle dans les récits; qu'enfin Saint-Simon, qui devait les avoir dans sa bibliothèque, y a évidemment pris, ou bien a emprunté aux mêmes sources que Sandras un bon nombre d'anecdotes que maintenant on met à son propre compte. La preuve en a déjà été faite à propos de la comtesse de Soissons (Uranie de la Cropte[1]); on aura lieu plus d'une fois[2] de la renouveler, et de montrer également que notre auteur s'est fait volon-tiers l'écho des chansonniers ou des collectionneurs d'*ana*[3].

Particulière-   Plus encore que des Mémoires, le commentateur devra

1. Les assertions fausses de Saint-Simon sur cette comtesse de Soissons se retrouvent dans les *Mémoires de M. le C. de R.* (le comte de Rochefort), publiés en 1687. Voyez le *Bulletin de la Société de l'Histoire de France*, année 1856, p. 209.

2. Par exemple, en rapprochant les *Mémoires*, pour 1697 et 1698, de la publication faite par Sandras en 1701, sous le titre d'*Annales de la cour et de Paris*, pour les mêmes années, qui lui valut une longue détention à la Bastille, et qui eut au moins huit éditions en dix ans.

3. Citons, par exemple, les *Lettres historiques et galantes* de Mme Du-noyer et les *Mémoires historiques* d'Amelot de la Houssaye.

se servir des documents originaux et des recueils où les
faits, les dates, les noms se trouvent consignés sur le
moment même, sans mélange de réminiscences douteuses,
de souvenirs suspects[1]. C'est ainsi que le *Journal de
Dangeau*, alors même qu'il n'eût pas servi de trame aux
Mémoires[2], aurait été notre plus précieux auxiliaire ; il
est inutile de revenir sur l'exactitude, la sincérité du
« roi des historiens minutistes[3], » car ces qualités sont
reconnues de tout le monde. Mais Dangeau n'était pas
seul à tenir un registre fidèle des choses de la cour et
de la ville ; il a eu des émules, des prédécesseurs, des
imitateurs, dont quelques-uns ne sont encore connus
que par des fragments qui font désirer que leurs journaux voient promptement le jour ou soient mis à la
disposition des travailleurs. Le marquis de Sourches,
par exemple, n'a pas laissé moins de dix-sept volumes
in-folio, comprenant trente-deux années du règne de
Louis XIV (octobre 1681-1712), et c'est à peine si le
public en possède deux années (1683-1684), dont le texte
a été publié en 1836, par Adhelm Bernier. Les autres
volumes ont été entrevus par divers historiens de notre
temps[4], et la publication même en fut promise une fois

ment les
Mémoires dits
Journaux.

---

1. C'est à ces documents-là en particulier qu'on peut appliquer ce
qu'a dit la Bruyère : « L'étude des textes ne peut jamais être assez
recommandée ; c'est le chemin le plus court, le plus sûr et le plus
agréable.... Ayez les choses de la première main ; puisez à la source. »
(*Caractères*, tome II, p. 203.)

2. Voyez ci-dessus, p. xxx-xxxiv.

3. *Mémoires de Mathieu Marais*, tome I, p. 428, note. L'auteur de la
note a emprunté, dit-il, cette expression à d'Argenson.

4. Lavallée, *Correspondance générale de Mme de Maintenon*, tome III,
p. 277, citation de l'année 1691. Il y a quelques mois à peine, on a vu
paraître une étude du P. M. Lauras, de la Compagnie de Jésus (*Nouveaux éclaircissements sur l'Assemblée de 1682*), dont la meilleure partie,

ou deux[1]. Que ce journal soit supérieur ou non à celui
de Dangeau[2], ce serait sans aucun doute un précieux
complément d'informations, à en juger par la petite portion déjà mise au jour.

Nous rangerions volontiers dans la même classe que
les journaux les *Mémoires du duc d'Antin*, qui forment,
selon Lémontey, neuf volumes in-folio, et dont la Société
des Bibliophiles français n'a donné jusqu'ici qu'un fragment de peu d'importance. Comme Dangeau, comme
Sourches, comme Saint-Simon, le fils de Mme de Montespan devait savoir tout, et de bonne source. Ses mémoires se retrouveront-ils à temps pour nous[3] ?

Plus avant dans le dix-huitième siècle, viennent d'autres
journaux, qui ne le cèdent guère à ceux du règne de
Louis XIV que nous venons de citer : tout le monde a
déjà prononcé les noms de Mathieu Marais, de Buvat,

composée d'après le manuscrit du marquis de Sourches, renferme les
révélations les plus intéressantes.

1. Par Moreau, auteur de la *Bibliographie des Mazarinades* et éditeur
des *Mémoires de Mme de la Guette* (voyez le commentaire des *Historiettes de Tallemant des Réaux*, tome VI, p. 479), et par M. le comte
de Cosnac (*Annuaire-Bulletin de la Société de l'Histoire de France*,
année 1876, p. 86).

2. Ce qui fait le prix du journal du marquis de Sourches, ce n'est pas
une exactitude d'enregistrement quotidien comparable à celle de Dangeau, car il n'écrivait pas tous les jours, comme celui-ci, ce qui venait à
sa connaissance ; mais c'est l'intérêt de ses informations sur les événements politiques et la valeur des annotations qu'il y ajoutait après coup,
et où se trouvent nombre de portraits, d'anecdotes, de réflexions piquantes, dont le caractère est tel qu'on a pu comparer cette partie de
l'œuvre du grand prévôt aux annotations de Saint-Simon sur Dangeau.

3. Retrouvera-t-on aussi ces manuscrits de Boulainvilliers dont
parle Mathieu Marais (*Journal et Mémoires*, tome II, p. 242), à savoir :
une histoire de sa vie, et une histoire de la Régence, où il y avait des
« portraits vifs et satiriques » ?

de Barbier, du marquis d'Argenson, et surtout celui du duc de Luynes. Bien que ce petit-fils et digne émule de Dangeau n'ait commencé à écrire que douze ans après l'époque où s'arrête le dernier volume de Saint-Simon, son volumineux journal nous offrira non-seulement un contrôle intéressant en matières de cérémonial, d'institutions administratives ou gouvernementales, d'usages de cour, de traditions, mais aussi des versions de bien des événements du temps de Louis XIV, des portraits de beaucoup de personnages qui ont leur place dans la galerie de Saint-Simon. Celui-ci vivait en grande familiarité avec le laborieux chroniqueur de Dampierre, et, ayant sans doute reconnu en lui des goûts d'histoire analogues aux siens, il lui faisait souvent part de ses souvenirs : ces récits, ces confidences, le duc de Luynes les consignait immédiatement dans ses cahiers, tantôt en indiquant l'autorité de Saint-Simon, tantôt en négligeant d'en faire mention. On voit quels rapprochements il y a à faire entre l'un et l'autre texte ; presque tous les mémoires ou journaux du règne de Louis XV fourniront ainsi des points de comparaison.

D'autres curieux, sans écrire ni journaux ni mémoires, avaient néanmoins les moyens et le goût de recueillir des anecdotes ou des nouvelles de tout genre. Parmi ceux qui vivaient au temps de la jeunesse de Saint-Simon, il en est trois ou quatre dont les noms reparaîtront trop souvent dans nos premières notes, pour que nous n'indiquions pas la nature des documents qu'ils avaient réunis.

L'un est cet abbé de Dangeau que sa triple passion d'orthographe, de statistique, et de géographie faisait généralement bafouer, et dont Saint-Simon nous dit qu'ayant « peu d'habitude à la cour, » il ne pouvait être

Anecdotiers
et
autres recueils.

Papiers de
l'abbé
de Dangeau.

renseigné que de seconde main, par son frère le marquis[1]. Cela n'empêche qu'il a laissé un nombre considérable de manuscrits utiles. Pour témoigner de la bonté de ses informations, il suffit de dire que son *Dictionnaire des Bienfaits du Roi*[2] fut commencé par ordre de Louis XIV lui-même[3], et que l'abbé y inscrivit, pendant tout le temps qu'il eut une des deux charges de lecteur, c'est-à-dire de 1671 à 1685, les grâces faites aux courtisans, aux officiers, aux magistrats, etc. C'est un des recueils biographiques dont nous nous servirons constamment[4]. Il y a beaucoup à glaner aussi dans les chroniques de la cour que l'abbé de Dangeau réunissait en forme d'annales, d'éphémérides, de nouvelles à la main, ou bien par ordre de noms de personnages[5].

Papiers du P. Léonard. Un prieur et bibliothécaire du couvent des Petits-Pères de Paris, le P. Léonard de Sainte-Catherine de Sienne, de l'ordre des Augustins déchaussés, qui n'a guère été cité jusqu'ici que pour son habileté à collectionner les livres et les manuscrits[6], était aussi un chroniqueur pa-

1. *Mémoires*, tome XVII, p. 144-145.
2. Bibliothèque nationale, mss. Fr. 7651-7666. Voyez ce qu'en dit d'Alembert dans l'éloge académique de l'abbé de Dangeau.
3. Bontemps, premier valet de chambre, avait soin que l'on communiquât les expéditions à l'abbé de Dangeau.
4. Le *Dictionnaire* s'arrête à 1685, époque où l'abbé vendit sa charge et cessa d'être assidu à la cour; mais on trouve des fragments de continuation dans les papiers de l'abbé que la Chancellerie acquit longtemps après sa mort, et qui furent partagés, on ne sait pourquoi, entre la Bibliothèque royale et le Dépôt des affaires étrangères.
5. Voyez la notice consacrée à ces papiers par M. Léopold Delisle, dans *le Cabinet des manuscrits de la Bibliothèque nationale*, tome I, p. 419-420.
6. Alfred Franklin, *les Anciennes bibliothèques de Paris*, tome II, p. 303-304.

tient et soigneux, un annotateur infatigable ; il savait obtenir chaque jour, des nombreux amis qui hantaient sa bibliothèque, les informations les plus variées sur chaque événement, chaque personnage, chaque famille, chaque publication, et, comme Racine [1], il ne manquait pas, tout aussitôt la visite finie, de consigner par écrit ce qu'on venait de lui apprendre, avec la date du jour et l'indication abrégée du visiteur qui avait fourni les renseignements. Pendant plus de quinze ans, de 1691 à 1706, ses notes s'accumulèrent ainsi, classées immédiatement avec beaucoup d'ordre. Généralement elles étaient fournies par des gens bien placés pour inspirer la confiance, presque tous ayant, comme le Père, une vraie passion de la biographie ou de l'histoire, et, par conséquent, un sincère souci de la vérité, un sentiment très-juste du prix que pourraient avoir plus tard, pour l'historien, ces informations d'apparence secondaire. Citons dans le nombre : le P. Anselme et ses continuateurs, le P. Ange, le P. Simplicien, tous trois appartenant au couvent même des Petits-Pères ; leur savant collaborateur du Fourny, de la Chambre des comptes ; le P. Placide et l'abbé Baudrand, géographes l'un et l'autre ; les avocats Pinsson des Riolles et Desmarets ; les généalogistes Chassebras, Galland et Clairambault ; les érudits dom Bernard de Montfaucon et Rousseau, le jésuite Fleuriau, le valet de chambre du Roi Jean-Baptiste Touchart, etc. En outre, le P. Léonard recueillait et acquérait de toutes parts des documents historiques, politiques, diplomatiques, et l'on n'ignorait pas, de son temps, l'importance de ses collections, puisque Louis XIV

---

1. Voyez les *Fragments et notes historiques*, dans le tome V des *OEuvres de J. Racine*.

donna ordre, lorsqu'il mourut, de se saisir de tout ce qui
se trouvait dans sa cellule[1]. On voit que c'est une bonne
fortune de rencontrer pour nos débuts un « anecdotier »
aussi abondamment fourni que celui du P. Léonard, un
chroniqueur aussi bien placé que ce religieux, par ses
fonctions et ses relations quotidiennes, sinon pour tout
voir, du moins pour beaucoup observer, beaucoup entendre et tout retenir[2]. Nous ne savons ce que sont devenus
les dossiers qui inquiétaient les ministres de Louis XIV;
quant aux papiers et recueils personnels du Père, la
Révolution les a dispersés entre les établissements littéraires de Paris[3] : tandis que les uns passaient à la Bi-

1. Lettre adressée le 19 décembre 1710, par la Maison du Roi, au
P. Loo, prieur des bénédictins de Saint-Denis. (Archives nationales,
O¹ 54, fol. 169 v°; Depping, *Correspondance administrative sous
Louis XIV*, tome IV, p. 289.)

2. Bayle remarque, dans son *Dictionnaire*, précisément à propos du
P. Ange, l'un des amis du P. Léonard et l'un des continuateurs du
P. Anselme, qu'il est singulier qu'un moine vivant en dehors du monde
fût si bien informé des mariages, des enfants, des morts, etc.

3. Le nombre des portefeuilles, qui était jadis de plusieurs centaines,
est bien réduit ; mais ceux qui appartiennent aux Archives renferment
les anecdotes recueillies au jour le jour et classées, tantôt par répertoires alphabétiques de noms de familles ou de personnes, tantôt en
éphémérides et en journaux. Dans la première catégorie se rangent huit
ou dix portefeuilles d'*Auteurs*, deux d'*Ecclésiastiques qui n'ont pas écrit*,
le *Recueil de quelques faits historiques et de l'origine de plusieurs familles anciennes et modernes de France*, en cinq volumes, et d'autres
séries moins considérables, consacrées aux rois de France, ambassadeurs, médecins, savants, académiciens, etc.[a]. Dans la seconde catégorie, nous trouverons, quand le moment en sera venu, des *Mémoires
historiques du temps qui peuvent servir à l'histoire de France*, commençant au mois de juillet de l'année 1697 et se continuant jusqu'en 1701,
des *Nouvelles journalières de la littérature* (1698-1706), des *Nouvelles à*

[a] Un portefeuille que nous n'avons pas retrouvé, et qui concernait les
protestants, a été cité et utilisé dans le *Bulletin de la Société de l'Histoire
du Protestantisme français*, première année (1853), p. 428.

bliothèque nationale, la plus grande partie des portefeuilles anecdotiques, biographiques et historiques furent
la part de la bibliothèque Mazarine, d'où ils sont revenus
plus tard aux Archives nationales, et c'est dans les débris mutilés de ces deux lots que nous irons plus d'une
fois chercher des éléments de contrôle.

Si le nom du P. Léonard est nouveau pour la plupart de
nos lecteurs, en revanche il s'en trouvera bien peu qui
n'aient entendu parler du Chansonnier de la Bibliothèque
nationale. Ce recueil, que, fort injustement, on a pris l'habitude de ne considérer que comme une compilation de
légèretés, d'obscénités même (elles n'y manquent pas,
cela est vrai), formée pour l'amusement du ministre Maurepas, vaut beaucoup mieux que sa réputation, et, ainsi
que l'a dit un juge irrécusable, s'il est « cher aux amis
du scandale,... les plus graves historiens ne dédaignent
pas de [le] consulter, comme un écho de l'opinion publique au dix-septième et au dix-huitième siècle[1]. » La
réunion en un seul corps des innombrables couplets,
chansons, épigrammes, noëls, lardons et pièces de tout
genre en vers que la malignité publique faisait éclore
chaque jour, à la ville et surtout à la cour, n'est point
due au ministre Maurepas; c'est l'œuvre d'un contemporain, et même d'un ami de Saint-Simon, de ce Gaignières
si célèbre par son infatigable ardeur à la recherche des

[marginal note:] Gaignières, son Chansonnier et ses recueils.

la main (1701 à 1708), qui complètent Dangeau d'une foule de détails
curieux et nouveaux; des *Éphémérides européennes* (1703-1705), des
correspondances sur les affaires publiques, etc. A la Bibliothèque nationale, nous avons aussi des *Nouvelles de la République des lettres*, un
portefeuille sur l'abbaye de la Trappe, un autre sur les Académies, etc.;
mais le reste est plutôt relatif à la bibliographie. Voyez Léopold Delisle, *le Cabinet des manuscrits*, tome II, p. 248.

1. Léopold Delisle, *ibidem*, tome II, p. 22.

monuments historiques. A côté des éphémérides qu'il
dressait à la façon de Dangeau, des gazettes à la main ou
des correspondances qu'il réunissait peut-être avec l'intention de composer, lui aussi, un journal ou des mémoires de son temps, les produits satiriques des faiseurs
de couplets avaient leur place toute marquée : de sa
propre main, ou par la plume de son dévoué valet-secré-
taire Barthélemy Remy[1], Gaignières recueillait chaque
jour tout ce qui passait à sa portée; non-seulement il
transcrivait ou faisait transcrire les chansons, mais il y
ajoutait des commentaires qui en décuplent aujourd'hui le
prix, car, sans eux, bien des pièces seraient inintelligibles.

Quoique le Chansonnier, dans une première partie
rétrospective, débute par des pièces du seizième siècle,
il n'a sa véritable importance qu'à partir du règne de
Louis XIV, et surtout de cette seconde moitié du règne
avec laquelle commencent aussi les *Mémoires de Saint-
Simon*. Gaignières, à cette époque, familier de l'hôtel de
Guise et intimement lié avec les membres du haut clergé,
avec la meilleure noblesse, avec les princes mêmes, savait
les choses de première source, et il y avait bien peu d'é-
vénements ou de personnages dont les « souterrains » ne
lui fussent connus[2]. Aussi, jusqu'en 1707 ou 1708, l'annotation du Chansonnier est-elle des mieux nourries et des
plus sûres. Pour les années suivantes, elle fait défaut, soit
que Gaignières, qui avait soixante ans passés, n'y appor-

1. Sur ce secrétaire, voyez *le Cabinet des manuscrits*, tome I, p. 336.
2. Gaignières, dit M. Léopold Delisle, « connaissait si bien la société
de son temps, il avait l'esprit si fin et le jugement si sûr, que les
portraits tracés par sa plume [aujourd'hui perdus] auraient été consultés avec empressement par tous les amis du grand siècle. » (*Le
Cabinet des manuscrits*, tome I, p. 352.)

tât plus la même ardeur, soit que le temps lui ait manqué pour dicter ses commentaires à Barthélemy Remy.

Gaignières mourut en 1715. Après lui, le Chansonnier, qui n'avait pas encore pris une forme définitive, tomba entre les mains d'un autre curieux à qui rien ne manquait non plus, ni la passion pour les documents historiques, ni la science, ni la connaissance des choses et des hommes de son temps. Pierre Clairambault, chargé de recevoir et de classer, pour le Roi, les collections acquises de Gaignières, comprit le Chansonnier dans la part qu'il garda pour lui-même. Le procédé était peu scrupuleux; mais ce qui force presque de l'excuser, c'est que Clairambault fit le meilleur usage de son butin. Entre ses mains, le Chansonnier, augmenté, complété, classé chronologiquement et tenu à jour, ne fit que profiter, sauf en ce qui concerne les commentaires, qui devinrent beaucoup plus rares et plus brefs; il prit même tant de valeur, acquit une telle réputation parmi les connaisseurs, que M. de Maurepas finit par en demander une copie pour charmer ses loisirs, et qu'un peu plus tard, lorsque l'original devint la propriété du Cabinet de l'ordre du Saint-Esprit, ce fut une faveur fort enviée en haut lieu d'en obtenir la communication secrète[1]. Or, non-seulement (les *Mémoires* en font foi[2]) Saint-Simon connaissait et visitait Gaignières, ce « savant et judicieux curieux, » mais il

---

1. En 1759, le marquis de Marigny, intervenant probablement pour sa sœur la marquise de Pompadour, écrit à M. Beaujon, généalogiste des ordres du Roi et garde du Cabinet, qu'il prend toutes les précautions imaginables pour lire les volumes de chansons de la Régence, et il lui donne sa parole d'honneur que qui que ce soit dans le monde entier ne les verra. Cette lettre est conservée à la fin d'un des volumes du Chansonnier, ms. Fr. 12 696.

2. Tome XVI, p. 364-366.

appréciait à leur valeur ses collections historiques, si propres à apprendre « mille choses particulières et très-instructives..., et en se divertissant[1]. » La pensée lui vint même un jour de les faire servir à l'instruction du jeune Louis XV. On peut donc croire avec beaucoup de vraisemblance qu'il eut plus d'une fois l'occasion de feuilleter et de voir de très-près les matériaux du Chansonnier[2]. Comment expliquer autrement les analogies que nous aurons soin de mettre en lumière? Nombre d'épisodes des *Mémoires* ne sont qu'une amplification, un développement en style vif et coloré des commentaires de Gaignières ou de B. Remy : même récit des faits, même façon de les présenter et de les raisonner, même appréciation des personnages; jusqu'à des expressions ou des membres de phrase semblables de part et d'autre. On en jugera, entre autres exemples, par les anecdotes du chevalier de Clermont et de Mlle de Choin, du major Brissac, de Mmes de Conti et de Bourbon, de Mme de Beauvais, de la chanson de Nointel, etc. Comme Saint-Simon ne communiquait à personne les notes qu'il prenait en secret, tandis que Gaignières était le plus obligeant des collectionneurs et le plus facilement abordable, il faut admettre, ou que le com-

---

1. Nous ne sommes pas, sur ce point, aussi dédaigneux que les éditeurs de Dangeau (tome XVIII, p. 437), et croyons qu'ils eussent moins décrié le Chansonnier, s'ils avaient eu à s'en servir pour l'annotation. Mathieu Marais, qui faisait, lui aussi, des recueils de chansons (il les appelle des *sottisiers*, comme on disait des *chosiers*), dit avec raison : « Ces pièces sont toujours bonnes à avoir, parce qu'elles décrivent, en peu de paroles, les personnes et les choses. » (*Journal et Mémoires*, tome II, p. 38.)

2. Peut-être même les six volumes in-quarto de chansons qui se trouvaient en 1755 dans sa bibliothèque, n'étaient-ils qu'une copie partielle de la collection de Gaignières. (Armand Baschet, *le Duc de Saint-Simon*, p. 134.)

mentateur des chansons et le rédacteur des *Mémoires* empruntèrent leurs renseignements à la même source, ou que Saint-Simon prit connaissance, soit chez Gaignières, soit chez Clairambault, du Chansonnier dont nous parlons.

Quoique la copie faite pour Maurepas se trouve aujourd'hui à côté du manuscrit original de Gaignières-Clairambault[1], et soit d'un maniement beaucoup plus facile, l'original a cet avantage incontestable qu'on y peut reconnaître sans peine la provenance de chaque commentaire et voir s'il a été écrit par Gaignières lui-même, par B. Remy sous la dictée de Gaignières, ou par Clairambault. Nous emploierons ce manuscrit de préférence, car, en plus d'un cas, il sera bon d'établir de quel commentateur vient telle ou telle note, quoiqu'ils aient à peu près la même autorité et la même sûreté d'informations. Quant aux détails obscènes, qui sont fort communs dans les pages écrites ou dictées par Gaignières, et qu'il croyait nécessaire de transmettre à la postérité, il va sans dire que nous les épargnerons à nos lecteurs, et ne pousserons pas, même en vue du contrôle, l'exactitude aussi loin que lui[2].

Une autre partie importante de l'œuvre de Gaignières paraît être perdue à jamais pour nous : ce sont les notices biographiques des personnages dont il avait recueilli les

1. Les matériaux réunis par Gaignières forment les nos 12 676 à 12 743 du fonds français; en outre, des fragments considérables ont été répartis dans certains volumes du fonds Clairambault, notamment dans le no 290. Le Chansonnier Maurepas, qui n'est entré à la Bibliothèque qu'en 1804, porte les nos Fr. 12 616 à 12 659. N'ayant pas retrouvé certaines pièces dans l'original, nous les citerons d'après cette copie.

2. Le journal du marquis de Sourches, surtout ses annotations, qui sont infiniment moins discrètes que les notes de Dangeau, et que cependant on ne saurait suspecter, confirment, sur beaucoup de libres anecdotes, la véracité du Chansonnier et de ses commentateurs.

portraits. Beaucoup de ces portraits se retrouvent dans
les débris du Cabinet du Saint-Esprit, où Clairambault se
sera hâté de les faire entrer[1]; mais on ignore où sont passés les vingt-six portefeuilles ou boîtes qui contenaient les
notices. Il en est de même de la correspondance de Gaignières et d'un journal dont il ne reste que des fragments
épars[2]; ce sont encore là des lacunes fort regrettables.

Papiers de
Clairambault.

On vient de rencontrer plusieurs fois le nom de Pierre
Clairambault, ami, collaborateur et continuateur de Gaignières. Ce généalogiste érudit, un de ceux que cultivait
soigneusement Saint-Simon, avait réuni « une admirable
collection de pièces, aussi utiles pour l'histoire générale
de la France que pour l'histoire particulière des familles. »
Si le lecteur veut savoir à quelles sources Clairambault
prenait ces matériaux et par quelles voies il se les ap-
propriait, nous le renvoyons à l'histoire du *Cabinet des
manuscrits de la Bibliothèque nationale*[3]. On y verra que,
tout en remplissant les fonctions de commis auprès du
secrétaire d'État de la marine, il prêta un concours utile,
pour les études historiques, aux maîtres chargés de l'éducation du grand Dauphin et de ses fils, et forma pour les
ducs et pairs une collection aujourd'hui conservée aux
Archives nationales; que sa science et la valeur de ses
« amples et curieux recueils » lui firent donner, en 1698,
la place de généalogiste des ordres du Roi; que, pendant
les quarante années qui suivirent, il ne cessa de grossir,
de classer et d'analyser ses collections, « véritable ency-

---

1. Voyez ce que nous disons ci-après des manuscrits Clairambault.
2. Mss. Clairambault 239-240 et 258. Il y a des gazettes à la main
de 1684 à 1690 et des lettres de l'abbé de Breteuil dans les volumes
491 et 492 du même fonds.
3. Tome II, p. 18-25.

clopédie de l'histoire de France; » qu'elles furent acquises,
en 1755, pour l'ordre du Saint-Esprit, dont Clairambault
avait préparé une histoire monumentale, « en ajoutant à
la plupart des chapitres les documents les plus curieux et
les plus variés sur les familles des chevaliers; » que le
nombre des volumes ou boîtes de ce cabinet dépassait
alors trois mille deux cent cinquante, et qu'il fut encore
un peu augmenté par les Beaujon et les Chérin, mais que
le décret du 12 mai 1792, condamnant au feu tous les papiers généalogiques du Cabinet des ordres, le réduisit
des deux tiers. La portion que put sauver la Bibliothèque,
et qui vient d'être mise en ordre sous le nom de *fonds
Clairambault*, comprend encore plusieurs séries que nous
aurons bien souvent lieu de consulter[1], et dont les richesses sont pour longtemps inépuisables.

A côté des journaux, mémoriaux et recueils de pièces Les Gazettes.
ou d'anecdotes, se placent naturellement les gazettes.
Dangeau s'en servait, la chose serait facile à prouver[2];
Saint-Simon y a eu également recours, lorsque ses souvenirs personnels ou le journal tenu si régulièrement
par Dangeau ne lui suffisaient point, et ces emprunts se

1. Les principales sont : 656 volumes de pièces historiques, qui sont
pour la plupart des dix-septième et dix-huitième siècles; 79 volumes
de pièces sur la maison royale, les pairs et les grands officiers ; 26 volumes d'épitaphes; 136 volumes sur les Ordres, surtout celui du Saint-
Esprit, rangés par promotions et enrichis d'une multitude de portraits
gravés ou dessinés au lavis (c'est ce qu'on nommait les *boîtes du Saint-
Esprit*) ; 53 volumes de mélanges généalogiques, et 19 volumes de documents sur les marins, rangés par ordre alphabétique de noms de
famille, etc. Le recueil de la Pairie, qui appartient aux Archives nationales, forme neuf gros volumes in-folio, KK 592-601.

2. Je ne crois pas que les critiques aient fait jusqu'ici les confronta-
tions nécessaires, soit pour Dangeau, soit pour Saint-Simon. En ce qui
concerne celui-ci, nous indiquerons chaque emprunt probable.

trahissent par des ressemblances si sensibles entre son
texte et celui où il puise, que le doute ne paraît pas
permis[1].

Les gazettes françaises et étrangères étaient lues très-
régulièrement à la cour comme à la ville ; pour l'homme
du monde, pour le politique, pour le lettré, pour le simple
curieux, c'était un moyen d'information indispensable, et
chacun déjà pouvait choisir, entre différentes feuilles pé-
riodiques, celle qui convenait le mieux à ses goûts ou ses
besoins. Si le lecteur était désireux de connaître les nouvelles de l'intérieur du Royaume, aussi bien que celles du
théâtre de la guerre ou des pays étrangers, et d'être renseigné le plus sûrement possible, la *Gazette de France* ne
suffisait plus ; car, dans une page ou deux réservées à Paris
et Versailles, elle ne donnait absolument que les nouvelles
officielles de la cour et du clergé, les promotions et quelques morts ou mariages[2] : c'était assez pour le grand Dauphin[3] et pour les « bas courtisans ; » mais beaucoup d'autres dédaignaient la « fadeur » de ces articles officiels[4], et, à

1. Saint-Simon avait des recueils de gazettes, comme d'ailleurs tous
ses contemporains ; voyez le livre de M. Baschet, p. 108 et 116.
2. L'article des opérations militaires était fourni par le ministre de la
guerre, celui de la cour par un musicien du Roi. (*Mémoires du duc de
Luynes*, tomes XIV, p. 397, et XVI, p. 484 ; *Histoire de Louvois*, par
M. Rousset, tome IV, p. 464.) Vauban et Chamlay, ces deux illustres
collaborateurs de Louvois, tenaient beaucoup à ce que la *Gazette* fût
dirigée, et même rédigée par les bureaux du ministre. Vauban disait :
« Je sais que vous traitez la *Gazette* de bagatelle ; mais ils (les ennemis)
n'en font pas de même, et je crois qu'ils ont raison ; car, après tout,
elle a pouvoir sur la réputation, et ceux qui ne voient pas ce qui se
passe sur les lieux ne peuvent guère juger de nos actions que par là. »
3. « Monseigneur ne lut jamais autre chose que l'article de Paris de
la *Gazette de France*, pour y voir les morts et les mariages. » (*Mémoires*,
tome VIII, p. 265.)
4. « On devenoit coupable d'un crime sensible.... sitôt qu'on s'écartoit

l'exemple du Roi lui-même, qui « avoit soin de lire toutes les gazettes de Hollande[1], » ils recherchaient avidement les feuilles étrangères imprimées deux fois par semaine, en différentes villes de ce pays, par des publicistes français que leur attachement à la foi protestante avait forcés d'émigrer, et qui avaient, dans toutes les cours de l'Europe, à Versailles comme à Londres ou à Vienne, des correspondants actifs, habiles, bien renseignés sur les événements de chaque jour.

On a généralement une idée assez inexacte des tendances de ces gazettes. Sans doute elles ne pouvaient être qu'hostiles à Louis XIV, et ce caractère se manifeste dans les articles « de fond » qui composaient habituellement les suppléments de chaque numéro ou « Extraordinaires » ; mais le corps même de la gazette restait en dehors des influences de parti. Les correspondances qu'il renferme ne se composent que de faits, racontés le plus souvent sans commentaire; seulement les choses n'y sont pas dites à moitié, comme dans la *Gazette de France* ou dans toute autre feuille surveillée par le gouvernement royal, et, outre les faits, nous y trouvons très-fréquemment des manifestations curieuses, importantes du sentiment public[2].

un peu de la fadeur de la *Gazette de France* et de celle des bas courtisans. » (Tome VII, p. 82.) Ailleurs (tome X, p. 39-40) Saint-Simon reproche aux gazettes de ne dire que les faits, « sèchement, courtement, précisément, » sans rien des ressorts secrets, sans portraits ni personnalités.

1. C'est Torcy qui en faisait la lecture, après le Conseil. (*Mémoires,* tome I de 1873, p. 263, et tome XI, p. 135.) Madame les lisait aussi, mais sans grand souci de la politique; voyez sa *Correspondance* (éd. Brunet), tome I, p. 173.

2. Leur bibliographe, M. Hatin, a résumé tous ces avantages en quelques pages très-instructives dans son étude sur *les Gazettes de Hollande et la Presse clandestine,* 1865, p. 225-232.

Il conviendra donc de suivre attentivement, pour notre commentaire, sinon toutes les gazettes de Hollande, toutes les feuilles volantes, tous les « lardons » de cette provenance, du moins une gazette que nous avons pu rencontrer à l'état complet; c'est d'ailleurs la mieux réputée, celle que Claude Jordan publiait à Amsterdam, et qui fut dirigée, depuis 1694, par le Génevois Tronchin du Breuil, ancien familier de Colbert[1].

A partir de 1697, le *Journal de Verdun* fait concurrence d'informations avec les feuilles dont nous venons de parler. Il est, lui aussi, une création d'émigrés protestants[2].

Est-il besoin de dire que Saint-Simon, comme Dangeau encore, se servait du *Mercure galant*? C'est là, pour ne citer qu'un fait, mais des plus caractéristiques, qu'il a pris les éléments du récit de son mariage, suivant phrase par phrase l'article publié dans le volume d'avril 1695[3]. Mais,

---

1. Voyez le même livre de M. Hatin, p. 142, 158, etc. Rien de rare et même d'introuvable comme un exemplaire complet de ces feuilles, si communes autrefois. De la *Gazette d'Amsterdam*, nous n'en connaissons qu'un pour la dernière moitié du règne de Louis XIV (il vient peut-être du protestant Jean Rou, alors secrétaire-interprète des États de Hollande), et celui que possède la Bibliothèque nationale elle-même est déplorablement mutilé; quant aux « lardons » et autres feuilles volantes, on ne les rencontre que par hasard. Sous Louis XV, la *Gazette d'Amsterdam* était lue plus que toutes les autres, et autant que la *Gazette de France* (*Journal de Marais*, tome II, p. 133; *Journal de Barat*, tome I, p. 258; *Mémoires du duc de Luynes*, tome XII, p. 95 et 427, et tome XIII, p. 392). Elle paraissait le lundi et le jeudi, et coûtait cent vingt livres par an. Les ministres ne la laissaient distribuer à Paris qu'après examen, et même ils y faisaient mettre des mémoires. (*Journal de Marais*, tome III, p. 133-134, et tome IV, p. 372.)

2. Voyez les *Mémoires du duc de Luynes*, tome XI, p. 206.

3. Nous pensons, comme Sainte-Beuve, que l'article avait été fourni par l'hôtel de Saint-Simon, et que le duc ne fit ainsi que reprendre son propre bien. Voyez ci-après notre tome II, p. 481.

à mesure qu'on avancera dans le dix-huitième siècle, nous verrons le *Mercure*, devenant plus littéraire et moins utile pour nous, négliger les nouvelles et les articles biographiques.

Les correspondances du règne de Louis XIV, officielles ou privées, déjà publiées ou encore inédites, sont innombrables et offrent des ressources infinies. A commencer par le Roi lui-même, si nous n'avons point de recueils, en minutes ou en copies, des lettres personnelles qu'il écrivit pendant la seconde moitié de son règne, en revanche une grande quantité d'originaux se retrouvent au milieu des papiers des destinataires ou dans les registres ministériels, et l'on sait qu'il en a été publié beaucoup, soit dans les *Œuvres de Louis XIV* et dans le recueil du P. Griffet, soit dans des collections modernes, notamment celles qui sont dues à l'initiative de l'État. Toutefois l'inédit est encore très-considérable.

Les correspondances du temps.

La correspondance du chancelier, celle des quatre secrétaires d'État et celle du contrôleur général sont parvenues presque intactes jusqu'à nous ; à une exception près, l'abord en est très-facile pour le public [1]. La Bibliothèque nationale possède de plus les lettres adressées au premier président de Harlay et à l'archevêque de Reims, la correspondance du lieutenant général de police avec le secrétaire d'État de la maison du Roi, les papiers du commissaire Nicolas Delamare, les recueils des procureurs

[1]. On sait que ces fonds se trouvent actuellement répartis entre la Bibliothèque nationale, les Archives nationales et les ministères de la guerre, de la marine, des affaires étrangères. Les Archives possèdent aussi les registres et papiers de la Pairie, des Cours souveraines et des autres tribunaux de Paris.

généraux Joly de Fleury, ceux des collectionneurs Cangé,
Thoisy, Fontanieu, etc., une copie des relations et dépêches des ambassadeurs vénitiens, les portefeuilles du
médecin Vallant, les lettres recueillies par Gaignières, etc.

Quelles ressources ne doit-on pas attendre également de
la correspondance des princes qui environnaient le Roi,
c'est-à-dire des ducs d'Orléans, du Maine et de Vendôme,
du comte de Toulouse, des Condés, de Madame, de la
duchesse de Lorraine ; des lettres si nombreuses de la
marquise de Maintenon, de Bossuet, de Fénelon, de Huet,
de Racine, de Boileau, de Bouhier ; ou de celles des gens
de cour, les Noailles, les Villars, les Tessé, les Bouillon,
les d'Harcourt, les Lassay, les Louville, la princesse des
Ursins, les marquises de la Cour-Balleroy et d'Huxelles,
et tant d'autres épistoliers de distinction ?

Appendices.   Il ne faut pas que le lecteur se méprenne à ce long
dénombrement. Jamais notre pensée n'a été de rassembler sur chaque fait ou sur chaque nom tous les
témoignages contemporains, d'épuiser la matière pour
constituer, à propos des *Mémoires*, une encyclopédie du
siècle de Louis XIV, qui, selon l'expression de Montalembert, offrît « une satisfaction complète à tous les désirs,
toutes les fantaisies. » Si louable que soit l'intention, si
désintéressé que puisse être le mobile, il est des entraîne-
ments à éviter, et le sage maître qui dirige notre travail
d'une main toujours ferme, sera là pour nous rappeler le
reproche du moraliste aux scoliastes : « C'est la paresse
des hommes qui a encouragé le pédantisme à grossir plutôt qu'à enrichir les bibliothèques, à faire périr le texte
sous le poids des commentaires [1]. » Au risque donc de

----

1. La Bruyère, au chapitre *de Quelques usages*, tome II, p. 203-204.

pécher par la sécheresse, dans les notes que le plan de
notre œuvre rend forcément si nombreuses, et de mé-
contenter des curieux insatiables, tout en cherchant d'ailleurs à satisfaire de notre mieux aux exigences de la critique moderne, nous nous sommes fixé de strictes limites,
en dehors desquelles la moindre excursion est interdite
d'avance. Des instruments de travail, des matériaux qui
abondent, comme on vient de le voir, autour de nous, à
notre portée, et qui ne seraient pas de trop s'il s'agissait
uniquement de commenter à loisir un ou deux passages
des *Mémoires*, notre édition ne prendra que les éléments
essentiels d'un simple contrôle historique. Très-excep-
tionnellement, quand il y aura lieu, en discutant les faits
ou les témoignages contradictoires, de produire des pièces
justificatives, les notes pourront se transformer en notices
plus développées ; en ce cas, elles seront rejetées à la fin du
volume, dans un Appendice dont il faut parler maintenant.

L'Appendice de chaque volume se composera de deux
parties. La première sera entièrement occupée par le texte
des *Additions de Saint-Simon au Journal de Dangeau*. On
a vu plus haut[1] à quelle date, dans quelles circonstances
et avec quelles intentions Saint-Simon entreprit d'anno-
ter un exemplaire du précieux manuscrit. Un de ses
secrétaires, nommé Galland[2], transcrivit les *Additions*
sous sa dictée, ou plutôt d'après un brouillon primitif[3].

Additions de
Saint-Simon au
*Journal
de Dangeau*.

1. Pages xxxviii et suivantes.
2. Les éditeurs de Dangeau (tome I, p. vi, note 3) disent qu'il était
de la famille de Galland l'orientaliste. Il fallait que son maître eût grande
confiance en lui pour lui livrer des notes, qui sont moins compromet-
tantes sans doute que les *Mémoires*, mais dont cependant il semble que
personne autre n'a dû avoir connaissance par Saint-Simon lui-même.
3. Ce qui nous fait préférer cette seconde hypothèse, c'est que l'orthographe de Saint-Simon est souvent reproduite avec une grande exac-

Puis le duc les revisa lui-même, avant de faire recopier sur des feuilles volantes celles dont il pensait avoir l'emploi dans ses futurs *Mémoires* [1]. La forme même des *Additions* se prêtait à ce fractionnement, puisque ce sont autant de « gloses » distinctes et absolument indépendantes les unes des autres [2]. Aujourd'hui, voulant que le lecteur pût constamment comparer cette première rédaction avec le texte définitif des *Mémoires*, nous aurions désiré mettre chaque Addition en regard même du passage où l'auteur en a fait entrer, sinon une reproduction littérale, du moins la principale substance ; mais, de toutes manières, cette juxtaposition s'est trouvée être impraticable, et force a été de rejeter les *Additions* en tête de l'Appendice qui doit compléter chaque volume. Là, au lieu de suivre l'ordre chronologique des articles de Dangeau, elles se rangeront au fur et à mesure dans un ordre correspondant à celui du récit des *Mémoires* ; et lorsque, en marge de ceux-ci, le lecteur verra une indication ainsi figurée [*Add. S^t.-S.* 00], il n'aura qu'à se reporter à l'Appendice pour trouver sous le numéro indiqué l'Addition correspondante [3].

titude. Il y a encore d'autres indices ; ainsi, dans l'Addition du 4 mars 1689, après avoir d'abord écrit : « de M. de Duras* cédant son duché, » le copiste, s'étant relu, a vu son omission, et a rétabli sur la marge, en regard de l'astérisque de renvoi, ce membre de phrase : « C'est à cette époque que M. de Duras..., » qui n'aurait pu lui avoir échappé à la dictée.

1. Les éditeurs de Dangeau ont signalé divers endroits où il est dit que l'Addition est à extraire ou a déjà été extraite. Voyez notamment tome X, p. 299.

2. Elles ont beaucoup d'analogie avec les annotations plus courtes, mais substantielles, du marquis de Sourches sur son propre journal, et avec les notes, fort longues celles-là, que Bayle a rattachées à tous les articles de son dictionnaire.

3. Il n'y aura qu'un seul numérotage des *Additions*, du premier au dernier volume.

Les *Additions* ont été déjà publiées[1]. Lémontey le premier, ayant étudié le *Journal de Dangeau* dans l'exemplaire des Affaires étrangères, reconnut la valeur des
« notes d'un anonyme » dont le manuscrit était enrichi,
et en donna des extraits à la suite de son *Essai sur l'établissement monarchique de Louis XIV* (1818)[2]. Sans doute
il avait facilement discerné de quel contemporain de Dangeau venaient ces souvenirs, car Saint-Simon s'y trahit
souvent, tout en parlant de lui-même à la troisième personne[3]; mais il cacha l'origine du manuscrit et le nom
de l'annotateur. Celui-ci ne fut révélé au public que douze
ans plus tard, en 1830, quand parurent quatre volumes
de l'édition de Dangeau entreprise par MM. Paul Lacroix
et Amédée Pichot. Cette publication ne fut pas poursuivie, et c'est seulement en 1854 que, les éditeurs du texte
complet de Dangeau ayant obtenu la collaboration de
M. Feuillet de Conches, ce dernier joignit les *Additions*
au *Journal*[4].

M. Feuillet de Conches a reproduit les *Additions*

1. Un des premiers soins du ministre Choiseul, en prenant possession des manuscrits de Saint-Simon, fut de faire extraire les annotations qu'on trouva sur l'exemplaire du *Journal de Dangeau*. (Armand
Baschet, *le Duc de Saint-Simon*, p. 232.)

2. Voyez ses *Œuvres*, tome IV de l'édition de 1829, p. 6-7.

3. Parfois il s'oublie : « J'étois à côté de M. de Noyon.... » (*Journal*,
tome VII, p. 37.) Mais, n'eût-il pas commis ces *lapsus*, un lecteur tant
soit peu familier avec les mémoires du temps aurait infailliblement
remarqué que le nom de Saint-Simon, à peine prononcé par ses contemporains, revient bien souvent sous la plume de l'annotateur anonyme.

4. M. Feuillet de Conches avait préparé ce texte en 1843, pour une
publication du *Journal* que Villemain, après l'avoir réclamée comme
écrivain, avait agréée comme ministre de l'instruction publique. (*Extraits des procès-verbaux des séances du Comité historique des monuments
écrits*, p. 250-252.)

« telles qu'elles sont dans le manuscrit, avec les fautes
et les locutions étranges [1]. » Peut-être eût-il fallu tenir
quelque compte des différentes modifications qu'a subies
le texte primitif de Saint-Simon, soit par le fait du copiste
ou de l'auteur lui-même, soit par celui des mains étrangères qui, plus tard, se sont permis d'y toucher. Le copiste, nous l'avons dit, avait très-probablement sous les
yeux la minute autographe des *Additions*. Étant habitué
à l'écriture du duc, il l'a lue assez exactement, et même
en a respecté presque toujours les singularités orthogra-
phiques; mais pourtant, dans d'assez nombreuses occasions, il a mal déchiffré, a sauté des mots et des membres
de phrase, ou n'a pas compris ce qu'il transcrivait. Le
texte ainsi altéré a été encore l'objet de ratures et d'in-
terpolations, que M. Feuillet de Conches attribue tantôt
à Saint-Simon lui-même, tantôt à N.-L. le Dran, qui était
garde des archives des Affaires étrangères à l'époque où
ce dépôt reçut les papiers séquestrés. Il est possible en
effet que certaines corrections ou surcharges soient
de la main de Saint-Simon [2] ou de celle de le Dran [3]; mais
c'est l'exception, et la plupart nous semblent dater plutôt
de l'époque où des éditeurs tels que Lémontey ont voulu
préparer pour le copiste un texte plus clair, plus complet,

1. Voyez une note des éditeurs du *Journal de Dangeau*, tome XVIII,
p. 488.

2. Les éditeurs du *Journal de Dangeau* ont signalé (tome XVI, p. 343
et 350), comme étant de Saint-Simon, une note en marge de l'article
du 15 mars 1716, et six mots ajoutés après coup à l'Addition du 26 du
même mois.

3. M. Feuillet de Conches, après avoir attribué toutes les corrections
à le Dran, a fini par croire que presque toutes étaient de Saint-Simon
(*Journal de Dangeau*, tome I, p. VI, et tome XVIII, p. 488); nous ne
sommes point, jusqu'à présent, aussi affirmatifs.

plus lisible, selon eux, qu'un original « abrupt et prime-sautier. » Il convient donc de restituer, autant qu'il sera possible, le texte primitif, dégagé de ces altérations successives : c'est à quoi nous espérons parvenir par une étude attentive du manuscrit des Affaires étrangères; dès à présent, cette collation a donné de très-bons résultats et amélioré notablement le texte de 1854[1]. De plus, nous ajouterons aux *Additions* proprement dites les articles analogues que, pour une raison ou pour une autre, Saint-Simon a rejetés dans les tables analytiques de divers genres dont la plupart des volumes de son exemplaire de Dangeau sont munis[2] et qui devaient lui être extrêmement utiles pour faire des recherches dans le fidèle journal de son prédécesseur. Les éditeurs de Dangeau n'ont reproduit que très-rarement les articles de ces tables; nous comptons, au contraire, en tirer tout ce qui présente un caractère personnel, tout ce qui fait partie du canevas primitif des *Mémoires*.

Un certain nombre d'Additions n'ont pas été mises à profit par Saint-Simon dans son dernier travail, et c'est en vain qu'on chercherait à les rattacher à un passage quelconque : celles-là seront réservées pour la fin de l'édition, et formeront une espèce de Supplément. A part ce cas, on veillera à rapprocher la rédaction primitive du texte définitif dès qu'une partie de l'article se rencontrera dans le récit des *Mémoires*, quitte à faire plus loin les renvois nécessaires.

---

1. Il restera cependant une certaine quantité de passages où l'erreur, la mauvaise lecture, l'omission sont évidentes, mais qu'il ne serait pas toujours prudent de rectifier.

2. Tables des Morts, Mariages, Grâces et Disgrâces, Nouvelles, Rangs, Honneurs, Familles, etc. Il n'y a point de tables pour les années 1700 à 1703, 1708 et 1715.

Il est probable que chaque volume de notre édition comportera de soixante à quatre-vingts Additions, de dimensions très-variables[1] : ce sera par conséquent un surcroît considérable de textes venant s'ajouter à une publication déjà fort étendue par elle-même ; le lecteur cependant nous saura gré de n'avoir pas hésité à faire, pour la première fois, un rapprochement non-seulement très-utile pour l'histoire, mais d'un intérêt réel au point de vue de la langue et du style, et souvent aussi de l'exactitude des récits de Saint-Simon ; car, si un « énorme travail littéraire[2] » s'est fait entre les deux états de son œuvre, on trouve aussi plus d'une différence, quant aux faits mêmes ou aux appréciations, entre la première forme et la seconde. Généralement l'Addition est « plus modérée, plus exacte, plus impartiale, plus vraie, plus près de la source ; les *Mémoires*, plus acerbes, plus passionnés, plus littéraires[3]. »

Les Papiers inédits de Saint-Simon.

Dans la seconde partie de l'Appendice de chaque volume entreront, comme je l'ai déjà dit, les notices, dissertations historiques et autres pièces justificatives qui n'auront pu s'encadrer dans le commentaire courant ; mais cette place sera encore plus particulièrement réservée aux « Papiers de Saint-Simon, » c'est-à-dire aux lettres, notes ou fragments historiques venant de notre auteur lui-même et pouvant être utiles pour sa propre

1. Certaines Additions sur Louis XIV, sur la promotion de 1688, sur les cardinaux, les ducs de Noailles, de Beauvillier, de la Rochefoucauld, etc., ont de dix à quatre-vingts pages.
2. Note des éditeurs de Dangeau, tome XVIII, p. 488. Sainte-Beuve comparait la pétulance et la précipitation des *Additions* à « une source abondante qui veut sortir par un goulot trop étroit, et qui s'y étrangle. » (Notice publiée en tête de l'édition de 1873, tome I, p. xxv.)
3. Note des éditeurs du *Journal de Dangeau*, tome XVIII, p. 487-488.

biographie ou pour l'éclaircissement des *Mémoires*. Ce qu'on en possède jusqu'ici est peu de chose : les soixante-dix-sept pièces réunies par Adolphe Regnier fils dans le tome XIX de l'édition de 1873-1877, une quarantaine de lettres écrites aux héritiers du cardinal Gualterio, que le Musée britannique a acquises en 1855[1], une douzaine de lettres diverses retrouvées dans ces derniers temps[2], et un très-petit nombre de pièces que les répertoires d'autographes nous montrent circulant depuis quarante ans, ne forment qu'un total tout à fait dérisoire pour qui sait que Saint-Simon avait « écrit toute sa vie[3], » et que les seuls papiers inventoriés et séquestrés à sa mort ne formaient pas moins de cent soixante-deux portefeuilles[4], sans compter plusieurs cartons, et comprenaient, non-seulement les documents personnels au duc et relatifs à ses affaires, mais ses études sur tous les sujets historiques qui le passionnèrent pendant plus de soixante ans, les matériaux réunis primitivement pour ses *Mémoires*, les pièces justificatives qu'il ne put y faire entrer et qui devaient en former l'Appendice, enfin une correspondance « immense et variée, » laquelle, au dire de Lémontey[5], le seul historien qui ait pu la parcourir à loisir, serait une contre-partie précieuse des *Mémoires*[6].

1. Voyez l'article sur *le Duc de Saint-Simon et le cardinal Gualterio*, publié par M. Baschet dans le *Cabinet historique*, janvier-février 1878.
2. Les lettres aux Gualterio et les diverses autres pièces qu'on a pu recueillir depuis la publication du tome XIX de l'édition de 1873, seront publiées prochainement dans le supplément de cette édition annoncé plus haut.
3. *Mémoires du duc de Luynes*, tome XIV, p. 147.
4. Armand Baschet, *le Duc de Saint-Simon, son cabinet*, etc., p. 146.
5. Préface de l'*Histoire de la Régence*, tome I, p. 1 et 4.
6. « Sa correspondance, qui dura toute sa vie, offre à l'historien un

Peut-être est-ce là que se retrouvera ce « supplément ou suite » que Saint-Simon, arrivé à la fin de son travail, se proposait d'écrire[1], pour que le lecteur ne perdît pas de vue les personnages dont il avait le plus parlé et pût les suivre jusqu'à la mort du cardinal de Fleury[2].

Grâce aux investigations dont nos archives publiques sont chaque jour l'objet, on sait maintenant que tous ces papiers, frappés d'abord d'opposition et de saisie par les créanciers du duc défunt[3], puis réclamés en 1760 pour le Dépôt des affaires étrangères, avec les *Mémoires* eux-mêmes, n'ont pas été rendus avec ceux-ci, par le gouvernement de la Restauration. On cite le nom de quelques écrivains de notre temps qui ont été autorisés à les entrevoir dans le Dépôt, sinon à les étudier, comme Lémontey l'avait fait tout à l'aise ; déjà un très-petit nombre de pièces détachées de la masse sont entrées dans le domaine public[4] ; enfin le bruit a couru qu'une publication serait

aliment plus pur et plus substantiel ; quelquefois elle explique ou rectifie les injustices de ses *Mémoires*. Au lieu de réminiscences équivoques, on y entend, pour ainsi dire en présence des faits, le langage de l'homme vrai et du citoyen courageux. » D'autre part, M. Amédée Le-fèvre-Pontalis, un de ceux qui ont seulement « entrevu » cette correspondance, a dit (p. 134 de son *Discours sur la Vie et les Écrits du duc de Saint-Simon*) : « Si l'on voulait rechercher dans les documents inédits les qualités ignorées du caractère de Saint-Simon, sa correspondance laisserait voir une grâce et une aménité qu'on soupçonne difficilement en lisant ses *Mémoires*. »

1. Il nous le dit lui-même, tome XIX, p. 224 et 225.

2. A-t-il donné suite à cette idée, ayant fait entendre à plusieurs reprises (notamment tomes XII, p. 311, et XIII, p. 257) qu'il ne dépasserait pas la mort du Régent et ne comptait pas s'étendre sur les personnages encore en vie ?

3. *Mémoires du duc de Luynes*, tome XIV, p. 146.

4. Quelques pièces n'ont été publiées que d'après des copies, comme les *Projets de gouvernement du duc de Bourgogne*, édités en 1860 par

faite, sous les auspices ministériels, de quelques parties importantes du trésor littéraire enlevé par ordre de Louis XV au légataire de Saint-Simon.

Les propriétaires et les éditeurs du manuscrit des *Mémoires* n'ont épargné aucune démarche pour parvenir jusqu'à ces précieux papiers[1]. La seule communication qu'ils aient obtenue est celle de la Table analytique des *Mémoires* préparée par Saint-Simon lui-même, et qui, en bonne justice, n'eût pas dû être séparée du reste du manuscrit[2]. Et pourtant cet Appendice où Saint-Simon, de peur d'encombrer son récit, rejetait ses pièces justificatives[3], n'était-ce pas aussi une dépendance, une annexe des *Mémoires?* Si le général de Saint-Simon avait connu son existence, n'en eût-il point, de droit strict, obtenu la restitution[4]? De même n'est-il pas certain que le commentateur des *Mémoires* trouverait des ressources inépuisables dans les autres séries de documents qui font partie de la masse séquestrée, c'est-à-dire dans la correspondance de Saint-Simon, dans ses papiers de famille, ou dans les dossiers d'études, de notes, d'extraits, réunis

M. Paul Mesnard, et dont l'original autographe se retrouvera certainement aux Affaires étrangères.

1. Il y a plus d'un demi-siècle que les premières réclamations furent faites par Villemain (1825). Voyez la dernière note de M. Chéruel dans le tome XIX de l'édition de 1856, p. 94, et l'Introduction de M. Mesnard en tête des *Projets de gouvernement du duc de Bourgogne,* p. 15.

2. Nous avons dit que cette table formait actuellement le tome XX de l'édition in-12 de 1873-1877.

3. Voyez la première indication de ce genre dans le tome I, p. 420, de l'édition de 1873.

4. Nous avons la promesse que ces pièces seront cherchées pour nous être communiquées, au fur et à mesure que nous signalerons, volume par volume, les renvois qu'y fait Saint-Simon.

par lui sur toutes sortes de sujets de politique, d'histoire ou d'érudition? Nous croyons superflu d'insister sur ce point. Si quelques-uns peuvent croire, comme le prétendait Villemain en 1855, que les *Mémoires* aient gagné à un séquestre prolongé et à une tardive apparition, il nous paraît bien certain que, sans exception, tous les amis de Saint-Simon et de l'histoire se joindront à nous pour regretter que l'édition actuelle ait été commencée sans le secours des papiers de l'auteur et pour souhaiter que le bon droit, mis en évidence par la présente requête, justifié, s'il en est besoin, par le caractère de notre travail, ne tarde pas à triompher d'une prétendue raison d'État dont on excipe depuis plus d'un siècle [1].

En dehors des dépôts publics, un certain nombre de cabinets et de chartriers particuliers renferment aussi des lettres ou pièces originales venant de Saint-Simon. Les uns ont recueilli ces rares épaves aux ventes d'autographes; d'autres doivent avoir hérité de correspondances de famille où les lettres du duc se comptent peut-être par centaines, car, avec quelques-uns de ses amis, son commerce épistolaire était aussi fréquent que régulier : il le dit lui-même à propos du jeune duc de Montfort, enlevé si prématurément en 1704 [2]; du cardinal Gualterio, à qui il dut adresser plus de mille lettres [3] ; du

---

1. « Il faudra bien, disait Montalembert, qu'un jour ou l'autre, cet admirable historien soit donné tout entier au public. On n'a pas le droit de confisquer ni de mutiler un si grand écrivain. » (Conversation avec feu Ernest Gallien, reproduite dans le livre de M. Baschet, p. 478.)

2. *Mémoires*, tome IV, p. 144. Les papiers du duc de Chevreuse, dont les éditeurs de Dangeau ont eu souvent communication, seraient d'une utilité incomparable.

3. *Mémoires*, tome IV, p. 301, et tome X, p. 40-41. Voyez l'article, déjà cité, de M. Armand Baschet, sur *le Duc de Saint-Simon et le cardinal Gualterio*.

ministre espagnol Grimaldo[1]; du duc d'Orléans, avec lequel il entretint une correspondance secrète pendant les campagnes d'Italie et d'Espagne, etc. Beaucoup de noms seraient à citer après ceux-là[2], et leur nombre même garantit que tout ne saurait avoir disparu, bien que Saint-Simon, un peu inquiet de ses épanchements épistolaires, demandât en général qu'on lui rendît ou qu'on détruisît les lettres d'un caractère tant soit peu compromettant[3].

Nous adressons donc un appel pressant aux personnes qui possèdent des pièces de cette nature, comme d'ailleurs aussi aux détenteurs de documents historiques de tout genre qui pourraient servir à l'annotation des *Mémoires*.

Il reste à parler des Tables, accessoire obligé de toute bonne, complète et commode édition[4]. Nous ne craindrons pas de trop les multiplier : chaque volume en comprendra quatre.

La première, formée des sommaires marginaux de

Tables.

1. « J'ai conservé.... commerce de lettres.... avec Grimaldo tant qu'il a vécu, et, après sa disgrâce et sa chute,... avec plus de soin et d'attention qu'auparavant. » (Tome XVIII, p. 421.)

2. Une des plus précieuses correspondances serait celle de la duchesse de Saint-Simon avec son mari. Elle comprenait au moins trois cent soixante-dix-huit lettres en 1760, et n'est pas entrée au Dépôt des affaires étrangères.

3. C'est ainsi qu'il est à craindre que n'aient disparu les lettres de Saint-Simon au cardinal Gualterio : voyez l'article cité (p. LXVII et LXX) de M. Armand Baschet, p. 25 et suivantes. Mais, ainsi que le fait observer judicieusement notre confrère, il reste l'espoir que les héritiers du cardinal, au lieu de détruire ces lettres, les aient renvoyées à Saint-Simon, que celui-ci les ait gardées comme matériaux pour ses *Mémoires*, et qu'elles se retrouvent quelque jour aux Affaires étrangères.

4. Lord Campbell, chancelier d'Angleterre en 1850, voulait demander qu'on privât de la propriété littéraire tout auteur qui publierait un livre sans index.

Saint-Simon, fera le même office que jadis les sommaires des divisions inventées par les anciens éditeurs.

En second lieu, une Table alphabétique contiendra les noms de personnes et de lieux, comme aussi tous les mots ou locutions annotés dans le courant du volume. Un astérisque désignera la note (nous avons dit que ce serait généralement la première) ou, s'il y a lieu, les notes consacrées aux indications biographiques, topographiques, philologiques, etc. Quand, dans la table d'un volume, cet astérisque manquera à un article, le lecteur devra remonter aux volumes précédents. Lorsqu'il y aura une différence entre l'orthographe adoptée par nous pour un nom propre ou un nom de lieu et celle de Saint-Simon, cette dernière sera mentionnée en italique, à la fin de l'article.

La troisième et la quatrième Table seront consacrées aux deux parties de l'Appendice et reproduiront les titres : 1° des *Additions au Journal de Dangeau;* 2° des mémoires, notices ou pièces justificatives.

Chaque volume aura ses *Additions et corrections,* qui nous permettront, jusqu'au dernier moment de l'impression, de réparer les fautes reconnues à temps et de combler quelques lacunes. La mention (Add.) placée dans la Table alphabétique, au mot qui sera l'objet de chaque addition ou correction, appellera l'attention du lecteur.

Compléments de l'édition nouvelle.

La troisième et la quatrième Table seront reproduites à la fin de l'édition, avec un *Errata* général.

Là aussi viendront se placer :

1° La Table analytique dressée par Saint-Simon, et publiée pour la première fois, en 1877, dans le tome XX de l'édition de MM. Chéruel et Adolphe Regnier fils [1];

Voyez ce qui est dit de cette table dans l'*Avertissement* de ce tome XX.

2° Une Table analytique générale, qui donnera, outre les noms de personnages, lieux et choses, qui auront figuré dans les tables alphabétiques de chaque volume, la nomenclature des principales matières traitées dans les *Mémoires ;*

3° Une Bibliographie des *Mémoires de Saint-Simon ;*

4° Un recueil, ou tout au moins une bibliographie des articles que les principaux critiques, depuis Marmontel jusqu'à Villemain, Sainte-Beuve, Montalembert, Barante, M. Taine, ont consacrés à l'appréciation des *Mémoires ;*

5° Le Lexique qu'il est d'usage de joindre aux éditions des Grands écrivains ;

6° Selon l'habitude aussi de la Collection, un *Album*, dont nous ne saurions d'avance fixer complétement le contenu.

Enfin une *Notice biographique sur Saint-Simon* sera imprimée plus tard, après l'achèvement de l'édition.

Quelle pourra être l'étendue de l'ouvrage? Montalembert, qui demandait un commentaire si complet, si définitif, en a-t-il exactement prévu les dimensions[1]? Il serait imprudent de rien assurer sur ce point ; car, si l'on sait à l'avance que le texte ne représente pas moins de dix-neuf ou vingt forts volumes in-octavo, les proportions du commentaire, des appendices, etc., seront, jusqu'au der-

---

1. Cette édition, disait-il (p. 23), « à laquelle il ne manquera rien..., qui ne laissera rien à désirer aux plus exigeants sous le rapport historique, généalogique, philologique,... sera immense, je le veux bien ; mais, quand elle aurait trente volumes, comme le *Cicéron* de M. le Clerc, serait-ce trop pour un tel océan de faits, de vérités et de beautés? »

nier moment, très-variables, et nous ne pouvons rien pré-
juger des résultats que donnent actuellement nos deux
premiers volumes[1], si ce n'est que le chiffre fixé par Montalembert sera certainement atteint, et probablement dé-
passé. Quant à la rapidité de l'exécution, elle dépendra
de deux conditions premières qui ne font que trop souvent défaut aux travailleurs : le temps et les forces.

Ces explications préliminaires auront paru sans doute
un peu longues; mais le lecteur y a pu voir que nous
sommes loin de méconnaître les exigences et les périls
d'une tâche fort lourde, et que nous n'en considérons pas
uniquement l'honneur. S'attaquer en effet au monument
historique qui, dans la magnifique suite de *Mémoires* que
possède la France, a conquis la première place, aussi bien
par son étendue extraordinaire et par la grandeur du sujet que par le génie incomparable de l'écrivain ; aborder
le contrôle et le complet commentaire d'une œuvre qui
semblait jusqu'ici défier, dans son ensemble imposant,
tous les efforts et toutes les tentatives, c'est là une au-
dace bien difficile à justifier, et celui qui écrit cet Avertissement le sent mieux que personne. Aussi, en termi-

1. Le tome I, qui contient moins de texte que le tome II (37 des
longues pages de très-fine écriture du manuscrit, contre 48), renferme
environ 1250 notes, dont 450 sur les personnes et 85 sur les lieux
cités, 250 sur le manuscrit, et 100 notes philologiques ou grammati-
cales. Le tome II en renferme 450 sur les personnes et 110 sur les
lieux cités, 370 sur le manuscrit, 120 sur la langue, sur les expressions à
expliquer; en tout, 1550. A mesure qu'on avancera, les mêmes noms
et les mêmes choses se représentant, il y aura de moins en moins lieu
à faire des notes. Les listes des noms et mots annotés par lesquelles
nous terminons chaque volume dispenseront même de renvois au bas
des pages.

nant, a-t-il grande hâte de dire ses motifs de confiance et
de s'abriter derrière les noms de maîtres respectés qui,
sans dégager en aucune façon sa responsabilité, lui en
allégent au moins le sentiment.

Cette nouvelle édition entre dans la collection des
Grands écrivains, que dirige, depuis dix-sept ans, M. Adolphe Regnier. Cinquante-deux volumes publiés dans ce
laps de temps témoignent et de l'activité que M. Regnier
sait communiquer à ses collaborateurs, et de la vigilance scrupuleuse, de l'infatigable sollicitude qu'il dé-
ploie dans la direction de leurs travaux, et qui semblent redoubler à mesure que le champ s'élargit pour
faire place aux nouveaux venus à côté du *Sévigné*, du
Malherbe, du *Corneille*, du *Racine*, du *la Bruyère*, du *la
Rochefoucauld*, du *Retz*, du *Molière*. Le nom de M. Regnier est pour nous un gage d'encourageante sécurité;
pour les lecteurs une précieuse garantie. Annoncer que
notre publication du texte et des notes des *Mémoires de
Saint-Simon* sera conduite par lui, « au début » nous
dit-il, longtemps nous l'espérons, c'est promettre que
rien ne sera épargné afin que cette édition soit, au moins
par son plan et sa mise en train, qui feront loi pour tout
l'ouvrage, digne de celles qu'il a dirigées jusqu'ici. Mais,
de plus, M. Regnier a bien voulu se charger personnellement d'une tâche qui d'ailleurs lui revenait de droit : le
commentaire philologique et grammatical sera surtout
son œuvre, et il consacrera à cette partie si importante
de l'annotation la « rare expérience de linguiste et de
philologue » à laquelle ses confrères de l'Académie française rendaient naguère hommage en décernant un de
leurs prix à la collection des Grands écrivains.

L'éminent historien à qui est due, personne ne saurait l'oublier, la véritable édition *princeps* de 1850, M. Chéruel, dont le nom est depuis lors inséparable de celui de Saint-Simon, sera pour nous un guide de grande expérience et autorité. Outre que nous possédons déjà ses notes ou appendices de cette ancienne édition, son étude si importante de *Saint-Simon considéré comme historien de Louis XIV*[1], sa récente *Notice sur la Vie et les Mémoires de Saint-Simon*[2], et nombre d'articles sur divers points des *Mémoires*, qui sont, en même temps que des matériaux pour le commentaire, d'excellents modèles de critique et d'érudition, M. Chéruel va très-prochainement, lui aussi, faire paraître une édition annotée des *Mémoires* qu'il préparait depuis de longues années, et que ses dimensions, toutes différentes de celles que comporte la collection des Grands écrivains, permettront de mettre fort vite entre les mains d'un bien plus grand nombre de lecteurs. Le chemin sera donc largement frayé pour le travailleur qui viendra derrière ce maître si versé dans la connaissance du dix-septième siècle en général, et de Saint-Simon en particulier.

J'ai dit que des soins tout particuliers seraient donnés à l'établissement du texte. La lecture du manuscrit original est exécutée, sous la surveillance directe de M. Adolphe Regnier, par son fils M. Henri Regnier, qui vient de faire ses preuves de perspicacité et d'insistante patience dans le déchiffrement si laborieux du manuscrit autographe de Retz. Quelques obstacles que présente

---

1. Un volume in-8° publié en 1865.
2. Cette notice a paru en 1876 ; c'est celle qui figurera en tête de la nouvelle édition de M. Chéruel dont il va être parlé.

l'écriture de Saint-Simon, nous avons tout lieu d'espérer que, cette fois, le texte des *Mémoires* arrivera aussi près qu'il est possible de la perfection définitive.

M. Georges Lequesne, auxiliaire dévoué, se consacre aux détails multiples de l'exécution du travail, et nous ne saurions trop rendre justice au zèle dont il fait preuve chaque jour.

De même qu'il a été fait pour plusieurs autres auteurs de la Collection, un service régulier de contrôle assurera l'exactitude des citations et des références[1].

On a vu quelles ressources nous comptons trouver dans les divers départements de la Bibliothèque et des Archives nationales : dans ces deux vastes dépôts, la tâche nous est grandement facilitée par le bon vouloir des chefs, par l'obligeance des archivistes ou des bibliothécaires, toujours actifs, nous pouvons le dire, à seconder les recherches, à devancer même les désirs. Notre dette de gratitude est déjà considérable à l'égard de plusieurs d'entre eux[2], et surtout du savant directeur de la Biblio-

---

1. A la Bibliothèque nationale, ce contrôle sera fait par deux érudits attachés à cet établissement, M. Pauly, pour les livres imprimés, et M. Gaston Raynaud, pour les manuscrits.

2. Citons, à la Bibliothèque nationale, M. Thierry-Poux et M. Billard, l'un et l'autre conservateurs sous-directeurs du département des Imprimés ; au Cabinet des titres, l'archiviste chargé de ce service, M. Ulysse Robert, dont nous avons parlé plus haut ; aux Cartes et plans, MM. Cortambert ; aux Estampes, M. Georges Duplessis. Aux Archives nationales, nous avons déjà eu des communications intéressantes de MM. Campardon, Guérin, Bruel. Parmi les autres dépôts de Paris, celui de la Guerre offre des ressources inépuisables pour le contrôle des récits de campagnes que Saint-Simon aime à faire si minutieusement ; M. Huguenin, sous-chef aux archives historiques de ce dépôt, s'est empressé de nous faciliter toutes les recherches.

thèque nationale, qui fait valoir si libéralement les richesses dont il est le gardien et le dispensateur, et se
montre non moins secourable pour le commentateur de
Saint-Simon qu'il ne l'est pour les historiens des époques
les plus reculées du moyen âge. M. Léopold Delisle a été
le premier à encourager notre entreprise, et chaque jour
il ne cesse de nous donner des preuves et des témoignages effectifs de son haut intérêt : qu'il nous permette
donc d'inscrire ici son nom en tête de la liste des protecteurs dont le *Saint-Simon* aura souvent besoin de
mettre la bienveillance à l'épreuve.

Nommons aussi, dès à présent, quelques-uns des anciens amis de notre auteur qui ont préparé de loin les
éléments de la critique et amassé des matériaux pour le
commentaire des *Mémoires :* M. le baron Jérôme Pichon,
à qui ce premier volume est déjà redevable de l'*Instruction pour le vidame de Chartres;* M. Ludovic Lalanne, l'éditeur du *Malherbe* de la Collection, dont on se
rappelle les articles sur plusieurs passages des *Mémoires*
dans l'*Athenæum* et dans le *Bulletin de la Société de
l'Histoire de France;* M. Paul Mesnard, aussi notre confrère des Grands écrivains, à qui est due une édition
des *Projets de gouvernement du duc de Bourgogne,* où
l'abondance et la science des notes ont prouvé que Saint-
Simon lui était tout aussi familier que Racine ou que
Molière; M. Feuillet de Conches, l'auteur des *Causeries
d'un curieux* et l'heureux possesseur de collections où
Saint-Simon est représenté par des pièces de premier
choix; M. Armand Baschet, dont le livre sur les manuscrits déposés en 1760 aux Affaires étrangères fut naguère
une véritable révélation, et qui vient encore de faire paraître un mémoire sur les relations de notre duc avec le

cardinal Gualterio ; M. Jules Desnoyers, de l'Institut, qui possède un dossier précieux de la correspondance de Saint-Simon pendant son ambassade en Espagne, et qui en fera, sans tarder, nous avons sa promesse, une publication fort intéressante; le futur éditeur des *Lettres de Chapelain* et de la *Correspondance de Peiresc*, M. Ph. ·Tamizey de Larroque, qui, malgré son éloignement de Paris, ne cesse de prouver, dans ses notices critiques ou biographiques sur les personnages de la France méridionale, une rare connaissance du siècle de Louis XIV et des documents inédits de cette époque; M. Gustave Masson, qui, de plus loin encore, du collège de Harrow-on-the-hill, entretient avec Saint-Simon et avec ses éditeurs un commerce suivi, popularise par de savants articles l'œuvre déjà si appréciée chez nos voisins, et, chaque année, en enrichit le commentaire de quelques-uns des documents ravis à la France par le Musée britannique [1].

M. Étienne Charavay a eu plus fréquemment que personne l'occasion de rencontrer des pièces relatives à Saint-Simon ou aux *Mémoires;* souvent l'érudit expert les a mises en œuvre dans sa *Revue des Documents historiques* ou ailleurs; mais plus souvent encore il s'est hâté de nous en offrir la communication : nous lui exprimons ici notre sincère gratitude. Son confrère de l'École des chartes, M. Flammermont, bibliothécaire-archiviste de la ville de Senlis, nous a transmis également plusieurs pièces curieuses, qui sont utilisées dans ce premier volume.

---

1. Il est juste d'ajouter, en parlant des richesses du Musée britannique, que cet établissement les communique aux travailleurs avec des facilités incomparables. Nous y avons déjà, pour notre compte, contracté une dette de reconnaissance envers le très-obligeant conservateur du département des Manuscrits, M. E.-M. Thompson.

M. Moranvillé, de la Société de l'Histoire de France, nous
a fait profiter à diverses reprises du fruit de ses laborieuses recherches dans les correspondances du règne de
Louis XIII et du règne de Louis XIV.

Au début de ce travail, nous avons eu la bonne fortune
de rencontrer un collectionneur bien connu, le châtelain
d'Anet, M. Ferdinand Moreau, qui nous a gracieusement
prêté, entre autres pièces venant de Saint-Simon, une
expédition de son contrat de mariage. L'expédition nous
a permis de remonter à la minute originale, et celle-ci
nous a été communiquée avec empressement par Me Dé-
monts, successeur actuel du notaire des Lorge et des
Frémont. Le même accueil bienveillant nous avait été fait
dans l'étude de Me Galin, dont les prédécesseurs passèrent
jadis, pendant de longues années, tous les actes de la famille de Saint-Simon, et chez qui, par conséquent, nous
aurons plus d'une fois à renouveler nos visites intéres-
sées.

Beaucoup d'archives particulières nous ont donné ou
promis accès à leurs richesses historiques. Parmi les promesses de ce genre, nous sommes heureux de compter
deux témoignages d'une haute bienveillance.

Mgr le comte de Paris, qui avait déjà mis à notre disposition deux registres de lettres et pièces diverses, tenus
par le duc du Maine, a daigné nous permettre de dire ici
que, s'il se trouvait, dans les archives de la succession du
roi Louis-Philippe, des papiers se rapportant au contenu
des *Mémoires*, nous serions autorisés à en prendre connaissance.

De son côté, Mgr le duc d'Aumale, avec cette libéralité
à laquelle il a habitué les éditeurs de la collection des
Grands écrivains, veut bien nous donner la même auto-

risation pour le riche chartrier dont le classement s'exécute en ce moment à Chantilly, sous sa direction personnelle, et où abondent, comme on peut le croire aisément, des documents de premier ordre et d'un intérêt capital.

Qu'il nous soit permis enfin, d'une manière générale, d'adresser nos remerciements à tous les confrères en histoire qui ont bien voulu nous donner dès à présent leur concours, ou nous l'offrir pour la suite. Il y a lieu de croire que cette entreprise rencontrera beaucoup de sympathies encourageantes, qu'elle provoquera de toutes parts ou des communications, ou des études et des publications : les unes et les autres seront accueillies et mentionnées avec reconnaissance par l'éditeur des *Mémoires*.

A. DE BOISLISLE.

Indépendamment de l'édition in-octavo, il sera tiré, à un petit nombre d'exemplaires, une édition de luxe, dans le format in-quarto, accompagnée de quinze planches environ par volume, soit portraits de personnages qui tiennent une place importante dans les *Mémoires*, soit représentations d'événements curieux ou fameux, types de costumes et de modes[1], scènes de mœurs, cartes, plans ou perspectives, pouvant aider à l'intelligence du récit de Saint-Simon, toutes pièces de l'époque même,

---

1. Ces « portraitures de modes, » que gravaient à la fois et publiaient les Bonnart, les Saint-Jean, Trouvain, Mariette, Bercy, etc., sont parfois faites avec assez de soin pour qu'on puisse y voir une représentation du personnage dont le nom figure au bas de la pièce, aussi bien que celle du costume du temps.

dont le caractère sera exactement conservé et fidèlement
rendu par les meilleurs procédés de la photogravure. Nos
soins ne se borneront pas à donner des planches d'une
exécution parfaite, ce que promet à l'avance le nom de
l'établissement chargé du travail matériel : la réunion
de tant de pièces originales présente de bien autres
difficultés, et, dans cette partie de notre tâche, nous
sommes heureux que M. Georges Duplessis, conservateur
adjoint au Cabinet des estampes de la Bibliothèque nationale, ait bien voulu nous assurer son précieux concours. Mieux que personne, il saura découvrir les pièces
par une recherche assidue, en vérifier sûrement l'origine,
choisir surtout celles qui présentent les meilleures garanties d'authenticité, qualité qui doit passer, on le comprend, avant toutes les autres. Il ne s'agit pas seulement de mettre à contribution les estampes, mais aussi
les dessins et les peintures, que la photogravure reproduit si merveilleusement[1]. Aucune source d'informations ne doit donc être négligée, aucune démarche, et,
ajoutons-le, aucune dépense épargnée, pour rendre « l'illustration » des *Mémoires* digne tout à la fois du livre et

---

1. Nous prendrons souvent des portraits inédits parmi les dessins au
lavis exécutés jadis pour Clairambault, d'après les portraits des chevaliers du Saint-Esprit qui étaient réunis dans les salles des Grands-
Augustins. L'exécution en est médiocre ; mais encore est-on heureux
de retrouver dans ces copies les images d'hommes considérables dont
on ne connaît ailleurs ni portraits peints ni gravures. Ces lacunes sont
souvent aussi inexplicables que regrettables. Ainsi nous n'avons, de
Saint-Simon et de sa femme, que deux toiles appartenant aujourd'hui
à la veuve du général de Saint-Simon et la mauvaise gravure faite
en 1791, pour l'édition de Soulavie, d'après celle de ces toiles qui représente notre auteur et qui est attribuée à un Vanloo. Que sont donc
devenus tous les portraits qui furent inventoriés, en 1755, à l'hôtel de
Saint-Simon et au château de la Ferté-Vidame?

des amateurs à qui cette édition spéciale est destinée.
Aussi terminerons-nous en adressant aux collectionneurs
d'œuvres d'art le·même appel que plus haut aux possesseurs de documents historiques. Nombre d'entre eux
seraient à même de combler des lacunes dans nos séries
de gravures : souhaitons que leur libéralité égale celle
des conservateurs des collections publiques, qui nous
ont déjà ouvert toutes grandes les portes de leurs riches
dépôts.

CONSIDÉRATIONS PRÉLIMINAIRES

SAVOIR S'IL EST PERMIS D'ÉCRIRE ET DE LIRE L'HISTOIRE,
SINGULIÈREMENT CELLE DE SON TEMPS[1].

Juillet 1743.

L'histoire a été, dans tous les siècles, une étude si recommandée, qu'on croiroit perdre son temps d'en recueillir
les suffrages, aussi importants par le poids de leurs auteurs que par leur nombre. Dans l'un et dans l'autre, on
ne prétend compter que les catholiques, et on sera encore
assez fort; il ne s'en trouvera même aucun de quelque
autorité dans l'Église qui ait laissé par écrit aucun doute
sur ce point. Outre les personnages que leur savoir et
leur piété ont rendus célèbres, on compte plusieurs saints
qui ont écrit des chroniques et des histoires, non-seulement saintes, mais entièrement profanes, et dont les ou-

---

1. Ces considérations préliminaires placées en tête des *Mémoires* n'ont
pour titre, dans le manuscrit autographe, que cette sorte de sommaire :
SAVOIR S'IL EST, etc. — La date de *juillet* 1743, écrite à la suite, sans
alinéa, mérite de fixer l'attention. La duchesse de Saint-Simon étant
morte le 21 janvier 1743, cette perte cruelle interrompit le travail de
rédaction des *Mémoires*. Quand Saint-Simon le reprit au bout de six
mois, il semble qu'il en éprouva quelques scrupules, et que ce fut pour
calmer sa conscience qu'il écrivit une introduction.

vrages sont révérés de la postérité, à qui ils ont été fort
utiles. On omet par respect les livres historiques de l'Écriture. Mais, si on n'ose mêler en ce genre le Créateur avec
ses créatures, on ne peut aussi se dispenser de reconnoître que, dès que le Saint-Esprit n'a pas dédaigné d'être
auteur d'histoires dont tout le tissu appartient en gros à ce
monde, et seroit appelé profane, comme toutes les autres
histoires du monde, si elles n'avoient pas le Saint-Esprit
pour auteur, c'est un préjugé bien décisif qu'il est permis
aux chrétiens d'en écrire et d'en lire. Si on objecte que
les histoires de ce genre qui ont le Saint-Esprit pour
auteur se reportent toutes à des objets plus relevés, et,
bien que réelles et véritables en effet, ne laissent pas
d'être des figures de ce qui devoit arriver et cachent de
grandes merveilles sous ces voiles, il ne laissera pas de
demeurer véritable qu'il y en a de grands endroits qui ne
sont simplement que des histoires, ce qui autorise toutes
les autres que les hommes ont faites depuis et continue-
ront de faire, mais encore, que, dès qu'il a plu à l'Esprit-
Saint de voiler et de figurer les plus grandes choses sous
des événements en apparence naturels, historiques, et
en effet arrivés, ce même Esprit n'a pas réprouvé l'histoire, puisqu'il lui a plu de s'en servir pour l'instruction
de ses créatures et de son Église. Ces propositions, qui
ne se peuvent impugner[1] avec de la bonne foi, sont d'une
transcendance[2] en faveur de l'histoire à ne souffrir aucune réplique. Mais, sans se départir d'un si divin appui,
cherchons d'ailleurs ce que la vérité, la raison, la néces-

---

1. *Impugner*, combattre. — La 1re édition du *Dictionnaire de l'Académie* (1694) dit que le mot « n'a guère d'usage que dans les contesta-
tions qui tiennent du dogmatique. »

2. *Transcendance* n'est encore dans aucun des dictionnaires du dix-
septième siècle ; ils ne donnent que l'adjectif *transcendant*. L'Académie
admet le substantif à partir de 1762. — Les mots suivants : *en faveur
de l'histoire*, sont en interligne dans le manuscrit. Saint-Simon les avait
mis d'abord, et les a biffés, après *réplique*.

sité et l'usage approuvé dans tous les siècles pourront
fournir sur ce prétendu problème.

Que sait-on qu'on n'ait point appris? car il ne s'agit
pas ici des prophètes et des dons surnaturels, mais de la
voie commune que la Providence a marquée à tous les
hommes. Le travail est une suite et la peine du péché de
notre premier père; on n'entretient le corps que par le
travail du corps, la sueur et les œuvres des mains; on
n'éclaire l'esprit que par un autre genre de travail, qui
est l'étude; et comme il faut des maîtres, pour le moins
des exemples sous les yeux, pour apprendre à faire les
œuvres des mains dans chaque art ou métier, à plus forte
raison en faut-il pour les sciences et les disciplines si
diverses, propres à l'esprit, sur lesquelles[1] l'inspection
des yeux et des sens n'ont aucune prise.

Si ces leçons d'autrui sont nécessaires à l'esprit pour
lui apprendre ce qui est de son ressort, il n'y a point de
science où il s'en puisse moins passer que pour l'histoire.
Encore que, pour les autres disciplines, il soit indispensable d'y avoir au moins quelque introducteur, il est
pourtant arrivé à des esprits d'une ouverture extraordinaire d'atteindre d'eux-mêmes, sans autre secours que
celui de ce commencement, à divers degrés, même quelques-uns aux plus relevés, des disciplines où ils n'avoient
reçu qu'une assez légère introduction, parce que, avec l'application et la lumière de leur esprit, ils s'étoient guidés[2]
de degré en degré, pour atteindre plus haut, et, par de
premières découvertes, se frayer la route à de nouvelles,

1. *Sur lesquels*, par mégarde, dans le manuscrit. — A la suite, *n'ont*
au pluriel, comme s'il y avait : « l'inspection des yeux et celle des
sens. » Nous trouverons fort souvent de ces sortes de syllepses ou accords avec le sens plutôt qu'avec les mots.

2. Il y a bien *guidés* dans le manuscrit, leçon confirmée, au moins
comme premier jet, par la rature de *par u* après *degré*. Nous n'osons
conclure d'un petit trait, à peine sensible, entre l'*i* et le *d*, que l'auteur
ait changé *guidés* en *guindés*, qui peut sembler préférable pour le sens.

à les constater, à les rectifier, et à parvenir ainsi[1] au
sommet de la science par eux cultivée, après en avoir appris d'autrui les premières règles et les premières notions. C'est que les arts et les sciences ont un enchaînement de règles, des proportions, des gradations qui se
suivent nécessairement, et qui ne sont, par conséquent,
pas impossibles à trouver successivement par un esprit
lumineux, solide et appliqué, qui en a reçu d'autrui les
premiers éléments et comme la clef, quoique ce soit une
chose extrèmement rare et que, pour presque la totalité,
il faille être conduit d'échelon en échelon, par les diverses connoissances et les divers progrès, de[2] la main d'un
habile mattre qui sait proportionner ses leçons à l'avan-·
cement qu'il remarque dans ceux qu'il instruit.

Mais l'histoire est d'un genre entièrement différent de
toutes les autres connoissances. Bien que tous les événements généraux et particuliers qui la composent soient
cause l'un de l'autre, et que tout y soit lié ensemble par
un enchaînement si singulier que la rupture d'un chaînon
feroit manquer, ou, pour le moins, changer l'événement
qui le suit, il est pourtant vrai qu'à la différence des arts,
surtout des sciences, où un degré, une découverte, conduit à un autre certain, à l'exclusion de tout autre, nul
événement général ou particulier historique n'annonce
nécessairement ce qu'il causera, et, fort souvent, fera très-
raisonnablement présumer au contraire. Par conséquent,
point de principes ni de clef, point d'éléments, de règles
ni d'introduction qui, une fois bien comprises par un
esprit, pour lumineux, solide et appliqué qu'il soit,
puisse le conduire de soi-même aux événements divers
de l'histoire : d'où résulte la nécessité d'un maître
continuellement à son côté, qui conduise de fait en
fait, par un récit lié dont la lecture apprenne ce qui,

1. *Ainsi* ajouté au-dessus de la ligne.
2. *Par* corrigé en *de*.

sans elle, seroit toujours nécessairement et absolument ignoré.

C'est ce récit qui s'appelle l'histoire, et l'histoire comprend tous les événements qui se sont passés dans tous les siècles et dans tous les lieux. Mais, si elle s'en tenoit à l'exposition nue et sèche de ces événements, elle deviendroit un faix inutile et accablant : inutile, parce que peu importeroit à l'instruction d'avoir la mémoire chargée de faits inanimés et qui n'apprennent que des faits secs et pesants à l'esprit, à qui nul enchaînement ne les range et ne les rappelle ; accablant, par un fatras, sans ordre et sans lumière, qui puisse conduire à plus qu'à ployer sous la pesanteur d'un amas de faits détachés et sans liaison l'un à l'autre, dont on ne peut faire aucun usage utile ni raisonnable.

Ainsi, pour être utile, il faut que le récit des faits découvre leurs origines, leurs causes, leurs suites et leurs liaisons des uns aux autres, ce qui ne se peut faire que par l'exposition des actions des personnages qui ont eu part à ces choses ; et comme, sans cela, les faits demeureroient un chaos tel qu'il a été dit, autant en seroit-il des actions de ces personnages, si on s'en tenoit à la simple exposition de leurs actions[1], par conséquent de toute l'histoire, si on ne faisoit connoître quels ont été ces personnages, ce qui les [a] engagés à la part qu'ils ont eue aux faits qu'on raconte, et le rapport d'union ou d'opposition qu'il y a eu entre eux. Plus donc on a de lumière là-dessus et[2] plus les faits deviennent intelligibles, plus l'histoire devient curieuse et intéressante, plus on instruit par les exemples des mœurs et des causes des événements. C'est ce qui rend nécessaire de découvrir les intérêts, les vices, les vertus, les passions, les haines, les amitiés, et

---

1. Ce membre de phrase : *si on.... actions*, est en interligne.
2. *Et* ajouté après coup, pour bien marquer que ce n'est pas là, mais au *plus* suivant, que commence le membre corrélatif.

tous les autres ressorts, tant principaux qu'incidents, des intrigues, des cabales et des actions publiques et particulières qui ont part aux événements qu'on écrit, et toutes les divisions, les branches, les cascades[1] qui deviennent les sources et les causes d'autres intrigues, et qui forment d'autres événements.

Pour une juste exécution, il faut que l'auteur d'une histoire générale ou particulière possède à fond sa matière par une profonde lecture, par une exacte confrontation, par une juste comparaison d'auteurs les plus judicieusement choisis, et par une sage et savante critique, le tout accompagné de beaucoup de lumière et de discernement. J'appelle histoire générale celle qui l'est en effet par son étendue de plusieurs nations ou de plusieurs siècles de l'Église, ou d'une même nation, mais de plusieurs règnes, ou d'un fait ecclésiastique éloigné et fort étendu. J'appelle histoire particulière celle du temps et du pays où on vit. Celle-là, étant moins vaste et se passant sous les yeux de l'auteur, doit être beaucoup plus étendue en détails et en circonstances, et avoir pour but de mettre son lecteur au milieu des acteurs de tout ce qu'il raconte, en sorte qu'il croie moins lire une histoire ou des mémoires, qu'être lui-même dans le secret de tout ce qui lui est représenté, et spectateur de tout ce qui est raconté. C'est en ce genre d'écrire que l'exactitude la plus scrupuleuse[2] sur la vérité de chaque chose et de chaque trait doit se garder également de haine et d'affection, de vouloir expliquer ce qu'on n'a pu découvrir, et de prêter des vues, des motifs et des caractères[3], et de grossir ou diminuer, ce qui est également dangereux et facile si l'auteur n'est homme droit, vrai, franc, plein d'honneur

---

1. Métaphore familière à Saint-Simon : événements qui découlent successivement d'une même cause, qui se suivent comme effets successifs.

2. Dans le manuscrit, *scrupuluse*.

3. D'abord, *et des motifs et des caractères*. L'auteur a biffé le premier *et*; biffé aussi, mais récrit au-dessus, le second.

et de probité, et fort en garde contre les piéges du sentiment, du goût et de l'imagination ; très-singulièrement si
cet auteur se trouve écrire de source, par avoir eu part
par lui-même ou par ses amis immédiats, de qui il aura
été instruit, aux choses qu'il raconte ; et c'est en ce dernier cas où tout amour-propre, toute inclination, toute
aversion et toute espèce d'intérêt doit disparoître devant
la plus petite et la moins importante vérité, qui est l'âme
et la justification de toute histoire, et qui ne doit jamais,
pour quoi que ce puisse être, souffrir la moindre ternis-
sure, et être toujours exposée toute pure et toute entière.

Mais un chrétien, et qui veut l'être, peut-il écrire et
lire l'histoire ? Les faits secs, il est vrai, accablent inutilement ; ajoutez-y les actions nues des personnages qui y
ont eu part, il ne s'y trouvera pas plus d'instruction, et
le chaos n'en sera qu'augmenté sans aucun fruit. Quoi
donc ? les caractères, les intrigues, les cabales de ces personnages, pour entendre les causes et les suites des événements ? Il est vrai que, sans cela, ils demeureroient
inintelligibles et qu'autant vaudroit-il ignorer ce qui
charge sans apprendre, et par conséquent sans instruire.
Mais la charité peut-elle s'accommoder du récit de tant
de passions et de vices, de la révélation de tant de ressorts criminels, de tant de vues honteuses, et du démas-
quement de tant de personnes pour qui, sans cela, on
auroit conservé de l'estime, ou dont on auroit ignoré les
vices et les défauts ? Une innocente ignorance n'est-elle
pas préférable à une instruction si éloignée de la charité ?
et que peut-on penser de celui qui, non content de celle
qu'il a prise par lui-même ou par les autres, la transmet
à la postérité et lui révèle tant de choses de ses frères,
ou méprisables, ou souvent criminelles ?

Voilà, ce me semble, l'objection dans toute sa force.
Elle disparoîtroit par la seule citation de ce qui a été dit,
au commencement de ce discours, de l'exemple du Saint-

Esprit; mais on s'est proposé de la détruire, même sans
s'avantager de l'autorité divine, après laquelle il n'est
plus permis de raisonner quand elle a décidé, comme on
croit qu'elle l'a fait, sur la question qu'on agite.

Ne se permettre aucune histoire au deçà[1] de ce que
l'Écriture nous en apprend, c'est se jeter dans les ténèbres
palpables d'Égypte. Du côté de la religion, on renonce à
savoir ce que c'est que tradition; et y renoncer n'im-
plique-t-il pas blasphème? C'est ignorer les dogmes et la
discipline, en ignorant les conciles œcuméniques qui ont
défini les dogmes et établi la discipline, et mettre sur la
même ligne les saints défenseurs de la foi, les uns par leur
lumière et leurs travaux, les autres par leur courage et
leur martyre, et[2] les hérésiarques et les persécuteurs; c'est
se priver de l'admirable spectacle des premiers siècles de
l'Église, de l'édification de ses colonnes, de l'instruction
de ses premiers docteurs, de la sainte horreur de la première vie ascétique et solitaire, de la merveille de cette
économie qui a établi, étendu et fait triompher l'Église au
milieu des contradictions et des persécutions de toutes
les sortes, de peur de voir en même temps la scélératesse, la cruauté et les crimes des hérésiarques et de
leurs principaux appuis, l'ambition, les vices et les barbaries des évêques, et de ceux des plus grands siéges,
et, de là jusqu'à nous, ce qui s'est passé de mémorable
dans l'Église pour le dogme, sur les dernières hérésies,
sur la discipline et le culte, de peur de voir le désordre et l'ignorance, l'avarice et l'ambition de tant et

---

1. *Au deçà*, comme on disait autrefois au même sens qu'*en deçà*, est
bien le texte du manuscrit. La signification est claire : il s'agit, comme
la suite le montre, de la partie de l'histoire de l'Église qui vient après
les événements racontés par les livres saints, de la partie, par conséquent, qui, relativement à nous, est en deçà de ce qu'ils nous apprennent.

2. Ici le mot *et*, trois lignes plus loin *docteurs*, puis *et solitaire*, sont
en interligne ; *docteurs*, au-dessus d'*écrivains*, biffé.

tant des plus principaux membres du clergé. Ce qui résulteroit de cette ignorance est plus aisé à penser qu'à représenter : tout en est palpable et saute de soi-même aux yeux.

Si donc il ne paroît pas sensé de ne vouloir pas être instruit de ces choses qui intéressent si fort un chrétien comme chrétien, comment le pourra-t-on être indépendamment de l'histoire profane, qui a une liaison si intime et si nécessaire avec celle de l'Église, qu'elles ne peuvent, pour être entendues, être séparées l'une de l'autre ? C'est un mélange et un enchaînement qui, pour une cause ou pour une autre, se perpétue de siècle en siècle jusqu'au nôtre, et qui rend impossible la connoissance d'aucune partie de l'une, sans acquérir en même temps celle de l'autre qui lui répond pour le temps. Si donc un chrétien, à qui tout ce qui appartient à la religion est cher à proportion de son attachement pour elle, ne peut être indifférent sur les divers événements qui ont agité l'Église dans tous les temps, il ne peut aussi éviter de s'instruire en parallèle[1] de toute l'histoire profane, qui y a un si indispensable et un si continuel rapport.

Mais, mettant même à part ce rapport, puisque, en effet, il se trouve de longs morceaux d'histoire qui n'en ont point avec celle de l'Église, pourroit-on sans honte se faire un scrupule de savoir ce qu'a été la Grèce, ce qu'ont été les Romains, l'histoire de ces fameuses républiques et de leurs personnages principaux ? Oseroit-on ignorer par scrupule les divers degrés de leurs changements, de leur décadence, de leur chute, ceux de l'élévation des États qui se sont formés de leurs débris, l'origine et la fondation des monarchies de notre Europe, et de celle des Sarrasins, puis des Turcs, enfin[2] la succession des siècles et des règnes, et leurs événements principaux jusqu'à nous ?

1. *Parallèle* est en interligne, au-dessus de *même temps*, effacé.
2. *De* biffé après *enfin*.

Voilà en gros pour l'histoire générale. Venons maintenant à ce qui regarde celle du temps et du pays où l'on vit.

Si l'on convient que le scrupule qui retiendroit dans l'entière ignorance de l'histoire générale[1] seroit la plus grossière ineptie, et qui jetteroit dans les inconvénients les plus honteux et les plus lourds, il sera difficile de se persuader qu'aucun scrupule doive ou puisse admettre l'ignorance de l'histoire particulière du temps et du pays où on vit, qui est bien plus intéressante que la générale, et qui touche bien autrement l'instruction de notre conduite et de nos mœurs.

J'entends le scrupuleux répondre que l'éloignement des temps et des lieux affranchit la charité, en quelque sorte, sur les vices de personnages étrangers, reculés, dont on ne connoît ni les personnes ni les races, et à qui il n'est plus d'hommes qui puissent prendre quelque part : bien différents de ceux de notre pays et de notre âge, que nous connoissons tous par leurs noms, par leur conduite, par leurs familles, par leurs amis, pour qui on a pu concevoir de l'estime, qui même en ont pu mériter par quelques endroits, et pour qui on fait souvent plus que la perdre par la levée du rideau qui les couvroit.

L'objection n'est pas différente de celle qui a été déjà présentée ; les raisons qui la détruisent ne seront pas différentes aussi des premières dont on s'est servi. Mais, pour couper court, ne craignons point le sarcasme, et un sarcasme que j'ai vu très-littéralement[2] et très-exactement réalisé par des personnes dont le nom et le rang distingué sont parfaitement connus. Ce n'étoit pas scrupule, mais ignorance d'éducation, puis de négligence, et d'abandon au tourbillon du jeu et des plaisirs, au milieu même de la

---

1. Après *générale*, est raturé : « il est difficile de se persuader », récrit plus loin, avec *sera* au lieu d'*est*.
2. *Littéralement*, en interligne, sur *réellement*, biffé. Plus loin, *réaliser* a été corrigé en *réalisé*.

cour. D'où que vienne cette *ignorance*, sa grossièreté est
la même : revenons à son effet. Quelle surprise de s'entendre demander qui étoit ce Monseigneur[1] qu'on a ouï
nommer et dire qu'il étoit mort à Meudon? qui étoit le
père du Roi[2]? par où et comment le Roi et le roi d'Espagne sont-ils parents? qu'est-ce que c'étoit que Monsieur,
et que M. et Mme la duchesse de Berry? de qui feu M. le
duc d'Orléans régent étoit-il[3] fils? Quand on en est là, on
peut juger si les notions remontent plus haut, ou descendent aux personnages et aux actions du règne qui ne
fait que de passer, et quel abîme de ténèbres sur ce qui
précède. Voilà néanmoins l'effet de l'ignorance d'éducation et de tourbillon, qu'il est aisé de réparer par de la
conversation et de la lecture, mais qui, fondée sur le
scrupule, ne se peut plus guérir. Il est si imbécile, il
blesse tellement le bon sens et la raison naturelle, que la
démonstration de l'erreur de cette idée se fait tellement[4]
de soi-même et d'une façon si rapide, à la simple exposition, qu'elle efface tout ce qui s'y peut répondre et tarit
tout ce qu'on auroit à opposer[5].

En effet, est-on obligé d'ignorer les Guises, les rois et
la cour de leur temps, de peur d'apprendre leurs horreurs
et leurs crimes? les Richelieu et les Mazarin, pour ignorer
les mouvements que leur ambition a causés[6] et les vices
et les défauts qui se sont déployés dans les cabales et les
intrigues de leur temps? Se taira-t-on Monsieur le Prince[7],
pour éviter ses révoltes et leurs accompagnements? M. de
Turenne et ses proches, pour ne pas voir les plus insignes
perfidies les plus immensément récompensées? Et, vivant

---

1. Le grand Dauphin, fils de Louis XIV. — 2. Du roi Louis XV.
3. D'abord *étoit*; le pronom *il* a été ajouté après coup.
4. *D'el[le]* effacé devant *de soi-même.*
5. Au lieu d'*opposer*, l'auteur avait mis d'abord, une seconde fois,
répondre, qu'il a effacé.
6. *Causée*, par mégarde, dans le manuscrit.
7. Le grand Condé.

parmi la postérité de ce qui a figuré dans ces temps dont
je parle, s'exposera-t-on, avec le moindre sens, à ignorer
d'où ils viennent, d'où leur fortune, quels ils sont, et aux
grossiers et continuels inconvénients qui en résultent?
N'aura-t-on nulle idée de Mme de Montespan et de ses fu-
nestes suites, de peur de savoir les péchés de leur[1] élévation? N'en aura-t-on point[2] aucune de Mme de Maintenon
et du prodige de son règne, de peur des infamies de ses
premiers temps, de l'ignominie et des malheurs de sa
grandeur, des maux qui en ont inondé la France? Il en
est de même des personnages qui ont figuré sous ce long
règne, et de ses fertiles événements, dont[3] le long gouvernement a changé toute l'ancienne face du Royaume. De-
meurera-t-on, par obligation de conscience, sans oser
s'instruire des causes d'une si funeste mutation, dans le
scrupule d'y découvrir l'intérêt et les ressorts de ces
grands ministres qui, sortis de la boue, se sont faits les
seuls existants et ont renversé toutes choses? Enfin se
cachera-t-on jusqu'au présent pour ne point voir les désordres personnels d'un régent, les forfaits d'un premier
ministre[4], les barbaries et l'imbécillité du successeur[5], les
faussetés, les bévues, l'ambition sans bornes, les crimes
de celui qui vient de passer[6], dont la jalousie et l'insuffisance plongent aujourd'hui[7] l'État dans la situation la plus

1. Ce pluriel *leur* détermine le sens, en quelque sorte personnel, de
suites. Ces suites, ce sont les bâtards du roi Louis XIV.

2. Saint-Simon a écrit *point* au-dessus de la ligne, sans effacer
aucune.

3. Au lieu de *dont*, il y avait d'abord *qui a.* Plus loin, par mégarde,
Demeura-t-on.

4. Le cardinal Dubois.

5. Louis-Henri de Bourbon, appelé Monsieur le Duc.

6. Le cardinal de Fleury, qui était mort le 29 janvier 1743. Voyez,
dans le tome XIX des *Mémoires*, p. 161-164, ce que dit Saint-Simon
de la « fausseté et politique » de ce ministre, avec qui cependant,
selon ses propres expressions, il vivait « fort en liaison. »

7. *Aujourd'hui* a été ajouté après coup.

dangereuse et dans la plus ruineuse confusion ? Qui pourroit résister à un problème si insensé, je dis si radicalement impossible ? Qui n'en seroit pas révolté ? Ces scrupuleux persuaderont-ils que Dieu demande ce qui est opposé[1] à lui-même, puisqu'il est lumière et vérité, c'est-à-dire que l'on s'aveugle en faveur du mensonge, de peur de voir la vérité ; qu'il a donné des yeux pour les tenir exactement fermés sur tous les événements et les personnages du monde, du sens et de la raison pour n'en faire d'autre usage que de les abrutir et pour nous rendre pleinement[2] grossiers, stupides, ridicules, et parfaitement incapables d'être soufferts parmi les plus charitables même des autres hommes ?

Rendons au Créateur un culte plus raisonnable, et ne mettons point le salut que le Rédempteur nous a acquis au prix indigne de l'abrutissement absolu et du parfait impossible. Il est trop bon pour vouloir l'un, et trop juste pour exiger l'autre. Fuyons la folie des extrémités qui n'ont d'issue que les abîmes, et, avec saint Paul, ne craignons pas de mettre notre sagesse sous la mesure de la sobriété[3], mais de la pousser au delà de ses justes bornes. Servons-nous donc des facultés qu'il a plu à Dieu de nous donner, et ne croyons pas que la charité défende de voir toutes sortes de vérités et de juger des événements qui arrivent et de tout ce qui en est l'accompagnement. Nous nous devons, pour le moins, autant de charité qu'aux autres : nous devons donc nous instruire, pour n'être pas des hébétés, des stupides, des dupes continuelles. Nous ne devons pas craindre, mais chercher à connoître les hommes[4] bons et mauvais, pour n'être pas trompés, et,

---

1. *Oposé* (sic) est récrit en interligne, sur *opposé*, biffé.
2. *Pleinement* est substitué, en interligne, à *parfaitement*.
3. Allusion à ce passage de l'*Épître aux Romains* (chapitre XII, verset 3) : *Non plus sapere quam oportet sapere, sed sapere ad sobrietatem.*
4. Donner à ce tour le sens que voudrait la grammaire ferait évidem-

sur un sage discernement, régler notre conduite et notre commerce, puisque l'un et l'autre est nécessairement avec eux, et dans une réciproque dépendance les uns des autres. Faisons-nous un miroir de cette connoissance, pour former et régler nos mœurs, fuir, éviter, abhorrer ce qui doit l'être, aimer, estimer, servir ce qui le mérite, et s'en approcher par l'imitation et par une noble ou sainte émulation. Connoissons donc, tant que nous pourrons, la valeur des gens et le prix des choses : la grande étude est de ne s'y pas méprendre au milieu d'un monde la plupart si soigneusement masqué ; et comprenons que la connoissance est toujours bonne, mais que le bien ou le mal consiste dans l'usage que l'on en fait. C'est là où il faut mettre le scrupule, et où la morale chrétienne, l'étendue de la charité, en un mot la loi nouvelle, doivent sans cesse éclairer et contenir nos pas, et non pas le jeter sur les connoissances dont on ne peut trop acquérir.

Les mauvais, qui, dans ce monde, ont déjà tant d'avantages sur les bons, en auroient un autre bien étrange contre eux, s'il n'étoit pas permis aux bons de les discerner, de les connoître, par conséquent de s'en garer, d'en avertir à même fin, de recueillir ce qu'ils sont, ce qu'ils ont fait à propos des événements de la vie, et, s'ils ont peu ou beaucoup figuré, de les faire passer tels qu'ils sont et[1] qu'ils ont été à la postérité, en lui transmettant l'histoire de leur temps. Et d'autre part, quant à ce monde, les bons seroient bien maltraités de demeurer, comme bêtes brutes, exposés aux mauvais sans connoissance, par conséquent sans défense, et leur vertu enterrée avec eux. Par là, toute vérité éteinte, tout exemple inutile, toute in-

---

ment un faux sens. Ce n'est point : « Nous ne devons pas craindre.... les hommes » ; c'est : « Nous ne devons pas craindre de connoître, mais chercher à connoître les hommes. » Ellipse irrégulière, comme notre auteur s'en permet si souvent.

1. *Ou* corrigé en *et.*

struction impossible, et toute providence restreinte dans
la foi, mais anéantie aux yeux des hommes.

Distinguons donc ce que la charité commande d'avec ce
qu'elle ne commande pas, et d'avec ce qu'elle ne veut pas
commander, parce qu'elle ne veut commander rien de
préjudiciable, et que sa lumière ne peut être la mère de
l'aveuglement. La charité[1], qui commande d'aimer son prochain comme soi-même, décide par cela seul la question.
Par ce commandement, elle défend les contentions, les
querelles, les injures, les haines, les calomnies, les médi-
sances, les railleries piquantes, les mépris. Tout cela
regarde les sentiments intérieurs qu'on doit réprimer en
soi-même, et les effets extérieurs de ces choses défendues
dans l'exercice du commerce et de la société. Elle défend
de nuire et de faire, même de souhaiter, du mal à personne; mais, quelque absolu que paroisse un commandement si étendu, il faut toutefois reconnoître qu'il a ses
bornes et ses exceptions. La même charité qui impose
toutes ces obligations n'impose pas celle de ne pas voir
les choses et les gens tels qu'ils sont; elle n'ordonne pas,
sous prétexte d'aimer les personnes parce que ce sont nos
frères, d'aimer en eux leurs défauts, leurs vices, leurs
mauvais desseins, leurs crimes; elle n'ordonne pas de s'y
exposer; elle ne défend pas, mais elle veut même qu'on
avertisse ceux qu'ils menacent, même qu'ils regardent,
pour qu'ils puissent s'en garantir, et elle ne défend pas de
prendre tous les moyens légitimes pour s'en mettre à couvert. Tout est plein de cette pratique chez les saints les
plus révérés et les plus illustres, qui n'ont pas même
épargné les découvertes des faits les plus fàcheux, ni les
invectives les plus amères contre les méchants particuliers dont ils ont eu à se défendre ou qu'ils ont cru devoir
décrier; et quand je dis les méchants particuliers, cette
expression n'est que pour exclure la généralité vague,

1. Première rédaction, biffée : *Elle d[emande?]*.

montrer qu'ils s'en sont pris aux personnes de leur
temps, et quelquefois les plus élevées dans l'Église ou dans
le monde. La raison de cette conduite est évidente : c'est
que la charité n'est destinée que pour le bien, et, autant
qu'on le peut conserver, pour les personnes; mais, dès
qu'elle devient préjudiciable au bien et qu'il ne s'agit
plus que de personnes et de personnes, il est clair qu'elle
est due aux bons aux dépens des mauvais, à qui il n'est
·pas permis de laisser le champ libre d'opprimer ni de
nuire aux bons, faute de les avertir, de les défendre, de
publier autant qu'il le faut les artifices, les mauvais desseins, la conduite dangereuse, les crimes même des mauvais, qui, si on les laissoit faire, deviendroient les maîtres de toutes leurs entreprises et réussiroient sûrement
toujours contre les bons, et qui, malgré ces secours, les
accablent si souvent.

De cet éclaircissement, il en résulte un autre : c'est que
le chrétien, à qui la charité défend de mal parler et de
nuire à son prochain, et dans toute l'étendue qui vient
d'être rapportée, est, par elle-même, obligé à tout le contraire en certains cas, différents encore de ceux qui
viennent d'être remarqués. Ceux qui ont la confiance des
généraux, des ministres, encore plus ceux qui ont celle
des princes, ne doivent pas leur laisser ignorer les mœurs,
la conduite, les actions des hommes. Ils sont obligés de
les leur faire connoître tels qu'ils sont, pour les garantir
de piéges, de surprises, et surtout de mauvais choix. C'est
une charité due à ceux qui gouvernent, et qui regarde
très-principalement le public, qui doit toujours être préféré au particulier. Les conducteurs de la chose publique,
en tout ou en partie, sont trop occupés d'affaires, trop
circonvenus, trop flattés, trop aisément abusés et trompés
par le grand intérêt de le faire, pour pouvoir bien démêler
et discerner. Ils sont sages de se faire éclairer sur les personnes, et heureux lorsqu'ils trouvent des amis vrais et
fidèles qui les empêchent d'être séduits ; et le public, ou la

portion du public qui en est gouvernée, a grande obligation à ces conseillers éclairés qui les préservent de tant de
sortes d'administrations dans lesquelles il a toujours tant à
souffrir quand elles sont commises en de mauvaises mains.
Et il ne suffit pas à ceux qui ont l'oreille de ces puissants du
siècle d'attendre qu'ils les consultent sur certaines personnes mauvaises : ils doivent prévenir leur goût, leur facilité,
les embûches qui leur sont dressées, et les prévenir à temps
d'y tomber[1]. Ils se doivent estimer placés pour cela dans
la confiance de ces maîtres du siècle ; et ceux-là même
qui ont celle de ces favoris à portée de tout dire ne doivent
pas négliger de les éclairer, et de se rendre ainsi utiles à
la société. Il en est de même envers les proches et les amis.

S'il est évident, comme on vient de le montrer, que la
charité permet de se défendre, et d'attaquer même les
méchants ; si elle veut que les bons soient avertis et sou-
tenus ; si elle exige que ceux qui sont établis en des administrations publiques soient éclairés sans ménagement
sur les personnes et sur les choses, quoique toutes ces
démarches ne se puissent faire sans nuire d'une façon
très-directe et très-radicale à la réputation et à la fortune,
à plus forte raison la charité ne défend pas d'écrire, et
par conséquent de lire, les histoires générales et particulières. Outre les raisons qui ont ouvert ce discours, et
après lesquelles on pourroit n'en pas alléguer d'autres, il
en faut donner de nouvelles qui achèvent de lever tout
scrupule là-dessus. Je laisse les histoires générales pour
me borner aux particulières de son pays et de son temps,
parce que, si j'achève de démontrer que ces dernières
sont licites, la même preuve servira encore plus fortement
pour les histoires générales. Mais il faut se souvenir des
conditions qui ont été proposées pour écrire.

Écrire l'histoire de son pays et de son temps, c'est repasser dans son esprit avec beaucoup de réflexion tout ce

---

1. Saint-Simon avait d'abord écrit : *à temps de n'y pouvoir tomber.*

qu'on a vu, manié, ou su d'original sans reproche[1], qui
s'est passé sur le théâtre du monde[2], les diverses machines,
souvent les riens apparents, qui ont mû les ressorts des
événements qui ont eu le plus de suite et qui en ont en-
fanté d'autres; c'est se montrer à soi-même pied à pied
le néant du monde, de ses craintes, de ses desirs, de ses
espérances, de ses disgrâces, de ses fortunes, de ses travaux; c'est se convaincre du rien de tout par la courte et
rapide durée de toutes ces choses et de la vie des hommes ; c'est se rappeler un vif souvenir que nul des heureux du monde ne l'a été, et que la félicité, ni même la
tranquillité, ne peut se trouver ici-bas; c'est mettre en
évidence que, s'il étoit possible que cette multitude de
gens de qui on fait une nécessaire mention avoit pu lire
dans l'avenir le succès de leurs peines, de leurs sueurs,
de leurs soins, de leurs intrigues, tous, à une douzaine
près tout au plus, se seroient arrêtés tout court dès l'entrée de leur vie, et auroient abandonné leurs vues et leurs
plus chères prétentions; et que, de[3] cette douzaine encore, leur mort, qui termine le bonheur qu'ils s'étoient
proposé, n'a fait qu'augmenter leurs regrets par le re-
doublement de leurs attaches[4], et rend pour eux comme
non avenu tout ce à quoi ils étoient parvenus. Si les livres de piété représentent cette morale, si capable de
faire mépriser tout ce qui se passe ici-bas, d'une manière
plus expresse et plus argumentée, il faut convenir que
cette théorie, pour belle qu'elle puisse être, ne fait pas
les mêmes impressions que les faits et que les réflexions

1. C'est-à-dire su de témoins dont on ne peut contester la véracité.
Savoir une chose d'original signifie, dit l'Académie (1094), qu'on l'a
apprise de ceux qui en doivent être les mieux informés ; et *reproches*, en
termes de Palais, veut dire « les raisons qu'on produit pour récuser des
témoins. »
2. *Et* biffé après *monde*. — 3. *De* corrigé *ce*.
4. Saint-Simon avait voulu mettre d'abord : « en redoublant leurs
attaches » ; les mots *par le* et *de* sont en interligne.

qui naissent de leur lecture. Ce fruit, que l'auteur en tire le premier, se recueille aussi par ses lecteurs ; ils y[1] joignent de plus l'instruction de l'histoire, qu'ils ignoroient. Cette instruction forme ceux qui ont à vivre dans le commerce du monde, et plus encore s'ils sont portés en[2] celui des affaires. Les exemples dont ils se sont remplis les conduisent et les préservent d'autant plus aisément qu'ils vivent dans les mêmes lieux où ces choses se sont passées, et dans un temps encore trop proche pour que ce ne soient pas les mêmes mœurs et le même genre de vie, de commerce et d'affaires. Ce sont des avis et des conseils qu'ils reçoivent de chaque coup de pinceau à l'égard des personnages, et de chaque événement par le récit des occasions et des mouvements qui l'ont produit, mais des avis et des conseils pris de la chose et des gens par eux-mêmes qui les lisent, et qu'ils reçoivent avec d'autant plus de facilité qu'ils sont tous[3] nus, et n'ont ni la sécheresse, ni l'autorité, ni le dégoût qui rebutent et qui font échouer si ordinairement les conseils et les avis de ceux qui se mêlent d'en vouloir donner. Je ne vois donc rien de plus utile que cette double et si agréable manière de s'instruire par la lecture de l'histoire de son temps et de son pays, ni conséquemment de plus permis que de l'écrire. Et dans quelle ignorance profonde ne seroit-on pas, dans quelles ténèbres sur l'instruction et sur la conduite de la vie, si on n'avoit pas ces histoires ? Aussi voit-on que la Providence a permis qu'elles n'ont presque point manqué, nonobstant les pertes infinies qu'on a faites dans tous les temps par la négligence de les faire passer d'âge en âge en les transcrivant avant l'impression, et depuis par les gênes que l'intérêt y a mises, par les incendies et par mille autres accidents.

1. *Y* est au-dessus de la ligne. — 2. *En* corrige *à*.
3. Il y a bien *tous* dans le manuscrit, selon l'ancienne règle ou habitude d'accord, dont nous avons vu déjà un exemple ci-dessus, p. 7, ligne 11.

L'histoire a un avantage, à l'égard de la charité, sur les occasions où on vient de voir qu'elle permet, et quelquefois qu'elle prescrit, d'attaquer et de révéler les mauvais. C'est que l'histoire n'attaque et ne révèle que des gens morts, et morts depuis trop longtemps pour que personne prenne part en eux. Ainsi la réputation, la fortune et l'intérêt des vivants n'y sont en rien altérés, et la vérité paroît sans inconvénient dans toute sa pureté. La raison de cela est claire : celui qui écrit l'histoire de son temps, qui ne s'attache qu'au vrai, qui ne ménage personne, se garde bien de la montrer. Que n'auroit-on[1] point à craindre de tant de gens puissants, offensés en personne ou dans leurs plus proches par les vérités les plus certaines, et en même temps les plus cruelles ? Il faudroit donc qu'un écrivain eût perdu le sens pour laisser soupçonner seulement qu'il écrit. Son ouvrage doit mûrir sous la clef et les plus sûres serrures, passer ainsi à ses héritiers, qui feront sagement de laisser couler[2] plus d'une génération ou deux et de ne laisser paroître l'ouvrage que lorsque le temps l'aura mis à l'abri des ressentiments. Alors ce temps ne sera pas assez éloigné pour avoir jeté des ténèbres. On a lu avec plaisir, fruit et sûreté beaucoup de diverses histoires et mémoires de la minorité de Louis XIV aussitôt après sa mort, et il en est de même d'âge en âge. Qui est-ce qui se soucie maintenant des personnages qui y sont dépeints, et qui prend part aujourd'hui aux actions et aux manéges qui y sont racontés ? Rien n'y blesse donc plus la charité, mais tout y instruit, et répand une lumière qui éclaire tous ceux qui les lisent. S'étendre davantage sur ces vérités seroit s'exercer vainement à prouver qu'il est jour quand le soleil luit. On espère du moins qu'on aura levé tous les scrupules.

1. *On* est ajouté au-dessus de la ligne.
2. *Couler* est en interligne, au-dessus de *passer*, biffé.

MÉMOIRES

DE

SAINT-SIMON

Je suis né la nuit du 15 au 16 janvier 1675[1], de Claude,
duc de Saint-Simon[2], pair de France, etc., et de sa seconde femme, Charlotte de l'Aubespine, unique de ce lit[3].

1. Louis de Saint-Simon naquit à Paris, dans l'hôtel que son père occupait rue des Saints-Pères (portant en dernier lieu le n° 48), en face
de la rue Taranne, et qui vient d'être démoli récemment. (Voyez l'appendice II, p. 486.) Il fut ondoyé dès le jour même, par un prêtre de
l'église Saint-Sulpice, et le baptême n'eut lieu que le 29 juin 1677,
dans la chapelle du château de Versailles, Louis XIV et Marie-Thérèse
étant parrain et marraine, et le cardinal de Bouillon, grand aumônier
de France, faisant la cérémonie. Les actes d'ondoiement et de baptême,
déjà publiés par Ernest Gallien, dans la *Gazette des Tribunaux*, année
1858, p. 1019, par les éditeurs des *Mémoires du duc de Luynes*, tome XIV,
p. 56, et par M. Chéruel, dans sa *Notice sur la Vie et les Mémoires de
Saint-Simon* (1876), p. IX, seront reproduits dans la *Notice biographique
sur Saint-Simon*.
2. Claude de Rouvroy, duc de Saint-Simon, baptisé le 16 août 1607
et mort le 3 mai 1693. Voyez sa notice dans l'appendice II de ce volume.
3. Charlotte de l'Aubespine de Châteauneuf d'Hauterive (voyez ci-
après, p. 211-213 et 477-480) avait épousé, le 17 octobre 1672, Claude,

De Diane[1] de Budos, première femme de mon père, il
avoit eu une seule fille, et point de garçons[2]. Il l'avoit
mariée au duc de Brissac[3], pair de France, frère unique
de la duchesse de Villeroy[4]. Elle étoit morte en 1684,
sans enfants, et depuis longtemps séparée d'un mari qui
ne la méritoit pas, et par son testament m'avoit fait son
légataire universel.

duc de Saint-Simon, veuf en premières noces de Diane-Henriette de
Budos de Portes (voyez p. 195-196, 210-211 et 476). Elle mourut à
Paris, le 7 octobre 1725, dans sa quatre-vingt-cinquième année, selon
la *Gazette*, le *Mercure* et l'acte d'inhumation mentionné par M. de Chastellux, dans ses *Notes prises aux Archives de l'état civil de Paris*, p. 22.
Elle avait donc, lors de son mariage, plus de trente et un ans, et non
vingt-sept, comme le porte l'acte relevé par Jal sur les registres paroissiaux de l'église Saint-Paul, et publié aussi incomplètement qu'incorrectement dans son *Dictionnaire critique de biographie et d'histoire*,
p. 1136. Quant au duc de Saint-Simon, il avait au moins soixante-huit
ans lorsque naquit son fils Louis, et cet âge avancé fit signaler la naissance du futur auteur des *Mémoires* comme un cas singulier et peu
ordinaire, dans un livre qui parut en 1687, sous le titre de *Tableau de
l'amour considéré dans l'état du mariage*, p. 134.

1. Elle signait : *Henriette de Budos.*

2. Outre la duchesse de Brissac, Claude de Saint-Simon avait eu de
cette première alliance un fils et une fille ; mais tous deux étaient morts
jeunes. Voyez l'appendice II, p. 463-464, 466 et 476.

3. Marguerite-Gabrielle-Louise de Saint-Simon, née le 2 décembre
1646, baptisée à l'église Saint-Sulpice de Paris le 15 mars 1647, et
tenue sur les fonts par le grand Condé et par sa mère[a], épousa, le
17 avril 1663, Henri-Albert de Cossé, duc de Brissac, pair de France.
Elle mourut le 28 février 1684. Voyez plus loin, p. 206-210.

4. Marie-Marguerite de Cossé, fille de Louis, duc de Brissac, et de
Catherine de Gondi, avait épousé, le 28 mars 1662, François de Neuf-
ville, duc de Villeroy, pair et maréchal de France, gouverneur du
Lyonnais. Elle mourut le 20 octobre 1708, âgée de soixante ans.

[a] *Le Dictionnaire critique de Jal* (p. 1136) donne pour noms de la marraine :
« Madame Marguerite-Gabrielle-Louise, princesse douairière de Montmorency. » Or il n'y avait point de princesse de Montmorency, et nous devons
lire : « Madame la Princesse douairière, Charlotte-Marguerite de Montmorency, » veuve d'Henri II de Bourbon-Condé, et proche parente de la duchesse de Saint-Simon.

Je portai le nom de vidame[1] de Chartres, et je fus élevé
avec un grand soin et une grande application[2]. Ma mère,
qui avoit beaucoup de vertu et infiniment d'esprit de suite
et de sens, se donna des soins continuels à me former le
corps et l'esprit. Elle craignit pour moi le sort des jeunes
gens qui se croient leur fortune faite et qui se trouvent
leurs maîtres de bonne heure. Mon père, né en 1606[3], ne
pouvoit vivre assez pour me parer ce malheur, et ma
mère me répétoit sans cesse la nécessité pressante où se
trouveroit de valoir quelque chose un jeune homme en-

1. Les vidames (vice-domini) avaient été, au moyen âge, des seigneurs qui tenaient des terres d'un évêché à condition de défendre le
temporel de l'évêque et de commander ses troupes. Les quatre principaux vidamés étaient ceux de Laon, d'Amiens, du Mans et de Chartres.
Au dix-septième siècle, le vidamé de Laon appartenait à la maison de
Roye, celui d'Amiens aux ducs de Chaulnes, celui du Mans aux Vassé.
Celui de Chartres était attaché, depuis la fin du quatorzième siècle, à la
terre de la Ferté-Arnaud ou la Ferté-Vidame, sise dans le bailliage royal
de Châteauneuf-en-Thimerais, et passée en 1374 dans la maison de Vendôme; Claude de Saint-Simon en était devenu propriétaire le 1er août
1635, et l'on verra dans le tome II, p. 14, ce que notre auteur dit de
cette acquisition. Il parlera encore des vidamés en général, et de celui
de Chartres en particulier, à l'occasion de la naissance du premier de ses
fils : l'usage était de faire prendre le nom du vidamé au fils aîné, en attendant qu'il succédât à son père. Ce titre de vidame de Chartres avait été
illustré, au treizième siècle, par un poëte du nom de Guillaume de Fer-
rières ou de Meslay, dont on possède des chansons et saluts d'amour, et,
au seizième, par un Vendôme, dont Brantôme a raconté la vie glorieuse.
2. Voyez la Notice sur Saint-Simon, par M. Chéruel (1876), p. x-xvi.
3. Le baptistaire de Claude de Saint-Simon ne se retrouve pas dans
les registres de la paroisse de Chamant (Oise), à côté de ceux des autres
enfants de Louis de Saint-Simon et de Denise de la Fontaine d'Esches,
ses père et mère; mais toutes les généalogies donnent la date du
16 août 1607. Son fils indique ici l'année 1606, et, plus loin (p. 150),
il comptera « vingt-sept ans juste » en mai 1633 ; cependant il a reporté
lui-même cette naissance à 1607 dans un état chronologique dressé de
sa propre main, sous la Régence, et qui figurait récemment parmi les
autographes vendus à la mort de M. Rathery (n° 690). Ajoutons que l'acte
d'inhumation du duc Claude (mai 1693) lui attribue « environ quatre-
vingt-six ans. » Voyez l'appendice II, p. 426 et 431.

trant seul dans le monde, de son chef, fils d'un favori de
Louis XIII[1], dont tous les amis étoient morts ou hors d'état
de l'aider, et d'une mère qui, dès sa jeunesse, élevée chez
la vieille duchesse d'Angoulême[2], sa parente[3], grand'mère
maternelle[4] du dernier duc de Guise[5], et mariée à un vieillard, n'avoit jamais vu que leurs vieux amis et amies, et
n'avoit pu s'en faire de son âge. Elle ajoutoit le défaut de
tous proches, oncles, tantes, cousins germains, qui me
laissoit comme dans l'abandon à moi-même, et augmentoit
le besoin de savoir en faire un bon usage, sans secours et

1. Louis, treizième du nom, surnommé *le Juste*, comme Saint-Simon
et son père ne manquaient jamais de l'appeler, fils d'Henri IV et de
Marie de Médicis, né le 27 septembre 1601, monté sur le trône le
14 mai 1610, marié à Anne d'Autriche le 24 novembre 1615, mort le
14 mai 1643; père de Louis XIV et de Philippe, duc d'Orléans.

2. Il y avait en même temps deux duchesses d'Angoulême : il n'est
pas question ici de Françoise de Nargonne, seconde femme de Charles
de Valois, duc d'Angoulême, bâtard de Charles IX, qui survécut à son
mari soixante-trois ans et ne mourut qu'en 1713, mais de sa belle-
fille, Marie-Henriette de la Guiche. Celle-ci, dont il sera parlé encore
deux fois, était fille de Philibert de la Guiche, chevalier des ordres,
grand maître de l'artillerie, gouverneur du Lyonnais, et d'Antoinette
de Daillon du Lude. Née à Lyon, le 8 juillet 1600, elle avait épousé en
premières noces, en 1621, le comte de Torigny, qui fut tué en duel par
Bouteville (1626), et s'était remariée, le 8 février 1629, à Louis-Emma-
nuel de Valois, comte d'Alais, puis duc d'Angoulême, fils de Charles de
Valois, duc d'Angoulême, et de Charlotte de Montmorency. Veuve le 13
novembre 1653, elle mourut à Paris, le 22 mai 1682, ne laissant qu'une
fille, qui était veuve depuis 1654 du duc de Joyeuse, et qui fut enfermée, pour imbécillité, à l'abbaye d'Essai, où elle mourut le 4 mai 1696.

3. Henriette de la Guiche et Mme de Saint-Simon tenaient toutes deux
aux Daillon du Lude, l'une par sa mère, la seconde par sa bisaïeule
maternelle, Mme de Volvire-Ruffec, tante de Mme de la Guiche.

4. Henriette de la Guiche n'était pas grand'mère, mais bisaïeule du
dernier duc de Guise, comme on le verra par la note suivante.

5. François-Joseph de Lorraine, dernier duc de Guise, mort à cinq
ans, en 1675, était né du mariage de Louis-Joseph de Lorraine avec
Élisabeth d'Orléans. Le père de Louis-Joseph était Louis, duc de
Joyeuse, et sa mère, Marie-Françoise de Valois, fille d'Henriette de
la Guiche. Saint-Simon ne tient pas compte du duc mort à cinq ans.

[*Add. S*t*S. 1*]

sans appui; ses deux frères obscurs[1], et l'aîné ruiné et plaideur de sa famille[2], et le seul frère de mon père[3] sans enfants et son aîné de huit ans[4].

En même temps, elle s'appliquoit à m'élever le courage et à m'exciter de me rendre tel que je pusse réparer par moi-même des vides aussi difficiles à surmonter. Elle réussit à m'en donner un grand desir. Mon goût pour l'étude et pour les sciences ne le[5] seconda pas, mais celui qui est comme né avec moi pour la lecture et pour l'histoire, et conséquemment de faire et de devenir quelque

1. Charlotte de l'Aubespine, seconde femme du duc Claude de Saint-Simon, était fille de François de l'Aubespine, marquis d'Hauterive, gouverneur de Breda en Hollande, lieutenant général des armées, et d'Éléonore de Volvire, marquise de Ruffec. Elle avait deux frères et une sœur : 1° Charles de l'Aubespine, marquis de Châteauneuf-sur-Cher, qui épousa Élisabeth Loisel et mourut le 27 août 1716, à l'âge de quatre-vingts ans, dans sa terre de Varize. Sa femme, morte au même lieu, le 22 septembre 1700, à l'âge de quarante-cinq ans, lui laissa un fils unique, Louis-François, marquis de l'Aubespine, lequel épousa, le 12 mai 1710, Marie-Françoise de Beauvillier Saint-Aignan, veuve de Jean-François, marquis de Marillac, et en eut deux fils ; 2° Philippe de l'Aubespine, comte de Sagonne, marié à une fille du comte de Bigny d'Ainay, et mort le 30 octobre 1686, sans enfants ; 3° Marie-Anne de l'Aubespine, qui épousa, le 10 mai 1671, Louis de Harlay, marquis de Champvallon, cornette des chevau-légers de la garde, tué à Seneff, le 11 août 1674, dans sa vingt-sixième année. Mme de Champvallon ne mourut que le 16 mars 1729, à l'âge de quatre-vingt-sept ans environ. Voyez ci-après, p. 255.

2. C'est-à-dire chicanant sa propre famille, plaidant contre elle. C'est du marquis de Châteauneuf qu'il s'agit, comme on le verra dans la notice biographique sur Claude de Saint-Simon, appendice n° II, p. 479.

3. Charles de Rouvroy Saint-Simon, dit Saint-Simon l'aîné ou le marquis de Saint-Simon, seigneur de Pont-Sainte-Maxence, la Versine, Saint-Maximin, Trossy, Ivillers et Aumont, du Plessis-Choisel, de Chamant en partie, de Malgeneste, etc., né au Plessis-Choisel, le 15 avril 1601, mort au même lieu, le 25 janvier 1690. Voyez ci-après, p. 137-142.

4. Saint-Simon répétera encore (p. 137) que son oncle était l'« aîné de huit ans. » Cependant, puisque le marquis était né en 1601, et le duc en 1606 ou 1607, la différence n'était que de cinq ou six ans.

5. On pourrait s'attendre à la; mais il y a le, se rapportant à desir.

chose par l'émulation et les exemples que j'y trouvois, suppléa à cette froideur pour les lettres ; et j'ai toujours pensé que, si on m'avoit fait moins perdre de temps à celles-ci, et qu'on m'eût fait faire une étude sérieuse de celle-là, j'aurois pu y devenir quelque chose.

Où et comment ces mémoires commencés.

Cette lecture de l'histoire, et surtout des mémoires particuliers de la nôtre, des derniers temps depuis François Ier [1], que je faisois de moi-même, me firent naître l'envie d'écrire aussi ceux de ce que je verrois, dans le désir et dans l'espérance d'être de quelque chose, et de savoir le mieux que je pourrois les affaires de mon temps. Les inconvénients ne laissèrent pas de se présenter à mon esprit; mais la résolution bien ferme d'en garder le secret à moi tout seul me parut remédier à tout. Je les commençai donc en juillet 1694, étant mestre de camp [2] d'un régiment de cavalerie de mon nom, dans le camp de Gimsheim [3], sur le Vieux-Rhin,

1. Voyez la *Notice sur Saint-Simon*, par M. Chéruel, p. xv.

2. Le titre de mestre de camp s'était appliqué à tous les commandants de régiments, infanterie ou cavalerie, tant qu'il y avait eu un colonel général de l'infanterie; mais, en 1661, Louis XIV, supprimant cette grande charge, avait ordonné que les mestres de camp d'infanterie prissent le titre de colonel. Il n'y eut plus de mestres de camp que dans la cavalerie, et cet état de choses dura jusqu'au temps où la Régence rétablit la charge de colonel général de l'infanterie pour le duc de Chartres.

3. Le maréchal de Lorge étant revenu sur la rive gauche du Rhin, à la fin du mois de juin 1694, M. de Joyeuse dirigea la cavalerie, le 7 juillet, sur Gimsheim, où elle devait trouver beaucoup de fourrages le long du vieux bras du Rhin. Gimsheim, ou Gimbsheim, est une paroisse de la Hesse, canton d'Osthofen, à trois milles et demi allemands S. S. O. de Mayence. De ce campement, M. de Villars envoya, le 8, une situation détaillée des régiments de cavalerie, dont nous aurons lieu d'extraire la partie relative à celui que commandait Saint-Simon. Si, dans un autre passage des *Mémoires*, le duc dit qu'il commença à écrire son journal au camp de Gau-Böckelheim, cette apparente contradiction s'explique par le fait que l'armée, après avoir épuisé les fourrages de Gimsheim, se transporta le 30 juillet à Gau-Böckelheim, qui est aussi une paroisse de la Hesse, mais située plus à l'ouest, assez près de Wörrstadt. On ne quitta cette seconde position que vers le 10 septembre,

en l'armée commandée par le maréchal duc de Lorge[4].

En 1691[2], j'étois en philosophie et commençois à monter à cheval à l'académie[3] des sieurs de Mesmont et Rochefort[4], et je commençois aussi[5] à m'ennuyer beaucoup des maîtres et de l'étude, et à desirer fort d'entrer dans le service. Le siége de Mons[6], formé par le Roi[7] en personne, à la première pointe du printemps, y avoit attiré presque

pour aller chercher subsistance sur la Nahe. Voyez la correspondance du maréchal de Lorge, conservée au Dépôt de la guerre, vol. 1265 et 1266.

1. Guy de Durfort, comte de Lorge, créé duc de Quintin-Lorge en 1691; né à Duras le 22 août 1630, et entré au service, comme capitaine de cavalerie, dès l'âge de quatorze ans; fait maréchal de camp en 1665, lieutenant général en 1672, maréchal de France le 21 février 1676, après la mort de son oncle, le vicomte de Turenne, et capitaine d'une des quatre compagnies de gardes du corps le 12 juin suivant. Il avait, depuis 1689, le collier des ordres et le gouvernement de Guyenne. Il fut fait gouverneur de Lorraine en 1694, et mourut à Paris, le 22 octobre 1702. Voyez son article dans la *Chronologie historique militaire* de Pinard, tome III, p. 52-58. Saint-Simon épousera une de ses filles en 1695.

2. Le manuscrit porte en marge cette date 1691, à la première ligne des *Mémoires* (ci-dessus, p. 21); nous la mettons ici, à sa vraie place.

3. « *Académie* se dit du lieu où la noblesse apprend à monter à cheval et les autres exercices. » (*Dictionnaire de l'Académie*, 1694.) A côté de l'écuyer qui enseignait l'équitation, un autre professeur faisait des cours d'histoire, de géographie et de blason. Voyez les *Œuvres de la Bruyère*, tome I, p. 287, note 2, et p. 518.

4. Les académies de Paris, qui dépendaient du grand écuyer, furent réduites au nombre de deux en 1691. Celle dont parle Saint-Simon était établie rue des Canettes (place Saint-Sulpice), et avait eu une grande réputation sous la direction de Coulon et de Godefroy de Romance de Mesmont. Elle était dirigée par Hercule Bidault, sieur de Rochefort, pourvu le 31 décembre 1688 d'une retenue d'écuyer du Roi tenant académie à Paris; par Anne-François de Vaudeuil, écuyer de la grande écurie, et par Louis Chérier, sieur d'Auricour, qui devint écuyer cavalcadour du Roi en 1696. Voyez le livre des *Adresses de la ville de Paris*, par Abraham du Pradel, année 1691, p. 8, et année 1692, p. 72, le *Mercure galant* de juillet 1692, 1re partie, p. 198, et un dossier des Archives nationales, K 1244, n° 5, fol. 42-44.

5. *Aussi* est ajouté en interligne.

6. Commencé le 24 mars 1691, et terminé le 8 avril.

7. Louis, quatorzième du nom, roi de France et de Navarre, dit *Louis*

Ma première
liaison avec
M. le duc
de Chartres.

tous les jeunes gens de mon âge, pour leur première campagne; et, ce qui me piquoit le plus, M. le duc de Chartres[1]
y faisoit la sienne. J'avois été comme élevé avec lui, plus
jeune que lui de huit mois[2], et, si l'âge permet cette expression entre jeunes gens si inégaux, l'amitié nous unis-
soit ensemble. Je pris donc ma résolution de me tirer de
l'enfance, et je supprime les ruses dont je me servis pour
y réussir. Je m'adressai à ma mère : je reconnus bientôt
qu'elle m'amusoit[3]; j'eus recours à mon père, à qui je fis accroire que le Roi, ayant fait un grand siége cette année, se
reposeroit la prochaine. Je trompai ma mère, qui ne découvrit ce que j'avois tramé que sur le point de l'exécution et
que j'avois monté mon père à ne se laisser point entamer.

Le Roi s'étoit roidi à n'excepter aucun de ceux qui entroient dans le service, excepté les seuls princes du sang[4]
et ses bâtards[5], de la nécessité de passer une année dans
une de ses deux compagnies des mousquetaires[6], à leur

le Grand, né à Saint-Germain-en-Laye, le 5 septembre 1638, fils aîné
de Louis XIII et de la reine Anne d'Autriche ; devenu roi le 14 mai
1643 ; déclaré majeur le 7 septembre 1651 ; sacré à Reims, le 7 juin
1654 ; marié à Saint-Jean-de-Luz, le 9 juin 1660, avec Marie-Thérèse
d'Autriche ; veuf depuis le 30 juillet 1683 ; mort le 1er septembre 1715,
à l'âge de soixante-dix-sept ans moins quatre jours.

1. Philippe d'Orléans, duc de Chartres, fils de Monsieur et neveu du
Roi, né à Saint-Cloud, le 2 août 1674 ; duc d'Orléans le 9 juin 1701,
régent de France de 1715 à 1722 ; mort le 2 décembre 1723.

2. De cinq mois et demi.

3. « *Amuser*, repaître les gens de vaines espérances. » (*Furetière*.)

4. C'étaient les princes de la maison de Bourbon qu'une parenté col-
latérale, quelque éloignée qu'elle fût, mais légitime, pouvait appeler au
trône. A l'époque où commencent les *Mémoires*, on comptait comme
princes du sang tous les Bourbon-Condé issus de l'oncle d'Henri IV,
c'est-à-dire : Monsieur le Prince, son fils Monsieur le Duc et les enfants
de ce fils, et le prince de Conti (François-Louis), marié à Mademoiselle
de Bourbon et père de plusieurs enfants.

5. Voyez plus loin, p. 58, note 1.

6. Saint-Simon oublie que le duc de Bourgogne avait pris rang dans les
mousquetaires, en 1689, et fait l'exercice avec eux à Versailles. (*Journal de Dangeau*, tome II, p. 406 et 410.) — Saint-Simon reviendra

choix, et de là à apprendre plus ou moins longtemps à
obéir, ou à la tête d'une compagnie de cavalerie, ou subalternes dans son régiment d'infanterie [1], qu'il distinguoit
et affectionnoit sur tous autres, avant de donner l'agrément d'acheter un régiment de cavalerie ou d'infanterie,
suivant que chacun s'y étoit destiné. Mon père me mena
donc à Versailles, où il n'avoit encore pu aller depuis son
retour de Blaye [2], où il avoit pensé mourir [3]. Ma mère l'y
étoit allée [4] trouver en poste, et l'avoit ramené encore fort
mal, en sorte qu'il avoit été jusqu'alors sans avoir pu voir
le Roi. En lui faisant sa révérence, il me présenta pour
être mousquetaire, le jour de saint Simon saint Jude [5], à
midi et demi, comme il sortoit du Conseil.

Sa Majesté lui fit l'honneur de l'embrasser par trois fois,

deux fois sur cet apprentissage d'une année, qu'il considérait comme
un abus oppressif, tandis que l'ancienne habitude de faire débuter chaque
jeune gentilhomme avec un parent ou un ami de sa famille, comme
cadet ou comme enfant d'un corps, avait l'avantage de créer des relations entre ce corps et le jeune homme qui pouvait être appelé à le
commander. Mais, depuis la réorganisation des mousquetaires, Louis XIV
avait su y attirer tous les jeunes gens de bonne maison, et il n'y en avait
presque plus aux gardes françaises ni dans les gardes du corps. — Quelques détails ne seront pas inutiles sur le service des mousquetaires au
temps où Saint-Simon y entra ; on les trouvera dans l'appendice n° VII.

1. Le régiment d'infanterie du Roi avait été formé et commandé en
premier lieu par Martinet, l'inventeur du nouvel exercice et le créateur
des inspecteurs particuliers. Depuis la mort de ce colonel (1672), le Roi
dirigeait lui-même son régiment, jusque dans les moindres détails.

2. Blaye, aujourd'hui sous-préfecture du département de la Gironde,
était un port fortifié sur la rive droite du fleuve, et le duc en avait le
gouvernement depuis 1630.

3. Dangeau (tome III, p. 332), à la date du 2 mai 1691, dit en effet
que le duc de Saint-Simon a été fort malade dans son gouvernement
de Blaye, qu'on a même répandu le bruit de sa mort, mais qu'il est
en voie de rétablissement.

4. Saint-Simon laisse *allé* sans accord devant l'infinitif *trouver.*

5. Cette fête tombe le 28 octobre, qui, en 1691, était un dimanche,
jour de conseil royal et de présentations. Dangeau (tome III, p. 423) ne
mentionne que l'arrivée du maréchal de Luxembourg dans l'après-midi.

et, comme il fut question de moi, le Roi, me trouvant petit et l'air délicat, lui dit que j'étois encore bien jeune :
sur quoi mon père répondit que je l'en servirois plus longtemps. Là-dessus, le Roi lui demanda en laquelle des deux
compagnies il vouloit me mettre, et mon père choisit la
première[1], à cause de Maupertuis[2], son ami particulier, qui
en étoit capitaine. Outre le soin qu'il s'en promettoit pour
moi, il n'ignoroit pas l'attention avec laquelle le Roi s'in-
formoit à ces deux capitaines des jeunes gens distingués
qui étoient dans leurs compagnies, surtout à Maupertuis,
et combien leurs témoignages[3] influoient sur les premières
opinions que le Roi en prenoit, et dont les conséquences
avoient tant de suite. Mon père ne se trompa pas, et j'ai
eu lieu d'attribuer aux bons offices de Maupertuis la première bonne opinion que le Roi prit de moi.

Maupertuis,
capitaine des
mousquetaires
gris ; sa fortune
et son carac-
tère.
Ce Maupertuis se disoit de la maison de Melun, et le disoit de bonne foi ; car il étoit la vérité et l'honneur et la
probité même, et c'est ce qui lui avoit acquis la confiance
du Roi. Cependant il n'étoit rien moins que Melun, ni reconnu par aucun de cette grande maison[4]. Il étoit arrivé

1. La seconde compagnie avait été longtemps préférée, lorsqu'elle
avait pour commandant M. de Maulévrier, frère de Colbert.
2. Louis de Melun, dit le marquis de Maupertuis, capitaine de cavalerie en 1657, cornette de la première compagnie des mousquetaires
en 1667, enseigne en 1672, sous-lieutenant en 1673, brigadier des armées en 1678, grand bailli de Bergues en 1682, capitaine-lieutenant de
sa compagnie en 1684, gouverneur de Saint-Quentin en 1686, maréchal
de camp le 4 août 1688, lieutenant général le 30 mars 1693. Il eut en
1702 le gouvernement de Toul, en 1705 celui d'Aigues-Mortes, et fut
fait grand-croix de l'ordre de Saint-Louis le 28 juillet 1706. Il mourut
le 18 avril 1721, à l'âge de quatre-vingt-six ans, sans laisser d'enfants.
3. Dans l'autographe, *leur témoignages*, avec *leur* sans accord.
4. Saint-Simon dira ailleurs (tome XVII, p. 237-238) que Maupertuis
était « des bâtards de Melun. » Quelle que fût la parenté, il y avait des relations de famille officielles entre les marquis de Maupertuis et les vicomtes
de Melun-Espinoy ; ceux-ci même recueillirent la succession du dernier
Maupertuis, mort sans enfants. Voir le dossier Melun au Cabinet des titres,
et notamment la généalogie authentique dressée en 1821 par Bénigne

par les degrés, de maréchal des logis des mousquetaires
jusqu'à les commander en chef et à devenir officier général. Son équité, sa bonté, sa valeur lui en[1] avoient acquis
l'estime; les vétilles, les pointilles de toute espèce d'exactitude et de précision, et une vivacité qui d'un rien faisoit
un crime, et de la meilleure foi du monde, l'y faisoient
moins aimer[2]. C'étoit par là qu'il avoit su plaire au Roi,
qui lui avoit souvent donné des emplois de confiance. Il
fut chargé, à la dernière disgrâce de M. de Lauzun[3], de le

Chérin, ou le travail publié en 1737, par Delacour, sous le titre de
« *Généalogie des seigneurs de la Motte-Saint-Florentin,... de Maupertuis,...
issus des seigneurs de la Borde-le-Vicomte, branche cadette de la maison
de Melun.* » Voyez aussi le *Grand Dictionnaire historique* de Moréri,
tome X et dernier, Additions, p. 48, et les *Essais historiques.... sur le département de Seine-et-Marne*, par Michelin, p. 1301, 1306-1308, et 1494-1495.

1. *En* est ajouté au-dessus de la ligne.

2. Le Pippre de Nœufville a fait un article très-complet sur les services et les actions d'éclat de Maupertuis, à partir de l'arrestation de
Foucquet, qui fut l'origine de sa fortune (*Abrégé chronologique et historique.... de la Maison du Roi*, tome II, p. 156-159). Il est à remarquer
que les chansons elles-mêmes rendent hommage aux mérites de Maupertuis; la minutie dont parle Saint-Simon venait de ce que tout le
poids du service était retombé sur lui depuis la défaveur de Forbin,
son prédécesseur. (Chansonnier, ms. Fr. 12 688, p. 309.)

3. Antonin-Nompar de Caumont, marquis de Puyguilhem, puis duc
de Lauzun (il signait généralement : *Lauzun*) et comte de Saint-Fargeau,
né vers 1632, mort le 19 novembre 1723, à l'âge de quatre-vingt-dix
ans et six mois. Il fut successivement colonel-lieutenant des dragons
du Roi (1657), capitaine des cent gentilshommes au bec-de-corbin
(1660), maréchal de camp (1667), colonel général des dragons (1668),
capitaine d'une compagnie de gardes du corps et gouverneur du Berry
(1669), lieutenant général et commandant en chef de la maison du Roi
(1670), chevalier de la Jarretière (1689). Le duché de Lauzun fut créé
pour lui en mai 1692. Il a des articles dans *le Pippre de Nœufville*,
tome I, p. 117-120, et dans *Pinard*, tome I, p. 559. Saint-Simon, dont
il devint le beau-frère, parlera de lui avec beaucoup de détails, vers la
fin des *Mémoires*. — Disgracié une première fois en 1665 et enfermé à
la Bastille, Lauzun fut arrêté pour la seconde fois le 25 novembre 1671.
Voyez les *Mémoires de Mademoiselle de Montpensier*, éd. Chéruel,
tome IV, p. 308-309, et, sur le voyage de Pignerol, p. 319-323.

conduire à Pignerol, et, bien des années après, de l'en ramener à Bourbon[1] deux fois de suite, lorsque l'intérêt de
sa liberté et celui de M. du Maine[2] y joignirent Mme de
Montespan[3] et cet illustre malheureux, qui y céda les dons
immenses de Mademoiselle[4] à M. du Maine, pour changer
seulement sa prison en exil[5]. L'exactitude de Maupertuis
dans tous ces divers temps qu'il fut sous sa garde le mit[6]

1. Voyez les *Mémoires de Mademoiselle de Montpensier*, tome IV,
p. 444-445 ; *Madame de Montespan et Louis XIV*, par P. Clément, p. 37-40.

2. Louis-Auguste de Bourbon, fils naturel de Louis XIV et de Mme de
Montespan, né le 31 mars 1670, légitimé au mois de décembre 1673,
titré duc du Maine et devenu, par la donation de Mademoiselle (2 février 1681), prince de Dombes et comte d'Eu. Avant qu'il eût accompli
sa quatrième année, le Roi lui donna, le 1er février 1674, la charge de
colonel général des Suisses et Grisons, vacante par la mort du comte de
Soissons. Le 13 août 1675, il eut le régiment d'infanterie du maréchal
de Turenne ; le 29 mai 1682, le gouvernement du Languedoc ; le 2 juin
1686, le cordon du Saint-Esprit ; le 15 septembre 1688, la charge de
général des galères et lieutenant général des mers du Levant, en place
de son cousin maternel le duc de Mortemart ; le 24 octobre suivant, un
régiment de cavalerie ; le 2 avril 1690, le grade de maréchal de camp ;
le 3 mai 1692, celui de lieutenant général ; le 1er novembre 1693, le
régiment Royal-Carabiniers. En 1694, nous le verrons prendre rang
parmi les pairs de France et succéder au maréchal d'Humières comme
grand maître de l'artillerie. Déclaré prince du sang en 1714 et surintendant de l'éducation du nouveau roi en 1715, il mourut le 14 mai 1736.

3. Françoise-Athénaïs de Rochechouart, née en 1641, au château de
Tonnay-Charente, fille de Gabriel de Rochechouart, marquis de Mortemart, et de Diane de Grandseigne ; nommée en 1660 fille d'honneur de
la Reine, et mariée, le 28 janvier 1663, à Louis-Henri de Pardaillan de
Gondrin, marquis de Montespan. On verra dans les *Mémoires* comment
ce mariage fut annulé de fait par la volonté du Roi, lorsque Mme de
Montespan fut devenue sa maîtresse ; mais la séparation de corps légale
ne fut prononcée que le 7 juillet 1674. La marquise de Montespan mourut à Bourbon, le 27 mai 1707. Elle avait eu la charge de chef du conseil et surintendante de la maison de la reine Marie-Thérèse.

4. Anne-Marie-Louise d'Orléans, fille de Monsieur Gaston, connue sous
le nom de *Mademoiselle* ou de la *Grande Mademoiselle*. Saint-Simon en
parlera un peu plus loin avec détails, à l'occasion de sa mort, p. 122.

5. *Mémoires de Mademoiselle de Montpensier*, tome IV, p. 420.

6. *Mirent* changé en *mit*.

tellement au désespoir qu'il ne l'a oubliée de sa vie. C'é-
toit d'ailleurs un très-homme de bien, poli, modeste et
respectueux.

Trois mois après que je fus mousquetaire, c'est-à-dire
en mars de l'année suivante, le Roi fut à Compiègne faire
la revue de sa maison et de la gendarmerie[1], et je montai
une fois la garde chez le Roi. Ce petit voyage donna lieu
de parler d'un plus grand. Ma joie en fut extrême ; mais
mon père, qui n'y avoit pas compté, se repentit bien de
m'avoir cru, et me le fit sentir. Ma mère, qui, après un
peu de dépit et de bouderie de m'être ainsi enrôlé par
mon père malgré elle, ne laissa pas de lui faire entendre
raison et de me faire un équipage de trente-cinq chevaux ou mulets[2], et de quoi vivre honorablement chez moi
soir et matin[3]. Ce ne fut pas sans un fâcheux contre-
temps, précisément arrivé vingt jours avant mon départ.
Un nommé Tessé, intendant de mon père, qui demeuroit
chez lui depuis plusieurs années, disparut tout à coup
et lui emporta cinquante mille livres, qui se trouvèrent
dues à tous les marchands, dont il avoit produit de fausses
quittances dans ses comptes[4]. C'étoit un petit homme

1692.
Ma première
campagne,
mousquetaire
gris.

1. Ces revues eurent lieu les 5 et 6 mars 1692. (*Dangeau*, tome IV,
p. 41, et *Mercure galant*, mars 1692, p. 271.)

2. Dans un état des biens meubles de Saint-Simon, dressé à l'époque de son mariage, on voit figurer un compte de vingt-six chevaux ou
mulets lui servant pour l'armée (il était alors mestre de camp d'un régiment de cavalerie), et estimés 6000 livres.

3. Telle est bien la phrase du manuscrit ; il suffit, pour la rendre régulière, de retrancher le *qui*, que l'auteur a négligé d'effacer.

4. Jacques de Tessé, dans un acte passé par Claude de Saint-Simon,
le 18 mars 1692, se qualifie d'ancien avocat du Roi au bureau des
finances de Poitiers et intendant de la maison et affaires du duc. Il
habitait l'hôtel de Saint-Simon, et les scellés placés sur ses effets lorsqu'il s'absenta, furent levés le 28 avril 1692. Dans le registre des expéditions du secrétaire d'État des affaires étrangères (France, vol. 277,
fol. 428), on trouve un ordre du 1er novembre 1692, à M. Lebret, intendant en Provence, de faire exécuter le décret de prise de corps
obtenu par le duc de Saint-Simon, contre Jacques de Tessé, dit d'Égre-

doux, affable, entendu, qui avoit montré du bien, qui avoit des amis, avocat au parlement de Paris et avocat du Roi au bureau des finances[1] de Poitiers.

Le Roi partit le [10 mai[2]] avec les dames, et je fis le voyage à cheval avec la troupe et tout le service, comme les autres mousquetaires, pendant les [deux[3]] mois qu'il dura. J'y fus accompagné de deux gentilshommes[4] : l'un, ancien dans la maison, avoit été mon gouverneur[5] ; et d'un autre qui étoit écuyer de ma mère[6]. L'armée du Roi se forma au camp de Givry[7]. Celle de M. de Luxembourg[8]

mont, son ancien secrétaire, et contre sa femme. — L'affaire s'arrangea-t-elle ? Nous voyons, en 1695, un avocat du nom de Tessé plaider pour le fils aîné de M. de Soubise, devant la grand'chambre. Le *Livre commode des adresses* de du Pradel, pour 1692 (p. 27), cite un sieur de Tessé parmi les « célèbres avocats habitués au Grand Conseil. »

1. Les bureaux des finances, dont l'institution remontait à 1577, étaient composés de vingt ou vingt-cinq présidents-trésoriers de France, avec procureurs et avocats du Roi, greffiers et huissiers. Ils étaient chargés de faire la répartition des impôts d'après les états arrêtés au Conseil, d'assurer le payement des charges assignées sur les revenus du Roi, de veiller à la conservation du domaine, de recevoir les hommages et les dénombrements des vassaux du Roi, de surveiller l'emploi ou le recouvrement des deniers d'octroi des villes, de régler les questions de petite voirie, d'assister l'intendant dans les travaux de grande voirie ou dans ses tournées de département (répartition) des tailles, et ils faisaient eux-mêmes des chevauchées pour vérifier le travail des élus et donner au Conseil leur avis sur la répartition.

2. Saint-Simon a laissé la date en blanc.

3. Le nombre est en blanc dans le manuscrit.

4. Entre *gentilshommes* et *l'un*, est biffé *dont*.

5. Voyez à l'Appendice, n° V, des fragments de l'instruction rédigée pour le jeune Saint-Simon par ce gouverneur, nommé de Saint-Jean.

6. Cet écuyer s'appelait des Essarts.

7. Ville du Hainaut, sur la Trouille, à douze kilomètres de Mons.

8. François-Henri de Montmorency, comte de Bouteville, né posthume le 7 janvier 1628, débuta en 1643, sous les ordres du duc d'Enghien, et suivit le parti des Princes pendant la Fronde. Rentré en France après la paix des Pyrénées, marié le 17 mars 1661 à l'héritière du duché-pairie de Piney-Luxembourg, et reçu duc et pair le 22 mai 1662, il fut fait capitaine de la première compagnie des gardes du corps le 11 fé-

l'y joignoit presque. Les dames étoient à Mons, à deux
lieues de là. Le Roi les fit venir en son camp, où il
les régala, puis leur fit voir la plus superbe revue qui
ait peut-être jamais été faite, de ces deux armées rangées sur deux lignes, la droite de M. de Luxembourg touchant la gauche du Roi, et tenant trois lieues d'étendue [1].

Après dix jours de séjour [2] à Givry, les deux armées se
séparèrent et marchèrent. Deux jours après, le siége de Namur fut déclaré, où le Roi arriva en cinq jours de marche [3].

Siége de Namur
par le Roi
en personne.

vrier 1673, maréchal de France le 30 juillet 1675, gouverneur général
de Champagne et Brie le 25 septembre 1688, chevalier des ordres le
31 décembre suivant, gouverneur de Normandie le 3 mai 1691. Saint-
Simon reviendra sur lui à l'occasion de sa mort, 4 janvier 1695.

1. Dans une lettre autographe au ministre Claude le Peletier, qui
est datée du camp de Givry, 21 mai, le Roi s'exprime ainsi sur la
revue passée la veille : « On ne peut pas estre plus comptant que
je le suis des troupes que j'ay veues. Le public est estonné de leur
bonté, et moy surpris de les trouver en l'estat qu'elles sont, car elles
passent tout ce que l'on se peut imaginer. Je me flatte qu'elles feront
bien leur devoir dans le cours de cette campagne. » (Arch. nationales, K 121, n° 4¹.) Voyez la *Gazette* de 1692, p. 251-252, et surtout
une lettre de Racine, pleine d'admiration, dans ses *Œuvres*, tome VII,
p. 34-35. Beaurain fit graver l'ordre de bataille des deux armées.

2. Le Roi ne resta que six jours à Givry, du 17 au 22 mai 1692
(*Dangeau*).

3. Le siége fut annoncé le 24, au soir, et le Roi arriva devant Namur
le 26, au matin, trois jours après son départ de Givry. — On trouve dans
l'*Histoire de la vie et du règne de Louis XIV* de Bruzen de la Martinière,
tome IV, p. 569-578, un résumé des récits du siége faits par Quincy
et les autres contemporains ; voir aussi la *Gazette* de 1692, p. 271-380,
passim, et la relation du *Mercure*, volumes de juin et juillet 1692. Ces
deux journaux reproduisent presque textuellement les lettres de Racine
(*Œuvres*, tome VII, p. 47 et suivantes), que Boileau communiquait à
Renaudot. C'est également à Racine que l'on doit attribuer la relation
qui a été réimprimée en dernier lieu par M. Mesnard, dans les *Œuvres
de J. Racine*, tome V, p. 305-348, et à laquelle sont joints, dans l'album de cette édition, la carte et les deux plans gravés en 1692. Enfin
on peut suivre exactement les mouvements de l'armée sur le journal
inédit du duc du Maine, dans les manuscrits de l'abbé de Dangeau,
ms. Fr. 22679, fol. 192-203 et 254-270.

Monseigneur[1], Monsieur[2], Monsieur le Prince[3] et le maréchal d'Humières[4], tous quatre, l'un sous l'autre par
degrés, commandoient l'armée sous le Roi, et M. de
Luxembourg, seul général de la sienne, couvroit le siége
et faisoit l'observation. Les dames étoient cependant
allées à Dinant. Au troisième jour de marche, Monsieur
le Prince fut détaché pour aller investir la ville de Namur.
Le célèbre Vauban[5], l'âme de tous les siéges que le Roi

1. Louis, dauphin de France, dit *Monseigneur*, fils de Louis XIV et
de Marie-Thérèse, né le 1er novembre 1661, mort le 14 avril 1711.

2. Philippe, fils de France, duc d'Orléans, dit *Monsieur*, second fils
de Louis XIII et d'Anne d'Autriche, né le 21 septembre 1640, mort le
9 juin 1701.

3. Henri-Jules de Bourbon, duc de Bourbon, prince de Condé, grand
maître de France, né le 29 juillet 1643, mort le 1er avril 1709 ; fils de
Louis II de Bourbon, dit *Grand Condé*. — Le chef de la maison de Condé
portait ordinairement le titre de *Monsieur le Prince*, que lui donne ici
Saint-Simon. Cependant Louis III de Bourbon-Condé, fils d'Henri-
Jules, conserva celui de *Monsieur le Duc*, même après la mort de son
père, et cet exemple fut suivi par son fils, Louis-Henri, le premier ministre de Louis XV. Sur ces diverses appellations, voyez l'Addition de
Saint-Simon au *Journal de Dangeau*, 16 décembre 1686.

4. Louis de Crevant, marquis, puis duc d'Humières, nommé gouverneur de Compiègne après son père, le 11 juin 1646, maréchal de camp
en 1650, lieutenant général en 1656, gouverneur général du Bourbonnais
en 1660, gouverneur de Lille le 3 juin 1668, maréchal de France le
8 juillet suivant, grand maître de l'artillerie le 17 novembre 1685, chevalier des ordres le 31 décembre 1688, commandant de l'armée de
Flandre le 1er mars 1689. Il fut fait duc en avril 1690 et eut le commandement général de toute la province de Flandre ; mais il ne servit
qu'en second pendant les campagnes de 1691 et 1692, ne figura point
en 1693, et mourut à Versailles, le 31 août 1694, à soixante-six ans.
— Le maréchal et les siens écrivaient leur nom : *de Humières* ; le public disait, comme aujourd'hui : *d'Humières*.

5. Sébastien le Prestre de Vauban, seigneur de Vauban, Bazoches,
etc., né à Saint-Léger-de-Foucherets, le 15 mai 1633, mort à Paris, le
30 mars 1707. L'*Abrégé des services du maréchal de Vauban*, dressé
par lui-même, a été publié en 1839, par le lieutenant-colonel Augoyat,
et nous aurons l'occasion de revenir avec Saint-Simon sur ces services.
Disons seulement ici qu'il était lieutenant général depuis le 24 août

a faits, emporta que la ville seroit attaquée séparément du château, contre le baron de Bressey[1], qui vouloit qu'on fît le siége de tous les deux à la fois, et c'étoit lui qui avoit fortifié la place[2]. Un fort mécontentement lui avoit fait quitter depuis peu le service d'Espagne, non sans laisser quelque nuage sur sa réputation de s'être aussitôt jeté en celui de France[3]. Il s'étoit distingué par sa valeur et sa capacité ; il étoit excellent ingénieur et très-bon officier général. Il eut, en entrant au service du Roi, le grade de lieutenant général[4] et un grand traitement pécuniaire. C'étoit un homme de basse mine, modeste, réservé, dont la physionomie ne promettoit rien, mais qui[5] acquit bientôt la confiance du Roi et toute l'estime militaire.

Monsieur le Prince, le maréchal d'Humières et le marquis de Boufflers[6] eurent chacun une attaque. Il n'y eut

1688, gouverneur de la citadelle de Lille, commissaire général des fortifications, et qu'il ne devint maréchal de France qu'en 1703. Outre le document indiqué ci-dessus, voyez l'article VAUBAN du *Dictionnaire critique* de Jal, p. 1225-1236.

1. Jean-Claude, baron de Bressey et comte de Belfrey, d'origine franc-comtoise, servait depuis longtemps l'Espagne comme ingénieur et maréchal de bataille, lorsqu'il passa au service de la France, en 1691. Il fut d'abord nommé maréchal de camp le dernier avril 1692, leva un régiment d'infanterie wallon, combattit à Steinkerque, à Nerwinde, et obtint en 1693 le gouvernement de Bar-sur-Aube. Après le siége de Namur, il fut récompensé par une ordonnance de 9000 livres. Lieutenant général en 1696, il se démit de son régiment au mois de mars 1699, ne servit plus, et mourut en février 1704.

2. Comme toujours, Vauban avait voulu résister à l'ardeur intempestive de certains officiers et ménager le sang des soldats. Mais l'opinion générale fut qu'il s'était obstiné à attaquer la place par le côté le plus fort. Après la prise de la ville, lorsqu'il couvrit tous les abords de fortifications, ce fut encore le côté faible du château qu'il négligea, malgré les conseils de le Peletier de Souzy, et Coëhorn sut en profiter pour le siége de 1695.

3. Voyez le *Journal de Dangeau*, tomes III, p. 301, et IV, p. 43, 45, etc.

4. Il n'eut ce grade qu'au bout de cinq ans.

5. *Qui* est en interligne.

6. Louis-François, chevalier, puis marquis de Boufflers, né le 10 jan-

rien de grande remarque pendant les dix jours que ce
siége dura[1]. L'onzième de tranchée ouverte, la chamade
fut battue, et la capitulation telle à peu près que les assiégés la desirèrent. Ils se retirèrent au château, et il fut
convenu de part et d'autre qu'il ne seroit point attaqué
par la ville, et que la ville seroit en pleine sûreté du château, qui ne tireroit pas un seul coup dessus. Pendant ce
siége, le Roi fut toujours campé, et le temps fut très-
chaud et d'une sérénité constante depuis le départ de
Paris. On n'y perdit personne de remarque que Cormaillon[2], jeune ingénieur de grande espérance, et d'ail-

vier 1644, avait débuté comme cadet dans le régiment des gardes françaises, à la campagne de Gigeri (1663), était passé successivement sous-
lieutenant et aide-major, et avait obtenu en 1669 le commandement
du régiment de dragons du Roi. Son frère aîné étant mort en lui laissant le titre de marquis, il l'avait également remplacé comme lieutenant général de l'Ile-de-France et grand bailli de Beauvais, le 21 juin
1672; il était devenu brigadier général des dragons en 1675, maréchal
de camp en 1677, colonel général des dragons le 26 août 1678, lieutenant général en 1681. Il avait eu le commandement général des troupes
de la province de Guyenne en 1686, le gouvernement général des Trois-
Évêchés en 1687, le collier du Saint-Esprit en 1688, le commandement
de l'armée de la Moselle le 20 avril 1690, et celui du régiment des
gardes françaises, vacant par la mort du duc de la Feuillade, le 1er février 1692. Nous le verrons bientôt faire maréchal de France, le 27 mars
1693, puis gouverneur de Lille et de la Flandre française en 1694, duc
et pair en 1695. Il eut aussi la Toison d'or en 1703, et une des quatre
compagnies des gardes du corps en 1704. Mort le 22 août 1711, à
Paris. On trouve ses états de services, brevets, portraits, etc., dans le
volume 1163 des mss. Clairambault, fol. 110 et suivants.

1. Le Roi était arrivé le 26 mai devant Namur, mais la tranchée n'a-
vait été ouverte que dans la nuit du 29 au 30. La capitulation de
la ville fut signée le 5 juin au matin, ce qui donne seulement sept
jours.

2. Louis de Damas, comte de Cormaillon, après avoir servi contre les
Turcs, comme capitaine d'infanterie, était revenu en France comme ingénieur, et avait déjà été blessé à Philipsbourg. Il venait d'épouser la
veuve du président Barentin, et ce mariage lui avait attiré quelques
chansons (Chansonnier, ms. Fr. 12690, p. 303). Selon la correspondance de Racine (Œuvres, tome VII, p. 54), Mme de Cormaillon, arri-

leurs bon officier, que Vauban regretta fort. Le comte de
Toulouse[1] reçut une légère contusion au bras, tout proche
du Roi, qui, d'un lieu éminent et pourtant assez éloigné,
voyoit attaquer en plein jour une demi-lune[2], qui fut emportée par un détachement des plus anciens des deux
compagnies des mousquetaires[3].

vant pour soigner son mari, fut pillée par un parti de Charleroy. Blessé
le 7 juin au soir, il mourut le 10, chez les carmes du Désert.

1. Louis-Alexandre de Bourbon, comte de Toulouse, fils légitimé de
Louis XIV et de Mme de Montespan, né le 30 avril 1678, avait été
pourvu dès sa cinquième année, en 1683, de la charge d'amiral de
France, vacante par la mort d'un autre bâtard, le comte de Vermandois. Il était en outre, depuis 1689, gouverneur de Guyenne, charge
qu'il devait échanger, en 1695, contre le gouvernement de Bretagne.
Il fut fait chevalier des ordres le 2 février 1693, maréchal de camp
en 1696, lieutenant général le 3 août 1697, chevalier de la Toison d'or
en 1703, grand veneur en 1714, chef du conseil de marine en septembre 1715. Il mourut à Rambouillet, le 1er décembre 1737, ayant
toujours conservé son premier titre de comte de Toulouse, quoique les
duchés-pairies de Damville, de Penthièvre, de Châteauvillain et de Rambouillet eussent été successivement créés en sa faveur.

2. Dans l'original, demie lune, avec accord, selon l'ancien usage.

3. On croirait, d'après le récit de Saint-Simon, que cette affaire eut
lieu pendant le siége de la ville : elle ne se passa que plus tard, le
13 juin, pendant le siége du château, dont il va être question. Voyez les
récits de Dangeau (tome IV, p. 105-107) et de Racine (tome VII, p. 48
et 53-54), ou les relations de la Gazette (p. 298-299) et du Mercure
(juillet 1692, 2e partie, p. 89), ainsi que la lettre du ministre Barbezieux
à son collègue Pontchartrain (Dépôt de la guerre, vol. 1137). Claude le
Peletier parle de la blessure du comte de Toulouse dans la correspondance qu'il entretenait, de Paris, avec le Roi, et dont nous avons déjà
cité un extrait. (Archives nationales, K 121, no 4b.) Dans le journal que
nous avons indiqué plus haut, le duc du Maine dit : « Le Roi l'avoit
vue (cette action) de dessus une hauteur assez voisine. Mon frère le
comte de Toulouse, qui étoit appuyé sur la chaise du Roi, a été assez
heureux pour lui parer un coup dans la tête, qui lui a fait une contusion
au bras. » (Ms. Fr. 22679, fol. 198.) — En sa qualité de nouveau venu,
Saint-Simon ne fit pas partie du détachement de deux cent vingt mousquetaires qui opéra l'attaque de droite. Sa compagnie perdit deux tués
et quatre blessés. Le Roi lui-même vint témoigner aux mousquetaires
sa satisfaction de la valeur qu'ils avaient montrée et de leur docilité à

Jonvelle[1], gentilhomme, mais d'ailleurs soldat de fortune, d'honneur et de valeur, mourut de maladie pendant ce siége. Il étoit lieutenant général et capitaine de
la seconde compagnie des mousquetaires ; il avoit plus de
quatre-vingts ans[2], et fut fort regretté du Roi et de sa
compagnie. Toutes les deux se joignirent pour lui rendre
les derniers devoirs militaires. Sa compagnie fut à l'instant donnée à M. de Vins[3], qui la commandoit sous lui,
beau-frère de M. de Pomponne[4], et qui, maréchal de camp

suivre les ordres prudents de Vauban. Le 15, il y eut une alerte, et
toute la maison militaire prit les armes, mais elle n'eut pas à marcher.

1. Henri le Mercier de Hautefaye, marquis de Jonvelle, était parvenu
en 1652, de degré en degré, au commandement du régiment de Conti-
infanterie. Il embrassa alors le parti des Princes, et ce ne fut seulement
en 1667 que le Roi lui donna l'enseigne de la première compagnie des
mousquetaires, en 1670 la sous-lieutenance de la seconde, et en 1674
la charge de capitaine-lieutenant. Il fut promu lieutenant général en
1688. Il s'était particulièrement distingué aux siéges de Maëstricht, Besançon, Condé et Mons, et à la bataille de Montcassel. (*Le Pippre de
Nœufville*, tome II, p. 206-208, et *Mercure*, juin 1692, p. 48 et suivantes.) Il mourut le 30 mai, à Mons. On écrivait presque toujours son
nom : *Jauvelle*.

2. *Ans* est ajouté au-dessus de la ligne.

3. Jean de Vins d'Agoult de Montauban, marquis de Vins et de Sa-
vigny, ancien chevalier de Malte, avait acheté en 1674 la sous-lieutenance de M. de Jonvelle ; brigadier en 1677, maréchal de camp en 1688,
et désigné alors par le Roi pour accompagner Monseigneur, comme
« l'un des plus sages officiers du Royaume, » il servait depuis 1689 à
l'armée des Alpes. En 1693, il y fut créé lieutenant général et décida
le gain de la bataille de la Marsaille. Retiré du service après la campagne de 1701, il mourut à Paris le 3 août 1732, à l'âge de quatre-vingt-
dix ans, ayant fait une grande quantité de fondations religieuses. Il avait
épousé, en 1674, Charlotte Lavocat, fille d'un maître des comptes et
d'une Rouillé, et amie intime de Mme de Sévigné ; il n'en eut qu'un
fils, qui était déjà capitaine d'une compagnie de dragons au régiment
de Pomponne, lorsqu'il fut tué à la bataille de Steinkerque. La maison
de Vins finissait avec lui. Voyez l'état des services du marquis et son
éloge dans le ms. Clairambault 1083, fol. 176, ainsi que son article
dans *le Pippre de Nœufville*, tome II, p. 208-211.

4. Simon Arnauld, marquis de Pomponne, né en 1618, fils d'Arnauld

en l'armée d'Italie, commandoit lors un gros corps pour couvrir la Provence, où il servit très-utilement, et fut l'année suivante lieutenant général.

L'armée changea de camp pour le siége du château. En arrivant chacun dans le lieu qui lui étoit marqué, le régiment d'infanterie du Roi trouva son terrain occupé par un petit corps des ennemis, qui s'y retranchoient, d'où il résulta à l'instant un petit combat particulier assez rude. M. de Soubise¹, lieutenant général de jour², y courut et s'y distingua. Le régiment du Roi y acquit beaucoup d'honneur, avec peu de perte, et les ennemis furent bientôt chassés. Le Roi en fut très-aise par son affection pour ce régiment, qu'il a toujours particulièrement³ tenu pour sien entre toutes ses troupes.

d'Andilly et neveu du célèbre docteur Antoine Arnauld. Employé depuis l'âge de vingt-cinq ans à des intendances ou des missions diplomatiques, et nommé une première fois secrétaire d'État des affaires étrangères à la place de Lionne, en 1671, puis disgracié en 1679, il avait été rappelé au Conseil après la mort de Louvois, avec le titre de ministre d'État et la surintendance des postes. Il mourut le 26 septembre 1699, à quatre-vingt-un ans, laissant veuve Catherine Lavocat, qui était sœur de la marquise de Vins (voyez la note précédente), et qui ne mourut que le 31 décembre 1711.

1. François de Rohan, prince de Soubise, fils du duc de Montbazon et de Marie d'Avaugour-Bretagne, s'était distingué dans la guerre de Hongrie et était entré, à son retour, dans la compagnie des gendarmes de la garde du Roi, dont il devint capitaine-lieutenant en 1673, après la prise de Maëstricht. Lieutenant général depuis 1677, il avait pris une part brillante au siége de Mons. Le combat dont parle ici Saint-Simon eut lieu le 7 juin; le régiment du Roi n'était pas seul à cette affaire, mais formé en brigade, avec ses quatre bataillons, trois des Vaisseaux, deux de Toulouse et un d'Aunis. On perdit une centaine d'hommes. Ce fait d'armes est raconté à l'article de M. de Soubise, par le Pippre de Nœufville, tome I, p. 447. M. de Soubise, dont il sera parlé fort souvent, ainsi que de sa femme (voyez ci-après, p. 85), mourut à Paris, le 24 août 1712, âgé de plus de quatre-vingt-un ans.

2. Chaque lieutenant général commandait tour à tour une tranchée ou un quartier.

3. *Particulièrement* est écrit au-dessus de *tenu pour sien.*

Ses tentes et celles de toute la cour furent dressées dans un beau pré, à cinq cents pas du monastère de Marlagne [1]. Le beau temps se tourna en pluies, de l'abondance et de la continuité desquelles personne de l'armée n'avoit vu d'exemple, et qui donnèrent une grande réputation à saint Médard, dont [2] la fête est au 8 juin. Il plut tout ce jour-là à verse, et on prétend que le temps qu'il fait ce jour-là dure quarante jours de suite [3]. Le hasard fit que cela arriva cette année. Les soldats, au désespoir de ce déluge, firent des imprécations contre ce saint, en recherchèrent des images, et les rompirent et brûlèrent, tant qu'ils en trouvèrent. Ces pluies devinrent une plaie pour le siége. Les tentes du Roi n'étoient communicables [4] que par des chaussées de fascines, qu'il falloit renouveler tous les jours, à mesure qu'elles s'enfonçoient ; les camps et les quartiers n'étoient pas plus accessibles, les tranchées pleines d'eau et de boue ; il falloit souvent trois jours pour remuer le canon d'une batterie à une autre. Les chariots devinrent inutiles, en sorte que les transports des bombes, boulets, etc., ne purent se faire qu'à dos de mulets et de chevaux, base de tous les équipages de l'armée et de la cour, sans le secours desquels il auroit été impossible. Ce même inconvénient des chemins priva l'armée de M. de

1. Comparez le *Journal de Dangeau*, à la date du 7 juin 1692 (tome IV, p. 100) : « Le Roi s'est campé dans les bois, près le Désert, qui est un couvent de carmes, plus près de la Meuse que de la Sambre. » Marlagne (Haute et Basse) sont deux forêts situées sur la rive gauche de la Meuse, au sud et au sud-est de Namur.

2. *Car il* a été corrigé en *dont*.

3. Cette légende, si accréditée de nos jours, remonte à la plus haute antiquité. Les premiers biographes de saint Médard, évêque de Noyon, racontent qu'à sa mort, en 545, les cieux s'ouvrirent : il en vint d'abord une lumière surnaturelle qui éclaira le corps du saint, puis une pluie douce et bienfaisante, qui se renouvela chaque jour pendant six semaines et rafraîchit la terre, désolée par une longue sécheresse. (*Acta Sanctorum*, juin, tome II, p. 80.)

4. *Comuniquables* (sic) est écrit au-dessus d'*accessibles* (qui vient plus loin), biffé.

Luxembourg de l'usage des voitures. Elle périssoit faute
de grains, et cet extrême inconvénient ne put trouver de
remède que par l'ordre que le Roi donna à sa maison de
prendre tous les jours, par détachement, des sacs de grains
en croupe, et de les porter en un village où ils étoient
reçus et comptés par des officiers de l'armée de M. de
Luxembourg.

Quoique la maison du Roi[1] n'eût presque aucun repos
pendant ce siége, pour porter les fascines, fournir les diverses gardes et les autres services journaliers, ce surcroît
lui fut donné, parce que la cavalerie servoit continuellement aussi et en étoit aux feuilles d'arbres presque pour
tout fourrage. Cette considération ne satisfit point la maison du Roi, accoutumée à toutes sortes de distinctions[2].
Elle se plaignit avec murmure. Le Roi se roidit et voulut
être obéi. Il fallut donc le faire. Le premier jour, le
détachement des gendarmes et des chevau-légers[3] de la
garde, arrivé de grand matin au dépôt des sacs, se mit
à murmurer, et, s'échauffant de propos les uns les autres,
vinrent[4] jusqu'à jeter les sacs et à refuser tout net d'en
porter. Cresnay[5], dans la brigade duquel j'étois, m'avoit

1. La maison militaire du Roi comprenait : au dedans du Louvre,
les quatre compagnies de gardes du corps, les gardes de la manche,
les Cent-Suisses, les gardes de la porte, les gentilshommes au bec-de-
corbin, les gardes de la prévôté de l'hôtel ; au dehors du Louvre, les
gendarmes de la garde, les chevau-légers, les mousquetaires, les grenadiers à cheval, les gardes françaises et les gardes suisses. Avec les
seize compagnies de gendarmerie, c'était un total d'environ dix mille
hommes.

2. Cependant la gendarmerie avait déjà porté des fascines jour et nuit
au siége d'Ypres, en 1678.

3. L'orthographe de Saint-Simon est gensdarmes et chevaux légers.

4. Virent corrigé en vinrent.

5. Armand-Jean-Baptiste Fortin de Cresnay (le nom est écrit Crenée
par le Pippre de Nœufville), enfant de la première compagnie des
mousquetaires, où il devint successivement sous-brigadier, brigadier,
maréchal des logis en 1693, et cornette, par ancienneté, en 1712,
chevalier de Saint-Louis en 1700. Il mourut en 1714.

demandé poliment si je voulois bien être du détachement
pour les sacs, sinon qu'il me commanderoit pour quelque
autre ; j'acceptai les sacs, parce que je sentis que cela
feroit ma cour par tout le bruit qui s'étoit déjà fait là-
dessus. En effet, j'arrivai avec le détachement des mousquetaires au moment du refus des troupes rouges[1], et je
chargeai mon sac à leur vue. Marin[2], brigadier[3] de cavalerie et lieutenant des gardes du corps, qui étoit là pour
faire charger les sacs par ordre, m'aperçut en même
temps, et, plein de colère du refus qu'il venoit d'essuyer,
s'écria, me touchant en me montrant et me nommant,
que, puisque je ne trouvois pas ce service au-dessous de
moi, les gendarmes et les chevau-légers ne seroient ni
déshonorés ni gâtés de m'imiter. Ce propos, joint à l'air
sévère de Marin, fit un effet si prompt, qu'à l'instant ce fut
sans un mot de réplique à qui, de ces troupes rouges, se
chargeroit le plus tôt de[4] sacs ; et onques depuis il n'y

1. On appeloit *troupes rouges* les gendarmes et les chevau-légers de
la garde : les premiers portaient l'habit rouge, avec doublures de même
couleur, culottes et bas rouges ; les seconds avaient l'habit écarlate,
avec doublure et parements blancs. Les grenadiers avaient quitté l'habit
rouge en mars 1692, pour s'habiller de bleu, comme les gardes du corps.

2. Jean Marin, seigneur de Mouilleron, né en mai 1654, était frère
du premier président du parlement d'Aix et fils d'un intendant des finances, collaborateur de Colbert, mort en 1678. Il avait été successivement
capitaine de cavalerie au régiment du Plessis-Praslin, exempt des gardes
du corps en 1672, enseigne, puis lieutenant en 1677, et enfin brigadier de cavalerie le 24 août 1688. (*Le Pippre de Nœufville*, tome I,
p. 144.) Une blessure qu'il reçut à Nérwinde l'estropia pour toute sa
vie ; à cette occasion, le maréchal de Luxembourg le recommanda au
Roi par une lettre qui est au Dépôt de la guerre (vol. 1207, n° 53).

3. Le brigadier commandait cinq à six bataillons, ou dix à douze
escadrons, réunis en brigade. Ce grade, supérieur à celui de mestre de
camp ou colonel, et inférieur à celui de maréchal de camp, était le premier degré de la hiérarchie des officiers généraux et des offices non vé-
naux. Le brigadier ne pouvait être nommé d'une arme dans l'autre ; s'il
était colonel, il gardait son régiment jusqu'à ce qu'il passât maréchal de
camp.

4. *D'un* corrigé en *de*.

eut plus là-dessus la plus légère difficulté. Marin vit partir
le détachement chargé, et alla aussitôt rendre compte au
Roi de ce qui s'y étoit passé et de l'effet de mon exemple.
Ce fut un service qui m'attira plusieurs discours obligeants
du Roi [1], qui chercha toujours, pendant le reste du siége,
à me dire quelque chose avec bonté toutes les fois qu'il
me voyoit, et dont je fus d'autant plus obligé à Marin
que je ne le connoissois en façon du monde.

Le vingt-septième jour de tranchée ouverte, qui étoit
le mardi 1ᵉʳ juillet [2], le prince de Barbançon [3], gouverneur de la place, battit la chamade, et certes il étoit temps
pour les assiégeants, à bout de fatigues et de moyens par
l'excès du mauvais temps, qui ne cessoit point et qui avoit
rendu tout fondrière. Jusqu'aux chevaux du Roi vivoient
de feuilles, et aucun de cette nombreuse cavalerie de troupes et d'équipages ne s'en est jamais bien remis. Il est
certain que, sans la présence du Roi, dont la vigilance étoit
l'âme du siége, et qui, sans l'exiger, faisoit faire l'impossible, tant le desir de lui plaire et de se distinguer étoit
extrême, on n'en seroit jamais venu à bout; et encore
demeura-t-il fort incertain de ce qui en seroit arrivé si la
place eût encore tenu dix jours, comme il n'y eut pas deux
avis qu'elle le pouvoit [4]. Les fatigues de corps et d'esprit
que le Roi essuya en ce siége lui causèrent la plus doulou-
reuse goutte qu'il eût encore ressentie, mais qui, de son
lit, ne l'empêcha pas de pourvoir à tout et de tenir pour le

1. Devant *qui* est effacé *et.*

2. Dans l'original, les mots : *qui étoit le mardi* 1ᵉʳ *juillet*, viennent
après *la chamade;* ils sont ajoutés, en interligne, au-dessus de : *et certes il étoit temps pour les.* — Le gouverneur de Namur battit la chamade le 30 juin au matin.

3. Octave-Ignace, duc d'Aremberg, duc et prince de Barbançon et du
Saint-Empire, né en 1640, grand fauconnier des Pays-Bas espagnols,
chevalier de la Toison d'or, nommé gouverneur de Namur en 1674, à la
place de son père; tué, en 1693, à la bataille de Nerwinde. Il étoit le
dernier représentant de cette branche de la maison de Ligne.

4. C'est-à-dire comme personne ne douta qu'elle l'eût pu.

dedans et le dehors ses conseils[1] comme à Versailles, ainsi qu'il avoit fait pendant tout le siége.

M. d'Elbeuf[2], lieutenant général, et Monsieur le Duc[3], maréchal de camp, étoient de tranchée lors de la chamade. M. d'Elbeuf mena les otages au Roi, qui eut bientôt réglé une capitulation honorable. Le jour que la garnison sortit, le plus pluvieux qu'il eût fait encore, le Roi, accompagné de Monseigneur et de Monsieur, fut à mi-chemin de l'armée de M. de Luxembourg, où ce général vint recevoir ses ordres pour le reste de la campagne. Le prince d'Orange[4] avoit mis toute sa science et ses ruses pour le[5] déposter pendant le siége, sur lequel il brûloit de tomber; mais il eut affaire à un homme qui lui avoit déjà montré qu'en matière de guerre il en savoit plus que lui, et continua à le lui montrer le reste de sa vie.

Pendant cette légère course du Roi, le prince de Barbançon sortit par la brèche à la tête de sa garnison, qui étoit encore de deux mille hommes, qui défila devant Monsieur le Prince et le maréchal d'Humières, entre deux haies des régiments des gardes françoises et suisses et du régiment d'infanterie du Roi[6]. Barbançon fit un assez

1. Le conseil royal d'en haut, pour les affaires diplomatiques, et le conseil des dépêches ou du dedans, pour l'administration intérieure.

2. Henri de Lorraine, duc d'Elbeuf, né le 7 août 1661, entré au service en 1677, fait maréchal de camp en avril 1691. Il n'était point encore lieutenant général au siége de Namur, comme le dit Saint-Simon, et ne fut élevé à ce grade que le 3 janvier 1696. Il eut les gouvernements d'Artois, Picardie, Hainaut, etc. Mort le 12 mai 1748.

3. Louis III de Bourbon-Condé, duc de Bourbon, fils d'Henri-Jules, prince de Condé; né le 11 octobre 1668, mort le 4 mars 1710; grand maître de France, chevalier des ordres et gouverneur de Bourgogne.

4. Guillaume de Nassau, stathouder de Hollande, né en 1650, mort en 1701. Il était devenu roi d'Angleterre en 1688, sous le nom de Guillaume III, et fut l'adversaire le plus redoutable de Louis XIV. Saint-Simon le désigne sous le nom de *prince d'Orange*, parce que la France ne reconnaissait que Jacques II comme roi d'Angleterre.

5. *De* (dé?) corrigé en *le*.

6. 1er juillet 1692 (*Gazette*, p. 379). Il sortit environ deux mille cinq

mauvais compliment à Monsieur le Prince et parut au
désespoir de la perte de son gouvernement. Il en étoit
aussi grand bailli, et il en tiroit cent mille livres de rente.
Il ne les regretta pas longtemps, et il fut tué l'été d'après
à la bataille de Nerwinde.

La place, une des plus fortes des Pays-Bas, avoit la
gloire de n'avoir jamais changé de maître[1]. Aussi eut-elle
grand regret au sien, et les habitants ne pouvoient contenir leurs larmes. Jusqu'aux solitaires de Marlagne en
furent profondément touchés, jusque-là qu'ils ne purent
déguiser leur douleur, encore que le Roi, touché de la
perte de leur blé, qu'ils avoient retiré dans Namur, leur
en eût fait donner le double, et de plus une abondante
aumône. Ses égards à ne les point troubler furent pareils.
Ils ne logèrent chez eux que le cardinal de Bouillon[2], le
comte de Gramont[3], le P. de la Chaise[4], confesseur du

cents hommes : avec seize cents sortis du fort Neuf, c'était tout le
reste d'une garnison de neuf mille deux cents hommes.

1. Voyez l'ode de Boileau, la relation attribuée à Racine, dans les
Œuvres de Racine, tome V, p. 312-348, et enfin le récit écrit par Valincour, en place de Boileau, historiographe royal, et reproduit dans les
Œuvres de Boileau, 1830, tome II, p. 409. On trouvera dans la relation du *Mercure* (juillet 1692, 1re partie, p. 208-211) la lettre que, suivant l'usage, le Roi écrivit pour faire chanter le *Te Deum*.

2. Emmanuel-Théodose de la Tour-d'Auvergne, cardinal de Bouillon, né le 24 août 1643 et mort le 2 mars 1715. Il était abbé de
Cluny, de Saint-Ouen de Rouen, de Saint-Martin de Pontoise, etc.,
et grand aumônier de France depuis 1671 ; il fut privé de cette charge
en 1700. Voyez le *Dictionnaire des bienfaits du Roi* de l'abbé de Dangeau, ms. Fr. 7655, fol. 135 et 136.

3. Philibert, comte de Gramont, mort le 30 janvier 1707, à l'âge
de quatre-vingt-six ans passés. Il avait débuté en 1643, au siége de
Trino, et était chevalier des ordres de la promotion de 1688, gouverneur du pays d'Aunis, lieutenant général au gouvernement de
Béarn, etc. Il était frère consanguin d'Antoine III, duc de Gramont et
maréchal de France, mort en 1678.

4. François d'Aix, dit le Père de la Chaise, jésuite, né le 25 août
1624, au château d'Aix en Forez, mort le 20 janvier 1709. Il était confesseur de Louis XIV depuis 1675.

Roi, et son frère[1], capitaine de la porte[2]; et le Roi[3] ne permit le passage du canon à travers leur parc qu'à la dernière extrémité et quand il ne fut plus possible de le pouvoir conduire par ailleurs. Malgré tant de bontés, ils ne pouvoient regarder un François après la prise de la place, et un d'eux refusa une bouteille de bière à un huissier de l'antichambre du Roi[4], qui se renomma[5] de sa charge et qui offrit inutilement de l'échanger contre une de vin de Champagne[6].

Solitude
de Marlagne. Marlagne est un monastère sur une petite et agréable éminence, dans une belle forêt[7], tout environné de haute futaie, avec un grand parc, fondé par les archiducs Albert et Isabelle[8], pour une solitude de carmes déchaussés, telle[9] que ces religieux en ont une dans chacune de leurs pro-

1. Autre François d'Aix, comte de la Chaise, ancien écuyer de l'archevêque de Lyon, capitaine des gardes de la porte depuis le 26 novembre 1687 ; mort le 14 août 1697.

2. Le capitaine de la porte commandait les cinquante gardes de la porte du Roi, qui servaient alternativement par quartier; il était en fonctions toute l'année, portait le bâton de commandement et accompagnait partout le Roi. Sur le service de sa compagnie, voyez le *Traité des droits.... annexés.... à chaque dignité*, de Guyot, tome II, p. 112-120.

3. *Le Roi* est en interligne, sur *il*, biffé.

4. Sur ces huissiers, voyez l'*État de la France*, au chapitre du Grand Chambellan, article de l'Antichambre du Roi.

5. « Un bon valet se peut renommer du maître qu'il a bien servi. » (*Furetière*.)

6. On trouve cependant dans le *Mercure* (juillet 1692, 1re partie, p. 192-198) une lettre du prieur des carmes au provincial de Malines, qui rend toute justice à ses hôtes français.

7. Voyez ci-dessus, p. 42, note 1.

8. Albert, archiduc d'Autriche, né en 1559, était le sixième fils de l'empereur Maximilien II. Il embrassa d'abord la carrière ecclésiastique et fut nommé cardinal en 1577 ; dans la suite, il renonça à cette dignité, épousa l'infante Isabelle-Claire-Eugénie, fille de Philippe II, roi d'Espagne, et gouverna, de concert avec elle, les Pays-Bas espagnols, jusqu'à sa mort, qui arriva en 1621. Isabelle mourut en 1633.

9. Saint-Simon a écrit ici *telle*, mais ensuite *un* après *ont*, de sorte qu'on pourrait hésiter entre l'accord avec *solitude* ou avec *parc*.

vinces, où ceux de leur ordre se retirent de temps en
temps, pour un an ou deux, et jamais plus de trois, par
permission de leurs supérieurs. Ils y vivent en perpétuel
silence, dans des cellules plus pauvres, mais telles à peu
près que celles des chartreux, mais en commun pour le
réfectoire, qui est très-frugal, dans un jeûne presque continuel, assidus à l'office, et partageant d'ailleurs leur
temps entre le travail des mains et la contemplation. Ils
ont quatre chambrettes, un petit jardin et une petite chapelle chacun, avec la plus grande abondance des plus
belles et des meilleures eaux de source que j'aie jamais
bues, dans leur maison, autour et dans leur parc, et la
plupart jaillissantes. Ce parc est tout haut et bas, avec
beaucoup de futaie, et clos de murs. Il est extrêmement
vaste. Là dedans sont répandues huit ou dix maisonnettes,
loin l'une de l'autre, partagées comme celles du cloître,
avec un jardin un peu plus grand et une petite cuisine.
Dans chacune habite, un mois, et rarement plus, un religieux de la maison, qui s'y retire par permission du supérieur, qui seul le visite de fois à autre; la vie y est
plus austère que dans la maison, et dans une séparation
entière. Ils viennent tous à l'office le dimanche, emportent leur provision du couvent, préparent seuls leur manger durant la semaine, ne sortent jamais de leur petite
demeure, y disent leur messe, qu'ils sonnent et que le
voisin, qui entend la cloche, vient répondre, et s'en[1] retourne, sans se dire un mot. La prière, la contemplation,
le travail de leur petit ménage, et à faire des paniers,
partage leur temps, à l'imitation des anciennes laures[2].

Il arriva une chose à Namur, après sa prise, qui fit du

Poudres

---

1. Dans l'original, par mégarde, *sans*, au lieu de *s'en*.
2. Les *laures* (du grec λαύρα, « rue, quartier de ville, » latin ecclésiastique *laura*) étaient, en Orient et en Égypte, des sortes de villages
formés de cellules détachées, dans lesquelles vivaient des solitaires séparés les uns des autres, quoique soumis à un même abbé. Voyez ce
mot dans le *Dictionnaire de Trévoux*.

cachées par les
jésuites.

bruit, et qui auroit pu avoir de fâcheuses suites avec un autre prince que le Roi. Avant qu'il entrât dans la ville, où, pendant le siége du château, il n'auroit pas été convenable qu'il eût été, on visita tout avec exactitude, quoique, par la capitulation, les mines, les magasins, et tout en un mot eût été montré. Lorsque, dans une[1] dernière visite après la prise du château, on la voulut faire chez les jésuites, ils ouvrirent, tout en marquant toutefois leur surprise, et quelque chose de plus, de ce qu'on ne s'en fioit pas à leur témoignage. Mais, en fouillant partout où ils ne s'attendoient pas, on trouva leurs souterrains pleins de poudre[2], dont ils s'étoient bien gardés de parler : ce qu'ils en prétendoient faire est demeuré incertain. On enleva leur poudre, et, comme c'étoit des jésuites, il n'en fut rien[3].

Bataille navale
de la Hougue.

Le Roi essuya, pendant le cours de ce siége, un cruel tire-laisse[4]. Il avoit en mer une armée navale, commandée par le célèbre Tourville[5], vice-amiral ; et les Anglois une

1. *Une* est en interligne au-dessus de *cette*, biffé ; un peu plus loin, *après la prise du château* est aussi au-dessus de la ligne.

2. Comparez le *Journal de Dangeau*, à la date du 21 juin 1692 (tome IV, p. 113) : « On a trouvé chez les jésuites de Namur douze cent cinquante bombes, toutes chargées, dont ces bons pères avoient tenu le cas fort secret. Le Roi, mécontent de leur conduite là-dessus, a chassé le recteur et l'a envoyé à Dôle. » Voyez aussi le *Mercure*, juillet 1692, 2e partie, p. 270-273.

3. On trouve dans le Chansonnier de Gaignières-Clairambault (ms. Fr. 12690, p. 483) une chanson faite à cette occasion contre les jésuites. Le commentateur croit simplement que ces munitions avaient été réunies par les alliés pour faire le siége de Dinant, au cas où Namur n'eût pas été pris par l'armée française. L'affaire fit moins de bruit que Saint-Simon et Dangeau ne semblent le croire.

4. Vieux mot, que Saint-Simon écrit *tire-lesse*. C'est le désappointement d'un homme frustré d'une chose qu'il croyait ne pouvoir lui manquer. Voyez les *Mémoires de Retz*, tome IV, p. 502 et note 4.

5. Anne-Hilarion de Costentin, comte de Tourville, né à Paris en 1642 (baptisé le 24 novembre, en l'église Saint-Sauveur). Admis dans l'ordre de Malte dès l'âge de quatre ans, il passa des galères de la Religion dans la marine du Roi, comme capitaine de vaisseau, le 24 décembre

[Add. S¹S. 2]

autre, jointe aux Hollandois, presque du double supérieure. Elles étoient dans la Manche, et le roi d'Angleterre[1] sur les côtes de Normandie, prêt à passer en Angleterre suivant le succès. Il compta si parfaitement sur ses intelligences avec la plupart des chefs anglois, qu'il persuada au Roi de faire donner bataille, qu'il ne crut pouvoir[2] être douteuse par la défection certaine de plus de la moitié des vaisseaux anglois pendant le combat. Tourville, si renommé pour sa valeur et sa capacité, représenta par deux courriers au Roi l'extrême danger de se fier aux intelligences du roi d'Angleterre, si souvent trompées, la prodigieuse supériorité des ennemis, et le défaut de ports et de tout lieu de retraite si la victoire demeuroit aux Anglois, qui brûleroient sa flotte et perdroient le reste de la marine du Roi. Ses représentations furent inutiles : il eut ordre de combattre, fort ou foible, où que ce fût. Il obéit, il fit des prodiges, que ses seconds et ses subalternes imitèrent; mais pas un vaisseau ennemi ne mollit et ne tourna[3]. Tourville fut accablé du nombre, et, quoiqu'il sauvât plus de navires qu'on ne le pouvoit espérer, tous presque furent

1666; devint chef d'escadre en 1675, fut fait lieutenant général le 1ᵉʳ janvier 1682, vice-amiral du Levant le 1ᵉʳ novembre 1689, maréchal de France le 27 mars 1693. Il mourut le 28 mai 1701. Voyez son article dans le *Dictionnaire critique* de Jal, p. 1193-1200, et diverses pièces dans le ms. Clairambault 888, fol. 331 et suivants.

1. Jacques II, de la famille des Stuarts, fils du roi Charles Iᵉʳ et de la reine Henriette de France, né en 1633, titré duc d'York, et devenu roi d'Angleterre en 1685, après son frère Charles II. Détrôné en 1688 par son gendre Guillaume de Nassau, prince d'Orange, il s'était réfugié en France, où il mourut en 1701.

2. Première rédaction : *qui ne pouvoit*. Le relatif *qui* a été corrigé en *qu'il*, et *crut* ajouté en interligne.

3. Dans le récit recueilli par le marquis de Villette (*Mémoires*, éd. Monmerqué, p. 123), nous trouvons cette phrase : « On ne sait pas bien si c'est par fierté que les ennemis attendoient les François de si près, sans tirer un seul coup, ou si c'est par la crainte de quelque intelligence, ne pouvant comprendre qu'on pût, sans quelque raison secrète, attaquer une armée comme la leur avec des forces si inférieures. »

perdus ou brûlés après le combat, dans la Hougue[1]. Le roi
d'Angleterre, de dessus le bord de la mer, voyoit le combat, et il fut accusé d'avoir laissé échapper de la partialité
en faveur de sa nation, quoique aucun d'elle ne lui eût
tenu les paroles sur lesquelles il avoit emporté de faire
donner le combat.

Pontchartrain[2] étoit lors secrétaire d'État, ayant le
département de la marine, ministre d'État, et en même
temps contrôleur général des finances. Ce dernier emploi
l'avoit fait demeurer à Paris, et il adressoit ses courriers
et ses lettres pour le Roi à Châteauneuf[3], son cousin, Phélypeaux comme lui, et aussi secrétaire d'État, qui en rendoit compte au Roi. Pontchartrain dépêcha un courrier

1. La Hougue-Saint-Waast forme, sur la côte E. du département de
la Manche, une rade qu'il ne faut pas confondre avec le cap de la Hogue
ou la Hague, situé à soixante kilomètres N. O. de cette rade. La bataille
fut livrée le 29 mai 1692, et l'incendie des vaisseaux français eut lieu
le 2 juin. Nous plaçons à l'Appendice, n° VIII, des extraits d'un mémoire inédit de l'intendant général Bonrepaus.

2. Louis Phélypeaux, comte de Pontchartrain, naquit à Paris, rue
Pierre-Sarrasin, le 29 mars 1643. Il fut conseiller au parlement de Paris
dès le 11 février 1661 ; acheta, le 16 juin 1677, la charge de premier
président du parlement de Bretagne ; fut rappelé à Paris par le contrôleur général le Peletier, qui le fit pourvoir, le 25 avril 1687, d'une
charge d'intendant des finances, et, le 20 septembre 1689, de la commission de contrôleur général ; devint en outre secrétaire d'État de la
maison du Roi et de la marine et ministre d'État, à la place de Seignelay, le 5 novembre 1690, mais quitta ces charges le 2 septembre 1699,
pour accepter la dignité de chancelier, dont il se démit également le
2 juillet 1714. Il fit ériger sa terre de Pontchartrain en comté au mois
d'août 1691, et fut pourvu de la charge de commandeur-greffier des
ordres du Roi le 8 mai 1700. Mort le 22 décembre 1727.

3. Balthazar Phélypeaux, marquis de Châteauneuf et de Tanlay, comte
de Saint-Florentin, seigneur de la Vrillière, avait été d'Église et conseiller au Parlement, avant de recevoir la survivance de la charge de
secrétaire d'État qu'exerçait son père M. de la Vrillière (1669). Il fut
fait greffier des ordres du Roi le 3 mars 1671, commença à remplir les
fonctions de la charge de secrétaire d'État en 1676, son père ayant
alors soixante-dix-sept ans, et mourut dans sa terre de Châteauneuf-
sur-Loire, le 27 avril 1700, à l'âge de soixante-deux ans.

avec la triste nouvelle, mais tenue en ces premiers moments dans le dernier secret. Un courrier de retour à
Barbezieux[1], secrétaire d'État ayant le département de la
guerre, l'alloit, de hasard, retrouver en ce même moment
devant Namur. Il joignit bientôt celui de Pontchartrain,
moins bon courrier et moins bien servi sur la route. Ils
lièrent conversation, et celui de terre fit tout ce qu'il put
pour tirer des nouvelles de celui de la mer. Pour en venir
à bout, il courut quelques heures avec lui. Ce dernier,
fatigué de tant de questions, et se doutant bien qu'il en
seroit gagné de vitesse, lui dit enfin qu'il contenteroit sa
curiosité, s'il lui vouloit donner[2] parole d'aller de conserve
et de ne le point devancer, parce qu'il avoit un grand intérêt de porter le premier une si bonne nouvelle; et tout
de suite lui dit que Tourville a battu la flotte ennemie, et
lui raconte je ne sais combien de vaisseaux pris ou coulés
à fond. L'autre, ravi d'avoir su tirer ce secret, redouble
de questions pour se mettre bien au fait du détail, qu'il
vouloit se bien mettre dans la tête; et, dès la première
poste, donne des deux, s'échappe et arrive le premier,
d'autant plus aisément que l'autre avoit peu de hâte et lui
vouloit donner tout le loisir de triompher.

Le premier courrier arrive, raconte son aventure à Barbezieux, qui sur-le-champ le mène au Roi. Voilà une
grande joie, mais une grande surprise de la recevoir ainsi
de traverse. Le Roi envoie chercher Châteauneuf, qui dit
n'avoir ni lettres ni courrier, et qui ne sait ce que cela
veut dire. Quatre ou cinq heures après, arrive l'autre

1. Louis-François-Marie le Tellier, marquis de Barbezieux (il signait :
Barbesieux), fils de Louvois, né le 23 juin 1668, d'abord chevalier de
Malte et commandeur du Piéton; pourvu de la charge de secrétaire
d'État de la guerre, en survivance de son père, le 13 novembre 1685;
appelé à en exercer les fonctions, ainsi que celles de chancelier de l'ordre du Saint-Esprit, après la mort de Louvois (16 juillet 1691), et mort
en exercice, le 5 janvier 1701, à l'âge de trente-deux ans et demi.

2. *Donner* est en interligne.

courrier chez Châteauneuf, qui s'empresse de lui demander des nouvelles de la victoire qu'il apporte; l'autre lui
dit modestement d'ouvrir ses lettres; il les ouvre, et
trouve la défaite. L'embarras fut de l'aller apprendre au
Roi, qui manda Barbezieux et lui lava la tête. Ce contraste l'affligea fort, et la cour parut consternée. Toutefois le Roi sut se posséder, et je vis, pour la première
fois, que les cours ne sont pas longtemps dans l'affliction
ni occupées de tristesses[1].

Le gouvernement de Namur et de son comté fut donné
à Guiscard[2]. Il étoit maréchal de camp, mais fort oublié
et fort attaché à ses plaisirs. Il avoit le gouvernement de
Sedan, qu'il conserva, et qu'il avoit eu de la Bourlie[3], son

---

1. Dangeau ne parle pas de cette aventure, et rapporte seulement
les divers bruits qui circulèrent dans le camp royal à partir du 2 juin
(tome IV, p. 92, 97, 99 et 101); néanmoins Saint-Simon a raconté les
mêmes faits dans son Addition (n° 2) à l'article du *Journal de Dangeau*
du 5 juin 1692.

2. Louis, comte de Guiscard et de Neuvy-sur-Loire, fils du comte de
la Bourlie (voyez la note suivante) et de Geneviève de Longueval, né le
27 septembre 1651. Colonel du régiment de Normandie, il avait été
nommé, par promotion exceptionnelle, brigadier et inspecteur d'infanterie à la suite du siége de Philipsbourg (1688), avait commandé les places
d'Entre-Sambre-et-Meuse, et s'était ainsi trouvé à même de faciliter par
ses renseignements le siége de Namur. Le gouvernement de cette place
lui fut confié par un ordre provisoire du 2 juillet 1692. Le 5 mai
précédent, le gouvernement de la souveraineté de Sedan et des frontières circonvoisines lui avait été donné, comme successeur de son père,
et il commandait à Dinant depuis le 3 février 1690. On possède, aux
Archives nationales (KK 1334 et 1335), les minutes de sa correspondance sur le gouvernement de Namur et les affaires militaires, de 1692
à 1697. Il était maréchal de camp depuis le 19 octobre 1690, et fut fait
lieutenant général en 1693, puis chevalier des ordres, pour sa belle défense de Namur, en 1695, marquis de Magny-Guiscard et ambassadeur
en Suède. Il mourut en décembre 1720.

3. Georges de Guiscard, comte de la Bourlie, mort en décembre
1693, à quatre-vingt-sept ans. Nommé sous-gouverneur de Louis XIV
en 1648, maréchal de camp en 1651, lieutenant général en 1672, il se
démit du gouvernement de Sedan au mois de mai 1692.

père, sous-gouverneur du Roi, et il étoit encore gouverneur de Dinant, qui lui fut aussi[1] laissé. La surprise du
choix fut grande, et la douleur de ceux de Namur, accou-
tumés à n'avoir pour gouverneurs que les plus grands
seigneurs des Pays-Bas. Guiscard eut le bon esprit de réparer ce qui lui manquoit par tant d'affabilité et de magnificence, par une si grande aisance dans toute la régularité du service d'un gouvernement si jaloux[2], qu'il se gagna
pour toujours le cœur et la confiance de tout son gouvernement et des troupes qui s'y succédèrent à ses ordres.

Deux jours après la sortie de la garnison ennemie[3], le
Roi s'en alla à Dinant, où étoient les dames, avec qui il
retourna à Versailles. J'avois espéré que Monseigneur achè-
veroit la campagne, et être du détachement des mousquetaires qui demeureroit avec lui; et ce ne fut pas sans regret que je repris, avec toute la compagnie, le chemin de
Paris[4]. Une des couchées de la cour fut à Marienbourg[5],
et les mousquetaires campèrent autour. J'avois lié une
amitié intime avec le comte de Coëtquen[6], qui étoit dans

Danger de
badiner avec
des armes.

1. *Aussi*, au-dessus de la ligne, remplace *encore*, biffé.
2. « On dit figurément qu'une place, une forteresse est *jalouse*, pour
dire qu'elle est entre deux ou plusieurs États à qui elle donne envie de
la posséder. » (*Dictionnaire de l'Académie*, 1694.) *Tenir une place, un
État en jalousie* signifiait les tenir dans la crainte, et dans l'incertitude
si on les attaquerait ou non. Écrivant le 4 juillet 1694 au maréchal de
Lorge, le Roi lui disait : « Vous ne sauriez donner trop de *jalousie* et
faire trop de démonstrations de desseins sur Mayence. »
3. Le 3 juillet 1693.
4. Saint-Simon n'a pas raconté ici la suite des événements de la [*Add. S¹². ³*]
campagne de 1692 : passant sous silence la bataille de Steinkerque, où
le maréchal de Luxembourg vainquit Guillaume III, et le combat de
Pforzheim, où le maréchal de Lorge mit en déroute le prince de Würtemberg, il s'est borné, pour cette année, aux événements dont il avait
été témoin oculaire.
5. Marienbourg, petite ville de la province de Namur (Belgique), à
soixante kilomètres de Namur et quarante-deux de Dinant. La cour
y était le 6 juillet, arriva le 7 à Rocroy, et le mercredi 16 à Versailles.
6. De l'union de Malo, marquis de Coëtquen et de Combourg, avec

la même compagnie. Il savoit infiniment et agréablement,
et avoit beaucoup d'esprit et de douceur, qui rendoit son
commerce très-aimable; avec cela, assez particulier[1] et encore plus paresseux, extrêmement riche par sa mère, qui
étoit une fille de Saint-Malo, et point de père. Ce soir-là
de Marienbourg, il nous devoit donner à souper à plusieurs. J'allai de bonne heure à sa tente, où je le trouvai
sur son lit, d'où je le chassai en folâtrant, et me cou-
chai dessus en sa place, en présence de plusieurs de
nous autres et de quelques officiers. Coëtquen, en badinant, prit son fusil, qu'il comptoit déchargé, et[2] me couche
en joue. Mais la surprise fut grande lorsqu'on entendit le
coup partir. Heureusement pour moi, j'étois, en ce moment,
couché tout à plat. Trois balles passèrent à trois doigts

Françoise Giffard de la Marzelière, étaient nés deux fils. Le premier,
Malo, marquis de Coëtquen, mourut de bonne heure, en 1679, laissant
un fils, dont il sera question plus loin ; le second, Henri ou Hercule
de Coëtquen, comte de Combourg, épousa Guillemette Bélin, fille d'un
marchand de Saint-Malo, qui avait des biens immenses à partager entre un garçon et une fille. Après la mort de ce marchand, le fils, continuant son commerce sous un nom supposé, mourut en Espagne et
laissa seule héritière Mme de Combourg. Le mari de celle-ci étant mort
fou, la veuve acheta la terre de la Marzelière et en prit le nom, puis se
retira avec sa fille aînée, Françoise-Renée, dans la maison de Mme de
Miramion. Ce fut là que Mme de Maintenon fit le mariage de Mlle de
Coëtquen (voyez plus loin, p. 57) avec le fils aîné de M. de Montchevreuil. Il y avait encore une autre fille ; malgré les efforts de sa famille, et
pour empêcher que sa mère ne la mariât, elle se fit religieuse au Calvaire.
Enfin il restait le fils dont il est ici question, et qui portait le titre de comte
de Coëtquen ou de marquis de la Marzelière : par sa mort, tout le bien
revint à la comtesse de Mornay-Montchevreuil. — Le nom de cette famille se prononçait ou s'écrivait tantôt *Coesquen*, tantôt *Couesquen* ou
Couasquin; mais nous rétablissons la vraie orthographe, qui est *Coëtquen.*

1. « On dit.... qu'un homme est *particulier*, lorsqu'il fuit le commerce et la fréquentation des autres hommes, qu'il n'aime pas à visiter
et à être visité. » *(Furetière.)* Voyez *la Bruyère*, tome II, p. 92.

2. *Et* est ajouté en interligne ; il y a bien ensuite *couche*, et non
coucha; après *joue*, est effacé : *en badinant;* puis, deux lignes plus
loin, *me* après *balles.*

par-dessus ma tête, et, comme le fusil étoit en joue un peu
en montant, ces mêmes balles passèrent sur la tête, mais
fort près, à nos deux gouverneurs, qui se promenoient
derrière la tente. Coëtquen se trouva mal du malheur
qu'il avoit pensé causer; nous eûmes toutes les peines
du monde à le remettre, et il n'en put bien revenir de
plusieurs jours. Je rapporte ceci pour une leçon qui doit
apprendre à ne badiner jamais avec les armes.

Le pauvre garçon, pour achever de suite ce qui le regarde, ne survécut pas longtemps. Il entra bientôt dans le
régiment du Roi, et, sur le point de l'aller joindre au printemps suivant, il me vint conter qu'il s'étoit fait dire sa
bonne aventure par une femme nommée la du Perchoir[1],
qui en faisoit secrètement métier à Paris, et qu'elle lui
avoit dit qu'il seroit noyé, et bientôt. Je le grondai d'une
curiosité si dangereuse et si folle, et je me flattai de l'ignorance de ces sortes de personnes, et que celle-là en avoit
jugé de la sorte sur la physionomie effectivement triste et
sinistre de mon ami, qui étoit très-désagréablement laid.
Il partit peu de jours après, trouva un autre homme de ce
métier à Amiens, qui lui fit la même prédiction; et, marchant avec le régiment du Roi pour joindre l'armée, il
voulut abreuver son cheval dans l'Escaut, et s'y noya, en
présence de tout le régiment, sans avoir pu être secouru[2].
J'y eus un extrême regret, et ce fut pour ses amis et pour
sa famille une perte irréparable. Il n'avoit que deux sœurs,
dont l'une épousa le fils aîné du marquis de Montchevreuil[3], et l'autre s'étoit faite religieuse au Calvaire.

Coëtquen et
sa mort.

[Add. S[t]S. 4]

1. M. François Ravaisson, conservateur adjoint à la bibliothèque de
l'Arsenal, que nous avons consulté, nous a répondu n'avoir rencontré ce
nom ni dans les papiers de la police, ni dans les archives de la Bastille.
Il se peut que Saint-Simon l'ait mal écrit ou inexactement retenu.

2. Cet événement arriva dans les premiers jours de juin 1693, selon
le *Journal de Dangeau* (tome IV, p. 301).

3. Henri-Charles de Mornay-Montchevreuil, reçu page de la grande
écurie en janvier 1673; cornette au régiment d'Heudicourt, puis capi-

Les mousquetaires m'ont entraîné trop loin : avant de continuer, il faut rétrograder, et n'oublier pas deux mariages faits à la cour au commencement de cette année, le premier, prodigieux, le 18 février; l'autre, un mois après.

Mariage de M. le duc de Chartres.

Le Roi, occupé de l'établissement de ses bâtards[1], qu'il agrandissoit de jour en jour, avoit marié deux de ses filles à deux princes du sang[2]. Mme la princesse de Conti[3], seule fille du Roi et de Mme de la Vallière[4], étoit veuve sans

taine de cavalerie en 1680, et colonel du régiment de Béarn en septembre 1684; en 1685, capitaine du château de Saint-Germain-en-Laye, conjointement avec son père, dont il sera parlé plus loin (p. 103); tué au siége de Manheim, le 9 novembre 1688, étant aide de camp de Monseigneur. Il avait épousé, le 2 septembre 1685, dans la chapelle de Versailles, Françoise-Renée de Coëtquen-Combourg, qui avait une dot de 100 000 écus. (*Dangeau*, tome I, p. 214 et 215.) Pour se distinguer des autres membres de la famille, ce Montchevreuil prit, en se mariant, le titre de comte de Mornay. Il ne laissa pas de postérité; sa veuve mourut au Calvaire du Marais, le 9 mai 1743, âgée de soixante-treize ans.

1. Louis XIV n'avait pas eu moins de treize enfants naturels de ses trois maîtresses, Mlle de la Vallière, Mme de Montespan et Mlle de Fontanges. Six étaient morts en bas âge; deux autres, les comtes de Vermandois et de Vexin, un peu plus âgés, en 1683; il ne lui restait plus que trois filles et deux fils : de Mlle de la Vallière, la princesse de Conti; de Mme de Montespan, le duc du Maine, Madame la Duchesse, le comte de Toulouse et Mademoiselle de Blois.

2. Voyez ci-dessus, p. 28, note 4. Cette appellation de « prince du sang » remontait au quinzième siècle, et la prééminence qui y était attachée avait été réglée par Henri III, en 1576, mais nous la verrons fixer de nouveau en 1711. (Guyot, *Traité des droits*, tome II, p. 350-389, et Chéruel, *Dictionnaire historique des institutions, mœurs et coutumes de la France*, p. 1022.)

3. Marie-Anne de Bourbon, née le 2 octobre 1666, légitimée en mars 1667, dite *Mademoiselle de Blois*; mariée, le 16 janvier 1680, à Louis-Armand de Bourbon, prince de Conti; veuve depuis le 9 novembre 1685, et connue sous le nom de *princesse douairière de Conti*. Elle mourut à Paris, le 3 mai 1739.

4. Louise-Françoise de la Baume-le-Blanc de la Vallière, née le 6 août 1644, à Tours; nommée, le 9 mars 1661, fille d'honneur de Madame Henriette d'Angleterre; devenue la même année maîtresse du Roi,

enfants; l'autre[1], fille aînée du Roi et de Mme de Montespan, avoit épousé Monsieur le Duc. Il y avoit longtemps que Mme de Maintenon[2], encore plus que le Roi,
ne songeoit qu'à les élever de plus en plus, et que tous
deux vouloient marier Mademoiselle de Blois[3], seconde
fille du Roi et de Mme de Montespan, à M. le duc de
Chartres. C'étoit le propre et l'unique neveu du Roi, et
fort au-dessus des princes du sang par son rang de petit-
fils de France[4] et par la cour que tenoit Monsieur. Le
mariage des deux princes du sang dont je viens de parler
avoit[5] scandalisé tout le monde. Le Roi ne l'ignoroit pas,
et il jugeoit par là de l'effet d'un mariage, sans proportion, plus éclatant. Il y avoit déjà quatre ans qu'il le rou-

dont elle eut, outre la princesse de Conti, le comte de Vermandois et
deux autres fils, morts très-jeunes ; titrée d'abord marquise, puis, en
mai 1667, duchesse de Vaujours et de la Vallière, pair de France. Elle
s'était retirée, depuis le 20 avril 1674, au grand couvent des Carmélites de
la rue Saint-Jacques, à Paris, où elle avait fait profession le 4 juin 1675,
sous le nom de sœur Louise de la Miséricorde ; elle y mourut le 6 juin 1710.

1. Louise-Françoise de Bourbon, née le 1er juin 1673, légitimée au
mois de décembre suivant, et dite alors *Mademoiselle de Nantes ;* mariée, le 24 juillet 1685, à Louis III, duc de Bourbon-Condé, et connue
sous le nom de *Madame la Duchesse.* En 1692, elle avait déjà un fils
et une fille. Elle mourut à Paris, le 16 juin 1743.

2. Françoise d'Aubigné, marquise de Maintenon, née à Niort, le
27 novembre 1635, morte le 15 avril 1719, à l'abbaye de Saint-Cyr.
Elle avait épousé, en 1651, Paul Scarron, le poëte, qui la laissa veuve
le 14 octobre 1660. Quelques années plus tard, étant chargée par Mme
de Montespan d'élever en secret les enfants que cette nouvelle favorite
avait eus du Roi, et, par suite, ayant été présentée à Louis XIV, elle
avait supplanté ses autres maîtresses ; on croit même qu'elle s'était
mariée secrètement avec lui, vers 1684. Le titre de marquise de Maintenon lui avait été donné en 1674, lorsqu'elle avait acheté cette terre.

3. Françoise-Marie de Bourbon, dite *Mademoiselle de Blois,* de même
que la fille de Mlle de la Vallière ; née le 4 mai 1677, légitimée en novembre 1681 ; mariée au duc de Chartres, le 18 février 1692 ; veuve le
2 décembre 1723, morte le 1er février 1749.

4. Sur ce rang de petit-fils de France, voyez plus loin, p. 129.

5. *Avoient,* au pluriel, dans le manuscrit. C'est encore un accord avec
l'idée : il s'agit de deux mariages.

loit dans son esprit et qu'il en avoit pris les premières
mesures. Elles étoient d'autant plus difficiles que Monsieur étoit infiniment attaché à tout ce qui étoit de sa
grandeur, et que Madame[1] étoit d'une nation qui abhor-
roit la bâtardise et les mésalliances[2], et d'un caractère à
n'oser se promettre de lui faire jamais goûter ce mariage.

Pour vaincre tant d'obstacles, le Roi s'adressa à Monsieur le Grand[3], qui étoit de tout temps dans sa familiarité,
pour gagner le chevalier de Lorraine[4], son frère, qui de
tout temps aussi gouvernoit Monsieur. Sa figure avoit été
charmante[5] : le goût de Monsieur n'étoit pas celui des
femmes, et il ne s'en cachoit même pas ; ce même goût

1. Madame, seconde femme de Monsieur, duc d'Orléans, frère de
Louis XIV, était Élisabeth-Charlotte de Bavière, princesse palatine,
duchesse de Bavière, fille de Charles-Louis, comte palatin du Rhin,
électeur, et de Charlotte de Hesse ; née à Heidelberg le 27 mai 1652,
mariée le 16 décembre 1671, morte à Saint-Cloud le 8 décembre 1722.

2. On sait qu'il était très-important pour les grandes familles allemandes de prouver seize ou même trente-deux quartiers, c'est-à-dire
quatre ou cinq générations de noblesse, tant paternelle que maternelle,
sans aucune trace de mésalliance.

3. Louis de Lorraine, comte d'Armagnac et de Brionne, vicomte de
Marsan, grand écuyer de France depuis 1658, grand sénéchal de
Bourgogne, gouverneur d'Anjou, etc., né le 7 décembre 1641, mort le
13 juin 1718. Le grand écuyer était presque toujours désigné sous le
nom de *Monsieur le Grand*.

4. Philippe de Lorraine, dit le chevalier de Lorraine, parce qu'il avait
été destiné à l'ordre de Malte, et plus tard, le prince Philippe ; maréchal
de camp en 1668 ; pourvu, de 1672 à 1679, sur la présentation de Monsieur, des abbayes en commende de Saint-Jean-des-Vignes, Saint-Benoît-
sur-Loire, Saint-Père, Tiron, etc., né en 1643, mort le 8 décembre 1702. Le chevalier et son frère aîné, Monsieur le Grand, étaient
fils du célèbre comte d'Harcourt et de Marguerite-Philippe du Cambout
de Pontchâteau. Ils furent compris tous deux, avec le comte de Brionne,
fils aîné de Monsieur le Grand, dans la promotion du Saint-Esprit de 1688.

5. On trouve un joli portrait au lavis du chevalier de Lorraine, dans
le ms. Clairambault 1160, fol. 192. L'abbé de Choisy, dans la *Vie de
Daniel de Cosnac* qui lui est attribuée (*Mémoires de Daniel de Cosnac*,
tome II, p. 211), dit que le chevalier était fait « comme on peint les
anges. »

lui avoit donné le chevalier de Lorraine pour maître, et
il le demeura toute sa vie. Les deux frères ne demandèrent pas mieux que de faire leur cour au Roi par un endroit si sensible, et d'en profiter pour eux-mêmes en
habiles gens. Cette [1] ouverture se faisoit dans l'été de
1688. Il ne restoit pas au plus une douzaine de chevaliers
de l'Ordre [2]; chacun voyoit que la promotion ne se pouvoit plus guère reculer. Les deux frères demandèrent
d'en être, et d'y précéder les ducs. Le Roi, qui, pour
cette prétention, n'avoit encore donné l'Ordre à aucun
Lorrain, eut peine à s'y résoudre; mais les deux frères
surent tenir ferme : ils l'emportèrent [3], et le chevalier de
Lorraine, ainsi payé d'avance, répondit du consentement
de Monsieur au mariage, et des moyens d'y faire venir
Madame et M. le duc de Chartres.

[Add. S^{ts}. 5]

Cause de la
préséance des
princes lorrains
sur les ducs
à la promotion
de 1688.

[Add. S^{ts}. 6]

1. Saint-Simon a écrit par mégarde cet, au lieu de cette.

2. En 1686, l'Ordre ne comptait déjà plus que huit princes de la
maison royale, quatre prélats, trois chevaliers étrangers et treize Français, « la plupart estropiés de gouttes et de vieillesse. » Le nombre des
vacances était de soixante-sept; mais on remarqua que le Roi craignait
les embarras d'une promotion. (Dangeau, tome I, p. 344; Mémoires
du marquis de Sourches, tomes I, p. 1, et II, p. 51.)

3. On trouve, dans les mss. Clairambault 907, fol. 73 et 109, et 1160,
fol. 19 et suivants, les pièces les plus importantes sur ce conflit de préséance : mémoire et lettre de d'Hozier pour les Lorrains, notes critiques
de Clairambault, répliques des ducs et pairs, présentées par M. de Montausier, etc. Le ms. 1160 renferme (fol. 64) une estampe qui représente
la procession des chevaliers de l'Ordre du 2 février 1689 et indique le
rang de chacun, et (fol. 52 et 53) le rôle original de la promotion de
1688, écrit de la main même du Roi. Après les trois cardinaux et
l'évêque d'Orléans, les chevaliers laïques sont placés dans cet ordre :
« M. le duc de Vandosme ; M. le Grand ; M. de Brionne ; M. le Ch^er de
Loraine, s'il le peut estre ; M. de Marsan ; M. le duc de la Trimouille ;
M. le duc d'Uzès ; M. le duc de Sully ; M. le duc de Richelieu ; M.
le duc de la Rochefouquaut, etc. » Cette liste a été exactement reproduite
par Dangeau (tome II, p. 221 et suivante). « Le Roi, dit-il, parla sur les
princes et sur les ducs, et dit que son intention n'étoit point que ce
qu'il faisoit ici fût une règle pour les autres cérémonies de l'État. »
Voyez les Mémoires de la cour de France, par Mme de la Fayette, p. 222.

[*Add. St.S. 7*]

Ce jeune prince avoit été mis entre les mains de Saint-Laurent[1], au sortir de celles des femmes. Saint-Laurent étoit un homme de peu, sous-introducteur des ambassadeurs chez Monsieur, et de basse mine, mais, pour tout dire en un mot, l'homme de son siècle le plus propre à élever un prince et à former un grand roi. Sa bassesse l'empêcha d'avoir un titre pour cette éducation, son extrême mérite l'en fit laisser seul maître; et quand la bienséance exigea que le prince eût un gouverneur[2], ce gouverneur ne le fut qu'en apparence, et Saint-Laurent toujours dans la même confiance et dans la même autorité.

Il étoit ami du curé de Saint-Eustache[3], et lui-même

1. Nicolas-François Parisot de Saint-Laurent, mort le 3 août 1687. Daniel de Cosnac, qui était très-lié avec Saint-Laurent, fait à plusieurs reprises l'éloge de son bon sens, de son esprit, de sa probité. Dans une lettre de 1668, il le dépeint comme « une espèce de philosophe qui entre peu dans le commerce du monde et de la maison de Monsieur. » On peut se demander si c'est en souvenir de ces commencements et de ce premier maître que Mme de Caylus a fait, dans ses *Souvenirs* (p. 309-310), un éloge de l'éducation du duc de Chartres, où l'on s'étonne de trouver le mot de *vertu*. Mais nous verrons plus loin (p. 67, note 4) que la bonne opinion qu'on s'était faite de la culture du jeune prince, et que Madame elle-même partageait, s'étendait aussi au temps de la direction de Dubois.

[*Add. St.S. 8*]

2. Louis Brûlart, marquis de Sillery, né en 1619, mestre de camp d'infanterie en 1651, gouverneur de Damvillers, mort le 19 mars 1691. Mlle de Scudéry annonce à Bussy sa nomination comme gouverneur du duc de Chartres, dans une lettre du 13 septembre 1680, où elle ne fait pas l'éloge du marquis : « Ces sortes de libertins-là ne devroient pas prétendre à de tels emplois. Les étoiles rangent toutes choses comme il leur plaît : ce sont elles assurément qui ont fait ce coup-là... ; mais, pour parler selon le temps, c'est M. de Marcillac et M. le chevalier de Lorraine qui ont fait cette affaire. » (*Correspondance de Bussy-Rabutin*, édition de M. Ludovic Lalanne, tome V, p. 162.) — Dangeau, en mentionnant la mort du marquis de Sillery, dit qu'il avait soixante-quinze ans et s'était retiré depuis deux ans au château de Liancourt, que lui avait prêté son neveu le duc de la Rochefoucauld. (*Journal*, tome III, p. 304.)

3. Cette cure fut occupée de 1645 à 1678 par Pierre Marlin, auquel succéda Léonard de Lamet.

grand homme de bien. Ce curé avoit un valet qui s'appeloit Dubois[1], et qui, l'ayant été du sieur..., qui avoit

1. Guillaume Dubois, second fils d'un médecin de Brive, naquit en
cette ville le 6 septembre 1656, y commença son éducation chez les
Pères de la Doctrine chrétienne, et prit la tonsure à treize ans. La position médiocre de son père ne lui eût pas permis d'aller achever ses
humanités à Paris, si le marquis de Pompadour, lieutenant général de
la province, ne lui avait conféré la jouissance d'une bourse au collège
Saint-Michel, fondé par les ancêtres du marquis, rue de Bièvre. De
1672 à 1674, Dubois fit sa philosophie et sa théologie. Entre cette époque et celle où l'abbé entra dans la maison du jeune duc de Chartres,
il s'écoula dix ans, et c'est pendant ce temps que, suivant Saint-Simon, Dubois aurait été successivement valet du principal du collège et
du curé de Saint-Eustache. Les faits ainsi racontés, avant Saint-Simon,
par l'avocat Barbier (*Chronique de la Régence.... ou Journal*, éd. Charpentier, tome I, p. 142), sont contestés par l'historiographe moderne
du cardinal, M. le comte de Seilhac (*l'Abbé Dubois, premier ministre
de Louis XV*), et par un contemporain de Dubois, le P. Léonard. L'un
et l'autre disent que l'abbé avait été pris en affection par le principal
du collège, qui était un ecclésiastique limousin de grande réputation,
très-charitable et très-savant, Antoine Faure, docteur de Sorbonne,
prévôt et théologal de Reims, vicaire général de l'archevêque le Tellier. M. Faure, dit le P. Léonard (Arch. nat., M 762, fol. 31, *Recueil
des ecclésiastiques illustres, tant séculiers que réguliers, qui n'ont pas
écrit*), lui donnait à subsister et le logeait ; il lui procura même, pendant quelque temps, une position de précepteur ; mais il le rappela
bientôt au collège, pour approfondir certaines parties de son instruction. L'abbé avait conservé la jouissance de quelques droits de bourse
et d'obits ; de plus, il donnait des leçons de géographie, et, entre autres
élèves, il avait le futur duc de Choiseul, ce qui le fit connaître à M. de
Saint-Laurent, sous-gouverneur du duc de Chartres. Une place de sous-
précepteur de ce jeune prince étant venue à vaquer par la retraite de
M. Saunier, le principal du collège Saint-Michel recommanda son protégé, et le fit nommer par brevet du 15 juin 1683. — Pour achever ici
la notice biographique de Dubois, disons qu'il ne quitta plus le prince,
fut nommé conseiller d'État d'Église le 1er janvier 1716, puis ambassadeur extraordinaire et plénipotentiaire pour l'alliance avec l'Angleterre et la Hollande ; conseiller au conseil des affaires étrangères, le
26 mars 1717 ; secrétaire du cabinet du Roi, le 11 avril ; ministre et secrétaire d'État des affaires étrangères, le 24 septembre 1718 ; archevêque de Cambray, le 14 avril 1720 ; cardinal, le 16 juillet 1721 ; surintendant général des postes, le 15 octobre suivant ; premier ministre, le

de l'abbé Du-
bois, depuis
cardinal et pre-
mier ministre.

[Add. St S. 9]

été docteur[1] de l'archevêque de Reims le Tellier[2], lui avoit
trouvé de l'esprit, l'avoit fait étudier[3], et ce valet savoit
infiniment de belles-lettres et même d'histoire; mais c'é-
toit un valet qui n'avoit rien, et qui, après la mort de ce
premier maître, étoit entré chez le curé de Saint-Eustache. Ce curé, content de ce valet, pour qui il ne pouvoit
rien faire, le donna à Saint-Laurent, dans l'espérance
qu'il pourroit mieux pour lui. Saint-Laurent s'en accommoda, et peu à peu s'en servit pour l'écritoire d'étude
de M. le duc de Chartres; de là, voulant s'en servir à
mieux, il lui fit prendre le petit collet[4] pour le décrasser,
et de cette sorte l'introduisit à l'étude du prince, pour
lui aider à préparer ses leçons, à écrire ses thèmes, à le
soulager lui-même, à chercher les mots dans le dictionnaire. Je l'ai vu mille fois dans ces commencements,
lorsque j'allois jouer avec M. de Chartres. Dans les suites,
Saint-Laurent devenant infirme, Dubois faisoit la leçon, et
la faisoit fort bien, et néanmoins[5] plaisant au jeune prince.

22 août 1722 ; membre de l'Académie française, le 3 décembre suivant,
et membre honoraire des deux académies des Inscriptions et des Sciences. Il mourut à Versailles, le 10 août 1723.

1. Chaque évêque avait près de lui un docteur en théologie, chargé
de l'éclairer sur les questions difficiles : usage qui s'est conservé dans les
conciles et les synodes épiscopaux. La note précédente a fait connaître
qu'Antoine Faure occupait ces fonctions auprès de l'archevêque de Reims ;
il faut donc combler par son nom la lacune laissée dans le manuscrit.

2. Charles-Maurice le Tellier, fils puîné du chancelier le Tellier et
frère de Louvois, né le 4 juillet 1642, à Turin ; pourvu en 1668 de la
coadjutorerie de Reims, avec le titre d'archevêque de Nazianze in
partibus; archevêque de Reims en 1671, conseiller d'État en 1679,
commandeur de l'ordre du Saint-Esprit en 1688; mort le 22 février 1710.

3. Le sens est clair, mais la construction impossible. Il échappe souvent à Saint-Simon de ces sortes d'enchevêtrements d'accord, surtout
avec les relatifs.

4. Les hommes d'Église ou destinés à l'Église portaient un col plus
petit que les laïques, et n'y mettaient ni points ni dentelles.

5. *Néanmoins* est en interligne, sur *cepen*[*dant*], biffé.

Cependant Saint-Laurent mourut, et très-brusquement[1]. Dubois, par intérim, continua à faire la leçon; mais, depuis qu'il fut devenu presque abbé[2], il avoit trouvé moyen

[Add. Ste-S. 10]

1. La correspondance de Racine avec Boileau fait connaître les singulières circonstances de cette mort subite, arrivée le 2 août 1687, et le profond désespoir du jeune prince. Saint-Laurent, qui n'était âgé que de soixante-quatre ans, fut emporté par une colique de *miserere*. (*Œuvres de Racine*, tome VI, p. 575.) Boileau écrivait à Racine, p. 578-579) : « J'ai été sensiblement affligé de la mort de M. de Saint-Laurent. Franchement, notre siècle se dégarnit fort de gens de mérite et de vertu. » Le *Mercure* (août 1687, p. 264) est aussi louangeur : « C'étoit un homme d'une profonde érudition, ennemi du faste et aussi modeste qu'il étoit savant. Il étoit extrêmement considéré de S. A. R. et fort aimé de tous les honnêtes gens qui connoissoient son mérite. » — On ne manquait pas de prétendants au préceptorat; voici comment le P. Léonard raconte que l'abbé Dubois fut choisi: « M. de Saint-Laurent étant mort, et M. le duc d'Orléans étant venu pour consoler M. le duc de Chartres, son fils, ce prince lui dit : « Monsieur, la plus grande « consolation que vous me pouvez donner est de me conserver les « gens qui m'ont été donnés par feu M. de Saint-Laurent. » Ainsi MM. Dubois et Frémont, lecteur, restèrent. M. Dubois, qui avoit de pension 500 livres et s'estimoit bien honoré, eut 500 écus d'appointements. » Le Roi craignait d'entourer son neveu de gens de peu ; ayant eu cependant les renseignements les plus satisfaisants sur Dubois, il le nomma précepteur par brevet du 30 septembre 1687.

2. Bien que Dubois n'eût aucun des ordres sacrés (il ne les reçut qu'en 1720), le duc de Chartres demanda pour lui un canonicat honoraire, avec prébende, à la collégiale de Saint-Honoré ; il en fut pourvu moyennant une dispense de Rome et un diplôme de maître ès arts, qu'il obtint le 26 décembre 1689. En 1690, le Roi lui donna l'abbaye d'Ayrvault, en Poitou, et, comme le crédit de son élève l'avait fait nommer principal du collège Saint-Michel à la mort de M. Faure, un arrêt du Conseil, du 17 avril 1690, le dispensa de la résidence exigée par les statuts de cet établissement, afin qu'il pût se consacrer entièrement au prince (Arch. nat., E 1856). Le marquis d'Argenson a raconté, dans ses *Mémoires* (éd. Rathery, tome I, p. 13), et Saint-Simon le répétera en 1718, que Dubois osa, à l'occasion du mariage de 1692, demander un chapeau de cardinal au Roi, qui lui offrit le choix entre toutes les récompenses ; le marquis rapporte même les expressions du Roi, le texte de la demande de l'abbé ; mais tout cela est bien peu vraisemblable, car Dubois n'était pas assez « fou » pour compromettre une fortune à peine commencée. Il est certain que, peu après le mariage

de faire sa cour au chevalier de Lorraine et au marquis
d'Effiat[1], premier écuyer de Monsieur, amis intimes, et ce
dernier ayant aussi beaucoup de crédit sur son maître. De
faire Dubois précepteur, cela ne se pouvoit proposer de
plein saut; mais ces protecteurs auxquels il eut recours
éloignèrent le choix d'un précepteur, puis se servirent des
progrès du jeune prince pour ne le point changer de main
et laisser faire Dubois[2]; enfin ils le bombardèrent[3] précep-

de son élève, en 1693, il se trouvait dans « un état si violent, » selon
sa propre expression, qu'il se décida à demander au Roi, par l'entre-
mise du P. de la Chaise, quelque bénéfice qui lui permît de continuer
ses fonctions (l'*Abbé Dubois*, tome I, p. 286) : il eut l'abbaye de Saint-
Just, qui rapportait 5050 livres.

1. Antoine Coiffier, dit Ruzé, marquis d'Effiat, de Chilly et de Longjumeau, né en 1638, mort à Paris, le 3 juin 1719 ; fait chevalier des
ordres en 1688, grand bailli, gouverneur et capitaine des chasses de
Montargis, plus tard premier écuyer et premier veneur du duc d'Orléans, et conseiller au conseil de régence. Le duc d'Orléans avait voulu
le faire gouverneur de son fils : Madame s'y opposa avec énergie, comme
on le voit par sa lettre en date du 26 août 1689 (*Lettres inédites de la
princesse Palatine*, publiées par M. A.-A. Rolland, p. 101 et suivantes).

2. Voici, selon le P. Léonard, un exemple de la façon dont les leçons
se donnèrent pour le plus grand avantage de l'élève et du maître tout
à la fois : « M. Dubois s'appliqua à rechercher et étudier l'histoire d'Allemagne, les généalogies, les traités de paix, les intérêts des princes
allemands, etc.; et, pour réussir, il chercha l'amitié de M. Guillard, qui
sait parfaitement l'histoire d'Allemagne, etc., et de M. de Saint-Prest,
qui lui firent donner plusieurs mémoires et traités manuscrits, qu'il
fit copier. Il les fit étudier à M. de Chartres ; après quoi, on fit une conférence en présence de Monsieur et de Madame et de quantité de personnes de qualité, et de plusieurs qui avoient été employés dans les
négociations d'Allemagne, qui l'interrogèrent sur cette histoire, intérêts, généalogies, etc., leurs prétentions différentes, États, etc., les
successions des Électorats, etc. Ce prince répondit si bien, que M. le
duc d'Orléans augmenta les appointements de M. Dubois de 500 écus,
ainsi réglés à 1000 écus. » Cette note du P. Léonard se termine par
un mot prophétique : « M. Dubois suit M. de Chartres dans ses campagnes ; il est très-bien avec le Roi ; *il ira loin*. » — Dangeau raconte le
même épisode, en septembre 1689 (tome II, p. 476).

3. Le mot *bombarder*, dans le sens particulier que lui donne Saint-
Simon, a été signalé comme un néologisme original. Il ne se trouve

teur. Je ne vis jamais homme si aise, ni avec plus de raison. Cette extrême obligation, et plus encore le besoin de
se soutenir, l'attacha de plus en plus à ses protecteurs, et
ce fut de lui que le chevalier de Lorraine se servit pour
gagner le consentement de M. de Chartres à son mariage[1].

Dubois[2] avoit gagné sa confiance ; il lui fut aisé, en cet
âge et avec ce peu de connoissance et d'expérience, de
lui faire peur du Roi et de Monsieur, et, d'un autre côté,
de lui faire voir les cieux ouverts. Tout ce qu'il put mettre
en œuvre n'alla pourtant qu'à rompre[3] un refus ; mais
cela suffisoit au succès de l'entreprise. L'abbé Dubois ne
parla à M. de Chartres que vers le temps de l'exécution ;
Monsieur étoit déjà gagné, et, dès que le Roi eut réponse
de l'abbé Dubois, il se hâta de brusquer l'affaire. Un jour
ou deux auparavant, Madame en eut le vent[4]. Elle parla à

point en effet dans les dictionnaires du temps ; mais Mademoiselle de
Montpensier l'avait déjà employé ainsi (tome IV, p. 518) : « La princesse
de Conti rendoit compte à son mari d'une fille qu'elle avoit prise fort
promptement, de peur qu'on ne lui en *bombardât* une de Saint-Cyr. »
Il est donc probable que cette expression pittoresque était souvent
usitée à la cour. Les anciens éditeurs des *Mémoires de Mademoiselle
de Montpensier* avaient eu soin de faire disparaître le mot *bombarder*,
qui leur paraissait sans doute de mauvais goût.

1. Sur les négociations conduites par Dubois, il faut se reporter à
un chapitre du livre déjà cité de M. de Seilhac (tome I, p. 26 et
suivantes), et ne pas perdre de vue que ce livre a été écrit soit d'a-
près les papiers particuliers de Dubois, soit sur les notes authentiques recueillies par un premier biographe, l'abbé d'Espagnac. On y
remarquera le rôle attribué à Mme de Maintenon, comme intermédiaire
entre le Roi et le précepteur, et à l'abbé de Fénelon, comme conseiller
de Dubois. Le point le plus difficile pour ce dernier fut de dissimuler
à Madame, qui lui marquait beaucoup de bienveillance, la part décisive
qu'il prit à cette affaire. Quant aux Lorrains, il n'en est point question
dans ces documents.

2. *Du Bois*, en interligne, sur *il*, biffé.

3. Voyez, dans le *Dictionnaire de M. Littré*, à l'article ROMPRE, 26°,
de nombreux exemples de ce verbe, au sens d'empêcher d'avoir lieu.

4. Madame avait été prévenue depuis plus longtemps, et même dès
le début, des intentions du Roi et de celles des Lorrains, comme on le

M. son fils de l'indignité de ce mariage avec toute la force dont elle ne manquoit pas, et elle en tira parole qu'il n'y consentiroit point. Ainsi foiblesse envers son précepteur, foiblesse envers sa mère, aversion d'une part, crainte de l'autre, et grand embarras de tous côtés[1].

Une après-dînée, de fort bonne heure, que je passois dans la galerie haute, je vis sortir M. le duc de Chartres d'une porte de derrière de son appartement[2], l'air fort empêtré et triste, suivi d'un seul exempt des gardes de Monsieur[3]; et, comme je me trouvai là, je lui demandai où

voit par une lettre du recueil déjà cité de M. Rolland (p. 86), en date du 14 avril 1688. Il n'est pas douteux qu'elle ne fût absolument opposée au mariage que le Roi préparait de longue main ; mais on pourrait conclure des *Mémoires* qu'elle avait aussi en aversion le principal négociateur. Au contraire, la correspondance de Madame avec l'abbé Dubois, publiée par M. de Seilhac (tome I, p. 206-245, quarante-huit lettres inédites), prouve que, soit avant, soit immédiatement après le mariage, Élisabeth-Charlotte rendit justice aux efforts du précepteur pour détourner son élève des mauvaises voies où s'engageait dès lors le duc de Chartres. « Avec la vertu et le bon esprit que vous avez, lui écrivait-elle le 21 août 1691, vous n'avez guère à vous effrayer de la calomnie, Monsieur l'abbé ; avec le temps, tout le monde vous rendra justice aussi bien que moi. » Et au duc de Chartres lui-même : « Si vous pouviez avoir le cœur fait comme MM. d'Arcy (son gouverneur), de la Bertière (sous-gouverneur) et l'abbé Dubois, vous n'en vaudriez pas pis ; mais le naturel prévaut. » A l'abbé : « J'ai beaucoup de reconnoissance de l'application que vous avez à faire un honnête homme de mon fils, et cela ajoute, à l'estime que j'ai pour vous, beaucoup d'amitié. » Ailleurs encore (12 juillet 1696), elle lui parle de ce fils « qui avoit été élevé avec tant de soin, à qui M. de Saint-Laurent et vous aviez donné de si bons et si grands principes.... »

1. Il faut comparer Mme de Caylus (*Souvenirs*, p. 509). En tout ce qui concerne Dubois, ce passage des *Mémoires de Saint-Simon* a été copié ou remanié par Duclos, dans les *Mémoires secrets*, p. 494-495.

2. D'après le plan gravé chez de Mortin, l'appartement du duc de Chartres se composait des pièces en enfilade situées à la suite du salon de la Chapelle et de la Tribune, et donnait, par derrière, sur la galerie qui prenait jour sur la cour dite de la Bouche. Plus tard, cet appartement fut occupé par le duc du Maine, puis par le prince de Dombes.

3. Monsieur avait une compagnie de gardes du corps français, com-

.il alloit ainsi si vite et à cette heure-là. Il me répondit,
d'un air brusque et chagrin, qu'il alloit chez le Roi, qui
l'avoit envoyé querir. Je ne jugeai pas à propos de l'accompagner, et, me tournant à mon gouverneur, je lui dis que
je conjecturois quelque chose du mariage, et qu'il alloit
éclater. Il m'en avoit depuis quelques jours transpiré quelque chose, et, comme je jugeai bien que les scènes seroient fortes, la curiosité me rendit fort attentif et assidu[1].

M. de Chartres trouva le Roi seul avec Monsieur dans
son cabinet, où le jeune prince ne savoit pas devoir trouver M. son père. Le Roi fit des amitiés à M. de Chartres, lui dit qu'il vouloit prendre soin de son établissement; que la guerre allumée de tous côtés lui ôtoit des
princesses qui auroient pu lui convenir; que, de princesses du sang, il n'y en avoit point de son âge; qu'il ne
lui pouvoit mieux témoigner sa tendresse qu'en lui offrant
sa fille, dont les deux sœurs avoient épousé deux princes
du sang; que cela joindroit en lui la qualité de gendre à
celle de neveu; mais que, quelque passion qu'il eût de ce
mariage, il ne le vouloit point contraindre, et lui laissoit
là-dessus toute liberté. Ce propos, prononcé, avec cette
majesté effrayante si naturelle au Roi, à un prince timide
et dépourvu de réponse, le mit hors de mesure. Il crut se
tirer d'un pas si glissant en se rejetant sur Monsieur et
Madame, et répondit en balbutiant que le Roi étoit le maître, mais que sa volonté dépendoit de la leur. « Cela est

---

mandée par deux capitaines. Deux des exempts servaient ordinairement
auprès du duc de Chartres ; selon l'*État de la France* de 1692 (tome I,
p. 753), c'étaient le sieur de Villeferme et le sieur Langlois. — L'exempt
prenait rang entre les officiers des gardes et les sous-officiers ; comme
les premiers, il portait un bâton de commandement, insigne de ses
priviléges et de ses pouvoirs. Dans l'armée, il avait rang de capitaine,
et même de mestre de camp, après quelques années de service.

1. Les scènes que va raconter Saint-Simon se passèrent le mercredi
9 janvier. Comparez divers articles du *Journal de Dangeau*, tome IV,
p. 6 à 8, 13, 28-32, 36, etc. Les éditeurs y ont joint plusieurs extraits
du *Mercure galant*.

bien à vous, répondit le Roi; mais, dès que vous y con-
sentez, votre père et votre mère ne s'y opposeront pas. »
Et se tournant à Monsieur : « Est-il pas vrai, mon frère? »
Monsieur consentit, comme il avoit déjà fait seul avec le
Roi, qui tout de suite dit qu'il n'étoit donc plus question
que de Madame, et qui sur-le-champ l'envoya chercher;
et cependant se mit à causer avec Monsieur, qui tous deux
ne firent pas semblant de s'apercevoir du trouble et de
l'abattement de M. de Chartres.

Madame arriva, à qui, d'entrée, le Roi dit qu'il comptoit
bien qu'elle ne voudroit pas s'opposer à une affaire que
Monsieur desiroit, et que M. de Chartres y consentoit :
que c'étoit son mariage avec Mademoiselle de Blois, qu'il
avouoit qu'il desiroit avec passion, et ajouta courtement
les mêmes choses qu'il venoit de dire à M. le duc de Chartres; le tout d'un air imposant, mais comme hors de doute
que Madame pût n'en pas être ravie, quoique plus que
certain du contraire. Madame, qui avoit compté sur le
refus dont M. son fils lui avoit donné parole, qu'il lui
avoit même tenue autant qu'il avoit pu par sa réponse
si embarrassée et si conditionnelle, se trouva prise et
muette. Elle lança deux regards furieux à Monsieur et à
M. de Chartres, dit que, puisqu'ils le vouloient bien, elle
n'avoit rien à y dire, fit une courte révérence, et s'en alla
chez elle. M. son fils l'y suivit incontinent, auquel, sans
donner le moment de lui dire comment la chose s'étoit
passée, elle chanta pouille, avec un torrent de larmes, et
le chassa de chez elle.

Un peu après, Monsieur, sortant de chez le Roi, entra
chez elle, et, excepté qu'elle ne l'en chassa pas comme son
fils, elle ne le ménagea pas davantage : tellement qu'il sortit
de chez elle très-confus, sans avoir eu loisir de lui dire
un seul mot. Toute cette scène étoit finie sur les quatre
heures de l'après-dînée, et le soir il y avoit appartement,
ce qui arrivoit l'hiver trois fois la semaine, les trois autres
jours comédie, et le dimanche rien.

Ce qu'on appeloit *appartement* étoit le concours de toute
la cour, depuis sept heures du soir jusqu'à dix, que le Roi
se mettoit à table, dans le grand appartement, depuis un
des salons du bout de la grande galerie jusque vers la tribune de la chapelle[1]. D'abord il y avoit une musique ; puis
des tables par toutes les pièces, toutes prêtes pour toutes
sortes de jeux ; un lansquenet, où Monseigneur et Monsieur jouoient toujours ; un billard : en un mot, liberté
entière de faire des parties avec qui on vouloit, et de
demander des tables, si elles se trouvoient toutes remplies. Au delà du billard, il y avoit une pièce destinée
aux rafraîchissements ; et tout parfaitement éclairé. Au
commencement que cela fut établi, le Roi y alloit, et y
jouoit quelque temps ; mais dès lors il y avoit longtemps
qu'il n'y alloit plus, mais il vouloit qu'on y fût assidu,
et chacun s'empressoit à lui plaire[2]. Lui cependant passoit
les soirées chez Mme de Maintenon, à travailler avec différents ministres les uns après les autres.

Fort peu après la musique finie, le Roi envoya chercher
à l'appartement Monseigneur et Monsieur, qui jouoient
déjà au lansquenet ; Madame, qui à peine regardoit une
partie d'hombre[3] auprès de laquelle elle s'étoit mise ; M. de
Chartres, qui jouoit fort tristement aux échecs ; et Mademoiselle de Blois, qui à peine avoit commencé à paroître
dans le monde, qui, ce soir-là, étoit extraordinairement

1. Voyez le plan de Mortin. — La grande galerie de Versailles
était, au dire de Mme de Sévigné (tome VII, p. 380), une « sorte de
royale beauté unique dans le monde. » On en trouvera la description
dans Piganiol de la Force et les autres guides du même genre. La chapelle ancienne dont il est question ici, est aujourd'hui le vestibule de
la nouvelle, commencée en 1699 et terminée en 1710.

2. Comparez la description de l'appartement dans le *Mercure* de décembre 1682, reproduite par les éditeurs du *Journal de Dangeau*,
tome IV, p. 401, ou celle des diverses éditions de l'*État de la France*.

3. Ce jeu de cartes tirait son nom du mot espagnol qui signifie
homme, parce que les joueurs avaient à lutter contre l'un d'eux qui
tenait le jeu, et que l'on appelait l'*hombre*.

parée, et qui pourtant ne savoit et ne se doutoit même de
rien, si bien que, naturellement fort timide et craignant
horriblement le Roi, elle se crut mandée pour essuyer
quelque réprimande, et entra si tremblante que Mme de
Maintenon[1] la prit sur ses genoux, où elle la tint toujours,
la pouvant à peine rassurer[2]. A ce bruit de ces personnes
royales mandées chez Mme de Maintenon, et Mademoiselle
de Blois avec elles, le bruit du mariage éclata à l'appartement, en même temps que le Roi le déclara dans ce particulier. Il ne dura que quelques moments, et les mêmes
personnes revinrent à l'appartement, où cette déclaration
fut rendue publique. J'arrivai dans ces premiers instants.
Je trouvai le monde par pelotons, et un grand étonnement
régner sur tous les visages[3]. J'en appris bientôt la cause,
qui ne me surprit pas, par la rencontre que j'avois faite
au commencement de l'après-dînée.

Madame se promenoit dans la galerie avec Châteautiers[1],
sa favorite, et digne de l'être; elle marchoit à grand pas,

1. Mme de Maintenon n'avait pas voulu faire l'éducation de cette
bâtarde; mais, au sortir des mains de sa mère, c'est-à-dire vers 1690
ou 1691, on l'avait confiée à Mme de Montchevreuil, dont il sera parlé
bientôt, et qui était une amie intime de la toute-puissante marquise.

2. D'après Mme de Caylus (*Souvenirs*, p. 509), Mademoiselle de Blois
avait plus d'ambition que de naïveté : « Je me souviens qu'on disoit....
que M. le duc d'Orléans étoit amoureux de Madame la Duchesse. J'en
dis un mot en badinant à Mademoiselle de Blois, et elle me répondit
d'une façon qui me surprit, avec son ton de tendore : *Je ne me soucie
pas qu'il m'aime; je me soucie qu'il m'épouse.* Elle a ce contentement. »

3. Cette construction de l'infinitif après *trouver*, qui est une faute en
français, donne lieu à un curieux rapprochement. C'est un tour très-
correct en allemand; Schiller par exemple, dans la *Conjuration de
Fiesque*, commence la scène x du V⁰ acte par une phrase qui, traduite
mot à mot, signifie : « Nous avons trouvé le More jeter une mèche allumée dans l'église des jésuites. »

4. Anne, fille de Roland de Foudras, comte de Châteautiers (qu'on
prononçait *Châteautié*), et de Françoise-Clémence de Montaynard. C'était
une des personnes de la cour que le Roi avait en considération et emme-
nait dans son carrosse. « Fille de très-grand mérite, » selon Dangeau,
et « dragon de vertu, » selon le Chansonnier (ms. Fr. 12689, p. 231),

son mouchoir à la main, pleurant sans contrainte, parlant assez haut, gesticulant, et représentant fort bien Cérès après l'enlèvement de sa fille Proserpine, la cherchant en fureur et la redemandant à Jupiter. Chacun, par respect, lui laissoit le champ libre, et ne faisoit que passer pour entrer dans l'appartement. Monseigneur et Monsieur s'é-toient remis au lansquenet. Le premier me parut tout à son ordinaire; mais rien de si honteux que le visage de Monsieur, ni de si déconcerté que toute sa personne; et ce premier état lui dura plus d'un mois. M. son fils paroissoit désolé, et sa future dans un embarras et une tristesse extrême. Quelque jeune qu'elle fût, quelque pro-digieux que fût son mariage, elle en voyoit et en sentoit toute la scène, et en appréhendoit toutes les suites. La consternation parut générale, à un très-petit nombre de gens près. Pour les Lorrains, ils triomphoient. La sodomie et le double adultère les avoient bien servis en les ser-vant bien eux-mêmes[1]. Ils jouissoient de leurs succès, et, comme ils en[2] avoient toute honte bue, ils avoient raison de s'applaudir.

La politique rendit donc cet appartement languissant en apparence, mais en effet vif et curieux. Je le trouvai court dans sa durée ordinaire; il finit par le souper du Roi,

Madame disoit que c'étoit la seule personne désintéressée qu'elle eût rencontrée en quarante ans, et Saint-Simon lui reconnaîtra ailleurs « une vertu sans soupçon dans le centre de la corruption. » En mai 1689, elle avait été appelée, malgré Monsieur, et par la volonté expresse de Ma-dame, à remplir auprès de cette princesse une moitié de la charge de dame d'atour, que laissait vacante la mort de Mme de Durasfort; en 1706, elle passa première dame. Elle mourut le 30 juin 1741, âgée de près de quatre-vingts ans.

1. La phrase n'est pas bien claire, par suite de l'accord irrégulier du gérondif *en servant*, qui se rapporte au régime, au lieu de se rapporter au sujet, du verbe *avoient servi*. Le sens est : « La sodomie et le dou-ble adultère, qu'ils avoient bien servis (ce dernier dans ses suites), les avoient bien servis à leur tour, leur avoient été très-profitables. »

2. *En* est ajouté en interligne.

duquel je ne voulus rien perdre[1]. Le Roi y parut tout
comme à son ordinaire. M. de Chartres étoit auprès de
Madame, qui ne le regarda jamais, ni Monsieur. Elle avoit
les yeux pleins de larmes, qui tomboient de temps en
temps, et qu'elle essuyoit de même, regardant tout le
monde comme si elle eût cherché à voir quelle mine chacun faisoit. M. son fils avoit aussi les yeux bien rouges, et tous deux ne mangèrent presque rien. Je re-
marquai que le Roi offrit à Madame[2] presque de tous les
plats qui étoient devant lui, et qu'elle les refusa tous d'un
air de brusquerie, qui, jusqu'au bout, ne rebuta point
l'air d'attention et de politesse du Roi pour elle.

Il fut[3] encore fort remarqué qu'au sortir de table et à la
fin de ce cercle debout, d'un moment, dans la chambre
du Roi, il fit à Madame une révérence très-marquée et
basse, pendant laquelle elle fit une pirouette si juste, que
le Roi, en se relevant, ne trouva plus que son dos, et
[elle] avancée d'un pas vers la porte.

Le lendemain, toute la cour fut chez Monsieur, chez
Madame et chez M. le duc de Chartres, mais sans dire une
parole : on se contentoit de faire la révérence, et tout s'y
passa en parfait silence. On alla ensuite attendre à l'ordinaire la levée du Conseil, dans la galerie, et la messe
du Roi. Madame y vint : M. son fils s'approcha d'elle,
comme il faisoit tous les jours, pour lui baiser la main ; en
ce moment, Madame lui appliqua un soufflet si sonore qu'il
fut entendu de quelques pas, et qui, en présence de toute
la cour, couvrit de confusion ce pauvre prince, et combla
les infinis spectateurs, dont j'étois, d'un prodigieux étonnement[4]. Ce même jour, l'immense dot[5] fut déclarée, et,

---

1. Notons que le précoce observateur n'avait pas dix-sept ans.
2. *A Madame* est en interligne.
3. Au-dessus des mots *Il fut*, est effacé : *Ce souper*.
4. Voyez l'Addition n° 11, déjà indiquée.
5. Voyez les *Lettres inédites de Madame*, p. 122. Comme nous avons
le contrat même de ce mariage, il est facile d'établir ce qu'était l'im-

le jour suivant, le Roi alla rendre visite à Monsieur et à
Madame, qui se passa fort tristement; et depuis on ne
songea plus qu'aux préparatifs de la noce.

. . Le dimanche gras[1], il y eut grand bal réglé chez le Roi,
c'est-à-dire ouvert par un branle[2], suivant lequel chacun
dansa après. J'allai ce matin-là chez Madame, qui ne put
se tenir de me dire, d'un ton aigre et chagrin, que j'étois
apparemment bien aise des bals qu'on alloit avoir, et que
cela étoit de mon âge, mais qu'elle, qui étoit vieille[3], voudroit déjà les voir bien loin. Mgr le duc de Bourgogne[4] y

mense dot dont parle Saint-Simon, et qui, selon Madame, ne fut pas
payée. Le Roi donnait à sa fille une somme de deux millions (il n'avait
donné qu'un million à la princesse de Conti et à Madame la Duchesse,
et comptait ne pas donner plus au duc du Maine), dont un quart
seulement devait entrer dans la communauté mobilière, et le reste,
à défaut d'enfants, reviendrait au duc du Maine, au comte de Toulouse, ou enfin à Madame la Duchesse. Le Trésor royal payerait les
intérêts de cette dot jusqu'à ce qu'on eût trouvé un emploi. En outre,
la nouvelle duchesse recevait une pension de 150 000 livres, et des
pierreries que Dangeau évalue à 600 000 livres. En cas de décès de Monsieur, le Roi assurait au duc de Chartres une pension de 200 000 livres,
outre celle de 150 000 livres dont il jouissait déjà. Enfin le Roi fit don
à Monsieur, par un acte spécial, de l'habitation du Palais-Royal (ancien Palais-Cardinal), « afin que lui et sa postérité masculine pussent y
avoir un logement qui répondît à la grandeur de leur naissance. » Voyez
le *Journal de Dangeau*, tome IV, p. 7, et, aux Archives nationales, le
registre du Secrétariat de la maison du Roi O¹ 36, *passim*. Comparez
le contrat de Madame la Duchesse, qui est exposé en original au musée
des Archives, nᵒ 885.

    1. 17 février 1692. Voyez la *Gazette*, p. 95-96.

    2. « *Branle*, selon Furetière, en termes de musique, est un air ou
une danse par où on commence tous les bals, où plusieurs personnes
dansent en rond, et non pas en avant, en se tenant par la main, et se
donnent un *branle* continuel et concerté avec des pas convenables, selon
la différence des airs qu'on joue alors. Les branles consistent en trois
pas et un pied-joint qui se font en quatre mesures ou coups d'archet. »

    3. Elle avait quarante ans environ.

    4. Louis de France, duc de Bourgogne, fils aîné du grand Dauphin
et de Marie-Anne-Christine-Victoire de Bavière; né le 6 août 1682,
devenu dauphin le 14 avril 1711, mort le 18 février 1712.

dansa pour la première fois, et mena le branle avec Mademoiselle[1]. Ce fut aussi la première fois que je dansai chez le Roi, et je menai Mlle de Sourches[2], fille du grand prévôt, qui dansoit très-bien. Tout le monde y fut fort magnifique[3].

Ce fut, un peu après, les fiançailles et la signature du contrat de mariage, dans le cabinet du Roi, en présence de toute la cour[4]. Ce même jour, la maison de la future duchesse de Chartres fut déclarée, à qui le Roi donna un chevalier d'honneur et une dame d'atour[5], jusqu'alors réservés aux filles de France, et une dame d'honneur qui répondit à une si étrange nouveauté. M. de Villars fut chevalier d'honneur[6], la maréchale de Rochefort dame d'honneur, la comtesse de Mailly dame d'atour, et le comte de Fontaine-Martel premier écuyer[7].

1. Élisabeth-Charlotte d'Orléans, sœur du duc de Chartres, née le 13 septembre 1676, du second mariage de Philippe d'Orléans avec Élisabeth-Charlotte de Bavière, et titrée *Mademoiselle*, comme la fille de Gaston. Cette princesse épousa, le 13 octobre 1698, Léopold-Joseph-Charles-Dominique-Hyacinthe-Agapet, duc de Lorraine et de Bar. Elle mourut le 23 décembre 1744.

2. Marie-Louise du Bouchet, fille du marquis de Sourches, grand prévôt de l'hôtel du Roi; née en 1665, mariée, le 4 mars 1694, à Louis Colbert, comte de Linières, et morte le 5 avril 1749.

3. Comparez *Dangeau*, tome IV, p. 29, et le *Mercure galant*, février 1692, p. 307-317. Le même *Mercure* (p. 336) donne la liste des danseurs, où le vidame de Chartres figure en face de Mlle de Sourches, et M. de Montbron (voyez plus loin, p. 97-99) en face de Mlle de Moreuil.

4. Le contrat fut passé à Versailles, le 17 février 1692.

5. Saint-Simon écrit *atours*, au pluriel, en donnant au mot son sens actuel de « parures, objets de parure; » mais la vraie orthographe, ancienne et moderne, est bien *atour*. Ce nom signifiait dans l'origine « apprêt, » et particulièrement « toilette : » voyez à l'historique de l'article Atour, dans le *Dictionnaire de M. Littré*, et ci-après, p. 86, note 4.

6. Les fonctions de chevalier d'honneur et de premier écuyer, chez les princesses, équivalaient, mais sans égalité, à celles de grand chambellan et de premier gentilhomme chez le Roi. Voyez une Addition de Saint-Simon au *Journal de Dangeau*, 8 mars 1698.

7. Sur l'organisation de cette maison et sur les appointements de

Villars[1] étoit petit-fils d'un greffier de Condrieu[2], l'homme de France le mieux fait et de la meilleure mine[3]. On se battoit fort de son temps; il étoit brave et adroit aux armes, et avoit acquis de la réputation fort jeune en des combats singuliers. Cela couvrit sa naissance aux yeux de M. de Nemours[4], qui aimoit à s'attacher des

Fo:tune
de Villars père.

[Add. St.S. 12]

chacun, voyez l'*État de la France* de 1692, tome I, p. 781-786; *Dangeau*, tome IV, p. 127, et le *Mercure*, février 1692, p. 333-335. Pour expédier les provisions, on prit modèle sur celles de la maison de Mademoiselle.

1. Pierre, marquis de Villars, premier gentilhomme de la chambre du prince de Conti en 1654, lieutenant général en 1657, gouverneur de Besançon en 1668, ambassadeur extraordinaire de 1672 à 1679, conseiller d'État d'épée en 1683, chevalier des ordres en 1688, mort le 20 mars 1698, à l'âge de soixante-quinze ans. C'est le père du maréchal de France et le mari d'une des meilleures amies de Mme de Sévigné.

2. Condrieu est une petite ville du département du Rhône, arrondissement de Lyon. — Malgré de très-pompeuses généalogies, qui annonçaient en débutant que la famille de Villars avait perdu tous ses titres en 1562, il est certain que les ancêtres du marquis étaient dans des positions aussi humbles que le dit Saint-Simon : un greffier au commencement du seizième siècle, un marchand de sel sous Louis XI, un teinturier dont le fils se fit banquier, etc. Les preuves s'en trouvent soit au Cabinet des titres, dossier VILLARS, soit dans le ms. Clairambault 1164, fol. 114 et suivants. Les rimeurs satiriques s'exercèrent longtemps sur cette origine obscure; voyez le Chansonnier (ms. Fr. 12689, p. 488), et un couplet cité par l'éditeur de *Tallemant des Réaux*, tome V, p. 325. En 1586, Claude de Villars, capitaine et châtelain de Condrieu, fort bien vu du roi Henri III, auprès de qui il remplissait les fonctions de gentilhomme de la chambre, obtint facilement des lettres de réhabilitation de noblesse; mais le texte de ces lettres trahit un anoblissement déguisé : le requérant, y est-il dit, ayant découvert dans des papiers de famille que ses ancêtres étaient nobles et avaient été reconnus pour tels, le Roi le relève de ce que « lui et ses prédécesseurs ont pu et peuvent déroger au titre de noblesse et n'ont joui du privilége d'icelle, même se sont entremis de prendre des formes et faire autre trafic et navigation. »

3. On trouvera dans le ms. Clairambault 1164, fol. 122, un portrait au lavis du marquis de Villars:

4. Charles-Amédée de Savoie, duc de Nemours, né en avril 1624,

braves, et qui le prit comme gentilhomme. Il l'estima
même assez pour le prendre pour second au duel qu'il eut
contre M. de Beaufort[1], son beau-frère, qui le tua, tandis que Villars avoit tout l'avantage sur son adversaire[2].

Cette mort renvoya Villars chez lui. Il n'y fut pas longtemps que M. le prince de Conti[3] se l'attacha aussi comme
un gentilhomme à lui. Il venoit de quitter le petit collet.
Il étoit foible et contrefait, et souvent en butte aux trop
fortes railleries de Monsieur le Prince, son frère[4]; il pro-
jeta de s'en tirer par un combat, et, ne sachant avec qui,
il imagina d'appeler le duc d'York, maintenant[5] le roi
Jacques d'Angleterre, qui est à Saint-Germain, et qui pour
lors étoit en France[6]. Cette belle idée et le souvenir du

avait épousé, en 1643, sa cousine Élisabeth de Vendôme, sœur du duc
de Beaufort. Il fut tué en duel par son beau-frère, le 30 juillet 1652.

1. François de Vendôme, duc de Beaufort, petit-fils d'Henri IV, né
en janvier 1616, tué le 25 juin 1669, à la défense de Candie contre les
Turcs. Il est surtout connu par son rôle pendant la Fronde, où il mérita le surnom de *roi des halles.*

2. Héricourt, lieutenant des gardes de M. de Beaufort.

3. Armand de Bourbon, prince de Conti, fils d'Henri II, prince de
Condé, et de Charlotte-Marguerite de Montmorency, né à Paris le 11 oc-
tobre 1629. Petit, bossu et destiné d'abord à l'Église par son frère, il
quitta, comme le dit Saint-Simon, le petit collet et les riches abbayes
de Saint-Denis, Cluny, Lérins et Molesme, pour se consacrer à la pro-
fession des armes, où il se distingua dans les campagnes de 1655, en
Catalogne, et de 1657, en Piémont. Il eut les gouvernements de
Guyenne et de Languedoc, la charge de grand maître de la maison du
Roi et le collier du Saint-Esprit. Il mourut à la Grange-des-Prés, près
Pézénas, le 21 février 1666.

4. Louis II de Bourbon, prince de Condé, né à Paris le 8 septembre 1621, mort à Fontainebleau le 11 décembre 1686; connu de son
temps sous le nom de *Monsieur le Prince,* et dans l'histoire sous celui
du *Grand Condé.*

5. Ce mot montre que Saint-Simon écrivait tout au moins avant 1701
(date de la mort de Jacques II), et nous avons probablement ici une
première rédaction de ses souvenirs.

6. Jacques Stuart était venu retrouver sa mère à Paris, après la mort
de Charles Ier, et servait sous les ordres de Turenne. Il se retira en
Flandre en 1655.

combat de M. de Nemours lui fit prendre Villars. Il ne
put tenir son projet si caché qu'il ne fût découvert, et
aussitôt rompu par la honte qui lui en fut faite, n'ayant
jamais eu la plus petite chose à démêler avec le duc
d'York[1]. Dans les suites il prit confiance en Villars, et,
lorsque le cardinal Mazarin[2] songea à lui donner sa nièce,
ce fut de Villars dont il se servit et par qui il fit ce mariage[3]. On sait combien il fut heureux, et saint ensuite[4].

1. Les *Mémoires* et la *Vie de Daniel de Cosnac*, publiés pour la Société
de l'Histoire de France, par M. le comte de Cosnac (tomes I, p. 140 et
141, et II, p. 198 et 199), racontent exactement comme Saint-Simon
les circonstances singulières qui firent la fortune de Villars. Cela se
passait à Vienne, en Dauphiné, dans les derniers jours de 1653. Peu
de temps après, étant à Lyon, le prince nomma Villars premier gentilhomme de sa chambre. Il est inutile d'ajouter que l'idée bizarre d'un
duel avec le duc d'York sortit de l'esprit du prince, sans que ce duc,
alors sur la frontière, en eût eu connaissance.

2. Jules Mazarini, né à Pescina (Abruzzes), le 14 juillet 1602, cardinal
en 1641, premier ministre de Louis XIII et de Louis XIV depuis 1643
jusqu'à sa mort, qui arriva le 9 mars 1661, à Vincennes. Il avait eu
un frère et trois sœurs ; la première de celles-ci eut de Jérôme Martinozzi, gentilhomme romain, deux filles : 1° Laure Martinozzi, duchesse
de Modène ; 2° Anne-Marie Martinozzi, mariée le 22 février 1654 au
prince de Conti, et morte le 4 février 1672, à trente-cinq ans.

3. Voyez les *Mémoires de Daniel de Cosnac*, tome I, p. 113 à 158,
passim. D'après ce familier du prince, les négociations matrimoniales
avaient été entamées, et la demande faite par Sarrasin, le poëte, secrétaire du prince de Conti, bien avant que le marquis de Villars fût
enrôlé dans cette petite cour. Les détails donnés par l'évêque de Valence sont d'autant plus vraisemblables, que Villars vivait retiré à
Vienne, et que les dernières questions, celles d'argent, furent débattues,
et les articles signés, à Auxerre, avant même qu'il arrivât à Paris. Du
reste, dans l'Addition au *Journal de Dangeau* du 15 août 1684 (n° 12),
Saint-Simon dit que Villars fit cette alliance seulement « en partie. » Le
mariage eut lieu au Louvre, le 22 février 1654, et, le soir même, Cosnac remit sa charge à Villars, ne trouvant plus convenable que le prince,
redevenu laïque, fût servi par un abbé. Comparez Amédée Renée, *les
Nièces de Mazarin*, p. 115 et suivantes, et les extraits des *Mémoires
d'André d'Ormesson* publiés par M. Chéruel, tome II, p. 682 et suivantes.

4. Villars, qui était janséniste, fut un des principaux agents de la

Villars devint le confident des deux époux et[1] leur lien
avec le cardinal, et tout cela avec toute la sagacité et la
probité possibles.

Une telle situation[2] le mit fort dans le monde, et dans
un monde fort au-dessus de lui, parmi lequel, quelque
fortune qu'il ait faite depuis, il ne s'est jamais méconnu.
Sa figure lui donna entrée chez les dames; il étoit galant
et discret, et cette voie ne lui fut pas inutile. Il plut à
Mme Scarron[3], qui, sur le trône où elle sut régner longtemps depuis, n'a jamais oublié ces sortes d'amitiés si
librement intimes[4]. Villars fut employé auprès des princes
d'Allemagne et d'Italie, et fut après ambassadeur en
Savoie, en Danemark et en Espagne, et réussit, et se fit
estimer et aimer partout. Il eut ensuite une place de conseiller d'État d'épée[5], et, au scandale de l'ordre du Saint-
Esprit, il fut de la promotion de 1688. Sa femme[6] étoit

conversion des deux époux. La princesse devint une adepte fervente
de Port-Royal; quant au prince, non content d'avoir fait amende honorable en public de ses erreurs et de ses fautes, il écrivit un livre contre
la comédie et les spectacles, qu'il avait beaucoup aimés, et divers traités, qui furent imprimés après sa mort. MM. Ludovic Lalanne et Édouard
de Barthélemy ont publié sa correspondance et celle de sa femme.

1. Cet *et* a été ajouté après coup, en interligne.

2. Saint-Simon avait mis d'abord : *Tout cela*, qu'il a biffé, pour
écrire au-dessus : *Une telle situation.*

3. Françoise d'Aubigné (voyez plus haut, p. 59, note 2) avait été mariée, en 1651, au poëte Paul Scarron, né le 4 juillet 1610, mort le
14 octobre 1660.

4. Voyez plus loin, p. 107 et 108, l'article des Villarceaux et Montchevreuil.

5. Selon les règlements rendus de 1670 à 1673, le conseil d'État,
présidé par le chancelier, se composait de quinze conseillers pris dans
les rangs de la magistrature, de trois prélats, et de trois conseillers
d'État d'épée, courtisans ou militaires. Dangeau était un de ces derniers, avec Villars.

6. Marie Gigault de Bellefonds, marquise de Villars, mariée le
24 janvier 1651, morte le 24 juin 1706, âgée de plus de quatre-vingts
ans. Elle était sœur d'Henri-Robert Gigault de Bellefonds, père de
Bernardin Gigault de Bellefonds, maréchal de France en 1668. Saint-

sœur du père du maréchal de Bellefonds, qui avoit de l'esprit infiniment, plaisante, salée, ordinairement méchante : tous deux fort pauvres, toujours à la cour, où ils avoient beaucoup d'amis, et d'amis considérables[1].

La maréchale de Rochefort étoit d'une autre étoffe, et de la maison de Montmorency, de la branche de Laval[2]. Son père, second[3] fils du maréchal de Boisdauphin[4], avec

Maréchale de Rochefort.
[Add. S^tS. 13-14]

Simon reparlera (tome IV, p. 446) de Mme de Villars et de son esprit caustique. On a publié les lettres qu'elle écrivit pendant son voyage en Espagne.

1. Villars était à Tournay quand le Roi le nomma chevalier d'honneur. Il écrivit de là au contrôleur général Pontchartrain cette lettre dont l'original est aux Archives nationales, G⁷ 552 : « Monseigneur, vous me permettrez, s'il vous plait, que je vous rende mes tres humbles graces de la bonté que vous avez eu de me faire payer si promptement la petite gratification qu'il plait au Roy de m'acorder. Comme S. M. m'a honoré d'un emploYe qu'il me seroit impossible de soutenir sans les secours qu'il a la bonté de me donner de temps en temps, j'espere, Monseigneur, que vous m'acorderez votre protection pour en obtenir la continuation. Je suis, avec un tres profond respect, etc. »

2. Cette branche de Laval avait été formée, vers le milieu du treizième siècle, par Guy de Montmorency, fils du connétable Mathieu II, dit le Grand, et de sa seconde femme, Emme, héritière de Guy V, comte de Laval, et veuve de Robert III, comte d'Alençon. Madeleine de Laval, maréchale de Rochefort, descendait au douzième degré de ce Guy de Montmorency-Laval, par la ligne des seigneurs de Boisdauphin, issue de celle des seigneurs de Loué. Elle était née en 1646, et avait épousé, le 30 avril 1662, Henri-Louis d'Aloigny, marquis de Rochefort, qui devint maréchal de France en 1675; elle mourut à Paris, le 1ᵉʳ avril 1729. Saint-Simon lui a consacré deux importantes Additions (nᵒˢ 13 et 14), dont une partie ne se retrouve pas dans les Mémoires.

3. Dans l'autographe : 2 fils. Saint-Simon emploie souvent ainsi un chiffre, au lieu du nom de nombre, même ordinal. Ailleurs, pour second, il écrit 2ᵈ. — Il se trompe ici en disant « second fils du maréchal de Boisdauphin, » au lieu de petit-fils cadet. Il n'avait pas fait la même erreur dans les deux premières des Additions auxquelles nous renvoyons en marge (nᵒˢ 13 et 14); mais elle se retrouve dans la troisième, du 19 août 1710 (nᵒ 15).

4. Cette exposition de la parenté de Madeleine de Laval étant un peu confuse, nous la rétablissons plus nettement en une seule note. Pierre Séguier, duc de Villemor, comte de Gien, etc., né à Paris le

très-peu de bien, épousa pour sa bonne mine la marquise de Coislin, veuve du colonel général des Suisses et mère du duc et du chevalier de Coislin, et de l'évêque d'Orléans, premier aumônier du Roi. Elle étoit fille aînée du chancelier Séguier et sœur aînée de la duchesse de Verneuil, mère en premières noces du duc de Sully et de la duchesse

28 mai 1588, garde des sceaux en 1633, chancelier de France en 1635, mort à Saint-Germain-en-Laye le 28 janvier 1672, n'eut de Madeleine Fabri que deux filles, qui, l'une et l'autre, se marièrent deux fois. La première, Marie Séguier, née le 10 août 1618, épousa en premières noces, le 5 février 1634, Pierre-César du Cambout, marquis de Coislin, lieutenant général des armées du Roi et colonel général des Suisses, qui mourut le 28 juillet 1641, de blessures reçues au siége d'Aire, n'ayant encore que vingt-huit ans, et laissant les trois fils que Saint-Simon énumère ici, et dont il parlera plus d'une fois, à savoir : Armand, duc de Coislin (1635-1702) ; Pierre, évêque d'Orléans, cardinal et grand aumônier de France ; Charles-César, chevalier de Coislin. La marquise de Coislin se remaria le 27 janvier 1644, comme le raconte Olivier d'Ormesson, dans son *Journal* (tome I, p. 143), avec Guy, chevalier de Boisdauphin, marquis de Laval, né vers 1622, fils puîné de Philippe-Emmanuel de Montmorency-Laval, marquis de Sablé, seigneur de Boisdauphin (mort le 4 juin 1640), et petit-fils d'Urbain I⁰ʳ, marquis de Sablé, maréchal de France en 1597, mort en 1629. Le marquis de Laval mourut le 18 octobre 1646, laissant une fille posthume, qui fut la maréchale de Rochefort ; la mère mourut le 31 août 1710, à l'âge de quatre-vingt-douze ans. — Sa sœur, Charlotte Séguier, née en 1623, épousa, le 21 février 1639, Maximilien-François de Béthune, second duc de Sully, prince d'Henrichemont, etc., lieutenant général aux gouvernements de Dauphiné et de Vexin, gouverneur de Mantes et de Meulan, qui mourut le 11 juin 1661, laissant un fils, qui fut aussi duc de Sully, et deux filles, l'une carmélite, l'autre, Marguerite-Louise, mariée, le 23 janvier 1658, à Armand de Gramont, comte de Guiche, puis remariée, le 6 février 1681, à Henri de Daillon, duc du Lude, chevalier des ordres, grand maître de l'artillerie de France ; la duchesse du Lude fut successivement dame du palais de la Reine et dame d'honneur de la duchesse de Bourgogne ; elle mourut à Paris, le 21 janvier 1726, à l'âge de quatre-vingt-trois ans. Sa mère, Charlotte Séguier, s'était remariée, le 29 octobre 1668, avec Henri de Bourbon, légitimé de France, fils d'Henri IV et de la marquise de Verneuil, titré duc de Verneuil, pair de France, gouverneur et vice-roi de Languedoc (1601-1682). Elle ne mourut que le 5 juin 1704, à l'âge de quatre-vingt-un ans et dix mois.

du Lude. La maréchale de Rochefort naquit posthume, seule de son lit, en 1646, et M. de Boisdauphin[1], frère aîné de son père, n'eut point de postérité. Elle épousa, en 1662, le marquis, depuis maréchal de Rochefort-Aloigny[2], peu de mois après que l'héritière de Souvré, sa cousine issue de germaine, eut épousé M. de Louvois[3]. Cette héritière étoit fille du fils de M. de Courtenvaux[4],

1. Urbain II de Montmorency-Laval, marquis de Boisdauphin, mort le 6 décembre 1661, fils aîné de Philippe-Emmanuel, marquis de Sablé, et de Madeleine de Souvré. Il laissait, d'un second mariage avec la marquise de Courtenvaux, deux fils, qui moururent jeunes et sans alliance, l'un en 1669, l'autre en 1672.

2. L'orthographe régulière est *Aloigny*; les signatures donnent *Alongny* ou *Allongny*.

3. François (dit François-Michel) le Tellier, sieur de Chàville, puis marquis de Louvois, fils du chancelier Michel le Tellier (voyez p. 84, note 4) et d'Élisabeth Turpin, né le 18 janvier 1641, et devenu l'aîné par la mort d'un autre fils, nommé Michel, qui était décédé en septembre 1645. Son père, qui exerçait la charge de secrétaire d'État de la guerre depuis 1643, lui en fit obtenir la survivance dès le 13 décembre 1655; il y joignit un peu plus tard une charge de conseiller au parlement de Metz. Le 24 février 1662, le Roi permit à Louvois d'exercer les fonctions de secrétaire d'État, mais le Tellier continua à partager avec lui la signature jusqu'en octobre 1677, qu'il devint chancelier de France. En outre, Louvois fut nommé, le 24 décembre 1668, surintendant général des postes et relais du Royaume; le 2 janvier 1671, chancelier des ordres du Roi; le 4 février 1672, ministre d'État; en mars 1673, vicaire général de l'ordre de Saint-Lazare et de Notre-Dame-du-Mont-Carmel. Enfin, le 6 septembre 1683, à la mort de Colbert, il fut surintendant des bâtiments, arts et manufactures. Il mourut subitement à Versailles, le 16 juillet 1691. Il avait épousé, le 16 mars 1662, Anne de Souvré, fille de Charles de Souvré, marquis de Courtenvaux, et de Marguerite Barentin. Mme de Louvois, qui était née posthume le 30 novembre 1646, mourut le 2 décembre 1715, ayant eu quatre fils : les marquis de Courtenvaux, de Souvré, de Barbezieux, et l'archevêque de Reims; et deux filles : les duchesses de la Rochefoucauld et de Villeroy.

4. Charles de Souvré, marquis de Courtenvaux, premier gentilhomme de la chambre, marié le 17 mai 1645 à Marguerite Barentin, et père de Mme de Louvois, était fils de Jean de Souvré, premier gentilhomme de la chambre de Louis XIII, chevalier de ses ordres, capitaine de cent hommes d'armes de ses ordonnances, capitaine et gouverneur de Fontai-

lequel étoit fils du maréchal de Souvré[1] et frère de la
célèbre Mme de Sablé[2], mère de M. de Laval, père de la
maréchale de Rochefort. M. de Rochefort[3], qu'elle épousa,
étoit ami intime de M. le Tellier[4] et de M. de Louvois, qui
lui firent rapidement sa fortune. Il mourut capitaine des
gardes du corps, gouverneur de Lorraine, et désigné général d'armée, en allant en prendre le commandement

nebleau, et de Catherine de Neufville-Villeroy. Charles de Souvré étant
mort dès le 3 mai 1646, sa veuve se remaria avec Urbain de Laval,
marquis de Boisdauphin, qui mourut le 6 décembre 1661. Elle survécut
à ce second mari jusqu'au 8 février 1704, et mourut dans sa soixante-
dix-septième année.

1. Gilles de Souvré, marquis de Courtenvaux, maréchal de France
en 1615 et gouverneur de Louis XIII, mort en 1626, à quatre-vingt-
quatre ans.

2. Madeleine de Souvré, née vers 1599, épousa, le 9 janvier 1614,
Philippe-Emmanuel de Laval-Montmorency, seigneur de Boisdauphin et
marquis de Sablé. Elle fut veuve dès le 4 juin 1640, et mourut le
16 janvier 1678, à l'âge de soixante-dix-neuf ans. On trouve de curieux renseignements sur sa vie, son esprit et son influence littéraire
dans l'ouvrage de Victor Cousin intitulé : *Madame de Sablé*, et dans
les deux livres de M. Édouard de Barthélemy sur les *Amis de la marquise de Sablé* et sur *Madame la comtesse de Maure*. Voyez aussi son
historiette dans *Tallemant des Réaux*, tome III, p. 128-156.

3. Henri-Louis d'Aloigny, marquis de Rochefort, fils d'un surintendant des bâtiments de France, servit d'abord sous le prince de Condé,
puis en Hongrie, rentra au service du Roi en 1665, et devint successivement capitaine-lieutenant des gendarmes du Dauphin, brigadier de
gendarmerie, gouverneur de la ville d'Ath en 1667, maréchal de camp
en 1668, lieutenant général et capitaine d'une compagnie des gardes
du corps en 1672, gouverneur de la Lorraine, du Barrois et des Trois-
Évêchés en 1675, maréchal de France le 30 juillet de la même année.
Il mourut le 23 mai 1676, à Nancy.

4. Michel le Tellier, seigneur de Chaville, de Louvois et de la Ferté-
Gaucher, né le 19 avril 1603, conseiller au Grand Conseil en 1624, procureur du Roi au Châtelet en 1631, maître des requêtes en 1638, intendant de justice à l'armée de Piémont en 1640, chargé des fonctions
de secrétaire d'État de la guerre le 13 avril 1643 (Sublet de Noyers ne
voulut pas donner sa démission et vécut jusqu'au 20 octobre 1645),
grand trésorier des ordres du Roi en 1652, ministre d'État en 1661,
chancelier de France le 27 octobre 1677; mort le 30 octobre 1685.

au printemps de 1676. Il n'y avoit pas un an qu'il étoit
maréchal de France, de la promotion qui suivit la mort
de M. de Turenne[1]. Cette même protection avoit fait sa
femme dame du palais de la Reine[2].

Elle étoit belle, encore plus piquante, toute faite pour la
cour, pour les galanteries, pour les intrigues; l'esprit du
monde à force d'en être, peu ou point d'ailleurs, et toute
la bassesse nécessaire pour être de tout et en quelque
sorte que ce fût. M. de Louvois la trouva fort à son gré,
et elle s'accommoda fort de sa bourse et de figurer par
cette intimité[3]. Lorsque le Roi eut et changea de maîtresses[4], elle fut toujours leur meilleure amie, et, quand il
lia avec Mme de Soubise[5], c'étoit chez la maréchale qu'elle
alloit et chez qui elle attendoit Bontemps[6], à porte fermée, qui la menoit par des détours chez le Roi. La maréchale elle-même me l'a conté, et comme quoi elle fut un
jour embarrassée à se défaire du monde que Mme de
Soubise trouva chez elle, qui n'avoit pas eu le temps de
l'avertir, et comme elle mouroit de peur que Bontemps

1. Henri de la Tour, vicomte de Turenne, né à Sedan, le 11 septembre 1611, maréchal de camp en 1634, maréchal de France en 1643,
ministre d'État et gouverneur du Limousin en 1652-53, maréchal général en 1660, colonel général de la cavalerie légère, tué d'un coup de
canon, à Salzbach, le 27 juillet 1675.

2. Elle fut nommée le 1er janvier 1674. Voyez sa lettre de remercî-
ment au ministre, dans l'*Histoire de Louvois*, de M. Camille Rousset,
tome IV, p. 566.

3. Sur cette liaison, voyez le Chansonnier, ms. Fr. 12687, p. 391.

4. C'est-à-dire, eut des maîtresses et en changea.

5. Anne de Rohan-Chabot, princesse de Soubise, petite-fille du célèbre duc de Rohan, et seconde femme de François de Rohan-Montbazon
(ci-dessus, p. 41, note 1), à qui elle apporta la principauté de Soubise ;
mariée le 17 avril 1663, morte le 3 février 1709, à soixante et un ans.

6. Alexandre Bontemps, né le 9 juin 1526, premier valet de chambre ordinaire du Roi, ancien gentilhomme ordinaire de la chambre, intendant de Versailles, secrétaire général des Suisses et Grisons, gouverneur de Rennes, etc.; mort le 17 janvier 1701. De 1642 à 1656, il
avait eu une abbaye en commende, Notre-Dame-des-Hiverneaux.

ne s'en retournât, et que le rendez-vous manquât, s'il arrivoit avant qu'elle se fût défaite de sa compagnie[1].

Elle fut donc amie de Mmes de la Vallière, de Montespan et de Soubise, et surtout de la dernière, jusqu'au
temps où j'ai connu la maréchale, et le sont toujours de-
meurées intimement. Elle le devint après de Mme de
Maintenon, qu'elle avoit connue chez Mme de Montespan[2],
et à qui elle s'attacha à mesure qu'elle vit arriver et
croître sa faveur. Elle étoit telle[3] au mariage de Monseigneur, que le Roi n'eut pas honte de la faire dame d'atour
de la nouvelle Dauphine[4]; mais, n'osant aussi l'y mettre
en plein, il ne put trouver mieux que la maréchale de
Rochefort pour y être en premier et pour s'accommoder
d'une compagne si étrangement inégale, et avoir cependant pour elle toutes les déférences que sa faveur exi-
geoit[5]. Elle y remplit parfaitement les espérances qu'on en

1. Saint-Simon reviendra sur cette aventure et sur Mme de Soubise,
à propos des princes étrangers, en 1698.

2. Au temps où Mme de Maintenon était chargée de l'éducation des
enfants naturels du Roi.

3. La faveur de Mme de Maintenon était telle. — Il y avait d'abord :
Elle étoit au comble. Saint-Simon a effacé les deux derniers mots, pour
écrire au-dessus : *presque telle;* puis il a encore effacé *presque.*

4. Voyez ci-après, p. 291, note 4.

5. Mme de Sévigné écrivait, le 13 décembre 1679 : « Il y en a qui
disent que Mme de Maintenon sera placée d'une manière à surprendre ;
ce ne sera pas à cause de *Quanto* (Mme de Montespan), car c'est la plus
belle haine de nos jours ; elle n'a vraiment besoin de personne que de
son bon esprit. » — Ce fut le premier exemple de deux dames d'atour
attachées à la même princesse. Selon Mme de Caylus, le Roi eut la
politesse de demander à Mme de Rochefort si cette compagne, Mme de
Maintenon, ne lui ferait point de peine, et il l'assura que la marquise ne se mêlerait en rien du service. Les deux dames furent nommées ensemble, Mme de Maintenon la seconde, le 8 janvier 1680 (Arch.
nat., O¹ 24, fol. *b* v°; voyez les *Souvenirs de Mme de Caylus,* p. 491),
et, après la mort de la Dauphine, elles reçurent l'une et l'autre, le
26 août 1691, une pension de 9000 livres. — La dame d'atour (voyez
ci-dessus, p. 76 et note 5) présidait à la toilette et dirigeait les femmes
de chambre chargées de l'habillement et de la coiffure. En cas de par-

avoit conçues, et sut néanmoins, avec cela, se concilier
l'amitié et la confiance de Madame la Dauphine jusqu'à sa
mort, quoiqu'elle ne pût souffrir Mme de Maintenon, ni
Mme de Maintenon cette pauvre princesse.

Une femme si connue du Roi, et si fort à toutes mains,
étoit son vrai fait pour mettre auprès de Mme la duchesse
de Chartres, qui entroit si fort de travers dans une famille tellement au-dessus d'elle, et avec une belle-mère
outrée et qui n'étoit pas femme à contraindre ses mépris. Si une maréchale de France, et de cette qualité,
avoit surpris le monde dans la place de dame d'atour de
Madame la Dauphine, ce fut bien un autre étonnement
de la voir dame d'honneur d'une bâtarde petite-fille de
France. Aussi se fit-elle prier, avec cette pointe de gloire
qui lui prenoit quelquefois, mais qui plioit le moment
d'après. Elle étoit fort tombée par la mort de M. de Louvois, quoique M. de Barbezieux eût pour elle les mêmes
égards qu'avoit eus[1] son père. Tout ce qu'elle gagna à ce
premier refus fut une promesse d'être dame d'atour lorsqu'on marieroit Mgr le duc de Bourgogne[2].

Mme de Mailly[3] étoit une demoiselle de Poitou qui n'a-

Comte et
comtesse de
Mailly.

tage de la charge, la première dame avait seule le soin des habits et
de la garde-robe. (*Journal de Dangeau*, tome II, p. 394.)

1. *Eu*, sans accord dans le manuscrit.

2. Les rangs étaient ainsi réglés à la cour : 1° la dame d'honneur;
2° la dame d'atour; 3° les dames du palais; 4° la première femme de
chambre; 5° les autres femmes de chambre.

3. Marie-Anne-Françoise de Saint-Hermine était fille de Hélie, marquis de Saint-Hermine, et d'Anne-Madeleine de Valois de Villette ; celle-
ci avait pour mère Arthémise d'Aubigné, sœur de Constant d'Aubigné
et tante de Mme de Maintenon. Il y a donc erreur dans la suite de la
phrase : au lieu de « cousin issu de germain », il faut lire : « cousin
germain par alliance ». Du reste, Saint-Simon est plus exact quand il
rappelle ailleurs (tome XIII, p. 183, et Addition à Dangeau, 2 septembre 1696) la nomination de Mme de Mailly. Celle-ci passa dame d'atour
de la duchesse de Bourgogne en 1696, remplit les mêmes fonctions auprès de la reine Marie Leczinska (1724-1731), et mourut le 6 novembre 1734, à l'abbaye de Poissy, âgée de soixante-sept ans.

voit pas de chausses[1], fille de Saint-Hermine[2], cousin issu de germain de Mme de Maintenon. Elle l'avoit fait venir de sa province demeurer chez elle à Versailles, et l'avoit mariée, moitié gré, moitié force, au comte de Mailly[3], second fils du marquis et de la marquise de Mailly, héritiers de Montcavrel, qui, mariés avec peu de bien, étoient venus à bout, avec l'âge, à force d'héritages et de procès, d'avoir ce beau marquisat de Nesle[4], de bâtir l'hôtel de Mailly[5], vis-à-vis du pont Royal, et de faire une très-puissante maison. Le marquis de Nesle[6], leur

1. L'exemple suivant, cité par Furetière, explique bien le sens de cette locution : « Il est si pauvre qu'il n'a pas des (*sic*) chausses. » *Chausses* se prenait dans la vieille acception de *bas*.

2. Saint-Simon écrit *Ste Hermine*. Nous rétablissons l'orthographe de ce nom telle que la donnent les *Souvenirs de Mme de Caylus* et les signatures des personnages dont il est ici question, notamment de la mère de Mme de Mailly, et telle aussi que l'exige l'étymologie.

3. Mlle de Saint-Hermine avait épousé, le 8 juillet 1687, Louis, comte de Mailly, menin du Dauphin, maréchal de camp, qui mourut le 6 avril 1699, à l'âge de trente-sept ans; fils de Louis-Charles, marquis de Mailly, prince de l'Isle-sous-Montréal, et de Jeanne de Monchy, laquelle était fille de Bertrand-André de Monchy, marquis de Montcavrel, et de Marguerite Aux-Épaules, dite de Laval, marquise de Nesle. Le marquis de Mailly mourut le 26 mars 1708, à l'âge de quatre-vingt-dix ans, et la marquise le 13 avril 1713, à l'âge de quatre-vingt-cinq ans. La marquise de Mailly avait hérité de tous les biens de sa maison par la mort de son frère et du jeune fils de celui-ci. C'est elle qu'on surnommait *la Bécasse*.

4. Nesle, petite ville du département de la Somme, à vingt kilomètres de Péronne. Le château appartient encore au marquis de Mailly-Nesle.

5. Cet hôtel était au coin de la rue de Beaune et du quai, presque en face du pont Royal, qui fut construit par Louis XIV en 1685. Après avoir été occupé, dans les derniers temps de son existence, par le cercle Agricole, l'hôtel de Mailly a fait place aux bâtiments du *Journal officiel*. Il était tout à fait voisin de l'hôtel de la première compagnie des mousquetaires, où Saint-Simon servit pendant un an.

6. Louis de Mailly, marquis de Nesle, colonel du régiment de Condé, maréchal de camp, avait épousé, le 22 mars 1687, Marie de Coligny-Saligny. Son père, et sa mère surtout, s'opposant à cette alliance, quoique Mlle de Coligny fût belle, bien faite, et eût passé pour un grand

fils aîné, avoit épousé, malgré eux, la dernière de l'illustre maison de Coligny[1]; il étoit mort devant Philipsbourg,
en 1688, maréchal de camp, et n'avoit laissé qu'un fils[2]
et une fille[3]. C'étoit à ce fils que les marquis et marquise
de Mailly vouloient laisser leurs grands biens. Ils avoient
froqué[4] un fils et une fille, et fait prêtre, malgré lui, un
autre fils; une autre fille avoit épousé, malgré eux, l'aîné
de la maison de Mailly[5].

parti tant que son frère était d'Église, le marquis de Nesle ne déclara
ce mariage qu'au bout de six ou huit mois; Monsieur le Prince, Mme de
Maintenon et d'autres s'interposèrent pour calmer le ressentiment des
parents. M. de Mailly consentit enfin à donner une dot à son fils, mais
non à loger le ménage. (Voyez *Sourches*, tome II, p. 215; *Dangeau*,
tome II, p. 72; la *Gazette hollandaise de Leyde*, correspondance de
Paris du 15 décembre 1687, et enfin un fragment du journal de Gaignières, dans le ms. Clairambault 491, fol. 58.) Le marquis de Nesle
mourut dès l'année suivante, le 15 novembre 1688, fort regretté, et
Mme de Maintenon obtint que M. et Mme de Mailly prissent leur belle-
fille dans leur hôtel. (*Dangeau*, tome II, p. 211.)

1. La marquise de Nesle ne survécut pas longtemps à son mari, et
mourut le 17 août 1693, à l'âge de vingt-six ans. Fille de Jean, comte
de Coligny-Saligny, lieutenant général, célèbre pour sa campagne de
1664 en Hongrie, et de qui on a de curieux mémoires, il ne lui restait
qu'un frère, Gaspard-Alexandre de Coligny, qui fut d'abord d'Église et
eut deux abbayes, puis les échangea contre le régiment de Condé-cava-
lerie, et épousa, en 1690, Mlle de Madaillan de Lesparre. Mais il mourut
sans postérité, le 14 mai 1694, et avec lui s'éteignit la dernière branche de cette maison; les Coligny-Châtillon avaient fini en 1649, les
Coligny-Laval en 1601.

2. Louis de Mailly, troisième du nom, naquit posthume le 27 février 1689. Il est bien connu comme père de Mmes de Mailly, de Lau-
raguais, de Vintimille et de Châteauroux.

3. Charlotte, mariée en 1711 au prince de Nassau-Siegen.

4. *Froquer*, habiller d'un froc, mettre dans un couvent. Le mot
n'est ni dans l'*Académie*, ni dans *Furetière*. M. Littré le donne avec ce
seul exemple de Saint-Simon.

5. Saint-Simon oublie une troisième fille. — Victor-Augustin de Mailly
entra d'abord, comme novice, à l'abbaye de Saint-Victor de Paris, puis
fut évêque de Lavaur; François fut archevêque d'Arles et de Reims,
cardinal en 1719; Marie-Louise fut abbesse de Lavaur et de Saint-

Le comte de Mailly, qui leur avoit échappé, ils ne vou-loient lui rien donner, ni le marier. C'étoit un homme de beaucoup d'ambition, qui se présentoit à tout, aimable s'il n'avoit pas été si audacieux, et qui avoit le nez tourné à la fortune. C'étoit une manière de favori de Monseigneur[1]. Avec ces avances[2], il se voulut appuyer de Mme de Main-tenon pour sa fortune et pour obtenir un patrimoine de son père : c'est ce qui fit le mariage, en faisant espérer monts et merveilles aux vieux Maillis[3], qui vouloient du présent, et sentoient en gens d'esprit que, le mariage fait, on les laisseroit là, comme il arriva. Mais, quand on a écouté sur un mariage de cette autorité, il ne se trouve plus de porte de derrière, et il leur fallut sauter le bâton d'assez mauvaise grâce. La nouvelle comtesse de Mailly avoit apporté tout le gauche de sa province, dont, faute d'esprit, elle ne se sut défaire, et enta dessus toute la *gloire de la toute*-puissante faveur de Mme de Mainte-non : bonne femme et sûre amie d'ailleurs, quand elle l'étoit, noble et magnifique, mais glorieuse à l'excès et désagréable avec le gros du monde, avec peu de con-duite, et fort particulière. Les Maillis trouvèrent cette place, avec raison, bien mauvaise, mais il la fallut avaler[4].

Just; Jeanne-Charlotte-Rose devint prieure perpétuelle de Poissy en 1707; enfin Anne-Marie-Madeleine-Louise, dont Saint-Simon parle ici en dernier lieu, avait épousé en 1687 son cousin, chef de la branche aînée, René V, marquis de Mailly, colonel du régiment d'Orléanais, lequel mourut au mois de juillet 1698.

1. Il passait de plus pour avoir les bonnes grâces de Madame la Du-chesse. (Chansonnier, ms. Fr. 12690, p. 107.)

2. *Avances*, avantages préliminaires, moyens de succès qu'on a avant toute démarche pour l'objet qu'on a en vue.

3. Saint-Simon change ainsi, devant l's du pluriel, l'*y* en *i*.

4. Le mari de Mlle de Saint-Hermine sut tirer un bon parti de cette alliance. Outre plusieurs postes lucratifs, comme celui d'inspecteur de l'infanterie, qu'il avait depuis 1690, lui et sa femme se firent une ex-cellente position parmi les donneurs d'avis qui profitaient si prodigieu-sement des affaires de finances. A la suite du mariage de son maître, M. de Mailly obtint le justaucorps à brevet et la charge de mestre de

M. de Fontaine-Martel[1], de bonne et ancienne maison des Martels et des Clères de Normandie, étoit un homme perdu de gouttes et pauvre.[2] Il étoit frère unique[3] du marquis d'Arcy[3], dernier gouverneur de M. le duc de Chartres, qui avoit acquis une grande estime par la conduite qu'il lui avoit fait tenir à la guerre et dans le monde, qui y étoit lui-même fort estimé, et qui s'étoit fait[4], auparavant ce dernier emploi, une grande réputation dans ses ambassades. Il étoit chevalier de l'Ordre et conseiller d'État d'épée, et mourut des fatigues de l'armée et de son

M. d'Arcy et comte de Fontaine-Martel, et sa femme.

camp général des dragons, avec celle qu'il avait déjà de brigadier d'infanterie; le Roi venait tout récemment de lui permettre de vendre son régiment des Vaisseaux, et augmenta ses pensions de 9000 livres.

1. François Martel, troisième du nom, comte de Fontaine-Martel, épousa Jeanne de Clères, héritière de la maison normande de ce nom (bourg de l'arrondissement de Rouen, avec un très-ancien château), et en eut : 1° Charles, comte de Clères, capitaine des gardes du corps de Monsieur, chevalier des ordres, mort en 1669 ; 2° le marquis d'Arcy, à qui est consacrée la note 3 ci-après; 3° Henri Martel, comte de Fontaine-Martel, dont il est question en ce moment, comme premier écuyer de la duchesse de Chartres, et qui mourut à Paris, le 28 avril 1706. Il avait fait quelques campagnes.

2. Le seul qui eût survécu. — Devant *marquis*, est biffé *feu*.

3. René Martel, marquis d'Arcy (Arcis-sur-Aube), mestre de camp du régiment de Conti, remplit successivement les fonctions d'envoyé du Roi à Mayence (1673), en Savoie (1675), en Allemagne, auprès des princes de Lunebourg (1680), et fut nommé ambassadeur à Turin en novembre 1684. Il eut l'Ordre à la promotion de 1688, quoique absent, et fut choisi, en septembre 1689, pour remplacer le duc de la Vieuville comme gouverneur du duc de Chartres. Le Roi lui donna, le 19 janvier 1694, la place de conseiller d'État d'épée de M. de la Vauguyon, et il mourut peu après, à Maubeuge, en juin 1694. A cette époque, il avait changé son titre de gouverneur du jeune prince contre celui de premier gentilhomme de sa chambre. Saint-Simon reviendra sur ses mérites, que tout le monde, et même Madame, reconnaissait à la cour. On trouve son portrait au lavis dans le ms. Clairambault 1167, fol. 240. Il signait en un seul mot : *Darcy*.

4. *S'étoit fait* est en interligne, au-dessus d'*avoit acquis*, effacé. De même, dans la phrase suivante, *mourut* est au-dessus d'*étoit mort ;* et *au printemps de* 1694, *à Valenciennes*, a été ajouté après coup.

emploi, sans avoir été marié, au printemps de 1694, à
Valenciennes[1]. Ce fut à cette qualité de frère de M. d'Arcy
que la charge fut donnée. Sa femme étoit fille posthume
de M. de Bordeaux[2], mort ambassadeur de France en
Angleterre, et de Mme de Bordeaux[3], qui, pour une bourgeoise, étoit extrêmement du monde, et amie intime de
beaucoup d'hommes et de femmes distinguées. Elle avoit
été belle et galante[4] ; elle en avoit conservé le goût dans
sa vieillesse, qui lui avoit conservé aussi[5] des amies considérables. Elle avoit élevé sa fille unique dans les mêmes
mœurs : l'une et l'autre avoient de l'esprit et du manége.
Mme de Fontaine-Martel s'étoit ainsi trouvée naturellement du grand monde ; elle étoit fort de la cour de
Monsieur : la place de confiance que M. d'Arcy, son beau-
frère, y remplit si dignement, lui donna de la considération,
et tout cela ensemble leur valut cette lucrative charge[6].

1. A Maubeuge, et non à Valenciennes. Cette erreur ne se retrouve
pas à l'endroit des *Mémoires* (tome I, p. 210) où est mentionnée la mort
du marquis d'Arcy.

2. Antoine de Bordeaux, sieur du Génitoy et de Neuville, reçu maître des requêtes en 1642, président au Grand Conseil en 1651, intendant des armées du Roi, ambassadeur en Angleterre, auprès de Crom-
well, en décembre 1652, et enfin chancelier de la reine Anne d'Autriche, à son retour, en 1660. Il mourut le 7 septembre de la même année,
âgé de trente-neuf ans. Voyez les *Historiettes* de Tallemant des Réaux,
tome VII, p. 197 et 200. Gatien des Courtilz de Sandras a publié de
prétendus *Mémoires de M. de Bordeaux*, père de l'ambassadeur, lequel
fut surintendant des finances du duc d'Orléans en 1644 et intendant
des finances en 1649.

3. Antoine de Bordeaux avait pris une femme de son nom, Madeleine
de Bordeaux, fille d'un receveur général des finances de Tours. Elle
mourut le 1er janvier 1702, à l'âge de soixante-trois ans. Le comte de
Fontaine-Martel avait épousé, en 1688, leur fille, Antoinette-Madeleine ;
celle-ci mourut le 8 janvier 1733, âgée de soixante-douze ans.

4. Ses galanteries avec Courtin, Lavardin, Cordes et autres, sont racontées dans le Chansonnier, ms. Fr. 12617, p. 515.

5. *Aussi*, au-dessus de la ligne.

6. On verra dans la suite que Saint-Simon, rencontrant Mme de Fontaine-Martel à l'hôtel de Lorge, lia avec elle une amitié particulière, et

Le lundi gras[1], toute la royale noce et les époux, superbement parés, se rendirent, un peu avant midi, dans le cabinet du Roi, et de là à la chapelle. Elle étoit rangée à l'ordinaire, comme pour la messe du Roi, excepté qu'entre son prie-dieu[2] et l'autel étoient deux carreaux pour les mariés, qui tournoient le dos au Roi. Le cardinal de Bouillon, tout revêtu, y arriva en même temps de la sacristie, les maria et dit la messe. Le poêle fut tenu par le grand maître et par le maître des cérémonies, Blainville[3] et Sainctot[4]. De la chapelle, on alla tout de suite

---

qu'elle lui rendit des services signalés auprès du duc d'Orléans. Elle conserva toujours la faveur de ce prince. Le marquis d'Argenson (*Journal et Mémoires*, éd. Rathery, tome I, p. 147-149) a fait une peinture piquante des derniers temps de sa vie, et Voltaire a vanté son esprit, ses soupers, son heureuse vieillesse, dans une épître de 1732 qui commence ainsi :

> O très-singulière Martel,
> J'ai pour vous estime profonde,

et finit :

> Martel, l'automne de vos jours
> Vaut mieux que le printemps d'une autre.

1. 18 février 1692. (*Journal de Dangeau*, tome IV, p. 29-30, et *Mercure galant*, février 1692, p. 317-330.)

2. Saint-Simon écrit tantôt *prie-dieu*, tantôt *prié-dieu* (voyez la *Bruyère*, tome II, p. 9). Il y a bien ici *prie-dieu* dans le manuscrit.

3. Jules-Armand Colbert, marquis d'Ormoy, puis de Blainville, quatrième fils du grand Colbert, baptisé le 7 décembre 1663, et revêtu dès 1672 de la survivance de la charge de surintendant des bâtiments qu'exerçait son père, avait été dépossédé, à la mort de celui-ci, par Louvois. Il obtint alors une compagnie au régiment de Picardie, puis, en 1684, le commandement du régiment de Foix, et, en 1685, il succéda au marquis de Rhodes dans l'office de grand maître des cérémonies de France, qu'il revendit en 1701 à M. de Dreux. Brigadier en 1693, il fut nommé maréchal de camp en 1702 et inspecteur général de l'infanterie, quelques mois plus tard lieutenant général, et il mourut le 17 août 1704, des suites de blessures glorieuses reçues à la bataille de Hochstedt. — Sur la charge de grand maître des cérémonies, voyez les *Mémoires du marquis de Sourches*, tome I, p. 23; le *Journal de Dangeau*, tome VIII, p. 61, et l'*État de la France*.

4. Nicolas Sainctot, deuxième du nom, né vers 1632, pourvu le

se mettre à table[1]. Elle étoit en fer à cheval : les princes
et les princesses du sang y étoient placés à droit[2] et à
gauche, suivant leur rang, terminés par les deux bâtards
du Roi, et, pour la première fois, après eux, par la du-
[Add. St. S. 16] chesse de Verneuil[3] : tellement que M. de Verneuil[4],
bâtard d'Henri IV, devint ainsi prince du sang, tant
d'années après sa mort, sans s'être jamais douté de
l'être. Le duc d'Uzès[5] le trouva si plaisant, qu'il se mit

18 janvier 1655 de la charge de maître des cérémonies qu'avaient exercée son oncle et son père, venait de la vendre, en 1691, à des Granges, premier commis de la maison du Roi, et avait acheté en échange
une moitié (le semestre de juillet) de la charge d'introducteur des ambassadeurs de M. de Bonneuil; quoique pourvu de celle-ci depuis le
23 août 1691, on voit qu'il continuait encore le service des cérémonies.
Mort le 4 juillet 1713, à l'âge de quatre-vingt-un ans.

1. Le *Mercure* donne une représentation figurée de la table.

2. *A droit*, orthographe constante du dix-septième siècle, et non *à
droite*.

3. Voyez ci-dessus, p. 81, note 4. — La duchesse de Verneuil avait
signé la dernière au contrat de Monsieur le Duc et avait été assise au
festin après les princesses, avant les Lorrains : elle eut le même rang
aux deux mariages de 1692. Voyez *Dangeau*, tome IV, p. 31 et 32, et
comparez, pour l'ordonnance du repas de noces de 1685, les *Mémoires
de Sourches*, tome II, p. 236. C'était, en 1685, la première fois que
les princes du sang et les bâtards mangeaient avec la Dauphine.

4. Henri de Bourbon-Verneuil, fils naturel d'Henri IV et d'Henriette
de Balzac, marquise de Verneuil, né en octobre 1601, légitimé en janvier 1603, destiné par son père à l'Église, et pourvu dès 1608 de l'évêché de Metz, qu'il conserva, quoique laïque, jusqu'en 1652; il avait eu
aussi, en 1623, l'abbaye de Saint-Germain-des-Prés, dont il ne se démit
qu'en 1668, au profit du roi de Pologne. Mort à Verneuil, le 28 mai 1682.

5. Emmanuel, deuxième du nom, comte de Crussol, duc d'Uzès, pair
de France, chevalier des ordres en 1688, colonel du régiment de Crussol, gouverneur de Saintonge et d'Angoumois; mort le 1er juillet de
cette même année (1692), à l'âge de cinquante ans. Il avait épousé la
fille du duc de Montausier. Son portrait au lavis est dans le ms. Clairambault 1161, fol. 11. Bien tourné, plein de mérite, plus brave que ne
l'avaient été beaucoup de personnages de son nom, il était à la fois
sérieux, spirituel et mordant. Un jour que certain courtisan priait dans
un coin de la chapelle de Versailles, il alla à lui : « Que fais-tu là !

à marcher devant elle, criant tant qu'il pouvoit : « Place,
place à Mme Charlotte Séguier! » Aucune duchesse ne
fit sa cour à ce dîner que la duchesse de Sully et la duchesse du[1] Lude, fille et belle-fille de Mme de Verneuil,
ce que toutes les autres trouvèrent si mauvais qu'elles
n'osèrent plus y retourner. L'après-dînée, le roi et la
reine[2] d'Angleterre vinrent à Versailles avec leur cour.
Il y eut grande musique et grand jeu, où le Roi fut presque toujours, fort paré et fort aise, son cordon bleu
par-dessus, comme la veille[3]. Le souper fut pareil au
dîner, le roi d'Angleterre ayant la reine sa femme à
sa droite et le Roi à sa gauche, avec chacun leur cadenas[4]. Ensuite on mena les mariés dans l'appartement

lui dit-il, le Roi ne te voit pas. » Son caractère très-raide ne s'accom-
modait pas avec celui de Louvois, aussi ne vouloit-il jamais écrire à ce
ministre ; mais, ayant une fois besoin de faire faire des promotions dans
son régiment, il dressa en ces termes ses propositions : « *Tels* et *tels*
officiers manquent ; *tels* et *tels* seroient capables de les remplacer. La
volonté du bureau soit faite. » Les nominations furent aussitôt expédiées.
(Ms. Clairambault 290, p. 494, et Papiers du P. Léonard, MM 828, p. 126.)

1. *De* a été corrigé en *du.*

2. Marie-Béatrix-Éléonore d'Este, fille du duc de Modène, née en
1658 ; mariée, le 30 septembre 1673, à Jacques Stuart, qui n'était alors
que duc d'York ; installée avec lui au château de Saint-Germain-en-
Laye depuis la fin de l'année 1688, elle y mourut le 7 mai 1718.

3. Primitivement, le ruban bleu céleste du Saint-Esprit s'était porté
au cou, pendant sur la poitrine ; puis on l'avait placé sous le justaucorps, de façon que la croix pendît auprès de la garde de l'épée. Mais
la mode avait encore changé. « Le 17 décembre 1675, le Roi et les chevaliers de ses ordres portèrent le cordon bleu par-dessus le justaucorps,
qu'auparavant ils ne portoient que dessous. Et depuis ce temps-là, quelques-uns ont continué ; les autres le portent sous le justaucorps, comme
on faisoit auparavant. » (*État de la France* de 1698, tome II, p. 339.)
Après l'institution de l'ordre de Saint-Louis, le Roi lia la nouvelle croix
avec celle du Saint-Esprit, par un petit ruban rouge.

4. On appelait *cadenas* un coffret de métal précieux destiné à mettre
le couvert du Roi, et jusqu'aux cure-dents, à l'abri de toute tentative
criminelle. Il était d'usage, non-seulement chez le Roi, mais sur la table
des princes et sur celle des ducs et pairs ; voyez *Tallemant des Réaux,*
dans l'historiette de Mme de Choisy, tome V, p. 409, et une importante

de la nouvelle duchesse de Chartres, à qui la reine
d'Angleterre donna la chemise, et le roi d'Angleterre
à M. de Chartres, après s'en être défendu, disant qu'il
étoit trop malheureux. La bénédiction du lit se fit par
le cardinal de Bouillon, qui se fit attendre un quart
[*Add. S^tS. 17*] d'heure, et qui fit dire que ces airs-là ne valoient rien à
prendre pour qui revenoit comme lui d'un long exil, où
la folie qu'il avoit eue de ne pas donner la bénédiction
nuptiale à Madame la Duchesse, s'il n'étoit admis au
festin royal, l'avoit fait envoyer [1].

Addition de Saint-Simon au *Journal de Dangeau*, 26 janvier 1720. Selon
Furetière, c'était « une espèce d'assiette carrée, où l'on serre la cuiller,
la fourchette et le couteau ; un des côtés est retourné et élevé de deux
doigts, avec un petit couvercle où l'on met du sel, du sucre et du poi-
vre. » — L'*État de la France* de 1698 (tome I, p. 126) ne semble pas
être tout à fait d'accord avec Saint-Simon sur le cérémonial du cadenas : « S'il arrivoit, dit-il, que le Roi mangeât avec un autre roi ou
reine, le roi de France, faisant les honneurs de sa maison, céderoit à
cette autre tête couronnée son cadenas (qui est la pièce d'honneur de
la table), son capitaine des gardes et son porte-fauteuil. »

1. Lors de ce mariage de 1685, le cardinal avait eu la prétention
d'être invité au festin royal, avec les princes du sang, qui y étaient admis pour la première fois ; la forme un peu sèche du refus du Roi l'ayant
irrité, il refusa de célébrer la cérémonie du mariage, et on dut faire
venir en toute hâte l'évêque d'Orléans, premier aumônier, qui était
dans son diocèse, suivant sa louable coutume. Dès le mois suivant (août
1685), après une audience du Roi, le cardinal fut relégué à son abbaye
de Tournus. Mais on crut que son refus de marier la princesse n'était pas
l'unique motif de cette disgrâce, et que le Roi lui en voulait également,
soit de s'être plaint qu'il eût cassé le régiment de son neveu le prince
de Turenne, soit d'avoir manqué de respect à la Dauphine. L'affaire pouvait aussi se rattacher à la correspondance des deux princes de Conti,
que le prince de Turenne avait suivis en Hongrie. Du moins est-il certain que le duc et la duchesse de Bouillon furent, en même temps que
le cardinal, relégués au château de Navarre. Cet exil fut fort long,
comme le dit Saint-Simon, et marqué par de graves incidents, qu'on
peut voir dans le *Journal de Dangeau* (tomes I à III) ; cependant, en 1689,
lors du conclave, le cardinal fut envoyé à Rome, et sa conduite y
parut si bonne, que le Roi lui permit, au bout d'une autre année, de
revenir à la cour, ainsi que Mme de Bouillon et le prince de Turenne.

Le mardi gras, grande toilette de Mme de Chartres[1], où le roi et la reine d'Angleterre vinrent, et où le Roi se trouva avec toute la cour; la messe du Roi ensuite; puis le dîner comme la veille. On avoit, dès le matin, renvoyé Mme de Verneuil à Paris, trouvant qu'elle en avoit eu sa suffisance. L'après-dînée, le Roi s'enferma avec le roi et la reine d'Angleterre; et puis grand bal comme le précédent, excepté que la nouvelle duchesse de Chartres y fut menée par Mgr le duc de Bourgogne. Chacun eut le même habit et la même danseuse qu'au précédent[2].

Je ne puis passer sous silence une aventure fort ridicule qui arriva au même homme à tous les deux[3]. C'étoit le fils de Montbron[4], qui n'étoit pas fait pour danser chez le Roi, non plus que son père pour être chevalier de l'Ordre,

---

1. Saint-Simon ne parle pas de la physionomie de la duchesse de Chartres. Mme de Caylus (*Souvenirs*, p. 484) s'exprime sur ce point avec une certaine réserve, et ne reproche que « peu de proportion dans les traits. » Quant à la duchesse d'Orléans, belle-mère de la princesse, elle était trop prévenue pour parler avec impartialité : elle dit que sa belle-fille est *toute bistournée*, et en trace un portrait qui va jusqu'à la grossièreté (*Lettres inédites*, p. 136). Il est constant que la princesse semblait être contrefaite, et qu'elle était d'aspect très-désagréable, avec des joues énormes, etc. Voyez une épigramme de Madame la Duchesse, dans le Chansonnier, ms. Fr. 12691, p. 449.

2. Comparez *Dangeau*, tome IV, p. 32-33. Saint-Simon ne parle pas ici de la bouderie des deux sœurs aînées de la mariée. Mme de Caylus, mais il faut remarquer que, liée avec Madame la Duchesse, elle était portée à excuser sa conduite, prétend (*Souvenirs*, p. 509) que celle-ci vit sans chagrin le mariage de sa sœur.   [Add. StS. 18]

3. Aux deux bals.

4. François, comte de Montbron, né en 1632, débuta dans le régiment de Picardie, fut ensuite lieutenant des mousquetaires du cardinal Mazarin, passa avec eux au service du Roi, et traita de la charge de capitaine-lieutenant lors de la retraite de Maulévrier; fut nommé aussi, en 1672, lieutenant-colonel du régiment du Roi, en même temps que brigadier; quitta les mousquetaires après la prise de Maëstricht, pour devenir maréchal de camp et pour commander sur les frontières ou à Metz; fut fait lieutenant général en février 1677; gouverneur d'Arras et de Gand, la même année; puis, en 1679, gouverneur de Tournay, avec

qui le fut pourtant en 1688, et qui étoit gouverneur de Cambray, lieutenant général, et seul lieutenant général de Flandres, sous un nom qu'il ne put jamais prouver être le sien. Ce jeune homme, qui n'avoit encore que peu ou point paru à la cour, menoit Mlle de Moreuil, fille de la dame d'honneur de Madame la Duchesse, des bâtards de cette grande maison de Moreuil, et qui, non plus que lui, ne devoit pas être admise à cet honneur[1]. On lui avoit demandé s'il dansoit bien, et il avoit répondu avec confiance[2] qui donna envie de trouver qu'il dansoit mal. On eut contentement. Dès la première révérence, il se déconcerta : plus de cadence dès les premiers pas. Il crut la rattraper et couvrir son défaut par des airs penchés et un haut port de bras : ce ne fut qu'un ridicule de plus, qui excita une risée qui en vint aux éclats, et qui, malgré le

---

une charge de lieutenant général dans la Flandre française, créée pour lui; se démit en 1682 du gouvernement de Tournay, pour prendre celui de Cambray, auquel il se consacra dès lors tout entier; fut chevalier de l'Ordre à la promotion de 1688, et mourut le 16 mars 1708. (Voyez son article dans l'*Abrégé historique de la maison du Roi*, tome II, p. 203-206.) Son fils, Charles-François-Anne, marquis de Montbron, né le 9 novembre 1674, avait fait ses premières armes, comme mousquetaire, en 1691, au siége de Mons, et venait d'être nommé, le 10 février 1692, sous-lieutenant au régiment du Roi; il combattit à Namur et à Steinkerque, devint lieutenant en novembre 1692, capitaine le 9 février 1693, colonel du régiment de Cambrésis le 17 octobre suivant, eut le régiment du Dauphin en mars 1694, fut fait brigadier d'infanterie en 1702, et mourut de la petite vérole, à Ulm en Allemagne, au mois de janvier 1704.

1. Jean de Soissons, seigneur de Moreuil et prince de Poix, au quinzième siècle, avait laissé un bâtard, qui mérita le surnom de *Grand Capitaine* sous François Ier, et de qui descendait Alphonse de Moreuil, dit le comte de Moreuil, seigneur de Liomer, Brocourt, etc., premier écuyer du prince de Condé et premier gentilhomme de Monsieur le Duc mari d'Hélène Fourré de Dampierre, dame d'honneur de Madame la Duchesse, et père de Marie de Moreuil, dernière du nom, qui épousa, en novembre 1695, Jean-Nicolas de Barbezières, marquis de Chemerault, colonel du régiment de Périgord, plus tard lieutenant général.

2. Il y a bien, dans le manuscrit, *avec confiance*, sans *une*.

respect de la présence du Roi, qui avoit peine à s'empêcher de rire, dégénéra enfin en véritable huée. Le lendemain, au lieu de s'enfuir ou de se taire, il s'excusa sur la présence du Roi, qui l'avoit étourdi, et promit merveilles pour le bal qui devoit suivre. Il étoit de mes amis, et j'en souffrois. Je l'aurois même averti, si le sort tout différent que j'avois eu ne m'eût fait craindre que mon avis n'eût pas de grâce[1]. Dès qu'au second bal on le vit pris à danser, voilà les uns en pied, les plus reculés à l'escalade, et la huée si forte, qu'elle fut poussée aux battements de mains. Chacun, et le Roi même, rioit de tout son cœur, et la plupart en éclats, en telle sorte que je ne crois pas que personne ait jamais rien essuyé de semblable. Aussi disparut-il incontinent après, et ne se remontra-t-il de longtemps. Il eut depuis le régiment Dauphin-infanterie, et mourut tôt après, sans avoir été marié. Il avoit beaucoup d'honneur et de valeur, et ce fut dommage. Ce fut le dernier de ces faux entés sur Montbron, c'est-à-dire son père, qui lui survécut[2].

Le mercredi des Cendres[3] mit fin à toutes ces tristes réjouissances de commande, et on ne parla plus que de celles qu'on attendoit.

M. du Maine[4] voulut se marier. Le Roi l'en détournoit et lui disoit franchement que ce n'étoit point à des espèces comme lui à faire lignée[5]; mais, pressé par Mme de Main- Mariage du duc du Maine.
[Add. S¹S. 19]

---

1. Si l'on en croit les *Mémoires*, Saint-Simon se fit une véritable réputation de bon danseur.

2. Quand Saint-Simon reviendra sur le chapitre du père, en 1708, nous expliquerons avec lui quelles étaient les prétentions de cette famille à se rattacher aux anciens et puissants Montbron ou Montbron d'Angoumois, qui venaient de s'éteindre, et combien ces prétentions avaient été mal justifiées lors de la promotion de 1688.

3. 20 février 1692.

4. Ce prince avait alors vingt-deux ans; on venait de l'émanciper par un acte du 20 janvier 1692, en lui laissant pour curateur l'avocat Louis Dupré et pour conseil M. Daguesseau le père.

5. Mme de Caylus (*Souvenirs*, p. 483) s'exprime de même : « Je me

tenon, qui l'avoit élevé, et qui eut toujours pour lui le foible de nourrice[1], il se résolut de s'appuyer[2] du moins de
la maison de Condé et de se marier à une fille de Monsieur
le Prince, qui en ressentit une joie extrême. Il voyoit
croître de jour en jour le rang, le crédit, les alliances des
bâtards. Celle-ci ne lui étoit pas nouvelle depuis le mariage de son fils[3], mais elle le rapprochoit doublement du
Roi, et venoit incontinent après le mariage de M. le duc de
Chartres. Madame en fut encore bien plus aise : elle avoit
horriblement appréhendé que le Roi, lui ayant enlevé son
fils, ne portât encore les yeux sur sa fille[4], et ce mariage
de celle de Monsieur le Prince lui parut une délivrance[5].

souviens, à propos du mariage de M. le duc du Maine, que le Roi, qui
pensoit toujours juste, auroit désiré que les princes légitimés ne se fussent jamais mariés. « Ces gens-là, disoit-il à Mme de Maintenon, ne de-
« vroient jamais se marier. » Mais, M. le duc du Maine ayant voulu l'ê-
tre, cette même sagesse du Roi auroit fait du moins qu'il auroit choisi
une fille d'une des grandes maisons du Royaume, sans les persécutions
de Monsieur le Prince, qui regardoit ces sortes d'alliances comme la
fortune de la sienne. »

1. On sait que la marquise avait été, pendant les premières années,
chargée de faire secrètement l'éducation des enfants adultérins de Mme
de Montespan, et il reste une correspondance du duc du Maine avec sa
« nourrice, » qui est aussi pleine d'affection d'une part, que de reconnaissance et d'attachement de l'autre. Les lettres du jeune prince
furent publiées par Mme de Maintenon elle-même, en 1680, sous le
titre d'*Œuvres diverses d'un auteur de sept ans*, avec une dédicace à
Mme de Montespan, écrite par J. Racine.

2. Devant *appuyer*, le pronom *l'* a été corrigé en *s'*, et, plus bas, *le*
en *se*, devant *marier*. Cette correction étonne ; elle fait rapporter au
duc du Maine l'*il* qui précède « se résolut », et qui semblerait devoir
tenir la place du sujet initial : « Le Roi ».

3. Ce fils, Monsieur le Duc, avait épousé en 1685 Mademoiselle de
Nantes, légitimée en 1673.

4. Élisabeth-Charlotte, titrée *Mademoiselle*, qui épousa le duc de Lorraine, en 1698. Elle était née en 1676. Voyez ci-dessus, p. 76, note 1.
Les *Lettres inédites*, p. 123, font allusion aux craintes de Madame.

5. Elle écrivait, le 5 mars 1692 : « Dieu soit loué ! Le mariage de
M. du Maine est accompli, et ce m'est un poids de moins sur le cœur. »

Il en avoit trois[1] à choisir. Un pouce de taille de plus qu'avoit la seconde lui valut la préférence. Toutes trois étoient extrêmement petites[2]; la première étoit belle et pleine d'esprit et de raison. L'incroyable contrainte, pour ne rien dire de pis, où l'humeur de Monsieur le Prince tenoit tout ce qui étoit réduit sous son joug, donna un extrême crève-cœur à cette aînée[3]. Elle sut le supporter avec constance, avec sagesse, avec hauteur, et se fit admirer dans toute sa conduite. Mais elle la[4] paya chèrement : cet effort lui renversa la santé, qui fut toujours depuis languissante.

Le Roi, d'accord du choix avec Monsieur le Prince[5], alla à Versailles faire la demande à Madame la Princesse[6], dans

1. Henri-Jules de Bourbon, prince de Condé, avait eu de son mariage avec Anne de Bavière quatre fils, dont il ne restait que Monsieur le Duc, et six filles, dont quatre vivaient en 1692 : 1° Marie-Thérèse, dite *Mademoiselle de Bourbon*, née le 1er février 1666, mariée, depuis le 29 juin 1688, à François-Louis de Bourbon, prince de Conti; 2° Anne-Marie-Victoire, dite *Mademoiselle de Condé*, née le 11 août 1675, morte sans alliance le 23 octobre 1700; 3° Anne-Louise-Bénédicte, dite *Mademoiselle de Charolais*, qui allait devenir duchesse du Maine, née le 8 novembre 1676, morte le 23 janvier 1753; 4° Marie-Anne, dite *Mademoiselle d'Enghien*, ou *de Montmorency*, née le 24 février 1678, qui n'épousa qu'en 1710 le duc de Vendôme. Mme de Caylus s'accorde avec Saint-Simon dans les détails qu'elle donne sur les filles de Monsieur le Prince; mais elle se trompe, on le voit, lorsqu'elle dit (*Souvenirs*, p. 510) qu'il ne restait à choisir qu'entre deux : il y en avait trois.

2. Madame la Duchesse les appelait les *poupées du sang*.

3. Voyez le portrait de Monsieur le Prince dans la suite des *Mémoires*, tome VI, p. 327-338.

4. Le texte est bien *la*, se rapportant à *conduite*, et non *le*.

5. Ce mariage avait été projeté, et même réglé, dès le temps où Monsieur le Duc avait épousé Mademoiselle de Nantes. Voyez une lettre de Mme de Sévigné, 15 avril 1685. Dangeau ne parle des demandes qu'aux dates des 12 et 13 février 1692.

6. Anne de Bavière, seconde fille d'Édouard de Bavière, comte palatin du Rhin, de la branche électorale, et d'Anne de Gonzague de Clèves; née le 13 mars 1648, mariée à Henri-Jules de Bourbon, prince de Condé, le 11 décembre 1663, morte le 23 février 1723. Elle était cousine germaine de Madame.

son appartement; et peu après, sur la fin du carême, les fiançailles se firent dans le cabinet du Roi[1]. Ensuite[2] le Roi et toute la cour fut à Trianon, où il y eut appartement et un grand souper pour quatre-vingts[3] dames, en cinq tables, tenues chacune par le Roi, Monseigneur, Monsieur, Madame et la nouvelle duchesse de Chartres. Le lendemain, mercredi 19 mars, le mariage fut célébré à la messe du Roi par le cardinal de Bouillon[4], comme l'avoit été celui

[Add. St.S. 20]

1. Le 18 mars 1692 (*Journal de Dangeau*, tome IV, p. 46-47). Voyez, dans le *Mercure galant*, mars 1692, p. 295-319, et dans la *Gazette*. p. 143-144, le détail de toutes les cérémonies. Le contrat fut passé dans les mêmes formes que celui de la duchesse de Chartres. « Pour l'honneur que les deux époux avaient d'appartenir à Sa Majesté de sang et lignage, » ils eurent l'un une somme de 150 000 liv., comme les princes du sang, et l'autre 100 000 liv. Le prince et la princesse de Condé constituaient à leur fille une dot de 800 000 liv., dont 500 000 liv. en avancement d'hoirie. Le Roi donnait à son fils un million comptant. (Arch. nat., O¹ 36, fol. 77.) — La grande Mademoiselle et Mademoiselle de Condé refusèrent de venir aux cérémonies de ce mariage.

2. Cette phrase est précédée, dans le manuscrit, d'une première rédaction de quatre lignes, que l'auteur a biffée, et que nous reproduisons ici : « Mais le soir, il n'y eut ni plaisirs ni souper, le Roi donnant cette différence ou au carême ou à Monsieur. Le lendemain, le mariage fut célébré par le cardinal de Bouillon, comme celui de M. de Chartres, à la messe du Roi; le dîner suivit, pareil à celui du dernier mariage; puis le Roi mena la noce et toute la cour à Trianon, où il y eut appartement et collation pour les dames, sur cinq tables tenues chacune par le Roi, Monseigneur, Monsieur, Madame et la nouvelle duchesse de Chartres; ensuite, une blanque*. »

3. Dangeau, que Saint-Simon suit en ce moment, dit (tome IV, p. 47) qu'il y a eu quatre-vingt-dix dames à table, et quarante non assises.

4. Saint-Simon commet ici une erreur étonnante de sa part : le cardinal de Bouillon, « que quelques affaires, dit le *Mercure* (p. 305), avaient obligé d'aller visiter une de ses abbayes, » fut remplacé, comme en 1685, par l'évêque d'Orléans. Voyez ci-dessus, p. 96.

a L'auteur semble avoir voulu effacer l'*l* de *blanque*. On appelait *blanque*, de l'italien *bianca*, une espèce de jeu en forme de loterie, dont le nom venait de ce que les billets *blancs* ne gagnaient rien. La mode en avait été importée au seizième siècle.

de M. le duc de Chartres. Le dîner fut de même, et le souper aussi, après l'appartement. Le roi d'Angleterre donna la chemise à M. du Maine. Mme de Montespan[1] ne parut à rien, et ne signa point à ces deux contrats de mariages[2]. Le lendemain, la mariée reçut toute la cour sur son lit, la princesse d'Harcourt[3] faisant les honneurs, choisie pour cela par le Roi. Mme de Saint-Valery fut dame d'honneur, et Montchevreuil[4], qui avoit été gouverneur de M. du Maine et qui conduisoit toute sa mai-

---

1. Mme de Montespan s'était définitivement retirée à Paris, chez les dames de Saint-Joseph, depuis le 15 mars 1691. En 1694, elle donna au duc du Maine, selon le témoignage de Mme de Sévigné, quatre magnifiques lits.

2. Il y a bien ainsi le pluriel dans le manuscrit.

3. Marie-Françoise de Brancas d'Oise, mariée, le 18 février 1667, à Alphonse-Henri-Charles de Lorraine, prince d'Harcourt. Elle avait été dame du palais de la Reine, et mourut le 13 avril 1715. Saint-Simon fera plus d'une fois son portrait. Elle appartenait au groupe de dévotes qui avait à sa tête Mme de Maintenon et les duchesses de Chevreuse et de Beauvillier.

4. Henri de Mornay, marquis de Montchevreuil (on écrivait d'ordinaire *Monchevreul*, aux dix-septième et dix-huitième siècles), élevé comme page dans la maison de Monsieur Gaston, capitaine au régiment du cardinal Mazarin en 1646, puis commandant du même régiment, s'était distingué comme aide de camp à la bataille de Lens et avait fait dix-huit campagnes. Nommé successivement gouverneur du comte de Vermandois et du duc du Maine, il eut, à la mort du duc du Lude, le 30 août 1685, la capitainerie de Saint-Germain, pour lui et son fils aîné, et une pension de 10 000 livres le 3 septembre suivant. (Arch. nat., O¹ 29, fol. 423 et 427; *Mémoires du marquis de Sourches*, tome I, p. 285.) Il mourut le 2 juin 1706, âgé de quatre-vingt-quatre ans. Son portrait au lavis se trouve dans le ms. Clairambault 1164, fol. 103. Il a déjà été question plus haut, p. 57, d'un de ses fils, celui qui mourut en 1688; il eut quatre autres fils et trois filles. — « Le Roi, dit Dangeau (tome IV, p. 45), a chargé M. de Montchevreuil du soin de gouverner la maison de M. le duc du Maine. Il ne lui donne aucun titre, et n'aura à répondre qu'au Roi. Il n'aura point d'appointements de M. du Maine, mais le Roi lui donne 2000 écus de pension d'augmentation. Il commandera à tous les officiers de la maison. M. du Maine desiroit, il y a longtemps, que M. de Montchevreuil eût cet emploi-là. »

son, continua dans cette dernière fonction et demeura gentilhomme de sa chambre[1].

Mme de
Saint-Valery.

Mme de Saint-Valery[2] étoit fille de Montlouet[3], premier écuyer de la grande écurie[4], petit-fils cadet de Bullion[5], surintendant des finances, et elle étoit veuve depuis un an d'un fils cadet de Gamaches[6], chevalier de l'Ordre en

1. Ici est effacée une ligne et un quart : « La princesse d'Harcourt étoit fille de Brancas, chevalier d'honneur de la Reine, encore si connu par son esprit et par le prodige de ses distractions. »

2. Marguerite-Angélique de Bullion de Montlouet, mariée, le 31 mars 1674, à son cousin Joseph-Emmanuel-Joachim Rouault, marquis de Saint-Valery, né en 1650, mestre de camp de cavalerie, brigadier en 1688, lequel mourut en 1691, non pas sans enfants, comme va le dire Saint-Simon, mais laissant un fils, qui porta aussi le nom de marquis de Saint-Valery et périt en 1704, à Hochstedt.

3. François de Bullion, marquis de Montlouet, pourvu de la charge de premier écuyer commandant la grande écurie, le 11 janvier 1649 ; marié en 1650 à Louise-Henriette Rouault de Thiembrune (branche cadette des Gamaches), et mort à Ath, d'une chute de cheval, le 1er juillet 1671. Mme de Montlouet mourut le 18 avril 1687, à cinquante-neuf ans. Il est plusieurs fois question d'elle et de sa fille dans les *Lettres de Mme de Sévigné*. « Pour de l'esprit, dit la marquise (tome III, p. 527), je pense qu'elles n'en ont pas du plus fin ; mais pour des sentiments..., c'est tout comme chez nous, et aussi tendres, et aussi naturels. »

4. Il est essentiel de ne pas confondre cette charge avec celle de premier écuyer de la petite écurie, qui avait beaucoup plus d'importance, n'étant point primée par un grand écuyer.

5. Claude de Bullion, seigneur de Bonnelles, marquis de Gallardon, successivement conseiller au Parlement (1575), maître des requêtes (1605), envoyé du roi Henri IV en Savoie (1609) et du roi Louis XIII auprès de plusieurs autres cours, surintendant de Navarre (1612), chancelier de la Reine (1615), conseiller d'État (1629), surintendant des finances le 4 août 1632, garde des sceaux des ordres le dernier février 1633, président à mortier en mars 1636. Il mourut le 22 décembre 1640. — Montlouet n'était pas, comme le dit Saint-Simon, le « petit-fils cadet, » mais le second fils du surintendant.

6. Nicolas-Joachim Rouault, marquis de Gamaches, chevalier des ordres du Roi, lieutenant général, gouverneur de Rue et de Saint-Valery-sur-Somme, dont il était seigneur et comte-avoué par engagement ; mort en septembre 1689, à l'âge de soixante-huit ans. Il avait eu pour fils : 1° Nicolas-Henri-Joachim, mort à l'âge de neuf ans ; 2° le

1661, sans enfants, par conséquent belle-sœur de Cayeux, depuis Gamaches, duquel il y aura occasion de dire un mot; et la mère de Mme de Saint-Valery étoit[1] Rouault, cousine germaine paternelle de Gamaches, le chevalier de l'Ordre. C'étoit une femme grande, belle, agréable, très-bien faite, de fort peu d'esprit, à qui la douceur et une vertu jamais démentie, et une piété solide tenoit lieu de tout le reste, et la rendit aimable et respectée de toute la cour, où elle ne vint que malgré elle. Aussi n'y demeura-t-elle que le moins qu'elle put. Elle s'aperçut qu'on avoit envie de sa place, où tout lui déplaisoit, et que M. du Maine se radoucissoit[2] autour d'elle, ou naturellement, ou de dessein. Il n'en fallut pas davantage pour lui faire demander à se retirer, avec la douleur de toute la cour, que sa beauté, sa vertu, sa modestie, et le grand air de toute sa personne avoit charmée[3]. On mit en sa place Mme de Manneville[4], femme du gouverneur de Dieppe et

[Add. S{S}. 21]

marquis de Saint-Valery, dont il est question ci-dessus, note 2 ; 3° Claude-Jean-Baptiste-Joseph-Hyacinthe Rouault, né le 21 août 1652, titré d'a-bord comte de Cayeux, puis, en 1704, marquis de Gamaches, lieutenant général, mort le 2 décembre 1736. Gamaches et Cayeux (qu'on écrivait *Cayeu*) sont deux localités voisines de Saint-Valery. — Dangeau ou ses éditeurs (tome II, p. 478) ont donné M. de Gamaches (Nicolas-Joachim) comme appartenant à une promotion de 1682, qui n'a jamais eu lieu : il avait été nommé chevalier de l'Ordre à la fin de 1661, et avait eu pour commissaires le comte d'Orval et le marquis de Saint-Simon, oncle de notre auteur. Son portrait au lavis se trouve dans le ms. Clairambault 1132, fol. 1.

1. Devant *Rouault*, est biffé : *sœur du père.*

2. « Un amant, dit Furetière, *se radoucit* auprès de sa maîtresse, fait le tendre, l'agréable, le passionné. » Nous trouvons deux exemples du mot en ce sens dans les *Mémoires de M. d'Artagnan* (de G. des Courtilz de Sandras), tome III, p. 309 et p. 376.

3. Selon Dangeau (tome IV, p. 49), elle avait vécu dans la retraite avant d'être nommée par le Roi. Elle demanda la permission d'y rentrer le 19 novembre 1693, et Mme de Langeron fit les fonctions de dame d'honneur en attendant la nomination d'une remplaçante. Mme de Saint-Valery mourut le 15 août 1747, à quatre-vingt-seize ans.

4. Bonne-Angélique de Mornay-Montchevreuil, fille du marquis dont

[belle-fille] de la dernière duchesse de Luynes, fille du chancelier Aligre[1]. Mme de Manneville étoit fille de Montchevreuil; et c'étoit tellement leur vrai ballot[2], qu'on ne comprend pas comment elle n'y avoit pas été mise d'abord.

Montchevreuil étoit Mornay, de bonne maison[3], sans esprit aucun, et gueux comme un rat d'église. Villar-

M. de Montchevreuil, sa femme, et leur fortune.

la note est plus haut (p. 103, note 4), avait épousé, le 17 décembre 1685, Étienne-Joseph, comte de Manneville et marquis de Charleménil, qui venait d'acheter du duc de Montausier le gouvernement de Dieppe. (Voyez *Sourches*, tome I, p. 371, et *Dangeau*, tome I, p. 212 et 265-267.) M. de Manneville, né le 6 octobre 1660, était fils de François-Bonaventure, en faveur de qui le comté de Manneville et le marquisat de Charleménil avaient été érigés en 1660 et 1668, et de Marguerite d'Aligre, qui, devenue veuve en mars 1684, s'était remariée, dès le 23 juillet 1685, avec Louis-Charles d'Albert, duc de Luynes, déjà veuf deux fois et père du duc de Chevreuse. Mme de Manneville fut choisie pour dame d'honneur, sans être déclarée, le 25 novembre 1693, et elle prit possession le 10 décembre suivant. Saint-Simon racontera les motifs de sa retraite en mai 1702. Elle mourut à Paris, le 22 septembre 1716; son mari vécut jusqu'en 1729.

1. Étienne d'Aligre, fils d'un autre Étienne qui avait été chancelier sous Louis XIII, naquit à Chartres, le 31 juillet 1592, et fut successivement conseiller au Grand Conseil (1615), directeur des finances et ambassadeur à Venise (1624), conseiller d'État (1635), intendant en Normandie (1638), directeur des finances (1653), chef du conseil de commerce maritime (1654), conseiller au conseil royal des finances (1661), garde des sceaux (avril 1672), et enfin chancelier de France, le 10 janvier 1674. Il mourut à Versailles, le 25 octobre 1677, âgé de plus de quatre-vingt-cinq ans. Il s'était marié trois fois, et Mme de Luynes était le dix-huitième enfant issu de sa première alliance. Elle mourut le 26 septembre 1722, à quatre-vingt-un ans.

2. « On dit.... figurément à un homme : Voilà *votre vrai ballot*, pour dire : « C'est votre fait, ce que vous cherchez. » (*Furetière*.)

3. Sur l'ancienneté de la maison de Mornay, voyez un noël cité par l'éditeur de *Tallemant des Réaux*, tome VI, p. 32. Originaire du Berry, cette famille ne s'était établie qu'au quinzième siècle dans le Vexin français, où les terres de Villarceaux, d'Ambleville, de Labbeville et de Montchevreuil lui étaient venues par alliance. Depuis le douzième et le treizième siècle elle avait produit plusieurs hommes illustres, dont les vies furent publiées en 1689, par René de Mornay de la Villetertre, prieur de Saint-Germain-en-Laye.

ceaux[1], de même maison que lui, étoit un débauché fort
riche, ainsi que l'abbé son frère[2], avec qui il vivoit. Villarceaux entretint longtemps Mme Scarron[3], et la tenoit
presque tout l'été à Villarceaux[4]. Sa femme[5], dont la vertu

1. Louis de Mornay, marquis de Villarceaux, s'était distingué dès
1646, en Espagne, comme sous-lieutenant des gendarmes du duc d'Orléans Gaston; il devint capitaine-lieutenant de sa compagnie de chevau-
légers le 6 février 1651, acquit, en 1674, la charge de capitaine-lieutenant des chevau-légers du Dauphin, et s'en démit en 1677, au profit
de son fils aîné. Il mourut à Villarceaux, le 21 février 1691, âgé de
soixante-douze ans. Tallemant des Réaux, la Fare et tous ses contemporains s'accordent pour le représenter comme un « beau brun, » fort
libertin; il avait peu de souci de la morale, à voir, dans les *Lettres de
Mme de Sévigné* (tome II, p. 439), comment il proposa au Roi sa nièce
Mlle de Grancey. Il était fort riche, comme le dit Saint-Simon; outre la
charge des chevau-légers, il touchait une pension de 8000 livres; et la
meute des soixante-dix chiens courants pour le lièvre et le renard lui
valait 14 ou 15 000 livres.

2. René de Mornay-Villarceaux, abbé de Saint-Quentin près Beauvais
depuis 1642, mort le 27 septembre 1691, sept mois après son frère,
en faveur de qui il avait renoncé à l'aînesse. Loret dit dans la *Muse historique* (31 mai 1653) :

> Le sieur abbé de Villarceaux,
> Qui, s'il avoit d'or plein vingt seaux,
> Et d'argent trente bourses pleines,
> Les videroit dans trois semaines....
> Lui qui n'a pas dans sa pochette
> Le plus souvent trois quarts d'écu.

3. Voyez, sur les relations de Mme Scarron avec Villarceaux, l'*Histoire de Mme de Maintenon*, par M. le duc de Noailles, tome I, p. 207 et
suivantes, où il est prouvé que ces relations n'eurent point le caractère
que leur prêtent ici les *Mémoires*. Comparez Tallemant des Réaux, dans
l'historiette de Mme Scarron, les *Souvenirs de Mme de Caylus* (p. 494),
les *Causeries d'un curieux* de M. Feuillet de Conches (tome II, p. 587
et suivantes), *Madame de Montespan*, par P. Clément (p. 76 et suivantes), et *Saint-Simon considéré comme historien de Louis XIV*, par
M. Chéruel (p. 505 et 506).

4. Villarceaux, commune de Chaussy, canton de Magny, département
de Seine-et-Oise. Le château appartient aujourd'hui à M. L. Cartier. On
y voit, dans un pavillon du parc, le portrait d'une femme nue, dont le
corps a été voilé après coup, et qui passe pour être Ninon ou Mme Scarron.

5. Villarceaux avait épousé, par contrat du 18 mars 1643, avec une

et la douceur donnoient une sorte de respect au mari, lui devint une peine de mener cette vie en sa présence. Il proposa à son cousin Montchevreuil de le recevoir chez lui avec sa compagnie, et qu'il mettroit la nappe pour tous. Cela fut accepté avec joie, et ils vécurent de la sorte nombre d'étés à Montchevreuil[1]. La Scarron, devenue reine, eut cela de bon qu'elle aima presque tous ses vieux amis dans tous les temps de sa vie[2]. Elle attira Montchevreuil et sa femme à la cour, où les Villarceaux, trop libertins, ne se pouvoient contraindre; elle voulut Montchevreuil pour un des trois témoins[3] de son mariage avec le Roi; elle lui procura le gouvernement de Saint-Germain-en-Laye, l'attacha à M. du Maine, le fit chevalier de l'Ordre

dot de 150 000 livres, Denise de la Fontaine, fille d'honneur de la Reine, fort mêlée à toutes les intrigues du temps, sous le nom de Mlle d'Esches. Elle était fille d'Anne de la Fontaine, seigneur d'Esches et d'Orgerus, et d'Isabeau Boucher d'Orsay, et très-proche parente de la mère du duc Claude de Saint-Simon, qui était aussi une Denise de la Fontaine. M. et Mme de Villarceaux eurent quatre enfants. En outre, Villarceaux eut de Ninon de Lenclos un fils naturel, qui fut légitimé le 29 novembre 1690, sous les noms de Louis-François de Mornay de la Boissière. (Arch. nat., O¹ 34, fol. 315.) Voyez son historiette dans Tallemant, tome VI, p. 8-9 et 27-29.

1. Montchevreuil, commune de Fresneaux, canton de Méru, département de l'Oise. Ce château est encore la résidence de la famille de Mornay, à laquelle il appartient depuis 1839.

2. Le P. Laguille, dans des Fragments sur la vie de Mme de Maintenon, publiés par M. Édouard Fournier (Variétés historiques et littéraires, tome VIII, p. 71), raconte que ce fut M. de Montchevreuil qui fit présenter Mme Scarron par Mme de Saint-Hermine, pour élever le premier enfant de Mme de Montespan et du Roi. Par réciprocité, Mme de Maintenon fit confier Mademoiselle de Blois à la marquise de Montchevreuil, lorsqu'on la retira à Mme de Montespan.

3. Les trois témoins du mariage, non encore prouvé, de Mme de Maintenon et de Louis XIV furent, selon Saint-Simon, l'archevêque de Paris (Harlay de Champvallon), Louvois et Montchevreuil; voyez le tome XII, p. 99, des Mémoires, où les mêmes faits sont répétés sur Villarceaux et Montchevreuil. Mais, suivant une autre relation, qui sera citée en son lieu, il y aurait eu d'autres témoins, le maréchal de Noailles et Bontemps, outre Montchevreuil, l'archevêque et le P. de la Chaise.

avec le fils de Villarceaux[1], au refus du père, en 1688,
qui l'aima mieux pour son fils que pour lui-même, et
mit sous la conduite de Mme de Montchevreuil Mademoiselle de Blois jusqu'à son mariage avec M. le duc de
Chartres, après avoir été gouvernante des filles d'honneur
de Madame la Dauphine, emploi qu'elle prit par pauvreté.

Montchevreuil étoit un fort honnête homme, modeste,
brave, mais des plus épais. Sa femme[2], qui étoit Boucher   [Add. 3^4S. 22-23]
d'Orsay, étoit une grande créature maigre, jaune, qui rioit
niais et montroit de longues vilaines dents, dévote à ou-
trance[3], d'un maintien composé, et à qui il ne manquoit

1. Charles de Mornay-Villarceaux, après avoir brillamment débuté en
Hongrie (1664) à l'âge de dix-huit ans, eut, en 1675, une charge de sous-
lieutenant des chevau-légers du Dauphin ; il succéda à son père, le
18 août 1677, comme capitaine-lieutenant, et le remplaça lors de la
promotion de 1688 ; mais l'Ordre lui coûta la vie. A Fleurus, le 1ᵉʳ juillet 1690, ayant mené son escadron cinq ou six fois jusqu'au milieu de
la mêlée, il finit par rester aux mains des ennemis. Ceux-ci, voyant
son cordon bleu, se disputèrent leur prisonnier, et, ne pouvant s'accorder à qui l'aurait, ils le massacrèrent de sang-froid. Le général Waldeck
les fit sévèrement punir et renvoya très-courtoisement à M. de Luxembourg l'écuyer de Villarceaux et les clefs trouvées dans les poches du
mort. Il était brigadier de cavalerie depuis trois mois. Voyez son article
dans le Pippre de Nœufville (tome II, p. 481 et 493), et une lettre de
Bussy à Mme de Sévigné, du 31 juillet 1690.

2. Marguerite Boucher d'Orsay, fille d'un conseiller au Parlement, contrôleur général de l'artillerie, et sœur d'un prévôt des marchands, s'était
mariée avec M. de Montchevreuil le 1ᵉʳ juin 1653, et mourut le 25 octobre 1699. Elle avait été nommée gouvernante des filles d'honneur de
la Dauphine en décembre 1679 ; le Roi lui permit de quitter cette place
le 25 octobre 1687, à la suite de l'aventure qui amena la suppression de
la chambre des filles. (Journal de Gaignières, dans le ms. Clairambault
491, fol. 59 v°.) Elle avait eu alors une pension de 12 000 livres. Voyez
son portrait dans les Souvenirs de Mme de Caylus, p. 494, et dans
les deux Additions de Saint-Simon au Journal de Dangeau (nᵒˢ 22 et 23).

3. Selon les Mémoires de Mlle d'Aumale, dont le manuscrit était
à la bibliothèque du Louvre avant l'incendie de 1871, Mme de Montchevreuil comptait parmi les cinq ou six dévotes de haute qualité qui
n'avaient jamais pu accepter Mme de Montespan ; cependant celle-ci la
trouvait « fort bonne femme, » et la regretta lorsqu'elle mourut : ses

que la baguette pour être une parfaite fée. Sans aucun esprit, elle avoit tellement captivé Mme de Maintenon qu'elle ne voyoit que par ses yeux, et ses yeux ne voyoient jamais que des apparences, et la laissoient la dupe de tout. Elle étoit pourtant la surveillante de toutes les femmes de la cour, et de son témoignage dépendoient les distinctions ou les dégoûts, et souvent, par enchaînement, les fortunes. Tout, jusqu'aux ministres, jusqu'aux filles du Roi, trembloient devant elle ; on ne l'approchoit que difficilement : un sourire d'elle étoit une faveur qui se comptoit pour beaucoup. Le Roi avoit pour elle une considération la plus marquée. Elle étoit de tous les voyages, et toujours avec Mme de Maintenon [1].

Le mariage de M. du Maine causa une rupture entre Madame la Princesse et la duchesse d'Hanovre [2], sa sœur, qui [3] avoit fort desiré M. du Maine pour une de ses filles, et qui prétendit que Monsieur le Prince lui avoit coupé l'herbe sous le pied. Elle vivoit depuis longtemps en France, avec ses deux filles, déjà fort grandes. Elles n'a-

lettres en font foi (P. Clément, *Madame de Montespan et Louis XIV*, p. 51 et 155). Mme de Caylus la trouvait ennuyeuse (*Souvenirs*, p. 309).

1. M. de Montchevreuil partagea cette faveur, et, selon le mot de M. de Sourches (tome II, p. 37), il devint plutôt un frère qu'un ami pour Mme de Maintenon. Saint-Simon fera allusion plus tard à cette familiarité.

2. Bénédicte-Henriette-Philippe, fille d'Édouard de Bavière, comte palatin, et d'Anne de Gonzague, et sœur cadette de Madame la Princesse, avait épousé, en 1668, Jean-Frédéric de Brunswick-Zell, duc d'Hanovre, de Calenberg et de Grubenhagen, né le 25 avril 1625. Il est souvent question de Mme d'Hanovre dans la correspondance de Madame, seconde duchesse d'Orléans, sa cousine germaine. Elle était née le 23 juillet 1652, et mourut à Asnières, le 12 août 1730. La mère et les filles, étant catholiques, habitaient la France depuis la mort du duc (1679).

3. Saint-Simon a ajouté après coup, à la suite de *sœur*, le pronom *qui* ; puis, en interligne, la fin de la phrase : *avoit fort*, etc., et le premier mot de la suivante : *Elle*. Au lieu d'*Elle*, il avait mis d'abord : *Cette d[uchesse ?]*.

voient aucun rang, n'alloient point à la cour, voyoient
peu de monde, et jamais Madame la Princesse qu'en particulier. Elles ne laissoient pas d'avoir usurpé peu à peu,
de marcher avec deux carrosses, force livrée, et un faste
qui ne leur convenoit point à Paris. Avec ce cortége, elle
rencontra Mme de Bouillon[1] dans les rues, à qui les gens
de l'Allemande firent quitter son chemin, et la firent
ranger avec une grande hauteur[2]. Ce fut quelque temps
après[2] le mariage de Mme du Maine. Mme de Bouillon,
fort offensée, n'entendit point parler de Mme[4] d'Hanovre. Sa famille étoit nombreuse et lors en grande splendeur; elle-même tenoit un grand état chez elle. Les Bouillons, piqués à l'excès, résolurent de se venger, et l'exé-
cutèrent. Un jour qu'ils surent que Mme d'Hanovre devoit aller à la comédie, ils y allèrent tous, avec Mme de
Bouillon et une nombreuse livrée. Elle avoit ordre de
prendre querelle avec celle de Mme d'Hanovre, et l'exécution fut complète, les gens de la dernière battus à ou-
trance, les harnois de ses chevaux coupés, son carrosse
fort maltraité. L'Allemande fit les hauts cris, se plaignit
au Roi, s'adressa à Monsieur le Prince, qui, mécontent
de sa bouderie, n'en remua pas; et le Roi, qui aimoit
mieux les trois frères Bouillon[5] qu'elle, qui avoit le premier tort et s'étoit attiré cette insulte, ne voulut point

et de la haute
fortune de
sa seconde fille.
[Add. S¹S. 24]

1. Marie-Anne Mancini, nièce du cardinal Mazarin, mariée le 20 avril
1662 à Godefroy-Maurice de la Tour-d'Auvergne, duc de Bouillon,
grand chambellan de France, et morte le 20 juin 1714, à l'âge de
soixante-quatre ans.

2. Saint-Simon a mal placé le chiffre 1693 (p. 110) ; cette scène eut
lieu le 5 janvier 1692, comme on le voit par le *Journal de Dangeau*,
tome IV, p. 4-6, où se trouve une Addition (n° 24) faite en partie à
l'aide du *Dictionnaire de Moréri;* elle reproduit textuellement plusieurs
passages de la généalogie de Brunswick-Hanovre.

3. Lisez : « avant ».

4. *M,* au lieu de *M*ᵉ, dans le manuscrit.

5. Ces trois frères étaient le duc de Bouillon (Godefroy-Maurice), le
comte d'Auvergne (Frédéric-Maurice) et le cardinal de Bouillon.

s'en mêler, en sorte qu'elle en fut pour ses plaintes, et qu'elle apprit à se conduire plus modestement[1].

Elle en demeura si outrée, que dès lors elle résolut de se retirer avec ses filles en Allemagne, et, quelque mois après, elle l'exécuta. Ce fut leur fortune : elle maria son aînée au duc de Modène[2], qui venoit de quitter le chapeau de cardinal pour succéder à son frère; et, quelque temps après[3], le prince de Salm[4], veuf de sa sœur, gouverneur, puis grand maître de la maison du fils aîné de l'empereur Léopold[5], roi de Bohême, puis des Romains[6], fit le mariage de ce prince avec Amélie, son autre fille[7].

Ma sortie des mousquetaires pour une compagnie de

Mon année de mousquetaire s'écouloit, et mon père demanda au Roi ce qu'il lui plairoit faire de moi. Sur la disposition que le Roi lui en laissa, il me destina à la cava-

---

[Add. S²S. 25]

1. Quelque dix jours après l'aventure, Mme d'Hanovre envoya Gourville au Roi « pour lui dire qu'elle remettoit à S. M. tous les ressentiments qu'elle avoit contre la maison de Bouillon.... » (*Journal de Dangeau*, tome IV, p. 13-14.)

2. Renaud d'Este, duc de Modène (1655-1737), épousa, le 18 novembre 1695, Charlotte-Félicité d'Hanovre, née le 8 mars 1671, morte en couches le 29 septembre 1710.

3. *Après* est en interligne.

4. Charles-Théodore-Othon, prince de Salm, maréchal général et conseiller intime de l'Empereur, avait épousé, le 10 mars 1671, Marie-Louise de Bavière, sœur aînée de la duchesse d'Hanovre, et ne la perdit que le 11 mars 1699, après le mariage de la princesse Amélie. Il mourut le 10 novembre 1710. Voyez son éloge dans *Moréri*, t. IX, 2ᵉ partie, p. 99.

5. Léopold Iᵉʳ, archiduc d'Autriche, né le 9 juin 1640, élu roi de Bohême en 1654, roi de Hongrie en 1655, et empereur d'Allemagne le 18 juillet 1658, célèbre par ses guerres contre les Turcs et par son active participation aux trois ligues successives de l'Europe coalisée contre Louis XIV. Mort à Vienne, le 5 mai 1715.

6. On donnait le titre de *roi des Romains* au prince que les électeurs de l'empire germanique avaient désigné comme héritier présomptif de la couronne impériale.

7. Wilhelmine-Amélie de Brunswick-Hanovre, née le 26 avril 1673, épousa, le 15 janvier 1699, l'archiduc Joseph, fils aîné de l'empereur Léopold, qui devint empereur d'Allemagne en 1702 et mourut en 1711. Sa veuve vécut jusqu'au 10 avril 1742.

lerie, parce qu'il l'avoit souvent commandée par commission[1], et le Roi voulut me donner, sans acheter, une compagnie de cavalerie dans un de ses régiments[2]. Il falloit
qu'il en vaquât[3]; quatre ou cinq mois s'écoulèrent de la
sorte, et je faisois toujours mes fonctions de mousquetaire
avec assiduité. Enfin, vers le milieu d'avril, Saint-Pouenge[4] m'envoya demander si je voudrois bien accepter une
compagnie dans le Royal-Roussillon[5], qui venoit de vaquer,
mais fort délabrée et en garnison à Mons. Je mourois de
peur de ne point faire la campagne qui s'alloit ouvrir;
ainsi je disposai mon père à l'accepter[6]. Je remerciai le

1. Voyez ci-après, p. 153.

2. C'est-à-dire dans un des régiments qui lui appartenaient, portaient son nom, et étaient censés commandés par lui-même. C'étaient le
régiment Royal, celui du Roi, le Royal-Étranger, les Cuirassiers du Roi,
le Royal-Cravates, le Royal-Roussillon, le Royal-Piémont et le Royal-
Allemand. Voyez le chapitre de la Cavalerie légère dans l'*État de la
France*. Le prix d'une compagnie était alors de 12 000 livres (*Dangeau*,
tome II, p. 350).

3. *Et* est biffé après *vaquât*.

4. Gilbert Colbert, marquis de Saint-Pouenge et de Chabanais, conseiller d'État, secrétaire des commandements et finances de la reine
Marie-Thérèse (1678), secrétaire du cabinet et de la chambre du Roi
(1681), pourvu en 1671 de la petite charge d'intendant des ordres,
était depuis de longues années premier commis et principal collaborateur du secrétaire d'État de la guerre; son bureau expédiait les commissions d'officiers. A la mort de Barbezieux, il se retira et devint
grand trésorier des ordres, en place de M. de Torcy (janvier 1701). Il
mourut le 23 octobre 1706, à soixante-quatre ans. Cette branche des
Colbert tirait son surnom d'un village (aujourd'hui *Saint-Pouange*) du
département de l'Aube, canton de Bouilly.

5. Ce régiment de cavalerie, levé le 13 octobre 1652, sous le nom de
Montclar-Catalan, et devenu Royal-Roussillon en 1668, était commandé
depuis le 23 août 1675 par le marquis de Montfort (voyez ci-après,
p. 225). L'uniforme était bleu, avec doublures, revers, etc., rouges, et
boutons jaunes. Voyez la notice consacrée au Royal-Roussillon, par
le général Susane, dans son *Histoire de la cavalerie française*, tome II,
p. 86-94. Il y avait un régiment d'infanterie du même nom.

6. Selon le P. Anselme, le brevet de capitaine fut expédié le 20 avril
1693.

Roi, qui me répondit très-obligeamment. La compagnie fut entièrement réparée[1] en quinze jours.

J'étois à Versailles lorsque, le vendredi 27 mars, le Roi fit maréchaux de France[2] le comte de Choiseul[3], le duc de Villeroy[4], le marquis de Joyeuse[5], Tourville[6], le duc de Noailles[7], le marquis de Boufflers et Catinat. Le comte

1. Remontée en hommes, chevaux, équipements, etc. Cette opération se faisait aux frais du capitaine.

2. On trouvera les états de services de ces sept maréchaux dans la *Chronologie* de Pinard, tome III, p. 66-113, et une partie de leurs provisions dans les mss. Clairambault 1164 et suivants. Saint-Simon reproduit exactement la liste donnée par Dangeau (tome IV, p. 251).

3. Claude, comte de Choiseul, de la branche de Francières, né le 1er janvier 1632, ancien général des armées de l'électeur de Cologne, gouverneur de Langres en 1658, de Saint-Omer en 1684, de Valenciennes en 1706, chevalier des ordres en 1688, était lieutenant général depuis 1676. Il devint doyen des maréchaux, et mourut le 15 mars 1711.

4. François de Neufville, marquis, puis duc de Villeroy, né le 7 avril 1644, colonel d'infanterie en 1664, brigadier en 1672, maréchal de camp en 1674, lieutenant général en 1677, chevalier des ordres en 1688. Depuis 1685, il avait succédé au maréchal son père dans le gouvernement de la ville de Lyon et des provinces de Lyonnais, Forez et Beaujolais. En 1695, il remplaça M. de Luxembourg comme capitaine d'une des compagnies de gardes du corps et comme commandant d'une des armées du Roi. En 1714, il devint ministre d'État et chef du conseil royal des finances ; en 1717, gouverneur du jeune roi, jusqu'en 1722, qu'il fut exilé en Lyonnais. Il mourut à Paris, le 18 juillet 1730.

5. Jean-Armand, marquis de Joyeuse, de la branche de Grandpré, mestre de camp de cavalerie en 1650, brigadier en 1658, maréchal de camp en 1672, lieutenant général en 1677, gouverneur de Nancy en 1685, chevalier des ordres en 1688, gouverneur des Trois-Évêchés en 1703 ; mort à Paris, le 1er juillet 1710, âgé de soixante-dix-neuf ans. Ses provisions et états de services sont dans le ms. Clairambault 1165, fol. 18-23.

6. Voyez ci-dessus, p. 50, note 5.

7. Anne-Jules de Noailles, né le 4 février 1650, titré d'abord comte d'Ayen. Pourvu, dès 1661, de la charge de capitaine de la première compagnie des gardes du corps, en survivance de son père, il suivit le Roi, comme aide de camp, pendant la guerre de Hollande, fut fait maréchal de camp en 1677, succéda l'année suivante au titre de duc et pair, sur la démission de son père, et le remplaça également dans

de Tourville et Catinat n'étoient point chevaliers de l'Ordre. M. de Boufflers[1] étoit en Flandres, et Catinat[2] sur la
frontière d'Italie, les cinq autres à la cour ou à Paris. Le
Roi manda aux deux absents[3] de prendre dès lors le titre,
le rang et les honneurs de maréchaux de France, en attendant
leur serment, qui en effet n'est point nécessaire
pour leur donner le caractère : M. de Duras[4] ne l'a prêté
que parce que les gens du Roi, qui en touchent gros[5], s'a-

---

le gouvernement de Perpignan et du Roussillon. Il fut appelé au commandement
en chef du Languedoc en 1681, promu lieutenant général en
juillet 1682, et fait chevalier des ordres en 1688. Depuis lors jusqu'en
1695, il commanda les armées de Catalogne, et, s'étant retiré pour cause
de maladie, ne servit plus jusqu'à sa mort, qui arriva le 2 octobre 1708.

    1. Voyez ci-dessus, p. 37, note 6. — Saint-Simon, dans une Addition   [Add. S^tS. 26]
au *Journal de Dangeau*, donne sur le rapide avancement de Boufflers
quelques détails qu'il n'a pas reproduits dans les *Mémoires.*

    2. Nicolas Catinat, né le 1er septembre 1637, avait commencé à se
distinguer au siége de Lille en 1667, et avait mérité une lieutenance,
puis une compagnie dans le régiment des gardes. Major général de l'infanterie
en 1676, brigadier en 1677 et gouverneur de Saint-Guillain,
commandant à Dunkerque en 1678, successivement gouverneur de
Longwy, de Condé et de Tournay, maréchal de camp en 1680, gouverneur
des ville et province de Luxembourg en 1685, lieutenant général
en 1688, il fut employé d'abord, dans cette guerre, au siége de Philipsbourg, puis placé à la tête de l'armée de Piémont jusqu'en 1696. Ayant
fait encore son service pendant la première année de la guerre de
Succession, il se retira en 1702, après avoir commandé l'armée d'Allemagne,
et mourut à Saint-Gratien, le 25 février 1712. Il était le seul
de la promotion de 1693 qui appartînt à une famille de robe.

    3. *Absents* est en interligne, au-dessus d'*autres*, biffé.

    4. Jacques-Henri de Durfort, duc de Duras, frère aîné du duc de
Lorge et neveu de Turenne ; né en 1626, successivement capitaine de
cavalerie, mestre de camp, maréchal de camp et lieutenant général,
capitaine d'une des compagnies de gardes du corps en 1671, gouverneur
de la Franche-Comté depuis la conquête de 1674, et maréchal de
France le 30 juillet 1675, après la mort de son oncle ; promu chevalier
des ordres en 1688, et créé duc non pair en février 1689. Il mourut à
Paris, le 12 octobre 1704, âgé de près de quatre-vingts ans.

    5. Comme preuve de l'élévation de ces frais, Dangeau raconte (tome I,
p. 200) que Monsieur le Duc, en 1685, prêtant serment pour les charges

visèrent enfin qu'il n'avoit prêté ni celui de maréchal de France, ni celui de gouverneur de Franche-Comté, et l'obligèrent par le Roi de le prêter plus de trente ans après [1].

[Add. S¹S. 27] J'étois au dîner du Roi ce même jour. A propos de rien, le Roi, regardant la compagnie : « Barbezieux, dit-il, apprendra la promotion des maréchaux de France par les chemins [2]. » Personne ne répondit mot. Le Roi étoit mécontent de ses fréquents voyages à Paris, où les plaisirs le détournoient. Il ne fut pas fâché de lui donner ce coup de caveçon [3], et de faire entendre aussi le peu de part qu'il avoit en la promotion [4].

Le Roi l'avoit dit au duc de Noailles en entrant au Conseil, mais avec défense d'en parler à personne, même à ses collègues. Sa joie ne se peut exprimer, et il avoit plus raison d'être aise que pas un des autres [5]. L'engouement du duc de Villeroy dura plusieurs années. Tourville fut d'autant plus transporté, que sa véritable modestie lui cachoit sa propre réputation, et qu'il n'imaginoit pas même d'être maréchal de France, si on en faisoit, quoiqu'il le méritât autant qu'aucun d'eux, pour le moins, de

dont il ne recevait que la survivance, paya 2000 pistoles (20 000 livres) aux premiers valets de chambre du Roi, et 400 aux garçons de la chambre. Ces frais variaient nécessairement selon l'importance de la charge. Seuls, le prévôt des marchands, les échevins de Paris et les chevaliers ou dignitaires de l'ordre de Saint-Louis ne payaient rien.

1. Il y a évidemment erreur lorsque Saint-Simon dit « plus de trente ans après, » puisque le maréchal, promu en 1675, mourut en 1704. Le *Journal de Dangeau* (tome V, p. 128, 31 décembre 1694) nous permet de rectifier « trente » en « vingt ».

2. « On ne croit pas, dit Dangeau (tome IV, p. 252), que beaucoup de gens aient eu connoissance de cette promotion. »

3. Saint-Simon écrit *cavesson*; c'est l'orthographe de *Furetière* (1690) et de l'*Académie* (1694). Cependant Richelet, dès 1680, écrit *caveçon*.

4. On trouvera ailleurs (*Mémoires*, tome II, p. 417-419) le portrait de Barbezieux; disons seulement que Chamlay et Saint-Pouenge avaient mission de lui laisser peu à faire.

5. Ceci n'est qu'un premier trait de l'oraison funèbre que Saint-Simon fera au maréchal de Noailles, en 1708.

l'aveu général[1]. Choiseul et Joyeuse[2] parurent fort mo- [Add. S¹S. 26]
dérés, comme des seigneurs qui méritoient cet honneur
et l'espéroient depuis longtemps. Ils dînoient ensemble à
Paris, lorsqu'un capitaine d'infanterie arriva en poste, satisfait d'avoir ouï nommer Joyeuse, à qui il l'apprit, et ne
s'étoit point informé des autres : de sorte que Choiseul
fut une demi-heure dans un état violent, jusqu'à ce que
le courrier arriva. Ils allèrent le soir à Versailles, et prê-
tèrent serment le lendemain avec les trois autres[3].

Cette promotion fit une foule de mécontents, moins de
droit par mérite que pour s'en donner un par les plaintes;
mais, de tous ceux-là, le monde ne trouva mauvais que
l'oubli du duc de Choiseul, de Maulévrier et de Montal[4].

Ce qui exclut le premier[5] est curieux. Sa femme, sœur Duc de Choiseul

1. Voyez ci-après, p. 166.

2. Outre sa naissance, le comte de Choiseul pouvait faire valoir plus
d'une action d'éclat : il s'était distingué au combat de Vitry-sur-Seine
(1649), à la journée de Saint-Gothard (1664), dans la campagne de
1667, à Candie, à Seneff, à Minden, etc. Mal vu dans les bureaux de
Louvois et de Saint-Pouenge, il était, en revanche, considéré comme un
des meilleurs officiers d'infanterie par le public et par des hommes de
guerre tels que Monsieur le Prince ou le maréchal de Luxembourg; on
disait qu'avec une vue extrêmement basse, il voyait plus clair que
personne en un jour de bataille, et que sa probité égalait sa valeur.
(Papiers du P. Léonard, MM 824, fol. 48; Chansonnier, ms. Fr. 12687,
p. 450.) Son rôle était à peu près nul depuis le commencement de
cette guerre, mais la suite des *Mémoires* nous le fera retrouver en Allemagne, avec Joyeuse, dont la carrière militaire avait été à peu près
semblable à celle de son ami, depuis 1648, et qui se distingua particulièrement en 1693, à la bataille de Nerwinde.

3. Dangeau raconte la cérémonie (*Journal*, tome IV, p. 252).

4. On sut aussi que le comte d'Auvergne et le prince de Soubise
n'avaient pas été compris dans cette promotion pour avoir jadis refusé le cordon bleu si on ne les laissait passer devant les ducs. (Papiers du P. Léonard, MM 826, fol. 70.)

5. Auguste de Choiseul, cadet de la branche des comtes du Plessis-
Praslin, entré d'abord dans l'ordre de Malte et pourvu de deux abbayes
en commende, servit en premier lieu comme colonel d'un régiment d'infanterie, fut promu brigadier en 1668, maréchal de camp le 8 oc-

de la Vallière¹, belle et faite en déesse, ne bougeoit d'avec
Mme la princesse de Conti², dont elle étoit cousine germaine et intime amie. Elle avoit eu des galanteries en
nombre, et qui avoient fait grand bruit³. Le Roi, qui craignoit cette liaison étroite avec sa fille, lui avoit fait
parler, puis mortifiée, ensuite éloignée, et lui avoit après
toujours pardonné. La voyant incorrigible et n'aimant pas
les éclats par lui-même, il le voulut faire par le mari,
et se défaire d'elle une fois pour toutes. Il se servit pour
cela de la promotion, et chargea M. de la Rochefoucauld⁴,

tobre 1669, lieutenant général le 25 février 1677, et devint duc et pair
en 1684, par la mort de son neveu, tué au siége de Luxembourg,
comme le père avait été tué à celui d'Arnheim (1672). Il fut nommé
alors premier gentilhomme de la chambre de Monsieur, et chevalier des
ordres en décembre 1688. Depuis il avait commandé l'aile droite de
l'armée de Flandres à Fleurus et la maison du Roi à Steinkerque ;
mais, après 1693, il ne marqua plus dans aucune campagne. Il mourut
à Paris, le 12 avril 1705, âgé de soixante-huit ans. Il avait vendu, dès
1685, le seul gouvernement que le Roi lui eût donné, celui de Toul.

1. Le duc de Choiseul avait épousé, le 30 juillet 1681, étant âgé
d'environ quarante-quatre ans, Louise-Gabrielle de la Vallière, âgée de
seize ans, sœur de Charles-François de la Baume-le-Blanc, marquis,
puis duc de la Vallière, et fille de Jean-François de la Baume-le-Blanc,
marquis de la Vallière, gouverneur et grand sénéchal de Bourbonnais,
lequel était frère de Mlle de la Vallière.

2. Marie-Anne de Bourbon. Voyez ci-dessus, p. 58, note 3.

3. Le Chansonnier (mss. Fr. 12691, p. 31 et suivantes et p. 49 ;
12692, p. 187) mentionne quelques-unes de ses liaisons les plus ébrui-
tées, mais il renonce à en donner la liste complète, et cite des
faits qui, même à en réduire, vu la source, le nombre et le scandale,
donnent bien raison au Roi. Voyez aussi ce que Dangeau raconte, en
1686, d'une disgrâce de la duchesse, qui était alors de l'intimité du
Dauphin (tome I, p. 351 et 364, et tome II, p. 84). Lorsqu'elle reparut à
la cour, en décembre 1687, le Roi défendit à la princesse de Conti de
lui parler : « Dites que je vous l'ai ordonné ; mettez tout sur mon dos,
je l'ai bon. » Cette défense ne fut levée qu'au bout de plusieurs mois.

4. François VII, duc de la Rochefoucauld, prince de Marcillac, etc.,
fils de l'auteur des Maximes et des Mémoires, ancien mestre de camp du
régiment Royal, gouverneur de Berry en 1671, grand maître de la garde-
robe depuis 1672, grand veneur depuis 1679, et chevalier des ordres de

ami intime du duc de Choiseul, de lui représenter le tort
que lui faisoit le désordre public de sa femme, de le
presser de la faire mettre dans un couvent, et de lui
faire entendre, s'il avoit peine à s'y résoudre, que le
bâton qu'il lui destinoit étoit à ce prix.

Ce que le Roi avoit prévu arriva. Le duc de Choiseul,
excellent homme de guerre, étoit d'ailleurs un assez pauvre homme et le meilleur homme du monde. Quoique
vieux[1], un peu amoureux de sa femme, qui lui faisoit accroire une partie de ce qu'elle vouloit, il[2] ne put se résoudre à un tel éclat : tellement que M. de la Rochefoucauld,
à bout d'éloquence, fut obligé d'en venir à la condition
du bâton. Cela même gâta tout. Le duc de Choiseul s'indigna que la récompense de ses services et de la réputation qu'il avoit justement acquise à la guerre se trouvât
attachée à une affaire domestique qui ne regardoit que
lui, et refusa avec une opiniâtreté qui ne put être vain-
cue. Il lui en coûta le bâton de maréchal de France,
dont le scandale public éclata. Ce qu'il y eut de pis
pour lui, c'est que sa femme, bientôt après, fut chassée,
et qu'elle en fit tant que le duc de Choiseul enfin n'y
put tenir, la chassa de chez lui, et s'en sépara pour toujours[3].

la promotion de 1688. Il était né le 15 juin 1634; le *Dictionnaire
critique* de Jal (p. 739) a prétendu substituer à cette date celle du
2 septembre 1644; mais Dangeau dit que le duc avait « près de quatre-vingts ans » lorsqu'il mourut, le 11 janvier 1714, et tous les documents donnent également tort à Jal. Saint-Simon, à l'occasion de cette
mort, fera le portrait complet du duc de la Rochefoucauld, qui était
un des confidents intimes du Roi.

1. Son portrait au lavis est dans le ms. Clairambault 1161, fol. 190.
2. Le pronom *il* est au-dessus de la ligne, *et qui*, biffé.
3. Voyez *Dangeau*, 24 avril et 25 mai 1693. Le *Journal* se tait ensuite,
jusqu'à la dernière maladie de la duchesse, qui mourut le 7 novembre
1698, entre les mains du P. Gaillard, sans avoir obtenu que son mari
vînt la voir. Elle avait trente-trois ou trente-quatre ans. M. de Choiseul se remaria, dès le 4 mai suivant, avec la veuve du premier président Brûlart.

Maulévrier[1] avoit beaucoup de réputation à la guerre, et il la méritoit[2]. Elle lui avoit valu l'Ordre malgré M. de Louvois, un gros gouvernement et force commandements en chef. Le Roi le crut assez récompensé, et le laissa. Ce pauvre homme en conçut une si violente douleur, qu'il ne survécut pas deux mois à la promotion de ces sept cadets[3]. Croissy[4], son frère, ministre et secrétaire d'État, en fut outré, mais il n'osa le trop paroître.

1. Édouard-François Colbert, comte de Maulévrier, connu d'abord sous le nom de Vandières, frère du ministre Jean-Baptiste Colbert, commandant à Philipsbourg en 1661, capitaine aux gardes en 1662, capitaine-lieutenant de la seconde compagnie de mousquetaires en 1665, brigadier de cavalerie le 26 janvier 1668, maréchal de camp le 24 février 1669, lieutenant général le 25 février 1676, gouverneur de Tournay en 1682, chevalier des ordres en 1688. (Voyez le *Dictionnaire des bienfaits du Roi*, ms. Fr. 7655, fol. 253.) C'était le seul Colbert qui eût eu le cordon du Saint-Esprit, et l'on fit plus d'une épigramme sur l'origine de ce chevalier, comme sur celle des Montbron et des Villars. (Chansonnier, ms. Fr. 12689, p. 487.)

2. Mousquetaire en 1649, puis enseigne au régiment de Picardie, il s'était distingué à Rethel, en 1650; capitaine au régiment de Navarre dès l'âge de dix-sept ans, il avait montré un courage admirable au siége de Châtel-sur-Moselle (1651) et était demeuré pour mort sur la brèche. Il ne s'était pas moins signalé en 1667, à l'assaut de Lille, en Candie avec le duc de Navailles, à Sinzheim avec Turenne, au siége de Courtray, etc. Mais, depuis 1690, il n'avait pas eu de rôle dans les opérations militaires. Voyez son article dans *le Pippre de Nœufville*, tome II, p. 198-203, et surtout dans *Pinard*, tome IV, p. 261-263.

3. Il mourut le 31 mai 1693, n'ayant guère que soixante ans. « On croit que le chagrin de n'avoir point été maréchal de France a fort contribué à sa mort. Il étoit plus ancien lieutenant général que les sept maréchaux que le Roi a faits. » (*Dangeau*, tome IV, p. 299.)

4. Charles Colbert, marquis de Croissy et de Torcy, né vers 1625, second frère puîné du contrôleur général, travailla d'abord sous les ordres de M. le Tellier et remplit diverses commissions dans les troupes et dans la marine ; il fut intendant de l'armée envoyée à Naples en 1654, conseiller au parlement de Metz le 20 mai 1656, président du conseil souverain d'Alsace, puis président à mortier au parlement de Metz en 1662, intendant de plusieurs provinces de 1662 à 1668, maître des requêtes le 25 mai 1663, conseiller d'État ordinaire en 1669, président à mortier au parlement de Paris en août 1679. De plus, il avait rem-

Montal[1] étoit un grand vieillard de quatre-vingts ans, qui avoit perdu un œil à la guerre, où il avoit été couvert de coups[2]. Il s'y étoit infiniment distingué, et souvent en des commandements en chef considérables. Il avoit acquis beaucoup d'honneur à la bataille de Fleurus, et

pli à diverses reprises des missions diplomatiques en Pologne, en Allemagne, à Rome, Londres, Munich, Aix-la-Chapelle, Nimègue, etc., et ces services lui avaient valu, en novembre 1679, la succession de M. de Pomponne, comme secrétaire d'État des affaires étrangères et ministre d'État. En novembre 1690, après la mort de son neveu Seignelay, il avait été nommé grand trésorier des ordres. Il mourut à Versailles, le 28 juillet 1696, âgé de soixante-sept ans.

1. Charles de Montsaulnin, comte de ou du Montal (Dangeau dit souvent : le Montal), né vers 1621, ayant débuté en 1638, dans le régiment d'Enghien, mérita, dès 1646, le commandement de la place de Philipsbourg. Pendant la guerre civile, il suivit le parti du prince de Condé. Revenu au service du Roi, il fut fait lieutenant-colonel du régiment de Condé, et gagna, en 1667, le gouvernement de la ville de Charleroy, que son audacieuse défense, en 1672, conserva à la France. Ce fut à la suite de cette action que Louis XIV dit : « Je voudrais bien voir Vauban attaquer une place, et Montal la défendre.... Mais non ! j'en serais bien fâché, car ils y périraient tous les deux. » (Moréri.) Montal, qui n'était alors que maréchal de camp, depuis quelques mois, eut cependant le commandement des troupes placées sur les frontières de la Champagne et des Pays-Bas, puis la lieutenance générale d'une partie de la Bourgogne, et il fut fait lieutenant général des armées le 25 février 1676, comme Maulévrier. Après la paix, Charleroy ayant été rendu aux Espagnols, le Roi donna à Montal les gouvernements de Dinant et de Maubeuge, puis, en 1684, celui de Mont-Royal. En 1689, il reçut le collier des ordres. En 1692, il servit au siége de Namur, et, comme plus ancien lieutenant général, il commanda toute l'infanterie de l'aile gauche à la bataille de Steinkerque (3 août). Ainsi que le dit Saint-Simon, il s'y couvrit de gloire, soutint intrépidement le premier effort du prince d'Orange, qui avait failli surprendre les Français, et donna ainsi au maréchal de Luxembourg le temps de disposer son armée. Mais, quant à la bataille de Fleurus, il y a erreur, car Montal ne figurait même pas au nombre des lieutenants généraux qui y commandèrent sous le maréchal de Luxembourg, et était alors dans son gouvernement de Mont-Royal. On trouvera l'état des services de Montal et le récit de ses actions d'éclat dans la Chronologie de Pinard, tome IV, p. 265-268.

2. Voyez son portrait au lavis dans le ms. Clairambault 1167, fol. 1.

encore plus de gloire au combat de Steinkerque, qu'il
avoit rétabli. Tout cria pour lui, hors lui-même. Sa modestie et sa sagesse le firent admirer. Le Roi même en
fut touché, et lui promit de réparer ce tort qu'il lui avoit
fait[1]. Il s'en alla quelque peu chez lui, puis revint et servit par les espérances qui lui avoient été données, et qui
furent trompeuses jusqu'à sa mort[2].

Mort de Made- Mademoiselle[3], la grande Mademoiselle, qu'on appeloit
moiselle, et ses pour la distinguer de la fille de Monsieur, ou, pour l'ap-
donations peler par son nom, *Mademoiselle de Montpensier*, fille
libres et for- aînée de Gaston[4], et seule de son premier mariage, mou-
cées. rut en son palais de Luxembourg[5], le dimanche 5 avril,
après une longue maladie de rétention d'urine, à soixante-
trois ans[6], la plus riche princesse particulière de l'Europe.

1. Voyez, dans le *Journal de Dangeau*, tome V, p. 190, le beau discours de Montal au Roi et la réponse de celui-ci. Comparez *Moréri*,
tome VII, p. 691, et le recueil du P. Léonard, MM 826, fol. 70.

2. Il mourut à Dunkerque, le 27 septembre 1698, ayant servi activement pendant les deux dernières campagnes, à la tête d'un corps séparé de vingt-cinq mille hommes.

3. Anne-Marie-Louise d'Orléans, souveraine de Dombes, princesse de
la Roche-sur-Yon et de Joinville, duchesse de Montpensier et de Châ-
tellerault, dauphine d'Auvergne, comtesse d'Eu, née à Paris le 29 mai
1627. Dans certains actes, on lui voit donner les qualités de « première
paire et première demoiselle de France. »

4. Gaston-Jean-Baptiste, fils de France, duc d'Orléans, de Chartres,
de Valois et d'Alençon, troisième fils d'Henri IV et de Marie de Médicis,
né à Fontainebleau le 25 avril 1608, mort à Blois le 2 février 1660. Il
avoit épousé : 1º le 6 août 1626, Marie de Bourbon, unique héritière du
duc de Montpensier et d'Henriette-Catherine de Joyeuse, qui mourut
dès le 4 juin 1627, peu après avoir donné le jour à Mademoiselle ; 2º le
31 janvier 1632, Marguerite de Lorraine-Vaudemont, qui mourut le
3 avril 1672, ayant eu trois filles, mariées au grand-duc de Toscane, au
duc de Guise et au duc de Savoie, plus une fille et un fils morts jeunes.

5. Construit sur l'emplacement de l'hôtel des ducs de Piney-Luxembourg, par la reine Marie de Médicis, qui le donna à son fils Gaston, ce
palais conservait son ancien nom, bien qu'on y eût placé l'inscription
de « Palais d'Orléans ».

6. Lisez : « soixante-six ans ».

Le Roi l'avoit visitée, et elle lui avoit fort recommandé
M. de Joyeuse, comme son parent[1], pour être fait maréchal de France. Elle cousinoit et distinguoit et s'intéres-
soit fort en ceux qui avoient l'honneur de lui appartenir,
en cela, bien que très-altière, fort différente de ce que
les princes du sang sont devenus depuis à cet égard[2].
Elle portoit exactement le deuil de parents, même très-
médiocres et très-éloignés, et disoit par où et comment
ils l'étoient[3]. Monsieur et Madame[4] ne la quittèrent presque point pendant sa maladie[5]. Outre la liaison qui avoit
toujours été entre elle et Monsieur, dans tous les temps, il
muguetoit[6] sa riche succession, et fut en effet son légataire
universel; mais les plus gros morceaux avoient échappé[7].

Les mémoires publics[8] de cette princesse montrent à dé-   [Add. S.S. 31]

1. La parenté était éloignée, car la branche de Joyeuse-Grandpré ne
se rattachait aux vicomtes et ducs de Joyeuse, dont la grand'mère maternelle de Mademoiselle était la dernière représentante, que par Tan-
neguy de Joyeuse, qui vivait en 1480.

2. On rencontrera souvent cette allusion au refroidissement de la
maison de Condé pour les Saint-Simon.

3. Voyez l'Addition n° 34, indiquée plus loin.

4. Madame (Élisabeth-Charlotte de Bavière) était réellement attachée
à Mademoiselle, comme le prouve une lettre qu'elle écrivait, le 9 avril
1693, à sa tante de Hanovre (Lettres inédites, p. 132-133).

5. Le récit de la maladie, de la mort et du convoi est dans le Mercure, avril 1693, p. 148-171.

6. Ce verbe, dérivé de muguet, qui fait le « mignon auprès des
dames » et veut gagner leurs bonnes grâces, signifiait « faire le galant, »
et, figurément, « rechercher, épier l'occasion de se rendre maître d'une
chose qu'on souhaite. » (Académie, 1694.)

7. Mme de Montespan, dont le fils adultérin avait eu ces « gros
morceaux, » était venue voir la mourante le 1er avril.

8. Dès 1718, on imprima les Mémoires de Mademoiselle de Montpensier; mais le Régent et le garde des sceaux d'Argenson firent supprimer cette édition (Correspondance inédite de la marquise de la Cour,
tome VI, fol. 192 v°). Ils ne parurent qu'en 1735, avec des corrections
et des suppressions qui les ont défigurés pour longtemps. Saint-Simon
cite cette édition dans l'Addition n° 34, indiquée ci-après. Il avait d'ailleurs une copie des Mémoires de Mademoiselle dans sa bibliothèque.

couvert sa foiblesse pour M. de Lauzun[1], la folie de celui-ci[2] de ne l'avoir pas épousée dès qu'il en eut la permission du Roi, pour le faire avec plus de faste et d'éclat[3]. Leur désespoir de la rétractation de la permission du Roi fut extrême; mais les donations du contrat de mariage étoient faites et subsistèrent par d'autres actes. Monsieur, poussé par Monsieur le Prince, avoit pressé le Roi de se rétracter; mais Mme de Montespan et M. de Louvois y eurent encore plus de part, et furent ceux sur qui tomba toute la fureur de Mademoiselle et la rage du favori, car M. de Lauzun l'étoit. Ce ne fut pas pour longtemps : il s'échappa plus d'une fois avec le Roi, plus souvent encore avec la maîtresse, et donna beau jeu au ministre pour le perdre. Il vint à bout de le faire arrêter et conduire à Pignerol, où il fut extrêmement maltraité par ses ordres, et y demeura dix ans. L'amour de Mademoiselle ne se refroidit point pour l'absence : on sut en profiter pour faire un grand établissement à M. du Maine, à ses dépens et à ceux de M. de Lauzun, qui en acheta sa liberté[4]. Eu, Aumale, Dombes[5] et d'autres terres encore furent données à M. du

1. Saint-Simon devant revenir, beaucoup plus en détail, sur son beau-frère et sur ses « aventures incroyables, » tout à la fin des *Mémoires*, c'est là qu'on trouvera le commentaire et les pièces justificatives de son récit. Nous nous contenterons, ici, de renvoyer, soit aux *Mémoires de Mademoiselle* et aux appendices de l'édition donnée par M. Chéruel, soit aux pièces nombreuses que M. Fr. Ravaisson a publiées dans les *Archives de la Bastille*, tome II, p. 433-452, et tome III, p. 15-208, *passim*.

2. La finale *ci* est ajoutée en interligne.

3. Comparez le *Segraisiana*, p. 106 et suivantes, et p. 123-128, et les *Souvenirs de Mme de Caylus*, p. 491.

4. Voyez ci-dessus, p. 32.

5. Le comté d'Eu et le duché d'Aumale avaient été vendus à Mademoiselle par la maison de Guise ; la principauté de Dombes, souveraineté indépendante et reconnue comme telle par Louis XIV, faisait partie de l'immense apanage de la mère de la princesse, dernière héritière des Bourbons-Montpensier. En prévision de son mariage, et pour que Lauzun pût prendre les titres attachés à ces terres, Mademoiselle lui avait donné, par vente simulée du 17 décembre 1670, Eu, les Dombes

Maine, au grand regret de Mademoiselle; et ce fut sous ce
prétexte de reconnoissance que, pour élever de plus en
plus les bâtards, le Roi leur fit prendre la livrée de Mademoiselle, qui étoit celle de Monsieur Gaston[1]. Cet héritier
forcé lui fut toujours fort peu agréable, et elle étoit toujours sur la défensive pour le reste de ses biens, que le
Roi lui vouloit arracher pour ce fils bien-aimé.

Les aventures incroyables de M. de Lauzun, qui avoit
sauvé la reine d'Angleterre et le prince de Galles, l'avoient
ramené à la cour[2]. Il s'étoit brouillé avec Mademoiselle,
toujours jalouse de lui, qui, même à la mort, ne le
voulut pas voir. Il avoit conservé Thiers[3] et Saint-Fargeau[4] de ses dons. Il[5] laissoit toujours entendre qu'il
avoit épousé Mademoiselle, et il parut devant le Roi en
grand manteau[6], qui le trouva fort mauvais. Après son

et le duché de Montpensier (*Journal d'Olivier d'Ormesson*, tome II,
p. 604; *Mémoires de Mademoiselle*, tome IV, p. 421-427).

1. Voyez le *Mercure* de mars 1692, p. 301. La livrée de la maison
d'Orléans était rouge, avec veste et culottes bleues, et boutons d'argent.

2. En 1688, ayant obtenu la permission d'aller se divertir en Angleterre, il s'y trouvait lorsque la révolution éclata, « exprès pour lui, »
comme le dira Saint-Simon (*Mémoires*, tome XIX, p. 183 et 184).
Jacques II le chargea de faire passer à Calais la reine et le prince de
Galles, ce qu'il exécuta très-habilement, et la faveur lui revint du même
coup. Voyez les *Lettres de Mme de Sévigné*, tome VIII, p. 351-355.

3. *Mémoires de Mademoiselle*, tome IV, p. 452. Thiers, aujourd'hui
chef-lieu d'un arrondissement du département du Puy-de-Dôme, était
la capitale d'un vicomté; Lauzun le vendit, ainsi que Saint-Fargeau,
au financier Crozat.

4. Saint-Fargeau (département de l'Yonne) était le chef-lieu d'un
duché de ce nom et rapportait 20 000 livres par an.

5. Après *Il*, est biffé *se*. On voit que l'auteur avait voulu d'abord employer l'ancien tour *se laisser entendre*, dont l'Académie (1694) nous
donne cet exemple : « Il s'est laissé entendre que si on en usoit bien,
il feroit de son côté.... »

6. Dangeau (*Journal*, tome IV, p. 261) et Madame (*Lettres inédites*,
p. 133-134) racontent que Lauzun, cet « animal si méchant et si ingrat, » se divertit aux dépens des héritiers et légataires, en leur remettant, bien enveloppé et bien scellé, un gros testament, qui d'ailleurs

deuil, il ne voulut pas reprendre sa livrée, et s'en fit une
d'un brun presque noir, avec des galons bleus et blancs,
pour conserver toujours la tristesse de la perte de Mademoiselle, dont il avoit des portraits partout.

[Add. SᵗS. 32]   Cette princesse donna à Monseigneur sa belle maison
de Choisy[1], qui fut ravi d'en avoir une de plaisance où
il pût aller seul quelquefois avec qui il voudroit;
vingt-deux mille livres[2] à Mlles de Bréval[3] et du Cambout[4], ses filles d'honneur; et des legs pieux, et d'autres
à ses domestiques, qui répondirent peu à ses richesses[5].

[Add. SᵗS. 34]   Tous les mémoires de guerres civiles et les siens propres
l'ont trop fait connoître pour qu'il soit nécessaire d'y rien
ajouter ici. Le Roi ne lui avoit jamais bien pardonné la jour-

remontait à 1670 et n'était plus valable. Le testament olographe de
1685, annulant celui de 1670, fut ouvert le 6 avril et déposé dans
l'étude du notaire Lefer, où il doit exister encore. Selon le *Dictionnaire critique* de Jal (p. 818), le Roi se le fit apporter, pour l'examiner
à loisir. Le texte en est reproduit dans le *Mercure* d'avril, p. 152.

1. Choisy-le-Roi, à dix kilomètres au-dessus de Paris, sur la rive
gauche de la Seine. Le château, construit en 1682, par François Mansart,
avait coûté 800 000 livres, selon Dangeau (tome IV, p. 260), et il n'y
avait aucun revenu. Monseigneur étant allé prendre possession dès le
dimanche 12 avril, le Roi l'accompagna pour voir la maison, qu'il ne
connaissait pas. Mademoiselle en a fait la description dans ses *Mémoires*, tome IV, p. 428-438.

2. 20 000 livres seulement, selon le texte du *Mercure*.

3. Anne-Philippe-Geneviève-Françoise, fille de François-Bonaventure
de Harlay, marquis de Bréval, lieutenant général. Le duc du Maine et
Mme de Montespan lui firent épouser, le 2 mars 1695, le marquis de
Thiange. Elle mourut le 9 avril 1728, âgée d'environ soixante-trois ans.

4. Armande-Madeleine du Cambout, d'une branche cadette des Coislin, était également fille d'honneur de Mademoiselle. Le Roi lui fit une
pension, et elle épousa, le 22 mars 1695, Gaspard des Montiers, comte
de Mérinville, brigadier de cavalerie, gouverneur de Narbonne. Elle
mourut le 28 décembre 1724, dans sa cinquante-huitième année.

[Add. SᵗS. 35]   5. Saint-Simon raconte, dans une Addition au *Journal de Dangeau*
(tome IV, p. 264), une anecdote qui ne se retrouve point dans les *Mémoires;* c'est la découverte, parmi les papiers de Mademoiselle, de la
chanson que Barbanson avait faite sur Mme de Montauban et Terrat.

née de Saint-Antoine[1], et je l'ai ouï lui reprocher une fois à son souper, en plaisantant, mais un peu fortement, d'avoir fait tirer le canon de la Bastille sur ses troupes[2]. Elle fut un peu embarrassée, mais elle ne s'en tira pas trop mal.

Sa pompe funèbre se fit en entier, et son corps fut gardé plusieurs jours[3], alternativement par deux heures, par une duchesse ou une princesse et par deux dames de qualité, toutes en mantes[4], averties, de la part du Roi, par le grand maître des cérémonies ; à la différence des filles de France, qui en ont le double, ainsi que d'évêques, en rochet et camail, et des princesses du sang, qui ne sont gardées que par leurs domestiques. La comtesse de Soissons[5] refusa d'y aller : le Roi se fâcha, la menaça de la chasser, et la fit obéir.

Distinctions du rang de petite-fille de France procuré par mon père.
[Add. S'S. 35]

1. Le combat du faubourg Saint-Antoine fut livré le 2 juillet 1652, entre Turenne, qui commandait l'armée royale, et Condé.

2. Les auteurs contemporains racontent presque tous ce fait, et, dans ses *Mémoires* mêmes (tome II, p. 111), Mademoiselle dit : « L'on tira de la Bastille deux ou trois volées de canon, comme je l'avois ordonné lorsque j'en sortis. » Après un tel aveu, on comprend difficilement que Mme de Motteville (tome IV, p. 23, éd. Riaux) ait cherché à atténuer, ou même à nier l'acte que l'on reprochait à Mademoiselle : « Elle m'a depuis dit que cela n'avoit point été fait par son ordre. »

3. Du 7 au 14 avril ; voyez le *Journal de Dangeau* (tome IV, p. 262-266), d'après lequel Saint-Simon fait en partie son récit.

4. Saint-Simon nous dit lui-même ce qu'était ce parement de deuil, imposé et réglé par le cérémonial, dans un récit des obsèques de la Dauphine-Bavière qu'on trouvera à la fin du présent volume, appendice n° VI : « Cette mante est un grand crêpe noir qui est tout d'une pièce et s'attache à la coiffure, aux bras et à la ceinture, et traîne beaucoup. » Le crêpe était plus épais pour les princesses et duchesses que pour les autres dames.

5. Uranie de la Cropte de Beauvais, fille d'honneur de Madame, avait épousé, le 22 décembre 1682, Louis-Thomas-Amédée de Savoie, comte de Soissons, et mourut le 14 novembre 1717, à l'âge de soixante et un ans. « Belle comme le plus beau jour, » selon Saint-Simon, elle avait été l'objet des attentions du Roi, mais sa « vertu inébranlable, » au dire de Madame, avait résisté[a].

[a] Voyez l'édition de *Saint-Simon* de 1856, tome IV, p. 8, et notes, p. 441.

Il y arriva une aventure fort ridicule. Au milieu de la journée, et toute la cérémonie présente, l'urne qui étoit sur une crédence et qui contenoit les entrailles, se fracassa avec un bruit épouvantable et une puanteur subite et intolérable. A l'instant, voilà les dames, les unes pâmées d'effroi, les autres en fuite. Les hérauts d'armes, les feuillants[1] qui psalmodioient, s'étouffoient aux portes avec la foule, qui gagnoit au pied. La confusion fut extrême. La plupart gagnèrent le jardin et les cours. C'étoient les entrailles mal embaumées qui, par leur fermentation, avoient causé ce fracas. Tout fut parfumé et rétabli, et cette frayeur servit de risée. Ces entrailles furent portées aux Célestins[2], le cœur au Val-de-Grâce[3], et le corps conduit à Saint-Denis[4] par la duchesse de Chartres, suivie de la duchesse de la Ferté[5], de la princesse d'Harcourt et de dames de qualité ; celles de Mme la duchesse d'Orléans suivoient dans le carrosse de cette princesse. Les cours[6] assistèrent au service à Saint-Denis, quelques jours après, où l'archevêque d'Albi[7] officia. L'abbé Anselme, grand

1. Les feuillants de la rue d'Enfer, établis en 1633 près du Luxembourg, et non ceux qui habitaient le grand couvent proche des Tuileries.

2. Le couvent des Célestins était placé à l'entrée du cours de l'Arsenal, et l'église renfermait les tombeaux d'un grand nombre de personnages célèbres. Les entrailles de Mademoiselle furent déposées dans la chapelle d'Orléans, construite par le duc Louis, fils de Charles V.

3. Depuis 1662, et à la suite d'un vœu fait par Anne d'Autriche, les cœurs des princes et princesses de la famille royale étaient déposés au Val-de-Grâce, dans une chapelle funéraire consacrée à sainte Anne.

4. Le 14 avril. Voyez le Dictionnaire critique de Jal, p. 818.

5. Marie-Isabelle-Gabrielle-Angélique, fille du maréchal de la Mothe-Houdancourt et de la gouvernante des enfants de France, avait épousé, le 18 mars 1675, Henri-François de Senneterre, d'abord marquis, puis duc de la Ferté. Elle mourut le 29 avril 1726, à soixante-douze ans.

6. Le Parlement, la chambre des Comptes, la cour des Aides, celle des Monnaies, le Châtelet, l'Université, la Ville et l'Élection. Ce service n'eut lieu que le 7 mai.

7. Saint-Simon se trompe ; au lieu de « d'Albi », il faut lire : « d'Auch ». L'archevêque d'Auch, Armand-Anne-Tristan de la Baume-de-Suze, qui

prédicateur[1], fit l'oraison funèbre. Mademoiselle, fille de
Monsieur, suivie de la duchesse de Ventadour[2] et de la
princesse de Turenne[3], sa fille, avoit conduit le cœur :
toutes distinctions au-dessus des princesses du sang, par
ce rang de petite-fille de France que mon père lui fit
donner par le feu Roi, étant lors seule de la famille royale[4].   [Add. S.-S. 57]

avait été d'abord évêque de Tarbes, en 1675, puis de Saint-Omer (1677-
1684), et qui mourut à Paris, le 4 mars 1705, avait un mérite et un
charme infinis, une éloquence aussi agréable et aussi simple que sa
personne ou sa tenue, enfin une conduite fort régulière, mais peu faite
pour la cour, où on ne l'appréciait guère. (Chansonnier, ms. Fr. 12692,
p. 222 et 223.) Il fut assisté, dans la cérémonie du 7 mai, par les
évêques de Coutances, de Marseille, d'Auxerre et de Sisteron ; voyez la
relation du *Mercure*, mai 1693, p. 214-235.

1. Antoine Anselme, prêtre, né à l'Isle-Jourdain, en Armagnac, le
13 janvier 1652, mourut dans son abbaye de Saint-Sever de Gascogne,
le 8 août 1737. Il avait prêché pour la première fois à la cour en 1683 ;
ses sermons de vêture ou de charité, ses oraisons funèbres, ses pané-
gyriques, lui firent la réputation d'un des plus grands orateurs du temps.
Il entra à l'académie de Peinture comme amateur honoraire, à celle
des Inscriptions et Belles-Lettres comme associé et pensionnaire surnuméraire, et M. d'Antin, son ancien élève, lui donna la charge d'historiographe des Bâtiments. — Il choisit pour texte de son oraison funèbre le verset du psaume cxi : *Gloria et divitiæ in domo ejus, et justi-
tia ejus manet in sæculum sæculi.* Cette pièce fut imprimée chez G. et
L. Josse. L'éloge de la princesse fut aussi prononcé à Lyon et à Eu.

2. Charlotte-Éléonore-Madeleine de la Mothe-Houdancourt, sœur de
la duchesse de la Ferté et dame d'honneur de Madame, avait épousé,
le 14 mars 1671, Louis-Charles de Levis, duc de Ventadour. Elle fut
plus tard gouvernante de Louis XV, puis des enfants de France, et
mourut le 31 décembre 1744, à l'âge de quatre-vingt-treize ans.

3. Anne-Geneviève de Levis, fille unique de la duchesse de Ventadour, née en février 1673, mariée le 25 février 1691 à Louis-Charles
de la Tour, dit le prince de Turenne. Celui-ci mourut des suites de
blessures reçues à la bataille de Steinkerque, le 4 août 1692, et sa
veuve se remaria, le 15 février 1694, à Hercule-Mériadec de Rohan-Sou-
bise, prince de Rohan. Elle mourut dans la nuit du 20 au 21 mars 1727.

4. Nous lisons, dans le *Journal d'un voyage à Paris* fait en 1657-58
par deux jeunes Hollandais (éd. Faugère, p. 134) : « On a accoutumé
d'arrêter les voitures pour tous les fils de France, c'est-à-dire pour
tous ceux qui sont immédiatement enfants du Roi. On traite Mademoi-

Le 3 mai[1], le Roi déclara qu'il iroit en Flandres commander une de ses armées avec le nouveau maréchal de Boufflers, sous lui Monseigneur et Monsieur le Prince entre deux comme à Namur[2]; M. de Luxembourg pour l'autre armée de Flandres, avec les maréchaux de Villeroy et de Joyeuse sous lui; et en même temps, ses autres armées[3], c'est-à-dire le maréchal de Lorge en Allemagne, le maréchal Catinat en Italie, et le nouveau maréchal de Noailles en Catalogne. Comme on craignoit les descentes des Anglois, Monsieur eut le commandement de toutes les côtes de l'Océan, avec des troupes en divers lieux, le maréchal d'Humières sous lui, et le duc de Chaulnes[4], gouverneur de Bretagne, qui y étoit[5], le maréchal d'Estrées[6] commandant d'Aunis, Saintonge et Poitou[7], et le maréchal

selle comme si elle l'étoit, et on arrête devant elle, parce qu'elle tient rang de fille de France, n'y en ayant point; mais on n'arrête pas pour tous les autres princes du sang. »

1. Comparez le *Journal de Dangeau*, tome IV, p. 257-259.

2. C'est ce que Dangeau appelle « l'armée de la Moselle. »

3. L'ellipse est très-hardie, incorrecte et difficile à suppléer grammaticalement; mais la pensée est claire.

4. Charles d'Albert d'Ailly, neveu du connétable de Luynes, d'abord destiné à l'Église, puis devenu duc de Chaulnes après son frère aîné, en 1653; fait chevalier des ordres le 31 décembre 1661, et capitaine-lieutenant des chevau-légers de la garde le 30 juillet 1664; lieutenant général de la province de Bretagne depuis le 10 juillet 1669, et gouverneur depuis l'année 1670; lieutenant général en Picardie, gouverneur de Doullens, Rue, etc. Il avait été trois fois ambassadeur à Rome et une fois à Cologne. Il mourut le 4 septembre 1698, dans sa soixante-quatorzième année. Voyez son article dans le *Dictionnaire des bienfaits du Roi* de l'abbé de Dangeau, ms. Fr. 7655, fol. 217.

5. *Et* est biffé, après *étoit*.

6. Jean, comte d'Estrées, né à Soleure, en Suisse, le 3 novembre 1624, fait maréchal de camp après avoir commandé trois régiments d'infanterie; lieutenant général en 1655, vice-amiral du Ponant en 1669, maréchal de France le 24 mars 1681, vice-roi d'Amérique en 1686, chevalier des ordres en 1688, etc.; mort le 19 mai 1707.

7. Après *Poitou*, Saint-Simon a raturé : *à ses ordres*, qu'il a récrit à la fin de la phrase.

de Bellefonds[1] en Normandie, à ses ordres[2]. M. le duc de
Chartres eut le commandement de la cavalerie dans l'armée
de M. de Luxembourg, où Monsieur le Duc et M. le prince
de Conti[3] servirent de lieutenants généraux. M. du Maine
en servit en celle de M. de Boufflers, que le Roi commandoit, et fut en même temps à la tête de la cavalerie :
ce qui exclut le comte d'Auvergne[4] de servir, qui en étoit
colonel général[5].

1. Bernardin Gigault, marquis de Bellefonds (qu'on écrivait souvent
Bellefont), premier maître d'hôtel du Roi en 1663, ambassadeur en Espagne (1665) et en Angleterre (1670), maréchal de France le 8 juillet
1668, premier écuyer de la Dauphine en 1679, chevalier des ordres en
1688, gouverneur du château de Vincennes, etc.; mort le 5 décembre
1694, à l'âge de soixante-quatre ans, étant doyen des maréchaux.
Voyez le *Dictionnaire des Bienfaits du Roi*, ms. Fr. 7655, fol. 86.

2. Cette défense des côtes fut organisée par un ordre royal du 5 mai,
et le prince quitta Paris le 28. Voyez, au musée des Archives nationales, n° 899, une lettre que Monsieur écrivit au contrôleur général
dès son arrivée à Vitré. Il devait s'installer à Laval, et n'en bouger
que pour prendre le commandement général si une flotte ennemie se
montrait en vue des côtes. La Fare l'accompagnait dans ce voyage, et en
a parlé dans ses *Mémoires*, p. 300.

3. François-Louis de Bourbon, second fils d'Armand de Bourbon-
Conti et d'Anne-Marie Martinozzi, né le 30 avril 1664, titré d'abord
prince de la Roche-sur-Yon, puis prince de Conti après son frère aîné,
chevalier des ordres depuis le 2 juin 1686 ; mort le 22 février 1709.
Il avait épousé, en 1688, la sœur de Monsieur le Duc.

4. Frédéric-Maurice de la Tour, dit le comte d'Auvergne, second fils
du duc de Bouillon et frère du cardinal, né le 15 janvier 1642, brigadier
de cavalerie et maréchal de camp en 1674, avait remplacé son oncle
Turenne dans la charge de colonel général de la cavalerie légère, le 14 septembre 1675, et avait eu également le gouvernement de Limousin. Il fut
fait lieutenant général en mai 1677, et mourut le 23 novembre 1707.

5. La cavalerie légère, ainsi appelée pour la distinguer des compagnies de gens d'armes, avait un colonel général, un mestre de camp
général et un commissaire général. La première de ces charges avait été
possédée successivement, depuis Henri III, par le duc de Nemours, le
duc d'Angoulême, le comte d'Alais (Valois), le duc de Joyeuse et le maréchal de Turenne. Elle coûtait 600 000 livres, et n'en rapportait pas
20 000. (*Dangeau*, tome IX, p. 103.) Sur ses fonctions, voyez, dans le
ms. Clairambault 1137, fol. 77-95, l'instruction dressée en 1620, par

Époque de
l'obéissance
des maréchaux
de France
les uns aux
autres
par ancienneté.
Art de
M. de Turenne.

Il fut nouveau de voir des maréchaux de France obéir à d'autres. L'inconvénient du commandement égal tour à tour avoit été souvent funeste. C'est ce qui donna lieu à la faveur de M. de Turenne, jointe à sa grande réputation, de renouveler pour lui la charge de maréchal général des camps et armées de France[1], pour le faire commander aux maréchaux de France[2], et qui encore ne s'y soumirent qu'après l'exil des maréchaux de Bellefonds, Humières et Créquy[3]; et c'est depuis cette époque de charge que M. de Turenne, confondant avec art son nouvel état avec son rang de prince, ôta les bâtons de ses armes et ne voulut plus être appelé que le vicomte de Turenne[4]. Enfin le Roi

le duc d'Angoulême, pour son fils et successeur. — Déjà le comte d'Auvergne avait été exclu du voyage de Compiègne, en mars 1692; il ne céda cependant sa charge qu'en 1703, à son propre neveu. (*Dangeau* et Addition de Saint-Simon, 27 janvier 1703; *Mémoires de Saint-Simon*, tome III, p. 394.)

1. Ce titre, intermédiaire entre celui de connétable et celui de maréchal, n'avait été donné, avant Turenne, qu'à Biron et à Lesdiguières.

2. Turenne avait été nommé maréchal général dès 1660; mais ce fut seulement au commencement de la campagne de 1672 que Louis XIV voulut contraindre les maréchaux de France d'obéir au maréchal général, et que, sur leur refus, il disgracia MM. de Bellefonds, d'Humières et de Créquy, qui avaient eu tous trois le bâton en septembre 1668. Voyez le *Journal d'Olivier d'Ormesson*, tome II, p. 631-633, et une lettre de Mme de Sévigné à Bussy, en date du 24 avril 1672. Les documents relatifs à ce conflit sont réunis au Dépôt de la guerre, dans un recueil de copies diverses, vol. 1179; on y trouvera, à côté des provisions de maréchal général, datées du 5 avril 1660, les lettres des trois maréchaux dont parle Saint-Simon, et une réponse, du 22 avril 1672, où Louvois leur explique les volontés du Roi. Jal a publié la lettre du maréchal de Créquy, dans son *Dictionnaire critique*, p. 453. Voyez aussi l'*Histoire de Louvois*, de M. C. Rousset, tome I, p. 348-351.

3. François de Bonne de Créquy d'Agoult, etc., marquis de Créquy, lieutenant général en 1655, général des galères en 1661, maréchal de France le 8 juillet 1668, gouverneur de Béthune, de Metz, de la Lorraine, etc., doyen des maréchaux; mort à Paris, le 13 février 1687, âgé d'environ soixante-trois ans.

4. Comparez les *Mémoires*, tome V, p. 103; les *Fragments et notes historiques* dans les *Œuvres de Racine*, tome V, p. 121, et le Chansonnier,

régla, pour l'utilité de son service, que les maréchaux de
France s'obéiroient les uns aux autres par ancienneté,
tellement que ces maréchaux en second n'étoient proprement
à l'armée que des lieutenants généraux qui ne rou-
loient[*] point avec les autres et qui les commandoient, qui
ne prenoient point jour, et qui avoient les mêmes honneurs militaires que le général de l'armée, mais qui prenoient l'ordre de lui et ne se mêloient de rien que sous
ses ordres et par ses ordres, et duquel ils étoient même
fort rarement consultés, et point du tout du secret de la
campagne.

Ce même jour, 3 mai, sur les dix heures du soir, j'eus
le malheur de perdre mon père. Il avoit quatre-vingt-sept
ans, et ne s'étoit jamais bien rétabli d'une grande maladie
qu'il avoit eue à Blaye, il y avoit deux ans[²]. Depuis trois
semaines il avoit un peu de goutte : ma mère, qui le voyoit
avancer en âge, lui proposa des arrangements domestiques, qu'il fit en bon père[³], et elle songeoit à le faire démettre en ma faveur de sa dignité de duc et pair. Il avoit
dîné avec de ses amis, comme il avoit toujours compagnie. Sur le soir, il se remit au lit sans aucun mal ni
accident, et, pendant qu'on l'entretenoit, il poussa tout à
coup trois violents soupirs tout de suite. Il étoit mort
qu'à peine s'écria-t-on qu'il se trouvoit mal : il n'y avoit
plus d'huile à la lampe[⁴].

Mort de mon père, dont le Roi me donne les gouverne-ments.

mss. Fr. 12 617, p. 491, et 12 619, p. 117. — Les maréchaux de France
portaient, pour marque de leur dignité, deux bâtons d'azur semés de
fleurs de lis d'or, passés en sautoir derrière l'écu de leurs armes.

1. C'est-à-dire qui ne servaient point à tour de rôle.

2. Le bruit de sa mort avait même couru alors, en avril 1691. (*Journal de Dangeau*, tome III, p. 332.)

3. Le 2 mai, il fit une donation universelle entre-vifs à son fils. On
trouvera cette pièce dans l'appendice n° II, qui est consacré à Claude de
Saint-Simon, et où l'abondance des matières nous forcera de rejeter en
partie le commentaire des pages qui vont suivre.

4. Selon Dangeau (tome IV, p. 276), il mourut « de vieillesse, sans
être malade. » Le *Mercure galant* lui consacra un article nécrologique,

J'en appris la triste nouvelle en revenant du coucher
du Roi, qui se purgeoit le lendemain[1]. La nuit fut donnée
aux justes sentiments de la nature. Le lendemain, j'allai
de bon matin trouver Bontemps[2], puis le duc de Beauvillier[3], qui étoit en année[4], et dont le père[5] avoit été ami du

mai 1693, p. 262-266. L'acte mortuaire, relevé, avant l'incendie de
1871, par MM. Gallien et Jal, sera reproduit dans la *Notice biographique sur Saint-Simon.*

1. *Journal de Dangeau,* 4 mai 1693, tome IV, p. 278.

2. Premier valet de chambre du Roi. Voyez ci-dessus, p. 85, note 6.

3. Paul de Beauvillier, comte de Saint-Aignan, baptisé à Saint-Aignan
le 24 octobre 1648, destiné d'abord à l'Église, puis, après la mort de son
frère aîné, pourvu de la charge de premier gentilhomme de la chambre
que possédait leur père (10 décembre 1666) ; envoyé en Angleterre en
octobre 1669 ; nommé mestre de camp de cavalerie en 1671, brigadier
le 25 février 1677 ; devenu duc et pair, sur la démission de son père,
le 17 février 1679, en lui laissant le titre de duc de Saint-Aignan et ne
prenant que celui de duc de Beauvillier ; nommé chef du conseil royal
des finances, à la place du feu maréchal de Villeroy, le 6 décembre
1685 ; pourvu en 1687, après son père, des charges de grand arpenteur
de France et de gouverneur du Havre, de Loches et de Beaulieu ; fait
chevalier des ordres le 31 décembre 1688 ; nommé gouverneur de la
personne du duc de Bourgogne, premier gentilhomme de sa chambre
et maitre de sa garde-robe, le 16 août 1689, et attaché de même en
1690 et 1693 à la personne des ducs d'Anjou et de Berry. En 1701,
ayant conduit le nouveau roi d'Espagne à Madrid, il reçut la grandesse de première classe. Il mourut à Vaucresson, le 31 août 1714.

4. Depuis Louis XIII, il y avait quatre gentilshommes de la chambre.
Ils étaient d'année tour à tour, et avaient pour fonctions de suppléer le
grand chambellan, servant le Roi lorsqu'il mangeait dans sa chambre,
lui donnant la chemise à son lever, dirigeant le détail de sa chambre,
ordonnant de ses habillements, réglant la dépense de l'Argenterie ou
des Menus, donnant à l'huissier de service l'ordre d'introduire, etc.

5. François de Beauvillier, premier duc de Saint-Aignan, baptisé le
30 octobre 1610, servit d'abord comme capitaine et comme mestre de
camp de cavalerie, de 1634 à 1639. Il devint, en 1644, capitaine des
gardes du corps de Gaston d'Orléans, peu après maréchal de camp,
premier gentilhomme de la chambre du Roi à la fin de 1649, lieutenant général en 1650, gouverneur de Touraine et chevalier des ordres
en 1661, duc-pair et membre de l'Académie française en 1663, gouverneur du Havre en 1664, etc. Mort le 16 juin 1687.

mien. M. de Beauvillier me témoignoit mille bontés chez
les princes, dont il étoit gouverneur, et me promit de
demander au Roi les gouvernements de mon père en
ouvrant son rideau. Il les obtint sur-le-champ[1]. Bontemps, fort attaché à mon père, accourut me le dire à la
tribune[2], où j'attendois ; puis M. de Beauvillier lui-même,
qui me dit de me trouver à trois heures dans la galerie,
où il me feroit appeler et entrer par les cabinets, à l'issue
du dîner du Roi.

Je trouvai la foule écoulée de sa chambre. Dès que
Monsieur, qui étoit debout au chevet du lit du Roi,
m'aperçut : « Ah ! voilà, dit-il tout haut, M. le duc de
Saint-Simon. » J'approchai du lit, et fis mon remercie-
ment par une profonde révérence. Le Roi me demanda
fort comment ce malheur étoit arrivé, avec beaucoup de
bonté pour mon père et pour moi : il savoit assaisonner
ses grâces. Il me parla des sacrements que mon père
n'avoit pu recevoir ; je lui dis qu'il y avoit fort peu qu'il
avoit fait une retraite de plusieurs jours à Saint-Lazare[3],

1. Louis XIV, comme Saint-Simon le dit à la page suivante, s'était
imposé la règle de ne plus donner la survivance des gouvernements,
mais souvent il passait le titre au fils, en laissant le commandement et
les appointements au père, avec un brevet pour rentrer en possession au
cas de prédécès du fils. Claude de Saint-Simon avait négligé cette précaution ; néanmoins son héritier eut tout, c'est-à-dire les charges de gouverneur de Blaye, de grand bailli et gouverneur de Senlis, de capitaine
de la ville de Pont-Sainte-Maxence et du Mesnil-lès-Pont, de capitaine et concierge du château royal de Pont-Sainte-Maxence, et de capitaine et concierge du château de Fécamp. Voyez à l'Appendice, n° IX.
2. La tribune, avant la construction de la nouvelle chapelle, servait
de passage entre l'aile Neuve ou du Nord et la partie centrale du château, et se trouvait à la hauteur du premier étage du côté des jardins.
3. La maison de Saint-Lazare, au faubourg Saint-Denis, était un
vaste établissement destiné, dans l'origine, à une léproserie. On n'y
enfermait plus que les aliénés de bonne famille ou les jeunes gens de
mauvaise conduite, lorsque, en 1632, l'hôpital passa sous la direction
de M. Vincent (saint Vincent de Paul) et des prêtres de la Mission, qui
y fixèrent le siége de leur congrégation. Les gens pieux y faisaient des

où il avoit son confesseur et où il avoit fait ses dévotions, et un mot de la piété de sa vie. Le colloque dura assez longtemps, et finit par des exhortations à continuer d'être sage et à bien faire, et qu'il auroit soin de moi.

Lors de la maladie de mon père à Blaye, plusieurs personnes demandèrent au Roi le gouvernement de Blaye, d'Aubigné[1] entre autres, frère de Mme de Maintenon, à qui il répondit plus brusquement qu'il n'avoit accoutumé : « Est-ce qu'il n'a pas un fils? » En effet, le Roi, qui s'étoit fermé à n'accorder plus de survivances, s'étoit toujours fait entendre à mon père qu'il me destinoit son gouvernement. Monsieur le Prince muguetoit fort celui de Senlis, qu'avoit mon oncle[2] ; il l'avoit demandé à sa mort : le Roi le donna à mon père, et je l'eus en même temps que celui de Blaye.

Tout ce qui avoisinoit Chantilly[3] étoit envié par Mon-

retraites, comme à l'Oratoire, à la Trappe, au Val-de-Grâce, aux Carmélites, etc. De 1635 à 1660, le nombre des laïques qui avaient profité de cette hospitalité gratuite s'était élevé, disait-on, à près de vingt mille.

1. Charles d'Aubigné, frère aîné de Mme de Maintenon, baptisé le 3 juin 1634 ; enseigne au régiment du cardinal Mazarin en 1655, puis capitaine au régiment Royal-cavalerie ; nommé commandant à Amesfoort, en Hollande, par commission du 14 octobre 1672, puis à Elburg, le 28 avril 1673, à Belfort, le 15 mars 1674 ; pourvu du gouvernement de Cognac, le 26 février 1677, de la charge de capitaine-viguier et gouverneur d'Aigues-Mortes, le 4 septembre 1688, et enfin du gouvernement et grand bailliage de Berry, en place de celui d'Aigues-Mortes, le 16 octobre 1691 ; fait chevalier des ordres en 1688, et gratifié de 24 000 livres de pension. Il mourut à Vichy, le 22 mai 1703. — Il avait signé « Charles de Aubigny, » puis « de Aubigni, » ou « Aubigné. »

2. Charles de Rouvroy, marquis de Saint-Simon, né en 1601, mort en 1690. Voyez ci-dessus, p. 25, note 3.

3. Chantilly, après avoir appartenu successivement aux seigneurs de Senlis, aux Laval, aux d'Orgemont et aux Montmorency, avait été réservé à la couronne dans la confiscation de mars 1633, puis rendu au prince de Condé, comme héritier du duc de Montmorency, son oncle, en octobre 1643 ; puis encore confisqué pendant la Fronde, et enfin restitué en pleine propriété à Monsieur le Prince, en 1661.

sieur le Prince. Il embla[1] à mon oncle la capitainerie[2] des chasses de Senlis et d'Halatte[3] en vrai Scapin[4]. Mon oncle, aîné de huit ans de mon père, avoit eu ce gouvernement et cette capitainerie de son père, qui étoient depuis longtemps dans la maison, et depuis des siècles, avec peu d'intervalle[5]. Son grand âge et un tremblement universel, qui n'attaqua jamais sa tête ni sa santé, l'avoient retiré depuis bien des années du monde[6]. Il passoit les hivers à Paris,

1. *Embler*, « vieux mot hors d'usage, qui signifie prendre et voler subtilement. » (*Richelet*, 1680.) L'*Académie* (1694) dit qu'il « ne s'est conservé que dans cet endroit des commandements de Dieu en vieux françois : « L'avoir d'autrui tu n'embleras. » Saint-Simon l'emploiera encore plusieurs fois.

2. Les capitaines des chasses étaient des officiers du Roi chargés non-seulement de veiller à la conservation de ses forêts et de ses plaisirs, c'est-à-dire de ses chasses, mais aussi de faire observer les ordonnances, d'informer des délits, de nommer les lieutenants, gardes et autres agents, etc. Le territoire confié à leurs soins s'appelait capitainerie.

3. La forêt d'Halatte, que plus tard Pierre le Grand appelait le « jardin de la France, » et qui avait neuf mille arpents, était située entre Senlis et Pont-Sainte-Maxence, et touchait au sud le parc de Chantilly ; la capitainerie des chasses comprenait en outre les autres bois du ressort du bailliage de Senlis. A la mort du sieur Pas de Mazerat, elle avait été donnée au marquis de Saint-Simon, par provisions du 28 septembre 1630, et il ne semble pas qu'elle fût depuis plus longtemps dans la maison, comme le prétend Saint-Simon : avant Mazerat, on la voit entre les mains d'un sieur Martin du Clos, d'un sieur de Gesvres, etc. Toutefois, au quinzième siècle, Gilles de Saint-Simon, en acquérant le Plessis-Choisel, situé sur la lisière sud-est de la forêt, y avait uni la gruerie d'Halatte (ms. Clairambault 1140, fol. 67 v°).

4. Ce nom d'un des valets traditionnels de la comédie italienne était devenu populaire en France depuis que Molière l'avait mis sur la scène, en 1671.

5. Voyez encore ci-dessus, p. 25 et note 3. — La charge de bailli de Senlis, donnée par Charles VII, le 21 décembre 1438, à Gilles de Saint-Simon, avait été possédée ensuite par le gendre de Gilles et par son petit-fils, Waterand et Jean de Sains ; était revenue aux Saint-Simon de 1567 à 1584 environ, puis avait été rendue par Louis XIII, le 13 janvier 1627, à Louis de Saint-Simon, et était passée à son fils aîné Charles. Le titre de gouverneur avait été joint à celui de bailli, plus tard grand bailli, pendant la Ligue.

6. *Dangeau*, tome III, p. 48.

où il en voyoit fort peu, et sept ou huit mois à sa campagne tout auprès de Senlis[1]. Sa femme[2], dont il n'avoit point d'enfants, étoit aussi vieille que lui. Elle étoit sœur du père du duc d'Uzès[3] et avoit épousé en premières noces le marquis de Portes[4], de la maison de Budos[5], che-

1. La terre du Plessis-Choisel, aujourd'hui le Plessis-Chamant, à trois kilomètres environ de Senlis, acquise en 1448, par Gilles de Rouvroy Saint-Simon, auteur de la branche de Rasse ; on l'appelait quelquefois, depuis cette acquisition, le Plessis-de-Rasse. Le château était en partie fermé de fossés, avec une basse-cour, une avant-cour, où se trouvait une chapelle qui avait servi de paroisse, un jardin et un parc clos ; voyez les aveux rendus au Roi en 1581 et 1698 (Arch. nat., P 37, n° 326, et P 111², n° 620). A la mort du marquis de Saint-Simon, cette seigneurie fut achetée par le financier-entrepreneur Maximilien Titon, qui la donna à son fils le maître des comptes (Arch. nat., P 21, n° 1446).

2. Le marquis avait éponsé, le 14 septembre 1634, en la chapelle du Petit-Bourbon (Gazette, p. 404, et Dictionnaire critique de Jal, p. 1137), Louise de Crussol, qui était veuve du marquis de Portes et fille d'Emmanuel de Crussol, duc d'Uzès. Son mariage avait été négocié, soit par les Montmorency, voisins du Plessis et de Senlis, soit par le cardinal de Richelieu et le prince de Condé (Lettres, instructions diplomatiques et papiers d'État du cardinal de Richelieu, publiés par Avenel, tome VII, p. 1006). Mme de Saint-Simon mourut le 19 avril 1695, à l'âge de quatre-vingt-onze ans. Elle fut dame d'honneur de la reine Anne d'Autriche de 1640 à 1649 ou 1650.

3. François de Crussol, duc d'Uzès, chevalier des ordres et chevalier d'honneur de la reine Anne d'Autriche, mort en 1680 ; père d'Emmanuel de Crussol, qui fut duc d'Uzès de 1680 à 1692, et grand-père de Louis, duc d'Uzès, qui mourut en 1693.

4. Antoine-Hercule de Budos, marquis de Portes, par érection de 1613, et vicomte de Saint-Jean, gentilhomme ordinaire de la chambre sous Henri IV, mestre de camp du régiment de Languedoc en 1610, conseiller d'État en 1612, sous-lieutenant de la compagnie d'hommes d'armes de la Reine, lieutenant général en Gévaudan et dans les Cévennes en 1617, chevalier des ordres en 1619, vice-amiral de France, Guyenne et Bretagne en 1615, démissionnaire de cette charge en octobre 1626 ; marié la même année à Louise de Crussol, et tué au siége de Privas, le 27 mai 1629.

5. Sur cette maison, voyez les preuves préparées en 1596, pour le père du marquis de Portes (ms. Clairambault 1123, fol. 107-109), et l'Histoire de la maison de Montmorency, par Duchesne, p. 293, 447 et 451.

valier de l'Ordre ainsi que mon oncle et vice-amiral de France, tué au siége de Privas[1]. Il étoit frère de la connétable de Montmorency [2], mère de Madame la Princesse, grand'mère de Monsieur le Prince, et [mère] du dernier duc de Montmorency, décapité à Toulouse. Monsieur le Prince l'appeloit toujours sa tante [3], et les alloit voir assez souvent de Chantilly. [Add. St.-S. 39]

1. Voyez la lettre écrite à la Reine par le cardinal de Richelieu (*Lettres*, tome III, p. 324), et un article très-élogieux du *Mercure françois*, tome XV, p. 477. « C'étoit, dit Bassompierre (*Journal*, tome IV, p. 43), un brave et suffisant homme, qui alloit le grand chemin pour être maréchal de France au plus tôt. »

2. Jacques de Budos, vicomte de Portes, baron de Terrargues, gouverneur du Pont-Saint-Esprit, désigné pour le collier de l'Ordre en 1596, eut de Catherine de Clermont-Montoison : 1° le marquis de Portes, vice-amiral ; 2° Louise de Budos, née le 13 juillet 1575, qui épousa en premières noces Jacques de Gramont-Vachères, et en secondes noces, l'an 1593, Henri de Montmorency-Damville, premier du nom, maréchal et connétable de France, etc. La connétable mourut en 1598, ayant eu trois enfants : 1° Henri II, duc de Montmorency-Damville, né le 30 avril 1595, gouverneur de Languedoc, amiral et maréchal de France, auteur du soulèvement de 1632, vaincu à Castelnaudary et décapité à Toulouse, n'ayant point d'enfants de son mariage avec Marie-Félice des Ursins ; 2° Charlotte-Marguerite de Montmorency, née le 11 mai 1594, mariée le 3 mars 1609 à Henri II de Bourbon, prince de Condé (1588-1646), et morte le 2 décembre 1650, mère du grand Condé, du prince de Conti et de la duchesse de Longueville ; et 3° un fils, mort jeune. Henri II de Montmorency avait été élevé par son oncle le vice-amiral.

3. Le premier mari de Mme de Saint-Simon était oncle de Madame la Princesse (Charlotte-Marguerite de Montmorency). Il s'établit une parenté plus directe entre les Condé et le duc Claude de Saint-Simon, par le mariage de celui-ci avec l'une des deux filles du marquis de Portes. Mais, avant ces deux alliances, il y avait déjà des rapports de consanguinité entre les Saint-Simon, les Budos et les Montmorency, car Catherine de Clermont-Montoison, mère du vice-amiral et de la connétable, était fille d'une Saint-Simon Sandricourt ; de plus, le connétable de Montmorency, veuf de Louise de Budos, s'était remarié avec Laurence de Clermont-Montoison, sœur de sa belle-mère et fille, comme celle-ci, de Claude de Clermont et de Louise de Saint-Simon Sandricourt. D'autre part, les Saint-Simon pouvaient encore se réclamer

Un beau jour, il fut leur conter dans leur retraite que
le Roi, importuné des plaintes de ceux qui se trouvoient
enclavés dans les capitaineries royales, alloit rendre un
édit pour les supprimer toutes, à l'exception de celles de
ses maisons qu'il habitoit et des bois et plaines qui envi-
ronnoient Paris[1]; que les leurs alloient donc être supprimées; que cependant il espéroit cette considération du
Roi, que si elles étoient entre ses mains, qu'il[2] les lui con-
serveroit; qu'eux-mêmes y trouveroient doublement leur
compte, parce que, ces capitaineries étant conservées, ils
en demeureroient toujours les maîtres comme lui-même,
pour leurs gens, leur table et leurs amis, et qu'il leur donneroit volontiers deux ou trois cents pistoles[3] pour cette
complaisance, quoiqu'il ne fût pas sûr de faire changer le
Roi là-dessus en sa faveur. Les bonnes gens le crurent,
pestèrent contre l'édit, donnèrent la démission à Monsieur
le Prince, qui laissa deux cents pistoles en partant, et se
moqua d'eux[4]. Tout le pays, qui vivoit en paix et sans

d'une aïeule de la maison de Condé : Éléonore de Roye, grand'mère
de Monsieur le Prince dont il est question ici, descendait au cinquième
degré de Jeanne de Saint-Simon, dite *la belle Blanche*, nièce de l'auteur de la branche de Rasse.

1. La grande ordonnance des forêts d'août 1669 (tit. xxx, art. 30)
enjoignit à tous les capitaines des chasses, sauf ceux des maisons
royales de Saint-Germain, Fontainebleau, Chambord, Boulogne, le
Louvre, Livry, Vincennes, Compiègne, etc., de représenter au Conseil
leurs titres d'érection, pour être statué sur le rapport du contrôleur général Colbert. Mais cette première mesure demeura sans effet ; il fallut
un nouvel arrêt du Conseil du 13 janvier 1698 et une déclaration royale
du 12 octobre 1699, pour supprimer quatre-vingts capitaineries.

2. La répétition de *que* est conforme au manuscrit.

3. La pistole d'Italie ou d'Espagne avait généralement un cours supérieur à 10 livres ; mais, quand elle était prise simplement comme terme
de *monnaie de compte*, elle ne représentait que 10 livres net. Soit ici :
2000 ou 3000 livres. De même l'écu ne représente que 3 livres, quel
que soit le cours du moment. — Dans les *Fourberies* (acte II, scène IV),
Scapin se charge de tirer deux cents pistoles d'Argante.

4. Le marquis de Saint-Simon signa sa démission le 21 avril 1674,

inquiétude dans ces capitaineries, fut outré de douleur.
Elle devint une tyrannie entre les mains de Monsieur le
Prince, qui l'étendit encore tant qu'il put; mais il est vrai
qu'il laissa ceux qu'il avoit ainsi escamotés les maîtres
pour eux et pour leurs domestiques le reste de leur vie [1].

   Mon oncle avoit eu le régiment de Navarre [2]; il étoit lieutenant général [3], et avoit emporté le prix de la bonne mine

et le Roi donna la charge à Monsieur le Prince le 30 novembre suivant.
(Renseignements communiqués par M. Flammermont, d'après les mss.
d'Afforty, conservés à la bibliothèque de Senlis.) La capitainerie d'Halatte fut maintenue en 1699 et resta dans la maison de Condé.

   1. Le marquis de Saint-Simon ne fut pas le seul à pâtir d'un si
dangereux voisinage. On verra plus tard, dans ces *Mémoires*, comment
Monsieur le Prince agit à l'égard du seigneur de Coye, bien que celui-
ci ne fût rien moins que le président Rose, secrétaire intime du Roi ;
un autre voisin encore, le premier président Nicolay, perdit, par le fait
des manœuvres de Chantilly, sa capitainerie de la forêt de Carnelle, située entre Beaumont et l'Isle-Adam.

   2. Il avait servi plusieurs années comme volontaire, lorsqu'il acquit,
en 1630, ce régiment, dont il se démit dès 1635. Pendant cet intervalle,
Navarre se distingua à l'attaque du pont de Carignan (1630), servit à
Compiègne, auprès de la reine mère, en 1631 ; en Languedoc (1632) ;
en Lorraine (1633). Un Saint-Simon Montbléru en devint peu après
lieutenant-colonel. (Roussel, *Essais historiques sur les régiments d'infanterie*, tome V, p. 10.)

   3. Il est à remarquer que la *Chronologie militaire* de Pinard ne parle
pas du marquis parmi les lieutenants généraux, et qu'il est seulement
qualifié de maréchal de camp dans les articles nécrologiques que lui
consacrent la *Gazette* (1690, p. 48) et le *Mercure* (janvier 1690, p. 299-
301) ; cependant on lui trouve le titre de lieutenant général dès l'année
1633, dans une commission de commandant du château de Chantilly.
La charge de capitaine-concierge de ce château, ainsi que celles de
maître particulier, gruyer, garde-marteau et capitaine des chasses des
forêts qui en dépendaient, lui avaient été données par le roi Louis XIII,
le dernier février 1633, à la suite de la confiscation prononcée contre le
duc de Montmorency. Voyez les provisions au Cabinet des titres, dossier Rouvroy, et la *Gazette* de 1633, p. 80. Outre le bailliage de Senlis
et la capitainerie de Chantilly, il avait eu encore le gouvernement de
Pont-Sainte-Maxence et celui des Salins de Peccais ; mais il s'était démis de ce dernier, depuis bien des années, au profit du marquis de
Calvisson.

à sa promotion de l'Ordre, en 1633. Il mourut en 1690,
25 janvier [1], et sa femme [2] en avril 1695. C'étoit un fort
grand homme, très-bien fait, de grande mine [3], plein de
sens, de sagesse, de valeur et de probité [4]. Mon père l'avoit
toujours fort respecté, et suivoit fort ses avis pendant sa
faveur. La marquise de Saint-Simon étoit haute, intéressée et méchante, et elle trouva le moyen de faire passer la plupart des biens de mon oncle aux ducs d'Uzès,
de faire payer à mon père et à moi une grande partie des
dettes, et de laisser les autres insolvables. Sa passion étoit
de me marier à Mlle d'Uzès [5], qui a été la première femme
de M. de Barbezieux. Je n'ai pu me refuser ce mot sur
mon oncle [6]; il est bien juste de m'étendre un peu plus sur
mon père.

1. Son frère le duc, trompé par un assoupissement léthargique, avait
annoncé cette mort au Roi dès les premiers jours de janvier (*Dangeau*,
tome III, p. 48-49). — Les mots : *25 janvier* et *avril*, sont en interligne.

2. Les *Mémoires* parleront encore d'elle à l'époque de sa mort.

3. Voir son portrait au lavis dans le ms. Clairambault 1141, fol. 23.

4. Entre autres actions d'éclat, il s'était distingué, en août 1630, à
l'affaire du pont de Carignan : le *Mercure françois* (tome XVI, p. 674)
loua son intrépidité, et Richelieu lui-même écrivit à Monsieur le Premier pour le féliciter de l'honneur acquis par son frère en cette occasion. (*Lettres*, tome III, p. 858.) Le généalogiste picard la Morlière dit
aussi, dès 1630, qu'il est « célèbre par les livres pour sa valeur, qu'il
a fait paroître, tant en l'île de Ré que modernement ès guerres d'Italie. »
(*Recueil de plusieurs nobles.... maisons.... du diocèse d'Amiens*, p. 195.)

5. Catherine-Louise-Marie de Crussol, sœur des ducs d'Uzès (Louis
et Jean-Charles de Crussol) et nièce de la marquise de Saint-Simon, fut
mariée le 11 novembre 1691 au fils de Louvois, et mourut le 4 mai 1694,
à l'âge de vingt ans. Selon le *Mercure* (mai, p. 78), le Roi dit que
« M. de Barbezieux ne perdoit pas seul à cette mort, mais toute la
cour aussi. » On accusait toutefois Mme de Barbezieux d'avoir beaucoup de hauteur. Selon Mme de Caylus (*Souvenirs*, p. 483), elle avait
failli être choisie par le Roi pour épouser le duc du Maine.

6. Saint-Simon oublie de rappeler ici que son oncle avait eu l'honneur de porter une des offrandes au sacre de Louis XIV. Il fait un
autre oubli plus considérable, car il ne parle ni de son second oncle
le commandeur, ni de ses tantes. On trouvera quelques renseignements sur ces personnages dans l'appendice n° I.

La naissance et les biens ne vont pas toujours ensemble. Diverses aventures de guerres et de famille avoient ruiné[1] notre branche, et laissé mes derniers pères avec peu de fortune et d'éclat pour leurs services militaires : mon grand-père[2], qui avoit suivi toutes les guerres de son temps, et toujours passionné royaliste, s'étoit retiré dans ses terres, où son peu d'aisance l'engagea de suivre la mode du temps et de mettre ses deux aînés pages de Louis XIII, où les gens des plus grands noms se mettoient alors.

Le Roi étoit passionné pour la chasse, qui étoit sans route[3], et sans cette abondance de chiens, de piqueurs, de relais, de commodités que le Roi son fils y a apportées, et surtout sans routes[4] dans les forêts. Mon père[5], qui re-

1. En étudiant le tableau généalogique de la maison de Rouvroy (appendice n° I), il semble que les charges occupées à la cour ou dans les armées par les ancêtres de Saint-Simon, et les biens patrimoniaux qu'ils possédaient soit par eux-mêmes, soit par leurs alliances, ne comportent pas l'expression de *ruine* dont il se sert ici.

2. Louis de Rouvroy Saint-Simon, deuxième du nom, seigneur du Plessis-Choisel, d'Ivillers, Rasse, Vaux, etc., né vers 1568, ne servit Henri IV qu'après avoir suivi le parti de la Ligue, comme son père, qui avait figuré aux batailles de Saint-Denis, de Jarnac, de Moncontour, et qui fit les fonctions de maréchal de camp au siège de Saint-Denis (1591). Il combattit à Ivry et au siège de Paris (1590), à Rouen (1592), à Amiens (1597), fut nommé bailli et gouverneur de Senlis le 11 juin 1627, et mourut en juin 1643. Aussitôt après l'entrée d'Henri IV dans Paris, en avril 1594, il avait épousé une de ses proches voisines et parentes, Denise de la Fontaine, fille et héritière de Louis, seigneur d'Esches, Vaux-sur-Meulan, etc., gentilhomme de Monsieur, et de Jeanne de Canjon, dame d'Orgerus. Il en eut au moins six enfants : le marquis, dont Saint-Simon vient de parler, le duc Claude, le commandeur Louis, et trois filles.

3. Il y a d'abord ainsi : *sans route*, au singulier et par un seul *t*, puis à la ligne suivante, immédiatement au-dessous : *sans routes* avec deux *t* et un *s*.

4. *Route*, « en termes de chasse, se dit des sentiers qui traversent les forêts, par opposition à *voies*, qui se dit des grands chemins. » (*Furetière*.)

5. Claude de Rouvroy Saint-Simon, né le 16 août 1607. Voyez ci-dessus, p. 21 et 23.

Origine
première de la
fortune de mon
père.

marqua l'impatience du Roi à relayer, imagina de lui
tourner le cheval qu'il lui présentoit, la tête à la croupe
de celui qu'il quittoit. Par ce moyen, le Roi, qui étoit dis-
pos, sautoit de l'un sur l'autre sans mettre pied à terre,
et cela étoit fait en un moment. Cela lui plut : il demanda
toujours ce même page à son relais, il s'en informa, et peu
à peu il le prit en affection[1]. Baradat[2], premier écuyer,
s'étant rendu insupportable au Roi par ses hauteurs et ses
humeurs arrogantes avec lui, il le chassa[3], et donna sa
charge à mon père[4]. Il eut après celle de premier gentilhomme de la chambre du Roi[5], à la mort de Blain-

1. On verra dans l'appendice nº II comment Tallemant raconte les faits.

2. François de Baradat, marquis de Damery en Champagne, fils de
Guillaume de Baradat, qui avait été gentilhomme de la reine Catherine
de Médicis, puis du roi Henri IV, et capitaine du château de Montceaux,
débuta à la cour de Louis XIII dans la petite écurie ; il venait à peine de
sortir de page (23 novembre 1624), lorsque le Roi le prit en telle faveur qu'il ne lui permit plus de le quitter un instant. Le 8 avril 1625,
Baradat reçut la charge de premier écuyer de la petite écurie et la
capitainerie de l'hôtel du Petit-Bourbon, vacantes par la démission de
M. de Liancourt ; puis, en 1626, la charge de premier gentilhomme, sur
démission du duc de Montmorency, et la capitainerie de Saint-Germain.

3. Baradat fut disgracié le 2 décembre 1626.

4. La charge de premier écuyer donnait le commandement de la petite écurie, c'est-à-dire des chevaux, voitures, pages et valets de pied
dont se servait constamment le Roi. Quand celui-ci montait en carrosse,
le premier écuyer lui donnait la main et prenait place dans le carrosse ;
quand le Roi était à cheval, il côtoyait la monture royale du côté du
montoir. En cas d'absence du grand écuyer, il le remplaçait, comme
fit Claude de Saint-Simon à la rentrée de Louis XIII, le 23 décembre
1628. On disait : *Monsieur le Premier*, pour désigner le premier écuyer
de la petite écurie, et non celui de la grande écurie. Voyez ce que notre
auteur dit de ces deux charges, dans une des pièces publiées à la suite
des *Mémoires*, tome XIX, p. 337.

5. On a vu plus haut, p. 134, note 4, ce qu'étaient les premiers gentilshommes. « Ces charges, dit l'*État de la France* de 1648 (p. 77), sont
très-honorables, parce que ceux qui les possèdent sont toujours auprès
de la personne du Roi, et, quand ils sont en quartier, ils donnent la chemise au Roi, lorsqu'il n'y a point de prince, à qui ils sont obligés de céder cet honneur, et font toutes les autres fonctions les plus nobles auprès

ville[1], qui étoit chevalier de l'Ordre et avoit été ambassadeur en Angleterre. Il étoit du nom de Warignies[2], qui est bon, mais éteint en Normandie, n'avoit point été marié, et étoit frère aîné du père de la comtesse de Saint-Géran[3], qui a été dame du palais de la Reine, et qui a tant figuré dans le monde, femme de ce comte de Saint-Géran, chevalier de l'Ordre, de qui l'état fut tant et si longtemps disputé par un procès également étrange et curieux[4].

de la personne de S. M. Aussi ne donne-t-on ces charges qu'à ceux qui possèdent un peu plus particulièrement les bonnes grâces du Roi. » A l'époque où Saint-Simon fut nommé, il n'y avait encore que trois charges; la quatrième fut créée peu après au profit du marquis de Mortemart.

1. Jean de Warignies, seigneur de Blainville-sur-Orne, Cabourg et la Poterie, baptisé le 2 juin 1581, fut successivement guidon (1611) et enseigne de la compagnie des gendarmes de la garde (1615), maître de la garde-robe du Roi (1620), puis (1622-1628) premier gentilhomme de la chambre et conseiller d'État, chevalier de l'Ordre en 1619, lieutenant au gouvernement du bailliage de Caen, ambassadeur en Angleterre (1625), etc. Comparez l'Addition au *Journal de Dangeau* du 25 octobre 1696, et l'article correspondant des *Mémoires* sur la mort de M. de Saint-Géran, tome I, p. 305-306.

2. On écrivait le plus souvent : *Warignies;* aujourd'hui : *Wargnies.*

3. Françoise-Madeleine-Claude de Warignies, fille unique de François, marquis de Monfréville, dont Tallemant parle dans l'historiette de la maréchale de Thémines (tome IV, p. 210). avait épousé en 1667 Bernard de la Guiche, comte de Saint-Géran, qui fut ambassadeur à Florence, en Angleterre, en Brandebourg, lieutenant général en 1678, chevalier des ordres en 1688, et mourut subitement le 18 mars 1696, âgé de cinquante-cinq ans, comme Saint-Simon le racontera à cette époque. M. de Saint-Géran était fils unique, né au bout de vingt-deux ans de mariage; il n'eut lui-même qu'une fille, après vingt et un ans de mariage, et la branche des comtes de Saint-Géran s'éteignit avec lui. Mme de Saint-Géran, qui avait été dame du palais de la reine Marie-Thérèse, mourut le 8 février 1733, âgée de soixante-dix-huit ans. L'un et l'autre étaient de la société familière de Mme de Sévigné, qui parle souvent d'eux ; mais Mme de Saint-Géran est surtout connue pour son intimité chez le duc de Bourgogne et chez Mme de Maintenon, pour la correspondance qu'elle entretenait avec cette dernière et que la Beaumelle a si étrangement falsifiée, pour ses disgrâces, etc.

4. Bernard de la Guiche avait été enlevé au moment de sa naissance,

Mon père devint tout à fait favori[1], sans autre protection
que la bonté seule du Roi, et ne compta jamais avec aucun ministre, pas même avec le cardinal de Richelieu[2], et
c'étoit un de ses mérites auprès de Louis XIII. Il m'a
conté qu'avant de l'élever, et en ayant envie, il s'étoit
fait sourdement extrêmement informer de son personnel
et de sa naissance, car il n'avoit pas été instruit à les
connoître, pour voir si cette base étoit digne de porter
une fortune et de ne retomber pas une autre fois. Ce
furent ses propres termes[3] à mon père, à qui il le raconta
depuis, attrapé comme il l'avoit été à M. de Luynes[4]. Il

en 1641 ; reconnu plus tard par son père et sa mère, il eut néanmoins à
soutenir un long procès en supposition d'état, qui fut jugé en sa faveur
par deux arrêts du Parlement des 19 juillet 1663 et 5 juin 1666. Voyez
les pièces dans les mss. Clairambault 780 et 1167. Les expressions dont
se sert Saint-Simon, « procès également étrange et curieux, » indiquent
peut-être qu'il n'acceptait pas facilement la solution définitive de ce
procès, qui a pris place dans les *Causes célèbres et intéressantes* de 1734
(tome I, p. 174), et qui exerce encore de nos jours l'imagination des ro-
manciers. Tallemant des Réaux, qui a écrit l'historiette de Mme de Saint-
Géran (*Historiettes*, tome VI, p. 464-468), traite aussi la chose de vision.
   1. M. de Blainville étant mort sans enfants, le 26 février 1628, Claude
de Saint-Simon, aussitôt pourvu de la charge, prêta serment le 5 mars.
   2. Armand-Jean du Plessis, cardinal-duc de Richelieu, né le 9 septembre 1585, évêque de Luçon en 1607, secrétaire d'État en 1616,
cardinal en 1622, principal ministre en 1624, mort le 4 décembre 1642.
   3. *Termes* est au-dessus de la ligne.
   4. Charles d'Albert, duc de Luynes et connétable de France (1578-
1621), célèbre favori de Louis XIII, était fils d'un capitaine de Luynes
qui avait brillamment servi sous les règnes de Charles IX, Henri III et
Henri IV, comme gouverneur de Beaucaire et du Pont-Saint-Esprit,
colonel des bandes françaises, maître de l'artillerie, chevalier de l'ordre
du Roi, chambellan du duc d'Alençon, etc. Sans avoir tout à fait la même
ancienneté que les Rouvroy de Saint-Simon, la famille des Albert ou
Alberti, qu'elle fût venue d'Italie ou du Languedoc, pouvait faire la
preuve authentique d'un bon nombre de générations nobles, avec services militaires ; mais Saint-Simon, qui fera encore (tome VIII, p. 331)
une allusion à la « prodigieuse fortune » et à la « généalogie » des Luynes,
veut peut-être rappeler qu'après avoir été élevé à la cour d'Henri IV
comme page de l'écurie et de la chambre, le futur connétable était en-

aimoit les gens de qualité, cherchoit à les connoître et à les distinguer[1] ; aussi en a-t-on fait le proverbe des trois places et des trois statues de Paris : Henri IV avec son peuple sur le pont Neuf, Louis XIII avec les gens de qualité à la place Royale, qui de son temps étoit le beau quartier, et Louis XIV avec les maltôtiers[2] dans la place des Victoires. Celle de Vendôme, faite longtemps depuis, ne lui a guère donné meilleure compagnie[3].

[Add. SS. 11]

tré aux gages du comte du Lude. Ce fait, raconté par les contemporains, Richelieu, Bassompierre, Fontenay-Mareuil, Tallemant, etc., est attesté par un livre de comptes provenant de la comtesse du Lude et conservé aujourd'hui aux archives du département de Maine-et-Loire (E 2189). En tête, la comtesse a écrit ces lignes : « Nauta que Monsieur de Luine nest point ecrit dans ce livre, parce qui san étoit alé des le mois de may 1606. Y lavoit été sept ans à noz gages, et gagnoit par an 300 l. de gage. Y la été depuis faict duc et conétable de France. Le 20me juillet 1608, Monsr de Branthe, frere de Mr de Luine, san est alé dauprès de Monsieur le conte du Lude mon mary, qui luy donoit de gage 200 l. par an ; y la été huict ans à nostre service, savoir quatre ans page, et quatre ans jantil'home ; y la été depuis duc de Lusambour, an aiant epousé leritiere. » Ce fut la Varenne qui fit rentrer Luynes et ses frères auprès du Roi. Comparez l'historiette du connétable dans Tallemant, tome I, p. 398-410.

1. Voyez, dans la *Gazette* du 29 août 1631, p. 4, un éloge officiel du Roi, où il est dit : « Jugez s'il faut de la mémoire pour appeler comme il fait quatre mille personnes par leur nom, et n'oublier jamais le visage d'une personne qu'il aura vue une seule fois. Son esprit et son jugement paroissent au choix de ses ministres et en la conduite de ses affaires, etc. »

2. « Le peuple appelle abusivement *maletoutiers* tous ceux qui lèvent les deniers publics, sans distinguer ceux qui sont bien ou mal imposés, ni les exactions des contributions légitimes aux nécessités de l'État. » (*Furetière*.)

3. Le pont Neuf, commencé en 1578, n'avait été terminé qu'en 1604 ; son monument ne fut achevé qu'en 1635. La place Royale, commencée sous Henri IV, reçut la statue de Louis XIII en 1639. La place des Victoires, ainsi nommée en l'honneur des conquêtes de Louis XIV, fut ouverte et commencée par le duc de la Feuillade, qui y éleva en 1686 le fameux monument dont Saint-Simon aura lieu de parler. La place Vendôme, dite aussi place des Conquêtes ou place Louis-le-Grand, entreprise en 1685, sous la direction de Louvois, puis recommencée en 1699, sur un plan plus simple, moins grandiose, reçut la même année une statue de Louis XIV, par Girardon. Les hôtels qui l'entourent ne se bâ-

Bonté et pré-
voyance de
Louis XIII sur
le gouverne-
ment de Blaye.

A la mort de M. de Luxembourg[1], frère du connétable
de Luynes, le Roi donna le choix à mon père de sa vacance. Il avoit les chevau-légers de la garde[2] et le gouvernement de Blaye[3]. Mon père le supplia d'en récompenser
des seigneurs qui le méritoient plus que lui, déjà comblé
de ses bienfaits. Le Roi et lui insistèrent dans cette singulière dispute ; puis, se fâchant, lui dit que ce n'étoit pas
à lui ni à personne à refuser ses grâces, qu'il lui donnoit
vingt-quatre heures pour choisir, et qu'il lui ordonnoit
de lui dire le lendemain matin le choix qu'il auroit fait.
Le matin venu, le Roi le lui demanda avec empressement.
Mon père lui répondit que puisque absolument il lui vouloit donner une des deux vacances, il croyoit ne pouvoir
rien faire de plus avantageux pour lui que de le laisser
choisir lui-même. Le Roi prit un air serein et le loua ;
puis lui dit que les chevau-légers étoient brillants, mais
que Blaye étoit solide, une place qui bridoit la Guyenne
et la Saintonge et qui, dans des troubles, faisoit fort
compter avec elle ; qu'on ne savoit ce qui pouvoit arriver ;

tirent que peu à peu, jusque sous la Régence, presque tous construits
pour des traitants enrichis, les Crozat, les Luillier, les Bourvallais, etc.;
les derniers terrains furent acquis en 1719 par Jean Law, et la place
même servit aux réunions des agioteurs lorsqu'ils se trouvèrent trop à
l'étroit dans la rue Quincampoix.

1. Marie-Léon d'Albert, seigneur de Brantes, frère aîné du connétable de Luynes, conseiller d'État d'épée, gentilhomme ordinaire du Roi
et chevalier des ordres, devint duc de Piney-Luxembourg par son mariage avec l'héritière de cette maison, en 1620 ; il mourut le 23 novembre 1630. Quinze jours auparavant, Saint-Simon avait joué un rôle
important dans la journée des Dupes, comme on le verra plus loin,
p. 156 et 157.

2. La compagnie des chevau-légers de la garde, instituée par Henri IV,
était commandée par le Roi en personne, avec un capitaine-lieutenant,
de même que le furent plus tard les mousquetaires ou les gendarmes,
et elle se composait de plus de deux cents maîtres. Les chevau-légers
ne devaient porter que la cuirasse, à la différence de la gendarmerie,
qui avait l'armure complète, avec cuissards et brassards.

3. Voyez ci-dessus, p. 29, note 2, et ci-après, p. 197 et suivantes.

que s'il venoit après lui une guerre civile, les chevau-
légers n'étoient rien[1], et que Blaye le rendroit considérable, raison qui le déterminoit à lui conseiller de préférer
cet établissement. C'est ainsi que mon père a eu ce gouvernement[2], et que les suites ont fait voir combien
Louis XIII avoit pensé juste et quelle étoit sa bonté, non
par ce que mon père en retira, mais par tout ce qu'il
méprisa, et par la fidélité et l'importance du service dont
il s'illustra.

Lorsque Monsieur Gaston revint de Bruxelles[3], par ce
traité tenu si secret que sa présence subite à la cour l'apprit aux plus clairvoyants, le Roi l'avoit confié à mon
père. Il lui dit en même temps qu'il avoit résolu de le
faire un jour duc et pair, que sa jeunesse l'auroit encore
retenu, mais qu'ayant promis à Monsieur de faire Puylaurens[4], il ne pouvoit se résoudre à le faire sans lui. Ce bon
maître ajouta qu'il y avoit une condition qui lui semble-

Mon oncle et
mon père
chevaliers de
l'Ordre,
1633, avant
l'âge, et mon
père duc et pair
en janvier 1635,
et comment.

1. Les chevau-légers furent donnés au fils du maréchal Henri de
Schonberg; mais ils revinrent ensuite aux Luynes.
2. Claude de Saint-Simon fut nommé gouverneur des ville, château
et *comtau* de Blaye, le 27 décembre 1630. Le 27 mai précédent, il
avoit été fait capitaine et gouverneur des ville et fort de Meulan, à la
place du feu marquis de Grimaud. En outre, il eut la capitainerie du
château de Fécamp.
3. Ce fut le 8 octobre 1634 que Gaston d'Orléans quitta Bruxelles,
où il avoit rejoint la reine mère, pour rentrer en France. Voyez les *Lettres
du cardinal de Richelieu*, publiées par Avenel, tome IV, p. 622.
4. Antoine de l'Age de Puylaurens, fils du sous-gouverneur du duc
d'Orléans, fut enfant d'honneur de ce prince jusqu'à l'âge de vingt
ans, puis successivement gentilhomme ordinaire de sa chambre, maître de sa garde-robe, premier chambellan, surintendant de sa maison, etc. S'étant employé pour réconcilier son maître avec le Roi et lui
faire accepter la cassation du mariage qu'il avoit contracté avec la sœur
du duc de Lorraine, le cardinal de Richelieu fit ériger à son profit
la seigneurie d'Aiguillon en duché-pairie, sous le nom de Puylaurens,
et le maria à une de ses cousines de Pontchâteau, le 28 novembre 1634.
Mais déjà les agents secrets dénonçaient ses nouvelles intrigues avec
l'Espagne; il fut arrêté au Louvre le 14 février 1635, et conduit à Vincennes, où il mourut le 1er juillet suivant.

roit dure, c'étoit de faire Puylaurens le premier, s'il en
faisoit d'autres à cette occasion. En effet, mon père s'en
trouva si choqué, qu'il balança vingt-quatre heures,
comme si, n'étant pas duc, Puylaurens duc n'eût pas été
bien plus au-dessus de lui que simplement son ancien.
Enfin il accepta, et le fut seul quinze jours après lui [1]. Il
n'en eut pas le dégoût longtemps : moins d'une année
éteignit ce duché-pairie de la façon que tout le monde l'a
su. Mon père étoit déjà chevalier de l'Ordre, deux ans
auparavant, n'ayant lors que vingt-sept [2] ans juste, à la
promotion de 1633. Mon grand-père [3] fut nommé avec
lui. Il étoit vieux et retiré : il trouva que ce n'étoit pas la
peine de faire connoissance avec la cour. Il chargea mon
père de demander le collier qui lui étoit destiné pour
mon oncle [4], qui avoit trente-cinq [ans] juste, qui en

[Add. S^tS. 43]

1. Selon son habitude, Saint-Simon fait ses calculs et donne ses
dates assez négligemment. Puylaurens, qui avait une promesse de duché
depuis la journée des Dupes (1630) et qui reçut le 1er octobre 1634 son
brevet de duc et pair, consomma l'acquisition de la terre d'Aiguillon,
pour assooir le nouveau duché, le 1er décembre ; les lettres d'érection
furent expédiées aussitôt à Saint-Germain, et il prit séance au Parlement le 7 décembre. D'autre part, Claude de Saint-Simon ne racheta
que le 12 janvier 1635 la terre patrimoniale de Saint-Simon et les autres
seigneuries qui furent réunies et érigées en duché-pairie par lettres du
même mois, et ces lettres ne furent enregistrées au Parlement que le
3 février. On trouvera dans l'appendice n° II les détails de cette érection.
2. Encore une inexactitude : Claude de Saint-Simon fut fait chevalier des ordres le 5-14 mai 1633 ; si l'on admet la date du 16 août
1607 pour sa naissance (voyez ci-dessus, p. 23, note 2), il n'avait que
vingt-cinq ans et neuf mois en mai 1633.
3. Louis de Saint-Simon, qui mourut en 1643. Voyez p. 143, note 2.
4. Charles de Saint-Simon, né le 15 avril 1601, était par conséquent
âgé de trente-deux ans passés, et non de trente-cinq. Ailleurs (Addition
n° 6), notre auteur ne lui en donne que trente-quatre. — Il n'avait pas été
porté primitivement sur la liste arrêtée au chapitre de Fontainebleau,
le 5 mai 1633 ; mais son nom fut ajouté sur le nouveau rôle que
Louis XIII présenta le 14, et où « M. de Sainct-Symon » figure le dernier,
à douze places de « Monsieur le Premier. » Voyez le ms. Clairambault 1135, fol. 219 et suivants, et la Gazette de 1633, p. 192 et 203.

jouiroit plus longtemps que lui. En effet, il l'a porté cinquante-sept ans[1] et mon père soixante, et sont restés longtemps les deux seuls du feu Roi : chose sans exemple dans aucun ordre.

Mon père eut encore les capitaineries de Saint-Germain et de Versailles[2], dont il se défit au président de Maisons[3] par amitié pour lui, et fut aussi quelque temps grand louvetier[4]. Lorsqu'il fut fait duc et pair, il vendit sa charge de premier gentilhomme de la chambre au duc de Lesdiguières[5], pour M. de Créquy, fils de feu son second fils

1. Le chiffre 57 est en interligne, au-dessus de 56, biffé.

2. Il fut pourvu le 15 mars 1627 de la charge de capitaine, gouverneur et maître concierge des châteaux, jardins, parcs, forêts, plaines, varennes et chasses de Saint-Germain-en-Laye, ville et pont de Poissy, la Muette, Saint-James, Versailles, etc. A cette charge était jointe la jouissance de la seigneurie du Pecq. Versailles n'était alors qu'un rendez-vous de chasse, dont la transformation commençait à peine.

3. René de Longueil, marquis de Maisons, second président au parlement de Paris, devint surintendant des finances en 1650. Ce fut en mars 1645 qu'il fut pourvu de la capitainerie, sur démission volontaire de M. de Saint-Simon. Il mourut le 1er septembre 1677.

4. Sur cette charge, voyez le *Traité des droits* de Guyot, tome II, p. 8-13, ou les provisions données au baron de Montglas, en 1612 (Arch. nat., KK 1454, fol. 93). — Saint-Simon l'avait eue au décès du comte de la Rocheguyon, le dernier février 1628, et s'en était démis peu après au profit du sieur de Roquemont, cornette des chevau-légers du Roi, mais sans toutefois cesser de prendre le titre; il fut de nouveau pourvu le 26 octobre 1636, et se démit sept ans plus tard, au profit de Charles de Bailleul, seigneur du Perray, lieutenant de vénerie, etc., qui fut pourvu le 5 décembre 1643. (Arch. nat., O¹ 9, fol. 153 ; comparez l'*Histoire généalogique* du P. Anselme, au chapitre des Grands Louvetiers, tome VIII, p. 806-809.)

5. Charles Ier de Blanchefort-Créquy, sire de Créquy et de Canaples, prince de Poix, duc de Lesdiguières par son mariage avec la fille du connétable de ce nom, fut maréchal de France en 1622, lieutenant général en Dauphiné, ambassadeur extraordinaire, etc., et mourut au siége de Crème, le 17 mars 1638. Son fils aîné, François, continua la branche de Lesdiguières ; son second fils, Charles II, sire de Créquy et de Canaples, mestre de camp du régiment des gardes, était mort avant lui, au siége de Chambéry, le 15 mai 1630, laissant, entre autres en-

de Canaples[1], tué mestre de camp du régiment des
gardes. M. de Lesdiguières l'exerça durant sa jeunesse[2],
mais rarement, par son presque continuel séjour en son
gouvernement de Dauphiné. M. de Créquy, depuis duc et
pair, ambassadeur à Rome, enfin gouverneur de Paris, fit
passer sa charge au duc de la Trémoïlle[3], mari de sa fille
unique, d'où elle est restée[4] à sa postérité[5]. De l'argent de
cette charge mon père acquit, de l'aîné de la maison, la
terre de Saint-Simon, qui n'en étoit jamais sortie depuis
l'héritière de Vermandois qui nous l'avoit apportée en
mariage, et la fit ériger en duché-pairie[6].

Il ne se contenta pas de suivre le Roi en toutes ses expéditions de guerre : il eut plusieurs fois le commande-

fants, Charles III, marquis de Créquy, qui mourut le 13 février 1687,
à l'âge de soixante-trois ans, ayant été premier gentilhomme de la
chambre, gouverneur de Paris, lieutenant général, chevalier des ordres,
ambassadeur, etc., et duc de Poix-Créquy depuis 1653.

1. Il ne faut pas confondre le Canaples (Charles II) dont Saint-
Simon parle ici, avec Alphonse de Créquy, comte de Canaples, son fils
cadet, qui recueillit le titre de duc de Lesdiguières et mourut en 1711.

2. C'est-à-dire la jeunesse du marquis de Créquy. Selon l'*Histoire généalogique* du P. Anselme (tome VII, p. 462), c'est à partir de 1632 que
le duc de Lesdiguières (Charles Ier) aurait exercé les fonctions de premier gentilhomme ; ce serait seulement en 1634, d'après l'état récapi-
tulatif des officiers de la maison de Louis XIII (ms. Clairambault 837,
p. 3497), et cette date concorderait mieux avec la phrase de Saint-
Simon. Quand le duc mourut, en 1638, son fils aîné François (1600-
1677), qui fut aussi duc de Lesdiguières, chevalier des ordres et gouverneur du Dauphiné, continua l'exercice jusqu'à la mort de Louis XIII,
et ne remit qu'en août 1643 (*Gazette*, p. 776) la charge aux mains de
son neveu le marquis, lequel avait alors vingt-neuf ou trente ans.

3. Charles-Belgique-Hollande, seigneur de la Trémoïlle, duc de
Thouars, prince de Tarente et de Talmond, chevalier des ordres (1688),
né en 1655, mort le 1er juin 1709. Il épousa, le 3 avril 1675, Madeleine
de Créquy, qui mourut le 12 août 1707, âgée d'environ quarante-cinq ans.

4. *Est restée* est au-dessus d'*a passé*, biffé ; un peu plus loin, *sortie*
est en interligne.

5. Elle n'en sortit qu'en mai 1741, pour passer au duc de Fleury.

6. Voyez les appendices I et II. Ce fut aussi à la même époque, 1635,
que Claude de Saint-Simon acquit Beaussart et la Ferté-Vidame.

ment de la cavalerie dans les armées, et le commandement
en chef de tous les arrière-bans[1] du Royaume, qui étoient
de cinq mille gentilshommes, à qui, contre leur privilége,
il persuada de sortir les frontières du Royaume[2]. Sa valeur
et sa conduite lui acquirent beaucoup de réputation à la
guerre[3] et l'amitié intime du maréchal de la Meilleraye[4]

1. Dans le manuscrit, *arrières-bans*. — Le ban était le service ordinaire dû, en temps de guerre, par les vassaux du Roi; l'arrière-ban, le
service extraordinaire que l'on requérait, dans les circonstances urgen-
tes, de tous les vassaux ou arrière-vassaux. En ce cas, chaque fief ou
réunion de fiefs d'une valeur de 900 ou 1000 livres de revenu fournissait un chevau-léger avec son équipage. Le temps du service était
réglé à trois mois pour l'intérieur du Royaume, et à quarante jours hors
des frontières; ce dernier article, supprimé en 1553, fut rétabli formellement par le règlement donné à Chantilly le 30 juillet 1635. Depuis qu'Henri III avait aboli la charge de capitaine général de l'arrière-
ban, le commandement en était dévolu par une commission royale.

2. « Sortir les frontières, » comme en latin *egredi* l'accusatif.
— Selon un état chronologique dressé par Saint-Simon lui-même
(*Catalogue des autographes de M. Rathery*, n° 690) et selon la *Chronologie* de Pinard (tome IV, p. 117-118), c'est en 1632 que Claude aurait
mené l'arrière-ban jusqu'en Lorraine et en Allemagne, et il aurait assisté à la reddition de Pont-à-Mousson, Bar-le-Duc et Saint-Mihiel. On
ne trouve trace nulle part d'une convocation de l'arrière-ban en 1632,
si ce n'est que la *Gazette* annonce, au mois de juin (p. 236), que le
duc de Chaulnes et le maréchal d'Estrées ont été chargés d'assembler
quelque noblesse pour marcher contre l'armée réunie par Monsieur et
le duc de Lorraine. « Il y a longtemps, dit le journal officiel (p. 242),
que la cour ne parut si grosse qu'à présent, par le nombre de seigneurs et gentilshommes qui y accourent de toutes parts, se montrant
en cela véritablement héritiers du courage de leurs ancêtres, qui ne
leur ont pas acquis ce beau titre de noblesse dans le coin de leurs
cheminées, mais à suivre leur roi en la carrière qu'il court maintenant
au champ de la gloire. » Au commencement du mois de septembre, les
affaires de l'électorat de Trèves étant terminées, l'armée française alla
rejoindre le Roi en Languedoc. L'arrière-ban fut encore convoqué en
juillet 1635 et en février 1639; on trouve des détails sur sa composition dans la *Gazette* de 1635, p. 439 et 557. Sous Henri IV, on n'y
comptait guère que trois mille hommes; Saint-Simon dit beaucoup plus.

3. Voyez, dans l'appendice n° II, l'état des services militaires du duc.

4. Charles de la Porte, duc de la Meilleraye, né en 1602, neveu de

et du fameux duc de Weimar[1]. Je puis dire, sans craindre
d'être[2] démenti par tout ce qu'il y a d'auteurs de ces
temps-là, que sa faveur fut sans envie, qu'il fut toujours
modeste et souverainement désintéressé, qu'il ne demanda
jamais rien pour soi, et qu'il fut l'homme le plus obligeant, le mieux faisant[3] et le plus généreux qui ait paru à
la cour, où il causa un grand nombre de fortunes, appuya
les malheureux, et fit répandre force bienfaits[4].

La condamnation du duc de Montmorency[5] lui pensa
coûter la sienne, pour avoir demandé sa grâce avec trop
de persévérance et de chaleur[6]. L'éclat que cela fit perça

la mère du cardinal de Richelieu, chevalier des ordres en 1633,
grand maître de l'artillerie en 1634, maréchal de France en 1639,
duc et pair en 1642 ; mort à Paris, le 8 février 1664. Il passait pour
l'homme de son temps le plus expert en fait de siéges. Dans un recueil
de ses papiers (Bibl. nat., ms. Fr. 3769, fol. 109), on trouve deux
mémoires du duc Claude de Saint-Simon sur les entreprises qui se
pouvaient faire en Navarre ; ces pièces se rapportent sans doute à la
campagne de 1642. Le maréchal signait : *La Melleraie*. Son historiette
est dans *Tallemant*, tome II, p. 216-234.

1. Bernard, duc de Saxe-Weimar, né en 1604, mort le 8 juillet 1639,
fut un des plus célèbres capitaines de la guerre de Trente ans. Après
avoir servi successivement l'Allemagne, la Hollande, le Danemark et la
Suède, il passa à la France en 1635, et commanda jusqu'à sa mort une
armée à la solde de Louis XIII, sur le Rhin.

2. *D'être* est en interligne. — 3. Le plus bienfaisant.

4. Nous reviendrons sur cet éloge si absolu, dans l'appendice n° II.

5. Henri de Montmorency, décapité à Toulouse le 30 octobre 1632;
voyez ci-dessus, p. 139, note 1. Saint-Simon, en qualité de premier
gentilhomme de la chambre, avait assisté, le 11 octobre, à l'ouverture
des états de Languedoc, à Béziers.

6. Déjà, l'année précédente, lors du duel de M. de Chevreuse avec
Montmorency, Saint-Simon s'était constitué le champion de ce dernier ;
le Roi lui en avait su bon gré, mais, selon le Vassor (*Histoire du règne de
Louis XIII*, éd. de 1757, tome IV, p. 113), Mme de Chevreuse en avait
eu tant de ressentiment, qu'elle « jeta dès lors les fondements de la
disgrâce du favori dans l'esprit du cardinal. » L'*Histoire de Henri II,
dernier duc de Montmorency* (édition de 1699, p. 473), atteste l'ardeur
du premier écuyer à solliciter pour le prisonnier de Castelnaudary : « Le
duc de Saint-Simon, pour lors favori du Roi, qu'une étroite amitié avoit

jusqu'à cet illustre coupable, qui avoit toujours été de ses amis. Allant à l'échafaud avec le courage et la piété qui l'ont tant fait admirer, il fit deux présents bien différents de deux tableaux d'un grand prix, du même maître, et uniques de lui en France : un saint Sébastien, percé de flèches, au cardinal de Richelieu[1]; et une Pomone et Vertumne, Pomone[2] la plus belle et la plus agréable qu'on sauroit voir, de grandeur naturelle, à mon père. Je l'ai encore, et je le[3] garde précieusement.

attaché à tous les intérêts du duc de Montmorency, témoigna des sentiments de douleur extraordinaires, lorsque, s'étant jeté aux pieds de S. M., il la supplia très-humblement d'agréer qu'il lui remît ses charges et qu'il lui obligeât sa vie pour celle du duc de Montmorency. » On trouve, dans un manuscrit de la collection de Béthune (ms. Fr. 3843), les brouillons préparés par Richelieu et recopiés par le Roi pour répondre aux supplications des parents ; M. Avenel a publié trois lettres adressées au prince et à la princesse de Condé (*Lettres de Richelieu*, tome IV, p. 370, 371 et 392). Une lettre du duc d'Angoulême est dans le ms. Clairambault 1131, fol. 88, où l'on trouvera d'ailleurs beaucoup de notes sur cette fin dramatique du duc de Montmorency.

1. Une lettre de Fr. Servien, que Jal a tirée du Dépôt de la guerre, mentionne un tableau donné au cardinal, un autre à Madame la Princesse, et un cabinet à Mlle de Bourbon (*Dictionnaire critique*, p. 890); mais il n'est pas question de tableau donné à Saint-Simon. Le *Mercure françois* (tome XVIII, p. 831) et l'*Histoire du duc de Montmorency* (p. 475-477) ne parlent également que du Saint-Sébastien et de deux autres tableaux donnés, l'un aux jésuites, le second à Madame la Princesse. Le Saint-Sébastien entra plus tard dans la collection de Louis XIV, et il figure maintenant au Louvre, sous le n° 147, parmi les vingt-six tableaux que ce musée possède d'Annibal Carrache (1560-1600) ; c'est certainement par erreur que les *Mémoires de Pontis* (p. 578) en font un Saint François, ainsi que la relation recueillie par Clairambault, dans le recueil de la Pairie, Arch. nat., KK 596, p. 920.

2. Cette répétition de *Pomone* est au-dessus de la ligne.

3. Il y a bien *le*, se rapportant à l'idée de tableau. — Ce tableau figure dans l'inventaire fait au décès de Saint-Simon, avec cette indication inexacte : « Original de Melzius Milanois ou de Léonard de Vinci, dans sa bordure de bois doré ; 1000 livres. » Cet inventaire mentionne aussi un portrait du connétable de Montmorency, attribué au Titien. (*Le duc de Saint-Simon*, etc., par M. Baschet, p. 41, 42 et 488.)

Je serois trop long si je me mettois à raconter bien des
choses que j'ai sues de mon père, qui me font bien regretter mon âge et le sien, qui ne m'ont pas permis d'en
apprendre davantage. Je me contenterai de quelques-
unes, remarquables en général. Je ne m'arrêterai point à
la fameuse journée des Dupes[1], où il eut le sort du cardinal de Richelieu entre les mains, parce que je l'ai trouvée
dans...[2], toute telle que mon père me l'a racontée. Ce
n'est pas qu'il tînt en rien au cardinal de Richelieu, mais
il crut voir un précipice dans l'humeur de la reine mère[3]
et dans le nombre de gens qui, par elle, prétendoient
tous à gouverner. Il crut aussi, par les succès qu'avoit
eus le premier ministre, qu'il étoit bien dangereux de
changer de main dans la crise où l'État se trouvoit alors

1. La journée des Dupes, où les ennemis du cardinal de Richelieu
furent trompés dans leurs espérances, répond au 11 novembre 1630.
Saint-Simon en a laissé un récit que l'on trouvera à l'Appendice, n° IV.
2. Le nom a été gratté dans le manuscrit. On pourrait combler cette
lacune, soit par le nom de Jean Leclerc, qui a été proposé par M. Édouard
Fournier, dans ses *Variétés historiques et littéraires*, tome IX, p. 311,
soit plutôt par celui de Michel le Vassor, dont Saint-Simon lui-même
dira en 1712 : « J'y ai trouvé la journée des Dupes précisément comme
mon père me l'a racontée. » Quoique la *Vie du cardinal duc de Richelieu*, publiée par Leclerc en 1695, soit antérieure de cinq ans au
premier volume de l'*Histoire du règne de Louis XIII*, par le Vassor,
il ne semble pas que celui-ci ait fait des emprunts à Leclerc ; mais,
en revanche, l'un et l'autre ont certainement suivi soit l'historiographe et lecteur royal Bernard, qui, dans son *Histoire du roi Louis XIII*
(1646), avait indiqué le rôle de Claude de Saint-Simon, soit surtout
Vittorio Siri, qui consulta le duc lui-même pour écrire le récit dans ses
Memorie recondite (1679), tome VII, p. 284 et suivantes. Comparez les
mémoires de Bassompierre, de Fontenay-Mareuil, Brienne, Monglat, ou
ceux de Richelieu lui-même, l'*Histoire du règne de Louis XIII* par le
P. Griffet, les *Curiosités historiques sur Louis XIII, Louis XIV*, etc., de
M. J.-A. le Roi (1864), p. 16 et suivantes, etc.
3. Marie de Médicis, seconde fille de François-Marie, duc de Toscane,
et de Jeanne d'Autriche, née le 26 avril 1575, mariée à Henri IV, le
27 décembre 1600 ; mère de Louis XIII et régente pendant sa minorité ;
morte à Cologne, le 3 juillet 1642.

au dehors, et ces vues seules le conduisirent. Il n'est pas
difficile de croire que le cardinal lui en sut un bon gré
extrême, et d'autant plus qu'il n'y avoit aucun lien entre
eux. Ce qui est plus rare, c'est que, s'il conçut quelque
peine secrète de s'être vu en ses mains et de lui devoir
l'affermissement de sa place et de sa puissance et le
triomphe sur ses ennemis, il eut la force de la cacher si
bien qu'il n'en donna jamais la moindre marque, et mon
père aussi ne lui en témoigna pas plus' d'attachement. Il
arriva seulement que ce premier ministre, soupçonneux
au possible, et persuadé sur mon père par une expérience si décisive et si gratuite, alloit depuis à lui sur les
ombrages qu'il prenoit. Il est souvent arrivé à mon père
d'être réveillé en sursaut, en pleine nuit, par un valet de
chambre, qui tiroit son rideau, une bougie à la main,
ayant derrière lui le cardinal de Richelieu, qui s'asseyoit
sur le lit et prenoit la bougie, s'écriant quelquefois qu'il
étoit perdu, et venant au conseil et au secours de mon
père sur des avis qu'on lui avoit donnés ou sur des prises
qu'il avoit eues avec le Roi.

Ce fut cette journée des Dupes qui coûta au maréchal
de Bassompierre[1] tant d'années de Bastille, qui le mirent
de si mauvaise humeur contre mon père, qui en avoit été
la cause indirecte en sauvant et maintenant le cardinal de
Richelieu. Ce dépit, qu'il montre si à découvert dans ses

---

1. François de Bassompierre (en allemand, Betstein), né le 12 avril
1579. Après avoir combattu en Savoie et en Hongrie, il vint s'établir en
1604 à la cour de France, fut fait par Henri IV, en 1610, commandant
de la cavalerie légère et conseiller d'État ; par Louis XIII, en 1614, colonel général des Suisses ; en 1619, chevalier des ordres ; en 1621, ambassadeur extraordinaire à la cour d'Espagne ; en 1622, maréchal de
France. Le cardinal de Richelieu le fit arrêter à Senlis, c'est-à-dire dans
le gouvernement des Saint-Simon, le 25 février 1631. Conduit à la
Bastille, il y resta jusqu'au 19 janvier 1643, et composa, pendant cette
longue détention, les mémoires intitulés : *Journal de ma vie*. Il mourut
le 12 octobre 1646. On trouve plusieurs portraits de lui dans le ms. Clairambault 1132, fol. 337-339.

curieux mémoires [1], quoique d'ailleurs si dégoûtants par leur vanité, ne [2] peut pourtant rien alléguer contre mon père, et se borne à une injure sans aucun appui, qui ne mérite que le mépris et la compassion d'une envie et d'une colère impuissante jusqu'à [ne] pouvoir rien articuler que le mot injurieux [3], et unique dans tout ce qui reste d'écrits de ces temps-là.

1. Ces mémoires parurent pour la première fois en 1665. Une édition critique se publie actuellement pour la Société de l'Histoire de France ; l'éditeur est M. le marquis de Chantérac. C'est celle que nous citerons.

2. N'en a été corrigé en ne.

3. On trouve dans Bassompierre plusieurs passages injurieux pour le premier duc de Saint-Simon. A la date du 8 juin 1629 : « Je me brouillai le soir avec le premier écuyer de Saint-Simon, sur mon logis qu'il me vouloit ôter pour y loger la petite écurie, et ce par pure méchanceté, en ayant un meilleur. Le Roi voulut que je gardasse le mien ; mais ce *petit monsieur* me l'a depuis gardée bonne et s'est bien vengé par mille trahisons qu'il m'a faites, et mauvais offices auprès du Roi. » (*Journal*, tome IV, p. 48.) Ailleurs (p. 211), il l'appelle un « fantôme de favori. » A la suite de la journée des Dupes, Bassompierre, qui n'avait eu aucune part à l'affaire et que Saint-Simon n'avait pas prévenu, comme il l'avait fait pour Montmorency, Créquy et d'autres (*le Vassor*, tome III, p. 555 et 556), s'étant présenté, le jeudi 14 octobre, dans la chambre du Roi, entendit Saint-Simon dire au comte de Soissons : « Monsieur, ne le priez point à dîner, ni moi aussi ; et il s'en retournera comme il est venu. » De là cette phrase de Bassompierre, dans son *Journal* : « L'insolence de ce *petit punais* me mit la colère dans le cœur, mais je n'en fis pas semblant, car les rieurs n'étoient pas pour moi, et si je ne sais pourquoi.... » (*Journal*, tome IV, p. 125.) Ce passage n'échappa point aux faiseurs de couplets, qui en prirent texte lorsque, sous la Régence, ils firent pleuvoir les épigrammes sur le fils de Claude de Saint-Simon. Dans la chanson des Boudrillons (1715), on trouve ces vers :

> Dis-lui que Bassompierre
> Par mépris, ce dit-on, boudrillon,
> Ne voulut à son père
> Donner coups de bâton, boudrillon,
> Petit boudrillon.

Et voici encore un autre couplet, qui reproduit le « mot injurieux : »

> Petit houzard du régent de la France,
> Greffier des pairs, nous t'imposons silence.
> Paix !

Je ne puis passer sous silence ce que mon père m'a raconté de la consternation qui saisit Paris et la cour lorsque les Espagnols prirent Corbie[1], après s'être rendus maîtres de toute la frontière jusque-là et de tout le pays jusqu'à Compiègne, et du conseil qui fut tenu. Le Roi vouloit qu'il y fût présent fort souvent, non pour y opiner à son âge, mais pour le former aux affaires, le question- ner en particulier sur les partis importants à prendre, pour voir son sens et le louer ou le reprendre, et lui expliquer en quoi il avoit bien ou mal pensé et pourquoi, comme un père qui prend plaisir à former l'esprit de son fils[2].

Dans ce conseil, le cardinal de Richelieu parla le pre- mier. Il opina à des partis foibles[3], et surtout de retraite pour le Roi au delà de la Seine, et compta d'emporter

> Souviens-toi de ta naissance,
> Bourgeois poltron et punais.
> (Chansonnier, ms. Fr. 12696, p. 143 et 146.)

1. 16 août 1636. L'armée impériale et espagnole avait envahi subi- tement la Picardie et pris, sans grande résistance, les trois places de la Capelle, du Câtelet et de Corbie, ce qui ne laissait plus que la ligne de l'Oise pour protéger la capitale.

2. Claude de Saint-Simon avait été nommé, le 26 décembre 1629, conseiller du Roi en ses conseils d'État, privé, des finances et autres. Si son âge, comme le dit Saint-Simon (il avait cependant près de trente ans en 1636), empêchait qu'il pût opiner dans le Conseil, il est certain qu'il prenait une part constante à des délibérations plus intimes ; on en trouve de nombreuses preuves dans la correspondance du cardi- nal, et Avenel a reproduit en partie (*Lettres du cardinal de Richelieu*, tome V, p. 479, note 4) une lettre du premier écuyer à Richelieu, qui montre qu'il était l'intermédiaire ordinaire entre le Roi et ses généraux ou même son premier ministre.

3. Il est probable que le cardinal eut un moment de trouble et de défaillance, lorsqu'il sentit d'une part l'ennemi si proche de Paris, et d'autre part cette capitale prête au soulèvement, sous l'impulsion du Parlement et de la noblesse, également hostiles au premier ministre. Vittorio Siri (*Memorie recondite*, tome VIII, p. 438-439) dit que Riche- lieu songea à quitter le ministère, et ne fut retenu que par le Père Joseph et le surintendant Bullion. En tout cas, cette faiblesse ne fut que de

l'avis de tout ce qui étoit au Conseil, comme il ne manqua
pas d'arriver. Le Roi les laissa tout dire sans témoigner
ni impatience ni répugnance, puis leur demanda s'ils n'a-
voient rien à ajouter. Comme ils eurent répondu que non,
il dit que c'étoit donc à lui à leur expliquer à son tour
son avis. Il parla un bon quart d'heure, réfuta le leur
par les plus fortes raisons, allégua que sa retraite ne
feroit qu'achever le désordre, précipiter la fuite, resserrer
toutes les bourses, perdre toute espérance, décourager
ses troupes et ses généraux ; puis expliqua pendant un
autre quart d'heure le plan qu'il estimoit devoir être
suivi ; et tout de suite se tournant à mon père, sans plus
prendre les avis[1], lui ordonna que tout ce qui pourroit
être prêt de ses charges le fût à le suivre le lendemain
matin vers Corbie, et que le reste le joindroit quand il
pourroit. Cela dit d'un ton à n'admettre point de réplique,
se lève, sort du Conseil, et laisse le cardinal et tous les

très-courte durée. Dès le 4 août, c'est-à-dire bien avant la prise de
Corbie, le cardinal se rendit à l'hôtel de ville pour requérir les mesures
nécessaires, non à une retraite sur la Loire, mais à la formation d'une
armée de réserve et à la levée en masse. Cette démarche provoqua un
magnifique élan dans toutes les classes et sauva la France. Le 5 août, le
Roi reçut au Louvre les corps des métiers qui venaient lui proposer leur
concours patriotique ; Saint-Simon se trouvait aux côtés de son maître
(*Gazette*, p. 476), et, ce même jour, le cardinal proposa de l'envoyer
en poste à Pont-Sainte-Maxence, pour y organiser la défense de l'Oise,
avec son frère le marquis. (*Lettres du cardinal de Richelieu*, tome V,
p. 528.) En somme, ce passage des *Mémoires* paraît exagérer beaucoup
les hésitations du cardinal, aussi bien que la résolution de Louis XIII ;
on peut comparer les *Mémoires du cardinal de Richelieu*, tome III, p. 70
et suivantes, et la lettre où Voiture (*Œuvres*, éd. Ubicini, tome I, p. 277),
faisant un très-beau panégyrique du cardinal, rappelle précisément son
courage, son activité à préparer la résistance : « Nos ennemis sont à quinze
lieues de Paris, et les siens sont dedans.... Quelle contenance a tenue
parmi tout cela cet homme que l'on disoit qui s'étonneroit au moindre
mauvais succès, et qui avoit fait fortifier le Havre pour s'y jeter à la
première mauvaise fortune ? Il n'a pas fait une démarche en arrière
pour cela. Il a songé aux périls de l'État, et non pas aux siens, etc. »

1. *Sans plus prendre les avis* est ajouté en interligne.

autres dans le dernier étonnement[1]. On peut voir par
l'histoire et les mémoires de ces temps-là que ce hardi
parti fut le salut de l'État, et les succès qu'il eut[2]. Le cardinal, tout grand homme qu'il étoit, en trembla jusqu'à
ce que les premières apparences de fortune l'enhardirent
à joindre le Roi[3]. Voilà un échantillon de ce roi foible
et gouverné par son premier ministre, à qui les Muses
et les écrivains ont donné bien de la gloire qu'ils ont dérobée à son maître, comme l'opiniâtreté et tous les travaux
du siége de la Rochelle[4] et l'invention et le succès inouï
de sa digue si célèbre, tous uniquement dus au feu Roi[5].

1. Le départ du Roi eut lieu le 16 août, c'est-à-dire le jour même où,
malgré les efforts héroïques de Saint-Preuil, Corbie, ayant ouvert ses
portes, était livrée au pillage. Le Roi alla coucher à Senlis, qui demeura,
pendant tout ce temps, le centre des allées et venues de la cour, entre
les deux armées du comte de Soissons et du maréchal de la Force.

2. Dès le commencement de septembre, l'armée royale comptait
vingt-cinq à trente mille fantassins, dix à douze mille cavaliers, trente
canons. Mais Monsieur, appelé au commandement en chef, perdit du
temps, laissa les cavalisseurs se retirer en Artois, et il ne fallut pas
moins que la présence du cardinal et du Roi pour que les opérations
devinssent sérieuses. Le cardinal s'établit à l'abbaye de Chaulis-la-Vic-
toire ; là se tint un dernier conseil de guerre, le 19 septembre. Le 22, le
Roi partit pour la Picardie et alla coucher à Nointel, « marchant en
corps d'armée » (Gazette, p. 600) ; Richelieu le suivit tout aussitôt. Corbie ne fut reprise que le 14 novembre, après un long blocus, où l'on ne
voit pas figurer le nom de Saint-Simon.

3. Le cardinal était allé voir, dès le 10 août, les troupes qui se réunissaient auprès de Saint-Denis ; il ne partit, avec le Roi, pour l'armée de
Picardie, que le 1er septembre.

4. La ville de la Rochelle se rendit le 28 octobre 1628, après un
siége de quatorze mois. On verra, dans l'appendice n° II, quelle fut la
part des dépouilles attribuée à Saint-Simon.

5. L'idée d'un barrage du port de la Rochelle avait été conçue dès
1621 par un ingénieur italien ; celle d'une digue en talus, de sept cent
quarante toises de long, qui devait s'opposer à toute tentative des flottes
anglaises, fut proposée par l'architecte Métezeau et l'entrepreneur Tiriot,
que le cardinal fit venir à cet effet, en novembre 1627, et l'exécution se
fit au printemps suivant (Mémoires de Richelieu, tome I, p. 513-516,
523-524). Il ne semble pas que les documents du temps permettent

Si le Roi savoit bien aimer mon père, aussi savoit-il bien le reprendre, dont mon père m'a raconté deux occasions. Le duc de Bellegarde[1], grand écuyer et premier gentilhomme de la chambre, étoit exilé ; mon père étoit de ses amis et premier gentilhomme de la chambre aussi, ainsi que premier écuyer, et au comble de sa faveur. Cette dernière raison et ses charges exigeoient une grande assiduité, de manière que, faute d'autre loisir, il se mit à écrire à M. de Bellegarde en attendant que le Roi sortît pour la chasse. Comme il finissoit sa lettre, le Roi sortit, et le surprit comme un homme qui se lève brusquement et qui cache un papier. Louis XIII, qui, de ses favoris plus que de tous autres, vouloit tout savoir, s'en aperçut et lui demanda ce que c'étoit que ce papier qu'il ne vouloit pas qu'il vît. Mon père fut embarrassé, pressé, et avoua que c'étoit un mot qu'il écrivoit à M. de Bellegarde. « Que je voie ! » dit le Roi ; et prit le papier et le lut. « Je ne trouve point mauvais, dit-il à mon père après avoir lu, que vous écriviez à votre ami, quoique en disgrâce, parce que je suis bien sûr que vous ne lui manderez rien de mal à propos ; mais ce que je trouve très-mauvais, c'est que vous lui manquiez au respect que vous devez à un duc et pair, et que, parce qu'il est exilé, vous ne lui écriviez pas *Monseigneur*. » Et déchirant la lettre en deux : « Tenez, ajouta-t-il, voilà votre lettre ; elle est bien d'ailleurs ; refaites-la après la chasse, et mettez *Monseigneur*, comme

d'attribuer l'invention au Roi, quoiqu'il fût d'ailleurs curieux de ce qui touchait l'art de fortifier.

1. Roger de Saint-Lary, duc de Bellegarde, chevalier des ordres, gouverneur de Bourgogne et de Bresse. Après avoir été le favori des trois rois Henri III, Henri IV et Louis XIII (ce dernier l'avait fait duc-pair en 1620), il avait été exilé en août 1631, comme complice de Monsieur, auprès de qui il remplissait aussi les fonctions de premier gentilhomme de la chambre ; il ne se démit qu'en 1639 de sa charge de grand écuyer, au profit de Cinq-Mars, et Claude de Saint-Simon en fit les fonctions pendant son absence. Il fut rappelé à la cour après la mort de Louis XIII, et mourut le 13 juillet 1646, à l'âge de quatre-vingt-trois ans.

vous le lui devez [1]. » Mon père m'a conté que, quoique
bien honteux de cette réprimande, tout en marchant devant du monde, il s'en étoit tenu quitte à bon marché, et
qu'il mouroit de peur de pis pour avoir écrit à un homme
en profonde disgrâce et qui ne put revenir dans les bonnes grâces du Roi [2].

L'autre réprimande fut sur un autre article, et plus
sérieuse. Le Roi étoit véritablement amoureux de
Mlle d'Hautefort [3]. Il alloit plus souvent chez la Reine à

Chasteté de
Louis XIII,
digne d'un saint

1. Sur le *Monseigneur* dû aux ducs, voyez les *Mémoires*, tome II, p. 179.

2. Nous devons mettre ici, en regard de ce passage des *Mémoires*, un
autre récit du même fait, tel qu'il est rapporté dans un « Mémoire
pour soutenir les prérogatives de MM. les ducs et pairs, » de 1659 ou
1660, que Clairambault attribue à Claude de Saint-Simon lui-même, et
qu'on trouvera dans l'appendice n° II : « Le feu roi Louis XIII, de très-
glorieuse mémoire, dit un jour une chose bien remarquable à un gentilhomme de qualité* qui avoit part en l'honneur de ses bonnes grâces et
avoit deux des principales charges de sa maison, sur le sujet d'une lettre qu'il écrivoit à un duc et pair, soutenant qu'il lui devoit écrire
Monseigneur, et que ce particulier le devoit faire par son intérêt, s'il
avoit assez d'ambition pour parvenir à cette dignité, mais qu'il vouloit
qu'il le fît par la considération de son service, les ducs et pairs, et les
maréchaux de France après, étant des gens qui faisoient un rang et un
degré entre les rois et les autres hommes en France, qu'il étoit obligé
de maintenir en honneur et en respect parmi le monde. Ce prince étoit
très-savant pour les dignités, charges, rangs et police de son État. »

3. Marie d'Hautefort (elle signait *Otefort* ou *Hautefort*), née le 5 février 1616, était fille d'honneur de la reine mère, lorsque Louis XIII la
distingua, au voyage de Lyon, en 1630, et la fit passer fille d'honneur
d'Anne d'Autriche. L'affection du Roi fut alors une chose toute publique ;
mais les contemporains s'accordent avec Saint-Simon et avec son père
pour attester que ces relations n'eurent jamais rien que de très-réservé
de part et d'autre. En 1635, Richelieu parvint à les rompre par l'en-
tremise de certains familiers, tels que le premier écuyer lui-même, et
à diriger la tendresse du Roi sur Mlle de Lafayette. Mais celle-ci se
retira en 1637 au couvent de la Visitation, et Mlle d'Hautefort, rentrée
en faveur, devint dame d'atour en 1638 ; l'année suivante, elle dut se
retirer à la campagne, devant les menées du cardinal et l'influence

* En marge, de la main de Clairambault : « Cet officier étoit M. de Saint-
Simon. — Je le lui ai ouï dire. »

cause d'elle[1], et il y étoit toujours à lui parler. Il en entretenoit continuellement mon père, qui vit clairement combien il en étoit épris. Mon père étoit jeune et galant[2], et
il ne comprenoit pas un roi si amoureux, si peu maître
de le cacher, et en même temps qui n'alloit pas plus loin.
Il crut que c'étoit timidité, et, sur ce principe, un jour
que le Roi lui parloit avec passion de cette fille, mon père
lui témoigna la surprise que je viens d'expliquer, et lui
proposa d'être son ambassadeur et de conclure bientôt
son affaire. Le Roi le laissa dire, puis prenant un air sévère : « Il est vrai, lui dit-il, que je suis amoureux d'elle,
que je le sens, que je la cherche, que je parle d'elle volontiers et que j'y pense encore davantage ; il est vrai
encore que tout cela se fait en moi malgré moi, parce que
je suis homme et que j'ai cette foiblesse ; mais plus ma
qualité de roi me peut donner plus de facilité à me satisfaire qu'à un autre, plus je dois être en garde contre le
péché et le scandale. Je pardonne pour cette fois à votre
jeunesse ; mais qu'il ne vous arrive jamais de me tenir un
pareil discours, si vous voulez que je continue à vous
aimer. » Ce fut pour mon père un coup de tonnerre ; les
écailles lui tombèrent des yeux : l'idée de la timidité du
Roi dans son amour disparut à l'éclat d'une vertu si pure
et si triomphante[3]. C'est la même que le Roi fit dame

naissante de Cinq-Mars. Elle reprit ses fonctions à la cour après la
mort de Louis XIII, fut encore disgraciée en 1644, comme hostile à
Mazarin, se maria en 1646 avec le maréchal de Schonberg (ci-dessous,
p. 165, note 2), et mourut le 1er août 1691. Victor Cousin lui a consacré une de ses études sur les femmes illustres du dix-septième siècle,
mais il n'a pas fait usage de l'épisode raconté ici par Saint-Simon.
　1. Anne-Marie-Maurice, dite Anne d'Autriche, née le 22 septembre
1601, fille de Philippe III, roi d'Espagne, et de Marguerite d'Autriche,
avait été mariée, le 24 novembre 1615, au roi Louis XIII, et ne devint
mère qu'en 1638. Régente pendant la minorité de son fils Louis XIV
(1643-1661), elle mourut le 20 janvier 1666.
　2. Voyez Tallemant des Réaux, tome IV, p. 377, et tome VIII, p. 454.
　3. Sur la chasteté de Louis XIII, il faut lire son historiette dans Tal-

d'atour de la Reine, et que, sous ce prétexte, il fit appeler
Mme d'Hautefort[1], qui, à la fin, fut la seconde femme du
dernier maréchal de Schonberg[2], duc d'Halluin, qui n'en
eut point d'enfants[3]; et c'est depuis elle que les dames
d'atour filles ont été appelées *Madame*.

Époque du nom
de *Madame*
aux cames d'a-
tour filles.
[*Add. SS. 43*]

Mon père fut heureux dans plusieurs de ses différentes
sortes de domestiques, qui firent des fortunes considérables. Tourville[4], qui étoit un de ses gentilshommes, et
celui par qui, à la journée des Dupes, il envoya dire au
cardinal de Richelieu de venir sur sa parole trouver le
Roi à Versailles le soir même, étoit un[5] homme fort sage
et de mérite. Le cardinal de Richelieu mariant sa nièce[6]
au fameux duc d'Enghien, Monsieur le Prince[7] lui de-

lemant, tome II, p. 240, 268-270, 277-278, etc. Comparez les témoignages de Mme de Motteville, de Mademoiselle, du P. Barry, etc.

1. Voyez les *Mémoires de Mme de Motteville* et ceux de *Monglat*.

2. Charles de Schonberg, nommé maréchal de France en 1637, épousa,
le 24 septembre 1646, Marie d'Hautefort, alors âgée de plus de trente
ans. Il était veuf en premières noces d'Anne de Piennes, duchesse
d'Halluin, et mourut sans postérité, à l'âge de cinquante-six ans, le
9 juin 1656. — Saint-Simon ne devait pas l'appeler le *dernier* maréchal
de Schonberg. Il y eut, en effet, un troisième maréchal de Schonberg
(Frédéric-Armand), qui, ayant reçu le bâton le 30 juillet 1675, quitta la
France lors de la révocation de l'édit de Nantes, prit du service en Angleterre sous Guillaume III, et mourut des suites de blessures reçues à
la bataille de la Boyne, le 10 juillet 1690. Mais ces deux familles étaient
d'origine différente : la première, venue de Misnie, s'était établie à la
cour de France sous Charles IX (voyez l'Addition à Dangeau n° 43) ; la
seconde, du diocèse de Trèves, n'avait pris du service que sous Henri IV.

3. Après *d'enfants*, l'auteur a biffé les mots : « non plus que de l'hé-
riti[ère] », qu'il a remplacés, en interligne, par : « et c'est depuis, etc. »

4. César de Costentin, baron, puis comte de Tourville, mort en Normandie, le 26 avril 1697, après vingt-deux années de maladie.

5. *Un* est répété par mégarde, dans le manuscrit.

6. Claire-Clémence de Maillé-Brezé, fille d'Urbain de Maillé-Brezé,
maréchal de France, et de Nicole du Plessis-Richelieu, mariée, le 11
février 1641, à Louis II de Bourbon, duc d'Enghien, qui fut le grand
Condé. Elle mourut le 16 avril 1694, dans sa soixante-sixième année.

7. Henri II de Bourbon, prince de Condé.

manda un gentilhomme de valeur et de confiance à mettre
auprès de M. son fils. Il lui donna Tourville, qui y fit
une fortune[1]. Son fils[2], à force d'être, de l'aveu des
Anglois et des Hollandois, le plus grand homme de mer de
son siècle, en fit une bien plus grande. Il voyoit mon père
assidûment quand il étoit à Paris, et avec un respect qui
lui faisoit honneur. Je me souviens de la joie de mon père
quand il fut maréchal de France[3] et de celle qu'il lui témoigna en l'embrassant. Il n'eut pas le temps de jouir longtemps de cette satisfaction; mais avec moi, tout jeune que
j'étois, ce maréchal me voyoit, et en toutes occasions et en
tous lieux affectoit pour moi une déférence qui m'embar-
rassoit souvent. Ce n'est pas pour lui une petite louange.

Ce qui mit son père chez Monsieur le Prince, où il est
demeuré, et sa femme[4], jusqu'à leur mort, dans les premières places de la maison, fut la confiance de Monsieur
le Prince le père pour le mien, et son intimité avec lui,
que l'éloignement à Blaye ne diminua point. La cause en
fut très-singulière. Le cardinal de Richelieu tomba très-
dangereusement malade à Bordeaux, revenant du voyage
qui coûta la vie au dernier duc de Montmorency, et le

1. Tourville père fut, en effet, attaché à la personne du duc d'Enghien et conserva jusqu'à sa mort le titre de premier gentilhomme de la
chambre de ce prince. (Jal, *Dictionnaire critique*, p. 1194, TOURVILLE.) Ce
fut lui que le duc dépêcha à Mazarin, le 19 mai 1643, pour annoncer la
victoire de Rocroy, où il s'était brillamment comporté et avait reçu une
balle dans le bras. Il faisait encore les fonctions d'aide de camp à Fri-
bourg, fut blessé à Nordlingen, se distingua à la Bormida (1654), comme
maréchal de bataille, etc. Louis XIII le nomma conseiller d'État et
l'employa à diverses missions en Normandie ou en Bourgogne.

2. Le maréchal de Tourville, troisième fils du comte. Voyez ci-dessus, p. 50, note 5.

3. A la promotion de mars 1693.

4. Lucie de la Rochefoucauld-Montendre, veuve de Geoffroy de Dur-
fort-Duras, remariée au comte de Tourville, eut trois fils et quatre
filles, et mourut en 1671. Elle remplissait les fonctions de dame d'honneur auprès de la princesse de Condé, qu'elle gouvernait absolument;
c'était d'ailleurs, selon Lenet, une femme aimable et charmante.

Roi retourna à Paris par une autre route[1]. Ce fut cette
maladie, dont on crut qu'il ne reviendroit point, qui
donna lieu aux lettres du garde des sceaux de Châteauneuf[2] et de la fameuse duchesse de Chevreuse[3], par lesquelles ils se réjouissoient de sa mort prochaine. Elles
furent interceptées : Châteauneuf en perdit les sceaux, et
fut mis au château d'Angoulême, d'où il ne sortit qu'après
la mort du cardinal, et la duchesse de Chevreuse s'enfuit
du Royaume[4]. Dans cette extrémité du cardinal, le Roi, en

1. Le Roi avait pris sa route par Limoges et Dourdan ; la Reine, le
cardinal, le garde des sceaux Châteauneuf et le maréchal de Schonberg
revenaient par la Garonne, lorsque, à Bordeaux, Schonberg mourut subitement et le cardinal fut arrêté par un mal très-douloureux (12 novembre
1632). La Reine se dirigea donc seule, avec Châteauneuf, vers Blaye.
(Voyez le *Mercure françois*, tome XVIII, p. 883.) « Là (à Bordeaux), dit
Bassompierre, il vint une si grande quantité de noblesse de toutes
parts, mandée par M. d'Épernon pour faire honneur à la Reine, que
cela mit en ombrage M. le cardinal, qui se fit inopinément porter dans
une barque et conduire à Blaye. Cependant, la Reine s'achemina à la
Rochelle, où M. le cardinal la fit superbement recevoir; et lui, à petites
journées, se fit porter à Richelieu, et, vers la fin de l'année 1632, vint
trouver le Roi à Dourdan, où toute la cour fut au-devant de lui. »
(*Journal*, tome IV, p. 151.)
2. Charles de l'Aubespine, marquis de Châteauneuf, né en 1580, conseiller au parlement de Paris en 1600, ambassadeur extraordinaire en
1609, chancelier des ordres en 1620, garde des sceaux en 1630 ; arrêté
le 25 février 1633 et enfermé au château d'Angoulême jusqu'au 24 ma
1643; mort le 26 septembre 1653, « chargé d'années et d'intrigues, »
comme dit Mme de Motteville (tome III, p. 462). Il était frère du marquis d'Hauterive dont la fille épousa, en 1672, Claude de Saint-Simon.
3. Marie, fille d'Hercule de Rohan, duc de Montbazon, née au mois
de décembre 1600 ; mariée : 1° le 11 septembre 1617, au connétable de
Luynes (voyez ci-dessus, p. 146, note 4) ; 2° en 1622, à Claude de Lorraine, duc de Chevreuse, grand chambellan de France. Depuis le jour
où elle fut nommée surintendante de la maison de la reine Anne d'Autriche (décembre 1618), sa vie ne fut qu'une suite d'intrigues, qui la
forcèrent de s'exiler jusqu'à trois fois, de 1626 à 1632, de 1637 à 1643,
de 1643 à la fin de la Fronde. Voyez *Madame de Chevreuse*, par Victor
Cousin. Elle mourut à Gagny, le 12 août 1679.
4. Voyez les *Lettres de Richelieu*, tome IV, p. 428 et suivantes ; *Ma-*

peine de qui le remplacer, s'il venoit à le perdre, en raisonna souvent avec mon père, qui lui persuada[1] Monsieur le Prince. Cela n'eut pas lieu, parce que le cardinal guérit. Longtemps après, Monsieur le Prince témoigna à mon père toute sa reconnoissance de ce qu'il avoit voulu faire pour lui. Mon père se tint sur la négative et sur une entière ignorance, jusqu'à ce que Monsieur le Prince lui dit que c'étoit du Roi même qu'il le savoit; et cela lia entre eux une amitié qui n'a fini qu'avec la vie de ce prince de Condé, mais[2] qu'il ne transmit pas à sa famille[3].

Entre d'autres sortes de domestiques de mon père, il eut un secrétaire dont le fils, connu sous le nom de du Fresnoy[4], devint dans les suites un des plus accrédités

---

dame de *Chevreuse*, p. 95 et suivantes; les *Mémoires de P. de la Porte*, p. 16, etc.

1. Lui persuada [de prendre].

2. *Mais* est en interligne.

3. Nous rappellerons ici que ce prince de Condé a son historiette dans *Tallemant des Réaux* (tome II, p. 434-444), et qu'il y est fort maltraité pour les mœurs et pour le caractère, et comme homme politique et général.

4. C'est le nom d'une famille du Plessis-Chamant, qui pouvait effectivement appartenir à la domesticité des Saint-Simon. Élie du Fresnoy était entré tout jeune dans les bureaux de la Guerre, par la protection de Richelieu, dès le temps où ce département était confié à M. de Noyers, et il conserva les fonctions de premier commis sous le Tellier, Louvois et Barbezieux. Son bureau expédiait les patentes, pouvoirs, règlements, commissions, etc. En 1693, le Roi le fit trésorier de son nouvel ordre de Saint-Louis. Il mourut à Paris, le 15 février 1698. Il était seigneur de Fleury et de Glatigny. Mme du Fresnoy s'appelait Marie Collot, et avait deux sœurs mariées à des agents de Louvois bien connus, Damorezan, intendant à Pignerol, et Saint-Mars, le fameux geôlier. Sa beauté fut vraiment extraordinaire, comme éclat et comme durée, si l'on s'en rapporte au témoignage des contemporains. Selon Mme de Sévigné, qui faisait une cour assidue à cette toute-puissante maîtresse de Louvois, c'était « une nymphe, une divinité, » avec qui pouvait seule rivaliser la comtesse de Grignan; voyez son portrait dans la lettre du 29 janvier 1672, tome II des *Lettres*, p. 485. Bussy-Rabutin (*Correspondance*, tome II, p. 237) n'est pas moins flatteur, et le marquis de la Fare

commis de M. de Louvois, et qui n'a jamais oublié d'où il étoit parti. Sa femme fut cette Mme du Fresnoy si connue par sa beauté conservée jusque dans la dernière vieillesse, pour qui le crédit de M. de Louvois fit créer une charge de dame du lit de la Reine[1], qui a fini avec elle, parce que, avec la rage de la cour, elle ne pouvoit être dame, et ne vouloit pas être femme de chambre.

Il eut encore deux chirurgiens domestiques qui se rendirent célèbres et riches : Bienaise[2], par l'invention de l'opération de l'anévrisme ou de l'artère piquée ; Arnaud[3],

(*Mémoires*, p. 283) complète les détails donnés par Saint-Simon. Sur ces deux époux, on peut voir aussi les articles consacrés par le *Mercure* au mariage de leur fille avec le marquis d'Alègre et à la mort de M. du Fresnoy, dont le journal vante « les grandes lumières dans les affaires, la facilité, la vigueur, l'application admirable, jointes à une expérience consommée..., et le talent de se faire des amis par son humeur officieuse et obligeante.... » (*Mercure*, juillet 1680, p. 274-277, et mars 1698, p. 180-182.) Le P. Léonard (MM 825, fol. 27) dit également que c'était un homme agréable et vif, avec des pointes d'esprit, qu'il savait le latin, etc. Suivant lui, le père de M. du Fresnoy était un apothicaire, et en effet il y en eut un célèbre de ce nom, dont un des fils se fit connaître comme peintre et comme poëte. Mme du Fresnoy était peut-être fille du chirurgien Collot, si renommé pour la taille. Elle vivait encore en 1714, mais nous n'avons pas trouvé l'époque de sa mort. Elle avait perdu de bonne heure un fils qui était déjà colonel d'infanterie. Une de ses filles épousa en juillet 1680 Jean d'Alègre, marquis de Beauvoir ; une autre mariée au comte de Chastenay de Rochefort-Lanty. Mme d'Alègre eut une fille, qui épousa en 1710 le célèbre comte Henri de Boulainvillier, historien et économiste.

1. Cette charge fut créée le 2 avril 1673.

2. Jean Bienaise, né à Mazères (département de l'Ariége), en 1601, fut maître au collége de chirurgie de Saint-Côme, et passa pour un des plus hardis opérateurs de son temps. Entre autres cures, il guérit l'archevêque de Harlay d'un anévrisme du bras, venu d'une saignée mal faite. Louis XIV le consulta sur la maladie de sa mère et l'emmena dans ses campagnes de Flandres. Il mourut le 21 décembre 1681, ayant légué une partie de sa grosse fortune aux pauvres ou à Saint-Côme.

3. Il y eut trois générations de chirurgiens célèbres de ce nom. Le premier s'appelait Paul Arnaud ; il fut chirurgien de l'hôtel de ville de Paris et prévôt de la compagnie de Saint-Côme. Son fils, Paul-Roland Arnaud,

par celle des descentes. Sur quoi je ne puis me tenir de
raconter que, depuis qu'il fut chez lui, et devenu considérable dans son métier, un jeune abbé fort débauché alla
lui en montrer une qui l'incommodoit fort dans ses plaisirs. Arnaud le fit étendre sur un lit de repos pour le visiter, puis lui dit que l'opération étoit si pressée qu'il n'y
avoit pas un moment à perdre, ni le temps de retourner
chez lui. L'abbé, qui n'avoit pas compté sur rien de si
instant, voulut capituler[1]; mais Arnaud tint ferme, et lui
promit d'avoir grand soin de lui. Aussitôt il le fait saisir
par ses garçons, et, avec l'opération de la descente, lui en
fit une autre, qui n'est que trop commune en Italie aux
petits garçons dont on espère de belles voix. Voilà l'abbé
aux beaux cris, aux fureurs, aux menaces. Arnaud, sans
s'émouvoir, lui dit que, s'il vouloit mourir incessamment,
qu'il n'avoit [qu'à] continuer ce vacarme; que s'il vouloit
guérir et vivre, il falloit surtout se calmer et se tenir dans
une grande tranquillité. Il guérit, et vouloit tuer Arnaud,
qui s'en gara bien; et le pauvre abbé en fut pour ses
plaisirs.

Deux des quatre premiers valets[2] de chambre durent
leur fortune à mon père : Bontemps[3], dont le fils, gouverneur de Versailles et le plus intérieur des quatre du

s'appliqua spécialement à l'anatomie chirurgicale, professa comme dé-
monstrateur pendant vingt-sept ans, prit part à la consultation pour la
fistule du Roi (1686), servit quelque temps, comme chirurgien con-
sultant, à la suite des armées, et mourut le 23 janvier 1723, à l'âge de
soixante-six ans. Il passait pour l'homme le plus habile au fait des her-
nies, et eut comme successeur, dans cette branche de l'art chirurgical
et dans le traitement des anévrismes, son fils, Georges Arnaud de Ron-
sil, qui fut le plus illustre des trois (1698-1774).

1. Ne se rendre qu'à certaines conditions, retarder l'opération.
2. Les mots : *valets*, et un peu plus bas : *du Roi*, sont en interligne.
3. Jean-Baptiste Bontemps, titré dès 1627 chirurgien ordinaire du
Roi, et qualifié aussi, dans un article nécrologique du *Mercure galant*
(janvier 1701, p. 153 et suivantes), de premier valet de chambre du
Roi, ce qui paraît être une erreur; remplacé en 1653, comme premier
chirurgien, par Félix. Il eut pour fils Alexandre Bontemps (voyez ci-

Roi, ne l'a jamais oublié ; et Nyert[1], dont le fils[2] n'a rien fait moins que s'en souvenir.

Le père de Bontemps saignoit dans Paris, et avoit très-bien saigné mon père ; Louis XIII, quelque temps après, eut besoin de l'être, et ne se fioit pas à son premier chirurgien, dont la main étoit appesantie[3]. Mon père lui produisit Bontemps, qui continua à saigner le Roi, et que mon père fit premier valet de chambre[4]. [Add. St S. 44]

Le père de Nyert avoit une jolie voix, savoit la musique, et jouoit fort bien du luth[5]. M. de Mortemart[6], pre- [Add^t St S. 45-46]

---

dessus, p. 85, note 6), sur qui Saint-Simon reviendra à l'époque de sa mort (1701).

1. Pierre de Nyert, né vers 1597, était originaire de Bayonne, selon l'historiette que lui a consacrée Tallemant des Réaux (tome VI, p. 192-193). Il vint s'établir à Paris comme musicien du duc d'Épernon, puis s'attacha au duc de Créquy, et l'accompagna, en 1633, à Rome, où il perfectionna son talent pour la musique. Louis XIII lui fit acheter en 1638 une des quatre charges de premier valet de la garde-robe, et, sous le règne suivant, en 1653, il remplaça la Porte comme premier valet de chambre. Il mourut le 12 février 1682. C'est à lui que la Fontaine avait adressé, en 1677, l'épître commençant par ces deux vers :

> Nyert, qui, pour charmer le plus *juste* des rois,
> Inventas le bel art de conduire la voix....

Nyert et Lambert furent les véritables fondateurs du chant français. « Avant eux, dit Tallemant, on ne savoit guère ce que c'étoit que de prononcer bien les paroles. »

2. François-Louis de Nyert, fils de Pierre et de Jeanne de Falguerolles, femme de chambre d'Anne d'Autriche, baptisé le 22 février 1647, eut d'abord, à cinq ans, la survivance de premier valet de garde-robe, puis succéda à son père comme premier valet de chambre, et fut pourvu en outre d'une charge de gentilhomme ordinaire, le 28 novembre 1688. Il eut aussi le gouvernement de Limoges et le bailliage d'Amont, en Franche-Comté. Il mourut au Louvre, le 13 juin 1719.

3. Selon l'Addition n° 44, ce chirurgien serait Antoine Portail, bisaïeul, ou plutôt trisaïeul du premier président du parlement de Paris ; mais la date de sa mort (1608) nous fait croire à une erreur de Saint-Simon.

4. Le fils seul eut cette dernière charge ; voyez l'Addition n° 44.

5. Voyez la note qui lui est consacrée dans les *Variétés historiques et littéraires* de M. Éd. Fournier, tome IX, p. 330, note 1.

6. Gabriel de Rochechouart, marquis de Mortemart, prince de Ton-

. mier gentilhomme de la chambre, qui, en 1663, devint
duc et pair, l'avoit pris à lui, et le mena au voyage de
Lyon et de Savoie[1], où mon père l'entendit plusieurs fois
chez M. de Mortemart.

Les diverses ruses, suivies de toutes les difficultés militaires que le fameux Charles-Emmanuel[2] avoit employées
au délai d'un traité et à l'occupation de son duché de
Savoie, l'avoient mis en état de se bien fortifier à Suse[3],
d'en empêcher les approches par de prodigieux retranchements bien gardés, si connus sous le nom des *Barricades de Suse*, et d'y attendre les troupes impériales et
espagnoles, dont l'armée venoit à son secours. Ces dispositions, favorisées par les précipices du terrain à forcer,
arrêtèrent le cardinal de Richelieu, qui ne jugea pas à
propos d'y risquer les troupes, et qui emporta l'avis de
tous les généraux à la retraite. Le Roi ne la put goûter.
Il s'opiniâtra à chercher des moyens de vaincre tant et
de si grands obstacles naturels et artificiels, auxquels le
duc de Savoie n'avoit rien épargné. Le cardinal, résolu
de n'y pas commettre l'armée, empêchoit les généraux d'y

nay-Charente, l'un des favoris de Louis XIII, pourvu par lui, en 1630,
d'une quatrième charge de gentilhomme de sa chambre, de nouvelle
création, chevalier des ordres et gouverneur de Paris et de l'Ile-de-
France ; mort à Paris, le 26 décembre 1675, dans sa soixante-quinzième
année. Son marquisat de Mortemart fut érigé en duché-pairie, non en
1663, comme semble le dire Saint-Simon, mais en décembre 1650 ;
c'est l'enregistrement des lettres d'érection au Parlement qui ne se fit
que le 13 décembre 1663. Ce premier duc de Mortemart est le père
du maréchal de Vivonne, des marquises de Thiange et de Montespan, et
de l'abbesse de Fontevrault.

1. Ce voyage eut lieu en janvier 1629.

2. Charles-Emmanuel de Savoie, dit *le Grand*, né le 12 janvier 1562,
duc de Savoie en 1580, mort le 26 juillet 1630. Ses intrigues politiques
ont été racontées avec beaucoup de détails, par Victor Cousin, dans l'ouvrage intitulé : *la Jeunesse de Mazarin*.

3. Suse, ville du Piémont, sur la Doire, située à la rencontre des
deux routes du mont Genèvre et du mont Cenis, qui ouvrent l'entrée
de l'Italie.

donner aucun secours au Roi, qui, s'irritant des difficultés, ne chercha plus les ressources qu'en soi-même. Pour le dégoûter, le cardinal y ajouta l'industrie : il fit en sorte que, sous divers prétextes, le Roi étoit laissé fort seul tous les soirs, après s'être fatigué toute la journée à tourner le pays pour chercher quelque passage, ce qui dura ainsi plusieurs jours. Mon père, qui s'aperçut que les soirées paroissoient en effet longues au Roi, depuis le retour de ses promenades jusqu'au coucher[1], s'avisa de profiter du goût de ce prince pour la musique[2], et lui fit entendre Nyert : il s'en amusa quelques soirs, jusqu'à ce qu'enfin, ayant trouvé un passage à l'aide d'un paysan et encore plus de lui-même, il fit seul toute la disposition de l'attaque, et l'exécuta glorieusement le 9 mars 1629[3]. J'ai ouï conter à mon père, qui fut toujours auprès de sa personne, qu'il mena lui-même ses troupes aux retranchements et qu'il les escalada à leur tête, l'épée à la main, et poussé par les épaules pour escalader sur les roches et sur les tonneaux et sur les parapets. Sa vic-

1. *Coucher* est en interligne, au-dessus de *soir*, effacé.

2. Le goût de Louis XIII pour la musique est bien connu. Mademoiselle raconte qu'il faisait exécuter trois fois par semaine des concerts, où la plupart des airs étaient de sa façon, paroles et musique, en l'honneur de Mlle d'Hautefort. Sa prédilection était pour la musique religieuse, mais il composait aussi des ballets, dont la *Gazette* nous a conservé le compte rendu, notamment de celui de *la Merlaison*, qu'il fit danser à Chantilly le 15 mars 1635. Un mois auparavant, le 18 février, il avait paru en personne, au Louvre, dans un autre grand ballet, dont l'entrée fut chantée par M. de Mortemart, Nyert et Molinier, et où Claude de Saint-Simon dansa trois rôles de valet de pied, de Mehemet-Pacha et de « rieux. » (*Gazette*, 1635, p. 85-92.) M. de Mortemart, qui chantait souvent avec le Roi, se piquait aussi de bien composer et enseignait aux dames des airs italiens. (*Tallemant*, tomes I, p. 351 et 352, et IV, p. 209.)

3. La date n'est pas exacte : le Pas-de-Suse fut forcé le 6 mars. On trouvera à l'Appendice, nº III, le récit de ce fait d'armes écrit par Louis de Saint-Simon, sous la dictée de son père lui-même, récit qui, d'ailleurs, ne concorde pas avec les autres témoignages contemporains, notamment avec les *Mémoires de Richelieu*, ni avec ceux de Bassompierre ou de *Vittorio Siri*.

toire fut complète. Suse fut emporté après, ne pouvant se soutenir devant le[1] vainqueur. Mais ce que je
ne puis assez m'étonner de ne trouver point dans les histoires de ces temps-là, et que mon père m'a raconté
comme l'ayant vu de ses deux yeux, c'est que le duc de
Savoie, éperdu, vint à la rencontre du Roi, mit pied à
terre, lui embrassa la botte, et lui demanda grâce et pardon, que le Roi, sans faire aucune mine de mettre pied
à terre, lui accorda[2] en considération de son fils, et plus
encore de sa sœur, qu'il avoit eu l'honneur d'épouser[3].
Ce furent les termes du Roi à Monsieur de Savoie[4].

On sait combien il tâcha d'en abuser aussitôt après
qu'il se vit délivré de la présence d'un prince qui ne devoit un si grand succès qu'à sa ferme volonté de le remporter[5], à ses travaux pour y parvenir, et à son épée pour
en remporter tout le prix et la gloire, et combien ce duc
en fut châtié par le prompt retour du Roi[6]. Mais, depuis
cette humiliation de Charles-Emmanuel, ce prince si
longuement et si dangereusement compté dans toute
l'Europe[7], qui s'étoit emparé du marquisat de Saluces
pendant les derniers désordres de la Ligue sous Henri III[8],

1. *La* a été corrigé en *le*.
2. La fin de l'alinéa, depuis *en considération*, est au-dessus de la ligne.
3. Le fils et successeur de Charles-Emmanuel Ier, en 1630, fut Victor-
Amédée Ier, né le 8 mai 1587, mort le 7 octobre 1637, et marié en
1619 à Chrétienne de France, fille d'Henri IV et sœur de Louis XIII.
Celle-ci fut régente de Savoie pour ses deux fils ; elle est ordinairement
désignée dans les mémoires du temps sous le nom de *Madame Royale*.
Elle était née le 10 février 1606, et mourut le 27 décembre 1663.
4. Les *Mémoires de Richelieu* (tome I, p. 617) disent que le vaincu
« mit le genou en terre, » mais que Louis XIII « le reçut avec grande
courtoisie, » et que « cette entrevue ne se passa qu'en civilités. »
5. Il y a, après *remporter*, un *et* biffé.
6. Conquête de la Savoie, en 1630, commencée par Richelieu lui-
même, achevée par la victoire du duc de Montmorency à Vegliano.
7. Il avait tour à tour brigué le comté de Provence, la couronne de
France, l'Empire, le royaume de Chypre, la principauté de Macédoine.
8. Henri, troisième fils d'Henri II, né à Fontainebleau le 19 septem-

qui avoit donné tant de peine à Henri IV[1] régnant et
affermi dans la paix, et qui n'avoit pu être forcé à rendre
ce fameux vol à un roi si guerrier[2], Charles-Emmanuel,
dis-je, depuis son humiliation, ne parut plus en public, de
dépit et de honte, s'enferma dans son palais, n'y vit que
ses ministres, pour les ordres seulement qu'il avoit à leur
donner, et son fils des moments nécessaires, aucun de
ses domestiques que les plus indispensables, et pour le
service personnel seulement dont il ne put se passer, et
mourut enfin[3] de honte et de douleur, le 26 juillet 1630,
c'est-à-dire treize mois après[4]. C'est ainsi que Louis XIII
sut protéger le nouveau duc de Mantoue[5], auparavant son
sujet, et l'établir et le maintenir dans les États que la nature et la loi lui donnoient, malgré la maison d'Autriche,
celle de Savoie, et toutes leurs armées.

Pour en revenir à Nyert, le Roi, à son retour, continua
de s'en amuser[6]. Mon père, qui étoit l'homme du monde

bre 1551, titré d'abord duc d'Anjou, élu roi de Pologne le 9 mai 1573,
roi de France en 1574, après la mort de son frère Charles IX; assassiné à Saint-Cloud, par Jacques Clément, et mort le 2 août 1589.

1. Henri IV, dit *le Grand*, fils d'Antoine de Bourbon, duc de Vendôme et roi de Navarre, né à Pau le 12 décembre 1553, roi de Navarre
en 1572, après la mort de Jeanne d'Albret, sa mère ; roi de France en
1589, sacré le 27 février 1594, tué par Ravaillac le 14 mai 1610.

2. Le duc de Savoie céda, par le traité de Lyon (1601), la Bresse, le
Bugey et le Valromey (département de l'Ain), pour garder le marquisat
de Saluces, en Piémont, qui avait appartenu à la France de 1529 à 1588.

3. Après *enfin*, est effacé : « au bout d'un an, quelque peu plus » ;
au-dessus d'*au bout* est encore biffé : *en moins; et c'est-à-dire* après
douleur.

4. Il y a plus de seize mois d'intervalle entre la reddition de Suse
(7 mars), le traité qui suivit immédiatement (11 mars), et la mort de
Charles-Emmanuel.

5. Charles de Gonzague-Clèves, né le 6 mai 1580, duc de Nevers et
de Rethelois en France par sa mère, devenu duc de Mantoue en 1627.
C'est pour assurer son installation sur le trône ducal que se firent les
campagnes de 1629 et 1630. Il mourut le 20 septembre 1637, avec la
réputation d'un des plus grands hommes de son temps.

6. Le poète d'Assoucy vit Nyert chanter devant le Roi, à Grenoble.

le mieux faisant, vit jour à sa fortune. Il demanda à M. de Mortemart s'il trouveroit bon que le Roi le prît à lui, et ce seigneur, qui aimoit Nyert, y consentit ; mon père ne tarda pas à le donner au Roi, et assez peu de temps le fit premier valet de chambre[1].

Chavigny ; ses trahisons, son étrange mort.

[Add. S'S. 47]

Il est difficile d'avoir un peu lu des histoires et des mémoires du règne de Louis XIII et de la minorité du Roi son fils, sans y avoir vu M. de Chavigny[2] faire d'étranges personnages auprès du Roi, du cardinal de Richelieu, des deux reines[3], de Gaston, à qui, bien que secrétaire d'État, il ne fut donné pour chancelier, malgré ce prince, que pour être son espion domestique. Il ne se conduisit

1. Lisez : « premier valet de garde-robe, » comme nous l'avons dit plus haut, car Nyert ne devint premier valet de chambre que sous Louis XIV, en 1653 (*Mémoires de P. de la Porte*, p. 53). Ce « bonhomme » Nyert est l'objet d'une note dans la partie du *Journal du marquis de Sourches* qui a été publiée (tome I, p. 379), et l'annotateur y dit qu'il avait commencé par être valet de chambre de M. de Mortemart, mais ne parle pas de l'intervention du duc de Saint-Simon. Sa faveur, comme musicien, dura jusqu'à la mort de Louis XIII, ainsi que le prouvent la relation de la maladie de ce prince dans la *Gazette* de 1643, p. 348, et le journal du valet de chambre Dubois, qui a été publié en 1759, dans les *Curiosités historiques*, tome II, p. 44 et suivantes, et réédité dans la collection des *Mémoires relatifs à l'histoire de France*, par Michaud et Poujoulat.

2. Léon Bouthillier, comte de Chavigny (il signait : *Chavigni*) et de Buzançais, conseiller au Parlement en 1627, conseiller d'État en 1629, eut en 1632 la charge de secrétaire d'État des affaires étrangères que possédait depuis 1629 son père, Claude Bouthillier, promu à la surintendance des finances. Il y joignit la survivance de grand trésorier des ordres et la charge de chancelier de Monsieur. En 1639, il fut envoyé en mission diplomatique auprès de la cour de Turin. Louis XIII le désigna, par son testament, pour être ministre d'État et membre du conseil de régence, et Anne d'Autriche le fit chevalier de l'Ordre le 15 juillet 1643 ; mais, au moment où il allait partir pour les négociations de Munster, on le disgracia, ainsi que son père. Il fut cependant rappelé au Conseil quelques mois après, y resta jusqu'en 1648, servit encore en 1651, et mourut le 11 octobre 1652, à l'âge de quarante-quatre ans. Voyez ses portraits dans le ms. Clairambault 1135, fol. 210-211.

3. Ces deux reines sont Marie de Médicis et Anne d'Autriche.

pas plus honnêtement, après la mort du Roi, avec les
principaux personnages, avec la Reine, avec le cardinal
Mazarin, avec Monsieur le Prince, père et fils, avec la
Fronde, avec le Parlement, et ne fut fidèle à pas un des
partis qu'autant que son intérêt l'y engagea. Sa catastrophe ne le corrigea point. Ramassé par Monsieur le
Prince, il le trompa enfin, et il fut découvert au moment
qu'il s'y attendoit le moins. Monsieur le Prince, outré de
la perfidie d'un homme qu'il avoit tiré d'une situation
perdue, éclata et l'envoya chercher. Chavigny, averti de
la colère de Monsieur le Prince, dont il connoissoit l'im-
pétuosité, fit le malade et s'enferma chez lui ; mais Monsieur le Prince, outré contre lui, ne tâta point de cette
nouvelle duperie, et partit de l'hôtel de Condé[1], suivi de
l'élite de cette florissante jeunesse de la cour qui s'étoit
attachée à lui, et dont il étoit peu dont les pères ou eux-
mêmes n'eût[2] éprouvé ce que Chavigny savoit faire, et
qui ne s'étoient pas épargnés à échauffer encore Monsieur
le Prince. Il arriva, ainsi escorté, chez Chavigny[3], à qui il
dit ce qui l'amenoit, et qui, se voyant mis au clair, n'eut
recours qu'aux pardons. Mais Monsieur le Prince, qui
n'étoit pas venu chez lui pour le lui accorder, lui reprocha ses trahisons sans ménagement et l'insulta par les
termes et les injures les plus outrageantes. Les menaces
les plus méprisantes et les plus fâcheuses comblèrent ce
torrent de colère, et Chavigny de rage et du plus violent
désespoir. Monsieur le Prince sortit après s'être soulagé

---

1. L'hôtel de Condé, dans la rue qui porte ce nom, avait été bâti par
les Gondi, de qui Henri II de Bourbon l'acquit en 1612. C'était une
grande maison, avec un petit jardin.

2. Il y a dans le manuscrit de Saint-Simon n'*eust* au singulier ; mais
c'est un *lapsus :* il est impossible de donner pour sujet au verbe soit
peu, soit *élite de cette jeunesse.*

3. Chavigny avait acheté l'hôtel Saint-Paul, dans la rue du Roi-de-
Sicile, près la rue Vieille-du-Temple ; selon Conrart (*Mémoires*, p. 601),
cette acquisition avait été payée sur les profits d'une affaire subtilement enlevée par Chavigny à M. d'Estrades.

de la sorte en si bonne compagnie. Chavigny, perdu de
tous côtés, se vit perdu sans ressource et hors d'état de
se pouvoir venger. La fièvre le prit le jour même, et
l'emporta trois jours après [1].

Tel fut l'ennemi de mon père [2], qui lui coûta cher par
deux fois. Il étoit secrétaire d'État et avoit la guerre
dans son département [3] : soit sottise, soit malice, il pourvut
fort mal les places de Picardie, dont les Espagnols surent
bien profiter en 1636, qu'ils prirent Corbie [4]. Mon père
avoit un oncle qui commandoit à la Capelle [5], et qui de-

---

1. Ce récit et celui que Saint-Simon avait écrit sur le *Journal de
Dangeau* (Add. n° 47) présentent des différences considérables, mais ils
sont tous deux en désaccord avec le témoignage des écrivains contemporains, tels que la Rochefoucauld, Mme de Motteville, Monglat, Conrart, Retz. Selon ceux-ci, Chavigny s'était rendu à l'hôtel de Condé,
où le prince était malade et attristé du mauvais état de ses affaires, et
ce fut dans cet hôtel qu'eut lieu la scène à la suite de laquelle Chavigny tomba malade lui-même. Selon Mme de Motteville (tome IV, p. 31),
Condé, à son tour, alla voir l'ancien ministre, lorsqu'il le sut à l'extrémité ; mais il se contint devant lui, et même affecta de la douleur. Son
ressentiment ne se trahit que par ce mot dit au sortir de la chambre,
que le malade était « laid en diable. » On ne doit pas oublier que Saint-
Simon raconte les événements près de cent ans après qu'ils ont eu lieu ;
il fait confusion entre les deux visites dont parle Mme de Motteville.
2. On verra, dans l'appendice n° II, que Claude de Saint-Simon, en
1649 et 1650, était loin de traiter Chavigny comme son ennemi, et que,
tout au contraire, c'est sur lui qu'il fondait toutes ses combinaisons
politiques ; alors il lui prodiguait les témoignages de la plus vive affection, et, après avoir lu les correspondances conservées aux Affaires
étrangères, Victor Cousin a cru pouvoir dire des lettres de Saint-Simon
à cet « ennemi, » qu'elles étaient bien écrites, mais d'une « bassesse
insupportable. » (*Madame de Hautefort*, 4ᵉ éd., Appendice, p. 314, note 2.)
3. Ce n'était pas Chavigny, mais Sublet de Noyers, qui avait ce
département depuis quelques mois, et il écrivit que la place commandée
par l'oncle de Claude de Saint-Simon dont il va être parlé, avait été
rendue avec une « incroyable lâcheté des nôtres qui étoient dedans. »
(Griffet, *Histoire de Louis XIII*, tome II, p. 753.)
4. Voyez ci-dessus, p. 159.
5. Étienne de Rouvroy Saint-Simon, baron de Saint-Léger, quatrième
fils de François de Rouvroy Saint-Simon (mort le 17 octobre 1620) et

mandoit sans cesse des vivres, et surtout des munitions,
dont il manquoit absolument. Mon père en parla plusieurs
fois à Chavigny, puis au cardinal de Richelieu, enfin au
Roi, sans avoir pu obtenir le moindre secours. La Capelle,
dénuée de tout, tomba comme les autres places voisines.
On a vu plus haut que le courage d'esprit et de cœur de
Louis XIII ne laissa pas jouir longtemps ses ennemis de
leurs avantages ; mais, naturellement ennemi de la lâcheté
et plein encore du péril que l'État avoit couru par la
prompte chute des places de Picardie, il en voulut châtier
les gouverneurs à son retour à Paris[1]. Chavigny l'y poussoit. Il étoit lors dans la plus grande confiance du cardinal de Richelieu : il lui donna de l'ombrage de la faveur
de mon père, et le fit consentir à s'en délivrer, quoique
autrefois cette même faveur l'eût sauvé. L'oncle de mon
père fut donc attaqué comme les autres[2]. Mon père ne put
souffrir cette injustice : il fit souvenir des efforts inutiles
qu'il avoit faits pour faire envoyer des munitions à son
oncle, il prouva qu'il en manquoit entièrement ; mais le
parti étoit pris, et on aigrit le Roi de l'aigreur de mon
père, qui avoit éclaté contre Chavigny et parlé hautement

de Suzanne Popillon d'Ansac, et frère cadet du père de Claude de Saint-
Simon, fut gouverneur du Câtelet (sur l'Escaut, à vingt kilomètres N. de
Saint-Quentin), et non de la Capelle, comme l'a écrit ici Saint-Simon.
Quatre lignes plus loin, il avait mis d'abord *le Castellet*, mais l'a cor-
rigé en *la Capelle*, puis *dénué* en *dénuée*. Sur la capitulation du Câ-
telet, voyez les *Mémoires du cardinal de Richelieu*, tome III, p. 68.

1. « A son retour à Paris » est ajouté en interligne.

2. Lâcheté ou incapacité, la reddition du Câtelet et celle de la Capelle,
dont le gouverneur, le baron du Bec, avait capitulé dès le 9 juillet,
ouvraient aux ennemis le chemin de la capitale. Richelieu exigea donc
un jugement fort sévère contre les deux gouverneurs. L'un et l'autre
furent écartelés en effigie sur la place de Grève, le 18 août. On a
le texte des sentences dans la *Gazette* (p. 514-516) et dans l'*Histoire
de Louis XIII* du P. Griffet (tome II, p. 756-757). Saint-Léger s'était
réfugié en Gascogne ; il y trouva une mort étrange, dès le mois d'octobre suivant, dans une cuve de vin en fermentation. (*Lettres du cardinal de Richelieu*, tome V, p. 654 et 665.)

Retraite
à Blaye de mon
père, et sa
cause, jusqu'à
la mort
du cardinal de
Richelieu, et
cependant
employé
et toujours
dans la faveur.

au cardinal, qui le protégeoit[1]. Piqué à l'excès, et surtout de trouver pour la première fois de sa vie le Roi différent pour lui de ce qu'il l'avoit toujours éprouvé, il lui demanda la permission de se retirer à Blaye, et il fut pris au mot. Il s'y en alla donc au commencement de 1637[2], et il y demeura jusqu'à la mort du cardinal de Richelieu. Dans cet éloignement, le Roi lui écrivit souvent, et presque toujours en un langage qu'ils s'étoient composé pour se parler devant le monde sans en être entendus ; et j'en ai encore beaucoup de lettres, avec un grand regret d'en ignorer le contenu.

Le goût du Roi ne put être émoussé par l'absence, et la confiance subsista telle, qu'il ordonna à mon père d'aller trouver Monsieur le Prince en Catalogne, en 1639[3], et de lui rendre compte en leur langage de ce qui s'y passeroit. Il s'y distingua extrêmement par sa valeur, et il fut toujours considéré dans cette armée, non-seulement comme l'ami particulier de Monsieur le Prince, mais comme l'homme de confiance du Roi, bien qu'éloigné de lui. L'année d'auparavant, il avoit commandé la cavalerie sous le même prince de Condé, au siége de Fontarabie[4], avec la même confiance du Roi et le même bonheur pour

---

1. On trouvera dans l'appendice n° II le récit exact de cette disgrâce, rétabli d'après les documents authentiques.

2. En septembre 1636.

3. L'armée du prince de Condé se réunit le 8 juin 1639 auprès de Narbonne et fit campagne, non point en Catalogne, comme le dit Saint-Simon, mais seulement en Roussillon. On verra, dans l'appendice n° II, quel fut le résultat de cette expédition et en quelle occurrence le duc de Saint-Simon s'y distingua.

4. Ville forte d'Espagne, dans la province de Biscaye, à l'embouchure de la Bidassoa, sur la frontière de France. Voyez les relations du siége dans la *Gazette*, p. 371-372, et l'appendice n° II. Saint-Simon fut du nombre des chefs qui purent échapper à la déroute avec M. de la Valette, passer la Bidassoa, en rompre le pont, et rentrer à Bayonne, tandis que le prince de Condé se sauvait par mer. (Le Vassor, *Histoire de Louis XIII*, tome V, p. 556.)

lui-même, en une occasion où le mauvais succès ne laissa
d'honneur à partager qu'entre si peu de personnes. Mon
père, toujours soutenu par ce commerce direct avec le
Roi et inintelligible à tous autres, et par deux expéditions de suite où il fut si honorablement employé, passa
ainsi quatre ans à Blaye[1], et fut rappelé par une lettre du
Roi, qui[2] lui envoya un courrier, lors de la dernière
extrémité du cardinal de Richelieu[3]. Mon père se rendit
aussitôt à la cour, où il fut mieux que jamais, mais dont
il ne put sentir la joie, par l'état où il trouva le Roi, qui
ne vécut plus que quelques mois[4].

On sait avec quel courage, quelle solide piété, quel
mépris du monde et de toutes ses grandeurs, dont il étoit
au comble, quelle présence et quelle liberté d'esprit, il
étonna tout ce qui fut témoin de ses derniers jours, et
avec quelle prévoyance et quelle sagesse il donna ordre
à l'administration de l'État après lui, dont il fit lire toutes
les dispositions devant tous les princes du sang, les
grands, les officiers de la couronne et les députés du
Parlement, mandés exprès dans sa chambre, en présence
de son conseil[5]. Il connoissoit trop les esprits des per-

*Mort sublime
de Louis XIII,
qui fait
mon père
grand écuyer
de France.*

1. De 1636 à 1642, ce serait, non pas quatre ans, mais plus de six ans.
2. Il y a *qu'il* dans le manuscrit.
3. Le cardinal de Richelieu mourut le 4 décembre 1642, mais on
verra (appendice n° II) que le Roi ne permit pas à son ancien favori de
revenir avant le mois de février 1643.
4. Louis XIII tomba malade le 21 février 1643, et mourut le 14 mai.
Voyez le récit du valet de chambre Dubois, cité plus haut, et les relations données par la *Gazette*, p. 341 et suivantes.
5. Ce fut le 20 avril que la déclaration fut lue, dans la chambre
royale, aux princes et à la cour, puis communiquée aux députés du
Parlement, et celui-ci l'enregistra le 21, avec l'assistance des ducs
d'Uzès, de Ventadour, de Saint-Simon, etc. (*Le Vassor*, tome VI,
p. 691 et 692; *Journal d'Olivier d'Ormesson*, tome I, p. 27-32.) D'a-
près cette déclaration, la régence était confiée à Anne d'Autriche,
mais le Roi lui imposait un conseil qu'elle ne pouvait modifier, et dont
les membres étaient : Gaston d'Orléans, le prince de Condé (Henri II),
le cardinal Mazarin, le surintendant des finances Bouthillier et son fils

sonnes qui nécessairement, après lui, se trouveroient portés [1] de droit au timon des affaires, pour ne leur laisser la
disposition que de celles qu'il ne pouvoit pas faire avant
de mourir. Il dicta donc un long écrit à Chavigny de ses
dernières volontés les plus particulières, et il y remplit
tout ce qui vaquoit [2].

[Add. Ste S. 48]　　Il n'y avoit point de grand écuyer [3] depuis la mort funeste de Cinq-Mars [4] ; cette belle charge fut donnée à mon

Chavigny. Aussitôt après la mort du Roi, les dispositions de la déclaration royale furent modifiées dans le lit de justice du 18 mai 1643, et
la plénitude du pouvoir fut rendue à Anne d'Autriche.

1. Il y a bien ainsi, d'après un usage autrefois très-commun, *portés*
au masculin, après *personnes*. A la ligne suivante, *celle*, au lieu de *celles*.

2. C'est-à-dire toutes les charges vacantes à la cour.

3. Le grand écuyer avait la haute main sur les écuries du Roi, grande
et petite, ainsi que sur le nombreux personnel qui en dépendait ; seul,
il pourvoyait aux charges, recevait les serments, ordonnait de toutes les
dépenses, réglait les livrées, etc. Aux grandes entrées ou aux pompes funèbres, il portait l'épée royale. A la mort du Roi, tous les chevaux des écuries et du haras, tous les harnais et tous les meubles lui
revenaient de droit. En cas d'absence, il était suppléé par le premier
écuyer de la grande écurie. La différence entre la grande et la petite
écurie était que la première servait dans les occasions solennelles ou
en temps de guerre, tandis que la petite fournissait le service ordinaire,
quotidien et familier ; partant, le poste du premier écuyer commandant la petite écurie avait quelque chose de plus intime que celui du
grand écuyer, mais celui-ci était un des sept grands officiers de la couronne. Voyez l'*État de la France*, ou le *Traité des droits.... annexés....
à chaque dignité*, de Guyot, tome I, p. 618-622.

4. Henri Coiffier d'Effiat, marquis de Cinq-Mars, né en 1620, second
fils du maréchal d'Effiat, d'abord capitaine aux gardes, puis promu grand
maître de la garde-robe en mars 1638, était devenu le favori du Roi,
comme l'avaient été Baradat et Saint-Simon, et avait reçu, le 15 novembre 1639, la charge de grand écuyer de France. Ayant trahi son maître
et conclu avec l'Espagne un traité que découvrirent les agents de Richelieu, il avait été décapité à Lyon, le 12 septembre 1642, en compagnie
de son ami de Thou. Tallemant des Réaux parle longuement de lui dans
l'historiette de Louis XIII (tome II, p. 251-257), et il dit ailleurs que
Richelieu avait su mauvais gré à ce nouveau favori de vouloir être grand
écuyer, plutôt que d'accepter la succession de Saint-Simon à la petite
écurie (*ibidem*, p. 57).

père : l'écrit, dicté à Chavigny, fut lu tout haut devant tout le monde, comme les dispositions concernant l'État l'avoient été, mais non devant le même nombre, ni avec les mêmes cérémonies. Tout ce que le Roi en put défendre pour ses obsèques le fut étroitement, et, comme il s'occupoit souvent de la vue de Saint-Denis[1], que ses fenêtres lui découvroient de son lit, il régla jusqu'au chemin de son convoi, pour éviter le plus qu'il put à un nombre de curés de venir à sa rencontre, et il ordonna jusqu'à l'attelage qui devoit mener son chariot, avec une paix et un détachement incomparables, un desir d'aller à Dieu, et un soin de s'occuper toujours de sa mort, qui le fit descendre dans tous ces détails[2].

Mon père, éperdu de douleur, ne put répondre au Roi, qui lui apprit qu'il l'avoit fait grand écuyer, que par se jeter sur ses mains et les inonder de ses larmes, ni autrement que par elles aux compliments qu'il en reçut. Sa douleur lui déroba sans doute une infinité de grandes choses qui, dans le détail, se passèrent dans les derniers temps de la vie de son maître, et c'est sans doute ce qui m'a empêché de savoir par lui ce que j'ai appris de Priolo[3].

1. Louis XIII logeait dans le château neuf, qui était situé sur la terrasse de Saint-Germain, et d'où la vue s'étendait jusqu'à l'abbaye de Saint-Denis. Le fait dont parle Saint-Simon est attesté par toutes les relations contemporaines, et notamment par celle de la *Gazette* (p. 342). Comparez le récit de Tallemant des Réaux, *Historiettes*, tome II, p. 258-260, et celui des *Mémoires de Pontis*, p. 632.

2. Il avait ordonné, entre autres dispositions, que ses entrailles fussent déposées à Notre-Dame ; elles étaient déjà transportées à Saint-Denis, quand on ouvrit le testament, le 17, et il fallut les aller rechercher.

3. Benjamin Priolo, né à Saint-Jean-d'Angely, le 1er janvier 1602, élevé à Leyde, puis à Padoue. Étant entré d'abord au service du duc de Rohan, il se retira après sa mort en Suisse, d'où le duc de Longueville le tira pour aller au congrès de Munster. Par suite, ayant embrassé la cause des Princes en 1652, malgré les bontés de la reine mère et les promesses de Mazarin, il dut rester un certain temps en exil. Revenu à Paris, il ne s'occupa plus que de travaux littéraires et écrivit en latin une histoire de France de 1643 à 1664, qu'on lui permit d'imprimer en

C'étoit un noble Vénitien, né en France d'un père exilé de sa patrie, et qui s'attacha au duc de Longueville[1], qui, à la mort de Louis XIII, venoit d'épouser en secondes noces la fille de Monsieur le Prince, qui a fait tant de bruit dans le monde, parmi les troubles et les guerres civiles de la jeunesse de Louis XIV[2]. Priolo a fait une histoire latine de cette minorité, dont l'extrême élégance est la moindre partie. On y voit un homme extrêmement instruit et souvent acteur, traitant lui-même avec la Reine et avec le cardinal Mazarin, pour ceux à qui il étoit attaché, et avec tous les personnages, dont il fait des portraits parfaitement ressemblants. On voit dans cet ouvrage qu'il avoit toute la confiance de son parti, qu'il y influoit par ses conseils, qu'il avoit une pénétration profonde, une

1665 ; il l'avait dédiée d'avance à ses compatriotes vénitiens. La cour le récompensa par diverses pensions, et M. de Lionne le désigna en 1667 pour aller remplir une mission secrète à Venise ; mais il mourut en chemin, à Lyon. Bayle lui a consacré un important article dans son *Dictionnaire historique et critique*, p. 2383-2386. — Il signait quelquefois à la française : *Prioleau. (Musée des Archives nationales*, nº 841.)

1. Henri d'Orléans, second du nom, de la branche de Dunois, duc de Longueville et d'Estouteville, prince de Neufchâtel, etc., né le 27 avril 1595, pair de France, chevalier des ordres, gouverneur de Picardie, puis de Normandie. Après avoir pris part aux conspirations de 1626 contre Richelieu, il se distingua dans les guerres d'Italie et d'Allemagne. Sous la Régence, il devint membre du Conseil, ministre d'État, et fut envoyé en 1645 au congrès de Munster, où il emmena Priolo. En 1648, poussé par sa femme et par le coadjuteur Paul de Gondi, il devint un des plus ardents frondeurs, partagea en 1650 la prison des Princes, et se retira ensuite de la scène politique. Il mourut à Rouen, le 11 mai 1663, laissant à Priolo des témoignages de son affection.

2. Veuf, depuis 1637, de Louise de Bourbon-Soissons, le duc de Longueville se remaria, un an avant la mort de Louis XIII, le 2 juin 1642, avec Anne-Geneviève de Bourbon, sœur du grand Condé, née le 27 août 1619, morte le 15 avril 1679. C'est cette duchesse de Longueville si célèbre par son rôle dans la Fronde, par ses liaisons avec la Rochefoucauld, Turenne et d'autres, enfin par sa longue pénitence aux Carmélites, et à qui Victor Cousin a consacré plusieurs de ses plus importantes études.

grande probité et l'amour de la vérité (et l'exactitude à la
transmettre à la postérité s'y fait sentir partout, jusque
dans les choses les moins avantageuses), et qu'il auroit pu
cacher des fautes et des foiblesses des personnes à qui il
étoit attaché[1]. Dès les premières pages de son histoire,
qu'il commence à la mort de Louis XIII, et qu'il décrit
courtement, mais avec des traits admirables pour ce
prince, il rapporte un fait merveilleux, et qu'il étoit en situation d'avoir appris sur-le-champ[2] de Monsieur le Prince
même et de M. de Longueville. Parlant du Roi, qui mourut
le lendemain : *Condæum intuitus*, dit-il, livre Ier, p. 17[3] :
« *Filius tuus, inquit, insignem victoriam reportavit* (comme
les prophètes, ce qui va arriver comme déjà passé). » ....
Id ante efflatam animam Ludov. magis præsagio[4] *quam
mentis alienatæ signum dedit. Gast. Aurel., fratrem uni-
cum, serio monuit,* etc.... *Quæ toties concionatoribus in-
tonata reticeo. Nullus mortalium, nec antiquorum nec
recentiorum, fatum ultimum tam intrepide excepit*[5].

1. Bayle dit que l'histoire de Priolo est « composée avec une liberté
fort éloignée de la flatterie. » Notre auteur devait y apprécier tout particulièrement des sentiments hostiles à d'Harcourt, dont il va bientôt
parler; mais il faut ajouter, pour l'édification du lecteur, que Priolo
était un des pensionnaires de Mazarin, et l'on voit par les carnets du
cardinal qu'il lui servait d'espion auprès du duc de Longueville.

2. Un mot biffé, *mesme* (?), après *sur-le-champ.*

3. « Benj. Prioli *Ab excessu Lud. XIII de Rebus Gallicis hist.* libri XII.
Ad Ser. Pr. et Aug. Sen. Reip. Venet., 1 vol. in-4°, Carolopoli, typ.
God. Ponceleti, Ser. D. Mant. typ. » (Note marginale de Saint-Simon, qui
avait laissé dans son manuscrit un blanc, qu'il a rempli après coup par
la citation latine.) — Le texte de Priolo peut se traduire ainsi : « Regardant Condé : *Ton fils,* dit-il, *a remporté une insigne victoire....* Louis prononça ces paroles avant de rendre l'âme, plutôt par une vue prophétique
que comme signe d'un esprit égaré. Il donna de sérieux avertissements à
son frère unique Gaston d'Orléans, etc.... Je tais les circonstances qu'ont
tant de fois célébrées les orateurs. Aucun mortel, ni dans l'antiquité ni
dans les temps modernes, n'a supporté la mort avec autant d'intrépidité. »

4. Dans le texte de Priolo, *præsagium;* et plus loin *hic* devant *reticeo.*

5. Il faut comparer au récit de Priolo celui du valet de chambre

Scélératesse
qui prive mon
père de
la charge de
grand écuyer, et
qui la donne
au comte
d'Harcourt.

Pour revenir à mon père et à sa nouvelle charge, il en fit les fonctions aux obsèques du Roi[1], et il m'a souvent dit qu'en jetant l'épée royale dans le caveau[2], il fut au moment[3] de s'y jeter lui-même. Il ne pensoit qu'à sa douleur, et ses amis le pressoient d'envoyer chercher ses provisions de grand écuyer, sans qu'ils le pussent distraire. A la fin pourtant, il y envoya ; ce fut inutilement : elles n'étoient pas, disait-on, expédiées[4].

Dubois, qui place la vision au dimanche 10 mai ; ceux du P. Dinet, confesseur de Louis XIII (*Curiosités historiques*, tome II, p. 70), et de Tallemant (*Historiettes*, tome II, p. 259) ; enfin le passage où Pierre Lenet, un des familiers de la maison de Condé, donne, dans ses *Mémoires* (p. 482), les détails les plus complets.

1. Le corps fut porté à Saint-Denis le 19 mai, et les obsèques célébrées le 22 (*Gazette*, p. 549 et 554). Saint-Simon est nommé le premier, avant Schonberg, Liancourt, Mortemart, la Chastre, Montespan et les autres courtisans qui avaient suivi le corps depuis Saint-Germain jusqu'à Saint-Denis. Il n'avait assisté, ni comme grand écuyer, ni comme premier écuyer, au lit de justice du 18 mai, et le jeune roi y avait été porté par Du Mont, écuyer ordinaire de la petite écurie (*Gazette*, p. 426) ; mais, le 15 mai, quand la Régente avait amené son fils au Louvre, Saint-Simon figurait dans le cortége, portant la « petite épée » de Louis XIV (*Journal d'Olivier d'Ormesson*, tome I, p. 43).

2. Le corps du Roi étant déposé dans le caveau où il devait attendre celui de son successeur, le roi d'armes appelait tour à tour les hérauts et les grands officiers ou autres chargés d'y déposer les *honneurs*, et enfin le grand maître et les maîtres d'hôtel, qui venaient rompre leurs bâtons de service sur le cercueil. Mais le grand écuyer, porteur de l'épée royale, ne la jetait pas dans le caveau, comme Saint-Simon le raconte avec une certaine affectation ; voici ce que dit textuellement la relation de la *Gazette* (p. 554) : « Chacun se rendit au caveau selon l'ordre auquel il fut appelé et y jeta les *honneurs*, à la réserve de l'épée royale, que le duc de Saint-Simon ayant tirée de son côté, tint toujours par la garde, n'en mettant que la pointe dans le caveau, et de la bannière de France, de laquelle le duc de Chevreuse n'en mit aussi qu'un bout dans le caveau, la retenant toujours en main par la poignée. »

3. *Fut au moment de* est en interligne, au-dessus de *pensa*, biffé. — « On alla à son enterrement comme aux noces, » dit Tallemant (tome II, p. 260). Il y eut à l'église un grand scandale, causé par les religieux, qui voulaient arracher les cierges d'offrande aux officiers de la chapelle royale.

4. Le bruit avait couru en effet qu'il était question de faire Saint-

Le crime rend honteux, on ne l'avoue que le plus tard qu'on peut ; cependant, après plusieurs envois, il apprit que Chavigny avoit laissé son nom en blanc, bien sûr que le Roi, en l'état extrême où il se trouvoit lorsqu'il lui dicta ses dernières dispositions, signeroit sans lire, ainsi qu'il arriva ; que Chavigny avoit été trouver la Reine, auprès de laquelle il s'étoit fait un mérite de sa scélératesse pour lui laisser la disposition de la charge de grand écuyer, dont il rempliroit le nom à son choix, afin que celui à qui elle donneroit cet office de la couronne, mon père ou un autre, lui en eût l'obligation entière, et qu'elle pût s'acquérir une créature considérable par ce grand bienfait à l'entrée de sa régence. Chavigny n'ignoroit pas que l'aversion que la Reine avoit pour le Roi s'étendoit à tout ce qu'il aimoit, même sans autre cause, et qu'avec ce détour mon père ne seroit point grand écuyer. La comtesse d'Harcourt [1], quoique

Simon grand écuyer. Dans un des bulletins de la santé du Roi qui ont été publiés par M. de Boislisle (*Pièces justificatives pour servir à l'histoire des Premiers Présidents de la Chambre des comptes*, p. 412), le procureur général de la Chambre écrit au premier président : « On révoque en doute que M. de Longueville soit grand maître, et M. de Beaufort grand écuyer. Aucuns donnent cette dernière charge à M. le duc de Saint-Simon, et la sienne de premier écuyer à M. le commandeur de Souvré. » Mais, le 20 avril, tout est déjà changé : « La charge de grand écuyer a été assurément donnée à M. de Beaufort. » Comme le dit un dernier bulletin, tout cela était « plus par proposition que par résolution. » Les *Mémoires de la Rochefoucauld* (*Œuvres*, tome II, p. 77) nous apprennent qu'il avait été question aussi de faire rentrer en charge M. de Bellegarde, avec la survivance pour la Rochefoucauld lui-même. Le valet de chambre Dubois ne cite pas une fois le nom de Saint-Simon, et, jusqu'à présent, rien n'a prouvé l'abus de confiance imputé ici à Chavigny. Si Saint-Simon fit les fonctions de grand écuyer aux obsèques du 22 mai, ce fut en qualité de premier écuyer, rien de plus.

1. Marguerite-Philippe, fille de Charles du Cambout, baron de Pontchâteau, cousin germain du cardinal de Richelieu, épousa : 1° le 28 novembre 1634, le duc de Puylaurens (voyez ci-dessus, p. 149, note 4) ; 2° le 1er février 1639, Henri de Lorraine, comte d'Harcourt. Elle mourut d'apoplexie, le 9 décembre 1674, âgée de cinquante-deux ans. Voyez

nièce[1] du cardinal de Richelieu, avoit depuis longtemps
trouvé grâce devant elle et les moyens de se mettre intimement bien avec elle, ce qui a duré jusqu'à sa mort.
Elle fut bien avertie, et le comte d'Harcourt fut grand
écuyer[2].

A cette nouvelle, on peut juger de l'indignation de mon
père. La Reine lui étoit trop respectable, et Chavigny
trop vil : il envoya appeler[3] le comte d'Harcourt. Les exploits et la valeur de celui-ci[4] mettoient sa réputation au-
dessus du refus d'un combat particulier, dont la cause
étoit si odieuse[5]. Il avertit la Reine, qui leur envoya à
chacun un exempt des gardes du corps. Elle n'oublia rien

ses portraits et ceux de son second mari dans le ms. Clairambault 1137,
fol. 1 et suivants.

1. Nièce à la mode de Bretagne.

2. Henri de Lorraine, comte d'Harcourt (on disait : de Harcourt et
Saint-Simon écrit tour à tour de et d'), second fils de Charles Ier, duc
d'Elbœuf, et auteur de la branche des comtes d'Armagnac, de Brionne et
de Marsan, naquit le 20 mars 1601, fut chevalier des ordres, grand
écuyer, sénéchal de Bourgogne, gouverneur de Touraine, de Guyenne,
de Normandie et d'Anjou, lieutenant général des mers du Levant, etc.,
et mourut à Royaumont, le 25 juillet 1666. Il s'était acquis une grande
réputation en Bohême, dans la guerre de Trente ans, et en Italie. La
Régence l'envoya en mission à la cour d'Angleterre, puis le fit vice-roi
de Catalogne. Pendant la première partie de la Fronde, il resta fidèle à
la reine mère et battit Condé; mais ensuite il se laissa entraîner dans
le parti des princes rebelles, et se fit battre par le maréchal de la Ferté.
Il a son historiette dans Tallemant des Réaux (tome V, p. 9-15), et est
bien connu par le beau portrait dit de « Cadet-la-Perle, » que grava
Antoine Masson, en 1667. Ce fut seulement le 8 août 1643 qu'il fut
pourvu de la charge de grand écuyer, en récompense de « grands et
importants services rendus à la couronne. » (Gazette, p. 680; Journal
d'Olivier d'Ormesson, tome I, p. 95.) Il la fit passer, en 1658, à son fils
d'Armagnac, et elle demeura depuis dans leur maison.

3. Appeler, « défier, provoquer à un combat singulier. » (Furetière.)

4. Après celuy, Saint-Simon a changé là en cy.

5. Le comte d'Harcourt eut, en 1645, un duel avec le prince de Würtemberg, qui fit grand bruit (Journal d'Ol. d'Ormesson, tome I, p. 279-
280). Il s'était battu aussi avec Retz, pour Mme du Chastelet (Tallemant,
tome V, p. 193, et Mémoires de Retz, tome I, p. 87). Quoique peu lieu-

pour apaiser, ou plutôt pour tromper mon père. Les amis
communs s'entremirent; tout fut inutile, et mon père,
sans s'emporter, persévéra toujours à vouloir tirer raison
de cette iniquité l'épée à la main. Il n'y[1] put parvenir, et
les exempts des gardes du Roi demeurèrent auprès d'eux
fort longtemps, et tant qu'ils furent à portée l'un de
l'autre. Désespérant enfin de se pouvoir satisfaire, mon
père s'en alla à Blaye, et mit en vente la seule charge qui
lui restoit, qui étoit celle de premier écuyer[2].

Lors de ce grand vacarme, qui fit tant de bruit dans le
monde, du commerce et des intelligences de la Reine avec
l'Espagne, où la Reine, par l'ordre du Roi, fut fouillée
jusque dans son sein, au Val-de-Grâce[3], par le chancelier
Séguier, qui, par sa politique conduite en cette occasion[4],
s'assura pour toujours de la faveur de la Reine, sans se
commettre avec le Roi ni avec le cardinal de Richelieu[5],
tout ce qui étoit le plus alors dans la confidence prit la

reux à la guerre, il était connu pour brave et très-estimé de ses soldats ; faute de confiance et de décision, il ne sut pas faire fortune.

1. Saint-Simon avait mis d'abord : *Il y ;* puis il a changé l'*y* en *n*, et
ajouté un autre *y*.

2. Voyez, sur les suites de cette disgrâce, l'appendice n° II.

3. « Au Val-de-Grâce » est ajouté en interligne. — Anne d'Autriche
avait acheté en 1621, dans le faubourg Saint-Jacques, les terrains et les
bâtiments qu'on appelait le *fief de Valois*, le *Petit-Bourbon*, etc., pour
y transférer les religieuses bénédictines du Val-de-Grâce de Notre-
Dame-de-la-Crèche, près de Bièvre. Elle y faisait souvent de longues
retraites, mais ce fut seulement après la mort de Louis XIII qu'elle put
faire construire l'église et le monastère.

4. Des historiens bien informés disent que le chancelier avait fait
secrètement prévenir Anne d'Autriche, par son gendre Coislin, ou par
sa sœur la Mère Jeanne, de détruire toute correspondance comprome-
tante. Saint-Simon semble reproduire ici, comme dans plusieurs passages précédents, la version de le Vassor (*Histoire de Louis XIII*,
tome V, p. 359 et 360).

5. Cet épisode si connu se place à la date du 22 août 1637. On en
trouvera le récit, d'après les chroniqueurs contemporains ou les documents originaux, dans le livre dernièrement publié sur *le Chancelier
Pierre Séguier*, par M. René Kerviler, p. 82-91.

fuite ou fut chassé. Mme de Senecey[1], sa dame d'honneur,
la fut chez elle, à Randan[2] en Auvergne, et Mme de Brassac[3], tante paternelle de M. de Montausier[4], fut mise en sa
place ; Mme de Chevreuse s'enfuit en Flandres, et Beringhen[5], premier valet de chambre du Roi après son père,
se sauva à Bruxelles. C'étoit un homme d'esprit et d'intrigue, et le plus avant de tous dans celle-là, parce qu'il
étoit sur le pied qu'on pouvoit se fier à son secret et à sa
parole.

Dès que la Reine fut veuve et régente, son premier soin
fut de rappeler et de récompenser ses martyrs. Mme de
Chevreuse[6] accourut, comptant tout gouverner, et y fut

1. Marie-Catherine de la Rochefoucauld, héritière unique de la
branche où une Polignac apporta, en 1518, le comté de Randan, avait
épousé, le 7 août 1607, Henri de Bauffremont, marquis de Senecey,
chevalier des ordres, ambassadeur en Espagne, etc. Elle était veuve
depuis 1622, et mourut, le 10 mai 1677, à quatre-vingt-neuf ans.

2. Randan-Jussat, à vingt-cinq kilomètres N. E. de Riom ; le château appartient aujourd'hui à Mgr le duc de Montpensier.

3. Catherine de Sainte-Maure de Montausier, mariée, le 16 avril 1602,
à Jean de Galard de Béarn, comte de Brassac, qui fut chevalier des
ordres, ministre d'État, ambassadeur, gouverneur de la Saintonge et de
l'Angoumois, de la Lorraine et du Barrois, lieutenant général au gouvernement de Poitou, maréchal de camp, surintendant de la maison de la
Reine, etc., et mourut à Paris, le 14 mars 1645, sans enfants, âgé de
soixante six ans. Mme de Brassac fut nommée première dame d'honneur,
à la place de Mme de Senecey, le 13 novembre 1638 ; elle mourut le
11 mai 1648, âgée de soixante et un ans. C'était une personne savante,
et en même temps douce et modeste. Son mari et elle avaient abjuré la
religion protestante, sous la direction du P. Joseph. Voyez leur historiette dans *Tallemant*, tome IV, p. 386-390.

4. Charles de Sainte-Maure, marquis, puis duc de Montausier, maréchal de camp, gouverneur du Dauphin, chevalier des ordres, gouverneur
des provinces d'Angoumois, Saintonge, Normandie, etc., mort le 17 mai
1690, à quatre-vingts ans. Il avait été élevé par sa tante Mme de Brassac.

5. Henri de Beringhen. Voyez plus loin, p. 192, note 3.

6. Mme de Chevreuse rentra en France au commencement de juin 1643,
et la *Gazette* (p. 520) lui consacra alors un article, qui prouve l'importance qu'on attachait à cet événement, et qui, en même temps, mentionne la réception faite à l'amie de la Reine par le marquis de Saint-

trompée. Mme de Brassac fut congédiée[1], et Mme de Senecey rétablie[2], et, pour dédommagement, la comtesse de Fleix[3], sa fille, eut sa survivance : elles jouirent toutes deux de toute la confiance et de la plus intime faveur de la Reine le reste de sa vie, devinrent duchesses, et avec elles M. de Foix[4], fils de la comtesse de Fleix, duc et pair.

Beringhen reçut à Bruxelles un courrier de la Reine, et arriva auprès d'elle dans tous les premiers jours de sa puissance[5]. Il fut, de tous, le plus prodigieusement récompensé : je dis avec raison *prodigieusement*.

For une de Beringhen, premier écuyer.

Simon : « Étant partie de Chaulnes le 12 juin, elle alla coucher à Roye ; le 13, à la Versine, maison du sieur de Saint-Simon, frère du duc du même nom, où elle fut aussi très-bien reçue et traitée de même. » Il faut comparer les *Mémoires de la Rochefoucauld* (Œuvres, tome II, p. 71-73).

1. Elle avait été nommée à son corps défendant, et fut remplacée malgré la Reine ; voyez *Mme de Motteville*, tome I, p. 124-126.

2. De plus, le 10 juin 1643, Mme de Senecey fut nommée gouvernante du Roi et de son frère, en place de Mme de Lansac ; voyez ses provisions, Arch. nat., O¹ 9, fol. 22 v°. En mars 1648, ayant terminé sa part de l'éducation royale, elle reprit les fonctions de dame d'honneur.

3. Marie-Claire de Bauffremont, marquise de Senecey et première dame d'honneur de la Reine après sa mère, épousa en 1637 Jean-Baptiste-Gaston de Foix, comte de Fleix, lieutenant général au gouvernement de Bourgogne, qui fut tué au siége de Mardick, le 13 août 1646. Elle mourut le 29 juillet 1680.

4. Les mots *M. de Foix* terminent une page et sont répétés au haut de la suivante. — Randan avait été érigé, en 1661, en duché-pairie mâle et femelle, pour Mme de Senecey, sa fille la comtesse de Fleix, et les fils de cette dernière. Le premier titulaire mâle fut Gaston-Jean-Baptiste de Foix-Candalle, duc de Randan, qui mourut à Paris, le 12 décembre 1665, âgé de vingt-sept ans ; sa fille unique étant morte aussi en 1667, le duché passa au second fils de Mme de Fleix, Henri-François, connu depuis sous le titre de duc de Foix, qui fut chevalier des ordres en 1688, et mourut le 22 février 1714.

5. Beringhen avait été rappelé avant la mort de Louis XIII, et s'était mêlé à toutes les intrigues qui, pendant la maladie du Roi, préparèrent la Reine à prendre Mazarin pour principal ministre. On en trouve la preuve dans les *Mémoires inédits de L.-H. de Loménie, comte de Brienne* (tome I, p. 304-303) ; ils nous ont conservé le billet de Mazarin que Beringhen fut chargé de porter à la Reine.

Henri IV, tout au commencement de son règne, lors
très-mal affermi, passoit pays à cheval avec une très-
petite suite, et s'arrêta chez un gentilhomme pour faire
repaître ses chevaux, manger un morceau et gagner [1]
pays : c'étoit en Normandie, et il ne le connoissoit point.
Ce gentilhomme le reçut le mieux qu'il put dans la surprise, et le promena par sa maison en attendant que le
dîner fût prêt. Il[2] étoit curieux en armes et en avoit une
chambre assez bien remplie. Henri IV se récria sur la
propreté dont elles étoient tenues et voulut voir celui qui
en avoit le soin. Le gentilhomme lui dit que c'étoit un
Hollandois qu'il avoit à son service, et lui montra le père
de Beringhen[3]. Le Roi le loua tant et dit si souvent qu'il

1. *Gagner* (*gaigner*) est en interligne, au-dessous de *passer*, biffé.
2. *Il* a été substitué à *Henri IV* (*H. IV*).
3. Les Beringhen (qu'on appela longtemps, en France, *Belingant*)
n'étaient pas originaires de la Hollande, mais du duché de Clèves, et
professaient la religion protestante. Celui qui vint s'établir à la cour
d'Henri IV se nommait Pierre, et fut non-seulement premier valet de
chambre de ce prince, mais encore grand bailli et gouverneur d'Étaples,
contrôleur général des mines et minières, commissaire ordinaire des
guerres, etc. Il est cité dans les *Lettres missives de Henri IV* dès l'année
1598. Son fils, Henri de Beringhen, né à Paris le 20 octobre 1603,
tenu sur les fonts, au temple de Charenton, par le Roi et la duchesse
de Bar, et élevé auprès de Louis XIII, hérita de la charge de premier
valet de chambre en 1620, et y joignit plus tard celles de maréchal de
camp, de conseiller d'État, de grand maréchal des logis et de général
des postes. Exilé par l'influence de Richelieu, il servit douze ans en Allemagne, sous les Nassau, ou en Hollande, comme colonel du 1ᵉʳ régiment de cavalerie, et il ne revint à Paris qu'après la mort du cardinal.
Au comble de la faveur, il ne manqua pas de chercher à effacer le
souvenir des débuts de son père ; en 1649, il obtint du marquis de
Brandebourg, duc de Clèves, et du sénat de la ville de Gennep, d'où
ses ancêtres étaient originaires, une attestation de leur ancienne noblesse, et cette pièce servit à compléter ses preuves pour l'ordre du
Saint-Esprit (1661), pour lesquelles le marquis de Saint-Simon, frère
aîné du duc, fut un des commissaires. D'ailleurs Henri IV avait toujours traité Pierre de Beringhen comme gentilhomme, à l'inverse de
Louis XIII, qui, selon *Tallemant* (tome II, p. 247), voulait pouvoir battre
ses valets de chambre.

seroit bien heureux d'avoir des armes aussi propres, que quelques-uns de sa suite comprirent qu'il avoit envie du Hollandois et le dirent au gentilhomme. Celui-ci, ravi de faire sa cour au Roi ou plaisir[1] [à] son domestique, le lui offrit, et, après quelques compliments, le Roi lui avoua qu'il lui faisoit plaisir. Beringhen eut le même soin des armes du Roi, lui plut par là, et en eut à la fin une charge de premier valet de chambre, qu'il fit passer à son fils[2].

Ce fils avoit perdu cette charge par sa fuite. Chamarande[3], père de l'officier général[4], en étoit pourvu; il s'étoit si bien conduit, que la Reine n'eut point envie de le chasser, et Beringhen lui-même en avoit encore moins. Il avoit à faire à une femme qu'il avoit complétement servie et pour laquelle il avoit été perdu, et à un premier ministre qui ne connoissoit les états que pour en vouloir

1. *Plaisir* est au-dessus de la ligne; et de même, un peu avant, les mots : *sa cour*, remplaçant *plaisir*, effacé.

2. On trouve à peu près le même fait, mais accompagné de beaucoup d'autres détails, dans les *Historiettes de Tallemant des Réaux* (tome III, p. 380-384), que confirme encore le dossier BERINGHEN conservé au Cabinet des titres. Le gentilhomme normand chez qui se fit la rencontre, et que Tallemant appelle « M. de Sainte-Marie, » était Henri-Robert Aux-Épaules, seigneur de Sainte-Marie-du-Mont, qui fut chevalier de l'ordre du Roi, gentilhomme ordinaire de sa chambre, bailli de Rouen, gouverneur de Carentan et de Valognes, etc. Henri IV l'aima beaucoup par la suite; sa correspondance en fuit foi.

3. Clair-Gilbert d'Ornaison, comte de Chamarande près d'Étampes, né en 1621, fut premier valet de chambre du Roi, puis premier maître d'hôtel de la Dauphine-Bavière (1679), gouverneur de Phalsbourg et de Sarrebourg, chevalier des ordres de Saint-Michel et de Saint-Lazare, abbé de Fontenay, etc.; il mourut le 25 janvier 1699. De Marie-Anne de Trelon, il avait eu le fils qui suit, et une fille, mariée au marquis de Chalmazel.

4. Louis d'Ornaison, comte de Chamarande, né vers 1660, colonel d'infanterie en 1684, brigadier en 1693, maréchal de camp en 1702, lieutenant général en 1704, chevalier de Saint-Louis en 1705, et gouverneur des deux mêmes places que son père. Il avait eu également la survivance des charges de premier valet de chambre et de maître d'hôtel, et devint en 1733 premier maître d'hôtel de la reine Marie Leczinska. Il mourut à Paris, le 1er novembre 1737.

la confusion, et qui, dans la primeur de son règne, vouloit flatter celle par qui il régnoit et s'acquérir des créatures importantes dans son plus intérieur[1]. Beringhen en
sut profiter[2], et, de premier valet de chambre fugitif, osa
lever les yeux sur la charge de premier écuyer, et il l'osa
avec succès[3]. La Reine en fit son affaire, et l'obtint de
mon père pour quatre cent mille livres et vingt mille livres de pension du Roi, dont il n'a de sa vie touché que
la première année[4].

Défait d'une charge qui ne faisoit plus que lui peser, et

1. Les mémoires du temps prouvent qu'Henri de Beringhen avait
rendu de grands services à Anne d'Autriche et au ministre. Les *Lettres
du cardinal Mazarin* (publiées par M. Chéruel, dans la collection des
Documents inédits, tome I, p. 548, 612-613, 622-623, etc.) nous le montrent se servant de son crédit en Hollande dans l'intérêt de la France,
et contribuant au renouvellement des traités avec cette république.

2. Il y avait d'abord *en profita ;* le mot *sut (sceut)* a été ajouté en
interligne, et la désinence *a* corrigée en *er.*

3. Les charges que Beringhen avait possédées, et surtout ses services militaires, ses actions d'éclat sur divers champs de bataille, à l'é-
tranger, justifiaient son élévation bien plus que ne le prétend Saint-
Simon. A la mort de Louis XIII, il donna sa démission de la charge
de premier valet de chambre ; mais un brevet du 30 mai 1643 (Arch.
nat., O¹ 1, fol. 4 v°) lui avait conservé toutes les entrées, « voulant l'assu-
jettir auprès de la personne du Roi et l'obliger d'avoir pour elle la même
affection et de lui rendre la même assiduité. » C'est le 8 août 1645 qu'il
fut pourvu des charges de premier écuyer et de capitaine du Petit-Bourbon. (Arch. nat., O¹ 11, fol. 577 v°, et 12, fol. 35 v° ; *Gazette* de 1645,
p. 718.) Sa rentrée en faveur lui permit d'épouser, au commencement
de 1646, une fille du marquis d'Huxelles. Par la suite, il eut le gouvernement de la citadelle et du fort Saint-Jean de Marseille, et même, en
1661, le collier des ordres. Il se retira de la cour en 1685, et mourut
le 30 mars 1692. Voyez *Sourches*, tome I, p. 2 ; *Dangeau*, tome I, p. 101,
et les notes de Gaignières, dans le ms. Clairambault 290, p. 484 et 508.

4. Une pension ou augmentation d'appointements de 6000 livres,
pour le gouvernement de Blaye, fut accordée en 1645 et payée jusqu'en
1660 ; mais une autre augmentation de 9000 livres ajoutée, le 9 juillet 1646, à l'état de la garnison, « pour tenir lieu de récompense du
prix de la charge de premier écuyer, » ne fut jamais payée. Enfin le
duc avait une pension de 4500 livres sur les menus plaisirs.

ayant perdu mon grand-père[1] la même année que
Louis XIII, il fut longtemps à se pouvoir résoudre de recommencer à vivre avec ses amis. Il étoit fort attaché à
son père et à sa mère[2], qu'il alloit voir toutes les semaines
au Plessis[3], près de Senlis, tant que le Roi demeuroit à
Paris et à Saint-Germain, et ils jouirent pleinement de sa
fortune. Revenu de Blaye, son frère aîné[4], qui avoit grand
pouvoir sur son esprit, le pressa de se marier. Lui-même
l'étoit dès 1634 à la sœur du duc d'Uzès, dont il n'eut
point d'enfants. Elle étoit veuve du M. de Portes, du nom   [Add. S[t]S. 50]
de Budos[5], vice-amiral, chevalier de l'Ordre, tué au siége
de Privas, frère de la connétable de Montmorency, mère
de Madame la Princesse et du dernier duc de Montmorency, comme je l'ai dit plus haut[6]. Il avoit laissé
deux filles extrêmement différentes, une Lia et une Rachel[7]. L'aînée[8] étoit également laide, méchante, glorieuse,
artificieuse; la cadette[9], belle et agréable au possible,

1 et 2. Voyez ci-dessus, p. 143, note 2.
3. Le Plessis-Chamant. Voyez ci-dessus, p. 138, note 1.
4. Le marquis de Saint-Simon.
5. Voyez la note 4 de la page 138.
6. Pages 138 et 139.
7. Filles de Laban, qui les maria l'une après l'autre à leur cousin
Jacob. *Lia lippis erat oculis; Rachel decora facie et venusto aspectu.*
(*Genèse*, chap. XXIX, v. 17.) — Cette comparaison est attribuée au marquis
de Coëtquen, mari de Mlle de Noailles, par les *Annales de la cour et de
Paris* (1701), tome I, p. 147.
8. Marie-Félice de Budos, dite Mlle de Portes, se qualifiait marquise
de Portes, vicomtesse de Terrargues, Genouillac, etc.
9. Diane-Henriette de Budos, née en 1629, avait, ainsi que sa sœur,
le titre de marquise de Portes, et prenait en outre ceux de comtesse
de Saint-Prix, vicomtesse de Saint-Jean-de-Marvejols, etc., comme héritière de son père et de son oncle, le comte de Saint-Prix. — Pierre
Lenet (*Mémoires*, p. 249) confirme l'éloge que fait Saint-Simon de cette
première femme de son père : « C'est une dame, dit-il, de mérite et
de conduite, belle, et d'un esprit doux et agréable. » Les poëtes Beau-
château et Boisrobert la proclament adorable; Saumaise, qui lui donne
une place dans le *Dictionnaire des précieuses*, sous le nom de Sinésis,
la dépeint belle, modeste, lettrée et de haute vertu; J. de la Forge la

avec[1] une douceur, une bonté et des agréments qui ne
firent que rehausser sa vertu, et qui la firent aimer de tout
le monde. Ce fut elle que mon père choisit. Il l'épousa
chez mon oncle, à la Versine[2], près Chantilly, en septembre 1644[3], et Mlle de Portes, sa sœur aînée, ne le leur
pardonna jamais[4]. Ces deux sœurs étoient cousines ger-

compare à Mmes de Sévigné et de Bellegarde ; enfin nous trouvons
dans la *Galerie des portraits de Mademoiselle de Montpensier* (éd. de
M. Éd. de Barthélemy, p. 458-461) un portrait de la duchesse fait le
7 juillet 1658, par la marquise de Gamaches ; à côté de beaucoup de
qualités physiques et morales, on remarquera que ce dernier portrait
lui attribue un bon nombre de « contrariétés, » un certain penchant
pour les intrigues de cour, et beaucoup d'ambition, ce qui expliquerait
sa participation momentanée aux cabales de la Fronde.

1. Saint-Simon avait mis d'abord : *douce;* puis il l'a effacé pour
écrire : *avec.*

2. La Versine, château situé sur les bords de l'Oise, dans la paroisse
de Saint-Maximin, à deux lieues de Senlis. Bâti par ordre de François Ier,
pour la comtesse de la Suze, il avait été acquis, en 1636, par le marquis de Saint-Simon. C'était une très-belle habitation, meublée somp-
tueusement, si l'on s'en rapporte à l'état du mobilier dont le marquis
fit don à la duchesse de Brissac (voyez ci-après, p. 210, note 2). Après
la mort du marquis, la terre de la Versine, saisie par ses créanciers, fut
vendue, le 1er avril 1694, à Monsieur le Prince.

3. « Le lundi vingt-sixième jour de septembre 1644, furent mariés
Messire Claude de Saint-Simon, duc et pair de France, et Diane-Henriette de Budos, par moi, Jean des Lyons, doyen et théologal de l'église
cathédrale de Senlis, en présence de Monsieur le curé et par la permission de Mgr l'évêque de Beauvais. » (Registres paroissiaux de Saint-
Maximin. Les époux avaient été fiancés dès le 7 septembre, au Palais-
Royal, en présence de toute la cour. (*Gazette* de 1644, p. 760.)

4. Saint-Simon ne parle pas d'un détail important, qu'Olivier d'Ormesson rapporte en ces termes : « Mlle de Portes, aînée de Mme la duchesse de Saint-Simon, étant recherchée par M. le marquis de Gesvres,
s'étoit excusée, sur un vœu de virginité, à Mme de Saint-Simon, sa mère,
lequel ayant été jugé nul par nombre de docteurs et qu'elle se pouvoit
marier, elle en avoit renouvelé un autre depuis la consultation, en meilleure forme, et néanmoins ne vouloit point entrer en religion. » (*Journal
d'Olivier d'Ormesson*, tome I, p. 442, février 1648.) Vers 1690, Mlle de
Portes soutint un procès contre le duc Claude, le vidame de Chartres et
les autres héritiers qui prétendaient recueillir la substitution des biens de

maines de Madame la Princesse[1] mère du héros, de M. le
prince de Conti et de Mme de Longueville, avec qui, et
surtout avec Monsieur le Prince le père et Madame la
Princesse, ce mariage lia mon père de plus en plus[2].

Le voisinage de la cour ne pouvoit être agréable à mon
père après la perte de son maître et sous une régente qui
lui avoit ravi la charge de grand écuyer. Il[3] songea donc
bientôt à s'en retourner à Blaye, où il vivoit en grand seigneur, aimé et recherché de tout ce qu'il y avoit de plus
distingué à Bordeaux et dans les provinces voisines. Il s'y
retira donc bientôt après, pour n'en revenir de longtemps[4].
Tandis qu'il y étoit, les cartes se brouillèrent à diverses
reprises, et enfin on vit Monsieur le Prince[5] armé contre la
cour, et la guerre civile allumée[6]. Monsieur son père étoit
mort, mais il avoit conservé les mêmes liaisons avec mon

la maison de Portes : voyez son factum dans le ms. Clairambault 1067,
fol. 234. Elle mourut à Paris, le 11 septembre 1693, instituant le prince
de Conti son légataire universel. (*Dangeau*, tome IV, p. 387; Papiers
du P. Léonard, MM 827, fol. 142.) « Fille fort âgée, qu'on a toujours
vue dans de grandes pratiques de dévotion, » dit le *Mercure* (septembre
1693, p. 264). Saint-Simon parlera encore des deux sœurs et du testament de l'aînée, en 1707 (tome V, p. 247 et suivantes).

1. Charlotte-Marguerite de Montmorency; ci-dessus, p. 139, note 2.

2. Voyez plus haut, p. 139. C'était une belle alliance pour les Saint-
Simon que ce sang des Budos, « que les historiens, disait en 1670 le
doyen de Senlis, font couler de la source de Guillaume le Conquérant,
roi d'Angleterre, et qui a passé, par un heureux reflux, dans la maison
royale de France, par le grand canal de Montmorency, qui lui a servi
de passage. » Outre le mariage de Saint-Simon l'aîné avec la veuve du
vice-amiral, on a vu qu'il y avait eu déjà un rapprochement entre les
deux familles par l'union de Catherine de Clermont avec Jacques de
Budos; le tableau de cette consanguinité des Saint-Simon avec la maison royale avait été dressé dès 1631, par d'Hozier.

3. Devant *songea*, est effacé *ne*.

4. Il revenait cependant chaque année à Paris, pour y faire des séjours plus ou moins longs.

5. Louis II de Bourbon, prince de Condé.

6. Ce qui suit sera examiné et commenté plus à l'aise dans l'appendice nᵒ II, consacré à Claude de Saint-Simon.

père, et Mme de Longueville aussi. De cette situation avec eux, et tout opposée avec la cour, ils ne doutèrent pas d'avoir Blaye en leur disposition, et, par les mesures qui leur réussirent en Guyenne et dans les provinces voisines, disposant de Blaye, ils ne comptoient pas moins, et avec raison, que partager le Royaume à la rivière de Loire.

Les armes levées, mon père, sourd à leurs prières, songea à se fortifier. Les messages et les lettres redoublèrent inutilement : ni l'amitié, ni l'honneur de l'alliance si proche[1], ni le dépit amer contre la Reine ne purent rien obtenir. A bout d'espérances, ils tentèrent les plus grandes avances du côté d'Espagne. La grandesse et beaucoup d'établissements lui furent proposés directement de la part du roi d'Espagne[2], qui furent également rejetés. Enfin un second message arriva de sa part à Blaye, muni de lettres de créance, comme la première fois, et d'une lettre de plus à mon père, avec des propositions encore plus fortes. Dès ce que[3] le porteur se fut découvert à mon père, il jugea que c'étoit trop, et sur-le-champ assembla son état-major et tous les officiers de sa garnison, avec ce qui se trouva de ses amis du voisinage dans Blaye. Là, il leur présenta l'homme du roi d'Espagne, leur montra les lettres qu'il portoit, que mon père n'avoit point voulu décacheter, exposa sa mission en sa présence, puis lui dit que, sans le respect qu'il vouloit garder à une tête couronnée, frère de la reine mère, il le feroit jeter en ce moment même dans la Gironde, avec un boulet aux pieds, mais qu'il eût à se retirer sur-le-champ avec ses lettres et ses propositions, qui ne tenteroient jamais un homme de bien, et qu'il retînt bien, pour en avertir où il appartenoit, que

1. L'alliance des Budos et des Saint-Simon avec les Condé.

2. Philippe IV, arrière-petit-fils de Charles-Quint et frère d'Anne d'Autriche, né le 8 avril 1605 et mort le 17 septembre 1665. Il était monté sur le trône en 1621 et avait commencé en 1635, avec la France, une guerre qui ne devait se terminer qu'en 1659.

3. Tel est bien le texte : voyez M. Littré, à l'*Historique* de l'article Dès.

si on se jouoit encore à lui envoyer quelqu'un avec des
commissions semblables, il ne ménageroit plus rien, et le
feroit jeter dans la rivière. Aussi n'y renvoya-t-on plus.

Mais Monsieur le Prince et tout son parti firent les
hauts cris, et, ce qui est remarquable, jamais ni lui ni les
siens ne l'ont pardonné à mon père, tant ils[1] l'avoient belle
s'ils eussent pu l'entraîner. Cependant mon père fit fondre
force canon, pour remplacer celui que la cour lui demanda faute d'autre, mit cinq cents gentilshommes bien
armés dans Blaye, habilla et paya la garnison, et fut dix-
huit mois comme bloqué en cet état, sans avoir jamais
rien voulu prendre sur le pays. Aussi contracta-t-il de
grandes dettes, dont il a été incommodé toute sa vie, et
dont je me sens encore[2], tandis que toutes celles que Monsieur le Prince, M. de Bouillon[3] et bien d'autres avoient
faites contre le Roi et l'État ont été très-bien payées, et,
plus encore, par le Roi même, dans la suite des temps.
Mais ce n'est pas tout : mon père, qui avoit beaucoup
d'amis dans le parlement et dans la ville de Bordeaux,
étoit exactement averti, toutes les marées, de tout ce qu'il
s'y passoit de plus secret, et en faisoit part à la cour,

1. *Il*, pour *ils*, dans le manuscrit.
2. Saint-Simon racontera par la suite que les sommes avancées par
son père et vainement réclamées sous le règne de Louis XIV lui furent
remboursées à l'époque de la Régence. En 1693, à la mort du duc, ses
créances sur l'État, soit pour avances faites à Blaye, soit pour pensions
et appointements arriérés, s'élevaient à 406 057 livres, 15 sols.
3. Frédéric-Maurice de la Tour, premier du nom, duc de Bouillon,
prince de Sedan, etc., né le 22 octobre 1605, fils aîné du duc de Bouillon dont nous avons des mémoires, et frère de Turenne, acquit d'abord
une grande réputation militaire en servant sous ses oncles les princes
d'Orange, puis fut employé par Louis XIII comme commandant de la
cavalerie ou lieutenant général. Ayant trempé dans la conspiration de
Cinq-Mars (1642), on lui confisqua la principauté de Sedan, et il dut
passer en Italie; mais, grâce à son rôle dans la Fronde, il obtint, en 1651,
une magnifique indemnité, qui comprit, entre autres terres, le comté
d'Auvergne, la baronnie de la Tour, les duchés d'Albret et de Château-
Thierry, le comté d'Évreux, etc. Il mourut à Pontoise, le 9 août 1652.

et, pendant ces malheureux temps, il rendit les plus importants services.

La cour s'étoit avancée à l'entrée de la Guyenne[1], suivie d'une armée commandée par le comte d'Harcourt[2], si grandement payé d'avance pour la bien servir, et si capable par lui-même de le bien faire ; mais il étoit de la maison de Lorraine et issu des Guises, et voici le contraste : il ne songea qu'à profiter de l'embarras de la cour et du désordre de l'État pour se rendre maître de l'Alsace et de Brisach[3], et les joindre à la Lorraine. Sa partie faite, il se dérobe de l'armée, perce le Royaume nuit et jour, et arrive aux portes de Brisach. Comme quoi il manqua de réussir se trouve dans tous les mémoires de ces temps-là, et n'est pas matière aux miens[4]. Je me contente

Contraste étrange de fidélité et de perfidie de mon père et du comte d'Harcourt. Refus héroïque de mon père.

1. Rappelé « au secours du Roi, » et bravant les arrêts de proscription du Parlement, Mazarin était rentré en France ; il arriva le 28 janvier 1652 à Poitiers, où la cour se tenait à portée de l'armée du comte d'Harcourt, déjà victorieuse en plusieurs rencontres ; mais la nécessité de reparaître entre la Seine et la Loire, pour couper court aux nouvelles rébellions, engagea la reine mère et ses conseillers à se rapprocher de Paris, malgré M. de Châteauneuf, qui voulait qu'on marchât droit, avec le comte d'Harcourt, sur la Guyenne et Monsieur le Prince.

2. Voyez ci-dessus, p. 188, note 2.

3. Vieux-Brisach, ville forte sur la rive droite du Rhin, à cinquante-cinq kilomètres S. de Strasbourg ; on l'appelait à la fois la citadelle de l'Alsace et la clef de l'Allemagne.

4. Ce fut au mois d'août 1652 que le comte d'Harcourt, presque toujours vainqueur du prince de Condé et de la Fronde bordelaise dans une campagne qui durait depuis neuf mois, demanda un congé sous prétexte d'affaires à la cour ou à Paris, quitta tout à coup son armée, et, traversant la France, alla s'emparer de la place de Brisach, dont le gouverneur, d'Erlach, venait de mourir, et dont le lieutenant, Charlevoix, avait été gagné à cette audacieuse entreprise. Voyez *Monglat*, p. 284-285 ; *Retz*, tome III, p. 366, et tome IV, p. 309 et 370 ; *la Rochefoucauld*, tome II, p. 424 ; les *Mémoires de la duchesse de Nemours*, p. 654 ; les lettres publiées par M. Tamizey de Larroque dans le tome VIII des *Archives historiques.... de la Gironde*, p. 369, 382, 407, etc. ; les *Souvenirs du règne de Louis XIV*, de M. le comte de Cosnac, tome III, p. 190-263, 369-423, où l'épisode est traité

de rapporter la belle gratitude du grand écuyer, fait tel
àux dépens de mon père : à quoi il faut encore ajouter
qu'il tira de ce crime le gouvernement d'Anjou, mis pour
lui sur le pied des grands gouvernements[1], pour vouloir
bien rentrer dans l'obéissance, et que la charge et le
gouvernement, toujours sur ce grand pied, ont passé l'un
et l'autre à sa postérité. Voici, et en même temps, la
contre-partie.

La Reine et le cardinal Mazarin, charmés de la fidélité
et des importants services de mon père, jugèrent qu'il
étoit à propos de les récompenser pour le bon exemple,
ou peut-être de s'en assurer de plus en plus. Pour cela,
ils lui écrivirent l'un et l'autre en[2] des termes si obligeants
qu'ils faisoient sentir leur détresse, et lui dépêchèrent le

très-longuement, à l'aide de documents inédits; les manifestes de
d'Harcourt ou de Charlevoix, dans le ms. Clairambault 1137, fol. 28-41;
et, comme résumé des événements, l'*Histoire de France* de M. Henri
Martin, tome XII, p. 439-440. La rédaction de Saint-Simon ferait croire
que d'Harcourt ne put entrer dans Brisach : non-seulement il en prit
possession, mais son lieutenant y resta seize mois, et n'en fut expulsé
que le 19 décembre 1653, au moment où d'Harcourt, à bout de ressources, traitait avec l'Empereur pour lui livrer la place (voyez la *Muse
historique* de Loret, 6 et 13 décembre 1653). Peu après, chassé des autres villes qu'il occupait en Alsace, il négocia habilement avec la cour,
obtint son pardon, et conserva même le gouvernement de l'Alsace jusqu'au jour où Mazarin jugea bon de se l'attribuer, en donnant pour
échange ce gouvernement d'Anjou dont parle Saint-Simon.

1. Henri III avait réduit les gouvernements au nombre de douze : Île-
de-France, Bourgogne, Normandie, Guyenne, Bretagne, Champagne,
Languedoc, Picardie, Dauphiné, Provence, Lyonnais, Orléanais; mais,
depuis lors, il en avait été créé jusqu'à vingt-quatre autres, soit par la
conquête de nouvelles provinces, soit par le démembrement des grands
gouvernements. Le gouvernement d'Anjou, qui était dans ce dernier cas,
ne comprenait que la partie de la province située en deçà de la Loire,
plus quelques localités de l'autre partie. Les provisions de ces gouvernements n'étaient que de simples commissions, renouvelables de trois en
trois ans, et Louis XIV finit par ne plus en accorder la survivance; voyez
ce qu'il dit dans ses *Mémoires*, édition Dreyss, tome I, p. 34 et 131.

2. *En* est au-dessus de la ligne, sur *avec*, effacé.

marquis de Saint-Maigrin[1], chargé de ces lettres et, de
plus, d'une autre de créance sur ce dont il étoit chargé de
leur part. Saint-Maigrin[2] portoit à mon père le bâton de
maréchal de France, à son choix, ou[3] le rang de prince
étranger, sous le prétexte de la maison de Vermandois,
du sang de Charlemagne, dont nous sortons au moins
par une femme, sans contestation quelconque[4]. Mon père
refusa l'un et l'autre. Saint-Maigrin, qui étoit son ami, lui
représenta que, le péril passé, il n'auroit rien, et qu'il y
avoit de la folie à ne pas accepter une si belle offre, qui a
été toute l'ambition des Bouillons[5]. « Je m'y attends bien,
répondit résolûment mon père, et je les connois trop pour
en douter. Je compte aussi que bien des gens se moque-
ront de moi, mais il ne sera pas dit qu'un rang de prince
étranger ni un bâton de maréchal de France terniront
ma gloire et attaqueront mon honneur. Si j'accepte, on ne

1. Jacques de Stuer de Caussade, premier du nom, prince de Carency,
comte de la Vauguyon et marquis de Saint-Maigrin, grand sénéchal de
Guyenne, capitaine-lieutenant des chevau-légers du Roi, conseiller
d'État d'épée, etc. Il devint chevalier de l'ordre du Saint-Esprit en
1661, et mourut le 18 août 1671, âgé de quatre-vingt-deux ans. — Les
signatures donnant *Saint-Megrin* ou *Saint-Maigrin*, nous adoptons la
dernière orthographe, qui est aujourd'hui celle du bourg de ce nom,
situé dans le département de la Charente-Inférieure. Saint-Simon écrit
à la première mention *Maigrin*, aux deux suivantes *Megrin*, à la quatrième de nouveau *Maigrin*.

2. Il y a un mot effacé devant *portoit*, peut-être *allo[it]*.

3. *Ou* est en interligne. Saint-Simon a écrit : « portoit à mon père le
bâton de maréchal de France, ou, à son choix, ou le rang, etc. » On
peut hésiter sur l'*ou* à effacer.

4. Cette prétention à une origine carlovingienne sera exposée dans
la notice généalogique mise en tête de la seconde partie de l'appendice n° I.

5. Nous aurons souvent l'occasion de revenir sur cette question des
princes étrangers, c'est-à-dire de certaines familles qui, étant françaises
ou établies en France, y avaient ou prétendaient y avoir un rang supérieur à celui des ducs, avec des privilèges presque analogues à ceux des
maisons souveraines : telles étaient les maisons de Lorraine, de la
Tour-d'Auvergne, de Rohan, de la Trémoïlle, de Monaco.

doutera jamais qu'on ne m'ait retenu dans mon devoir
par une grâce, et je n'y consentirai jamais. »

Trois jours entiers se passèrent en cette dispute, sans
jamais pouvoir être ébranlé. Il répondit respectueusement
à la Reine, mais sèchement, dans le sens qu'il avoit fait
à Saint-Maigrin, et ajouta, pour qu'elle n'en prît rien pour
elle, qu'il ne manqueroit jamais au fils et à la veuve de
son maître. Il en manda autant au cardinal Mazarin, mais
avec hauteur : cet Italien n'étoit pas fait pour admirer une
action si grande. Dira-t-on de plus qu'elle étoit trop au-
dessus de la portée de la Reine ? Il arriva ce que Saint-
Maigrin avoit prédit : le péril passé, on n'y songea plus ;
mais mon père aussi ne fit l'honneur à l'un ni à l'autre
de les en faire souvenir[1]. Il continua ses dépenses et ses
services avec le même zèle jusqu'à la fin des troubles. Et
voilà comment Louis XIII lui avoit bien prédit tout l'usage
et le grand parti qui se pouvoit tirer de Blaye, lorsqu'il
lui en donna le gouvernement.

Il faut maintenant dire qui étoit Saint-Maigrin[2]. Il s'appeloit Esthuert[3], et, par une[4] héritière de Caussade[5], il en
joignoit le nom au sien. C'étoit un fort homme d'honneur,

Quel étoit
le marquis de
Sain~Maigrin.

---

1. Il ne faudrait pas inférer de cette phrase que Saint-Simon ne demanda plus rien à la cour ; on verra, à l'Appendice, les preuves du
contraire.

2. Voyez ci-dessus, p. 202, et note 1.

3. Le nom de cette famille n'était ni *Esthuert*, comme Saint-Simon
le dit ici, d'après les derniers éditeurs de l'*Histoire généalogique de la
maison de France* et le *Moréri*, ni *Stuart*, comme s'appelèrent, officiellement même et dans les preuves du Saint-Esprit, le célèbre Saint-Maigrin, favori d'Henri III, son frère, sa sœur, et les Saint-Maigrin dont
il est question ici, mais *de Stuer*. C'était une bonne famille de noblesse
bretonne ; voyez son dossier au Cabinet des titres, et sa généalogie dans
Moréri, ou dans les *Recherches historiques de l'ordre du Saint-Esprit*,
par Haudicquer de Blancourt, tome II, p. 155-161.

4. *Un*, pour *une*, dans le manuscrit.

5. Catherine de Caussade, héritière d'une illustre maison du Quercy,
épousa, sous Louis XI, Guillaume de Stuer, chambellan de ce roi et
chevalier de son ordre.

quoique très-bien avec la reine mère. Il avoit eu les chevau-légers de la garde, et les avoit cédés à son fils[1], qui
avoit aussi ceux de la reine mère. Ce fils fut un jeune
favori du temps, avec du mérite, qui avoit fort servi pour
son âge, et qui avoit commandé une armée en Catalogne :
il fut tué au combat de la porte Saint-Antoine[2]. La Reine
en fut fort affligée, et le cardinal aussi ; ils le firent en-
terrer dans l'abbaye de Saint-Denis[3]. Sa veuve, sans enfants, a été depuis duchesse de Chaulnes, femme de
l'ambassadeur et gouverneur de Bretagne[4]. La sœur[5] de ce
jeune favori épousa M. du Broutay, du nom de Quelen[6],

1. Ce fils s'appelait, comme son père, Jacques de Stuer de Caussade,
marquis de Saint-Maigrin. Il fut nommé capitaine-lieutenant des chevau-légers de la Reine et maréchal de camp le 18 juin 1643, lieutenant général le 22 juin 1650, et fut tué le 2 juillet 1652, âgé de trente-
huit ans, ayant été déclaré maréchal de France la veille. Il avait eu les
chevau-légers du Roi, un régiment d'infanterie, un régiment de cavalerie, et la vice-royauté de Catalogne.

2. Il fut, selon l'expression de Mademoiselle, « tué en très-galant
homme. » (*Mémoires*, tome II, p. 114.)

3. Les obsèques eurent lieu le 8 juillet 1652. Voyez les copies imprimées de l'épitaphe que les héritiers du marquis firent mettre sur le
socle du mausolée élevé plus tard avec la permission de Louis XV, et
le récit des cérémonies, publié dans l'Appendice du tome III des *Registres de l'hôtel de ville de Paris pendant la Fronde*, par MM. le Roux
de Lincy et Douët-d'Arcq, p. 421-424. Comparez les *Mémoires de la
Rochefoucauld* (*Œuvres*, tome II, p. 405-407).

4. Élisabeth le Féron, fille unique de Dreux le Féron, conseiller au
parlement de Paris, et de Barbe Servien, avait été mariée, le 20 novembre 1651, au marquis de Saint-Maigrin. Elle se remaria, le 11 avril
1655, à Charles d'Albert d'Ailly, duc de Chaulnes, dont il a été parlé plus
haut (p. 130), et mourut le 6 janvier 1699, âgée de soixante-dix ans.

5. Une première sœur du jeune marquis, Lucrèce, mariée le 11 juillet 1658 au marquis des Cars, lieutenant général, étant morte sans enfants, en avril 1662, le comté de la Vauguyon, la principauté de Carency,
le marquisat de Saint-Maigrin et tout l'héritage revinrent à la seconde
sœur, Marie, fille d'honneur d'Anne d'Autriche, célèbre pour sa beauté
et pour la vertueuse résistance qu'elle fit à Monsieur Gaston, du temps
de la Régence.

6. Marie de Saint-Maigrin, « un des plus jolis corps de France, » selon

dont elle a eu postérité ; elle se remaria à la Vauguyon,
ambassadeur en Espagne et ailleurs, et chevalier de l'Ordre en 1688, dont il sera bientôt parlé, et n'en a point
eu d'enfants. Il prit ce nom d'une terre de sa femme, en
l'épousant[1] : son nom étoit Bétoulat, et il portoit celui de
Fromenteau[2]. Saint-Maigrin, père de cette femme et du
jeune favori, qu'il survécut[3] longtemps, étoit gendre du
maréchal de Roquelaure et grand sénéchal de Guyenne.
Il fut chevalier de l'Ordre en 1661, et mourut en 1671, à
quatre-vingt-trois ans[4].

Loret (la Muse historique, 5 avril et 10 mai 1653), épousa, le 29 avril
1653, Barthélemy de Quelen, comte du Broutay, ancien mestre de camp
du régiment de Navarre, qui fut capitaine-lieutenant des chevau-légers
de la reine mère et lieutenant général, et mourut le 13 juillet 1667,
d'une blessure reçue au siége de Douay (voyez son éloge dans le Moréri,
tome VIII, p. 666-667). De ce mariage naquirent une fille, qui mourut
sans alliance en 1686, et un fils, qui fut père du duc de Quelen de la
Vauguyon, gouverneur de Louis XVI. — Après Quelen, sont biffés ces
mots : « Le fils de son fils est le.... »

1. Cette terre de la Vauguyon, en Limousin, avait été apportée au
grand-père de la belle Saint-Maigrin par sa femme, Diane des Cars, qui
était en outre la dernière héritière des Bourbons princes de Carency.

2. La comtesse du Broutay, étant âgée de cinquante-cinq ans, se remaria, au bout de six mois de veuvage, le 15 janvier 1668, à André de
Bétoulat de la Petitière, seigneur de Fromenteau, qui était alors chambellan de Monsieur. « Comme il y avoit quelque inégalité entre eux, »
dit Haudicquer de Blancourt, ce mariage ne fut rendu public qu'en
1671. Par la suite, le nouveau comte de la Vauguyon fut conseiller
d'État d'épée, ambassadeur en Espagne, envoyé extraordinaire en Brandebourg, en Bavière, à Cologne et à Vienne, chevalier de l'Ordre
(1688), etc. Saint-Simon va bientôt raconter la mort des deux époux.

3. M. Littré donne trois exemples, de Vaugelas, Mairet et Fléchier,
de survivre, employé ainsi activement.

4. Jacques de Stuer, marquis de Saint-Maigrin, premier du nom,
mourut dans son château de Saint-Maigrin, en Saintonge, le 18 août 1671
(le chiffre final est douteux dans le manuscrit : c'est 1 ou 5; mais la
vraie date est 1671); il n'était que dans sa quatre-vingt-deuxième année, selon Haudicquer de Blancourt. Il avait eu la charge de grand sénéchal par son mariage avec Marie, fille d'Antoine de Roquelaure,
maréchal de France en 1615.

La majorité [1], le sacre [2], le mariage du Roi [3], mon père les passa tous à Blaye, où, en cette dernière occasion, il reçut magnifiquement la cour. Longtemps après, il revint vivre avec ses amis à Paris : il en avoit beaucoup, et des gens les plus considérables, fruit de sa modestie, de n'avoir jamais fait mal à personne, et du bien tant qu'il avoit pu pendant sa faveur.

De son mariage il n'eut [4] qu'une fille unique, parfaitement belle et sage [5], qu'il maria au duc de Brissac, frère

1. La majorité de Louis XIV fut proclamée au Parlement le 7 septembre 1651. Voyez, dans la *Gazette*, p. 973-983, « la Célèbre cavalcade faite pour la majorité du Roi, » et le récit donné dans l'Appendice du *Journal d'Olivier d'Ormesson*, tome II, p. 650 et suivantes.

2. Le sacre eut lieu à Reims le 7 juin 1654. Le marquis de Saint-Simon fut chargé de présenter les offrandes, avec trois autres chevaliers de l'Ordre, les marquis de Souvré et de Sourdis, et le comte d'Orval ; voyez un mémoire de Saint-Simon, tome XIX de l'édition de 1873, p. 373. Selon la relation officielle de Sainctot (Arch. nat., KK 1446, fol. 207 v° et 208), le marquis, qui y est appelé *le duc* par erreur, porta pour sa part l'offrande la plus honorable, le vase de vermeil doré plein de vin, et non la bourse de treize pièces d'or, comme le dit la légende de la troisième planche du sacre gravée par le Pautre. Il eut aussi l'honneur de conduire Monsieur à l'autel, pour recevoir l'Ordre (*Gazette*, p. 575).

3. Le mariage de Louis XIV avec Marie-Thérèse d'Autriche fut célébré à Saint-Jean-de-Luz le 9 juin 1660, et la cour, en revenant à Paris, s'arrêta à Blaye le 27 juin. On trouvera dans l'appendice n° II le détail de la réception faite à la cour par le duc de Saint-Simon.

4. Nous avons déjà remarqué que Saint-Simon oubliait deux autres enfants de son père, morts, l'un à quinze mois, l'autre à six ans. On trouvera à l'appendice n° II des renseignements sur l'un et l'autre.

5. Le Chansonnier de Gaignières renferme une foule de petites chansons sur la duchesse de Brissac ; parmi les servants ou les amoureux qu'elles lui prêtent, nous trouvons les noms du comte de Saint-Pol, du duc de Longueville, du marquis d'Harcourt, du conseiller Gillot, du duc de Richelieu, de lord Montagu, du comte de Guiche, et même du riche Béchameil. Peut-être voulut-elle plaire aussi au Roi. Les *Lettres de Mme de Sévigné* (tomes II, p. 467, et III, p. 43) parlent de quelques-uns des mêmes personnages ; mais, à la différence du Chansonnier, la marquise croit et affecte de répéter que c'est « en tout bien et en tout honneur, ce n'est seulement que pour le plaisir d'être adorée. » A propos de

de la dernière maréchale de Villeroy[1]. Ce fut elle qui, sans
y penser, affubla MM. de Brissac de ce bonnet qu'ils ont
mis, et[2], à leur exemple, que MM. de la Trémoïlle et de
Luxembourg ont imité depuis, et avec autant de raison
les uns que les autres. Ma sœur étoit à Brissac[3], avec la
maréchale de la Meilleraye[4], tante paternelle de son mari,

Brissac et
depuis MM. de
la Trémoïlle
et
de Luxembourg
ort à
leurs armes.

Guiche : « Je ne l'ai jamais vu, dit-elle, avec sa Chimène ; ils sont tellement sophistiqués tous deux, qu'on ne croit rien de grossier à leur
amour, et l'on croit qu'ils ont chacun leur raison d'être honnêtes. » Olivier d'Ormesson disait n'avoir jamais connu « une femme si honnête et
si franche. » Quant à sa beauté, qui était bien établie, et que lors de
ses débuts dans le monde, Loret, commensal de son père, avait très-
chaudement vantée (la Muse historique, 2 mars 1658), elle était dépa-
rée par beaucoup de minauderie et de pédanterie. (Mss. Fr. 12618,
p. 301-303, 307, 509 et suivantes; 12620, p. 43, etc.) Mme de Villeroy est bien plus épargnée que sa belle-sœur, par les contemporains.
    1. Ci-dessus, p. 22, note 4. — 2. Et est ajouté en interligne.
    3. Le château de Brissac, l'un des plus beaux de l'Anjou, est situé
dans le département de Maine-et-Loire, à seize kilomètres d'Angers. Il
appartient encore à la famille, mais les archives, et les portraits qui garnissaient la galerie ont été dispersés en partie pendant la Révolution.
    4. Marie de Cossé avait épousé, en mai 1637, Charles II de la Porte,
duc de la Meilleraye et grand maître de l'artillerie (voyez ci-dessus,
p. 153, note 4). Elle n'eut point d'enfants, devint veuve en février 1664,
et ne mourut que le 15 mai 1710, dans sa quatre-vingt-neuvième année.
Elle avait habité jusqu'en 1701 un hôtel de la rue des Saint-Pères très-
voisin de celui des Saint-Simon. Les Historiettes de Tallemant des Réaux
(tomes II, p. 221, et IV, p. 431) et le Chansonnier (mss. Fr. 12619, p. 454,
12689, p. 347, et 12692, p. 183) confirment par plus d'un trait piquant
ce que Saint-Simon dit de la maréchale et de sa vanité nobiliaire. Ces
prétentions à une origine romaine dataient du seizième siècle ; tour à
tour les Cossé, grâce à des historiographes complaisants, s'étaient rattachés au dictateur Cossus, à l'empereur Cocceius Nerva, à Romulus
même. Brantôme se contentait de reconnaître en eux une branche des
Cossa de Naples, ce qui était une invention de René de Sanzay, fils
d'une Brissac. Mais depuis, Jean le Laboureur, dans ses Additions aux
Mémoires de Castelnau, ou Imhof, dans ses Excellentium familiarum in
Gallia genealogiæ, et aussi les faiseurs d'épigrammes, avaient traité
comme il convenait ces fables devenues si communes sous la Renais-
sance. Saint-Simon dira, en 1710 (tome VII, p. 335-338), à propos de
la mort de Mme de la Meilleraye, quelles furent les nombreuses illus-

extrêmement glorieuse, et folle surtout de sa maison. Elle
promenoit souvent Mme de Brissac dans une galerie où
les trois maréchaux[1] étoient peints, avec le célèbre comte
de Brissac[2], fils aîné du premier des trois, et d'autres ancêtres de parure que la généalogie auroit peine à montrer. La maréchale admiroit ces grands hommes, les sa-
luoit, et leur faisoit faire des révérences par sa nièce. Elle,
qui étoit jeune et plaisante, avec de l'esprit, se voulut
divertir au milieu de l'ennui qu'elle éprouvoit à Brissac,
et tout à coup se mit à dire à la maréchale : « Ma tante,
mais voyez-vous cette bonne tête? il a l'air de ces anciens
princes d'Italie, et je pense que si vous cherchiez bien,
il se trouveroit qu'il l'a été. — Mais que vous avez d'esprit et de goût, ma nièce ! s'écria la maréchale ; je pense
en vérité que vous avez raison. » Elle regarde ce vieux
portrait, l'examine ou en fait le semblant, et tout aussitôt
déclare ce bonhomme un ancien prince d'Italie, et se hâte
d'aller apprendre cette découverte à son neveu, qui n'en
fit que rire. Peu de jours après, elle trouva inutile d'être
descendus d'un ancien prince d'Italie, si rien n'en rap-
peloit le souvenir. Elle imagine le bonnet des princes
d'Allemagne, avec quelque petite différence dérobée par
la couronne qui l'enveloppe[3], envoie chercher furtivement
un peintre à Angers et lui fait mettre ce bonnet aux armes

---

trations de cette maison. Là se placera également l'Addition au *Journal de Dangeau* (16 mai 1710), qui est la première rédaction de l'histoire du « bonnet de ma tante. »

1. Ces trois maréchaux étaient : 1° Charles Ier de Cossé-Brissac, né
en 1505, mort en 1563, dit le maréchal de Brissac; 2° Artus de Cossé,
frère du précédent, maréchal de France en 1567, mort en 1582, dit
M. de Gonnor ou le maréchal de Cossé; 3° Charles II de Cossé, premier
duc de Brissac, fait maréchal de France en 1594, après la reddition de
Paris, et mort en 1621.

2. Timoléon, comte de Brissac, tué au siège de Mucidan, en 1559,
n'ayant que vingt-six ans. Brantôme a fait son éloge.

3. Voyez des types de bonnet dans le *Véritable art du blason* du
P. Ménestrier (1673), tome I, p. 188-189. C'est l'origine de la toque

de leurs carrosses. M. et Mme de Brissac l'apprirent bientôt : ils en rirent de tout leur cœur; mais le bonnet est demeuré, et s'est appelé longtemps parmi eux le *bonnet de ma tante*.

Ce mariage ne fut jamais uni : le goût de M. de Brissac étoit trop italien. La séparation se fit entre les mains de Monsieur le Prince, homologuée au Parlement, et Monsieur le Prince demeura dépositaire de papiers trop importants sur ce fait au duc de Brissac, pour qu'il ne craignît pas infiniment qu'ils fussent remis au greffe du Parlement, comme Monsieur le Prince s'obligea de les y remettre au cas que M. de Brissac voulût contrevenir à aucune des conditions de la séparation[1].

qui, dans notre siècle, a été adoptée comme insigne des dignitaires de l'Empire ou des pairs de France. Parmi les portraits gravés de divers Brissac que renferme la collection Clairambault (mss. 1123, fol. 19-24, et 1137, fol. 262-264), celui d'un des trois maréchaux porte au-dessus de l'écusson un insigne qui rappelle plutôt le mortier des présidents que le bonnet princier; on distingue également une toque, plus ou moins visible, au-dessus des portraits des ducs François et Louis, et de celui de Mme de la Meilleraye elle-même, ainsi que sur le célèbre monument funéraire exécuté sous Louis XIV, par Étienne le Hongre, et qui est déposé maintenant dans une des salles du Louvre. Un pareil bonnet se voit sur le portrait d'Henri-Charles de la Trémoïlle, prince de Tarente, gravé en 1664; sur un autre portrait, c'est un vrai mortier d'hermine. Voyez aussi les sceaux et armoiries gravés dans les *Documents historiques et généalogiques du chartrier de Thouars* (1877). Même bonnet encore sur le portrait du maréchal de Luxembourg gravé, en 1691, par Vermeulen, mais non sur celui d'Edelinck.

1. Plusieurs factums émanés de Saint-Simon lui-même, et recueillis par Clairambault (ms. 1140), donnent des détails sur les suites de ce mariage. Par contrat du 17 avril 1663, Mlle de Saint-Simon avait apporté une dot de 600 000 livres, et le régime devait être celui de la communauté; mais les dettes de M. de Brissac étaient déjà considérables : les *Mémoires de M. de Bordeaux* (tome IV, p. 418) en font remonter l'origine à la campagne de Hongrie, où l'on disait qu'il avait dépensé 200 000 livres en trois mois, et, en 1672, elles s'élevaient à deux millions. Il fallut, au bout de trois ans, demander une séparation de corps et de biens; Mme de Brissac ne croyait même plus sa vie en sûreté. Ce fut alors qu'intervint, le 4 août 1666, cette transaction solennelle dont parle Saint-Simon, passée en présence des parents des deux

Ma sœur mourut en février 1684[1], et me fit son légataire universel[2]. Madame sa mère étoit morte, comme elle, de la petite vérole, dès 1670[3], en décembre, toutes deux

époux, avec l'avis de Monsieur le Prince et de Mme de Longueville, et l'assistance de trois hauts magistrats. M. de Brissac dut restituer, dans un délai de cinq ans, ce qu'il avait déjà touché de la dot, et il consentit à une séparation de corps, d'habitation et de biens. Cette dernière convention fut scrupuleusement observée ; mais, vers 1670, les biens de M. de Brissac étant saisis et mis en direction, sans qu'il lui restât autre chose qu'une pension de 20 000 livres, la duchesse réclama en vain sa dot. Ce fut l'origine d'un procès interminable, que Saint-Simon poursuivait encore en 1705, et dont il parlera à cette époque.

1. Voyez ci-dessus, p. 22. Mme de Brissac avait testé le 11 juillet 1683, et mourut le 28 février 1684. Cinq mois après, son mari épousait, le 20 juillet 1684, Élisabeth de Verthamon du Bréau, fille d'un maître des requêtes, et dont la mère, fille du chancelier d'Aligre, s'était remariée, en 1679, au maréchal d'Estrades. Voyez les *Mémoires*, tome XVII, p. 210.

2. Depuis longtemps, la duchesse de Brissac s'était faite la compagne habituelle du marquis de Saint-Simon, son oncle, chez qui elle avait été élevée par sa grand'mère maternelle. A Paris, ils n'habitaient point ensemble : l'un était rue d'Enfer, proche les Chartreux, et l'autre à l'hôtel de Conti, sur le quai Malaquais ; mais ils passaient une grande partie de l'année au château de la Versine. Aussi, pour lui donner une marque de son affection et, en même temps, régler leurs comptes, le marquis lui avait assuré, par un premier contrat du 11 mai 1675, la nue propriété de cette terre, avec tous les meubles de ses diverses résidences. Par un second contrat, du 6 février 1683, il lui avait cédé la propriété immédiate du très-beau mobilier de la Versine, avec les portraits et arbres généalogiques des d'Uzès, et quelques meubles de Paris. (Arch. nat., Y 230, fol. 232 v°, et 243, fol. 148 v°.) Mais la donation devint caduque par le décès de Mme de Brissac. Quant à la succession propre de celle-ci, nous ne connaissons d'autre chiffre que celui de 92 833 livres de principal, qui lui étaient dues par les créanciers de son mari, et qui firent le fond du procès dont il est parlé en 1705. Elle avait pris pour exécuteurs testamentaires MM. de Fieubet et de la Reynie ; ils s'unirent avec les tuteurs du jeune légataire, notre duc de Saint-Simon, et menèrent énergiquement le procès ; mais ce fut seulement le 31 juillet 1694 qu'ils obtinrent du parlement de Rouen un premier arrêt favorable (voyez le texte au Cabinet des titres, dossier Rouvroy, pièces originales), et encore cet arrêt ne fut-il que le point de départ d'une nouvelle procédure qui dura douze ans.

3. Le 2 décembre 1670 ; voyez l'appendice n° II.

à Paris, comme désignée dame d'honneur de la Reine[1].
Mme de Montausier[2], qui l'étoit, étoit lors tombée dans
cette étrange maladie de corps et d'esprit[3] qui faisoit
attendre sa fin tous les jours, et qui dura pourtant plus
qu'on ne pensoit, et au delà de la vie de la première
femme de mon père.

Quelque affligé que mon père en fût, la considération
de n'avoir point de garçons l'engagea, quoique vieux, à
se remarier. Il chercha une personne dont la beauté lui
plût, dont la vertu le pût rassurer, et dont l'âge fût le
moins disproportionné au sien qu'il fût possible. Il ne[4]
trouva toutes ces choses si difficiles à rassembler que
dans ma mère, qui étoit, avec Mlle de Pompadour[5],
depuis Mme de Saint-Luc, auprès de la duchesse d'Angoulême[6]. Elles étoient lasses du couvent, et leurs mères
n'aimoient point à les avoir auprès d'elles. Toutes deux
étoient parentes de Mme d'Angoulême, fille de M. de la

Second mariage de mon père.

1. La duchesse de Richelieu eut cette charge.

2. Julie-Lucine d'Angennes, marquise de Rambouillet et de Pisani,
baptisée à Saint-Germain l'Auxerrois, le 25 juin 1607, et mariée à Rueil,
le 4 juillet 1645, avec Charles de Sainte-Maure, duc de Montausier.
Nommée en 1661 gouvernante des enfants de France, et, le 1ᵉʳ août
1664, dame d'honneur de la reine Marie-Thérèse, à la place de sa parente la duchesse de Navailles, elle avait cumulé ces deux emplois
jusqu'à ce que la maréchale de la Mothe la remplaçât dans le premier.
Elle mourut à Paris, le 15 novembre 1671. Ç'avait été l'une des plus
célèbres *précieuses* de la société réunie autour de sa mère, à l'hôtel de
Rambouillet; elle et son mari figurent dans le dictionnaire de Saumaise
sous les noms de *Menalidus* et *Ménalide*, et ils ont leur historiette dans
Tallemant des Réaux, tome II, p. 516–532.

3. Voyez le détail des visions de Mme de Montausier dans les *Mémoires de Mademoiselle de Montpensier*, à l'année 1670 (tome IV, p. 152).

4. *Ne* est en interligne.

5. Marie de Pompadour, mariée le 8 janvier 1674 à François III d'Espinay, marquis de Saint-Luc, dont le grand-père, maréchal de France,
avait épousé une la Guiche, en secondes noces. Elle mourut en octobre 1723. Sur son mariage, voyez les *Lettres de Mme de Sévigné*.
tome III, p. 353.

6. Henriette de la Guiche; voyez p. 24, note 2. Perronne de la

Guiche, chevalier de l'Ordre et grand maître de l'artillerie,
et veuve, qui les prit avec elle, et chez qui elles furent
toutes deux mariées.

Ma mère étoit l'Aubespine[1], fille du marquis d'Hauterive, lieutenant général des armées du Roi et des états généraux des Provinces-Unies, et colonel général des troupes françoises à leur service[2]. La catastrophe du garde
des sceaux de Châtéauneuf[3], son frère aîné, mis au château d'Angoulême, lui avoit coûté l'Ordre, auquel il étoit
nommé pour la Pentecôte suivante de 1633, et le bâton
de maréchal de France, qui lui étoit promis. M. de Charost[4], devant qui le cardinal de Richelieu donna l'ordre

Guiche, tante d'Henriette, avait épousé en 1570 Louis, vicomte de Pompadour, bisaïeul de Mme de Saint-Luc, et d'autre part la mère de celle-
ci était Rochechouart, comme l'aïeule de Mlle d'Hauterive.

1. On verra dans l'appendice n° II quelle était la noblesse de cette
maison.

2. Voyez ci-dessus, p. 21, note 3, et p. 25, note 1. Sur le monument
que la marquise d'Hauterive fit élever à son mari, dans l'église des
Jacobins de la rue Saint-Jacques, on lui donna les titres de « marquis
d'Hauterive, Châteauneuf et de Ruffec, comte de Sagonne, seigneur de
Boisséguin, Verrières, la Vofvre, Rousson, Buis et Montrouge près Paris,
conseiller du Roi en ses conseils, lieutenant général de ses camps et
armées, premier colonel de l'infanterie françoise, capitaine de cuirassiers à cheval, gouverneur de la ville, forts, château et pays de Breda. »
(Ms. Clairambault 1126, fol. 182.)

3. En février 1633 ; voyez ci-dessus, p. 167, note 2.

4. Louis de Béthune, comte puis duc de Charost, neveu du grand
Sully, né le 5 février 1605, fit ses premières armes en Hollande, puis,
étant revenu en France, commanda le régiment de Picardie de 1625 à
1631, et devint alors capitaine des gardes du corps de Louis XIII, gouverneur de Calais et du Pays reconquis, maréchal de camp et lieutenant
général au gouvernement de Picardie. Disgracié momentanément en
août 1648, il reprit, dès 1649, le commandement de sa compagnie de
gardes du corps, devint lieutenant général en 1650, reçut l'Ordre en
1661, et fut créé duc de Béthune-Charost au mois de mars 1672 ; il avait
le brevet de ce duché depuis le 3 janvier 1631. Il mourut le 20 mars 1681.
Sa faveur avait été très-grande au temps du cardinal de Richelieu. On
a de lui un portrait au lavis, dans le ms. Clairambault 1150, fol. 9.

d'arrêter les deux frères, qui avoit porté le mousquet en Hollande sous mon grand-père, comme presque toute la jeune noblesse de ces temps-là, et qui l'appeloit toujours son colonel, se déroba et vint l'avertir comme il jouoit avec les filles d'honneur de la Reine. Mon grand-père ne fit aucun semblant de rien ; mais un moment après, feignant un besoin pressant, il demanda permission de sortir pour un instant, alla prendre le meilleur cheval de son écurie, et se sauva en Hollande[1]. Il étoit dans la plus intime confidence du prince d'Orange[2], qui lui donna le gouvernement de Breda[3]. Il avoit épousé l'héritière de Ruffec[4], de la branche aînée de la maison de Volvire, dont la mère étoit sœur du père du premier duc de Mortemart ; elle étoit fort riche. Mon grand-père passa une grande partie de sa vie en Hollande, et mourut à Paris en 1670[5].

Le second mariage de mon père se fit la même an-

1. Le valet de chambre la Porte raconte ce fait, avec des détails curieux ; mais il dit que Charost donna l'avis à M. d'Hauterive « sans y penser. » (*Mémoires de la Porte*, p. 17.) Comparez le récit de la *Gazette*, année 1633, p. 87. Hauterive avait ordre de se rendre dans sa terre de Ruffec.

2. Henri-Frédéric de Nassau, né le 28 février 1584, devenu prince d'Orange en 1625, mort le 14 mars 1647. Il avait eu pour mère une fille de l'amiral Coligny. Voyez sa biographie dans les *Mémoires d'Aubry du Maurier* (Londres, 1754), tome II, p. 137 et suivantes.

3. Breda, ville forte de Hollande (Brabant septentrional), sur le Merk et l'Aa, avait été prise par le marquis Spinola, général des troupes d'Espagne, en 1625, puis reprise par le prince Henri-Frédéric, en 1637.

4. La terre de Ruffec (département de la Charente, à quarante-huit kilomètres N. d'Angoulême) avait été apportée en 1356, dans la maison de Volvire, par l'héritière des anciens comtes d'Angoulême. Éléonore de Volvire, femme de M. d'Hauterive, était fille de Philippe de Volvire, marquis de Ruffec, et d'Aymerie de Rochechouart ; celle-ci était sœur du marquis de Mortemart et tante de Gabriel, premier duc de Mortemart (1650). Sur sa richesse, voyez l'appendice n° II.

5. Le 27 mars 1670. Il était âgé de quatre-vingt-quatre ans et avait été opéré de la pierre au mois de novembre précédent. Sa veuve mourut aussi à Paris, le 20 novembre 1690, âgée de quatre-vingt-six ans.

née[1], en octobre[2]. Il eut tout lieu d'être content de son choix : il trouva une femme toute pour lui, pleine de vertu, d'esprit, et d'un grand sens[3], et qui ne songea qu'à lui plaire et à le conserver, à prendre soin de ses affaires et à m'élever de son mieux. Aussi ne la voulut-il que pour lui. Lorsqu'on mit des dames du palais auprès de la Reine, au lieu de ses filles d'honneur[4], Mme de Montespan[5], qui aimoit ses parents, c'en étoit encore la mode, obtint une place pour ma mère, qui ne se doutoit de rien moins, et le lui manda. Le gentilhomme qui vint de sa part la trouva sortie, mais on lui dit que mon père ne l'étoit pas. Il demanda donc à le voir, et lui donna la lettre de Mme de Montespan pour ma mère. Mon père l'ouvrit, et tout de suite prit une plume, remercia Mme de Montespan, et ajouta qu'à son âge il n'avoit pas pris une femme pour la cour[6], mais pour lui, et remit cette réponse au gentilhomme. Ma mère, de retour, apprit la chose par mon père; elle y eut grand regret, mais il n'y parut jamais[7].

Avant de finir ce qui regarde mon père, je me souviens de deux aventures d'éclat que j'aurois dû placer plus haut et longtemps avant son second mariage. Un dévolu[8]

Combat de mon père contre le marquis de Vardes.

1. Erreur plus étonnante que toutes les autres, et qui a trompé certains biographes ; il faut lire « deux ans après, » c'est-à-dire 1672.

2. Le mariage fut célébré à Paris, le 17 octobre 1672; voyez l'appendice n° II.

3. Voyez ci-dessus, p. 23. Elle était fort estimée de M. de Grignan (Lettres de Mme de Sévigné, tome VI, p. 49-50).

4. Les filles d'honneur furent supprimées le 26 novembre 1673.

5. Mme de Montespan était fille de Gabriel de Rochechouart, cousin germain de Mme d'Hauterive.

6. Saint-Simon avait écrit d'abord : « il avoit pris une femme, non pour la cour ; » il a ajouté n' et pas en interligne, mais oublié d'effacer non après femme.

7. Furent nommées : Mmes de Soubise, de Chevreuse, d'Albret, d'Harcourt et de Rochefort. Mme de Sévigné (tome III, p. 292, 300 et 343) ne parle pas des chances que Saint-Simon attribue ici à sa mère.

8. On disait prendre un dévolu, obtenir un dévolu, pour « prendre, obtenir en cour de Rome les provisions d'un bénéfice vacant par incapa-

sur un bénéfice fut cause de la première, qui fit un procès
entre un parent de M. de Vardes[1] et un de mon père[2].
Chacun soutint son parent avec chaleur, et les choses

cité de la personne et par nullité du titre; » d'où l'expression moderne
jeter son dévolu sur quelqu'un ou quelque chose.

1. François-René du Bec-Crespin, marquis de Vardes et comte de
Moret, né vers 1621, pourvu le 19 juin 1646 d'un régiment d'infanterie
de son nom, et le 9 juin 1648 de la lieutenance-colonelle du régiment
d'Orléans, maréchal de camp le 16 janvier 1649, lieutenant général le
20 mai 1654, capitaine-colonel des Cent-Suisses de la garde du Roi le
15 mars 1655, gouverneur d'Aigues-Mortes le 1er avril 1660, chevalier
de l'Ordre le 31 décembre 1661, et gratifié du justaucorps à brevet le
13 février 1665; disgracié le 13 décembre 1664, revenu à la cour en
juin 1683, et mort à Paris, le 3 septembre 1688, âgé de soixante-
sept ans. On trouvera dans *Pinard*, tome IV, p. 194, le détail des services de Vardes et de ses campagnes en Flandres, à Paris, en Champagne et en Catalogne. — Il signait : *Vuardes*, ou *François du Bec de
Grimaldy*, et l'on écrivait généralement : *Wardes*. Son portrait au lavis
se trouve dans le ms. Clairambault 1145, fol. 9; nous n'en connaissons
pas de gravés.

2. Selon deux passages du *Journal d'Olivier d'Ormesson* (tomes I,
p. 374, et II, p. 871), le bénéfice en litige était la belle abbaye de Mortemer en Normandie, que possédaient depuis plusieurs générations des
membres de la maison du marquis de Vardes, et où étaient les tombeaux
de ses ancêtres. René du Bec-Crespin l'avait cédée en 1619 à un conseiller du parlement de Rouen nommé Alexandre Desmarets; mais,
en 1636, Philippe de la Fontaine, abbé de Saint-Léger, de la maison
d'Esches, dont était la mère de Claude de Saint-Simon, avait prouvé,
par-devant le Grand Conseil, qu'il y avait eu simonie, et était devenu
dévolutaire pour cause d'indignité de l'autre abbé. Cela s'était passé au
temps de la faveur de Saint-Simon, et l'autorité du cardinal de Richelieu
y avait beaucoup aidé. Plus tard, Vardes, voulant venger la mémoire des
siens, et Desmarets, comptant rentrer en possession du bénéfice, intro-
duisirent une action en cassation devant le Conseil. L'affaire fut plai-
dée le 12 décembre 1646; Gaultier, qui parlait pour les demandeurs, fut
vaincu par Bataille, avocat de Philippe de la Fontaine. Celui-ci démon-
tra que M. de Vardes, le père, avait reçu 50 000 livres, et que la simonie
était infâme et honteuse. Il gagna, et Philippe de la Fontaine conserva
l'abbaye jusqu'en 1666. Quant au duel, voici ce qu'en dit Olivier
d'Ormesson, à la date du 3 janvier 1647 : « J'appris le duel du duc de
Saint-Simon contre le fils de M. de Vardes, qui avoit eu l'avantage.
Vardes avoit été mis à la Bastille pour avoir appelé M. de Saint-Simon,

allèrent si loin, que Monsieur le Prince prit leurs paroles.
Longtemps après, et l'affaire assoupie, Monsieur le Prince
la leur rendit, comme à des gens qui n'ont plus rien à
démêler. Cette affaire leur étoit demeurée sur le cœur,
et bien plus encore à Vardes, qui, après avoir laissé
écouler quelque temps, convint avec mon père de se
battre à la porte Saint-Honoré[1], sur le midi, lieu alors
fort désert, et que, pour que ce combat parût un rencontre[2], et par l'heure et par tout le reste, que le carrosse
de M. de Vardes couperoit celui de mon père, et que
les maîtres, prenant la querelle des cochers, mettroient
pied à terre, avec chacun un second, et se battroient
là tout de suite. C'étoit pendant la Régence, et en des
âges fort inégaux[3]. Le matin, mon père alla voir Monsieur
le Prince et plusieurs des premiers magistrats de ses
amis, et finit par le Palais-Royal, faire sa cour à la Reine.
Il affecta d'en sortir avec le maréchal de Gramont[4] et

au préjudice des défenses de Monsieur; et le tout pour le procès de
l'abbaye de Mortemar, que l'on accommodoit. » L'expression : *longtemps après*, sans complément, que Saint-Simon emploie un peu plus
bas, n'est pas une date bien claire. Pour le mettre d'accord avec d'Or-
mosson, il faut, et les mots ne se refusent point à ce sens, entendre,
non pas après la sentence de décembre 1646, mais après le commencement de la querelle, le début du procès.

1. La nouvelle porte Saint-Honoré avait été bâtie, en 1633, à l'extrémité occidentale de la rue Saint-Honoré, près du couvent des filles de
la Conception ; au delà commençait le faubourg, qui n'était encore presque point habité ni bâti.

2. Vaugelas dit que *rencontre* « est toujours féminin, » mais qu' « en
matière de querelle, plusieurs le font masculin. » On peut dire que
l'usage du masculin était plus fréquent encore au sens d'*occasion*. Les
dictionnaires de la fin du dix-septième siècle n'admettent plus, en quelque sens que ce soit, que le genre féminin.

3. Vardes n'avait que vingt-six ans environ, et Saint-Simon, né en
1607, en avait plus de trente-neuf.

4. Antoine III, duc de Gramont, souverain de Bidache, comte de
Guiche et de Louvigny, né en 1604, fait mestre de camp du régiment
des gardes françaises en 1639 et colonel en 1641, lieutenant général en

d'aller avec lui faire des visites au Marais. Comme ils
descendoient ensemble le degré, mon père feignit d'avoir
oublié quelque chose en haut, s'excuse et remonte, puis
redescend, trouve la Roque Saint-Chamaran[1], très-brave
gentilhomme qui lui étoit fort attaché et qui commandoit
son régiment de cavalerie, qui lui devoit servir de second,
monte avec lui en carrosse, et s'en vont à la porte Saint-
Honoré. Vardes, qui attendoit au coin d'une rue, joint le
carrosse de mon père, le frôle, le coupe : coups de fouet[2]
de son cocher, riposte de celui de mon père ; tête aux
portières, arrêtent, et pied à terre. Ils mettent l'épée à la
main. Le bonheur en voulut à mon père : Vardes tomba
et fut désarmé. Mon père lui voulut faire demander la
vie : il ne le voulut pas. Mon père lui dit qu'au moins il
le balafreroit ; Vardes l'assura qu'il étoit trop généreux
pour le faire, mais qu'il se confessoit vaincu. Alors mon
père le releva et alla séparer les seconds. Le carrosse de
mon père se trouvant par hasard le plus proche, Vardes
parut pressé d'y monter. Mon père et la Roque Saint-
Chamaran y montèrent avec lui, et le ramenèrent chez
lui. Il se trouva mal en chemin, et blessé au bras. Ils se
séparèrent civilement en braves gens, et mon père s'en
alla chez lui.

1641, maréchal de France le 22 septembre de la même année, ministre
d'État en 1653, ambassadeur extraordinaire en 1657 et 1659, chevalier
des ordres en 1661, reçu duc et pair le 15 décembre 1663, et mort à
Bayonne le 12 juillet 1678.

    1. Antoine de Peyronenc de la Roque Saint-Chamaran, capitaine
au régiment de Saint-Simon, lors de sa création, était premier capitaine
et major lors de la bataille de Lens (1648). Il leva un régiment de cavalerie en 1651, fut créé brigadier à la première promotion (1657), se
distingua sous les ordres de Turenne, comme maréchal de camp, et
mourut en 1673. On a quelques lettres écrites par lui au cardinal
Mazarin, en 1652, sur les affaires de Guyenne (Arch. nat., KK 1249,
fol. 183, 400 et 487).

    2. Dans le manuscrit : *fouets*, et plus loin *risposte;* pour ce second
mot, l'Académie dit, dans sa première édition (1694), que les deux *s* se
prononcent.

Mme de Châtillon, depuis de Meckelbourg[1], logeoit dans une des dernières maisons, près de la porte Saint-Honoré[2], qui, au bruit des carrosses et des cochers, mit la tête à la fenêtre, et vit froidement tout le combat. Il ne tarda pas à faire grand bruit. La Reine, Monsieur, Monsieur le Prince, et tout ce qu'il y avoit de plus distingué, envoyèrent chez mon père, qui, peu après, alla au Palais-Royal et trouva la Reine au cercle[3]. On peut croire qu'il y essuya bien des questions, et que ses réponses étoient bien préparées. Pendant[4] qu'il recevoit tous ces compliments, Vardes avoit été conduit à la Bastille, par ordre de la Reine, et y fut dix ou douze jours. Mon père ne cessa de paroître à la cour et partout, et d'être bien reçu partout. Telle fut la fin de cette affaire, qui ne passa jamais que pour ce qu'elle parut, et Vardes pour l'agresseur. Il eut un grand chagrin de son triste succès, et un dépit amer de la Bastille. Oncques depuis il n'a revu mon père, qu'à la mort : à la vérité, sa disgrâce le tint bien des années en Languedoc. Son retour fut de peu d'années : il mourut à Paris, en 1688, d'une fort longue ma-

1. Élisabeth-Angélique de Montmorency-Bouteville, sœur du maréchal de Luxembourg, baptisée le 8 mars 1627, avait épousé en premières noces, au commencement de l'année 1645, Gaspard de Coligny, désigné duc de Châtillon, qui mourut le 9 février 1649, et en secondes noces, au mois de février 1664, Christian-Louis, duc de Mecklenbourg (qu'on prononçait et écrivait : *Meckelbourg*), prince des Vandales, etc. Elle mourut le 24 janvier 1695.

2. L'hôtel de Luxembourg était situé au bout de la rue Saint-Honoré, et son jardin se prolongeait jusqu'à la porte et au boulevard, aujourd'hui la rue Royale.

3. On appelle *cercle*, dit Furetière, « une assemblée qui se fait chez la Reine, où les dames se tiennent en rond autour d'elle, où les duchesses ont le privilége d'être assises sur un tabouret. » Le cercle d'Anne d'Autriche était célèbre dans l'Europe entière, et le sculpteur Antoine Benoist avait été autorisé à en faire voir une représentation en figures de cire. Saint-Simon nous donnera une description du cercle de Louis XIV en 1699 (*Mémoires*, tome II, p. 168 et 169).

4. Il y avait d'abord *Cependant;* la première syllabe est biffée.

ladie. Sur la fin, il envoya prier mon père de l'aller voir.
Il se raccommoda parfaitement avec lui et le pria de
revenir ; mon père y retourna souvent, et le vit toujours
dans le peu qu'il vécut depuis[1].

L'autre aventure étoit pour finir comme celle-ci, mais
elle se termina plus doucement. Il parut des mémoires de
M. de la Rochefoucauld[2] ; mon père fut curieux d'y voir
les affaires de son temps. Il y trouva qu'il avoit promis à
Monsieur le Prince de se déclarer pour lui, qu'il lui avoit
manqué de parole[3], et que le défaut d'avoir pu disposer

Étrange éclat
de mon père sur
un endroit
des *Mémoires*
de *M. de la Ro-
chefoucauld.*

1. Saint-Simon parlera encore de Vardes, en 1712, à propos du marquis de la Salle (*Mémoires*, tome IX, p. 370). Tous les contemporains,
d'Ormesson, Guy Patin, Tallemant des Réaux, Loret, Bussy, Mmes de
la Fayette et de Motteville, la Fare, etc., fournissent d'amples détails
sur la faveur et la disgrâce de Vardes. Son caractère et ses aventures
ont été étrangement défigurés dans un célèbre roman historique de
notre temps, qui d'ailleurs a emprunté une bonne partie des épisodes
qui le concernent aux *Mémoires de M. d'Artagnan*, œuvre apocryphe,
mais intéressante, de G. des Courtilz de Sandras.

2. François VI de la Rochefoucauld, né à Paris, le 15 septembre 1613
(Jal, *Dictionnaire critique*, p. 739), titré d'abord prince de Marcillac,
puis, en 1650, après la mort de son père, duc de la Rochefoucauld,
gouverneur du Poitou en 1648, chevalier des ordres en 1661, mort à
Paris, le 17 mars 1680 ; auteur des *Maximes* et des *Mémoires*, qui ont
pris rang dans notre collection des Grands écrivains de la France. — Il
signait : *la Rochefoucauld*, comme l'on écrit maintenant ; mais d'autres
membres de la famille écrivaient : *la Rochefoucault*. Ses *Mémoires* parurent pour la première fois, sans sa participation, en 1662, sous l'indication fausse de Cologne ; voyez la notice placée par M. Gourdault en
tête du tome II des *Œuvres de la Rochefoucauld*, p. viii et suivantes.

3. Voici, tel que Claude de Saint-Simon put le lire dans la première
édition[a], le passage auquel son fils fait allusion. La Rochefoucauld,
ayant raconté comment il se rendit en Poitou pour être plus à portée,
avec les ducs de Bouillon, de la Force et de Saint-Simon, de renouveler les mécontentements du parlement bordelais au profit de Monsieur
le Prince, ajoutait : « Ces Messieurs témoignèrent d'abord un zèle égal
pour Monsieur le Prince ; mais, lorsque les ducs de Bouillon et de la

a Il y a de très-notables différences entre le texte de 1662 et celui du
manuscrit de la Roche-Guyon qu'a suivi M. Gourdault ; voyez son édition,
p. 178 ; et ci-après, p. 221, notes 3 et 5.

de Blaye, comme Monsieur le Prince[1] s'y attendoit, avoit
fait un tort extrême à son parti. L'attachement plus que
très-grand de M. de la Rochefoucauld à Mme de Longueville[2] n'est inconnu à personne. Cette princesse, étant à
Bordeaux[3], avoit fait tout ce qu'elle avoit pu pour séduire
mon père par lettres ; espérant mieux de ses grâces et
de son éloquence, elle avoit fait l'impossible pour obtenir
de lui une entrevue, et demeura piquée à l'excès de ne
l'avoir pu obtenir. M. de la Rochefoucauld, ruiné, en disgrâce profonde, dont la faveur de son heureux fils[4] releva
bien sa maison, sans en avoir pu relever son père, ne
pouvoit oublier l'entière différence que Blaye, assuré ou
contraire, avoit mise[5] au succès du parti, et le vengea autant qu'il put, et Mme de Longueville, par ce narré.

Mon père sentit si vivement l'atrocité de la calomnie,
qu'il se jeta sur une plume et mit à la marge : *L'auteur*

Rochefoucauld furent près de commencer la guerre, le duc de Saint-
Simon *manqua tout net à sa parole*, et le duc de la Force, qui avoit
de moindres engagements dans le parti, prit des prétextes pour ne se
pas déclarer. » (*Mémoires*, édition de Cologne, 1662, p. 101 et 103.) Le
rôle de Saint-Simon dans cette partie de la Fronde sera étudié à l'Appendice, et l'on jugera dans quelle mesure sa conduite avait mérité les
reproches de la Rochefoucauld, reproches auxquels s'associent fortement les *Mémoires de Pierre Lenet*.

1. *Monsieur le Prince* remplace, en interligne, *il*, biffé dans le texte ;
deux lignes plus bas, à corrige *et de*.

2. Anne-Geneviève de Bourbon ; voyez ci-dessus, p. 184, note 2.
C'est pour plaire à l'ambitieux Marcillac, devenu l'ennemi de la Régente depuis qu'elle gouvernait, que la duchesse se détacha de la cour
(janvier 1649), gagna au parti des Parisiens son mari, son frère le
prince de Conti, et plus tard son autre frère, Condé, s'installa à l'hôtel
de ville, se mit à la tête de la première Fronde, etc.

3. Mme de Longueville, dans la seconde période de la Fronde des
Princes, alla d'abord chercher un asile en Berry, puis se porta sur Bordeaux, en octobre 1651, avec le prince de Conti et le duc de Nemours,
et y prit la direction du parti factieux.

4. François VII, troisième duc de la Rochefoucauld ; ci-dessus, p. 118.

5. Dans le manuscrit, *mis*, sans accord ; *et*, après *parti*, est en interligne.

en a menti. Non content de ce qu'il venoit de faire, il s'en
alla chez le libraire, qu'il découvrit, parce que cet ouvrage
ne se débitoit pas publiquement dans cette première nouveauté. Il voulut voir ses exemplaires, pria, promit, menaça, et fit si bien qu'il se les fit montrer. Il prit aussitôt
une plume, et mit à tous la même note marginale[1]. On
peut juger de l'étonnement du libraire, et qu'il ne fut pas
longtemps sans faire avertir M. de la Rochefoucauld de
ce[2] qui venoit d'arriver à ses exemplaires. On peut croire
aussi que ce dernier en fut outré. Cela fit grand bruit
alors, et mon père en fit plus que l'auteur ni ses amis : il
avoit la vérité pour lui, et une vérité qui n'étoit encore
ni oubliée ni vieillie. Les amis s'interposèrent. Mon père
vouloit une satisfaction publique[3]. La cour s'en mêla, et la
faveur naissante du fils, avec les excuses et les compliments, firent recevoir pour telle celle[4] que mon père
s'étoit donnée sur les exemplaires et par ses discours[5].

On prétendit que c'étoit une méprise mal fondée sur ce
que Madame la Princesse[6], venue furtivement à Paris pour

1. Nous n'avons pu trouver aucun exemplaire ainsi maculé de l'édition subreptice de 1662.
2. *Ce* est en interligne.
3. Le duc de la Rochefoucauld désavoua les mémoires publiés en
1662 dans les termes suivants : « Les deux tiers de l'écrit qu'on m'a
montré et que l'on dit qui court sous mon nom, ne sont point de moi, et
je n'y ai nulle part ; l'autre tiers, qui est vers la fin, est tellement changé
et falsifié dans toutes ses parties, et dans le sens, l'ordre et les termes,
qu'il n'y a presque rien qui soit conforme à ce que j'ai écrit sur ce su-
jet-là. C'est pourquoi je le désavoue, comme une chose qui a été sup-
posée par mes ennemis ou par la friponnerie de ceux qui vendent toute
sorte de manuscrits, sous quelque nom que ce puisse être. » (*Œuvres*,
tome II, p. XIII.)
4. C'est-à-dire « la satisfaction que mon père s'étoit donnée. »
5. Le passage que nous avons reproduit tout à l'heure fut considérablement modifié dans les éditions suivantes ; il y est dit simplement
que le duc de Saint-Simon « offrit de recevoir M. le duc d'Enghien
dans sa place, *mais ce sentiment ne lui dura pas longtemps.* »
6. Il s'agit ici de Charlotte de Montmorency, princesse douairière de

réclamer la protection du Parlement sur la prison des
princes ses enfants, avoit présenté sa requête elle-même
à la porte de la grand'chambre[1], appuyée sur mon oncle,
qui, par la proximité[2], n'avoit pu lui refuser cet office; que
cela avoit fait espérer qu'il suivroit le parti, ce qu'il ne
fit toutefois jamais, et qu'ayant un grand crédit sur mon
père, qui étoit à Blaye, il l'engageroit, avec sa place, dans
les mêmes intérêts. Tous ces propos furent reçus pour
ce qu'ils valoient, et les choses en demeurèrent là après
cet éclat, mon père n'en pouvant espérer davantage, et,
de l'autre côté, par la difficulté de soutenir un mensonge
si fort avéré par tant de gens principaux, et des premières
têtes, encore vivants et qui savoient la vérité, qui n'avoit
jusque-là jamais été mise en doute. Mais il est vrai que
jamais MM. de la Rochefoucauld ne l'ont pardonné à mon
père, tant il est vrai qu'on oublie moins encore les injures qu'on fait que celles même qu'on reçoit[3].

Mon père passa le reste d'une longue et saine vie de
corps et d'esprit sans aucune faveur, mais avec une con-

Condé, dont Saint-Simon a parlé ci-dessus, p. 139, et qui était cousine
de Mmes de Saint-Simon. Recevant l'ordre de se rendre en Berry, elle
échappa à l'envoyé de Mazarin, vint droit de Chantilly à Paris, s'y cacha
jusqu'au mercredi 27 avril 1650, et parut ce jour-là au Palais, conduite par Saint-Simon l'aîné et accompagnée de Mme de Châtillon.
(*Journal des assemblées du Parlement*, p. 69.) Le duc d'Orléans, qui
soutenait alors Mazarin, empêcha qu'il fût fait réponse à la requête, et
la princesse mourut quelques mois plus tard.

1. La grand'chambre, qui a été détruite dans l'incendie de 1871,
était une des principales salles du Palais; elle avait été construite sous
saint Louis et décorée sous Louis XII. C'est là que se tenaient les audiences solennelles du Parlement, les lits de justice, etc.

2. *Proximité du sang*, et *proximité* absolument, se disait et peut se
dire encore au sens de parenté, consanguinité : voyez la première et la
dernière édition du *Dictionnaire de l'Académie*.

3. On verra ailleurs (*Mémoires*, tome VIII, p. 377) qu'il y avait eu plus
anciennement un conflit, un procès de préséance entre la Rochefoucauld et Saint-Simon, et ce souvenir devait être pour quelque chose dans
l'animosité réciproque, qui se continua entre les générations suivantes.

sidération que le Roi se tenoit comme obligé[1] de lui devoir, et qui influoit sur les ministres, entre lesquels il étoit ami de M. Colbert[2] : la vertu étoit encore comptée. Les seigneurs principaux, même fort au-dessous de son âge, et les plus de la cour, le voyoient chez lui et y mangeoient quelquefois, où je les ai vus[3]. Il avoit beaucoup d'amis parmi les personnes de tous les états et force connoissances qui le cultivoient, outre quelques amis intimes et particuliers. Il les vit tous jusque dans la dernière vieillesse, et avoit tous les jours bonne chère et bonne compagnie chez lui à dîner. Dans son gouvernement, il y étoit tellement le maître, que, de Paris, il y commandoit et disposoit de tout. Si quelque place vaquoit dans l'état-major, le Roi lui envoyoit la liste des demandeurs ; quelquefois il y choisissoit, d'autres fois il demandoit un homme qui ne s'y trouvoit pas : rien ne lui étoit refusé, jusque-là qu'il faisoit ôter ceux dont il n'étoit pas content, comme je l'ai vu d'un major[4], puis d'un lieutenant de Roi[5], et mettre en la place du dernier, à la prière

1. *Obligé* remplace, au-dessus de la ligne, *tenu*, biffé.

2. Jean-Baptiste Colbert, né à Reims le 29 août 1619, mort à Paris le 6 septembre 1683. Après avoir été commis du ministre le Tellier, puis intendant et exécuteur testamentaire du cardinal Mazarin, Colbert devint successivement conseiller d'État et intendant des finances (1661), surintendant des arts et manufactures (1664), contrôleur général des finances (1665), commandeur et grand trésorier des ordres (1665), secrétaire d'État de la marine, du commerce et de la maison du Roi (1669), etc.

3. La *Muse historique* de Loret cite quelques-uns de ces festins, auxquels assistait parfois le poëte-gazetier.

4. En 1698, le major était M. de Volenne, selon l'*État de la France*. En 1663, les registres paroissiaux de Blaye donnent le nom d'un François de Bellot, dont M. et Mme de Saint-Simon tinrent le fils sur les fonts baptismaux. Les *Mémoires* (tome III, p. 14) diront aussi que le père de MM. de la Roguette avait été fait major de Blaye par Claude de Saint-Simon, et avait ainsi commencé la fortune de cette maison.

5. Sur ces charges, voyez la *Nouvelle description de la France*, par Piganiol de la Force, 2ᵉ édition, tome I, p. 547-548.

d'un de ses amis intimes, un officier appelé d'Astorg[1], qui
avoit quitté le service depuis près de vingt ans et étoit
retiré dans sa province. Mon père étoit unique dans cette
autorité, et le Roi disoit qu'après les services signalés
qu'il lui avoit rendus par ce gouvernement, dans les
temps les plus fâcheux, il étoit juste qu'il y disposât de
tout absolument[2].

Gratitude
de mon père,
jusqu'à sa mort,
pour
Louis XIII.
Jamais il ne se consola de la mort de Louis XIII, jamais
il n'en parla que les larmes aux yeux, jamais il ne le
nomma que le « Roi son maître, » jamais il ne manqua d'aller
à Saint-Denis à son service, tous les ans, le 14 de mai, et
d'en faire faire un solennel à Blaye, lorsqu'il s'y trouvoit
dans ce temps-là. C'étoit la vénération, la reconnoissance,
la tendresse même qui s'exprimoit par sa bouche toutes
les fois qu'il parloit de lui ; et il triomphoit quand il s'é-
tendoit sur ses exploits personnels et sur ses vertus, et,
avant que de me présenter au Roi, il me mena un 14 de
mai à Saint-Denis[3]. Je ne puis finir de parler de lui par
des traits plus touchants ni plus illustres. Il étoit indigné
d'être tout seul à Saint-Denis. Outre sa dignité, ses
charges et ses biens, qu'il devoit en entier à Louis XIII,

---

1. Jacques d'Astorg, comte d'Aubarède, ancien capitaine au Royal-
Vaisseaux et major à Ath, Saint-Guillain et Sedan, était frère de
M. d'Aubarède, gouverneur de l'île de Ré, et de Jean-Michel d'Astorg
d'Aubarède, ce dernier connu pour sa résistance héroïque pendant la
vacance du siége de Pamiers, où il était vicaire général. Jacques d'Astorg eut probablement la charge de lieutenant de Roi et commandant
des ville et gouvernement de Blaye en place d'un cousin du duc, Claude
de Saint-Simon Monbléru, ancien major d'un régiment de cavalerie,
lequel l'avait eue en 1664, comme gendre de Charles Blondel de Joigny, marquis de Bellebrune, avant-dernier titulaire. M. d'Astorg était
encore en charge à la mort de Claude de Saint-Simon, et il obtint, le
15 décembre 1694, un arrêt réglant ses rapports avec les jurats de Blaye.
Il eut la croix de Saint-Louis en 1703.

2. Voyez l'Addition de Saint-Simon à *Dangeau* n° 50.

3. Après la mort de son père, Saint-Simon continua à assister au service anniversaire du 14 mai (*Mémoires*, tome VIII, p. 386-387) ; nous reproduirons, à ce sujet, une pièce de l'année 1733, dans l'appendice n° II.

n'ayant jamais rien eu de sa maison, c'étoit à ses bontés, à son amitié, au soin paternel de le former, à sa confiance intime et entière, qu'il étoit le plus tendrement sensible, et c'est à cette privation, non au changement de fortune, qu'il ne se put jamais accoutumer[1].

Après avoir rendu les derniers devoirs à mon père, je m'en allai à Mons joindre le Royal-Roussillon cavalerie, où j'étois capitaine. Montfort[2], gentilhomme du pays du Maine, en étoit mestre de camp, qui étoit un officier de distinction et brigadier, et qui fut mis à la tête de tous

1. Louis de Saint-Simon hérita de ce culte pour la mémoire de Louis XIII ; on en a une preuve dans la multiplicité des effigies de ce roi qui ornaient soit le cabinet de notre duc à Paris, soit les pièces du château de la Ferté. Entre autres, il faut signaler une « représentation de Louis XIII en buste, dont la tête est de cire, avec ses ornements, cordons, couronne de cuivre en couleur, sur son piédestal de bois d'Hollande sculpté et verni, avec une inscription ; » et ailleurs, un buste en fonte, peint et couronné (Arm. Baschet, *Le duc de Saint-Simon*, p. 62 et 65). Rappelons aussi ce fait, révélé par le testament de l'auteur des *Mémoires*, qu'il porta pendant cinquante ans une bague de rubis où était gravé le portrait de Louis le Juste, et qu'il eut soin de léguer cette précieuse intaille à sa fille Mme de Chimay, avec une autre bague et les monnaies ou médailles frappées à la même effigie. Nous regrettons de ne pouvoir joindre à notre édition un monument d'une autre espèce, dont l'existence, aux archives des Affaires étrangères, est un fait bien connu, sans qu'on soit cependant édifié sur l'origine et la nature de la pièce même. C'est ce *Parallèle d'Henri IV, Louis XIII et Louis XIV*, que Guizot avait signalé bien anciennement, que M. Feuillet de Conches, M. Amédée Lefèvre-Pontalis, M. le duc de Noailles, ont vu tour à tour, mais que le premier de ces trois écrivains, M. Feuillet de Conches, attribuerait volontiers à Louis, plutôt qu'à Claude de Saint-Simon. On dit aussi que ces archives possèdent encore d'autres mémoires sur Louis XIII, d'où ont été sans doute distraits les deux fragments publiés sur le *Pas-de-Suse* et la *Journée des Dupes*, et qu'il eût été intéressant de rapprocher des pages que nous venons de commenter.

2. Louis-Anne de Bresseau, marquis de Montfort-le-Rotrou, nommé brigadier de cavalerie à la promotion de mars 1690. Il ne portait que le titre de mestre de camp-lieutenant, le régiment de Roussillon appartenant au Roi ; il en avait le commandement depuis 1675. Nous le verrons périr à Nerwinde (ci-après, p. 253).

les carabiniers de l'armée, dont on faisoit toujours une brigade à part avant qu'on en eût fait un corps pour M. du Maine[1]. Puyrobert[2], gentilhomme d'Angoumois[3], voisin de Ruffec, en étoit lieutenant-colonel, et d'Achy[4], du nom de Carvoisin, fort connu en Picardie, y étoit capitaine avec commandement de mestre de camp, après en avoir été lieutenant-colonel. On ne sauroit trois plus honnêtes gens, ni plus différents qu'ils l'étoient. Le premier étoit le meilleur homme du monde, le troisième[5] très-vif et très-pétulant, le second d'excellente compagnie ; et le premier, et le dernier surtout, avec de l'esprit. Le major

1. En 1679, deux bons tireurs, armés de carabines, avaient été adjoints à chaque compagnie de cavalerie, avec pareille mission que les quatre grenadiers, munis de la même arme, qui figuraient depuis 1666 dans les compagnies d'infanterie. A l'ouverture de la campagne de 1690, M. de Luxembourg avait réuni ces carabiniers en corps, et le succès avait décidé à former dans chaque régiment une compagnie de trente carabiniers. Ces compagnies se réunissaient en brigade et combattaient ainsi depuis Fleurus; Dangeau (tome IV, p. 292) indique Montfort comme conduisant leurs huit escadrons, non loin du régiment de Roussillon, dans l'ordre de bataille de l'armée de M. de Luxembourg, en 1693. Nous verrons bientôt comment on les forma en division après Nerwinde.

2. François Guy, seigneur de Puyrobert et du Breuil, baptisé le 25 avril 1674, et fait chevalier de Saint-Louis en 1700. Il avait un frère cadet, Charles-François Guy, baptisé le 2 mars 1677, et capitaine dans le même régiment. La terre du Breuil était une des plus grosses de l'Angoumois et valait 6 à 7000 livres de revenu.

3. Saint-Simon, après avoir écrit de Ru[ffec], y a substitué d'Angoumois.

4. François-Philippe de Carvoisin, marquis d'Achy, appartenait à une famille de l'élection de Beauvais qui était venue du Milanais et qui avait joui d'une grande faveur sous François Ier. Lieutenant-colonel de Roussillon depuis 1686, il avait eu une commission de mestre de camp en avril 1691, et fut appelé, en novembre 1693, à l'un des cinq commandements du Royal-Carabiniers. Il passa brigadier le 3 janvier 1696, eut, en janvier 1702, 1000 écus de pension, quitta alors le corps des carabiniers, devint maréchal de camp en octobre 1704, et ne prit sa retraite qu'en avril 1706. Il mourut à Achy, le 29 novembre 1718, étant âgé de plus de quatre-vingts ans, dont il avait passé soixante-six au service.

5. Ici 2ᵈ a été corrigé en 3ᵉ, et plus loin 3ᵉ en 2ᵈ.

étoit frère de Montfort[1] ; et d'ailleurs le régiment bien composé. Ils étoient lors, tant les royaux que plusieurs gris[2], à douze compagnies de cinquante cavaliers, faisant quatre escadrons[3]. On ne peut être mieux avec eux tous que j'y fus, et c'étoit à qui me préviendroit de plus d'honnêtetés et de déférence : à quoi je répondis de manière à me les faire continuer, de manière que d'Achy, qui commanda le régiment par l'absence de Montfort, et qui étoit aux couteaux tirés avec Puyrobert et ne se vouloit trouver nulle part avec lui, s'y laissa apprivoiser chez moi, mais sans se parler l'un à l'autre.

Notre brigade joignoit l'infanterie à la gauche de la première ligne, et fut composée de notre régiment, de celui du[4] duc de la Feuillade[5] et de celui de Quadt[6], qui,

1. C'était sans doute Louis de Bresseau, qui hérita de son frère le marquis, et mourut au château de Montfort, le 9 novembre 1724, âgé de soixante et un ans. — Depuis la création des lieutenants-colonels, le major ne suppléait plus le colonel ; il ne commandait qu'une compagnie ou un escadron, mais veillait aux détails de police et d'ordre dans tout le régiment.

2. Les régiments appartenant au colonel étaient vêtus de drap gris-blanc, tandis que les royaux avaient l'habillement bleu et rouge (Susane, *Histoire de la cavalerie française*, tome I, p. 129, 138, 279-280, etc.).

3. *Journal de Dangeau*, tome IV, p. 386. Comparez *Susane*, tome I, p. 131 et suivantes, 153 et suivantes.

4. *Du* corrige *des.*

5. Louis, d'abord vicomte d'Aubusson, puis comte de la Feuillade et duc de la Feuillade-Rouannez, seul fils survivant du maréchal, né le 30 mai 1673, mestre de camp de cavalerie depuis l'année 1686 et gouverneur du Dauphiné depuis le 11 octobre 1691, à la place de son père. Il devint brigadier le 29 janvier 1702, maréchal de camp le 18 du mois suivant, chevalier de Saint-Louis en 1703, lieutenant général le 25 janvier 1704, commandant du comté de Nice le 13 février 1705. Nous suivrons à cette époque ses campagnes désastreuses en Italie. Sous la Régence, en décembre 1715, il refusa le poste d'ambassadeur extraordinaire à Rome, prit séance comme pair le 29 novembre suivant, fut maréchal de France le 2 février 1724, et mourut à Marly le 29 janvier 1725. — Le régiment dont parle ici Saint-Simon portait le nom d'Aubusson.

6. Quadt était un protestant allemand entré au service de la France

parce que Montfort étoit aux carabiniers, en fut le brigadier[1]. L'armée se forma, et j'allai faire ma cour aux
généraux et aux princes.

Le Roi et le
prince d'Orange
en Flandres.
Position de
leurs armées.
Le Roi partit le 18 mai avec les dames[2], fit avec elles
huit ou dix jours de séjour au Quesnoy[3], les envoya ensuite à Namur, et s'alla mettre à la tête de l'armée du
maréchal de Boufflers, le 2 juin, avec laquelle il prit, le 7
du même mois, le camp de Gembloux[4], en sorte qu'il
n'y avoit pas demi-lieue de sa gauche à la droite de M. de
Luxembourg, et qu'on alloit et venoit en sûreté de l'une
à l'autre. Le prince d'Orange étoit campé à l'abbaye de
Parc[5], de manière qu'il n'y pouvoit recevoir de subsistance, et qu'il n'en pouvoit sortir sans avoir les deux armées du Roi sur les bras. Il s'y retrancha à la hâte, et se
repentit bien de s'y être laissé acculer si promptement.
On a su depuis qu'il écrivit plusieurs fois au prince de
Vaudémont[6], son ami intime, qu'il étoit perdu et qu'il

et converti, en décembre 1685, à l'instigation de Louvois. Le Roi lui
avait donné un régiment de cavalerie allemande en décembre 1688 et
une pension. Il fut nommé brigadier en avril 1691, et mourut des suites
des blessures qu'il reçut à la bataille de Nerwinde, en 1693.

1. Comparez les deux ordres de bataille donnés dans le *Journal de
Dangeau*, tome IV, p. 269 et 292, et, pour la suite de cette campagne,
en Flandres ou en Allemagne, voyez le journal déjà cité du duc du
Maine, dans le ms. Fr. 22079, fol. 206-228.

2. Comparez *Dangeau* (tome IV, p. 289), à la date du 18 mai 1693,
et un passage de la partie inédite des *Mémoires du marquis de Sourches*,
cité par M. le duc de Noailles, *Histoire de Mme de Maintenon*, tome IV,
p. 392, note : « Les dames qui l'accompagnoient [le Roi] dans son
voyage étoient la duchesse de Chartres, Madame la Duchesse, la princesse douairière de Conti, la princesse de Conti, la duchesse du Maine,
la marquise de Maintenon, la princesse de Soubise, etc. » En tout,
vingt-sept dames.

3. Ville du Hainaut français, entre Landrecies et Valenciennes. La
cour y était arrivée le 25, après s'être arrêtée à Chantilly, Compiègne,
Roye, Péronne et Cambray.

4. Ville de Belgique, à quinze kilomètres de Namur.

5. Près de Louvain.

6. Charles-Henri de Lorraine, prince de Vaudémont, né le 17 avril 1649,

n'y avoit que par un miracle qu'il en pût échapper. Son armée étoit inférieure à la moindre des deux du Roi, qui l'une et l'autre étoient abondamment pourvues d'équipages, de vivres et d'artillerie, et qui, comme on peut croire, étoient maîtresses de la campagne.

Dans une position si parfaitement à souhait pour exécuter de grandes choses et pour avoir quatre grands mois à en pleinement profiter, le Roi déclara le 8 juin à M. de Luxembourg qu'il s'en retournoit à Versailles, qu'il envoyoit Monseigneur en Allemagne avec un gros détachement et le maréchal de Boufflers[1]. La surprise du maré-

Départ subit du Roi pour Versailles, et de Monseigneur, avec le maréchal de Boufflers, pour le Rhin. Monsieur sur les côtes.

du prétendu mariage de Charles IV, duc de Lorraine, avec Béatrix de Cusance, comtesse de Cantecroix. Saint-Simon racontera bientôt, à l'année 1697, comment M. de Vaudémont s'attacha au prince d'Orange et à l'Espagne et devint chevalier de la Toison d'or, grand d'Espagne, prince de l'Empire, capitaine général, mestre de camp général, gouverneur des armes aux Pays-Bas et gouverneur général du Milanais. Il mourut le 14 janvier 1723. Depuis le mois de juin 1691, M. de Vaudémont était à la tête des armées espagnoles de Flandres.

1. Le Roi écrivit à Monsieur, qui était en Bretagne, cette lettre, datée de Gembloux, le 8 juin : « .... J'arrivai hier en ce camp, et le duc de Luxembourg à Tourinnes-lès-Ourdons, deux lieues en deçà de Jodoigne. Il ne me reste qu'à vous donner part de la résolution que j'ai prise hier, et que je fus près de prendre au Quesnoy, sur la nouvelle de la prise d'Heidelberg, d'envoyer mon fils, avec une armée considérable, en Allemagne, pour, avec celle que commande le maréchal de Lorge, y faire un si puissant effort que les princes de l'Empire, et peut-être l'Empereur même, se trouvent obligés de s'accommoder avec moi. J'avoue que, dans l'espérance de faire quelque chose de considérable en ce pays, qui répondit à la grande puissance que j'y ai assemblée et aux préparatifs que j'y ai fait faire, et un peu par amour-propre, je résistai aux instances pressantes que l'on me fit là-dessus et aux raisons solides et judicieuses qu'on m'allégua pour m'exciter à prendre ce parti, et je poursuivis mon premier dessein, comme vous en jugerez aisément par la démarche que j'ai faite de venir jusqu'ici. Mais enfin je me suis rendu aux remontrances vives que l'on m'a faites, et aux mouvements de ma propre raison, et j'ai sacrifié avec plaisir mon goût et ma satisfaction particulière et ce qui pouvoit le plus me flatter au bien de l'État, étant convaincu que ce parti peut plus efficacement procurer le rétablissement de la paix que tout autre que j'aurois pu prendre de ce

chal de Luxembourg[1] fut sans pareille. Il représenta au
Roi la facilité de forcer les retranchements du prince d'O-
range et de la battre entièrement avec une de ses deux
armées, et de poursuivre la victoire avec l'autre, avec
tout l'avantage de la saison et de n'avoir plus d'armée
vis-à-vis de soi. Il combattit par un avantage présent, si
certain et si grand, l'avantage éloigné de forcer dans
Heilbronn[2] le prince Louis de Bade[3], et combien l'Alle-

---

côté-ci, quelque éclatant qu'il pût être. Vous qui aimez l'État plus que
personne, je suis sûr que cette résolution sera tout à fait de votre goût.
— Je fais partir après-demain mon fils, avec son armée, qui sera composée de trente bataillons et de soixante escadrons, et je lui fais prendre
le plus court chemin pour se rendre à Philipsbourg. Je me séparerai de
lui à Namur. Cependant je vous dirai que l'armée que je laisse ici aux
ordres du maréchal de Luxembourg, sera forte de près de cent bataillons et de deux cents escadrons, et, par conséquent, comme vous
verrez, en état d'empêcher non-seulement les ennemis de rien entreprendre, mais encore de remporter quelques avantages sur eux. Le
prince d'Orange est campé à Parc, près de Louvain, et a devant lui
plusieurs ruisseaux difficiles à passer et une grande forêt fort fourrée,
appelée Meerdal, que vous trouverez sur la carte, qui empêchent qu'on
ne puisse aller à lui, comme je l'aurois fort désiré, si je l'avois cru
possible. » (Dépôt de la guerre, vol. 1201.) Le premier paragraphe de
cette lettre fut envoyé en circulaire à tous les ambassadeurs. (Archives
des Affaires étrangères, France, vol. 283.) Voyez aussi, dans le Recueil
de lettres militaires, tome VIII, p. 224, celle qui fut écrite le 7 au maréchal de Lorge. On doit faire remarquer que la Gazette (p. 286) se borne
à dire : « Le prince d'Orange est retranché à l'abbaye de Parc, près de
Louvain, où il est couvert par des ruisseaux et des défilés et par la
forêt de Meerdal. Le Roi doit aller demain à Namur, d'où Mgr le Dauphin partira le 12, pour aller en Allemagne, avec une armée de trente
mille hommes. » Et le numéro suivant (p. 303) ne donne plus que l'iti-
néraire du retour à Versailles. Mais le Mercure contient un article justificatif, dans le volume de juin 1693, p. 318-322.

1. De Luxembourg est au-dessus de la ligne ; et, de même, un peu
après, du prince d'Orange ; puis encore de, deux lignes plus loin, devant n'avoir.

2. Heilbronn, ville impériale de Souabe, sur le Necker.

3. Louis-Guillaume, margrave de Bade, né à Paris le 8 avril 1655 et
tenu sur les fonts baptismaux par Louis XIV, avait succédé à son aïeul,

magne seroit aisément en proie au maréchal de Lorge,
si les Impériaux envoyoient de gros détachements en
Flandres, qui n'y seroient pas même suffisants, et qui,
n'y venant pas, laisseroient tous les Pays-Bas à la discrétion de ses deux armées. Mais la résolution étoit prise.
Luxembourg, au désespoir de se voir échapper une si
glorieuse et si facile campagne, se mit à deux genoux devant le Roi, et ne put rien obtenir. Mme de Maintenon
avoit inutilement tâché d'empêcher le voyage du Roi ; elle
en craignoit les absences ; une si heureuse ouverture de
campagne y auroit retenu le Roi longtemps, pour en
cueillir par lui-même les lauriers : ses larmes à leur séparation, ses lettres après le départ furent plus puis-
santes et l'emportèrent sur les plus pressantes raisons
d'État, de guerre et de gloire[1].

comme prince souverain, en 1677, et avait combattu les Turcs, comme
général des armées impériales, de 1687 à 1691. Il mourut à Rastadt, le
4 janvier 1707, étant alors maréchal de camp général de l'Empire et
ayant la réputation d'un des plus expérimentés capitaines de son temps.
   1. Cette accusation, que Saint-Simon renouvellera encore dans son
résumé du règne de Louis XIV, et sur laquelle nous devons dire qu'il
se trouve d'accord avec plusieurs écrivains militaires du temps, tels que
la Fare, Feuquière, Saint-Hilaire, a été réduite à de justes proportions
par Théophile Lavallée, dans l'édition commentée des *Lettres historiques et édifiantes de Mme de Maintenon*, tome I, p. 302 et suivantes. Les
correspondances officielles ou privées prouvent en effet que la combi-
naison annoncée le 7 et le 8 juin par le Roi venait, non pas des motifs
personnels que supposent Saint-Simon ou les autres écrivains cités plus
haut, mais du nouveau cours donné aux espérances et aux projets par
la prise d'Heidelberg. Les éditeurs du *Journal de Dangeau* (tome XVI,
p. 274-279), en reproduisant l'argumentation de Lavallée, y ont joint un
passage des *Notes historiques* de Racine (Œuvres, tome V, p. 116) qui
semble décisif : « M. de Feuquière avoit parlé tout l'hiver à M. de Pomponne de l'avantage qu'on trouveroit à porter le fort de la guerre en
Allemagne. Lorsqu'on fut arrivé au Quesnoy et qu'on sut la prise de
Heidelberg, ces discours furent remis sur le tapis. Le Roi demanda à
Chamlay un mémoire où il expliquât les raisons pour la Flandre et pour
l'Allemagne : Chamlay avoue qu'il appuya un peu trop pour l'Allemagne.
Ainsi on résolut dès lors de pousser de ce côté-là, et le détachement

Le soir de cette funeste journée, M. de Luxembourg, outré de douleur, de retour chez lui, en fit confidence au maréchal de Villeroy, à Monsieur le Duc et à M. le prince de Conti[1], et à son fils[2], qui tous ne le pouvoient croire et s'exhalèrent en désespoirs. Le lendemain, 9 juin, qui que ce soit ne s'en doutoit encore. Le hasard fit que j'allai seul à l'ordre chez M. de Luxembourg, comme je faisois très-souvent pour[3] voir ce qui se passoit et ce qui se feroit le lendemain. Je fus très-surpris de n'y trouver pas une âme[4], et que tout étoit à l'armée du Roi. Pensif et arrêté sur mon cheval, je ruminois sur un fait si singulier, et je délibérois entre m'en retourner ou pousser jusqu'à l'armée du Roi, lorsque je vis venir de notre camp M. le prince de Conti, seul aussi, suivi d'un seul page et d'un palefrenier avec un cheval de main. « Qu'est [-ce] que vous faites là ? » me dit-il, en me joignant; et riant de ma surprise, il me dit qu'il s'en alloit prendre congé du Roi, et que je ferois bien d'aller avec lui en faire autant.

de Monseigneur fut résolu. On espéroit en quelques négociations avec les princes d'Allemagne. Le Roi apprit cette résolution à M. de Luxembourg près de Mons. » Le *Journal de la santé du Roi*, tenu par Fagon (p. 205-206), nous apprend que Louis XIV souffrait, à cette époque, d'une espèce d'hypocondrie rhumatismale.

1. François-Louis de Bourbon, prince de la Roche-sur-Yon, puis de Conti, lieutenant général et chevalier des ordres, second fils d'Armand de Bourbon et d'Anne-Marie Martinozzi. Il était né le 30 avril 1664, avait épousé, le 29 juin 1688, sa cousine Marie-Thérèse de Bourbon-Condé, et mourut le 22 février 1709.

2. Ce doit être Charles-François-Frédéric de Montmorency-Luxembourg, d'abord prince de Tingry, puis duc de Beaufort-Montmorency, fils aîné du maréchal, né le 28 février 1662. Il avait débuté en 1688 comme capitaine de cavalerie et exempt des gardes du corps, était gouverneur de Normandie depuis 1691, brigadier depuis 1692, et maréchal de camp depuis le 30 mars 1693. Il suivit son père dans toutes ses campagnes, lui succéda comme duc de Luxembourg en 1695, fut fait lieutenant général le 29 janvier 1702, chevalier des ordres en 1724, et mourut à Paris, le 4 août 1726.

3. *Pour* est en interligne. — 4. Dans le manuscrit, « pas un âme ».

« Que veut dire *prendre congé?* » lui répondis-je. Lui,
tout de suite, dit à son page et à son palefrenier de le
suivre un peu de loin, et m'invita d'en dire autant au
mien et à un laquais qui me suivoit. Alors il me conta la
retraite du Roi, mourant de rire, et, malgré ma jeunesse,
la chamarra bien, parce qu'il ne se défioit pas de moi.
J'écoutois de toutes mes oreilles, et mon étonnement
inexprimable ne me laissoit de liberté que pour faire
quelques questions. Devisant de la sorte, nous rencon-
trâmes toute la généralité[1] qui revenoit[2]. Nous les joi-
gnîmes, et tout aussitôt les deux maréchaux, Monsieur le
Duc, M. le prince de Conti, le prince de Tingry[3], Albergotti[4], Puységur[5], s'écartèrent, mirent pied à terre, et y

1. C'est-à-dire la réunion de tous les officiers généraux, acception
dont M. Littré ne donne que cet unique exemple.
2. On voit, par le *Journal de Dangeau* (tome IV, p. 304), que le Roi
venait de communiquer officiellement sa résolution au conseil de
guerre ; le soir, il l'annonça à l'*ordre*.
3. Il est probable que Saint-Simon rend ici au fils aîné du maréchal
de Luxembourg (voyez ci-dessus, p. 232, note 2) le titre de prince de
Tingry, qu'il avait quitté depuis 1688 pour prendre celui de duc de
Montmorency, et qui ne fut relevé qu'en 1711, par le quatrième fils du
maréchal. Celui-ci, à l'époque où nous sommes, portait le titre de chevalier de Luxembourg et accompagnait[a] aussi son père, dont il fut un
des meilleurs élèves. Sa belle conduite à la bataille de Nerwinde lui
valut un régiment d'infanterie ; mais il était trop jeune pour prendre part
au conciliabule dont parle ici Saint-Simon. Il s'appelait Christian-Louis,
était né le 9 février 1675 et portait la croix de chevalier de Malte;
maréchal de France en 1734, il mourut le 23 décembre 1746.
4. François-Zénoble-Philippe, comte Albergotti, né à Florence, le
25 mai 1654, lieutenant-colonel du régiment d'infanterie Royal-Italien,
brigadier de mars 1690, maréchal de camp de mars 1693. Il était un
des favoris du maréchal de Luxembourg. Il devint chevalier de Saint-
Louis en 1694, lieutenant général en 1702, colonel du Royal-Italien en
1705, chevalier des ordres en 1711, et mourut à Paris, le 23 mars 1717.
Voyez sa notice dans la *Chronologie* de Pinard, tome IV, p. 449-453.
5. Jacques-François de Chastenet, marquis de Puységur, naquit à

[a] Le comte de Luxe, troisième fils du maréchal, se trouvait également avec
ses frères, et fut blessé à Nerwinde.

furent une bonne demi-heure à causer, on peut ajouter à
pester : après quoi ils remontèrent à cheval, et chacun
poursuivit son chemin. M. le duc de Chartres revint plus
tard ; et nous ne nous y amusâmes pas, pour arriver
encore à temps, moi toujours seul avec M. le prince de
Conti, et ne cessant de nous entretenir d'un événement si
étrange et si peu attendu.

Arrivés chez le Roi, nous trouvâmes la surprise peinte
sur tous les visages, et l'indignation sur plusieurs. On
servit presque aussitôt après. M. le prince de Conti monta
pour prendre congé, et, comme le Roi descendoit le degré
qui tomboit dans la salle du souper, le duc de la Trémoïlle me dit de monter au-devant du Roi, pour prendre
congé aussi. Je le fis au milieu du degré. Le Roi s'arrêta
à moi et me fit l'honneur de me souhaiter une heureuse
campagne. Le Roi à table, je rejoignis M. le prince de
Conti, et [nous] remontâmes à cheval. Il étoit extrêmement poli, et[1] avec discernement. Il me dit qu'il avoit une
permission à me demander, qui ne seroit pas trop
honnête : c'étoit de descendre chez Monsieur le Prince, à
qui il vouloit dire adieu et franchement un peu causer
avec lui, et cependant de vouloir bien l'attendre. Il fut
environ trois quarts d'heure[2] avec lui. En revenant au

Paris, le 19 mars 1655. Entré au service en 1677, il avait été successivement capitaine, major et lieutenant-colonel du régiment du Roi-infan-
terie. Depuis 1690, il était maréchal général des logis aux camps et armées du Roi, comme Chamlay et Langlée ; il eut la croix de Saint-Louis
en 1694, le grade de brigadier en 1696, et une charge de gentilhomme
de la manche du duc de Bourgogne en juin 1698. Il devint maréchal de
camp en 1702, lieutenant général en 1704, gouverneur de Condé en 1707,
et commandant en chef des provinces de Flandres, Artois, Picardie, etc.
Sous la Régence, il fit partie du conseil de guerre, et, sous Louis XV,
devint maréchal de France en 1734, chevalier des ordres en 1739, gouverneur de Bergues en 1743. Il mourut à Paris, le 15 août 1743. Il a
laissé un *Traité de l'art de la guerre*, rédigé pour le duc de Bourgogne ;
son père avait écrit des *Mémoires*, que Fr. du Chesne fit paraître en 1690.

1. *Et* est en interligne. — 2. Dans le manuscrit, *d'heures.*

camp, nous ne fîmes que parler de cette nouvelle, qui
n'avoit éclaté que ce jour-là même ; et le Roi et Monseigneur partirent le lendemain pour Namur, d'où Monseigneur s'en alla en Allemagne, et.le Roi, accompagné des[1]
dames, retourna à Versailles, pour ne revenir plus sur la
frontière.

L'effet de cette retraite fut incroyable, jusque parmi   [Add. 3.S. 52]
les soldats et même parmi les peuples. Les officiers généraux ne s'en pouvoient taire entre eux, et les officiers
particuliers[2] en parloient tout haut avec une licence qui
ne put être contenue. Les ennemis n'en purent ni n'en
voulurent contenir leur surprise et leur joie. Tout.ce.qui
revenoit des ennemis n'étoit guère plus scandaleux que
ce qui se disoit dans les armées, dans les villes, à la
cour même par des.courtisans ordinairement si aises de
se retrouver à Versailles, mais qui se faisoient honneur
d'en être honteux; et on sut que le prince d'Orange
avoit mandé à Vaudémont qu'une main qui ne l'avoit jamais trompé lui mandoit la retraite du Roi, mais que
cela étoit si fort qu'il ne la pouvoit espérer ; puis, par
un second billet, que sa délivrance étoit certaine, que
c'étoit un miracle qui ne se pouvoit imaginer, et qui étoit
le salut de son armée et des Pays-Bas, et l'unique par qui
il pût arriver. Parmi tous ces bruits, le Roi arriva avec
les dames, le 25 juin[3], à Versailles.

M. de Luxembourg, allant, le 17 juillet[4], reconnoître un   Tilly défait.
fourrage de l'abbaye d'Heylissem[5], où il étoit campé, fut

1. *De* a été corrigé en *des*.
2. *Officiers particuliers*, c'est-à-dire, par opposition à *officiers généraux*, ceux dont le commandement est restreint à un régiment, un bataillon ou escadron, une compagnie.
3. Le *Journal de Dangeau* (tome IV, p. 313), qui suit Louis XIV
dans tout son voyage, prouve qu'il n'arriva à Versailles que le 26 juin,
pour l'heure du coucher.
4. Saint-Simon emprunte presque textuellement cet article à *Dangeau*,
tome IV, p. 323-324.
5. Située près de Tirlemont, département de Neer-Heylissem.

averti de la marche de Tilly[1], avec un corps de cavalerie
de six mille hommes, pour se poster en lieu d'incommoder ses convois. Là-dessus, notre général fit monter à
cheval, dans la nuit, quarante-quatre escadrons de sa
droite, qui en étoit la[2] plus à portée, avec des dragons, et
marcha à eux, avec les princes, et ne put arriver sur eux
que le matin, parce que, avertis par un moine d'Heylissem, ils avoient monté à cheval : on les trouva sur une
hauteur, avec des ravines devant eux. Marsin[3], le chevalier
du Rozel[4] et Sanguinet[5], exempt des gardes du corps, les

1. Albert Tzerclaës, prince et comte de Tilly, était neveu du célèbre
général de ce nom (mort en 1632) et fils d'une Montmorency-Robecque.
D'abord général des armées de l'évêque-prince de Liége, il passa au service de l'Espagne, et y gagna la grandesse et la Toison d'or, avec les
titres de capitaine des gardes du corps, de vice-roi de Navarre et de général des armées de Charles II en Flandres et en Espagne. Il mourut le
3 septembre 1715. Un de ses frères se distingua au service de la Hollande ; leur famille était originaire de Bruxelles.
2. *Le* a été corrigé en *la*.
3. Ferdinand, comte de Marsin (on disait aussi : *Marchin*), fils d'un
autre comte de Marsin, d'origine liégeoise, qui s'était successivement
distingué au service de la France, de l'Espagne et de l'Angleterre, était
né à Liége en février 1656 et servait la France depuis la mort de son
père (1673). Capitaine-lieutenant des gendarmes de Flandres en avril
1673, brigadier de cavalerie en août 1688, il venait d'être fait maréchal de camp le 30 mars 1693. En 1694, il eut l'ordre de Saint-Louis ;
en 1695, la charge de directeur général de la cavalerie ; en 1701, le
grade de lieutenant général et un titre d'ambassadeur extraordinaire
auprès de Philippe V ; en 1703, le collier du Saint-Esprit, le gouvernement d'Aire en Artois, et enfin le bâton de maréchal de France. Il périt
le 7 septembre 1706, au combat donné sous les murs de Turin.
4. Alexis-François du Rozel, entré dans l'ordre de Malte en 1665,
était devenu lieutenant-colonel du régiment de Saint-Aignan ; il eut en
1693, comme on le verra plus loin, un régiment de cavalerie, puis une
brigade de carabiniers en 1696 ; fut maréchal de camp en 1702, lieutenant général en 1704, avec le cordon rouge, et capitaine des gardes
du duc du Maine en novembre 1706. Il se retira en 1712, et mourut à
Saumur, au mois d'avril 1716. Quoique marié, il avait conservé le titre
de chevalier, pour se distinguer de son frère aîné le marquis.
5. Louis de Sanguinet, nommé exempt dans la compagnie de

attaquèrent par trois endroits, avec chacun un détachement ; et Sanguinet, pour s'être trop pressé, fut culbuté
et tué, et le duc de Montfort[1], qui étoit avec lui et le détachement des chevau-légers, fut très-dangereusement
blessé de six coups de sabre, dont il fut trépané[2] et demeura balafré. Thiange[3], qui y étoit accouru volontaire,
y fut dangereusement blessé par les nôtres, qui, par son
habit toujours bizarre, le prirent pour être des ennemis.
Ils furent enfoncés, et mis tellement en fuite qu'on ne[4]
put presque faire de prisonniers[5].

Le maréchal de Villeroy alla ensuite prendre Huy[6] avec
un gros détachement de l'armée, que le reste couvrit avec

Huy rendu
au maréchal
de Villeroy.

Luxembourg, le 22 mars 1693, et remplacé par le marquis de Saint-
Lary, le 11 mars 1694.

1. Honoré-Charles d'Albert de Luynes, comte de Tours, puis titré
comte et duc de Montfort en 1688, était né le 6 novembre 1669, et avait
débuté en 1688, au siége de Philipsbourg. Il était, depuis 1691, cornette
de la compagnie des chevau-légers de la garde, que commandait le duc
de Chevreuse, son père, et eut le grade de brigadier en 1696. Blessé
encore au combat de Tongres, en 1702, il eut alors le commandement
des chevau-légers, avec le grade de maréchal de camp, et périt, en 1704,
d'une dernière blessure reçue le 7 septembre, en faisant entrer un convoi dans Landau.

2. Trépané corrige un autre mot, que la surcharge rend illisible.

3. Claude-Philibert de Damas, marquis de Thiange, fils de la sœur
de Mme de Montespan, était menin de Monseigneur, colonel d'un régiment de son nom et brigadier d'infanterie de la promotion de mars 1693.
Il fut fait, la même année, chevalier de Saint-Louis, devint maréchal
de camp en février 1702, lieutenant général en octobre 1704, et mourut à la fin de 1707, âgé de quarante-quatre ans, dans son commandement de Saint-Malo. Il avait débuté aux mousquetaires.

4. Saint-Simon a changé n'a en ne, et oublié de corriger ensuite
presque pu en put presque.

5. Le Roi, tout en déplorant ces pertes, manifesta son étonnement
de ce que des officiers généraux ou des colonels eussent servi en volontaires ; le maréchal de Luxembourg répondit qu'il n'avait pas connu
leur présence assez à temps pour y mettre ordre. (Dépôt de la guerre,
vol. 1201.)

6. Ville de Belgique, sur la Meuse, à trente kilomètres de Liége. Voyez
le récit du siége dans la Gazette de 1693, p. 373-374.

M. de Luxembourg. Tout fut pris en trois jours[1] ; on n'y perdit qu'un sous-ingénieur et quelques soldats. J'en vis sortir une assez mauvaise garnison de diverses troupes ; elle passa devant le maréchal de Villeroy, et fut fort inquiétée par nos officiers, qui eurent, par la capitulation, la liberté de rechercher leurs déserteurs. Je visitai la place, où on mit un commandant aux ordres de Guiscard[2], gouverneur de Namur. L'armée réunie fit ensuite quelques camps de passage[3], et prit enfin[4] celui de Lexhy, à trois lieues de Liége. En arrivant, on commanda à l'ordre quantité de fascines par bataillon : ce qui fit croire qu'on alloit marcher aux lignes de Liége[5]. Cette opinion dura tout le lendemain ; mais le jour suivant, 28 juillet, il y eut, dans la fin de la nuit, ordre de les brûler et de se tenir prêts à marcher. L'armée, en effet, se mit en mouvement de grand matin, par[6] grande chaleur, et vint passer le défilé de Waremme[7], au débouché duquel elle fit halte.

Pendant ce temps-là, je gagnai une grange voisine, avec force officiers du Royal-Roussillon et quelques autres de la brigade, pour manger un morceau à l'abri du soleil. Comme nous finissions ce repas, arriva Boissieux[8], cor-

---

1. Du 21 au 23 juillet 1693.
2. Voyez p. 54, note 2. Ce poste fut donné à Cadrieu, brigadier d'infanterie.
3. C'est-à-dire « passagers, occupés en passant. »
4. *Enfin* est en interligne.
5. En effet, sur le bruit que le prince d'Orange s'avançait vers Tongres, le maréchal de Luxembourg et tous ses officiers furent d'avis qu'on pouvait forcer les lignes de Liége ; mais la crainte d'y faire de grosses pertes, à cause des défenses naturelles qui couvraient les ennemis, fit hésiter le maréchal, d'autant plus que, vaincus, ils pouvaient se retirer dans la ville. (Dépôt de la guerre, vol. 1206, n° 201, 27 juillet 1693.)
6. *Par* termine une page ; il se pourrait qu'*une* eût été sauté.
7. Ville située à environ vingt-cinq kilomètres O. de Liége.
8. On pourrait lire ici : *Brissieux* ou *Boissieux* ; mais plus loin il y a bien clairement *Boissieux*.

nette de ma compagnie, qui revenoit¹ de dehors avec
le Fèvre², capitaine dans notre régiment, qui, de gardeur
de cochons, étoit parvenu là à force de mérite et de
grades, et qui ne savoit encore lire ni écrire, quoique
vieux. C'étoit un des meilleurs partisans³ des troupes du
Roi, et qui ne sortoit jamais sans voir les ennemis ou
en rapporter des nouvelles sûres. Nous l'aimions, l'esti-
mions et le considérions tous, et il l'étoit des généraux.
Boissieux me dit tout joyeux que nous allions voir les
ennemis, qu'ils avoient reconnu leur camp au deçà de la
Geete⁴, et qu'il se passeroit sûrement une grande action.
Nous le laissâmes aux prises avec ce qu'il y avoit encore
à manger, et, sur ces nouvelles, nous montâmes à cheval.
Un moment après, je rencontrai Marsin, maréchal de
camp, qui nous les confirma. Je m'en allai au⁵ moulin de
Waremme, dans lequel nos principaux généraux étoient
montés avec Monsieur le Duc et le maréchal de Joyeuse⁶,
tandis que M. de Luxembourg s'étoit avancé avec M. de
Chartres et M. le prince de Conti. J'y montai aussi, et,
après m'être informé des nouvelles, je m'en allai rejoindre le Royal-Roussillon.

Voici la relation que je fis le lendemain de cette bataille,
que j'envoyai à ma mère et à quelques amis⁷.

1. Par mégarde, *revenenoit.*

2. Cet officier est cité avec éloge dans une lettre où le maréchal de
Luxembourg raconte au Roi son expédition. (Dépôt de la guerre, vol.
1206, nᵒ 167, 24 juillet 1693.) Il eut la croix de Saint-Louis en 1695.

3. *Partisan* se dit de « celui qui sait bien conduire un parti de gens
de guerre, pour surprendre l'ennemi, enlever ses quartiers, ses fourra-
geurs. » (*Furetière.*)

4. Il y a en Belgique deux rivières de ce nom, qui se réunissent et
vont se jeter dans le Demer, un des affluents de la Dyle. La grande Geete
passe à Tirlemont ; la petite Geete, dont il est ici question, passe à peu
de distance du village de Nerwinde.

5. Saint-Simon avait d'abord mis ici *avec*, qui vient plus loin ; puis il
y a substitué *au*.

6. *Joyeuse* est en interligne, au-dessus de *Villeroy*, biffé.

7. Comparez le rapport de d'Artagnan, qui a été publié par les édi-

Bataille
de Nerwinde.

[Add. S^tS. 58-54]

Lundi 27 juillet, le maréchal de Joyeuse fut détaché du camp de Lexhy, à trois lieues de Liége, avec Montchevreuil[1], lieutenant général, et Pracomtal[2], maréchal de camp, deux brigades d'infanterie et quelques régiments de cavalerie, pour aller à nos lignes joindre quelques troupes qu'y commandoit la Valette[3], et s'opposer aux ennemis, qui avoient exigé des contributions du côté d'Arras et de Lille. Le mardi 28, l'armée décampa, marcha sur Waremme, dont elle traversa la petite ville, et le détachement du maréchal de Joyeuse séparément d'elle, mais les deux maréchaux ensemble. La tête de l'armée arrivant à une demi-lieue au delà, il vint plusieurs avis que le prince d'Orange étoit campé avec son armée au deçà de la Geete, qui est une petite rivière guéable en

teurs du *Journal de Dangeau* (tome IV, p. 420-423), la relation de la *Gazette* (p. 393-400), celle du *Mercure*, qui doit être du prince de Conti (un volume entier du mois d'août 1693), le récit de la Fare (p. 301), dont les mémoires s'arrêtent là, ceux de Berwick, de Feuquière, etc. Un plan est joint aux mémoires de ce dernier ; le Dépôt de la guerre en a plusieurs autres, et on possède au musée de Versailles, dans la salle des Gardes (n° 2138), une grande toile de J. B. Martin l'aîné, représentant la bataille au moment de l'attaque de M. de Joyeuse. Enfin signalons dans le Chansonnier (ms. Fr. 12691, p. 127) une chanson et des notes bonnes à consulter.

1. Gaston-Jean-Baptiste de Mornay, comte de Montchevreuil, major du régiment du Roi en 1673, lieutenant-colonel en 1675 et colonel en 1678, grand prieur de l'ordre de Saint-Lazare en 1680, brigadier en 1683, maréchal de camp en 1688, gouverneur d'Arras en 1692, lieutenant général le 30 mars 1693, et, le 9 mai, grand-croix de Saint-Louis. Il fut tué à Nerwinde, le 29 juillet. C'était le sixième frère puîné du marquis de Montchevreuil dont il a été parlé ci-dessus, p. 103.

2. Armand de Pracomtal, dit le marquis de Pracomtal, après avoir servi sur mer, avait eu un régiment de cavalerie et obtenu le grade de brigadier en 1690 et celui de maréchal de camp en 1693. Il devint lieutenant général en 1702, eut le gouvernement de Menin, et fut tué à la bataille de Spire, le 15 novembre 1703. Il épousa, après la campagne, le 19 novembre 1693, une nièce du comte de Montchevreuil, qui précède.

3. Louis-Félix de Nogaret, marquis de la Valette, avait été nommé brigadier de cavalerie en 1677, maréchal de camp en 1688, lieutenant général en mars 1693. Il mourut, à soixante ans, le 9 février 1695.

fort peu d'endroits, et dont les bords sont fort hauts et
escarpés, et que cette armée n'étoit qu'à demi-lieue de
Lewe ou Lo[1], petite ville qui a une forteresse peu considérable, dans des marais au delà de la Geete, et fort différente de Loo, maison de plaisance du prince d'Orange,
qui en est bien loin, en Hollande[2].

Sur ces nouvelles, M. de Luxembourg s'avança avec le
maréchal de Villeroy, M. le duc de Chartres, M. le prince
de Conti et fort peu d'autres et quelques troupes, pour
tâcher de se bien assurer de la vérité de ces rapports. Une
heure et demie après, il manda au maréchal de Joyeuse,
qui étoit resté à la tête de l'armée avec Monsieur le Duc,
et qui, pour voir de plus loin, étoient montés dans le
moulin à vent de Waremme, de marcher à lui avec l'armée
et d'y faire rentrer le détachement destiné à nos lignes[3].
M. le prince de Conti revint, qui confirma les nouvelles
qu'on avoit eues de la position des ennemis[4] et se chargea
de l'infanterie, dont quelques brigades achevoient encore
de passer le défilé de Waremme. L'armée marcha fort vite,
faisant néanmoins de temps en temps quelques haltes
pour attendre l'infanterie, et, sur les huit heures du soir,
arriva à trois lieues au delà de Waremme, dans une plaine
où les troupes furent mises en bataille. Peu de temps
après, elle se remit en colonnes, s'avança un quart de

1. Le nom de cette petite ville, située à peu de distance de Louvain,
s'écrit ordinairement *Léau*, en flamand *Leeuw* ou *Soutlecuw*.

2. Loo, dans la Gueldre, à vingt-quatre kilomètres N. d'Arnheim,
est encore la résidence d'été de la famille royale.

3. « Artagnan aura pu dire à V. M. comme quoi le détachement de
M. de Joyeuse avoit été fait, et qu'il avoit marché dès le matin séparé
de l'armée ; mais M. de Joyeuse, qui marchoit avec nous dans la résolution de n'aller que le soir dans son camp, ayant appris que M. le prince
d'Orange n'étoit point parti du sien, voulut à toute force être de la
partie, et je ne me sentis pas assez fort pour en empêcher un maréchal
de France. » (Lettre de M. de Luxembourg au Roi, 1er août ; Dépôt de
la guerre, vol. 1207, n° 1.)

4. Il semble que Saint-Simon avait voulu d'abord écrire *all[iés]*.

lieue plus près de l'ennemi, et passa ainsi le reste de la
nuit en colonnes, tandis que l'infanterie et l'artillerie
achevèrent d'arriver : c'étoit une chose charmante que la
joie des troupes après plus de huit lieues de marche, et
leur ardeur d'aller aux ennemis, dans le camp desquels
on entendit beaucoup de bruit et de mouvement toute la
nuit, ce qui fit craindre qu'ils se retiroient.

Sur les quatre heures du matin, leur canon commença
à se faire entendre ; nos batteries, disposées un peu trop
loin à loin, ne purent être prêtes qu'une heure après,
qu'on commença à se canonner vigoureusement, et alors
on reconnut que l'affaire seroit difficile. Les ennemis oc-
cupoient toutes les hauteurs, un village à droite et un
autre village à gauche[1], dans lesquels ils s'étoient bien
retranchés. Ils avoient fait aussi un long retranchement,
avec beaucoup de petites redoutes, sur la hauteur, d'un
village à l'autre, jusqu'auprès d'un grand ravin à la
droite, de manière qu'il falloit aller à eux par entre les
deux villages, d'où il les falloit chasser, et qui étoient
trop proches pour laisser de quoi s'étendre, ce qui obli-
geoit nos troupes d'être sur plusieurs lignes et leur causoit le désavantage, d'être débordées, surtout sur notre
gauche ; et cependant les batteries qu'ils avoient disposées fort près à près sur le haut de leur retranchement,
entre les deux villages, et beaucoup mieux disposées[2] que
les nôtres, fouettoient étrangement notre cavalerie, re-
pliée très-confusément vis-à-vis, par la raison que je
viens de dire.

M. le prince de Conti, sous[3] le maréchal de Villeroy, et
beaucoup d'infanterie attaqua le village de notre droite,

1. Les villages situés entre les deux armées étaient : à la droite des
ennemis, Nerwinde (Neerwinden), qui a donné son nom à la bataille,
Rumsdorp au centre, Neer-Landen ou Bas-Landen et Dormaël à la gauche.
2. Par mégarde, dans le manuscrit, *disposée*.
3. *Sous* corrige d'autres lettres et est précédé de ces mots, biffés :
« M. de Rubentel et M. »

nommé Bas-Landen¹. Feuquière², lieutenant général, qui ne manquoit ni de capacité ni de courage, fut accusé de n'avoir voulu faire aucun mouvement. En même temps, Montchevreuil, sous le maréchal de Joyeuse, qui tout à cheval arracha le premier cheval de frise³, attaqua le village de notre gauche, appelé Neerwinden, qui donna le nom à la bataille⁴. Montchevreuil y fut tué, et fut remplacé par Rubentel⁵, autre lieutenant général, et par le duc de Berwick⁶, qui y fut pris. Ces deux attaques à la

1. Ou Neer-Landen. La bataille est désignée par les historiens anglais sous le nom de Landen (à 3 kilomètres de Neer-Landen).

2. Antoine de Pas, marquis de Feuquière, fils et petit-fils de deux capitaines célèbres, né à Paris en janvier 1648, mort le 27 janvier 1711. Il avait eu en 1688 le grade de brigadier d'infanterie, en 1689 celui de maréchal de camp, en mars 1693 celui de lieutenant général. En février 1694, il fut nommé chevalier de Saint-Louis, et il finit la guerre en Flandres; mais le Roi refusa de lui donner du service dans la guerre de Succession. Il avait le gouvernement de Verdun et le commandement de Bordeaux. Nous possédons de lui des *Mémoires sur la guerre*, où il raconte (tome III, p. 300) la bataille et explique la marche de l'aile droite, qu'il dirigeait lors de la troisième attaque contre le village de Nerwinde.

3. Pièce de bois garnie de pieux pointus et ferrés et destinée à arrêter les assaillants.

4. Ce nom ne fut pas adopté immédiatement. Luxembourg écrit au Roi, le 11 août 1693 : « Les ennemis baptisent la bataille du nom de Wangen (Wanghe, à 5 kilomètres de Landen); nous l'avions nommée Neerwinden, à cause du village qu'on attaquoit; mais il y a tout auprès une chapelle qu'on appelle Sainte-Croix, et la plaine où les ennemis étoient en bataille porte le même nom. Il me semble qu'il convient mieux aux armes du Roi très-chrétien, aussi pieux que vous êtes, qu'une bataille qu'elles ont gagnée porte le nom de Sainte-Croix plutôt que tout autre. » (Dépôt de la guerre, vol. 1207, nº 53.)

5. Denis-Louis de Rubentel, marquis de Mondétour, lieutenant aux gardes en 1652 et lieutenant-colonel en 1681, lieutenant général en 1688. On verra comment il fut forcé de prendre sa retraite en 1697. Il mourut en avril 1705, âgé de soixante-dix-huit ans. Le Pippre de Nœufville (tome III, p. 70) a donné l'état de ses services et exposé son rôle à Nerwinde.

6. Jacques Fitz-James, duc de Berwick, fils naturel du roi Jacques II

droite et à la gauche furent vivement repoussées, et, sans
le prince de Conti, le désordre auroit été fort grand à celle
de la droite. M. de Luxembourg, voyant l'infanterie presque rebutée, fit avancer toute la cavalerie au petit trot, .
comme pour[1] forcer les retranchements du front ou d'entre les deux villages. L'infanterie ennemie qui les bordoit
laissa approcher la cavalerie plus près que la portée du
pistolet, et fit dessus une décharge si à propos, que les
chevaux tournèrent bride et retournèrent plus vite qu'ils
n'étoient venus. Ralliée à peine par ses officiers et les
officiers généraux, elle fut ramenée avec la même furie,
mais avec le même malheureux succès, deux fois de
suite. Ce n'étoit pas que M. de Luxembourg comptât de
faire entrer la cavalerie dans ces retranchements, qu'on
pouvoit à peine escalader à pied ; mais il espéroit, par
un mouvement général et audacieux de cette cavalerie,
faire abandonner ces retranchements.

Voyant donc à ce coup sa cavalerie inutile et son infanterie repoussée deux fois, celle-ci des deux villages, et
la cavalerie par trois fois des retranchements du front, et

et d'Arabella Churchill, sœur du duc de Marlborough. Né à Moulins en
1671, il fit sa première campagne en Hongrie (1686) et fut fait, à son
retour en Angleterre, colonel de deux régiments, duc, chevalier de la
Jarretière, etc. La révolution de 1688 le força de se retirer en France,
avec son père ; mais il alla prendre, en 1689, le commandement de l'Irlande. Revenu en France, il prit part à toutes les actions de l'armée des
Flandres et fut nommé lieutenant général le 30 mars 1693. Naturalisé le
17 décembre 1703, et promu, le 15 février 1706, à la dignité de maréchal de France, la victoire d'Almanza (1707) lui valut, en Espagne, un
duché, la grandesse, la Toison d'or et la lieutenance générale d'Aragon ;
en France, il eut le gouvernement de Limousin et le duché de Fitz-
James-Warty (1710). Sous le règne suivant, ayant commandé les armées
à plusieurs reprises, il fut nommé, le 2 février 1724, chevalier de l'Ordre, et obtint le gouvernement de Strasbourg en août 1730. Il fut tué
d'un coup de canon au siége de Philipsbourg, le 12 juin 1734. Le maréchal de Berwick a laissé des *Mémoires*, où il raconte (p. 339) le commencement de la bataille, jusqu'au moment où il fut fait prisonnier.

1. *Comme pour* est écrit deux fois, et biffé la seconde.

qui, durant plus de quatre heures, avoit essuyé un feu de
canon terrible, sans branler que pour resserrer les rangs
à mesure que des files étoient emportées, il la porta un
peu plus loin, dans une espèce de petit fond où le canon
ne pouvoit les incommoder de volée, mais seulement de
bonds, où elle demeura plus d'une grosse demi-heure.
Alors les trois maréchaux, les trois princes, Albergotti
et le duc de Montmorency, fils aîné de M. de Luxembourg, qu'on appeloit auparavant le prince de Tingry[1], se
mirent ensemble dans ce même petit fond, peu[2] éloignés
de la cavalerie, presque à la tête du Royal-Roussillon[3].
Le colloque fut vif, à les voir, et assez long ; puis ils se
séparèrent.

Alors on fit marcher les régiments des gardes françoises et suisses par derrière la cavalerie, M. le prince de
Conti à leur tête, droit au village de Nerwinde[4], à notre
gauche, qu'ils attaquèrent d'abordée avec furie. Dès qu'on
vit qu'ils commençoient à emporter des jardinages et
quelques maisons retranchées, on fit avancer la maison
du Roi, les carabiniers et toute la cavalerie. Chaque escadron défila par où il put, à travers les fossés relevés,
les haies, les jardins, les houblonnières, les granges, les
maisons, dont on abattit ce que l'on put de murailles
pour se faire des passages, tandis que, plus avant dans le
village, l'infanterie, de part et d'autre, attaquoit et dé-
fendoit avec une vigueur extraordinaire[5].

1. Voyez plus haut, p. 232 et 233.
2. *Peu* est en interligne.
3. Le Royal-Roussillon devoit être en troisième ou en quatrième ligne.
4. *Neerwinden* a été corrigé en *Neerwinde à*. Saint-Simon emploie
tantôt l'un, tantôt l'autre, presque toujours avec double *e* après *N*.
5. La Taste, lieutenant et aide-major de la compagnie des gardes du
corps, fit une relation particulière du rôle de la maison du Roi, qui
mérite d'être reproduite : « Après avoir essuyé pendant cinq ou six
heures trente pièces de canon, on nous fit marcher de la droite à la gauche, qui avoit été par deux fois repoussée par les ennemis. Nous défi-
lons deux à deux par un trou que je trouvai au retranchement de l'en-

Cependant Harcourt[1], qui avoit un petit corps séparé, que Guiscard avoit joint, étoit parti de six lieues de là[2],

nemi, qu'ils avoient laissé pour passer deux hommes de front à pied. Nous nous formons sous le feu de leur première ligne, qui n'étoit pas à plus de cent cinquante pas, en bataille, du retranchement. Ils chargèrent d'abord les escadrons des chevau-légers, gendarmes, et le dernier de Lorge, qui n'étoient pas encore bien formés. Nous les repoussâmes : cela donna un peu de temps au reste de la maison de passer, qui forma une ligne. On les rechargea, on les poussa un peu ; ils nous repoussèrent ; la cavalerie passa, on combattit plusieurs fois ; à la fin, ils furent emportés. Tout le monde s'y comporta en galants hommes, et la vigueur des officiers a contribué entièrement au gain de la bataille. Je puis vous assurer que, si la brigade de la maison du Roi avoit tant soit peu fléchi, nos affaires eussent été en mauvais état. Nous y avons beaucoup perdu ; mais, en vérité, je croyois qu'il y en eût bien davantage. Les blessures de nos pauvres officiers et gardes sont fort grandes ; la mienne est la moindre, quoique je sois bien incommodé au genou et d'avoir été foulé par plus de cent chevaux des ennemis. Je ne quitterai pourtant pas le camp, et j'espère monter bientôt à cheval. » (Dépôt de la guerre, vol. 1206, n° 222.) Comparez, sur le rôle des gardes du corps, l'*Abrégé chronologique* de le Pippre de Nœufville, tome I, p. 395-397.

1. Henri d'Harcourt, marquis de Beuvron, né le 2 avril 1654, élève de Turenne et de Bellefonds, colonel d'infanterie en 1675, brigadier en 1683, maréchal de camp en 1688, était lieutenant général de la promotion de 1693. La même année, il eut le gouvernement de Tournay. Il commanda l'armée de la Moselle en 1695 et 1696, fut envoyé comme ambassadeur extraordinaire près la cour d'Espagne en 1697, et, à son retour, obtint l'érection du marquisat de Beuvron en duché d'Harcourt (novembre 1700). Envoyé une seconde fois en Espagne, auprès de Philippe V, il reçut le collier de la Toison d'or, fut nommé maréchal de France le 14 janvier 1703, capitaine des gardes du corps le 10 février suivant, chevalier des ordres le 2 février 1705, et eut enfin le titre de pair en 1710. Il mourut le 19 octobre 1718. — On ne doit pas confondre ces d'Harcourt de Normandie avec la branche de la maison de Lorraine (ci-dessus, p. 188), à qui la terre et le comté du même nom étaient venus par alliance, en 1554.

2. Le lendemain de la bataille, d'Harcourt écrivit à Barbezieux cette lettre : « Hier, à cinq heures du matin, étant campé sous Huy avec vingt-quatre escadrons, j'entendis le canon tirer du côté de l'armée de Sa Majesté, ce qui me fit croire qu'elle étoit aux mains avec celle des ennemis. Je pris la résolution sur-le-champ, quoique éloigné de cinq lieues et n'ayant reçu aucun ordre, d'y marcher le plus diligemment qu'il me

soit au bruit du canon, soit sur un ordre que[1] M. de
Luxembourg lui avoit envoyé, et commençoit à paroître
dans la plaine, tout à la gauche, à notre égard, de Nerwinde, mais encore fort dans l'éloignement. En même
temps, notre cavalerie commença à déboucher de ce village dans la plaine, et à se remettre à mesure du désordre
d'un si étrange défilé.

Tout cela ensemble ébranla les ennemis, qui commencèrent à se retirer dans le retranchement du front et à
abandonner le village, le curé duquel eut tout ce grand
et long spectacle du haut de son clocher, où il s'étoit
grimpé[2]. Leur cavalerie, qui n'avoit point encore paru,
sortit de derrière le retranchement du front et du village,
s'avança en bon ordre dans la plaine, où la nôtre débouchoit, et y firent d'abord plier des troupes d'élite jusqu'a-
lors invincibles, mais qui n'avoient pas eu le loisir de se
former[3] et de se bien mettre en bataille en sortant de ces
fâcheux passages du village par où il avoit fallu défiler
dans la plaine. Les gardes du prince d'Orange, ceux de
M. de Vaudémont et deux régiments anglois en eurent

seroit possible, ce qui me réussit assez heureusement, car j'y arrivai
sur les onze heures, assez à temps pour combattre la droite de l'ennemi
en passant par leur flanc le ruisseau qui la couvroit, ayant auparavant
fait forcer par deux de mes régiments de dragons le village qu'ils faisoient garder. Comme je débordois leur droite, la cavalerie ennemie fit
fort peu de résistance, et nous la culbutâmes dans la rivière de Geete,
où il y en eut beaucoup de tués et de pris, et une si grande quantité de
noyés que le reste passa par-dessus comme sur un pont.... J'ai perdu
fort peu de chose, et il m'a paru que M. le duc de Luxembourg avoit
été content de notre manœuvre. Je ne m'étendrai pas dans une plus
grande relation, n'ayant pas accoutumé de rendre compte de ce qui se
passe quand je suis sous un général. » (Dépôt de la guerre, vol. 1206,
n° 218.) La suite de la correspondance prouve que l'heureuse intervention de d'Harcourt lui valut plus d'une rancune. (Ibid., vol. 1207 et 1208.)

1. De a été corrigé en que.

2. Aucun des dictionnaires du dix-septième siècle, pas même celui
de Nicot (1606), ne donne le réfléchi se grimper.

3. Former est en interligne, au-dessus de rallier, biffé.

l'honneur ; mais ils ne purent entamer ni faire perdre un
pouce de terrain aux chevau-légers de la garde, peut-être
plus heureusement débouchés dans la plaine et mieux
placés et formés que les autres troupes. Leur ralliement
fait en moins de rien, elles firent bientôt merveilles, tandis
que le reste de la cavalerie débouchoit et se formoit à
mesure qu'ils sortoient du[1] village[2].

M. le duc de Chartres chargea plusieurs fois à la tête de
ces braves escadrons de la maison du Roi, avec une présence d'esprit et une valeur digne de sa naissance, et il y
fut une fois mêlé, et y pensa demeurer prisonnier[3]. Le
marquis d'Arcy, qui avoit été son gouverneur, fut toujours auprès de lui en cette action, avec le sens froid d'un
vieux capitaine et tout le courage de la jeunesse, comme
il avoit fait à Steinkerque. Monsieur le Duc, à qui principalement fut imputé le parti de cette dernière tentative
des régiments des gardes françoises et suisses pour emporter le village de Nerwinde, fut toujours entre le feu
des ennemis et le nôtre. Cependant toute notre cavalerie,
passée et formée dans la plaine, alla jusqu'à cinq différentes fois à la charge, et à la fin, après une vigoureuse
résistance de la cavalerie ennemie, la poussa jusqu'à la
Geete, dans laquelle elle se précipita, et où un nombre
infini fut noyé.

M. le prince de Conti, maître enfin de tout le village de
Nerwinde, où il avoit reçu une contusion au côté et un
coup de sabre sur la tête, que le fer de son chapeau para,
se mit à la tête de quelque cavalerie, la plus proche de la
tête de ce village, avec laquelle il prit à revers en flanc le
retranchement du front, aidé par l'infanterie, qui avoit
emporté enfin le village de Nerwinde, et acheva de
faire prendre la fuite à ce qui étoit derrière ce long retranchement. Mais, cette infanterie n'ayant pu les charger

1. *Des* a été corrigé en *du.* — 2. *Le Pippre de Nœufville*, tome II, p. 124.
3. Voyez la lettre de Racine à Boileau, 6 août 1693 (*OEuvres*, tome VII,
p. 108).

aussi vite, ni la cavalerie de notre gauche, qui en étoit la
plus éloignée, cette retraite des ennemis, quoique préci-
pitée, ne laissa pas d'être belle. Un peu après quatre
heures ou vers cinq heures après midi, tout fut achevé,
après douze heures d'action, par un des plus ardents so-
leils de tout l'été.

J'interromprai ici pour un moment cette relation, pour
dire un mot de moi-même. J'étois du troisième escadron
du Royal-Roussillon, commandé par le premier capitaine
du régiment, très-brave gentilhomme de Picardie, que
nous aimions tous, qui s'appeloit Grandvilliers[1]. Du Puy[2],
autre capitaine, qui étoit à la droite de notre escadron,
me pressa de prendre sa place par honneur, ce que je ne
voulus pas faire. Il fut tué à[3] une de nos cinq charges. J'a-
vois deux gentilshommes : l'un avoit été mon gouverneur[4]
et étoit homme de mérite, l'autre écuyer de ma mère ;
cinq palefreniers avec des chevaux de main, et un valet de
chambre. Je fis trois charges sur un excellent courtaud[5]
bai brun, que je n'avois pas descendu depuis quatre heures
du matin. Le sentant mollir, je me tournai pour en demander un autre : alors je m'aperçus que ces gentilshommes n'y étoient plus. On cria à mes gens, qui se trouvèrent assez près de l'escadron, et ce valet de chambre,
qui s'appeloit Bretonneau, que j'avois presque de mon
enfance, me demanda brusquement s'il ne me donneroit
pas un cheval aussi bien que ces deux Messieurs, qui ·

1. Aloph de Verny, seigneur de Grandvilliers-au-Bois (Oise), fait
chevalier de Saint-Louis en 1700, et marié en 1701 à Mlle Cuvier,
femme de chambre de la duchesse de Bourgogne.

2. Selon l'*Histoire de la cavalerie française* du général Susane (tome II,
p. 89), du Puy commandait la compagnie de carabiniers du régiment.

3. *A* corrige *dans*.

4. Son gouverneur s'appelait René de Gogué, sieur de Saint-Jean ;
c'était sans doute l'auteur de l'instruction dont on trouvera des fragments à l'appendice n° V.

5. Un *courtaud* (Saint-Simon écrit *courtaut*) est « un cheval de moyenne
taille, à qui on a coupé la queue et les oreilles. » (*Furetière*.)

avoient disparu il y avoit longtemps. Je montai un très-joli cheval gris, sur lequel je fis encore deux charges : j'en fus quitte en tout pour la croupière du courtaud coupée et un agrément d'or de mon habit bleu[1] déchiré.

Mon ancien gouverneur m'avoit suivi; mais, dès la première charge, son cheval prit le mors aux dents, et, l'ayant enfin rompu, le portoit deux fois dans les ennemis, si d'Achy ne l'eût arrêté l'une, et un lieutenant l'autre. Le cheval fut blessé, et l'homme en prit un de cavalier. Il ne fut guère plus heureux après cette aventure : il perdit sa perruque et son chapeau; quelqu'un lui en donna un grand d'Espagnol, qui avoit un chardon[2], auquel il ne pensa pas, et qui le fit passer par les armes des nôtres. Enfin il gagna les équipages, où il attendit le succès de la bataille et ce que je serois devenu. Pour l'autre, qui avoit disparu tout d'abord et n'avoit point essuyé d'aventure, [il] se trouva lorsque, tout étant plus que fini, j'allois manger un morceau avec force officiers du régiment et de la brigade, et, s'approchant de moi, se félicita hardiment de m'avoir changé de cheval bien à propos. Cette effronterie me surprit et m'indigna tellement que je ne lui répondis pas un mot, et ne lui en parlai jamais depuis; mais, voyant de quel bois ce brave se chauffoit[3], je m'en défis dès que je fus de retour de l'armée.

Mes gens, à la halte de la veille, avoient sagement sauvé un gigot de mouton et une bouteille de vin, sur la nouvelle d'une action prochaine. Je l'avois expédié le matin avec nos officiers, qui, comme moi, n'avoient point eu à souper, et nous avions tous les dents bien longues,

1. Couleur de l'uniforme du Royal-Roussillon.

2. Les partis des alliés mettaient ordinairement des fouilles vertes à leurs chapeaux, tandis que ceux de l'armée française y plaçaient des morceaux de papier blanc, comme les royalistes au temps de la Fronde. Voyez la relation du siége de Namur du *Mercure*, juin 1692, 2ᵉ partie, p. 224.

3. « On dit d'un homme qu'*on verra de quel bois il se chauffe*, pour dire qu'on verra ce qu'il vaut ou ce qu'il sait faire. » (*Académie*, 1694.)

lorsque nous aperçûmes de loin deux chevaux de bât couverts de jaune, qui rôdoient dans la plaine, avec deux ou trois hommes à cheval. Quelqu'un de nous se détacha après et vit mon maître d'hôtel, qu'il ramena avec son convoi, qui nous fit à tous un plaisir extrême. Ce fut la première fois que d'Achy et Puyrobert s'embrassèrent de bon cœur et burent de même ensemble. Le dernier avoit montré une grande et judicieuse valeur : d'Achy en fut charmé, fit toutes les avances, et ils furent toujours depuis amis. Ils étoient[1] les miens l'un et l'autre, et cette réconciliation sincère me fit un grand plaisir et à tous les officiers du régiment. Je venois d'écrire trois mots à ma mère, avec une écritoire et un morceau de papier que ce même valet de chambre avoit eu soin de mettre dans sa poche, et j'envoyai un laquais à ma mère tout à l'instant; mais mille embarras le retardèrent et laissèrent passer à la tendresse de ma mère vingt-quatre[2] heures de fort mauvais temps[3].

Quand nous eûmes mangé, je pris quelques anciens officiers avec moi pour aller visiter tout le champ de bataille, et surtout les retranchements des ennemis. Il est incroyable qu'en si peu d'heures qu'ils eurent à les faire, dont la nuit couvrit la plupart, ils aient pu leur donner l'étendue qu'ils avoient entre les deux villages, ce que nous appelions ceux du front, la hauteur de quatre pieds, des fossés larges et profonds, la régularité partout par les flancs qu'ils y pratiquèrent et les petites redoutes qu'ils y semèrent, avec des portes et des ouvertures couvertes de demi-lunes de même. Les deux villages, naturellement environnés de fortes haies et de fossés, suivant l'usage du pays, étoient encore mieux fortifiés que tout

1. Dans le manuscrit, *estoit*, par mégarde, au singulier.
2. Le chiffre 24 a été substitué à 12.
3. D'Artagnan, major des gardes, arriva le samedi 1er août à Marly, avant le lever du Roi, et ce fut lui qui donna la première nouvelle de la victoire.

le reste[1]. La quantité[2] prodigieuse de corps dont les rues, surtout de celui de Nerwinde, étoient plutôt comblées que jonchées, montroit bien quelle résistance on y avoit rencontrée : aussi la victoire si disputée coûta cher.

On y perdit : Montchevreuil, lieutenant général, gouverneur[3] d'Arras et lieutenant général d'Artois ; il étoit frère du chevalier de l'Ordre, par conséquent fort bien avec le Roi[4], dont il avoit le régiment d'infanterie ; c'étoit un fort honnête homme et un bon officier général; Ligneris[5], maréchal de camp et lieutenant des gardes du corps, qui les commandoit ; milord Lucan[6], capitaine des gardes du roi d'Angleterre ; le duc d'Uzès[7], qui eut les

1. Comparez un passage de la relation du *Mercure*, p. 86.

2. Saint-Simon avait commencé par écrire : *Le no[mbre]* ; puis, corrigeant *Le no* en *La qu*, il a mis : *La quantité*. A la suite, il y a *prodigieuses*, avec l'*s* final biffé.

3. *Comm[andant]* a été remplacé par *g^r*. Deux lignes plus bas, le membre de phrase : « dont il avoit le régiment d'infanterie », a été ajouté en interligne.

4. Voyez ci-dessus, p. 103 à 110.

5. Joseph d'Espinay, marquis de Ligneris, de la même souche normande que les Saint-Luc, servait dans les gardes du corps depuis sa jeunesse et était parvenu à la lieutenance en 1677 ; brigadier d'infanterie en 1688, maréchal de camp en 1693, il avait commandé toute la maison du Roi dans les campagnes de 1689 et 1692, et venait d'obtenir le gouvernement de Péronne.

6. Patrick Sarsfield, lord Lucan, pair d'Irlande, avait amené en France les troupes irlandaises et occupait auprès de Jacques II le poste de capitaine de la seconde compagnie de ses gardes du corps. Il avait été promu maréchal de camp le 30 mars 1693 et attaché en cette qualité à l'armée de Flandres. Il mourut à Huy, des suites de ses blessures ; sa veuve se remaria au maréchal de Berwick.

7. Louis, d'abord titré marquis de Crussol, puis comte d'Uzès, et enfin duc d'Uzès, par la mort de son père (20 décembre 1692), était colonel du régiment de son nom depuis 1687, brigadier depuis le 30 mars 1693, et avait les gouvernements de Saintonge et d'Angoumois. — Saint-Simon ayant écrit une lettre de condoléance à M. de Barbezieux, qui avait épousé en 1691 la dernière sœur de ce duc d'Uzès, le ministre lui répondit, le 11 août : « Monsieur, je vous rends grâce des compliments que vous me faites sur la mort de M. le duc d'Uzès, par la lettre que

deux jambes emportées; le prince Paul de Lorraine[1], dernier fils de Mme de Lillebonne[2], colonels, le premier
d'infanterie, l'autre de cavalerie; cinq brigadiers de cavalerie : Saint-Simon[3], mon parent éloigné, de la branche
de Monbléru ; Montfort, notre mestre de camp, à la tête
des carabiniers ; Quadt, notre brigadier : je le vis tuer
d'un coup[4] de canon devant nous, dès le grand matin (le
duc de la Feuillade devint par là commandant de notre
brigade et s'en acquitta avec distinction ; il disparut un
moment après, et nous fûmes plus d'une demi-heure sans
le revoir : c'est qu'il étoit allé faire sa toilette ; il revint

vous m'avez fait l'honneur de m'écrire le 6 de ce mois. Je voudrois
avoir occasion de vous marquer que j'y suis très-sensible et que je
suis, etc. » (Dépôt de la guerre, vol. 1193, n° 102.) La lettre de Saint-
Simon au ministre ne se trouve pas aux Archives de la Guerre, les volumes du Dépôt ne contenant point les correspondances de caractère privé.

1. Jean-Paul de Lorraine, né le 10 juin 1672, petit-fils de Charles II,
duc d'Elbeuf, et frère du prince de Commercy qui était passé au service
de l'Empire. Le Roi le traitait à merveille et lui avait même donné la
confiscation de M. de Commercy. On verra bientôt Saint-Simon acheter,
en 1694, le régiment du prince Paul, qui ne datait que de 1689.

2. François-Marie de Lorraine, comte et prince de Lillebonne (on écrivait : Lislebonne), damoiseau de Commercy, né le 4 avril 1627, avait
épousé en secondes noces, le 7 octobre 1660, Anne de Lorraine, qui
était née le 23 août 1639, de l'union irrégulière du duc Charles IV avec
la comtesse de Cantecroix, et qui mourut le 19 février 1720. M. de Lillebonne avait longtemps servi, avec réputation, et était lieutenant général depuis 1651 ; il mourut à Paris, le 9 janvier 1694. Saint-Simon ne
devant pas parler de lui à cette date, nous indiquons ici l'Addition qu'il
lui a consacrée dans le *Journal de Dangeau;* comparez le *Mercure,* [Add. S^tS. 55]
janvier 1694, p. 214-217.

3. Louis de Rouvroy, dit le comte de Saint-Simon, appartenait à un
rameau de la branche aînée et était frère de l'ancien lieutenant de Roi de
Blaye (p. 224, note 1). Il avait eu le régiment de cavalerie de Lançon
en 1676, et était brigadier depuis 1690. Il possédait aussi la charge de
bailli de Chauny depuis octobre 1678, et celle de gouverneur de la
même ville depuis le 14 juin 1684. Il avait pris part, avec son régiment, aux affaires de Fleurus, Mons, Leuze, Namur et Steinkerque, et
commandait, en 1693, une brigade de douze escadrons de l'aile droite.

4. *Coup* a été substitué à *bou[let].*

poudré et paré d'un beau surtout[1] rouge, fort brodé
d'argent, et tout son ajustement et celui de son cheval
étoient magnifiques)[2] ; le comte de Montrevel[3], neveu
du lieutenant général[4], et Bohlen, qui avoit le Royal-

1. *Surtout* « est un nom qu'on a donné à une grosse casaque ou
justaucorps qu'on met en hiver sur les autres habits ou justaucorps. Ce
mot est nouveau, et n'a été en usage qu'en cette présente année 1684. »
(*Furetière.*)

2. Dans une lettre autographe adressée à son beau-père M. de Châteauneuf, le duc de la Feuillade rend compte en ces termes de la part
qu'il a prise au gain de la bataille : « Vous m'avés tousjours tesmoigné, Monsieur, tant d'envie de me rendre service, et vous m'avés donné
ladessus des paroles si obligeantes, que je ne doute pas que vous ne
vouliés bien vous y employer dans l'occasion presente, qui me paroist
tres favorable. Il y a eu cinq brigadiers de cavalerie de tués : le mien le
fut d'un coup de canon, dans le milieu de la bataille ; je me trouvay
heureusement l'ancien colonel de la brigade, et je la commanday le
reste du jour avec assés de bonheur pour que M. le prince de Conti et
Monsieur le Duc ayent rendu tesmoignage de la maniere avec laquelle
je me suis comporté. Ils ont exageré cent fois le peu de valeur et de
conduite que j'eus pendant les charges de cavalerie, au nombre de
cinq, tant contre de l'infanterie que contre de la cavalerie. M. de Luxembourg luy mesme m'a tesmoigné qu'il en estoit tres content et qu'il en
renderoit conte au Roy. Mon regiment a esté tout assommé : j'ay, de
mes deux escadrons, dix sept officiers tués ou blessés. Je vous supplie
de vouloir bien m'appuyer de vostre credit, et j'espere que, si vous re-
presentés tout cela avec vivacité, joint a mon ancienneté de colonel, je
pourray estre fait brigadier tout au plus tard cet hyver. Je ne sçaurois
assés vous exprimer l'obligation que je vous en auray, et je vous respons
que le reste de ma conduite ne vous donnera point sujet de vous repentir de m'avoir rendu service. Je suis tres sincerement, Monsieur,
vostre tres humble et tres obeissant serviteur et gendre. LE DUC DE LA
FEUILLADE. » (Arch. nat., G⁷ 552, août 1693.)

3. Jacques-Marie de la Baume, comte de Montrevel et de Brancion ;
il était brigadier depuis le 30 mars 1693.

4. Nicolas-Auguste de la Baume, marquis de Montrevel, frère cadet
du père du précédent, baptisé à Paris le 23 novembre 1645, avait eu
d'abord le régiment d'Orléans-cavalerie, puis celui de Royal-cavalerie,
la lieutenance générale de Bresse et la charge de commissaire général
de la cavalerie ; maréchal de camp en 1688, lieutenant général en 1693,
gouverneur de Mont-Royal en 1697, il eut en 1703 le bâton de maréchal
et le commandement général du Languedoc, en 1704 le commandement

Allemand[1]; Gournay[2], un des deux mestres de camp[3] mis aux carabiniers; Rebé[4], qui avoit Piémont, et brigadier; Gassion[5], enseigne des gardes du corps et brigadier, et un grand nombre d'officiers particuliers. J'y perdis le marquis de Champvallon[6], mon cousin germain, enseigne des gendarmes de la garde, fils unique de la sœur de ma mère, qui ne s'en est jamais consolée.

général de la Guyenne, en 1705 le collier du Saint-Esprit, et enfin, en 1716, le commandement de l'Alsace et de la Franche-Comté. Il mourut à Paris, le 11 octobre 1716.

1. Bohlen, d'origine allemande, avait été nommé colonel du Royal-Allemand, en 1688, lorsque ce régiment était passé des mains du comte de Königsmark, son créateur, à celles du Roi. Voyez Susane, *Histoire de la cavalerie française*, tome II, p. 101 et suivantes. Il était brigadier depuis le mois de mars 1690.

2. Joseph-Nicolas, marquis de Gournay, fils d'un lieutenant général tué à Fleurus, était chevalier d'honneur au parlement de Metz et avait acquis en mars 1692 le régiment de M. de Saint-Germain-Beaupré.

3. Dans le manuscrit, *mestres de camps*.

4. Claude-Hyacinthe de Faverges de Rebé d'Arques, marquis de Rebé, mousquetaire (1673), capitaine de cavalerie (1675), colonel de Piémont (1680), brigadier (1690), lieutenant de Roi de Roussillon (1692); mort de ses blessures, à Namur, le 4 août. Il n'avait que trente-six ans.

5. Henri, comte de Gassion, fils et frère de présidents au parlement de Navarre, fait enseigne des gardes du corps en 1687, avait servi auprès de Monseigneur, et le Roi lui avait donné le bailliage de Soissonnais, en septembre 1691.

6. François de Harlay, marquis de Champvallon (on écrivait *Chanvallon*), guidon des gendarmes du Roi depuis le mois d'avril 1692, était fils unique de la tante de notre auteur, dont il a été parlé au début des *Mémoires* (p. 25, note 1), et son père, cornette des chevau-légers de la garde, avait péri, à Seneff, en 1674. Il n'avait que vingt et un ans, et cette branche des Harlay, issue de celle de Césy, finit avec lui. Mme de Champvallon, ayant hérité de son fils, céda, en 1709, à son neveu Louis-François, marquis de l'Aubespine, tous les droits qu'elle pouvait exercer sur la duchesse douairière de Saint-Simon, tant de son propre chef que comme cohéritière du comte de Sagonne. (Ms. Clairambault 1218, fol. 98-106.) Mais plus tard, par un acte du 4 mars 1720, elle donna à Louis de Saint-Simon, en marque « de l'amitié et de l'estime particulière qu'elle avoit pour lui, » la seigneurie de Buis, en Bourbonnais,

Les blessés furent : M. le prince de Conti, très-légèrement ; le maréchal de Joyeuse et le duc de Montmorency,
de même ; le comte de Luxe[1], son frère, dangereusement ; le duc de la Rocheguyon[2], un pied fracassé ; le
chevalier de Sillery[3], une jambe cassée, qui n'étoit là qu'à
la suite de M. le prince de Conti, dont il étoit écuyer ;

qui lui appartenait en propre, et celles de Champvallon, en Bourgogne, entre Joigny et Auxerre, et de Périgny, entre Provins et Pont-sur-
Seine, qui lui revenaient comme première créancière de son mari : le
tout sous réserve d'usufruit pour elle et de substitution pour le marquis de Ruffec ou le second fils du vidame de Chartres. Les deux dernières terres ayant été réclamées par l'Hôpital général, qui engagea un
procès, la marquise assura à son neveu, par une nouvelle donation du
19 décembre 1724, plusieurs parties de rentes s'élevant à 5813 livres
de revenu. (Arch. nat., Y 304, fol. 205 v°, et 321, fol. 42.)

1. Paul-Sigismond de Montmorency-Luxembourg, troisième fils du
maréchal duc de Luxembourg, était né le 3 septembre 1664 ; il porta
d'abord le titre de comte de Luxe, et ne l'échangea qu'en 1696 contre
celui de duc de Châtillon. Colonel d'infanterie depuis 1684, brigadier
depuis 1692, il possédait le régiment de Provence, en place duquel le
Roi lui donna celui de Piémont ; mais sa blessure lui fit quitter le service. Il avait aussi les charges de grand sénéchal de Poitou et de capitaine du château de Poitiers. Il mourut le 28 octobre 1731. Les trois
fils du maréchal s'étaient déjà distingués à Steinkerque, et celui-ci y
avait gagné son grade de brigadier.

2. François VIII de la Rochefoucauld, duc de la Rocheguyon depuis
1679, fils du duc de la Rochefoucauld (ci-dessus, p. 119) ; né le
17 août 1663, mort le 22 avril 1728. Il était colonel du régiment de
Navarre depuis 1683, brigadier d'infanterie depuis 1691, et fut fait maréchal de camp en 1696. Il avait eu la survivance des charges de grand
maître de la garde-robe et de grand veneur en novembre 1679, mais ne
reçut le collier de l'Ordre qu'en 1724. Il resta estropié de cette blessure
de Nerwinde.

3. Carloman-Philogène Brûlart, chevalier, puis comte de Sillery, fils
puîné du marquis dont il a été parlé plus haut (p. 62, note 2), après
avoir été capitaine de vaisseau, avait eu le régiment d'infanterie du
prince de Conti et était devenu, en 1684, premier écuyer de ce prince,
charge qu'il conserva jusqu'en janvier 1708. Il avait partagé la disgrâce
de son maître en 1685, et perdu son régiment. Sous la Régence, en
1719, il obtint le gouvernement d'Épernay, qu'avait son frère Puy-
sieulx, et il mourut le 27 novembre 1727, âgé de soixante et onze ans.

Fourilles[1], et Saillant[2], capitaine aux gardes, dont deux
autres furent tués[3]; M. de Bournonville[4], dans les gendarmes de la garde, fort blessé; M. de Villequier[5], fort
légèrement.

Artagnan[6], major des gardes françoises et major général

1. Henri de Chaumejan, marquis de Fourilles, ancien page de la
grande écurie, capitaine au régiment des gardes depuis 1668, brigadier
d'infanterie depuis 1693, avait déjà reçu de nombreuses blessures. Le
Roi lui donna, en 1694, une commanderie de Saint-Louis. Il se retira
à la paix, devint aveugle en 1717, et mourut le 29 février 1720.

2. Philippe d'Estaing, comte de Saillant, ancien page et mousquetaire
du Roi, capitaine de grenadiers au régiment des gardes depuis 1684,
devint maréchal de camp en 1702, lieutenant général en 1704, lieutenant-colonel des gardes et gouverneur de Sarrelouis en 1710, gouverneur de Metz et des Trois-Évêchés en 1712. Il mourut en juillet 1723.

3. Gaujac et Chastenay, selon *Dangeau* (tome IV, p. 333).

4. Alexandre-Albert-François-Barthélemy, duc et prince de Bournonville, né le 16 avril 1662, à Bruxelles, mais élevé en France; nommé
en 1692, en même temps que Champvallon, enseigne des gendarmes
de la garde, sous-lieutenant en 1701, brigadier d'armée en 1702, maréchal de camp en 1704. Il mourut le 3 septembre 1705.

5. Louis d'Aumont, marquis de Villequier, né le 19 juillet 1667, avait
depuis 1683 la survivance de la charge de premier gentilhomme de la
chambre de son père le duc d'Aumont, et commandait un régiment de
cavalerie depuis le mois de mars 1690. Il fut brigadier en janvier 1696, maréchal de camp en janvier 1702; quitta le service en
avril 1702; hérita, en mars 1704, du titre de duc d'Aumont et du gouvernement de Boulogne et du Boulonnais; fut chevalier des ordres
en 1712, ambassadeur à Londres en 1713, et mourut le 6 avril 1723.

6. Saint-Simon a écrit ici, contre son usage: « gardes françois ». —
Trois officiers généraux de ce nom se distinguèrent sous Louis XIV:
1° Charles de Baatz de Castelmore, comte d'Artagnan[a], tué au siége
de Maëstricht (1673), étant capitaine-lieutenant de la première compagnie des mousquetaires et maréchal de camp; 2° Pierre de Montesquiou d'Artagnan, qui devint maréchal de France, et dont il est question ici; 3° Joseph de Montesquiou, comte d'Artagnan, qui fut, comme le
premier, capitaine-lieutenant des mousquetaires, puis lieutenant général,
chevalier des ordres en 1724, etc. Ces deux derniers étaient cousins du

[a] Le héros principal du roman des *Trois Mousquetaires* d'Alexandre Du-
mas, et, bien plus anciennement, de celui de G. des Courtilz de Sandras
qui a pour titre: *Mémoires de M. d'Artagnan* (1700).

de l'armée, fort bien avec M. de Luxembourg et encore
mieux avec le Roi, lui porta la nouvelle[1] et en eut le
gouvernement d'Arras et la lieutenance générale d'Artois.
Le comte de Nassau-Saarbrück[2] eut le Royal-Allemand,
qui vaut beaucoup, et le marquis d'Acier[3], devenu duc
d'Uzès par la mort de son frère, eut ses gouvernements
de Saintonge et d'Angoumois, d'Angoulême et de Saintes,
et son régiment[4]. Albergotti, favori de M. de Luxembourg,
neveu de Magalotti[5], lieutenant général et gouverneur de

premier ; ils signaient tous : *Artaignan*. — Pierre de Montesquiou d'Artagnan, né vers 1640, était entré aux gardes en 1668, après avoir été page,
puis mousquetaire, et faisait les fonctions de major depuis 1676. Nommé
major général des armées de Flandres en 1683, il avait eu le grade de
brigadier en 1688 et celui de maréchal de camp en 1691. Nous le verrons devenir lieutenant général en 1696, maréchal de France en 1709,
sous le nom de Montesquiou, puis membre du conseil de régence, commandant en Bretagne et en Languedoc, et enfin chevalier des ordres en
1724. Il mourut au Plessis-Piquet, le 12 août 1725, âgé de quatre-vingt-
cinq ans. Voyez son article dans *le Pippre de Nœufville*, tome II, p. 160,
et dans le *Dictionnaire critique* de Jal, p. 73, ainsi que l'état de ses services, présenté par lui-même, dans le ms. Clairambault 1197, fol. 78 et
suivants.

1. La lettre de créance du maréchal de Luxembourg fut remise au
Roi le 1er août 1693, dès son lever ; elle est reproduite dans le *Journal
de Dangeau*, tome IV, p. 331-332, et dans la relation du *Mercure*.

2. Louis-Craton, comte de Nassau-Saarbrück, fils d'un général des
armées impériales, né vers 1663 et entré au service de France, avait
commandé plusieurs régiments de cavalerie et était devenu brigadier
en 1691, maréchal de camp en 1693. Il fut nommé lieutenant général
le 23 décembre 1702, et servit en Flandres jusqu'à sa mort, qui arriva
le 13 février 1713. — C'est ce même régiment Royal-Allemand que le
prince de Lambesc commandait aux Tuileries, le 12 juillet 1789.

3. Jean-Charles de Crussol, qui était mousquetaire, prit le titre de
duc d'Uzès et servit, à la tête du régiment de Crussol, jusqu'en 1702,
où une chute de cheval le força de quitter le service. Il fut fait chevalier
des ordres en 1724, et mourut à Uzès, le 20 juillet 1739, âgé de soixante-
quatre ans. Ce fut lui qui hérita, en 1695, de la marquise de Saint-
Simon.

4. *Et son régiment* est en interligne.

5. Bardo de Bardi, comte de Magalotti par sa mère, était d'origine

Valenciennes, porta quelques jours après le détail[1]. Il s'é-
vanouit chez Mme de Maintenon, et, tout à la mode qu'il
fût, se fit moquer de lui.

Les ennemis perdirent le prince de Barbançon[2], qui
avoit défendu Namur, les comtes de Solms[3] et d'Athlone[4],
généraux d'infanterie, et plusieurs[5] autres officiers généraux. Le duc d'Ormond[6], le fils du comte d'Athlone[7] furent

florentine ; né en 1630, entré en 1641 dans les pages du cardinal de
Richelieu, puis, en 1645, dans le régiment des gardes, il y devint capitaine en 1654, lieutenant-colonel en 1675. En outre, promu brigadier
d'infanterie en 1670, il possédait et commandait, depuis 1671, le régiment Royal-Italien, mais sans y servir. Maréchal de camp en 1672, lieutenant général en 1676, il avait eu, en 1677, le gouvernement de Valenciennes et s'y était retiré depuis 1681, ayant abandonné les gardes. Il y
mourut le 10 avril 1705. Voyez son article dans le Pippre de Nœufville,
tome III, p. 66-69 ; dans Pinard, tome IV, p. 264-265, et dans le Dictionnaire des bienfaits du Roi, ms. Fr. 7657, fol. 63.

1. Dangeau, tome IV, p. 334 et 342. — 2. Voyez ci-dessus, p. 45.

3. Henri-Mastrick, comte de Solms (petit État allemand situé entre
la Hesse et le Nassau), né en 1636, avait fait sa carrière militaire au
service de la Hollande ; il avait un titre de lieutenant général, le gouvernement de Nimègue et la commanderie teutonique du bailliage d'Utrecht.

4. Godart de Reede de Guinckel, issu d'une famille de Westphalie et
colonel de cavalerie en Hollande, ayant suivi Guillaume III à la conquête
de l'Angleterre, avec le titre de lieutenant général, avait été créé comte
d'Athlone en récompense de ses succès en Irlande (1691), et les Provinces-Unies lui avaient confié le commandement de leur cavalerie, mais
non de l'infanterie, comme le dit Saint-Simon. Promu feld-maréchal à
la guerre de 1702, il mourut peu après, le 11 février 1703, dans sa
commanderie d'Utrecht. Sa biographie se trouve dans le Moréri, tome I,
p. 452-455.

5. Saint-Simon avait commencé par écrire : « et bea[ucoup]. » A la
ligne suivante, furent corrige fut.

6. Jacques Butler, duc d'Ormond, né à Dublin, en 1665, et issu
d'une famille toute dévouée aux Stuarts, s'était rallié à Guillaume III et
fut gentilhomme de sa chambre, capitaine de ses gardes, etc. Nous le
verrons, sous la reine Anne, devenir chef du parti tory et généralissime
des armées anglaises. Disgracié à la mort de la reine, il passa dans le
parti du Prétendant, fut premier ministre, généralissime et chef des conseils de ce prince, puis se réfugia en France, et mourut à Avignon en 1747.

7. Le comte d'Athlone avait quatre fils, dont l'aîné, nommé Frédéric-

pris; Ruvigny[1] l'a été et relâché dans l'instant, on n'a pas fait semblant de le savoir; et grand nombre d'officiers particuliers. On estime leur perte à plus de vingt mille hommes; on ne se trompera guère si on estime notre perte à près de la moitié. Nous avons pris tout leur canon, huit mortiers, beaucoup de charrettes d'artillerie et de caissons, et quantité d'étendards et de drapeaux, et quelques paires de timbales[2]. La victoire se peut dire complète.

Le prince d'Orange, étonné que le feu continuel et si bien servi de son canon n'ébranlât point notre cavalerie, qui l'essuya six heures durant sans branler et tout[3] entière sur plusieurs lignes, vint aux batteries en colère, accusant le peu de justesse de ses pointeurs. Quand il eut vu l'effet, il tourna bride, et s'écria : « Oh! l'insolente nation[4]! » Il combattit presque jusqu'à la fin, et l'électeur de

Christian, combattait sous ses ordres. Dangeau (tome IV, p. 335) l'appelle « Ginkle. »

1. Henri II de Massué, marquis de Ruvigny, né le 9 avril 1648, mestre de camp de cavalerie en 1674, devenu, en 1677, député général des Églises protestantes de France, à la place de son père, avait émigré avec celui-ci, en 1686, en Angleterre, où ils étaient naturalisés depuis un an. Guillaume III lui donna, en 1688, le commandement d'un régiment de cavalerie composé de réfugiés français, et le fit, en 1691, vicomte de Galway (ou Galloway), comte de Tyrconnel et pair d'Irlande; en 1692, maréchal de camp général. Il menait à Nerwinde son régiment, en tête duquel combattait Guillaume lui-même. En 1694, il eut les titres de lieutenant général et de résident britannique à la cour de Savoie. Pendant la guerre de Succession, nous le verrons commander les troupes anglaises en Portugal et en Espagne. Il mourut à Stratton (Hampshire), le 3 septembre 1720.

2. *Dangeau*, tome IV, p. 335 et 337. — Les timbales étaient des tambours à caisse d'airain, pour l'usage de la cavalerie, attachés de chaque côté de la selle du timbalier et gardés avec le même soin que les étendards. « Les régiments, dit Furetière, n'ont droit d'avoir des timbales que quand ils les ont conquises, ou tant qu'ils les conservent. »

3. Ici *tout*, et non, selon l'usage le plus ordinaire de notre auteur, *toute*.

4. Saint-Hilaire (*Mémoires*, tome II, p. 101) rapporte à peu près le même mot : *Quelle nation!*

Bavière[1] et lui[2], et se retirèrent par des ponts qu'ils avoient
sur la Geete, quand ils virent qu'ils ne pouvoient plus raisonnablement rien espérer. L'armée du Roi demeura longtemps comme elle se trouva, sur le terrain même où elle
avoit combattu, et, vers la nuit, marcha au camp marqué
tout proche, le quartier général au village de Landen[3] ou
Landfermé. Plusieurs brigades, prises de la nuit, couchèrent
en colonne, comme elles se trouvèrent, marchant au camp,
où elles entrèrent au jour, et la nôtre fut de ce nombre.

J'allai de bonne heure au quartier général, que je
trouvai sortant du village. Je fis mon compliment à M. de
Luxembourg : il étoit avec les princes, le maréchal de
Villeroy et peu d'officiers généraux. Je les suivis à la visite
d'une partie du champ de bataille, et même ils se prome-
nèrent au delà de la Geete, où il se trouva quelque pon-
ton. Je leur prêtai une lunette d'approche, avec laquelle
nous vîmes six ou sept escadrons des ennemis qui se
retiroient fort vite encore et passoient sous le canon de
Lewe ou Lo. Je causai fort avec M. le prince de Conti,
qui me montra sa contusion au côté, et qui ne me parut
pas insensible à la gloire qu'il avoit acquise. Je fus ravi
de celle de M. le duc de Chartres[4] : j'avois été comme
élevé auprès de lui, et, si l'inégalité permet ce terme,
l'amitié s'étoit formée et liée entre lui et moi ; c'étoit
aussi celui que je voyois le plus souvent à l'armée.

1. Maximilien-Marie-Emmanuel, duc de Bavière (de la branche de
Munich) et électeur, né le 10 juillet 1662. Il avait commandé les armées
impériales sur le Rhin en 1690, et avait depuis 1692 le gouvernement
des Pays-Bas espagnols. Plus tard, dans la guerre de Succession, il quitta
le parti des alliés pour servir la France, et ne put rentrer dans ses
États qu'après la paix de Bade. Il mourut à Munich, le 26 février 1726.

2. *Et lui* est au-dessus de la ligne.

3. On voit autour du bourg de Landen (ci-dessus, p. 243 et note 1)
des restes de fortifications ; de là sans doute ce nom de *Landfermé*,
dans d'autres documents du temps *Landen fermé*.

4. Voyez les lettres écrites au duc de Chartres par le prince de Conti
et par le Roi, dans *l'Abbé Dubois*, de M. de Seilhac, tome I, p. 259 et 282.

L'infection du champ de bataille[1] l'en éloigna[2] bientôt.
Les ennemis s'étoient retirés sous Bruxelles. M. de
Luxembourg fut quelque temps à ne songer qu'au repos
et à la subsistance de ses troupes. Ce beau laurier qu'il
venoit de cueillir ne le mit pas à couvert du blâme; il en
essuya plus d'un, celui de la bataille même, et celui de
n'en avoir pas profité. Pour la bataille, on lui reprochoit
de l'avoir hasardée contre une armée si bien postée et si
fortement retranchée, et avec la sienne, quoique un peu
supérieure, mais fatiguée et pour ainsi dire encore es-
soufflée de la longueur de la marche de la veille ; on l'accusoit, et non sans raison, d'avoir été plus d'une fois au
moment de la perdre, et de ne l'avoir gagnée qu'à force
d'opiniâtreté, de sang et de valeur françoise. Sur le fruit
de la victoire, on ne se contraignit pas de dire qu'il n'a-
voit pas voulu l'achever, de peur de terminer trop tôt une
guerre qui le rendoit grand et nécessaire. La première[3] se
détruisoit aisément : il avoit des ordres réitérés de donner
bataille, et il ne pouvoit imaginer que les ennemis eussent pu, en une nuit si courte, fortifier leur poste, déjà
trop bon, par une telle étendue de retranchements si forts
et si réguliers, qu'il n'aperçut que lorsque le jour parut
auquel la bataille fut livrée. Sur l'autre accusation, je
n'en sais pas assez pour en parler. Il est vrai qu'entre

1. On peut se faire une idée du nombre des morts qui couvraient ce
champ de bataille par le passage suivant de Macaulay (*Histoire du
règne de Guillaume III*, traduction d'Amédée Pichot, tome III, p. 138) :
« Dans l'été qui suivit, le sol, fécondé par vingt mille cadavres, produisit des milliers de pavots. Le voyageur qui, sur la route de Saint-
Tron à Tirlemont, vit cette nappe immense de riche écarlate qui s'étendait de Landen à Nerwinde, put croire à cette prédiction du prophète
hébreu s'écriant dans son style figuré (*Isaïe*, chapitre xxvi, verset 21) :
La terre épanche son sang et refuse de recouvrir les morts. » (Lettre de
lord Perth à sa sœur, en date du 17 juin 1694.)

2. Éloigna bientôt l'armée du champ de bataille.

3. Accord avec l'idée d'*accusation*, rendue plus bas, mais déjà contenue dans *on l'accusoit*, qui précède.

quatre et cinq tout fut fini, et les ennemis partie en retraite, partie en fuite; la Geete, par là, étoit en notre disposition : nous avions des pontons tous prêts; au delà, le
pays est ouvert, et il y avoit assez de jour, en juillet, pour
les suivre de près. Mais il est vrai que les troupes n'en
pouvoient plus de la marche de la veille et de douze
heures de combat, que les chevaux étoient à bout, ceux[1]
de trait sur tous pour le canon et les vivres, et qu'on
prétendit qu'on manquoit absolument de ce dernier côté
pour aller en avant, et que les charrettes composées[2]
étoient épuisées de munitions[3].

Cossé[4], prisonnier, fut renvoyé incontinent sur sa parole, et les ducs de Berwick et d'Ormond presque aussitôt
échangés[5]. On eut grand soin de nos blessés, et le même
des prisonniers qui l'étoient, et[6] de bien traiter ceux

1. *Ceux* corrige *que.*
2. Par ce terme, il faut sans doute entendre celles des charrettes
mises en réquisition dans les campagnes d'alentour qui étaient chargées
moitié de vivres et moitié de munitions de guerre. (*Mercure*, mai 1692,
2ᵉ partie, p. 31.)
3. Le maréchal allègue en effet, dans ses lettres au Roi, la nécessité
d'évacuer cinq mille blessés à l'aide de l'équipage des vivres, le manque
d'eau, de fourrages et de pain, le mauvais état des chevaux d'artillerie,
la difficulté de mettre en lieu sûr les canons pris, etc. (Dépôt de la
guerre, vol. 1207, nᵒˢ 1, 33 et 86.) Par les lettres du Roi que les éditeurs de *Dangeau* (tome IV, p. 331, note, et 334, note) ont emprun-
tées au même dépôt, on voit que cette impossibilité de tirer un parti
immédiat de la victoire fut admise facilement, quoique tout d'abord
Louis XIV eût écrit au maréchal : « Profitons de notre avantage, si nous
pouvons, et faisons voir en tout la supériorité que nous avons sur tant
d'ennemis assemblés contre nous, etc. » Feuquière (*Mémoires*, tome III,
p. 304) pense que Luxembourg a été accusé « fort mal à propos. »
4. Artus-Timoléon-Louis, comte de Cossé, grand panetier de France,
n'eut un régiment de cavalerie, celui de Gournay, qu'en janvier 1694.
A la mort de son cousin germain, oncle par alliance de notre auteur
(voyez ci-dessus, p. 22), il lui succéda comme duc de Brissac (1700).
Il mourut subitement, le 1ᵉʳ juillet 1709, à l'âge de quarante et un ans.
5. Échangés l'un contre l'autre.
6. La conjonction *et* est en interligne.

qui n'étoient pas blessés[1], et surtout de faire enlever du champ de bataille tout ce qui n'étoit pas mort et qu'on put emporter.

Le maréchal de Lorge passa le Rhin et prit la ville et le château d'Heidelberg[2], puis passa le Necker[3] et prit Zweingenberg[4], où Vaubecourt[5] eut un pied cassé, et le

Monseigneur, mal conseillé, n'attaque point les retranche-

1. Saint-Simon avait mis d'abord : « ceux qui ne l'étoient pas » ; il a biffé *l*, ajouté *blessés* en interligne, mais oublié de changer *ne* en *n'*.

2. Le Roi avait annoncé cette prise par la lettre suivante, datée du Quesnoy : « Dans le même temps que j'ai marché pour me mettre à la tête de mes armées de Flandres, j'ai ordonné à mon cousin le maréchal duc de Lorge, qui commande mes troupes en Allemagne, de se rendre maître d'Heidelberg. Il a exécuté mes ordres. La tranchée a été ouverte le 21 de ce mois, la ville a été forcée le 22, le château s'est rendu le 23. Cette conquête, qui ouvre si glorieusement la campagne, me donne en même temps une entrée plus libre dans le cœur de l'Empire et un présage presque certain de succès encore plus heureux pour l'avenir. C'est ce qui m'oblige de rendre grâces à Dieu de la protection qu'il me donne et de celle qu'il me fait espérer, et de lui demander qu'il lui plaise, pour mettre le comble à ses faveurs, de donner à mes peuples une paix solide, que je regarde comme le prix le plus glorieux de mes plus pénibles entreprises. » (Arch. nat., O¹ 37, fol. 119 v°.) On trouve, dans le volume 1201 du Dépôt de la guerre, une relation de la prise d'Heidelberg, qui est à peu près reproduite par la *Gazette* (p. 264 et 271) ; elle tend à dégager la responsabilité du maréchal de Lorge en ce qui touche l'incendie de la ville. Quoique ses soldats fussent presque tous ivres, il était parvenu à les empêcher de piller ; mais des prisonniers que M. de Chamilly avait placés dans la grande église, ayant mis le feu aux deux clochers, il se communiqua facilement aux maisons de bois de la ville, et la consuma entièrement, ainsi que le faubourg.

3. Le Necker (en allemand, Neckar) prend sa source dans la forêt Noire et va se jeter dans le Rhin, à Manheim, après avoir passé, en dernier lieu, par Heilbronn et Heidelberg.

4. Ville située entre Heidelberg et Darmstadt. Voyez *Dangeau*, tome IV, p. 321, à la date du 14 juillet 1693, et le journal inédit du duc du Maine, ms. Fr. 22679, fol. 214.

5. Louis-Claude de Nettancourt d'Haussonville, comte de Vaubecourt, nommé en 1677 colonel d'infanterie, inspecteur général en 1687, brigadier en 1688, maréchal de camp en 1692, lieutenant général en 1696, fut tué en Italie, le 17 mai 1705. On trouve dans le *Moréri* le récit de ses actions de guerre, et notamment de celle dont il s'agit ici.

prince d'Espinoy[1] a été[2] dangereusement blessé. La jonction faite de Monseigneur[3], le maréchal de Lorge voulut[4] attaquer Heilbronn[5] : Monseigneur y trouva de la difficulté. Le maréchal s'y est opiniâtré, les a toutes levées, et les troupes ne demandoient qu'à donner, lorsqu'un petit conseil particulier de Saint-Pouenge et de Monsieur le Premier[6] a tout arrêté. Le maréchal s'est mis en furie ; mais

1. Louis de Melun, prince d'Espinoy, né en 1673, colonel du régiment de Picardie en 1691, brigadier d'infanterie en 1696, maréchal de camp en 1702. Il mourut à Strasbourg, le 24 septembre 1704.

2. On remarquera que, dans cette partie du récit comme plus haut (p. 260),.Saint-Simon entremêle le passé défini et le passé indéfini, et l'on verra par les notes qu'il a souvent substitué, dans son manuscrit, le premier de ces temps au second, employé par lui d'abord et laissé çà et là comme par oubli. Il semble qu'il se soit borné à copier un journal, soit de lui, soit de quelque autre : pour les faits auxquels il n'a pas assisté, nous le voyons transcrire volontiers *Dangeau*, peut-être aussi les gazettes. Voyez ci-après, p. 267 et note 6, p. 271 et note 3, p. 272, etc.

3. Le Dauphin rejoignit le maréchal de Lorge le 13 juillet 1693.

4. Saint-Simon a changé *a voulu* en *voulut*, et, plus loin, *a trouvé* en *trouva.*

5. Ville forte de Würtemberg, sur le Necker. — Le prince Louis de Bade s'était retranché sous les murs de la place, et, depuis le mois de juin, le Roi avait indiqué ce point d'attaque à M. de Lorge ; il y revint avec une nouvelle insistance en annonçant le départ du Dauphin et de son armée pour l'Allemagne. Voyez le *Recueil de lettres pour servir d'éclaircissement à l'histoire militaire du règne de Louis XIV*, tome VIII, p. 228 et suivantes. D'après Racine (*Fragments et notes*, dans le tome V des *Œuvres*, p. 118), le maréchal avait les mêmes vues : « Monseigneur lui ayant demandé, en arrivant au delà du Rhin, ce qu'il y avoit à faire, il lui répondit : ce que César avoit fait en Espagne contre les lieutenants de Pompée, c'est-à-dire faire périr l'armée de Monsieur de Bade, en lui coupant les vivres et le fourrage. » Mais, quoi que dise ici et ailleurs (tome III, p. 339) Saint-Simon, les difficultés durent venir plutôt du maréchal que de Monseigneur ou de ses conseillers. L'opinion publique fit retomber toute la responsabilité d'une si regrettable inaction sur le commandant de l'armée, qui avait déjà perdu tant de bonnes occasions en 1692 ; voyez le Chansonnier, mss. Fr. 12690, p. 491, et 12691, p. 73, 159 et 160.

6. C'est-à-dire le premier écuyer de la petite écurie. Jacques-Louis, marquis de Beringhen, fils et petit-fils de ceux dont Saint-Simon a parlé

Monseigneur de
retour du Rhin,
et Monsieur
des côtes.

Chamlay[1] ayant été entraîné par les deux autres, et Monseigneur penchant fort de ce côté, il n'y a pas eu moyen de le résoudre, au grand regret des principaux généraux et de toutes les troupes. Le reste de la campagne se passa en subsistances abondantes, et Monseigneur revint de bonne heure[2], avec ses trois conseillers pacifiques.

Monsieur, avec le maréchal d'Humières, étoit revenu longtemps avant lui de Pontorson[3], où il s'étoit le plus fixé. Il avoit fait un tour en Bretagne, où le duc de Chaulnes l'avoit reçu et traité avec une magnificence

ci-dessus (p. 192 et 193), était né à Paris, le 20 octobre 1651. Entré d'abord dans l'ordre de Malte, il le quitta en 1674 pour remplacer à la tête du régiment Dauphin son frère aîné, tué devant Besançon. Il avait eu le gouvernement des citadelles de Marseille en 1679 et la succession de son père, comme premier écuyer, en 1692. Par une faveur exceptionnelle, le Roi l'avait fait chevalier des ordres en 1688 et l'avait choisi pour accompagner Monseigneur aux armées. Sous la Régence, Beringhen fut membre du conseil du dedans, directeur général des ponts et chaussées et membre honoraire de l'académie des Belles-Lettres. Il mourut le 1er mai 1723.

1. Jules-Louis Bolé, marquis de Chamlay, né en avril 1650, pourvu en 1670 de la charge de maréchal des logis aux camps et armées du Roi, conserva cette charge jusqu'à sa mort, qui arriva aux bains de Bourbon, le 21 juin 1719. Le Roi l'avait fait commandeur de Saint-Louis dès la création, et il fut grand-croix six mois plus tard. Il avait eu en outre, sous les ordres de Louvois, un office d'intendant et ordonnateur triennal des bâtiments. (Voyez un article de M. de Boislisle, dans le *Cabinet historique*, janvier 1877.) Les archives du Dépôt de la guerre renferment une grande partie des mémoires à l'aide desquels Chamlay, de près ou de loin, dirigeait les opérations de toutes les armées. Plusieurs de ceux qui ont trait à cette campagne de 1693 ont été imprimés par le P. Griffet, dans le *Recueil de lettres pour servir d'éclaircissement à l'histoire militaire du règne de Louis XIV*, tome VIII, p. 241 et suivantes; on y apprend que Chamlay, étant à la cour, avait conseillé le siége d'Heilbronn, mais qu'il en reconnut l'impossibilité lorsqu'il vit les retranchements élevés par le prince de Bade, à la faveur de l'inaction du maréchal de Lorge. Le Roi dut se résigner. Comparez un article de la *Gazette* de 1693, p. 410-411.

2. Le Dauphin arriva à Versailles le mercredi 9 septembre 1693.

3. Ville située à l'embouchure du Couesnon, sur la baie de Cancale.

royale[1]. Monsieur eut des relais du Roi à Dreux, et trouva Madame, qui venoit d'avoir la petite vérole[2].

Tourville prit ou défit et dissipa presque toute la flotte marchande de Smyrne, dont il battit le convoi[3], et fit encore plusieurs moindres expéditions, cette même campagne, qui coûtèrent fort cher aux Anglois et aux Hollandois. Rooke[4], qui commandoit cette flotte, eut[5] près de cinquante vaisseaux brûlés ou coulés à fond, et vingt-sept pris, tous marchands et richement chargés : sur un[6] seul de ceux qu'on prit, la charge fut estimée cinq cent mille écus, et on croit la perte des ennemis de plus de trente millions[7]. On prit aussi deux gros vaisseaux de guerre,

1. Voyez la *Gazette* de 1693, p. 276, 288, 299, et le *Mercure*, juin 1693, p. 288-300.

2. Comparez le *Journal de Dangeau*, du 5 juillet au 22 août 1693; Saint-Simon y a pris cette dernière phrase.

3. Cette affaire commença aux environs du cap Saint-Vincent le 27 juin. Voyez la relation du *Mercure*, août 1693, p. 156-228, et une lettre de Racine à M. de Bonrepaus, 28 juillet 1693 (*Œuvres*, tome VII, p. 103). — La flotte de Smyrne était la réunion, sous escorte, de tous les navires marchands des alliés, anglais, hollandais, hambourgeois, flamands, à destination de la Méditerranée et du Levant. L'idée d'aller l'attendre au passage avait été suggérée par Renau, et Tourville était parvenu, malgré les désastres de 1692, à réunir quatre-vingt-treize vaisseaux pour se porter dans les parages de Gibraltar. Aussi le ministère put-il sans forfanterie, quoiqu'on fût au lendemain de la Hougue, frapper une médaille avec cette inscription : *A la splendeur maritime de la France.*

4. Sir Georges Rooke, vice-amiral de l'escadre bleue depuis 1692, avait été fait chevalier pour sa participation glorieuse au combat de la Hougue; il devint vice-amiral généralissime des flottes anglaises en 1702, et mourut le 24 janvier 1709, dans le comté de Kent, où il était né en 1650.

5. *Eut* est en interligne, au-dessus d'*a eu*, effacé.

6. Après *un* est biffé *de*, et *qui a* après *seul*; puis *on* est écrit au-dessus d'*on a*, effacé, et *pris* est corrigé en *prit*. Deux lignes plus bas, *prit* remplace de même *a pris*. — Le *Journal de Dangeau* est transcrit textuellement (tome IV, p. 327-329 et 337).

7. Selon la relation transmise par M. de Barbezieux au maréchal de Luxembourg (Dépôt de la guerre, vol. 1201), quarante-cinq vaisseaux de la flotte marchande s'étaient brûlés eux-mêmes, vingt-sept avaient

et [on a] coulé bas deux autres. Coëtlogon[1] brûla les
vaisseaux anglois qui s'étoient retirés à Gibraltar.

Cependant les régiments vacants de Nerwinde furent
donnés. Tous les capitaines du Royal-Roussillon, avec
Puyrobert, lieutenant-colonel, à leur tête, m'étoient venus offrir[2] d'écrire pour me demander, et le major, frère
de notre mestre de camp, s'y joignit : ils me citèrent
deux exemples où cela avoit réussi. Ils me pressèrent, et,
quoique je m'en sentisse fort flatté, et à la sortie d'une
grande action, je persévérai à leur en témoigner ma reconnoissance sans accepter leur offre. Je regardai ce régiment comme la fortune du chevalier de Montfort[3], dont le
frère l'avoit acheté. J'en écrivis à M. de Beauvillier, et je
pressai infiniment M. le duc de Chartres, qui commandoit
la cavalerie, de le demander pour lui, qui me le fit espérer, sans s'y engager tout à fait, pour se débarrasser de
pareilles prières pour les autres régiments[4]. Morstein[5],

été pris, et la perte des alliés était évaluée à vingt-cinq millions. Les
deux seuls navires brûlés à Cadix valaient plus de 600 000 écus.

1. Alain-Emmanuel, comte de Coëtlogon, né en 1646, mort aux Jésuites de Paris, le 7 juin 1730. Après avoir débuté, en 1688, dans le
régiment d'infanterie du Dauphin, il passa sur la flotte comme enseigne,
devint lieutenant en 1672, capitaine en 1675, chef d'escadre en 1689,
chevalier de Saint-Louis en 1694, lieutenant général des armées navales
et capitaine général pour le roi Philippe V en 1701, conseiller au conseil de marine en 1715, vice-amiral du Levant en 1716, chevalier des
ordres en 1724, et enfin maréchal de France le 1er juin 1730, une semaine avant sa mort.

2. Dans le manuscrit, *venu offrir*.

3. Le major dont il est parlé, six lignes plus haut, et de qui les noms
ont été donnés ci-dessus, p. 227, note 1.

4. Il y avait eu un autre concurrent, car le marquis d'Harcourt écrivait, le 2 août, au ministre : « M. le marquis de Rassent a eu l'honneur
de vous écrire pour vous demander le régiment Royal-Roussillon ; je
puis vous assurer qu'il a parfaitement bien fait son devoir en cette occasion. » (Dépôt de la guerre, vol. 1207, n° 18.)

5. Michel-Albert, comte de Morstein et de Châteauvillain, fils du grand
trésorier de Pologne, ayant débuté comme aide de camp de Monsei-

qui étoit bien avec lui, me dit devant lui qu'il se doutoit
bien qui auroit ce régiment, et fut honteux de ce que
M. de Chartres lui répondit. Praslin[1] le demanda, et l'obtint par Barbezieux, qui étoit son ami. J'avois su qu'il le
demandoit, je le lui avois dit, et en même temps mes
désirs pour notre major. Le jour que M. de Chartres le
vint faire recevoir, Praslin vint m'éveiller, dîna chez moi,
s'y tint toute la journée et y soupa. Lui et le chevalier
de Montfort se firent merveilles. M. le comte de Toulouse
eut son régiment. D'Achy, qui n'en eut point, en fut outré, et ne voulut ni voir Praslin ni en entendre[2] parler. Je
fis l'impossible pour le ramener de cette folie; il la
poussa jusqu'à ne vouloir manger ni chez moi ni à ma
halte, qu'il ne fût bien assuré que ce dernier n'y seroit
pas, quoiqu'il n'oubliât rien pour l'apprivoiser. Non-seulement j'eus tout lieu de me louer de ce nouveau mestre
de camp, mais l'amitié et la confiance se mirent entre
nous, et n'ont fini qu'avec lui.

Après divers camps de repos, de subsistances, d'observations, l'armée s'approcha de Charleroy[3]. Le maréchal de
Villeroy, avec une partie de l'armée, en fit le siége, et y
ouvrit la tranchée la nuit du 15 au 16 septembre[4]. M. de

gneur, en 1691, avait obtenu le régiment d'infanterie de Hainaut en octobre 1692. Il venait d'épouser, le 2 avril 1693, une fille du duc de
Chevreuse. Il fut tué au second siége de Namur, le 18 juillet 1695.

1. Gaston-Jean-Baptiste de Choiseul d'Hostel, marquis de Praslin par
sa femme, né le 22 mai 1659, d'abord capitaine au régiment du Roi,
puis mestre de camp de cavalerie (1688), lieutenant général en Champagne et à Troyes (1690). Son régiment avait beaucoup souffert à Nerwinde. Il devint brigadier en 1694, maréchal de camp le 29 janvier 1702,
et lieutenant général dès le 9 février suivant, après la surprise de Cré-
mone. Blessé au combat de Cassano, le 15 août 1705, il mourut à
Milan, le 23 octobre suivant.

2. Par mégarde, *entendre*.

3. Ville forte du comté de Namur, sur une petite montagne près de
la Sambre, prise par les Français en 1667, mais restituée en 1678. Louvois avait refusé d'en laisser faire le siége en 1690, après Fleurus.

4. Le Roi et Vauban avaient demandé instamment, dès les premiers

Luxembourg le couvrit avec l'autre partie de l'armée, de laquelle nous étions, mais assez près pour s'aller promener souvent au siége et pour que les deux armées se communiquassent sans aucun besoin d'escorte. Le prince d'Orange ne songea pas à donner la moindre inquiétude. Le marquis d'Harcourt, avec son corps un peu renforcé, fut envoyé aux lignes que gardoit la Valette, vers où l'électeur de Bavière avoit marché avec un assez gros corps. Fort peu après, le prince d'Orange quitta l'armée et s'en alla à Breda, puis chasser à Loo[1], et de là à la Haye[2]. Charleroy battit la chamade le dimanche matin 11 octobre[3]. On y[4] perdit fort peu de monde, et personne de distinction que le fils aîné de Broglio[5], qui étoit allé

jours d'août, qu'on fît ce siége ; mais le maréchal y trouvait beaucoup de difficultés, surtout à cause du manque de fourrages. Le Roi lui écrivit le 29 août : « L'on peut dire que si l'on remet ce siége au mois de mars, l'on perdra le fruit de la victoire qui a été remportée, et donnera lieu au public de croire ce que les ennemis veulent lui persuader.... Je ne saurois rien décider de si loin, et je remets à vous de faire ce que vous croirez le plus convenable à la gloire de mes armes dans la situation présente, et il me paroît que vous voyez si bien ce que les ennemis peuvent entreprendre, que je n'ai rien à vous dire. Et je vous répéterai encore que c'est à vous à faire ce que vous croirez le plus à propos. » Cette lettre eut bon effet, et le maréchal écrivit enfin, le 2 septembre, qu'il pourrait ouvrir la tranchée le 10. (Dépôt de la guerre, vol. 1207, n° 127, et 1208, n° 6.)

1. Voyez ci-dessus, p. 241, note 2. Selon la *Relation du siége de Namur*, Loo était « un lieu solitaire et conforme à l'humeur sombre et mélancolique du prince d'Orange, où d'ailleurs il trouvoit le plus de facilité pour entretenir ses correspondances secrètes. » (*Œuvres de Racine*, tome V, p. 316.)

2. Résidence officielle du prince d'Orange et siége des principales administrations de la République; à trois kilomètres de la mer.

3. Sur ce siége, voyez *Dangeau* et la *Gazette;* comparez, dans les *Œuvres de Racine*, tome VII, p. 115, la lettre du 14 octobre 1693.

4. *A* est biffé après *y*, ce qui montre encore que Saint-Simon transcrit un journal.

5. Victor-Maurice, comte de Broglie (on disait encore : *Broglio* ou *Broglia*), né en 1644, colonel d'infanterie en 1654, gouverneur de la Bassée en 1656 et d'Avesnes en 1660, guidon des gendarmes en 1666,

voir le marquis de Créquy[1] à la tranchée. Castille[2], qui commandoit à Charleroy, s'est fort plaint de n'avoir point été secouru, contre la parole que le prince d'Orange et l'électeur de Bavière lui en avoient donnée. Il obtint[3] la permission de passer par la France pour aller en Espagne, et ne veut plus servir sous eux. Boisseleau[4], qui défendit

capitaine des chevau-légers de Bourgogne en 1670, brigadier de la gendarmerie en 1675, maréchal de camp en 1677, lieutenant général en 1688 et commandant en Languedoc. S'étant retiré dans son gouvernement d'Avesnes, il devint le doyen des lieutenants généraux, fut créé maréchal de France le 2 février 1724, et mourut à Buhy, le 4 août 1727. D'une fille du premier président de Lamoignon, il avait eu ce fils aîné, Joseph-Hyacinthe, dit le marquis de Broglia, né le 21 septembre 1667, capitaine de cavalerie dans les Cravates, et qui avait obtenu, en janvier 1691, l'agrément du Roi pour acheter le régiment du duc d'Aumont; mais le marché ne s'était pas conclu. — Selon une lettre de M. de Créquy (Dépôt de la guerre, vol. 1208, n° 96), la sortie eut lieu le 16 septembre, et elle faillit réussir parce que Vauban s'était opposé à ce que la tête de la tranchée fût suffisamment garnie de troupes. Dans toutes ces opérations, l'entente était difficile avec le corps du génie.

1. François-Joseph, marquis de Créquy, né en 1662, fils du maréchal, colonel d'infanterie en 1677, brigadier en mars 1690, maréchal de camp en mars 1692. Il devint lieutenant général en 1696, et fut tué au combat de Luzzara, le 13 août 1702.

2. Don Franco del Castillo-Faxardo, capitaine général de l'armée espagnole. Il avait été mis dans la place pour commander au-dessus du gouverneur, et y fut blessé. Nous le retrouverons plus tard, sous le nom de marquis de Villadarias, jouant un grand rôle en Espagne.

3. *Obtint* remplace *obtenu*, devant lequel est resté *a;* le *veut* qui suit trahit encore l'emprunt fait au *Journal de Dangeau*, tome IV, p. 378, 14 octobre 1693. — Selon une lettre de Villeroy (Dépôt de la guerre, vol. 1209, n° 120), la garnison était mauvaise, surtout en officiers. « M. de Castille, dit-il, m'a paru un homme de beaucoup d'esprit et d'une vivacité accompagnée de jugement et de discrétion. L'extrémité qu'il a soutenue mérite de l'estime. Il a eu besoin de son savoir-faire pour donner son même esprit à tant de nations différentes, qui ne se soucioient guère de la perte de Charleroy. »

4. Alexandre de Rainier, marquis de Boisseleau, fait capitaine aux gardes en 1679, envoyé en 1689 en Irlande, où il devint major général de l'armée française, et nommé brigadier à son retour, en octobre 1690, avait été employé depuis lors à mettre en défense les places conquises

si bravement Limerick[1] en Irlande, eut[2] le gouvernement de Charleroy sur-le-champ[3].

M. de Noailles prit Roses[4]. Un gros détachement de son armée alla joindre le maréchal Catinat, et la gendarmerie y fut aussi de l'armée du Rhin. Monsieur de Savoie[5] faisoit mine d'assiéger Pignerol[6], et se contenta de le bombarder, Tessé[7] dedans, de prendre et de faire sauter le

en Flandres. Il fut fait maréchal de camp en janvier 1696, et mourut à Boisseleau, le 8 octobre 1698, âgé de cinquante ans et trois mois. Sa défense de Limerick passait pour une des plus belles actions du règne.

1. Ville épiscopale et comtale d'Irlande, située sur le Shannon. Guillaume III y avait assiégé, en 1690, la garnison française commandée par Boisseleau, et n'avait pu prendre la place; mais il s'en rendit maître l'année suivante, quand Boisseleau fut rentré en France.

2. *Eut* corrige *a eu.*

3. Ce siége fut la dernière affaire importante à laquelle Saint-Simon assista, comme le rappellent les lettres patentes du mois de mai 1728 relatives à son comté de Rasse, où il est dit qu'il s'est « fait connoître de très-bonne heure au feu roi.... qui lui fit faire ses premières armes au siége de Namur, en 1692, avec distinction, qu'il (*sic*) soutint par celle avec laquelle il se trouva l'année suivante à la bataille de Nerwinde, aux siéges de Huy et de Charleroy, et servit le reste de cette guerre.... » (Arch. nat., M 536.)

4. Roses ou Rosas, ville forte et port d'Espagne (Catalogne), prise le 9 juin; elle avait déjà appartenu à la France de 1645 à 1659.

5. Victor-Amédée II, né le 14 mai 1666, duc de Savoie depuis 1675, plus tard roi de Sicile (1713), et enfin roi de Sardaigne (1718-1730); mort à Moncalieri, le 31 octobre 1732. Quoique gendre du duc d'Orléans, il avait été un des premiers promoteurs de la ligue d'Augsbourg et s'était déclaré le 4 juin 1690 contre la France. Dans deux premières campagnes, Catinat l'avait battu à Staffarde et lui avait enlevé la Savoie, une partie du Piémont, Villefranche, Nice et Montmélian; en 1692, le duc avait envahi le Dauphiné, mais sans autre profit que de ravager le pays.

6. Ville forte de Piémont, située dans les montagnes, sur le Cluson, avec une citadelle importante. La France la possédait par échange depuis le 31 mars 1631, et y avait établi une prison d'État.

7. René, sire de Froulay et comte de Tessé, né dans le Maine vers 1650, avait débuté, en avril 1670, comme aide de camp du Roi, et était devenu colonel de dragons en 1674, brigadier en 1678, lieutenant général du Maine en 1680, commandant en chef des provinces de Languedoc

fort de Sainte-Brigitte[1], après quoi il perdit une grande bataille le dimanche 4 octobre, près de l'abbaye de la Marsaglia[2]. Clérembault[3] en apporta la nouvelle. Le combat

et de Dauphiné en 1683, mestre de camp général des dragons en 1684, maréchal de camp en 1688, gouverneur d'Ypres en 1691. La même année, étant passé à l'armée de Savoie, il avait reçu le commandement de Pignerol et de toute la frontière piémontaise. En 1692, il avait été fait colonel général des dragons et lieutenant général. Il était désigné pour recevoir le collier de l'Ordre depuis le 2 décembre 1688. Nous ne pouvons qu'indiquer les principales dates de la suite de sa carrière : ambassadeur extraordinaire en Savoie et premier écuyer de la duchesse de Bourgogne (1696), maréchal de France (1703), grand d'Espagne (1704), ambassadeur à Rome (1708), général des galères (1712), membre du conseil de marine (1715), grand et premier écuyer de la Reine (1722), chevalier de la Toison d'or (1725). Il mourut dans sa retraite des Camaldules, le 30 mai 1725, âgé d'environ soixante-quatorze ans.

1. Voyez les correspondances du Dépôt de la guerre, vol. 1224. « Seroit-ce moi, écrit Tessé (n° 3), qui porterois malheur aux places du Roi, puisque je suis le premier de son glorieux règne qui ait essuyé le premier bombardement qui se soit fait dans aucune de ses places? J'ai cru que cet événement bizarre, qui finit avant-hier matin, méritoit la diligence d'un courrier, et que le compte de ce qui s'est passé pendant soixante-douze jours ne pouvoit mieux vous être rendu que par Maisoncelles, qui a eu une part principale à tout ce qui s'est fait. Je joins à ce qu'il aura l'honneur de vous dire un journal qui ressemble à un volume. Je ne vous exhorte pas de le lire, qu'aux endroits où la conduite de M. de Savoie peut donner au Roi quelque curiosité, et que j'ai marqués. Ce prince en sait plus à vingt-sept ans, en subtilités, en mauvaises finesses et en indécisions, que le vieux duc de Lorraine n'en savoit à soixante ans.... »

2. La Marsaglia, comme l'écrit ici Saint-Simon (il dira plus loin, comme ici même en marge, la Marsaille), est un petit bourg de Piémont, province de Cuneo, à quinze kilomètres N. E. de Mondovi.

3. Philippe de Clérembault de Palluau, marquis de Clérembault, second fils du maréchal, lieutenant d'infanterie en 1672, colonel en 1679, brigadier en mars 1690, et attaché alors à l'armée de Catinat. — Il arriva le 9 octobre à Fontainebleau, en souliers et bas de soie, ce qui sembla ridicule pour un courrier. On disait qu'il avait écrit une lettre de plaintes contre son général, et que celui-ci, à qui le Roi renvoya la lettre, s'était vengé en traitant Clérembault de son mieux et en lui donnant cette mission honorable. Elle lui valut le grade de maréchal de camp et une gratification de 1000 pistoles. (Papiers du P. Léonard, MM 824, fol. 14.) Clé-

dura depuis neuf heures du matin jusqu'à quatre heures
après midi. On prétend qu'ils[1] y ont perdu dix-sept mille
hommes, trente-six pièces de canon, leurs bagages, cinquante étendards ou drapeaux[2]. Les deux armées se cher-
choient mutuellement[3]. Au moment que le combat commença, M. Catinat s'aperçut que le dessein de Monsieur de
Savoie étoit tout sur sa gauche. Il y porta la gendarmerie
et encore d'autres troupes qui n'y étoient pas attendues,
et qui non-seulement soutinrent tout l'effort que les ennemis espéroient imprévu, mais qui les renversèrent.
Mais ce[4] désordre se rétablit, et cette droite ennemie fit
bien mieux que leur gauche, qui fut enfoncée. A la fin, la
victoire fut si complète, que la retraite des ennemis de-

rembault devint lieutenant général en 1702, et périt à Hochstedt, noyé
dans le Danube, le 13 août 1704.

1. *Il*, pour *ils*, dans le manuscrit.

2. Saint-Simon s'est servi du *Journal de Dangeau*, tome IV, p. 377,
pour faire ce court récit, et il en a même conservé des membres de
phrase. C'est par un *lapsus* évident qu'il a écrit « dix-sept mille hommes »
perdus par l'ennemi, au lieu de « six à sept mille, » et, s'il ne parle
que de « cinquante étendards ou drapeaux, » c'est qu'il n'a sous les
yeux que l'article du 9 octobre, et non celui du 12, où Dangeau ré-
pare son erreur, et même, tombant dans un excès contraire, annonce
cent cinquante drapeaux. La circulaire officielle du 13 octobre 1693
(Arch. nat., O¹ 37, fol. 198 v°) compte neuf ou dix mille ennemis tués
sur place, près de deux mille prisonniers, trente-quatre pièces de canon et
cent six drapeaux ou étendards. Saint-Hilaire seul (*Mémoires*, tome II,
p. 119) abaisse la perte des ennemis à trois ou quatre mille hommes ;
les contemporains mieux informés ne varient qu'entre sept et dix mille.
Les relations abondent d'ailleurs ; on peut consulter celle de Catinat
(Dépôt de la guerre, vol. 1224, n° 6), qui a été publiée par les éditeurs
de *Dangeau*, ainsi que la lettre de Louis XIV au vainqueur ; les *Mémoires
de Catinat, de Saint-Hilaire, de Feuquière*, la *Gazette* (p. 517-518), une
lettre de Racine à son fils (*Œuvres*, tome VII, p. 114-115), et surtout le
volume supplémentaire du *Mercure*. On a plusieurs plans de la bataille.

3. Une lettre très-curieuse du comte de Tessé (Dépôt de la guerre,
vol. 1224, n° 16) fait voir que le duc de Savoie et les généraux alliés,
tout occupés au bombardement, avaient été surpris par la marche de
Catinat.

4. *Ce* corrige *cette*.

vint une fuite, et que Monsieur de Savoie fut poursuivi
jusqu'à la vue de Turin. M. Catinat avoit soixante-quinze[1]
escadrons et quarante-huit bataillons, et Monsieur de Savoie quatre-vingts escadrons et quarante-cinq bataillons.
Ceux[2] des religionnaires françois[3] y ont combattu en dés-
espérés, et s'y sont presque tous fait tuer.

Caprara[4] et Louvigny[5] ne vouloient point que Monsieur
de Savoie donnât la bataille[6] ; mais il s'y est opiniâtré, en

1. Le chiffre 80 a été changé en 75.

2. *Les* est corrigé en *Ceux;* puis, après *françois*, un premier *ont* en *y;*
plus loin Saint-Simon a écrit *despérés*.

3. Protestants qui avaient quitté la France lors de la révocation de
l'édit de Nantes et pris du service à l'étranger. On trouvera dans la
France protestante des frères Haag (article SCHOMBERG) les noms de beaucoup de ces émigrés.

4. Æneas Sylvius, comte de Caprara, né à Bologne en 1631, mort
en 1701, était parent de Piccolomini et de Montecuculli. C'était lui qui
commandait l'armée impériale lorsque Turenne la battit à Sinzheim,
et il s'était distingué depuis dans la guerre contre les Turcs.

5. Wallon d'origine, attaché au service de l'Espagne comme gouverneur du Hainaut et mestre de camp général du Milanais, Louvigny était
venu, en 1690, secourir le duc de Savoie, et avait perdu avec lui la
bataille de Staffarde. Il n'était pas moins ardent que ce prince dans sa
haine de la France ; du reste, homme très-sage, très-prudent et d'un
mérite reconnu. Le bruit de sa mort avait couru en août 1693 : elle
n'eut lieu qu'en octobre 1696 ; il était alors fort vieux.

6. Dans une des lettres conservées au Dépôt de la guerre (vol. 1224,
n° 9), Catinat dit : « Nous avons appris par les prisonniers que M. de
Caprara et M. de Louviguy n'avoient point été d'avis d'hasarder une
affaire décisive, mais que l'autorité de M. le duc de Savoie étoit devenue
grande dans cette armée, sur les ordres que M. le prince d'Orange avoit
obtenus de l'Empereur et du roi d'Espagne.... » Une autre lettre (n° 17),
écrite de Milan, donne certains détails caractéristiques : « L'ennemi
(français) s'avançoit vers Turin et avoit même, par un détachement, fait
brûler le palais de la Véneria et beaucoup de lieux aux environs, de
manière que, pour arrêter une telle désolation, les alliés, sans perdre
plus de temps, marchèrent à lui ; mais ils n'eurent pas beaucoup de
chemin à faire, ayant trouvé entre Piosascq, Rivalta et Orbassan le maréchal de Catinat, posté fort avantageusement sur une hauteur. Le duc
de Savoie et tous les généraux tinrent aussitôt conseil de guerre pour
voir le parti qu'il y avoit à prendre. S. A. conclut au combat, et, quelque

fureur d'avoir vu brûler sa belle maison de la Vénerie[1]
par Bachivilliers[2], deux jours auparavant. Le Roi l'avoit
très-expressément ordonné, en représaille des feux que
Monsieur de Savoie avoit faits en Dauphiné, et tout nouvellement dans la vallée de Pragelas[3], sans même pardonner aux églises[4]. Nous y avons perdu la Hoguette[5],

chose que pussent lui représenter le général Caprara et le marquis de
Legañez, pour l'en détourner, jusque-là qu'ils furent obligés de protester
que ce n'étoit ni par manque de courage, ni qu'ils ne voulussent bien
sacrifier leur vie, mais qu'il y avoit de la témérité, n'étant ni si forts, ni
si bien postés que les François, et que le duc auroit à rendre compte à
Dieu du sang qui se répandroit, ce prince n'en voulut jamais démordre,
et on fut obligé de céder à son opinion.... »

1. La Vénerie-Royale, proche Turin, entre le Pô, la Sture et la Doire.
Voyez la description de ce palais dans le *Grand dictionnaire géographique* de la Martinière, et un article du *Mercure*, septembre 1668, p. 39-41.

2. Adolphe de Gaudechart, marquis de Bachivilliers, nommé brigadier de cavalerie en 1688, maréchal de camp en 1692, commandait en
second dans le Dauphiné. Il devint lieutenant général en 1696, et eut
en 1697 le gouvernement du fort Barraux. Il mourut en septembre 1718.

3. Cette vallée prend son nom d'une ville située à trois lieues de
Suse et cinq de Pignerol.

4. Cette invasion du Dauphiné avait eu lieu en septembre 1692 ; voyez
la *Correspondance des contrôleurs généraux des finances avec les intendants des provinces*, publiée par M. de Boislisle, tome I, n° 1114. Puis
le duc de Savoie avait ravagé la vallée de Pragelas avant d'investir
Pignerol, au commencement de la campagne de 1693.

5. Charles Fortin, marquis de la Hoguette, après avoir servi dans les
gardes, était devenu cornette des mousquetaires gris en 1672, enseigne
en 1683, sous-lieutenant en 1684, maréchal de camp en 1688, lieutenant général et gouverneur de Mézières en mars 1693 ; il avait aussi le
gouvernement de Niort. C'est à tort que Saint-Simon le qualifie de lieutenant des mousquetaires, puisque la compagnie n'avait qu'un capitaine-lieutenant et deux sous-lieutenants. La Hoguette montroit de la
valeur, de la probité, le génie de la guerre ; mais on croyait que la médiocrité de son origine lui avait nui (Chansonnier, ms. Fr. 12688, p. 309),
et en effet Saint-Simon lui-même racontera que le père de cet officier,
major à Blaye, avait été à peine anobli (*Mémoires*, tome III, p. 15). Dans
une lettre au Roi, du 7 octobre, Catinat dit : « M. de la Hoguette est
mort (à Pignerol, dans la nuit du 6 au 7). J'ose dire à V. M. que c'est
une perte pour son service. C'étoit un homme plein de vertu et de mé-

lieutenant général et très-bon, force officiers de gendarmerie, entre autres le chevalier de Druy[1], major fort au
goût du Roi, et quelques brigadiers et colonels[2]. Les ennemis conviennent de la perte de douze mille hommes,
dont deux mille prisonniers. Ce qui est resté de troupes
espagnoles se retira dans le duché de Milan[3].

Le Roi envoya Chamlay[4] concerter avec le maréchal
Catinat. C'étoit son homme de confiance de tout temps
pour toutes les affaires de la guerre et celui de M. de
Louvois; il le méritoit par sa capacité et son secret : bon
citoyen[5], et la modestie et la simplicité même, avec beaucoup d'honneur et de probité; d'ailleurs homme de fort

rite; il n'y avoit point d'emploi dont V. M. l'eût voulu honorer, qu'il
n'eût parfaitement bien rempli. Je suis sensiblement touché de sa perte.
Elle rend le gouvernement de Mézières vacant; j'ose prendre la liberté
de proposer à V. M. M. de Bachivilliers pour ce gouvernement : c'est un
gentilhomme de condition et qui n'a pas de bien; il vient de rendre des
services très-utiles à V. M. C'est un honnête homme et d'un franc mérite : si V. M. prend la peine de s'informer quel il est, elle n'en apprendra
rien que de bon et d'avantageux pour lui. » M. de Vendôme demandait
ce gouvernement pour M. d'Usson, et M. de Tessé sollicitait pour son
frère ; ce fut le chevalier de Gassion qui l'eut, le 1er novembre.

1. Eustache-Louis Marion, chevalier de Druy, marquis de Courcelles,
arrière-petit-fils du fameux avocat Simon Marion. Il était exempt des
gardes du corps depuis 1676, mestre de camp de cavalerie et major de
la petite gendarmerie depuis 1690. Il ne faut pas le confondre avec son
frère le comte de Druy, lieutenant des gardes du corps.

2. Voyez le *Journal de Dangeau*, tome IV, p. 375-376 ; ses renseignements concordent avec le rapport de Catinat.

3. Ces deux dernières phrases sont tirées textuellement du *Journal
de Dangeau*, 12 octobre 1693.

4. Comparez la lettre de Louis XIV à Catinat, publiée par les éditeurs du *Journal de Dangeau*, tome IV, p. 374.

5. L'Académie, dès sa 1re édition (1694), cite les exemples de « bon
citoyen, sage citoyen ; » mais elle ne donne pas, non plus que Furetière,
au mot *citoyen* l'étendue de sens qu'il a ici chez Saint-Simon : la cité
est, dans ces dictionnaires, la ville et non l'État; le *citoyen*, l'habitant,
le bourgeois de la ville. Quant à Richelet, il restreint l'emploi du mot
aux anciens Grecs et Romains. Dans l'*Horace* de Corneille, on lit au
vers 266 : « Aussi bon *citoyen* que véritable amant; » mais, pour Cu-

peu, et qui ne s'en cachoit pas[1]. En partant, le Roi le fit
grand-croix de Saint-Louis, à la place de Montchevreuil,
tué à Nerwinde. Le duc de Schonberg[2] mourut de ses
blessures. Nous avons eu Varennes[3] et Médavy[4], maré-

riace, qui parle ainsi, la cité n'est que la ville d'Albe. — Saint-Simon
se servira encore de ce mot, au sens où il est pris ici, pour Boisguilbert
entre autres; et, dans une lettre citée par Montalembert (le Correspondant, 25 janvier 1857, p. 25), Pontchartrain, alors chancelier, écrivait à
notre auteur : « Vous êtes citoyen avant d'être duc. »

1. Chamlay était fils d'Alexandre-Simon Bolé, seigneur de Chamlay, qui, après avoir eu une charge de procureur au Parlement, fut
successivement prévôt des bandes au régiment des gardes (1647), maître d'hôtel du Roi (1649), trésorier-payeur des gardes (1658), maréchal
général des logis aux camps et armées (1670), et mourut le 22 novembre 1673. Simon Bolé avait été anobli en septembre 1651. — Sur son
fils, le marquis de Chamlay, ses talents, ses services et son influence,
nous renvoyons le lecteur à un autre passage des Mémoires, tome XII,
p. 36-37, et à l'article déjà cité du Cabinet historique, janvier 1877.

2. Charles, comte de Schonberg, s'était retiré avec son père, le maréchal Frédéric-Armand de Schonberg, en Allemagne, où il avait eu le gouvernement de Magdebourg, puis en Angleterre, où Guillaume III l'avait
fait duc de Tetford et colonel d'un régiment de cavalerie composé de
religionnaires. Il mourut à Turin, où Catinat l'avait renvoyé sur parole,
dans la nuit du 16 au 17 octobre, répétant que, depuis sa sortie de
France, il n'avait jamais eu le cœur content. Peu s'en était fallu qu'au
lieu d'émigrer, il ne se convertît, à la sollicitation du prince de Condé
et de M. du Plessis-Praslin, évêque de Tournay. (Papiers du P. Léonard,
MM 827, fol. 134.) Bien qu'il ne fût pas l'aîné des trois fils survivants
du maréchal, l'Angleterre lui avait reconnu le titre de duc de Schonberg, depuis la mort de son père, comme étant le seul naturalisé.

3. Joseph-Alexandre de Nagu, marquis de Varennes, brigadier de cavalerie en 1668, maréchal de camp en 1693, lieutenant général en 1702,
lieutenant de Roi à Sarrelouis, et commandant à Metz; mort le 6 juin 1723.

4. Jacques-Léonor Rouxel de Grancey, comte de Médavy (on écrivait
souvent Médavid), né le 31 mai 1655, cadet aux gardes du corps
en 1673, colonel du régiment de Grancey en 1675, brigadier d'infanterie
en 1688, maréchal de camp le 30 mars 1693. Il fut lieutenant général
en 1702, chevalier des ordres en 1706, gouverneur du Nivernais en 1707,
commandant en chef des provinces de Dauphiné et Provence en 1713,
gouverneur de Thionville en 1719 et de Sedan en 1720, et enfin maréchal de France le 22 février 1724. Il mourut le 6 novembre 1725.

chaux de camp, fort blessés, et Ségur[1], capitaine de gendarmerie, une jambe emportée ; plusieurs autres blessés,
huit ou neuf cents blessés, et moins de deux mille morts.
Nos Irlandois[2] s'y[3] distinguèrent. Le Roi écrivit à MM. de
Vendôme tous deux[4], et ne fit pas le même honneur à Monsieur le Duc, ni à M. le prince [de] Conti. Il est pourtant
difficile que les uns aient mieux mérité à la Marsaille que
les autres firent à Nerwinde. Cette différence ne les
rapprocha pas, et scandalisa fort tout le monde[5].

Charleroy rendu, après une fort belle défense, par une
honorable capitulation, les trois princes s'en allèrent, et
l'armée se mit dans les quartiers de fourrages en attendant ceux d'hiver[6]. Dès qu'ils furent venus, je ne songeai
plus qu'à m'en aller, après avoir visité Tournay et sa belle
citadelle. Je trouvai les chemins et les postes en grand
désarroi, et, entre autres aventures, je fus mené par un
postillon sourd et muet, qui m'embourba de nuit auprès
du Quesnoy. Je passai à Noyon chez l'évêque, qui étoit un
Clermont-Tonnerre[7], parent et ami de mon père, célèbre

1. Henri-Joseph, marquis de Ségur, capitaine de cavalerie, sous-lieutenant des chevau-légers d'Anjou en 1690, capitaine-lieutenant depuis
le 15 mars 1693. Il eut une lieutenance générale de Champagne et Brie
en 1699, la charge de capitaine-gouverneur et sénéchal du pays de Foix
en 1704, et mourut à Paris, le 10 juin 1737. C'est le grand-père du
ministre de Louis XVI. Sur sa blessure de Nerwinde, voyez les *Œuvres
de Racine*, tome VII, p. 114.

2. Ces émigrés avaient été amenés par leur compatriote lord Lucan,
après la reddition de Limerick ; Dangeau (tomes III, p. 425, et IV,
p. 61 et 341) en évalue le nombre à douze ou quinze mille. Outre un régiment de cavalerie, on en avait formé dix d'infanterie et deux de dragons.

3. Après *s'y*, est biffé *sont*.

4. Le duc et le grand prieur. Voyez ci-après, p. 303, note 3.

5. *Dangeau*, tome IV, p. 381. C'était un fait public que l'aversion du
Roi pour le prince de Conti, et l'on déplorait hautement que la valeur
et le mérite de ce prince ne fussent pas mieux employés.

6. « On dit *quartier de fourrage* pour dire mettre des cavaliers en un
lieu où ils puissent nourrir commodément leurs chevaux. » (*Furetière*.)

7. François de Clermont-Tonnerre, docteur de Sorbonne, abbé de

pour sa vanité et les faits et dits qui en ont été les fruits.
Toute sa maison étoit remplie de ses armes, jusqu'aux
plafonds et aux planchers, de manteaux de comte et pair[1]
dans tous les lambris, sans chapeau d'évêque; des clefs
partout, qui sont ses armes[2], jusque sur le tabernacle de
sa chapelle; ses armes sur sa cheminée, en tableau, avec
tout ce qui se peut imaginer d'ornements, tiare, armures,
chapeaux, etc., et toutes les marques des offices de la
couronne; dans sa galerie, une carte, que j'aurois prise[3]
pour un concile[4], sans deux religieuses aux deux bouts:
c'étoient les saints et les saintes de sa maison; et deux
autres grandes cartes généalogiques, avec ce titre de *Descente de la très-auguste maison de Clermont-Tonnerre des
empereurs d'Orient*, et à l'autre, *des empereurs d'Occident*[5].

Saint-Martin de Molesme, sacré évêque de Noyon le 2 octobre 1661. Il
fut élu en 1694 membre de l'Académie française, nommé en 1695 commandeur du Saint-Esprit, et eut une des trois places de conseiller d'État
d'Église. Il mourut le 14 février 1701, âgé de soixante-douze ans. La
parenté de ce prélat avec le père de notre auteur n'existait, croyons-nous, que par alliance: Louise d'Uzès, belle-mère de Claude de Saint-Simon, était la petite-fille d'une Françoise de Clermont, laquelle avait
pour père le bisaïeul de Monsieur de Noyon.

1. L'évêché de Noyon était une des trois comtés-pairies ecclésiastiques.

2. Ces armes étaient: de gueules, à deux clefs d'argent passées en
sautoir; et pour cimier, la tiare papale, avec cette devise: *Si omnes
te negaverint, ego te nunquam negabo*. La tradition rapportait qu'elles
avaient été données, dans le douzième siècle, par le pape Calixte II, à
Sibaud de Clermont, qui avait contribué à la restauration de ce pontife.

3. Dans le manuscrit, *pris*, sans accord.

4. La représentation d'un concile.

5. Comparez un passage des *Caractères*, tome I, p. 305, où l'on pourrait voir une allusion à Monsieur de Noyon: « Ses salles parées d'arbres généalogiques, d'écussons chargés de seize quartiers et de tableaux
de ses ancêtres et des alliés de ses ancêtres. » — Le vaniteux prélat fit
paraître en 1698, sous le nom de Cousin, une *Histoire de plusieurs saints
des maisons des comtes de Tonnerre et de Clermont*, qui commençait par
cette dédicace à Monsieur de Noyon lui-même: « .... Vous êtes encore
plus riche de votre fonds que des titres que vous ont laissés vos ancêtres. L'éclat d'une maison qui a donné par ses alliances augustes

Il me montra ces merveilles, que j'admirai à la hâte, dans
un autre sens que lui ; et je gagnai Paris à grand'peine [1].
Je pensai même demeurer à Pont-Sainte-Maxence [2], où
tous les chevaux étoient retenus pour M. de Luxembourg.
Je dis au maître de la poste que j'en étois gouverneur,
comme il étoit vrai, et que je l'allois faire mettre au ca-
chot s'il ne me donnoit des chevaux. J'aurois été bien
empêché comment m'y prendre, mais il fut assez simple pour en avoir peur et me donner des chevaux [3].

tant de princes à la France, tant de saints à l'Église, tant de souverains
à de grands pays, semble encore au-dessous de la gloire d'avoir acquis
un si rare mérite par votre propre application.... » On trouvera dans
ce livre les saints dont parle Saint-Simon, et leurs portraits : ce sont,
dès le huitième siècle, saint Guerry, saint Ehbon, saint Honulfe, de la
maison de Tonnerre, avec sainte Ingoare et sainte Léoterie ; puis saint
Thierry, saint Robert, saint Amédée, etc. La publication de 1698 provoqua une réponse, dont une copie manuscrite a été jointe à l'exemplaire de la Bibliothèque nationale (Lᵐˢ 213), et qui fait bonne justice
de ces prétentions. Voici ce qu'on y lit, quant à l'origine impériale :
« J'admire qu'un homme si prolixe dans ses discours et dans ses écrits,
et qui est si plein de citations, ne cite rien quand il s'agit des preuves
de sa famille : il se contente de dire en gros qu'elle tire son origine
de douze fils et douze filles de nos rois et empereurs de la seconde et
troisième race, sans marquer par quel endroit.... Enfin il ajoute qu'il
descend des anciens empereurs d'Orient et d'Occident, d'autres rois et
d'autres princes souverains d'Europe et d'Asie. Il faut admirer ici sa
modération, car il auroit pu, avec la même facilité, trouver des alliances avec les souverains d'Afrique ; et comme il remonte sa maison jusqu'au déluge, il auroit pu découvrir quelque cadet de Clermont qui auroit passé dans l'Amérique et fondé des empires. »

1. Les *Mémoires* reviendront bientôt sur Monsieur de Noyon ; en outre, Saint-Simon a réuni diverses anecdotes qui complètent le portrait,
dans une Addition au *Journal de Dangeau*.   [*Add. Sᵗˢ 57*]

2. Pont-Sainte-Maxence, petite ville et passage important sur l'Oise,
à douze kilomètres N. de Senlis. Saint-Simon en avait obtenu le gouvernement à la mort de son père ; voyez p. 135, note 1. La seigneurie
et le domaine engagé appartenaient à la marquise de Saint-Simon,
comme héritière de son mari, et elle les légua au duc d'Uzès.

3. Les procédés de Saint-Simon avec les maîtres de poste ne lui
réussirent pas toujours, si l'on s'en rapporte aux deux lettres suivantes

J'arrive à Paris,
et j'achète
un régiment
de cavalerie.

[Add. S^tS. 58]

J'avois fait amitié à l'armée avec le chevalier du Rozel[1], mestre de camp, grand partisan, et très-bon officier et fort estimé. C'étoit d'ailleurs un gentilhomme fort homme d'honneur[2]. Il avoit eu le régiment du prince Paul[3], tué à Nerwinde. Peu de jours avant de nous séparer, il me confia que le Roi mettoit en un seul corps les cent compagnies des carabiniers, qui étoient les grenadiers[4] de la cavalerie ; que ce corps se séparoit en cinq brigades, avec chacune son mestre de camp et son état-major[5], et que le tout étoit donné à M. du Maine, qui avoit fait l'impossible, et le Roi aussi, pour que le comte d'Auvergne lui vendît sa charge de colonel général de la cavalerie, à quoi

que Barbezieux lui écrivit de Versailles, le 28 mai et le 21 juin 1696, alors qu'il était mestre de camp : « Monsieur, le maître de la poste de Villepreux s'est plaint que vous lui avez crevé un mallier, au mois de mai de l'année dernière, en allant de cette poste à celle de la Queue, où il y a quatre grandes lieues. S. M. m'a commandé de vous avertir qu'elle desire que vous satisfassiez cet homme de manière qu'elle n'en entende plus parler. » — « Monsieur, j'ai reçu la lettre que vous m'avez fait l'honneur de m'écrire le 9 de ce mois, en réponse de celle par laquelle je vous ai mandé que l'intention du Roi étoit que vous donnassiez satisfaction au maître de la poste de Villepreux, qui se plaignoit de ce que vous lui aviez crevé un mallier. Je pouvois espérer que vous seriez persuadé que ce que je vous en mandois n'étoit qu'en suite de l'ordre que j'avois reçu de S. M., sur un placet que ce maître de poste lui avoit présenté, et je vous supplie de croire qu'en toutes les occasions qui dépendront de moi, j'essaierai de vous faire connoître que je suis très-véritablement, etc. » (Dépôt de la guerre, vol. 1343, fol. 440, et vol. 1344, fol. 268.)

1. Voyez p. 236, note 4.

2. Voyez, sur cette maison, un article du *Mercure*, octobre 1706, p. 107.

3. Paul de Lorraine. Voyez p. 253, note 1.

4. Ci-dessus, p. 226, note 1. Les grenadiers, chargés primitivement de jeter les grenades, n'étaient plus que des soldats d'élite, armés de carabines, et il y en avait une compagnie dans chaque régiment d'infanterie.

5. Le corps compta trois mille quatre cents hommes, en cinq brigades et cent compagnies. Il eut le titre de Royal-Carabiniers et un brillant uniforme bleu, écarlate et argent. Voyez un long article du *Mercure*, novembre 1693, p. 255-264.

rien ne l'avoit pu résoudre[1]. Du Rozel ajouta qu'il savoit qu'il avoit une de ces brigades, dont notre d'Achy eut aussi une, et qu'il auroit son régiment à vendre; que je tâchasse de l'avoir, et que, pour le droit d'avis[2], il me demandoit vingt-six mille livres, au lieu du prix fixé de vingt-deux mille cinq cents livres[3]. Je trouvai l'avis salutaire, et j'en remerciai fort du Rozel. En arrivant à Paris, je trouvai la chose publique[4]. J'écrivis à M. de Beauvillier, et j'eus le régiment dans les premières vingt-quatre heures que je fus arrivé, dont je remerciai le Roi en lui faisant ma révérence d'arrivée[5]. Je tins parole à du Rozel, et

1. Voyez ci-dessus, p. 131.

2. En finance, on appelait *droit d'avis* le profit assuré d'avance à l'auteur d'une proposition qui devait procurer des bénéfices à l'État.

3. En 1691, le Roi interdisait qu'on dépassât le prix réglementaire de 22 500 livres. (*Dangeau*, tome III, p. 444.) — A propos de l'acquisition que Saint-Simon va conclure, le général Susane (*Histoire de la cavalerie française,* tome I, p. 129) a fait la remarque suivante : « Le duc de Saint-Simon était très-fier de posséder un régiment gris (voyez ci-dessus, p. 227, note 2) qui lui permettait de faire sonner son nom et de faire porter sa livrée à ses trompettes. Beaucoup d'autres, moins spirituels et plus sages, trouvaient plus profitable, après avoir débuté par un petit régiment gris de trois compagnies, de mériter par leurs services que le Roi les récompensât d'abord par l'augmentation du nombre des compagnies entretenues, jusqu'au jour où ils pourraient prétendre à la charge de mestre de camp-lieutenant dans un des grands régiments royaux ou princiers, ce qui devait les conduire avec certitude au grade de brigadier. » Nous verrons que Saint-Simon ne put arriver à ce grade.

4. La lettre du ministre aux mestres de camp est du 2 novembre. (Dépôt de la guerre, vol. 1196, fol. 19.)

5. Selon Dangeau, le Roi donna son agrément le 9 novembre; selon l'*État de la France* (1698, tome II, p. 468-469), Saint-Simon ne prit rang que du 12. — Nous avons vu que le régiment du prince Paul avait combattu à Nerwinde ; c'est donc ici que peut se placer une pièce dont l'original nous a été obligeamment communiqué par M. Ferdinand Moreau, et qui se rapporte à la fois au régiment et à la bataille. « Nous, Louis, duc de Saint-Simon, pair de France, gouverneur des ville, citadelle et comté de Blaye, grand bailli et gouverneur de Senlis, Pont-Sainte-Maxence et du château de Fécamp, mestre de camp d'un régiment

lui payai vingt-six mille [livres] sans que personne le sût,
et nous avons été amis toute sa vie. C'étoit un des galants[1]
hommes que j'aie connus ; il avoit un frère plus avancé
que lui[2], qui valoit beaucoup[3] aussi, quoique le cadet lui
fût supérieur et reconnu pour tel[4].

Je trouvai un changement à la cour qui la surprit fort[5].
D'Aquin[6], premier médecin du Roi, créature de Mme de
Montespan, n'avoit rien perdu de son crédit par l'éloignement final de la maîtresse ; mais il n'avoit jamais pu
prendre avec Mme de Maintenon, à qui tout ce qui sentoit
cet autre côté fut toujours plus que suspect. D'Aquin étoit
grand courtisan, mais riche[7] avare, avide, et qui vouloit

D'Aquin,
premier méde-
cin du Roi,
chassé, et
Fagon
en sa place.

de cavalerie, certifions à tous qu'il appartiendra avoir donné congé
absolu au nommé Honoré François, dit *la France,* natif d'Aix en Provence, cavalier dans la compagnie du sieur d'Hernolac, capitaine dans
notre régiment, y ayant servi depuis sa création, il y a dix ans, dans
laquelle il a été blessé et estropié à la bataille de Nerwinde, en sorte
qu'il n'est plus en état de rien faire. En foi de quoi nous lui avons accordé le présent certificat, pour s'aller présenter à l'hôtel des Invalides,
que nous avons signé de notre main, et à icelui fait apposer le cachet
de nos armes. Fait à Paris, en notre hôtel, le 18 mars 1698. Louis, DUC
DE SAINT-SIMON. »

1. Saint-Simon écrit ici *galands* par la lettre *d*, que nous trouvons
dans le vieux féminin *galande* (*la Fontaine,* livre IV, fable XI), et dans
le nom d'une vieille voie parisienne : « Rue Galande ».

2. César-Armand, marquis du Rozel, mestre de camp de cavalerie en
1677, brigadier en 1690, maréchal de camp en 1696, lieutenant général en 1702 ; mort en 1726. (*Pinard,* tome IV, p. 472-474.)

3. Saint-Simon a répété *beaucoup,* par mégarde sans doute.

4. Dangeau cite plusieurs actions du chevalier du Rozel, tomes II,
p. 436, III, p. 351, V, p. 40, VIII, p. 400, etc. Voyez aussi son article
dans *Pinard,* tome IV, p. 581-584.

5. *Journal de Dangeau,* tome IV, p. 388-390, à la date du 2 novembre 1693.

6. Antoine d'Aquin, après avoir été médecin ordinaire, comme son
père, était devenu premier médecin de la Reine (1667), puis premier
médecin du Roi, à la place de Vallot, le 18 avril 1672, et intendant de
la maison de la Dauphine, le 1er janvier 1684. Il mourut à Vichy, le
17 mai 1696, âgé de soixante-quatre ans environ.

7. Ce mot est mal écrit, mais *riche* paraît la lecture la plus probable.

établir sa famille en toutes façons[1]. Son frère[2], médecin ordinaire, étoit moins que rien, et le fils du premier médecin[3], qu'il poussoit par le Conseil et les intendances, valoit encore moins. Le Roi, peu à peu, se lassoit de ses demandes et de ses importunités, lorsque M. de Saint-Georges[4] passa de Tours à Lyon, par la mort du frère du

[Add. 3°S. 59]

1. Guy Patin, comme bien d'autres, professait un profond mépris pour d'Aquin, et Mme de Sévigné n'en avait pas une meilleure opinion. Voyez deux articles dans les Médecins au temps de Molière, par le docteur Raynaud, p. 151 et suivantes, et dans l'Introduction du Journal de la santé de Louis XIV, publié par M. J.-A. le Roi, p. xxiv-xxix. Comme origine, d'Aquin ne remontait pas plus loin que son grand-père, rabbin d'Avignon, converti à Aquino (royaume de Naples), et qui avait pris le nom de ce bourg. Son père, médecin ordinaire et intendant de la Dauphine, avait été anobli en 1669. Aussi, lorsque le premier médecin, ayant acquis du financier Berthelot le comté de Jouy-en-Josas, le fit rattacher directement à la mouvance du Louvre et plaça sur les armes italiennes d'Aquino une couronne comtale, avec tous les noms de ses seigneuries et ses titres de « conseiller du Roi en ses conseils d'État et privé, premier médecin de S. M., surintendant général des bains, eaux et fontaines minérales et médicinales de France, etc., » les épigrammes ne se firent pas attendre (Chansonnier, ms. Fr. 12689, p. 346). Quant à sa rapacité, elle était presque proverbiale. Outre sa charge, qui rapportait 45 000 livres par an, il avait obtenu une pension de 4000 livres en 1692, une somme de 100 000 livres après la grande opération du Roi, et des charges ou des abbayes pour toute sa famille, même pour le précepteur de ses enfants. (Dangeau, tome II, p. 2; Dictionnaire des bienfaits du Roi, ms. Fr. 7655, fol. 30.)

2. Pierre d'Aquin, frère aîné d'Antoine, médecin ordinaire depuis 1678, eut permission de vendre sa charge à Bonnet et en tira 20 000 écus; mais il s'attira, ainsi que son autre frère, l'évêque de Fréjus, une nouvelle disgrâce en février 1698; ils furent exilés, l'un à Brive, l'autre à Carhaix, et y restèrent surveillés de très-près.

3. Antoine d'Aquin de Châteaurenard, né le 20 octobre 1657, était devenu, après avoir eu trois grosses abbayes, conseiller au parlement de Paris en 1679, secrétaire ordinaire du cabinet en 1684, intendant à Moulins en 1688, président au Grand Conseil en janvier 1694. Il fut destitué de cette dernière charge fort peu de temps après, mais en conserva la propriété jusqu'en 1704, et mourut le 30 mars 1735, conseiller honoraire de la grand'chambre.

4. Claude de Saint-Georges, chanoine-comte de Lyon, évêque de

premier maréchal de Villeroy[1], commandant et lieutenant
[de] Roi de cette province, et proprement le dernier seigneur de nos jours. D'Aquin avoit un fils abbé[2], de très-
bonnes mœurs, de beaucoup d'esprit et de savoir, pour
lequel il osa demander Tours de plein saut et en presser
le Roi avec la dernière véhémence[3]. Ce fut l'écueil où il se
brisa : Mme de Maintenon profita du dégoût où elle vit le
Roi d'un homme qui demandoit sans cesse et qui avoit
l'effronterie de vouloir faire son fils tout d'un coup archevêque, *all despetto*[4] de tous les abbés de la première qualité et de tous les évêques du Royaume; et Tours, en effet,
fut donné à l'abbé d'Hervault[5], qui avoit été longtemps

Mâcon en 1682 et de Clermont en 1684, nommé à l'archevêché de Tours
en 1687, et enfin archevêque de Lyon le 5 septembre 1693. Il mourut
le 9 juin 1714, âgé de plus de quatre-vingts ans.

1. Camille de Neufville de Villeroy (1606-1693), archevêque et comte
de Lyon, lieutenant général au gouvernement de cette ville et du Lyonnais, commandeur du Saint-Esprit ; frère de Nicolas IV de Neufville,
duc de Villeroy, gouverneur du roi Louis XIV, maréchal de France
en 1646, mort le 28 novembre 1685.

2. Louis d'Aquin, né le 20 mai 1667, pourvu en 1678 des trois
abbayes de son frère Châteaurenard, avait eu successivement celles de
Moreilles (1683), de Saint-Serge d'Angers (1686), de Saint-Denis de
Reims (1687), et avait rempli en 1690 les fonctions d'agent du clergé.
En 1697, il eut l'évêché de Fréjus, sur la démission de son oncle, et
devint évêque de Sœz le 1er novembre 1698. Il mourut le 17 mai 1710.

3. Le P. Léonard (Arch. nat., MM 824, fol. 106), dans un article curieux sur les d'Aquin, dit en effet qu'on attribua la disgrâce du premier
médecin à ce qu'il avait reproché, en termes choquants, au P. de la
Chaise, la nomination de M. d'Hervault à Tours; mais il ajoute qu'on
l'accusait aussi d'avoir conservé une correspondance avec Mme de Montespan, qui lui avait fait avoir sa charge moyennant un pot-de-vin de
20 000 écus. Comparez les *Œuvres de la Bruyère*, tome I, p. 412-413,
et les *Mémoires de l'abbé le Gendre*, p. 212-214.

4. *Al despetto*, en dépit, au mépris, au détriment. — Nous reproduisons l'orthographe italienne de Saint-Simon : il a ainsi doublé l'*l* et préféré *despetto* à la forme de même sens, aujourd'hui plus usitée, *dispetto*.

5. Mathieu Ysoré d'Hervault, d'une vieille famille d'Anjou, nommé
auditeur de rote en janvier 1681, avait eu l'abbaye de Saint-Jean-d'Angely en août 1688, et venait d'être nommé, en septembre 1693, à l'évêché

auditeur de rote¹, avec réputation, et qui y avoit bien fait². C'étoit un homme de condition, bien-allié³, et qui, dans cet archevêché, a grandement soutenu tout le bien qu'il y promettoit.

Mme de Maintenon, qui vouloit tenir le Roi par toutes les avenues, et qui considéroit celle d'un premier médecin habile et homme d'esprit comme une des plus importantes, à mesure que le Roi viendroit à vieillir et sa santé à s'affoiblir, sapoit depuis longtemps d'Aquin, et saisit ce moment de la prise si forte qu'il donna sur lui et de la colère du Roi : elle le résolut⁴ à le chasser, et en même temps à prendre Fagon⁵ en sa place. Ce fut un mardi⁶, jour de la Toussaints, qui étoit le jour du travail chez elle de Pontchartrain, qui, outre la marine, avoit Paris, la cour et la maison du Roi en son département. Il eut donc ordre d'aller le lendemain, avant sept heures du matin, chez

[Add. S^t^S. 60]

de Condom ; mais il n'occupa pas ce siége et fut nommé archevêque de Tours le 1ᵉʳ novembre 1693. Mort le 9 juillet 1716, à soixante-neuf ans.

1. La cour ou tribunal de rote siégeait à Rome et jugeait en appel toutes les causes temporelles et ecclésiastiques des gens d'Église. Les douze juges ou auditeurs de rote étaient de divers pays; il y avait huit Italiens, un Français, un Allemand, deux Espagnols. Cette cour subsiste encore.

2. *Fait* est en interligne.

3. Voyez les *Mémoires de Castelnau*, tome III, p. 189, et les *Mémoires de Michel de Marolles*, tome I, p. 84, 315 et 316.

4. C'est-à-dire : le fit résoudre, le décida.

5. Guy-Crescent Fagon, né à Paris le 11 mai 1638, mort le 11 mars 1718. Il était fils d'un commissaire ordinaire des guerres et petit-neveu et filleul de Guy de la Brosse. Docteur en 1664, il avait été nommé successivement professeur de botanique et de chimie au Jardin royal, puis premier médecin de la Dauphine, de la reine Marie-Thérèse et des petits-fils du Roi. En 1699, il eut la surintendance du Jardin royal, et il la conserva même lorsqu'il eut pris sa retraite à la mort de Louis XIV. Il fut aussi membre honoraire de l'Académie des sciences et doyen de la faculté de médecine de Paris. Voyez son éloge dans le *Mercure* de novembre 1693, p. 280-284.

6. Non pas un mardi, mais un dimanche. (*Journal de Dangeau*, tome IV, p. 387-389.)

d'Aquin, lui dire de se retirer sur-le-champ à Paris ; que le Roi lui donnoit six mille livres[1] de pension, et à son frère, médecin ordinaire, trois mille pour se retirer aussi[2] ; et défense au premier médecin de voir le Roi et[3] de lui écrire. Jamais le Roi n'avoit tant parlé à d'Aquin que la veille, à son souper et à son coucher, et n'avoit paru le mieux traiter. Ce fut donc pour lui un coup de foudre, qui[4] l'écrasa sans ressource. La cour fut fort étonnée, et ne tarda pas à s'apercevoir d'où cette foudre partoit, quand on vit, le jour des Morts[5], Fagon déclaré premier médecin par le Roi même, qui le lui dit à son lever, et qui apprit par là la chute de d'Aquin à tout le monde, qui l'ignoroit encore, et qu'il n'y avoit pas deux heures que d'Aquin lui-même l'avoit apprise. Il n'étoit point malfaisant, et ne laissa pas, à cause de cela, d'être plaint, et d'être même visité dans le court intervalle qu'il mit à s'en aller à Paris.

Fagon étoit un des beaux et des bons esprits de l'Europe, curieux de tout ce qui avoit trait à son métier, grand botaniste, bon chimiste, habile connoisseur en chirurgie, excellent médecin et grand praticien[6]. Il savoit d'ailleurs beaucoup : point de meilleur physicien que lui ; il entendoit même bien les différentes parties des mathé-

1. Il y avait d'abord 3000. Le 3 a été changé en 6.
2. Les brevets sont du 9 novembre 1693, et se trouvent aux Archives nationales, O¹ 37, fol. 212 v° et 213.
3. *Ni* a été corrigé en *et.*
4. *Qui* est en interligne, au-dessus de *mais*, effacé.
5. Les lettres de retenue de premier médecin sont datées du 2 novembre 1693 (Archives nationales, O¹ 37, fol. 210 v°). — Sur cette charge, voyez l'*État de la France*, ou le *Traité des droits* de Guyot, tome I, p. 543-845.
6. Le jugement de Saint-Simon est loin d'être ratifié par la science moderne, qui a de meilleurs éléments d'information, ne fût-ce que dans le *Journal de la santé du Roi*, tenu par Fagon à partir de 1693. Voyez une note des éditeurs de *Dangeau*, tome IV, p. 388-390, et *les Médecins au temps de Molière*, par le docteur Raynaud, p. 153 et suivantes.

matiques. Très-désintéressé[1], ami ardent, mais ennemi qui
ne pardonnoit point[2]. Il aimoit la vertu, l'honneur, la valeur, la science, l'application, le mérite, et chercha toujours
à l'appuyer sans autre cause ni liaison, et à tomber aussi
rudement sur ce qui s'y opposoit que si on lui eût été
personnellement contraire. Dangereux aussi, parce qu'il
se prévenoit très-aisément en toutes choses, quoique fort
éclairé, et qu'une fois prévenu, il ne revenoit[3] presque
jamais ; mais s'il lui arrivoit de revenir, c'étoit de la
meilleure foi du monde, et [il] faisoit tout pour réparer
le mal que sa prévention avoit causé. Il étoit l'ennemi le
plus implacable de ce qu'il appeloit « charlatans, » c'est-à-
dire des gens qui prétendoient avoir des secrets et donner
des remèdes, et sa prévention l'emporta beaucoup trop
loin de ce côté-là. Il aimoit sa faculté de Montpellier[4], et
en tout la médecine, jusqu'au culte : à son avis, il n'étoit
permis de guérir que par la voie commune des médecins
reçus dans les facultés, dont les lois et l'ordre lui étoient
sacrés[5]. Avec cela, délié courtisan, et connoissant parfaitement le Roi, Mme de Maintenon, la cour et le monde. Il
avoit été le médecin des enfants du Roi depuis que Mme
de Maintenon en avoit été gouvernante : c'est là que leur

1. Ses lettres de premier médecin disent qu'il s'est distingué surtout
au service des pauvres.
2. Nous ponctuons comme Saint-Simon : le point laisse la phrase
sans verbe ; le lier par une simple virgule à la phrase suivante choque-
rait encore plus.
3. Devant *presque* est biffé *que.*
4. Il y a une erreur ici, car Fagon appartenait à la faculté de Paris,
et il en fut même doyen. Au contraire, ses deux prédécesseurs, Vallot
et d'Aquin, avaient protégé leur faculté de Montpellier par l'établissement de la Chambre royale des médecins provinciaux. A peine nommé
depuis quatre ou cinq mois, Fagon fit casser cette société, défendre aux
apothicaires de rien délivrer sur les ordonnances des médecins qui la
composaient, et interdire aux docteurs de Montpellier d'exercer à
Paris sans avoir subi un interrogatoire devant la Faculté. De là, une
longue guerre et de sanglants factums.
5. Dans le manuscrit : *sacrées.*

liaison s'étoit formée[1]. De cet emploi il passa aux enfants de France, et ce fut d'où il fut tiré pour être premier médecin. Sa faveur et sa considération, qui devinrent extrêmes, ne le sortirent jamais de son état ni de ses mœurs, toujours respectueux et toujours à sa place[2].

Un autre événement surprit moins qu'il ne fit admirer les fortunes. Le dimanche 29 novembre, le Roi, sortant du salut[3], apprit par le baron de Beauvais[4] que la Vauguyon[5] s'étoit tué le matin de deux coups de pistolet, dans son lit, qu'il se donna dans la gorge, après s'être défait de ses gens sous prétexte de les envoyer à la messe[6]. Il faut dire un mot de ces deux hommes.

La Vauguyon étoit un des plus petits et des plus pauvres gentilshommes de France : son nom étoit Bétoulat[7], et il porta le nom de Fromenteau. C'étoit un homme parfaitement bien fait, mais plus que brun, et d'une figure espagnole[8]; il avoit de la grâce, une voix charmante, qu'il savoit très-bien accompagner du luth et de la guitare;

En marge : Fortune et mort de la Vauguyon. [Add. S^tS. 61]

---

1. *Mémoires de l'abbé de Choisy*, p. 619, et *Souvenirs de Mme de Caylus*, p. 485. — La phrase : « Sa faveur, etc. », est tout entière en interligne.

2. Voyez un curieux portrait de Fagon dans les *Lettres inédites de la princesse Palatine*, p. 164.

3. Dangeau (tome IV, p. 404) dit : « Comme le Roi alloit au salut. »

4. Louis de Beauvais, baron de Gentilly, la Tour-Carrée et autres lieux, maître d'hôtel du Roi de 1655 à 1683, capitaine des chasses et gouverneur des châteaux de Madrid et de la Muette, du bois de Boulogne, du pont de Saint-Cloud, des plaines environnant Paris, etc., et gruyer desdits lieux, depuis 1682. Il mourut à la Muette, le 11 août 1697.

5. Voyez plus haut, p. 205, note 2.

6. Il habitait la rue de Grenelle-Saint-Germain.

7. Voyez, dans le ms. Clairambault 1245, p. 3649 et 3841, les preuves de noblesse faites en 1639, pour l'ordre de Saint-Michel, par André-Pizon de Bétoulat, père de M. de la Vauguyon; preuves très-douteuses, comme Colbert l'a écrit plus tard au dos de la pièce. Ce Bétoulat avait été aide des maréchaux de camp des armées du Roi et lieutenant général aux îles d'Amérique.

8. Voyez son portrait au lavis dans le ms. Clairambault 1167, fol. 219.

avec cela, le langage des femmes, de l'esprit, et insinuant.
Avec ces talents et d'autres plus cachés, mais utiles à la
galanterie, il se fourra chez Mme de Beauvais[1], première
femme de chambre de la reine mère et dans sa plus intime confidence, et à qui tout le monde faisoit d'autant
plus la cour qu'elle ne s'étoit pas mise moins bien avec le
Roi, dont elle[2] passoit pour avoir eu le pucelage[3]. Je l'ai
encore vue, vieille, chassieuse et borgnesse, à la toilette
de Madame la Dauphine de Bavière[4], où toute la cour lui
faisoit merveilles, parce que, de temps en temps, elle
venoit à Versailles, où elle causoit toujours avec le Roi en
particulier, qui avoit conservé beaucoup de considération
pour elle. Son fils, qui s'étoit fait appeler le baron de
Beauvais, avoit la capitainerie des plaines d'autour de
Paris[5]. Il avoit été élevé, au subalterne près, avec le Roi.
Il avoit été de ses ballets et de ses parties, et, galant,
hardi, bien fait, soutenu par sa mère et par un goût

[Add. S'-S. 62]

[Add. S'-S. 63]

1. Catherine-Henriette Bellier, mariée le 23 février 1634 à Pierre de
Beauvais, ancien substitut du procureur général (1626), lieutenant général de la prévôté de l'hôtel (1630), puis conseiller d'État (10 juin 1643),
qui avait été baptisé le 9 août 1602 et mourut dans sa baronnie de Gentilly, près Paris, vers le 15 février 1674. Mme de Beauvais était, au
moment de son mariage, femme de chambre de la reine Anne d'Autriche; elle succéda plus tard, comme première femme, à sa mère, connue
dans les mémoires du temps sous le nom de Mme de Philandre, et
elle conserva cette charge jusqu'à la mort de sa maîtresse. Mme de
Beauvais mourut le 13 août 1690.

2. *Elle* corrige *il.*

3. Voyez le Chansonnier, mss. Fr. 12617, p. 490, et 12618, p. 249,
où se retrouvent plusieurs des expressions employées ici par Saint-Simon, et comparez la *Correspondance complète de Madame, duchesse
douairière d'Orléans*, publiée par Brunet, tome I, p. 269, ou les *Œuvres de la Bruyère*, tome I, p. 490. M. Jules Cousin, dans son étude sur
l'*Hôtel de Beauvais* (1864), place ces faits vers 1654.

4. Louis, dauphin de France, fils de Louis XIV et de Marie-Thérèse,
avait épousé, le 28 janvier 1680, Marie-Anne-Christine-Victoire de
Bavière, qui était fille de l'électeur Ferdinand-Marie, et qui mourut le
20 avril 1690, quand Saint-Simon avait quinze ans.

5. Voyez un appendice au *Journal de Dangeau*, tome I, p. 98.

personnel du Roi, il avoit tenu son coin[1], mêlé avec
l'élite de la cour, et depuis traité du Roi toute sa vie avec
une distinction qui le faisoit craindre et rechercher. Il
étoit fin courtisan et gâté, mais ami à rompre des glaces[2]
auprès du Roi avec succès, et ennemi de même ; d'ailleurs honnête homme[3], et toutefois respectueux avec les
seigneurs. Je l'ai vu encore donner les modes.

Fromenteau se fit entretenir par la Beauvais, et elle le
présentoit à tout ce qui venoit chez elle, qui, là et ailleurs,
pour lui plaire, faisoit accueil au godelureau[4]. Peu à peu
elle le fit entrer chez la reine mère, puis chez le Roi, et
il devint courtisan par cette protection[5]. De là il s'insinua
chez les ministres. Il montra de la valeur, volontaire à la
guerre, et enfin il fut employé auprès de quelques princes
d'Allemagne. Peu à peu il s'éleva jusqu'au caractère d'ambassadeur en Danemark, et il alla après ambassadeur en
Espagne. Partout on en fut content, et le Roi lui donna
une des trois places de conseiller d'État d'épée, et, au
scandale de sa cour, le fit chevalier de l'Ordre en 1688.[6]

1. « On dit, à la paume, qu'un homme *tient bien son coin*, quand il
sait bien soutenir et renvoyer les coups qui viennent de son côté. Et
figurément, on dit qu'un homme *tient bien son coin* dans une conversation, dans un pourparler d'affaires, quand il parle juste et à propos
lorsque son tour vient de parler. » (*Furetière.*)

2. L'Académie et Furetière ne connaissent que la locution *rompre la
glace*, d'où celle-ci, avec *glaces* au pluriel, se déduit très-naturellement.

3. Selon Bussy-Rabutin et Furetière, l'*honnête homme* est « un homme
poli et qui sait vivre. » Comparez une autre définition de la Bruyère et le
commentaire de M. Servois, dans le tome II des *Œuvres*, p. 99. — Saint-
Simon a négligé un trait dans la peinture du baron de Beauvais : c'était
un actif *donneur d'avis*, et toutes les clefs des *Caractères* le reconnais-
sent sous le nom d'Ergaste des « Biens de fortune. » (*La Bruyère*,
tome I, p. 490-491.)

4. « Jeune fanfaron, glorieux, pimpant et coquet, etc. » (*Furetière.*)

5. Une chanson fait remonter cette liaison avec Mme de Beauvais à
1655 tout au moins. Voyez aussi diverses épigrammes, dont Saint-Simon
se fait ici l'écho, dans le Chansonnier, ms. Fr. 12689, p. 447 et 463.

6. *Sévigné*, tome II, p. 286, note 14, et tome VIII, p. 337.

Vingt ans auparavant, il avoit épousé la fille de Saint-Maigrin, dont j'ai parlé ci-devant, à 'propos du voyage qu'il
fit à Blaye de la part de la cour¹, pendant les guerres de
Bordeaux, auprès de mon père ; ainsi je n'ai pas besoin
de répéter qui elle étoit², sinon qu'elle étoit veuve, avec un
fils, de M. du Broutay, du nom de Quelen, et que cette
femme étoit la laideur même. Par ce mariage, Fromenteau s'étoit seigneurifié et avoit pris le nom de comte de
la Vauguyon. Tant que les ambassades durèrent et que le
fils de sa femme fut jeune, il eut de quoi vivre ; mais,
quand la mère se vit obligée de compter avec son fils, ils
se trouvèrent réduits fort à l'étroit³. La Vauguyon, comblé
d'honneurs bien au delà de ses espérances, représenta
souvent au Roi le misérable état de ses affaires, et n'en
tiroit que de rares et très-médiocres gratifications. La
pauvreté, peu à peu, lui tourna la tête, mais on fut très-
longtemps sans s'en apercevoir. Une des premières marques qu'il en donna fut chez Mme Pellot⁴, veuve du premier président du parlement de Rouen, qui avoit tous
les soirs un souper et un jeu, uniquement pour ses amis,

1. Voyez plus haut, p. 202.
2. Voyez ses services et ceux de son premier mari dans *Moréri*, à
l'article Quelen, p. 667. Il n'y est pas dit un mot de son second mariage. Saint-Simon dit qu'elle était la « laideur même ; » mais nous avons
vu (p. 204, note 6) qu'elle avait passé, dans sa jeunesse, pour une beauté.
3. Ce furent sans doute les questions d'intérêt qui amenèrent une
sorte de rencontre ou de guet-apens ; la Vauguyon prouva en justice
que son beau-fils avait voulu le faire assassiner par un valet, en 1677.
(*Correspondance administrative sous le règne de Louis XIV*, publiée
par Depping, tome II, p. 205.)
4. Madeleine Colbert, fille d'un secrétaire du Roi et parente du grand
ministre, avait épousé en ' secondes noces, par contrat du 12 décembre 1674, Claude Pellot, ancien maître des requêtes et intendant,
premier président du parlement de Rouen depuis 1669, mort le 3 août
1683, à l'âge de soixante-quatre ans. Mme Pellot mourut à Paris, le
9 juillet 1696, âgée de soixante-six ans, sans enfants. Son mari, qu'on
disait fils d'un riche marchand de soieries de Lyon, avait été poussé de
charge en charge par Colbert.

en petit nombre. Elle ne voyoit que fort bonne compagnie,
et la Vauguyon y étoit presque tous les soirs. Jouant au
brelan, elle lui fit un renvi[1], qu'il[2] ne tint pas. Elle l'en
plaisanta et lui dit qu'elle étoit bien aise de voir qu'il
étoit un poltron. La Vauguyon ne répondit mot; mais, le
jeu fini, il laissa sortir la compagnie, et, quand il se vit
seul avec Mme Pellot, il ferma la porte au verrou, enfonça
son chapeau dans sa tête, l'accula contre sa cheminée, et,
lui mettant la tête entre ses deux poings, lui dit qu'il ne
savoit ce qui le tenoit qu'il ne la lui mît en compote, pour
lui apprendre à l'appeler poltron. Voilà une femme bien
effrayée, qui, entre ses deux poings, lui faisoit des révérences perpendiculaires et des compliments tant qu'elle
pouvoit, et l'autre toujours en furie et en menaces. A la
fin, il la laissa plus morte que vive, et s'en alla. C'étoit
une très-bonne et très-honnête femme, qui défendit bien
à ses gens de la laisser seule avec la Vauguyon, mais qui
eut la générosité de lui en garder le secret jusqu'après sa
mort et de le recevoir chez elle à l'ordinaire, où il retourna comme si de rien n'eût été.

Longtemps après, rencontrant sur les deux heures
après midi M. de Courtenay[3], dans ce passage obscur, à
Fontainebleau, qui, du salon d'en haut devant la tribune[4],

---

1. « C'est l'argent que l'on met pour enchérir au jeu sur un compagnon. » (*Furetière.*)

2. *Il* est en interligne, au-dessus d'*elle*, biffé.

3. Louis-Charles, prince de Courtenay, né le 24 mai 1640, avait fait
la campagne de Gigeri, celle de Douay et la guerre de Hollande. Il mourut
le 28 avril 1723. On verra ailleurs quelles étaient les prétentions de
cette famille, issue d'un fils de Louis le Gros.

4. Ce salon est le vestibule même du grand escalier en fer à cheval :
dans le mur de gauche est la porte de la tribune; dans celui qui fait
face à l'escalier, il y a deux portes, dont l'une, celle de gauche, ouvre
sur un passage obscur qui mène à une terrasse couverte, longeant la
chapelle et fermée à droite par de grandes arcades vitrées donnant sur
le jardin de Diane; dans le mur de droite, vis-à-vis de la tribune, sont
également deux portes : celle de gauche donne entrée dans la salle des

conduit à une terrasse le long de la chapelle, [il] lui fit
mettre l'épée à la main, quoi que l'autre lui pût dire sur
le lieu où ils étoient, et sans avoir jamais eu occasion ni
apparence de démêlé. Au bruit des estocades, des passants
dans ce grand salon accoururent et les séparèrent, et
appelèrent des Suisses de la salle des gardes de l'ancien
appartement de la reine mère, où il y en avoit toujours
quelques-uns, et qui donnoit dans le salon. La Vauguyon,
dès lors chevalier de l'Ordre, se débarrassa d'eux et courut chez le Roi, tourne la clef du cabinet, force l'huissier,
entre[1], et se jette aux pieds du Roi, en lui disant qu'il
venoit lui[2] apporter sa tête. Le Roi, qui sortoit de table,
chez qui personne n'entroit jamais que mandé, et qui
n'aimoit pas les surprises, lui demanda avec émotion à
qui il en avoit. La Vauguyon, toujours à genoux, lui dit
qu'il a tiré l'épée dans sa maison, insulté par M. de Courtenay, et que son honneur a été plus fort que son devoir.
Le Roi eut grand'peine à s'en débarrasser, et dit qu'il
verroit à éclaircir cette affaire, et, un moment après, les
envoya arrêter tous deux par des exempts du grand prévôt[3] et mener dans leurs chambres. Cependant on amena

gardes de l'ancien appartement des reines mères, qu'on nomme maintenant l'appartement du Pape.

1. *Et* a été biffé devant *entre*.

2. L'*l* initial de *lui* remplace un *d*, comme si Saint-Simon avait voulu
écrire d'abord : *venoit de*.

3. Chargé de veiller à la police du séjour royal et de régler les conflits judiciaires des officiers du Roi, le grand prévôt avait un tribunal et
une compagnie de gardes forte de quatre-vingt-huit hommes et douze
exempts, dont l'*État de la France* donne les noms. Ces gardes et
exempts portaient un hoqueton aux couleurs royales, incarnat, blanc
et bleu, brodé d'orfévrerie à l'antique. « Ils vont et viennent par les
cours de la maison du Roi pour les ordres de police, pour mettre dehors les gens de mauvais augure et attendre si le Roi ne les enverra
point en ville ou hors du lieu où séjourne la cour, se saisir de quelque
prisonnier, ou pour quelque autre ordre. Ils ont ordinairement l'ordre
d'arrêter les prisonniers d'État. »

deux carrosses, qu'on appeloit de la Pompe[1], qui servoient
à Bontemps et à divers usages pour le Roi, qui étoient
à lui, mais sans armes, et avoient leurs attelages. Les
exempts qui les avoient arrêtés les mirent chacun dans
un de ces carrosses, et l'un d'eux avec chacun, et les conduisirent à Paris à la Bastille, où ils demeurèrent sept ou
huit mois, avec permission, au bout du premier mois, d'y
voir leurs amis, mais traités tous deux en tout avec une
égalité entière[2]. On peut croire le fracas d'une telle aventure : personne n'y comprenoit rien. Le prince de Courtenay étoit un fort honnête homme, brave, mais doux, et
qui n'avoit de sa vie eu querelle avec personne[3]. Il protestoit qu'il n'en avoit aucune avec la Vauguyon, qu'il
l'avoit attaqué et forcé de mettre l'épée à la main, pour
n'en être pas insulté. D'autre part, on ne se doutoit point
encore de l'égarement de la Vauguyon ; il protestoit de
même que c'étoit l'autre qui l'avoit attaqué et insulté. On
ne savoit donc qui croire, ni que penser. Chacun avoit ses
amis, mais personne ne put goûter l'égalité si fort affectée
en tous les traitements faits à l'un et à l'autre. Enfin, faute
de meilleur éclaircissement et la faute suffisamment ex-
piée, ils sortirent de prison, et peu après reparurent à la
cour.

1. C'étaient sans doute des carrosses remisés ordinairement à Versailles, rue de la Pompe, dans les écuries construites en 1672, sur
l'emplacement d'un pavillon de Mlle de la Vallière. Les équipages du
Roi y avaient logé jusqu'en 1683, puis ceux de la Dauphine. (J.-A. le
Roi, *Histoire de Versailles*, tome I, p. 199.)

2. Voyez le *Journal de Dangeau*, tome III, p. 415-417 ; les ordres
pour la Bastille sont dans les registres des Archives nationales, O¹ 35,
fol. 268 v° et 278, et 36, fol. 30 v°. Les deux prisonniers restèrent beaucoup moins longtemps en prison que ne le dit Saint-Simon ; arrêtés
le 12 octobre 1691, ils furent relâchés le 3 février 1692, avec ordre de
ne point paraître devant le Roi jusqu'à nouvel ordre. Ils revinrent à la
cour le 17 juillet suivant.

3. Voyez une Addition à Dangeau, 3 février 1692, qui viendra mieux
à sa place lorsque Saint-Simon reparlera de M. de Courtenay, en 1715.

Quelque temps après, une nouvelle escapade mit les choses plus au net[1]. Allant à Versailles, la Vauguyon rencontre un palefrenier de la livrée de Monsieur le Prince, menant un cheval de main tout sellé, allant vers Sèvres et vers Paris. Il arrête, l'appelle, met pied à terre, et demande à qui est le cheval. Le palefrenier répond qu'il est à Monsieur le Prince. La Vauguyon lui dit que Monsieur le Prince ne trouvera pas mauvais qu'il le monte, et saute au même temps dessus. Le palefrenier, bien étourdi, ne sait que faire à un homme[2] à qui il voit un cordon bleu par-dessus son habit et sortant de son équipage, et le suit. La Vauguyon prend le petit galop jusqu'à la porte de la Conférence[3], gagne le rempart[4], et va mettre pied à terre à la Bastille, donne pour boire au palefrenier et le congédie. Il monte chez le gouverneur[5], à qui il dit qu'il a eu le malheur de déplaire au Roi, et qu'il le prie de lui donner une chambre. Le gouverneur, bien surpris, lui demande à son tour à voir l'ordre du Roi, et, sur ce qu'il n'en a point, plus étonné encore, résiste à toutes ses prières, et, par capitulation, le garde chez lui[6] en attendant réponse de Pontchartrain, à qui il écrit par un exprès. Pontchartrain en rend compte au Roi, qui ne sait ce que cela veut

---

1. Cette « escapade » de la Vauguyon est racontée dans une gazette hollandaise, celle d'Amsterdam (année 1692, p. 389), qui l'attribue à son désespoir de n'avoir pas eu l'ambassade de Danemark, ainsi que dans le *Journal de Dangeau*, au 29 octobre 1692, et dans un commentaire de Gaignières (Chansonnier, ms. Fr. 12691, p. 179-180), qui cite un troisième trait de folie omis par Saint-Simon.

2. *Homme* est ajouté, d'une autre encre, en interligne.

3. La porte de la Conférence était située sur le bord de la Seine, à l'extrémité de la terrasse des Tuileries qui longe le quai. Selon l'opinion le plus généralement admise, elle tirait son nom des rassemblements qui eurent lieu en cet endroit, au mois d'avril 1593, à l'occasion des conférences de Suresnes.

4. C'est aujourd'hui la ligne des boulevards.

5. M. de Besmaus.

6. *Lui* est au-dessus de la ligne.

dire; et l'ordre vient au gouverneur de ne point recevoir
la Vauguyon, duquel, malgré cela, il eut encore toutes les
peines du monde à se défaire. Ce trait et cette aventure du
cheval de Monsieur le Prince fit grand bruit et éclaircit
fort celle de M. de Courtenay. Cependant le Roi fit dire
à la Vauguyon qu'il pouvoit reparoître à la cour, et il continua d'y aller comme il faisoit auparavant; mais chacun
l'évitoit, et on avoit grand'peur de lui, quoique le Roi,
par bonté, affectât de le traiter bien[1].

On peut juger[2] que ces dérangements publics n'étoient
pas sans d'autres domestiques, qui demeuroient cachés le
plus qu'il étoit possible. Mais ils devinrent si fâcheux à sa
pauvre femme, bien plus vieille que lui et fort retirée,
qu'elle prit le parti de quitter Paris et de s'en aller dans
ses terres. Elle n'y fut pas bien longtemps, et y mourut
tout à la fin d'octobre, à la fin[3] de cette année[4]. Ce fut le
dernier coup qui acheva de faire tourner la tête à son
mari : avec sa femme, il perdoit toute sa subsistance; nul
bien de soi, et très-peu du Roi[5]. Il ne la survécut que d'un

1. Le Roi ordonna de ne faire ni poursuites ni enquête sur le fait du
suicide du 29 novembre. (Arch. nationales, O¹ 37, fol. 224.)

2. *Juger* est en interligne, et remplace *croire*, effacé.

3. *Tout* est biffé devant ce second à *la fin*.

4. Elle mourut à Saint-Maigrin, en Saintonge, le 13 octobre 1693;
c'est par erreur qu'on avait annoncé sa mort en décembre 1691. Voyez
le *Mercure* de 1693, octobre, p. 233, et décembre, p. 204-221. Le Roi,
qui conservait bon souvenir de ses services sous la Régence, l'envoya
visiter par l'évêque de Saintes, peu avant qu'elle mourût.

5. Son suicide est raconté comme il suit dans un recueil de notices
nécrologiques venant du généalogiste Dubuisson : « M. de la Vauguyon,
ayant envoyé ses domestiques le dimanche matin, 29 novembre, hors
de sa maison, s'enferma dans sa chambre et, se voulant tuer, se donna
un coup de pistolet qui lui cassa le côté gauche de la mâchoire. Il s'en
donna un second dans la gorge, qui le tua. Un petit valet, qui étoit
resté, entendant ce bruit, avertit le portier. Ils envoyèrent querir un
commissaire, qui fit ouvrir la porte, et le trouvèrent mort. Il devoit
beaucoup. Il avoit épousé une femme âgée, laquelle étant morte sans
enfants, il lui fallut rendre son bien, ce qui l'incommoda beaucoup. Le

mois. Il avoit soixante-quatre ans, près de vingt ans moins qu'elle, et n'eut jamais d'enfants. On sut que, les deux dernières années, de sa vie, il portoit des pistolets dans sa voiture et en menaçoit souvent le cocher ou le postillon, en joue[1], allant et venant de Versailles. Ce qui est certain, c'est que, sans le baron de Beauvais, qui l'assistoit de sa bourse et prenoit fort soin de lui, il se seroit souvent trouvé aux dernières extrémités, surtout depuis le départ de sa femme. Beauvais en parloit souvent au Roi, et il est inconcevable qu'ayant élevé cet homme au point qu'il avoit fait, et lui ayant toujours témoigné une bonté particulière, il l'ait persévéramment laissé mourir de faim et devenir fou de misère.

L'année finit par la survivance de la charge de secré-taire d'État de M. de Pontchartrain à M. de Maurepas[2],

Survivance
de
Pontchartrain.

corps fut porté sans cérémonie, dans un carrosse, de sa maison à Saint-Sulpice, le lundi 30 novembre 1693, entre onze heures à minuit, où il a été inhumé. » (Cabinet des titres, vol. 1011, p. 177-178.)

1. *En joue* est ajouté en interligne.

2. Jérôme Phélypeaux était fils du secrétaire d'État Louis Phélypeaux de Pontchartrain (voyez ci-dessus, p. 52) et de Marie de Maupeou, dont Saint-Simon devint l'ami intime. Né à Paris le 26 mars 1674 et destiné d'abord à l'Église, son père avait ensuite voulu qu'il se préparât à lui succéder par un stage au Parlement; il eut donc, en décembre 1691, une charge de conseiller, à laquelle le Roi ajouta une commission de membre du Conseil des prises, et il se fit recevoir docteur et avocat en février 1692. Ses provisions de secrétaire d'État en survivance, avec entrée au Conseil et droit de signer, sont datées du 27 décembre 1693. « Nous avons reçu, y est-il dit, tant de satisfaction des services qui nous ont été rendus par le sieur Phélypeaux de Pontchartrain dans tous les emplois que nous lui avons confiés, et particulièrement dans la charge de secrétaire d'État et de nos commandements, et dans celle de contrô-leur général de nos finances, et il nous y donne encore tant de preuves de sa fidélité et de son zèle, que nous nous sentons excité à lui donner des marques d'une distinction particulière et à faire connoître au pu-blic, par des grâces extraordinaires, la considération que nous avons pour sa personne et l'affection dont nous l'honorons; et nous avons cru que nous ne pouvions trouver une occasion plus naturelle de le gra-tifier, ni par un endroit qui lui fût plus sensible, qu'en admettant aux

son fils, qui étoit conseiller aux requêtes du Palais[1], et n'avoit pas vingt ans, borgne de la petite vérole[2]. Il est seul et a perdu un aîné[3], dont le père et la mère ne se consolent point[4].

Saint-Malo bombardé sans dommage.

A propos de cette charge, les ennemis bombardèrent Saint-Malo[5] presque en même temps, sans presque autre dommage que toutes les vitres de la ville cassées par le

---

fonctions de sa charge de secrétaire d'État notre amé et féal Jérôme Phélypeaux, son fils, conseiller en notre cour de Parlement, en lui accordant les provisions en survivance du sieur de Pontchartrain, son père. Nous avons été d'autant plus porté à accorder cette grâce au sieur Phélypeaux, que nous sommes informé des heureuses dispositions qui sont en sa personne et du desir qu'il a de suivre les traces de son père, de son bisaïeul, et des autres personnes de son nom, dont il se trouve le septième, qui ont si dignement servi l'État, et le servent actuellement dans de semblables charges : outre qu'il nous a déjà donné, dans les emplois qu'il a remplis, des preuves de sa capacité, de son zèle et de son affection pour notre service.... » (Arch. nat., O¹ 37, fol. 238.) Le Roi voulut que le nouveau ministre portât l'épée. (*Dangeau*, tome IV, p. 415.) Il prit le nom de marquis de Phélypeaux, qu'on lui fit changer, en 1697, contre celui de comte de Maurepas, et, en septembre 1699, il reprit celui de comte de Pontchartrain. Il fut fait commandeur-prévôt des ordres du Roi en octobre 1709, conserva jusqu'en novembre 1715 son département, qui comprenait la maison du Roi, le clergé, la marine, le commerce maritime, les manufactures et les haras, et mourut le 8 février 1747.

1. Les deux chambres des requêtes du Parlement connaissaient des causes civiles entre privilégiés jouissant du droit de *committimus*, officiers commensaux du Roi ou autres. Jérôme Phélypeaux y avait pris séance le 28 mars 1692.

2. Saint-Simon complétera à loisir ce portrait. Un contemporain, le P. Léonard, dit, en 1693, que Jérôme de Pontchartrain est fort fluet, parle peu, avec peine et difficulté, et sait peu de choses, mais annonce de bons sentiments (Arch. nat., MM 827, fol. 18). On lui donna le sobriquet de *comte Borgne*.

3. Louis Phélypeaux, mort à l'âge de dix-huit ans, selon un des tableaux généalogiques du Cabinet des titres.

4. Remarquez encore le temps dont se sert ici Saint-Simon.

5. Le bombardement de Saint-Malo par les Anglais eut lieu du 26 au 29 novembre. Voyez les relations de la *Gazette*, p. 625 et 637, et du *Mercure*, décembre, p. 285-331 ; Chansonnier, ms. Fr. 12691, p. 163.

bruit terrible d'une espèce de machine infernale, qui s'ouvrit et sauta avant d'être à portée. M. de Chaulnes et le duc de Coislin[1], qui étoit allé présider aux états[2], y étoient accourus avec force officiers de marine et beaucoup de noblesse.

Le maréchal de Boufflers épousa la fille du duc de Gramont[3], à Paris; et le Roi donna à Dangeau[4] la grande

Mariage du maréchal de Boufflers.

1. Armand du Cambout, né le 1er septembre 1635, créé duc de Coislin et pair en 1663, lieutenant général en 1688, ancien lieutenant général pour le Roi en basse Bretagne, gouverneur de Saint-Malo, mestre de camp général de la cavalerie, chevalier des ordres en 1688; mort le 16 septembre 1702. C'est en qualité de baron de la Rochebernard et de plus ancien des barons présents qu'il exerçait la présidence des états de Bretagne, réservée alternativement au baron de Léon et à celui de Vitré.

2. La Bretagne, comme les autres pays d'états, faisait régir ses affaires intérieures, voter et répartir ses impositions, ordonner les travaux publics, etc., par une assemblée des trois états de la province, qui se réunissait tous les deux ans, dans le dernier trimestre, et comprenait : 1o les neuf évêques et les députés des neuf chapitres; 2o les seigneurs des neuf baronnies et un nombre assez considérable de gentilshommes, convoqués par des lettres de cachet; 3o les députés des quarante communautés de la province. Le lieu de réunion variait chaque fois; en 1693, la session avait eu lieu à Vannes, et elle était finie depuis le 23 octobre.

3. Catherine-Charlotte de Gramont, fille d'Antoine-Charles, duc de Gramont, et de Marie-Charlotte de Castelnau, mariée le 17 décembre 1693 à Louis-François, maréchal de Boufflers. Elle fut dame d'honneur de la reine Marie Leczinska, et mourut à Paris, le 25 janvier 1739, âgée de soixante-neuf ans. Sur son mariage, voyez un article attribué à d'Hozier, dans le *Mercure*, décembre 1693, p. 279-285, et le *Journal de Dangeau*, tome IV, p. 411-412.

4. Philippe de Courcillon, marquis de Dangeau (au pays Chartrain), né le 21 septembre 1638. Après avoir servi comme cornette et capitaine de cavalerie en Flandres et en Espagne, il revint auprès de Louis XIV, qui le fit successivement lieutenant-colonel (1663) et colonel (1665) de son régiment d'infanterie, gouverneur de la Touraine et de la ville de Tours (1667), aide de camp (1672), et envoyé extraordinaire auprès de plusieurs cours étrangères. Il avait été menin du Dauphin (1680) et chevalier d'honneur de la première Dauphine (1685); il remplit les mêmes fonctions auprès de la duchesse de Bourgogne (1696), et eut en

Dangeau
grand maître
de l'ordre
de Saint-Lazare.

Ordre
de Saint-Louis.

maîtrise de l'ordre de Notre-Dame-du-Mont-Carmel et de celui de Saint-Lazare unis[1], comme l'avoit Nérestang[2] lorsqu'il la remit entre les mains du Roi, qui en fit M. de Louvois son grand vicaire[3]. L'hiver précédent, le Roi avoit institué l'ordre de Saint-Louis[4], et c'est ce qui donna lieu à donner à un particulier la grande maîtrise de Saint-Lazare[5]. Ces deux ordres sont si connus que je ne m'arrê-

même temps une charge de conseiller d'État d'épée. Il était chevalier des ordres depuis 1689, membre de l'Académie française (1668), protecteur de l'Académie d'Arles (1687), et devint par la suite membre de l'Académie des Ricovrati de Padoue (1694) et honoraire de l'Académie des sciences (1704). Il mourut le 9 septembre 1720. Son précieux *Journal* (1684-1720) n'a été publié que de nos jours (1854-1860), avec les *Additions* de Saint-Simon.

1. Le second de ces ordres remontait à Louis VII, mais était divisé en deux grandes maîtrises, entre la France et la Savoie, depuis le pontificat de Grégoire XIII. En 1608, Henri IV, instituant l'ordre militaire de Notre-Dame-du-Mont-Carmel, l'avait uni à celui de Saint-Lazare. Voyez l'article de *Dangeau*, tome IV, p. 408, avec l'Addition de Saint-Simon.

[Add. StS. 64]

2. Lors de la création du nouvel ordre, le 11 juillet 1608, Henri IV avait choisi pour grand maître Philibert, marquis de Nérestang, ancien chevalier de Malte, capitaine de ses gardes du corps, gentilhomme ordinaire de sa chambre et mestre de camp d'un régiment de gens de guerre à pied français, qui fut tué au combat des Ponts-de-Cé. Le fils de Philibert, Jean-Claude, qui lui succéda, ayant été tué à Turin en 1639, la grande maîtrise passa successivement à ses deux petits-fils, Charles, qui mourut en 1644, âgé de dix-sept ans, et Charles-Achille, qui se démit le 26 janvier 1673, pour faire place à Louvois.

3. Voyez le *Gallia Christiana*, tome VII, col. 1056-1062, et la *Vie de Dangeau*, en tête de son *Journal*, p. LXXII et suivantes.

4. Cet ordre fut créé au mois d'avril 1693, et la première promotion eut lieu le mois suivant. (*Journal de Dangeau*, tome IV, p. 261, 281 et suivantes.) Les différentes éditions de l'*État de la France* donnent la constitution de l'ordre et une liste alphabétique des chevaliers ou dignitaires. C'était le seul ordre pour lequel il n'y eût pas de noblesse à prouver, mais il fallait au moins dix ans de services militaires. Le Roi le dota de 300 000 livres de rente.

5. Un tableau fort connu représente la prestation de serment de Dangeau dans l'ancienne chapelle de Versailles, et Rigaud, dans un de ses plus magnifiques portraits, a peint le grand maître en costume de

terai pas à les expliquer ; je remarquerai seulement que le
Roi, qui, faute d'assez de récompenses effectives, étoit
fort attentif à en faire de tout ce qui pouvoit amuser
l'émulation, se montra fort jaloux de faire valoir ce nouvel
ordre de Saint-Louis en toutes les manières qui lui furent possibles.

Il déclara aussi chevalier du Saint-Esprit le marquis
d'Arquien[1], aux instances les plus vives du roi et de la
reine de Pologne[2], sa fille, auprès de laquelle il vivoit,
et qui n'avoit jamais pu réussir à le faire faire duc.

L'année finit par l'arrivée de MM. de Vendôme[3] de l'ar-

cérémonie (1700). On trouve aux archives du ministère des Affaires
étrangères, vol. *France* 283, les lettres de grand maître pour Dangeau,
signées par le Roi, à Versailles, le 24 décembre 1693, avec les dépêches au Pape et à l'ambassadeur de France près le Saint-Siége. Voyez,
dans le ms. Clairambault 1075, fol. 137 et suivants, une ode latine et
des vers français faits en l'honneur du nouveau chef de l'ordre.

1. Henri de la Grange, marquis d'Arquien, ancien mestre de camp du
régiment de cavalerie de Monsieur et capitaine de ses gardes suisses,
s'était établi, depuis la mort de sa femme (1672), en Pologne, auprès
de sa fille, dont il va être parlé. Il venait de prendre les ordres sacrés,
lorsque Louis XIV lui envoya le cordon bleu (1er janvier 1694), et sa
fille ne tarda pas à lui procurer le chapeau de cardinal (12 novembre 1695). Il se retira plus tard à Rome, avec elle, et y mourut le
24 mai 1707, âgé de près de quatre-vingt-dix-sept ans, ou même,
selon le *Mercure* (juillet 1707, p. 213), de plus de cent ans. La *Nouvelle
biographie générale* dit cependant qu'il n'était né qu'en 1613, à Calais.

2. Jean Sobieski, né à Olesko en 1624, avait épousé, le 6 juillet 1665,
Marie-Casimire de la Grange-d'Arquien, veuve en premières noces de
Jacques Radziwill, prince Zamoyski, palatin de Sandomir. Sobieski, devenu, dès le mois suivant, grand maréchal de la couronne de Pologne,
et grand général en 1667, fut élu roi, sous le nom de Jean III, le
19 mai 1674, à la suite de plusieurs victoires remportées sur les Turcs.
Louis XIV le nomma chevalier de l'Ordre le 18 décembre 1675. Jean III
étant mort à Varsovie, le 17 juin 1696, à l'âge de soixante-douze ans,
sa veuve se retira à Rome jusqu'en 1714, puis vint mourir au château
de Blois, le 30 janvier 1716, âgée de soixante-quinze ou soixante-dix-
sept ans.

3. Louis-Joseph, duc de Vendôme, de Mercœur, etc., arrière-petit-
fils d'Henri IV et de Gabrielle d'Estrées, né le 1er juillet 1654, était pair

mée du maréchal Catinat[1]. On remarqua d'autant mieux
combien ils furent bien reçus, qu'on avoit été plus surpris de ce que Monsieur le Duc, quoique gendre du Roi,
l'avoit été médiocrement, M. le prince de Conti très-froi-
dement, et M. de Luxembourg comme s'il n'avoit point
fait parler de lui de toute la campagne, dont le Roi ne
l'entretint, et encore peu, que plus de quinze jours après
son arrivée[2].

de France, grand sénéchal, gouverneur et lieutenant général pour le
Roi en Provence depuis 1669, et avait été fait lieutenant général de ses
armées et chevalier des ordres en 1688. Il fut nommé général des galères en septembre 1694. De 1695 à 1697, il commanda les armées de
Catalogne, de 1702 à 1706 celles d'Italie, de 1706 à 1708 celles de
Flandres, de 1709 à 1712 celles d'Espagne, où il remporta la fameuse
victoire de Villaviciosa, et mourut à Viñaroz, le 11 juin 1712. — Son
frère cadet le grand prieur s'appelait Philippe de Vendôme, était né le
22 août 1655, et, étant entré dans l'ordre de Malte, y avait été fait
grand prieur de France en 1678. Il possédait plusieurs abbayes importantes. Créé maréchal de camp en 1691, et lieutenant général à la
promotion de mars 1693, il prit une part active à toutes les campagnes
d'Italie et de Catalogne, jusqu'en 1706, qu'il tomba en disgrâce. Il vendit son grand prieuré en 1719, et mourut à Paris, le 24 janvier 1727.

1. Le duc de Vendôme et le grand prieur arrivèrent le 26 décembre;
Monsieur le Duc et M. le prince de Conti étaient de retour depuis le
1er novembre, M. de Luxembourg depuis le 4.

2. Dangeau se contente en effet de dire, le 4 novembre : « M. de
Luxembourg arriva le matin, et alla trouver le Roi dans ses jardins, où
il s'amusoit à faire planter. » Le maréchal eut une audience de deux
heures en janvier 1694. (*Journal*, tome IV, p. 391 et 433.)

APPENDICE

PREMIÈRE PARTIE

ADDITIONS DE SAINT-SIMON
AU *JOURNAL DE DANGEAU*

1. *Madame de Joyeuse et le duc de Guise.*
(Page 24, note 5.)

29 juin 1692. — Mme de Joyeuse étoit fille unique de M. d'Angoulème, fils d'un bâtard de Charles IX et d'une fille du connétable de
Montmorency. La mère de Mme d'Angoulême étoit la Guiche, fille du
grand maître de l'artillerie. Mme de Joyeuse n'eut qu'un fils unique, le
dernier duc de Guise, qui épousa la petite-fille de France[1], dont un fils
unique, mort enfant, et qui finit la branche directe de Guise. Il y avoit
bien des années que la tête lui avoit tourné, et [elle] avoit été longtemps
enfermée à Paris, chez sa mère, à l'hôtel d'Angoulême, d'où on la mit
dans ce couvent, qui fut choisi, près d'Alençon, à cause de sa belle-fille,
Mme de Guise, la petite-fille de France, qui en prit toujours grand soin.

2. *Bataille de la Hougue.*
(Page 51.)

5 juin 1692. — Le roi d'Angleterre avoit persuadé au Roi qu'il avoit
des intelligences sur la flotte angloise et hollandoise, qui étoit de plus
de quatre-vingts vaisseaux. Le Roi en croyoit aussi avoir de si certaines,
qu'il ordonna à Tourville de l'attaquer, quoiqu'il n'eût que quarante
vaisseaux. Il représenta, et voulut un second ordre. Les intelligences se
trouvèrent fausses, et Tourville, qui fit des prodiges, fut battu. Ce qui
rendit la défaite entière, ce fut de n'avoir aucun port dans la Manche,
où M. Colbert, et M. de Seignelay surtout, en vouloit faire, et dont il
fut empêché par la jalousie de M. de Louvois. L'armée du maréchal de ·

---

1. Corrigé par une autre main : « Une des trois petites-filles de France,
[filles] de Gaston, frère de Louis XIII. » C'est une erreur; Gaston avoit quatre filles (voyez ci-dessus, p. 122, note 4).

Bellefonds, prête à s'embarquer, fut en partie témoin de la bataille navale de dessus le rivage, et le roi d'Angleterre fut accusé d'avoir laissé échapper sa joie de voir la valeur et la supériorité des Anglois en regardant le combat. Le Roi eut, à cette occasion, un cruel tire-laisse. Pontchartrain, resté à Paris, adressoit ses courriers à Château-neuf, son cousin, qui portoit les dépêches au Roi. Le courrier de cette funeste bataille fut rencontré par un de Barbezieux, qui s'accosta de lui pour lui tirer les vers du nez. L'autre, plus matois, qui s'en aperçut, lui confia, comme à grand'peine, qu'il portoit la nouvelle d'une grande bataille gagnée à la Hougue par notre flotte. Un peu après ce secret échappé, le courrier de Barbezieux, mieux monté, redouble de vitesse, le devance, et débite sa nouvelle à Barbezieux. Celui-ci court au Roi la lui apprendre, qui mande Châteauneuf, étonné de n'avoir point de courrier. Six ou sept heures après, l'autre courrier arrive à son aise. Châteauneuf le querelle ; le courrier répond qu'il n'avoit pas cru ce qu'il apportoit si pressé. — « Comment, pressé ! s'écrie Châteauneuf en furie, que le Roi sache déjà la bataille gagnée, et par autre que Pontchartrain et moi ! » prend ses lettres, les ouvre, et demeure déconcerté. Il va chez le Roi, qui le fut bien davantage, et qui, bien en colère, manda Barbezieux, et, devant Châteauneuf, lui lava bien la tête.

3. *Bataille de Steinkerque.*
(Page 55, note 4.)

9 août 1692. — On ne sait pourquoi les *Mémoires* [1] appellent ce combat d'*Enghien*, puisqu'il est inconnu sous tout autre nom que celui de *Steinkerque* [2].

4. *Mort du jeune Coëtquen.*
(Page 57.)

3 juin 1693. — [Mort] du jeune la Marzelière-Coëtquen, noyé en abreuvant son cheval dans l'Escaut, à sa seconde campagne ; fort riche, d'un esprit, d'une érudition, et, à qui le connoissoit, d'un agrément extraordinaires, et fort laid [3].

5. *Monsieur et le chevalier de Lorraine.*
(Page 61.)

7 août 1699. — Monsieur étoit le plus grand ennemi du rang des ducs, à cause du chevalier de Lorraine, qui l'a gouverné toute sa vie très-salement et honteusement.

1. C'est ainsi que Saint-Simon désigne toujours le manuscrit de Dangeau, quoique ce soit, à proprement parler, un journal, et non des mémoires.

2. Dangeau, quelques jours plus tard (tome IV, p. 151, 12 juin), se sert de la nouvelle et définitive dénomination.

3. Cet article est une des notes nécrologiques placées par Saint-Simon à la table du volume.

6. *La promotion de 1688 et les Lorrains.*
(Page 61.)

EXTRAIT DE TOUTES LES PROMOTIONS
DE L'ORDRE DU SAINT-ESPRIT
PAR RAPPORT AU RANG OU AUX PRÉTENTIONS NÉES OU POSSIBLES
A CE QU'ON EN APERÇOIT [1].

HENRI III.

Aux Augustins, à Paris, dernier décembre 1578.

1. L. Gonzague, duc de Nevers.
2. Ph. Em. de Lorraine, duc de Mercœur, frère de la reine Louise, femme d'Henri III.
3. Jacq. de Crussol, duc d'Uzès.
4. Ch. de Lorraine, duc d'Aumale.
5. Honorat, marquis de Villars, comte de Tende, maréchal et amiral de France, fils de René, bâtard de Savoie, grand maître de France, frère de la mère du roi François Ier, et d'une Foix-Castillon. Honorat étoit frère de la femme et de la mère des deux derniers connétables de Montmorency. Sa fille unique épousa: 1° Melchior des Prez, sieur de Montpezat, dont elle eut des enfants; — 2° Ch. de Lorraine, duc de Mayenne, chef de la Ligue, dont elle eut le duc d'Aiguillon, mort sans enfants, duc de Mayenne, et la seconde duchesse d'Aumale sans postérité aussi.
6. Artus de Cossé, seigneur de Gonnor, maréchal de France.

Les statuts originaux de l'ordre du Saint-Esprit, signés d'Henri III, et contre-signés: de Neufville, par M. de Villeroy, secrétaire d'État et premier grand trésorier de cet ordre, et qu'on ne conteste d'aucune part, et sont existants, donnent nettement la préséance aux ducs sur tous princes de maisons souveraines, et aux ducs, entre eux, suivant leur ancienneté. Cela fut observé de la sorte en la première promotion, comme on le voit ci à côté, et n'est contesté de personne. Il y avoit alors quatre maisons souveraines dont les cadets, reconnus tels, étoient établis en France, savoir: Lorraine, Savoie et Gonzague, étrangères, et la maison de Longueville, qui avoit le même rang, prétendoit les précéder, et qui fraya le même rang aux bâtards de France qui parurent après. Pour de seigneurs françois qui prétendissent, beaucoup moins qui eussent aucun rang de prince, cela étoit alors d'autant plus inconnu que MM. de Luxembourg, dont le sang avoit régné comme empereurs et comme rois de Bohème et de Hongrie, et avoit possédé héréditairement les duchés de Luxembourg et de Lim-

---

1. *Journal de Dangeau*, 31 décembre 1688. Comparez le mémoire sur les prérogatives des ducs, publié à la suite des *Mémoires de Saint-Simon*, tome XIX, p. 374.

14. Scipion, comte de Fiesque, chevalier d'honneur des reines femmes de Charles IX et Henri III.

24. Robert de la Marck, comte de Maulévrier, capitaine des Cent-Suisses de la garde. Il étoit fils de Robert, duc de Bouillon, seigneur de Sedan, Jamets, Fleuranges, Raucourt, Château-Thierry, Nogent-le-Roi, etc., maréchal de France, et il étoit frère d'H. Robert, duc de Bouillon, etc., père de l'héritière qu'épousa H. de la Tour, vicomte de Turenne, dit le maréchal de Bouillon, qu'Henri IV fit maréchal de France pour ce mariage, dont il n'eut point d'enfants, et dont il conserva tous les biens par la protection d'Henri IV, dont il étoit premier gentilhomme de la chambre, sous prétexte d'un testament qui ne parut jamais.

Ce comte de Maulévrier, frère de son beau-père, lui contesta tout, et fut opprimé et réduit à une transaction, dont une des clauses fut qu'il précéderoit toute sa vie et en tous lieux le maréchal de Bouillon. Le comte de Maulévrier étoit de la maison, mais non de la branche qui avoit eu Clèves et Juliers. Il étoit frère de la première [femme] du dernier connétable de Montmorency, de la duchesse de Nevers, la Marck, Clèves, etc.... son fils aîné, qui eut aussi sa charge, dont la fille héritière finit cette maison. Elle épousa le marquis de la Boulaye Eschallart, dont la fille unique épousa le duc de Duras et n'en eut que la princesse de Lambesc Lorraine et la comtesse d'Égmont-Pignatelli.

bourg, et MM. de la Marck, dont la maison avoit eu les duchés souverains de Clèves et de Juliers et les comtés de Berg, Rawenstein et la Marck, jusqu'à l'an 1610, mais qui, bien que de ces maisons, n'étoient pas de ces branches souveraines, n'avoient jamais ni prétendu ni obtenu aucune distinction au-dessus de la noblesse du Royaume, comme on le voit ci à côté, des comtes de Maulévrier et marquis de Mauny, la Marck véritables, père et fils, et du comte de Brienne, vrai Luxembourg.

MM. de Guise, qui étoient montés au comble, par les degrés, du Royaume, et qui ne pensoient à rien moins qu'à la couronne, comme ils ne tardèrent pas à le manifester à découvert, et qui, à titre de pairie, l'avoient emporté sur les princes du sang aux sacres de François II et de Charles IX, et qui ne leur cédèrent ensuite qu'au moyen de l'édit d'Henri III qui déclara les princes du sang pairs-nés de la date de Hugues-Capet, même sans pairies, par le seul titre de leur naissance ; MM. de Guise, dis-je, ne purent souffrir un droit par naissance dans la maison régnante sans le partager avec elle, et, comme la Ligue se fortifioit, ils firent faire deux changements aux statuts, deux et quatre ans après l'institution de l'Ordre, à mesure que leur puissance s'accrut.

Par le premier changement, ils firent donner la préséance aux ducs de maisons souveraines sur les ducs-gentilshommes, et aux uns et aux autres, entre eux, par leur ancienneté de ducs.

Par le second changement, ils firent donner la préséance à ducs et à non-ducs de maisons souverai-

nes sur les ducs-gentilshommes,
mais, entre les princes de maisons
souveraines, à ceux qui seroient
ducs sur ceux qui ne seroient pas
ducs, et toujours par ancienneté
entre ceux de ces maisons souveraines qui seroient ducs.

Ces changements toutefois n'eurent point de promotions, sous
Henri III ni sous Henri IV, où ils
se soient exécutés. Les troubles
des années d'Henri III qui les suivirent permirent peu de cérémonies,
et, comme alors il y avoit fort peu
de ducs, Henri III ne donna l'Ordre
qu'à trois qui le fussent et à deux
qui le devinrent : M. d'Uzès, qui le
reçut dans son rang, et qui commanda presque toujours depuis dans
les parties du Rhône et du Languedoc qui se soustrayoient à M. de
Montmorency, gouverneur et chef
de ce qu'on appeloit *politiques ;*
MM. de Joyeuse et d'Épernon, favoris et mis au-dessus de tous les
ducs-gentilshommes ; le premier fut
tué incontinent après, et l'autre ne
se tint guère à la cour dans les dernières années de ce règne, ni guère
plus sous Henri IV. M. de Luxem-
bourg-Piney devint, deux ans après
sa promotion, duc et pair, et il épousa deux Lorraines, dont l'une étoit
sœur de la reine Louise, femme
d'Henri III, et veuve du duc de
Joyeuse. — On ne sait si ces ducs se
trouvèrent aux cérémonies de l'Ordre depuis ces changements ; mais
on a lieu de présumer que les troubles, qui ne firent que croître, et
leurs emplois ne leur permirent pas
plus que leur rang. Mais, pour de
promotions depuis ces changements,
Henri III n'en fit aucune où il y eût
des princes de maisons souveraines
et des ducs qui n'en fussent pas.

HENRI IV.

A Saint-Ouen de Rouen, 5 janvier 1597.

1. Le dernier connétable de Montmorency, duc et pair.
2. Herc. de Rohan, duc de Montbazon, père de la connétable de
Luynes, puis duchesse de Che-
vreuse-Lorraine.
3. Ch. de Montmorency, baron et depuis duc de Damville, frère du
susdit connétable : il s'appela
longtemps M. de Méru, et fut
amiral l'année suivante.
4. Le maréchal Alph. d'Ornano Sam-
pietro, dit Bastelica.
5. Maréchal de Boisdauphin.
6. Ch. de Luxembourg, comte de
Brienne, qui fut depuis duc à
brevet ; il étoit gouverneur de
Metz et des Évêchés, et frère aîné
du premier duc de Luxembourg-
Piney. Il ne lui resta qu'une fille,
mariée à Bernard Béons du Mas-
sez, dont la postérité a fausse-
ment prétendu, par cet héritage,
au duché de Piney et au nom de
Luxembourg. Ces Béons étoient
de courte étoffe, retombèrent
dans l'obscurité, et se sont éteints
depuis fort peu. Cette branche de
Luxembourg-Brienne venoit en
directe des connétables de Luxembourg Saint-Pol, mais non des
empereurs et rois de Hongrie et de
Bohême, quoique de même maison qui a eu le duché souverain
de Luxembourg.
7. Gilbert de la Trémoïlle, marquis
de Royan.
8. Jacq. Chabot, marquis de Mire-
beau.

Henri IV, de tout son règne, ne
donna l'Ordre à aucun de ces princes qu'au duc de Longueville et au
comte de Saint-Paul, et à aucun
duc dans cette promotion, qui fut
en janvier 1595, la première après
son sacre. Dans la suite, il fit, en
1597, le duc de Montmorency, dernier connétable de sa maison, et le
duc de Montbazon, et, en 1599, le
duc de Ventadour. Le dernier maréchal de Biron, fait par le maréchal son père, 1591, par commission
du Roi, qui n'étoit pas encore catholique, fut fait duc et pair par
lui en 1598, et décapité quatre ans
après.

Ce ne furent pas les seuls changements que MM. de Guise arra-
chèrent d'Henri III, dans les statuts. Outre son goût pour les cérémonies, le but de cet Ordre étoit
de s'attacher des créatures et de
paroître bien catholique, comme
on le voit par tant d'observances
dont il l'a chargé. MM. de Guise
n'avoient garde de toucher aux
dernières ; mais, pour retrancher
d'autant au Roi ce moyen de se
faire des créatures, et en même
temps se concilier de plus en plus
les prélats et les ministres, ils obligèrent le Roi à comprendre dans
le nombre des cent chevaliers les
étrangers non regnicoles, les huit
prélats et les cinq grands officiers
qui n'y étoient pas. Bien vrai que
ce nombre de cent n'a point d'exemple dans aucun ordre, et qu'Henri III l'avoit réglé pour se faire d'autant plus de créatures, dont le
nombre lui fut ainsi restreint et diminué. Mais il est vrai aussi que
c'est le seul ordre qui soit porté
par ses officiers, et qui y soient admis et comptés dans le nombre.

C'est le seul aussi qui ait des observances religieuses, proscrites par cette raison de paroître grand catholique, contre les impressions que la Ligue donnoit de la connivence d'Henri III avec le roi de Navarre et le parti huguenot. A l'égard des officiers portant l'Ordre, quoique alors avec quelque différence des chevaliers, qui fut bientôt effacée, et compris après dans le nombre des cent, ils étoient tous ministres, excepté le grand aumônier et le prévôt et grand maître des cérémonies. Les ministres furent tous chassés au commencement de 1588, tant ils étoient dévoués à MM. de Guise; le grand aumônier Amyot pareillement et pour même cause, et M. de Rhodes Pot, homme de grande naissance, qui eut le choix d'être chevalier de l'Ordre ou d'en être prévôt et maître des cérémonies, et qui aima mieux joindre cette charge à celle de grand maître des cérémonies de France, qu'Henri III avoit érigée pour lui. Il étoit aussi ligueur, comme presque toute la cour et les plus favoris d'Henri III.

LOUIS XIII.

Aux Augustins, à Paris, dernier décembre 1619.

1. Monsieur.
2. Le comte de Soissons, prince du sang, tué à la bataille de Sedan.
3. Le duc de Guise, fils de celui qui fut tué à Blois.
4. Le duc de Mayenne, fils du chef de la Ligue.
5. Le prince de Joinville, depuis duc de Chevreuse, frère de M. de Guise ci-dessus.

Cette première promotion de Louis XIII, enfant, qui avoit juré à son sacre les statuts changés par la Ligue, est la première aussi où ils furent suivis à l'égard des ducs. Pour ce qui est des princes entre eux, le rang où ils furent reçus ne se peut comprendre. Les ducs-princes ont continué, dans ces changements de statuts, à précéder les princes non-ducs, et le prince de Joinville, frère de M. de Guise, qui reçut l'Ordre avec lui en cette promotion, et qui ne fut fait duc et pair de Chevreuse qu'en 1627, pré-

6. César, duc de Vendôme, bâtard d'Henri IV.

7. Charles, duc d'Angoulême, bâtard de Charles IX.

8. Le duc d'Elbeuf.

9. Le duc de Montmorency, dernier, décapité à Toulouse, 1632, fils et petit-fils des deux derniers connétables ducs de Montmorency.

10. Le duc d'Uzès.

11. Le duc de Retz.

12. Le duc de Luynes, tôt après connétable de France, beau-frère du suivant.

13. Louis de Rohan, fils aîné du duc de Montbazon.

14. Joachim de Bellengreville, etc.

41. Louis de la Marck, marquis de Mauny, premier écuyer de la reine Anne d'Autriche, mort en 1626, sans postérité de Ch. Juvenel, dite des Ursins, sa femme; mais, d'Élis. Salviati, sa cousine, fille du sieur de Falsy, il laissa deux bâtards et une bâtarde, tous légitimés; laquelle, de deux maris, eut Paul Godet des Marais, évêque de Chartres, si connu par sa faveur de Mme de Maintenon et du Roi, sa piété, sa doctrine et l'affaire de Mme Guyon et de l'archevêque de Cambray; l'autre fils fut Louis des Moulins, sieur de Lille, lieutenant général et commandant de Lille. Ce Louis de la Marck étoit second fils de Ch. Robert de la Marck, capitaine des Cent-Suisses et chevalier du Saint-Esprit, ci-dessus, qui mourut en 1622, à quatre-vingt-quatre ans, et lui en 1626.

55. Alexandre de Rohan, frère du duc de Montbazon ci-dessus, marquis de Marigny, puis dit le comte de Rochefort, et grand veneur,

cède ici les ducs de Vendôme, d'Angoulême et d'Elbeuf; et M. d'Elbeuf, plus ancien duc et pair de douze ou treize ans que M. de Vendôme, et de trente-cinq ans que M. d'Angoulême, qui n'étoit pas pair, en est précédé. Si par dignité, il les devoit précéder; si par naissance, il étoit de la maison de Lorraine, et le prince de Joinville, de cette maison, les précédoit sans être duc. Ainsi, on ne peut rendre de raison d'une disposition de rang si peu régulière en quelque sens qu'on la puisse prendre, non pas même par l'âge, comme on le peut voir dans l'extrait des âges ci-après.

Les trois promotions ci à côté montrent le rang qu'y eurent parmi les gentilshommes MM. de Maulévrier et de Mauny, père et fils, de la maison de la Marck; M. de Brienne, de la maison de Luxembourg, et depuis duc à brevet, et le duc de Montbazon en son ancienneté de duc, son fils et son frère parmi les gentilshommes, et ce dernier le 55ᵉ d'une promotion de 59, en compensation du premier rang parmi les gentilshommes, après le dernier duc, qu'y avoit eu son neveu, que la faveur de M. de Luynes, son beau-frère, fit admettre malgré sa jeunesse. Il n'y eut ni instance ni représentation de leur part : MM. de Rohan ne pensoient pas encore à être princes, et auroient été embarrassés de prétendre plus que M. de Brienne, qui sortoit des ducs souverains de Luxembourg et de Limbourg, mais dont ces duchés ne laissoient plus de principauté dans la maison dont ils étoient sortis, non plus que les rois et les empereurs de cette maison, dont il ne descendoit pas; et M. de Maumort sans postérité de Lucrèce Tarneau, sa femme, qui ne songea jamais à être assise. Il n'eut que quatre chevaliers après lui.

Promotion de la Pentecôte 1633, à Fontainebleau.

Le duc de Longueville, beau-frère de Monsieur le Prince le héros.

Le comte d'Harcourt Lorraine, grand écuyer depuis et général d'armée.

Le comte d'Alais, fils du duc d'Angoulème, bâtard de Charles IX.

Les ducs de la Trémoïlle,
   Ventadour,
   Candalle, fils aîné de M. d'Épernon,
   Halluyn Schonberg,
   Brissac,
   la Valette, second fils de M. d'Épernon.

Les comtes de Tonnerre,
   d'Estrées, etc., depuis maréchal de France, et enfin duc et pair.

Cette promotion imita la précédente. MM. d'Épernon, qui se couvroient pour s'être trouvés à la fondation de la couverture en la personne de leur père, et qui, sans être bien gentilshommes, se prétendoient princes, ne contestèrent rien aux ducs, et M. de la Trémoïlle y profita sur M. de Ventadour des avantages de cour que MM. de Longueville, ducs vérifiés et non pairs, avoient frayés sur les pairs à l'ancienneté des duchés vérifiés, quand ils l'étoient plus que les pairies. Le reste de la promotion n'a rien de remarquable sur les rangs.

lévrier, à qui le maréchal de Bouillon la Tour avoit ravi Bouillon, Sedan, etc., et qui s'étoit soumis par une transaction à en être partout précédé toute sa vie, et qui ne put jamais rien obtenir qui le distinguât des autres maréchaux de France, M. de Maulévrier, dis-je, auroit été bien étonné de voir le rang que les enfants de ce maréchal de Bouillon surent tirer de Bouillon et de Sedan, lui dont les pères et les frère et neveu n'en avoient jamais prétendu nulle part, ni aucun encore à titre des duchés de Clèves, Juliers, Berg, Rawenstein, si longuement dans leur maison. MM. de Rohan et de la Tour Bouillon ont eu de belles terres dans les leurs, mais de souverainetés jamais, sinon ce que MM. de la Tour ont su faire de Bouillon et de Sedan depuis que le maréchal de Bouillon s'en fut emparé, et longtemps depuis par le cardinal Mazarin, qui, dans la minorité, leur en valut l'échange, et (sic) qui n'a pu passer en entier au Parlement par plus d'une raison, dont ce rang de prince est la principale.

Ce n'est pas que MM. de Fiesque aient témoigné aucune prétention; mais, dans un temps qui en est si fertile, on a toujours remarqué celui-ci.

Et quant à MM. de la Trémoïlle, la distinction de l'aîné, qui est le duc de la Trémoïlle qui, dans la minorité de Louis XIV, a obtenu le tabouret pour la femme de son fils aîné et pour l'aînée de ses filles, et qui depuis a encore obtenu le pour; M. de Talmond, frère du duc de la Trémoïlle, grand-père de celui-ci, qui, en se mariant, a obtenu un tabouret de grâce, et, en mariant son fils, un brevet de duc

Première promotion, aux Augustins,
à Paris, dernier jour de 1661.

Quatre archevêques, quatre évêques, et point de cardinaux.

Monsieur le Prince le héros.

Monsieur le Duc, fils de Monsieur
le Prince, qui a été le dernier
prince de Condé.

M. le prince de Conti, frère de Monsieur le Prince le héros.

Le duc de Verneuil, duc à brevet,
bâtard d'Henri IV, cadet de M. de
Vendôme.

Le duc de Vendôme, ⎫ frères, fils du
mort cardinal,   ⎬ bâtard
Le duc de Beaufort, ⎭ d'Henri IV.

Le duc d'Uzès, etc., plus ancien
duc et pair de beaucoup que les
précédents.

Le prince d'Espinoy Melun y marcha le 29e, entre le comte de
Tonnerre 28e, et le maréchal
d'Albret le 30e. M. de Charost
lui avoit obtenu un tabouret de
grâce en épousant sa fille, dont
une fille unique, mère du duc
de Béthune. Il se remaria à la
sœur du duc de Rohan Chabot et
de Mmes de Soubise et de Coëtquen, dont deux filles, non mariées, debout et carabinantes sur
le tabouret, et un fils qui eut
un tabouret de grâce, épousant
Mlle de Commercy Lorraine,

pour lui ; tout cela destitué de cadets qui marquent les différences
et les grâces, ce sont de bonnes
raisons pour n'avoir pas oublié de
montrer que cette maison n'avoit,
du temps de ces promotions, aucune prétention quelconque, comme
on le voit du marquis de Royan la
Trémoïlle.

C'est la première promotion où
les bâtards aient commencé à marcher entre eux en ordre, si ce n'est
qu'en observant le rang de princes,
MM. de Vendôme, qui étoient ducs,
devoient précéder M. de Verneuil,
qui ne l'étoit qu'à brevet, et sans
aucun rang à ce titre. Si comme
prince, ils le devoient encore précéder comme ses aînés. — Et néanmoins M. de Verneuil précéda,
comme bâtard lui-même, les fils de
son frère aîné, bâtard aussi.

Et ce même duc de Verneuil,
étant fait duc et pair en 1663, le
premier des quatorze que le Roi
fit à la fois, nombre sans exemple,
et enregistré et reçu avec eux le
même jour, en lit de justice, prit,
sans difficulté ni représentation
quelconque, sa place en son rang
d'ancienneté, qu'il a gardé toute
sa vie, et alloit, en toutes les occasions et réceptions de pairs, prendre sa place au Parlement avec le
duc de Sully, dont il avoit épousé
la mère et avec qui il logeoit, et
passoit après son beau-fils et tous
les autres pairs ses anciens. On lui
verra faire une fortune qu'il ne
sentit guère, et, quoique sans postérité, devenir prince du sang après
sa mort.

C'est la dernière promotion qui
se soit faite aux Augustins, la dernière où il y ait eu festin royal de

dont un fils unique, fait duc et pair, 1714, mort dix ans après, sans postérité.

4 novembre 1663, au Louvre, à Paris.

Chr. Louis, duc de Meckelbourg-Schwerin, seul et sans cérémonies, à cause des rangs. Il étoit duc régnant, se plaisoit en France, et y épousa, l'année suivante, la sœur du maréchal duc de Luxembourg, dont les intrigues, la beauté, les cabales, les galanteries, ont tant fait parler d'elle sous le nom de duchesse de Châtillon Coligny, et dont le pouvoir sur Monsieur le Prince le héros fut si utile à son frère. Elle n'eut point d'enfants de ses deux maris : le premier fut tué au combat de Charenton, au fort des guerres de Paris ; l'autre mourut à la Haye, en 1692 ; il voyoit le Roi rarement, et dans son cabinet, et ne paroissoit point aux cérémonies de l'Ordre.

Dernier décembre 1688, en la chapelle du château de Versailles.

Deux cardinaux et deux prélats.
Le duc de Vendôme dernier.
Le comte d'Armagnac Lorraine, grand écuyer.
Le comte de Brionne, son fils et son survivancier.
Le ch. de Lorraine,⎫ frères du
Le comte de Marsan,⎭ grand écuyer.
Le duc de la Trémoïlle.
Le duc d'Uzès, et dix-huit autres ducs, dont le seul maréchal de la Feuillade vérifié et non pair.

Tel que s'en suit étoit lors le nombre des ducs-pairs et vérifiés, et leur état par rapport à l'Ordre :

chevaliers, et la dernière qui eût été suivie de la cérémonie funèbre pour les chevaliers défunts.

Mais ce n'est pas absolument la première où les grands officiers aient fait changer en leur faveur le chapitre et le festin.

Au chapitre, tous les chevaliers étoient assis et couverts, en rang, sur des bancs, des deux côtés d'une table ; le Roi au haut bout, dans son fauteuil ; le chancelier vis-à-vis, au bas bout, assis et couvert ; à ses côtés, mais debout et découverts, les trois autres grands officiers, et, derrière lui, les petits. Le Roi proposoit le double de chevaliers de ce qu'il y en avoit de places vacantes. Les chevaliers opinoient, et ceux des proposés qui avoient le plus de voix étoient mis sur une liste par le chancelier, puis étoient lus, et après remis au prévôt grand maître des cérémonies, qui sortoit du chapitre avec le héraut de l'Ordre, lequel les proclamoit à la porte de la chambre, à l'antichambre du Roi, puis rentroit ; et on achevoit les affaires de l'Ordre, s'il y en avoit.

Les proposés qui n'avoient point passé, on leur expédioit une promesse d'être faits chevaliers à la première promotion. Ce sont ces sortes de promesses qui, à faute de mieux, ont été produites comme sérieuses par plusieurs, parmi leurs titres, quoiqu'elles fussent de style, qu'elles ne donnassent rien, et qu'il n'y ait point eu d'exemples qu'elles aient servi à pas un. C'est encore la forme qui s'observe dans l'abus qui s'est introduit dans les grands officiers qui vendent leurs charges : quand le Roi les veut favoriser, il leur fait expédier une promesse d'être fait chevalier à la première

MM. de :

4.

Luynes . . . . . .

Chaulnes . . . . . } étoient chevaliers de l'Ordre.

Saint-Simon. . . .

Montausier . . . .

M. de Nevers, duc à brevet, chevalier de l'Ordre, hors de rang.

20.

La Trémoïlle . . .

Uzès . . . .

Sully . . . .

Chevreuse. . . . .

Richelieu . . . . .

La Rochefoucauld.

Monaco . . . . . .

Estrées . . . . . . } furent faits chevaliers de l'Ordre en cette promotion.

Gramont. . . . . .

Mazarin. . . . . .

Villeroy. . . . . .

Beauvillier . . .

Foix. . . . .

Gesvres . . . . . .

Noailles. . . . . .

Coislin . . . . . .

Choiseul . . . . .

Aumont. . . . . .

Luxembourg. . . .

La Feuillade . . .

3.

Elbeuf. . . . . . .

Montbazon, enfermé à Liége. . . } et en prétentions, n'eurent point l'Ordre, bien qu'en âge.

Bouillon. . . . . .

4.

Ventadour . . . .

Brissac . . . . . . } n'eurent point l'Ordre, bien qu'en âge.

La Force . . . . .

Rohan-Chabot. . .

5.

Lesdiguières. } enfants . . .

Mortemart. . .

La Ferté, né le 23 janvᵉ 1657.

La Meilleraye, né en 1666. .

La Roche-Guyon, né en 1663; vérifié . . . .

} ne furent point chevaliers de l'Ordre.

promotion, mais, ce qui ne s'accordoit pas aux autres, avec permission de continuer à porter l'Ordre en attendant. De cet abus en est né un autre : c'est qu'en vendant, on fait souvent passer la charge sur la tête d'un ou de deux hommes, par une vente simulée, qui prêtent serment, ont des provisions et reçoivent l'Ordre, et, après eux, celui qui achète véritablement la charge. C'est ce qui s'appelle des *râpés*, et ce qui se fait en huit ou dix jours de distance. Tous ces râpés ont des promesses expédiées, avec permission de porter l'Ordre en attendant ; et de ces promesses, pas un seul exemple d'effectuées, ni que ceux qui les ont l'espèrent, ni qu'elles le puissent être, par le caractère de robe ou de plume de ces *vétérans*, qui est le nom que l'on donne à ceux qui portent l'Ordre pour avoir eu des charges de grands officiers, et qui ne les ont plus.

Aux festins des chevaliers, c'étoit en réfectoire : le Roi seul à la table du haut bout ; le chancelier, seul des grands officiers, étoit admis à ce réfectoire, à la dernière place ; les autres grands officiers mangeoient avec les petits officiers, en un autre lieu, mais ils ont tant fait qu'ils les y ont laissés, et sont venus, avec le chancelier, au réfectoire. Là et au chapitre, le grand aumônier étoit parmi les prélats de l'Ordre, non comme officier, mais comme l'un d'eux. Au chapitre, les grands officiers sont aussi parvenus à s'asseoir et à se couvrir ; mais, depuis cette promotion, les chapitres ont été tenus le Roi debout et découvert, les chevaliers sans rang, les chevaliers à faire nommés sans plus que de

Brancas ; ce dernier non pair et enregistré seulement au parlement d'Aix, même une seconde fois avec pairie, mais sans rang d'ancienneté, même de duc, pour n'être pas enregistré au parlement de Paris . . . .

M. de Roquelaure, duc à brevet, à qui il manquoit cinq mois de l'âge . . . .

ne furent point chevaliers de l'Ordre.

Ainsi :

Existoient alors en tout, et les démissions comptées, trente-sept ducs, dont trente-quatre pairs, deux vérifiés, et un troisième vérifié à Aix.

Desquels,

Quatre ducs et pairs anciens chevaliers de l'Ordre ;
Dix-neuf ducs et pairs et un vérifié le furent faits.
Total : vingt-quatre.

Des treize restants,

Quatre ducs et pairs, un vérifié, et un autre vérifié à Aix, qui font six, n'ayant pas l'âge ;
Trois ducs et pairs en prétention de rang et ayant l'âge, dont deux hors de la cour ;
Quatre ducs et pairs ayant l'âge ;
Ainsi : sept l'ayant, et six ne l'ayant pas.

Et s'il faut faire mention des ducs à brevet, il y en avoit cinq :
M. de Nevers étoit chevalier de l'Ordre ;
MM. de Duras, de Béthune et de la Vieuville le furent faits ;
MM. de Roquelaure et de Montmorency n'avoient pas l'âge ;
M. de Montmorency, fils aîné de M. de Luxembourg et gendre de

places vacantes, et plus d'opinions demandées sur rien.

Un autre abus des grands officiers est que, sous Louis XIII mineur, ils quittèrent le cordon bleu qu'ils portoient à leurs armes, comme les prélats, et y mirent les deux colliers, comme font les chevaliers, encore qu'ils n'aient point de collier et qu'ils n'en aient pas même la broderie autour de leurs manteaux, excepté le chancelier seul, mais qui ne l'a point au col ni en nature. Ils ont fait plus : ils se sont fait peindre avec le manteau et le collier, comme les chevaliers, et les statues de M. de la Vrillière, prévôt, et de M. Colbert, trésorier de l'Ordre, sont à Châteauneuf et à Saint-Eustache de Paris, sur leurs tombeaux, en habit complet de chevaliers de l'Ordre et le collier autour du col.

Enfin, sous Louis XV, ils ont pris des bouquets de plumes à leurs chapeaux aux fêtes de l'Ordre, comme les chevaliers, ce qui n'avoit pas encore été vu.

Les petits officiers sont aussi montés à leur exemple. Ils portoient une petite croix du Saint-Esprit attachée d'un ruban de l'Ordre à la boutonnière. Le sieur des Chiens de la Neuville, intendant de Franche-Comté et intendant de l'Ordre, le premier des petits officiers, obtint de M. le duc d'Orléans, régent en la minorité de Louis XV, de porter l'Ordre au col ; depuis il s'est permis à lui-même, non encore à Paris, mais à Besançon, de le porter en écharpe, à la vérité, sous son justaucorps, comme la plupart des chevaliers le portent ; il n'en est pas encore à la croix en broderie. Là-dessus, les autres petits officiers,

M. de Chevreuse, étoit de 1662, et ne fut vérifié au Parlement que le 21 janvier 1690, sans pairie.

sans congé de personne, se sont aussi pendu leur petite croix au col, avec un cordon de l'Ordre plus étroit que celui des prélats, et ne paroissent plus autrement dans les cérémonies de l'Ordre et partout.

Le chancelier de l'Ordre a deux distinctions au-dessus des chevaliers, bien qu'il leur cède partout et que sa séance aux cérémonies soit avec les autres grands officiers : c'est que son carrosse entre dans les maisons royales où le Roi n'est pas, quoique la Reine y soit, et que le bureau pour les affaires de l'Ordre se tient chez lui, et qu'il y va deux chevaliers, commissaires de l'Ordre, qui se changent de temps en temps.

Il n'y eut donc que les ducs de Ventadour, de Brissac, de la Force et de Rohan qui n'eurent point l'Ordre en cette promotion, étant en état de l'avoir. Le Roi, qui n'avoit pas coutume de rendre compte de ses actions ni de ses motifs, le fit dans cette occasion d'une manière très-publique : il dit qu'il avoit fait tous les ducs qui étoient en âge d'être chevaliers de l'Ordre, même deux qu'il ne voyoit presque jamais et qui étoient retirés, dont un le venoit voir à Fontainebleau, qui étoit M. de Sully, l'autre M. Mazarin ; que M. de la Force, il auroit fort désiré, par rapport à la religion, que sa conscience lui eût pu permettre de le faire ; qu'à l'égard de MM. de Ventadour et de Brissac, qu'outre qu'ils se piquoient de [ne] le jamais voir, il n'avoit pas voulu exposer son Ordre dans les cabarets et dans les mauvais lieux : qu'il étoit vrai qu'il n'auroit pas couru la même fortune avec le duc de Rohan, mais qu'outre qu'il ne le voyoit guère, il falloit avouer qu'il n'en étoit pas aimé, qu'il le lui rendoit, et qu'en faisant excuse d'avoir suivi son goût sur un seul, on pouvoit bien le lui pardonner. Ce discours, adressé à heure publique aux ducs de Chevreuse et de la Rochefoucauld, courut bientôt partout, et fit voir que M. de Rohan n'avoit pu effacer auprès du Roi la préférence de son mariage. Pour les deux autres, [ils] ne furent pas plaints, à la vie qu'ils menoient, et la conversion de M. de la Force à la religion catholique n'étoit pas telle qu'il pût être chevalier de l'Ordre. Le duc de la Ferté, à qui il manquoit si peu d'âge, fut outré d'une bien plus forte dispense donnée à M. de la Trémoïlle, et M. de Roquelaure aussi, qui attendit quarante ans complets depuis.

M. d'Elbeuf, duc et pair de 1585, refusa l'Ordre parce que le Roi

voulut que M. de Vendôme le précédât, qui étoit duc et pair de 1597.
Son père, à la vérité, avoit essuyé, en 1619, cette préséance du grand-
père de M. de Vendôme ; mais il étoit vrai aussi qu'outre MM. de Guise
et de Mayenne, ducs et pairs, le prince de Joinville, qui ne l'étoit pas,
avoit, en cette même promotion, précédé M. de Vendôme, ce qui étoit
un dédommagement à M. d'Elbœuf ; et le Roi, qui comptoit lui en donner
un fort grand de faire précéder tous les ducs par trois hommes de la
maison de Lorraine qui ne l'étoient pas, en fut fort en colère. La raison
de l'un et de l'autre fut la même. Le Roi vouloit élever ses enfants naturels au niveau des princes du sang, et n'avoit encore rien accordé là-
dessus que par usage et par voie de fait. Il avoit marié deux de ses
filles à deux princes du sang ; il s'étoit proposé, à faute de prince du
sang à marier et d'âge, d'élever sa troisième fille plus haut et de la faire
épouser à son propre neveu. Il en sentoit la disproportion, la nouveauté,
la répugnance extrême de Monsieur et de son fils, et il étoit encore plus
en peine de Madame avec ses mœurs allemandes sur la bâtardise. De là,
les complaisances pour elle sur le comte et la comtesse de Beuvron, et
les présents d'argent à Monsieur et ses attentions pour lui et pour Madame, qu'on remarque depuis un an et plus, dans ces *Mémoires*. Le
chevalier de Lorraine étoit depuis très-longues années en possession publique de gouverner Monsieur ; et, bien loin d'être blessé de ce qui étoit
un si grand scandale, le Roi ne se prenoit qu'à ceux de traverse et avoit
pris son parti sur celui-là, et de se servir lui-même, auprès de Monsieur, du chevalier de Lorraine pour tout ce qu'il en vouloit. Ce fut donc
la voie qu'il choisit pour le mariage de sa fille, et de bien payer l'abbé
Dubois en argent et en bénéfices pour gagner M. de Chartres, dont il
avoit été précepteur, et sur qui il avoit conservé un ascendant qui a
depuis été si fatal, et qui l'a conduit à la pourpre, et a été (*sic*) premier
ministre. Or, le marché du Roi avec le chevalier de Lorraine fut que lui,
ses deux frères et son neveu, seroient tous quatre chevaliers de l'Ordre
en cette promotion, et qu'ils y précéderoient tous les ducs, de manière
que, quand ceux-ci crièrent et donnèrent des mémoires, le Roi les reçut
pour la forme, tandis que le procès étoit jugé d'avance. La maison de
Lorraine donna aussi les siens. D'Hozier, qui les fit, n'acquit pas le
même honneur que Clairambault, généalogiste de l'Ordre, qui fit ceux
des ducs ; mais le Roi se retrancha sur ce qu'il avoit juré à son sacre
les statuts du troisième changement d'Henri III ; déclara que, même
pour une autre promotion, la préséance de celle-ci ne tireroit point à
conséquence, et ordonna que cela seroit écrit sur les registres de l'Ordre.
Il ajouta à M. de Chevreuse, en particulier, qu'il étoit peiné de ce qu'il
faisoit en cette occasion à l'égard des ducs, qu'il en avoit des raisons
secrètes qui l'y forçoient contre son gré, qu'il leur sauroit un gré infini
de leur complaisance, et qu'il la leur revaudroit partout. Il chargea
M. de Chevreuse de le dire de sa part aux plus sages et aux plus considérables d'entre les ducs ; et, dans la suite, il l'oublia parfaitement,
sans l'avoir pourtant jamais nié, mais la reine mère et le cardinal Ma-

zarin l'avoient nourri dans d'étranges principes à tous égards, que Mme de Maintenon acheva.

Cette promotion fut la première où les ducs à brevet et les maréchaux de France, mêlés, précédèrent tous les gentilshommes faits chevaliers de l'Ordre en même promotion, et où les gentilshommes qui en furent et qui se trouvèrent revêtus de charges dans la maison du Roi, y précédèrent ceux qui n'en avoient point.

Ce fut encore la première où les carreaux furent ôtés aux ducs, aux princes, et même à M. de Vendôme, et non pas en recevant l'Ordre, où tous les novices en ont, mais à leurs places, dans la chapelle ; et c'est depuis qu'on a trouvé cette distinction, non pour les duchesses et princesses, mais pour les ducs et princes, de conserver leurs carreaux en arrière du Roi, mais non pas en avant. M. de Châteauneuf, secrétaire d'État et greffier de l'Ordre, fut accusé de cette nouveauté pour faire sa cour au Roi et à M. du Maine, qui y trouvoit une grande distinction. M. de Châteauneuf le fut depuis.

Le prince de Guémené, fils aîné du duc de Montbazon, fou interdit et enfermé à Liége, qui ne s'étoit point démis de son duché, demanda à être chevalier de l'Ordre en son rang de duc, qu'il n'étoit point, et ne fut pas écouté. M. de Soubise et le comte d'Auvergne demandèrent aussi à l'être après les ducs, mais avant tout autre, et en furent refusés ; ils insistèrent, au point que le Roi se fâcha et dit tout publiquement qu'il les trouvoit plaisants de ne vouloir pas de l'Ordre dans le rang où leurs pères s'étoient honorés de le recevoir. Il ordonna à Châteauneuf de l'écrire ainsi sur les registres de l'Ordre, et il le dit aux ducs de Chevreuse, de la Rochefoucauld, et à quelques autres ; mais il s'y est trouvé écrit que ces deux hommes avoient supplié le Roi de les dispenser d'accepter l'Ordre pour ne pas faire le tort à leurs maisons de céder à des cadets de celle de Lorraine. On a vu ci-dessus le duc de Montbazon en son rang de duc, le prince de Guémené par la faveur du duc de Luynes, son beau-frère, le premier après les ducs, et son oncle paternel, Rohan comme lui, le cinquante-cinquième parmi les gentilshommes de la même promotion de 1619, n'en ayant que quatre après lui, et pas un de sa maison, ni lui-même, ne s'en étant jamais plaint. Pour le comte d'Auvergne, le huguenotisme avoit exclu sa maison de l'Ordre ; mais on a vu que celle de la Marck n'y a eu de rang que parmi les gentilshommes, et que le maréchal, père du père du comte d'Auvergne, ayant Bouillon, Sedan, etc., cédoit partout au comte de Maulévrier la Marck, frère de son beau-père, par transaction signée ; il fut obligé de sortir du banc des ducs à l'assemblée des Notables à Rouen, et de s'aller mettre en celui des maréchaux de France ; obtint par grâce de ne point faire de fonctions au baptême de Louis XIII, parce qu'il n'en pouvoit avoir que comme maréchal de France, et n'eut jamais de rang ni de distinction par-dessus eux. Il ne signoit que : *Henri de la Tour ;* ne prétendoit rien que par Bouillon et Sedan, qui n'ont donné de rang nulle part à leurs possesseurs, et n'avoit pas encore imaginé le nom d'Auvergne, ni la descente des ducs de Guyenne, qui a fait tant de bruit depuis lui et depuis même son fils.

M. de Monaco, prince de si fraîche date, ne fit pas de difficulté de prendre l'Ordre en son rang de duc; mais il tâcha de s'en faire un mérite auprès du Roi, dont il gâta fort les affaires depuis, dans son ambassade de Rome, par sa prétention d'Altesse qu'il ne put jamais obtenir, et dont il y mourut de chagrin.

Pour M. le comte de Soissons, outre les raisons de rang, il avoit l'Annonciade, qui est incompatible avec le Saint-Esprit, et qui, par ses statuts, ne souffre que la Jarretière et la Toison, et nul exemple contraire.

A l'égard des parrains, on a toujours observé qu'ils fussent de la même qualité que ceux dont ils sont parrains, ou, quand cela ne se peut, à faute de chevaliers de même sorte, on les prend de la plus approchante : ainsi, en 1686, M. de Chartres, petit-fils de France, eut Monseigneur et Monsieur; Monsieur le Duc eut M. son grand-père et M. son père; M. le prince de Conti, les ducs de Chaulnes et de Saint-Simon; et M. du Maine, les ducs de Créquy et de Saint-Aignan.

A cette grande promotion-ci, Monseigneur et Monsieur et les princes du sang furent parrains indifféremment, par la nécessité et le manque de chevaliers ; c'est aussi la première où on les ait présentés quatre à quatre, pour abréger, et parce qu'on ne pouvoit fournir de parrains pareils à ceux qu'ils présentoient.

Et la dispute de M. de la Rochefoucauld avec M. de Chevreuse, elle étoit destituée de toute raison : être ou n'être pas reçu au Parlement donne bien aux pairs la séance et la voix délibérative en cette cour, et conséquemment aux lits de justice et aux autres parlements du royaume, ainsi qu'au Grand Conseil, où les en exclut ; mais le rang entre eux n'en a jamais dépendu, dès que le premier qui a été fait pair a été reçu au Parlement, et a par là rendu sa dignité complète pour l'office comme pour le fief. M. de la Rochefoucauld est l'unique qui ait formé cette difficulté, parce qu'il étoit frappé de celle qu'il avoit là-dessus avec le duc de Saint-Simon, et qu'il n'en démêloit pas la différence, qui est la première réception au Parlement de celui qui a été fait duc et pair, qui fixe son rang d'ancienneté pour toujours, et non pas dans les pairs qui suivent ce premier pair de chaque pairie, dont la réception faite ou à faire n'a jamais été considérée pour le rang.

Mais M. de la Rochefoucauld, qui avoit gagné sur le Roi une sorte d'empire de fougue et d'habitude sur les petites choses qui ne regardoient que lui, en tira cette complaisance d'engager M. de Chevreuse de lui lever ce beau scrupule en se faisant recevoir précipitamment ; ce qui fut fait le lendemain matin, sans autre nécessité que l'honneur de M. de la Rochefoucauld et le désir du Roi de ne lui pas déplaire en chose qui n'alloit ni à décision ni à mettre en doute ce qui n'y pouvoit tomber, mais à une simple précipitation incommode à M. de Chevreuse, dont la douceur et la tranquillité prenoient moins sur le Roi, avec toute sa faveur.

Ce fut la première promotion où les gens purement de guerre eurent part comme tels. M. de Louvois, tout-puissant alors, et qui, pour le devenir de plus en plus, avoit dessein d'en attirer une générale, comme il fit aussitôt, et comme il avoit déjà commencé, persuada au Roi de donner en récompense militaire ce qui avoit toujours été destiné à la naissance ; et, quoique toutes les promotions aient eu leurs taches, on ne s'étoit point encore tant récrié que sur celle-ci. MM. de Tilladet, de la Salle et de Beringhen passèrent par leurs charges : le premier étoit fils d'une sœur du chancelier le Tellier et dans l'intimité de M. de Louvois, son cousin germain ; Dangeau, Maulévrier, Montclar, Calvo, Montal, Bissy, Montbron, la Trousse et Chazeron, uniquement par la guerre ; Villars et la Vauguyon, par leurs ambassades ; Sourdis, Huxelles, Tessé, favoris de M. de Louvois, et le second de ces trois cousin germain de Beringhen : il fut mis par confiance dans Mayence, pour confirmer la guerre en le rendant avant d'être secouru ; le Roi en fut outré, et cela hâta et acheva sa fortune. Aubigné étoit frère de Mme de Maintenon. Hocquincourt, homme bien de qualité à l'être, n'y pensoit pas ; écrivoit depuis longues années retiré dans ses terres ; il avoit sauvé Péronne au Roi dans sa minorité en se jetant dedans, et en ferma les portes à son propre père. Le Roi ne l'oublia jamais, et le fit chevalier de l'Ordre sans que personne ne lui parlât pour lui ; lui-même en fut surpris, et s'équipa si étrangement, avec des chausses trop étroites, qu'il porta en dehors et à découvert tout ce qu'on doit le plus cacher : cela fit une grande risée durant toute la marche en allant, et, comme les chausses étoient au même état, assis dans la chapelle, le Roi le vit de sur son trône, en faisant les chevaliers, et l'en envoya avertir. Hocquincourt, étonné et honteux au dernier [point], voulut y donner ordre, et le fut bien davantage ; et, quand il en reconnut l'impossibilité, sa ressource fut sa toque qu'il tint dessus ; mais, quand ce vint à son tour à faire les révérences pour aller au trône recevoir l'Ordre, l'embarras augmenta ; et toujours recours à sa toque, qui étoit là fort mal placée, et ne l'étoit pas toujours avec justesse. Enfin le grand manteau de l'Ordre le tira d'affaire, après avoir largement diverti les assistants. M. de Vérac, homme de bonne naissance, dut l'Ordre à la proscription des huguenots, après l'avoir été lui-même : il se trouva lieutenant général de Poitou, et Marillac intendant de la province ; ils s'associèrent pour donner le mouvement à cette grande affaire, et, bientôt après, l'un eut l'Ordre, et l'autre la place de conseiller d'État que son père lui céda, ce que le Conseil n'a jamais vu devant ni depuis. M. de Lussan le fut par grâce : Monsieur le Prince dit au Roi que si M. son père vivoit, Lussan seroit chevalier de l'Ordre, parce qu'étant premier prince du sang, lorsqu'à la bataille de Seneff il le dégagea de dessus (sic) son cheval et des ennemis, et l'emporta sur ses épaules et le remonta, il lui avoit donné parole de sa nomination à l'Ordre. Monsieur le Prince ajouta que, ce qu'il n'avoit plus de droit, puisqu'il étoit passé à M. de Chartres, il le demandoit par grâce pour dégager la parole de M. son père, et ne pas voir

frustrer de récompense une si belle action. Le Roi l'accorda de la sorte
à Lussan, qui, depuis bien des années, étoit retiré chez lui en Languedoc, arriva sur un courrier de Monsieur le Prince, encore plus surpris
que ne l'avoit été le marquis d'Hocquincourt ; il demeura toujours
depuis auprès de Monsieur le Prince, et sa femme dame d'honneur de
Madame la Princesse, qu'on ne voyoit guère à Paris auparavant.

Les colliers que le Roi donne aux fils de France et au premier prince
du sang, aux grandes promotions, sont d'usage, et non de droit, et
d'usage uniquement aux grandes promotions, où il se fait cinquante ou
soixante chevaliers de l'Ordre, et quelquefois davantage.

ÂGE AUQUEL ONT ÉTÉ REÇUS A L'ORDRE DU SAINT-ESPRIT,

AVEC UNE TRÈS-COURTE NOTE SUR CHACUN :

§ I. — LES ROIS, FILS ET PETIT-FILS DE FRANCE : 15[1].

Dernier décembre 1578, première promotion, aux Grands-Augustins,
à Paris.

A l'institution de l'Ordre par Henri III, qui l'y reçut le premier, à
vingt-sept ans ; né le 19 septembre [1551] ; élu roi de Pologne, 9 mai 1573 ;
y arriva en janvier 1574 ; couronné à Cracovie, 15 février suivant ; partit
secrètement, 18 juin suivant, sur la nouvelle de sa succession à la couronne de France par la mort du roi Charles IX, son frère, 30 mai 1574,
sans postérité ; arriva à Lyon, 6 septembre suivant ; assassiné à Saint-
Cloud, 1er août 1589 ; y mourut le lendemain, à trente-huit ans.

Dernier février 1594, à Chartres.

Henri IV, à quarante ans ; né à Pau, 13 (12) décembre 1553 ; roi de
Navarre, 1572, et de France, 1589 ; fit abjuration publique du calvinisme
en l'église abbatiale de Saint-Denis, 25 juillet 1593 ; reçut l'Ordre le
lendemain de son sacre ; entra à Paris, 22 mars 1594 ; fit la paix de
Vervins, 2 mai 1598 ; assassiné à Paris, 14 mai 1610, à cinquante-
sept ans cinq mois.

18 octobre 1610, à Reims.

Louis XIII, à plus de neuf ans ; né le jeudi 17 (*lisez* 27) septembre
1601, à onze heures du soir, dans la chambre en ovale qui est devenue

---

1. Ici le manuscrit est disposé sur quatre colonnes, que nous représen-
tons par des paragraphes.

le grand cabinet ovale du Roi, à Fontainebleau ; mort au château neuf de Saint-Germain-en-Laye, le jeudi 14 mai 1643, à dix heures du matin, à quarante et un ans sept mois moins trois jours ; ayant reçu l'Ordre le lendemain de son sacre, et le donna :

Dernier décembre 1619, aux Grands-Augustins, à Paris,

A Gaston, son frère, à près de onze ans ; né 25 avril 1608 ; mort à Blois, 2 février 1660, à plus de cinquante-deux ans et demi.

8 juin 1654, à Reims.

Louis XIV, à près de seize ans ; né dimanche 5 septembre 1638 ; mort dimanche 1er septembre 1715, à soixante-dix-sept ans ; ayant reçu l'Ordre le lendemain de son sacre, et le donna :

8 juin 1654, à Reims,

A Philippe, son frère, à près de quatorze ans ; né 21 septembre 1640 ; mort à Saint-Cloud, 9 juin 1701, à plus de soixante ans et demi.

1er janvier 1680, à Saint-Germain.

Monseigneur le Dauphin, à dix-huit ans ; né 1er novembre 1661 ; mort à Meudon, 14 avril 1711, à quarante-neuf ans et demi.

2 juin 1686, à Versailles.

M. le duc de Chartres, petit-fils de France, depuis duc d'Orléans et régent pendant la minorité de Louis XV, à douze ans ; né 2 août 1674 ; mort 2 décembre 1723, un jeudi, à Versailles, à quarante-neuf ans quatre mois.

22 mai 1695, à Versailles.

Monseigneur le duc de Bourgogne, père du roi Louis XV, à près de quatorze ans ; né 6 août 1682, et enlevé à la terre, qui n'en étoit pas digne, à vingt-neuf ans et demi ; mort dauphin à Marly, le jeudi 18 février 1712, à huit heures du matin.

Monseigneur le duc d'Anjou, à treize ans et demi ; né 19 décembre 1683 ; déclaré roi d'Espagne à Versailles, 16 novembre 1700 ; arriva à Madrid 18 février 1701 ; abdiqua 15 janvier 1724, et, par la mort du roi Louis Ier, son fils, sans postérité, reprit la couronne, 6 septembre de la même année.

2 février 1699, à Versailles.

Monseigneur le duc de Berry, à près de treize ans ; né dernier août 1686 ; mort à Marly, 4 mai 1714, à près de vingt-huit ans.

27 octobre 1722, à Reims.

Louis XV, à dix ans huit mois ; né 15 février 1710 ; reçut l'Ordre le surlendemain de son sacre ; majeur, 16 février 1723.

2 février 1717.

Don Louis, prince des Asturies, à neuf ans et demi ; né 25 août 1707 ; roi d'Espagne, Louis Ier, par l'abdication du roi Philippe V, son père, 15 janvier 1724 ; mort à Madrid, dernier août de la même année, sans postérité.

1er janvier 1729.

Don Ferdinand, prince des Asturies, à quinze ans et demi ; né 23 septembre 1713.

Don Carlos, infant d'Espagne, à treize ans ; né 20 janvier 1716.

§ II. — PRINCES DU SANG : 17.

Dernier décembre 1579, aux Augustins, à Paris.

Le cardinal de Bourbon, à cinquante-six ans ; né 22 décembre 1523, mort en prison à Fontenay-le-Comte, en Poitou, 9 mai 1590, à soixante-sept ans et demi. C'est l'oncle paternel d'Henri IV, fantôme de la Ligue, le faux Charles X, qui fut arrêté à Blois à la mort de MM. de Guise, et ne fut plus relâché.

Le prince de Conti, à plus de vingt-deux ans ; né 3 novembre 1557 ; mort à Paris, 3 août 1614, à cinquante-sept ans. Il étoit second fils du prince de Condé tué à la bataille de Jarnac, 13 mars 1569, et ne laissa point d'enfants de J. de Coësme et d'une fille de M. de Guise tué à Blois, qu'il avoit épousée en 1605, et qui mourut à Eu, 30 avril 1631, de douleur de la prison du maréchal de Bassompierre, de qui elle avoit eu un fils.

Le prince Dauphin, à trente-sept ans ; né 1542 ; mort à Lisieux, 4 juin 1592, à près de cinquante ans, au retour du siége de Rouen levé par Henri IV. Il étoit fils du premier duc de Montpensier, qui mourut 23 septembre 1582, en sa maison de Champigny, sans avoir été chevalier de l'Ordre, quoiqu'il eût passé une vie de près de soixante-dix ans dans les plus grands emplois. Celui-ci porta le nom de prince Dauphin d'Auvergne d'une terre en cette province, tant que son père vécut. Il fut, en 1579, ambassadeur de Henri IV (sic) vers la reine Élisabeth d'Angleterre, et eut aussi de grands emplois. Il fut père du dernier duc de Montpensier, en qui finit cette branche et qui épousa l'héritière de Joyeuse, fille du capucin, qui se remaria au duc de Guise, fils de celui qui fut tué à Blois. La belle-mère de ce prince Dauphin étoit sœur de ce duc de Guise tué à Blois, ligueuse si effrénée, et qui mourut à Paris, sans enfants, 6 mai 1596.

Dernier décembre 1585, aux Augustins, à Paris.

Le comte de Soissons, à plus de dix-neuf ans ; né 3 novembre 1566 ; mort à Blandy, en Brie, 1er novembre 1612. Il étoit fils aîné du second

lit du prince de Condé qui fut tué à Jarnac, et de la Longueville ; fut
grand maître de France, eut de grands emplois, et disputa au prince
de Condé, son neveu, père du héros, sa naissance. Henri IV, dont il
avoit voulu épouser la sœur morte duchesse de Bar, presque malgré
lui, et qu'il avoit fatigué avec le cardinal son frère, par le tiers-parti,
prit hautement le parti du prince de Condé, qui gagna son procès au
parlement de Paris, au rapport de l'Escalopier, dont Henri IV brûla ensuite les pièces, poussé par le duc de Sully, brouillé avec le comte de
Soissons, qui, à un voyage du Roi, l'avoit délogé fort cavalièrement. Ce
prince ne vécut que quarante-six ans, et avoit épousé l'héritière de
Montaflé, morte en 1644, célèbre par sa vertu et son courage, et qui vit
finir cette branche par la mort de son fils unique.

Le 1er janvier 1595, aux Augustins, à Paris.

Le dernier duc de Montpensier, à vingt et un ans et demi ; né 12 mai
1573 ; mort à Paris 27 février 1608, à trente-quatre ans et demi, le
dernier de sa branche. Il eut de grands emplois, et présida à l'assemblée des Notables tenue par Henri IV à Rouen, en 1596, et eut grande
et heureuse réputation. Il porta le nom de prince de Dombes du vivant
de son père. Sa fille unique fut la première femme de Gaston, morte
en couches de Mademoiselle de Montpensier, qui est morte en 1693, et
qui donna tous ses biens à M. du Maine, pour tirer M. de Lauzun de
prison. Cette branche, qui sortoit de Jean II de Bourbon, comte de
Vendôme, et d'Isabelle, héritière de Beauvau, grand-père du premier
duc de Vendôme, qui fut grand-père d'Henri IV, étoit la dernière cadette, et eut quatre générations : le prince de la Roche-sur-Yon, qui
épousa l'héritière, tante paternelle du connétable de Bourbon tué de-
vant Rome (leur second fils ne laissa point de garçons de Montespedon, veuve du maréchal de Montejehan, qui est cette princesse
de la Roche-sur-Yon qui fut dame d'honneur de la reine Catherine de
Médicis, dont parle Brantôme, p. 210, tome III de ses *Hommes illustres* ;
sa belle-mère, dont on vient de parler, étoit veuve d'Antoine de Chau-
vigny, seigneur de Châteauroux) ; les trois dernières générations furent
ducs de Montpensier : le premier épousa l'héritière de Longwic, dont il
eut la fameuse abbesse de Jouarre, qui sauta les murs, s'enfuit, changea de religion, épousa le prince d'Orange, fondateur de la république
de Hollande, et d'elle est sorti Guillaume III, usurpateur de l'Angleterre ; le second épousa l'héritière des bâtards d'Anjou-Mézières ; le
troisième, l'héritière de Joyeuse, fille du capucin, qui se remaria au
quatrième duc de Guise, et fut grand'mère du dernier duc de Guise,
mari de la petite-fille de France.

18 octobre 1610, à Reims.

Le prince de Condé, à vingt-deux ans ; né 1er septembre 1588 ;
mort à Paris, 26 décembre 1646, à plus de cinquante-huit ans. Il étoit

petit-fils du prince de Condé tué à Jarnac et de l'héritière de Roye, fils du prince de Condé mort avant sa naissance à Saint-Jean-d'Angely, et de Charlotte de la Trémoille, morte en 1629 (deux grands hommes, chefs des huguenots), et père de Monsieur le Prince le héros. Ses emplois séparèrent (*lisez :* réparèrent?) sa pauvreté, étant né avec douze mille livres de rente; son mariage avec la fille du dernier connétable de Montmorency l'enrichit, moins par la dot que par la confiscation du dernier duc de Montmorency, exécuté en 1632, sans postérité, à Toulouse, dont les autres sœurs, les duchesses d'Angoulême et de Ventadour, n'eurent presque rien.

Dernier décembre 1619, aux Augustins, à Paris.

Le dernier comte de Soissons, à quinze ans et demi; né 11 mai 1604; tué 6 juillet 1641, à trente-sept ans et demi, en gagnant contre le maréchal de Châtillon la bataille près de Sedan, où il s'étoit retiré depuis quatre ans, et s'étoit enfin laissé entraîner à prendre les armes contre le Roi. Le cardinal de Richelieu fut soupçonné de l'avoir fait tuer, et on n'a pu guère démêler comme il le fut, et la bataille gagnée; sa mort finit ces troubles.

Il avoit refusé avec hauteur la nièce du cardinal; ne fut point marié: en lui finit cette branche, qui n'eut que deux générations. Sa sœur aînée fut première femme du duc de Longueville, depuis beau-frère de Monsieur le Prince le héros, et en eut la dernière duchesse de Nemours, morte sans postérité. Sa sœur cadette quitta l'habit de Fontevrault et cette coadjutorerie, encore sans vœux, et elle épousa Thomas, prince de Carignan, puîné de Savoie, d'où est sortie la branche de Carignan et celle de Soissons. Il laissa un bâtard fort obscur, à qui Mme de Nemours, persécutée des siens, donna tous ses biens, et qui, d'une fille du maréchal de Luxembourg, laissa une prodigieuse héritière, morte duchesse de Luynes et mère du duc de Montfort.

Dernier décembre 1661, aux Augustins, à Paris.

Le prince de Condé, le héros, à près de quarante ans; né 8 septembre 1621; mort à Fontainebleau, 11 décembre 1686, à plus de soixante-cinq ans, au bout de sept années de retraite à Chantilly, [ne laissant] qu'un fils unique, qui suit, de l'héritière par l'événement de Maillé-Brezé, nièce du cardinal de Richelieu, morte à Châteauroux, 16 avril 1694, en sa soixante-sixième année, où elle avoit été renfermée la plupart de sa vie, avec beaucoup de rigueur.

Le duc d'Enghien, à dix-huit ans et demi; né 29 juillet 1643; mort à Paris, 1er avril 1709, à plus de soixante-cinq ans et demi. Il prit le nom de prince de Condé après la mort de M. son père, et a été le dernier qui l'ait porté; et, à la mort de Monsieur, il eut les honneurs et les avantages de premier prince du sang, en dédommagement des augmentations de l'un et de l'autre qui furent données à M. de Chartres,

alors d'Orléans, petit-fils de France, qui, dans ce rang, n'avoit pas laissé
jusqu'alors d'avoir les avantages de premier prince du sang.

Le prince de Conti, à plus de trente-deux ans ; né 11 octobre 1629 ;
mort 21 février 1666, à plus de trente-six ans, dans la piété la plus
haute et la plus éclairée, dont il passa les six dernières années dans une
grande retraite à Pezénas et dans son gouvernement, où il mourut. Sa
femme, M. Martinozzi, nièce du cardinal Mazarin, qui fut toujours le
plus grand exemple de la plus solide et de la plus aimable vertu, mourut
à Paris, 4 février 1672, à trente-cinq ans, retirée du monde dès dix-
neuf ans, autant qu'il lui fut possible, et ne laissa que deux fils.

2 juin 1686, à Versailles.

Le duc de Bourbon, à moins de dix-huit ans ; né 11 octobre 1668 ;
mort à Paris, 4 mars 1710, à quarante-deux ans et demi, subitement,
le mardi gras, moins d'un an après le dernier prince de Condé, son
père, et au bout de l'an du prince de Conti, son beau-frère.

Le prince de Conti, à vingt-quatre ans et demi ; né 30 avril 1664 ;
mort à Paris, 22 février 1709 ; le *Germanicus* de son temps ; connu sous
le nom de prince de la Roche-sur-Yon du vivant du prince de Conti,
son frère aîné, mort sans avoir eu l'Ordre et sans enfants, 9 novembre
1685, en sa vingt-cinquième année, à Fontainebleau, de la petite vérole,
gagnée de Mme sa femme, bâtarde de Louis XIV et de Mme de la Vallière.

1er janvier 1709, à Versailles.

Le duc d'Enghien, à seize ans et plus ; né 18 août 1692 ; a été premier ministre, entre M. le duc d'Orléans, mort 22 décembre 1723, et
M. le cardinal de Fleury, qui le fut à la Pentecôte 1726.

1er janvier 1711, à Versailles.

Le prince de Conti, à plus de quinze ans ; né 10 novembre 1695 ;
mort à Paris, 4 mai 1727, à trente-deux ans et demi.

27 octobre 1722, à Reims.

Le duc de Chartres, à plus de dix-neuf ans ; depuis la mort de M. le
Régent, son père, duc d'Orléans ; né 2 août 1703.

Le comte de Charolois, à vingt-deux ans et demi ; né 19 juin 1700 ;
frère de Monsieur le Duc.

3 juin 1724, à Versailles.

Le comte de Clermont, à quinze ans ; né 15 mai 1709 ; frère de Monsieur le Duc.

§ III. — BÂTARDS.

7 janvier 1595, aux Augustins, à Paris.

Le duc de Longueville, à vingt-sept ans ; né 1568 ; mort à Amiens 29 avril 1595, d'un coup de mousquet malheureux, à son entrée à Doullens, comme gouverneur de Picardie. Ce fut son père qui, à diverses reprises, usurpa tant de rangs et de distinctions. Sa mère étoit Bourbon, fille de l'héritière d'Estouteville, et sa femme étoit fille du célèbre Ludovic de Gonzague, premier chevalier de l'Ordre, duc de Nevers, et d'Henriette de la Marck, dite Clèves, duchesse héritière de Nevers et Rethel ; cette duchesse de Longueville mourut à Paris, en 1629 ; n'eut qu'un fils unique, qui se trouvera ci-dessous, le second et dernier duc de Longueville chevalier de l'Ordre.

Le comte de Saint-Paul, à vingt-six ans ; né 1569 ; mort à Château-neuf-sur-Loire, 7 octobre 1631, à soixante-deux ans. Il étoit frère du précédent, épousa l'héritière de Caumont, veuve d'un Escars, en eut un fils tué à dix-sept ans, au siége de Montpellier, 3 septembre 1622, sans alliance, et qui mit fin à cette branche. Il fut fait, en 1608, duc et pair de Fronsac, et ce fils en portoit le nom. Les sœurs de ces deux frères furent : la marquise de Belle-Isle ; son mari, général des galères et fils du maréchal de Retz, étant mort avant son père, en 1596, lui laissa le duc de Retz ; elle se fit religieuse, et elle établit la réforme ou congrégation du Calvaire, et y mourut à Poitiers, saintement, 25 avril 1628. L'autre sœur épousa, en 1596, Ch. Goyon, comte de Torigny, chevalier de l'Ordre, fils aîné du maréchal de Matignon, et fut plus de vingt ans sans qu'aucun de ses parents la vissent, pour avoir fait ce mariage malgré sa famille, qu'elle n'a jamais bien pardonné.

1606.

Charles, bâtard de Navarre, fils d'Antoine, roi de Navarre, père d'Henri IV, et de la demoiselle de Rouet, fille d'honneur de la reine Catherine de Médicis, dont elle se servit jusqu'à la mort de ce prince à le gouverner ; fut nommé d'abord évêque de Comminges, ne laissa pas d'aller à la guerre ; puis, à la fin de 1597, fut sacré archevêque de Rouen, et obtint, cette même année, de Clément VIII, un indult inouï pour jouir de tous les honneurs du cardinalat. Il maria, par ordre exprès d'Henri IV, la duchesse de Bar, sa sœur, sur un théâtre devant Notre-Dame de Paris, 30 janvier 1599, quoique huguenote et sans dispense ; fut la même année chancelier de l'Ordre, et s'en démit, en 1606, à M. de Châteauneuf l'Aubespine, père du garde des sceaux de France, et fut un des quatre prélats commandeurs. Dès la fin de 1604, il s'étoit démis de l'archevêché de Rouen, ne pouvant vivre éloigné d'Henri IV, qu'il aimoit et auquel il étoit si tendrement attaché, qu'il mourut de douleur très-peu après sa mort, en 1610, retiré en son abbaye de Marmoutier.

Dernier décembre 1619, aux Augustins, à Paris.

Le duc de Vendôme, à vingt-cinq ans et demi ; né juin 1594 ; mort à Paris, 22 octobre 1665, à plus de soixante et onze ans. Il étoit fils d'Henri IV et de la belle Gabrielle d'Estrées, sœur du premier maréchal d'Estrées, qu'Henri IV eut tant d'envie de couronner, et de faire de ce fils un Dauphin ; ce fut ce qui le porta à faire pour lui des choses si extraordinaires, qui finirent avec son règne presque aussitôt, et qui ont servi de fondement à de bien plus fortes pour d'autres. M. de Vendôme fut amiral ; eut reprises des restes de la grandeur qu'Henri IV lui avoit donnée et des honneurs de prince du sang, à sa mort, après force abolitions. . . . .

Le duc d'Angoulême, à quarante-cinq ans et demi ; né 28 avril 1573 ; mort à Paris, 24 septembre 1650, à soixante-dix-sept ans et demi. Il étoit fils de Charles IX et de Marie Touchet, qui épousa François de Balzac, chevalier de l'Ordre à la première promotion, veuf de Jacqueline de Rohan, avec postérité. Du second mariage vint Henriette de Balzac, qu'Henri IV fit marquise de Verneuil, à qui il donna promesse de mariage, et dont il eut le duc de Verneuil, qui, de la sorte, étoit neveu du duc d'Angoulême ; ce qui produisit d'étranges choses pendant l'enfance de M. de Verneuil, dont François de Balzac, qu'on appeloit M. d'Entragues, père de la marquise de Verneuil, et elle furent en grand péril, et M. d'Angoulême, qu'on appeloit le comte d'Auvergne, fut condamné, par arrêt du Parlement du 1er février 1605, à avoir la tête coupée, et, par grâce, cette peine commuée en prison perpétuelle, dont il ne sortit qu'en 1616. Quatre ans après, il fut fait duc d'Angoulême, commanda les armées, fut ambassadeur en Allemagne, etc. Il avoit eu d'abord des bénéfices et le grand prieuré de France, comme, jusqu'à lui, on mettoit tous les bâtards de France dans l'Église ou dans l'ordre de Malte, et c'est le premier reconnu à qui on les ait laissé quitter. Il ne laissa qu'un fils de la fille aînée du dernier connétable de Montmorency, sœur de la duchesse de Ventadour, du dernier duc de Montmorency, décapité à Toulouse, et de la princesse de Condé, et n'eut point d'enfants de Françoise de Nargonne, sœur d'une de ses pages, qu'il épousa par amour en 1644, belle et très-vertueuse, qui eut la charge, en 1661, d'accompagner à Florence la grande-duchesse, fille de Gaston, et qui est morte à Montmor, en Champagne, 10 août 1713, à quatre-vingt-douze ans, dans une grande pauvreté et piété, sans avoir eu aucune part, comme la duchesse de Verneuil, à l'apothéose des bâtards, quoique venant de temps en temps à la cour, lorsque Mme de Verneuil y paroissoit en princesse du sang.

14 mai 1633, à Fontainebleau.

Le duc de Longueville, à trente-sept ans ; né 27 avril 1595, mort à Rouen, 1663, à soixante-huit ans, de douleur de la privation, marquée avec affront, qu'il s'attira du Roi, d'honneurs de prince du sang qu'il avoit longtemps usurpés. C'est le dernier duc de Longueville qui a tant figuré à la tête des armées, de l'ambassade pour la paix à Munster, et dans la minorité de Louis XIV ; qui épousa la dernière princesse du sang de la branche de Soissons, dont il eut la dernière duchesse de Nemours, puis la célèbre sœur de Monsieur le Prince le héros, dont il eut deux fils : le cadet, comte de Saint-Paul, tué, 12 juin 1672, au passage du Rhin, sur le point de son élection à la couronne de Pologne, à vingt-deux ans et demi, sans avoir été marié, laissant une douleur égale à M. de la Rochefoucauld et à Mme sa mère, alors fort pénitente et fort sainte ; le fils aîné, non marié et aliéné d'esprit, prêtre, mourut 4 février 1694, à près de cinquante ans, dans son abbaye de Saint-Georges en Normandie, où il étoit enfermé ; et en lui s'éteignit cette singulière maison, qui a duré et tant brillé près de trois siècles.

Le comte d'Alais, à trente-six ans ; né 1595 ; mort à Paris, 13 novembre 1653, à cinquante-huit ans, trois ans après la mort du duc d'Angoulême, son père, dont il avoit pris le nom. Il avoit eu des bénéfices et l'évêché d'Agde, mais il les remit, comme avoit fait son père, et en eut la même tolérance. Il obtint en 1637 la charge de colonel général de la cavalerie légère, que son père lui remit, et le gouvernement de Provence, d'où il engagea et secourut, en 1641, le prince de Monaco à se défaire des Espagnols et à se mettre sous la protection de France ; finit cette maison. Il avoit épousé, 1629, Henriette de la Guiche, morte à Paris, 22 mai 1682, à quatre-vingt-quatre ans, et n'en eut qu'une fille, morte 4 mai 1696, folle et enfermée en l'abbaye d'Essai, près d'Alençon, et qui étoit mère du dernier duc de Guise, mari de la petite-fille de France.

Dernier décembre 1661, aux Augustins, à Paris.

Le duc de Verneuil, à soixante ans ; né octobre 1601 ; mort à Verneuil, 28 mai 1682, à quatre-vingt-un ans et demi ; fils d'Henri IV et d'Henriette de Balzac, morte 9 février 1633, en sa cinquante-quatrième année. Il eut l'évêché de Metz et d'autres bénéfices, dont il ne se démit que très-tard ; fut duc à brevet, puis pair, 1663, sans préséance, et ne devint prince du sang que longtemps après sa mort, sans postérité ; mais sa veuve, fille du chancelier Séguier, en jouit. Elle étoit veuve, avec postérité, du duc de Sully, et mourut 5 juin 1704 ; elle étoit mère du duc de Sully, qui alloit toujours au Parlement avec le duc de Verneuil et l'y précédoit sans difficulté, et de la duchesse du Lude, dame d'honneur de Mme la Dauphine mère du Roi. M. de Verneuil avoit été ambassadeur en Angleterre et gouverneur de Languedoc.

Le duc de Vendôme, à cinquante ans ; né 1612 ; mort à Aix, 6 août 1669, à cinquante-huit ans. Il étoit fils aîné du bâtard d'Henri IV, et père du dernier duc de Vendôme ; épousa en 1651 une nièce Mancini du cardinal Mazarin, pendant sa retraite à Cologne, au fort des troubles, sœur de la connétable Colonna, de la comtesse de Soissons Savoie, des duchesses Mazarin et de Bouillon, et du duc de Nevers ; la perdit en février 1657 ; un mois après, fut fait cardinal par Clément IX, et, trois mois après, se trouva au conclave. Il avoit commandé auparavant une armée en Italie, et ne laissa que deux fils.

Le duc de Beaufort, à quarante-six ans ; né janvier 1616 ; tué en Candie, à une sortie, 25 juin 1669, sans qu'on ait jamais pu trouver son corps. Il étoit frère du cardinal de Vendôme ; a fait parler de lui dans tous les troubles ; longtemps prisonnier, figura beaucoup pendant la minorité de Louis XIV ; étoit le roi des halles et du peuple, et ne fut point marié. Il étoit amiral, et, comme il mourut en Candie, contre les Turcs, à la tête du secours envoyé par le Roi, il lui fut fait des obsèques publiques à Rome, à Venise et à Notre-Dame de Paris.

2 juin 1686, à Versailles.

Le duc du Maine, à près de seize ans ; né dernier mars 1670 ; fils de Louis XIV et de la marquise de Montespan.

Le comte de Vermandois, amiral, fils du même roi et de Mlle de la Vallière, mort à seize ans et plus, en 1683, à Courtray, au retour de sa première campagne, n'a point eu l'Ordre.

Dernier décembre 1688, à Versailles.

Le dernier duc de Vendôme, à trente-quatre ans et demi ; né 1er juillet 1654 ; mort à Viñaroz, sur la côte de Valence, commandant l'armée d'Espagne, 11 juin 1712, à cinquante-huit ans, ayant éprouvé les plus surprenantes fortunes ; sans postérité d'une fille du dernier prince de Condé, mariée 1710, morte 1718, à quarante et un ans. Le grand prieur de France, son frère, restitué au siècle depuis par dispense, mourut sans s'être marié.

2 février 1693, à Versailles.

Le comte de Toulouse, à quinze ans et demi ; né 6 juin 1678.

2 février 1728, à Versailles.

Le prince de Dombes, à vingt-huit ans ; né 4 mars 1700 ; fils du duc du Maine.

Le comte d'Eu, à près de vingt-sept ans ; né 15 octobre 1701 ; fils du duc du Maine.

§ IV. — LORRAINS.

Première promotion, dernier décembre 1578, aux Augustins, à Paris.

Le duc de Mercœur, à plus de vingt ans et demi ; né 9 septembre 1558 ; mort à Nuremberg, 19 février 1602, à quarante-deux ans et demi. Il étoit frère de la reine Louise, femme d'Henri III, seule de son lit d'une Egmont ; il avoit épousé la fille unique du célèbre Sébastien de Luxembourg-Martigues, duc de Penthièvre, dont la mère, héritière de Brosse, qui avoit pour aïeule maternelle Charlotte, héritière de la maison de Penthièvre, c'est-à-dire de la branche de Châtillon-Blois, qui conserva toujours des prétentions sur la Bretagne, depuis Charles de Châtillon-Blois, chef de cette branche et duc de Bretagne du chef de sa femme, et qui perdit la vie et la Bretagne à la bataille d'Auray, que Jean de Montfort, fils d'un frère de Jean III, duc de Bretagne, son beau-père, gagna, 29 septembre 1364, qui fut suivie du traité de Guérande, l'année suivante, par lequel cette branche de Blois se soumit à quitter le nom, les armes et toute prétention de Bretagne. M. de Mercœur, avec ces prétendus droits, acheta le gouvernement de Bretagne de M. de Montpensier, de l'agrément d'Henri III; fut un des plus furieux ligueurs, se cantonna en Bretagne, y fit venir les Espagnols, leur livra Blavet, fut le dernier des chefs de la Ligue qui posa les armes, et qui le fit tellement à l'extrémité, qu'il ne put faire son traité que par un contrat de mariage forcé et prématuré de sa fille et seule héritière avec César, duc de Vendôme, bâtard d'Henri IV ; après quoi, il ne put se résoudre à rester en France, et s'en alla commander l'armée de l'Empereur en Hongrie, et mourut quatre ans après, en Allemagne.

Le second et dernier duc d'Aumale, à vingt-quatre ans; né 25 janvier 1555; mort à Bruxelles, proscrit, 1631, à soixante-seize ans; tiré à quatre chevaux en effigie en Grève, par arrêt du Parlement, en 1595, et dégradé de tout, pour ses félonies et le meurtre d'Henri III. Il étoit fils du premier duc d'Aumale fils du premier duc de Guise, et ne laissa d'une Lorraine-Elbœuf que deux filles, mariées au duc de Nemours Savoie et au marquis Ambroise Spinola. Ainsi finit cette branche.

Dernier décembre 1579, aux Augustins, à Paris.

Le cardinal de Guise, à vingt-quatre ans et demi; né 25 juillet 1555 ; tué aux derniers états de Blois, le lendemain de M. de Guise, son frère, 24 décembre 1588, à trente-trois ans et demi. Il étoit petit-fils du premier duc de Guise, succéda au cardinal de Lorraine, son oncle, à l'archevêché de Reims, en 1575, et fut cardinal à la nomination d'Henri III, par Grégoire XIII, 21 février 1578. Il laissa d'Aymerie de Lescherenne un bâtard fort connu par sa faveur auprès du duc de Lorraine, qui lui fit épouser la sœur du duc Charles III de Lorraine et de Madame, seconde femme de Gaston; le fit appeler prince de Phalsbourg ; et c'est cette princesse de Phalsbourg célèbre pour ses intrigues, ses mariages, et pour avoir fait celui de sa sœur avec Gaston. Ce prince de Phalsbourg mourut à Munich en 1631, et sa femme, qui eut tant de maris, n'eut des enfants de pas un.

Le troisième duc de Guise, à vingt-neuf ans; né dernier décembre 1550 ; tué aux derniers états de Blois, 23 décembre 1588, à trente-huit ans, sur le point d'envahir la couronne.

Dernier décembre 1581, aux Augustins, à Paris.

Le premier duc d'Elbeuf, grand écuyer, à vingt-cinq ans ; né 18 octobre 1556 ; mort 1605, à quarante-neuf ans. Il étoit petit-fils du premier duc de Guise, épousa l'héritière de Chabot-Charny, eut la charge de grand écuyer de son beau-père, et a fait la tige de toute la maison de Lorraine actuellement subsistante, excepté le duc de Lorraine, son frère et ses deux sœurs.

Dernier décembre 1582, aux Augustins, à Paris.

Le premier duc de Mayenne, à près de vingt-neuf ans ; né 26 mars 1554 ; mort à Soissons, à la fin d'octobre 1612, à cinquante-huit ans et demi. Il étoit frère de MM. de Guise tués à Blois, et, après, chef de la Ligue.

Dernier décembre 1583, aux Augustins, à Paris.

Le cardinal de Vaudémont, à vingt-deux ans et demi ; mort 30 octobre 1587, à vingt-six ans et demi ; né 2 avril 1561 ; fait cardinal par Grégoire XIII, 21 février 1578, avant dix-sept ans. Il étoit frère de la reine Louise, femme d'Henri III, duc de Mercœur, etc.

Henri IV n'en fit aucun de cette maison.

Dernier décembre 1619, aux Augustins, à Paris.

Le quatrième duc de Guise, à quarante-huit ans ; né 2 août 1571 ; mort 30 septembre 1640, à soixante-neuf ans, à Luna, dans le Siennois, où il s'étoit retiré depuis plusieurs années qu'il n'avoit pas voulu céder au cardinal de Richelieu sa charge d'amiral de Levant. Il fut gouverneur de Provence. Il étoit fils du duc de Guise tué à Blois, et le plus sur les rangs aux faux états généraux assemblés ensuite à Paris pour épouser l'Infante et être le roi de France solidairement avec elle, fille de Philippe II, roi d'Espagne. Il épousa, en 1611, l'héritière de Joyeuse, fille du capucin, veuve du dernier duc de Montpensier, belle-mère de Monsieur Gaston et grand'mère de la Grande Mademoiselle ; et cette duchesse de Guise, dont il eut plusieurs enfants, mourut à Paris, 15 février 1656, à soixante et onze ans. Toute leur postérité a fini en M. de Guise, leur petit-fils, mari de la petite-fille de France, mort 1671, et Mademoiselle de Guise, leur fille, morte en 1688.

Le second et dernier duc de Mayenne, à quarante et un ans ; né 20 décembre 1578 ; tué au siége de Montauban, 17 septembre 1621, à quarante-deux ans et demi ; veuf sans postérité, depuis vingt ans, d'Henriette Gonzague-Clèves-Nevers-Mantoue, dont le frère, duc de Nevers, puis de Mantoue, avoit épousé sa sœur.

Le prince de Joinville, à quarante et un ans et demi ; fait en 1627 duc de Chevreuse, pair de France. Il étoit fils du duc de Guise tué à Blois, et mari de la célèbre Mme de Chevreuse, veuve du connétable de Luynes, mère du duc de Luynes, fille du duc de Montbazon Rohan, qui figura tant sous la régence de la reine Anne d'Autriche et toute sa vie, et dont il n'eut que deux filles, mortes sans alliance. Il figura aussi et eut la Jarretière en son ambassade en Angleterre, où il mena la sœur de Louis XIII au roi Charles Ier, son mari. Il fut grand chambellan et donna sa charge de grand fauconnier au duc de Luynes, avec qui il vécut intimement. Il étoit né 5 juin 1578, et mourut le 24 janvier 1657, et la duchesse de Chevreuse le 13 août 1679, à Gagny, près Chelles ; son âge suivant le siècle.

Le second duc d'Elbeuf, à vingt-quatre ans ; né 1596 ; mort à Paris, 5 novembre 1657, à soixante et un ans. Il épousa en février 1619 la sœur bâtarde du Roi, fille d'Henri IV et de Gabrielle d'Estrées, sœur du duc de Vendôme, morte 20 juin 1663, à Paris, à soixante-sept ans, avec postérité. Il essaya de figurer dans tous les troubles de son temps avec peu de succès, force arrêts, dégradation solennelle de l'Ordre en la promotion de 1633, condamnation de la tête, et force abolitions. Gaston, à qui il s'étoit fort attaché, et dont il vouloit profiter, le voyant lieutenant général de l'État, s'emporta publiquement jusqu'à lui faire sauter à coups de pied les degrés du grand escalier de Luxembourg. Il fut gouverneur de Picardie et grand-père du duc d'Elbeuf qui épousa la fille du maréchal duc de Vivonne.

14 mai 1633, à Fontainebleau.

Le comte d'Harcourt, à plus de trente-deux ans ; né 20 mars 1601 ; mort à Royaumont subitement, 25 juillet 1666, à plus de soixante-cinq ans. Il étoit fils et frère des deux premiers ducs d'Elbeuf ci-dessus, et fut grand écuyer par la scélératesse de Chavigny, secrétaire d'État, pour ne rien dire de plus ; et se fit après donner le gouvernement d'Anjou, et le mettre sur le grand pied, pour le tirer d'Alsace, qui (*lisez* : qu'il) alla essayer de révolter, parti secrètement de l'armée du Roi, qu'il commandoit en Guyenne. Il fut grand capitaine, et épousa la veuve sans enfants de Puylaurens, sœur de la dernière duchesse d'Épernon et du père des duc et cardinal de Coislin, nièce du cardinal de Richelieu, morte 9 décembre 1674, à cinquante-deux ans, grande et dangereuse favorite de la reine mère.

Dernier décembre 1668, à Versailles.

Le premier comte d'Armagnac, à quarante-sept ans ; né 7 décembre 1641 ; mort à Paris, 23 juin 1718, à soixante-seize ans et demi. Il étoit fils du comte d'Harcourt ci-dessus, et avoit ses charges ; gendre et beau-frère des deux maréchaux ducs de Villeroy.

Le comte de Brionne, à vingt-sept ans ; né 15 novembre 1661 ; mort à Paris, 3 avril 1712, à cinquante et un ans ; survivancier de son père, puis démis en faveur de son dernier frère de la charge, et du gouvernement à son fils.

Le chevalier de Lorraine, à quarante-cinq ans ; né 1643 ; mort à Paris, 8 décembre 1702, à près de soixante ans ; cher et continuel favori de Monsieur, et de fortes intrigues. Il avoit des bénéfices, et ne fut jamais dans l'ordre de Malte ; on le prétendoit secrètement et depuis longtemps marié à Mlle de Lillebonne, qui, depuis la mort de Monseigneur, est devenue abbesse de Remiremont.

Le comte de Marsan, à plus de quarante ans ; né 1648 ; mort à Paris, 13 novembre 1708, à soixante-deux ans. Il étoit frère de MM. d'Armagnac et chevalier de Lorraine ci-dessus.

3 juin 1724, à Versailles.

Le second comte d'Armagnac, à plus de quarante ans ; grand écuyer et fils du premier comte d'Armagnac.

Le prince de Pons, à vingt-sept ans et demi ; né 19 novembre 1696 ; fils du comte de Marsan.

2 juin 1728, à Versailles.

Le prince de Lixin, à plus de vingt-six ans ; né 3 mars 1698 ; fils du comte de Marsan.

I

1578.

Henri III	à 27 ans
M. le duc de Nevers Gonzague	près de 40
M. de Mercœur	plus de 20
M. d'Aumale	24

1579.

M. le cardinal de Bourbon	56
M. le cardinal de Guise	24 1/2
M. le prince de Conti, plus de	22
M. le prince Dauphin	37
M. de Guise	29

1581.

M. d'Elbœuf	25

1582.

M. de Mayenne	près de 29

1583.

M. le cardinal de Vaudémont	22 ans

1585.

M. le comte de Soissons, plus de	19

1594.

Henri IV	40

1595.

M. de Montpensier	21
M. de Longueville	27
M. le comte de Saint-Paul	26

1606.

M. l'archevêque de Rouen	»

1610.

Louis XIII . . . . . plus de 9 ans
Monsieur le Prince. 22

1619.

Monsieur Gaston . . près de 11
M. le comte de Soissons . . 15 1/2
M. de Guise 48
M. de Mayenne. 41
M. de Chevreuse, lors prince
de Joinville 41 1/2
M. de Vendôme 25 1/2
M. d'Angoulême 45 1/2
M. d'Elbœuf. 24

1633.

M. de Longueville 37
M. le comte d'Harcourt . . .
. . . . plus de 32
M. le comte d'Alais. 36

1654.

Louis XIV . . . . . près de 16
Monsieur Philippe . près de 14

1661.

Monsieur le Prince le héros. 40
Monsieur le Prince dernier . 18 1/2
M. le prince de Conti. . . .
. . . . plus de 32
M. de Verneuil. 60
M. de Vendôme, mort car-
dinal. 50
M. de Beaufort. 46

1663.

M. de Meckelbourg. 40

1676.

Jean III Sobieski, roi de Pologne. . . . . »

1680.

Monseigneur le Dauphin . . 18

1686.

M. le duc de Chartres . . . 12

Monsieur le Duc, moins de 18 ans
M. le prince de Conti. . . . 24 1/2
M. du Maine. . . . près de 16

1688.

M. de Vendôme dernier . . 34 1/2
M. le grand écuyer. 47
M. le comte de Brionne . . 27
M. le chevalier de Lorraine. 45
M. de Marsan . . . plus de 40

1693.

M. le comte de Toulouse. . 15 1/2

1695.

Monseigneur le duc de Bourgogne . . . . . . près de 14
Monseigneur le duc d'Anjou 13 1/2

1699.

Monseigneur le duc de Berry. . . . . près de 13

1700.

Alexandre Sobieski. . . . . »
Constantin Sobieski. . . . . »

1709.

Monsieur le Duc. . plus de 16

1711.

M. le prince de Conti. . . .
. . . . plus de 15

1717.

Le roi Louis Ier d'Espagne. . 9 1/2

1722.

Louis XV. 10
M. de Chartres. . . plus de 19
M. de Charolois. 22 1/2

1724.

M. le comte de Clermont. . 15

M. d'Armagnac . . plus de 40 ans

M. le prince de Pons. . . . 27 1/2

1728. — Février.

M. le prince de Dombes . . 28

M. le comte d'Eu. 27

1728. — Juin.

M. le prince de Lixin . . .

. . . . plus de 26 ans

1729.

Le prince des Asturies. . . 15 1/2

L'infant don Carlos. 13

§ I. — ROIS ET FILS DE FRANCE ET PRINCES DU SANG.

HENRI III . . . . à 27 ans

Le cardinal de Bourbon. . . 56

Le prince de Conti. 24 1/2

Le prince Dauphin 37

Le comte de Soissons. . . .

. . . . plus de 19

HENRI IV. 40

Le duc de Montpensier. . . 21

LOUIS XIII . . . . . . plus de 9

Le prince de Condé. 22

Monsieur Gaston. . près de 11

Le comte de Soissons. . . . 15 1/2

LOUIS XIV . . . . plus de 16

Monsieur Philippe, près de 14

Le prince de Condé le héros. 40

Le prince de Condé dernier. 18 1/2

Le prince de Conti, près de 32

Monseigneur le Dauphin . . 18

M. le duc d'Orléans, régent. 12

Le duc de Bourbon, moins

de. . . . . 18 ans

Le prince de Conti. 24 1/2

Monseigneur le duc de Bour-

gogne . . . . . . près de 14

Philippe V, roi d'Espagne. . 13 1/2

Monseigneur le duc de Ber-

ry . . . . près de 13

Le duc d'Enghien, premier

ministre . . . . . plus de 16

Le prince de Conti, plus de 15

LOUIS XV. 10

Louis Ier, roi d'Espagne. . . 9 1/2

Le duc de Chartres, plus de 19

Le comte de Charolois . . . 22 1/2

Le comte de Clermont . . . 15

Don Fernand, prince des

Asturies 15 1/2

Don Carlos, infant d'Espagne 13

§ II. — BÂTARDS.

HENRI III.

Point.

HENRI IV.

Le duc de Longueville . . . 27 ans

Le comte de Saint-Paul. . . 26

L'archevêque de Rouen. . . »

LOUIS XIII.

Le duc de Vendôme 25 1/2

Le duc d'Angoulême. . . . 45 1/2

Le duc de Longueville . . . 37

Le comte d'Alais. 36

LOUIS XIV.

Le duc de Verneuil. . . . . 60 ans

Le duc de Vendôme 50

Le duc de Beaufort. 46

Le duc du Maine. . près de 16

Le duc de Vendôme . . . 34 1/2

Le comte de Toulouse . . . 15 1/2

LOUIS XV.

Le prince de Dombes. . . . 28

Le comte d'Eu. 27

§ III. — PRINCES DE MAISONS SOUVERAINES ET ÉTRANGÈRES.

HENRI III. — 1578.

Le duc de Nevers Gonza-
gue . . . . près de 40 ans

LOUIS XIV. — 1663.

Le duc régnant de Meckel-
bourg-Schwerin 40

1676.

Jean III Sobieski , roi de
Pologne, né . . . . , roi 20
mai 1674, mort 17 juin
1696, à 72 ans, et ses fils,
à l'instante prière de la
reine leur mère, retirée
à Rome . . . . »

29 décembre 1700.

Alexandre Sobieski, né 6 décembre 1677, mort 1714. 23 ans
Constantin Sobieski, né 1er
mai 1681, mort [1725]. . 20 1/2
Ont reçu l'Ordre à Rome,
sans être venus depuis
en France.

LOUIS XV. — 1719.

Le roi Stanislas Leczinski,
né . . . . . . élu . . . . . . retiré . . . . »

§ IV. — LORRAINS.

HENRI III.

Le duc de Mercœur, plus de 20 ans
Le duc d'Aumale 24
Le cardinal de Guise 24 1/2
Le duc de Guise 29
Le duc d'Elbeuf 25
Le duc de Mayenne, près de 29
Le cardinal de Vaudémont . 22

HENRI IV.

Point.

LOUIS XIII.

Le duc de Guise 48
Le duc de Mayenne. 41
Le duc de Chevreuse. . . . 41 1/2

Le duc d'Elbeuf . . . . . . 24 ans
Le comte d'Harcourt, plus
de 32

LOUIS XIV.

Le comte d'Armagnac. . . . 47
Le comte de Brionne. . . . 27
Le chevalier de Lorraine . . 45
Le comte de Marsan 40

LOUIS XV.

Le comte d'Armagnac, plus
de 40
Le prince de Pons 27 1/2
Le prince de Lixin, plus de 26

II

DISPENSÉS D'ÂGE.

HENRI III.
Dernier décembre 1582.

Anne, duc de Joyeuse, pair
et amiral de France . . à 22 ans
J. L., duc d'Épernon . . . 28

Dernier décembre 1583.

M. de la Valette, depuis amiral, et frère de M. d'Épernon . . . . 30 ans
M. du Bouchage, depuis ca-

pucin, frère d'Anne, duc
de Joyeuse. . . . . . . 16 ans

Dernier décembre 1585.

Louis de Champagne, comte
de la Suze. 30

HENRI IV.

Dernier décembre 1591.

Par le maréchal de Biron, à
Mantes, par commission
du Roi, qui n'étoit pas
encore catholique, le ba-
ron de Biron, depuis
duc-pair, maréchal, ami-
ral, et décapité, fils du
premier maréchal . . . .   »

7 janvier 1595.

M. de Bellegarde, depuis duc-
pair et grand écuyer de
France. 31
Charles d'Humières, tué à
Ham dans la même an-
née, lieutenant général
de Picardie 28
Odet, fils aîné du maréchal
de Matignon 26
Charles de Choiseul, depuis
maréchal de France en
1619, mort 1626. 31

5 janvier 1597.

M. de Montbazon, mort 1654. 28
Charles de Luxembourg,
comte de Brienne . . . .   »
Louis de la Chastre, maréchal de France. . . . . .   »
M. d'Alincourt, fils du secrétaire d'État et père du
premier maréchal de Vil-
leroy. 31

LOUIS XIII.

Dernier décembre 1619.

Le dernier duc de Montmo-

rency, décapité à Tou-
louse en 1632 . . . . . . 24 ans
M. de Montbazon, mort 1667. 23
M. de Retz. 29

14 mai 1633.

M. de la Trémoïlle 34
M. de Ventadour. 33
M. de Schonberg. 33
M. d'Arpajon 33
M. de Créquy, depuis duc
de Lesdiguières 33
M. de Saint-Simon, depuis
duc et pair. 27
M. de Pontcourlay, père du
premier duc de Richelieu. 24
M. de la Meilleraye, depuis
duc-pair, maréchal. . . . 33
M. de Mortemart, depuis
duc-pair. 26
M. d'Aumont, depuis duc-
pair, maréchal. 32
M. de Liancourt, depuis duc-
pair 34
M. de Saint-Simon, frère
aîné du duc 34

LOUIS XIV.

Dernier décembre 1661.

M. de Nevers. 22
M. de Vardes. . . . .   »

Dernier décembre 1688.

M. de la Trémoïlle 33

19 décembre 1700.

Alexandre Sobieski. 23
Constantin Sobieski. 20

LOUIS XV.

2 février 1728.

M. de Richelieu, lors ambassadeur à Vienne 32

Il faut remarquer que, par l'article 14 des statuts originaux de l'an 1578, l'âge, pour tous les chevaliers, sans exception ni distinction, étoit fixé à vingt ans. On a vu les trois divers changements notables faits, à trois divers temps, aux statuts de l'Ordre, par MM. de Guise, à mesure que la Ligue, de plus en plus en force, les croissoit par degrés. Non contents d'être ainsi parvenus à précéder les ducs et pairs dans l'Ordre, après les y avoir suivis sans difficultés, ils voulurent, à mesure que leurs desseins pour la couronne s'avançoient, se distinguer encore des ducs par l'âge, et, en même temps, que cette distinction leur fût commune avec les princes du sang et les confondît avec eux. Ce fut pour cela que, vers 1585, ils firent, par un seul changement au statut de l'âge égal pour tous les chevaliers, ce qu'ils n'avoient pu par trois changements faits par degrés, l'un après l'autre, au statut du rang, en se faisant enfin donner la préséance. Ils fixèrent donc l'âge de tout prince de maison souveraine à vingt-cinq ans, et de tout gentilhomme, de quelque naissance et dignité qu'il pût être, à trente-cinq ; et, par là, firent comme deux ordres de chevaliers, dans le premier desquels ils se placèrent d'égal, non-seulement avec les princes du sang, mais encore avec les fils de France, entre qui et les princes du sang il n'y eut aucune distinction d'âge pour recevoir le collier, ni par conséquent avec les princes de maisons souveraines étrangères, quoique les fils de France portent le cordon en naissant, à la différence, non-seulement des princes du sang, mais encore des petits-fils de France, depuis que le rang de ces derniers a été établi dans la suite, qui ne portent l'Ordre qu'en recevant le collier, comme tous les autres chevaliers, ou par dispenses courtes, après avoir été nommés et admis en chapitre pendant leur absence pour le service du Roi ou par infirmité connue, jusqu'à leur retour ou à leur guérison. Ce statut d'âge a eu depuis la même fortune que celui des rangs, et on estime qu'il sera curieux de trouver ci-après tous ceux qui, depuis le changement de ce statut, ont été faits chevaliers avec dispense d'âge, et de combien. On a depuis supposé vingt ans pour les princes du sang, et quinze pour les fils de France ; mais, dans la vérité, rien de fixé, et toujours de plus en plus jeunes, à quoi, en dernier lieu, M. du Maine, fait de si bonne heure, a beaucoup servi.

ÉTAT PAR PROMOTIONS

DE CEUX QUI ONT EU L'ORDRE AVEC DISPENSE D'AGE, DEPUIS LE CHANGEMENT DU STATUT SUR L'AGE QUI VIENT D'ÊTRE EXPLIQUÉ.

§ I. — FILS DE FRANCE.

LOUIS XIII.

A son sacre. . . . . à   9 ans passés.

Dernier décembre 1619.

Gaston, frère de Louis XIII . . . . près de 11 ans

LOUIS XIV.

A son sacre. . . . . près de 16
Philippe, son frère 14

1er janvier 1680.

Monseigneur le Dauphin 18

22 mai 1695.

Monseigneur le duc de Bourgogne . . . . . . à 14
M. le duc d'Anjou. . . . . à 13 1/2

2 février 1699.

M. le duc de Berry. . . . . à 13

LOUIS XV.

A son sacre. . . . . près de 11

2 février 1717.

Le prince des Asturies, mort roi 9 1/2

1er janvier 1729.

Le prince des Asturies . . . . à 15 1/2
L'infant don Carlos. . . . . à 13

PETIT-FILS DE FRANCE.

2 juin 1686.

M. le duc de Chartres, depuis d'Orléans, régent du Royaume, à douze ans.

En sorte qu'aucun fils de France, ni le seul petit-fils de France depuis l'institution de l'Ordre, n'a attendu l'âge prescrit, à beaucoup près, pour être fait chevalier de l'Ordre.

§ II. — PRINCES DU SANG.

HENRI III.	LOUIS XIV.
Dernier décembre 1579.	Dernier décembre 1661.
Le prince de Conti. . . .	Le duc d'Enghien. 18 1/2
. . . . à plus de 22 ans	2 juin 1686.
Dernier décembre 1585.	Le duc de Bourbon. . . . . 18 ans
Le comte de Soissons. . . .	Le prince de Conti. 24
. . . . plus de 19	1er janvier 1709.
HENRI IV.	Le duc d'Enghien. 16
7 janvier 1595.	1er janvier 1711.
Le duc de Montpensier. . . 21 1/2	Le prince de Conti 15
LOUIS XIII.	LOUIS XV.
18 octobre 1610, à Reims.	27 octobre 1722, à Reims.
	Le duc de Chartres. 19
Le prince de Condé 22	Le comte de Charolois . . . 22 1/2
Dernier décembre 1619.	3 juin 1724.
Le comte de Soissons . . . 15 1/2	Le comte de Clermont . . . 15

En sorte qu'il n'y a eu que deux princes du sang qui, ayant eu l'Ordre depuis son institution, aient attendu l'âge pour l'avoir, savoir : en 1661, le prince de Condé et le prince de Conti.

On n'y peut compter le prince de Conti, qui l'eut à vingt-deux ans, en 1579, pour dispensé, ni le cardinal de Bourbon et le prince Dauphin, depuis duc de Montpensier, qui l'eurent en la même promotion, l'un à cinquante-six ans, l'autre à trente-sept, pour avoir attendu l'âge, puisque, jusqu'en 1585, il étoit de règle et d'usage à vingt ans pour tous les chevaliers, sans nulle [distinction].

§ III. — BÂTARDS.

LOUIS XIV.

2 juin 1686.	2 février 1693.
Le duc du Maine, à près de 16 ans.	Le comte de Toulouse. . . 15 1/2.

De treize autres qui ont eu l'Ordre depuis son institution, aucun n'a eu dispense au-dessous de vingt-cinq ans.

Six l'ont eue au-dessous de trente-cinq, dont un à trente-quatre.

Sept fort au-dessus, et jusqu'à cinquante et soixante ans.

On remarquera que tout bâtard est exclu de l'Ordre, excepté ceux des rois et MM. de Longueville : ce qui s'est toujours observé, et ce qui en a constamment exclu M. de Vaudémont dans son plus grand brillant, sous la fin du règne de Louis XIV, qui n'a rien omis pour l'obtenir.

§ IV. — LORRAINS.

HENRI III.

Première promotion, dernier décembre 1578.

Le duc de Mercœur. . . . . à 20 ans.
Le duc d'Aumale. 24

Dernier décembre 1579.

Le cardinal de Guise. 24

Dernier décembre 1583.

Le cardinal de Vaudémont. 22

Mais il faut remarquer que ces quatre Lorrains eurent l'Ordre du temps que l'âge pour l'avoir étoit fixé à vingt ans pour tous les chevaliers sans distinction, et qu'ils ne la firent mettre qu'en 1585, en changeant l'âge à vingt-cinq ans pour tous les princes, soit de la maison royale ou des souveraines étrangères, et à trente-cinq pour les autres.

De dix-neuf chevaliers de l'Ordre, que, depuis son institution, a fournis la maison de Lorraine, les sept premiers sont d'Henri III, du temps que l'âge pour tous les chevaliers, sans nulle distinction, étoit fixé à vingt ans par les statuts originaux, et avant que cette maison, de jour en jour plus formidable par la Ligue, les eût encore fait changer à cet égard en changeant l'âge et en fixant à vingt-cinq ans celui de la maison royale et des autres maisons souveraines étrangères également, et à trente-cinq ans celui de tous les autres ; et cela arriva en 1585.

Henri IV n'en fit aucun de cette maison chevalier de l'Ordre.

Louis XIII en fit cinq, dont trois au-dessus de quarante ans, un à trente-deux, et M. d'Elbeuf à vingt-quatre ans, par dispense.

Louis XIV en fit quatre, dont trois au-dessus de quarante ans et un à vingt-sept.

Louis XV en a fait trois, dont un à plus de quarante ans, un à vingt-sept, et l'autre à vingt-six.

Ainsi, de ces dix-neuf, un seul a eu dispense à vingt-quatre ans ; sept ont eu l'Ordre du temps que tout le monde, sans distinction, le pouvoit avoir à vingt ans, sous Henri III, jusqu'en 1585 ; sept au-dessus de quarante ans, depuis 1585 ; un à trente-deux, deux à vingt-sept, et un à vingt-six.

§ V. — AUTRES DISPENSÉS.

HENRI III.

On ne compte point MM. de Joyeuse et d'Épernon, favoris d'Henri III, qui eurent l'Ordre en 1582, à vingt-deux ans et à vingt-huit ans ; ni M. de la Valette, depuis amiral, et frère de M. d'Épernon, qui l'eut en 1583, à trente ans, parce que l'âge pour tout le monde indistinctement étoit alors à vingt ans, jusqu'en 1585. Mais :

Dernier décembre 1583.

M. du Bouchage, frère de M. de Joyeuse et depuis capucin, etc. . . . . . l'eut à 15 ans

Dernier décembre 1585.

Louis de Champagne, comte de la Suze. 30

Charles de Luxembourg, comte de Brienne . . . . »
Louis de la Chastre, depuis maréchal de France . . . »
M. d'Alincourt, fils de M. de Villeroy, secrétaire d'État et père du premier maréchal de Villeroy . . . . 31 ans

HENRI IV.

Non encore catholique, commit le maréchal de Biron pour le donner :

Dernier décembre 1591.

Au baron de Biron, son fils, depuis maréchal, amiral, duc-pair, et enfin décapité . . . . »

7 janvier 1595.

M. de Bellegarde, grand écuyer, depuis duc et pair . . . . à 31
M. d'Humières, lieutenant général de Picardie, tué la même année devant Ham 28
M. de Torigny, fils aîné du maréchal de Matignon . . 26
M. de Choiseul, depuis maréchal de France, 1619, mort 1626 31

5 janvier 1597.

M. de Montbazon, mort chez lui, 1654 28

LOUIS XIII.

Dernier décembre 1619.

M. de Montmorency, décapité à Toulouse en 1632. 24
M. de Retz 29
M. de Rochefort, depuis prince de Guémené, et duc de Montbazon après son père, et beau-frère du duc, depuis connétable, de Luynes. 22
Le comte, depuis premier duc de la Rochefoucauld. 32

14 mai 1633.

M. de la Trémoïlle 34
M. de Ventadour 33
M. de Schonberg 33
M. d'Arpajon . . . . »
M. de Créquy, depuis duc de Lesdiguières 33
M. de Saint-Simon, depuis duc et pair 27
M. de Pontcourlay, père du premier duc de Richelieu 25
M. de la Meilleraye, depuis

maréchal, duc-pair, grand
maître de l'artillerie, etc.   »
Le marquis, depuis premier
  duc de Mortemart . . . . 26 ans
M. d'Aumont, depuis maré-
  chal et duc et pair. . . . 34
M. de Saint-Simon , frère
  aîné du duc 34

LOUIS XIV.

Dernier décembre 1661.

M. de Nevers, neveu du cardinal Mazarin, pour avoir
  porté la queue à la promotion du sacre, en 1654,
  ayant treize ans, eut l'Ordre. 20

M. de Vardes. . . . .   »

Dernier décembre 1688.

M. de la Trémoïlle . . . . . 33 ans

19 décembre 1700.

M. Alexandre Sobieski . . . 23
M. Constantin Sobieski . . . 20
  Puînés du feu roi de Pologne, qui,
bien que venus en France depuis
être nommés, ne le portèrent point,
et ne le reçurent qu'à Rome, 19 décembre 1700.

LOUIS XV.

M. de Richelieu , lors ambassadeur à Vienne . . à 32 ans

Ainsi, HENRI III a dispensé :

Prince du sang. 1
Seigneur. 1

HENRI IV a dispensé :

Prince du sang. 1
Seigneurs. 9

LOUIS XIII a dispensé :

Princes du sang 2

Lorrain. 1
Seigneurs. 16

LOUIS XIV a dispensé :

Princes du sang 5
Bâtards. 2
Seigneurs. 5

LOUIS XV a dispensé :

Princes du sang 3
Seigneur 1

Dispensés en cent trente-six ans :

Princes du sang 12
Bâtards. 2

Lorrain. 1
Seigneurs. 32

Total 47

Non compris fils et petits-fils de France.

Depuis l'institution de l'Ordre, M. d'Alençon, frère d'Henri III, mort à trente ans, en 1584, ne voulut point le recevoir ni le porter, et garda et porta toujours celui de Saint-Michel seul.

Le premier duc de Montpensier, mort en 1582, à soixante-neuf ans, ne l'eut point.

Le prince de Condé, mort huguenot à Saint-Jean-d'Angely en 1588, à trente-cinq ans, n'étoit pas à portée de l'avoir, à cause de la religion.

Le jeune cardinal de Bourbon, son frère, n'étoit que sous-diacre ; mort sans l'avoir, en 1594, à trente-deux ans.

Le prince de Conti, gendre de Louis XIV, mourut à Fontainebleau, 1685, à vingt-cinq ans, sans l'avoir.

Et de bâtards :

Deux de Louis XIV, MM. de Vermandois, mort à seize ans, et du Vexin, à dix ans, tous deux en 1683.

Le comte de Moret, d'Henri IV, tué 1ᵉʳ septembre, à la bataille de Castelnaudary, parmi les rebelles, 1632, à plus de vingt-cinq ans.

Le comte de Saint-Paul, frère du duc de Longueville, mort en bien plus qu'âge, en 1608. Son frère étoit grand-père de celui qui est mort en 1694, prêtre, fou et enfermé, le dernier de cette maison, et du comte de Saint-Paul, tué, 1672, au passage du Rhin, 12 juin, à vingt et un ans[1].

---

1. Dans la table du manuscrit de Dangeau (vol. V, p. 424), Saint-Simon a encore consigné quelques remarques, que n'ont pas publiées les éditeurs du *Journal* : « Grande promotion de l'Ordre déclarée. Liste de soixante-douze chevaliers au rang qu'ils seront reçus, dont deux pour Monsieur, un pour Madame, un pour M. de Chartres, un pour M. le Prince (mais celui-là par grâce, ce que les *Mémoires* ne disent pas. Ils taisent aussi ce qui se passa entre les ducs et les princes qui précédèrent, la cause effective de cette préséance, les autres ayant rang de prince qui ne purent précéder les maréchaux de France, et qui, pour cela, n'eurent point l'Ordre ; ce qu'il y eut d'ordonné sur les registres à tous ces égards, et comment non exécuté ; les excuses que le Roi voulut bien faire aux ducs, et ses promesses et déclarations verbales ; les excuses publiques qu'il voulut bien faire des trois seuls ducs ayant l'âge qu'il ne fît pas, Ventadour, Brissac et Rohan-Chabot ; des carreaux supprimés à ducs et à princes pour la première fois, à la chapelle, pour cette cérémonie, et non à l'ordinaire ; du changement fait pour la première fois, en cette promotion, en faveur des maréchaux de France, sur les gentilshommes). Le Roi déclare la préséance des princes lorrains sur les ducs sans conséquence (même pour les futures promotions de l'Ordre, ce que les *Mémoires* n'ajoutent pas, lesquels, en tout, sont entièrement partiaux pour les princes et ceux qui en ont rang). »

7. *Saint-Laurent, précepteur du duc de Chartres.*
(Page 62.)

20 octobre 1685. — Ce Saint-Laurent, qui étoit homme de peu, de petite figure et d'habit très-simple et assez singulier, étoit un des plus honnêtes hommes de France, et le plus singulièrement propre à l'éducation d'un roi. Il étoit vertueux, et, longtemps avant sa mort, infiniment pieux. Son mérite perça toutes les ténèbres de la cour de Monsieur et le mit auprès de M. le duc de Chartres sans qualité, parce que la sienne n'étoit bastante pour aucune. Il eut toute la confiance, même depuis les gouverneurs mis en titre ; mais il mourut trop tôt pour un prince qui se souvint toujours avec amour et respect de lui et de ses excellentes instructions, et lui laissa un successeur pour ses études, qui devint le corrupteur de son cœur : ce fut l'abbé Dubois, mort cardinal et premier ministre, qui avoit été son valet.

8. *M. de Sillery, gouverneur du duc de Chartres.*
(Page 62, note 2.)

20 mars 1691. — Ce M. de Sillery étoit d'excellente compagnie, mais n'avoit jamais été que cela. Il étoit fils de Puyzieulx, secrétaire d'État, et petit-fils du chevalier de Sillery. Il avoit épousé une sœur du duc de la Rochefoucauld, père du grand veneur, et s'étoit ruiné. Sa veuve se retira chez son neveu, à Liancourt, où elle vécut encore plusieurs années.

9. *L'abbé Dubois et sa fortune.*
(Pages 63-64.)

11 janvier 1703. — De l'abbé Dubois, que nous verrons à peu près maître de l'État et cardinal, il faut attendre l'apogée d'un si furieux caprice de fortune et sa courte durée pour en parler plus intelligiblement.

10. *Origines de l'abbé Dubois.*
(Page 65.)

25 décembre 1690. — Cette abbaye (d'Ayrvault) à l'abbé Dubois fut les prémisses du mariage de M. de Chartres. Cet honnête abbé, mort cardinal et premier ministre, a tant fait de divers personnages, et de si bas s'est élevé si haut, et par des degrés si surprenants et si étranges, qu'il est inutile de s'étendre sur lui : tant d'autres le feront sans doute avec toute l'étendue que demande un point si curieux de l'histoire de ce temps. Il suffit de dire que, de valet du bonhomme Saint-Laurent, homme de peu, mais du premier mérite en tout genre, et qui avoit toujours l'entière confiance et l'éducation de M. de Chartres, il lui avoit succédé, après sa mort, dans les fonctions de précepteur, au grand

scandale de tout le monde, par le marquis d'Effiat et le chevalier de Lorraine, au grand malheur de M. de Chartres, qu'il sut posséder et dont il gagna entièrement l'esprit pour son mariage, de concert avec le Roi et ses deux patrons, qu'on vient de nommer, et à la honte et au dommage irréparable de l'État, dont il devint enfin le maître absolu pendant quelques années, que la miséricorde de Dieu daigna abréger par la folie dont il le frappa sur les maux que ses débauches lui avoient donnés, et qui le tuèrent enfin faute d'y avoir voulu remédier à temps.

11. Mariage du duc de Chartres.

(Page 69.)

10 janvier 1692. — Monsieur, vendu et vaincu par M. le chevalier de Lorraine, consentit au mariage de son fils, dans l'espérance que son fils auroit plus de fermeté que lui; mais le jeune prince, mandé pour savoir sa volonté, n'en eut plus dès qu'il se vit en face du Roi, qui eut grand soin de débuter par lui dire que Monsieur y consentoit et qu'il ne doutoit pas qu'il n'y consentît de même. Il regarda Monsieur, qui ne dit mot, ni lui non plus. Le Roi rechargea avec une majesté décisive, et M. de Chartres répondit que, puisque Monsieur y consentoit, il y consentoit aussi. Ce fut tout ce que l'abbé Dubois en avoit pu tirer. Madame parut à la fin de l'appartement, comme une lionne à qui l'on arrache ses petits, et nul ne fut assez hardi pour lui parler du mariage. Au souper, la présence du Roi augmenta apparemment sa douleur, et elle ne fit que pleurer. Le lendemain matin, elle ferma sa porte, même à son fils, qui ne la vit dans la galerie qu'en allant à la messe. Il s'approcha d'elle, comme à l'ordinaire, pour lui baiser la main, et elle lui décocha un soufflet à lui faire voir des chandelles. Tout ce qui étoit là, et il s'y trouva grand monde, fut encore plus embarrassé qu'étonné, tant Madame se contraignit peu sur ce mariage. Elle parla à Monsieur fort rudement, et ne l'a jamais pardonné à l'abbé Dubois. Le Roi même étoit fort embarrassé avec elle, entre les recherches et ce qu'il en essuyoit, en public, en façons et en sécheresses. Ce spectacle, qui se soutint longtemps et qui ne s'est amorti que par bien des années, mit toute la cour hors d'état de faire d'autres compliments que des révérences. Ce fut, et de bien loin, le premier mariage de cette sorte, et ce fut aussi la première petite-fille de France qui ait eu chevalier, dame d'atour et premier écuyer.

12. Le marquis et la marquise de Villars.

(Page 77.)

15 août 1684. — Villars, ambassadeur en Danemark, a eu un fils, le maréchal de Villars, qui a fait une assez raisonnable fortune pour donner lieu de parler de celle de son père, et il est à propos de ne pas remonter plus haut. Il trouva moyen d'entrer à M. de Nemours, père de Ma-

dame de Savoie et de la reine de Portugal. C'étoit un homme de grande mine, fait à peindre, tellement qu'il porta toute sa vie le nom d'*Orondate*; galant, sage, et une des meilleures épées de son temps pour le courage et pour l'adresse, et les duels étoient alors fort fréquents. Celui de M. de Nemours contre M. de Beaufort, son beau-frère, le mit en grande réputation, et par l'honneur que lui fit M. de Nemours de le choisir pour second, et par l'avantage qu'il remporta sur celui de M. de Beaufort, malgré le malheur de son maître, qui fut tué. Le prince de Conti quitta ses bénéfices, et se mit en tête quelque action d'éclat pour prendre l'épée avec réputation, et de se battre contre le duc d'York, qui en avoit beaucoup acquis à la guerre et qui étoit en France, où il est mort depuis sous le nom de Jacques II. Dans ce dessein, il chercha un bon second, et, ayant ouï parler de Villars, il le prit à lui. La folie d'un défi à un prince en asile, contre qui il n'avoit aucun sujet de querelle, se sut enfin, et fut empêchée. Mais Villars se trouva placé, et fut conservé. Il eut le secret du cardinal Mazarin pour le mariage de sa nièce. Il le fit en partie et demeura toute leur vie intimement bien avec le mari et la femme, et le cardinal, leur oncle, le traita toujours avec distinction. Il se fit des amis : sa politesse et sa probité en méritoient. Les dames aussi ne lui furent pas inutiles, et l'on prétend qu'il ne fut pas indifférent à Mme de Maintenon, qui s'en souvint toujours dans sa fortune, avança la sienne et fit celle de son fils. Sa femme étoit sœur du père du maréchal de Bellefonds, une des plus spirituelles femmes de son temps, qui disoit à son fils de parler toujours de soi au Roi, et de se garder d'en parler à nul autre. Il en a bien observé la première moitié.

13 et 14. *La maréchale de Rochefort et sa famille.*

(Page 81.)

12 février 1692. — La maréchale de Rochefort était petite-fille du chancelier Séguier, qui avoit eu deux filles, et point de fils. La cadette avoit épousé le duc de Sully, dont elle eut le duc de Sully et la duchesse du Lude, et se remaria au duc de Verneuil, bâtard d'Henri IV, qui n'eut point d'enfants. L'aînée épousa le marquis de Coislin, colonel général des Suisses et Grisons, dont elle eut le duc, le cardinal et le chevalier de Coislin; puis se remaria au marquis de Laval, petit-fils du maréchal de Boisdauphin par son père et du maréchal de Souvré par sa mère, laquelle, sous le nom de Mme de Sablé, a fait tant de figure dans le monde par son esprit.

M. de Laval et Mme de Coislin se marièrent par amour, malgré le chancelier, qui en fut outré à cause de ses petits-fils de Coislin, et [ne] lui pardonna que sur ce qu'il fit un appel à un homme de la cour qui avoit donné lieu au chancelier de se plaindre de son procédé en présence (*sic*). Mais il fut tué à Dunkerque, en 1646, à vingt-quatre ans. Son frère aîné et les fils de ses frères moururent bientôt aussi, sans postérité. Ainsi périt cette branche que le maréchal de Boisdauphin avoit si bien établie par son attachement pour M. de Mayenne, qui lui quitta la mouvance de Sablé et de Boisdauphin, et le paya bien d'ailleurs. Mme de Laval n'eut qu'une fille de ce second mari, née posthume. Elle épousa en 1662 le marquis de Rochefort Aloigny, qui devint maréchal de France en 1675, et ce mariage se fit un mois après celui de M. de Louvois avec l'héritière de Souvré, arrière-petite-fille du maréchal de Souvré : tellement que Mmes de Rochefort et de Louvois étoient issues de germaines, et elles l'étoient pareillement de la duchesse de Créquy, dame d'honneur de la Reine, femme de Louis XIV, et de Mme de Vassé, sa sœur, du père de M. de Pezé, qui pointe à la cour, et de la maréchale de la Mothe ; étant tous petits-enfants de M. de Sablé, fils du maréchal de Boisdauphin, et de cette Mme de Sablé si connue par son esprit, de M. de Courtenvaux, fils du maréchal de Souvré, frère de Mme de Sablé, et de son autre sœur, Mme de Lansac, gouvernante de Louis XIV, enfants du maréchal de Souvré, dont cinq générations de fille en fille ont été gouverneurs et gouvernantes des enfants de France, savoir : le maréchal de Souvré, de Louis XIII ; Mme de Lansac, sa fille, de Louis XIV ; la maréchale de la Mothe, petite-fille de celle-ci par Mme de Toucy ; Mme de Ventadour, fille de la maréchale de la Mothe, et Mmes de Soubise, puis de Tallard, sa belle-sœur, petites-filles de Mme de Ventadour. Après cette curiosité, il faut revenir à la maréchale de Rochefort, qui y a donné lieu.

Son père fut tué en 1646, à Dunkerque. Elle n'avoit donc pas seize ans quand elle épousa M. de Rochefort, le favori de M. le Tellier et de M. de Louvois, qui se fit une affaire de sa fortune, qui fut regardée avec beaucoup de jalousie et le fit appeler le *maréchal du cabinet* lorsqu'il reçut le bâton en 1675, venant d'être fait gouverneur de Lorraine et des Évêchés, où il mourut dix mois après, assemblant une armée qu'il alloit commander. Il y avoit près de cinq ans qu'il avoit eu la compagnie des gardes du corps du duc d'Aumont, lorsque celui-ci passa en 1672 à celle (*à la charge*) de premier gentilhomme de la chambre. Il laissa un fils, qui se tua de débauches d'assez bonne heure, sans avoir été marié, et une fille, qui se retrouve dans ces *Mémoires* sous le nom de Mme de Nangis, puis de Mme de Blanzac. La maréchale, sa mère, n'avoit donc pas trente ans lorsqu'elle devint veuve, et étoit dame du palais de la Reine. C'étoit une femme à qui la beauté, l'agrément, le grand monde et la galanterie tenoient lieu d'esprit, et à qui ses beaux yeux avoient donné un tel ascendant sur M. de Louvois, qu'elle en tiroit une grande considération dans le monde. Elle fut amie intime, et encore plus suivante et servante des maîtresses du Roi l'une après l'autre, et même en même temps, comme de Mmes de la Vallière et de Montespan, et de toutes personnes en crédit et en place, avec cet art que donne un grand usage de la cour quand aucun respect ne retient et que l'envie d'être et d'avoir l'emporte. Ce fut de sa chambre que partit pour le premier rendez-vous avec le Roi une dame qui sut tirer un si prodigieux parti de cette amoureuse intrigue, que nul ne vit sur le pied ordinaire, dont qui que ce soit ne douta, dont le mari fut complice en faisant l'ignorant, et qui, né gentilhomme de grand lieu avec quatre mille livres de rente, mourut prince avec plus de quatre cent mille et les établissements les plus immenses et les plus durables.

Les plus intimes privances furent longtemps le prix des complaisances de la maréchale, des pensions et d'autres sortes de grâces. Elle fut dame d'atour de Mme la Dauphine-Bavière à son mariage, chose nouvelle à la veuve d'un officier de la couronne, et de plus associée à Mme de Maintenon, qu'on voulut décrasser par ce prodigieux pas de seconde dame d'atour, dont d'autres que la maréchale se seroient alors moins accommodées. Restée encore une fois sans condition, et M. de Louvois mort, elle fut trop aise d'accepter la place de dame d'honneur de la duchesse de Chartres, et de faire ainsi deux ou trois planches de suite. Le Roi avoit tenté la duchesse de Bracciano, depuis si fameuse sous le nom de la princesse des Ursins, qui étoit en France, fort mal à son aise et brouillée avec son mari; mais on ne l'y put résoudre, et, après d'autres tentatives, on fut encore heureux de trouver la maréchale de Rochefort. La pauvre femme marcha toujours comme les écrevisses et tomba toujours de tout comme d'emplois. En acceptant celui-ci, elle s'étoit fait promettre chez la future duchesse de Bourgogne la place de dame d'atour, qu'elle avoit eue chez la Dauphine, et ce fut un étrange crève-cœur lorsqu'elle y vit mettre Mme de Mailly. Jamais femme plus basse ni plus plaignante; jamais qui se raccrochât avec plus de souplesse et de persévérance; jamais qui ait tant ni si longtemps parlé de retraite, ni qui en ait eu plus d'horreur. Elle eut toujours une chère exquise, et compagnie tant qu'elle put, et mourut enfin dans une extrême vieillesse, dans un couvent où, de guerre lasse, elle se retiroit souvent, mais ayant toujours conservé sa place.

2 novembre 1690. — La maréchale de Rochefort étoit fille unique du second lit de sa mère, fille du chancelier Séguier et mère des duc, cardinal et chevalier de Coislin. Elle étoit née posthume après la mort de son père, ce M. de Laval tué à vingt-quatre ans au siége de Dunkerque, en 1646, frère cadet de M. de Boisdauphin, père de Mme de Louvois et de l'évêque de la Rochelle, tous trois petits-fils par leur père du maréchal de Boisdauphin, et par leur mère du maréchal de Souvré. Elle avoit épousé en 1662 le marquis de Rochefort, capitaine des gardes du corps, que la faveur du cabinet et l'intimité de MM. le Tellier et de Louvois avoient mené fort vite, qui fut maréchal de France et gouverneur de Lorraine et des Évêchés en 1675, et qui mourut à Nancy, 22 mai 1676, allant commander une armée sur la Moselle. La maréchale de Rochefort étoit dame du palais de la Reine dès le commencement de 1674, et ne quitta plus depuis la cour. Elle étoit belle, galante, complaisante; elle pouvoit beaucoup sur M. de Louvois, et elle avoit étendu ce crédit sur le Tellier, et depuis sur Barbezieux. Elle fut dans toutes les intrigues des amours du Roi, et amie particu-

lière de Mme de la Vallière, de Mme de Montespan, de Mme de Ludres, de Mme de Soubise, de Mme de Maintenon, avec qui elle avoit été à Mme la Dauphine, et eut longtemps beaucoup de considération; mais, en vieillissant, elle alla toujours à reculons. Elle prétendoit avoir eu parole d'être dame d'honneur de la femme qu'épouseroit M. le duc de Bourgogne, lorsqu'elle fut mise dame d'honneur de Mme de Chartres, emploi qu'avec raison elle n'avoit pas pris volontiers, et qu'on lui donna sur le pied de confiance. Ce fut donc pour lui passer la main sur le dos que son fils fut fait menin. Elle demeura ainsi à Mme de Chartres, toujours baissant de considération de plus en plus, toujours disant qu'elle vouloit quitter sa place, et l'ayant toutefois conservée jusqu'à la dernière vieillesse, dans laquelle elle mourut en 1729. Le fils fait menin se tua de débauches sans avoir été marié, et sa fille mariée d'abord à Nangis, dont elle eut Nangis, chevalier d'honneur de la Reine et chevalier de l'Ordre, et si à la mode dans son jeune temps et parmi les plus grandes dames, et remariée après à Blanzac[1], dont elle a eu plusieurs enfants; et enfin ruinés l'un et l'autre, et menant depuis plus de vingt ans une vie très-pauvre, très-abandonnée et très-triste, et d'autant plus pour Mme de Blanzac, que ses beaux yeux et un esprit infini, aimable au dernier point, mais à craindre et dangereux à proportion de ses charmes et de sa séduction, en avoient fait longtemps la fleur de la cour et du grand monde et de la meilleure compagnie.

15. Le marquis et la marquise de Laval.
(Page 82.)

19 août 1710. — Mme de Laval avoit été mariée fort jeune par le chancelier Séguier, son père, au marquis de Coislin, colonel général des Suisses et Grisons, tué à Aire en 1641, pour s'appuyer auprès du cardinal de Richelieu, dont ce marquis étoit fils du cousin germain. Elle en eut le duc, le cardinal et le chevalier de Coislin, et se remaria très-tôt et très-jeune, et malgré père et mère, au marquis de Laval, cadet et fils du maréchal de Boisdauphin et de la fille du maréchal de Souvré. M. de Laval fut tué à vingt-quatre ans, devant Mardick, en 1646, et ne laissa qu'une fille unique, qui a été depuis la maréchale de Rochefort. Il s'étoit réconcilié avec le chancelier Séguier par une émeute au sujet du curé de Saint-Eustache, dans laquelle le suisse du chancelier avoit été battu et emmené, et que M. de Laval ramena sans que le chancelier voulût voir son gendre, et ensuite par avoir fait appeler Rouvile[2], qui, ayant perdu un procès au Conseil, s'en étoit pris au chancelier, jusqu'à

---

1. Après *Blanzac* est effacé dans le manuscrit « en la façon que les *Mémoires* l'ont dit. »
2. Le manuscrit porte *Rouville;* mais il faut lire *Tréville.*

lui dire qu'il radotoit. On empêcha le combat, et à ce coup le chancelier pardonna tout à son gendre et à sa fille. Mme de Laval étoit sœur aînée de la duchesse de Verneuil, veuve en premières noces du duc de Sully ; quand elle mourut, elle disoit qu'elle avoit toujours bien cru que sa sœur mourroit jeune, parce qu'elle aimoit trop les remèdes : Mme de Verneuil avoit plus de quatre-vingts ans.

16. Mme de Verneuil, princesse du sang.
(Page 94.)

17 février 1692. — Mme de Verneuil commença à ce mariage à devenir princesse du sang, du chef de son mari, dix ans presque après sa mort.

17. Le cardinal de Bouillon au mariage du duc de Chartres.
(Page 96.)

17 février 1692. — Le cardinal de Bouillon, corrigé par son exil au mariage de Madame la Duchesse, ne pense plus à prétendre manger au festin, et ne se fit pas prier pour faire la célébration et d'y dire la messe.

18. Jalousie des sœurs de la duchesse de Chartres.
(Page 97, note 2.)

18 février 1692. — Outre l'étonnement public, qui fut tel qu'il ne se put cacher à ce mariage, et l'état des plus proches, qui faisoit un spectacle, Madame la Duchesse et Mme la princesse de Conti, sœurs aînées, et celle-ci d'un autre amour, ne purent cacher leur dépit de voir cette cadette si fort au-dessus d'elles. La grossesse sauva l'une ; mais l'autre fut bien grondée, et forcée à danser le lendemain.

19. Mariage du duc du Maine.
(Page 99.)

12 février 1692. — Le Roi, qui avoit déjà rompu un mariage à M. du Maine, ne le vouloit point marier, et disoit qu'il ne falloit point que ces espèces-là fissent d'enfants. Il les vouloit élever par rapport à lui et marier ses filles le plus grandement qu'il pouvoit, mais non pas les fils, jusqu'à ce qu'enfin M. du Maine le vainquit par la conscience et par Mme de Maintenon. Le Roi eut grand'peine à s'y rendre, et choisit enfin une princesse du sang, pour soutenir d'autant plus M. du Maine. Monsieur le Prince en fut troublé : aussi n'étoit-il pas, à beaucoup près, si grand que Madame, ni de son humeur et de sa nation.

20. *Princesses absentes au mariage du duc du Maine.*
(Page 102, note 1.)

18 mars 1692. — La grande Mademoiselle, ou Mademoiselle de Montpensier, ne signa point au contrat de mariage de M. de Chartres, ni à celui de M. du Maine, à cause de ses prétentions contre Monsieur et contre Monsieur le Prince sur la succession de Mademoiselle de Guise ; et en ce dernier, parce qu'ayant déjà donné beaucoup à M. du Maine, on avoit voulu lui faire faire de nouvelles donations à l'occasion de ce mariage. Mademoiselle de Condé ne vint point à celui-ci, parce qu'elle étoit si affligée que, pour deux pouces de taille de plus qu'elle qu'avoit sa cadette, elle lui eût été préférée pour un mariage qui la tiroit d'une vie fort triste et fort esclave, pour la mettre dans tous les plaisirs de la cour, qu'elle ne s'en consola point, et en mourut à la fin.

21. *La marquise de Saint-Valery.*
(Page 105.)

20 mars 1692. — Mme de Saint-Valery étoit fort belle, et encore plus vertueuse et pieuse, avec un grand air, de l'esprit et beaucoup de modestie. Elle étoit fille de Montlouet, écuyer du Roi, et d'une femme fort considérée et dans toutes les bonnes compagnies de son temps. Saint-Valery étoit mort sans enfants. Il étoit fils aîné de Gamaches, qui étoit mort il n'y avoit pas longtemps et avoit été chevalier de l'Ordre en 1662. Mme de Saint-Valery ne put rester longtemps dans cette place, où elle se fit considérer et regretter de tout le monde, quand elle la quitta. Elle a depuis vécu dans une grande retraite et dans une grande piété.

22 et 23. *M. et Mme de Montchevreuil.*
(Page 109.)

25 octobre 1687. — Il est trop souvent mention de M. et de Mme de Montchevreuil pour ne pas parler de leur fortune. Son nom étoit Mornay, et sa femme étoit Boucher d'Orsay, dont on fit le frère prévôt des marchands, puis conseiller d'État, gens de qualité et d'épée avant d'être de robe, et les seuls avec les Longueils qui soient de cette sorte dans tout le parlement de Paris. Villarceaux étoit aussi Mornay, parent assez éloigné de Montchevreuil, riche et fort du monde, et qui lia une amitié plus que particulière avec Mme Scarron à l'hôtel d'Albret. Il la menoit passer presque tous les étés à la campagne ; mais comme sa femme étoit d'une grande vertu et d'un grand mérite ; tout débauché qu'il étoit, il avoit peine à tenir ce petit ménage en sa présence, car il la respectoit tellement qu'il s'établit à Montchevreuil au lieu de Villarceaux. M. de Montchevreuil étoit dans la dernière misère, et cela lui vint fort à propos pour vivre chez lui sans qu'il lui en coûta rien. Mme Scarron, ayant fait plus que fortune sous le nom de Mme de Maintenon, aima toujours ses amis : Villarceaux eut d'elle tout ce qu'il voulut pour lui

et pour les siens, et, quoiqu'il vécût à son gré sans se soucier de la cour, elle lui offrit l'Ordre à la promotion de 1688, qu'il eut le bon esprit de faire passer à son fils, qui à peine en avoit l'âge, qu'il espéroit en devoir jouir longtemps, et qu'il eut la douleur de perdre à Fleurus sans postérité. Montchevreuil et sa femme se sentirent en tout aussi de la même faveur, et, quoique le mari fût une bonne grosse bête, quoique fort homme d'honneur, elle le fit gouverneur de M. du Maine, puis capitaine et gouverneur de Saint-Germain-en-Laye, à la mort du duc du Lude. La femme n'avoit guère plus d'esprit que le mari, mais une prude, une dévote à vingt-quatre carats, qui faisoit crime de tout, qui étoit l'inspectrice de la cour, avec qui il falloit compter ou se perdre, et avec qui il n'y avoit ni considération ni miséricorde. Le soulagement étoit qu'elle étoit merveilleusement dupe, et à un point qu'il y en a cent contes plaisants. Avec tout cela, tout trembloit devant elle, et tout lui faisoit la cour, et les filles du Roi plus encore que les autres, à qui elle ne pardonnoit rien, mais dont il s'en fallut plus des trois quarts qu'elle sût tout. C'étoit une vieille fée, jaune, étique, à dents allongées, qui ne rioit que par ressorts, qu'on ne voyoit que par poids et mesure, et qu'on se trouvoit sur le dos à l'heure qu'on s'en défioit le moins ; elle ne parloit que par sentences, et tout ce qu'elle disoit à Mme de Maintenon, c'étoit des oracles ; jamais elle ne s'en séparoit de lieu, et la recevoit chez elle bien aussi souvent qu'elle l'alloit voir. Le Roi y alloit quelquefois ; Monseigneur, Mme la Dauphine, Monsieur, Madame : en un mot, c'étoit le tribunal de Minos. C'étoit bien là une vraie gouvernante de filles ; mais les filles se moquoient d'elle, et il y en avoit cent histoires par jour : tant qu'enfin, ou lasse du métier, ou sentant que cet emploi s'allioit mal avec la femme d'un chevalier de l'Ordre (et on en alloit faire), elle fit casser la chambre des filles, et son mari eut l'Ordre à la promotion de 1688. Ils ont eu régiments pour leurs enfants, abbayes, grâces pécuniaires sans nombre, et n'ont pu ni s'enrichir ni pousser leurs enfants. Ils ont eu même du déplaisir de la plupart, et des scènes ridicules et fâcheuses. Ils sont morts dans la même faveur, et le mari a survécu longtemps.

25 octobre 1699. — Mme de Montchevreuil étoit à la cour ce que M. de la Reynie étoit à Paris, mais en sotte et en dupe au dernier point. C'étoit une figure longue, étroite, dévote, austère et amère, un nez sans fin, de longues dents jaunes, présentées par un rire d'imbécile, qui contrefaisoit le rire de bonté, même de protection ; un visage de cire jaune ; en un mot, une fée, qui, depuis les pieds jusqu'à la tête, ne se remuoit que par ressorts ; qui, avec toute sa vertu et son inquisition, n'empêcha pas les désordres d'une de ses filles au milieu de la cour, ni sa belle-fille d'y percer les nuits au jeu, et à sa porte, tous les jours à son insu. C'étoit le tribunal des jeunes et des vieilles, sur le témoignage de qui on étoit admise ou rejetée, distinguée ou délaissée, parfois chassée ou rappelée. N'abordoit pas à elle qui vouloit, et quiconque y arrivoit auroit donné grand'chose pour en être dehors bagues

sauves. C'étoit le cœur, l'âme, la confiance totale, et sans examen ni appel, de Mme de Maintenon, qui marquoit en cela son discernement ordinaire, qu'elle faisoit adopter au Roi. C'étoit le surtout de toutes choses, la frayeur des filles du Roi et de Mme la duchesse de Bourgogne elle-même, et celle que Monseigneur et Monsieur ne se dispensoient pas de ménager avec des façons fort subalternes. Bonne femme du reste et point glorieuse, et dont le mari étoit le meilleur et le plus sot des humains. On a vu ailleurs leur fortune et sa source. On peut juger combien les ministres rampoient devant elle, et, par l'éducation de M. du Maine, qui fut confiée au mari et qui resta le maître de la maison, qu'il y a des pupilles qui échappent aux plus mauvaises.

24. *Madame d'Hanovre et ses filles.*

(Page 111.)

6 janvier 1692. — Mme d'Hanovre étoit sœur de Madame la Princesse et de la femme du prince de Salm, gouverneur de Joseph, fils aîné de l'empereur Léopold. Elle avoit épousé, 25 novembre 1667, Jean-Frédéric, duc d'Hanovre, qui se fit catholique en 1657 et mourut 27 décembre 1679, ne laissant que deux filles, qui n'héritèrent que des meubles. Il avoit eu deux frères aînés et un cadet. Le premier aîné ne laissa point d'enfants, et le second aîné épousa une Françoise réfugiée, très-simple demoiselle de Poitou, qui s'appeloit Éléonore Dexmier, fille d'Alexandre, sieur d'Olbreuse. Elle resta veuve en 1705, avec une fille unique. L'Empereur créa la mère princesse, qui mourut en 1722. La fille épousa, en 1675, Auguste-Frédéric de Wolfenbuttel, qui fut tué l'année suivante, et elle se remaria, en 1682, à son cousin germain Georges-Louis, mort roi d'Angleterre et électeur d'Hanovre, père de celui d'aujourd'hui. C'est elle que son mari fit enfermer tant d'années, et pour laquelle il fit jeter le comte de Kœnigsmarck dans un four chaud, et en haine de quoi il ne pouvoit souffrir le roi d'Angleterre d'aujourd'hui, comme n'étant pas son fils, et l'avoit voulu exclure de sa succession d'Angleterre et d'Allemagne; mais cette anecdote si récente, et qui a fait la fortune des célèbres Walpole sous ces deux règnes, mèneroit trop loin. Il faut revenir à Mme d'Hanovre, après avoir expliqué qui elle étoit et qui elle avoit épousé, qui est un frère de celui qui a été fait neuvième électeur, lequel ayant épousé Sophie, fille de l'électeur palatin dégradé pour avoir usurpé sur l'Empereur la couronne de Bohême, et d'Élisabeth d'Angleterre, en a laissé un fils, qui est devenu roi d'Angleterre, père de celui d'aujourd'hui. Mme d'Hanovre, assez empêchée de sa personne après sa viduité, et plus encore de ses filles, vint avec elles s'établir en France, et prit une maison à Paris. Elle n'eut aucun rang, ni distinction quelconque, elle, ni ses filles. Monsieur le Prince, son beau-frère, lui obtint une modique pension du Roi de deux mille écus, et elle vécut sans aucune prétention, et en particulière étrangère, ne voyant guère que des étrangers.

Mme d'Hanovre passant un jour dans une rue étroite, elle se trouva vis-à-vis du carrosse de Mme de Bouillon, à qui les gens de Mme d'Hanovre proposèrent de reculer; et, comme ils étoient en plus grand nombre que ceux de Mme de Bouillon, ils la firent reculer en effet, avec beaucoup de hauteur. Mme de Bouillon s'en plaignit, sans, pour cela, recevoir aucune honnêteté de Mme d'Hanovre, tellement que MM. de Bouillon résolurent d'en prendre satisfaction. A fort peu de jours de là, la sachant à la comédie avec ses filles, ils y allèrent tous, avec une nombreuse livrée, soutenue et préparée. Au sortir de la comédie, un carrosse à eux coupa celui de Mme d'Hanovre, où elle venoit de monter avec ses filles, et, non contents de la faire reculer fort brusquement, leur livrée insulta et maltraita fort la sienne. Mme d'Hanovre crut imposer en parlant et en se nommant. Il lui fut répondu que c'étoit pour lui apprendre à vivre, à elle et à ses gens. On coupa les traits de ses chevaux, et on la laissa là. Cette insulte ne s'étoit pas faite sans que M. de Bouillon eût rendu compte au Roi de celle que sa femme avoit reçue, et sans être bien assuré que le Roi, qui ne s'étoit pas voulu mêler de celle-là, ne se mêleroit pas des suites. Madame cria donc en vain, et Monsieur le Prince, qui ne s'en soucia guère, ne se plaignit que pour la forme. Mme d'Hanovre, outrée de rage et de l'affront, et de ce que l'affront lui demeuroit tout entier, en quitta Paris, et s'en retourna en Allemagne : ce fut la fortune de ses filles, surtout de la seconde. Le prince de Salm, en grand crédit à Vienne, ménagea le mariage de l'aînée avec le duc de Modène, qui, par la mort de son frère, venoit de quitter le cardinalat. Elle l'épousa en 1695, et mourut cinq ans après; et, en 1699, la cadette épousa Joseph, fils aîné de l'Empereur, et roi des Romains, qui devint ainsi neveu de son gouverneur. Mme d'Hanovre, voyant l'empereur Léopold mort, crut aller faire un personnage à la cour de l'impératrice sa fille; mais il se trouva qu'elle n'y put avoir ni rang ni préséance aucune, y fut réduite à ne voir sa fille que par un escalier dérobé, et tête à tête, et à mener d'ailleurs une vie de particulière fort solitaire. Comme elle vit que la persévérance de sa part n'y changeoit rien, elle s'en alla à Modène, sous prétexte d'y élever ses deux petites-filles, où elle demeura jusqu'après la mort du Roi. Alors, voyant le mariage de son petit-fils de Modène résolu avec une fille de M. le duc d'Orléans, régent du Royaume, et Monsieur le Duc, son petit-neveu, à la tête des conseils, elle compta bien sur une autre figure à Paris, que n'étoit celle qu'elle y avoit faite auparavant. En effet, Madame et Madame la Princesse lui firent donner un des deux grands appartements de Luxembourg, et la soutinrent dans des prétentions qui n'aboutirent qu'à l'exclure, non d'une cour qui n'étoit point, mais du commerce du monde. Personne ne la voulut voir, et elle en fut réduite aux étrangers, et à quelques visites des petits-enfants de Madame la Princesse, qui se flattoient d'être bien traités dans son testament. Ce fut cette espérance qui lui fit obtenir que le Roi, très-enfant alors et demeurant à Paris, l'iroit voir une fois; mais ses honneurs et ses distinctions furent bornés à cela. Elle survécut Madame, Madame la Princesse, M. le duc d'Orléans, le ministère de Monsieur le Duc, qui ne lui avoient valu que des idées vaines, et mourut subitement, fort âgée, à sa maison d'Asnières, en 1730, sans avoir eu ni rang ni distinction que ses propres prétentions dans son appartement et la légère satisfaction de rester dans son appartement de Luxembourg, quoique la reine douairière d'Espagne vînt occuper l'autre.

25. Humiliation de Madame d'Hanovre.

(Page 112, note 1.)

25 janvier 1692. — Faute de mieux, Mme d'Hanovre en sortit par là, et ne s'avisa plus de vouloir faire reculer les gens, ni de prendre des airs de supériorité sur personne, dont, après un long séjour sans prétentions, elle s'étoit avisée si mal à propos.

26. Origine de la fortune du maréchal de Boufflers.

(Page 115, note 1.)

27 mars 1693. — Quoique M. de Boufflers ait fait de suffisantes preuves qu'il avoit le mérite pour faire une grande fortune, si faut-il dire ce qui l'y porta plus que tout. Mme de Caylus étoit fille de Villette, cousin germain de Mme de Maintenon, qui en aimoit la personne et la famille. Elle prit sa fille auprès [d'elle], qui étoit belle et avoit de l'esprit comme un ange. Boufflers, qui passoit les étés à la guerre et les hivers sur les frontières, ne savoit pas que la conduite de Mlle de Villette n'étoit pas irrépréhensible, et crut que ce mariage feroit sa fortune. Il la demanda donc à Mme de Maintenon, qui en fut si touchée qu'elle lui manda que, sous le secret, elle lui avouoit que sa nièce ne méritoit pas un aussi honnête homme que lui, qu'elle ne le vouloit pas tromper, mais que, d'elle à lui, c'étoit pour elle comme s'il (le mariage) se fût fait, puisqu'il avoit bien voulu la desirer. Et, depuis ce temps-là, elle prit un soin particulier de sa fortune.

27. Mot piquant du Roi sur Barbezieux.

(Page 116.)

27 mars 1693. — Le jour de cette promotion, qui se fit le matin, le Roi, piqué des fréquentes absences de Barbezieux, et qui [u'étoit] pas fâché de montrer qu'il avoit fait ces maréchaux de France sans lui, dit à son dîner qu'il apprendroit cette promotion par les chemins.

28. Le maréchal de Choiseul.

(Page 117.)

24 juillet 1684. — M. de Choiseul, qui eut le gouvernement de Saint-Omer, est mort maréchal de France.

29. La duchesse de Choiseul.
(Page 118.)

1er juillet 1684. — C'étoit une infâme chicane d'avarice[1] de Mme de Clérembault, et il n'y avoit pas de doute que le fils cadet du maréchal du Plessis ne recueillît de plein droit la dignité érigée pour son père, par la mort sans enfants du fils unique de son frère aîné. Cette duchesse de Choiseul étoit la femme de ce cadet devenu duc de Choiseul par la mort de son neveu; elle étoit sœur de la Vallière (depuis duc et pair), fille du frère de Mlle de la Vallière, maîtresse du Roi et depuis carmélite, mère de Mme la princesse de Conti douairière. La duchesse de Choiseul étoit très-aimable, grande et faite à peindre, gaie et plaisante. Ses galanteries sans mesure ont fait ses malheurs, quoiqu'elle eût affaire au meilleur mari, et au plus patient du monde. La fille qu'elle eut du comte d'Albert, qu'elle confia à Mme d'Hautefort, que celle-ci éleva, et voulut, après la mort de son amie, marier à un maître à danser, puis à un médecin, fit grand bruit dans le monde, et, par l'appui pécuniaire de M. le prince de Conti, père de celui-ci, et une grande intrigue, fut déclarée par le Parlement fille du duc de Choiseul, et mourut peu après, sans être mariée.

30. Le duc et la duchesse de Choiseul.
(Page 119.)

27 mars 1693. — Le duc de Choiseul étoit en rang, mérite et service d'être compris dans la promotion des maréchaux de France. Le rare fut qu'il lui fut donné à choisir de l'être en se séparant de sa femme et la mettant dans un couvent, et le plus rare qu'ayant tous les lieux du monde de le faire pour rien, il ne le voulut jamais. Et, quelque temps après, cela finit entre eux par se quitter, et par mourir de faim tous les deux.

31. Donations de Mademoiselle de Montpensier.
(Page 123.)

25 novembre 1687. — L'histoire de la faveur, de la prison, de l'exil, du retour de M. de Lauzun, et de son mariage avec Mademoiselle, fille de Gaston, frère de Louis XIII, [est] trop ancienne et trop connue pour en rien dire ici. Il suffit de savoir que Mme de Montespan négocia sa sortie de Pignerol avec Mademoiselle, et que les conditions en furent qu'il renonceroit aux prodigieuses donations qu'elle lui avoit faites; qu'elle les feroit à M. du Maine, et qu'elle y en ajouteroit d'autres, pour lesquelles elle fut alternativement courtisée et tourmentée toute sa vie; et à la fin les fit. Sous prétexte de reconnoissance, mais pour s'élever

1. Cette Addition est écrite à propos de la transmission du titre de duc de Choiseul.

en effet, M. du Maine prit ses livrées, qui étoient celles de Gaston, sans qu'elle osât le désapprouver, ni Monsieur, ni les princes du sang dire mot; et peu après M. le comte de Toulouse les prit aussi, pour avoir les mêmes que M. son frère. M. de Lauzun, dans les suites, se brouilla fort avec Mademoiselle, et le demeura.

32. *Monseigneur s'installe à Choisy.*
(Page 126.)

11 avril 1693. — Monseigneur fut ravi d'avoir un chez soi, et on accusa Mademoiselle de lui en avoir donné un pour faire une niche au Roi, qui n'aimoit pas ces séparations, et qui ne s'y accoutuma jamais.

33. *Chanson découverte dans les papiers de Mademoiselle.*
(Page 126, note 5.)

11 avril 1693. — Le premier président de Harlay, exécuteur testamentaire, assistant à la levée du scellé avec Terrat, chancelier de Monsieur, qui étoit légataire universel, trouva sous sa main une chanson de Barbanson sur Mme de Montauban et Terrat, la plus plaisante du monde. Il la prit, et la présentant gravement à Terrat : « Monsieur le chancelier, lui dit-il, tenez, voilà un papier qui vous regarde. » Terrat le prit avec une révérence, et ne l'eut pas plus tôt ouvert, en présence de beaucoup de gens qui étoient là avec intérêt de tout voir, que ce fut un scandaleux éclat de rire. Barbanson, premier maître d'hôtel de Monsieur, de beaucoup d'esprit et de fort bonne compagnie, excelloit en chansons et en désoloit la Montauban, qu'avec beaucoup d'autres il avoit prise en aversion singulière, tellement que Mme de Montauban, poursuivie de chansons, eut recours à Monsieur, avec qui elle vivoit beaucoup, qui défendit bien sérieusement à Barbanson d'en plus faire sur elle, qui s'y engagea. Mais les poëtes sont trompeurs : celle-ci lui échappa encore, qui, plus jolie et plus cruelle que pas une, fit grand bruit. La Montauban, outrée, va à Monsieur, qui querella Barbanson ; et Barbanson à nier le fait. Monsieur, encore plus fâché, lui demande : « Qui l'a donc faite? — Ma foi, Monsieur, répondit froidement Barbanson, vous verrez qu'elle s'est faite toute seule. » Et en effet jamais chanson ne fut plus naturelle.

34. *Mademoiselle de Montpensier.*
(Page 126.)

6 avril 1693. — Mademoiselle est si connue par tous les mémoires de la minorité du Roi et des premiers temps qui l'ont suivie, et encore plus par ceux qu'elle a faits elle-même, et qui ont été imprimés, qu'il est inutile de parler d'elle. Il y a de quoi s'étonner de la peinture vive et si étrangement naturelle qu'elle y fait d'elle-même. Il faut seulement ajouter que le Roi ne lui pardonna jamais ce qu'elle fit contre lui

dans la guerre civile, et surtout le jour de la bataille du faubourg Saint-Antoine, qu'il lui reprochoit quelquefois entre aigre et doux. C'est pour cela qu'il lui rompit tous ses mariages, et que les biens immenses qu'elle donna à M. du Maine pour la liberté de M. de Lauzun, ni sa liaison intime avec Mmes de Thiange et de Montespan, ne purent jamais lui faire recouvrer véritablement ses bonnes grâces. Elle connoissoit fort ses parents, et les aimoit, jusque-là qu'elle s'étoit fort intéressée à la promotion de M. de Joyeuse, et que, toute malade qu'elle étoit, elle voulut recevoir autant qu'elle le put les compliments sur son bâton, quoique cette branche fût très-séparée de celle du capucin, son bisaïeul.

35. *Distinctions du rang de petite-fille de France.*

(Page 127.)

10 avril 1693. — Voilà la différence du rang établi pour Mademoiselle, par Louis XIII, de petite-fille de France. Elle est gardée par une seule duchesse, une seule princesse et une seule dame de qualité à la fois. Au-dessus de ce rang, il y a deux duchesses, deux princesses et deux dames de qualité à la fois, c'est-à-dire deux et quatre, parce que les duchesses et les princesses ne gardent pas en même temps; et au-dessous de ce rang, aucune dame que les dames et demoiselles domestiques, comme elles le jugent à propos, et sans que le Roi s'en mêle.

36. *Les entrailles de Mademoiselle.*

(Page 127.)

11 avril 1693. — Les entrailles de Mademoiselle, apparemment mal embaumées, firent crever le vase qui les enfermoit, avec un tel bruit, que les dames, jusqu'aux Feuillants, et tout ce qui gardoit le corps s'enfuirent, et se pensèrent étouffer aux portes, avec une peur étrange.

37. *Origine du rang de petit-fils de France.*

(Page 129.)

16 février 1692. — Le rang de petit-fils de France doit sa création à Louis XIII. Il n'avoit point d'enfants, et Monsieur Gaston point de garçons. Peiné de voir sa fille unique, si connue depuis sous le nom de Mademoiselle, et qui ne fut point mariée, sans aucune distinction des autres princesses du sang, il en parla à M. de Saint-Simon, favori du Roi, qui en obtint cette formation de degré mitoyen entre les fils de France et les princes du sang, qui, se réglant, en faveur de Gaston, pour sa fille, fut plus approchant de celui des fils de France que de celui des princes du sang. A cet exemple, Gaston s'étant remarié et ayant eu deux autres filles, elles eurent le même rang, et, par conséquence nécessaire, les enfants de Monsieur Philippe, frère de Louis XIV, qui ont encore un peu haussé cet éclat, et, en faveur de ce mariage, un

chevalier d'honneur et une dame d'atour qui n'avoient jamais été à ce degré [1].

38. Le marquis et la marquise de Saint-Simon.
(Page 138.)

26 janvier 1690. — Le marquis de Saint-Simon avait épousé la sœur du duc d'Uzès, chevalier d'honneur de la reine Anne d'Autriche, dont il n'eut point d'enfants, et qui étoit veuve du marquis de Portes Budos, frère de la connétable de Montmorency, mère de Madame la Princesse et du dernier duc de Montmorency, décapité à Toulouse. De ce marquis de Portes, qui étoit chevalier de l'Ordre et vice-amiral, elle eut deux filles : l'aînée ne se maria point et mourut fort vieille, ayant fait M. le prince de Conti son héritier, et force legs; la cadette fut la première femme du duc de Saint-Simon, beau-frère de sa mère, et n'en eut que la première femme du duc de Brissac, frère de la seconde maréchale de Villeroy, sans enfants. Le marquis de Saint-Simon avoit huit ans plus que le duc son frère. La marquise de Saint-Simon le survécut jusqu'en avril 1695. Elle avoit quatre-vingt-onze ans, et donna tout son bien au duc d'Uzès, petit-fils de son frère.

39. Le marquis de Portes et ses deux filles.
(Page 139.)

11 septembre 1693. — Le marquis de Portes Budos, vice-amiral et chevalier de l'Ordre, tué au siége de Privas, allant être maréchal de France et surintendant des finances, étoit frère de la connétable de Montmorency, mère de Mme la princesse de Condé et de M. de Montmorency, décapité à Toulouse, 1632. Il avoit épousé une sœur du duc d'Uzès, dont il ne laissa que deux filles, et sa veuve se remaria au marquis de Saint-Simon, chevalier de l'Ordre, frère aîné du duc de Saint-Simon, qui épousa la seconde fille de sa belle-sœur. Sa beauté et sa douceur la lui firent préférer à l'aînée, qui, laide et méchante, ne lui pardonna jamais, et lui fit toute sa vie du pis qu'elle put. Sa sœur ne laissa qu'une fille, qui fut la première femme du duc de Brissac, frère de la dernière maréchale de Villeroy, parfaitement belle. La mère, mourant (sic) en [1670], allant être dame d'honneur de la Reine, et la fille sans enfants, en 1683 [2].

---

1. Comparez un passage de l'Addition à l'article du 2 juin 1686, sur les processions de l'Ordre.

2. Les éditeurs du Journal de Dangeau ont fait remarquer deux oublis singuliers de Saint-Simon : en écrivant cette Addition, il ne s'est rappelé ni l'année de la mort de la première femme de son père, ni la date exacte du décès de sa sœur consanguine, la duchesse de Brissac, qui ne mourut pas en 1683, mais en 1684, comme on l'a vu plus haut.

40. La capitainerie du marquis de Saint-Simon.

(Page 139.)

23 avril 1695. — Le marquis de Saint-Simon, chevalier de l'Ordre et gouverneur et bailli de Senlis, étoit aussi capitaine des forêts de Senlis et d'Halatte et des plaines de cette capitainerie. Sur la fin de sa vie, et ne paroissant plus dans le monde, par son grand âge et un tremblement universel, qui lui laissoit la tête fort bonne, il ne passoit que peu de temps à Paris, et tout le reste au Plessis, près de Senlis, et sa femme avoit grand crédit sur lui. Monsieur le Prince, qui les cajoloit fort et qui avoit grande envie de cette capitainerie, qu'il avoit peur que le duc de Saint-Simon n'eût à la mort de son frère, fit accroire au marquis de Saint-Simon, par sa femme, que le Roi alloit supprimer toutes les capitaineries des lieux où il n'alloit point, à cause des vexations qu'elles causoient dans les pays où elles étoient et de leur inutilité pour les plaisirs du Roi ; que celle de Senlis seroit ainsi supprimée, mais que si, lors de la suppression, elle se trouvoit entre ses mains, il auroit peut-être bien le crédit de se la faire conserver ; que, dans ce hasard, qui étoit fort de sa convenance, il en donneroit bien trois ou quatre cents pistoles, et qu'il feroit mieux de les prendre que perdre sa capitainerie en entier. Il ajouta à cela toutes sortes d'engagements au marquis de Saint-Simon et à sa femme, qu'ils en seroient toujours les maîtres tant qu'ils vivroient, comme s'ils l'avoient conservée. Le marquis de Saint-Simon le crut bonnement, et donna ainsi sa capitainerie à Monsieur le Prince. Ni alors ni depuis, il n'a été question aucune de suppression de capitaineries [1].

41. La place Vendôme.

(Page 147.)

2 avril 1685. — La place de Vendôme devoit être carrée, un côté destiné à la bibliothèque du Roi, un aux logements des bibliothécaires, au balancier et aux Académies, un au Conseil, au sceau et au logement du chancelier, un au Grand Conseil. Aussitôt que M. de Louvois fut mort, le premier soin du Roi fut d'envoyer arrêter le bâtiment, et de la faire ensuite telle qu'elle est.

42. Le duc et le marquis de Saint-Simon, chevaliers de l'Ordre.

(Page 150.)

2 février 1705 [2]. — .... Il est curieux de ne pas oublier que le père du duc de Saint-Simon et son frère aîné avoient été reçus chevaliers

---

1. Comparez une autre Addition à l'article du 1er avril 1709, et le passage correspondant des *Mémoires* (tome VI, p. 328), où Saint-Simon fait le portrait de Monsieur le Prince.
2. La première partie de cette Addition est consacrée au cérémonial des chapitres de l'Ordre.

de l'Ordre à la Pentecôte 1633, qui est une distance entre le père et
le fils qui n'a point d'exemple; et aussi peu, que le duc de Saint-
Simon le père et son frère aîné ont porté l'Ordre, le duc soixante ans
complets, et le marquis son frère, près de cinquante-six ans, et longuement restés seuls de Louis XIII.

43. *Mademoiselle d'Hautefort, duchesse de Schonberg.*

(Page 165.)

1er août 1691. — Cette duchesse de Schonberg , que, par parenthèse,
on n'appeloit point la maréchale, comme cela a été remarqué ailleurs,
étoit sœur de M. d'Hautefort, premier écuyer de la reine Marie-Thérèse, femme de Louis XIV, et chevalier de l'Ordre, 1661, et du père du
marquis d'Hautefort, chevalier de l'Ordre en 1724, de Surville, etc.
Étant fille d'honneur de la reine Anne d'Autriche, Louis XIII en devint
amoureux, ce qui est fort connu dans l'histoire ; mais un fait qui lui a
échappé est digne de ne pas périr. Le Roi, de l'amour de qui toute la
cour s'apercevoit, ne pouvoit se lasser de parler d'elle à M. de Saint-
Simon, son favori, qu'il fit depuis duc-pair; et ce favori, jeune et fort
galant, ne pouvoit comprendre une passion qui n'alloit point au but. Un
jour, lassé de ses propos peu concluants, il en demanda la raison au Roi,
et ajouta, avec la liberté de la faveur et de l'âge, que s'il avoit peine à
faire quelque proposition à sa belle, il n'avoit qu'à l'en charger, et que
son affaire seroit bientôt faite. Mais à l'instant Louis XIII, prenant un
visage sévère : « Ne vous avisez jamais, lui répondit-il, de me tenir de
pareils discours. Il est vrai que je suis amoureux, et que je n'ai pas pu
m'en défendre, parce que je suis homme ; mais je sais [ce] que je dois à
Dieu qui me défend d'aller plus loin, et que je dois d'autant plus
d'obéissance et de soumission, qu'il m'a mis au-dessus de tout. » Plût à
Dieu qu'en une si grande chose, et en bien d'autres, le Roi son fils l'eût
imité! Ce fut en faveur de cette Mlle d'Hautefort, que Louis XIII fit dame
d'atour, qu'il régla que les dames d'atour des reines, quoique filles,
seroient appelées *Madame*, ce qui a été poussé depuis à celles des
filles de France, dont la dernière Madame a fourni deux exemples.
Mme d'Hautefort, ainsi *Madame* quoique fille, épousa en 1646 M. de
Schonberg, dont elle n'eut point d'enfant, et mourut en 1691, à Paris, à
soixante-quinze ans, ayant toute sa vie été fort vertueuse. M. de Schonberg étoit de fort ancienne maison de Misnie, petit-fils de Gaspard de
Schonberg, qui, venu colonel de reîtres au service de Charles IX, aux
guerres civiles des huguenots, devint gouverneur de la Marche et surintendant des finances, et le demeura sous Henri III. D'une Chasteignier,
il laissa une fille, mariée au comte du Lude, gouverneur de Monsieur
Gaston, grand'mère du duc du Lude, et le maréchal de Schonberg, qui
eut le bâton en 1625, surintendant des finances dès 1619, qui eut les
plus grands emplois de paix et de guerre, et qui défit et prit M. de
Montmorency à la bataille de Castelnaudary, en 1632, qui en eut la tête

coupée à Toulouse, et son gouvernement de Languedoc fut donné au maréchal de Schonberg, qui mourut à la fin de la même année, à cinquante-neuf ans. D'une Espinay, il laissa le maréchal de Schonberg qui épousa Mme d'Hautefort, et la duchesse de Liancourt, si célèbre par son esprit, mais surtout par sa vertu, son insigne piété, et par la retraite où elle engagea son mari, et d'où l'un et l'autre méprisèrent les charges et la fortune de cette maison de Liancourt, dont elle fit un si beau lieu pour amuser M. de Liancourt. C'est pourtant elle qui, ayant été mariée contre son gré au comte de Brissac, grand-père de la dernière maréchale de Villeroy, et sans avoir dit oui, n'en voulut point souffrir les approches, et dit résolûment à son père, dès la seconde nui de cette querelle, qu'elle ne seroit jamais femme que de M. de Liancourt : tellement que les deux familles, de concert, firent rompre le mariage, et que celui de M. de Liancourt se fit. Ce dernier maréchal de Schonberg, son frère, épousa l'héritière d'Halluyn, qui, par son droit, avoit fait duc et pair d'Halluyn le fils aîné de M. d'Épernon, dont elle fit casser le mariage ensuite, et fit duc et pair ce second mari, sans préjudice du premier, à qui la dignité demeura, comme il a été dit ci-devant. Il fut chevalier de l'Ordre comme son père, colonel général des Suisses et Grisons, gouverneur des Trois-Évêchés et de Metz, en rendant le Languedoc pour Monsieur Gaston, dont il demeura lieutenant général, capitaine des chevau-légers de la garde; fut maréchal de France en 1637 et eut les plus grands emplois de guerre, et souvent fort heureux, au milieu desquels il mourut de la pierre, à cinquante-six ans, en 1656, sans enfants de ses deux femmes, ni personne de son nom en France. Il étoit aussi frère de la duchesse de Montbazon, grand'mère de tous ceux-ci, femme de celui qui est mort fou, enfermé à Liége, qui étoit posthume du premier maréchal de Schonberg et de sa seconde femme, fille de M. de la Guiche, grand maître de l'artillerie.

44. Les trois Bontemps.

(Page 171.)

18 janvier 1701. — Bontemps[1] étoit un personnage et un homme rare dans son espèce. Son grand-père étoit chirurgien et saignoit dans Paris. Portail, grand-père du conseiller de grand'chambre père du premier président du parlement de Paris, étoit premier chirurgien de Louis XIII, et le manqua en le saignant. Le Roi, ayant besoin de l'être et en peine par qui, on parla à M. de Saint-Simon, premier gentilhomme de sa chambre et son premier écuyer, qui lui proposa Bontemps, qui l'avoit fort bien saigné. Il saigna le Roi de même et continua depuis, tellement que le Roi le prit à lui, et que M. de Saint-Simon fit donner dans la suite une charge de premier valet de chambre à son fils, père de Bontemps dont il s'agit, et qui le fut après lui....

1. Louis, fils d'Alexandre et petit-fils de Jean-Baptiste.

45 et 46. *De Nyert le musicien.*
(Page 171.)

1er décembre 1701. — Le grand-père de Nyert chantoit bien et jouoit encore mieux du luth. M. de Mortemart, qui, dans sa vieillesse, fut des ducs-pairs de 1663, étoit premier gentilhomme de la chambre de Louis XIII; il aimoit la musique et avoit pris Nyert à lui aux barricades de Suse, que Louis XIII vouloit forcer, et qu'il força en effet. Il se trouva de telles difficultés qu'on ne chercha qu'à dégoûter le Roi pour le faire désister de cette entreprise, et on le laissoit même souvent seul les soirs, pour l'ennuyer. M. de Saint-Simon s'avisa de lui faire entendre Nyert, qui y étoit à la suite de son maître, et le Roi s'en amusa si bien qu'il eut envie de l'avoir. M. de Saint-Simon se chargea de pressentir M. de Mortemart, qui, généreusement, fut ravi de sa bonne fortune, et M. de Saint-Simon, par qui elle étoit venue, fit son fils premier valet de chambre, qui étoit un fort honnête homme.

15 juin 1719. — Ce Nyert[1] étoit un vieux singe plus malfaisant qu'aucun des plus malins et des plus méchants de ces animaux, et qui faisoit sa cour au feu roi aux dépens de tout le monde, avec le jugement toutefois d'un valet d'esprit et d'expérience : aussi ressembloit-il en plein à l'avarice, à l'envie, à la haine. Il étoit fils d'un excellent musicien, dont la voix et le luth étoient admirables, et qui étoit au marquis de Mortemart, premier gentilhomme de la chambre de Louis XIII, devenu depuis gouverneur de Paris, duc et pair en 1663[2], et père de Mme de Montespan. Le Roi s'opiniâtrant dans les Alpes, en 1629, à forcer le célèbre Pas-de-Suse malgré la nature, et, ce qui étoit peut-être plus, malgré le cardinal de Richelieu et malgré tous ses généraux, qui en jugeoient l'entreprise impraticable, s'ennuyoit fort les soirs, au retour de ses recherches des passages, parce que le cardinal en écartoit le monde à ce dessein, dans l'espérance d'un abandon plus prompt d'un projet, selon eux tous, impossible. Saint-Simon, déjà en grandes et principales charges et faveur, et duc et pair en 1635, cherchant à amuser le Roi, qui aimoit fort la musique, proposa à Mortemart de lui faire entendre Nyert; le Roi le goûta fort, et si bien que Saint-Simon, voyant jour, au retour de ce triomphant voyage, de le mettre auprès du Roi, en parla à M. de Mortemart, qui fut ravi de cette fortune, que Saint-Simon, dans les suites, poussa jusqu'à le faire premier valet de chambre. Son fils, qui lui succéda dans cette charge, fort dissemblable à lui, y laissa le sien, qui le lui fut à lui encore davantage. Il se peut dire que ce fut un saint, et un saint très-aimable, dès sa première jeunesse jusqu'à sa mort. Il eut un fils pareil à lui, qui mourut le même jour

---

1. François de Nyert, fils de Pierre, mort le 14 juin.
2. Le ms. porte cette correction en interligne : « Créé duc et pair en décembre 1650, et reçu en décembre 1663. »

que lui en 1736, et un cadet, qui eut sa charge et sa capitainerie du Louvre.

47. Chavigny et ses intrigues.

(Page 176.)

18 avril 1697[1]. — .... M. Bouthillier, conseiller au parlement de Paris et grand-père de M. de Troyes, fut connu du cardinal de Richelieu, qui le fit secrétaire des commandements de la reine mère, et puis secrétaire d'État à la place de Potier d'Ocquerre, et enfin surintendant des finances conjointement avec Bullion, par la mort duquel, arrivée en 1640, il le demeura seul. Chavigny, son fils, avoit eu dès 1632 sa survivance de secrétaire d'État. C'étoit un homme à tout faire, plein d'esprit, de ruse, de hardiesse et de capacité, et fort au goût et en la main du cardinal de Richelieu, qui s'en servit fort auprès de Monsieur Gaston, auprès duquel il l'introduisit avec divers emplois et diverses fortunes. Jaloux tous deux de la faveur du duc de Saint-Simon, par cela même que tous deux en avoient reçu de signalés services, et ne sachant comment l'éloigner, ils mirent un de ses oncles dans...[2], qu'ils se doutoient bien qui seroit assiégé, et qu'ils laissèrent dépourvu de tout, ce qui étoit aisé à Chavigny, qui avoit la guerre dans son département, qu'il céda depuis à de Noyers[3]. Le succès répondit à leurs espérances ; la place ne put tenir. La faute fut imputée au gouverneur d'une façon cruelle, sans oser pourtant la pousser à bout. Le duc de Saint-Simon soutint son oncle si fermement, qu'il en eut ordre de se retirer à Blaye, d'où il retourna auprès du Roi dès que le cardinal fut mort, plus en faveur que jamais. Le Roi, en mourant, lui en donna une grande marque. Il se défioit avec tant de raison du bon gouvernement de l'État après lui, qu'outre toutes les grandes et sages précautions qu'il prit à cet égard avec une piété si héroïque, qu'il voulut encore disposer de tout ce qui se trouvoit vacant. Il le dicta à Chavigny, et le signa sans le relire lui-même, en l'état où il étoit ; puis dit publiquement au duc de Saint-Simon qu'il avoit disposé en sa faveur de la charge de grand écuyer, vacante depuis l'exécution de Cinq-Mars ; mais Chavigny avoit laissé le nom en blanc, quoique précédé d'un éloge, tant pour essayer de nuire à un homme qu'il avoit déjà éloigné une fois, que pour faire sa cour à la Reine, en lui donnant moyen de disposer de la charge, qu'elle donna en effet au comte d'Harcourt. Chavigny et le surintendant son père furent nommés dans cette même disposition pour être du conseil de régence ; mais tout ce qu'avoit ordonné ce sage prince fut détruit immédiatement après, et le père et le fils éloignés des affaires. Le père mourut retiré chez lui à Pont-sur-Seine, à soixante et onze ans, en

---

1. La première partie de cette Addition est consacrée à l'évêque de Troyes.
2. Le nom de la ville est resté en blanc au manuscrit ; c'est le Câtelet.
3. Ceci est une erreur ; M. de Noyers avait remplacé Abel Servien depuis le mois de février 1636, et Chavigny n'eut jamais le département de la guerre.

1671[1]. Il avoit trois frères : un, évêque d'Aire, mort dès 1625; un, archevêque de Tours, premier aumônier de Monsieur Gaston; et M. de Rancé; tous enfants d'un bon avocat d'Angoulême. De M. de Rancé, qui fut père du fameux et saint abbé de la Trappe, il y aura occasion d'en parler[2]. M. de Chavigny, ainsi écarté, se fourra en tant de brigues et de partis, que le cardinal Mazarin crut en pouvoir tirer de bons services. En effet, rien de plus souple. Lui, la Fronde, Monsieur le Prince, il fut bon à tous, et tous bons à lui; plus néanmoins, en fin politique, au cardinal qu'à nul autre; mais il vouloit tenir à tout, ou le faire accroire, pour en être plus compté. Chemin faisant, il avoit rendu des services essentiels à Monsieur le Prince; mais, comme tout a son terme et son bout, et qu'il falloit se ménager pour durer, il n'en fit qu'un superbe ingrat, qui le traita fort mal, parce qu'il n'en tiroit pas assez à son gré. Chavigny, qui croyoit avoir outre-passé la mesure, et qui comptoit être personnage à être toujours ménagé, ne put s'accoutumer à voir payer ses services de hauteurs et même d'insultes, et en tomba malade. Les amis de Monsieur le Prince lui en firent honte et l'engagèrent à l'aller voir. Il y fut suivi de la fleur de la jeunesse la plus distinguée, qui l'accompagnoit volontiers. Chavigny, ravi et enflé de cet honneur, crut pouvoir entrer en justification dans une occasion si favorable; mais elle fut non-seulement mal reçue, mais encore excita un emportement de Monsieur le Prince, qui ne ménagea ni l'état où se trouvoit Chavigny, ni ne se respecta lui-même. A cet exemple, les plus audacieux de ces petits-maîtres tombèrent en insultes et en mépris sur Chavigny, qui mourut deux jours après, outré de cette visite, sans qu'on pût jamais diminuer sa douleur. Il avoit été grand trésorier de l'Ordre après son père, qui l'avoit été après Morant, trésorier de l'Épargne, qui vit mourir ce fils à quarante-quatre ans, près de vingt ans avant lui. Il laissa quantité d'enfants d'une Phélypeaux, et ceux-là d'autres, dont pas un n'a prospéré ni figuré que les deux évêques de Troyes[3], oncle et neveu, et, si l'on veut, la maréchale de Clérembault, sœur de M. de Troyes.

48. *Claude de Saint-Simon sous la Régence.*
(Page 182.)

3 mai 1693. — M. de Saint-Simon avoit été premier écuyer et premier gentilhomme de la chambre du Roi, grand louvetier à deux reprises, gouverneur et capitaine de Saint-Germain et de Versailles. Il avoit plu-

1. Il y a là une erreur, ainsi que plus bas, dans les mots : « près de vingt ans avant lui. » Claude Bouthillier mourut le 13 mars 1652, et son fils le 11 octobre suivant. Est-ce en transcrivant le P. Anselme, qui, lui-même, s'était trompé et avait dit *1651*, que Saint-Simon a lu *1671*, par mégarde ?

2. Les mots : « il y aura occasion d'en parler, » sont biffés dans le manuscrit; mais la rature est peut-être moderne.

3. *De Troyes* est ajouté en interligne, d'une autre encre, peut-être de la main de Saint-Simon.

sieurs fois commandé la cavalerie dans les armées du maréchal de la Meilleraye, de Monsieur le Prince, etc., et commandé l'arrière-ban général du
Royaume, de cinq mille gentilshommes; et il ne lui resta rien de toutes ces
choses que la qualité de lieutenant général des armées du Roi et le gouvernement (*de Blaye*) dont il est mention ici, non pas même les grandes
entrées, qu'on ne gardoit point alors en quittant la charge qui les donnoit.
Mais ce qu'il eut toute sa vie de si singulier qu'il étoit l'unique, ce fut de
commander de Paris dans son gouvernement de Blaye en tout comme
s'il eût été sur les lieux, et non-seulement de présenter au Roi les sujets
dont il vouloit remplir les places vacantes de son état-major, mais encore
de les ôter et d'en prendre d'autres, comme et quand il lui plaisoit, et
sans dire pourquoi, sans en avoir jamais été refusé; et il l'a fait nombre
de fois, et tout cela jusque dans sa dernière vieillesse. On a cru souvent
que c'étoit un reste de sa faveur sous Louis XIII, que Louis XIV n'avoit
pas voulu lui ôter; mais on s'y est trompé, et ce n'est que de Louis XIV
qu'il a eu cet usage, dont est ci-après l'origine.

À la mort de Louis XIII, il[1] remplit tout ce qui vaquoit en tout genre,
e dicta à Chavigny, secrétaire d'État, le signa, et ne put le retirer lui-
même. Il y nomma M. de Saint-Simon à la charge de grand écuyer,
vacante depuis la mort de Cinq-Mars, le publia, le dit à M. de Saint-
Simon, qui en reçut les compliments et qui en fit toutes les fonctions
aux obsèques du Roi. Ses provisions ne venant point, et pressé par ses
amis sur un si long délai d'expédition, il sut enfin que Chavigny avoit
laissé son nom en blanc et l'avoit rempli ensuite, par ordre de la Reine,
du nom du comte d'Harcourt, que M. de Saint-Simon envoya appeler.
Quoique brave et grand capitaine, il ne jugea pas à propos d'accepter
la partie. La Reine leur envoya des gardes et ne put apaiser M. de
Saint-Simon, qui se défit de toutes ses charges et se maria à Mlle de
Budos, dont le père étoit propre oncle maternel du duc de Montmorency décapité à Toulouse et de Madame la Princesse, mère du grand
prince de Condé, de laquelle cette Mlle de Budos étoit cousine germaine.
Il y avoit de plus beaucoup d'amitié et de liaison entre Monsieur le
Prince et M. de Saint-Simon, qui l'avoit voulu faire succéder au cardinal de Richelieu lors d'une grande maladie dont on crut que ce premier ministre mourroit, et dont Monsieur le Prince lui fut d'autant plus
obligé qu'il ne le sut que longtemps depuis, et par le Roi même. Les
troubles venus, M. de Saint-Simon se retira à Blaye, et le parti de
Monsieur le Prince d'alors, qui étoit le héros et le fils de celui dont on
vient de parler, ne douta point que tant de raisons d'amitié ancienne,
de parenté si proche et de mécontentement si juste et si vif, ne leur
mît entre les mains une place qui partageroit le Royaume à la rivière
de Loire, entre la cour et Monsieur le Prince, et lui seroit encore d'un
si grand usage, par la Gironde qu'elle commande jusqu'à Bordeaux;
mais le parti se trompa, et tout ce qu'il mit en œuvre de flatteries et

---

1. *Il* a été corrigé après coup en *ce prince*.

de caresses fut inutiles (*sic*), ainsi que les plus grandes offres réitérées d'Espagne. Le duc de Saint-Simon, ne recevant rien de la cour et ne voulant pas piller la province, fondit du canon, paya la garnison, se fortifia de cinq cents gentilshommes qu'il entretint, et se soutint de la sorte, trois ans durant, à ses dépens, comme bloqué de loin, mais de toutes parts. La cour, arrivée en Guyenne, aussi contente d'un service aussi grand que peu attendu, et dans le desir de se conserver une place si aisément, puisqu'elle ne payoit rien, et en même temps d'une si grande importance, dépêcha à Blaye le marquis de Saint-Maigrin, chevalier du Saint-Esprit, avec des lettres du Roi, de la reine sa mère et du cardinal Mazarin, avec offre du rang de prince étranger, tel que M. de Bouillon venoit de l'obtenir, d'un bâton de maréchal de France, et de telle autre grâce qu'il voudroit demander; mais il ne put être touché de rien. Saint-Maigrin lui représenta que, le péril passé, on ne se soucieroit plus de lui. « Je m'y attends bien, dit-il ; mais il ne sera pas dit que je donne cette prise sur moi, que de laisser soupçonner d'avoir vendu ma fidélité. » Il fut inébranlable, refusa tout, et manda au Roi et à la Reine qu'il ne manqueroit jamais au fils et à la veuve du Roi son maître et son bienfaiteur. Il tint parole et se satisfit du plaisir de bien faire et de faire sentir aux vivants que ce n'étoit que pour soi-même et pour celui qui n'étoit plus. Saint-Maigrin la lui tint aussi : car, les troubles finis, on ne lui donna rien, et lui ne demanda quoi que ce fût ; mais Louis XIV, quoique bien jeune, ne l'a jamais oublié, et, sans lui avoir jamais fait de grâces, il lui marqua une constante considération et le distingua uniquement dans son gouvernement, comme il a été dit. Il l'avoit même assuré que son fils l'auroit après lui, étant buté alors à refuser les survivances ; et peu après sa mort, son fils ayant trouvé quelque difficulté à faire recevoir ses ordres de Paris à Blaye, comme ceux de son père, Châteauneuf, secrétaire d'État de la province, écrivit ceux du Roi si nettement, que le fils en a toujours usé depuis, sans aucune difficulté, comme avoit fait son père, excepté les changements de l'état-major. La curiosité de ces faits les a fait mettre ici, auxquels on peut ajouter la défection de ce même comte d'Harcourt, qui, revêtu du rapt d'un office de la couronne fait au duc de Saint-Simon, et commandant l'armée du Roi en Guyenne, en partit furtivement, débauchant les officiers, s'alla jeter dans Brisach, tenta le soulèvement de l'Alsace dans le même temps que l'autre signaloit sa fidélité, et, profitant en entier des conjonctures, ne s'accommoda qu'à condition d'avoir le gouvernement d'Anjou sur le pied des grands, qui, avec la charge, sont encore l'un et l'autre dans sa postérité masculine, sans en être sortis depuis.

49. Beringhen et la charge de premier écuyer.
(Pages 182 et 192.)

1ᵉʳ janvier 1685. — Monsieur le Premier s'appeloit Beringhen. Il y a un lieu de ce nom près de Nimègue, qui ne leur a jamais appar-

tenu, et d'où ils sont. Le père de celui-ci étoit à un gentilhomme de
Normandie, chez qui Henri IV dîna dans les dernières guerres de la
fin de la Ligue, et trouva ses armes si propres et si bien entretenues,
qu'il voulut savoir qui des domestiques de la maison en prenoit soin :
c'étoit Beringhen, et le Roi, qui étoit curieux en armes, dont il se savoit si bien servir, le prit à la prière du gentilhomme. Dans les suites,
il devint premier valet de chambre de Marie de Médicis, et son fils le
fut du Roi. Ce fils, dont il s'agit ici, étoit homme d'un grand sens, et qui
fut mêlé dans tant de choses de la plus intime confidence d'Anne d'Autriche, qu'il en fut chassé, et qu'il étoit aux Pays-Bas à la mort de
Louis XIII. Ce prince, qui mourut en héros et en saint, et qui se défioit avec tant de raison de la Reine et de Monsieur pour un bon gouvernement après lui, y pourvut aussi sagement et exactement qu'inutilement, et remplit par son testament tout ce qui étoit vacant ; et comme
la charge de grand écuyer l'étoit depuis l'exécution de Cinq-Mars, il la
donna au duc de Saint-Simon, son favori, son premier écuyer, et qui
avoit été premier gentilhomme de sa chambre. Il le lui dit publiquement, et le duc de Saint-Simon reçut les compliments de toute la cour.
Le Roi étant mort trois ou quatre jours après, Chavigny, secrétaire
d'État, qui avoit tenu la plume, dit à la Reine qu'il avoit laissé le nom
du duc de Saint-Simon en blanc, bien qu'accompagné d'un éloge que le
feu Roi avoit dicté, pour qu'il tînt la charge d'elle autant que du Roi,
ou que, si elle en vouloit nommer un autre, elle pût par là s'acquérir
une créature considérable. Elle nomma le comte d'Harcourt, qui l'en
paya bien depuis quand il abandonna l'armée du Roi en Guyenne pour
faire révolter l'Alsace, dont on ne le tira qu'avec le gouvernement d'Anjou mis sur le grand pied, tandis que le duc de Saint-Simon sauva la
Guyenne par Blaye, et ne voulut ni des honneurs de prince étranger,
ni du bâton de maréchal de France, quoique Saint-Maigrin, chevalier
de l'Ordre, lui vint offrir de la part de la cour, et ne voulut pas que
sa fidélité parût achetée. Il fit les fonctions de grand écuyer aux obsèques : après quoi, au lieu de lui envoyer ses provisions, le comte d'Harcourt fut déclaré. Il le fit appeler, et ils eurent longtemps des gardes.
Beringhen, à la nouvelle de la mort du Roi, étoit revenu à la cour, mieux
que jamais avec la Reine, pour qui il avoit été chassé, et, profitant du
dépit du duc de Saint-Simon, qui voulut vendre sa charge, il l'acheta
quatre cent mille livres, à la grande surprise de tout le monde de le
voir premier écuyer. C'étoit un fort homme d'honneur, heureux en enfants, en alliances, en amis, en conduite, qui couronna sa vie par une
sage et digne retraite chez lui, à Paris, où, à ses heures, il vit jusqu'à
sa mort les gens les plus distingués, jusque-là que, n'étant plus en état
d'aller à Versailles, une fois l'an, voir le Roi, comme il avoit fait d'a-
bord, le duc de Beauvillier eut ordre de lui mener les enfants de France.
Lorsqu'il vendit sa charge de premier valet de chambre, il n'en conserva pas les entrées, outre que ce n'étoit pas l'usage alors, et ce ne
fut que depuis qu'il eut ce brevet d'affaires ou de secondes entrées

qu'il fît passer à son fils. C'est encore ce sage vieillard qui, de sa retraite à Paris, étant allé voir le Roi à Versailles, qui prit plaisir à lui en
montrer les beautés, lui dit pour toutes louanges que Versailles étoit un
favori sans mérite. C'est encore lui qui, apprenant la ridicule dispute
entre sa belle-fille et la duchesse de Brissac Saint-Simon, à qui recu-
leroit dans une rue fort étroite où leurs carrosses ne pouvoient passer,
et où elles restèrent paisiblement cinq heures, l'une alléguant sa housse,
l'autre le carrosse du Roi dont elle se servoit par la charge de son mari,
alla lui-même la faire reculer et faire excuse à Mme de Brissac.

50. *La marquise de Saint-Simon et sa sœur.*

(Page 195.)

11 septembre 1693. — Le marquis de Portes Budos, vice-amiral et
chevalier de l'Ordre, tué au siége de Privas allant être maréchal de
France et surintendant des finances, étoit frère de la connétable de
Montmorency mère de Mme la princesse de Condé et de M. de Montmorency, décapité à Toulouse, 1632. Il avoit épousé une sœur du duc
d'Uzès, dont il ne laissa que deux filles, et sa veuve se remaria au
marquis de Saint-Simon, chevalier de l'Ordre, frère aîné du duc de
Saint-Simon, qui épousa la seconde fille de sa belle-sœur. Sa beauté
et sa douceur la lui firent préférer à l'aînée, qui, laide et méchante, ne
lui pardonna jamais et lui fit toute sa vie du pis qu'elle put. Sa sœur ne
laissa qu'une fille, qui fut la première femme du duc de Brissac, frère
de la dernière maréchale de Villeroy, parfaitement belle. La mère mourut en [1670], allant être dame d'honneur de la Reine, et la fille, sans
enfants, en 1683 [1]. Mlle de Portes étoit donc sans contrainte pour son
héritage, et fort caressée de M. le prince de Conti, du père duquel
elle étoit cousine germaine. Elle lui donna donc ses terres, qui étoient
belles et grandes, en Languedoc, avec stipulation que le sceau de M. le
prince de Conti dont on s'y serviroit seroit mi-parti de Bourbon et de
Budos. Il est aisé de croire que cette condition fut mal tenue. Sa mère
vivoit encore.

51. *Duel du duc de Saint-Simon et du marquis de Vardes.*

(Page 215.)

3 septembre 1688. — M. de Vardes s'appeloit du Bec-Crespin, et
[étoit] un des hommes de France le mieux fait, le plus adroit, de la
meilleure grâce et le plus galant. Son père avoit épousé Jacqueline de
Bueil, qui avoit eu d'Henri IV, avant ce mariage, le comte de Moret,
légitimé, pourvu d'abbayes, tué à Castelnaudary, dans le parti de Monsieur Gaston, où M. de Montmorency fut pris, qu'on n'a jamais retrouvé,
et qu'on a dit être ermite. M. de Vardes étoit donc son frère de mère.

1. Lisez : « 1684 ».

Il épousa la fille de Nicolay, premier président de la Chambre des comptes. Son âge et ses talents le mirent fort avant dans le monde et dans les bonnes grâces du Roi, qui lui fit beaucoup de bien. Il lui donna le gouvernement d'Aigues-Mortes, l'Ordre à la promotion de 1661, et le fit capitaine des Cent-Suisses de sa garde ; mais les dames, les intrigues et l'ambition le perdirent. Il fut du complot de la comtesse de Soissons pour exciter la Reine sur les amours du Roi ; il fut découvert, et il fut perdu ; il lui en coûta sa charge et plus de vingt-cinq ans d'exil en Languedoc. Il en revint si rouillé, qu'il en surprit tout le monde et conserva toujours du provincial. Le Roi ne revint jamais qu'à l'extérieur, et encore fort médiocre, quoiqu'il lui rendit enfin un logement et ses entrées. — Il avoit eu, pendant la Régence, un démêlé avec le duc de Saint-Simon, pour un dévolu sur un bénéfice entre deux de leurs parents. Monsieur le Prince s'en mêla, puis leur rendit leurs paroles, et, à la fin, quand ils crurent cela oublié, ils convinrent de se battre à la porte Saint-Honoré, comme par une querelle de cochers. Ce matin-là, M. de Saint-Simon fit plusieurs visites, alla chez la Reine, fit semblant, au sortir de chez elle, d'aller faire des visites avec le maréchal de Gramont, puis fit semblant, en descendant avec lui, d'avoir oublié de parler à quelqu'un et remonta, puis entra dans son carrosse, avec la Roque Saint-Chamans (sic), qui commandoit son régiment, et fut au rendez-vous, où le carrosse de Vardes caracola le sien, et grands coups de fouets des cochers. Ils sautèrent à bas chacun avec leur second, et Vardes fut désarmé et blessé. M. de Saint-Simon lui voulut faire demander la vie ; Vardes, sans la demander, le piqua de générosité. Ils montèrent ensemble dans le carrosse du duc de Saint-Simon, qui le remena chez lui. En chemin, il pensa s'évanouir. Aussitôt, grand bruit à la cour et à la ville : M. de Saint-Simon fut au cercle, et cela passa pour une rencontre et une querelle de cochers de deux hommes qui ne s'aimoient point. M. de Saint-Simon en fut quitte pour cela ; mais Vardes fut mis à la Bastille, et y demeura plusieurs jours, non [1] sans dépit du succès du combat ou de sa suite. Il ne l'a pardonné au duc de Saint-Simon qu'en sa dernière maladie, qui fut longue, sans néanmoins qu'il y ait eu entre eux la plus petite chose depuis ce combat ; et dans cette maladie, il fit prier M. de Saint-Simon de l'aller voir, puis d'y retourner ; il le vit très-souvent et se réconcilia parfaitement. C'est sa fille, extrèmement riche et unique, que le duc de Rohan préféra [2] à la fille et à la charge du duc de Créquy : ce que le Roi ne lui pardonna jamais. La célèbre maréchale de Guébriant étoit sœur du père de Vardes.

52. Retour subit du Roi à Versailles.

(Page 235.)

9 juin 1693. — Le motif et le succès d'un si prompt retour et en de telles circonstances, passent le but de ces *Additions*. La surprise fut ex-

1. *Non* est en interligne. — 2. *Préféra* est aussi au-dessus de la ligne.

trême et générale, ainsi que le dépit de M. de Luxembourg. Le prince
d'Orange ne le put croire assez longtemps, parce qu'il se voyoit perdu
sans ressource dans son camp de Parc, d'où il ne pouvoit faire aucun
mouvement devant les deux armées, ni soutenir l'attaque de l'une des
deux, comme il l'écrivit au prince de Vaudémont à Bruxelles. Ce fut la
dernière des campagnes du Roi.

53 et 54. *Le marquis de la Valette.*
(Page 240.)

17 mai 1684. — M. de la Valette étoit bâtard de M. d'Épernon.

16 février 1695. — Ce M. de la Valette étoit fils d'autre M. de la
Valette, bâtard du premier et grand duc d'Épernon. Il fut lieutenant
général de l'armée navale des Vénitiens, en 1645, puis servit de lieutenant général en Guyenne, et y fut tué, en 1650, durant les troubles de
Bordeaux. Il ne laissa de la fille d'un président Aymar, au parlement de
Provence, que ce fils, qui n'eut point de postérité, et une fille, aussi
sans postérité de M. Fieubet, premier président au parlement de Toulouse. Il mourut aussi sans postérité de la veuve d'Espenan, si connu
à la guerre et à la cour de son temps, et si bien établi, qui étoit sœur
de M. de Fontrailles-Astarac, gouverneur et sénéchal d'Armagnac. Le
bien de M. de la Valette passa à la fille du premier lit de sa femme,
qui épousa un Rochechouart d'auprès de Toulouse, qui donna le nom
de Rochechouart-Fontrailles à cette branche, pour la distinguer des autres de cette nombreuse maison.

55. *Le prince de Lillebonne.*
(Page 253, note 2.)

12 janvier 1694. — M. de Lillebonne étoit frère cadet du père du duc
d'Elbœuf et aîné du père du prince d'Harcourt. Ses filles firent figure à
la cour par la faveur de Monseigneur, en laquelle Mme la princesse de
Conti les introduisit, et par la considération du Roi, de Mme de Maintenon et des ministres, qu'elles se surent attirer. Leur mère, sœur de
M. de Vaudémont, favori des plus grands ennemis du Roi, étoit, comme
lui, bâtarde du duc Charles IV de Lorraine, célèbre par ses infidélités,
et de Mme de Cantecroix. M. de Lillebonne avoit fort servi avec distinction dans les troupes de son beau-père, et après dans celles du Roi; du
reste, décrié partout, et le plus hardi menteur de son temps. Il laissoit,
pour des maîtresses, manquer du nécessaire sa femme, qui avoit de la
vertu et de l'intrigue, jusqu'à manquer de pain, au point que M. de
Louvois lui a souvent envoyé à dîner et de l'argent.

56. *Monseigneur devant Heilbronn.*
(Page 265.)

8 août 1693. — Ce fut Monsieur le Premier, Saint-Pouenge et

Chamlay, entraîné par eux, qui empêchèrent Monseigneur d'attaquer les retranchements d'Heilbronn, quoi que M. le maréchal de Lorge pût dire et faire, et bien des officiers généraux avec lui.

57. M. de Clermont-Tonnerre, évêque de Noyon.

(Page 281, note 1.)

28 février 1699. — Ce Monsieur de Noyon fourniroit un livre par ses faits et ses dits. Toutefois ils sont tels qu'on en rapportera ici quelques-uns, à mesure qu'ils viendront à l'esprit.

C'étoit un homme d'esprit et de savoir, mais d'un savoir brouillé et confus, homme d'honneur et de bien, et bon évêque, charitable, résidant, appliqué à ses devoirs et gouvernant bien et sagement ; fort (sic) au demeurant de vanité de toute espèce, et ne s'en contraignant point [1]. Il disoit qu'il étoit devenu évêque comme un coquin, à force de prêcher, et appeloit beaucoup d'évêques *évêques du second ordre*. A ceux-là il répondoit *Monsieur* quand ils l'appeloient *Monseigneur*, et *Monseigneur* quand ils lui disoient *Monsieur*. Il appeloit souvent le pape *Monsieur de Rome*, et assuroit que si *Monsieur de Rome*, se trouvant à Noyon, y vouloit faire des fonctions sans sa permission, il l'en empêcheroit très-bien.

Monsieur de Noyon avoit boisé tout son appartement de Noyon, point en brun, et, dans tous les cadres, c'étoit deux clefs en sautoir dans un manteau ducal avec la couronne, sans pas un chapeau d'évêque, et cela répété partout. Aux deux côtés de sa galerie, il avoit mis une grande carte généalogique, avec cette inscription : *Descente des empereurs d'Orient*, en l'une, et en l'autre, *d'Occident*, *de la très-auguste maison de Clermont-Tonnerre ;* et au milieu un grand tableau, qu'on eût pris pour un concile, sans deux religieuses qui le fermoient ; et il disoit que c'étoit les saints et les saintes de sa maison. Dans sa chambre à coucher, il avoit sur sa cheminée ses armes avec tous les honneurs temporels et ecclésiastiques qui se peuvent rassembler, et se délassoit devant son feu à contempler ce trophée ; et tout le vaste parterre de sa maison abbatiale de Saint-Martin de Laon n'étoit que ses armes en buis, avec ses honneurs autour.

Il fit un trait énorme à M. de Hurlay, alors archevêque de Paris et point encore duc. Il entroit dans la cour de Saint-Germain dans son carrosse, et passa auprès de Monsieur de Paris, qui y entroit aussi à pied. Le voilà à crier à son cocher, et Monsieur de Paris à aller à lui, ne doutant pas qu'il ne criât ainsi pour mettre pied à terre. Point du tout : il s'élance, saisit la main de Monsieur de Paris, fait avancer au pas et le mène en laisse jusqu'au bas de l'escalier. Monsieur de Paris pensa mourir de rage, et toujours Monsieur de Noyon à le complimenter,

---

1. Cette phrase est peu claire ; le copiste employé par Saint-Simon a sans doute mal lu ou omis quelque mot.

et le tint toujours de la sorte. Jamais Monsieur de Paris ne le lui a bien pardonné. Longtemps après, Monsieur de Noyon, qu'on avoit rapatrié avec lui et qui l'alloit voir, trouva mauvais que Monsieur de Paris ne lui rendît point de visites, qui s'étoit mis sur le pied de n'aller guère chez personne, et lui fit ordonner par le Roi de l'aller voir; aussi s'en vengea-t-il cruellement en apprenant à Monsieur de Noyon ce dont il ne s'étoit point aperçu, et que personne n'avoit voulu lui dire, de la dérision de l'abbé de Caumartin dans sa harangue, lorsqu'il le reçut à l'Académie, dont on a vu l'histoire en son lieu.

Au repas que le cardinal d'Estrées donna à la réception au Parlement de Monsieur de Laon, son neveu, on avoit mis deux cadenas pour Monsieur le Prince et Monsieur le Duc, qui est mort le dernier Monsieur le Prince. On s'attendoit qu'ils les ôteroient; mais Monsieur de Noyon, qui crut peu s'y devoir fier, en prit le soin, et, regardant ces princes en les ôtant : « Messieurs, dit-il, il est plus aisé d'en ôter deux que d'en faire venir quinze ou seize, pour ce que nous sommes ici de pairs. »

Monsieur le Prince le héros étoit trop goutteux pour conduire, et en faisoit le compliment, duquel Monsieur son fils prit peu à peu la coutume. Il le fit donc un jour à Monsieur de Noyon, en lui disant : « Vous ne voulez pas qu'on vous conduise ? — Moi, répondit vivement le Noyon, point du tout; c'est vous apparemment, Monsieur, qui me le voulez faire accroire. » Sur cela, Monsieur le Duc, fort étonné, se met à le conduire, et l'autre se laissa conduire jusqu'au bout, et s'est toujours laissé conduire depuis, sans que les princes du sang lui aient plus hasardé ce : « Vous ne voulez pas qu'on vous reconduise ? » Sortant longtemps après de chez ce même Monsieur le Duc, devenu alors Monsieur le Prince, qui le conduisoit, M. de la Suze, archevêque d'Auch, qui sortoit en même temps, fit des compliments à Monsieur le Prince; Monsieur de Noyon, se tournant à Monsieur d'Auch « Ce n'est pas vous, Monsieur, lui dit-il, mais moi, que Monsieur le Prince conduit; je vous en avertis; » puis acheva de le laisser conduire.

Il en fit un autre, à propos de conduite, qui fut étrange. Il étoit à Versailles, chez la chancelière de Pontchartrain, avec bien du monde. Comme il s'en alla, Madame la chancelière et sa belle-fille, sœur du comte de Roucy, se mirent à le conduire; vers le milieu de la chambre, il se tourne à elles, et, d'un air souriant, prend Mme de Pontchartrain par la main et la prie de n'aller pas plus loin, et laisse faire Madame la chancelière. Ces dames allant toujours, il se retourne vers la porte, et dit à Mme de Pontchartrain : « Vous, Madame, qui êtes ma parente, en voilà trop, et je ne veux pas absolument que vous alliez plus loin. » Puis, regardant la chancelière : « Pour Madame, ajouta-t-il, elle fait ce qu'elle doit; » et la laissa aller tant qu'elle voulut. Toutes deux demeurèrent confondues, et la compagnie fort embarrassée, qui baissa les yeux au retour de la chancelière, fort rouge et fort silencieuse; et on en rit bien après qu'on fut sorti de là.

Au pénultième lit de justice du Roi, les cardinaux prétendirent précéder les pairs ecclésiastiques. Ils se fondoient sur les derniers exemples des cardinaux de Richelieu et Mazarin, et sur d'autres encore. Les pairs ecclésiastiques réclamoient leurs droits, usurpés par autorité et par violence. Monsieur de Noyon soutint presque seul le choc d'une part, et les cardinaux de Bouillon et Bonzy de l'autre, et l'affaire s'échauffa. Monsieur de Noyon, tout publiquement, dit au Roi que les cardinaux étoient une chimère d'Église, et MM. de Bouillon une chimère d'État, qui ne pouvoient se mesurer en réalité à l'épiscopat ni à la pairie, et qu'ayant toujours disputé à deux cardinaux qui gouvernoient tout, ils ne céderoient pas à deux cardinaux qui ne gouvernoient rien. Le cardinal de Bouillon fut outré pour sa vade[1], et jeta les hauts cris. Il voulut exciter le cardinal Bonzy, qui lui répondit froidement que ce qu'il trouvoit de pis dans le propos de Monsieur de Noyon, c'est que le cardinal de Bouillon ni lui, Bonzy, ne gouvernoient en effet pas grand'chose. Monsieur de Noyon cependant s'applaudissoit de son bon mot, et le répétoit à tout le monde. Il l'emporta sur les cardinaux, qui, de dépit, n'ont plus paru depuis à aucun lit de justice. Le cardinal Dubois essaya de donner atteinte au jugement du feu Roi et voulut précéder les pairs ecclésiastiques au lit de justice qui fut tenu de son temps; mais il n'en put venir à bout, et s'abstint de s'y trouver.

Il lui arriva une fois[2] d'avoir grande envie de pisser, qu'il se trouvoit, un jour de grande fête, pontificalement revêtu, dans le chœur de sa cathédrale. Il n'en fit pas à deux fois; il se mit en marche, sa chape tenue des deux côtés par le diacre et le sous-diacre, sort à la porte en cet état; ainsi assisté, troussa sa jaquette, se soulagea, et revint pontificalement à sa place. Une autre fois, la même envie lui prit à Versailles, comme il passoit dans la tribune, qui, du temps de la vieille chapelle, servoit de passage de l'aile neuve au reste du château. Il ne s'en contraignit pas, et se mit à pisser par la balustrade. Le bruit de la chute de l'eau de haut, en bas sur le marbre dont la chapelle étoit pavée, fit accourir le suisse de la porte de l'appartement, qui fut si indigné du spectacle, qu'il alla quérir Bontemps, premier valet de chambre de confiance et gouverneur de Versailles, qui accourut tout essoufflé et qui joignit Monsieur de Noyon, qui passoit l'appartement et ne demandoit pas son reste. Le bonhomme le querella, et Monsieur de Noyon, tout Noyon qu'il étoit, se trouva fort empêché de sa personne. Le Roi en rit beaucoup, mais il eut la considération pour lui de ne lui en point parler.

Le Roi s'en amusoit fort et prenoit plaisir à lui parler à son dîner et à son souper, à le mettre aux mains avec quelqu'un, et, faute de ces occasions, à l'agacer. Il en fut un jour rudement payé. C'étoit quelques années après la mort de Mme la dauphine de Bavière, et longtemps

---

1. Le copiste a lu *rade*, au lieu de *vade*, terme familier à Saint-Simon; voyez la même location : *pour sa vade*, au tome IX des *Mémoires*, p. 397. *Vade* « signifie figurément, dit Furetière, l'intérêt que chacun a dans une affaire. »

2. Ici est ajouté en interligne : *à ce M. de Noyon.*

avant le mariage de celle de Savoie. L'appartement de la Reine, où cette première dauphine étoit morte, avoit toujours été fermé depuis. Le Roi le fit ouvrir, pour y exposer à la vue des courtisans des ornements superbes qu'il avoit fait faire pour l'église de Strasbourg, et cela donna lieu à beaucoup de raisonnements sur Mme de Maintenon, dont on crut que le mariage 'alloit être déclaré, et qu'on avoit rouvert l'appartement de la Reine, sous le prétexte de ces ornements, pour y accoutumer le monde et y mettre après la reine déclarée; et la vérité est que cela ne tint alors qu'à un filet, et que l'affaire étoit faite, si Monsieur de Meaux et Monsieur de Paris, Harlay, que cela perdit après de crédit et de faveur, eussent pu être gagnés à décider que le Roi y étoit obligé en conscience. Dans ce temps-là précisément, le Roi, badinant à son dîner Monsieur de Noyon sur toutes ses dignités et ses honneurs, et sur ce qu'il devoit être l'homme du monde le plus satisfait de soi-même, Monsieur de Noyon entra dans cet amusement du Roi, et conclut que toutefois il manquoit encore une seule chose à son contentement. Le Roi, qui ne douta pas qu'il n'eût envie de mettre le chapeau en avant, et qui plaisantoit toujours avec lui sur le peu de cas qu'il disoit faire du cardinalat, le poussa à plusieurs reprises, pour le faire expliquer. A la fin, il le fit par une énigme fort claire, et dit au Roi que ce qu'il desiroit ne pouvoit être que quand la justice de S. M. auroit couronné la vertu. Véritablement, ce fut un coup de foudre. Le Roi baissa la tête sur son assiette, et n'en ôta les yeux de tout le reste du dîner, qu'il dépêcha fort promptement. J'étois à côté de Monsieur de Noyon, qui d'abord piétina, se pavanant et regardant la compagnie; mais chacun, les yeux bas, ne se permettoit que des œillades à la dérobée, lui fit apercevoir de l'extrême embarras du Roi et de tous les assistants. Il ne dit plus pas un mot, et badinoit avec sa croix de l'Ordre, en homme fort déconcerté; et personne ne trouva le reste du dîner plus long que le Roi et lui. Il arriva pourtant que Mme de Maintenon ne put lui savoir mauvais gré d'avoir déclaré si à brûle-pourpoint son desir d'être son grand aumônier, et qu'il n'en fut pas plus mal avec le Roi.

Le Roi lui fit une malice fort plaisante. Monsieur de Noyon étoit fort des amis du premier président de Harlay, qu'il avoit apprivoisé au point de l'aller voir aux heures les plus familières et de manger chez lui sans être prié, quand il vouloit. Le Roi lui demanda un jour si le premier président faisoit bonne chère. « Mais, Sire, répondit-il, assez bonne, une bonne petite chère bourgeoise. » Le Roi rit et mit ce mot en réserve. Quatre jours après, le premier président étant venu parler au Roi dans son cabinet, le Roi lui rendit le propos de Monsieur de Noyon, qui le piqua au point où on le peut croire du plus faux et du plus glorieux des hommes. Il ne dit mot, et attendit Monsieur de Noyon à venir. Il ne tarda pas, et sur l'heure du dîner. Le premier président fut au-devant de lui en grandes révérences, et lui demanda, avec son hypocrite humilité, ce qu'il lui plaisoit lui commander. Monsieur de Noyon, bien étonné de l'accueil, lui demanda à son tour ce qu'il lui vouloit dire d'un style si nouveau pour lui, qui venoit lui demander à dîner. « A dîner! répondit le premier président. Nous ne faisons céans qu'une petite chère bourgeoise, qui convient à des bourgeois comme nous, et qu'il ne nous appartient pas de présenter à un prélat aussi distingué par sa dignité et par sa naissance. » Réplique de Monsieur de Noyon, qui sentit bien que le Roi l'avoit trahi. Duplique du premier président. Tant qu'enfin Monsieur de Noyon dit que cette plaisanterie étoit belle et bonne, mais qu'il avoit renvoyé son carrosse. « Qu'à cela ne tienne, répondit le premier président; vous en aurez un tout à cette heure. » Et tant fut procédé, qu'il le renvoya dans le sien, et sans dîner. Monsieur de Noyon, bien en peine, fit parler au premier président, dans l'espérance de tourner la chose en plaisanterie, mais il se trouva qu'elle n'eut aucun lieu; tellement que Monsieur de Noyon alla au Roi, qui, après avoir bien ri de la farce qu'il s'étoit faite et laissé Monsieur de Noyon plusieurs jours bien en peine, lui promit enfin de raccommoder ce qu'il avoit gâté, et le raccommoda en effet. Le premier président n'osa ne pas vivre avec Monsieur de Noyon différemment de ce qu'il avoit fait, parce que le Roi, qui, pour se divertir, avoit fait la brouillerie, avoit voulu sérieusement les raccommoder; mais l'orgueil du personnage n'en put jamais revenir[1].

Monsieur de Noyon eut une maladie qui le mit à la dernière extrémité à Paris. Avant de recevoir ses sacrements, il envoya prier le nonce de lui donner la bénédiction apostolique. Cela fut trouvé fort étrange, surtout d'un évêque qui appeloit quelquefois le pape *Monsieur de Rome*. Il guérit, mais pour peu d'années; et quand il le fut, le Roi le réprimanda de la singularité de sa dévotion, moins que cela ayant souvent profité à la cour de Rome pour étendre sa juridiction.

On en diroit bien d'autres sur Monsieur de Noyon; ce peu suffit pour faire connoître un homme dont on parlera encore longtemps. Mais il en faut encore dire une, outre le dais brisé qu'on l'accusoit de porter avec lui en voyage.

On a vu, dans la suite de ces remarques, quelle étoit la duchesse de Pecquigny. Chaulnes et d'autres terres à elle sont du diocèse de Noyon, et il s'étoit formé une assez grande amitié entre eux, qui dura plusieurs années, et jusqu'à une visite que Monsieur de Noyon lui rendit, où ils parlèrent de rangs. Monsieur de Noyon lui dit que, s'il pouvoit être marié, sa femme passeroit devant elle. Mme de Pecquigny soutint le contraire. Monsieur de Noyon allégua l'ancienneté de sa pairie; Mme de Pecquigny, qu'elle étoit duchesse, et qu'il n'étoit que comte. Tant fut procédé, qu'ils s'échauffèrent si bien sur ce bel être de raison qu'ils se séparèrent brouillés; et ce qu'il y eut de plus beau, c'est qu'ils le demeurèrent.

1. Cette anecdote avait été insérée, dès 1701, dans les *Annales de la cour et de Paris pour les années* 1697 *et* 1698, de G. des Courtilz de Sandras, tome I, p. 186-188.

On prétend qu'il conduisoit son neveu, même enfant, à son carrosse, comme étant son aîné ; mais ce qui est certain, c'est que se trouvant chez lui avec l'abbé de Tonnerre, mort évêque de Langres, et M. de Chatte, mort évêque de Laon, et qui l'étoit déjà, quelqu'un qui arriva lui dit qu'il le trouvoit là en famille. « En famille ! reprit-il, oui, en famille : voilà Monsieur, en montrant l'abbé, qui est de ma maison ; » puis montrant l'évêque : « Et Monsieur qui s'en dit. Oui, en famille, Monsieur, en famille. » Le pauvre Laon fut démonté et ne répliqua ni ne leva le siége. Mais, à la fin, en voilà assez.

58. *Le comte d'Auvergne, colonel général de la cavalerie.*
(Page 282.)

1ᵉʳ mars 1692. — Il y avoit longtemps que M. du Maine vouloit la charge du comte d'Auvergne, qui, sorti des dégoûts sur cette charge dont M. de Louvois l'avoit toujours accablé, se le trouva encore plus par cette raison ; mais, quoique sa fermeté à ne se vouloir point défaire de la charge lui en attirât de toutes les sortes, il tint toujours bon, et la conserva enfin dans sa maison.

59. *M. de Châteaurenard, fils du premier médecin d'Aquin.*
(Page 285.)

19 mars 1706. — Châteaurenard étoit un président en la Chambre des comptes[1], dont tout le mérite consistoit à être fils de d'Aquin, et qui, depuis que ce premier médecin fut chassé, eut défense de paroître pendant longtemps, puis fut souffert dans les galeries de Versailles, et qui prit enfin son parti de vendre une charge qui ne lui pouvoit servir à rien qu'à essuyer des mépris. Un autre auroit eu de quoi se consoler avec son bien, comme il le fit, mais beaucoup plus par une très-belle femme qu'il avoit, et encore plus vertueuse, pieuse, estimée, et de beaucoup d'esprit et de sens. Il acheva une longue vie dans une parfaite obscurité.

60. *D'Aquin et Fagon, premiers médecins du Roi.*
(Page 287.)

2 novembre 1693. — D'Aquin étoit fort ignorant et fort intéressé, et devoit sa fortune à Mme de Montespan. Sa faveur avoit toujours paru la même ; mais le Roi se lassoit de lui, et étoit poussé par Mme de Maintenon pour Fagon, qui avoit eu soin des enfants du Roi pendant qu'elle en étoit gouvernante, et qu'elle avoit depuis fait premier médecin des enfants de France. D'Aquin s'acheva de perdre en pressant

1. Lisez : *du Grand Conseil.*

trop le Roi de donner à son fils, agent du clergé, l'archevêché de Tours. On remarqua que, la veille qu'il fut chassé, le Roi lui parla pendant tout son souper et le traita à merveilles. L'ordre étoit donné à Pontchartrain de l'aller congédier avant le lever. Cet abbé d'Aquin mourut évêque de Sécz, et avoit beaucoup d'esprit, de savoir et d'application; très-bon évêque, mais voulant dominer. Fagon étoit le plus savant homme en tout genre de science de son métier qu'il y eût, et le plus grand médecin, savoit beaucoup d'autres choses, avoit infiniment d'esprit et d'agrément dans l'esprit; excellent courtisan, fort respectueux envers les seigneurs, et le demeura dans la grande considération où il parvint; point intéressé, mais dominateur despotiquement des médecins et de la médecine; une figure hideuse, un accoutrement singulier, et singulier en tout son vivre, asthmatique, bossu, et une grande connoissance des gens, qui lui arrachoient (*sic* quelquefois des apophthegmes.

61. Mort de M. de la Vauguyon.
(Page 290.)

29 novembre 1693. — La Vauguyon, chevalier de l'Ordre, conseiller d'État, plusieurs fois ambassadeur, se tue chez lui de deux coups de pistolet, après diverses folies. Il n'avoit ni bien ni enfants. — Après diverses folies, se tue de deux coups de pistolet, chez lui, à Paris, dans son lit. Il étoit chevalier de l'Ordre de 1688, conseiller d'État d'épée, et avoît eu plusieurs ambassades; fort gueux, bien de l'esprit et de la galanterie; veuf et sans enfants; très-petit et simple gentilhomme [1].

62. Madame de Beauvais.
(Page 291.)

14 août 1690. — Cette Mme de Beauvais étoit une créature de beaucoup d'esprit, d'une grande intrigue, fort audacieuse, qui avoit eu le grapin sur la reine mère, et qui étoit plus que galante. On lui attribue d'avoir la première déniaisé le Roi à son profit, qui a toujours eu de l'amitié et de la considération pour elle et pour les siens. Ce fut elle qui amena et qui avança fort la fortune de Fromenteau, qu'on vient de voir compris dans la promotion de l'Ordre de 1688, sous le nom de la Vauguyon, et qui, après avoir longtemps vécu avec elle et à ses dépens, resta toujours depuis son ami. C'étoit une femme avec qui les plus grands et les plus autorisés ont longtemps compté, et qui, toute vieille, hideuse et borgnesse qu'elle étoit devenue, a de temps en temps continué de paroître à la cour en grand habit, comme une dame, et d'y être traitée avec distinction jusqu'à sa mort.

1. Ces deux notes ont été mises par Saint-Simon à la table des Morts de ce volume du *Journal* (1693).

63. *Le baron de Beauvais.*
(Page 291.)

11 août 1697. — Ce baron de Beauvais, aussi peu baron que le baron de Bretouil, étoit fils de Mme de Beauvais qui figura tant sous la régence de la reine mère et depuis, dont elle étoit confidente et première femme de chambre, et qu'on prétendit toujours qui avoit déniaisé le Roi sur les femmes. Son fils, bien fait et galant, avoit conservé avec le Roi une privance et une familiarité telle qu'il étoit compté à la cour. Il étoit honnête homme, fort serviable, et toutefois suffisant et impertinent. C'est à lui que les plis, et puis les falbalas des hommes, et l'ampleur du bas de leurs habits doivent leur origine, et d'autres modes qui ont passé[1].

64. *Ordre de Saint-Lazare.*
(Page 302, note 1.)

9 décembre 1693. — L'ordre de Saint-Lazare fut établi par les chrétiens occidentaux qui tenoient alors la Terre-Sainte. Ce qui fait croire que Louis le Jeune l'institua, c'est cette terre et château de Boigny qu'il donna en 1154, près d'Orléans, à ces chevaliers, qui s'y établiront après que les chrétiens eurent été chassés de la Terre-Sainte.

---

1. A la table chronologique de ce volume (1697), Saint-Simon a ajouté : « [Mort] du baron de Beauvais, capitaine du bois de Boulogne et de la plaine de Saint-Denis, fort à la mode autrefois et toujours fort bien et fort familièrement avec le Roi ; frère de la mère du marquis de Richelieu, et fils de Mme de Beauvais, première femme de chambre favorite de la reine mère, si comptée de son temps. » Cette addition se retrouve textuellement dans une seconde table, également chronologique, du même volume.

APPENDICE

I

GÉNÉALOGIE DE LA MAISON DE ROUVROY SAINT-SIMON.

Saint-Simon n'a fait que des allusions très-discrètes aux origines de sa famille, et c'est par hasard qu'on rencontre tout à coup dans les *Mémoires* cette phrase : « Mon père acquit, de l'aîné de la maison, la terre de Saint-Simon, qui n'en étoit jamais sortie depuis l'héritière de Vermandois qui nous l'avoit apportée en mariage ; » ou cette autre phrase : « Saint-Maigrin portoit à mon père le bâton de maréchal de France, à son choix, ou le rang de prince étranger, sous le prétexte de la maison de Vermandois, du sang de Charlemagne, dont nous sortons au moins par une femme, sans contestation quelconque [1]. »

Quoi ? s'est écrié un critique ; est-ce là le fait de celui qui a déchiré tant de blasons pièce par pièce, et entre les mains de qui fondent, pour ainsi dire, les noblesses les mieux établies ? « On doute de lui comme des autres, puisque, après Charlemagne, le premier de ses aïeux, il se garde d'en plus nommer aucun [2]. »

Le devoir du commentateur des *Mémoires* est donc, sinon de discuter à fond la filiation résumée en des termes tout à la fois si affirmatifs et si vagues, ce qui nous entraînerait sur un terrain peu familier à la plupart de nos lecteurs et fort aride, du moins de traiter sommairement ces trois points : quelles sont les origines connues et prouvées de la famille de notre auteur ; d'où vient et comment s'est formée la légende par laquelle il prétendait se rattacher à Charlemagne ; quelle valeur ont les preuves produites par lui ou par ses prédécesseurs.

La filiation des Rouvroy Saint-Simon est authentiquement établie de-

---

1. *Mémoires*, ci-dessus, p. 152 et 202.
2. *Nouvelle biographie générale*, article SAINT-SIMON, par M. J.-J. Weiss, tome XLIII, col. 105.

puis le commencement du quatorzième siècle; en joignant les renseignements que fournissent les dossiers du Cabinet des titres à la généalogie dressée par le P. Anselme ou par les savants continuateurs de son
*Histoire de la maison royale de France et des grands officiers de la
couronne*[1], nous avons pu sans peine dresser les tableaux qui terminent cet appendice. On y verra que les premiers Rouvroy connus étaient
de « sages et vaillants chevaliers » du pays de Vermandois, qu'ils
prirent part à toutes les grandesbatailles de la guerre de Cent ans,
et que les chroniques contemporaines les citent souvent avec éloges.
La terre de Saint-Simon, située, comme celle de Rouvroy, en Vermandois, leur vint en 1337, par suite d'une alliance avec l'héritière de
cette seigneurie, très-peu considérable d'ailleurs, et, dès lors, ils en
accolèrent le nom, ou parfois même le substituèrent à leur nom originaire et patronymique de Rouvroy. Puis, ils formèrent un certain nombre
de branches, qui se dispersèrent dans la Picardie, le Beauvaisis et le
Valois. Les uns et les autres continuèrent de servir le Roi, soit dans
ses armées, soit à la cour même, comme chambellans, écuyers, gentilshommes ordinaires, ou bien comme gouverneurs de places fortes,
capitaines de compagnies d'ordonnances, chevaliers de l'ordre de
Saint-Michel, etc. Mais, par eux-mêmes, par leurs seigneuries ou
par leurs alliances, ils comptaient à peine dans la noblesse de second
ordre, et personne n'avait songé à rechercher par delà le moyen âge
les origines de leur maison, encore moins à leur trouver une attache
avec les descendants de Charlemagne qui avaient porté le titre de
comtes de Vermandois et possédé un immense apanage[2], lorsque,
vers 1560, l'un des rénovateurs de la science historique, Jean du
Tillet, greffier civil du Parlement, tira de certain cartulaire de Philippe-Auguste, conservé au Trésor des chartes[3], une notice, une espèce
de généalogie informe des derniers représentants de ce rameau de
la dynastie carolingienne, qui semblait avoir été placée au revers
de la première feuille du cartulaire pour justifier l'annexion de l'apanage des Vermandois au domaine de Philippe-Auguste. Du Tillet tra-
duisit en ces termes le texte latin[4] : « Monsieur Hugues de France,
à la requête des barons de Vermandois, épousa Adèle (ou Alix), fille du

1. Voyez ci-après, p. 399-400.
2. « Est à noter que le Vermandois étoit lors de grande et ample étendue,
contenant la plupart de Picardie en soi, jusqu'en Artois et au Cambrésis, et
enclouant le pays et comté de Valois : qui fut une belle conquête pour la
couronne et un assuré rempart pour la Gaule. » Belleforest, *Grandes annales*
(1579), fol. 422.
3. Aujourd'hui aux Archives nationales, registre coté JJ 23.
4. *Recueil des Rois de France,* édition de 1580, p. 72. — Le texte latin a
été publié en entier dans le tome XIII du *Recueil des historiens de la
France* (1778), p. 415-417; mais le P. Labbe, jésuite, en avait donné une
partie dès 1651, dans les *Mélanges curieux* qui se trouvent à la suite de ses
Éloges historiques des rois de France, p. 624.

dernier[1] Herbert comte de Vermandois et de la fille du comte de Vaden, et hérita à son beau-père, combien qu'il eût Éudes, son fils, qui fut déshérité du comté par le conseil desdits barons, pour ce qu'il étoit de petit entendement et sans gouvernement; toutefois, il fut marié avec la fille d'un chevalier de Vermandois qui n'est nommé, et en eut un fils appelé Farie[2], père de Jean de Saint-Simon, *dont est descendue la maison de Saint-Simon.* » C'est sur ce document que tous les historiens ou les chronologistes venus après Jean du Tillet, depuis François de Belleforest[3] jusqu'aux frères Sainte-Marthe et jusqu'aux auteurs de l'*Art de vérifier les dates*, ont fondé la généalogie des comtes de Vermandois; c'est la dernière phrase (on doit faire observer qu'elle n'existe pas dans le texte original[4]) qui a été le point de départ de la légende résumée par notre auteur, comme on l'a vu, en une ou deux courtes lignes. Voici comment se dressait le plus communément cette filiation :

I.   Charlemagne, empereur.

II.   Pépin, roi d'Italie, † 810.

III.   Bernard, roi d'Italie, † 818.

IV.   Pépin II, seigneur de Péronne et Saint-Quentin.

V.   Herbert Ier, seigneur de Péronne   Pépin, comte de Vermandois
et Saint-Quentin, † 902.   et de Senlis.

VI.   Herbert II, comte de Vermandois,   Béatrix de Vermandois; ép.
† 943.   Robert, roi de France.

VII.   Albert Ier, comte de Vermandois, † 988.

VIII.   Herbert III, comte de Vermandois, † 1015.

IX.   Albert II, comte de   Othon, comte de Ver-
Vermandois, † sans   mandois, † 25 mai 1045.
postérité.

X.   Herbert IV, comte de Vermandois; ép. Adèle ou
Hildebrante de Valois, comtesse de Crépy, sœur
du bienheureux Simon, comte de Crépy.

1. Herbert IV, dont on place la mort en 1080.

2. *Frarius* et *Frarin*, dans le texte original.

3. Belleforest, dans ses *Grandes annales* (1579), fol. 421-422, a commenté le texte du document et expliqué à sa manière cette intercalation dans le cartulaire de Philippe-Auguste. Avant Jean du Tillet, il n'y avait que des annalistes ou des généalogistes fort peu autorisés, Paradin, Bouchet, Jean le Féron, qui eussent parlé des Vermandois.

4. Il n'y a que ceci dans le latin : « Odo Frarius, qui fuit pater Johannis de Sancto Simone, qui adhuc vivit; » et plus loin : « Ab eodem Odone exivit alius Odo Frarin, et de Odone filio exivit Johannes de Sancto Symone. »

XI. Eudes de Vermandois, dit *l'Insensé*; ép. Avide, fille du seigneur de Saint-Simon.

Adèle, comtesse de Vermandois et de Crépy; ép. : 1° en 1077, Hugues de France, dit *le Grand*, comte de Vermandois; 2° Renaud, comte de Clermont.— De Hugues de France († 1102), elle eut :

XII. Eudes II *Farin*, seigneur de Saint-Simon; ép. : 1° Otgine de Saint-Paul; 2° Emmeline de Roye.

XIII. Jean Ier de Saint-Simon céda ses droits sur le Vermandois au roi Philippe-Auguste et le suivit en Terre-Sainte; épousa Mahaud de Thourotte.

Raoul *le Vaillant*, comte de Vermandois, sénéchal et régent de France, † 1152.

XIV. Jean II de Saint-Simon combattit à Bouvines (1214); ép. Marguerite de Beauvoir, ou Clémence de Fayel.

XV. Simon, *alias* Forry, de Saint-Simon (1260); ép. Béatrix, dame de Coudun, ou Auberte de Hangest.

Éléonore, comtesse de Vermandois, de Valois et de Crépy, mariée quatre fois.

XVI. Mathieu de St-Simon; ép. Gérardine de Roye.

XVII. Jacques Ier, seigneur de Saint-Simon, Beauvoir, Coudun, etc.; ép. en 1325, Agnès de Campremy, dame d'Estouilly.

Selon toute vraisemblance, les Saint-Simon qui existaient au temps de Jean du Tillet ne furent pour rien dans sa découverte et n'en tirèrent aucun profit; ils ne songeaient alors à relever ni le nom de Vermandois, ni les armes que du Tillet ou ses éditeurs attribuèrent aux descendants de Charlemagne, d'Herbert IV et de Hugues le Grand : *échiqueté d'or et d'azur, au chef du second chargé de cinq fleurs de lis du premier*[1]. Mais à peine Claude de Saint-Simon eut-il remplacé Baradat dans les bonnes grâces du roi Louis XIII, que les généalogistes s'empressèrent d'offrir leurs services au puissant du jour.

Pierre d'Hozier débutait alors et avait pour protecteur le comte de Créquy-Bernieulles, proche parent des Saint-Simon Sandricourt; il dressa, dès 1626, une filiation des ancêtres de l'ancien page, peut-être pour l'instruction du Roi, qui, avant de combler de bienfaits un nouveau favori, se faisait « sourdement extrêmement informer de son personnel et de sa naissance[2]. » Nous n'avons pas cette généalogie, qui, selon toutes probabilités, ne fut jamais imprimée[3], et nous ne

1. Les descriptions d'armoiries, qui n'existaient pas dans les premières éditions du *Recueil des Rois de France*, ne se trouvent que dans celle de 1607; voyez p. 322.

2. *Mémoires*, ci-dessus, p. 146. Le travail de d'Hozier devait peut-être aussi servir à faire recevoir dans l'ordre de Malte le frère cadet du premier écuyer; voyez ci-après, p. 427.

3. Lorsque le duc Claude-Anne de Saint-Simon fit faire à Madrid, en 1808,

pouvons savoir si elle rattachait les descendants de Mathieu de Rouvroy à la royale lignée de Vermandois ; mais c'est chose peu vraisemblable, car on ne trouve aucune allusion à cette filiation, à cette attache
« par une femme, » dans deux « tables généalogiques » que le célèbre
juge d'armes dédia à Monsieur le Premier, en 1630 et 1631, et qui
avaient pour but de prouver la parenté des Rouvroy avec les Budos,
les Montmorency, les Bourbon-Condé[1], et même avec la maison de France[2].

A défaut de d'Hozier, le chanoine picard Adrien de la Morlière, dans son
*Recueil de plusieurs nobles et illustres maisons vivantes et éteintes en
l'étendue du diocèse d'Amiens*, qui parut vers le même temps, en 1630,
se chargea d'établir une généalogie complète des Rouvroy Saint-Simon.
Il y joignit toute la lignée des Vermandois avant et après Eudes
l'Insensé, plusieurs générations de Rouvroy antérieures à Mathieu le
Borgne et remontant jusqu'au temps de Philippe-Auguste, et la suite
des diverses branches qu'avaient formées les descendants de Mathieu
et de Marguerite de Saint-Simon. La Morlière, que Ménage a trop com-
plaisamment qualifié de « généalogiste sûr[3], » n'était pas moins
inexact qu'incorrect, et il ne produisait point de nouveaux titres :
Jean du Tillet et Belleforest lui avaient seuls fourni la filiation des
Vermandois. Cependant ces autorités semblèren suffisantes pour que la
branche aînée de la famille prit officiellement le nom de Saint-Simon
de Vermandois[4], et même pour qu'on fit reconnaître par le Roi, dans
les lettres d'érection du duché-pairie de Saint-Simon (janvier 1635[5]),
que les « sieurs de Saint-Simon étoient issus en ligne directe des comtes de Vermandois[6]. » En outre, le texte de ces lettres patentes nous

une généalogie dont nous parlerons plus loin (p. 405), il avait cette pièce
entre les mains, avec les autres papiers de la famille, et il offrait de la communiquer aux personnes désireuses de vérifier l'authenticité de la filiation.

1. *Mémoires*, ci-dessus, p. 139 et note 3.
2. Isaac de Saint-Simon (de la branche aînée) descendait de Louis le Gros
par Marie de Saarbrück, et la branche de Rasse (branche ducale) se trouvait
aussi cousine des Bourbons par l'alliance du bisaïeul de Claude avec Antoinette de Mailly. Voyez ci-après nos tableaux généalogiques. Les dédicaces
de d'Hozier trahissent bien clairement son désir de gagner les bonnes
grâces du favori.
3. *Histoire de Sablé*, p. 130.
4. Quittance signée le 30 juin 1635, par Isaac de Saint-Simon, au Cabinet
des titres, dossier Rosvroy, pièces originales. Voyez les *Mémoires*, tome XIII,
p. 389-391, sur le traité d'union signé en 1649 par cent soixante-sept « seigneurs de la plus haute noblesse de France. » La première signature : SAINT-
SYMON VERMANDOIS, que notre auteur croit être celle de son oncle, nous paraît
venir plutôt du chef de la branche aînée, qui prit encore le nom de Vermandois dans ses productions de noblesse de 1667, tandis que nous ne voyons
nulle part que le marquis Charles de Saint-Simon l'ait jamais porté. Nous
reviendrons sur ce point en temps et lieu.
5. Ci-après, appendice n° II, p. 438.
6. Il ne faut pas oublier que le texte de ces lettres était presque toujours

révèle qu'il ne suffisait déjà plus au nouveau duc et pair de se rattacher « par une femme au sang de Charlemagne, » et qu'il travaillait à
intervertir l'ordre des noms qu'avaient portés ses ancêtres, à faire de
Rouvroy ou Rouvray un surnom seigneurial, de Saint-Simon le nom
patronymique, et à supprimer ainsi toute interruption de la ligne masculine entre lui et Eudes l'Insensé[1].

Claude et son frère aîné mirent une foule de généalogistes en
mouvement pour appuyer leurs prétentions. Les uns, tels que François
du Chesne[2], Jean du Bouchet[3], David Blondel[4] ou le magistrat bordelais Gabriel de Loberan de Montigny[5], se bornèrent à reconnaître
Marguerite de Saint-Simon comme héritière des comtes de Vermandois, et
les seigneurs de Rouvroy comme « baronnets primitifs du Royaume, d'ancienne et illustre maison, et de la plus haute noblesse de nom et d'armes[6]. »

D'autres, au contraire, soutinrent, proclamèrent hautement que « la maison de Saint-Simon n'étoit pas tombée en Rouvroy, mais celle de Rouvroy
en Saint-Simon, par le mariage contracté, environ l'an 1200, par Hériberte,
héritière de Rouvroy, avec Mathieu de Saint-Simon, fils d'Oger, fils de
Jean, seigneur de Saint-Simon, lequel Mathieu, selon la coutume du
temps, prit nom et armes de Rouvroy, qui étoit la plus illustre race du
Vermandois.... » Ainsi s'exprimait, vers 1655, un historien du Vermandois assez estimé, Claude Hemmeré, bibliothécaire de la Sorbonne,
qui avait déjà publié l'*Augusta Viromanduorum vindicata et illustrata*,
et qui, voulant faire une histoire complète des comtes de Vermandois et des
Saint-Simon, composa d'abord pour le duc Claude une biographie curieuse de son aïeul le grand bailli de Senlis, ce Gilles de Saint-Simon
Rasse que ses descendants comparaient volontiers aux du Guesclin,
aux Richemont, aux Bayart, aux Toiras, aux Guébriant[7].

préparé et fourni à la chancellerie par l'impétrant. Voyez, dans les *Mémoires*,
tome VI, p. 320, comment le maréchal de Boufflers adjoignit Saint-Simon et
MM. de Lamoignon au secrétaire d'État la Vrillière pour dresser ses lettres
de duc et pair; et tome VII, p. 263, comment Villars employa au même
usage son beau-frère le président de Maisons.

1. Jean de Saint-Simon, seigneur de Rouvray; Alphonse de Saint-Simon,
aussi seigneur de Rouvray, et enfin Mathieu de Saint-Simon de Rouvray,
sont cités dans ces lettres.

2. Voyez les tableaux dressés d'après du Bouchet et du Chesne, dans le
dossier Rouvroy, au Cabinet des titres.

3. *La véritable origine de la seconde et de la troisième lignée de la maison
royale de France*, par J. du Bouchet (1646), p. 18-20.

4. Auteur de la *Genealogiæ francicæ plenior assertio* (1654).

5. Cet auteur, qui fit paraître en 1667 un volume in-folio sur *les Grandeurs
de la maison de France*, devait appartenir à une famille de ministres réformés habitant Senlis, et dont parle la *France protestante*.

6. Voyez le travail fourni au duc de Saint-Simon, en juin 1651, par Loberan de Montigny, dans les papiers de du Chesne conservés à la Bibliothèque nationale, vol. 17, p. 547 et 558-573.

7. Cette notice se trouve dans le ms. Clairambault 1140, fol. 55-73.

La thèse de Claude Hemmeré fut, vers le même temps, et sur l'ordre de Claude de Saint-Simon, développée fort longuement par un feudiste érudit qui était bailli général du duché de Saint-Simon, et qui s'appelait Henri de Maubreuil[1]. Son travail a été conservé, comme celui de Loberan de Montigny, dans les papiers de François du Chesne[2]; les dimensions et le caractère de cette dissertation ne nous permettent pas de la reproduire textuellement, si curieux que puisse être l'exposé officiel de la légende remaniée et transformée par un subtil héraldiste; mais nous en donnerons les principales conclusions, qui devinrent autant d'articles de foi pour les diverses branches de la maison de Rouvroy Saint-Simon, et auxquelles le duc Claude s'empressa de faire droit aussi complétement qu'il fut en son pouvoir.

« Le premier et plus véritable nom de [votre famille], disait Maubreuil, doit être celui de Vermandois,... qui a été depuis changé en celui de Saint-Simon, et ensuite en celui de Saint-Simon Rouvroy.... Vos aïeux vous ont délaissé cette assurance de père en fils, que votre maison, qui est de la véritable famille de Saint-Simon, est issue de nos comtes de Vermandois. Vos anciens titres en font mention, la généalogie qui en a été faite du temps de Philippe-Auguste et le transport qui lui a été fait ensuite par Jean de Saint-Simon, qui sont dans le Trésor des chartes du Roi, en font preuve. Mre Jean du Tillet, qui avoit une connoissance très-particulière des titres de la couronne et de la descente des grandes maisons, par la communication qu'il avoit eue des registres et anciens arrêts du Parlement, l'a témoigné dans un temps auquel il n'y avoit pas de favoris de votre famille. M. Hemmeré, très-savant docteur de Sorbonne, qui avoit fait une étude toute particulière de notre Vermandois, qu'il a donnée au public; MM. de Sainte-Marthe[3], le R. P. Labbe, jésuite[4], les sieurs du Bouchet, Blondel, et généralement tous les bons et curieux historiographes le confirment.... De manière que vous pourriez, sans aucune difficulté, reprendre le nom et les armes de Vermandois, si vous le trouviez bon, nonobstant ce que les envieux de la gloire de votre illustre extraction en pourroient dire; car, après tous ces raisonnements et les autorités et preuves que vous avez pour vous, ce seroit à eux à prouver le contraire....

« Quant aux armes, elles ont été premièrement de Vermandois, c'est-à-dire *échiquetées d'or et d'azur de plusieurs pièces, au chef de France*, qui est *d'azur chargé de trois fleurs de lis d'or*; mais Mathieu de Saint-

---

1. Cette famille était du Vermandois : il y avait à la collégiale de Saint-Quentin un chanoine du nom de Jean de Maubreuil, qui mourut vers la fin de l'année 1682. Sous Louis XV, nous retrouvons, en 1718 et en 1726, un Maubreuil intendant et secrétaire du duc de Saint-Simon.

2. Bibliothèque nationale, mss. du Chesne, vol. 17, fol. 523-543. Le mémoire est daté du 25 août 1655.

3. *Histoire généalogique de la maison de France* (1647), tome I, p. 371.

4. *Tableaux généalogiques de la maison de France* (1649), p. 80-82 et 170.

Simon, dit de Rouvroy, fils d'Ogier de Saint-Simon et d'Hériberte de Rouvroy, desirant témoigner son zèle au recouvrement de la Terre-Sainte dans les croisades, fit peindre sur sa bannière, graver sur son écu et broder sur sa cotte d'armes les armes de ceux de Rouvroy, ses alliés, qui étoient, comme elles sont encore aujourd'hui, *de sable à la croix d'argent chargée de cinq coquilles de gueules*. Ce qui n'a pas empêché que ses descendants n'aient retenu quelque chose des armes de Vermandois, savoir : les aînés, le plus souvent par leurs doubles bannières, et les puînés en quartiers ; et même aucuns d'eux les ont aussi retenues dans une double bannière, étant à remarquer que toute votre famille a eu pour support de ses armes deux sauvages, homme et femme ; que l'homme, posé à main droite, a toujours porté la bannière de Vermandois, et la femme, posée à gauche, la bannière de Haverskerque-Rasse, qui est *d'or à la fasce de gueules*, à cause de Mme de Haverskerque-Rasse, femme de Mᵣᵉ Mathieu, sire de Saint-Simon, mère du grand Gilles de Saint-Simon, qui a commencé la branche des seigneurs de Rasse, et laquelle étoit trisaïeule de défunt M. de Rasse, votre père : au lieu que la branche des aînés, qu'a commencée Mʳᵉ Gaucher, sire de Saint-Simon, frère aîné de Gilles, a toujours porté la croix de Saint-Simon Rouvroy en sa seconde bannière.

« Ces vérités étant ainsi établies, vous pouvez, Monseigneur, à mon avis, transférer le quartier de Vermandois que vous portez à la droite de vos armes, comme étant le lieu que vous estimez le plus éminent, au tout, c'est-à-dire les placer sur le tout, ou en faire le tout de vos armes ; elles seront mieux à mon sens de cette sorte, qu'elles ne sont en la forme que vous les portez à présent, en composant, comme vous faites, votre premier quartier de Vermandois et de Saint-Simon Rouvroy.

« Vous pourriez même les porter tout pleines de Vermandois seulement, et ajouter à l'avenir à votre nom de Saint-Simon celui de Vermandois, en signant : CLAUDE, DUC DE SAINT-SIMON DE VERMANDOIS, puisque personne ne peut douter que vous ne soyez issu des comtes de Vermandois.... »

Enfin, Maubreuil terminait en ces termes : « Je n'estime pas, Monseigneur, qu'après toutes ces raisons que j'ai extraites du dessein que j'ai de faire paroître le plus tôt qu'il me sera possible (si vous me témoignez le souhaiter) l'histoire de la même maison de Saint-Simon, où, Dieu aidant, j'en rapporterai les preuves plus au long, personne vous puisse contester le nom et les armes de Vermandois, soit séparément, ou par adjonction au nom et aux armes de Saint-Simon, afin d'empêcher ceux qui en parleront à l'avenir de les nommer de Saint-Simon Rouvroy, en les obligeant de les qualifier Saint-Simon Vermandois.

« Si pourtant, Monseigneur, je ne satisfais pas à ce que Votre Grandeur peut desirer de moi dans ce rencontre, et si vous me faites la grâce de me faire savoir en quoi, je m'efforcerai de vous donner au surplus toutes les satisfactions possibles, pour vous faire pa-

roître que la plus grande de mes passions est de vous témoigner que je
suis, avec tous les respects imaginables,

« Monseigneur,

« Votre très-humble et très-obéissant serviteur,

« HENRI DE MAUBREUIL,

« *Bailli général de votre duché
et pairie de Saint-Simon.* »

Nous ne savons si Maubreuil fit imprimer la généalogie de la
maison de Saint-Simon établie sur les données de son mémoire[1] ;
mais, dès l'année 1664, un nouvel historien, Jean le Carpentier[2],
vint produire au grand jour, dans son *Histoire généalogique de la
noblesse des Pays-Bas* [3], un certain nombre de « rares chartes, »
dont il ressortait, entre autres faits nouveaux, que le frère déshérité d'Adèle de Vermandois n'avait pas été un « homme de petit entendement, » mais un mauvais fils, rebelle contre son père (Herbert IV),
et que, par conséquent, son exhérédation était injuste, sans valeur,
aussi bien que la spoliation de ses descendants, réduits au pauvre village de Saint-Simon, alors que, « selon le droit de sang et de succession, ils devoient posséder des provinces entières[4]. »

Tel était l'état des choses, lorsque Louis de Saint-Simon vint au
monde. Quoique la Bruyère, dans un passage des *Caractères* qui s'ap-
plique singulièrement bien aux Saint-Simon Vermandois[5], ait représenté

1. Un des meilleurs tableaux généalogiques du dossier ROUVROY, fol. 13-21,
est fait « selon le sieur Maubreuil, bailli de Saint-Simon, 1663 ; » et ailleurs,
fol. 9, on trouve encore des « Notes extraites de la généalogie imprimée,
1663. »

2. Nous remarquons, sans rien conclure d'ailleurs de ce rapprochement,
que le receveur du duché de Saint-Simon, en 1642, s'appelait Artus Timmer-
man Carpentier (deux fois le même nom; le bas allemand *Timmermann*
signifie *Charpentier*).

3. Ou *Histoire de Cambray et du Cambrésis.... enrichie des généalogies...,*
p. 977-988; publiée en 1664, et rééditée en 1668.

4. Belleforest (*Grandes annales*, fol. 421 v°) avait déjà contesté la validité
de l'exhérédation. « .... Je laisse, disait-il, à dévider cette fusée aux légistes
et jurisconsultes, s'il étoit loisible à ces barons de disposer d'un héritage
qui ne dépendoit d'eux, et faire la part au chef de la justice de leur terre,
et s'il l'être de grossier entendement, ou un peu fainéant, est suffisante occasion de priver un prince de son héritage. »

5. « Un homme de cour qui n'a pas un assez beau nom, doit l'ensevelir
sous un meilleur; mais, s'il l'a tel qu'il ose le porter, il doit alors insinuer
qu'il est de tous les noms le plus illustre, comme sa maison, de toutes les
maisons, la plus ancienne.... Quelques-uns riront.... mais il les laissera rire ;
d'autres en feront des contes, et il leur permettra de conter : il dira toujours
qu'il marche après la maison régnante, et, à force de le dire, il sera cru. »
Voilà bien le cas de Claude de Saint-Simon et de son nom royal de Verman-

le public de la cour comme fort crédule, nous ne croyons pas que personne prît au sérieux la filiation des descendants d'Eudes l'Insensé; mais on comprend quelle influence ces légendes purent avoir sur l'esprit d'un jeune homme, entraîné par son génie naturel, autant que par le fait de l'éducation et des goûts du temps, vers les études d'histoire généalogique; on sent que, l'orgueil aidant, il en arrivera à ne voir « dans la nation que la noblesse, dans la noblesse que les ducs et pairs, et parmi les ducs et pairs que lui [1], » et l'on est presque tenté de se demander si, en son for intérieur, il ne pourrait pas aller quelque jour jusqu'à concevoir des « prétentions chimériques à la couronne de France, » comme, sous Henri III, l'archidiacre François des Rosières [2] en inspira aux Guises [3]. A qui douterait de l'étrange pouvoir que peuvent exercer ces croyances sur les esprits les mieux doués, on rappellera qu'après avoir exalté jusqu'au paroxysme les passions aristocratiques du duc et pair, elles devaient, un demi-siècle plus tard, entraîner dans une voie toute différente le fondateur du Saint-Simonisme [4].

dois. Nous ne voulons pas dire que la Bruyère l'ait eu en vue plutôt que tout autre prétendant de même nature; mais le rapprochement est très-admissible. Ne pouvant « tenir aux princes lorrains, aux Rohaus, aux Châtillons, aux Montmorencis, » non plus que parler « de ducs, de cardinaux et de ministres, » les Rouvroy cherchaient à « ensevelir leur nom sous un meilleur. » (Caractères, tome I, p. 305.)

1. Le mot est de Marmontel, Histoire de la Régence, dans les Œuvres complètes, éd. de 1819, tome XVIII, p. 58. Montalembert a dit : « Il n'est bien à son aise pour louer la naissance que des familles éteintes; celles-là ne font pas de jaloux. » (La nouvelle édition de Saint-Simon, dans le Correspondant, 25 janvier 1857, p. 19-20.)

2. Auteur du livre des Stemmata Lotharingiæ ac Barri ducum, solennellement condamné et lacéré en 1583.

· 3. C'est ce que dit une réponse au mémoire de Saint-Simon sur les prérogatives des ducs, publié à la suite des Mémoires, tome XIX, p. 368 : « L'autour de ce mémoire ne doit sa grandeur qu'au tonnerre.... Peut-être cependant que, prévenu et flatté par le petit cartouche qui est au bas de l'arbre généalogique de la maison de France donné par Thuret, il se croit descendu des anciens comtes de Vermandois. En ce cas, il pourroit disputer avec une maison souveraine de l'Europe les prétentions chimériques à la couronne de France. » (Ms. Clairambault 1140, fol. 39.) On verra plus loin (p. 396) ce que signifie cette allusion aux armes que le prieur de Hombières, Antoine Thuret, avait données à la race des comtes de Vermandois, dans sa Table chronologique et généalogique des rois de France (1687 et 1706).

4. Le comte de Saint-Simon Sandricourt (voyez ci-après, p. 422), à qui certes l'on ne peut contester une ardeur pour l'action, un amour de l'humanité, une activité de pensée peu ordinaires, et qui eût pu, dans d'autres circonstances, employer utilement pour son pays les facultés dont la nature l'avait si merveilleusement doué, le comte de Saint-Simon, disons-nous, racontait lui-même ce rêve, cette hallucination : « A l'époque la plus cruelle de la Révolution et pendant une nuit de ma détention au Luxembourg, Charlemagne m'est apparu et m'a dit : « Depuis que le monde existe, aucune « famille n'a joui de l'honneur de produire un héros et un philosophe de

Nous devons maintenant montrer par où péchait la généalogie si laborieusement établie en l'honneur du favori de Louis XIII, et ce qu'il faut admettre ou rejeter des prétendues preuves fournies à l'appui.

Quant à l'origine des Vermandois et à leur attache avec Charlemagne, plusieurs points sont très-douteux. Selon les historiens du temps, Bernard, roi d'Italie, n'était qu'un enfant illégitime de Pépin, second fils du grand empereur. En outre, on ne connaît pas le nom de la femme de qui il eut le fils qui ne conserva que les seigneuries de Péronne et de Saint-Quentin, après la défaite de Bernard par Louis le Débonnaire, et qui passe pour avoir été l'auteur des comtes de Vermandois et de Senlis.

De l'exhérédation d'Eudes l'Insensé, il n'y a pas d'autre preuve que la notice du cartulaire de Philippe-Auguste; on ne saurait admettre un instant les chartes produites à ce sujet par Jean le Carpentier : leur fausseté a été reconnue malgré la précaution qu'il avait prise de les faire contrôler par la cour de Hollande; elles ont dû être fabriquées pour le service d'une autre prétendue branche de Vermandois, la « très-illustre maison de Sohier [1]. » En soi, l'exhérédation n'est pas absolument invraisemblable, car nous croyons qu'on cite un cas de spoliation pareille, à la même époque, pour Guillaume de Sully, fils d'un des comtes de Champagne de la maison de Blois; mais ici la tradition repose uniquement sur une notice retrouvée par Jean du Tillet : or le contexte de cette notice, sa forme insolite, son intercalation dans un recueil d'actes de tout autre nature, et jusqu'à l'incertitude des connaissances historiques et généalogiques de la chancellerie de Philippe-Auguste, tout engage à n'accepter qu'avec réserve ce document, sans lequel rien ne subsiste plus de l'échafaudage élevé par les du Tillet, les Hemmeré, les Carpentier, les Maubreuil.

Rien ne justifie non plus les degrés qui séparent Jean de Saint-Simon, contemporain de Philippe-Auguste, du dix-septième degré (Jacques Ier de Saint-Simon [2]), le premier sur lequel nous ayons quelque document précis [3]. Carlier a produit au dix-huitième siècle, comme

---

« première ligne. Cet honneur étoit réservé à ma maison. Mon fils, tes succès, « comme philosophe, égaleront ceux que j'ai obtenus comme militaire et « comme politique. » (Voyez son article dans la *Nouvelle biographie générale*.)

1. Jean le Carpentier avait publié, en 1664, un magnifique volume consacré à la généalogie de ces Sohier. Les documents qu'il produit en leur faveur ont une forme fabuleuse qui tient du grotesque.

2. Voyez le tableau donné ci-dessus, p. 387.

3. On a lu plus haut, dans le mémoire de Maubreuil (p. 390), que ce Jean de Saint-Simon aurait fait transport de ses droits sur le Vermandois à Philippe-Auguste, et que l'acte s'en trouvait au Trésor des chartes. La seule pièce dont il soit resté trace (elle est perdue aujourd'hui) était une caution (*securitas*) fournie au Roi, en décembre 1215, pour Baudouin du Prat, par Jean de Saint-Simon, en compagnie de plusieurs chevaliers de Vermandois. Voyez le *Recueil des historiens de la France*, tome XVII, p. 106,

nous le dirons plus loin, des extraits du cartulaire de Longpont où figurent ces générations intermédiaires ; mais le fait seul que ce cartulaire avait été indiqué par Jean le Carpentier, et que Carlier en place les extraits, au milieu des chartes notoirement fabriquées par son prédécesseur, suffirait pour les faire rejeter, si d'ailleurs ils ne présentaient avec la notice du cartulaire de Philippe-Auguste des contradictions flagrantes, que Carpentier et Carlier eux-mêmes ont été forcés de reconnaître. En somme, rien de sûr, rien d'authentique avant les deux actes suivants, dont Clairambault nous a conservé copie [1].

Par le premier, daté du 29 mai 1334, Agnès de Campremy, dame de Saint-Simon, partage la terre de Coudun, près Compiègne, avec ses deux filles, qui sont : haute dame et noble Madame Marguerite de Saint-Simon, femme de Mathieu de Rouvroy, et Madame Béatrix de Saint-Simon, dame de Frémicourt. Le second acte, du 5 septembre 1337, est un partage de la succession de Monsieur Jacques de Saint-Simon, chevalier, entre Mathieu, dit *le Borgne de Rouvroy*, chevalier, seigneur du Plessier-sur-Saint-Just, et Marguerite de Saint-Simon, sa femme, fille aînée de Jacques Ier et héritière de Jacques II, écuyer, son frère, d'une part, et noble homme Monsieur Guillaume, seigneur de Précy, chevalier, et Béatrix de Saint-Simon, sa femme. Aux premiers sont dévolus le château et la terre entière de Saint-Simon, à charge de payer les douaires dus aux veuves de Jacques Ier et de Jacques II, plus une moitié de la terre de Gaure en Cambrésis et de celle de Coudun [2].

C'est donc en 1337 que le nom et l'héritage des premiers seigneurs de Saint-Simon passèrent, faute d'hoirs mâles, à Mathieu de Rouvroy, dit *le Borgne* ; les deux pièces que nous venons d'indiquer ne laissent point de place aux suppositions spécieuses de Maubreuil et des autres généalogistes qui s'étaient chargés de rattacher directement ce Rouvroy à Eudes l'Insensé [3].

Quant à la question d'armoiries, elle peut se résoudre d'une façon péremptoire, grâce aux monuments sigillographiques qui sont parvenus jusqu'à nous. Les derniers seigneurs de Saint-Simon, issus ou non d'Eudes l'Insensé, portaient : *d'argent au chef denché* ou *emmanché de sable* [4]. Leurs contemporains Mathieu de Rouvroy, dit *le Borgne*, et son frère cadet Alphonse de Rouvroy, gouverneur et réformateur de la Navarre pour le roi Charles IV, portaient : *de sable à la croix d'argent*

et *l'Inventaire des layettes du Trésor des chartes*, par Teulet, tome I, p. 422 a.

1. Ms. Clairambault 1140, fol. 26 et 51-53.
2. Le second acte fut représenté en original en 1726, et Clairambault constata qu'il portait encore le sceau de Mathieu de Rouvroy, chargé d'une croix à cinq coquilles.
3. Maubreuil dit que le Borgne de Rouvroy, en 1371, rendant aveu de la terre de Saint-Simon, devenue fief seigneurial, l'appelle « ma terre et seigneurie.... possédée par mes aïeux et ancêtres. » Ces formules sont constantes dans les aveux, alors même que le mari n'est propriétaire que par sa femme.
4. Ms. Clairambault 1140, nos 13 et 14.

chargée de cinq coquilles de gueules[1]. Rien de commun entre ces deux blasons, et, quand le bailli Maubreuil suppose que des raisons politiques ou de famille amenèrent un Saint-Simon à prendre les armes de Rouvroy après que déjà les descendants d'Eudes l'Insensé avaient dû remplacer par un écusson *d'argent au chef de sable* les armoiries originelles des Vermandois, il n'y a qu'une objection à faire : c'est que les armoiries n'étaient point connues au temps d'Herbert IV et d'Eudes l'Insensé ; par conséquent, les Vermandois carolingiens n'avaient pu porter ni un *échiqueté* ni des *fleurs de lis*, et tout au moins ces dernières eussent-elles dû être réservées à la dynastie capétienne[2]. C'est dans le recueil de Jean du Tillet qu'on trouve, croyons-nous, pour la première fois ces prétendues armoiries des comtes Herbert : « Monsieur Hugues de France, frère du roi Philippe Ier, épousant l'héritière du comte Herbert de Vermandois, accorda prendre les armes de sa femme, laquelle portoit : *d'or échiqueté d'azur ;* et pour montrer qu'il étoit issu de la maison de France, ajouta cinq fleurs de lis au-dessus de son écu[3]. » Sainte-Marthe, le P. Labbe, Jean le Carpentier, le prieur Antoine Thuret, suivirent docilement du Tillet[4]. Or, à l'époque où celui-ci restituait aux Saint-Simon, avec une illustre origine, le droit d'en porter les emblèmes dans leurs armoiries, la branche des seigneurs de Rasse (branche formée par le bailli Gilles, et qui devint ducale en 1635) avait effectivement dans ses armes un échiqueté semblable à celui dont l'érudit greffier dotait gratuitement les comtes de Vermandois, et ce fait est très-facile à expliquer. L'usage de distinguer les différentes branches d'une même famille par des « écartelures » étant devenu fort commun, Gilles avait joint aux armoiries de Rouvroy celles de sa mère, Jeanne de Haverskerque, dame de Rasse, dont le nom devait rester à sa descendance pendant trois siècles. Les armes de Haverskerque étaient : *d'or à la fasce de gueules*[5] ; on les trouve accolées à la croix de Rouvroy dans divers monuments du quinzième siècle[6].

1. Ms. Clairambault 1140, n° 19, et Titres scellés de la même collection, vol. 99, n° 7669. Le P. Anselme (édition de 1712, p. 1020) donne les mêmes armes, brisées d'un lambel, aux deux Renaud de Rouvroy, père et fils, qui avaient gouverné la Navarre avant Alphonse.

2. C'est aussi un rameau de cette dynastie qui porta plus tard l'*échiqueté d'or et d'azur*. Le P. Anselme dit que ce fut Robert le Grand, comte de Dreux, troisième fils de Louis le Gros, qui substitua l'échiqueté aux fleurs de lis de la maison royale, sans même en rien conserver sur le chef.

3. *Recueil des Rois de France*, éd. 1607, p. 322.

4. Jean le Carpentier s'exprime ainsi : « Hugues le Grand trouva bon de s'emparer de ses armes [de sa femme Alix de Vermandois], qui étoient *échiqueté d'or et d'azur*, lesquelles il commanda à sa postérité de porter, avec défense aux descendants dudit Eudes de ne les s'attribuer à l'avenir, comme s'il eût conjuré de les dépouiller de toutes les marques et caractères de leurs puissants progéniteurs. » (*Histoire de Cambray*, p. 984.)

5. G. Demay, *Inventaire des sceaux de l'Artois*, n°º 347-349.

6. A la clef de voûte de la chapelle construite par Gilles dans l'église

Mais une nouvelle addition aux armoiries patrimoniales fut encore imposée à Gilles par son cousin Louis, seigneur de Précy-sur-Oise, comme clause de la donation de la terre de Précy (1451) [1]. Sur l'écusson déjà parti de Rouvroy aux premier et quatrième quartiers, de Rasse aux deuxième et troisième, on plaça *en cœur* les armes de Précy : *losangé d'argent et de gueules, au chef d'or*, armes fort semblables d'apparence au prétendu écusson de Vermandois, comme chacun pourra s'en rendre compte en suivant ces variations sur les gravures de l'*Histoire généalogique* du P. Anselme. Et si nous ajoutons qu'à la génération suivante, Guillaume, fils de Gilles, épousa l'héritière du premier président de la Vacquerie, dont les armes étaient un *échiqueté d'argent et d'azur, au chef de gueules* [2], et que, par suite de cette alliance, les Saint-Simon Rasse eurent encore le droit d'ajouter ou de substituer au *losangé* des Précy l'*échiqueté* de la Vacquerie, le lecteur comprendra comment des généalogistes complaisants, plus inventifs que savants ou consciencieux, s'empressèrent de reconnaître le soi-disant emblème des Vermandois carolingiens dans des partitions d'origine beaucoup plus modeste. Moyennant l'adjonction de cinq fleurs de lis en chef, l'*échiqueté* de la Vacquerie prit des apparences tout à fait royales et conformes à la description de Jean du Tillet, sans qu'on s'aperçût que c'était donner aux descendants d'Eudes l'Insensé les armoiries attribuées précisément par le *Recueil des Rois de France* à l'usurpateur de leur apanage, au fondateur d'une seconde lignée de comtes de Vermandois. Cette transformation d'armoiries paraît avoir coïncidé avec l'élévation de Claude de Saint-Simon à la qualité de favori du roi Louis XIII. Louis Ier et François de Saint-Simon Rasse, trisaïeul et bisaïeul de l'auteur des *Mémoires*, n'avaient porté que les partitions régulières de Rouvroy, de Rasse, et de Précy sur le tout [3]. A partir de 1626, le premier et le quatrième quartier présentent les armes de Vermandois accolées à celles de Rouvroy : *parti échiqueté d'or et d'azur, au chef de France, et de sable à la croix d'argent chargée de cinq coquilles de gueules* [4]. C'est ainsi que le duc Claude de

Notre-Dame de Senlis, sur un sceau de 1475 gravé dans l'*Histoire généalogique* du P. Anselme, tome IV, p. 396, et dans un vitrail dessiné pour Gaignières, ms. Clairambault 1140, fol. 31.

1. Voyez ci-après, p. 423.

2. Voyez Blanchard, *Éloges de tous les premiers présidents du parlement de Paris*, p. 43; Demay, *Inventaire des sceaux de l'Artois*, nos 663 et 1431, et l'*Histoire généalogique*, tome IV, p. 408 et 410.

3. Le sceau de François est plaqué sur un dénombrement de l'année 1581, aux Archives nationales, P 37, n° 326; celui de Louis Ier est figuré dans l'*Histoire généalogique*, tome IV, p. 408.

4. Voyez, au Cabinet des titres, pièces originales de ROUVROY, le tableau des huit quartiers de noblesse prouvés en 1626, pour la réception de Louis de Saint-Simon, frère de Claude, dans l'ordre de Malte. Sur le tout sont encore les armes de Précy. D'Hozier, dans le frontispice d'une des tables généalogiques dont nous avons parlé plus haut (1631), transforme le *losangé* de Précy en *échiqueté*; mais, en 1634, dans la liste des chevaliers de l'Ordre

Saint-Simon et son frère le marquis les portaient[1]. Les généalogistes donnèrent en outre pour supports à l'écusson ainsi composé : « Un homme et une femme sauvages au naturel, de sinople, tenant chacun un guidon, l'un des armes de Vermandois, et l'autre de celles de Haverskerque de Rasse ; pour cimier, un sauvage de même, tenant du bras droit une masse levée, et de l'autre un bouclier[2]. »

Mais, vers 1663, quand le bailli Maubreuil eut engagé son maître à affirmer plus hautement des droits « incontestables, » Claude de Saint-Simon et sa fille, devenue tout récemment la duchesse de Brissac, remplacèrent, sur le tout de leurs armes, l'écusson de Précy par celui de Vermandois, répété ainsi trois fois[3]. C'est seulement dans les monuments héraldiques qui nous restent de Louis de Saint-Simon, auteur des *Mémoires*, que nous voyons enfin les armes de Vermandois occuper seules le premier et le quatrième quartier, en regard de la croix des Rouvroy, reléguée aux second et quatrième quartiers[4]. Il ne reste plus trace ni de la fasce des Haverskerque, ni du losangé des Précy, ni de l'échiqueté de la Vacquerie. C'est à peu près ce qu'avait demandé Maubreuil[5]. « Vous pouvez, disait-il, porter le seul nom et les

nouvellement promus (p. 39 et 52), il consacre officiellement les nouvelles armes de Saint-Simon Vermandois.

1. Voyez leurs cachets aux Archives nationales, KK 1218, fol. 409 verso, et à la Bibliothèque nationale, mss. Mélanges Colbert, n° 116 *bis*, fol. 830.

2. *Recherches historiques de l'ordre du Saint-Esprit*, par M. du Chesne, publiées en 1693, par Haudicquer de Blaucourt, tome I, p. 338. Ces supports n'avaient pas toujours été les mêmes. Dans le sceau de 1581 indiqué plus haut, ce sont deux griffons, et le casque n'est sommé que d'un bouquet de plumes. Gaignières nous a conservé (ms. Clairambault 1140, n° 54) le dessin d'un sceau de Jean de Rouvray (*sic*), écuyer, seigneur de Saint-Simon, chambellan du roi Louis XI et neveu du bailli Gilles, où l'écu, portant la seule croix de Rouvroy, est soutenu par deux sauvages qui tiennent, d'un côté, la bannière de Rouvroy, et, de l'autre, une bannière armoriée d'un lion. Mais la légende : JEHAN DE ROUVRAY S. DE SAINCT-SIMON [BAILLY] DU VERMANDOIS, fait douter de l'authenticité de ce monument, qui, du reste, n'appartiendrait pas à la branche des seigneurs de Rasse.

3. *Tables généalogiques des maisons des ducs et pairs*, par Saint-Martin (1664). Les Saint-Simon Sandricourt mirent également un quartier de Vermandois dans leurs armes (*Histoire généalogique*, tome IV, p. 402, et *Histoire de la maison de Montmorency*, par du Chesne, p. 292 et 297); mais, quoique la branche aînée eût pris, dès 1635, le nom de Vermandois, elle ne fit figurer que les armes de Rouvroy pures et simples dans le jugement qui reconnut sa noblesse d'ancienne extraction, le 21 mai 1667.

4. C'est ainsi qu'il les fit enregistrer dans l'Armorial général de 1696, graver sur son cachet, frapper sur ses livres et ses fameux portefeuilles; ce sont celles enfin que lui donnent les continuateurs de l'*Histoire généalogique* du P. Anselme, tome IV, p. 411, et tome IX, p. 284. Nulle part, nous n'avons vu qu'il employât les supports ou le cimier; l'écu est simplement entouré du manteau de pair et sommé de la couronne ducale.

5. Voyez les passages cités ci-dessus, p. 390-392.

armes pleines de Vermandois, puisque ce sont vos véritables nom et armes, comme étant les premiers que vos ancêtres ont portés. Si toutefois il m'étoit permis de vous en dire ma pensée, elle ne seroit pas que vous deviez quitter entièrement le nom et les armes que vos aïeuls ont portés jusques à présent, et qui se trouvent dans les histoires, dans les titres de votre maison.... Autrement, on auroit peut-être peine à vous croire ci-après de leur même famille[1]. » Selon toute apparence, cette modification définitive des armoiries de la branche ducale de Saint-Simon est du fait de Louis de Saint-Simon. Dans la seule occasion où ses *Mémoires* parlent de la croix des Rouvroy, pour renier une famille de ce même nom qui la portait aussi, et qui, très-probablement, appartenait à la même souche que les Saint-Simon, on voit qu'il avait fait une étude particulière « de son nom et de ses armes[2] », et qu'il l'a rejetée dans les *Pièces justificatives* des *Mémoires*. Comment Saint-Simon a-t-il traité dans cette étude les questions qui viennent d'être exposées sommairement? Pour peu que l'amour-propre ne l'aveuglât point, il devait voir du premier coup d'œil, en généalogiste expérimenté, les points défectueux, les contradictions, les invraisemblances, de ces différentes filiations, qui toutes n'avaient eu pour but que de flatter et de servir un favori, un duc et pair de fraîche date.

Ce qui devait lui être encore plus sensible, c'est que les meilleurs auteurs du dix-septième siècle avaient protesté, tout au moins par le silence, contre les thèses des Maubreuil, des Hemmeré, des Carpentier. Au premier rang, le P. Anselme, dans l'édition originale de son *Histoire de la maison royale de France et des grands officiers de la couronne*[3], n'avait voulu reconnaître à Herbert IV, comte de Vermandois, d'autre enfant que sa fille Alix, femme de Hugues de France. Plus tard, il est vrai, dans la seconde et la troisième édition[4], ses continuateurs donnèrent place à la lignée d'Eudes l'Insensé et des anciens seigneurs de Saint-Simon, mais en déclarant qu'elle avait été établie par Vyon d'Hérouval, non par le P. Anselme lui-même, et sans rien affirmer, sur la question d'armoiries, qui pût les compromettre. Quant aux Rouvroy, ni le P. Anselme ni ses continuateurs ne voulurent les faire remonter plus haut

1. Selon les règles de l'art héraldique, les armoiries patrimoniales devaient être mises en premier rang, au premier quartier de dextre, et celles des alliances au second.

2. « Ce seroit ici le lieu d'expliquer mon nom et mes armes, et comment, avec un nom que je ne porte point, et la moitié des armes que j'écartèle, c'étoit prétendre en effet être de ma maison : la parenthèse en seroit trop longue ; elle se trouvera mieux parmi les Pièces, pour ne pas interrompre le fil de la narration. » (*Mémoires*, tome V, p. 423.) — Nous avons tout lieu d'espérer qu'avant la publication du volume de notre édition où se trouvera ce passage, nous aurons eu communication, au Dépôt des affaires étrangères, de la pièce dont parle ici notre auteur.

3. Éd. de 1674, tome I, p. 63-64.

4. Éd. de 1712, tome I, p. 35; éd. de 1726, tome I, p. 52-53.

que Mathieu le Borgne, marié à Marguerite de Saint-Simon[1]. Or il faut
se souvenir que l'*Histoire des grands officiers* avait presque la valeur
d'un recueil officiel, que Saint-Simon l'estimait par-dessus tout, qu'il
s'en servait chaque jour, et qu'il offrit même ses services ou ses conseils pour en compléter certaines parties[2].

Un autre généalogiste célèbre, qu'il cite volontiers, tout en le traitant
fort mal à l'occasion (peut-être par rancune[3]), Jacques-Guillaume de
Imhof (1651-1728), consentit, dans la seconde partie de ses *Excellentium familiarum in Gallia genealogiæ*[4], à faire remonter la filiation
des Saint-Simon, « par femme, » jusqu'à Bernard, fils naturel de Pépin,
roi d'Italie; mais, du côté des Rouvroy, il ne dépassa pas Mathieu le
Borgne, et qualifia comme il convenait l'addition du prétendu quartier de Vermandois aux armes de nos deux ducs[5].

Non moins catégorique que le P. Anselme, Gilles-André de la Roque,
qui, selon ses biographes, « connoissoit tous les défauts des familles
et sembloit prendre plaisir à les publier, » s'exprima ainsi dans son
Traité de l'origine des noms[6] : « En Picardie, dans le bailliage de Vermandois, les seigneurs de Rouvroy ont porté conjointement les deux
noms de Rouvroy et de Saint-Simon. Cela étoit fondé sur ce que Marguerite de Saint-Simon, qui descendoit des comtes de Vermandois,
branche de la maison royale, étoit femme de Mathieu de Rouvroy, dit
le Borgne, seigneur du Plessis-sur-le-Gast. »

Un autre généalogiste encore, le Dauphinois Guy Allard, ne reconnaissait

1. *Le Palais de l'honneur* (1686), p. 612-613; *Histoire des grands officiers*, 2ᵉ éd., tome II, p. 1524, et 3ᵉ éd., tome IV, p. 389-413. La même
généalogie parut à la fois, en 1712, dans la seconde édition du P. Anselme et
dans la treizième édition du *Dictionnaire de Moréri*. Seulement, le *Dictionnaire*, moins scrupuleux que les continuateurs du P. Anselme, plaça en tête
de la généalogie de Rouvroy celle de Vermandois. Quant au reste, les deux
textes sont identiques. Avaient-ils été fournis aux uns comme aux autres
par un seul et même rédacteur, c'est-à-dire par le duc de Saint-Simon? C'est
une supposition que vient appuyer l'identité de certaines expressions dans
les *Mémoires* et dans la généalogie. Avant 1712, le *Moréri* ne parlait pas
des Vermandois et ne donnait qu'un très-court paragraphe sur les Saint-
Simon.

2. *Mémoires*, tome XIX, pièces diverses, p. 331.

3. *Mémoires*, tome XVI, p. 320 : « Je ne me donne pas pour être généalogiste, mais je suivrai Imhof, qui passe pour exact et savant sur les maisons allemandes, espagnoles et italiennes, et fort peu l'un et l'autre sur les
françoises. Peut-être que si nous connoissions autant ces maisons étrangères
que nous faisons celles de notre pays, cet auteur n'auroit pas pris tant de
réputation. » Comparez tome III, p. 109.

4. Ouvrage publié en 1687; p. 198.

5. « Accessit demum in memoriam originis Veromandensis hoc etiam
δεῖγμα, scutum videlicet e cæruleo et auro tessellatum, cum cephalo liliis
francicis sparso. »

6. Ouvrage publié en 1681; p. 176 (paginée par erreur 376).

également dans les Saint-Simon que de simples Rouvroy, de la même origine que ceux qu'ils ne voulaient précisément pas avouer pour leurs parents[1]. Haudicquer de Blancourt lui-même, si facile et si complaisant, n'accepta point la filiation inventée par Hemmeré, et s'en tint à la généalogie de Rouvroy dressée par le chanoine la Morlière[2].

Si Louis de Saint-Simon ne provoqua point quelque auteur de son temps à soutenir la même thèse que les généalogistes gagés par son père, c'est, à notre avis, que ses connaissances réelles dans cette science et ses relations avec de vrais érudits, tels que Gaignières et Clairambault, lui inspiraient une juste méfiance, lui faisaient sentir le danger de livrer à un examen sérieux l'échafaudage sur lequel reposaient toutes ses prétentions nobiliaires[3]. D'ailleurs, s'il n'eût pas eu conscience de ce danger, le public railleur se serait chargé de le rappeler à la prudence. Dès que l'avénement du Régent aux affaires permit à Saint-Simon d'aborder la politique et de sortir de l'abstention où il avait vécu jusque-là, ce fut aux dépens de sa noblesse, tout autant que de sa petite taille et de sa piètre apparence, que les faiseurs de couplets et d'épigrammes s'escrimèrent à l'envi. On sait le mot de Madame, bonne connaisseuse en généalogies, sur Saint-Simon serrant de trop près le prince des Deux-Ponts. Nous ne pourrions dire combien de couplets vinrent également rappeler la véritable extraction du « mirmidon furibond » qui se posait en chef-né de l'aristocratie ducale[4].

1. Il publia, en 1678, l'*Histoire généalogique des familles de la Croix de Chevrières.... et de Rouvroy.* Le comte de Saint-Vallier (de la Croix de Chevrières) avait épousé une Rouvroy du Puy (*Mémoires*, tome II, p. 213).

2. *Nobiliaire de Picardie* (1693 et 1695), p. 488-490. Il remonte jusqu'à Olivier, seigneur de Rouvroy, chevalier, vivant l'an 1060.

3. La réunion, dans les collections de Clairambault, d'un très-grand nombre de pièces concernant la généalogie de Saint-Simon prouve que ce généalogiste et son prédécesseur Gaignières s'occupèrent de ce sujet, particulièrement des points contestables. L'un comme l'autre, ils se sont abstenus de toute conclusion : c'est une forte preuve de leur respect pour le duc et pair, de leur déférence pour un confrère en curiosité et en érudition. Clairambault est celui à qui Saint-Simon fit communiquer les titres des « prétendus Rouvroy, » et, selon les *Mémoires* (tome V, p. 431), il répondit qu'il n'y aurait « jamais ombre de la moindre preuve, ni même de remonter bien haut. »

4. L'un dit (Chansonnier, ms. Fr. 12696, p. 147) :

> Je prends ce roquet au menton,
> Et je lui fais voir son grand-père.

Un autre :

> Le petit duc de Saint-Simon
> Voudroit bien payer de son nom
> Pour le service de ses pères.
> On ne sauroit dire, hélas !
> Aussi bien on n'en connoît guère;
> Pour mieux dire, on n'en connoît pas.

Un autre encore :

> Saint-Simon, si fier de son rang,

Au Parlement, il n'y avait qu'une clameur contre ce « M. de Saint-Simon, qui auroit pu desirer tout au plus d'être réputé ancien gentil-homme [1], » et qui affectait plus de mépris qu'aucun grand seigneur pour les légistes roturiers, jadis simples souffleurs des pairs [2]. Quand la ·lutte s'envenima entre les magistrats et les ducs-pairs, le nom de Rouvroy ne fut pas des moins maltraités dans le fameux libelle de mars 1716, présenté au Régent par le président de Novion, et dont les éléments paraissent avoir été empruntés en partie aux généalogies sati-riques du pamphlétaire Guillard [3]. « La fortune de ce duc, y disait-on, est si récente, que tout le monde en est instruit : jamais il ne fut si mince noblesse. Un de ses cousins, qui étoit l'aîné de sa maison, étoit, presque de nos jours, écuyer de M. le maréchal de Schülemberg [4]. La ressemblance des armes de la Vacquerie, qu'il écartèle, avec celles de Vermandois, leur a fait dire qu'ils venoient d'une princesse de cette maison [5]. Enfin la vanité de ce petit duc est si folle, que, dans sa généalogie [6], il fait venir de la maison de Bossu, illustre en Flandre, d'où sont sortis les princes de Chimay, un bourgeois, juge de Mayenne, qui a épousé l'héritière de la branche aînée de sa maison [7]. » Les ducs et pairs, nous dit Saint-Simon, ne voulurent répondre que par le dédain à « un tissu de mensonges et d'injures impudentes et un parallèle extravagant de la naissance des ducs, des présidents à mortier et de quelques autres magistrats.... Ils laissèrent tomber cet écrit dans le néant, et trompèrent une attente si bien concer-

> Ne s'occupe que de son titre.
> Il est fripon, poltron, bélître ;
> Aussi sort-il d'un vilain sang.

Voyez une note des éditeurs du *Journal de Dangeau*, tome XVIII, p. 396-398.

1. Relation de la séance du 2 septembre 1715, par l'avocat Prévost.

2. Voyez les *Mémoires*, tome X, p. 394 et suivantes.

3. Mort en 1694. L'article SAINT-SIMON est ainsi conçu dans ces généalo-gies : « ROUVERON (sic) DE SAINT-SIMON (il s'agit du duc Claude) est une petite noblesse. La dame de Saint-Simon est de piètre mine et de pauvre esprit. Le maréchal de Bassompierre l'appeloit petit punais. Une tante paternelle de ce duc avoit épousé un sergent de village, près de Senlis, et une autre avoit épousé un greffier, aussi de village. » Voyez le *Cabinet historique*, tome V, p. 98, et tome VI, p. 70.

4. Voyez ci-après, p. 418.

5. Voyez ci-dessus, p. 397.

6. Nous ne savons de quelle généalogie le libelle veut parler.

7. C'est une allusion au mariage de Nicolas, comte de Saint-Simon (voyez ci-après, p. 409), avec Marie le Bossu de Charenton (1690), d'où une fille unique, mariée par sa mère, en mai 1710, à l'avocat Billard de Laurière, fils d'un juge criminel de Mayenne et d'une le Bossu ; tout cela, de très-petite bourgeoisie de robe. — Cette partie du libelle, inintelligible sans un tableau généalogique, a été étrangement défigurée, soit dans les copies manuscrites, dont on possède une assez grande variété, soit dans les textes imprimés, comme ceux de la *Vie privée de Louis XV* ou du *Recueil A-Z*.

tée [1]. » C'est cependant en réponse à ce libelle que fut imprimé un mémoire justificatif sur l'antiquité des maisons ducales, dont chaque duc fournit sans doute sa partie, et où l'article de SAINT-SIMON commençait en ces termes : « Nous avons à la cour peu de maisons aussi anciennes que celle de Saint-Simon, qui tire son origine d'Olivier de Rouvroy, chevalier et vivant en 1060... [2]. » Suivait une citation empruntée à la Morlière ou à Haudicquer de Blancourt [3] ; mais il eût fallu fournir de meilleures autorités, et, même dans le camp des ducs et pairs, on ne se dissimula point que le libelle avait touché Saint-Simon aux endroits vulnérables [4]. Mieux que personne, il connaissait « les chimères et les réalités » de ces généalogies « qui n'ont d'autre fruit que de désoler ceux qui ne peuvent montrer de vérité [5] ; » et cependant son orgueil d'une part, d'autre part les traditions de famille, l'obligeaient à soutenir une légende qui manquait manifestement de bases solides, qui n'avait jamais trouvé pour défenseurs que des gens sans crédit, et à laquelle personne ne voulait ajouter foi. Comment s'acquittait-il de cette tâche difficile? Quels arguments pouvait-il invoquer à l'appui des prétentions que lui avait léguées son père? C'est ce que ne sauraient nous apprendre les quelques lignes des *Mémoires* rappelées en tête de cette notice ; ce que son étude sur le nom et les armes de Rouvroy, cette « pièce » dont il a été parlé plus haut [6], pourrait seule révéler.

Quoi qu'il en fût de sa valeur, la légende continua à se transmettre de génération en génération ; elle prit même de nouveaux développements peu après la mort de Louis de Saint-Simon, grâce à deux ouvrages considérables qui parurent alors sur le Valois et le Vermandois.

En 1764, Claude Carlier, prieur d'Andresy, consacra aux Vermandois déshérités et à leurs représentants un long article de son supplément de l'*Histoire du Valois* [7]. Comme Hemmeré, il faisait sortir de la

1. Addition au *Journal de Dangeau*, 29 avril 1716, tome XVI, p. 371.
2. Ce mémoire a été publié dans le *Recueil A-Z*, tome C, p. 73, et ailleurs.
3. C'est du *Nobiliaire de Picardie*, p. 489, qu'on avait tiré cette réponse.
4. Voici ce qu'écrivait, en mai 1716, un défenseur de la pairie, bien instruit à l'endroit des vieilles maisons, mais franc et véridique : « On sait que M. le duc de Saint-Simon est de la maison de Rouvroy; on ne sauroit donc attaquer sa naissance. Néanmoins, s'il tire de là sa vanité, il a tort. Si une fille de sa maison s'est mésalliée, si son père, au rapport de Bassompierre, étoit punais, qu'est-ce que cela fait à sa noblesse? Le maréchal de Schonberg (?) a pu avoir un Rouvroy pour écuyer; le connétable de Montmorency avoit bien un Courtenay pour page, etc. » (Lettre publiée par les éditeurs du *Journal de Dangeau*, tome XVIII, p. 393-405.)
5. *Mémoires*, tome VI, p. 272, et tome XII, p. 313. Voyez aussi (tome X, p. 77-79) ce qu'il dit de la grande maison de Croy et de son attache avec les rois de Hongrie; ce cas, tel qu'il le présente, serait singulièrement analogue à celui que nous venons d'exposer. Ailleurs (tome XII, p. 14), il reproche à Louis XIV de ne pas connaître exactement la valeur des familles.
6. Ci-dessus, p. 399. — 7. Tome III, p. 379-389.

même souche royale, en ligne directe et masculine, les Rouvroy aussi
bien que les Saint-Simon ; à l'aide des documents produits par Jean
le Carpentier (nous avons dit leur fausseté évidente), il éclairait
de « l'éclat de la plus vive lumière » les points obscurs de la filiation ou de l'exhérédation d'Eudes l'Insensé. Nous croirions volontiers
que cet article, rectification tardive d'un passage du premier volume
de l'*Histoire du Valois*[1], fut inspiré, ou tout au moins demandé par
un parent de notre duc, digne héritier de ses goûts pour les études
généalogiques et de ses prétentions à une origine royale, cet évêque
d'Agde, Charles-François-Siméon de Saint-Simon Sandricourt[2], qui était
un admirateur passionné de l'auteur des *Mémoires*, et qui s'efforça, sous
le règne de Louis XVI, de reprendre au Dépôt des affaires étrangères
ses manuscrits et ses papiers séquestrés depuis 1760[3]. Bibliophile et
antiquaire érudit[4], lié avec beaucoup de gens de lettres, et surtout fana-
tique du nom de Vermandois, Monsieur d'Agde dut agir, en 1764, sur
le prieur d'Andresy et lui fournir des matériaux. Il n'est pas douteux du
moins que ce fut lui qui engagea encore, en 1771, le doyen Jean-Paul
Colliette à reprendre, dans le premier volume de ses *Mémoires pour
servir à l'histoire du Vermandois*[5], les mêmes arguments et la même
thèse[6], et la péroraison de Colliette fait penser que le docte prélat se
réservait pour lui-même de traiter le sujet plus complétement, plus
définitivement[7]. Si ce projet n'eut pas de suite, si Monsieur d'Agde
ne mit pas en œuvre ses documents, il n'en crut pas moins leur
valeur assez bien établie pour prendre le nom de Vermandois, et il le
porta même dans les actes publics.

Nous ne devons point passer sous silence, en arrivant à la fin du

---

1. Dans ce premier volume, Carlier n'avait parlé qu'incidemment des premiers Vermandois, à propos du bienheureux Simon de Crépy, oncle maternel d'Eudes l'Insensé, et il avait dit, « par mégarde, » qu'Herbert de Vermandois et Adèle de Crépy (qu'il appelle Hildebrante) n'avaient eu d'autre enfant que la fille mariée à Hugues le Grand. Ce serait l'examen du cartulaire
de Longpont (dont il produit plusieurs extraits) qui l'aurait engagé à faire
amende honorable au profit des héritiers d'Eudes l'Insensé.

2. Voyez plus loin, p. 413.

3. Armand Baschet, *le Duc de Saint-Simon*, p. 261.

4. Il fut un des correspondants zélés du Cabinet des chartes et devint
membre associé de l'Académie des inscriptions en 1785.

5. Tome I, p. 658 et suivantes.

6. Il concluait ainsi : « La maison de Rouvroy (*sic*) Saint-Simon actuellement subsistante en France est la plus proche agnate des anciens comtes
de Vermandois, et descend, de mâle en mâle, du sang de Charlemagne. »

7. « Il est bien digne du zèle que témoigne de son nom
Monsieur l'évêque d'Agde, d'éclaircir la suite, encore un peu embrouillée,
de ses augustes ancêtres, de ramasser les anneaux de cette longue chaîne
et de les renouer et souder ensemble sous le feu et l'éclat démonstratif de
chartes et des autres pièces qu'il a colligées de toutes parts. »

siècle, une dernière généalogie que quelque autre membre de la famille [1] fit inscrire tout à la fin du supplément du *Dictionnaire de la noblesse* de la Chenaye des Bois [2], et qui est le travail le plus complet que nous connaissions, le seul même qui donne des renseignements précis sur les Saint-Simon du dix-huitième siècle, contemporains ou héritiers de notre auteur. Les premières lignes de cette généalogie résument bien l'état de la question au point de vue des intéressés : « ROUVROY SAINT-SIMON, dit la Chenaye, maison originaire du Vermandois, qui a toutes les marques d'ancienneté et d'illustration. Son origine a été reconnue en Allemagne et en France pour descendre en ligne directe de Charlemagne : car, dans les lettres patentes d'érection de la terre de Saint-Simon en duché et pairie, Louis XIII la reconnut descendre en ligne directe des comtes de Vermandois, lesquels étoient descendus de Charlemagne.... »

Lorsque survint la Révolution, le chef de la branche de Saint-Simon Monbléru, qui était devenue branche aînée, chercha asile en Espagne [3] et y obtint une haute position, comme héritier de la grandesse créée au profit de notre auteur. Au milieu des troubles qui agitaient la péninsule, à la veille même d'un triomphe des armées impériales qui faillit lui coûter la vie, le marquis de Saint-Simon fit dresser à Madrid, par un prêtre du nom de D. Juan Verdier de Portdeguy, une *Genealogia de la antigua familia y casa de San-Simon* qui clôt dignement la série de généalogies de parade que nous venons de passer en revue. Ce monument de famille, que nous serons les premiers à faire connaître en France [4], rappelle, en plus d'un point, le « concile » admiré par notre auteur chez M. de Clermont-Tonnerre [5], si même il ne le dépasse, car on y trouve tout à la fois une liste des familles souveraines auxquelles la maison de Saint-Simon se rattachait par les Vermandois, les dix ou douze saints dont elle pouvait se réclamer du même côté, et enfin, complément naturel des généalogies carolingiennes, une filiation remontant de génération en génération jusqu'aux temps les plus reculés, de Charlemagne à Pépin le Bref, puis à Carloman, duc des Français; à Charles-Martel, maire du palais et prince des Français; à Pépin Ier; à Anchise (Ansegise), familier de Sigebert II; à saint Arnoul, familier de Théodebert II et évêque de Metz; et enfin à Marcus Mæcilius Avitus, « qui occupa le siége impérial de Rome » en 455. Étant admises l'attache

---

1. Ce qui ne permet pas de croire que cette généalogie ait été fournie par l'évêque d'Adge, c'est que l'article de ses frères et sœurs est le plus incomplet de tous.

2. Tome XV (1786), p. 524-541.

3. Il y devint duc en 1814; voyez ci-après, p. 420.

4. C'est une brochure in-4° de IV-120 pages et un tableau généalogique (1808). Le département des Imprimés de la Bibliothèque nationale n'en possède point d'exemplaire. Un seul est arrivé, par donation, au Cabinet des titres.

5. Ci-dessus, *Mémoires*, p. 280.

des Rouvroy Saint-Simon avec les Vermandois et celle des Vermandois avec Charlemagne, l'auteur des *Mémoires* se trouverait ainsi descendre, au trente-troisième degré environ, non point d'un de ces césars
d'aventure comme il en fut tant proclamé dans les camps romains, mais
d'un patricien de vieille famille d'Auvergne, qui comptait lui-même
parmi ses aïeux des personnages très-considérables, et qui avait joué
personnellement un grand rôle comme sénateur et comme préfet du
prétoire des Gaules, avant d'être élevé à la pourpre par la noblesse
narbonnaise [1].

Poursuivie ainsi jusqu'aux confins les plus reculés de notre histoire,
la filiation dont Jean du Tillet posait les prémisses en 1560, arrive
à donner aux descendants de Mathieu le Borgne et de Marguerite de
Saint-Simon plus d'antiquité et d'illustration que n'en saurait prouver
aucune race souveraine de l'Europe [2].

Sans contester, de parti pris, ces résultats merveilleux, encore
convient-il d'être aussi prudent que les auteurs de l'*Histoire généalogique*. « Faute d'avoir pu rassembler les premiers titres, » ils se sont
bornés à rapporter en tête de leur généalogie de Rouvroy Saint-Simon,
par ordre chronologique, les noms des personnages du douzième ou du
treizième siècle dont l'attache ne leur semblait pas suffisamment
prouvée. De même aussi notre tableau généalogique, pour présenter toutes
les garanties voulues d'authenticité, ne commencera qu'à Mathieu de
Rouvroy et Marguerite de Saint-Simon, laissant de côté non-seulement
les Vermandois carolingiens et les descendants d'Eudes l'Insensé, mais
aussi tous ces « ancêtres de parure [3] » que les Rouvroy proprement

---

1. On connaît surtout Avitus par le panégyrique que nous a laissé de lui
son gendre Sidoine Apollinaire. Bossuet avait résumé son règne en deux
mots, dans le *Discours sur l'histoire universelle* : « Il fut au-dessous de sa
réputation. » Amédée Thierry a retracé sa biographie dans un article de la
Revue des Deux Mondes, 1er mars 1852. Il n'est pas prouvé que saint Arnoul,
évêque de Metz, fût le fils ou le descendant d'Avitus, quoique l'avocat au-
verguat Audigier ait présenté celui-ci, en 1676, dans son *Origine des François*, comme l'auteur commun des deux races carolingienne et capétienne;
mais, même en Allemagne, certains érudits admettent que saint Arnoul
était le trisaïeul paternel du roi Pépin, et qu'il appartenait à la famille
gallo-romaine et sénatoriale du patricien Tonantius Ferreolus, gendre du
préfet Syagrius. Cette opinion s'appuie sur une généalogie, à demi officielle,
dressée au temps de Charles le Chauve; voyez les *Monumenta Germaniæ
historica*, éd. de Pertz, tome II, p. 308-312, et Warnkœnig et Gérard, *Histoire des Carolingiens*, tome I, p. 113.

2. Ajoutons que d'ailleurs la généalogie espagnole de 1808 contient
des documents authentiques que le marquis de Saint-Simon avait emportés
en émigration; on y retrouve particulièrement, sur notre auteur, sur son
titre ducal, sa grandesse, ses héritiers, et sur les deux branches qui subsistent aujourd'hui du nom de Saint-Simon, une foule de détails et de pièces
que nous aurons l'occasion d'utiliser.

3. C'est le mot de Saint-Simon sur les Brissac; ci-dessus, p. 208.

dits allaient chercher jusque dans le dixième siècle [1], et dont Maubreuil, Carlier, etc., ont si singulièrement faussé et embrouillé la filiation [2]. Nous n'ajouterons plus que quelques mots sur l'origine du nom de Saint-Simon. La localité de ce nom, située au cœur du Vermandois, sur la rive gauche de la Somme, à quarante-cinq kilomètres N. O. de Laon et seize de Saint-Quentin, est un bourg de médiocre importance [3], qui n'a jamais été plus considérable, même comme siége de duché-pairie. On a raconté que ce lieu était désert et couvert de broussailles lorsque, en 1030, Eudes de Vermandois, dépouillé de l'immense apanage de ses pères, vint y fixer sa demeure. Autour du château, un groupe d'habitations se forma bientôt : il prit nom du bienheureux Simon, comte de Crépy, oncle maternel d'Eudes, dont la conversion et la vie monastique forment une des belles pages du pontificat de saint Grégoire VII [4], et qui mourut en 1082 [5]. — A part les invraisemblances que présente cette origine du nom, il est prouvé que le bourg de Saint-Simon était en roture lorsqu'il passa aux mains des Rouvroy (ceux-ci venaient probablement du village de Rouvroy situé de même proche de la Somme, à quatre kilomètres de Saint-Quentin), et qu'il ne fut érigé en fief noble, par l'abbé de Saint-Bertin, dont il dépendait, qu'en 1371, à la prière de Jean de Rouvroy, dit de Saint-Simon, seigneur de Coirvel et du Plessier-en-Beauvaisis. On peut admettre l'exhérédation d'Eudes de Vermandois, mais non sa déchéance au rang des plus minces censitaires roturiers, et Carlier ou Colliette n'ont fait que des réponses naïves à cette objection capitale.

1. Certaines généalogies, qui semblent faites par les Rouvroy que répudiait notre auteur, commencent à un Raoul vivant sous Herbert II, comte de Vermandois, et d'où seraient venus, d'une part, ces Rouvroy, et, d'autre part, Mathieu le Borgne. (Cabinet des titres, dossier Rouvroy, fol. 19, 41 et 52.)

2. Selon ces auteurs, Jean Ier de Saint-Simon, celui qui aurait renoncé à ses droits en faveur de Philippe-Auguste, eut quatre fils, mentionnés en 1217 dans le cartulaire de Longpont. L'aîné aurait fait la branche finie en la personne de Marguerite de Saint-Simon; le second, Oger, épousant l'héritière d'un seigneur de Rouvroy, aurait pris le nom de cette terre, ainsi que ses descendants, Mathieu, Jarremond, Guy, et enfin Jean, lequel serait appelé à tort Mathieu par le P. Anselme. Le tout résulterait d'actes authentiques du cartulaire de Longpont, qui expliqueraient également la réunion des deux rameaux par l'alliance de Marguerite de Saint-Simon avec Jean (ou Mathieu), dit de Rouvroy. Mais aucun de ces actes ne se retrouve, soit dans les trois cartulaires de Longpont que nous avons vus à la Bibliothèque nationale, soit dans la chronique de l'abbaye, publiée par Muldrac (1646), et ils ne concordent nullement avec les pièces dont Clairambault nous a transmis le texte, et qui seules nous semblent authentiques.

3. *Dictionnaire historique du département de l'Aisne*, par Melleville, tome II, p. 330; Colliette, *Mémoires du Vermandois*, tome I, p. 660.

4. Montalembert, *La nouvelle édition de Saint-Simon*, dans le *Correspondant*, 25 janvier 1857, p. 40.

5. Carlier a raconté l'histoire du bienheureux Simon, dans son *Histoire du Valois*, tome I, p. 307-326, d'après le P. Labbe et les chroniqueurs.

TABLEAU GÉNÉALOGIQUE DE LA MAISON DE SAINT-SIMON.

I. Mathieu de Rouvroy, dit *le Borgne*[1], chevalier, seigneur du Plessier-sur-Saint-Just et de Coivrel, † vers 1370; ép. Marguerite, dame de Saint-Simon et d'Estouilly.

Alphonse de Rouvroy, gouverneur et vice-roi de Navarre.

II. Jean, dit *le Borgne*, seigneur desdites terres, lieutenant du Roi en la province de Reims[2]; ép. Jeanne de Bruyères de Montigny.

Marguerite, ép. Jean d'Humières.

Marie, abbesse de Notre-Dame de Forvaques.

III. Mathieu II, dit *le Borgne*[3], tué à Azincourt (1415); ép. Jeanne de Haverskerque, dite de Wicque, dame de Rasse.

Guillaume, dit *le Gallois*, tué à Azincourt[4].

IV. Gaucher, seigneur de Saint-Simon et de Rasse, chambellan du duc Jean de Bourgogne et du roi Charles VI, capitaine de Ribłemont, testa en janvier 1458; ép. 1° Jeanne de Wavrin; 2° Marie de Saarbrück, veuve de Jean de Hangest[5].

Gilles, auteur de la branche de Rasse.

Jeanne, chanoinesse à Maubeuge.

Isabelle, ép. 1° le 5 nov. 1417, Jean Bracque[6]; 2° Aubert, seigneur de Sorel, bailli de Chauny et Noyon.

Péronne, ép. Pierre d'Oinville.

V. 1° lit. Antoine, religieux[8].

2° lit. Jean II, seigneur de Saint-Simon, vicomte de Clastres[9] et de Ham, chambellan du Roi[10], † 6 novembre 1492; ép. Jeanne de la Trémoïlle (branche de Dours).

Aubert, abbé de St-Satur, chanoine de Noyon, conseiller clerc au Parlement, † 1458.

Izabeau, ép. Jean d'Auncy, dit *le Gallois*, seigneur de Goussainville.

Jeanne, dite *la belle Blanche*, ép. Jean du Moulin.

Marguerite, ép. Jean du Moulin.

Jacqueline, ép. 1° Jean d'Inchy; 2° Philippe de Sombrin.

VI. Louis, seigneur de Saint-Simon[11], ép. Yolande de Rochebaron, dame d'honneur de Renée de France, duchesse de Ferraro.

Jean, chanoine de Noyon, conseiller au Parlement, prieur de Villessive, † 1592.

Suzanne, religieuse.

Françoise, dame d'honneur de la reine Anne; ép. Louis de Mėdonville, seigneur de Sandricourt; testa en 1597.

VII. François, seigneur de St-Simon[12], chevalier du St-Sépulcre, gentilhomme de la chambre, † 1544; ép. 1°, en 1523, Madeleine de Raffuge; 2°, le 1er juin 1537, Françoise de Blécourt.

Jean, auteur de la branche de Sandricourt.

Philippe, aumônier et ambassadeur du Roi, abbé de Genlis, doyen de Saint-Quentin.

Charles, abbé de St-Saave de Montreuil, prieur de Quiercy[13].

Claude, † 1588, s. a.

VIII. 1er lit. Michel, guidon des gendarmes du duc de Nevers, † s. a. 1560.

Renée, ép. N..., seigneur de Guerbez, maître d'hôtel du Roi.

Jeanne, coadjutrice de l'abbaye de Blanche.

2° lit. Titus, seigneur de St-Simon et de Monbléru[14], chevalier de l'ordre du Roi, gentilhomme de la chambre de Charles IX, capitaine d'une compagnie de chevau-légers pour Henri IV, † 1605; ép. 1° Antoinette de Montmorency (br. de Bours); 2° le 12 sept. 1574, Françoise d'Avorhoust.

IX. 1er lit. Antoinette.

2d lit. Isaac, seigneur de St-Simon, dit de Vermandois, baron de Rouay, comte de Vaux, gentilhomme ordinaire de la chambre, gouverneur de plusieurs places d'Alsace ou des Grisons[13], † août 1643; ép., le 16 février 1612, Marie d'Amerval-Liancourt.

Louis, seigneur de Pontavesne, etc., gentilhomme ordinaire de la chambre, † vers 1638; ép. Michelle Bouchard, s. p.

Charles, auteur de la branche de Mornisac.

Françoise, ép. en 1620 Antoine, seigneur du Mesnil.

X. Charles, † jeune.

Claude, comte de Vaux, baron de Falvy-sur-Somme, Danusmarie, etc. (1626-1708)[15]; ép., le 22 février 1650, Marie-Henriette le Clerc de Lesseville, morte le 10 déc. 1698.

Madeleine et Louise.

Charlotte, † à Port-Royal, 26 janvier 1672.

Angélique et Gabrielle.

Anne-Madeleine, ép., le 12 juillet 1643, Ch.-Fr. Gonfier, marquis de Crèvecœur; † 11 septembre 1671.

XI. Nicolas, dit le comte de Saint-Simon, seigneur de Vaux, † 22 février 1710; ép., le 9 sept. 1690, Marie le Rosau, dame de Charenton.

Marie-Henriette, ép., 31 mai 1710, Guy-Michel Billard de Laurière, avocat au Parlement, doyen du Grand Conseil.

Eustache-Titus, dit le chevalier ou le marquis de Saint-Simon (1654-1712), capitaine aux gardes, chevalier de St-Louis, brigadier d'infanterie; ép., 17 mars 1689, Claire-Eugénie d'Hauterive, morte le 31 juillet 1735.

Charles-Anne, baptisé le 14 novembre 1656.

Anne, baptisée le 1er avril 1655.

Henriette[5] Catherine, baptisée le 15 août 1657, religieuse à Meulan.

XII. 3 fils morts en bas âge.

Bernard-Titus, marquis de St-Simon (1693-1718), lieutenant aux gardes, colonel d'un régiment d'infanterie, s. z.

Claude (1694-1777), religieux à St-Victor, puis bailli de l'ordre de Malte et ambassadeur en France[17].

Claude (1695-1760), abbé de Jumièges, évêque de Noyon et de Metz[18].

Alexandre (1696-1714).

Marie-Élisabeth (1698-1765), ép., 30 juin 1723, le comte de Montmorency-Laval, maréchal de France[19].

Marie-Madeleine, religieuse à Haute-Bruyère, abbesse de St-Julien du Mans, † 1793.

Louis, mort en bas âge.

Claire-Anne, née le 20 août 1702, † jeune.

Henri, marquis de St-Simon (1703-1789), maréchal de camp, commandant du pays Messin; ép. en 1735 Blanche-Louise Zacaria, veuve du marquis Botta[20].

Françoise-Élisabeth (1707-1764); ép. Claude, comte de Bosse de la Richardie, mestre de camp de cavalerie, chev. de Saint-Louis, mort le 13 juin 1777.

XIII. Blanche-Élisabeth, née à Metz en 1737; ép., 25 juin 1758, Balthazar-Henri, comte de St-Simon-Sandricourt.

BRANCHE DE MONBLÉRU[4].

IX. Charles de Saint-Simon, seigneur de Monbléru, lieutenant-colonel du régiment de Navarre[5], † 7 juin 1639; ép., le 16 août 1635, Louise-Diane de Prunelé, morte le 2 septembre 1678.

| X[b]. Claude, né le 21 novembre 1634, seigneur de Monbléru, châtelain de Vaux et Falvy, major de cavalerie et lieutenant de Roi à Blaye, † 1701; ép., le 28 sept. 1666, Françoise Blondel de Joigny-Bellebrune, morte le 26 février 1715. | Louis, dit le comte de Saint-Simon, né en 1636, brigadier de cavalerie, bailli et gouverneur de Chauny, † à Nerwinde, 1683; ép. 1° le 10 août 1671, Marguerite-Claire de Guines de Bonnières-Souastre, morte le 18 octobre 1672; 2° le 12 avril 1676, Louise de Sorel, veuve de M. d'Herguy-villy. | Gabrielle, née en 1635. | Marguerite, née en 1637, religieuse. |

| XI. Louis-Claude, dit le comte de Saint-Simon, seigneur de Villexavier, Chartuzac, etc., capitaine de cavalerie[6], † 10 juillet 1754, à 75 ans; ép., le 26 septembre 1713, Jeanne Souchet des Coussels, morte le 21 mars 1746. | Louis-Claude, dit le Jeune, capitaine de vaisseau, tué sur mer, 1711. | Françoise, ép. 1° le 22 juin 1701, Armand de Melun-Maupertuis, gouverneur du fort Louis de Bordeaux; 2° en novembre 1714, Simon-Luc de Belhade de Taudias; † 7 avril 1759. | Françoise-Marie, religieuse. |

XII. Louis-Gabriel[7], marquis de Saint-Simon, né le 6 juillet 1717, capitaine de cavalerie au régiment de Saint-Simon, † 8 novembre 1775; ép., le 19 nov. 1740, Catherine-Marguerite-Jacquette Pineau de Viennay, morte en 1754.

| XIII. Claude-Anne[8], vicomte, puis marquis et duc de Saint-Simon, né le 16 mars 1743, lieutenant général des armées du Roi, gouverneur de Saint-Jean-Pied-de-Port, grand de première classe, capitaine général et duc en Espagne, † 3 janvier 1819; ép., le 28 mars 1773, Françoise-Louise Thomas de Pange, morte le 1ᵉʳ juillet 1777. | Louis-Claude-Charles, vicomte de Saint-Simon, né le 29 janv. 1744, capit. au rég. de Picardie, † 1790; ép. Adélaïde-Blanche-Marie de St-Simon Sandricourt, morte le 30 août 1890. | Jean-Baptiste-Charles, né le 13 juin 1748, † jeune. | Claude, baron de Saint-Simon, né le 8 août 1752, mestre de camp du régiment d'Auvergne, † 11 mai 1811; ép. Charlotte Turney, morte le 21 février 1823. | Jeanne-Jacquette, née le 13 oct. 1741; ép. le comte d'Hervilly-Canisy, s.p. | Adélaïde, née le 2 juin 1745, † 9 nov. 1751. | Marie-Thérèse, née le 9 octobre 1746, religieuse. | Jeanne-Jacquette, née le 1ᵉʳ janv. 1750, † jeune. | Victoire-Marie, dite la comtesse de Monbléru et la marqⁿ de St-Simon, née le 12 avril 1751, dame d'honneur de la Reine, † 13 oct. 1790. |

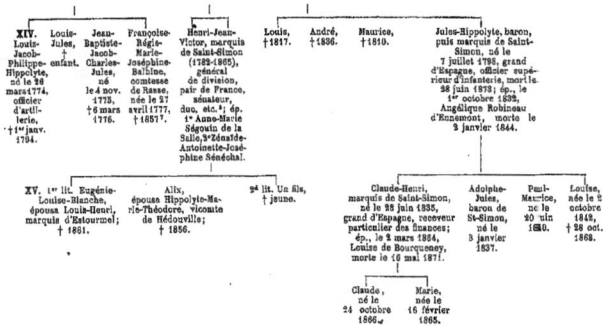

XIV. Louis-Jacob-Philippe-Hippolyte, né le 26 mars 1774, officier d'artillerie, † 1er janv. 1794.

Louis-Jules, † enfant.

Jean-Baptiste-Jacob-Charles-Jules, né le 4 nov. 1775, † 6 mars 1776.

Françoise-Régis-Marie-Joséphine-Balbine, comtesse de Rasse, née le 27 avril 1777, † 1857?.

Henri-Jean-Victor, marquis de Saint-Simon (1782-1865), général de division, pair de France, sénateur, duc, etc.?; ép. 1° Anne-Marie Ségouin de la Salle, 2° Zénaïde-Antoinette-Joséphine Sénéchal.

Louis, † 1817.

André, † 1836.

Maurice, † 1810.

Jules-Hippolyte, baron, puis marquis de Saint-Simon, né le 7 juillet 1798, grand d'Espagne, officier supérieur d'infanterie, mort le 26 juin 1873; ép., le 1er octobre 1835, Angélique Robineau d'Ennemont, morte le 5 janvier 1844.

XV. 1er lit. Eugénie-Louise-Blanche, épousa Louis-Henri, marquis d'Estournel; † 1861.

Alix, épousa Hippolyte-Marie-Théodore, vicomte de Hédouville; † 1856.

2d lit. Un fils, † jeune.

Claude-Henri, marquis de Saint-Simon, né le 26 juin 1835, grand d'Espagne, receveur particulier des finances; ép., le 2 mars 1864, Louise de Bourqueney, morte le 10 mai 1871.

Adolphe-Jules, baron de St-Simon, né le 3 janvier 1837.

Paul-Maurice, né le 20 juin 1840.

Louise, née le 2 octobre 1842, † 28 oct. 1863.

Claude, né le 24 octobre 1866.

Marie, née le 16 février 1865.

BRANCHE DE SANDRICOURT[1].

VII. Jean, seigneur de Flavy-le-Martel[2], Estouilly, Sandricourt, Amblainville, Hédouville, etc., échanson ordinaire et premier panetier de la reine Éléonore; ép., le 21 décembre 1531, Louise de Montmorency-Fosseux[3]; testa le 4 août 1542.

VIII. Charles, Guillaume, †s. a. en Écosse.

Gaspard, seigneur de St-Lubin, aumônier du Roi, proto-notaire, prieur de Mortemer[4].

Louis, seigneur de Sandricourt et d'Amblainville, gentilhomme de la chambre, chevalier de St-Michel; ép. 1° 3 sept. 1575, Marguerite de Créquy-Bernieulles; 2° Geneviève le Susard'Osny, veuve de J. Testu de Balincour.

Charles, écuyer de Henri II; ép. Antoinette de Cléry de Biche.

Jean, seigneur de Hédouville, gentilhomme ordinaire, capitaine de cent hommes d'armes, capitaine de l'Isle-Adam, chef de la vénerie du duc d'Alençon; ép., 5 nov. 1576, Geneviève de Montmorency.

Jeanne, ép. Jean d'Amilly, 1549.

Louise, ép. Claude de Clermont-Montoison, chevalier de St-Michel, 1551.

Marthe, ép. Pierre des Marets, chevalier de St-Michel; †1624.

Charlotte, ép. Adrien de Gallot, cap. de cinquante hommes d'armes, 1586.

Françoise, abbesse de Saint-Corentin, †5 août 1597.

Claude, religieuse, puis protestante, épousa Léon Politisari.

Quatre autres filles religieuses.

IX. Claude, dame de Cléry, ép., 10 sept. 1572, Claude de Créquy-Bernieulles, chambellan du duc d'Alençon[5]; †1583.

Claude, †1595, s. a.

Louis II, seigneur de Sandricourt, dit le Jeune, gentilhomme de la chambre; ép., 6 février 1607, Marguerite d'Auxy de Monceaux.

Louise, †s. a.

Charlotte, dame de Hédouville, ép. Charles de Porthois des Vosseaux.

X. Louis III, marquis de Sandricourt, chevalier de l'ordre du Roi, né le 6 juillet 1608, †8 octobre 1674; ép., 27 juillet 1631, Marie le Boeu de Courbevoie, morte le 31 mars 1688[6].

Un fils et deux filles, †jeunes.

Marie, religieuse à Saint-Paul de Beauvaisis.

Marguerite, fondatrice des Ursulines de Clermont.

XI. Charles, chanoine de Sainte-Geneviève.

Louis IV, marquis de Sandricourt, né le 6 octobre 1639, †1er juin 1718; ép., le 14 septembre 1578, Marie-Anne de Mouthomer, morte le 14 février 1727.

François, comte de Sandricourt, né 8 novembre 1640, brigadier d'infanterie, gouverneur de Nîmes, chevalier de St-Louis. † 3 octobre 1717.

Henri, chanoine de Sainte-Geneviève.

Louis-François, lieutenant aux gardes, †à Senef, 11 août 1674.

Augustin-Philippe, chevalier de Sandricourt, †à Namur, 1695.

2 fils, †jeunes.

5 filles, religieuses[7].

1 fille, †jeune.

XII. Louis-François, marquis de Sandricourt, colonel de Berry-cavalerie, lieutenant général, chevalier de Saint-Louis, † 21 décembre 1751; ép., le 20 octobre 1717, Louise-Marie-Gabrielle de Gourgue [6].

Marie-Charlotte, † 1685.

| **XIII.** Armand-Louis-François (1718-1719). | Maximilien-Henri, marquis de Saint-Simon, né 15 nov. 1720, aide de camp et gentilhomme des princes de Conti, † 1786 [9]; ép. la comtesse de Effaren, s. p. | Balthazar-Henri, comte de Saint-Simon, né le 27 nov. 1721, seigneur de Falvy-sur-Somme, grand maître des cérémonies et chef d'une brigade des gardes du corps du roi de Pologne, brigadier des armées du roi, gouverneur et grand bailli de Senlis, † 23 février 1783; ép., le 25 juin 1758, Blanche-Élisabeth de St-Simon, dame de la comtesse de Provence [12]. | Claude, né le 27 décembre 1753, commandeur de Malte et bailli de l'ordre, † 1797 [11]. | Jean-Jacques, né le 9 novembre 1755. | Charles-François-Siméon, né le 5 avril 1727, abbé de Conches, vicaire général de Metz, évêque d'Agde, † sur l'échafaud le 26 juillet 1794 [12]. | Antoinette-Louise, née le 17 août 1719; ép. M. des Roches. | Catherine-Angélique, née en 24 novembre 17-2. | Catherine-Éléonore, née le 2 janvier 1731. |

| **XIV.** Claude-Henri, comte de St-Simon, né le 17 octobre 1760, colonel d'infanterie chevalier de St-Louis et de Cincinnatus, † 19 mai 1825 [13]. | Claude-Henri-René, né le 16 mars 1762, † 16 janvier 1763. | Eudes-Claude-Henri, né le 12 août 1765, reçu en 1780 à l'École militaire, chevalier de Malte, † 5 juin 1788. | Claude-Louis-Jean, comte de St-Simon, né le 30 juill. 1769, admis à l'École militaire en 1782; ép. en 1803 Maria Horlandis. | André-Louis, né le 27 mai 1771, chevalier de Malte. | Herbert, comte de St-Simon, chevalier de Malte, lieutenant de vaisseau en Danemark, contre-amiral en France; ép. Reine Sachs; † 1833. | Adélaïde-Blanche-Marie, née le 8 octobre 1759, ép. Claude-Charles de Saint-Simon Monblèru. | Marie-Louise, née le 12 oct. 1763, épousa, le 31 mai 1780, Louis, comte de Montléart [14]. | Adrienne-Émilie-Joséphine, née le 14 nov. 1767; ép., en mai 1763, Joseph-Jean-Baptiste, comte de Talhouët-Grationnaye; † 1849, s. p. |

XV. Robert-Louis-Adolphe, comte de Saint-Simon, chevalier du Saint-Sépulcre, officier de la Légion d'honneur, capitaine de vaisseau, né le 18 novembre 1805, † 5 septembre 1855; ép. en 1845 Iseult de Promont.

| **XVI.** Henri-Louis-Herbert, comte de Saint-Simon, né le 9 janvier 1850, † 11 juillet 1873, à l'École de Saumur. | Eudes-Louis-Adolphe, comte de Saint-Simon, né le 5 juin 1854, sous-lieutenant de chasseurs à cheval. | Henriette-Marie-Reine, née le 16 novembre 1846; ép. M. de Gibbon. |

BRANCHE DES DUCS DE SAINT-SIMON.

IV. Gilles, seigneur de Rasse, du Plessis-Choisel, d'Iviliers, Précy[1], châtelain d'Orchies, etc., chambellan de Charles VI et du connétable de Richemont, bailli et capitaine de Senlis, etc., † 1477; ép. Jeanne de Flocques de Grumesnil[2].

V. Guillaume, seigneur de Rasse, Précy, etc., chambellan de François Ier, 1525; ép. Marie de la Vacquarie[3].	Robert et Jean, morts jeunes.	Antoine, dit Flocquet, gentilhomme de la chambre de Charles VIII. † 1490[4].	Jacqueline, ép. Walerand de Sains, échanson du Roi, bailli de Senlis.

VI. Méry, seigneur de Balagny et de Précy, † 1527; ép. Gérande du Prat de Nantouillet.	Louis, seigneur de Rasse, du Plessis-Choisel, etc., bailli d'Hesdin[6] et de Senlis[6], gentilhomme de la chambre, chevalier de l'ordre du Roi, † 1578; ép., le 24 novembre 1531, Antoinette de Meilly.	Antoine, auteur de la branche de Gramesnil.	Louise, s. e.	Jeanne, épousa: 1° Jacques de Sallazar; 2° Guy de Caruel; † 8 mai 1573.	Marie, ép. 1° François de Sallazar[7]; 2° Guy de Caruel.	Claude, ép. Antoine de Boulainvilliers.	Françoise, ép. Jean Potart.
Méry, † jeune. Anne, dame de Précy, ép. 1°, le 9 février 1536, Jean de Canonville; 2° Louis de Montaigu.							

VII. François, seigneur de Rasse, du Plessis-Choisel, etc., maréchal de camp, gentilhomme ordinaire de la chambre, † 17 octobre 1626[8]; ép., le 18 février 1563, Suzanne Popillon d'Anzac[9].	Anne, épousa: 1° Jean Perdriel[10], 2° Nicolas Popillon, 3° Louis de la Fontaine[11], 4° Charles de Nolent; testa 3 déc. 1601.	Louis, seigneur de Cambronne et de Vaux, châtelain d'Orchies, ép. Julienne de Conti.
		4 fils † jeunes Marie, ép., le 16 sept. 1616, Robert de Chéry, ou s. p. écuyer de la duchesse de Longueville.

VIII. Louis II, seigneur du Plessis, etc., gouverneur et bailli de Senlis, maître des eaux et forêts du bailliage[13], † juin 1643; ép., 28 avril 1524, Denise de la Fontaine d'Esches, dame de Vaux[12].

Christophe, seigneur d'Ivilliers, † jeune.

François, capitaine de cavalerie, † s. a.

Étienne, baron de Saint-Léger, ép. 1° Gilberte de Boffles, 2° Jeanne de Picquet.

Marie et Diane, † jeunes.

Françoise, épousa 1° Robert de Collan, 2° Charles de Gambus, 3° Jean de Sucres.

Claude Nicole, s. a.

Suzanne, religieuse.

1er lit. Gilles, baron de Saint-Léger, s. p.   Louis, s. p.   2d lit. Marie, ép. Marc de Bucy.

IX. Charles, marquis de Saint-Simon, chevalier des ordres, maréchal de camp, gouverneur de Senlis, etc., † 25 janvier 1690; ép., le 11 septembre 1634, Louise de Crussol d'Uzès, veuve du marquis de Portes.

Claude, duc de Saint-Simon, pair et chevalier des ordres, gouverneur de Blaye, Senlis, etc., né le 16 août 1607, † 3 mai 1693; ép. 1°, le 26 septembre 1644, Diane-Henriette de Budos de Portes, morte le 2 décembre 1670; 2°, le 17 octobre 1672, Charlotte de l'Aubespine, morte le 6 octobre 1725. † 2 juin 1679[14].

Louis, commandeur de Malte, capitaine de Fay aux gardes.

Jeanne, ép., 11 fév. 1619, Louis de Cressonsac.

Louise, ép., 26 nov. 1624, Laurent du Chastelet, gentilhomme de la chambre[15].

X. 1er lit. Marguerite-Gabrielle-Louise, née le 2 déc. 1646, † 28 février 1684; ép., 17 avril 1663, Henri-Albert de Cossé, duc de Brissac, mort le 29 décembre 1698.

Louis, marquis de Portes, né en septembre 1650, † décembre 1651.

Marie-Madeleine, née en novembre 1659, † 1665.

2d lit. Louis, duc de Saint-Simon, auteur des *Mémoires*, né le 16 janvier 1675, mestre de camp de cavalerie, membre du conseil de régence, ambassadeur en Espagne, grand de première classe et chevalier des ordres, † 2 mars 1755; ép., le 7 avril 1695, Gabrielle de Durfort-Lorge, morte le 21 janvier 1743.

XI. Jacques-Louis, duc de Ruffec, né le 29 mai 1698, chevalier de la Toison d'or, brigadier des armées, † 16 juillet 1746; ép., le 26 mars 1727, Catherine-Charlotte-Thérèse de Gramont, veuve du prince de Bournonville, morte le 21 mars 1755.

Armand-Jean, marquis, puis duc de Ruffec, né le 12 août 1699, grand d'Espagne, maréchal de camp, † 20 mai 1754; ép., le 22 janvier 1733, Marie-Jeanne-Louise Bauyn d'Angervilliers, veuve du président de Maisons, morte le 7 septembre 1751, s. p.

Charlotte, née le 8 sept. 1696; ép., le 18 juin 1721, Charles-Louis-Antoine-Galéas de Hennin-Bossut, prince de Chimay, grand d'Espagne, chevalier de la Toison d'or, lieutenant général, etc.; † 22 septembre 1763.

Marie-Christine-Chrétienne, née le 7 mai 1728, comtesse de Rasse, duchesse de Saint-Simon et grande d'Espagne, grande-croix de l'ordre de Malte, dame d'honneur de Mesdames[16]; ép., le 10 décembre 1749, Charles-Maurice de Grimaldi-Monaco, comte de Valentinois, lieutenant général en basse Normandie; † 4 juillet 1774.

BRANCHE DE GRUMESNIL.

VI. Antoine, seigneur de Grumesnil et d'Haussé, ép. Jeanne de Villiers.

VII. Florent, seigneur de Grumesnil, ép. Madeleine Guillard de Longjumeau, s. p.

Artus, seigneur d'Haussé et de Grumesnil, capitaine de cinquante hommes d'armes, gouverneur de Honfleur; ép. Marguerite le Cocq.

Antoinette, fiancée à Nicolas de Monchy-Montcavrel, † s. a.

VIII. Florent, seigneur de Grumesnil, Haussé, etc., ép. Geneviève du Crocq.

André, seigneur de la Houssaye, † 1534, s. p.

Barbe, ép. Jean Baudouin de la Quesne.

Aimée, ép. 1° Antoine de Faoucq, 2° Jean de Boufflers; † 12 janvier 1599.

IX. François, seigneur de Grumesnil, ép., en 1619, Hélène de Busey, s. p.

René, seigneur de Cuigy, etc.; ép., le 10 septembre 1619, Marguerite de Moyencourt.

Anne, ép. Jean de la Berquerie.

Roberte, ép. Georges Audouin.

Françoise, ép., en 1630, Charles le Bastier.

Marie, † s. a.

X. N..., garde du corps, † s. p.

Jacques, seigneur de Grumesnil et Mortfontaine, † février 1655, s. p.

Hélène, ép. Louis du Fontet, seigneur de Théméricourt.

Catherine, ép. Louis de Caullières.

Marie, ép. René de Caullières.

NOTES DES TABLEAUX GÉNÉALOGIQUES

BRANCHE DE ROUVROY SAINT-SIMON.

1. Belleforest qualifie Mathieu de Rouvroy de « sage et vaillant chevalier. » Selon Haudicquer de Blancourt (*Nobiliaire de Picardie*, p. 489), Philippe de Valois l'ayant nommé gouverneur de Lille, il défit entièrement, en 1338, l'armée anglaise conduite par Salisbury et Suffolk, prit ces deux comtes, et força les Flamands de lever le siège de Tournay; mais, en 1340, il fut pris par les Anglais. Selon le texte de Froissart (éd. Luce, tome II, p. 13 et VIII), le Borgne de Rouvroy fut en effet pris en 1340, mais par les gens du Haïnaul, et il n'était que simple chevalier, servant dans la bataille des maréchaux de France, avec un écuyer. Il venait, dit une montre, de « Rivery près Amiens. » — Dans une revue du pays de Vermandois, nous avons vu récemment que le surnom de *Borgne*, porté successivement par Mathieu, son fils et son petit-fils, semblait à quelques antiquaires être un nom de famille, un nom patronymique. Rien de plus fréquent pourtant que ces surnoms de guerre au quatorzième siècle, et que leur transmission héréditaire : les Rouvroy portaient celui de *Borgne*, comme les Villaines celui de *Bègue*, les d'Aunoy celui de *Gallois*, d'autres celui de *Danois*, etc.

2. Jean assista à la bataille de Poitiers (1356), et fut fait prisonnier par les Navarrais.

3. En 1372, il servait sous les ordres du connétable du Guesclin.

4. C'est de ce Guillaume que, suivant Imhof (tome II. tab. 45) et tous les généalogistes, y compris le P. Anselme et Maubreuil, seraient descendus les Rouvroy du Puy reniés par Claude et Louis de Saint-Simon. Leurs preuves, remontant jusqu'à l'année 1490, se trouvent dans le dossier ROUVROY, au Cabinet des titres. Ceux-là aussi se disaient issus directement des Vermandois.

5. Gaucher, au dire de Monstrelet, se distingua dans la guerre contre les Anglais, ayant quitté le parti bourguignon en 1424. Il fut enterré aux Cordeliers de Saint-Quentin. Voyez son article dans le *P. Anselme*.

6. Marie de Saarbrück, fille d'Amé, damoiseau de Commercy, et de Marie de Châteauvillain, descendait au neuvième degré de Louis VIII, roi de France, et de Blanche de Castille.

7. Isabelle de Rouvroy, sœur germaine de Gaucher, chevalier, seigneur de Saint-Simon et de Rasse, et fille de feu Mathieu de Rouvroy, se marie en présence de dame Jeanne de Wavrin, femme de Gaucher. Elle possède la seigneurie d'Astiches, dans la châtellenie de Lille, provenant de Jeanne de Haverskerque, sa mère, et Gaucher lui cède la terre de Ville-l'Évêque. (Cabinet des titres, dossier ROUVROY.)

8. Antoine avait été un vaillant chevalier avant de se faire cordelier; Olivier de la Marche raconte ses hauts faits, ainsi que ceux de son frère Jean. C'est lui qui vendit Rasse, Orchies, etc., à Gilles, son oncle. Il avait fondé une chapelle dans le château de Rasse et un hôpital dans le bourg.

9. Clastres est un bourg situé à treize kilomètres S. de Saint-Quentin, et proche de Saint-Simon.

10. Il servit dans l'armée de Louis XI à Montlhéry (1465), commanda une compagnie d'ordonnance devant Amiens, en 1471, et y combattit corps à corps le fameux Baudouin de Lannoy, selon ce que rapporte Olivier de la Marche.

11. Louis de Saint-Simon avait, dès 1479, une pension de cinq cents livres; il accompagna Charles VIII à la conquête de Naples, se distingua à Fornoue, et obtint, en 1498, l'établissement d'une foire à Saint-Simon.

12. Ce fut lors d'un voyage à Jérusalem (1526) que François de Saint-Simon se fit armer chevalier du Saint-Sépulcre. Il servit dans les guerres de François Ier, et vendit la vicomté de Ham, en 1528, à la duchesse de Vendôme, mais il conserva celle de Clastres. On voit par une pièce de 1445 (ms. Fr. 8228, fol. 493) que la vicomté de Ham était un simple fief relevant du seigneur de Ham.

13. Charles de Rouvroy Saint-Simon, dit *le Vieux*, se démit de l'abbaye de Saint-Sauve-sur-Mer, au profit de Charles de Rouvroy, dit *le Jeune*, clerc du diocèse de Rouen, qui fut pourvu par bulles du mois de novembre 1547. Nous ne trouvons pas sur la généalogie ce second Charles; l'article du *Gallia christiana* ne fixe aucune date, et fait seulement connaître que l'un ou l'autre de ces abbés fut vicaire général du cardinal de Lorraine dans son abbaye de Fécamp.

14. Monbléru (aujourd'hui Montblérut, commune de Neuvy, département de la Marne) fut acquis par Françoise de Biécourt, qui, étant veuve de François de Saint-Simon et de son second mari, le seigneur de Monbléru, se fit adjuger cette terre et la passa à son fils Titus. Depuis le règne de Charles VIII, la branche aînée, laissant le nom de Rouvroy, n'avait porté que celui de Saint-Simon. A la génération suivante (IXe degré), Isaac de Saint-Simon arbora le nom de Vermandois.

15. Ce Saint-Simon, qui avait servi en 1594 sous les ordres de Biron, mérita une pension par sa belle conduite au siége d'Amiens. Plus tard, il se distingua encore à Saint-Quentin (1616), à la Rochelle (1622), et dans la Valteline (1625). On trouve, dans une lettre du cardinal de Richelieu, du 27 mai 1636, une note portant que Saint-Simon est revenu de la Valteline sans congé, et qu'il faut en parler à Monsieur le Premier.

16. Il ne fut baptisé que le 16 février 1633, au Plessis-Chamaut, ayant pour parrain Claude de Saint-Simon, alors premier écuyer, et pour marraine Denise de la Fontaine. Est-ce ce personnage, aîné de la maison, qui fut écuyer du maréchal de Schülemberg (mort en mars 1671), « encore presque de nos jours, » dit le pamphlet de 1716 contre les ducs et pairs? La réplique à ce pamphlet répond : « On ignore que Charles, marquis de Saint-Simon, ait été écuyer d'un maréchal de France; ce qu'il y a de certain, c'est qu'il est mort cordon bleu.... » C'est jouer sur les mots, car « l'aîné de la maison » ne voulait pas dire l'aîné de la branche ducale. — Nous ne connaissons pas les services de cet aîné, et rien ne s'oppose à ce qu'il ait été écuyer d'un maréchal de France, comme cela arriva à tant d'autres gentilshommes. Toutefois n'y aurait-il pas eu erreur, par suite d'une analogie de noms? Le maréchal d'Estrées avait un écuyer nommé le Rouvray, dont Tallemant des Réaux (tome I, p. 386-388 et 390-392) a fait la triste historiette. Un Saint-Simon, capitaine des gardes du duc d'Elbeuf, mourut en 1633, et sa veuve, Louise Capel, en 1679 (Cabinet des titres, dossier Rouvroy, fol. 108). Nous trouvons aussi un Jean-Baptiste de Saint-Simon, écuyer du cardinal Antoine Barberini, en 1664 (*ibidem*, fol. 108 v°). Ce qui est certain, c'est que, selon leur parent (*Mémoires*, tome IX, p. 334), ces Saint-Simon se ruinèrent « obscurément, sans sortir de chez eux; » et en effet, le *Mémoire de la généralité de Paris* (1700) parle de Claude en ces termes : « M. de Saint-Simon, qui est aîné de la maison de Saint-Simon, est seigneur de Vaux; *toutes ses terres sont saisies réellement*. Il a un fils capitaine aux

gardes; son aîné n'a pas servi. Il demeure à Vaux. » Il avait fait ses preuves devant les commissaires à la réformation de la noblesse, et avait été maintenu dans ses qualités, par arrêt du 21 mai 1667.

17. Sur ce personnage et sur ses transformations successives, voyez une suite de factums, requêtes, enquêtes, etc., dans le ms. Clairambault 1218, fol. 109-171. Avant d'entrer dans l'ordre de Malte et appartenant encore aux Victorins, il jeta le froc, passa en Angleterre et s'y maria, fut arrêté sur des lettres de cachet demandées par sa famille, intenta alors contre son frère l'abbé de Jumiéges et contre sa mère un procès où l'on trouve des dépositions curieuses du duc et de la duchesse de Saint-Simon (1722-1723), etc. Après ces débuts orageux, il entra dans l'ordre de Malte (1727), y devint général des galères (1735), bailli (1736), ambassadeur à Palerme et en France, et même fut un des concurrents de Mgr Ximenès pour la grande maîtrise. Il eut successivement les commanderies de Reneville, de la Romagne, d'Oysemont et de Boncourt. Le bailli de Saint-Simon mourut à Paris, le 2 avril 1777.

18. Sur ce prélat, voyez le *Mercure*, septembre 1733, p. 2081, et Arm. Baschet, *le Duc de Saint-Simon*, etc., p. 14, note, et p. 206 et suivantes. On trouve le tableau de ses seize quartiers de noblesse dans le dossier Rouvroy, fol. 66. Né le 20 septembre 1698, il porta le titre de baron de Jouy et de Falvy, eut l'abbaye de Jumiéges en 1716, l'évêché de Noyon en 1731, celui de Metz en 1733, et mourut le 29 février 1760. Saint-Simon, qui le protégeait, le prit à son ambassade en Espagne (*Mémoires*, tome XVII, p. 309, 341, etc., et tome XVIII, p. 156, 233, etc.).

19. C'est cette personne que la duchesse de Saint-Simon avait prise sous sa protection, et dont les *Mémoires* (tome XVIII, p. 449) font un parfait éloge.

20. Ce marquis de Saint-Simon était né le 7 septembre 1703, et eut un régiment d'infanterie dès le 14 juin 1718, par le crédit de notre duc, qui l'emmena en Espagne (1721). Voyez son article nécrologique dans le *Mercure*, janvier 1739, p. 188; sur son mariage, qui souleva l'indignation de Saint-Simon et de toute la famille, et que l'on essaya de faire casser, voyez une lettre de l'évêque de Metz et une autre de M. d'Angervilliers, publiées par M. Lud. Lalanne, dans l'*Athenæum français*, 1853, p. 1000.

BRANCHE DE MONBLÉRU.

1. Les preuves de cette branche, faites en 1667 pour la réformation, et en 1769 pour les honneurs de la cour, sont au Cabinet des titres.

2. Il avait servi au régiment de Guyenne avant de passer dans celui de Navarre, dont il devint lieutenant-colonel après avoir été blessé au siége de Saint-Omer (*Gazette*, p. 359, 17 juillet 1638). Il périt au siége de Thionville.

3. La généalogie espagnole de 1808 (p. 43) place à ce degré un troisième fils, qui, étant capitaine dans un régiment de Saint-Simon, périt le 5 septembre 1696. C'est sans doute le capitaine de carabiniers à qui nous voyons Barbezieux, secrétaire d'État de la guerre, écrire deux lettres le 14 décembre 1693 et le 18 janvier 1694. (Dépôt de la guerre, vol. 1197, fol. 161, et 1242, fol. 190.) Claude de Saint-Simon, qui continua la descendance, eut pour parrain, le 6 mars 1643, leur cousin le duc et pair du même nom, et il devint, en 1664, son lieutenant au gouvernement de Blaye, où il mourut. Antérieurement à 1664, il s'était distingué au siége d'Arras, à Candie, etc. Le *Dictionnaire de la noblesse* (tome XV, p. 531) dit qu'il avait perdu un bras au siége d'Hesdin, en 1639; l'erreur est évidente.

4. Le comte de Saint-Simon fut d'abord lieutenant au régiment du Roi, puis capitaine aux régiments de la Barre et de la Motte.

5. Louis-Gabriel fut baptisé à Villexavier, en Saintonge, le 3 septembre 1724, ayant le duc et la duchesse de Saint-Simon pour parrain et pour marraine. Dès le 27 mars 1734, il eut une compagnie au régiment de cavalerie de Saint-Simon.

6. Claude-Anne de Saint-Simon Monbléru entra, dès l'âge de treize ans, dans le corps de l'artillerie, passa lieutenant au régiment d'Auvergne en 1756, prit du service auprès du duc de Lorraine et devint brigadier de ses gardes du corps le 1er mars 1758; il eut, le 25 du même mois, un brevet de mestre de camp de cavalerie en France, fit les campagnes de 1763 à 1769, et, conformément au testament rédigé en 1751 par Louis de Saint-Simon, fut appelé à recueillir le titre de grand d'Espagne lorsque mourut Mme de Valentinois, dernière représentante de la branche ducale; il obtint en ce sens des lettres du roi d'Espagne, datées du 10 août 1774. Il devint maréchal de camp en 1780, fut commandeur de Saint-Louis, membre de l'Association militaire de Cincinnatus (il commanda une armée auxiliaire dans la guerre d'Amérique, à côté de Lafayette), et gouverneur de Saint-Jean-Pied-de-Port. Il portait les titres de baron de la Faye (paroisse de Deviac, dans la Charente) et de seigneur des châtellenies de Villexavier, Tujeras, Chartuzac, Giscours en Médoc, etc. Il n'avait été marié que pendant cinq ans à Mlle de Pange, qui avait une charge de dame pour accompagner chez la comtesse d'Artois. En 1789, il figura à l'Assemblée constituante comme député de l'Angoumois; mais, quand la Révolution éclata, il passa en Espagne, où son titre de grand lui assurait un accueil favorable. En effet, on lui donna immédiatement à commander, comme maréchal de camp, puis comme lieutenant général, des régiments d'émigrés français. En 1794, il perdit le seul fils qu'il eût conservé, et qui servait déjà dans l'artillerie; une fille unique lui restait. Fait capitaine général de la Vieille-Castille en 1796, il prit une part active à la défense du territoire espagnol, et finit par être fait prisonnier par l'armée impériale, lors de la prise de Madrid (1808). Le conseil de guerre français le condamna à mort, par sentence du 12 décembre; mais sa fille obtint un sursis à l'exécution, et fit commuer cette peine, par l'empereur, en une détention qui devait durer jusqu'à la conclusion de la paix. Le marquis de Saint-Simon fut dirigé alors sur la citadelle de Besançon, où sa fille l'accompagna. Il y était encore en 1814, lorsque la rentrée des Bourbons lui fit rendre la liberté. Il retourna aussitôt en Espagne, où le roi Ferdinand VII le nomma en même temps capitaine général, comme Wellington, et duc (octobre 1814), puis colonel de ses gardes wallonnes (1815). Mais le nouveau duc de Saint-Simon vécut depuis lors dans la retraite, et il mourut à Madrid, le 3 janvier 1819, âgé de soixante-seize ans. (Voyez les notices qui lui sont consacrées, soit dans la généalogie qu'il fit imprimer à Madrid en 1808, p. 48-55, soit dans la *Nouvelle biographie générale* et dans le *Moniteur*.) La grandesse constituée en 1723 avait été confirmée à son profit par une ordonnance royale du 15 septembre 1803 : elle passa, de par son testament, ou plutôt de par la substitution réglée par Louis de Saint-Simon (testament du 8 février 1751), au fils de son frère cadet, le général de Saint-Simon. Mais, celui-ci ayant négligé de remplir les formalités requises par la chancellerie espagnole, la fille unique du duc, Mlle de Rasse, releva le titre de grand d'Espagne, avec le titre comtal qui y avait été attaché en 1724, et elle se fit même, croyons-nous, reconnaître en cette qualité par le roi Louis XVIII. Par suite, le cousin et la cousine continuèrent à figurer, tantôt l'un et tantôt l'autre, ou même simultanément, au tableau des grands d'Espagne, dans l'almanach français, jusqu'au jour où la mort de Mlle de Rasse (1857) laissa seul en possession le lieutenant général de Saint-Simon. (Voyez le livre publié en 1867, par M. Édouard de Barthélemy, sur *les Ducs et les duchés français*.)

7. M. de Chavagnac fut le légataire de cette dernière comtesse de Rasse.

8. Sur le général de Saint-Simon, dont le nom est si intimement lié à l'historique du manuscrit des *Mémoires* et de leur publication, voyez deux

articles de l'*Histoire généalogique et héraldique des pairs de France*, par le
chevalier de Courcelles, tome VIII, p. 221, et de la *Nouvelle biographie générale*. — Henri-Jean-Victor de Rouvroy de Saint-Simon, né le 12 février 1782,
aux Doussets (Charente), perdit son père en 1700, et s'engagea en 1800 dans
les hussards. Il fit toutes les guerres du Consulat et de l'Empire, sous Moreau, Ney et Lamarque. Il commandait un régiment de chasseurs quand vint
la Restauration, entra alors, comme sous-lieutenant, aux gardes du corps,
et reçut à Gand (1815) le grade de maréchal de camp. Créé pair de France et
marquis en 1819 (il avait porté jusque-là le titre de vicomte), en même temps
qu'il devenait grand d'Espagne par la mort de son oncle le duc Claude-Anne,
Il remplit les fonctions d'ambassadeur auprès des cours de Copenhague et
de Stockholm jusqu'en 1833, et ne les quitta que pour aller prendre possession du gouvernement général des établissements français aux Indes. Revenu
en France en 1844, et appelé au commandement de la Corse, il fut mis à la
retraite en 1848. Napoléon III le fit sénateur lors de la première promotion, le 26 janvier 1852, et grand-croix de la Légion d'honneur le 30 décembre 1855. Louis XVIII lui avait donné la croix de Saint-Louis. Le général
de Saint-Simon, auquel le décret impérial du 26 janvier 1852, qui nomma
les premiers sénateurs, a rendu le titre de duc, comme héritier de la
grandesse du duc Claude-Anne, mourut à Paris, le 18 mars 1865. La grandesse fut alors réclamée par sa fille aînée du premier lit, Mme la marquise d'Estourmel; mais nous ne pouvons croire que cette prétention fût
fondée, puisque les prescriptions du testament de 1751 subsistaient toujours et voulaient que le titre fît retour au plus proche mâle de la branche de Monbléru, c'est-à-dire à Jules-Hippolyte, marquis de Monbléru, seul
fils survivant du baron de Saint-Simon, frère cadet de Claude-Anne. Ce marquis étant mort à Paris le 28 juin 1873, la grandesse est passée de droit à
son fils Claude-Henri, marquis de Saint-Simon, aujourd'hui receveur particulier des finances à Issoudun. (*Moniteur* de 1865, p. 296; *Annuaire de la
noblesse*, de M. Borel d'Hauterive, année 1873, p. 177.)

BRANCHE DE SANDRICOURT.

1. Françoise de Saint-Simon, dame d'honneur d'Anne de Bretagne et
femme de Louis de Hédouville, seigneur de Sandricourt, ayant perdu son
mari dans l'expédition de Naples (1503), et n'ayant point d'enfants, légua,
en 1507, Sandricourt (comm. d'Amblainville, Oise) à son neveu, Jean de
Saint-Simon. Cette terre fut érigée en marquisat en août 1652; elle valait
environ dix mille livres de rente. Le nom en est assez célèbre dans l'histoire
de la chevalerie, pour le tournoi que Louis de Hédouville et Françoise de
Saint-Simon y offrirent aux beaux jouteurs, en 1493, et dont le récit est une
curiosité bibliographique. — Les Saint-Simon Sandricourt ont fait due preuves
de noblesse dont on retrouve le dossier complet au Cabinet des titres. On
peut consulter aussi, outre les généalogies générales de Rouvroy, l'*Histoire
généalogique de la maison de Montmorency*, p. 292 et suivantes.

2. Flavy-le-Martel est un gros bourg, à dix-neuf kilomètres de Saint-
Quentin.

3. Ce contrat est dans les Preuves de l'*Histoire de Montmorency*, p. 229.

4. Gaspard eut d'Élisabeth Trouillet une fille, nommée Carlté de Rouvroy
de Saint-Simon, qui se maria en janvier 1596, et fut légitimée en 1602.

5. On possède un jeton aux armes de ces deux époux, sur lequel l'écu
de la femme est entouré d'une cordelière de veuve.

6. Dans le contrat de mariage de 1631, on voit figurer, à côté des personnages très-humbles de la parenté de Mlle le Bossu, tous ces noms illustres dont notre Saint-Simon aime si souvent à se réclamer : la duchesse

d'Angoulême et le comte d'Alais, son fils, la connétable de Montmorency, le duc Henri de Montmorency et sa femme, la duchesse de Ventadour, la marquise de Portes, etc. Nous avons expliqué (p. 139 et p. 197) comment les Saint-Simon Sandricourt se trouvaient proches parents de ces personnages.

7. Laurence de Saint-Simon Sandricourt, entrée en 1648 à la maison de Bon-Secours de Paris, en fut la seconde prieure, en 1668, et eut pour remplaçante Jacqueline-Marguerite, sa sœur, qui mourut le 18 décembre 1705.

8. Sur ce mariage, voyez les *Mémoires de Saint-Simon*, tome XII, p. 313-318. Le contrat, signé par le Régent, la duchesse de Berry, Monsieur le Duc et M. le prince de Conti, ne présente, du côté du marié, sauf le duc et la duchesse de Luxembourg, que des noms parlementaires, Daguesseau, Marillac, Bochart, Maupeou, Bignon, etc.; mais, du côté de la mariée, après le premier président de Mesmes, figurent la duchesse du Lude, la maréchale de Lorge, les la Rochefoucauld, les Sully, les Lambesc, les Gramont, les Noailles, le duc de Lauzun, tous parents. (Preuves de Saint-Simon Sandricourt.) Ce marquis de Sandricourt, qui avait servi pendant toutes les guerres de Louis XIV, notamment en Espagne, où Mme des Ursins le reçut fort bien, pour le nom qu'il portait (*Mémoires*, tome IV, p. 228), se distingua encore au siège de Prague, en 1742.

9. Sur la biographie et les œuvres de ce littérateur, voyez la *France littéraire* de Quérard, la *Nouvelle biographie générale*, et le *Magasin encyclopédique* (1808), tome V, p. 377-384. Il aliéna, en 1755, le marquisat de Sandricourt.

10. Le *Dictionnaire de l'Aisne*, par Melleville, dit que la terre de Saint-Simon appartenait à ce comte de Sandricourt, sans doute du chef de sa femme, lorsque, en 1770, elle passa à M. de Laval-Montmorency; nous ne savons comment concilier cette assertion avec la vente faite en 1756 (ci-après, p. 441). Sa veuve fut dame d'honneur de la duchesse d'Orléans douairière, et mourut le 30 août 1820.

11. Le bailli de Saint-Simon eut les commanderies de Loudun et de la Croix-en-Brie, échappa à la Révolution, et se fit rayer de la liste des émigrés le 6 nivôse an III. Ses papiers sont aux Archives nationales, T 909. En 1790, il avait fait reconstruire le château de sa commanderie de la Croix-en-Brie, et établi une fête champêtre, avec prix pour le meilleur laboureur (Michelin, *Essais.... sur le département de Seine-et-Marne*, p. 1558 et 1560).

12. Voyez le *Magasin encyclopédique* et la *Nouvelle biographie générale*, et ci-dessus, p. 404.

13. Ce comte de Saint-Simon est le célèbre fondateur du Saint-Simonisme, et sa biographie a été trop souvent faite pour que nous ayons besoin d'en indiquer même sommairement les principaux points. Il avait servi huit ans, pendant sa première jeunesse, de 1777 à 1785, avait fait la guerre d'Amérique et commandé la place de Metz. Ce fut à partir de 1796 qu'il se livra tout entier aux spéculations philosophiques et sociales. Nous ne mentionnons pas son mariage éphémère avec Mlle de Champgrand; mariés en 1801, ils divorcèrent dès l'année suivante, et Mme de Saint-Simon devint Mme de Bawr.

14. Un fils issu de cette alliance, Jules-Maximilien-Thibaud de Montléart, né à Paris le 8 février 1787, épousa en premières noces la mère du roi Charles-Albert, qu'il avait sauvée du feu au bal de l'hôtel de Schwartzenberg, se remaria en 1865 avec la princesse Félicie de la Trémoille, et mourut un mois plus tard, le 19 octobre 1865.

BRANCHE DES DUCS DE SAINT-SIMON.

1. Le père de Gilles avait vendu ses terres de Beauvaisis au chancelier Arnaud de Corbie, le 29 avril 1385; mais Gilles et son frère Gaucher recueillirent des successions considérables, soit de leurs père et mère, soit de leurs deux

oncles maternels, Robert de Haverskerque, seigneur de Rasse, Orchies et Bailleul, mort à Azincourt, et Pierre de Haverskerque. Ils ne réglèrent le partage que le 11 juin 1443. « Gilles de Saint-Simon, dit son biographe Hemmeré (ms. Clairambault 1140, fol. 67 v°), eut pour sa part les seigneuries de Rasse, d'Orchies, de Bailleul et de Coudun, et, en cette qualité de seigneur de Rasse et en mémoire de la très-illustre maison de Haverskerque, l'une des plus anciennes bannières de Flandres, il écartela ses armes de Rouvroy et de Haverskerque, et mit sur le tout l'écu de Vermandois et de Saint-Simon. Il voulut même que Guillaume de Saint-Simon, son fils aîné, prît le titre de seigneur de Rasse, qui a toujours été porté et retenu par sa postérité.... » Rasse, aujourd'hui Raches, est un gros bourg de plus de seize cents habitants, avec château, à six kilomètres N. E. de Douai. Il fut érigé en haute justice pour Gilles de Saint-Simon, en 1464. C'est le nom ancien de cette terre, demi-française et demi-espagnole, que notre duc de Saint-Simon transporta sur son fief de Saint-Louis à la Rochelle, pour y asseoir la grandesse d'Espagne conférée en 1722 à son second fils. — Gilles était déjà devenu seigneur de Précy-sur-Oise par la donation que lui avait faite, en 1441, son cousin Louis de Précy, fils de Béatrix de Saint-Simon, à charge de porter l'écusson des Précy sur le tout de ses armes. (Voyez ci-dessus, p. 397.) Puis, le 6 décembre 1448, il acquit, sur la paroisse de Chamant, à une lieue de Senlis, la seigneurie du Plessier ou Plessis-Choisel, vendue par Messire Jacques de Villiers et par Jean Baudry, son neveu; il y réunit, par la suite, la gruerie de la forêt d'Halatte, et fit reconstruire le château, qui avait été démoli en 1420, à l'instigation des habitants de Senlis. Le Plessis changea alors son ancien surnom de Choisel contre celui de Rasse (aujourd'hui le Plessis-Chamant). Plus tard encore, en 1470, Gilles acquit le fief d'Ivillers près la Villeneuve-sous-Verberie, relevant de la châtellenie de Pont-Sainte-Maxence. (Cabinet des titres, et ms. Clairambault 1140, fol. 67 v°.)

Nous avons dit plus haut (p. 389 et note 7) que l'histoire de Gilles de Saint-Simon, considéré comme le héros de sa race, avait été écrite pour le duc Claude, vers 1650, par Claude Hemmeré, et que le manuscrit original en avait été recueilli par Clairambault. L'œuvre est curieuse, mais d'un volume tel qu'il serait impossible d'en reproduire autre chose que les sommaires de chaque chapitre. Nous les donnons ici avec la pensée que quelque société savante de l'ancienne Ile-de-France ou du Valois pourra, par la suite, en publier le texte intégralement : — I. De la naissance et noblesse de Gilles de Saint-Simon. — II. Ses père et mère. — III. Gilles de Saint-Simon élevé au service du comte de Ponthieu, depuis dauphin et roi de France sous le nom de Charles VII. — IV. Ses premières armes. — V. Il est fait chevalier. — VI. Gilles de Saint-Simon, employé en Picardie, attire au parti du roi Charles VII le sire de Saint-Simon, son frère, et autres seigneurs de la province; se trouve à la bataille de Verneuil. — VII. Charles VII le met auprès d'Artus de Bretagne, comte de Richemont, connétable de France. — VIII. Sa sage conduite pendant les disgrâces du connétable et ses inimitiés avec les favoris du Roi. — IX. Il est l'un des chefs de l'armée française à la levée du siège de Montargis. — X. Il combat à Patay et dans plusieurs sièges. — XI. Siége de Ham par les Anglais, levé par Gilles de Saint-Simon, qui suit le connétable au secours du damoiseau de Commercy, son parent. — XII. Il est employé à la négociation de la paix entre le Roi et le duc de Bourgogne; assiste au traité d'Arras. — XIII. Il est fait lieutenant général du connétable au pays de Caux et est pris par les Anglais. — XIV. Il est fait chambellan du Roi, bailli et gouverneur de Senlis. — XV. Il sert le Roi à la prise de Montereau et de Meaux. — XVI. Il est employé à la garde de Paris et envoyé au secours de la ville de Harfleur. — XVII. Il reçoit le Roi à Senlis et sert aux siéges de Creil et de Pontoise. — XVIII. Il accompagne le Roi à la conquête de la Guyenne et sert au ravitaillement de Dieppe. — XIX. Il partage avec son frère aîné et donne ordre à ses affaires domestiques. — XX. Il sert le Roi à la conquête de la Normandie et à la bataille de

Formigny. — XXI. Le connétable, devenu duc de Bretagne, veut attirer Gilles de Saint-Simon en ce pays ; il est choisi par le Roi pour assister au procès du duc d'Alençon. — XXII. Mort de Charles VII ; Gilles continue ses services à Louis XI. — XXIII. Mort de Gilles de Saint-Simon ; sa sépulture en la cathédrale de Senlis. — XXIV. Jeanne de Flocques, femme de Gilles de Saint-Simon, et leur postérité. »

La carrière militaire de Gilles de Saint-Simon fut réellement des mieux remplies ; les grands chroniqueurs de son temps, les Monstrelet, les Alain Chartier, en rendent témoignage. D'autre part, grâce aux profits de la guerre et aux bienfaits du roi Charles VII, il put remédier à la médiocrité de la fortune qui lui revenait comme cadet et assurer à ses héritiers un établissement solide dans le Valois. Ce fut vers 1438, et non en 1430, comme l'*Histoire généalogique* l'a imprimé, que le Roi le pourvut de la charge de bailli de Senlis ; le titulaire précédent, Alain Giron, écuyer d'écurie de Charles VII, venait de succomber en Champagne, dans une rencontre avec les troupes du damoiseau de Commercy (juin 1438). Gilles ne prêta serment que le 20 juin 1439, et, en 1446, par lettres données aux Montils-les-Tours, le 31 décembre, la charge de capitaine de Senlis fut ajoutée à celle de bailli. (Manuscrits d'Afforty, tome XII, et archives de Senlis, reg. BB 3, fol. 63.) Gilles habitait, selon la tradition, un logis d'apparence antique qui existe encore dans la rue Bellon ; il y mourut le 18 décembre 1477, et fut inhumé à Notre-Dame, dans la chapelle qu'il avait fait élever sur le côté droit de l'église, attenant à la porte qui communiquait avec la cour de l'évêché. Cette chapelle, qui conserva longtemps le nom du *grand bailli*, servit de sépulture à ses descendants jusqu'à la fin du dix-septième siècle. Elle était dédiée à saint Jacques, et desservie par deux chapelains à la présentation du fondateur. (Mss. d'Afforty, tome II, p. 449.) C'est là que Claude de Saint-Simon, devenu duc et pair, voulut faire ériger, vers 1655, un monument funèbre, pour lequel le bailli Maubreuil rédigea une épitaphe pompeuse (ms. du Chesne, n° 17, p. 545). Au mois de septembre 1477, Gilles avait fait un testament, dont nous devons la connaissance, d'après une copie du dix-huitième siècle, à M. Flammermont. Le testateur s'y intitule : « Gilles de Rouveray (sic), dit de Saint-Simon, seigneur de Rasse et de Précy, chambellan du Roi. » La date du quantième est restée en blanc. Gilles affecte à la chapelle construite par lui « puis naguère » la propriété de sa terre de Fontaines-les-Cornus, près Senlis. Il ordonne de tenir ses trois fils, Guillaume, Louis et Antoine, à l'école, jusqu'à ce que « chacun d'eux sache et entende son latin. » — « Et, ajoute-t-il, pour ce que ledit Antoine est le plus jeune des trois, et que, en matière de noblesse, l'aîné a des prééminences que n'ont pas les autres, » Antoine aura les terres de Coudun, Baugy et Ivilliers, près Compiègne. Il ratifie la donation de la terre du Grand-Puiseux, près Béthisy, à sa fille Marie, femme de Yon de Vaux, et celle du fief de la Motte-d'Oysemont, avec d'autres biens fonciers, à son bâtard Louis. Tous les biens meubles non légués doivent revenir à sa veuve. Pour exécuteurs testamentaires, il désigne son gendre Walerand de Sains, seigneur de Marigny, et son neveu Philippe du Moulin, seigneur de Vins. Par ce testament, il avait fondé des services religieux et des lits à l'hôpital de Rasse ; par un codicille du 17 décembre, il ordonna que, « attendu le temps des guerres qui a été par ci-devant, tous et chacun ses sujets et autres qui lui seroient tenus et redevables en anciens arrérages, soient quittes en payant de trois années les deux, et de deux années une et demie. »

Selon une liste des baillis et capitaines de Senlis qui ne paraît pas très-exacte (mss. Afforty, tome XII, *in fine*), cette charge était passée, avant même la mort de Gilles de Saint-Simon, dès le 27 août 1477, aux mains de Charles de Contay ; mais, six ans plus tard, elle revint entre celles du gendre de Gilles, Walerand de Sains, qui la transmit, en 1523, à son propre fils, Jean de Sains. Après celui-ci, François de Barbançon l'exerça de 1543 à 1567, et elle fit retour alors à Louis de Saint-Simon, petit-fils de Gilles. Nous verrons plus loin, dans l'appendice n° II, ce qu'elle devint sous les générations suivantes, et comment elle fut transformée en gouvernement.

2. Jeanne de Flocques était fille d'un célèbre capitaine de l'armée de Charles VII, Robert de Flocques, dit *Flocquet*, chambellan du Roi, maréchal héréditaire de Normandie et bailli d'Évreux, qui mourut en 1461. Étant « de nouvel épousée, » elle fit sa première entrée à Senlis le 19 mai 1453, et le corps de ville offrit à « Mme la baillie » un gros muid de vin vermeil et une demi-queue de vin clairet. (Renseignements communiqués par M. Flammermont.) Elle se remaria à noble homme Louis d'Illiers, écuyer, qualifié seigneur du Mesnil-Madame-Rasse dans un acte du 15 octobre 1481, par lequel Guillaume de Saint-Simon abandonne à sa mère l'usufruit pour un an de tout ce qui aurait pu lui revenir de son père, moyennant une somme de deux cent cinquante livres tournois, en se réservant l'habitation pour lui et ses serviteurs dans le château de Précy, ainsi que le foin pour ses chevaux. (Arch. nat., K 2378.) Ce fut seulement le 12 avril 1491 que les biens de Gilles, de sa veuve et de Louis de Saint-Simon, leur fils, furent partagés entre Antoine et Guillaume de Saint-Simon, écuyers, et leur beau-frère Walerand de Sains, seigneur de Marigny, bailli et capitaine de Senlis. (Bib. nat., ms. Fr. 26 293, n° 403.) Gilles avait eu hors mariage un fils et deux filles. Le fils, qualifié : « Noble homme Louis de Saint-Simon, écuyer, seigneur de la Motte-d'Oysemont par l'espace de cinquante-trois ans, » fut enterré à Compiègne, au dehors de l'église Saint-Antoine, le 4 novembre 1523, avec Catherine de la Motte, sa femme. Il brisait les armes de Rouvroy et de Rasse d'une cotice brochant sur le tout. (Bib. nat., ms. Fr. 8228, fol. 317.)

3. Guillaume de Rouveray (*sic*), dit de Saint-Simon, écuyer, rendit hommage au Roi, en 1484 et en 1498, pour ses terres de Précy et du Plessis-Choisel (Arch. nat., P 5, n** 1445 et 1496). On trouve plusieurs pièces de 1500, 1508, 1521, etc., sur ce Guillaume et sur Marie de la Vacrye (*sic*), dans le recueil de chartes coté ms. Fr. 26 293.

4. On trouve dans le ms. Clairambault 1140, fol. 32 v°, et dans un volume de Gaignières (ms. Fr. 8228, fol. 317) le dessin et la description de la tombe de noble homme Louis de Saint-Simon, dit *Flocquet*, écuyer d'écurie du roi Charles VIII, sieur de Clâville en Normandie, mort en son vieil âge, le 22 novembre 1490, et enterré à l'abbaye Saint-Corneille de Compiègne. C'est sans doute celui que les généalogies appellent Antoine. Il portait la croix de Rouvroy, écartelé des armes de Rasse et de celles de Flocques : *d'argent à trois bandes de gueules*.

5. Louis de Rouvroy Saint-Simon, seigneur de Rasse, fut pourvu de la charge de gouverneur, capitaine et bailli d'Hesdin, par lettres données à Saint-Germain-en-Laye le 11 juillet 1547, et il y fut reçu le 22 février suivant. — On trouve un Louis de Rouvroy, écuyer, seigneur de Saint-Simon, pensionné à 200 livres, en 1500, et un Claude, écuyer, pensionné à 100 livres, en 1494.

6. Selon le P. Anselme, il eut la capitainerie de Senlis le 24 novembre 1567, et la résigna à son fils François en 1570. Voyez ci-après, p. 429.

7. L'original du contrat de mariage est conservé aux Archives nationales, dans le carton M 656.

8. François, seigneur de Rasse et du Plessis-Choisel, rendit hommage pour cette dernière terre, le 27 février 1581 (Arch. nat., P 6, n° 1749).

9. Petite-fille de Pierre Popillon, chancelier du Bourbonnais, et de Claude Herbelot.

10. Anne épousa, le 7 mars 1558, Jean Perdriel, seigneur de Bobigny et de Mézières, qui tua le maréchal de Dreux à la bataille de Saint-André (1562) et mourut en 1569.

11. Anne s'étant remariée, le 23 juin 1572, à Louis de la Fontaine, premier du nom, seigneur d'Esches, les deux époux acquirent les terres voisines d'Anserville et de la Landrelle, en décembre 1575 ; par le décès de leur fils Adrien, les petits-neveux d'Anne prétendirent avoir droit à une moitié de la terre d'Anserville, et Charles, frère du duc Claude, fit imprimer à ce sujet un factum, qui se trouve dans le ms. Clairambault 1140, fol. 27-28. Du premier lit, M. d'Esches avait eu un fils nommé Louis, seigneur de Liécourt, et une fille, nommée Louise. — Le village d'Esches, situé à une lieue de Méru (aujourd'hui département de l'Oise), fut, vers cette époque, assigné comme résidence aux huguenots chassés de Beauvais; mais nous ne croyons pourtant pas que les la Fontaine appartinssent à la nouvelle croyance. Plusieurs membres de cette famille marquèrent dans la première partie du siècle suivant; dans le nombre, et comme contemporaine de Claude de Saint-Simon, il faut signaler une fille d'honneur de la Reine, Mlle d'Esches, celle qui, croyons-nous, épousa M. de Villarceaux (ci-dessus, p. 107-108), après avoir pris une part constante aux intrigues de la cour. C'est de son frère que Tallemant des Réaux (*Historiettes*, tome IV, p. 26, et tome VI, p. 28) a cité plusieurs traits d'originalité, et même de folie; il épousa Mlle de Clinchant, et celle-ci est sans doute la comtesse d'Esches dont le portrait, écrit par elle-même, est compris dans la *Galerie des portraits de Mademoiselle de Montpensier*, p. 101.

12. Louis rendit hommage pour le Plessis le 26 mai 1624 (Arch. nationales, P 18⁴, n° 4). Par lettres données à Blois, le 16 juin 1626, il fut pourvu do la charge de maître particulier des eaux et forêts de Senlis, résignée par Me Daniel de Martine (ms. Fr. 26 293, n° 413). Son fils lui fit avoir le gouvernement de Senlis en 1627.

13. Cette terre de Vaux, près Meulan, dont Claude de Saint-Simon porta quelque temps le nom (voyez ci-après, p. 437, note 4), était venue à Denise de la Fontaine par sa grand'mère, Isabeau de Vion, héritière des châtelains du lieu. Le père de Denise de la Fontaine était gentilhomme de Monsieur, frère du Roi. — Nous avons recherché les actes de baptême ou autres relatifs aux enfants issus de ce mariage ; le double des registres paroissiaux du Plessis-Chamant qui existe au greffe du tribunal de Senlis ne nous a fourni que les actes de baptême qui suivent : 1° 8 juin 1595, baptême de Marie, fille de Louis de Saint-Simon et de Denise de la Fontaine. Parrain, François de Saint-Simon ; marraine, Marie de Conti. — 2° 22 septembre 1596, baptême de Jeanne. Parrain, Anne de la Fontaine; marraine, Jeanne de la Fontaine et Nicole de Saint-Simon. — 3° 28 septembre 1597, baptême de Louise. Parrain, François de Saint-Simon; marraine, Claude de Saint-Simon. 4° « Le dimanche 15e jour d'avril 1601, a été né un fils à Louis de Saint-Simon, sieur de Rasse, et à Denise de la Fontaine, sa femme. Le baptême dudit enfant a été fait le 19e jour dudit mois; son parrain, Christophe de Saint-Simon; sa marraine, Claude de Saint-Simon. » Cet enfant, non nommé, doit être Charles, dit le marquis de Saint-Simon, auquel la *Gazette* attribue quatre-vingt-neuf ans et neuf mois en janvier 1690. — Il manque donc tout au moins les baptistaires des deux autres fils : Claude, né en 1606 ou 1607, et son frère, le commandeur Louis de Saint-Simon. — On trouve, sur les mêmes registres, deux mariages : 1° 26 novembre 1624, Louise de Saint-Simon et Laurent du Chastelet, chevalier, seigneur de Fresnières; 2° 19 janvier 1634, Marie de Saint-Simon et François de Hénouville. Ce dernier mariage, que ne mentionne aucune généalogie, fut célébré en présence de MM. de Rasse, de Saint-Léger et de Fontenay.

14. Cet oncle, dont notre Saint-Simon n'a fait aucune mention, s'était fait recevoir dans l'ordre de Malte, le 24 mars 1626. Les preuves de noblesse faites pour lui, à cette occasion, se trouvent au Cabinet des titres, dans le registre 575, p. 787. En 1635, son frère, alors tout-puissant, lui fit donner la compagnie colonelle nouvellement créée au régiment des gardes, et il la con-

serva jusqu'en 1643, qu'il dut donner sa démission. Il eut alors la commanderie de Pezénas, puis la perdit, soit par suite d'un échange avec le bailli de Demandols, soit par le fait d'une dépossession que le grand maître de Lascaris aurait prononcée en avril 1649. L'année suivante, il obtint la commanderie du Piéton, près Charleroy, et en prit possession le 10 octobre; mais, frappé à encore d'une sentence de dépossession, le 13 février 1668, pour n'avoir point payé sa pension magistrale, il en appela à Rome et se maintint dans la commanderie malgré le grand maître. Cette affaire fut l'objet d'un grand factum, imprimé en 1670, et dans lequel certains fragments de la correspondance du commandeur donnent une singulière idée de sa turbulente indépendance. Sa commanderie finit par passer au jeune Barbezieux, le futur ministre de la guerre. Quant à la conduite du commandeur de Saint-Simon dans les affaires politiques, particulièrement au temps de la Fronde, on verra, dans l'appendice n° II, qu'elle fit peu d'honneur à son nom, et fut blâmée par tous les partis. Il testa à Paris, le 2 juin 1679, mourut le même jour, rue Saint-Benoît, et fut enterré le 3, à Saint-Sulpice. (Jal, *Dictionnaire critique*, p. 1137.) Selon l'acte mortuaire, il n'avait que soixante-quatre ans environ, ce qui ferait remonter sa naissance à 1615, époque où ses parents étaient mariés depuis vingt-deux ans; mais, en ce cas, comment eût-il pu commander un vaisseau au siége de la Rochelle et remplir, vers le même temps, plusieurs missions importantes et honorables? — Son frère Claude lui fit obtenir, en juin 1650, l'abbaye en commende de Saint-Sauveur de Blaye, de bénédictins non réformés. Dans un de ses factums (Guigard, *Bibliographie héraldique de la France*, n° 416), il a pris le nom de Vermandois.

15. Les deux tantes de notre auteur étaient : 1° Jeanne, baptisée au Plessis-Chamant le 22 septembre 1596, mariée, le 11 février 1619, à Louis de Fay, seigneur de Châteaurouge et Valcourt, vicomte de Cressonsac, dont un fils, nommé Louis, fut inhumé le 8 mai 1626, dans l'église de Chamant (généalogie dressée et imprimée en 1695, par Charles d'Hozier); 2° Louise, baptisée le 28 septembre 1597, mariée, le 26 novembre 1624, à Laurent du Chastelet, seigneur de Fresnières, Lovigny, Auvillers, etc., gentilhomme ordinaire de la chambre, issu d'une bonne famille picarde (Reg. paroissiaux de Chamant). Saint-Simon ne connut probablement pas ces sœurs de son père, et il n'avait que quatre ans lorsque mourut le commandeur, ce qui peut expliquer qu'il ne parle d'aucun de ces trois personnages, qui n'avaient plus de représentants parmi ses contemporains, la postérité de l'une et de l'autre de ses tantes étant déjà éteinte.

16. Mme de Valentinois succéda à la grandesse lorsque mourut son oncle le duc de Ruffec; elle prit le tabouret le 4 juin 1751, et fut nommée dame pour accompagner Madame, le 27 octobre 1762. Dernière héritière directe de Saint-Simon, elle nomma pour sa légataire universelle la duchesse de Fitz-James, qui était parente de son mari (Victoire-Louise-Sophie Goyon de Matignon, fille du marquis, née en 1722, mariée en 1741, morte en 1777), et dont descendent les représentants actuels du nom.

II

NOTES SUR CLAUDE DE ROUVROY,

PREMIER DUC DE SAINT-SIMON.

Claude de Saint-Simon occupe une telle place dans les premières pages des *Mémoires* de son fils, que notre dessein était tout d'abord de présenter ici une étude complète qui fît connaître, sous tous les aspects, et dans les phases diverses de sa longue existence, ce personnage négligé jusqu'ici par la plupart des biographes, sinon par tous. Il s'est trouvé que cette étude dépasserait de beaucoup les proportions d'un *Appendice* déjà fort chargé ; on la trouvera donc ailleurs, dans un volume supplémentaire de l'édition du texte des *Mémoires* commencée en 1873 par MM. Chéruel et Adolphe Regnier fils [1]. Ici nous nous bornerons à extraire ou à résumer, de la *Notice biographique sur Claude de Saint-Simon*, les éclaircissements annoncés dans nos notes sur divers points de la vie ou du caractère de ce duc, que, selon nous, la vénération filiale a présentés inexactement en maint endroit des *Mémoires*.

« La naissance et les biens ne vont pas toujours ensemble. Diverses aventures de guerres et de famille avoient ruiné notre branche, et laissé mes derniers pères avec peu de fortune et d'éclat pour leurs services militaires : mon grand-père, qui avoit suivi toutes les guerres de son temps, et toujours passionné royaliste, s'étoit retiré dans ses terres, où son peu d'aisance l'engagea de suivre la mode du temps et de mettre ses deux aînés pages de Louis XIII, où les gens des plus grands noms se mettoient alors. »

. Ainsi s'exprime Saint-Simon [2], avant de raconter l' « origine première de la fortune de son père. »

On ne voit pas, dans les généalogies que résume le précédent appendice, à quelles « aventures de guerres et de famille » notre auteur entend faire allusion. Depuis Gilles de Saint-Simon, auteur de la branche de Rasse, chaque génération successivement avait recueilli le profit de ses

---

1. Il a paru vingt volumes de cette édition ; le vingt et unième comprendra, sous forme de supplément, une série de lettres de Saint-Simon et de pièces diverses à ajouter à celles qui ont déjà pris place dans le tome XIX, et de plus la *Notice biographique sur Claude de Saint-Simon*. La table analytique, préparée par M. Paul Guérin, formera le tome XXII et dernier.

2. Ci-dessus, p. 143.

services sous forme de charges à la cour ou de commandements militaires, tandis que des alliances contractées, soit dans la même classe de noblesse à laquelle appartenaient les Rouvroy, soit dans des familles parlementaires riches, influentes et bien accréditées [1], entretenaient le patrimoine héréditaire en rapport avec ce que Saint-Simon appelle la « naissance. » Les *Mémoires* n'ont pas dit, et même ils ont habilement dissimulé la véritable raison qui força l'aïeul et le bisaïeul de Louis de Saint-Simon à se retirer dans leurs terres, loin de la cour, où les générations précédentes avaient constamment figuré dans un rang honorable, sinon supérieur.

Louis de Saint-Simon, premier du nom, petit-fils de Gilles, avait dû à de longs et brillants services militaires la charge de bailli de Senlis, jadis possédée par son aïeul. En 1570, il la résigna au profit de son fils aîné François. Celui-ci, après avoir fait son éducation et ses débuts comme page de leur puissant voisin de Chantilly, le connétable de Montmorency, s'était déjà distingué aux batailles de Saint-Denis, de Jarnac, de Moncontour. Mais, la Ligue étant venue, le nouveau bailli se jeta avec ardeur dans le parti catholique-lorrain, contre le gré des habitants de Senlis, qui, heureux d'avoir évité les massacres de la Saint-Barthélemy, avaient refusé au maréchal de Montmorency de signer l'acte d'Union, contraire, selon eux, à « la liberté des Français. » Ils appelèrent alors, pour prendre le gouvernement de la ville, un royaliste dévoué, le seigneur de Humerolles, et ce nouveau bailli, s'étant comporté « au gré et contentement du peuple, fut depuis, à leur requête, confirmé par lettres patentes du Roi [2]. » Mais, à la suite de la journée des Barricades, François de Saint-Simon, « M. de Rasse, » comme on l'appelait alors, s'unit avec l'évêque de Senlis, Guillaume Rose, l'un des plus forcenés ligueurs, pour enlever la ville à son souverain légitime. Le complot réussit : le 13 février 1589, M. de Rasse et son fils aîné Saint-Simon, munis d'un ordre du duc d'Aumale, s'emparèrent par surprise de Senlis, firent main basse sur le bailli Humerolles et sur les autres personnages hostiles à la Ligue, et forcèrent par leurs menaces l'assemblée générale des habitants de donner son adhésion aux articles de l'Union. M. de Rasse s'installa tout aussitôt, avec une commission en règle de gouverneur de Senlis délivrée par le conseil parisien ; mais,

---

1. Guillaume, fils de Gilles, épousa l'héritière du premier président Jean de la Vacquerie, dont les *Mémoires* (tome X, p. 401) rappellent les titres glorieux, sans laisser soupçonner d'ailleurs cette relation directe de parenté. De même, Méry, fils aîné de Guillaume, épousa la fille d'un des personnages les plus puissants, sinon les mieux famés de son temps, le chancelier du Prat.

2. Les circonstances de cette transmission de la charge de bailli ne sont pas bien clairement expliquées dans les mémoires et journaux du temps publiés par Adhelm Bernier, sous le titre de *Monuments inédits de l'histoire.... de Senlis* (1835) ; mais tous les récits s'accordent sur le rôle joué en cette occasion par les Saint-Simon.

quoiqu'il eût conservé jusque-là du crédit dans la ville [1], son triomphe fut de courte durée. Pressés de se soustraire au régime oppressif de leur gouverneur en même temps qu'au fanatisme des prédicateurs les habitants appelèrent à leur secours M. de Montmorency-Thoré, qui pénétra dans la ville le 26 avril 1589, y rétablit l'autorité légitime et se mit en mesure de résister à un retour offensif. M. de Rasse fut fait prisonnier et vit son château du Plessis détruit par les vainqueurs. Rendu peu de temps après à la liberté, il continua, ainsi que son fils et que plusieurs de ses cousins, à compter parmi les plus fidèles adhérents de la Ligue, et prit part à toutes les tentatives dirigées contre Senlis. On voit donc que la vérité historique a été dénaturée sur ce premier point par les *Mémoires*, et que l'aïeul et le bisaïeul de notre auteur, loin d'être « toujours passionnés royalistes, » se compromirent très-gravement dans la lutte qui retarda de cinq ans l'avénement d'Henri IV au trône. Sur ce point, les documents contemporains et les histoires locales sont aussi précis qu'irréfutables [2]. Si la généalogie de Saint-Simon publiée en 1712 et 1729 par les continuateurs du P. Anselme contient des affirmations contraires [3], c'est, comme nous l'avons déjà dit dans le premier appendice, que cette généalogie a dû être préparée, fournie, par notre auteur lui-même, et ne fait qu'un, pour ainsi dire, avec ses *Mémoires* [4].

La coupable conduite de MM. de Saint-Simon Rasse dans cette guerre civile est donc, à ce qu'il semble, la seule « aventure » qui les força de « se retirer dans leurs terres [5]. » Le gouvernement de Senlis leur

1. « Parce que son père y avoit été bailli, » disent les récits du temps.

2. Notamment le *Journal de Mallet* et le *Récit véritable*, publiés par Adh. Bernier, dans ses *Monuments inédits de l'histoire de.... Senlis.* Comparez le *Précis statistique sur le canton de Senlis*, par Graves, p. 69.

3. *Histoire généalogique*, éd. 1712, p. 1524-1533, au chapitre des Grands louvetiers ; éd. 1729, tome IV, p. 410.

4. Cette généalogie dit que François de Saint-Simon figurait comme maréchal de camp à la prise de Saint-Denis en 1591, et que Louis de Saint-Simon « servit le roi Henri IV en toutes ses guerres depuis son avénement à la couronne, se trouva à la bataille d'Ivry et au siége de Paris en 1590, à celui de Rouen en 1592, et, en 1597, à celui d'Amiens. » Or, jusqu'en 1592 tout au moins, le *Récit véritable* et le *Journal de Mallet* prouvent l'un et l'autre que les deux Saint-Simon ne cessaient d'escarmoucher avec les royalistes de Senlis, de leur dresser des embuscades, et que le Plessis-de-Rasse était une des retraites des ligueurs. Il faut donc entendre que, si le père et le fils, selon l'expression des *Mémoires*, « suivirent toutes les guerres de leur temps, » ce ne fut pas dans les rangs du parti royaliste, où d'ailleurs se trouvaient d'autres Saint-Simon, par exemple Titus de Saint-Simon, de la branche aînée, qui combattit avec les royalistes à la bataille de Senlis (17 mai 1589), et qui, ce sont encore les mêmes termes, « servit le roi Henri IV en toutes ses guerres. » (*Histoire généalogique*, tome IV, p. 400.)

5. François de Saint-Simon testa au Plessis le 14 février 1618, et y mourut le 17 octobre 1620.

échappa ainsi : M. de Thoré, qui avait proclamé Henri IV roi dès le 4 août 1589, eut pour remplaçant, quelques mois plus tard, son cousin et compagnon de guerre Louis de Montmorency-Bouteville. Celui-ci fut régulièrement confirmé dans la charge de grand bailli et gouverneur ; lorsqu'il mourut, en 1615, elle passa d'abord à son fils aîné, puis, en 1616, à un cadet, François de Montmorency-Bouteville, le duelliste dont Saint-Simon aura l'occasion de parler à propos de son fils le maréchal de Luxembourg[1], et ce fut seulement en 1627 que la retraite de Bouteville hors du Royaume et la faveur naissante de Claude de Saint-Simon firent revenir le gouvernement de Senlis aux descendants du grand bailli Gilles.

Louis de Saint-Simon, second du nom, était fort jeune au temps où son père l'avait entraîné dans le parti de la Ligue[2] ; il se maria tout aussitôt après l'entrée d'Henri IV dans Paris, avec une proche voisine et alliée de ses cousins MM. de Sandricourt, et il en eut six enfants au moins, dont trois fils[3] : Charles, né le 15 avril 1601, qui prit plus tard le titre de marquis de Saint-Simon ; Claude, né, ou du moins baptisé le 16 août 1607[4], qui devint duc de Saint-Simon ; Louis, qui entra dans l'ordre de Malte, devint commandeur et joua un certain rôle dans les troubles de la Fronde, mais dont les *Mémoires* de son neveu ne disent mot[5].

Les deux premiers allèrent faire leur éducation, comme pages, à la cour du jeune roi Louis XIII, non point pages de la grande ou de la petite écurie, mais pages de la chambre, « pages d'honneur. » Ces places étaient réservées pour les bonnes et anciennes familles[6] : aux États de 1614, l'ordre de la noblesse supplia Louis XIII « de tenir le plus grand nombre de pages qu'il pourroit, et d'ordonner qu'ils fussent tous de la qualité requise. » On remarquera cependant que notre auteur croit devoir expliquer comment les héritiers des comtes de Vermandois, les représentants directs de la descendance de Charlemagne, pouvaient avoir été mêlés, confondus avec la jeune domesticité du Roi : « Son peu d'aisance (de Louis II de Saint-Simon) l'engagea de suivre la mode du temps et de mettre ses deux aînés pages de Louis XIII, où les gens des plus grands noms se mettoient alors. » C'est que, plus tard, les usages changeant, la troupe des pages fut moins soigneusement composée[7], et

1. Voyez notre tome II, p. 33. — 2. Il devait être né vers 1568.
3. Voyez ci-dessus, p. 415.
4. Pour concilier la date de 1606, que les *Mémoires* donnent trois fois sur quatre, avec celle de 1607, qui est adoptée généralement par tous les généalogistes, sauf peut-être Charles-René d'Hozier, on peut considérer 1606 comme date de la naissance, 1607 comme date du baptême. Voyez ci-dessus, p. 23, note 2, et p. 137 et 350.
5. Voyez ci-dessus, p. 415, 426-427, et ci-après, p. 434.
6. Ordonnance de Moulins (1560), article 112.
7. Louis XIV lui-même dit qu'en 1666 (voyez ses *Mémoires*, éd. Dreyss, tome I, p. 170), on y recevait « toutes sortes de personnes, » sans s'occuper

un jour Madame lança cette épigramme à la face de Saint-Simon :
« D'où vient que M. le duc de Saint-Simon presse tant le prince des
Deux-Ponts? a-t-il envie de le prier de prendre un de ses fils pour page[1]? »

Claude de Saint-Simon était encore page en 1625, mais déjà fort bien
vu du Roi, car les *Mémoires de Pontis* racontent à cette époque comment il fut gratifié, conjointement avec Pontis lui-même, d'une taxe à
lever sur un traitant, et comment sa seule part fut de vingt mille écus[2].
D'où lui était venue cette faveur ? D'une certaine habileté à présenter
les chevaux de relais, nous dit son fils[3] ; et Tallemant des Réaux
donne cette curieuse variante : « Le Roi.... prit amitié pour Saint-Simon
à cause que ce garçon lui rapportoit toujours des nouvelles certaines
de la chasse, qu'il ne tourmentoit point trop ses chevaux, et que,
quand il portoit son cor, il ne bavoit point dedans. Voilà d'où vint sa
fortune[4]. » Un pamphlet de 1716, contre les ducs et pairs, dit qu'il
excelloit, tout comme M. de Luynes, à élever des oiseaux pour le di-
vertissement de Louis XIII[5]. Quoi qu'il en soit, le mérite n'était pas grand ;
mais on sait que Louis XIII cherchait volontiers des amis et des confidents parmi ses serviteurs familiers, et demandait seulement que « le
cardinal ne s'en mêlât pas[6]. »

Le jeune Saint-Simon se trouva donc tout porté pour recueillir la succession de Baradat, lorsque Richelieu, qui, selon Tallemant, « ne vouloit pas que ces petits favoris s'encrassent trop, » renversa celui-ci[7]. Le
pouvoir eût pu tomber aux mains d'un homme habile et dangereux,
comme Toiras, le nouveau lieutenant général du pays d'Aunis[8] : on se
hâta de substituer à ce prétendant un page de vingt ans à peine, « jeune
garçon d'assez piètre mine et pire esprit[9], » qui « n'avoit rien de re-
commandable, et qui étoit mal fait[10], » et pour qui l'on pensait que « la

aucunement de leur instruction, et qu' « un homme de qualité ne croyoit
plus y pouvoir entrer. »

1. *Nouvelles lettres de Madame la duchesse d'Orléans*, publiées par G. Brunet, p. 116.

2. *Mémoires de Pontis*, p. 518-521. — 3. Ci-dessus, p. 143-144.

4. *Historiettes*, tome II, p. 243.

5. Cité par M. Chéruel, dans *Saint-Simon considéré comme historien*,
p. 101. — Une autre pièce du même genre, la réponse au mémoire de Saint-
Simon sur les prérogatives des ducs (1722), renferme une allusion moins
intelligible : il « ne doit sa grandeur qu'au tonnerre, dont le maître avoit
grand'peur, et le page aucune ; cette fatale occasion (?) fut celle de sa fortune
et de son élévation. » (Ms. Clairambault 1140, fol. 39.)

6. « Tous les premiers valets de chambre et tous les premiers valets de
garde-robe étoient comme de petits favoris. » (*Historiettes*, tome VI, p. 194.)

7. Richelieu a détaillé longuement, dans ses *Mémoires* (tome I, p. 425-429),
les griefs qu'il avait contre Baradat, « jeune homme de nul mérite, venu en
une nuit comme un potiron, non élu, mais.... reçu du Roi. »

8. Le Vassor, *Histoire du règne de Louis XIII*, tome III, p. 81.

9. Bassompierre, *Journal de ma vie*, tome III, p. 282.

10. Tallemant, *Historiettes*, tome II, p. 244.

mauvaise conduite de l'autre serait une leçon, et sa chute un exemple
de faire mieux [1]. »

Ce fut le 2 décembre 1626 que la disgrâce frappa Baradat ; mais il
fallut quelque temps pour obtenir la transmission de ses charges à son
successeur. Celle de premier écuyer de la petite écurie ne valait pas
moins de cent mille écus [2], et le cardinal de Richelieu, visant à l'économie, eût voulu « faire que cette somme n'allât à rien avec le temps. »
L'évêque de Mende, chargé par Baradat de discuter ses intérêts avec
Bassompierre et M. de Bellegarde, tint bon, et le Roi, qui « avoit impatience » de voir Saint-Simon pourvu [3], put enfin signer, le 5 mars
1627, ses provisions de premier écuyer et de capitaine du Petit-Bourbon [4].

A partir de 1627, les faveurs du Roi et ses libéralités furent tout acquises à quiconque portait le nom de Saint-Simon. En premier lieu, le
châtelain du Plessis-de-Rasse, l'ancien ligueur de 1589, Louis de Saint-
Simon, père du nouveau favori, fut pourvu de la charge de bailli et
gouverneur de Senlis [5], à laquelle fut jointe, en 1629, une pension de
quinze cents livres. Son fils aîné devint successivement gouverneur de
Pont-Sainte-Maxence (dont il possédait déjà la châtellenie) et capitaine
de l'ancien château royal de Fécamp, gouverneur des Salins de Peccais, capitaine des chasses de la forêt d'Halatte, mestre de camp du
régiment de Navarre, capitaine du château et des chasses de Chantilly, etc., etc., sans parler des dons et des pensions de tout genre [6].
Quant au frère cadet, entré en 1626 dans l'ordre de Malte, il eut l'honneur, comme les deux autres, d'accompagner le Roi pendant ses campagnes et de remplir plusieurs missions de confiance, qui l'aidèrent à
obtenir promptement une commanderie.

Mais c'est surtout à la personne même du favori que s'adressaient le
plus constamment les marques de l'affection et de la générosité de
Louis XIII. Dans l'espace de trois ans environ, Saint-Simon joiguit à
ses deux premières charges celles de capitaine des châteaux royaux de
Saint-Germain et de Versailles [7], de grand louvetier, de premier gentil-

1. *Œuvres de Malherbe*, édition des Grands écrivains, tome III, p. 573.
2. Beringhen l'acheta plus tard quatre cent mille livres.
3. *Historiettes de Tallemant*, tome II, p. 139.
4. Cet hôtel, situé à l'est du Louvre, sur le bord de la Seine, servait de
dépendance au palais, et le premier écuyer y avait son habitation.
5. Le P. Anselme donne la date du 11 juin 1627; mais, d'après les documents
conservés aux archives de Senlis, et que M. Flammermont a consultés pour
nous, les provisions furent expédiées le 13 janvier 1627, et l'installation
solennelle eut lieu le 7 décembre. Dès le 16 juin 1626, M. de Saint-Simon
avait été pourvu de la charge de maître particulier des eaux et forêts du
bailliage de Senlis. (Bib. nat., ms. Fr. 26 293, n° 413.)
6. Pension de quatre mille livres (1630), don de treize mille livres sur
les salines de Peccais (1632), de douze mille livres sur l'Épargne (1634), etc.
7. Cette charge venait aussi de la dépouille de Baradat.

homme de la chambre, de conseiller du Roi en ses conseils d'État et privé, et enfin de gouverneur de Meulan et de Blaye[1]. En outre, il reçut chaque année des dons ou des gratifications considérables. Une recherche très-sommaire dans les seuls registres de la Chambre des comptes fait connaître les chiffres suivants : en mai 1628, don de vingt-quatre mille livres, à prendre sur le produit des forêts du Valois ; en 1629, vingt mille livres d'une part et quinze mille livres d'autre part, sur les mêmes forêts ; en 1630, pension de six mille livres et don de trente et une mille livres sur l'Épargne ; en novembre 1631, autre don de quatre-vingt-dix mille livres sur l'Épargne ; la même année, don d'une partie des terres confisquées sur l'ancien surintendant la Vieuville ; en juin 1632, don des produits de la comtau de Blaye et du domaine de Viirezay ; en avril 1634, nouvelle pension de six mille livres, comme premier écuyer et grand louvetier ; en juin 1635, don de quarante-huit mille livres sur l'Épargne ; en août 1636, pension de huit mille livres pour ses « entretènement et appointements » de premier écuyer.... Et tout n'était pas enregistré à la Chambre.

A côté de ces pensions ou de ces dons en beaux deniers, on trouve encore des libéralités d'un autre genre, comme la concession de l'enceinte fortifiée de la Rochelle, dont nous allons parler un peu plus longuement, car c'est là l'origine du comté de Rasse sur lequel l'auteur des *Mémoires* fit asseoir plus tard la grandesse de son second fils.

Claude de Saint-Simon, désormais inséparable de son maître, le suivit dans ses deux voyages de 1627 et 1628 au camp devant la Rochelle, et y fut accompagné de ses frères, qui prirent une part active aux travaux du siége ou aux combats de l'île de Ré : il fit choisir l'aîné pour conduire à Paris les drapeaux et les canons pris aux Anglais dans l'affaire du 8 novembre 1627[2], et le cadet (qui commandait un vaisseau en sa qualité de chevalier de Malte) pour aller annoncer la nouvelle de la reddition aux deux reines et à la ville de Paris[3]. Quant à lui-même, qui ne quittait jamais les côtés du Roi[4], il eut sa part de

---

1. Sur cette dernière charge, voyez notre appendice IX. Le gouvernement de Meulan fut donné à Saint-Simon le 27 mai 1630, en remplacement d'un ancien ami du Roi, le marquis de Grimaud, qui venait de périr en duel.

2. *OEuvres de Malherbe*, tome IV, p. 68 et 77 ; *Histoire du roi Louis XIII*, par Ch. Bernard, liv. XI, p. 30 et 40 ; *Mercure françois*, année 1627, p. 214-223, etc.

3. *Histoire de Louis XIII*, liv. XII, p. 68 et 111 ; *Mercure françois*, 1628, p. 704 et 707 ; *Histoire de la ville de Paris*, par Félibien et Lobineau, t. II, p. 1344-1345, et tome V, p. 531 *a* et 533 *a*.

4. L'historiographe Charles Bernard (*Histoire de Louis XIII*, liv. XII, p. 98) s'exprime en ces termes, à propos de l'arrivée d'un corps de deux mille gentilshommes au quartier royal : « Le Roi commanda pareillement au sieur de Saint-Simon, son premier écuyer et premier gentilhomme de sa chambre, de se tenir près de lui pour combattre en sa troupe, car la sagesse de ce gentilhomme, bien que fort jeune, avec la douceur de ses mœurs

la dépouille des rebelles qui avaient tenu si longtemps en échec Louis XIII et Richelieu.

Dès le lendemain de l'entrée des troupes royales dans la Rochelle, le premier écuyer reçut en don tous les terrains et tous les matériaux des fortifications, dont une déclaration royale venait d'ordonner la démolition immédiate. C'était, en superficie, environ cent cinquante mille toises, représentant une valeur estimative de plus de quatre-vingt mille livres. Avant même que ce don fût régularisé[1], Saint-Simon vendit terrains et matériaux pour la modique somme de vingt et une mille livres, ne se réservant que six arpents, où il comptait faire élever un couvent de capucins[2], et ce fut l'acquéreur qui, quelques mois plus tard[3], obtint l'érection des terrains en un fief dit de Saint-Louis, relevant du château de la Rochelle ; mais, heureusement pour le premier écuyer, diverses difficultés suscitées par le domaine royal amenèrent, en 1635, la rescision du contrat de vente, et Saint-Simon se fit remettre solennellement en possession par la Chambre des comptes[4].

Très-rapidement transformés en rues, en quais, en cales, les terrains se couvrirent de maisons et de boutiques, qui payèrent un cens annuel au seigneur du fief, c'est-à-dire à Saint-Simon, outre les droits ordinaires de lods et ventes dus pour chaque mutation. Ces produits étaient peu considérables par eux-mêmes ; mais, étendus à un tiers, ou à un quart pour le moins, de la ville, ils formèrent un revenu annuel de cinq à sept mille livres[5]. En outre, le seigneur, étant chargé d'entretenir les quais et cales, fut autorisé à lever sur les navires des droits assez forts d'amarrage et de séjour : presque nul en temps de guerre, ce produit augmentait rapidement dès le retour de la paix et le rétablissement du commerce maritime[6].

et une probité qui paroissoit en toutes ses actions, que ce grand monarque avoit dressé lui-même, lui avoient procuré le premier degré de faveur auprès de Sa Majesté. »

1. Brevet du 30 décembre 1628. Toutes les pièces relatives à cette concession se trouvent réunies, aux Archives nationales, dans le carton M 536 et dans le carton K 194, nᵒˢ 39-41.

2. Contrat passé à la Rochelle, le 17 novembre 1628, dans la maison où logeait le Roi.

3. Lettres patentes du 2 juin 1629.

4. En vertu de lettres royales données à Privas, le 7 octobre 1635, « eu égard à ses recommandables services. »

5. Une portion des terrains fut absorbée par les fortifications nouvelles, et Louis de Saint-Simon toucha, de ce chef, le 22 mars 1697, plus de trente mille livres. En 1700, il renouvela bail pour l'exploitation de ses droits domaniaux et seigneuriaux, sur le pied de cinq mille livres ; en 1771, sa petite-fille, Mme de Valentinois, en tirait sept mille livres.

6. En revanche, les relations étaient très-difficiles avec une si grande multitude de tenanciers et de censitaires, particulièrement avec les congré-

Le fief de Saint-Louis, avons-nous dit, fut érigé plus tard en comté, et reçut alors le nom de Rasse porté si longtemps par les Saint-Simon, en souvenir de l'héritage de la maison de Haverskerque, et donné même à leur château du Plessis-Choisel. C'est en 1724 que Louis de Saint-Simon, n'ayant point en Espagne une terre sur laquelle il pût asseoir la grandesse dont Philippe V venait de le gratifier [1], obtint de la placer sur son fief de la Rochelle, érigé en comté de Rasse par lettres du roi Louis XV, afin de « perpétuer la jouissance du fief Saint-Louis dans la maison de Saint-Simon, comme un précieux monument et un témoignage public que reçut autrefois le duc Claude de Saint-Simon de l'affection et de l'estime du roi Louis XIII [2]. » Le nouveau comté fut transféré alors, par don entre vifs, au second fils de notre duc, avec substitution aux représentants du nom de Saint-Simon; substitution et grandesse devaient être par la suite l'objet d'un grand procès (1776-1777), et donner naissance à des difficultés, des confusions singulières, qui subsistent encore de nos jours [3].

Si, en terminant cette énumération sommaire des libéralités de Louis XIII, nous indiquons encore les dons de jouissances domaniales qui accroissaient considérablement le produit des gouvernements de Blaye, de Saint-Germain et autres [4], ou bien certaines concessions, moitié industrielles et moitié financières, dont les courtisans savaient tirer profit [5], on devra convenir que notre Saint-Simon a quelque peu

gations religieuses, carmes, oratoriens, etc., établies sur divers points du fief. On ne saurait nombrer les procès que Claude de Saint-Simon et son fils eurent à la Rochelle; il en est resté beaucoup de factums intéressants, dans quelques-uns desquels nous aurons l'occasion de retrouver les traces de l'intervention personnelle de notre auteur, de son humeur assez processive et de son expérience en chicane.

1. On remarquera que, dans un passage des *Mémoires* (tome III, p. 187), il s'élève fortement contre toute attribution de la grandesse espagnole à une terre sise en France : « opération, dit-il, à laquelle on ne peut donner de nom. »

2. Lettres du mois de mai 1724.

3. Voyez ci-dessus, appendice n° I, p. 421, et le livre de M. Baschet sur *le Duc de Saint-Simon*, p. 179-180.

4. On verra dans l'appendice IX, où nous parlons plus longuement de Blaye, comment Claude de Saint-Simon reçut, en 1632, la jouissance de la comtau de Blaye et de la seigneurie de Vitrezay. La capitainerie de Saint-Germain et Versailles comportait également la jouissance de la seigneurie du Pecq, du bois de Fourqueux et du domaine de Saint-Germain même, ce qui faisait, selon le *Journal d'Olivier d'Ormesson* (tome I, p. 286), un revenu de dix à douze mille livres de rente. M. de Maisons paya cette capitainerie quarante-trois mille écus.

5. Ainsi, en 1635, il eut la concession de tous les « bateaux à selle et à laver lessive » qui couvraient la Seine dans l'étendue de Paris et des faubourgs; mais l'échevinage intervint activement pour protéger les intérêts des laveuses, et l'on s'en tira sans doute moyennant une compensation d'argent pour le concessionnaire. (Registres de l'Hôtel de ville.)

exagéré, entre autres « vertus, » le désintéressement de son père [1].

Aux charges et aux richesses vinrent bientôt s'ajouter les honneurs les plus enviés entre ceux dont pouvait disposer le monarque. Lors de la promotion de 1633, non-seulement Claude de Saint-Simon obtint le collier de l'Ordre pour lui-même, mais, à défaut de son père, trop vieux et étranger à la cour, il fit aussi porter son frère aîné sur la liste de la dernière heure [2], et cette distinction ne fut sans doute pas étrangère au brillant mariage conclu, l'année suivante, entre Charles de Saint-Simon et la tante de la princesse de Condé et du duc de Montmorency [3].

Enfin, le nom de Saint-Simon fut décoré du titre ducal. En qualité de cadet, le premier écuyer ne devait avoir qu'une part de la terre de Vaux-sur-Meulan, appartenant à Denise de la Fontaine, sa mère [4]; cette part, avec une soulte de cent cinquante mille livres, en partie payée du prix de sa charge de premier gentilhomme de la chambre, lui servirent à racheter d'Isaac de Saint-Simon et de Marie d'Amerval [5] les terres et seigneuries de Saint-Simon, Avesne, Pont-Artemps, et la baronnie de Benay, qui étaient le patrimoine héréditaire de la branche aînée. Par le même acte, Louis de Rouvroy Saint-Simon, seigneur de Cambronne et frère puîné d'Isaac, cédait aussi, contre une pension viagère de six cents livres, le vicomté de Clastres [6]. Ces terres étaient toutes de la mouvance du Roi, comme comte de Vermandois, sauf Benay, qui relevait du duché de Guise; Claude acheta en outre, le 25 janvier 1635, au prix de dix mille livres, plusieurs petites seigneuries sises près de Ham, afin de parfaire les conditions requises pour qu'une terre pût être élevée au titre de duché-pairie, et, quoique le cardinal de Richelieu fût peu disposé à sanctionner de si hautes faveurs, Louis XIII signa, dans les derniers jours du même mois, les lettres d'érection [7].

1. Ci-dessus, p. 154 : « Il fut toujours modeste et souverainement désintéressé, il ne demanda jamais rien pour soi, etc. »

2. Ci-dessus, p. 150.

3. Contrat passé le 13 septembre 1634, devant le Cat et le Semelier, notaires au Châtelet.

4. Il avait porté le nom de cette terre, et s'était appelé jusque-là tantôt *Saint-Simon Vaux*, tantôt *Saint-Simon Rouvray*.

5. Voyez la généalogie, ci-dessus, p. 409.

6. Acte passé devant le Semelier et le Cat, notaires au Châtelet de Paris, le 12 janvier 1635. Voyez Colliette, *Mémoires pour servir à l'histoire du Vermandois*, tome I, p. 670.

7. L'abbé de Dangeau, dans une notice chronologique sur le duché de Saint-Simon (ms. Fr. 22 720, fol. 38), raconte à peu près comme les *Mémoires* de quelle manière Claude de Saint-Simon obtint cette suprême consécration de sa faveur : « Étant premier écuyer et premier gentilhomme de la chambre, voyant que Puylaurens allait être duc, il dit au Roi : « Sire, je « n'aurois jamais osé demander cet honneur à Votre Majesté; mais, puis- « qu'elle le veut accorder au favori de Monsieur son frère, je crois qu'un

Ce texte a déjà été publié plusieurs fois, notamment dans l'*Histoire généalogique des grands officiers de la couronne*[1] et dans la généalogie espagnole de la maison de Saint-Simon, imprimée en 1808 ; nous n'en donnerons donc ici que la partie essentielle, en y faisant quelques corrections d'après les copies manuscrites, qui sont nombreuses[2], et en rappelant que ces lettres patentes, préparées par l'impétrant ou par ses amis, sont loin d'avoir l'importance et de mériter la confiance qu'on serait naturellement tenté d'accorder aux « considérants » d'un acte solennel de chancellerie[3].

« Louis, par la grâce de Dieu roi de France et de Navarre, à tous présents et à venir, SALUT. Les rois nos prédécesseurs n'ont point donné de plus assurées marques de leur bienveillance envers ceux qui, par leurs agréables, assidus et signalés services, se sont acquis leurs bonnes grâces, qu'en les honorant de titres et qualités, non-seulement attachés à leur personne, mais qui, par une perpétuelle mémoire, s'étendissent à leur postérité, rendant leur nom mémorable et leurs maisons ornées de prérogatives et prééminences spéciales : ce qu'ils ont fait d'autant plus volontiers que telles marques d'honneur étoient les plus grandes et convenables récompenses par lesquelles les âmes généreuses peuvent être excitées aux actions de vertu et de courage. Et pour ce que nous ne desirons pas moins qu'aucuns autres princes et monarques qui aient été, départir ces mêmes honneurs et dignités à ceux de qui la naissance, les vertus et bonnes actions ont su bien mériter de nous et de la chose publique ; considérant l'antiquité et la noblesse des sieurs de SAINT-SIMON, issus en ligne directe des comtes de Vermandois, et ayant égard aux grands et recommandables services que plusieurs de cette maison ont faits pour la défense et conservation des droits de notre couronne et de notre État, entre autres : Jean de Saint-Simon, seigneur de Rouvray[4], qui, dès l'an 1214, servant le roi Philippe en la bataille de Bouvines, signala son courage et son adresse par la prise du comte de Boulogne, et Alphonse de Saint-Simon, aussi seigneur de Rouvray, de qui l'emploi important marque la fidélité et le mérite, par le gouvernement du royaume de Navarre qui lui fut commis, en qualité de vice-roi, dès l'an 1340 : auquel temps, et en la même année, Mathieu de Saint-Simon de Rouvray, son frère, fut fait prisonnier de guerre au voyage qui se fit en Hainaut par le roi Jean, lors duc de Normandie ; et duquel Mathieu de

---

« homme que Votre Majesté honore de ses bonnes grâces, le doit avoir pour
« l'honneur de Votre Majesté. » Le Roi eut bien de la peine à l'obtenir du
cardinal de Richelieu ; il fallut qu'il s'y opiniâtrât. »

1. Tome IV, p. 389.
2. On les trouve dans les registres des cours où la transcription de ces lettres était obligatoire, et dans divers recueils, tels que ceux de l'abbé de Dangeau, mss. Fr. 22 716, fol. 84, et 22 720, fol. 58.
3. Ci-dessus, p. 388, note 6.
4. D'autres textes portent : *Rouvroy*. Cette variante en *ay* se trouve dans tous les temps.

Saint-Simon deux de ses fils ayant, par la perte de leur sang et de leur vie en la bataille d'Azincourt, contre les Anglois, en l'année 1415, laissé Gilles de Saint-Simon, leur frère, seul héritier de leurs vertus comme de leurs biens, il auroit, en l'année 1449, si dignement servi l'État contre l'invasion des Anglois, lesquels il contraignit de lever le siége de devant la ville de Gisors, que, pour mémoire et marque de sa valeur, il y fût, par le feu roi Charles VII, créé chevalier de son ordre, et depuis employé en toutes les expéditions de son temps, où, en plusieurs batailles et siéges des villes, il perpétua son nom, sa prudence et sa valeur, pour la gloire de ses descendants, qui depuis ont toujours continué leurs soins, fidélité et affection envers les rois nos prédécesseurs et nous. Tous lesquels avantages de naissance et de services étant, par une succession légitime, heureusement transmis en la personne de notre amé et féal chevalier de nos ordres, conseiller en nos conseils d'État et privé, capitaine de cent hommes d'armes de nos ordonnances, notre premier écuyer, grand louvetier de France, gouverneur et notre lieutenant général en nos ville et citadelle de Blaye, Mre CLAUDE DE SAINT-SIMON, seigneur dudit Saint-Simon, baron de Benay, vicomte de Clastres, seigneur des châtellenies, terres et seigneuries de Pont-Artemps, Avesne, Gauchy, Ugny-l'Équi-pée, Pontruet et autres lieux, nous aurions, dès ses jeunes ans, qu'il a eu l'honneur d'être nourri près de notre personne, remarqué en lui tant de généreuses actions et inclinations à la vertu, tant de sagesse en sa conduite, et tant d'ardeur et de zèle pour notre service, que, le jugeant digne de notre affection, nous l'aurions élevé consécutivement et par degrés aux plus grandes charges, dignités et offices de notre maison, en toutes lesquelles charges chacun a pu voir avec combien d'honneur, de prudence et de fidélité il s'est conduit et s'en est acquitté dignement. A CES CAUSES, désirant témoigner le grand contentement et satisfaction que nous en avons, et, par une marque qui demeure à ceux de sa maison, donner des preuves de la volonté en laquelle nous sommes de le bien et favorablement traiter à l'avenir, SAVOIR FAISONS que, de l'avis d'aucuns princes de notre sang et autres grands et notables personnages de notre Conseil, et de notre propre mouvement, certaine science, pleine puissance et autorité royale, avons à ladite terre et seigneurie de Saint-Simon, située en notre pays et comté de Vermandois, uni et incorporé, et, par ces présentes, signées de notre main, unissons et incorporons les baronnie, vicomté, terres et seigneuries, justices, châteaux, bourgs et villages de Benay, Clastres, Pont-Artemps, Avesne, Gauchy, Ugny-l'Équipée et Thorigny, Pontruet, Savy, Rumigny, Pithon, Aubigny, Iverny, Corbeny, Dury, et fiefs des Halles de Saint-Quentin et de Saint-Prix, leurs appartenances et dépendances, et autres y jointes, et qu'il pourra y joindre ci-après, qui relèvent à présent en plein fief de nous, à cause de notredite comté de Vermandois; et le tout avons créé et érigé, ordonné et établi, et, par ces présentes, signées de notre main, créons et érigeons, ordonnons et établissons en nom, titre et dignité de DUCHÉ ET PAIRIE; voulons et nous platt lesdites terres, baronnie et seigneuries être dites

et appelées, dès maintenant et ci-après, le DUCHÉ DE SAINT-SIMON, pour en
jouir et user du jour de la présente érection, perpétuellement et à toujours, et le relever à une seule foi et hommage, tant de nous que de
notre couronne, par ledit sieur de Saint-Simon, et, après son décès, par
ses hoirs mâles, avec les honneurs, autorités, prérogatives, séances,
profits et priviléges qui appartiennent à ladite dignité, ainsi que les autres ducs et pairs en usent et jouissent ; et ce sous le ressort de notre
cour de parlement de Paris....... Donné à Paris, au mois de janvier, l'an
de grâce 1635, et de notre règne le vingt-cinquième.

> « LOUIS.

> « Par le Roi : BOUTHILLIER. »

Ces lettres furent enregistrées au parlement de Paris dès le 1er février,
devant une nombreuse assemblée, où l'on remarquait le prince de Condé,
les ducs d'Uzès, de Montbazon, de Créquy, de Chaulnes, de la Valette,
de Retz et de Puylaurens, le maréchal de Vitry, le surintendant Bouthillier, et « force chevaliers de l'Ordre et autres seigneurs et noblesse
sans nombre, qui témoignèrent toute la satisfaction qu'ils en recevoient. »
Saint-Simon avait défendu à son avocat de « s'étendre sur ses louanges ; » mais l'avocat général Bignon rappela longuement l'ancienneté
d'une maison qui tirait son origine des comtes de Vermandois, les mérites des ancêtres du nouveau duc, et sa propre modestie. « Aussi, dit
la Gazette en rendant compte de cette séance, la mémoire des plus vieux
ne leur fournit-elle point d'exemple d'aucun qui ait mieux usé que lui
de la faveur d'un si puissant monarque, ni qui s'en rendît plus digne,
s'il se pouvoit ajouter quelque recommandation au choix que Dieu fait
au ciel par l'organe des rois, ses miroirs en terre [1]. »

Faits ainsi sans perdre un seul jour, cet enregistrement, « dont dépendait la réalité de la dignité » du nouveau duc, et sa réception, « qui
fixait son rang, et des siens, pour toujours [2], » eurent l'avantage
de lui donner place immédiatement après Pierre de Gondy, duc de
Retz [3], et avant le duc de la Rochefoucauld [4], dont les lettres, quoique
plus anciennes de treize ans et présentées au Parlement depuis le
2 septembre 1631, n'avaient pu encore être vérifiées. On verra comment cette singulière situation donna lieu à une action judiciaire, qui
se termina d'abord, en 1647, par un compromis, puis, en 1714, par
le triomphe de Louis de Saint-Simon [5].

1. Gazette de 1635, p. 60.
2. Voyez l'épisode des lettres du maréchal duc de Boufflers, tome VI, p. 320.
3. Fait duc-pair en février 1634, par renouvellement de la création primitive de 1581, et reçu le 14 mars suivant.
4. Le comté de la Rochefoucauld avait été érigé en duché-pairie au mois
d'avril 1622.
5. Mémoires, tome VII, p. 264, tome VIII, p. 314, 352 et suivantes, et
tome X, p. 86-87, 145 et suivantes.

Nous n'avons guère de renseignements sur le duché de Saint-Simon[1] ; ni Claude ni son fils ne paraissent y avoir jamais habité ou s'en être occupés autrement que par l'intermédiaire de leur receveur et des officiers du bailliage ducal[2]. Les *Mémoires* n'en disent qu'un mot[3], quoique notre auteur mît au-dessus de tous les biens ce titre de duc et pair qui le plaçait immédiatement après le Roi[4]. Lui mort, toutes les terres et le château « très-vieux et caduc » de Saint-Simon furent vendus par son héritière, la comtesse de Valentinois, aussitôt qu'on y eut fait l'inventaire du mobilier, et passèrent, le 14 décembre 1756, aux mains d'un conseiller au parlement de Metz, Nicolas-François le Scellier de Chezelles[5], pour revenir peu après, à ce qu'il paraît, aux Saint-Simon Sandricourt.

Les *Mémoires*, au contraire, parlent souvent d'une autre terre acquise par Claude de Saint-Simon quelques mois après l'érection de son duché-pairie. Ce fut le 1er août 1635 qu'un arrêt définitif du Parlement mit le duc en possession de la châtellenie de Beaussart, de la châtellenie de la Ferté-Arnault ou la Ferté-au-Vidame, et du vidamé de Chartres, saisis depuis vingt-deux ans à la requête des créanciers de Préjan de la Fin de Maligny[6]. Quoique faite dans des conditions favorables, sans concurrence d'autres enchérisseurs sérieux, cette acquisition ne coûta pas moins de quatre cent mille livres ; mais, soit comme seigneurie territoriale, soit comme habitation d'automne, le favori de Louis XIII trouvait là, à une petite distance de Paris, de Versailles et de Saint-Germain, tout ce qui lui manquait dans ses domaines de Valois ou de Vermandois, tout ce que son maître souhaitait pour lui[7].

« Ces deux terres (de Beaussart et de la Ferté-Vidame), dit un document officiel du dix-huitième siècle[8], sont les plus considérables de la pro-

---

1. Ci-dessus, p. 407.

2. Nous n'avons trouvé jusqu'ici qu'une pièce notariée du 30 avril 1699, qui fait connaître que Saint-Simon se préparait à faire faire dans l'église du chef-lieu de son duché des réparations évaluées à onze cents livres.

3. Ci-dessus, p. 152.

4. « Cette dignité, squelette le plus chéri et le plus précieux de tous les biens que je tienne des libéralités royales.... » (*Mémoires*, tome VIII, p. 388.)

5. M. Armand Baschet a bien voulu nous communiquer l'analyse du contrat de vente, aujourd'hui conservé dans le minutier de Me Prudhomme, notaire à Paris. Toutes les terres étaient alors affermées à douze mille cinquante livres par an, et le prix de vente fut de quatre cent quarante et une mille livres francs (sic). Le mobilier du château ne valait pas quatre cents livres.

6. Celui-ci était mort, pendant les opérations judiciaires, en 1633. Claude de Saint-Simon, qui avait pris le bail judiciaire du domaine dès 1632, resta seul adjudicataire, le 19 mai 1635, et consigna la somme le 14 juillet suivant. Voyez le dossier de l'adjudication, aux Archives nationales, X 1ᵃ 9620. Il ne rendit hommage au Roi, de qui les deux châtellenies relevaient à cause de sa grosse tour de Chartres, que le 1er juin 1646. (Arch. nat., P 18², n° 293.)

7. Voyez notre tome II, p. 14-15.

8. Lettres patentes de novembre 1731, érigeant le comté de la Ferté-Vidame. (Arch. nat., P 2432, p. 617.)

vince, tant par le revenu, qui monte à plus de quarante-cinq mille livres, que par la féodalité sur plus de cent fiefs et seigneuries qui en relèvent immédiatement, un gros château, un parc de dix-huit cents arpents, haute, moyenne et basse justice dans l'étendue de vingt-trois paroisses, six mille arpents de bois, la plus grande partie en futaie, une maîtrise particulière des eaux et forêts [1]; et les deux châtellenies sont décorées de tous les droits attachés aux plus grandes terres du Royaume. »

Un rapport de l'année 1617 [2] décrit assez sommairement le château principal : « La maison de la Ferté-au-Vidame, dit-il, est antique, bonne, de grand revenu, seigneuriale, située en pays de bois, environnée d'eaux, la basse-cour à l'entrée, fossoyée de grands et larges fossés pleins d'eaux, bon rempart autour. La figure de la maison est presque ovale. Aux deux portes, deux antiques donjons, voûtés à chaux et à sable, et quantité de tours qui flanquent le circuit de ladite maison. » Cette description se complète en certaines parties par le procès-verbal de l'adjudication de 1635, qui énumère : « Un corps d'hôtel, deux grands pavillons sous lesquels y a porte et pont-levis, l'un à sortir du château pour aller dans la basse-cour, et l'autre pour sortir par derrière dedans le parc et bois dudit lieu, avec six tours à l'entour, l'une couverte d'ardoises, et les autres, avec ledit corps d'hôtel et autres édifices, couverts de tuiles; cour pavée au milieu; clos de murailles; fossés à eau vive; la basse-cour, où y a un pavillon joignant la porte et pont-levis de ladite basse-cour, sortant dedans le bourg de la Ferté-Arnault, composée de plusieurs logis, comme une grande maison manable, granges, écuries à cheval, couvert tant de tuiles que de bardeaux; une grande cour au milieu; un grand jardin joignant le tout, aussi clos de fossés à eau vive, avec l'étang dudit lieu, joignant tant ledit château que basse-cour et jardin; et à l'autre côté, vers le parc et bois, sont plusieurs autres grands jardins enclos de grands canaux et fossés à eau vive, et plusieurs viviers et réservoirs à poisson, et plusieurs prés ès environs desdits canaux; le plant de plusieurs arbres fruitiers joignant lesdits prés; un grand parc de haut bois, entre ledit château et les taillis de ladite Ferté; la garenne dudit lieu étant de l'autre côté dudit château.... »

A défaut de perspectives gravées qui complètent ces descriptions, le Cabinet des estampes de la Bibliothèque nationale possède une vue coloriée du château de la Ferté-Vidame, faite entre le dix-septième et le dix-huitième siècle, c'est-à-dire au temps où il passa aux mains de notre auteur et devint sa résidence favorite. Il est intéressant de la comparer avec l'eau-forte de M. Mollard qui figure en tête du livre de

---

1. Cette maîtrise était aux mains du bailli même du seigneur, et Louis de Saint-Simon, grâce aux ministres ses amis, put se faire confirmer un privilège si exceptionnel, si important pour la conservation de sa chasse et de ses bois. (Archives nationales, arrêt du 11 février 1708, E 789.)

2. Ms. Clairambault 1131, fol. 83.

M. Armand Baschet sur les Manuscrits de Saint-Simon, et qui, dit-on, est la reproduction d'un dessin du dix-huitième siècle.

Le titre de vidame de Chartres était attaché à la terre de la Ferté-Arnault, et l'on a vu, dans les notes de ce premier volume[1], la signification originelle de cette qualification nobiliaire. Le fief du Vidamé avait son siége à Chartres même, dans la grande rue, entre la porte Guillaume et celle des Essarts, sur les paroisses Saint-André et Sainte-Foi mais, comme ce siége se trouvait enclos depuis un certain temps dans le jardin épiscopal, Claude de Saint-Simon s'engagea, pour lui et ses deux premiers successeurs, à ne pas en réclamer la possession[2], tout en continuant de percevoir les cens, rentes et redevances féodales qui en dépendaient dans la ville. Le plus beau de tous les droits attachés au vidamé était d'ailleurs ce titre sonore de vidame de Chartres, qui rappelait si bien les temps féodaux, et que récemment encore des personnages célèbres avaient illustré[3] : il fut désormais réservé à l'héritier présomptif du duché de Saint-Simon[4]. L'auteur des *Mémoires* devait plus tard y faire ajouter un titre de comte de la Ferté-Vidame[5].

On sait quelle a été la destinée de ce magnifique domaine après la mort de Louis de Saint-Simon. Le parc, avec ses étangs et ses avenues majestueuses, et la forêt, de près de quatre mille hectares, portent encore le témoignage des splendeurs passées dont notre duc faisait montre si volontiers[6]; mais c'est à peine s'il reste quelques pierres du manoir où furent écrits les *Mémoires*, aussi bien que de l'opulent château bâti sous Louis XV par le financier Jean-Joseph de Laborde.

Claude de Saint-Simon était au comble de la faveur et de la fortune. Tout-puissant sur l'esprit de son maître, accepté et même flatté par le premier ministre[7], courtisé par tout ce qui approchait le Roi, bien vu

---

1. Ci-dessus, p. 22, note 5. — 2. Transaction du 8 mai 1638.

3. Voyez ci-dessus, p. 22, note 5. Après les deux personnages cités dans cette note, le titre de vidame de Chartres avait été porté par un calviniste important dans son parti, grand ennemi des Guises et du pouvoir royal, Jean de Ferrières-Maligny, dont la vie a été écrite en 1868, par M. de Bastard.

4. Voyez les *Mémoires*, tome II, p. 97-98.

5. Lettres d'érection du mois de novembre 1731, enregistrées à la Chambre des comptes le 11 septembre 1734. (Arch. nat., P 2432, p. 617.) La petite-fille de Saint-Simon porta l'un et l'autre titre dans la maison de Valentinois.

6. *Mémoires*, tome I, p. 334, tome V, p. 35, et tome XII, p. 402-403.

7. Quand il avait été nommé premier gentilhomme de la chambre, Richelieu s'était empressé d'écrire cette lettre au Roi : « Je ne saurois assez témoigner à Votre Majesté la joie que m'a apportée la nouvelle que M. Bouthillier m'a mandée de l'honneur qu'il vous a plu faire à Monsieur le Premier de le gratifier de la charge du feu sieur de Blainville. J'estime la résolution qu'elle a prise en cela beaucoup meilleure que la première qu'elle avoit de la supprimer. Quelque bien qu'elle fasse à une personne qui a les

des femmes les plus élégantes, qui appréciaient en lui, sinon la beauté des traits, du moins la jeunesse et la galanterie [1], il n'était point de fête, de chasse ou de ballet, aussi bien que d'« expédition de guerre » et de délibération importante, où la première place ne fût pour lui et les siens [2]. En un mot, après avoir résisté, pendant près de dix ans, aux compétitions, aux rancunes, aux jalousies, la faveur du premier écuyer était comme affermie à jamais. Richelieu lui-même semblait n'en prendre aucun ombrage et n'éprouver que de la gratitude pour les services qu'il avait reçus du favori, ou plutôt pour la réserve inoffensive dans laquelle celui-ci paraissait se complaire. Quoique le caractère du premier écuyer, et surtout son avidité, dussent lui être particulièrement désagréables [3], il se montrait en toute occasion prévenant, serviable même, comme par le passé, prodigue de félicitations, quand la *Gazette* annonçait quelque haut fait nouveau, et prodigue aussi d'assurances d'un bon vouloir inébranlable [4]. Telle était même sa confiance qu'il recourut à lui, ainsi qu'au duc d'Halluyn, pour

conditions de Monsieur le Premier, sera toujours bien employé, l'ayant toujours connu si sincère, si reconnoissant en votre endroit, et si courtois envers tout le monde, que je répondrois bien en mon propre et privé nom que jamais il n'en abusera. C'est le propre des rois, à l'imitation de Dieu, de faire du bien à leurs créatures, etc. » (*Lettres du cardinal de Richelieu*, tome III, p. 59.)

1. On a deux portraits de Claude, dans la collection de lavis formée par Gaignières et Clairambault (ms. 1140, fol. 5 et 6, répétés en double dans le ms. 1234, fol. 96 et 97) : l'un est fait par Simon Vouet, en 1634, et n'offre qu'une figure vulgaire; l'autre, daté de 1672, le représente beaucoup plus vieux, en armure, et moins désagréable. Il faut rapprocher de ces portraits les témoignages des contemporains. Malherbe, dans la lettre citée plus haut (p. 433 et note 1), avait d'abord écrit : « Un sieur Simon, beau gar..., » puis a biffé ces deux derniers mots, avant de les achever. Tallemant le compare à un ramoneur (*Historiettes*, tome IV, p. 463), et dit ailleurs qu'il « n'y a point d'épée dans son baudrier bleu » (*ibidem*, tome VII, p. 454). Bassompierre le qualifie, comme on sait, de « petit punais, » et, dans le langage de convention des ministres, on lui donnait le surnom peu obligeant de *Stercoral*. Tout cela donne une médiocre idée de ses agréments. Néanmoins, le même Tallemant le cite parmi les tenants les plus favorisés d'une illustre belle, Mme de Montbazon (dont les *Mémoires* parlent au tome IX, p. 332-333), et d'une charmante provinciale, Mme d'Anguittard, voisine de Blaye (*Historiettes*, tome IV, p. 461); son fils lui-même (ci-dessus, p. 163) dit qu'il était « jeune et galant. »

2. Voyez les bulletins de la cour, dans la *Gazette* de 1633 à 1635.

3. Voyez une lettre fort vive, en date du 10 juin 1635, dans le recueil publié par Avenel, tome V, p. 52-53.

4. Lettre du 25 novembre 1635, analysée dans le même recueil, tome V, p. 955, et dans le *Catalogue de la collection de lettres autographes de M. Pécard* (1873), p. 87. Cette lettre est écrite à propos de la belle conduite de Saint-Simon dans la campagne de Lorraine, conduite dont la *Gazette* rend compte fort en détail, p. 650, 681-682 et 712.

faire aimer Mlle de la Fayette, puis pour pousser cette nouvelle favorite à entrer en religion, lorsqu'elle menaça de devenir redoutable [1].

Ainsi, en 1636, le crédit de Saint-Simon était intact. Au commencement de juillet, nous le trouvons à Fontainebleau, où le Roi venait de rentrer ; il assista, avec la Reine et les dames, à la prise de deux cerfs destinés au roi d'Angleterre. Mais ces divertissements furent bientôt interrompus par l'invasion de la Picardie. On a vu, soit dans les *Mémoires*, soit dans notre commentaire [2], quel rôle important le premier écuyer tint à ce moment dans les conseils, et comment Richelieu le proposa pour aller inspecter la ligne de l'Oise et les passages déjà mis en état de défense par son frère le marquis. C'est là que se place un épisode raconté par Tallemant des Réaux [3], dans l'historiette du cardinal de Richelieu, et cet épisode est peu à l'honneur du nom de Saint-Simon. Le Roi se trouvait à Senlis ou à Chantilly : on avait rompu tous les ponts de l'Oise, et les seigneurs qui possédaient des terres sur l'autre rive, tels que MM. de Montataire, de Liancourt, d'Humières, s'étaient fait donner par Piccolomini, avec l'assentiment du maréchal de la Force, commandant d'une des armées royales, des sauvegardes grâce auxquelles leurs châteaux ne souffraient point du fait de l'ennemi ou des maraudeurs. Saint-Simon l'aîné, « pour faire le bon valet, » dénonça Montataire, et fit croire au Roi que la présence de sauvegardes ennemies sur l'autre bord de la rivière compromettait la sûreté de sa personne [4]. Si l'on s'en rapporte à Tallemant, Louis XIII n'était pas aussi rassuré que le dépeignent les *Mémoires*, et il avait déjà fait démeubler Chantilly. Les insinuations de Charles de Saint-Simon eurent donc une prise facile, et ce ne fut qu'à force de détours habiles et en faisant manger au prince de bonnes poires du verger de Montataire, que les amis de celui-ci purent lui éviter une disgrâce, peut-être même pis. De pareils procédés n'étaient point faits pour gagner l'indulgence des courtisans.

Ce fut sur ces entrefaites que l'affaire du Câtelet et l'intervention déplacée de Saint-Simon en faveur de son oncle fournirent au Cardinal l'occasion attendue depuis plus d'un an. Un mémoire de Richelieu [5] fait connaître les deux griefs qu'il mit en avant : le souvenir des relations du duc avec le rebelle Montmorency, et surtout ses manœuvres pour faire échapper le baron de Saint-Léger au châtiment que méritait la reddition « infâme » du Câtelet. « Au commencement du siège, Monsieur le Premier disoit ouvertement qu'il étoit assuré que son oncle ne

1. Mars 1636. Voyez les *Mémoires de Montglat*, p. 60, et Victor Cousin, *Mme de Hautefort*, 4ᵉ édition, Appendice, p. 314.
2. Ci-dessus, p. 159-161.
3. *Historiettes*, tome II, p. 23.
4. Charles de Saint-Simon était capitaine du château de Chantilly depuis que Louis XIII en avait fait une résidence royale.
5. *Lettres du cardinal de Richelieu*, tome V, p. 638-640 ; *Histoire de Louis XIII*, par le Vassor, tome V, p. 210-212.

feroit point de capitulation, et que, s'il en faisoit, il seroit le premier à
le condamner. Aussitôt que cette place fut rendue misérablement, il
changea de langage et entreprit de dire que son oncle avoit fait le devoir d'un homme de bien. Cela fâcha le Roi. Depuis, S. M. ayant tenu
conseil à Chaillot, auquel il prit la résolution de faire arrêter le sieur
de Saint-Léger, Monsieur le Premier, qui étoit à Chaillot, l'ayant découvert [1], écrivit de Chaillot même et dépêcha un courrier à son frère, pour
avertir son oncle de se sauver, qui réussit si bien, qu'il reçut l'avis deux
heures devant celui qui étoit allé pour le prendre, arrivant à Ham. Cet
article étant vérifié par information des maîtres de poste et postillons
qui menèrent ledit courrier de M. de Saint-Simon, et des hôteliers qui
le logèrent, S. M. vouloit juger cet incident avec le procès du sieur de
Saint-Léger, qui fut condamné à être tiré à quatre chevaux. Le cardinal
de Richelieu représenta à S. M. qu'il valoit mieux ne le faire pas, parce
que la peine qui tomberoit sur Monsieur le Premier seroit trop rude.
Depuis, ledit sieur le Premier témoignant toujours un grand mécontentement
et dégoût de cette action, le Roi, par bonté, lui conseilla de s'en
aller à l'armée. Après y avoir été huit jours, étant revenu trouver le Roi
à Senlis [2], il lui demanda congé, sur les bruits qui couroient que les
Espagnols vouloient entrer en la frontière de Guyenne, d'aller à Blaye.
Y étant allé, S. M., considérant son mécontentement et le peu d'affection
qu'il avoit au bien de ses affaires, auxquelles il avoit préféré l'intérêt
d'un homme qui avoit fait une action inexcusable, lui a mandé qu'il de-
meurât là, et a fait connoître à ses parents [3] qu'il desiroit qu'ils demeu-
rassent chez eux, sans venir à la cour [4]. »

Les *Mémoires* accusent Chavigny, qui était alors secrétaire d'État au
département des affaires étrangères, et non à la guerre, d'avoir été la
cause de la capitulation du baron de Saint-Léger, et, par conséquent,
des disgrâces qui s'ensuivirent. Outre l'erreur de département, qui ne
permet pas de mettre au compte de Chavigny l'approvisionnement défectueux du Câtelet, il est difficile de concilier les assertions de notre
auteur, assertions absolument dénuées de preuves et même de vraisemblance, avec deux lettres de ce même Chavigny, que le Vassor a reproduites *in extenso* [5], lettres confidentielles, « moitié en chiffres, moitié en
jargon, » et adressées au cardinal de la Valette, ami dévoué du premier ministre. Il en ressort simplement que Saint-Simon avait manœuvré
contre Chavigny, pour « l'exclure et s'introduire lui-même ; » « que le secrétaire d'État « s'était bien gardé de le défendre, » et que Richelieu comptait ne plus laisser prendre à personne la place laissée vacante par l'exilé.
« Mgr le Cardinal, disait Chavigny, m'ordonne de ne m'éloigner guère de

1. C'est le Roi lui-même qui le lui annonça en sortant du Conseil.
2. Dans le Vassor, c'est à Roye, et non à Senlis.
3. Sans doute Charles de Saint-Simon et les la Fontaine d'Esches.
4. Comparez les *Mémoires de Richelieu*, tome III, p. 78.
5. *Histoire de Louis XIII*, tome V, p. 211-212.

Sa Majesté. La bonne humeur où nous le voyons maintenant prouve que M. de Saint-Simon n'agissoit plus bien. Il a reçu ordre de demeurer dans son gouvernement. Quand je vous conterai le détail de tout ceci, vous en serez surpris. Le Roi ne jette les yeux sur personne; apparemment il ne prendra plus de favori. Il aime toujours Mlle de la Fayette, qui ne fait ni bien ni mal; cependant il parle souvent à Mlle d'Hautefort. »

Ces deux lettres prouvent sans doute que Chavigny seconda le Cardinal dans une entreprise bien facile en vérité; mais de là à accuser le secrétaire d'État et le Cardinal d'avoir sciemment délaissé le Câtelet et livré son gouverneur à l'ennemi, il y a fort loin, et, quoique le Vassor abonde dans le même sens que les *Mémoires*, en s'apitoyant sur le baron de Saint-Léger « sacrifié à la réputation du Cardinal, » et sur son neveu exilé parce qu'il insinuait à Louis XIII « que la nonchalance de Richelieu et de ses confidents étoit la cause principale du progrès des Espagnols dans la Picardie, » nous ne considérons la disgrâce de 1636 que comme un de ces jeux de bascule si ordinaires dans l'histoire des favoris : Saint-Simon, quoique peu redoutable pour le présent, était guetté depuis longtemps par le Cardinal; tout confiant dans ce crédit qui lui avait si souvent permis d'intervenir en faveur des ennemis du premier ministre, il se hasarda à soutenir un oncle dont la conduite était authentiquement condamnable; c'en fut assez pour que la coupe débordât.

Le premier écuyer crut éviter, ou du moins dissimuler la disgrâce devenue inévitable, en prenant les devants et s'éloignant pour un temps; mais la cour ne s'y trompa point, et, pour tout le monde, ce fut un exil [1]. Seuls, les *Mémoires* persistent à parler d'une retraite volontaire [2].

Au bout de quelques semaines, Saint-Simon, feignant de tout ignorer, écrivit au Cardinal pour lui demander pardon de « certains défauts de colère et de dépit, » disant que les Bautru l'avaient peut-être « ruiné » dans l'esprit du Roi, mais qu'il se sentait la conscience « très-nette, » et se montrerait désormais un « autre homme. » Le Cardinal ne se laissa prendre ni à ces protestations, ni aux offres de communications qui y étaient jointes; il répondit (23 octobre) que le Roi avait été obligé de le sacrifier pour sa conduite dans l'affaire du baron de Saint-Léger, « affectionnant son État plus qu'autre chose; » que cette conduite était due sans doute à de mauvais conseils, mais qu'il fallait se résigner à en

---

1. Voyez les *Mémoires de Mademoiselle*, tome I, p. 46, et ceux de *Bassompierre*, octobre 1636, tome IV, p. 211 : « Furent aussi disgraciés les Saint-Simon, et le jeune, qui étoit un fantôme de favori, commandé de se retirer à Blaye. »

2. Ci-dessus, p. 197 : « Il songea donc bientôt à s'en retourner à Blaye, où il vivoit en grand seigneur, aimé et recherché de tout ce qu'il y avoit de plus distingué à Bordeaux et dans les provinces voisines. Il s'y retira donc bientôt après, pour n'en revenir de longtemps. »

porter la peine, et veiller surtout à ce que « ses déportements n'empirassent point ses affaires [1]. »

La « cabale » du premier écuyer, ses parents et amis, ayant en tête Mlle d'Esches, alors fille d'honneur de la Reine, plus tard Mme de Villarceaux, essayèrent d'agir, ou de faire agir Mlle de la Fayette en faveur de l'exilé [2]; mais c'était, à ce qu'il semble, un parti pris, chez Richelieu et dans son entourage, de perdre à jamais l'ancien favori, *Stercoral*, comme l'appelait dédaigneusement ce Chavigny en qui il mettait alors tout son espoir, et qui n'avait déjà d'autre souci que de l'envoyer bien loin de la cour. On eût même voulu, pour plus de sûreté, le dépouiller de sa charge de premier écuyer, et elle fut, dit-on, offerte à Cinq-Mars, comme étant d'ordinaire le premier lot des favoris du Roi ; mais il répondit que c'était là une charge bonne pour d'anciens pages tels que Baradat et Saint-Simon, trop heureux de quitter les couleurs [3], et non pour un fils de maréchal de France [4].

L'exil dura longtemps, et Saint-Simon l'observa si scrupuleusement qu'il fallut que le Cardinal lui-même, par compassion, de son propre mouvement, lui envoyât, le 1er janvier 1637, une autorisation de franchir quelquefois l'enceinte de Blaye pour se divertir à la chasse. Sentant donc que son temps de faveur était bien fini, Claude affecta de se tourner vers les choses de la guerre. Sans avoir des talents de grand capitaine, il s'était toujours montré brave, actif, entreprenant, quand il avait accompagné son maître sous les murs de la Rochelle, au Pas-de-Suse, à Chambéry, ou commandé la cavalerie dans les campagnes de Lorraine. Titulaire d'une compagnie de cent hommes d'armes des ordonnances, il avait aussi possédé pendant un an, de 1635 à 1636, un régiment de cavalerie ; lorsqu'on réorganisa l'armée, au commencement de 1638, pour opérer en Catalogne sous les ordres de son cousin le prince de Condé, il obtint à la fois une nouvelle charge de mestre de camp [5] et le commandement de la cavalerie légère de l'armée de Guyenne [6].

Dans la première campagne du prince de Condé, Claude de Saint-Simon prit une part brillante au combat du Pas-de-Béhobie, fit sur le

1. *Lettres de Richelieu*, tome V, p. 640-641.
2. *Lettres de Richelieu*, tome V, p. 650 ; lettre du 1er novembre, à M. de Chavigny. Par une lettre de 1638 (tome VI, p. 93), on voit que M. le Bailleul avait été un de ses inspirateurs ou de ses complices.
3. La livrée royale des pages.
4. Cabinet des titres, dossier ROUVROY, fol. 94.
5. Son nouveau régiment, composé de cinq compagnies de chevau-légers et une de mousquetaires, subsista jusqu'en 1660. Le général Susane en a donné les états de services dans l'*Histoire de la cavalerie française*, tome III, p. 133. C'est ce corps que commandait, comme lieutenant-colonel, la Roque Saint-Chamaran, dont il est question dans l'épisode du duel avec Vardes, ci-dessus, p. 217.
6. Commission et lettre du 6 mars 1638.

territoire espagnol une incursion hardie, dont la *Gazette*, toujours louangeuse pour l'ancien favori, donna un récit détaillé, et enfin, plus favorisé que le chef de l'armée, il se trouva au nombre des généraux qui purent échapper à la triste déroute de Fontarabie et rentrer à Bayonne en rompant derrière eux le pont de la Bidassoa [1].

Appelé encore l'année suivante au même commandement, puis retenu à Blaye par un contre-ordre subit, il vola cependant au secours de son cousin lorsque celui-ci, surpris sous les murs de Salces par un retour offensif des Espagnols, appela à lui la noblesse volontaire. Saint-Simon combattit vaillamment dans la désastreuse journée du 2 novembre [2]; mais il ne put empêcher que l'armée ne fût battue et dispersée comme l'année précédente.

Trois ans se passèrent ensuite sans que Saint-Simon quittât Blaye, désolé, écrivait-il au Cardinal, d'être enterré tout vif dans ce tombeau et de ne plus faire service à son maître.

Ses lettres de cette époque sont, comme toujours, pleines de protestations chaleureuses, soit qu'il s'agisse de la santé de Richelieu, des affaires politiques, des intrigues de la cour, ou des desseins inquiétants de l'Espagne contre Blaye et la Garonne ; et d'autre part, le Roi manifeste souvent sa gratitude pour les mesures de précaution que le duc s'est empressé de prendre. Mais, si celui-ci demande une permission de venir à Paris, serait-ce pour recevoir la bénédiction suprême de son père, qui est malade, moribond, ou pour féliciter le Cardinal de son retour à la santé, tout congé lui est impitoyablement refusé [3].

Richelieu mort, il semblait impossible que ces rigueurs continuassent, et Saint-Simon sollicita son rappel sans retard : peut-être comptait-il sur la bonne volonté du ministre Chavigny, qu'il avait souvent employé comme intermédiaire, sans grand succès il est vrai, mais à qui il écrivait que sa consolation était grande de penser que la meilleure part du gouvernement allait passer aux mains de l'homme le mieux instruit de la pensée du feu cardinal. Cette nouvelle supplique eut le même sort que les précédentes. Une lettre royale du 29 décembre fit entendre au duc que « certaines considérations » ne permettaient pas encore qu'il reparût à la cour avant quelque temps. « Cependant, disait Louis XIII, assurez-vous que je vous sais beaucoup de gré de la façon dont vous vous êtes comporté dans les occasions qui ont regardé mon service, et que vous recevrez des marques de ma bonne volonté qui vous feront connoître que je sais estimer la fidélité et l'affection de ceux qui en ont pour ma personne et pour le bien de mon État [4]. » Ce ne fut donc pas, comme le

1. *Gazette* de 1638, p. 342 et 394-395 ; le Vassor, *Histoire de Louis XIII*, tome V, p. 356.

2. Voyez le récit particulier de ses faits d'armes dans la *Gazette* de 1639, p. 788.

3. Dépôt des affaires étrangères, *France*, vol. 100 à 103.

4. Bib. nationale, ms. Fr. 3843, fol. 99.

disent les *Mémoires*[1], « lors de la dernière extrémité du cardinal de
Richelieu » que l'ancien favori fut rappelé par un courrier de son maître ;
il ne revint à Paris que dans le commencement du mois de février, en
même temps que les autres exilés ou disgraciés, Baradat, Bassompierre,
d'Estrées, la duchesse douairière de Guise[2], et même l'accueil ne fut
pas ce qu'il avait espéré, ce que disent encore les *Mémoires*. Henri
Arnauld écrit, le 18 février 1643, au président Barrillon : « M. de Saint-
Simon vit hier le Roi à Versailles ; cela se passa assez froidement[3]. »

Un fait reste incertain pour nous dans les événements qui suivirent la
mort de Louis XIII et achevèrent de rompre les derniers liens de Saint-
Simon avec la cour[4]. Se peut-il que Chavigny, qui venait de rendre
de réels services au duc de Saint-Simon[5], ait trahi les dernières
volontés du Roi jusqu'à détourner au profit du comte d'Harcourt cette
charge de premier écuyer dont Louis XIII aurait entendu faire don à
son ancien page ? Ne doit-on pas croire plutôt que le royal moribond,
très-imparfaitement revenu aux affections du temps passé, hésita à fixer
l'attribution d'une charge importante, et finalement, dans cette dis-
tribution où les plus petits de ses serviteurs ne furent point négligés[6],
oublia le nom du favori qui avait été tout-puissant durant dix années,
et qui n'avait pas cessé, même pendant la disgrâce et du fond de l'exil,
d'entretenir des relations familières avec le maître ? La froideur que les
courtisans venaient de constater au retour de Saint-Simon, l'inconsis-
tance même des bruits qui coururent dans le courant du mois d'avril[7],
nous feraient pencher volontiers vers cette seconde hypothèse, c'est-à-
dire absoudre tout au moins Chavigny du fait matériel dont les *Mé-*
moires l'accusent avec tant d'amertume et de violence. Si l'on admet, au
contraire, que Claude de Saint-Simon ait eu réellement un pareil grief
contre le ministre et l'ait trouvé « trop vil, » en 1643, pour l'appeler
sur le terrain, comment concilier cette indignation, ce mépris, avec le
ton des lettres qu'il écrira à Chavigny trois ou quatre ans plus tard, et qui
témoignent d'une familiarité, d'une confiance chaque jour croissante ?
Ce que ne peut suspecter le critique le plus difficile, c'est la sin-

1. Ci-dessus, p. 181.
2. Le Vassor, *Histoire de Louis XIII*, tome VI, p. 680.
3. Bib. nationale, ms. Fr. 3778, fol. 37 v°.
4. Ci-dessus, p. 181-187.
5. Services qu'attestent, entre autres, des lettres de Saint-Simon conservées au Dépôt des affaires étrangères, *France*, vol. 104, fol. 5, 13 et 18.
6. Un des témoins qui ne quittaient pas le chevet du moribond, le confesseur Dinet, dit, dans la relation que le *Cabinet historique* a publiée en
1866 (tome XII, p. 249), que Louis XIII « n'oublia que ce fût de ses domestiques, non pas même le garçon qui boulangeoit le pain des chiens. »
C'est Chavigny qui écrivait ces legs sous la dictée du Roi.
7. Voyez notre note 4 de la page 186. On retrouve les mêmes *on dit* consignés, presque dans les mêmes termes, dans une dépêche de l'ambassadeur vénitien Giustiniani à son gouvernement.

cérité des sentiments de vénération que le père et le fils professèrent l'un après l'autre pour Louis XIII, et dont on aime à trouver l'expression souvent répétée dans les *Mémoires* [1]. Cette pieuse exactitude à assister chaque année à la messe anniversaire du 14 mai, quand, depuis longtemps, tout le reste de la cour en avait oublié la date [2], passa aussi du père au fils, et l'on nous permettra de placer ici, bien en dehors de l'ordre chronologique, une pièce qui montre quel était encore, quatre-vingt-dix ans après la mort de Louis XIII, le désir de Louis de Saint-Simon de rehausser la pompe du service célébré par les religieux de Saint-Denis. C'est dans les dossiers d'un archiviste de la maison du roi Louis XV [3] que nous avons rencontré une note ainsi conçue :

« Au mois d'avril 1733, M. le duc de Saint-Simon ayant souhaité que l'évêque de Noyon [4] officiât au service qui doit être fait le mois prochain pour l'anniversaire du roi Louis XIII, sans autre cérémonial que celui qui est ordinairement observé à ce service depuis la mort de Louis XIV, c'est-à-dire qu'il ne s'agiroit d'autre chose, de la part de l'évêque de Noyon, que de dire ce jour-là la grand'messe au lieu des religieux de semaine, les religieux de Saint-Denis, auxquels il en a écrit et fait parler, lui ont répondu le 17 avril que, si l'évêque de Noyon vouloit officier chez eux une des grandes fêtes solennelles, il leur feroit un très-grand plaisir ; mais qu'à l'égard du service de Louis XIII, que l'on étoit obligé d'avancer de huit jours à cause de l'Ascension et des Rogations, et de le faire le jeudi 7 de mai, qu'il n'est point d'usage à Saint-Denis qu'un évêque officie un jour ouvrier, à moins que quelque cérémonie extraordinaire ne l'exige ; que, pour faire à Saint-Denis un service solennel extraordinaire, il faut l'ordre, ou du moins la permission du Roi ; que, Mme la duchesse d'Aiguillon ayant souhaité que l'on fît un service solennel pendant le dépôt de Louis XIII, on ne l'accorda qu'après que la Reine eut donné son agrément ; et une personne étant venue, après la mort de M. le duc d'Orléans, régent, parler d'une fondation que quelqu'un vouloit faire pour lui, il lui fut répondu qu'on ne pouvoit y entendre sans ordre ou permission de Sa Majesté, ce que l'on a toujours observé ; que si M. l'évêque de Noyon desiroit officier le jour

---

1. Ci-dessus, p. 224, et tome III, p. 248 et suivantes; *Mémoires du duc de Luynes*, tome VII, p. 343. — Il est juste de faire remarquer, à l'honneur d'un prince qu'il serait difficile de réhabiliter sur beaucoup d'autres points, que cet exemple de gratitude gardée à sa mémoire n'est pas le seul ; chacun sait quel attachement le savant et vénérable héritier du connétable de Luynes professait encore, de notre temps, pour la mémoire du bienfaiteur de sa famille.

2. Ci-dessus, p. 224; tome VI, p. 28; tome VIII, p. 184-185, 386-387; tome XII, p. 216. De 1693 à 1745, Saint-Simon alla cinquante-deux fois à cet anniversaire, sans jamais, dit-il, y voir personne.

3. Archives nationales, K 1249, liasse n° 2, fol. 46.

4. C'était un cousin du duc, Claude de Rouvroy Saint-Simon, plus tard évêque de Metz, connu pour avoir été le compagnon de notre auteur dans son voyage en Espagne et le légataire de ses manuscrits.

de l'anniversaire de Louis XIV, ils sont persuadés que M. le cardinal de Rohan le nommeroit avec plaisir. »

Nous n'aurons garde, en revanche, d'oublier un épisode des premiers temps du nouveau règne qui n'a pas trouvé place dans les *Mémoires*, et qui y eût fait un étrange contraste avec les traits de générosité et de désintéressement cités au compte du premier écuyer.

Parmi les anciens ministres que l'année 1643 avait vus rentrer à la cour, se trouvait le surintendant des finances la Vieuville, disgracié en 1624, exilé même plus tard, et privé de ses biens pendant douze ans comme criminel de lèse-majesté. Saint-Simon, arrivé à l'apogée de sa faveur lors du procès du surintendant, s'était fait donner, dès le mois d'octobre 1631, la confiscation totale des terres de l'accusé, avant même que celui-ci fût condamné par contumace (janvier 1632) ; puis, pour mieux assurer son droit, il avait pris de nouvelles lettres de don (juillet 1632), en les faisant prudemment restreindre à trois terres principales, Arzillières, Verigny et Fresne-Verigny. Depuis lors, et malgré les créanciers ou les ayants droit du surintendant, il s'était maintenu en possession, et ses procédés avaient fait un fort mauvais contraste avec ceux du maréchal d'Estrées, qui, lui, n'avait demandé la confiscation de trois autres terres que pour en envoyer le brevet à M. de la Vieuville et les lui conserver intactes [1]. Richelieu mort, Mme de la Vieuville avait repris plus énergiquement ses revendications, notamment à propos de bois coupés par le premier écuyer dans une des terres citées plus haut, et qu'elle prétendait être son bien propre [2]. Quand la disparition de Louis XIII lui-même eut permis à M. de la Vieuville de revenir à la cour et de poursuivre en personne sa réhabilitation, qui fut solennellement prononcée le 11 juillet 1643, l'ancien surintendant réclama non-seulement le fonds des biens attribués en 1632 au premier écuyer, mais aussi les fruits perçus depuis cette époque et le montant des dégradations que Saint-Simon avait fait subir aux propriétés, en détenteur pressé de jouir. L'affaire fut portée au conseil de direction et y fit grand bruit : Monsieur le Prince [3] soutint son ami Saint-Simon, et manœuvra pour que les revendications de M. de la Vieuville ne fussent pas renvoyées au Parlement ; mais Monsieur n'était pas moins ardent pour la cause de son ancien serviteur et complice, et les séances du Conseil consacrées à ce débat furent aussi orageuses que nombreuses. Ce fut seulement le 17 mars 1644 que Monsieur le Prince par-

1. Tallemant des Réaux, *Historiettes*, tome I, p. 386.
2. Lettre d'Henri Arnauld au président Barrillon, 1er avril ; ms. Fr. 3778, fol. 64 v°.
3. On se rappelle que la marquise de Saint-Simon était tante du prince de Condé, et que, de plus, le premier écuyer avait failli, en 1632, faire nommer celui-ci premier ministre, à la place de Richelieu ; voyez ci-dessus, *Mémoires*, p. 166-168.

vint, comme il le désirait, à faire retenir par cette juridiction supérieure la question de restitution ; on ne renvoya au Parlement que celle du remboursement des dégradations et de l'acquittement des dettes. Nous ne savons pas quel fut le résultat définitif ; il y eut sans doute quelque transaction, car M. de la Vieuville avait déjà consenti à renoncer aux terres d'Arzillières et de Verigny, pourvu que le duc de Saint-Simon désintéressât ses créanciers ; mais, quelle que fût l'issue du procès, l'effet moral ne put être que très-défavorable pour l'ancien favori de Louis XIII, en étalant une fois de plus son avidité au grand jour, et en prouvant aussi que son crédit était épuisé à jamais[1]. De même, son frère aîné fut condamné, le 17 février 1644, « à rapporter le don qu'il avoit eu de quelques impôts en Champagne, sur la confiscation de M. le Coigneux, avec les intérêts[2]. »

Quoique la cour, dans ces conditions, dût être odieuse à notre duc, son service l'y retint jusqu'au mois d'août 1645 : mais il se démit de la charge de grand louvetier dès la fin de 1643, puis céda à M. de Maisons sa capitainerie de Saint-Germain et Versailles, et enfin vendit à Beringhen la charge de premier écuyer[3], sans même conserver la jouissance des grandes entrées, car « .on ne les gardoit point alors en quittant la charge qui les donnoit[4]. » Ayant ainsi rompu avec le Palais-Royal, il se consacra tout entier aux Condés, vers qui des relations de parenté l'avaient entraîné de tout temps, et dont il venait encore, de se rapprocher en épousant la fille de sa propre belle-sœur, Mlle de Portes, cousine germaine de la princesse douairière[5]. Quand Monsieur le Prince mourut, en 1646, sa veuve et ses enfants, le héros, le prince de Conti et Mme de Longueville, conservèrent « les mêmes liaisons » avec leur parent, et ce fut ainsi qu'il se trouva engagé dans leur parti lorsque vint la Fronde.

De 1648 à 1652, le rôle politique de Claude de Saint-Simon prit une véritable importance : comme Louis XIII l'avait prédit à son favori, un jour vint où les événements de Guyenne firent du gouverneur de Blaye l'arbitre, en quelque façon, du sort de la royauté aux prises avec les princes et les parlements. Sa conduite fut douteuse, hésitante un instant. Tout dévoué au prince de Condé, il s'engagea d'abord dans la faction qui commençait la lutte contre Mazarin, et siégea parmi les opposants, à cette fameuse séance du 15 janvier 1648 où le Parlement délibéra

1. *Journal d'Olivier d'Ormesson*, tome I, p. 97, 105-107 et 162 ; factum imprimé de M. de la Vieuville, dans le ms. Dupuy 631, fol. 227-232.
2. *Journal d'Olivier d'Ormesson*, tome I, p. 153.
3. Ci-dessus, p. 151 et 194.
4. Addition n° 48, ci-dessus, p. 370.
5. Les fiançailles et la signature du contrat eurent lieu au Palais-Royal, le 7 septembre 1644, avec l'assistance de toute la cour ; le mariage fut célébré le 26, au château de la Versine, que le marquis de Saint-Simon, beau-père de la mariée et frère du marié, possédait depuis 1636.

sur les édits bursaux enregistrés le 13, en lit de justice[1]. Quelques jours plus tard, Olivier d'Ormesson le rencontrait chez Monsieur le Prince, louant fort la résistance des maîtres des requêtes, qui était le prélude de la Fronde[2]. Mais l'entente n'était pas encore absolument rompue entre la cour et le gouverneur de Blaye : celui-ci, qui avait toujours à réclamer quelque arriéré pour le service de sa place, consentit, moyennant de belles promesses du premier ministre, à repartir pour la Guyenne, en se faisant fort de « mettre le parlement et la ville de Bordeaux à la raison, en cas qu'il ne se rangeât à son devoir et abusât des bontés de Leurs Majestés[3]. » Il y passa l'été, renouvelant en toute occasion des demandes de crédit, entremêlées de protestations de dévouement. Vers la fin de l'année, revenu à Paris, nous le voyons se mêler de nouveau, sous la direction du prince de Condé et du duc d'Orléans, aux mouvements des cours souveraines. Le 16 décembre, il siège au Parlement, à côté des ducs de Joyeuse, d'Elbeuf, de Montbazon et de Brissac[4]; il prend part aux délibérations orageuses qu'ont soulevées les prétendus manquements du gouvernement royal à la déclaration pacifique du 12 octobre. Mais c'est surtout à partir de l'année 1649 que les correspondances font connaître d'une façon suivie quel fut son rôle, et sur quels points, dans quelle mesure, ses intentions ou ses actions peuvent avoir été différentes de ce que nous lisons dans les *Mémoires*.

Indécis encore plus que prudent, le duc était reparti pour Blaye, et, tout en entretenant avec Chavigny un commerce de lettres fort actif[5], il y demeura jusqu'à ce que la pacification de Paris lui permît de revenir à la cour, chercher soit une récompense de sa sage conduite, soit une occasion de faire valoir l'importance de son poste. Quand il se rendit à Compiègne, dans le courant du mois d'août, la lutte s'animait entre Mazarin, la vieille Fronde, Condé et les petits-maîtres. Ce fut naturellement du côté de son cousin que Saint-Simon crut trouver l'avantage, et il prit le rôle d'intermédiaire obligeant entre Monsieur le Prince et Chavigny, ménageant pour celui-ci les fonctions de guide et de mentor politique auprès du jeune vainqueur de Rocroy et de Lens. Mais, au moment où il croyait le succès de son plan assuré, le Cardinal saisit une occasion futile, la connivence de Condé dans l'affaire ridicule du petit-maître Jarzé, et obtint de la Régente l'arrestation des Princes, le coup d'État du 18 janvier 1650. Saint-Simon avait été convoqué, avec les autres ducs, pour venir entendre au Parlement le manifeste royal qui s'expliquait sur l'emprisonnement de Condé, du prince de Conti et du

1. *Cérémonial françois*, tome II, p. 448.
2. *Journal d'Olivier d'Ormesson*, 27 janvier 1648, tome I, p. 431.
3. Bib. nationale, carnet XII de Mazarin, p. 97.
4. *Journal d'Olivier d'Ormesson*, tome I, p. 589 et suivantes.
5. Une partie de cette correspondance a été publiée par M. Chéruel, dans son étude sur *Saint-Simon considéré comme historien de Louis XIV*, p. 242 et suivantes.

duc de Longueville : il se trouva seul avec le duc de Luynes au banc des pairs [1]. Sa douleur, ses larmes même [2], n'échappèrent à personne, au milieu du silence qui accueillit la déclaration, et, quand on apprit à la cour qu'il avait quitté immédiatement Paris, l'opinion commune fut qu'il allait, comme les autres partisans et serviteurs des princes prisonniers, comme Bouillon, Turenne, la Rochefoucauld, préparer une revanche. Depuis la rébellion du parlement et du peuple de Bordeaux, Blaye était devenu l'un des principaux centres des opérations de l'armée et du gouvernement royal : le duc d'Épernon, puis le maréchal du Plessis-Praslin et le comte du Dognon, y avaient établi une sorte de quartier général ; et c'était précisément cette même place que convoitaient les Princes, car l'occupation d'un poste si avantageusement situé leur eût donné, en même temps que Bordeaux, toute la partie du Royaume située au sud de la Loire [3]. Or on savait de bonne source que Saint-Simon, malgré son éloignement momentané, manœuvrait sous main contre le duc d'Épernon ; on l'accusait de détourner le parlement rebelle de la paix que la cour lui offrait, et de travailler pour le compte de Monsieur le Prince divers membres influents de la faction [4]. Tous les rapports s'accordèrent à annoncer qu'il venait aider le duc de Bouillon, et enlever au gouvernement royaliste la citadelle qui avait arrêté jusque-là les progrès des Frondeurs [5].

L'esprit irrésolu de Saint-Simon ne s'était encore arrêté à aucune décision, lorsque se produisit le coup d'État du 18 janvier. C'est un chagrin des plus sincères, mêlé de quelque inquiétude pour sa sûreté personnelle, qui le poussa à quitter Paris et à se diriger, non pas directement sur Blaye, mais vers quelque autre asile, la Ferté sans doute, où il passa plusieurs semaines à attendre et à réfléchir. Au bout d'un mois, il écrivit au Cardinal une lettre d'explications, ou plutôt d'excuses, sur son « prompt départ, » lettre à laquelle Mazarin répondit le 28 février [6], sur un ton ironique, sans paraître se douter des menées dont Blaye était l'objet, ni savoir ce dont il était dûment averti par d'Épernon, par le garde des sceaux Châteauneuf et par d'autres amis, que le Parlement et la noblesse étaient allés faire leur cour au gouverneur de Blaye dès son arrivée, qu'il faisait des travaux aux fortifications, et que, s'il était « homme à entreprendre, » il pourrait devenir aussi redoutable que M. de Bouillon lui-même.

1. *Suite du journal des assemblées du Parlement*, p. 33.
2. Dossier Rouvroy, fol. 94, au Cabinet des titres.
3. Voyez les *Mémoires*, ci-dessus, p. 198.
4. Mazarin a noté cela sur son carnet n° XIII, p. 74.
5. Voyez les rapports tirés par M. Tamizey de Larroque de la correspondance de Mazarin (Arch. nat., KK 1217-1221), et publiés dans les *Archives historiques du département de la Gironde*, tomes II et suivants.
6. Dépôt des affaires étrangères, *Lettres de Mazarin*, vol. 33, fol. 105; *Saint-Simon considéré comme historien*, par M. Chéruel, p. 252.

En effet, les Princes négociaient de ce côté : Lenet, la Rochefoucauld, l'évêque d'Angoulême et le chevalier de Taudias s'employaient à la fois auprès de Saint-Simon. Celui-ci prit-il alors un engagement formel de se déclarer pour eux? La Rochefoucauld l'affirme. Lenet ne le dit pas aussi positivement, et exprime le regret « de ce que la duchesse..., toute-puissante sur son mari et très-passionnée pour la maison de Monsieur le Prince, n'étoit pas à Blaye avec lui... [1]. » En fait, Saint-Simon, considérant « que M. de Turenne étoit foible, que Saumur étoit rendu, que le Cardinal s'autorisoit à Paris, que les Frondeurs étoient sincèrement unis avec lui, que Bellegarde traitoit, » n'avait pas même voulu donner sa parole de se trouver à l'assemblée de la noblesse rebelle.

Mais, son frère aîné, qui était à la cour, l'ayant averti des bruits qu'on y répandait contre lui, Claude écrivit de Blaye, le 7 avril, au garde des sceaux Châteauneuf, une lettre où il protestait de ses intentions bonnes et pures. « Nous ne sommes pas des gens fort dissimulés, disait-il; nous aimons à vivre avec honneur, par le chemin du gentilhomme... [2]. » Mazarin saisit l'occasion, et lui fit défendre, au nom du Roi, s'il craignait tant de lui « déplaire et désobéir, » de recevoir la femme et le fils de Condé, dans le cas où, malgré les ordres du souverain, ils quitteraient le Berry [3].

Dès lors, rappelé au devoir par cette sommation du fils de son bienfaiteur, peut-être aussi, disons-le par la considération des succès de l'autorité royale en Normandie et en Bourgogne, Saint-Simon n'hésite plus un seul instant. Il répond à Leurs Majestés sur le ton le plus dévoué; il écrit en même temps au secrétaire d'État le Tellier une lettre justificative [4], et, vers le 28 avril, il dépêche à Madame la Princesse un gentilhomme chargé de la prévenir qu'elle ait à ne pas bouger de Montrond, surtout à ne pas songer à Blaye. Soit qu'elle fût déjà en route, soit qu'elle voulût feindre, ce qui est plus probable, de n'avoir point reçu l'avertissement, la princesse lui envoya de Turenne le vieux Filzjean, serviteur tout dévoué à la maison de Condé [5], pour annoncer sa marche. Le duc s'affermit encore dans sa résistance : n'ayant pris aucun engagement par lui-même ni par son frère, il menaça de charger les ducs, s'ils se présentaient aux portes, même d'arrêter la princesse, pour peu que le Roi l'ordonnât, et il renvoya Filzjean, avec une lettre où il adjurait sa cousine de renier des conseillers perfides [6]. Prière d'abord, ironie

---

1. *Mémoires de P. Lenet*, p. 242 et 249.
2. Musée Britannique, mss. Egerton, n° 13, fol. 167-168.
3. Correspondance de Claude de Saint-Simon, Bib. nat., ms. Fr. 8563, fol. 7.
4. Minute; ms. Fr. 8563, fol. 6 v°.
5. Étienne Filzjean (ou Fitzjean), grand maire de Donnemarie, avait, en 1635, un fils dans la compagnie de M. de Saint-Simon (*Revue historique et nobiliaire*, 1869, p. 105).
6. *Saint-Simon considéré comme historien*, p. 259. Voyez aussi les *Mémoires de P. Lenet*, p. 275.

ensuite, la princesse usa de tout pour le ramener à elle. Mais rien ne pouvait plus avoir de prise sur Saint-Simon, « ni l'honneur de l'alliance si proche, ni le dépit amer contre la Reine [1]. »

Désespérant de l'entraîner, on tenta du moins de le compromettre de telle façon qu'il ne lui restât plus de salut en dehors des Princes ; la *correspondance de Saint-Simon avec la cour en témoigne presque à chaque ligne* [2]. Quand, par exemple, le 27 avril, on eut vu paraître au Parlement la princesse douairière de Condé, escortée de l'aîné des Saint-Simon, cette démarche généreuse du marquis fut exploitée contre le duc [3], qui pourtant ne devait plus dévier de son devoir. Les *Mémoires* [4] racontent que l'Espagne essaya de se faire ouvrir par lui l'entrée du fleuve, qu'elle lui offrit d'abord la grandesse et beaucoup d'établissements, puis qu'elle envoya un second messager, avec « des propositions encore plus fortes. » Voici ce que raconte le duc lui-même, dans une lettre adressée le 10 mai au cardinal Mazarin : « Monseigneur, une occasion fort extraordinaire et assez importante m'oblige d'envoyer ce gentilhomme, qui rendra compte à V. É. d'une effronterie espagnole en laquelle elle connoîtra de nouveau et ma fermeté dans mon devoir au service de Leurs Majestés, et l'âpreté des ennemis pour aider à brouiller et révolter cette province. Vous connoîtrez, Monseigneur, par son rapport, qu'ils ne veulent épargner ni soins ni argent pour corrompre le monde ; je suis enragé contre eux qu'ils aient pu avoir cette pensée de moi, et je n'aurai jamais de consolation de ne m'être pas trouvé en état de rendre à Leurs Majestés un très-signalé service : le mauvais temps nous empêcha tout hier de pouvoir agir sur la rivière.... Je suis au désespoir d'avoir vu une occasion pareille sans pouvoir servir selon ma passion. Si j'avois cent ans de vie, jamais chose semblable ne m'arrivera.... Je supplie très-humblement V. É. de me vouloir excuser si ma lettre est longue : la matière m'emporte un peu, par la passion que j'ai au service de Leurs Majestés et à témoigner à V. É. que je suis, etc. [5]. »

Ces protestations n'étaient point inutiles, car, de toutes parts, des dénonciations anonymes arrivaient en cour, donnant à supposer que l'Espagne avait fait faire des offres d'argent, et qu'elles eussent pu trouver

---

1. *Mémoires*, ci-dessus, p. 198.

2. Les minutes de lettres sont conservées dans la correspondance de Claude de Saint-Simon, ms. Fr. 8563 ; nous avons retrouvé l'original d'une lettre au garde des sceaux Châteauneuf (datée du 4 mai) au Musée Britannique, dans le ms. Egerton 13, fol. 95.

3. Il est impossible toutefois de croire, comme le disent les *Mémoires* (ci-dessus, p. 221-222), qu'on put faire confusion entre l'assistance donnée par le frère aîné à sa proche parente et la prétendue promesse écrite par le duc de livrer la ville de Blaye.

4. Ci-dessus, p. 198-199.

5. Archives nationales, KK 1218, fol. 249-251.

un bon accueil à Blaye [1]. En réalité, l'un des rapports que nous venons d'indiquer établit qu'un vaisseau espagnol, escorté de quatre brigantins et de quatre pinasses, sous pavillon flamand, avait paru inopinément en vue de Blaye. « M. de Saint-Simon fut ou dut être surpris, et fit mine de (sic) le vouloir connoître; mais il en fut éclairci sur le soir par le marquis de Lusignan [2], qui partit d'ici (Bordeaux), sur l'avis de l'arrivée de ce vaisseau, le dimanche à midi, après en avoir sollicité ceux de sa cabale. Étant à Blaye, il ne trouva pas M. de Saint-Simon disposé à lui donner ce qu'il souhaitoit, qu'on dit être une permission de mettre dans sa place une somme notable d'argent. » Cette somme était destinée, non pas au gouverneur de Blaye, mais à M. de Bouillon et aux rebelles de Bordeaux; on fit courir le bruit que les brigantins, échappant à la surveillance de la garnison royaliste, avaient pu décharger l'argent, de nuit, à la Roque-de-Tau [3], tandis que, justement inquiet, M. de Saint-Simon prévenait le Parlement et faisait suivre le vaisseau jusqu'à sa sortie de la rivière.

Cette démonstration de fidélité lui valut les fureurs de la Fronde bordelaise, qui « dit tout dans ses ressentiments, et le fit passer pour un ennemi de tous côtés et mal assuré de ce qu'il devait faire [4]. » Le marquis de Lusignan porta les faits à la connaissance de la princesse de Condé, et se plaignit que la résistance du gouverneur de Blaye eût forcé le commandant du vaisseau espagnol de remporter à Saint-Sébastien les sept cent mille livres qu'il avait charge de faire passer à Bordeaux [5]. Ce fut alors que la princesse, brusquant les choses, fit savoir qu'elle se mettait en route pour Bordeaux. Saint-Simon lui répondit, le jour même, qu'elle n'avait à attendre de lui rien de contraire à l'obéissance et à la fidélité qu'il devait à Leurs Majestés, et, le lendemain, il fit tenir à la Reine la lettre de la princesse, en même temps qu'il envoyait

---

1. Mme de Motteville raconte qu'il refusa huit cent mille livres. (*Mémoires*, tome III, p. 196.)

2. C'était le principal intermédiaire du parti des Princes avec l'Espagne, et un rapport envoyé par le duc d'Épernon le désignait comme chargé de faire les offres à Saint-Simon.

3. Lenet dit au contraire (p. 265) que le débarquement ne put avoir lieu, et, dans un autre endroit (p. 293), il s'exprime ainsi, en parlant du baron de Watteville, qui représentait l'Espagne et devait commander le débarquement projeté : « Quand il avoit paru dans la rivière pour mugueter Bordeaux et Blaye, sur ce qu'on lui avoit dit que le duc de Saint-Simon étoit dans nos intérêts, il s'en retira d'abord et sema le bruit qu'il avoit des sommes immenses, qu'il auroit déposées à Blaye, si ce duc l'y avoit voulu recevoir. Nous avons pourtant su depuis.... qu'il n'y portoit autre chose que des paroles pour l'embarquer dans le parti par les espérances d'une grande fortune. »

4. Arch. nat., KK 1218, fol. 256; pièce publiée par M. Tamizey de Larroque, dans les *Archives historiques de la Gironde*, tome III, p. 421-422.

5. *Mémoires de P. Lenet*, p. 265.

au cardinal Mazarin [1] une généreuse protestation en faveur de ces parents mêmes, Monsieur le Prince et sa femme, qui ne cherchaient qu'à le compromettre.

Ces dispositions loyales étaient toujours interprétées avec défiance des deux côtés : si, d'une part, le marquis de Lusignan reprochait à Blaye d'être « plus Mazarin que le bois de Vincennes, » d'autre part, Comminges accusait M. de Saint-Simon d'avoir « un commerce perpétuel avec tous les ennemis de Leurs Majestés, » et M. d'Épernon, dans un billet [2] écrit au Cardinal le 24 mai, lui prêtait de très-singuliers discours aux jurats et aux habitants de sa ville. Les lettres du duc, accompagnant celle de sa cousine, produisirent un heureux effet, comme son frère, qui était présent à l'arrivée du courrier, se hâta de le lui écrire, le 25 mai : « .... Vous avez fait très-bien votre devoir. Cela aura possible quelques suites.... Ils ont cru vous embarrasser, et que vous garderiez cette lettre, et qu'étant telle qu'elle est, que vous ne l'oseriez montrer ; et que, ne le montrant pas, vous étiez engagé : et en effet, vous auriez été en peine. Mais ces gens-là ne savent quels sont les gens de bien et qui ont l'âme noble [3].... »

Le marquis ne parle guère de lui-même dans cette correspondance ; on continuait cependant à lui attribuer une certaine part dans les intrigues dont Madame la Princesse, à défaut de son mari, était le centre ; on disait même qu'il y avait entraîné sa belle-sœur et belle-fille la duchesse de Saint-Simon, qui n'avait pas suivi le duc en Guyenne. Un des agents les plus actifs et les plus dévoués du duc, un certain « Saint-Paul Giscard, » que nous croyons être des Guiscard la Bourlie [4], et qui se trouvait alors en cour, lui signala en termes alarmants les conséquences que pouvait avoir cet attachement trop public pour la cause des Princes [5]. Mais on jugea prudent de ne pas trahir la moindre inquiétude à cet endroit, et, tandis qu'une lettre signée du jeune roi allait rassurer et remercier le gouverneur de Blaye, le premier ministre ajoutait lui-même à ces témoignages de confiance deux lettres chaleureuses, écrites coup sur coup, le 25 et le 26 mai.

En retour, Saint-Simon offrit de s'entremettre auprès de Madame la Princesse, qui venait de s'introduire, avec son fils, dans Bordeaux

1. La minute (Bib. nat., ms. Fr. 8563, fol. 12 v°) est beaucoup moins longue que l'original (Arch. nat., KK 1218, fol. 264), qui a été publié par M. Tamizey de Larroque, tome III, p. 426.

2. Archives nationales, KK 1218, fol. 272 ; publié par M. Tamizey de Larroque, tome III, p. 272.

3. Bib. nat., ms. Fr. 8564, fol. 159. Ce second volume du recueil de lettres adressées au duc de Saint-Simon et de minutes préparées par lui se termine par un certain nombre de lettres de son frère, du plus haut intérêt ; malheureusement, le déchiffrement en est des plus pénibles, et il n'y a aucun ordre dans les pièces, qui n'ont généralement pas de date, et souvent sont mutilées.

4. Voyez les *Mémoires*, tome IV, p. 113.

5. Bib. nat., ms. Fr. 8563, fol. 14, lettre du 25 mai.

(31 mai), « afin, disait-il [1], de la tirer de cet embarquement où elle est engagée par un pernicieux conseil..., puisque Votre Éminence m'assure que la Reine l'aura bien agréable. Il n'est pas encore temps, ajoutait-il, que je paroisse : j'attendrai le retour populaire, dont je ne désespère pas. L'on est maintenant en joie, et tout de chagrin contre moi; mais nous pourrons trouver un temps favorable. » En même temps, il intercédait pour ceux de son nom qui s'étaient compromis à Paris : « J'aurois, disait-il, un fort grand déplaisir si mon frère et Mme de Saint-Simon avoient déplu à Leurs Majestés en quelque chose. Cela ne sauroit arriver que par un fort grand malheur, leurs intentions étant certainement bien sincères et toutes bonnes. Je demande à Votre Éminence d'avoir agréable de prendre en mon frère toute confiance pour ce qui me regarde, et de le considérer comme un gentilhomme incapable de jamais manquer à son premier devoir. »

La sincérité de ces protestations se trouva enfin confirmée par tous les rapports de ceux mêmes qui avaient montré le plus de défiance : MM. d'Épernon et de Comminges reconnurent les premiers qu'il n'y avait plus lieu de soupçonner Saint-Simon; que, s'il s'était déclaré hautement le « très-humble serviteur de Monsieur le Prince et de Madame la Princesse, » c'était par pure courtoisie, et qu'il ne « ferait rien contre le service du Roi; » que, bien au contraire, ses amis et ses agents n'avaient cessé de représenter aux Bordelais l'arrivée de la princesse comme une éventualité menaçante, qu'il fallait éviter à tout prix [2]. Aussi une nouvelle lettre du Roi partit-elle pour Blaye [3], annonçant la prochaine arrivée en Guyenne de S. M., qui comptait sur le concours et la fidélité du duc Claude, et l'on joignit à cette dépêche une commission pour former un régiment d'infanterie de vingt compagnies et pour ajouter cinq compagnies de cavalerie au régiment de Saint-Simon, qui devait servir dans l'armée du maréchal de la Meilleraye, contre Bordeaux [4]. Peu après, on lui accorda pour son frère, le commandeur de Malte, la petite abbaye de Saint-Sauveur de Blaye; plus tard encore, dans le courant du mois d'octobre, on augmenta de deux cents hommes la garnison de sa place [5].

Le duc se hâta de profiter de ces apparences de bonne volonté pour renouveler toutes les réclamations dont il avait si longtemps et si vainement assailli les ministres; il demanda des réparations pour l'enceinte de Blaye, de l'artillerie et des munitions pour son arsenal, qui

---

1. Lettre du 5 juin 1650, publiée par M. Tamizey de Larroque, tome IV, p. 456.
2. *Mémoires de P. Lenet*, p. 274.
3. Lettre du 11 juin 1650, dans le ms. 8563, fol. 19.
4. Ms. 8563, fol. 23. Il y avait six ans (Dépôt de la guerre, vol. 82, n° 603) que le duc demandait à lever un régiment d'infanterie.
5. La garnison ordinaire n'était que de cent cinquante hommes, et encore avait-on retranché deux mois de montre en 1647.

n'avait rien reçu depuis deux ans, et de l'argent surtout. « Mon crédit, disait-il, est tout épuisé, en sorte que je ne puis plus trouver d'argent pour faire subsister la garnison. J'ai avancé aussi, pour les réparations, des sommes bien grandes pour un homme comme moi. Depuis la Régence, je n'ai pas touché une année de mes pensions, et j'ai beaucoup perdu d'ailleurs [1].... »

On continua à le payer en belles paroles et en promesses vagues pour un temps meilleur. Il est vrai que l'auteur d'un ouvrage curieux, quoique apocryphe, les *Mémoires de M. de Bordeaux*, affirme que la cour acheva de s'assurer la place de Blaye en donnant au gouverneur une « bonne somme d'argent [2], » comme elle le fit plus tard à l'égard du gouverneur de l'Aunis et de Brouage [3]; mais pas une des pièces que nous avons pu consulter, ne renferme trace de transaction de ce genre; et, d'autre part, il est prouvé que les sommes avancées par Saint-Simon ne lui furent remboursées ni en 1650, ni à aucune autre époque de sa vie [4].

Quand le Roi arriva à Libourne, le 1er août, le duc s'y rendit, suivit la cour pendant tout son séjour dans la province, la reçut à Blaye, après la reddition de Bordeaux, et l'y régala splendidement, le 15 octobre [5]. Là encore, on lui renouvela les promesses de secours et de renforts pour faire face aux éventualités qui pouvaient se produire du côté de l'Espagne. En attendant que ces promesses se réalisassent, il fit exécuter, à ses propres frais, des travaux de défense qui ne tardèrent pas à donner de l'ombrage et à susciter plus d'une dénonciation de la part des anciens frondeurs de Bordeaux. Au commencement du mois

---

1. Archives nationales, KK 1218, fol. 489, lettre du 1er septembre 1650, publiée par M. Tamizey de Larroque, tome IV, p. 528.

2. « Le duc de Saint-Simon avoit tiré aussi au Cardinal une bonne somme d'argent pour se ranger de son côté, et il avoit cru le pouvoir faire d'autant plutôt qu'outre que c'étoit la mode, dans ce temps-là, de se faire bien payer pour être fidèle, il n'étoit pas riche, quoique le feu roi, dont il avoit été favori, l'eût comblé d'une infinité de bienfaits, car il lui avoit donné en moins de rien la charge de premier écuyer de la petite écurie, celle de premier gentilhomme de la chambre, le gouvernement qu'il avoit présentement, avec quantité d'autres gratifications, sans compter la dignité de duc et pair, qu'il avoit mise encore dans sa maison. Pour récompense néanmoins de toutes ces grâces, à peine avoit-il eu les yeux fermés, qu'il avoit pris parti contre son fils : tant il est vrai qu'on ne se fait pas trop de scrupule d'être ingrat, quand on se flatte qu'on tirera quelque fruit de son ingratitude. » (*Mémoires de M. de Bordeaux*, par G. des Courtilz de Sandras, tome III, p. 231-232.)

3. Le comte du Dognon, qui reçut, en avril 1653, le bâton de maréchal, un brevet de duc et pair, et cinquante mille louis d'or, pour se démettre de ses gouvernements. (*Mémoires de Saint-Simon*, tome IX, p. 313.)

4. La preuve en est dans un état des créances actives de son fils, dressé lors du mariage de celui-ci avec Mlle de Lorge, en 1695.

5. *Mémoires de Retz*, tome III, p. 66 et 67.

de novembre, ils se plaignirent au Roi qu'il avait bouché une passe de la rivière, soit pour faire quelques nouvelles exactions sur les navires qui passaient « à l'ombre de son bastion, » soit même pour fortifier sa retraite et s'en assurer la possession contre tous [1].

Cette « affaire, » comme on l'appela alors, finit même par prendre tant d'importance aux yeux des Bordelais, qu'ils envoyèrent des députés en cour. Mais le duc s'empressa de faire donner des explications par son ami Saint-Paul. « Blaye, lui écrivait-il le 29 décembre 1650, est menacé d'attaque et de siége.... Le dessein en est formé et au dehors et au dedans. Il y a plus de trente vaisseaux de guerre dans les ports de la Biscaye, que le roi d'Espagne fait mettre en état de faire voile, avec tous les préparatifs nécessaires pour entreprendre et attaquer.... Vous pouvez juger si, parmi tous ces avis, on est alerte (sic) ici, où les Espagnols peuvent venir en vingt-quatre heures, et ceux du dedans y peuvent fondre en même temps. Chacun sait le mauvais état de la place : la foiblesse de la garnison, notre nécessité d'argent et de toutes choses, sont ces connoissances qui font former les desseins et les entreprises sur les places. Ils savent qu'avec Blaye ils pourront tout : l'on fait entendre au roi d'Espagne que, s'il en étoit maitre, il auroit de l'argent, et par le moyen de l'eau et par le moyen de la terre, suffisamment pour pousser et entretenir la guerre contre nous. Si ce malheur étoit arrivé, l'on pourroit dire adieu à la province de Guyenne.... Vous savez que l'on m'avoit accordé le payement de la garnison, pour l'année 48, sur les tailles de cette élection, que M. Jeannin avoit donné la parole du consentement ; mais Messieurs de l'Épargne se sont ravisés : ils me disputent cette affaire, la troublent et la veulent absolument renverser. Mais j'espère que S. É. ne le souffrira pas, et qu'elle voudra qu'une chose qui m'a été si solennellement promise soit tenue. Souvenez-vous combien l'on nous a fait valoir cette justice comme une grâce bien extraordinaire. Je vous avoue que je suis presque au désespoir de me voir traiter de la sorte [2].... » On voit que les *Mémoires* n'ont exagéré, sur ce point particulier, ni le dévouement absolu de notre duc [3], ni l'importance réelle du service qu'il rendit au jeune roi.

D'ailleurs, comme si ce n'était pas assez que Claude de Saint-Simon fût en proie aux soucis de la chose publique, ses plus proches eux-mêmes

---

1. Archives nationales, KK 1219, fol. 32. A la lettre originale, publiée par M. Tamizey de Larroque (tome VI, p. 430 et 431), est joint un plan manuscrit de la rivière, qui explique l'importance de la position de Blaye.

2. Archives nationales, KK 1219, fol. 79.

3. Ci-dessus, p. 199 : « Il fit fondre force canon, mit cinq cents gentilshommes bien armés, habilla et paya la garnison, fut dix-huit mois comme bloqué, sans avoir jamais rien voulu prendre sur le pays; aussi contracta-t-il de grandes dettes pour toujours. » Comparez les *Mémoires de P. Lenet*, p. 320, 323, etc.

faillirent encore le compromettre. « .... Je suis fâché, écrit le marquis au duc, et avec appréhension pour M. le commandeur [1], que M. d'Orléans a menacé de la Bastille pour avoir semé et donné des billets séditieux pour se trouver à la Grève, pour avoir excité le bruit du Palais. Ce sont ses ennemis qui lui rendent ces mauvais offices. On lui impute toute sorte de discours qui ont été faits, qui sont horribles, et dont il n'est pas capable. Il est vrai que sa conduite est toujours extraordinaire. Toutes ces choses vous sont mandées à cette fin que vous les sachiez, pour n'en parler qu'en temps et lieu, qui n'est pas encore. Ne m'en écrivez rien. Gardez, si vous voulez, ma lettre, qui vous en fera souvenir. Si vous avez fait mémoire des choses qui se sont passées, en temps et lieu vous vous en servirez....[2] »

Ce commandeur de Saint-Simon était en effet fort « extraordinaire » et très-compromettant pour ses proches. Plusieurs fois, son frère Claude avait eu à implorer pour lui l'indulgence de la cour, et c'est au lendemain du jour où il venait d'obtenir pour lui l'abbaye de Blaye d'une part, et d'autre part la commanderie du Piéton, qu'il attirait sur sa tête les sévérités du prince à qui Paris avait été confié pendant le voyage de Guyenne. Loret nous apprend[3] qu'il se déroba au châtiment par une prompte retraite. Méprisable personnage d'ailleurs[4], le commandeur joua le plus triste rôle dans cette seconde partie de la Fronde, si l'on s'en rapporte au témoignage du cardinal de Retz[5].

La duchesse de Saint-Simon était restée à Paris, et nous avons vu qu'elle y avait pris part aux intrigues du parti des princes prisonniers, comme tant d'autres beautés de ce cercle de Chantilly dont l'historien de Mme de Sévigné a décrit l'aspect séduisant[6] ; ce fut à Paris encore qu'elle accoucha, le 18 septembre, d'un fils, qui reçut le nom révéré

1. Leur frère cadet, commandeur de l'ordre de Malte.

2. La fin de la lettre du marquis est inintelligible; Bib. nat., ms. Fr. 8564, fol. 164.

3. *La Muse historique*, n° du 25 août 1650. On trouve dans un recueil de la Maison du Roi (Arch. nat., O¹ 2, foi. 15) la copie d'une lettre de cachet qui fut sans doute adressée au commandeur en cette occasion : « Votre conduite m'ayant appris que vos intentions n'étoient pas moins contraires à mon service que votre séjour dans Paris, j'entends qu'incontinent cette lettre reçue, vous en partiez, et que vous vous en alliez droit à Malte. »

4. Voyez son article ci-dessus, appendice n° I, p. 410 et 426-427.

5. Une première fois (*Mémoires*, tome III, p. 328), Retz parle de « la misérable fortune du commandeur de Saint-Simon, chef des criailleurs du parti des Princes. » Une seconde fois (tome IV, p. 203 et 207), il dit encore : « Pesche étoit tous les jours dans la cour de l'hôtel de Condé, et le commandeur de Saint-Simon ne bougeoit de l'antichambre. Il faut que ce dernier se soit mêlé d'un étrange métier, puisque je, nonobstant sa qualité, n'ai pas honte de le confondre avec un misérable criailleur de la lie du peuple. »

6. *Mémoires sur Mme de Sévigné*, par Walckenaer, tome II, p. 32-35.

de Louis et le titre de marquis de Portes [1]. Malgré l'éloignement de son mari, elle prolongea un séjour qui pouvait avoir quelque utilité, puisqu'elle était rentrée en faveur. De son côté, Charles de Saint-Simon ne cessait de conseiller, de renseigner son frère Claude ; ses lettres de l'année 1651 sont pleines de détails intéressants, et le style en est parfois des plus élevés, l'accent des plus généreux.

Il écrit, vers le mois de mars [2] : « Nous voyons aller la foiblesse de la cour, laquelle est générale, car tout est dans la peur et dans l'aveuglement ; nul ne voit clair, ce qui nous dénote une perdition générale, et l'État en un grand et périlleux hasard. Toutes choses manquent ; l'on y voit bien des remèdes, mais personne ne se met en devoir de le[s] mettre en usage : de sorte, mon cher frère, qu'en cet état où je vois toutes choses, il m'est bien difficile de vous donner ni conseil ni mesures, sinon celui que vous avez toujours mis en pratique, qui est d'avoir pour objet Dieu et le Roi, netteté de conscience, et faire et suivre votre devoir. Voilà en général les guides.... Pour le détail, vous devez écrire à Monsieur le Prince sur le changement ; si c'est agréable à votre respect, vous le continuerez. Vous devez aussi écrire à la Reine, et lui mander comme je vous ai fait savoir quelque chose des intentions de S. M : (sic), que vous ferez, mais que S. M. sait votre état, auquel vous la suppliez de pourvoir et vous donner ses volontés par écrit, que le possible sera fait. Du surplus, si l'on s'adresse à vous pour traiter de Blaye, vous devez dire que tout ce qui est à vous est en la disposition de : ; mais qu'étant un dépôt qui vous est confié, que vous ne pouvez pas qu'après la volonté de S. M : ; que quand le Roi le trouvera bon, que vous ne resterez à ce qui sera de vous, ayant toujours passion, etc.

« Quand vous écrirez à la Reine, vous lui manderez, si vous plaît, comme vous croyez que j'ai assuré S. M. de votre fidélité au service, et que vous attendez que l'on vous en donne les moyens, ainsi que S. M. vous a fait dire et que M. Servien a assuré : « Ne me pouvant adresser « qu'à Votre Majesté, voulant garder le secret de Votre Majesté, et « voulant toujours servir le Roi, mon bienfaiteur, en la manière qui « vous plaira me faire savoir ou commander, » ce qui dépendra de vous sera employé avec grande joie en toutes rencontres. Vous manderez quelque chose des frontières. Voilà, à mon sens, ce qui se peut dire.... »

Deux autres lettres, du 8 et du 9 mai suivant, écrites coup sur coup, exposent clairement quels dangers le ressentiment du prince de Condé, ou plutôt de ses amis, fit courir au gouverneur de Blaye. On voulait tout à la fois le perdre à jamais dans l'esprit de la Régente et lui enlever sa citadelle, sans laquelle le prince ne serait jamais maître qu'à moitié du gouvernement de Guyenne. Par bonheur pour Saint-Si-

_____

1. Il fut baptisé à l'église Saint-Sulpice de Paris.
2. Ms. Fr. 8564, fol. 170.

mon, son frère et la marquise purent parer habilement les coups. Le marquis lui écrivait, le 8 mai[1] : «.... Hier, après dîner, votre belle-sœur fut au Palais-Royal, sur ce que la Reine avoit dit que Monsieur le Prince avoit dit à S. M. que vous lui aviez promis et donné parole. Nous crûmes qu'il ne falloit pas laisser traîner ce bon office, quoique ce soit chose qui se détruise d'elle-même ; et voyant comme la Reine a fort agréable votre belle-sœur, elle y fut. Elle la mena dans son oratoire. Là.... elle lui dit : « Mais, Madame, l'on dit que Monsieur « le Prince a dit à V. M. que mon beau-frère avoit promis et donné « parole. — Il est vrai qu'il me l'a dit. » Elle repartit qu'elle étoit assurée que cela n'étoit pas, et qu'elle savoit que cela ne se seroit pas fait sans son su, et que d'ailleurs cela ne se pouvoit faire sans avoir écrit ou quelque billet en créance, ou du moins quelque billet en créance, mais que cela ne se trouvoit pas ; il ne se trouvoit pas même un seul homme qui dise : « Il me l'a promis et me l'a dit. » — « Enfin, « Madame, ils sont enragés contre lui de ce qu'il a servi le Roi, et vou- « droient fort le détruire, s'ils pouvoient. Mais il est très-fidèle et re- « connoissant. Je supplie Votre Majesté de le croire. » La Reine lui dit qu'elle en étoit très-satisfaite. Elle lui dit : « Mais, Madame, que « Votre Majesté soit à l'épreuve, si lui plaît, des mauvais offices qui « n'ont pour fondements que la fidélité des services. » La Reine lui promit fort, et qu'elle s'en souviendroit toujours, et que le Roi en témoi-gnera toujours reconnoissance. La séparation en fut fort agréable pour vous, avec assurance que vous seriez assisté. Il vous est très-dange-reux de mettre votre place à prix, ainsi que je vous l'ai mandé. La Reine ne consentira jamais que vous vendiez votre gouvernement, et cela vous feroit tort ; d'autant plus que ce seroient des avances inutiles et sans effet, qui feroient déplaisir au Roi et à son service.... »

Le jour suivant, 9 mai, Charles de Saint-Simon reprenait la plume et écrivait à la hâte :

« C'est enfin M. d'Argicourt qui portera cette lettre, lequel s'en va en Catalogne, où votre régiment a ordre d'aller. L'on me fait espérer que votre compagnie demeurera auprès de vous ; j'y tiendrai la main. L'affaire du gouvernement est indécise encore. Il n'y avoit hier rien de fait, quoique chacun, et par[ticulièrement[2]....] assurent qu'il ne se fera pas, et en allèguent force raisons ; les autres en donnent beaucoup pour le contraire, lorsqu'il en est parlé. La principale clause que la Reine propose, c'est à condition que l'on ne pensera jamais à Blaye[3]. Hier, étant au Palais-Royal, S. M. m'appelle et me dit de vous assurer que

1. Ms. Fr. 8564, fol. 166.
2. Lacune dans le manuscrit.
3. La Rochefoucauld (tome II, *Mémoires*, p. 257) raconte en effet que « la Reine nioit d'avoir jamais écouté la proposition de Blaye, et accusoit M. Ser-vien de l'avoir faite exprès pour rendre les demandes de Monsieur le Prince si hautes qu'il lui fût impossible de les accorder. »

vous seriez aidé et secouru de toutes les choses, à quoi l'on pourvoiroit aussitôt que l'affaire seroit [faite] .... chose très-importante au service du Roi, et que (sic) vous prioit de n'entendre à aucune proposition. Le marquis, que j'ai vu, m'a dit que vous en devriez user ainsi, et qu'il n'y avoit plus que quatre mois jusqu'à la majorité. M. de Brienne m'en a dit de même. Il est vrai que tout le monde revient à la royauté, et que tout le monde proteste tout haut de ne prendre jamais les armes contre le Roi; en vous disant M. de Bouillon et M. de Turenne, c'est tout dire. L'on m'a dit et assuré qu'ils l'ont même dit à Monsieur le Prince.... »

Nous n'avons pas ici à nous occuper de la nouvelle guerre civile qui éclata deux mois plus tard, car Claude de Saint-Simon n'y prit aucune part, persistant dans cette attitude loyale et fidèle qui lui avait valu tant d'animosité de la part des Frondeurs, si peu de gratitude effective de la cour[1]. Comme il ne pouvait quitter son gouvernement, la duchesse, rentrée dans les bonnes grâces d'Anne d'Autriche, s'employa activement pour lui faire envoyer par les ministres quelques sommes d'argent, et, afin de mieux profiter des circonstances, elle suivit le jeune roi et sa mère dans le voyage qu'ils firent, aussitôt la majorité déclarée, en Berry, puis à Poitiers[2]. Mais, tandis qu'elle y prolongeait son séjour, un deuil cruel vint frapper les deux époux. Leur fils unique, âgé d'un peu plus d'un an, mourut à Paris dans les premiers jours du mois de décembre[3]. Si profonde que fût la douleur de la duchesse[4], elle dut rester à son poste auprès de la Régente, et ne rejoignit que plus tard

1. Les lettres du comte d'Harcourt au duc sont pleines d'éloges. « Il n'appartient qu'à vous, lui disait-il, à servir le Roi avec cette ponctualité. » (Ms. Fr. 8563, fol. 45 et suivants.)

2. On lit dans la Muse historique de Loret, lettre du 19 novembre 1651 :

La duchesse de Saint-Simon,
Beauté de merveilleux renom,
Fait éclater sa bonne mine
Dans cette cité poitevine.

3. La Gazette (p. 1431, correspondance du 16 décembre 1651) consacra à cet enfant l'article nécrologique que voici : « La semaine passée, le marquis de Portes, fils unique du duc de Saint-Simon, âgé de quinze mois seulement, étant mort ici (à Paris), son corps fut conduit, dans un carrosse à six chevaux, par des ecclésiastiques, et accompagné de plusieurs gentilshommes à cheval, en la ville de Senlis, où il a été mis au tombeau de ses ancêtres dans l'église cathédrale, à la porte de laquelle tout le clergé le reçut, le présidial, la maison de ville et les officiers de l'élection s'étant trouvés à cette cérémonie, pour témoigner leur affection à la maison de Saint-Simon, dont le chef est leur gouverneur.... »

4. Loret dit, dans sa lettre du 10 décembre :

Saint-Simon, aimable duchesse,
A dans le cœur grande tristesse,

son mari à Blaye[1]. La situation de cette place et de son gouverneur était critique : Condé avait été accueilli à bras ouverts dans Bordeaux ; les la Trémoïlle et les la Force, le duc de Richelieu, le comte du Dognon, le comte de Marsin venaient à lui, avec le Périgord, l'Angoumois, la Saintonge, l'Aunis ; d'autre part, les vaisseaux espagnols avaient pénétré dans la Gironde jusqu'à Talmont et Bourg[2], et occupaient ces ports comme gages de leur alliance avec Condé. Mazarin, qui venait de rentrer en France, malgré les arrêts de proscription, et qui avait rejoint la cour en Poitou, à la tête d'une armée auxiliaire équipée à ses couleurs, crut nécessaire de s'assurer la citadelle de Blaye comme un rempart contre la rébellion sans cesse grandissante. Non-seulement il fit parvenir au duc de Saint-Simon, par la duchesse et par l'abbé de Saint-Paul, des assurances de sa bonne volonté[3], mais il lui fit offrir le commandement d'un corps séparé. Bien que Claude désirât depuis longtemps être à même de participer activement aux opérations de l'armée royale, il rejeta cette proposition : car il eût fallu servir en second sous un Lorrain, le comte d'Harcourt, et le duc et pair, incapable de s'y résigner, adressa, le 26 mars, au tout dévoué Saint-Paul[4], une longue épître, où il se dégageait en ces termes :

« .... Il est vrai que je m'étois vaincu pour la dépendance du comte, par la pure considération du service, où je m'imaginois, en ce temps-là, pouvoir être utile, et aussi qu'on m'avoit fait entendre qu'il avoit la qualité de généralissime ; mais aujourd'hui que les affaires sont changées en bon état, et que je sais qu'il n'est que général, le calice seroit trop amer. Je suis fort aise de l'éviter. Ce n'est pas que je ne l'estime comme un grand, fort glorieux et heureux capitaine, et c'est en un point que, s'il n'étoit pas prince de Lorraine, je m'estimerois heureux

> Et va nuit et jour lamentant
> Monsieur son fils, qu'elle aimoit tant,
> Et que la mort, cruelle et dure,
> A mis trop tôt en sépulture.

Le mois suivant, dans sa lettre du 21 janvier 1652 :

> Mademoiselle de Bouillon
> Et Madame de Saint-Simon
> Pour le point d'honneur contestèrent,
> Et l'autre jour se picotèrent
> Sur cet important argument.

1. *Muse historique*, 18 février 1652.
2. Voyez ci-après, p. 470, note 1. — Un récent historien du cardinal de Retz, M. Chantelauze (*le Cardinal de Retz et l'Affaire du chapeau*, tome I, p. 339), a dit qu'un « secours espagnol appelé par le prince (de Condé) était entré dans Blaye. » Nous croyons qu'il y a eu là une confusion de localités.
3. Lettre du duc au Cardinal, 5 mars 1652.
4. Ms. Fr. 8564, fol. 172. L'adresse est : « Pour M. de Saint-Paul, en cour. »

d'être sous lui simple soldat ; mais les ducs et pairs en France ne peuvent pas se soumettre aux princes étrangers pour mendier l'agrément, le bon Dieu m'en garde ! »

Quand Saint-Simon écrivait cette lettre, une commission de lieutenant général, pour servir dans l'armée du comte d'Harcourt, venait d'être expédiée, le 25 mars, à son nom et dans les termes les plus flatteurs [1]. Il répondit à cet envoi par un nouveau refus [2]. Selon la *Chronologie militaire* de Pinard [3], il aurait servi pourtant sous les ordres du comte d'Harcourt, au siége de Villeneuve-d'Agen ; mais il est plus vraisemblable que ses troupes seules y furent employées, sans qu'il y figurât en personne. Son poste était d'ailleurs dans Blaye, devenu plus que jamais l'objet des visées de la fronde bordelaise et de ses alliés espagnols. Au mois de septembre 1652, le prince de Condé et son lieutenant Marsin, qui venait de trahir la cause royale, préparèrent avec le baron de Watteville un plan de surprise ; les prétentions du représentant de l'Espagne le firent abandonner [4], mais le gouvernement royal n'en jugea pas moins prudent de renforcer la garnison de toutes les troupes qui se trouvaient disponibles dans les provinces. Le duc de Saint-Simon redoublait donc d'activité et de vigilance : surveillé de près par un détachement des escadres espagnoles [5], il bloquait lui-même les Bordelais et leur interdisait toute communication directe avec les provinces de Poitou et d'Angoumois, où ils eussent pu trouver des adhésions politiques, aussi bien que des débouchés pour leur commerce. Dans ce rôle, Saint-Simon rendit encore de véritables services à la cause royale, et se montra toujours insensible aux reproches comme aux avances de la jeune princesse de Condé [6].

1. Dépôt de la guerre, vol. 132, n° 134 *bis*. Les considérants étaient ainsi conçus : « Tant parce qu'il a le commandement de la plus importante place du pays et de plusieurs troupes de cavalerie et d'infanterie employées à la garde d'icelle et des lieux voisins, que par le crédit que sa qualité et sa bonne conduite lui ont acquis en ces quartiers-là, et surtout pour avoir éprouvé, en divers emplois que nous lui avons confiés, qu'il a toute la grande capacité, valeur, etc. »

2. Lettre à Mazarin du 2 avril 1652 ; Arch. nat., KK 1219, fol. 275 ; publiée par M. Tamizey de Larroque, tome VIII, p. 363.

3. Tome IV, p. 117 et 118.

4. Watteville voulait qu'on lui remît la place. (*Mémoires de Balthazar*, éd. Moreau, p. 342 ; V. Cousin, *Mme de Longueville pendant la Fronde*, 2° édit., p. 259 et 260, et *Souvenirs du règne de Louis XIV*, par M. le comte de Cosnac, tome V, p. 83 et 137-139.) Comparez la lettre de Lenet au prince de Condé, 16 septembre 1652, dans la 3° partie des *Mémoires de P. Lenet*, p. 571.

5. Papiers Lenet, ms. Fr. 6707, fol. 36 et 75.

6. Sur le curieux incident d'un convoi de marchandises d'Angoumois ou de Poitou arrêté au passage, et dont le conducteur prétendit se réclamer de Madame la Princesse, voyez une lettre de celle-ci (de Bordeaux, 17 octobre), ms. Fr. 8563, fol. 111, et la réponse de notre duc (de Blaye, le 18), *ibidem*, fol. 113. — « .... Les marchands de Bordeaux, écrit-il ailleurs, seroient trop

La guerre d'escarmouches dura jusqu'au mois de juillet ; on en peut suivre le détail dans les derniers volumes des *Archives historiques de la Gironde*, où M. Tamizey de Larroque a publié les pièces principales de la correspondance de Mazarin, et notamment les lettres du duc de Saint-Simon[1]. Celui-ci se trouvait relégué au second rang, dans la place même dont il était gouverneur, par la présence du duc de Vendôme[2], qui avait pris position, avec sa flotte, sur la rivière. De là un antagonisme constant, soit pour la direction des troupes de terre et de mer, soit pour la conduite des négociations secrètes que l'on continuait à entretenir au sein de la « république » bordelaise. Voulant calmer Saint-Simon, M. de Vendôme lui fit donner un nouveau gouvernement sur la Gironde, celui de l'île Casaus, peu importante comme fortifications, mais « utile pour étonner Bordeaux. » La mésintelligence n'en fut pas moins violente, et elle ne prit fin que lorsque le traité du 30 juillet permit à l'amiral de transporter ailleurs son quartier général. Les princes et leurs partisans se dispersèrent alors, les uns pour rentrer à la cour et faire leur soumission, les autres pour chercher un abri à l'étranger.... La Fronde était terminée.

Les ministres et la reine mère oublièrent tout aussitôt les promesses dont ils avaient si longtemps entretenu le zèle de Claude de Saint-Simon. Quelles étaient ces promesses ? On n'a trouvé trace nulle part du « bâton de maréchal, » ni du « rang de prince étranger, sous le prétexte de la maison de Vermandois, » que Saint-Maigrin vint, selon les *Mémoires*[3], offrir au gouverneur de Blaye. Les lettres de la cour ne contiennent que des protestations vagues de gratitude pour celui que les agents de Mazarin ne cessaient cependant de représenter comme le serviteur le plus dévoué, le plus désintéressé, qu'on trouvait toujours prêt à s'accommoder avec tout le monde pour le service du Roi, et qui réellement s'était épuisé, pendant les cinq années de troubles, « à défendre Blaye contre le parti de Monsieur le Prince, à y être bloqué dix-huit mois, à y avoir payé la garnison, fourni des vivres, fait fondre du canon, muni la place, entretenu dedans cinq cents gentilshommes qu'il avoit ramassés, et fait plusieurs dépenses sans rien prendre sur le pays, et n'ayant tiré que du sien[4]. » La surintendance fit un simulacre de liquidation et expédia, pour le remboursement de

heureux, en faisant la guerre au Roi, de pouvoir mettre leurs marchandises en sûreté, et que ceux qui sont dans l'obéissance souffrissent tous les jours des pertes. » (Ms. Fr. 8564, fol. 179.)

1. Voyez ci-dessus, p. 455, note 5.

2. Arrivé à Blaye en février 1653. Pendant cette dernière période, Saint-Simon et ses agents firent des menées actives à Bordeaux, pour hâter la fin de la crise. Voyez, outre sa correspondance, un mémoire du P. Berthod, dans les mss. Conrart, à la bibliothèque de l'Arsenal, tome XII, in-folio.

3. Ci-dessus, p. 201-203. Lenet (p. 249) parle d'une mission de Saint-Maigrin (qu'il appelle la Vauguyon) à Blaye, mais sans en indiquer l'objet précis.

4. *Mémoires*, tome XVI, p. 254 ; comparez notre tome I, ci-dessus, p. 199.

ces énormes avances, une ordonnance de cinq cent mille livres; mais le payement en fut retardé d'année en année : Foucquet allait le commencer lorsqu'il fut renversé par Colbert, et, jusqu'à son dernier jour, le duc de Saint-Simon réclama en vain. Ce fut seulement en 1719, grâce au concours heureux de la faveur du Régent et de la prospérité du Système, que notre auteur fut remboursé de la créance de son père.

On comprend en vérité l'amertume que témoignent certaines lettres de Saint-Simon, entre autres celle du 27 juillet 1653, où, se plaignant à Mazarin que la cour ne lui eût pas donné tout au moins le gouvernement de Bourg [1], il ajoutait : « J'avoue que mon malheur est extrême d'être traité comme je le suis, parmi des services que j'oserai dire partout assez importants pour mériter quelque reconnoissance. J'éprouve bien en cela, comme en plusieurs autres choses, qu'ils n'ont nulle considération envers vous, et que, pour être retenu dans l'entier respect où les gens de bien et d'honneur doivent toujours vivre pour le Roi et les personnes qu'on honore aussi fidèlement que je fais Votre Éminence, on souffre et on pâtit d'une façon très-douloureuse. Diverses raisons m'ont mis en cet état, et je suis pourtant autant que personne du monde, etc. [2]. » Une telle ingratitude n'était que trop bien faite pour réveiller les ressentiments de l'ancien favori de Louis XIII contre le Cardinal et la reine mère; il eut de plus le chagrin de voir licencier une partie de son régiment et de perdre les trois compagnies d'infanterie qui avaient été momentanément ajoutées à la garnison de Blaye. C'était bien ce que Saint-Maigrin avait prédit [3].

Dans les premiers jours de l'année 1654, l'occasion se présenta pour notre duc de faire preuve d'autant de dignité et d'indépendance qu'il avait montré de fidélité durant les années précédentes. La cour, ayant perdu tout espoir de ramener à elle le prince de Condé, entama contre l'illustre rebelle une procédure de haute trahison, et, par une lettre de cachet du 12 janvier, chaque pair fut convoqué au lit de justice qui devait recevoir le rapport des magistrats instructeurs. Saint-Simon présenta des excuses très-plausibles [4], et il ne se rendit point non plus à la séance du 27 mars, où Condé fut condamné avec ses quatre principaux adhé-

---

1. Place forte sur la Gironde, que les Frondeurs avaient livrée à l'Espagne, et qui venait d'être reprise. Ce gouvernement avait été jadis uni à celui de Blaye dans les mains du duc de Luxembourg.

2. Arch. nat., KK 1220, fol. 373; publié par M. Tamizey de Larroque, tome XV, p. 366.

3. *Mémoires*, ci-dessus, p. 202, et Addition n° 48, p. 370-371.

4. « .... Je me mettrois en état d'obéir, comme je ferai toute ma vie, à tous ceux (les commandements) dont il plaira à S. M. de m'honorer, si le bien de son service ne m'attachoit ici au devoir de ma charge, dans la jalousie que nous donne le traité de paix qu'on dit être conclu entre l'Angleterre et la Hollande.... De plus, ma santé n'est pas assez bonne pour me permettre de satisfaire à cet ordre avec la diligence qu'il faudroit.... » (Bibl. nat., ms. Fr. 8564, fol. 89.)

rents. La cour dut facilement comprendre et admettre cette abstention
du gouverneur de Blaye.

Des motifs d'un ordre différent l'empêchèrent d'assister au sacre du
Roi (7 juin 1654). « On avoit résolu, disent les *Mémoires* [1], de confondre les ducs avec des seigneurs ou autres qui ne l'étoient pas, de
la manière la plus solennelle, » et MM. de Tresmes et de Saint-Simon
furent primitivement désignés, avec deux autres chevaliers de l'Ordre
non titrés, MM. d'Orval et de Souvré, pour porter les offrandes ; mais
l'un et l'autre s'abstinrent et furent remplacés par M. de Sourdis et
par le marquis de Saint-Simon [2].

Retenu d'ailleurs à Blaye par des craintes de conspiration, Claude
de Saint-Simon ne put reparaître à la cour que vers la fin du mois de
février 1655, et *la Muse historique* de Loret [3] annonça alors sa venue en
termes qu'il faut citer :

> Monsieur le duc de Saint-Simon,
> Dont je tiens l'illustre et beau nom
> Digne d'éternelle mémoire,
> D'autant qu'on peut dire à sa gloire
> Que, durant l'exécrable temps
> Où l'on vit tant de malcontents
> Former mainte étrange cabale,
> Il eut toujours l'âme royale :
> Quoiqu'il fût fort sollicité
> De n'être pas du bon côté,
> Il faudra que l'histoire aferme (*sic*)
> Que toujours il demeura ferme,
> Qualité rare en ce temps-là.
> Mais ne parlons plus de cela,
> Et disons ceci pour nouvelle
> Que cé duc constant et fidèle,
> Arrivant ici l'autre jour,
> Fut reçu de toute la cour
> Avec des amitiés extrêmes,
> Tant par les puissances suprêmes
> (Dont je leur sais, ma foi ! bon gré),
> Que d'autres de moindre degré.
> En témoignant de l'allégresse.

1. Tome XIX, p. 67.

2. Voyez ci-dessus, p. 206 et note 2. Quand les *Mémoires* parleront plus
longuement de cet épisode, à propos du sacre de 1722, nous expliquerons
comment certaines relations, même du temps et même officielles, font figurer dans cette cérémonie le duc de Saint-Simon au lieu du marquis. Les lettres de convocation (Dépôt des affaires étrangères, *France*, vol. 152, fol. 26)
ne laissent point de doute sur ce point ; mais notre auteur a tort d'attribuer
l'erreur ou la « friponnerie » au grand maître des cérémonies de Louis XV,
comme si c'eût été une affaire d'État.

3. Lettre du 27 février 1655.

Chacun lui fit fête ou caresse.
Son mérite on exagéra ;
Bref, Sa Majesté l'honora
D'un accueil extraordinaire.
Oh ! que c'est bien fait de bien faire !

En 1659 et 1660, une affaire fort importante pour les ducs et pairs occupa Claude de Saint-Simon. Déjà, dix ans auparavant, ses confrères l'avaient choisi, avec le duc de Schonberg, pour défendre leurs intérêts communs contre les soi-disant princes étrangers qui étaient leurs ennemis naturels, les la Trémoille, les Stuart, les Bouillon ; son zèle, sa vivacité n'avaient pas peu contribué à obtenir quelques légères concessions et une promesse que les prérogatives de la principauté ne seraient plus accordées à personne[1]. Mais les empiétements avaient repris de plus belle, et la pairie crut trouver une occasion favorable, lorsque le Roi se dirigea vers la frontière d'Espagne, où il devait rencontrer l'infante Marie-Thérèse, pour demander justice et satisfaction. Un député, qui était sans doute Claude de Saint-Simon, n'ayant rien pu obtenir du cardinal Mazarin avant que celui-ci se mît en route, MM. d'Uzès, de Sully, de Luynes, de Lesdiguières, de Chaulnes, de Richelieu, de la Rochefoucauld, de Brissac et de Saint-Simon lui adressèrent une lettre collective, suivie bientôt d'un mémoire que nous devons reproduire en partie, car non-seulement il est à peu près certain que c'était l'œuvre de Claude de Saint-Simon, comme nous l'avons déjà dit[2], mais il semble qu'on y retrouve l'origine des sentiments passionnés et de l'argumentation chaleureuse qui deviendront si caractéristiques chez notre auteur, toutes les fois que les intérêts de la pairie seront en cause[3].

Après avoir rappelé le précédent de 1649 et la promesse solennelle faite alors par la Régente et ses ministres, puis les raisons qui ont forcé les ducs à s'abstenir de paraître au sacre (1654) ou au voyage de Lyon (1658), de peur de se compromettre avec des gens « qui n'avoient aucune dignité, » et enfin les récentes démarches de leur député auprès du Cardinal, le mémoire annonce qu'aucun duc ne pourra se rendre à la suite du Roi, « étant persuadés qu'ils feroient un tort irréparable

---

1. Voyez sa lettre du 6 septembre 1649 à Chavigny, dans *Saint-Simon considéré comme historien*, p. 245-246. Les *Mémoires*, tome II, p. 77-78, et tome XII, p. 328, expliquent à quelle occasion la noblesse et les ducs, excités par Monsieur et par Condé, réclamaient grâce des tabourets de Rohan et des Senecey et contre les honneurs de la maison de Bouillon.

2. Ci-dessus, p. 163, note 2.

3. Copie de Clairambault, aux Archives nationales, dans le recueil de la Pairie, KK 597, p. 381-388. En marge est cette note : « Ce mémoire a été fait à la fin de 1659 ou commencement de 1660. » Et au-dessus, Clairambault a encore écrit au crayon : « M. de Saint-Simon. » La lettre à Mazarin et la réponse de celui-ci sont dans le même recueil, fol. 369.

et honteux à leur dignité, s'ils ne faisoient ce qu'ils doivent pour en conserver les avantages. »

« Elle est déjà, continue le mémoire, oppressée d'une manière que, si on la négligeoit encore en cet endroit, elle seroit abaissée de telle sorte que l'autorité du Roi même s'y trouveroit blessée, car, ces Messieurs étant les premiers officiers de la couronne et les grands de l'État, il est sans doute qu'il y a de l'intérêt de Sa Majesté qu'ils soient maintenus dans le rang et les honneurs qui leur appartiennent.

« MM. les ducs et pairs savent fort bien qu'ils sont plus obligés que nuls autres d'être auprès de la personne du Roi, et que la cour est la véritable assiette de ceux qui sont honorés de cette haute dignité; aussi leur inclination s'y accorde-t-elle tout à fait, n'ayant pas une plus grande passion que de s'y ranger et d'y être toujours; mais ils seroient dignes de blâme, s'ils y demeuroient au prix de leur honneur....

« Les ducs et pairs sont les grands officiers de la couronne et ont la première dignité de l'État. Un grand personnage les a nommés autrefois « les dehors de la royauté, qu'on ne peut blesser sans « attaquer en quelque sorte la couronne. » Ils ont l'honneur et l'avantage d'être les conseillers nés et naturels de nos rois. Tous les gens de bon sens et qui ont la connoissance de l'histoire en conviennent, et nous voyons aussi que nos rois ne font point de déclarations pour le public sans y dire que c'est par l'avis des pairs de France.

« Cependant les choses sont venues aujourd'hui dans un tel déréglement, qu'il n'y a plus de ducs et pairs dans le conseil du Roi, bien qu'il y ait un grand nombre de ministres, parmi lesquels il y a au moins sept maréchaux de France et plusieurs princes. MM. de Vendôme et de Guise le sont ; si M. d'Épernon y est, ce n'est ni en qualité de prince, ni de pair, c'est une autre espèce inconnue. Il y a deux ducs prétendus, qui sont MM. d'Arpajon et de Damville. Les maréchaux de France sont MM. le maréchal d'Estrées, le maréchal de la Meilleraye, le maréchal de Gramont, le maréchal de l'Hospital, le maréchal de Turenne, le maréchal du Plessis et le maréchal de Villeroy. M. de Senneterre est aussi ministre, en qualité de chevalier de l'Ordre; M. de Brienne et M. de Lionne, comme on le voudra penser. Il y en a, en un mot, de toutes les conditions, hormis de vrais ducs et pairs de France.

« Le feu roi Louis XIII, de très-glorieuse mémoire, dit un jour une chose bien remarquable à un gentilhomme de qualité [1] qui avoit part en l'honneur de ses bonnes grâces et avoit deux des principales charges de sa maison, sur le sujet d'une lettre qu'il écrivoit à un duc et pair, soutenant qu'il lui devoit écrire *Monseigneur*, et que ce particulier le devoit faire par son intérêt, s'il avoit assez d'ambition pour parvenir à cette dignité, mais qu'il vouloit qu'il le fît par la considé-

---

1. En marge, de la main de Clairambault : « Cet officier étoit M. de Saint-Simon. Je le lui ai ouï dire. »

ration de son service, les ducs et pairs, et les maréchaux de France
après, étant des gens qui faisoient un rang et un degré entre les rois
et les autres hommes en France, qu'il étoit obligé de maintenir en
honneur et en respect parmi le monde. Ce prince étoit très-savant pour
les dignités, charges, rangs et police de son État[1].

« La désunion qu'il y a eue entre MM. les ducs et pairs, et le peu
d'application qu'ils ont eu à maintenir les prérogatives de la dignité,
est cause de l'abaissement où elle est tombée. Ils en ignorent presque
tous entièrement les droits, les priviléges et les avantages, et, si
quelqu'un ne prend le soin de les en instruire, ils sont en danger de
demeurer toujours dans le honteux état où ils sont. Ce seroit une
action digne d'un homme d'honneur, qui obligeroit à jamais les intéressés, en éternisant sa mémoire. Il est facile de répliquer aux
ennemis de la dignité, qui disent que le nombre en est si fort
augmenté, que c'est la cause de son avilissement. Cela n'est pas soute-
nable. L'étendue du Royaume est accrue, tout est multiplié : il n'y
avoit anciennement que deux maréchaux de France ; ils sont maintenant au nombre de seize ou dix-sept. Les provinces ont été divisées,
et par conséquent multipliées. Le Parlement n'étoit, dans sa création,
que de trois présidents et quarante conseillers : ils sont, à présent,
trois cents officiers et davantage, parmi lesquels il y a dix-huit
présidents. Il y a bien d'autres choses à dire sur ce sujet, qu'on laisse
aux plus intelligents à exprimer. Il n'y a rien de si estimable que
l'ordre et la règle dans la cour et dans les États : la subordination y est
entièrement nécessaire ; mais tout est tombé en une telle confusion en
France, qu'on n'y connoît plus rien. Il est néanmoins important et
très-nécessaire de rétablir les dignités, les rangs et le bon ordre
en tout ; cette grande confusion menace de quelque chose de sinistre.

« La noblesse croit avoir fait merveille d'avoir réduit les grands du
Royaume à se ravaler à des civilités dans les visites et dans les lettres :
ils n'ont pas compris encore qu'ils ont travaillé contre eux-mêmes, car,
si ceux qui sont dans les honneurs et dans les dignités sont devenus
égaux aux autres, quel avantage aura un gentilhomme d'honneur et
d'ambition de parvenir aux charges de la couronne ? Quand ils ont
passé aux portes devant un homme de dignité, qu'ils ont eu des
premières places à table, ou qu'ils n'ont point mis de *Monseigneur*
dans une lettre, ils en font vanité comme d'une espèce de victoire
obtenue. C'est un aveuglement pitoyable, car plus un gentilhomme a
de mérite, de naissance, d'ambition, davantage il doit rendre les
honneurs et les respects dus aux personnes qui sont élevées dans les
hautes dignités et grandes charges de l'État, afin d'y avoir part quand
ils auront l'honneur d'y être parvenus. Ce qui s'est fait autrefois dans
les Suisses contre la noblesse, et ce qui se passe aujourd'hui en Angle-

1. Comparez les *Mémoires*, ci-dessus, p. 162-163.

terre, doit faire comprendre à tous les gentilshommes que nous avons grand intérêt de nous maintenir dans l'ordre et dans la règle.

« Quant à la cour, comme il n'y a personne en France plus intéressé à l'autorité du Roi et à la grandeur de la couronne, que MM. les ducs et pairs, qui ont l'honneur d'en être les grands officiers et de posséder la première dignité, rien de leur démarche ne doit déplaire à Sa Majesté, leurs conférences n'ayant pour but que le rétablissement de la dignité dans sa force et dans son lustre par l'autorité de Sa Majesté. Et certainement, en demeurant unis et s'appliquant comme ils doivent à cet ouvrage, ils parviendront à ce juste dessein, dont Sa Majesté les louera, et toute la France les en estimera, étant l'intérêt de toute la noblesse du Royaume, qui peut espérer d'y parvenir chacun à son tour : si ce n'est ceux qui vivent aujourd'hui, ce seront leurs enfants, leurs petits-enfants, leurs petits-neveux, etc....

« Il est important de remarquer en quel temps la maison de Lorraine a obtenu l'avantage de se couvrir devant les ambassadeurs, et par quelle raison elle a emporté ce privilége. Apparemment que c'est depuis ce temps-là que MM. les ducs et pairs de France ne se trouvent plus aux audiences des ambassadeurs, ayant toujours prétendu les mêmes prérogatives que les plus élevés de l'État; aussi, de temps en temps, ils ont marqué leur mécontentement sur ce sujet, et fait paroître leurs prétentions.

« Il est à propos aussi de dire quelque chose de ce que les ducs et pairs de France marchoient devant les princes du sang royal qui n'étoient reçus pairs qu'après eux. Ce fut Charles IX ou Henri III qui voulurent que les princes du sang fussent ducs et pairs dès leur naissance, pour les mettre au-dessus des autres, cela étant fort raisonnable.

« Les annales de France et de certains petits livres curieux qui traitent de ces matières, peuvent apprendre beaucoup de choses concernant les dignités, les rangs et les fonctions des grands de l'État, outre les histoires et les autres livres de cette nature. »

La question resta encore indécise, et pour longtemps : les ducs furent donc obligés de se tenir à l'écart[1]; mais, l'année suivante, quand le mariage eut été conclu à Saint-Jean-de-Luz, et que le couple royal revint à petites journées vers Paris, Saint-Simon se trouva à Blaye lors de son passage, et traita fort bien ses souverains (27 juin). « Il présenta les clefs au Roi, que S. M. lui remit avec des paroles d'estime et de confiance, dignes de sa fidélité et de ses services.... La cour fut si magnifiquement régalée, qu'on peut dire qu'il n'a rien oublié pour donner des marques de son respect et de son zèle. » Le cardinal

---

1. En 1664, ils chargèrent l'abbé Jean le Laboureur de réunir les éléments d'une histoire de la pairie. Saint-Simon est un des dix signataires de la commission officielle délivrée pour cet effet au fameux généalogiste. (Arch. nat., KK 597, fol. 751.)

Mazarin, arrivé peu après le Roi et les reines, prit logement au château, et, le matin suivant, on partit pour Brouage en chassant sur les terres du duc, sans doute dans le Marais de Saint-Simon [1].

Nous avons fort peu parlé de la famille de Saint-Simon et de sa vie intérieure. Rappelons seulement qu'en novembre 1659, la duchesse mit au monde une seconde fille [2], qui fut baptisée à Saint-Sulpice de Paris le 7 octobre 1661 et reçut les noms de Marie-Madeleine ; que l'aînée, qui avait débuté à la cour en 1658, et qui n'avait pas moins de succès que sa mère dans les ballets de Bensserade [3], se maria, le 17 avril 1663, avec le duc de Brissac : triste union, rompue à l'amiable au bout de trois ans et demi [4]; que Marie-Madeleine, dite Mlle de la Ferté, mourut à l'âge de cinq ans [5], et qu'enfin la duchesse elle-même mourut à Paris, le 2 décembre 1670 [6], de la petite vérole. Elle n'avait que quarante ans et laissa, dit la *Gazette*, « un regret d'autant plus universel qu'elle étoit d'un mérite singulier. » Son corps fut transporté à Senlis et inhumé avec une pompe extraordinaire. Le doyen

---

1. *Gazette* de 1660, p. 625 ; Loret, *la Muse historique*, 10 juillet.
2. *La Muse historique*, lettre du 8 novembre 1659.
3. Loret parle souvent d'elle et ne tarit pas en louanges hyperboliques.
4. Ci-dessus, p. 206 et 209.
5. Des généalogies la qualifient de « religieuse. » Peut-être cette enfant était-elle destinée à la vie monastique, ou bien élevée dans un couvent. On a, au Musée Britannique, ms. Additionnel 21509, la lettre de condoléance que le grand Condé écrivit à sa cousine, le 12 novembre 1665, à propos de la perte qu'elle venait de faire.
6. Ci-dessus, p. 210; *Gazette* des 6 et 27 décembre 1670, p. 1168 et p. 1232-1233. Le compte rendu des obsèques, daté de Senlis, le 25 décembre, est ainsi conçu : « Le corps de la duchesse de Saint-Simon, qui étoit en dépôt en l'église de Saint-Sulpice de Paris, sa paroisse, en ayant été levé le 18 de ce mois par le curé, avec les cérémonies qui s'observent en pareille occasion, fut mis dans un chariot couvert de deuil, tiré par six chevaux caparaçonnés jusques à terre, pour être amené ici (à Senlis). Il étoit précédé de trente-six estafiers, aussi vêtus de deuil, chacun tenant un flambeau de cire blanche, le poêle porté par quatre pages à cheval, entre lesquels il y avoit quatre aumôniers en rochet et bonnet, et suivi de soixante gentilshommes, pareillement à cheval, la marche étant fermée par trente carrosses à six chevaux. Le soir, il fut déposé en l'église du village de la Chapelle, à une lieue de cette ville ; et le lendemain, sur les neuf heures du matin, étant arrivé en notre faubourg, il fut reçu hors la porte par notre évêque, à la tête de son clergé séculier et régulier, avec tous les magistrats de la ville, dont les échevins portoient les quatre coins du poêle, et, au son de toutes les cloches des paroisses et des monastères, conduit en la cathédrale, toute tendue de noir, avec deux lés de velours chargés d'écussons aux armes de la défunte, et éclairée d'une infinité de flambeaux. La messe y fut pontificalement célébrée par notre prélat, et l'oraison funèbre prononcée par le sieur des Lyons, doyen et théologal de cette église, avec un applaudissement général de son auditoire. Ensuite le corps fut inhumé dans la chapelle que les ancêtres du duc son époux y ont richement fondée, il y a plus de deux cents ans : ce qui se fit en présence de la noblesse de la pro-

des Lyons [1], qui avait marié la duchesse, prononça son oraison funèbre. Elle avait trouvé, dit l'orateur, « dans le sang de Saint-Simon, un mariage doux et bénin, qui ne lui a point ôté, par sa grandeur et par ses richesses, la liberté et la facilité de vivre en duchesse chrétienne. » Aussi l'avait-on vue fuir Paris pour se consacrer aux bonnes œuvres dans les terres ou les gouvernements de son mari, sacrifier sa magnifique chevelure dans un accès de piété, travailler pour les pauvres, leur donner les deux tiers des six mille livres qui lui étaient assignées pour sa toilette, diriger les œuvres de charité du faubourg Saint-Germain-des-Prés, s'occuper de conversions, rétablir l'hôpital de Blaye, supporter avec héroïsme des infirmités continuelles; mais jamais elle n'avait pu se consoler de la perte de deux de ses enfants [2]. De ce témoignage rapprochons celui de Mme de Sévigné, qui écrit, le 3 décembre 1670, que la mort de Mme de Saint-Simon « laisse presque tout le monde affligé de la perte d'une si aimable personne. Moi, dit-elle, j'en suis touchée au dernier point. Vous savez l'inclination naturelle que j'avois pour elle [3].... »

Le duc Claude avait été amené à Paris, vers l'époque où ce deuil vint le frapper, par l'état de ses affaires [4]. Il ne s'en retourna qu'au milieu de l'année 1671, et, avant de rentrer à Blaye, alla prendre les eaux de quelque source en vogue contre les douleurs de néphrétique dont il venait de subir une très-forte attaque. L'année suivante, on le vit revenir à Paris pour contracter la nouvelle alliance dont devait sortir, en 1675, l'auteur des *Mémoires*. Le 17 octobre 1672, dans la chapelle de l'hôtel d'Angoulême, rue Pavée, au Marais [5], fut célébré le mariage de Claude de Saint-Simon avec Charlotte de l'Aubespine de Châteauneuf d'Hauterive [6].

Le contrat de mariage avait été passé les 15 et 16 octobre, avec le consentement et la permission du Roi et de la Reine, l'avis et le consentement du Dauphin, des duc et duchesse d'Orléans, de Mademoiselle, de la duchesse d'Angoulême, de l'archevêque de Paris, du comte

vince, du présidial, des autres magistrats, de toutes les communautés séculières et régulières, et d'une foule incroyable de peuple. »

1. Jean des Lyons (1615-1700) remplit les fonctions de doyen et de théologal de Senlis de 1638 à 1692. Il est bien connu pour ses ouvrages sur la liturgie et pour sa correspondance avec Arnauld.

2. Cet éloge fut imprimé et dédié à la duchesse de Brissac.

3. *Lettres*, tome II, p. 16 et 20.

4. Voyez sa correspondance avec Colbert, ms. Clairambault 1218, fol. 11, etc.

5. Cet hôtel passa aux Lamoignon. Il fait l'angle de la rue Pavée et de celle des Francs-Bourgeois, en pendant au jardin de l'hôtel Carnavalet.

6. Voyez ci-dessus, p. 212-214, et le *Dictionnaire critique* de Jal, p. 1136. La *Gazette* relate le mariage en ces termes (p. 1088) : « Ces jours passés, le duc de Saint-Simon, pair de France, épousa la demoiselle de Châteauneuf d'Hauterive, dans l'hôtel d'Angoulême, où elle a été élevée par la duchesse de ce nom, qui l'a toujours considérée non-seulement comme sa parente, mais comme sa propre fille. » Des relations d'amitié existaient déjà entre les deux familles; car nous avons trouvé, dans le répertoire d'autographes que

de Sagonne l'Aubespine, de la marquise de Champvallon, du duc de Mortemart, des marquises de Montespan et de Thiange, des Matignon, Villeroy, Médavy, Grancey et Senneterre, de Colbert, de Louvois et de Seignelay, du comte du Lude, etc. Mlle d'Hauterive, qui avait perdu son père en 1670, apportait trois cent mille livres, dans lesquelles la terre de Verrières en Berry comptait pour quatre-vingt-dix mille livres ; plus, vingt mille livres à recouvrer en Hollande, et dix mille livres de pierreries. Sa mère, qui habitait le château de Montrouge près de Paris, avait ajouté soixante-dix mille livres à prendre après son décès. Le douaire était fixé à huit mille livres de rente, avec habitation à la Ferté-Vidame [1].

Les *Mémoires* ne disent mot de la famille où le duc Claude entrait par ce second mariage ; c'était en effet une noblesse un peu trop récente, quoique Tallemant des Réaux répute quelque part la maison de l'Aubespine « la meilleure de Paris. » Son premier auteur connu était Claude de l'Aubespine, avocat au Parlement, bailli de l'abbaye Saint-Euverte d'Orléans, conseiller de cette ville en 1510, échevin en 1516, marié, le 27 février 1507, à Marguerite le Berruyer, dame de la Corbillière [2]. Leur fils, nommé aussi Claude, s'allia encore bourgeoisement, en 1542, avec une fille de Guillaume Bochetel ; toutefois celui-ci était secrétaire d'État, et il passa sa charge à son gendre, qui en remplit les fonctions pendant vingt-cinq ans, avec beaucoup de zèle. Le petit-fils, successivement conseiller au Parlement, maître des requêtes, ambassadeur en Angleterre, conseiller d'État, chancelier de la reine Louise de Lorraine, et enfin chancelier des ordres en 1606, acheva l'élévation de sa famille. Outre le marquis d'Hauterive, père de Charlotte, et le garde des sceaux Châteauneuf, il laissa un fils, qui fut célèbre comme évêque d'Orléans, deux filles, mariées au baron de Leuville et au comte de Vaucelas, et deux autres qui furent abbesses. Les quartiers bourgeois de cette filiation des l'Aubespine étaient compensés, du côté de la marquise d'Hauterive, par de nombreuses alliances de la maison de Volvire, très-ancienne par elle-même, avec celles du Bois de la Roche, de Daillon, Mortemart, Saulx-Tavannes, Montrevel, etc. [3]. Éléonore de Volvire, mariée

---

possède M. Étienne Charavay, la mention d'une lettre affectueuse de Claude de Saint-Simon au marquis d'Hauterive, alors résidant à Bréda.

1. L'original de ce contrat est conservé dans le minutier de M⁰ Galin, notaire à Paris. Une copie se trouve aux Archives nationales, dans le registre des Insinuations Y 226, fol. 93.

2. Selon une autre légende, un certain Gilles, natif du village de l'Aubépine, près Bonneval, en Beauce, fut bailli de Brou en 1337, et son fils Simon, devenu prévôt et maire de Chartres, fut anobli en 1374. (Arch. nat., MM 818, fol. 58 v⁰.)

3. Voyez un tableau des trente-deux quartiers paternels et maternels de Louis de Saint-Simon, dans le dossier Ronvroy, au Cabinet des titres, fol. 51 v⁰ et 146. On trouvera de nombreuses généalogies ou pièces, avec plusieurs portraits des l'Aubespine, soit dans le dossier de cette famille, soit dans le ms. Clairambault 1126, fol. 121-247. La Chesnaye des Bois a inséré une

le 17 novembre 1631 au marquis d'Hauterive[1], était fille de Philippe de Volvire, marquis de Ruffec, et d'Aymerie de Rochechouart, sœur du marquis de Mortemart et tante du premier duc de ce nom. Philippe de Volvire était mort le 19 août 1604, des suites d'un duel où il avait tué Fontaines-Chalandray, laissant un fils, une fille, qui fut abbesse, et Éléonore. Le fils, Henri de Volvire, mourut d'horreur d'avoir fait assassiner son oncle l'abbé de la Couronne, à l'instigation de Louis XIII : c'est du moins ce que raconte Tallemant des Réaux[2]. Restée ainsi seule héritière, Éléonore de Volvire apporta en dot au marquis d'Hauterive le marquisat de Ruffec et les baronnies ou seigneuries d'Aizie, Empuré, Martreuil, Verrières, Charmes, etc. Leur contrat de mariage, confirmé plus tard par le testament de M. d'Hauterive (21 septembre 1669), stipula que l'aîné de leurs fils aurait Ruffec et écartèlerait les armes de Volvire avec celles de l'Aubespine. Ruffec[3] était alors une des terres les plus considérables de l'Angoumois, soit pour le revenu, qui allait à dix-huit mille livres, et les forêts, qui donnaient de magnifiques coupes de haut bois, soit pour la justice, qui comprenait trente-deux paroisses, et la mouvance, qui embrassait plus de cinquante terres nobles. Mais le fils aîné, à qui ce marquisat devait faire retour, Charles de l'Aubespine, déjà marquis de Châteauneuf-sur-Cher, était, à ce qu'il paraît, un homme de désordre, de très-mauvaise conduite, « ruiné, et, comme le dit notre auteur, plaideur de sa famille[4]. » Son père l'ayant fait légataire universel et étant mort en 1670, le testament devint l'objet d'un premier procès, au cours duquel le Roi, « mal satisfait de la conduite de M. de Châteauneuf, » l'exila à Brive, et l'y maintint rigoureusement depuis le 17 janvier 1677 jusqu'au 12 mai 1693, c'est-à-dire jusqu'après la mort de Claude de Saint-Simon[5]. Pendant ce temps, le marquis fut mis en possession de son legs, qui s'éleva à cinq cent soixante mille livres, sans compter cent mille écus qu'il avait eus en dot, comme sa sœur. Mais Mme d'Hauterive, craignant que la terre patrimoniale de Ruffec n'eût le même sort que celles de Châteauneuf et d'Hauterive, en Berry, déjà vendues à Colbert par ce dissipateur[6], se hâta de passer une vente fictive au profit de la duchesse de Saint-Simon : celle-ci fut censée acquérir le

bonne généalogie de la maison de Volvire dans le tome XV de son *Dictionnaire de la Noblesse*, p. 633-638, à côté de la généalogie de Saint-Simon.
1. Voyez « deux ou trois plaisants contes » sur M. d'Hauterive, dans les *Historiettes de Tallemant*, tome I, p. 492-493.
2. *Historiettes*, tome IV, p. 212.
3. Ruffec était venu aux Volvire, en 1356, par une héritière des anciens comtes d'Angoulême. C'est aujourd'hui une ville de plus de trois mille habitants. Voyez ci-dessus, p. 213, note 4.
4. Voyez ci-dessus, p. 25, note 1.
5. Voyez les lettres de cachet dans les registres de la Maison du Roi, aux Archives nationales, O¹ 21, fol. 12 v°; 21, 03 v° et 283 v°; 27, fol. 197; 37, fol. 109 v°; et les lettres écrites au ministre par le marquis et par l'intendant de Limoges, dans le ms. Clairambault 1126, fol. 155-165.
6. Colbert acheta ces deux terres en 1679, et établit un haras à Hauterive.

marquisat de Ruffec moyennant une somme de cinq cent mille livres[1]. Ce fut l'occasion d'une nouvelle procédure, qui se joignit à celles dont Mme de Saint-Simon ou Mme d'Hauterive avaient déjà obtenu l'évocation. Du fond de son exil, le marquis, frustré dans ses droits ou ses espérances, s'adressa au Roi lui-même, accusa Mme de Saint-Simon d'avoir circonvenu leur mère, aveugle et âgée de quatre-vingts ans, et s'opposa à ce que la Chambre des comptes délivrât acte de l'hommage que la duchesse s'était hâtée de rendre, le 30 avril 1683, pour sa nouvelle acquisition. Le procès fut repris encore plus tard, après la mort de Mme d'Hauterive, par M. de Châteauneuf et par Mme de Champvallon, sa sœur[2]; néanmoins Ruffec resta à la duchesse douairière de Saint-Simon, et l'on sait que notre auteur, aimant beaucoup cette terre, en fit prendre le nom successivement à ses deux fils[3].

Les détails que nous venons de donner sur le marquis de Châteauneuf font comprendre aisément que Saint-Simon n'ait pas été tenté de parler de cet oncle plaideur, qui passait, à l'époque où débutent les *Mémoires*, pour avoir mangé plus de cent mille livres de rente et ne subsister que du bien de sa femme ou de quelques pensions[4], non plus que de son fils Louis-François, marquis de l'Aubespine, qui fut aussi processif, aussi chicaneur, à ce qu'il semble[5]. En revanche, quels accents de profonde tendresse et de respectueuse vénération sa piété filiale sait trouver lorsqu'il rencontre quelque souvenir de sa mère[6]!

En 1672, Charlotte de l'Aubespine avait déjà vingt-sept ans; mais Claude de Saint-Simon en comptait plus de soixante-cinq, et le portrait de cette époque le montre fort vieilli. Les mauvais plaisants commencèrent donc à se donner carrière sur cette disproportion d'âge[7]; aussi le duc évita-t-il résolûment le séjour de la cour, où pourtant sa propre situation et les alliances de sa femme, surtout sa proche parenté avec Mme de Mon-

1. Acte passé le 14 septembre 1682, devant le notaire Arouet.
2. Voyez les mss. Clairambault 1126, fol. 168-170, et 1218, fol. 98-106.
3. Sa petite-fille le vendit, en décembre 1762, au fameux comte Charles-François de Broglie, qui y fut exilé, comme jadis l'avaient été les Châteauneuf, dans un vieux château féodal dont on voit encore les restes.
4. Papiers du P. Léonard, MM 825, fol. 141.
5. Ce marquis de l'Aubespine reprit, en 1705, une instance commencée par sa mère, pour se faire rembourser par la duchesse douairière, sur les revenus de Ruffec, les sommes que Louis de Saint-Simon avait payées aux créanciers d'Éléonore de Volvire avec les deniers dotaux de sa propre femme. Notre auteur n'en sortit qu'en 1713, en payant cinquante mille écus à son cousin germain. Voyez une lettre du tome XIX de l'édition de 1873, p. 263.
6. Ci-dessus, p. 214. Comparez le début des *Mémoires*, p. 23 et 25.
7. 　　　　La duchesse de Saint-Simon
　　　　　Est fort belle et fort agréable ;
　　　　　Elle a épousé un barbon,
　　　　　Et l'on dit qu'il est redoutable.
　　　　　La duchesse a du dépit, etc....
　　　　　　　　(Chansonnier, ms. Fr. 12687, p. 24.)

tespan, leur eussent assuré un bon rang à l'un et à l'autre : il « ne la voulut que pour lui, » et s'assura ainsi le bonheur domestique [1].

Quelques faits seulement, parmi ceux qui concernent les relations du duc Claude avec la cour, pendant les vingt dernières années de sa vie, peuvent être relevés ici. Nous dirons, par exemple, qu'en mai 1675 et en septembre 1677, il reçut à Blaye et traita magnifiquement le jeune duc du Maine, allant aux bains de Barèges ou en revenant, sous la conduite de la fidèle Mme Scarron [2], et cela fera souvenir que, selon les *Mémoires*, le gouvernement de Blaye tenta, en 1691, l'avidité du comte d'Aubigné, frère de la toute-puissante marquise, mais que cette demande fut fort mal accueillie du Roi [3]. En effet, une lettre de Mme de Maintenon (que l'éditeur, il est vrai, a mal classée [4]) contient cette phrase : « Je ne crois pas que vous ayez Blaye, à moins que le Roi ne change de vues là-dessus. » Le Roi avait promis au duc de réserver Blaye à son héritier.

On a vu que Claude et son frère aîné furent longtemps les deux seuls chevaliers du Saint-Esprit qui survécussent du règne de Louis XIII : « chose sans exemple dans aucun ordre [5]. » L'un et l'autre furent chargés de recevoir les preuves de quelques-uns des chevaliers nommés par Louis XIV. En 1686, Claude présenta le prince de Conti, avec le duc de Chaulnes, et peu s'en fallut même qu'il ne suppléât M. de Luynes pour le duc du Maine, ce qui préoccupa beaucoup, durant quelques jours, le jeune vidame de Chartres [6]. En 1688, il fut associé à Montausier pour recevoir les preuves du duc de Vendôme, et à Beringhen pour examiner celles de Charles d'Aubigné. M. de Vendôme, « accoutumé aux négligences avantageuses, » ne songeait point à faire à ses commissaires la visite de convenance : ils s'en plaignirent, et Louvois, comme chancelier de l'Ordre, trouva un moyen de faire venir le duc chez eux [7]. Quant aux preuves du comte d'Aubigné, la publication récente d'une partie des pièces recueillies par Clairambault [8] a fait con-

---

1. Ce doit être uniquement pour parer à certaines éventualités des innombrables procès dont il a été parlé plus haut, qu'ils obtinrent, le 16 mai 1677, une séparation de biens.

2. *Correspondance générale de Mme de Maintenon*, tome I, p. 276 et 352.

3. *Mémoires*, ci-dessus, p. 136.

4. Lavallée (*Correspondance générale*, tome II, p. 63) a daté cette lettre d'août 1679, sans s'apercevoir qu'il y était parlé de Pontchartrain comme contrôleur général. On peut donc la reporter au mois d'avril 1691, temps où le duc de Saint-Simon avait été malade, et même tenu pour mort (ci-dessus, p. 132, note 2).

5. Ci-dessus, p. 151. — 6. *Mémoires*, tome X, p. 221.

7. Addition au *Journal de Dangeau*, 28 décembre 1688, tome II, p. 239.

8. Article de M. Sandret, dans la *Revue historique-nobiliaire*, année 1875, p. 125-136 ; article de M. H. Bordier, dans le *Cabinet historique*, mars 1877, p. 81-97.

naitre par quels moyens Mme de Maintenon et son frère essayèrent de se procurer les preuves de noblesse voulues, pourquoi les deux généalogistes d'Hozier et Chauvry se renvoyèrent de l'un à l'autre la responsabilité de preuves qu'ils savaient fausses, et comment, en un mot, il est bien difficile que cette fausseté n'ait pas été connue des deux commissaires, ce qui ne les empêcha pas de déclarer la famille du nouveau chevalier « une des plus considérables de la province d'Anjou, pour l'ancienneté de son origine[1]. »

En 1690, le duc de Saint-Simon[2] perdit son frère et hérita de ses gouvernements, mais non de sa fortune personnelle, car la veuve, selon l'expression des *Mémoires*[3], sut « prendre les biens et laisser les dettes » aux héritiers naturels de son mari. Seule, la terre patrimoniale du Plessis-de-Rasse revint peut-être, pendant quelque temps, au duc, car le *Mercure* et Dangeau racontent qu'un mois après la mort du marquis, le Roi fit à son frère l'honneur de dîner au Plessis en allant à Compiègne le 28 février 1690[4], puis, au retour, passa en revue les régiments d'Asfeld et de Königsmarck dans la prairie qui faisait face au château[5]; mais le Plessis ne resta pas aux mains de M. de Saint-Simon,

1. La filiation qu'on leur présenta était de vingt degrés, remontant jusqu'en 1060. Elle se trouve au Cabinet des titres, dossier AUDIGNÉ, fol. 106-113.

2. Voyez ci-dessus, p. 142.— Charles de Saint-Simon mourut au Plessis-de-Rasse, le 25 janvier, « environ neuf heures du soir, » âgé de quatre-vingt-neuf ans et sept mois. Sa veuve se retira aussitôt à la Versine, où les échevins de Senlis allèrent la complimenter dans la matinée suivante. Le 27, de bonne heure, les entrailles du défunt furent ensevelies dans le chœur de l'église de Chamant, après un service solennel. Après midi, la ville vint rendre les honneurs au corps, qui était embaumé et exposé dans une petite salle voisine de la chapelle du château. Les obsèques solennelles eurent lieu à Senlis, le samedi 31, au soir. La porte de l'hôtel de ville et les deux principales entrées de la porte Saint-Rieul avaient été tendues de noir, avec les armes de Saint-Simon et celles de la ville. Le corps, escorté par cinquante paroissiens de Chamant portant chacun un flambeau ardent, fut reçu par les échevins en deuil, accompagnés des officiers royaux et précédés de douze pauvres de l'hôpital général et des quatre petits officiers porte-casaques de la ville, chacun tenant un flambeau de cire blanche. À l'église cathédrale, le corps fut descendu dans la sépulture des Saint-Simon, après les vigiles dites. Le jour suivant, une grand'messe fut célébrée, en présence des trois chapitres, des huit paroisses et de toutes les communautés religieuses, par M. des Lyons, doyen et théologal. L'oraison funèbre fut prononcée par un prêtre de la Mission, principal du collège, qui « s'en acquitta très-bien. » (Notes communiquées par M. Flammermont, d'après le registre de l'hôtel de ville de Senlis BB 7, fol. 213-215. — Registres paroissiaux de Chamant.)

3. Ci-dessus, p. 142, et tome I, éd. 1873, p. 245.

4. *Journal de Dangeau*, tome III, p. 71, d'après le *Mercure*, mars 1690, p. 251-252.

5. *Mercure*, mars 1690, p. 259, et *Dangeau*, tome III, p. 73.

quoique ce pût être une résidence utile pour un gouverneur de Senlis : les créanciers en poursuivirent la vente, et ils le firent acheter au prix de trente-cinq mille livres (la terre ne donnait que mille livres de revenu)[1], par le financier Maximilien Titon, entrepreneur de la manufacture d'armes du faubourg Saint-Antoine, qui en fit don à un de ses fils cadets, récemment reçu maître des comptes[2]. Quant aux autres terres, la Versine, qui était la demeure la plus habituelle de M. et Mme de Saint-Simon, fut vendue aussi à la requête des créanciers et achetée par Monsieur le Prince; Pont-Sainte-Maxence et les petites seigneuries voisines passèrent peu de temps après, par la mort de la marquise[3], à ses légataires MM. de Crussol d'Uzès, et de là aux la Vallière.

Sans nous arrêter sur la dernière partie de l'existence du duc Claude, où bien des détails eussent permis de caractériser sa physionomie et de contrôler l'exactitude du portrait fait par son fils[4], nous nous bornerons à faire connaître les principales pièces relatives à sa succession, en commençant par la donation universelle entre-vifs qu'il signa, la veille même de sa mort, le 2 mai 1693, au profit de son fils[5]. Cet acte, passé devant M⁰ le Roy le jeune, notaire au Châtelet, dans l'hôtel de la rue Saint-Père[6], dit que le duc, « se voyant dans un âge avancé, voulant se décharger du soin de ses affaires et, en même temps, donner des témoignages de l'amitié qu'il a toujours eue pour Messire Louis de Saint-Simon, vidame de Chartres, fils unique de lui et de très-haute et très-puissante dame Madame Charlotte de l'Aubespine de Châteauneuf, marquise de Ruffec, son épouse, et marquer audit seigneur son fils la satisfaction qu'il a de sa bonne conduite et des respects et obéissance qu'il lui a toujours rendus, et qu'il espère qu'il continuera de lui rendre, a, par ces présentes, de sa franche et pleine volonté, donné et donne par donation entre-vifs pure et simple.... audit seigneur Louis de Saint-Simon, vidame de Chartres, son fils unique et seul présomptif héritier, mineur émancipé d'âge, demeurant audit hôtel sus déclaré, à ce présent et accepté (sic), assisté

1. Ms. de l'abbé de Dangeau, Fr. 22 763, fol. 218 v°.

2. Jean-Jacques Titon, seigneur du Plessis et de Chamant, reçu maître des comptes le 18 septembre 1692, puis pourvu de la charge de grand maître des eaux et forêts au département du Berry, et mort le 6 mars 1740. C'était un des frères du littérateur Éverard Titon du Tillet. Leur père possédait la terre d'Ognon, à côté de Senlis, et acheta le Plessis le 18 février 1691, des mains du curateur créé à la succession vacante (Arch. nat., P 21, n° 1446).

3. 19 avril 1695.

4. On trouvera des renseignements intéressants sur les grâces pécuniaires et les faveurs que Saint-Simon obtenait malgré sa retraite de la cour, et sur les spéculations financières, dans la *Notice biographique* que résume cet appendice.

5. Voyez ci-dessus, p. 133 et note 3.

6. L'acte dit : *rue Taranne*. La situation de l'hôtel justifie cette confusion de noms, qu'on retrouve très-fréquemment.

de M⁰ Claude-François Chérier, procureur en Parlement, son curateur et
tuteur nommé, en tant que besoin seroit, à l'effet d'accepter conjointement avec lui toutes donations.... suivant la sentence du Châtelet de ce
jourd'hui.... tous et chacuns les biens meubles, acquêts, immeubles, propres et autres biens généralement quelconques, même tous droits et
actions rescindantes et rescisoires, de quelque nature qu'elles soient ou
puissent être, qui appartiennent présentement audit seigneur duc de Saint-
Simon, et qui se trouveront lui appartenir au jour de son décès ; dans
lesquels biens immeubles sont compris la terre et duché et pairie de Saint-
Simon, les terres et châtellenie de la Ferté-Ernault et de Beaussart, le
vidamé de Chartres, le fief de la Comtau et Marais de Saint-Simon en
Guyenne, et domaine engagé de Vitrezay, la maison et jardins appelés
la Cassine, le fief de Saint-Louis de la Rochelle, et la maison de Versailles appartenant audit seigneur donateur, située dans l'avenue de
Saint-Cloud ; toutes lesdites terres, seigneuries et maisons, avec leurs
circonstances et dépendances et annexes ; et généralement tous les autres
biens et droits.... même toutes les sommes qui peuvent être dues audit seigneur donateur par ses fermiers, receveurs et autres débiteurs....
Et pour la plus grande sûreté et validité de la présente donation, il sera
fait incessamment un bref état et inventaire, prisée et estimation des
meubles meublants, vaisselle d'argent et autres effets mobiliers appartenant présentement audit seigneur donateur, et qui sont dans lesdites
maisons de Paris et Versailles, château de la Ferté, citadelle de Blaye
et maison de la Cassine ; même, description sommaire et inventaire des
titres et papiers appartenant audit seigneur, autres toutefois que des
titres honorifiques et anciens papiers de sa famille et des titres concernant les droits desdites terres et seigneuries, que ledit seigneur entend
être délivrés sans inventaire audit seigneur vidame de Chartres, son fils,
par toutes personnes qui en peuvent être chargées.... Pour, par ledit
seigneur vidame de Chartres, jouir, ordonner, faire et disposer desdits
biens,... à l'exception toutefois desdits meubles meublants et vaisselle
d'argent, dont la jouissance ne commencera que du jour du décès dudit
seigneur donateur.... Cette donation entre-vifs faite à la condition expresse de, par ledit seigneur vidame de Chartres, payer et acquitter
toutes les dettes mobilières et immobilières dudit seigneur duc de
Saint-Simon dont lesdits biens sont présentement chargés, et de continuer les rentes constituées et autres charges annuelles qu'il doit....
Bien entendu toutefois qu'en la présente donation ne sont point compris
les pensions et appointements des gouvernements et charges dudit
seigneur duc de Saint-Simon, donateur, qui en jouira pendant sa
vie ¹.... »

---

1. Cette donation fut enregistrée au registre des Insinuations du Châtelet, le mardi 5 mai. (Arch. nat., Y 261, fol. 269 v°.) L'original, signé : LE DUC
DE SAINT-SIMON, et LOUIS DE SAINT-SIMON, VIDAME DE CHARTRES, est conservé dans
le minutier du notaire ; voyez ci-contre, p. 485, note 3.

Le duc mourut le jour suivant. Comme le disent les *Mémoires*[1], il était urgent d'obtenir la transmission à son fils des divers gouvernements qu'il possédait, et que plus d'un courtisan convoitait : on cacha sa mort pendant les quelques heures nécessaires aux démarches du vidame[2]; mais le jour même, 4 mai, la duchesse fit procéder régulièrement à l'apposition des scellés, puis à leur levée immédiate, et les notaires commencèrent tout aussitôt l'inventaire du mobilier qui garnissait l'hôtel[3]. Ils s'y reprirent à deux fois et travaillèrent pendant un mois et demi; car les créanciers, prévenus trop tard et n'ayant pu intervenir que le 19 mai, obtinrent qu'il fût procédé à une nouvelle apposition de scellés et à un récolement général[4] : les premières opérations avaient été faites très-légèrement, sans doute pour qu'elles fussent terminées avant le départ du jeune héritier.

Cet inventaire fut dressé à la requête de la duchesse, « non commune en biens et créancière de la succession, » et de son fils, émancipé d'âge depuis le 23 avril précédent. C'est pour nous une pièce des plus cu-

1. Ci-dessus, p. 134-136.

2. « L'on a caché un jour la mort du duc de Saint-Simon, afin que son fils eût le temps de demander ses gouvernements. Le Roi les lui accorda le plus obligeamment qu'il se puisse. Celui de Blaye lui est extrêmement nécessaire pour faire valoir les marais qu'il a dans le voisinage et qui, par ce moyen, lui valent jusques à quarante mille livres de rente. Ce jeune duc jouira de plus de cent mille livres de rente l'année prochaine, parce que, ayant atteint sa vingtième année, les biens de sa sœur du côté de père, la duchesse de Brissac, lui reviendront. C'est, je crois, l'Hôtel-Dieu qui en jouit en attendant. » (Papiers du P. Léonard, MM 827, fol. 142.) Comparez le *Journal de Dangeau*, tome IV, p. 278-279.

3. Cette pièce et tous les autres actes passés à partir de 1693 nous ont été très-obligeamment communiqués par Mᵉ Galin, successeur actuel du notaire Claude le Roy, lequel, ayant reçu de son prédécesseur François Arouet, père de Voltaire, la clientèle des Saint-Simon, la conserva jusqu'en 1720.

4. Ces créanciers étaient des gens considérables : les conseillers d'État Pussort et de Fieubet, Claude-Henri Dorieu, conseiller au Parlement, la marquise de Saint-Simon, la comtesse de Chavigny, etc. Saint-Simon dira (voyez notre tome II, p. 78) qu'ils voulurent « mettre le feu à ses affaires, » encore qu'il n'y eût « aucune dette criarde, » et qu'il dut se faire donner, quelques mois plus tard (le 30 octobre), les lettres d'État qui sauvèrent les ducs et pairs en 1694. Voici en quels termes le P. Léonard (ms. MM 827, fol. 142) raconte l'intervention des créanciers : « Après la mort de son mari, la duchesse fit apposer le scellé, et, un jour ou deux après, le lever et clore l'inventaire. Les créanciers voulant s'opposer, on leur dit qu'ils étoient venus trop tard. M. Pussort, qui en étoit un, présenta requête en demandant un nouveau scellé. On le lui a permis. Cette duchesse chargea M. de Pontchartrain, secrétaire d'État et contrôleur général, d'une requête contre cet arrêt. Ce ministre la rapportant au conseil des finances, M. Pussort, qui étoit présent, sourit pendant le rapport et dit au Roi : « La « personne dont on se plaint et qu'on accuse d'être chagrine, c'est moi. » M. de Pontchartrain reprit sa requête et n'en parla plus. »

rieuses, en ce qu'elle décrit l'intérieur où venait de s'écouler la jeunesse du vidame.

L'hôtel [1], par lui-même, n'avait rien de remarquable; il n'était point d'ailleurs la propriété des Saint-Simon, qui n'en avaient que la location depuis le jour où le duc Claude, vendant sa charge de premier écuyer, avait quitté le Petit-Bourbon [2]. L'ameublement des principales pièces était très-simple et se ressentait de l'âge du vieux duc ou de la rareté de ses séjours à Paris; la plupart des meubles les plus précieux, lits, tentures, étoffes, dont la description ne serait pas sans intérêt pour l'antiquaire, se trouvaient resserrés, entassés dans le garde-meuble. La chambre où Claude de Saint-Simon venait de mourir, et qui donnait sur la cour, était tendue de brocatelle, avec un lit de damas vert à franges d'or. La grande salle de réception, donnant sur la rue Taranne, avait pour tenture une tapisserie de haute lisse de Flandre représentant une « histoire profane, » sur laquelle se détachaient d'une part le tableau de *Pomone* donné en 1632 par le duc de Montmorency, d'autre part une *Vierge*, munis tous les deux de rideaux de taffetas vert. La cheminée avait pour toute garniture, comme on le voit si souvent dans les portraits et les descriptions de ce temps-là [3], six tasses et gobelets de porcelaine de la Chine, entremêlés de trois vases de cristal à monture de vermeil. Dans un coin, se trouvait une table de trictrac.

A côté de la grande salle, mais donnant sur la cour, la chambre de la duchesse et un grand cabinet qui y attenait, et qui servait à la réception, étaient mieux meublés. On y remarquait de nombreux tableaux, presque tous sujets de dévotion, et beaucoup de miniatures du même genre, peintes par Mme de Saint-Simon elle-même.

Le jeune vidame de Chartres occupait, au second étage, sur la cour, une chambre et un cabinet d'étude. La chambre était aussi simple que celle de son père : tenture de verdure de Flandre, meubles de noyer, une table et deux guéridons, trois fauteuils garnis de brocard brun à fleurs or et argent, ou blanc à bandes violettes, or et argent; quatre autres fauteuils et trois chaises, recouverts de housses de serge verte; deux fauteuils « de commodité » de damas rouge; un petit « respect » couvert de tapisserie façon d'Angleterre, un petit guéridon de bois peint façon de la Chine, un petit corps de cabinet à quinze tiroirs, un petit coffre de toilette de bois de violette garni de cuivres dorés, un paravent

1. Cet hôtel a été détruit tout récemment, afin de faire place au boulevard Saint-Germain. L'occasion nous a semblé favorable pour rappeler à qui de droit que la ville de Paris n'avait jamais pensé au nom de Saint-Simon lorsqu'il y avait eu lieu de chercher une dénomination pour quelque voie nouvelle, et que le quartier où s'écoula la vie tout entière du grand écrivain serait heureux de voir enfin réparer un oubli aussi regrettable.

2. Ci-dessus, p. 194 et 453. Voyez la *Topographie historique du vieux Paris*, par Berty et Tisserand, tome III, p. 223.

3. Voyez les *Lettres inédites de Mme de Sévigné*, publiées par M. Capmas, tome II, p. 177.

de serge rouge, un miroir de trente pouces sur vingt, garni d'ébène et de cuivres dorés, une garniture de feu de cuivre argenté. Dans un coin, un petit lit « brisé » d'armée garni de ses sangles, un sommier de crin, deux matelas remplis de laine et couverts de futaine et de toile, un traversin de coutil rempli de plume, une couverture de laine blanche, le tour du lit de damas vert, etc. Dans un autre coin, une couche à hauts piliers de noyer, avec ses rideaux en bandes de tapisserie d'Angleterre, laine et soie, et de moire feuille-morte, doublés de damas blanc. Sur les murs, deux tableaux représentant une *Vierge* et un paysage, deux girandoles de cuivre argenté, à garnitures de cornaline et d'agate blanche; enfin trois coquilles et trois petites tasses de porcelaine sur la cheminée.

Le cabinet d'étude, tendu de brocatelle de Venise à bandes rouges et noires, avait pour ornements une *Sainte Catherine de Sienne* et une *Mort de Sénèque*, douze cartes de géographie, un baromètre de bois doré, deux sphères de carton.

A côté de la chambre du vidame était celle de son gouverneur.

Ses livres composaient une petite bibliothèque, dont le catalogue, quoique dressé fort incorrectement par le notaire, fait assez bien connaître la direction donnée à ses études.

Histoire de l'Église.
Imitatio Christi.
Introduction à la vie dévote.
Catéchisme de Grenade.
Œuvres de Grenade.
Œuvres de Ronsard.
Essais de Montaigne.
Tableaux de Philostrate.
Histoire romaine.
Théâtre de Corneille.
Histoire d'Espagne.
Métamorphoses d'Ovide.
Fortification nouvelle, par Freitag.
Les Figures de la Bible.
Les Métamorphoses d'Ovide en rondeaux.
Charles IX.
Histoire du Luthéranisme.
Traité de la Noblesse.
Œuvres des peintres.
Voyages de Tavernier.
Voyages de Pietre de la Vallée.
Annales d'Angleterre.
Recueil de MM. les Pairs.
Stances de vers français, en manuscrit.
Histoire amoureuse des Gaules, en manuscrit.
Lucien.

Cornelius Nepos, ad usum ser. Delphini.
Der Teutsche Hercules.
Description du siége de Vienne.
Clélie.
Astrée.
Pharamond.
Cassandre.
Cléopâtre.
Instructions chrétiennes.
Traité de la Comédie.
Grammaire allemande de Duez.
Grammaire triple de Thomas Finy.
Janua linguarum.
Amurath (en allemand).
État des princes d'Allemagne.
Histoire de Sanson.
Almaïde (roman allemand).
Alphabet allemand.
Miroir de la confession et communion.
Fables d'Ésope.
L'Amoureux européen.
Visions de Quevedo ou Œuvres de Philandre.
Histoire du Grand Mogol.
Histoire de Philippe.
Histoire de France de Mézeray.
Œuvres de Voiture.
Œuvres de Racine.

Quatrains de Pibrac.
Diogène de Laërte.
Pensées diverses.
Œuvres de Molière.
Fables de la Fontaine.
Poésies et contes de la Fontaine.
Billets galants.
Poètes grecs, latins et français.
Réflexions morales de Sénèque.
Discours sur les Pensées de M. Pascal.
Discours de la Conversation.
Conversations.
Colloques de Cordier.
Apologies de Tertullien.
Instruction pour une jeune princesse.
Instruction pour un jeune prince.
Fables de Phèdre.
Liber Psalmorum.
Mémoires de Bassompierre.
Critique de Bérénice.
Dictionnaire italien et français.
Description de l'univers.
Dictionnaire français de Danet.
Dictionnaire latin.
Justinus, ad usum ser. Delphini.
Justinus, variorum.
Petite méthode facile et curieuse de Bretonneau.
Despautère.
Rudiment.
Aserra (sic) *philologica.*
Histoire chronologique des empereurs turcs.
Voyages divertissants (en allemand).

Civilité françoise.
Catéchisme historique.
Nouveau Testament.
Virgile, traduction du P. de la Rue.
Lucain, commenté.
Virgile, commenté.
Florus, commenté.
Histoire poétique.
Indiculus universalis.
Introduction à la géographie.
Synonymes, ou Dictionnaire pour les vers.
Morale de Jésus-Christ, par Dozenne.
Parerga de M. Bachot.
Dictionnaire allemand, français et latin.
Traité du choix et de la conduite des études, par M. l'abbé Fleury.
Lettres de M. de Bongars.
Horace, traduction de Martignac.
Satires d'Horace, traduction du P. Tarteron.
Règles de l'éducation des enfants, par M. Coustel.
Commentaires de César, commentés par M. d'Ablancourt.
Juvénal et Perse, traduction de Martignac.
Juvénal, commenté.
Orationes de Cicéron, commentées.
Œuvres du même auteur, traduction de du Ryer.
Rhétorique de Joannes.
L'art de parler.
Merveilles de la ville de Rome.

L'inventaire et les pièces qui y sont jointes font connaître les noms principaux de la domesticité de l'hôtel : des Essars, écuyer de la duchesse ; Gobert, écuyer du duc, et la Palisse, son secrétaire ; François de la Fontaine, sieur des Fontaines, intendant ; Bassatte, chirurgien ; Mlle Meigret, fille de la duchesse ; enfin deux personnages dont les *Mémoires* parlent plusieurs fois :

L'un est ce gouverneur qui figure dans le récit de la bataille de Nerwinde[1], et à qui l'on peut attribuer l'*Instruction pour le vidame de Chartres* récemment publiée par M. le baron Jérôme Pichon[2]. Ce gouverneur s'appelait René de Gogué, écuyer, sieur de Saint-

1. Ci-dessus, p. 249.
2. Ci-après, appendice V, p. 503.

Jean ; il appartenait à une famille noble du Perche, et son aïeul avait été maître d'hôtel du duc d'Angoulême et gentilhomme ordinaire de la maison du Roi [1]. Il resta attaché à la personne de Louis de Saint-Simon : en 1698, le conseil de famille le nomma encore tuteur spécial pour recevoir le remboursement de la charge de garde du Trésor royal possédée jadis par Nicolas de Frémont.

L'autre commensal de l'hôtel était Guillaume le Vasseur, abbé commendataire de la petite abbaye de Notre-Dame d'Aubepierre, près d'Argenton. Cet abbé, nous dit Saint-Simon, conduisit ses affaires, comme il avait conduit celles de son père, « avec toute l'affection, la capacité et la réputation qui se pouvoit désirer [2]. » Il ne mourut qu'en 1709, après trente années d'un service assidu [3]. Ainsi que le gouverneur Saint-Jean, l'abbé le Vasseur était traité fort familièrement par le vidame de Chartres ; l'un et l'autre eurent l'honneur de signer l'acte de son mariage avec Mlle de Lorge [4], et une chronique du temps [5] fait entendre que l'abbé, ayant la haute main sur la maison du nouveau duc, ne la monta pas aussi brillamment qu'on l'eût désiré.

Un article de l'inventaire qui doit avoir également sa place ici, est celui de l'écurie, contenant, outre quatorze chevaux de voiture, six chevaux de selle et trois de bât, que le jeune vidame emmena, le 19 mai, à l'armée de Flandres, et qui lui servirent à la bataille de Nerwinde [6]. Les remises contenaient : un petit carrosse coupé, aux armes du-

---

1. Le père s'appelait Josias de Gogué, sieur de Moussonvilliers (département de l'Orne). La famille avait pour armes : *d'azur au cygne d'argent, au chef cousu de gueules, chargé de trois croix d'or.* (Cabinet des titres, dossier Gogué.)

2. *Mémoires*, tome VII, p. 151.

3. Le duc et la duchesse de Saint-Simon lui avaient fait donner, en 1686, son abbaye, qui rapportait six mille livres, et l'avaient envoyé à Ruffec pour rétablir l'ordre dans cette terre, depuis longtemps abandonnée et pillée. Il y eut beaucoup de peine, et, à plusieurs reprises, les tenanciers se plaignirent des rigueurs, des cruautés même de certains officiers seigneuriaux employés par lui : on parlait de vassaux condamnés au bannissement, d'homme mangé par les chiens des sergents, etc. Mais l'intendant de la province, M. de Saint-Contest, plus indulgent que ne l'avait été son prédécesseur, M. de Gourgue, répondit que l'abbé était un homme de beaucoup d'honneur et de mérite, fort attaché aux intérêts de son maître, et le secrétaire d'État Châteauneuf étouffa l'affaire. (Arch. nationales, TT 449, et *Correspondance des contrôleurs généraux avec les intendants des provinces*, tome I, n° 198.) Avant cet abbé, Claude de Saint-Simon avait eu pour intendant le financier Grouchy, dont son fils parle aussi en très-bons termes (tome X, p. 105, et Addition au *Journal de Dangeau*, tome XVI, p. 2).

4. *Dictionnaire critique* de Jal, p. 1137.

5. Voyez notre tome II, p. 140, note 2.

6. Ci-dessus, p. 249-250. Les chevaux de selle s'appelaient : *le Barbe*, blanc à tous crins ; *le Petit-Coureur*, bai à courte queue, de six ans, celui sur lequel Saint-Simon fit les trois premières charges ; *le Capitaine*, coureur gris, de sept à huit ans, sans doute ce « très-joli cheval gris » sur lequel il termina

cales, doublé de velours cramoisi, avec trois glaces fixes, coussins et
« estrapontin; » un grand carrosse de même; un autre grand carrosse
à housse de cérémonie; deux chaises de poste, doublées de brocatelle
de Venise aurore et de velours blanc; deux chaises à porteurs.

Pareil inventaire fut fait dans l'hôtel que le duc de Saint-Simon
s'était fait construire à Versailles, avenue de Saint-Cloud, sur un terrain
donné par le Roi en 1685[1]; puis au château de la Ferté, à Blaye, et à la
Cassine, dans le Marais de Saint-Simon. Les estimations du mobilier,
dans ces demeures, s'élevèrent à cinquante et un mille cinq cent
quarante-cinq livres deux sols trois deniers, pour l'hôtel de Paris; trois
mille huit cent cinquante-huit livres dix sols, pour celui de Versailles;
dix-huit mille neuf cent quatre-vingt-dix-huit livres cinq sols, pour la
Ferté; quatre mille quarante-six livres dix-neuf sols, pour Blaye; et
deux mille huit cent vingt-quatre livres quatre sols, pour la Cassine.
Dans l'énumération des créances de la succession, on en remarque une
de quatre cent six mille cinquante-sept livres quinze sols, sur le Roi,
pour la solde avancée à la garnison de Blaye, ou pour l'arriéré des pensions et appointements du duc, représenté par des billets de l'Épargne,
des ordonnances ou des assignations que le Trésor n'avait pas payés[2].

Nous avons dit que le jeune vidame avait été émancipé quelques
jours avant la mort de son père et placé sous l'autorité d'un curateur,
Claude-François Chérier, procureur au Parlement. Ce ne fut que pour
la forme qu'on le pourvut momentanément d'un tuteur honoraire, le
conseiller d'État Jérôme Bignon, et d'un tuteur onéraire, le procureur
Nicolas Sauvage. Son curateur resta seul chargé de diriger toutes ses
affaires litigieuses, et notamment les procès dont il avait déjà une assez
grande quantité; l'un d'eux ne tarda pas d'ailleurs à aboutir heureusement à un arrêt du parlement de Rouen, qui condamna les créanciers
du duc de Brissac à lui rembourser quatre-vingt-douze mille livres[3].

Le 18 mai, à la veille de partir pour l'armée, Louis de Saint-Simon
passa une procuration générale au nom de sa mère, et, le 9 juillet suivant, étant au camp de Lesheylesem (sic), il passa encore, par-devant
les greffiers de la maréchaussée des armées de Flandres, une procuration
pour prendre livraison des titres de la succession paternelle[4].

la journée; le Normand, gris pommelé de six ans; le Polacre, courtaud
gris; la Délicieuse, jument baie de six ans. Les courtauds ne furent estimés
que deux cent cinquante livres, et les autres trois cents. Les chevaux gris
avaient probablement fait partie de l'équipage du vidame, lorsqu'il était entré
dans la première compagnie des mousquetaires.

1. Brevet du 18 janvier 1685. L'inventaire fut fait le 5 mai 1693, par Bobière
de Chars, greffier de la prévôté de l'hôtel du Roi. Louis de Saint-Simon
conserva cet hôtel jusqu'en 1755; voyez l'Histoire des rues de Versailles,
par M. le Roi, p. 235.

2. Voyez ci-dessus, p. 469-470.

3. Cabinet des titres, dossier ROUVROY, pièces originales.

4. Actes signés : LOUIS DUC DE SAINT-SIMON, dans le minutier de Mᵉ Galin.

Ce ne fut qu'au printemps suivant, le 5 mars 1694, qu'il rendit hommage entre les mains du chancelier, pour son duché, pour les fiefs de Saint-Louis et du Marais de Saint-Simon, et pour la comtau de Blaye[1]. Après cette formalité, il ne lui restait plus qu'à prendre séance au Parlement comme duc et pair; mais on ne pouvait s'y faire recevoir avant l'âge de vingt-cinq ans, et nous verrons qu'il attendit même jusqu'en 1702.

1. Arch. nationales, P 24, n° 1471. Le dénombrement du Marais ne fut présenté que le 16 septembre 1699 (*ibidem*, M 536).

III

LOUIS XIII AU PAS-DE-SUSE,

FRAGMENT HISTORIQUE DE SAINT-SIMON [1].

« On a dérobé à Louis XIII la gloire d'un genre d'intrépidité que n'ont pas tous les héros. Les Alpes étoient pleines de peste : le Roi, en y arrivant, se trouva logé dans une maison où elle étoit. Mon père l'en avertit et l'en fit sortir. Celle où on le mit se trouva pareillement infectée. Mon père voulut l'en faire sortir : le Roi, avec une tranquillité parfaite, lui répondit qu'à ce qu'il éprouvoit, il falloit que la peste fût partout dans ces montagnes, qu'il devoit s'abandonner à la Providence, ne penser plus à la peste, et seulement au but où il tendoit ; se coucha, et dormit avec la même tranquillité [2]. Cette grandeur d'âme n'étoit pas à oublier dans ce héros, si simplement, si modestement, si véritablement héros en tout genre. Quel bruit n'eût pas fait un tel trait dans ses successeurs ! Mais sa vie à lui n'étoit qu'un tissu continuel de pareilles actions, variées suivant les circonstances, qui échappoient par leur foule, et dont sa modestie le détournoit saintement d'en sentir tout le mérite.

« Or, voici le *Pas-de-Suse*, tel que mon père me l'a plusieurs fois raconté, qui, entre autres vertus, étoit parfaitement véritable.

« Les barricades, reconnues, furent estimées très-difficiles, et, tôt après, impossibles à forcer : les trois maréchaux [3] et ce qu'il y avoit de

---

1. Voyez ci-dessus, p. 172-175. Cette pièce et la suivante ont été publiées pour la première fois, d'après les originaux que possédait M. André Cochut, dans la *Revue des Deux Mondes*, n° du 15 novembre 1834 (p. 409-421), puis par M. Édouard Fournier, en 1859, dans le tome IX de ses *Variétés historiques et littéraires* (p. 309-335). Il n'est donc pas probable que ce soient celles que Guizot, en cette même année 1834, et, un peu plus tard, Monmerqué et M. Feuillet de Conches signalèrent, l'un au Comité historique, les deux derniers à la Société de l'Histoire de France, comme faisant encore partie du Dépôt des affaires étrangères. (*Bulletin de la Société de l'Histoire de France*, 1845, p. 290.) Nous n'avons pu savoir ce que les manuscrits étaient devenus au sortir des mains de M. Cochut.

2. L'historien le Vassor (tome III, p. 455) rapporte qu'en juin 1630, Saint-Simon était de service auprès de Louis XIII, lorsque celui-ci coucha à Argentine, au milieu des habitants pestiférés.

3. Ces trois maréchaux étaient Schonberg, Créquy et Bassompierre. Voyez les *Mémoires de Richelieu*, tome I, p. 607. Richelieu dit qu'il tint conseil avec Créquy et Bassompierre, et que le régiment dauphinois de Sault, où la plupart des officiers étaient du pays, fut chargé, avec de bons guides, de prendre un chemin particulier.

plus distingué après eux, ou en grade, ou en mérite et connoissance,
furent de cet avis, et, pour le moins autant qu'eux, le cardinal de Richelieu. Ils le déclarèrent au Roi, qui en fut très-choqué, et plus encore
quand le Cardinal lui représenta la nécessité d'une prompte retraite, par
les raisons des lieux, des logements, des vivres, de la saison, qui feroient
périr l'armée. Ils redoublèrent, et, comme le Cardinal vit qu'il ne gagnoit
rien sur l'esprit du Roi, qui faisoit plutôt des voyages que des promenades
continuelles parmi les neiges et les rochers, pour s'informer et reconnoître par lui-même des endroits et des moyens d'attaquer ces retranchements, le Cardinal eut recours à un artifice par lequel il crut venir
à bout de son dessein. Le Roi, logé dans un méchant hameau de quelques maisons, y étoit presque seul, faute de couvert pour son plus nécessaire service, mais gardé d'ailleurs pour sa sûreté : le Cardinal, de
concert avec les maréchaux et les principaux de la cour, fit en sorte
que, sous prétexte de la difficulté des chemins, le Roi fût abandonné à
une entière solitude dès que le jour commenceroit à tomber : ce qui,
en cette saison, et dans ces gorges étroites, étoit de fort bonne heure,
ne doutant pas que l'ennui, joint à l'avis unanime, ne l'engageât enfin
à se retirer.

« L'ennui n'y put rien, mais il fut grand. Mon père, qui étoit dans
ce même hameau tout près du Roi, dont il avoit l'honneur d'être premier gentilhomme et premier écuyer, à qui le Roi se plaignit de sa
solitude et de l'affront que lui feroit recevoir une retraite après s'être
avancé jusque-là pour le secours de M. de Mantoue, qui, malgré sa protection, se trouveroit livré aux Espagnols et au duc de Savoie, mon
père, dis-je, imagina un moyen de l'amuser les soirs. Le Roi aimoit fort
la musique : M. de Mortemart avoit amené dans son équipage un nommé
Nyert [1], qui la savoit parfaitement, qui jouoit très-bien du luth, fort à
la mode en ce temps-là, et qu'il accompagnoit de sa voix, qui étoit très-
agréable. Mon père demanda à M. de Mortemart s'il vouloit bien qu'il
proposât au Roi de l'entendre. M. de Mortemart non-seulement y consentit, mais il en pria mon père, et ajouta qu'il seroit ravi si cela pouvoit contribuer à quelque fortune pour Nyert. Cette musique devint
donc l'amusement du Roi, les soirs, dans sa solitude, et ce fut la fortune de Nyert et des siens.

« Le Roi, continuant ses pénibles recherches et ses infatigables caval-
cades, trouva enfin un chevrier, qu'il questionna si bien, qu'il en tira
ce qu'il cherchoit depuis si longtemps. Il se fit conduire par lui sur les
revers des montagnes, par des sentiers affreux, d'où il découvrit les barricades à plein, qui, d'où il se trouvoit, lui étoient inférieures et très-
proches. Il examina bien tout ce qui étoit à remarquer, longea le plus
qu'il put cette crête et ces précipices, descendit et tourna de très-près
la première barricade, forma son plan, l'expliqua à mon père, qui se
trouva presque le seul homme de marque à sa suite, parce qu'on le

1. Voyez ci-dessus, p. 171, note I.

vouloit laisser solitaire et s'ennuyer en ces pénibles promenades ; revint enfin à son logis, résolu d'attaquer [1].

« Le lendemain, ayant mandé de très-bonne heure les maréchaux et quelques officiers de confiance, il les mena partout où il avoit été la veille, leur expliqua son plan, qu'il avoit rédigé lui-même le soir précédent [2]. Les maréchaux et les autres officiers ne purent disconvenir que, quoique très-difficile, l'attaque étoit praticable et savamment ordonnée. Le Cardinal ne put ensuite s'y opposer seul, et fut même bien aise qu'elle se pût exécuter : ce qui fut le lendemain, parce qu'il falloit un jour pour les dispositions et les ordres. Le Roi y combattit en grand capitaine et en valeureux soldat, grimpant, l'épée à la main, à la tête de tous, quelques grenadiers seulement devant lui, et franchissant les barricades à mesure qu'il y gagnoit du terrain; se faisant pousser par-derrière pour grimper sur les tonneaux et les autres obstacles ; donnant cependant ordre à tout avec la plus grande présence d'esprit et la tranquillité d'un homme qui, dans son cabinet, raisonne sur un plan de ce qu'il faut faire. Mon père, qui eut l'honneur de ne quitter pas ses côtés d'un instant, ne parloit jamais de cette action de son maître qu'avec la plus grande admiration [3]. »

1. Bassompierre (*Journal de ma vie*, tome IV, p. 8) raconte que ce fut lui-même et M. de Créquy qui, assistés des maréchaux de camp, le 5 mars 1629, avant l'arrivée du Roi, arrêtèrent les plans d'attaque et résolurent « que les deux ailes feroient monter deux cents mousquetaires chacune contre les montagnes, tant qu'ils auroient gagné l'éminence sur les gardes des barricades, et qu'ils les auroient outre-passées. Cela fait, au signal que nous donnerions, ils feroient leur décharge par-derrière la barricade, comme nous l'attaquerions par-devant avec les deux régiments des gardes. Que le comte de Sault (François de Bonne de Créquy, plus tard duc de Lesdiguières), avec son régiment, iroit passer au-dessous de Jallasse *par des chemins extravagants, que les paysans lui montreroient*, et viendroient ensuite descendre dans Suse et prendre les ennemis par-derrière.... » Vittorio Siri, dont le récit, dans ses *Memorie recondite*, tome VI (1679), p. 607 et suivantes, est fort détaillé, mais ne s'accorde pas plus que les autres avec le récit de Saint-Simon, dit aussi que le passage par les montagnes fut indiqué au comte de Sault ; mais il paraît suivre le texte de Bassompierre, publié dès 1665. Ce qui est plus concluant, c'est que ni le *Mercure françois*, ni l'historiographe royal Charles Bernard (*Histoire de Louis XIII*, livre XIII, p. 150 et suivantes) n'attribuent la découverte au Roi.

2. Les *Mémoires de Richelieu*, eux aussi, contiennent un récit très-différent, qu'il est nécessaire de comparer à celui-ci.

3. Si Bassompierre revendique pour lui et Créquy tout l'honneur du plan d'attaque, il ne conteste aucunement la vaillance du Roi et l'intrépidité des volontaires que conduisoit le duc de Longueville, et qui, selon le *Mercure françois* (tome XV, p. 127), avaient pour chefs de file les ducs de la Trémoïlle et d'Halluin, MM. de Liancourt, de Brezé et de Saint-Simon. « Une canonnade, dit Bassompierre (p. 12-13), donna à nos pieds, qui nous couvrit tous de terre.... Je n'en aperçus pas un qui fît aucun signe d'étonnement, non pas même d'y prendre quasi garde.... »

« Après la bataille, eut lieu l'entrevue du Roi et du duc de Savoie. Le Roi demeura à cheval, ne fit pas seulement mine d'en vouloir descendre, et ne fit que porter la main au chapeau. Monsieur de Savoie aborda à pied de plus de dix pas, mit un genou en terre, embrassa la botte du Roi, qui le laissa faire sans le moindre semblant de l'en empêcher. Ce fut en cette posture que ce fier Charles-Emmanuel fit son compliment. Le Roi, sans se découvrir, répondit majestueusement et courtement[1].

« Lorsque, sous le règne suivant, le doge de Gênes vint en France faire ses soumissions au Roi après le bombardement, le bruit qu'on en fit m'impatienta[2] par rapport à Louis XIII et au fait que je viens d'expliquer, tellement que dès lors je résolus d'en avoir un tableau, que j'ai exécuté depuis, ayant eu soin de me faire de temps en temps raconter cette entrevue par mon père, pour me mieux assurer des faits. M. Phélypeaux[3], lors ambassadeur à Turin, m'envoya un portrait de Charles-Emmanuel. Le sieur Coypel[4] me fit ce tableau, tel que je le lui fis croquer pour la situation du Roi et du duc de Savoie, et il eut soin d'y rendre parfaitement le paysage du lieu et les barricades forcées en éloignement. Ce tableau, qui est fort grand, tient toute la cheminée de la salle de la Ferté[5], avec les ornements assortissants. C'est un fort beau morceau, qui a une inscription convenable, avec la date de l'action, courte, mais pleine, et latine. »

1. Charles Bernard raconte (p. 155) ainsi l'entrevue : « Aussitôt que le Duc put reconnoître le Roi, et à plus de trois cents pas, il se mit à pied pour venir au-devant de Sa Majesté ; mais le Roi ne descendit point de cheval qu'il ne fût près de sept à huit pas. Le Duc, s'approchant alors, le salua, le genou touchant à terre. Sa Majesté le releva, et, l'ayant embrassé, ils remontèrent tous deux à cheval. »

2. Ce fut en 1685 que le doge de Gênes, Francesco-Maria Imperiali, vint en France. Saint-Simon était alors un enfant de dix ans : on doit croire que les sentiments dont il parle ne sont qu'un écho des conversations de son père.

3. Raymond-Balthazar Phélypeaux, seigneur du Verger, mort en 1713. On verra, dans la suite des *Mémoires*, que ce Phélypeaux fut ambassadeur à Turin de 1700 à 1703 ; Saint-Simon avait, à cette époque, de vingt-cinq à vingt-huit ans.

4. Il y avait, en 1700, deux peintres de ce nom : Noël Coypel, qui mourut en 1707, et son fils Antoine Coypel, qui mourut en 1722. Ce dernier était, en 1700, dans toute la force de l'âge et du talent.

5. C'est donc le « grand tableau peint sur toile, encadré au-dessus de la cheminée de la salle à manger et représentant Louis XIII, » qu'indique M. Armand Baschet, d'après l'inventaire de la Ferté-Vidame (*le Duc de Saint-Simon*, p. 59).

IV

LA JOURNÉE DES DUPES,

FRAGMENT HISTORIQUE DE SAINT-SIMON[1].

« Il y a bien des choses importantes, curieuses et très-particulières, arrivées pendant le séjour de la cour à Lyon [2], sur lesquelles on pourroit s'étendre, et qui préparèrent peu à peu l'événement qui va être présenté, auquel il faut venir sans s'arrêter aux préliminaires [3]. Il suffira de dire qu'il n'y fut rien oublié pour perdre le cardinal de Richelieu, et que le Roi entretint la Reine d'espérances, sans aucune positive, la remettant à Paris pour prendre résolution sur une démarche si importante.

1. Voyez ci-dessus, p. 156. — Cette pièce, publiée en 1834, comme la précédente, par M. Cochut, fut connue dès le dix-septième siècle, par un fort estimable historien, le P. Griffet, qui écrivit le détail de la journée des Dupes sur « le témoignage de M. le duc de Saint-Simon, propre fils du favori de Louis XIII, qui avoit entendu souvent raconter à son père l'histoire de cette fameuse révolution.... Ce seigneur, ajoute-t-il, vivoit encore en 1754, et c'est d'après ce qu'il nous a dit lui-même que nous allons en poursuivre le récit. » (*Histoire de Louis XIII*, tome II, p. 66.) Mais le P. Griffet, qui avait en outre une copie manuscrite de la relation, en a contesté certaines circonstances ; il est donc bon de la comparer aux différents auteurs du dix-septième siècle qui ont parlé de la journée des Dupes et que nous avons indiqués, p. 156, note 2 : auxquels il faut ajouter les *Anecdotes du ministère du cardinal de Richelieu*, par Valdori (tome I, p. 243-245), qui, comme Bernard, reconnaît l'importance du rôle joué par Claude de Saint-Simon en cette occasion. La correspondance de Saint-Simon avec le cardinal de Richelieu, pendant les premiers mois de l'année 1630, est conservée aux Affaires étrangères, dans les papiers du ministre (*France*, vol. 54), et, d'après les analyses ou les copies que nous tenons de l'obligeance de notre confrère M. Moranvillé, il semble que le caractère de cette correspondance, mélangée d'affection et de gratitude, réponde assez exactement au passage des *Mémoires* ci-dessus, p. 146 : « Mon père devint tout à fait favori, sans autre protection que la bonté seule du Roi, et ne compta jamais avec aucun ministre, pas même avec le cardinal de Richelieu. »

2. Le Roi arriva à Lyon le 7 septembre 1630, et, étant tombé malade, resta deux mois dans cette ville.

3. Peut-on inférer de cette phrase que ce mémoire n'est qu'un fragment d'une étude plus considérable, ayant sans doute pour sujet le règne de Louis XIII, et dont les autres parties se retrouveront peut-être quelque jour aux Affaires étrangères ; ou bien l'auteur veut-il dire simplement que, pour ce récit de la journée des Dupes, il entre en matière sans préambule? Nous préférerions le premier sens pour l'espoir qu'il nous donnerait, mais nous n'osons dire qu'il soit plus probable que l'autre.

« Soit que la Reine, c'est toujours de Marie de Médicis dont on parle, comprît qu'elle n'emporteroit pas encore la disgrâce du Cardinal et qu'elle avoit encore besoin de temps et de nouveaux artifices pour y réussir; soit que, désespérant, elle se fût enfin résolue au raccommodement; soit qu'elle ne l'eût feint que pour faire un si grand éclat qu'il effrayât et entraînât le Roi; ou que, sans tant de finesse, son humeur étrange l'eût seule entraînée, sans dessein précédent, elle déclara au Roi, en arrivant à Paris, que, quelque mécontentement extrême qu'elle eût de l'ingratitude et de la conduite du cardinal de Richelieu et des siens à son égard, elle avoit enfin gagné sur elle de lui en faire un sacrifice et de les recevoir en ses bonnes grâces, puisqu'elle lui voyoit tant de répugnance à le renvoyer, et tant de peine à voir sa mère s'exclure du Conseil à cause de la présence de ce ministre, avec qui elle ne feroit plus difficulté de s'y trouver désormais, par amitié et par attachement pour lui, Roi.

« Cette déclaration fut reçue du Roi avec une grande joie et comme la chose qu'il desiroit le plus et qu'il espéroit le moins, et qui le délivroit de l'affreuse nécessité de choisir entre sa mère et son ministre. La Reine poussa la chose jusqu'à l'empressement, de sorte que le jour fut pris au plus prochain (car on arrivoit encore de Lyon, les uns après les autres), auquel jour le cardinal de Richelieu et sa nièce de Combalet, dame d'atour de la Reine, viendroient à sa toilette, recevoir le pardon et le retour de ses bonnes grâces. La toilette alors, et longtemps depuis, étoit une heure où il n'y avoit ni dames ni courtisans, mais des personnes en très-petit nombre, favorisées de cette entrée, et ce fut par cette raison que ce temps fut choisi. La Reine logeoit à Luxembourg [1], qu'elle venoit d'achever, et le Roi, qui alloit et venoit à Versailles, s'étoit établi à l'hôtel des ambassadeurs extraordinaires [2], rue de Tournon, pour être plus près d'elle.

« Le jour venu de ce grand raccommodement, le Roi alla à pied de chez lui chez la Reine. Il la trouva seule à sa toilette, où il avoit été résolu que les plus privilégiés n'entreroient pas ce jour-là, en sorte qu'il n'y eut que trois femmes de chambre de la Reine, un garçon de la chambre ou deux, et qui que ce soit d'hommes que le Roi et mon père, qu'il fît entrer et rester; le capitaine des gardes même fut exclus. Mme de Combalet, depuis duchesse d'Aiguillon, arriva comme le Roi et la Reine parloient du raccommodement qui s'alloit faire, en des termes qui ne laissoient rien à desirer, lorsque l'aspect de Mme de Combalet glaça tout à coup la Reine. Cette Dame se jeta à ses pieds, avec tous les discours les plus respectueux, les plus humbles et les plus soumis : j'ai ouï dire à mon père, qui n'en perdit rien, qu'elle y mit tout son bien-

1. Au palais de Luxembourg, dont la construction, commencée en 1615, était à peu près terminée depuis 1620.
2. Cet hôtel, qu'avait habité le maréchal d'Ancre, rue de Tournon, existe encore et sert de caserne à un détachement de la garde municipale.

dire et tout son esprit, et elle en avoit beaucoup. A la froideur de la
Reine, l'aigreur succéda, puis incontinent la colère, l'emportement, les
plus amers reproches, enfin un torrent d'injures, et peu à peu de ces
injures qui ne sont connues qu'aux Halles. Aux premiers mouvements, le
Roi voulut s'entremettre; aux reproches, sommer la Reine de ce qu'elle
lui avoit formellement promis, et sans qu'il l'en eût priée; aux injures,
la faire souvenir qu'il étoit présent, et qu'elle se manquoit à elle-même.
Rien ne put arrêter ce torrent. De fois à autre, le Roi regardoit mon
père et lui faisoit quelque signe d'étonnement et de dépit; et mon père,
immobile, les yeux bas, osoit à peine et rarement les tourner vers le
Roi, comme à la dérobée. Il ne contoit jamais cette énorme scène, qu'il
n'ajoutât qu'en sa vie il ne s'étoit trouvé si mal à son aise. A la fin, le
Roi, outré, s'avança, car il étoit demeuré debout, prit Mme de Combalet,
toujours aux pieds de la Reine, la tira par l'épaule, et lui dit en colère
que c'étoit assez en avoir entendu, et de se retirer. Sortant en pleurs,
elle trouva le Cardinal son oncle qui entroit dans les premières pièces
de l'appartement; il fut si effrayé de la voir en cet état, et tellement de
ce qu'elle lui raconta, qu'il balança quelque temps s'il s'en retourne-
roit.

« Pendant cet intervalle, le Roi, avec respect, mais avec dépit, reprocha à la Reine son manquement de parole donnée de son gré, sans en
avoir été sollicitée, lui s'étant contenté qu'elle vit seulement le cardinal
de Richelieu au Conseil, non ailleurs, ni pas un des siens; que c'étoit
elle qui avoit voulu les voir chez elle, sans qu'il l'en eût priée, pour leur
rendre ses bonnes grâces, au lieu de quoi elle venoit de chanter les
dernières pouilles à Mme de Combalet, et de lui faire, à lui, cet affront.

« Il ajouta que ce n'étoit pas la peine d'en faire autant au Cardinal,
à qui il alloit mander de ne pas entrer. A cela, la Reine s'écria que ce
n'étoit pas la même chose; que Mme de Combalet lui étoit odieuse, et
n'étoit utile à l'État en rien, mais que le sacrifice qu'elle vouloit faire
de voir et pardonner au cardinal de Richelieu étoit uniquement fondé
sur le bien des affaires, pour la conduite desquelles il croyoit ne pouvoir s'en passer, et qu'il alloit voir qu'elle le recevroit bien. Là-dessus,
le Cardinal entra, assez interdit de la rencontre qu'il venoit de faire. Il
s'approcha de la Reine, mit un genou à terre, commença un compliment
fort soumis. La Reine l'interrompit et le fit lever assez honnêtement;
mais peu après la marée commença à monter: les sécheresses, puis les
aigreurs vinrent; après, les reproches et les injures, très-assenées, d'ingrat, de fourbe, de perfide, et autres gentillesses; qu'il trompoit le Roi
et trahissoit l'État pour sa propre grandeur et des siens; sans que le
Roi, comblé de surprise et de colère, pût la faire rentrer en elle-même
et arrêter une si étrange tempête: tant qu'enfin elle le chassa, et lui défendit de se présenter jamais devant elle.

« Mon père, que le Roi regardoit de fois à autre, comme à la scène
précédente, m'a dit souvent que le Cardinal souffroit tout cela comme
un condamné, et que lui-même croyoit à tous instants rentrer sous le

parquet. A la fin, le Cardinal s'en alla. Le Roi demeura fort peu de temps
après lui à faire à la Reine de vifs reproches, elle à se défendre fort mal ;
puis il sortit, outré de dépit et de colère. Il s'en retourna chez lui
à pied, comme il étoit venu, et demanda en chemin à mon père ce
qu'il lui sembloit de ce qu'il venoit de voir et d'entendre. Il haussa les
épaules et ne répondit rien [1].

« La cour et bien d'autres gens considérables de Paris s'étoient cependant assemblés à Luxembourg et à l'hôtel des ambassadeurs, pour
faire leur cour, et par la curiosité de cette grande journée de raccommodement, sue de bien des personnes, mais dont jusqu'alors le succès [2]
étoit ignoré de tous ceux qui n'avoient pas rencontré Mme de Combalet
ou lu dans son visage. Le sombre de celui du Roi aiguisa la curiosité
de la foule qu'il trouva chez lui : il ne parla à personne et brossa droit
à son cabinet, où il fit entrer mon père seul, et lui commanda de fermer
la porte en dedans et de n'ouvrir à personne.

« Il se jeta sur un lit de repos, au fond de ce cabinet, et, un instant
après, tous les boutons de son pourpoint sautèrent à terre, tant il étoit
gonflé par la colère [3]. Après quelque temps de silence, il se mit à parler

1. Voici comment Bassompierre (*Journal de ma vie*, tome IV, p. 120-122)
raconte cette scène : « .... Le dimanche 10 (novembre), veille de la Saint-
Martin, le Roi étant venu le matin voir la Reine sa mère, je lui accompagnai.
Ils s'enfermèrent tous deux dans son cabinet, et le Roi venoit la prier de
superséder encore six semaines ou deux mois d'éclater contre M. le Cardinal,
pour le bien des affaires de l'État, qui étoient alors en leur crise.... Comme
ils étoient sur ce discours, M. le Cardinal arriva, qui, ayant trouvé la porte
de l'antichambre à la chambre fermée, entra dans la galerie et vint heurter
à la porte du cabinet, où personne ne répondit. Enfin, impatient et sachant
les êtres de la maison, il entra par la petite chapelle, la porte de laquelle
n'ayant pas été fermée, M. le Cardinal y entra, dont le Roi fut un peu étonné,
et dit à la Reine : « Tout est perdu ; le voici, » croyant bien qu'il éclateroit.
M. le Cardinal, qui s'aperçut de cet étonnement, leur dit : « Je m'assure
« que vous parliez de moi. » La Reine lui répondit : « Non faisions. » Sur quoi,
lui ayant répliqué : « Avouez-le, Madame, » elle lui dit que oui ; et là-dessus
se porta avec grande aigreur contra lui, lui déclarant qu'elle ne se vouloit
plus servir de lui, et plusieurs autres choses. Sur quoi, M. Bouthillier arriva,
et elle continua encore jusqu'à ce que le Roi alla dîner, et que M. le Cardinal le suivit. Cette brouillerie fut tenue si secrète de toutes paris, qu'aucun n'en sut rien, et qu'on ne s'en douta pas.... »
2. Dans le sens d'*issue*, bonne ou mauvaise.
3. Le P. Griffet, dans une note de son *Histoire de Louis XIII* (tome II, p. 66),
trouve cette circonstance peu vraisemblable. M. Édouard Fournier, qui a
joint de savantes et curieuses notes au récit de Saint-Simon, fait remarquer que
Leclerc (voyez ci-dessus, p. 156, note 2), dont le récit est presque entièrement conforme à celui de Saint-Simon, dit : « Ayant déboutonné son justaucorps, il (le Roi) se jeta sur le lit, et dit à Saint-Simon qu'il se sentait comme
tout enflammé. » — « Ce débraillé, ajoute M. Fournier, était nécessaire au
Roi : le mal, dont il avait failli mourir tout dernièrement à Lyon, était, dit
Leclerc, *une apostume dans le mésentère qui lui faisoit gonfler le ventre*, et
il est naturel qu'il ne pût encore supporter longtemps un vêtement serré. »

de ce qui venoit de se passer. Après les plaintes et les discours, pendant lesquels mon père se tint fort sobre, vint la politique, les embarras, les réflexions. Le Roi comprit plus que jamais qu'il falloit exclure du Conseil et de toute affaire la Reine sa mère ou le cardinal de Richelieu, et, tout irrité qu'il fût, se trouvoit combattu entre la nature et l'utilité, entre les discours du monde et l'expérience qu'il avoit de la capacité de son ministre. Dans cette perplexité, il voulut si absolument que mon père lui en dit son avis, que toutes ses excuses furent inutiles. Outre la bonté et la confiance dont il lui plaisoit de l'honorer, il savoit très-bien qu'il n'avoit ni attachement ni éloignement pour le Cardinal ni pour la Reine, et qu'il ne tenoit uniquement et immédiatement qu'à un si bon maître, sans aucune sorte d'intrigue ni de parti.

« Mon père fut donc forcé d'obéir. Il m'a dit que, prévoyant que le Roi pourroit peut-être le faire parler sur cette grande affaire, il n'avoit cessé d'y penser depuis la sortie de Luxembourg jusqu'au moment où le Roi avoit rompu le silence dans son cabinet.

« Il dit donc au Roi qu'il étoit extrêmement fâché de se trouver dans le détroit forcé d'un tel choix; que Sa Majesté savoit qu'il n'avoit d'attachement de dépendance que de lui seul; qu'ainsi vide de toute autre passion que de sa gloire, du bien des affaires, de son soulagement dans leur conduite, il lui diroit franchement, puisqu'il le lui commandoit si absolument, le peu de réflexions qu'il avoit faites depuis la sortie de la chambre de la Reine, conformes à celles que lui avoient inspirées les précédents progrès d'une brouillerie qu'il avoit craint de voir [1] conduire à la nécessité du choix, où les choses en étoient venues : qu'il falloit considérer la Reine comme prenant aisément des amitiés et des haines, peu maîtresse de ses humeurs, voulant néanmoins être maîtresse des affaires, et, quand elle l'étoit en tout ou en partie, se laissant manier par des gens de peu, sans expérience ni capacité, n'ayant que leur intérêt, dont elle revêtoit les volontés et les caprices, et les fantaisies des grands qui courtisoient ces gens de peu, lesquels, pour s'en appuyer, favorisoient leurs intérêts, et souvent leurs vues les plus dangereuses, sans s'en apercevoir; que cela s'étoit vu sans cesse depuis la mort d'Henri IV, et sans cesse aussi un goût en elle de changement de serviteurs et de confidents de tout genre, n'ayant longuement conservé personne dans sa confiance depuis le maréchal et la maréchale d'Ancre, et faisant souvent de dangereux choix; que se livrer à elle pour la conduite de l'État seroit se livrer à ses humeurs, à ses vicissitudes, à une succession de hasards de ceux qui la gouverneroient, aussi peu expérimentés ou aussi dangereux les uns que les autres, et tous insatiables; qu'après tout ce que le Roi avoit essuyé d'elle, et dans leur séparation et dans leur raccommodement, après tout ce qu'il venoit de tenter et

---

1. Le texte imprimé par M. Cochut porte ainsi : *de voir;* il est possible que Saint-Simon ait écrit : *qu'il avoit craint devoir conduire,* etc. Ne pouvant consulter le manuscrit, nous suivons le texte de la *Revue.*

d'essuyer encore dans l'affaire présente, il avoit rempli le devoir d'un bon fils au delà de toute mesure ; que sa conscience en devoit être en repos, et sa réputation sans tache devant les gens impartiaux, quoi qu'il pût faire désormais ; enfin, que sa conscience et sa réputation, à l'abri sur les devoirs de fils, exigeoient de lui avec le même empire qu'il se souvînt de ses devoirs de roi, dont il ne compteroit pas moins à Dieu et aux hommes ; qu'il devoit penser qu'il avoit les plus grandes affaires sur les bras, que le parti protestant fumoit encore, que l'affaire de Mantoue[1] n'étoit pas finie, enfin que le roi de Suède[2], attiré en Allemagne par les habiles menées du Cardinal, y étoit triomphant et commençoit le grand ouvrage, si nécessaire à la France, de l'abaissement de la maison d'Autriche (il faut remarquer que le roi de Suède étoit entré en Allemagne au commencement de cette même année 1630, et qu'il y fut tué à la bataille de Lützen, le 16 novembre 1632) ; que Sa Majesté avoit besoin, pour une heureuse suite de ces grandes affaires et pour en recueillir les fruits, de la même tête qui avoit su les embarquer et les conduire, du même qui, par l'éclat de ses grandes entreprises, s'étoit acquis la confiance des alliés de la France, qui ne la donneroient pas à aucun autre au même degré ; et que les ennemis de la France, ravis de se voir aux mains avec une femme et ceux qui la gouverne- roient, au lieu d'avoir affaire au même génie qui leur attiroit tant de travaux, de peines et de maux, triompheroient de joie d'une conduite si différente, tandis que nos alliés se trouveroient étourdis, et peut-être fort ébranlés, d'un changement si important ; que, quelque puissant que fût le génie de Sa Majesté pour soutenir et gouverner une machine si vaste, dont les ressorts et les rapports nécessaires étoient si délicats, si multipliés, si peu véritablement connus, il s'y trouvoit une infinité de détails, auxquels il falloit journellement suffire, dans le plus grand secret, avec la plus infatigable activité, qui ne pourroient, par leur na- ture, leur diversité, leur continuité, devenir le travail d'un roi, encore moins de gens nouveaux qui, en ignorant toute la bâtisse, seroient arrêtés à chaque pas, et peu désireux peut-être, par haine et par envie, de soutenir ce que le Cardinal avoit si bien, si grandement, si pro- fondément commencé. A quoi il falloit ajouter l'espérance des ennemis, qui remonteroient leur courage, à la juste défiance[3] des alliés, qui les déta-

---

1. Le duc de Savoie avait voulu s'emparer du duché de Mantoue.
2. Un traité fut conclu à Berwald, entre Louis XIII et Gustave-Adolphe, qui, moyennant un subside considérable de la France, s'engageait à entre- tenir vingt mille fantassins et six mille cavaliers pour la guerre d'Allemagne. Voiture célébra, dans une lettre du 24 décembre 1636, cette habile politique de Richelieu luttant contre la maison d'Autriche : « Il fut chercher jusque sous le pôle ce héros qui sembloit être destiné à y mettre le fer et à l'abattre. Il fut l'esprit mêlé à ce foudre qui a rempli l'Allemagne de feu et d'éclairs, et dont le bruit a été entendu par tout le monde. »
3. Il faudrait peut-être lire : et la juste défiance. Il y a beaucoup d'ana- logie entre les et de Saint-Simon et la lettre à.

cheroit et les pousseroit à des traités particuliers, dans la pensée que les nouveaux ministres seroient bientôt réduits à faire place à d'autres encore plus nouveaux, et de la sorte à un changement perpétuel de conduite.

« Ces raisons, que le Roi s'étoit sans doute dites souvent à lui-même, lui firent impression. Le raisonnement se poussa, s'allongea et dura plus de deux heures. Enfin le Roi prit son parti. Mon père le supplia d'y bien penser; puis, l'y voyant très-affermi, lui représenta que, puisqu'il avoit résolu de continuer sa confiance au cardinal de Richelieu et de se servir de lui, il ne devoit pas négliger de l'en faire avertir, parce que, dans l'état et dans la situation où il devoit être après ce qui venoit de se passer à Luxembourg, et n'ayant point de nouvelles du Roi, il ne seroit pas étonnant qu'il prît quelque parti prompt de retraite.

« Le Roi approuva cette réflexion et ordonna à mon père de lui mander, comme de lui-même, de venir ce soir trouver Sa Majesté à Versailles, laquelle s'y en retournoit. Je n'ai point su, et mon père ne m'a point dit pourquoi le message de sa part, et non de celle du Roi : peut-être pour moins d'éclat, et plus de ménagement pour la Reine.

« Quoi qu'il en soit, mon père sortit du cabinet, et trouva la chambre tellement remplie qu'on ne pouvoit s'y tourner. Il demanda s'il n'y avoit pas là un gentilhomme à lui. Le père du maréchal de Tourville, qui étoit à lui, et qu'il donna depuis à Monsieur le Prince, comme un gentilhomme de mérite et de confiance, lors du mariage de M. son fils avec la fille du maréchal de Brezé, fendit la presse et vint à lui. Il le tira dans une fenêtre et lui dit à l'oreille d'aller sur-le-champ chez le cardinal de Richelieu lui dire de sa part qu'il sortoit actuellement du cabinet du Roi, pour lui mander qu'il vînt ce soir même trouver sur sa parole le Roi à Versailles, et qu'il rentroit sur-le-champ dans le cabinet, d'où il n'étoit sorti que pour lui envoyer ce message[1]. Il y rentra en effet, et fut encore une heure seul avec le Roi.

« A la mention d'un gentilhomme de la part de mon père, les portes du Cardinal tombèrent, quelque barricadées qu'elles fussent. Le Cardinal, assis tête à tête avec le cardinal de la Valette, se leva avec émotion dès qu'on le lui annonça, et alla quelques pas au-devant de lui, écouta le compliment, et, transporté de joie, il embrassa Tourville des deux côtés. Il fut le jour même à Versailles, où il arriva des Marillacs, le soir même, comme chacun sait[2]. »

1. « Son père (du maréchal de Tourville), bien gentilhomme, étoit à M. de Saint-Simon, et ce fut lui qu'il envoya au cardinal de Richelieu, à la journée des Dupes, lui dire que, sur sa parole, il vînt à Versailles. Le reste de l'histoire est connue et fameuse, et nulle part si vraie que dans le Vassor.... » (Addition au *Journal de Dangeau*, tome VIII, p. 112; comparez les *Mémoires*, ci-dessus, p. 165, et notre note 2 de la page 156.)

2. Allusion à la disgrâce qui frappa immédiatement les deux Marillac, l'un garde des sceaux, l'autre maréchal de France. Voyez l'*Histoire de Louis XIII*, du P. Griffet, tome II, p. 67 et suivantes, d'après Charles Bernard, Brienne, Monglat, etc.

V

INSTRUCTION POUR LE VIDAME DE CHARTRES.

25 août 1683.

M. le baron Jérôme Pichon a publié, en 1877, pour la Société des Bibliophiles français, le texte de cette instruction, d'après le manuscrit original qui lui appartient, petit in-8° richement relié en maroquin rouge, portant sur le plat, au centre, les armes de Saint-Simon entourées de palmes, et, aux quatre coins, des LL surmontées de la couronne ducale et accompagnées de branches de laurier. M. le baron Pichon n'a pu dire comment cet opuscule était passé de la bibliothèque du premier destinataire dans celle d'un M. de la Brûlerie, capitaine de dragons et lieutenant criminel en l'élection de Joigny, qui le possédait sous Louis XV. Si nous ne sommes pas plus heureux que lui sur ce point, du moins croyons-nous pouvoir désigner, comme auteur de l'instruction, le gouverneur qui était encore attaché à la personne du vidame de Chartres en 1693, et qui, on l'a vu ci-dessus (p. 488-489), s'appelait René de Gogué, sieur de Saint-Jean : l'estime affectueuse que Saint-Simon professa toujours pour ce gentilhomme, et dont témoignent les *Mémoires*, ne permet pas de croire que son éducation eût été commencée par un autre que Saint-Jean.

Cette instruction, offerte au vidame pour sa fête, alors qu'il avait huit ans et demi (25 août 1683) et venait d'être mis tout récemment, à ce qu'il semble, entre les mains de son gouverneur, est une pièce des plus intéressantes pour la biographie de Saint-Simon, en ce qu'elle fait connaître tout à la fois les principes essentiels de l'éducation qui lui fut donnée, et les qualités ou les défauts qui commençaient à paraître en lui. Elle donne en outre une haute idée des sentiments de son gouverneur, et fournit enfin de précieux renseignements sur le père et la mère de notre auteur.

Nous sommes donc heureux que M. le baron Pichon et la Société des Bibliophiles aient bien voulu nous autoriser à reproduire quelques fragments de ce texte, qu'on retrouvera en entier dans le dernier volume de *Mélanges* publié par la Société. Nous ne conservons point l'orthographe du manuscrit, qui a été scrupuleusement suivie par M. le baron Pichon : on sait quelle est notre règle sur ce point; mais peut-être y aura-t-il lieu, plus tard, à faire une comparaison entre l'orthographe du gouverneur et celle de son élève.

A M. LE VIDAME DE CHARTRES[1].

« Il n'est pas juste, Monsieur, que j'entre les mains vides dans votre chambre le jour de votre fête ; mais vous voulez bien que je vous offre un livre au lieu d'un bouquet. Vous trouverez dans mon présent des avis qui pourront vous servir plus longtemps et plus utilement que des fleurs, quoiqu'à dire vrai, ce ne soit ici qu'un petit commencement de ce que je prétends faire pour vous. Je vous donnerai tous mes soins, Monsieur, et, poussant mon travail à mesure que vous avancerez en âge, j'écrirai d'une manière assez ample, et peut-être même assez recherchée, sur les sciences qui conviennent à une personne de votre qualité ; j'y ajouterai des exemples que je tirerai de l'histoire, et non-seulement je vous peindrai les vertus des grands hommes que l'on pourra vous proposer pour modèles, mais, d'autre côté, vous montrant le tort que nous font les vices en toute façon, je vous ferai voir qu'ils peuvent ternir en un moment la gloire que nous n'acquérons qu'avec beaucoup de peine[2].

.   .   .   .

« Après cet avis qui regarde Dieu, ce seroit ici le lieu de vous parler de ce que vous devez au Roi ; mais nous devons réserver cette matière jusques à ce qu'il faille vous la faire connoître à fond. Il suffit présentement de vous en dire deux mots et de vous recommander de prendre des sentiments d'amour et de respect pour un prince qui en est si digne. Accoutumez-vous, s'il vous plaît, Monsieur, à considérer que quand le Roi ne seroit point notre souverain maître par le droit que lui a donné sa naissance, il auroit mérité de le devenir par les grandes qualités qu'il a. Ces impressions que vous prendrez dès l'enfance vous porteront dans la suite à vous attacher à la cour et au service avec plus de plaisir et plus d'assiduité.

« Venons donc, Monsieur, aux personnes qui vous ont mis au monde, et à qui vous avez tant d'autres obligations. Je ne vous dis point qu'encore que votre maison soit ancienne et illustre, c'est Monseigneur votre père qui l'a élevée dans le rang où nous la voyons. La dignité de duc et pair de France passera par vous à sa postérité, et je souhaite de tout mon cœur que vous et vos descendants héritiez aussi des sentiments d'honneur et de probité que je remarque tous les jours en lui. Vous savez quelles sont les leçons pleines d'affection et de sagesse qu'il vous fait à tout moment sur de différents sujets ; profitez-en, je vous en conjure, Monsieur. Je ne puis rien ajouter à ce qu'il vous dit, et c'est bien

---

1. Une main étrangère, sans doute celle de M. de la Brûlerie, a ajouté cette indication supplémentaire : « Aujourd'hui duc de Saint-Simon, ambassadeur extraordinaire en Espagne en 1721. »

2. Ici viennent cinq paragraphes sur l'amour de Dieu, la piété et la dévotion.

assez que je vous le répète en son absence, pour vous l'imprimer plus profondément dans l'esprit. Ayez toujours pour ses volontés la soumission que vous devez, et considérez que, quand Dieu ne vous le commanderoit pas expressément, la nature et la reconnoissance voudroient que vous eussiez pour lui l'obéissance dont je vous parle si souvent.

« Pour Madame la Duchesse, il ne faut pas vous imaginer que les autres mères lui ressemblent. Je n'ai jamais vu de tendresse comparable à celle qu'elle a pour vous. Vous en voyez des marques continuelles depuis le matin jusqu'au soir. Elle n'est jamais en repos sur ce qui vous regarde, et, comme il est difficile de porter les choses jusques à la perfection où elle les voudroit pour vous, il est impossible que l'on satisfasse la délicatesse de ses sentiments : de sorte qu'elle veut être présente à tout et ne s'en rapporter ni à gouverneur, ni à précepteur, ni à vos autres maîtres. Elle passe plus avant, Monsieur, et vous la voyez descendre tous les jours jusques à des soins qu'elle pourroit laisser aux domestiques qu'elle vous a donnés. •

« Cependant, Monsieur, il ne faut pas vous accoutumer de telle sorte à ces témoignages de bonté, que vous n'y soyez plus sensible. Au contraire, plus Madame la Duchesse vous en donne, et plus devez-vous lui rendre des marques de reconnoissance. Ne croyez pas vous excuser sur votre âge : c'est dans l'enfance que l'on a d'ordinaire plus de tendresse et plus de soumission. Ayez-en, s'il vous plaît, Monsieur, pour tout ce qui peut toucher Madame la Duchesse; autrement, elle pourroit se lasser d'être bonne, et peut-être croiroit-elle qu'un fils qui commenceroit si jeune à lui désobéir, ne voudroit que trop tôt vivre dans l'indépendance.

« C'est cette indépendance qui fait le plus grand désordre de la vie : elle nous entraîne ordinairement dans la débauche et la corruption des mœurs, et ensuite dans la perte de notre fortune, et bien souvent même de notre âme. Souvenez-vous bien de cette vérité, et, pour me faire voir que vous ne l'oubliez pas, témoignez à Madame la Duchesse autant de reconnoissance qu'elle aura de bonté pour vous.

« Étendons, s'il vous plaît, cet avis, qui regarde Monseigneur et Madame, sur les domestiques qu'ils vous ont donnés. Ne leur soyez point rude : traitez-les avec douceur, non-seulement parce qu'ils ont été mis auprès de vous par des personnes à qui vous devez toute sorte de respects, mais aussi parce qu'il est avantageux que vous soyez aimé des gens qui vous servent. On jugera de votre humeur par l'amitié qu'ils auront pour vous, et l'on se persuadera aisément qu'il faut que vous soyez bien honnête, puisque vous avez même de l'honnêteté pour vos domestiques. D'ailleurs je vous ai représenté plus d'une fois qu'un homme qui tombe malade à l'armée ou en voyage éprouve bientôt qu'il est important que les gens qui sont à lui le servent avec affection. Et puis, Monsieur, considérez, s'il vous plaît, qu'un homme sent assez de chagrin de se voir réduit à servir, sans qu'on lui donne encore la douleur de se voir maltraité.

« Il est inutile d'ajouter que vous devez avoir de la déférence pour les personnes que l'on a choisies pour votre instruction, car je pense que vous en êtes persuadé, et que vous en donnerez de bonnes marques à l'avenir.

« Voilà, ce me semble, ce qui regarde le dedans de votre maison. Pour la conduite que vous devez garder au dehors, il faudra que je vous donne des avis différents selon la différence des occasions. Je me contenterai de vous dire présentement, en deux mots, que vous devez agir respectueusement avec les vieux seigneurs de la cour, avec les prélats, avec les magistrats de distinction et de mérite, et généralement avec toutes les dames de qualité. Souvenez-vous que, lorsque vous en userez ainsi, vous vous ferez plus d'honneur que vous n'en rendrez aux autres.

« Mais, Monsieur, pour fréquenter les personnes dont je viens de parler, il faut absolument que vous vous rendiez digne de leur estime et que vous deveniez habile homme. Il est donc nécessaire que vous vous appliquiez mieux à l'avenir que vous n'avez fait jusques à cette heure, pour apprendre ce que l'on vous donnera à étudier. Vous voyez le peu de progrès que vous avez fait dans la connoissance de la langue latine ; j'appréhende que l'on vienne à s'en apercevoir et à perdre la bonne opinion que l'on a de vous [1].

. . . .

« Vous êtes sujet à la colère : excitez-vous à la modérer et à devenir clément. Souvenez-vous que, si vous venez à battre vos gens, vous vous ferez plus de tort que vous ne leur ferez de mal.

« Ajoutez à ce conseil que je vous donne un exemple que vous aurez continuellement devant les yeux. Voyez quelle est la douceur de Madame la Duchesse. Considérez avec quelle honnêteté elle traite toutes sortes de personnes, même celles qui sont à son service.

« En voilà assez pour le premier ouvrage dont je vous fais présent. J'ajouterai seulement un avis très-important, et qui regarde tous les autres en général : c'est que les conseils que l'on vous pourra donner seront inutiles, si vous ne faites aucun effort pour les pratiquer. Je vous conjure donc, Monsieur, pour votre honneur, pour votre avancement et pour votre repos, de vous corriger de la négligence et des distractions où vous tombez si souvent ; prenez une forte résolution de changer d'humeur ; travaillez à réussir un jour à la cour et à l'armée, et jetez de bonne heure les fondements d'un si louable projet. Étudiez avec plus d'application, et, tous les soirs, après avoir examiné votre conscience sur les péchés que vous avez pu commettre, considérez aussi les fautes que vous aurez faites contre les mœurs ou contre le progrès que l'on vous demande pour vos études.

« Enfin, Monsieur, faites par raison ce que j'ai résolu que vous fassiez, et apprenez les moyens que j'ai imaginés pour vous réduire au point où l'on vous desire.

_____

1. Ici le gouverneur recommande à son élève d'éviter l'amour-propre, l'envie, la jalousie, et les mauvaises passions en général.

« Comme je ne vous quitte jamais, vous jugez bien que je remarque toutes les choses dont il est nécessaire que vous vous corrigiez. Ainsi je ne vous demanderai rien d'injuste, si j'exige de vous que vous fassiez votre examen tout haut devant moi. Quand vous vous accuserez de quelque défaut considérable ou contre la conscience ou contre les mœurs, je vous obligerai de signer de votre main, dans un petit livre, l'aveu de la faute que vous aurez commise et une promesse que vous ferez de vous en corriger. Tous les samedis au soir, je vous ferai lire ce petit registre devant Monseigneur et devant Madame, afin qu'ils puissent voir si vous retombez souvent ou si vous vous corrigez, et que, selon votre conduite, ils vous ordonnent des récompenses ou des punitions. Mais, Monsieur, souvenez-vous qu'il n'y aura point de quartier pour vous, si vous ne changez votre négligence en application, et vos emportements en l'obéissance où vous devez être. Ne différez pas d'un moment un changement si heureux. Choisissez ou d'être châtié et enfermé dans un collége, ou d'avoir chez vous toutes les choses que vous pourrez souhaiter raisonnablement. Je pense que vous ne balancerez pas à prendre le dernier parti. Il faut donc que vous travailliez à satisfaire Monseigneur et Madame. Ce qu'ils prétendent de vous n'est que pour votre avantage : ils veulent que vous deveniez un des plus honnêtes hommes, des plus polis et des plus habiles qui soient entrés à la cour depuis longtemps.

« Je vous connois assez, Monsieur, pour vous répondre que vous pouvez vous rendre tel qu'ils souhaitent; vous n'avez, pour leur donner cette joie, qu'à suivre exactement leurs sentiments et les miens. »

VI

CÉRÉMONIES OBSERVÉES EN L'ÉGLISE DE L'ABBAYE ROYALE DE SAINT-DENIS EN FRANCE LE LUNDI[1] 5ᵉ DU MOIS DE JUIN, EN L'ANNÉE 1690, EN LA CÉLÉBRATION DU SERVICE SOLENNEL POUR LE REPOS DE L'ÂME DE TRÈS-HAUTE, TRÈS-PUISSANTE ET EXCELLENTE PRINCESSE MARIE-ANNE-VICTOIRE-CHRISTINE-JOSÈPHE-BÉNÉDICTINE-ROSALIE-PÉTRONILLE DE BAVIÈRE, DAUPHINE DE FRANCE, ET DE L'ENTERREMENT DU CORPS DE CETTE PRINCESSE. — RECUEILLI PAR Mʳ LOUIS DE SAINT-SIMON, VIDAME DE CHARTRES, QUI Y FUT PRÉSENT[2].

« Tout le monde sait comme l'église de l'abbaye royale de Saint-Denis en France des RR. PP. Bénédictins est faite, puisqu'elle est si célèbre

1. Au manuscrit, devant *lundi* est effacé *jeudi.*
2. Cette pièce a été publiée pour la première fois dans l'Appendice de l'édition des *Mémoires* commencée en 1873, tome XIX, p. 231-248. L'original autographe est au Dépôt des affaires étrangères, dans le volume coté *France* 261, et une copie se trouve aux Archives nationales, dans les papiers de la Maison du Roi, O⁴ 1051. C'est évidemment un fragment détaché de l'un des portefeuilles de Pompes funèbres qui figurent dans la description des manuscrits de Saint-Simon que M. Armand Baschet a fait connaître (*le Duc de Saint-Simon*, etc., p. 127-128, nᵒˢ 50-53, et p. 133, nᵒ 100). Le cahier qui le contient est paginé de 123 à 132. Sur la page blanche d'en-tête, l'auteur a écrit d'abord : Cérémonies, puis a ajouté : de l'enterrement de Mme la Dauphine. Au-dessus, une autre main a mis ce titre générique, sans doute lors de l'inventaire des manuscrits : Pompes funèbres. Au verso, resté blanc, de la feuille 130, le duc a encore écrit : Cérémonies. — On ne saurait douter que ce compte rendu d'une imposante cérémonie ait été rédigé par le jeune vidame de Chartres sur le moment même, aussitôt après les obsèques, peut-être comme un « devoir » indiqué par son gouverneur. Il s'y est repris à plusieurs fois, car la pièce est longue, et il a fait, plus encore que sur ses autres manuscrits, des additions et des corrections ; nous marquerons en note ce qu'il vaut la peine de relever. L'écriture est bien la même qu'on retrouve quelque soixante-cinq ans plus tard, dans le testament du 26 juin 1754 ; mais, en 1690, elle a l'incertitude d'une main mal assurée, l'hésitation de la première jeunesse. Le vidame n'est âgé que de quinze ans et demi, et il finit à peine ses humanités ; l'année suivante, il entrera dans les mousquetaires ; en 1694, il commencera à écrire les *Mémoires.* Ceci peut donc être regardé comme le premier essai sérieux de sa plume, essai qui a d'autant plus d'intérêt qu'on ne retrouve pas dans les *Mémoires* l'équivalent de ce procès-verbal, Saint-Simon ayant jugé sans doute qu'il suffisait de l'avoir dans ses portefeuilles de *Pièces,*

par la sépulture des rois et princes de la maison royale de France,
qu'il n'y a aucun étranger qui vienne en ce royaume, bien moins
encore de naturels du pays, qui n'aille voir par curiosité ce monastère
si fameux. Cependant, comme pour l'intelligence des cérémonies qui y
furent faites pour le service et l'enterrement du corps de feu Madame la
Dauphine, de glorieuse mémoire, il sera bon de dire quelque chose de la
structure de cette magnifique église, je dirai donc que devant le portail il
y a une place assez raisonnable, à peu près de figure triangulaire. On
entre dans l'église par[1] trois somptueuses portes, desquelles vous entrez
comme dans une petite cour à peu près semblable (mais bien plus
longue et plus large, quoique de même figure) à celle par où on passe
lorsqu'on entre dans l'église des RR. PP. Minimes de la place Royale
de Paris. On rencontre ensuite trois grandes portes, qui vous conduisent dans une grande nef, qui, quoique sombre, n'en paroît que plus
belle, étant fort propre à inspirer la dévotion. Il y a trois voûtes soute-
nues par deux rangs de gros piliers de pierres, et cela est assez semblable, quoique bien plus long et bien plus large, à l'église de la maison professe des RR. PP. Jésuites de la rue Saint-Antoine de Paris. Il
y a trois portes du chœur vis-à-vis les trois portes de la nef par lesquelles on entre dans le chœur[2], et, lorsqu'on y est, on trouve une muraille entre deux espèces de galeries à droit et à gauche, pour en
séparer le chœur, où est le grand autel et les siéges des religieux, et
de dedans lequel on descend dans la cave où reposent les corps de
nos défunts rois, d'immortelle mémoire. On entre dans ce chœur par
une porte vis-à-vis le grand autel, et par où la cérémonie entroit, et[3] par
deux portes, dont chacune sort dans ces deux espèces de galeries, à
peu près comme on voit dans le chœur de l'église de l'abbaye royale de
Saint-Germain-des-Prés des RR. PP. Bénédictins de Paris. Au bout de
chacune de ces deux galeries, lorsqu'on (n')entre point dans le chœur,
on trouve un escalier d'une vingtaine de marches de pierres, qui vous conduisent[4] à une autre espèce de chœur que les religieux de cette abbaye

où les questions de cérémonial tenaient une place si grande. — Il n'est point
question ici des cérémonies antérieures aux obsèques, quoique nous sa-
chions, par les *Mémoires du duc de Luynes* (tome VII, p. 359), que le vidame
avait assisté à celle de l'eau bénite, dont il pouvait encore, un demi-siècle
plus tard, rendre un compte minutieux. Dangeau, étant alors à l'armée du
Rhin, n'a fait que mentionner dans son *Journal* (tome III, p. 144) la cérémonie du 5 juin; mais on peut comparer à la relation de Saint-Simon celles
qui se trouvent dans le *Mercure* ou la *Gazette*, dans les registres du Parlement ou des autres cours, etc.

1. Saint-Simon avait écrit d'abord : « par un somptueux portail qui conduit ».

2. Après *chœur*, a été biffé : « à peu près comme en l'église de l'abbaye
royale de Saint-Germain » ; puis, après *muraille :* « de séparation ».

3. Les mots : « par.... entroit, et », sont écrits en interligne.

4. Ici l'écriture, ou plutôt la plume, change.

nomment le *chevet*, et qui est bâti tout comme la nef; il y a un grand
autel au milieu, et des chapelles à l'entour et derrière le grand autel.
Ce fut là où le corps de Madame la Dauphine fut placé, entre le
grand autel du chœur et celui du chevet. Ce corps, embaumé[1], étoit
dans un cercueil de bois doublé de taffetas blanc, et ce premier cercueil étoit emboîté dans un autre de plomb, couvert d'un large et magnifique drap d'or et d'argent, avec une croix de moire d'argent dessus; et les armes de la défunte, accolées avec celles de Monseigneur son
époux, avec une couronne de fleurs de lis couverte de quatre dauphins, dont les queues surmontées d'une fleur de lis faisoient la cime,
et deux palmes pour supports, étoient cousues aux quatre coins, entre
deux bras de la croix. Cette princesse portoit à droite écartelé de quatre
quartiers : au premier et quatrième de France, qui est *d'azur à trois
fleurs de lis d'or, deux en haut et une en bas ;* au second et troisième de
Dauphiné, qui est *d'or au dauphin d'azur*[2], qui sont les armes de Monseigneur le Dauphin ; et à gauche ses armes palatines, qui est : *écartelé
de quatre quartiers, au premier et quatrième fuselé de travers d'argent
et de sable*[3], *et au second et troisième, de sable au lion d'or.*

« Sur le poële étoit, à l'endroit où étoit posée la tête de Madame
la Dauphine, la couronne dauphine, comme je l'ai ci-dessus spécifiée,
hors qu'elle étoit en relief d'or massif, et posée[4] sur un carreau de
velours noir, couverte d'un crêpe. Il y avoit des bancs couverts de
drap noir, comme aussi le plancher du chœur du chevet, c'est-à-dire
entre les piliers qui soutiennent la voûte, et dont l'architecture est
semblable à la nef. On disoit tous les matins continuellement des messes
au grand autel du chevet, devant le corps, pour le repos de l'âme de la
défunte, et il y avoit deux priés-dieu, aussi couverts de drap noir, du
côté de la tête du corps, où deux religieux prioient tour à tour jour et
nuit; et deux gardes du corps du Roi, mousquet sur l'épaule, faisoient
jour et nuit[5] sentinelle des deux côtés du corps, du côté de l'escalier
qui mène au chevet. Venons maintenant au service.

« Le jour destiné pour le célébrer, le corps, dans les mêmes cercueils et
revêtu des mêmes ornements, fut porté sans cérémonie du chevet dans le
grand chœur de l'église, sur une estrade élevée de neuf marches, dessous un dôme soutenu de quatre côtés par deux colonnes de chaque
côté, entre lesquelles il y avoit les figures gigantesques des quatre Vertus cardinales, et le haut du dôme étoit illuminé de lampes. Au-
dessus de ce dôme, il y avoit un superbe pavillon attaché au haut
de la voûte, d'où pendoient quatre grands morceaux de drap noir doublé[6] d'hermine magnifiquement, rattachés au milieu des murailles du

---

1. *Embaumé* est en interligne. — 2. *D'azur* remplace *d'or*, biffé.
3. Le vidame a fait ici deux erreurs. On ne dit pas, dans la langue du
blason : *fuselé de travers*, mais : *fuselé en bande ;* et les armes de Bavière
sont un fuselé d'*argent* et d'*azur*, et non d'*argent* et de *sable*.
4. *Posée* corrige *posées*. — 5. *Jour et nuit* remplace *continuellement*, biffé.
6. Saint-Simon a écrit *grand morceau*, et corrigé *doublés* en *doublé.*

chœur. Tout étoit tendu de drap noir, avec deux lés de velours
noir aux armes de la défunte jointes avec celles de Monseigneur son
époux. Il y avoit, à la hauteur de l'endroit où on chante l'épître, tout
autour de l'église, des têtes et des ossements de morts en relief[1]
surmontés de cierges allumés, dont il y avoit une rangée mise[2] dans de
gros chandeliers d'argent massif sur chaque marche qui conduisoient (sic)
à l'estrade où étoit le corps. En entrant dans le chœur de la galerie à
droite, on trouvoit à main droite, qui est le côté de l'épître, la représentation du corps[3] du défunt très-chrétien et très-pieux roi Louis, XIIIe
du nom, surnommé le Juste, grand-père de Monseigneur le Dauphin, de
triomphante mémoire[4]. Cette représentation étoit sur une estrade élevée
de trois marches, avec un poêle de drap noir, avec une croix blanche
dessus ; et les armes de France et de Navarre, jointes et accolées ensemble sous une même couronne de France, et entourées des colliers
des ordres de Saint-Michel et du Saint-Esprit, étoient aux quatre coins du
drap mortuaire. Il y avoit à la tête du cercueil trois carreaux de velours
noir, où étoient la grande et la moyenne couronne, le sceptre et la main
de justice, le tout couvert d'un crêpe. Au-dessus, environ six pieds de
haut, étoit un dais de velours noir, soutenu de quatre quenouilles. Il y
avoit à ce dais une croix blanche, et les armes aux quatre coins, comme
au poêle. Vis-à-vis de la représentation de ce monarque, on montoit
trois marches qui traversoient le chœur. Il y avoit un espace d'environ
dix ou douze pieds pour arriver au bas des marches du grand autel, qui
étoit paré d'ornements noirs. Les marches pour monter à l'autel n'excé-
doient que de trois ou quatre pieds de chaque côté l'autel, de manière
qu'il y avoit un assez grand espace de chaque côté depuis le bas de ces
marches jusques aux murailles du chœur. Dans cette (sic) espace, du
côté de l'épître, étoient rangés des pliants noirs pour environ une quarantaine[5] de prélats, évêques et archevêques, sacrés et nommés. À la
tête de ce clergé étoit Mgr Maurice le Tellier, archevêque et duc de
Reims, premier pair ecclésiastique, légat-né du Saint-Siége apostolique, commandeur des ordres du Roi et maître de sa chapelle.

« Les archevêques et évêques sacrés étoient en rochet et camail, le
bonnet carré, avec la croix d'or pendue au col avec un ruban noir,
excepté l'Archevêque, qui, quoiqu'il n'eût aucune différence des autres
à cause de sa duché-pairie, avoit néanmoins celle de commandeur de
l'Ordre, et, en cette qualité, avoit la croix du Saint-Esprit pendue au col
avec un ruban de soie bleue-céleste (sic). Les prélats non sacrés étoient
en soutane et manteau long, avec le bonnet carré. Vis-à-vis de ce clergé,
du côté de l'évangile, étoient les prélats officiants, avec les moines de
l'abbaye qui les servoient en l'office divin, et leurs aumôniers. Il y avoit
un fauteuil avec un dais de velours noir pour M[re].... Bossuet, évêque de

1. En relief est au-dessus de la ligne. — 2. Dans le manuscrit, mises.
3. « La représentation du corps » a été substitué à « le corps ».
4. Ces trois derniers mots sont en interligne. — 5. Le texte est : une 40.

Meaux, premier aumônier de la défunte, et des siéges pour MM. les évêques de Mende, servant de diacre, de Poitiers, servant de sous-diacre, de Lodève, de Glandèves et de   [1], étants en chape pour la plus grande solennité [2] et pour faire les aspersions et les encensements autour du corps de la défunte princesse, lesquelles cérémonies ne demandoient pas moins de prélats, comme nous le dirons en son lieu.

« Entre les trois marches traversant le chœur et les siéges qui servent d'ordinaire aux religieux, et qui, en cette occasion, servirent à la maison royale et aux cours souveraines, étoit un grand espace. Du côté de l'épître, étoient des siéges pour les dames qui avoient des charges dans la maison de la défunte, ou elles-mêmes ou leurs maris, et pour les autres dames qualifiées qui se trouvèrent en cette superbe cérémonie. En ces places étoient Mme la duchesse d'Arpajon, dame d'honneur, Mme la maréchale de Rochefort, dame d'atour, Mme la marquise de Dangeau, femme du chevalier d'honneur, Mme la maréchale de Bellefonds, femme du premier écuyer, etc., toutes revêtues de mantes, avec cette différence que les princesses du sang, duchesses et autres princesses en avoient dont le crêpe étoit bien plus épais que celui des mantes des autres dames. Cette mante est un grand crêpe noir qui est tout d'une pièce, et s'attache à la coiffure, aux bras et à la ceinture, et traîne beaucoup [3]. Derrière les siéges des dames en étoient d'autres pour les petits officiers de la maison de la défunte [4]. Vis-à-vis de ces siéges étoient quatre semblables, pour les quatre chevaliers de l'Ordre [5] destinés à porter chacun un des coins du poêle lorsqu'on transporta le corps de dessus l'estrade dans le caveau ; et derrière ces siéges étoient d'autres, pour les personnes de qualité assistants par curiosité à la cérémonie. Il est bon de remarquer en passant que au-dessus des deux portes du chœur qui donnent dans les galeries dont on a parlé ci-devant, étoient des échafauds pour les spectateurs de qualité qui, ne voulant être en bas, étoient plus commodément sur des bancs rangés en amphithéâtre sur ces échafauds ; et au-dessus de la grande porte du chœur qui regarde le grand autel, et par où la cérémonie entra, étoit pareil échafaud pour la musique du Roi.

« Le tout ainsi disposé, arrivèrent, sur les onze heures et un quart, MM. les marquis de la Salle, de Beuvron, de Lavardin, et M. le comte de la Vauguyon, revêtus de leurs capuchons pointus, ayant une longue robe noire descendant jusques aux talons et ayant queue de trois pieds terminant en pointe. Ces seigneurs avoient autour de leur col, pardessus le chaperon lugubre, le collier de l'ordre du Saint-Esprit, et

1. Ce blanc est resté au manuscrit ; les noms de *Mende* (*Mandes*) et de *Glandèves* comblent deux autres blancs. La *Gazette* ne nomme en tout que cinq prélats officiants, dont l'évêque de Saintes au lieu de celui de Glandèves.
2. L'écriture et l'encre changent ici.
3. Voyez les *Mémoires*, tome VIII, p. 307.
4. Cette phrase est en interligne. — 5. Ici est biffé : « de revestu ».

n'avoient nulle cravate ni linge blanc, et au bras portoient de longues et larges manches. Un peu avant qu'ils fussent entrés, on entendit le bruit des sonnettes des vingt-quatre jurés crieurs. Peu après l'arrivée desdits chevaliers de l'Ordre, arrivèrent les huit hérauts et le roi d'armes, revêtus de leurs robes noires jusques aux talons, et par-dessus de leur tunique de velours noir fleurdelisée d'or, et ayant en main leur bâton fleurdelisé et entortillé d'un crêpe, lesquels s'assirent aux quatre coins de l'estrade où reposoit le corps. Au milieu, et vis-à-vis du grand autel, étoit un siége entaillé dans les marches de l'estrade, pour le premier écuyer, chargé du manteau à la royale de velours violet, semé de fleurs de lis et de dauphins d'or et doublé d'hermine. Sur les onze heures, et demie, arrivèrent les dames de la maison et autres, et les seigneurs et bas officiers de la défunte. En ce même temps, arriva le maréchal de Bellefonds, premier écuyer, faisant la charge de chevalier d'honneur pour et au lieu du marquis de Dangeau, lequel n'assista pas à la cérémonie[1] ; et ce maréchal étoit revêtu du grand manteau, dont la queue traînoit beaucoup, et du collier de l'ordre du Saint-Esprit, dont il étoit gratifié[2] ; et la charge et fonction dudit sieur maréchal étoit remplie par le marquis de Montchevreuil, vêtu comme les susdits sieurs chevaliers de l'Ordre, en étant pareillement honoré. Peu après, le susnommé seigneur archevêque-duc de Reims arriva à la tête des autres archevêques et évêques sacrés et simplement nommés, vêtus comme nous l'avons dit, et prit la place au premier banc et la plus proche de la représentation du corps du feu roi LOUIS LE JUSTE[3], de triomphante mémoire, comme la plus honorable, que sa dignité d'archevêque premier duc et pair lui donnoit de plein droit, aussi bien comme son ancienneté dans l'épiscopat, selon l'ordre de laquelle chaque évêque se plaça.

« Toute l'assemblée étant placée et tous les cierges allumés, les clochettes des vingt-quatre jurés crieurs commencèrent à faire un grand bruit, et les doubles portes du bout du chœur vis-à-vis le grand autel, au-dessous de la musique, furent ouvertes ; et alors Mgr le duc de Bourgogne entra, revêtu d'un grand manteau dont la queue avoit cinq pieds ; Monsieur le suivit, et celle du sien en avoit quatre et demi ; et M. le duc de Chartres suivoit, et avoit une queue de quatre pieds. Ces deux derniers princes avoient le collier de l'Ordre. Mgr le duc de Bourgogne menoit Madame, Mademoiselle l'étoit par Monsieur, et Mme la grande duchesse de Toscane l'étoit par M. le duc de Chartres. Il est bon de dire ici que, quand la personne morte est un prince, les princes, à son service et enterrement, prennent la droite, et les princesses la gauche, et que, lorsque c'est une princesse, comme dans cette cérémonie,

---

1. Les *Mémoires* (tome X, p. 304) rappellent qu'il eut le même « dégoût » aux obsèques de 1712. Voyez, pour 1690, son *Journal*, tome III, p. 140.

2. Saint-Simon avait d'abord écrit ici : *honoré*, et deux lignes plus bas : *gratifié*.

3. Chaque fois que ce nom revient, Saint-Simon l'écrit en grandes lettres.

les princesses prirent la droite et laissèrent la gauche aux princes[1].

« J'avois oublié à remarquer que, au commencement des chaises dont les religieux se servent d'ordinaire et où étoient pour lors les princesses, il y avoit une place destinée pour le sieur de Sainctot, maître des cérémonies, qui, en l'absence du sieur Colbert, marquis de Blainville, grand maître des cérémonies, faisoit la fonction de sa charge, et étoit revêtu d'un chaperon comme les chevaliers de l'Ordre, mais n'avoit pas le collier comme eux, n'étant pas leur confrère. J'oubliois pareillement à marquer[2] qu'entre la représentation de Louis LE JUSTE, de triomphante mémoire, et le commencement des places des dames et bas officiers de la maison de la défunte princesse, étoient des siéges pour ses aumôniers, qui étoient revêtus de longues soutanes, de surplis par-dessus à manches étroites comme des aubes, et d'un long manteau noir par-dessus.

« Avec les princes et princesses arrivèrent les cours souveraines[x], la Ville et l'Université, placées en cette manière : deux places derrière Madame la grande duchesse étoit Mrs.... du Harlay, premier président du parlement de Paris ; derrière lui étoit Mgr.... de Tresmes, duc de Gesvres, pair de France, chevalier des ordres du Roi, premier gentilhomme de la chambre et gouverneur de Paris. On sera peut-être surpris de voir qu'un pair de France soit placé, dans une cérémonie aussi grande que l'est celle-ci, après un premier président ; mais on doit considérer que ledit seigneur duc de Gesvres n'étoit pas pour lors en son rang de pair, mais en son rang de gouverneur de Paris, à cause de laquelle qualité il devoit se trouver à cette cérémonie, qui n'étant point cérémonie de la couronne, puisqu'il ne s'agissoit que des obsèques d'une dauphine, et non d'un roi, l'intervention desdits seigneurs pairs n'étoit pas nécessaire, et [ils] n'avoient place que de simples spectateurs et inutiles à la cérémonie. C'est pourquoi, ledit seigneur duc de Gesvres ne représentant que le gouverneur de Paris, et non un pair, en cette occasion, il n'étoit placé qu'après ledit sieur premier président, qui représentoit le chef du Parlement et étoit à la tête de cette compagnie, et non un simple président à mortier. Après ce duc étoient le président de Nesmond et le doyen et sous-doyen de la grande chambre, l'étendue du lieu n'en pouvant contenir davantage de chaque compagnie. Ensuite étoient les présidents et quelques conseillers du Grand Conseil, le sieur le Camus, président, et deux conseillers de la Cour des aides. Aux bas siéges, au-dessous du sieur premier président du Parlement, étoit Mrs.... de la Briffe, naguère maître des requêtes, et pour lors procureur général du Parlement, accompagné de Mves de Lamoignon, second avocat général dudit Parlement ; et Mves Denis Talon, premier avocat général, n'y put assister, étant incommodé. Ensuite étoit le procureur général et les deux avocats généraux de la Cour des aides ; et ensuite étoit le sieur

---

1. Il y avait d'abord *princesses*. — 2. *Marquer* remplace *dire*.
3. Selon le procès-verbal de la Chambre des comptes, les différentes compagnies étaient arrivées et avaient été placées avant l'entrée du deuil.

président de Fourcy, prévôt des marchands, à la tête du corps de la ville de Paris. A gauche, à deux places de M. le duc de Chartres, étoit M^{re}.... Nicolay, premier président de la Chambre des comptes, avec un autre président de la même Chambre et les doyens des maîtres et des auditeurs des comptes. Suivoit M^{r*}.... Cottignon, sieur de Chauvry, généalogiste de l'ordre du Saint-Esprit et premier président de la Cour des monnoies, avec deux conseillers de ladite cour. Aux bas siéges ¹, au-dessous du sieur Nicolay, l'avocat et le procureur général de la Chambre des comptes étoient placés, et l'avocat et le procureur du Roi de la Cour des monnoies l'étoient ensuite, après lesquels étoit l'Université de Paris, ayant son recteur à la tête.

« Le tout ainsi rangé, ordonné et placé, attendit un demi-quart d'heure, ensuite duquel les doubles portes du bout du chœur s'ouvrirent au bruit des clochettes des vingt-quatre jurés crieurs, et on vit entrer les acolytes porte-encensoirs, porte-bougeoirs, diacres et sous-diacres, moines, chantres en chapes, moines aussi, et enfin les cinq prélats, savoir : les trois portant chapes lugubres, le diacre et le sous-diacre ensuite, en tuniques lugubres ; et enfin le célébrant, revêtu d'ornements et chasuble noire ; tous en crosses et mitres blanches, suivis de leurs aumôniers, tous en surplis, chaque évêque en ayant pour le moins deux ou trois.

« Toute cette cérémonie, précédée de bedeaux, prit le chemin pour arriver à l'autel qui est à droite, c'est-à-dire entre l'estrade où reposoit le corps de la défunte princesse et les siéges des moines où étoient pour lors les princesses, le Parlement, le Grand Conseil, la Cour des aides et la Ville ; et les célébrants, après avoir salué l'autel, le clergé non officiant, la représentation du corps du feu roi Louis LE JUSTE, de triomphante mémoire, le corps de Madame la Dauphine, les princes et princesses, la messe commença d'être entonnée par la musique et célébrée par les officiants pontificalement ².

« Chacun sait assez comme se célèbre une messe de *Requiem* pontificalement et en musique. C'est pourquoi il me suffira de décrire les révérences faites à l'offerte et autres cérémonies particulières aux obsèques et à cette pompe funèbre. C'est pourquoi, le temps de l'offerte étant venu, un fauteuil fut mis immédiatement au-dessus des deux marches traversantes le chœur, et des pliants pour les autres évêques, ayant tous la mitre en tête, et derrière eux étant debout les moines officiants et servants à la cérémonie et les aumôniers desdits prélats. Le roi d'armes, voyant les prélats placés, se détacha le premier, revêtu comme nous avons désigné, et, sortant de sa place, avança jusques auprès des prélats, et fit une révérence de cérémonie à l'autel et aux célébrants, qui faisoient corps avec ledit autel. Révérence de cérémonie est croiser les deux pieds et les deux jambes, puis, sans baisser le

1. *Au* est au singulier, et *siéges* au pluriel.
2. Saint-Simon termine sa phrase comme s'il avait dit : « et, les célébrants ayant salué.... »

corps ni la tête, plier les genoux comme font ordinairement les femmes;
mais les femmes reculent ou penchent un peu le corps en pliant les
genoux, et cela ne se pratique point en matière de révérence de cérémonie, puisque, sans aucun mouvement du corps, les genoux ne font
que plier fort bas, et le corps à proportion s'abaisse en demeurant
droit. Ensuite ce roi d'armes la fit au clergé, s'étant tourné devers lui,
en marchant trois pas fort gravement et doucement, puis en fit une
semblable à la représentation du corps du feu roi Louis le Juste, de
triomphante mémoire, puis au corps de feu Madame la Dauphine, puis
aux princesses, puis aux princes, puis au Parlement, puis au duc de
Gesvres et au Grand Conseil, puis à la Chambre des comptes, puis à la
Cour des aides, puis à celle des monnoies, puis à la Ville et à l'Université ; ensuite alla querir le sieur de Sainctot à sa place (lequel faisoit
fonction de grand maître des cérémonies, le sieur Colbert, marquis de
Blainville, étant à la guerre), et lui fit une semblable révérence ; et tous
deux ensemble firent celles ci-dessus, sans en oublier une seule,
et dans le même rang qu'il a été dit; lesquelles étant finies, ils allèrent
querir à sa place Mgr le duc de Bourgogne et lui en firent une particulière ; et tous quatre[1] (ce prince étoit accompagné de Mgr.... de Saint-
Aignan, duc de Beauvillier, pair de France, chevalier des ordres du
Roi, premier gentilhomme de sa chambre, chef de son conseil, gouverneur du Havre-de-Grâce et de mondit seigneur duc de Bourgogne, lequel
duc de Beauvillier étoit revêtu d'un collet et manteau fort traînant,
ayant par-dessus le collier de l'Ordre), et tous quatre firent les mêmes
révérences de cérémonie aux mêmes personnes et corps et au même
rang qu'il est ci-dessus dit ; lesquelles parachevées, Mgr le duc de
Bourgogne, accompagné seulement dudit seigneur son gouverneur, alla
querir Madame à sa place, et lui en fit une semblable, toute particulière
pour elle ; et cette princesse, ayant reçu un cierge de cire blanche
allumé et rempli de quantité de demi-louis d'or[2] des mains d'un de ses
aumôniers, alla, menée par mondit seigneur duc de Bourgogne, accompagné seulement dudit seigneur duc son gouverneur ; et étant arrivée
aux pieds de l'évêque de Meaux, célébrant, après avoir fait avec Mgr
le duc de Bourgogne les mêmes révérences et au même rang que ci-
dessus, elle se mit à genoux avec Mgr le duc de Bourgogne sur un
carreau de velours noir, préparé à cet effet aux pieds dudit sieur
évêque célébrant ; et cette princesse, ayant baisé la pierre de[3] son anneau
épiscopal, lui présenta son cierge, que ledit sieur évêque ayant reçu,
donna derrière lui à un de ses aumôniers.

« Là-dessus, il s'éleva une dispute entre les aumôniers et les moines,
voulant les uns et les autres[4] avoir l'argent attaché au cierge et recevoir ledit cierge des mains de l'évêque de Meaux, et la dispute s'échauffa

1. Le chiffre 4 remplace *trois*, biffé.
2. Vingt écus d'or, selon le procès-verbal de la Chambre des comptes.
3. « La pierre de » est en interligne. — 4. Ici est répété *voulant*.

tellement que ces gens pensèrent se battre, et rompirent le cierge à deux ou trois endroits pour avoir l'argent y attaché, tellement que, dans ce débat, la mitre de l'évêque de Glandèves tourna dessus sa tête, et fût tombée, si ce prélat n'y eût porté les mains. Cependant le différend fut apaisé, et réglé que l'aumônier recevroit tous les cierges d'offrande, et les livreroit ensuite et sur-le-champ au moine, dont la communauté profiteroit desdits demi-louis d'or et de tout l'argent, comme aussi des cierges.

« Mgr le duc de Bourgogne ayant reconduit Madame à sa place, après avoir fait avec elle toutes les mêmes révérences de cérémonie au même rang et aux mêmes personnes et corps que en la conduisant à l'offerte, en fit autant en son particulier, après l'avoir remenée à sa place, comme il avoit fait avant que de l'aller querir, et puis retourna à sa place.

« Les mêmes cérémonies du roi d'armes [1] et du grand maître des cérémonies se pratiquèrent, avec toutes les mêmes révérences de cérémonie et au même rang, pour aller querir Monsieur, qui en fit autant seul en menant Mademoiselle, sa fille, en la remenant et en retournant seul en sa place, que Mgr le duc de Bourgogne avoit fait ; comme aussi pour que le roi d'armes et le grand maître des cérémonies allassent, le premier seul, puis tous deux ensemble, querir M. le duc de Chartres, avec les mêmes cérémonies que pour les deux premiers princes. Et ce dernier en fit autant qu'eux en allant querir, menant et remenant Mme la grande duchesse de Toscane, et en s'en retournant à sa place, accompagné de Mme.... de Clères, marquis d'Arcy, chevalier des ordres du Roi et gouverneur de M. le duc de Chartres, lequel marquis étoit en collet, grand manteau traînant, et revêtu du collier de l'ordre du Saint-Esprit.

« La cérémonie de l'offertoire parachevée, l'évêque de Mirepoix monta en chaire, ornée et parée de velours noir, avec franges de soie noire et blanche et le devant de velours noir, avec une croix de moire d'argent, cantonnée des écussons de la défunte princesse, ainsi que le ciel de ladite chaire : lequel prélat fit une oraison funèbre fort longue de Madame la Dauphine, et adressa la parole à Mgr le duc de Bourgogne, le traitant de *Monseigneur*. La chaire étoit placée contre la muraille gauche du chœur, y tenant, derrière les chevaliers de l'Ordre, à quelque distance plus proche de l'autel que le commencement des bancs occupés d'ordinaire par les religieux et pour lors occupés (ce côté-là) par les princes, etc.

« L'oraison funèbre finie, fut continuée la messe par le *Per omnia sæcula sæculorum :* laquelle achevée sur les trois heures et demie après midi, les prélats officiants entrèrent dans la sacristie, pour changer d'ornements et prendre un bouillon qui les y attendoit. Il faut remarquer que la cérémonie de donner la sainte communion sous les deux espèces, par le chalumeau d'or [2], ne fut point pratiquée ici, comme elle l'est toujours dans les obsèques des personnes royales, à cause que les moines officiants, et même tous les prélats, hors le célébrant, avoient

---

1. *Roi d'armes* est substitué, en interligne, à *héraut.*

2. « Par le chalumeau d'or » est ajouté au-dessus de la ligne.

été obligés de prendre quelque chose avant la messe, qui dura trop longtemps pour être à jeun sans une absolue nécessité.

« Pendant que l'autel étoit vide, les sacristains et bedeaux transportèrent un fauteuil et des pliants, le tout de veloux noir, auprès du mausolée, le dos tourné vers l'autel et la face vers ledit mausolée : ce que fait, les prélats, ornés de chapes de veloux noir à chaperons blancs et de mitres blanches, sortirent de la sacristie, par le coin de l'évangile de l'autel, par où ils y étoient entrés[1], et, après avoir fait les mêmes révérences que en entrant, s'allèrent seoir où les siéges étoient placés ; et après avoir fait et récité plusieurs oraisons à l'assistance de la musique, l'évêque de Meaux se leva seul, et, ayant fait les susdites révérences, fit trois fois le tour du mausolée en l'encensant et l'aspergeant d'eau bénite que ses aumôniers et moines servants lui présentoient ; après quoi, ayant fait les révérences comme en se levant, il se rassit. Chaque prélat officiant observa les mêmes cérémonies également, selon son rang, lesquelles furent ainsi trois fois de suite recommencées : ainsi chaque évêque officiant fit neuf fois le tour du mausolée, à trois reprises.

« Ensuite les prélats se rangèrent, et, les chandeliers d'autour du corps en ayant été ôtés, quatre gardes du corps, ayant chacun une bandolière de cuir revêtue de crêpe outre la bandolière ordinaire, accrochèrent avec les quatre coins d'un petit cercueil cube carré, où étoient les entrailles, couvert d'un poêle de veloux noir, avec une croix de moire d'argent cantonnée des écussons de la défunte, et le portèrent dans le caveau qui est sous la représentation du corps du feu roi Louis le Juste, de triomphante mémoire. Là-dessus, les quatre susdits chevaliers de l'Ordre s'étant levés de leurs siéges, ayant fait les mêmes révérences que les princes et princesses avoient faites à l'offertoire, allèrent au mausolée, et, étant montés les neuf marches, s'étant entre-salués, le marquis de Beuvron et le comte de la Vauguyon prirent les deux coins du poêle, le premier à droite, le second à gauche, et, étant descendus autant de marches que la grandeur du poêle le pouvoit permettre, attendirent que les marquis de Lavardin et de la Salle en eussent fait autant, le premier à droite et le second à gauche, et que six gardes du corps, accoutrés comme les quatre susdits, avec crêpes pendants de leur chapeau posé sur leur tête, eussent accroché le cercueil ; après quoi, ils marchèrent processionnellement, le clergé officiant devant, jusques au caveau, la musique chantant.

« Le Père cellérier[2] de l'abbaye, autrement cellérier, étoit dans le caveau pour recevoir le corps. Pendant que on le descendoit, les quatre chevaliers de l'Ordre tenants les quatre coins du poêle le tenoient étendu, en sorte que l'entrée du caveau en étoit bouchée et que on ne pouvoit voir ce qui s'y passoit. Lorsque le corps fut sur la dernière marche du caveau, on l'y posa, et le cercueil ne fut couvert d'aucun poêle, mais le plomb demeura nu et à découvert ; et, les chevaliers de

1. Les mots : « par le coin, etc. », sont ajoutés en interligne.
2. *Celerier* remplace *despencier;* l'auteur a négligé de corriger la suite.

l'Ordre s'étant retirés avec le poêle de dessus l'entrée du caveau, le clergé prit cette place, et l'évêque célébrant, qui étoit Monsieur de Meaux, se mit debout vis-à-vis le haut des marches et, en chantant des oraisons, on lui mit devant lui un mannequin d'osier rempli de terre, avec une pelle de bois, avec laquelle ayant trois fois (toujours chantant) jeté trois fois[1] de la terre sur le cercueil, le *De profundis* fut entonné par la musique, et les célébrants se retirèrent un peu vers l'autel, et le roi d'armes, accompagné des huit hérauts (qui étoient venus processionnellement avec le corps au caveau), se mit au coin du caveau, c'est-à-dire tout devant la représentation de Louis le Juste, et, le psaume fini, se mit à crier trois fois de suite ces mots : « Très-haute, très-puis-« sante et excellente princesse Marie-Anne-Victoire-Christine-Josèphe-« Bénédictine-Rosalie-Pétronille de Bavière, épouse de très-haut, très-« puissant et excellent prince Louis, dauphin de France, fils de très-haut, « très-puissant et *très*[2]-excellent prince Louis XIV° du nom, roi de France « et de Navarre, est morte. » Après avoir trois fois crié ces mots d'un ton assez haut, mais triste et lent, il appela ainsi les officiers d'un pareil ton : « M. le maréchal de Bellefonds[3], qui faites la charge de chevalier « d'honneur de Madame la Dauphine, venez faire votre charge et jetez « la couronne dauphine. » Lequel, vêtu comme nous avons dit, et tenant sur ses deux mains un carreau de velours noir sur lequel étoit posée la couronne dauphine, couverte d'un crêpe comme elle étoit sur le cercueil, vint à petits pas très-lents, sans chapeau sous son bras et tête nue, et, étant arrivé au bord du caveau, l'y jeta avec le carreau et le crêpe, puis s'en retourna. Ladite couronne fut reçue sur les marches par le religieux cellérier[4], qui y étoit exprès. Ensuite fut pareillement crié par ledit roi d'armes : « Marquis de Montchevreuil, qui faites la charge de « premier écuyer de Madame la Dauphine, venez faire votre charge et « jetez son manteau à la royale. » Lequel, à l'instant, revêtu d'un chaperon et du grand collier de l'Ordre, dont il est honoré, partit de son siége entaillé dans les marches de l'estrade du mausolée, ayant ledit manteau, sans être ni plié ni étalé, sur ses bras, et, arrivé très-lentement au bord du haut du caveau, l'y jeta, puis se retira. Il est à remarquer que le roi d'armes cria : « M. le maréchal de Bellefonds, venez, etc., » et : « Marquis de Montchevreuil, etc. ; » appelant le premier *Monsieur*, et le second non, parce que ledit seigneur de Bellefonds, étant maréchal de France, est officier de la couronne, et non ledit sieur de Montchevreuil.

« Ce marquis ayant fait sa fonction, ledit roi d'armes cria pour la troisième et dernière fois : « Maîtres d'hôtel de Madame la Dauphine, « venez faire vos charges et rompez et jetez vos bâtons. » Lesquels

1. Cette répétition est dans le manuscrit.
2. Ce mot est souligné pour marquer la différence des deux formules.
3. Ce nom a été ajouté en interligne, ainsi que les mots : *faire votre charge* à la ligne suivante, et encore neuf lignes plus loin.
4. « Par le religieux cellérier » remplace « par un ho° (*homme*) ».

vinrent, en manteaux jusques à terre et en collets, avec leurs bâtons en
main brisés (faits en sorte que, lorsqu'on y donne un certain tour, ils se
cassent en deux, et sont réservés pour ces lugubres cérémonies) : lesquels, arrivés au bord du caveau, les brisèrent et les y jetèrent. Ces bâtons au reste sont assez gros, et longs jusques à l'épaule ; en trois ou
quatre endroits, il y a des cercles[1] de vermeil, avec de pareilles fleurs
de lis sur lesdits cercles, et sur le haut dudit bâton est posée perpen-
diculairement une double fleur de lis d'or ou de vermeil.

« Lesquelles cérémonies achevées, toute l'assemblée sortit comme elle
étoit entrée, et les prélats, tant officiants que assistants, les princes, princesses, les cours souveraines et les corps de ville et de l'Université, sans
oublier le Châtelet, furent splendidement traités à souper dans le monastère, aux dépens du Roi, et le tout fut apprêté des mains des officiers de la
bouche de Sa Majesté et des plus fameux traiteurs de Paris. Toute cette
assemblée se mit à table[2], chaque corps séparé ensemble dans une salle
séparée, à six heures du soir, en sortant immédiatement de l'église : lequel repas fini, chacun se retira séparément chez soi dans son carrosse,
comme il étoit venu. »

Nous plaçons à la suite de ce récit l'Addition que Saint-Simon a écrite
en regard de la page du *Journal de Dangeau* qui se rapporte au lendemain
de la mort de la Dauphine. Il nous a paru impossible de la rattacher, comme
nous faisons en général, à un passage des *Mémoires* qui en rappelât suffisamment le contenu.

[*Add. S¹.S. 64 bis*]   « 21 avril 1690. — Madame la Dauphine fut peu regrettée. Elle avoit
beaucoup d'esprit ; mais les mœurs allemandes s'y laissèrent trop sen-
tir, dans une cour qui n'étoit occupée qu'à adorer toutes les volontés
et toutes les inclinations du Roi, ou ce qu'on pouvoit imaginer lui
plaire. Mme de Maintenon fut, de ce côté-là, une pierre d'achoppement
contre laquelle elle se brisa. Le Roi fit des merveilles dans les commencements, et Mme de Maintenon chercha aussi à lui plaire et à l'apprivoiser ; mais, si elle y répondit d'abord avec grâce, elle ne tarda pas,
après la mort de la Reine, à laisser sentir que le joug de Mme de Maintenon lui pesoit et que sa cause lui étoit odieuse. Ses grossesses, ses couches, qui furent toutes fort difficiles, la retirèrent de la compagnie du
Roi et des amusements de la cour, en lui rendant les voyages impossibles, et le Roi, qui aimoit que tout contribuât à rendre sa cour brillante et agréable, et qui ne pouvoit souffrir aucun contre-temps, et qui
mesuroit à sa santé celle de tout le monde, supporta d'abord cet éloignement avec peine, après avec chagrin ; et, à la fin, Madame la Dauphine, mal servie par Mme de Maintenon, lui devint par degrés indifférente, à charge, et quelque chose de plus. D'un autre côté, cette princesse, qui aimoit Monseigneur avec passion, voyoit avec peine qu'il en
aimoit d'autres, et qu'après quelques années d'une sincère amitié, il
s'étoit peu à peu éloigné d'elle. Elle n'avoit jamais été belle, ni rien

---

1. Devant *cercles* est effacé *ronds*. — 2. Ici est biffé : *en sortant*.

d'approchant. Les séparations de lieu avoient accoutumé Monseigneur à l'être d'elle; Mme la princesse de Conti, fille du Roi, n'étoit occupée qu'à l'amuser chez elle : l'habitude, qui a plus de pouvoir sur ces princes que sur les autres hommes, rendit à Monseigneur les devoirs à Madame la Dauphine importuns. L'aversion se mit entre elle et Mme la princesse de Conti. Monseigneur se trouva entre une épouse infirme et chagrine, et les jeux et les ris qui partout ailleurs naissoient sous ses pas. Bessola, que Madame la Dauphine avoit amenée avec elle, devint bientôt toute sa consolation, et une très-longue maladie de Bessola, qui ne fut pas sans soupçon de poison, aigrit encore Madame la Dauphine, qui, accoutumée à passer la plupart de ses journées tête à tête avec elle, ne put s'en passer longtemps, et les alla passer dans sa chambre, tant que la santé de Bessola l'empêcha d'en sortir. Elle n'étoit pourtant que femme de chambre, et, quoique fille d'esprit, de mérite, et qui eût bien voulu pouvoir amener sa maîtresse à une conduite¹ plus complaisante, sa faveur si marquée aliéna fort les esprits, et donna un champ libre à Mme de Maintenon et à Mme la princesse de Conti : tellement que Madame la Dauphine étoit souvent accusée de faire la malade, par préférer le tête-à-tête avec Bessola à tous les devoirs et aux plaisirs mêmes de son état. Cette injustice alla si avant, qu'il fallut son extrémité, et sa mort ensuite, pour persuader sa maladie. On a toujours cru que Clément, son accoucheur, l'avoit blessée en sa dernière couche, depuis laquelle elle n'eut pas un jour de santé, et que, comme on se soucioit peu d'elle, tout conspira à sauver la réputation de Clément. Mme la princesse de Conti fut aussi fort accusée d'avoir approché d'elle, aussitôt après, avec des senteurs, dont elle n'est pas revenue. Sur la fin de sa vie, les démêlés de ses frères avec le cardinal de Fürstenberg pour l'électorat de Cologne, où le Roi prit part si peu à propos et avec si peu de succès, ne diminuèrent pas ses déplaisirs, et il est vrai qu'une princesse qui, par ce prodigieux mariage, avoit fait une si haute fortune, fut heureuse de ne pas vivre longtemps. La Table des matières s'est assez étendue sur tout ce qui se passa à ses obsèques, pour n'en rien dire ici de plus. MM. de Vendôme y haussèrent encore d'un degré, à la suite de MM. du Maine et de Toulouse. »

On trouve, en effet, à la Table des matières faite par Saint-Simon pour ce volume du manuscrit du *Journal* (tome VII, p. 588-590), un certain nombre de remarques qui sont, non-seulement d'autres Additions à Dangeau (avril et mai 1690), mais un commentaire des cérémonies auxquelles notre auteur avait assisté avant de se rendre aux obsèques de Saint-Denis. Ces remarques, qui n'ont pas été publiées par les éditeurs du *Journal*, doivent prendre place ici, malgré leur forme décousue.

« Le Roi ne prend point le deuil de Madame la Dauphine, à cause de sa qualité de belle-fille. Personne n'en drape que ses domestiques, et

---

1. Le copiste paraît avoir sauté un qualificatif; après *conduite*, le manuscrit porte : *et plus complaisante.*

les princes du sang, comme parents. Les cérémonies comme à la Reine.

« Carreau porté, et le goupillon ensuite, par un héraut, aux duchesses, princesses, maréchales de France, chevalier d'honneur, dames d'honneur et d'atour (aux ducs et princes de même, et aux officiers de la couronne, et annoncés tout haut, ainsi que leurs femmes, par l'huissier de la chambre, en entrant. Il est vrai qu'à l'église, les officiers de la couronne, le chevalier d'honneur, la dame d'atour et la dame d'honneur, si elle n'est duchesse, n'ont point de carreau)[1].

« Prétention du chevalier d'honneur de donner l'ordre à Versailles, jugée contre lui ; donné par Mgr le duc de Bourgogne, sur ce qu'en pareil cas, à la Reine, Madame la Dauphine l'avoit donné.

« Évêques gardent le corps, tour à tour avertis par les agents du clergé, et ont mal à propos un carreau. Ont aussi seuls des siéges à dos, sur l'exemple de ce qui se fit pour la Reine. Ils sont à droit. Le poêle de la couronne devoit être couvert d'un autre de velours noir.

« Dames gardent le corps à gauche. Faute d'y avoir laissé asseoir devant, le corps étant à visage découvert, les dames qui n'ont pas le tabouret. (Mais, quand le corps est dans le cercueil, cette différence cesse.) Les dames averties par le grand maître des cérémonies.

« Quatre dames se relèvent ensemble et restent deux heures. Deux titrées, et deux dames non titrées. En cette occasion, les maréchales de France vont comme titrées (et indifféremment avec une duchesse ou une princesse ; mais les duchesses et les princesses ne vont point ensemble, et les duchesses eurent la première garde : c'est ce que les *Mémoires* devoient ajouter).

« A cette garde, que font aussi les officiers, les dames d'honneur et d'atour sont au-dessus du chevalier d'honneur, et en cette seule occasion ; le Roi le régla ainsi à la mort de la Reine, où il fut dit, et répété ici, que le chevalier leur cédoit parce que le Roi l'en avoit prié.

« Duchesse de Nemours et comtesse de Soissons manquent à leur garde, et la viennent faire à la fin, par une réprimande du Roi.

« Dames mandées, qui n'étoient pas de qualité à garder. Réglé là-dessus par le Roi qu'il n'y en aura que de celles qui mangent et entrent dans les carrosses.

« Monsieur prétend aller à l'eau bénite avec les enfants et petits-enfants de France seulement, et Monsieur le Prince prétend que tout le sang royal doit ou aller ensemble, ou tous chacun séparément. Sur quoi, réglé que tout ira ensemble, et avec eux, sans intervalle, les légitimés, MM. de Vendôme et les ducs, et nuls princes étrangers, qui ne furent point à la Reine. Exécuté ainsi mardi 25.

« Partis ensemble de chez Mgr le duc de Bourgogne, deux à deux, en rang, à travers la grand'cour ; reçus au bas du grand degré par le che-

---

1. Dans ces tables des matières, Saint-Simon place entre parenthèses ce qui est observation ou réflexion personnelle, et non plus simple analyse du récit de Dangeau.

valier d'honneur, au haut du degré par les dames d'honneur et d'atour ; reconduits au retour, et tous séparés au haut du grand degré, d'où chacun s'en alla où il voulut. Goupillon présenté par Monsieur de Meaux, depuis Mgr le duc de Bourgogne jusqu'à Mme de Guise ; par un aumônier, depuis Monsieur le Prince jusqu'à Mme de Vernouil ; par un héraut, depuis M. de Vendôme jusqu'au dernier duc. Tous eurent des carreaux pendant les prières.

« Cœur porté au Val-de-Grâce par Monsieur de Meaux, ayant Mme de Guise à sa gauche, les deux princes de Conti au-devant, et les dames d'honneur et d'atour aux portières[1].

« Au convoi de Versailles à Saint-Denis, quatre carrosses, tenus chacun par la petite Mademoiselle, Madame la Princesse et les deux princesses de Conti, qui prirent avec elles, chacune dans le leur, celles qu'elles voulurent des duchesses et princesses. (Y eut la bonne place qui put, et les uns ni les autres n'allèrent point à l'eau bénite, comme les princesses du sang.) Le cinquième et dernier carrosse rempli de Monsieur de Meaux, avec quatre évêques, le curé de Versailles ou un aumônier de quartier aux portières. Ensuite, le chariot, entre le chevalier d'honneur et le premier écuyer à cheval, ce dernier à gauche.

« Les dames d'honneur des princesses du sang dans le carrosse qu'elles tenoient. (Mademoiselle de droit, Mme la princesse de Conti de par concession, comme fille du Roi, Madame la Princesse et Mme la princesse de Conti, sa fille, en cette seule occasion, apparemment pour ne leur pas donner le dégoût de celle de la princesse de Conti douairière.)

« Les carrosses des princesses du sang tenant les carrosses fermoient le convoi. »

1. Ce qui suit est dans la table du mois de mai.

VII

LES MOUSQUETAIRES SOUS LOUIS XIV [1].

Le Pippre de Nœufville, dans son *Abrégé chronologique et historique de la Maison du Roi* (1734), tome II, p. 129 et suivantes, a donné l'histoire des deux compagnies de mousquetaires et la biographie do leurs officiers; les détails qu'on va trouver ici sur l'organisation et le service du corps d'élite où débuta Saint-Simon, sont tirés, soit dudit *Abrégé*, soit d'un mémoire manuscrit du Dépôt de la guerre (vol. 1179), soit enfin de l'*État de la France*, des mémoires du temps, ou du livre de Gatien des Courtilz de Sandras [2] qui a fourni au romancier moderne les types de d'Artagnan et des trois mousquetaires.

Comme le dit Saint-Simon, il y avait deux compagnies d'origine différente, distinguées, d'après la couleur de leurs chevaux, en mousquetaires gris (ou blancs) et mousquetaires noirs. La première, qu'on appelait plus particulièrement les « grands mousquetaires, » créée sous Louis XIII, en 1622, puis cassée sous la Régence, avait été rétablie, en 1657, par le jeune roi, qui se plaisait à lui faire faire lui-même l'exercice dans la cour du Louvre, à visiter les ajustements, à les modifier sans cesse, et qui voulut qu'on n'y reçût plus que des gens de condition, bien faits, ayant assez de fortune pour suffire à une grosse dépense [3]. Ces recrues venaient s'encadrer entre de vieux soldats aux gardes, qui en firent bientôt une troupe merveilleuse. Le Roi leur avait donné pour capitaine-lieutenant le brillant Mancini, duc de Nevers; mais le commandement revenait en réalité au sous-lieutenant, qui était d'Artagnan.

A cette époque, Mazarin se forma, lui aussi, une garde personnelle de mousquetaires, qui devaient d'abord servir à pied; mais, comme il y venait peu de gens de qualité, le Cardinal demanda au Roi de lui envoyer les pages des deux écuries quand ils quitteraient les trousses. Les pages

---

1. Voyez ci-dessus, p. 28-30.

2. Les prétendus *Mémoires de M. d'Artagnan* parurent en 1700.

3. *Mémoires de M. d'Artagnan*, tome III, p. 81-90. « Les mousquetaires du Roi, écrivait Philibert de Lamare, sont plus à la mode que dans le temps de leur institution, le Roi ayant fait congédier tout ce qui n'y étoit pas de noblesse de quelque distinction, de sorte qu'il n'y a plus de cadets aux gardes ni dans les gardes du corps, tout ce qu'il y avoit de gens de qualité parmi ces cadets se mettant, pour faire leur cour, dans les mousquetaires, depuis que le Roi a témoigné qu'on lui feroit plaisir de mettre les jeunes gens dans cette sorte de milice. » (*Mélanges de Philibert de Lamare*, Bibl. nationale, ms. Fr. 23 251, n° 992; comparez les *Mémoires de M. d'Artagnan*, tome I, p. 40, et les *Mémoires de Mademoiselle de Montpensier*, tome III, p. 57.)

ayant mieux aimé se retirer du service que d'entrer dans un corps mal composé, il fallut prendre quelques vieux cavaliers des régiments du Cardinal et de Mancini, et transformer le corps entier en troupe de cavalerie[1]. Mazarin mort, le Roi s'empara de ses mousquetaires, en fit une compagnie organisée à l'égal de la première (1664), et, lorsque Colbert en eut fait donner le commandement à son frère Maulévrier[2], la vogue fut exclusivement pour ces mousquetaires noirs[3], jusqu'au jour où Maulévrier eut été remplacé par Jonvelle (1674).

Chacune des deux compagnies, forte de plus de deux cent cinquante *maîtres*, sans compter les surnuméraires qu'on recevait en temps de guerre[4], formait deux escadrons. La solde ne montait qu'à soixante-huit livres par mois, sur quoi l'on retenait quatre livres dix sols pour l'état-major; mais le Roi payait de sa cassette un certain nombre de pensions variant entre cent cinquante et trois cents livres. Chaque mousquetaire se montait et s'habillait à ses dépens, le Roi ne donnant que la soubreveste, un mousquet pour Paris, un fusil pour la campagne. La soubreveste, qui remplaça, en 1688, l'ancienne casaque, et qui ressemblait au vêtement des chevaliers de Malte, était une espèce de justaucorps sans manches, bleu, galonné d'or ou d'argent, suivant la compagnie, et orné par devant et par derrière d'une croix fleurdelisée de velours blanc. L'habit de dessous était écarlate. Comme les gendarmes et les chevau-légers, les mousquetaires devaient avoir une cuirasse ou plastron de métal; mais, par égard pour les gens « faibles, » qui étaient nombreux dans ce corps de jeunes seigneurs, on leur permettait, pendant la marche, de faire porter cette cuirasse par leurs valets[5]. Ils avaient remplacé, en 1683, la botte ordinaire des cavaliers par une autre botte de cuir de vache retourné, à éperons. Comme cette chaussure était incommode pour le service à pied, dans un assaut par exemple, ils y substituaient alors le soulier et la guêtre. L'habillement, de la tête aux pieds, y compris la trousse et les fourreaux ou bourses à pistolets, coûtait environ trois cents livres; quoique fort élevée encore par proportion à la solde, cette dépense n'était plus rien en comparaison du temps où, l'uniforme n'étant point réglé, les deux compagnies rivalisaient de folle magnificence, alors que Louis XIV dépensait cent mille livres en une seule fois pour

---

1. *Mémoires de M. d'Artagnan*, tome III, p. 84.
2. Ci-dessus, p. 120, note 1.
3. « Ce n'était plus que marquis et que comtes, que tous les mousquetaires dont elle était composée, au lieu que la première n'était plus, pour ainsi dire, que de vieux chamois en comparaison. Les grands seigneurs qui y étaient entrés d'abord pour faire leur cour au Roi, s'en étaient retirés par succession de temps; ainsi, s'il y avait encore des gens de qualité, ce n'était pas de ces premières maisons du Royaume comme il y en avait eu au commencement, mais seulement de celles qui s'appellent bonne noblesse. » (*Mémoires de M. d'Artagnan*, tome III, p. 327.)
4. Voyez les *Mémoires du duc de Luynes*, tomes XI, p. 155-156, XII, p. 493, etc.
5. *Journal de Dangeau*, tome XI, p. 75.

chacune d'elles [1], et que certaines casaques de simples maîtres étaient ornées de diamants et de flots de rubans.

Les galons et les boutons étaient d'or pour la première compagnie, d'argent pour la seconde; les flammes de la croix, rouges ou feuille-morte.

Le mousquetaire achetait son cheval, qui devait être à longue queue, et ne pas coûter plus de trois cents livres. A moins de dispense spéciale du commandant, les chevaux étaient logés à l'hôtel de la compagnie et entretenus, moyennant quatre sols par jour, par des valets, sous la surveillance des cavaliers de service.

La ration de vivres de chaque mousquetaire était de deux pains, de vingt-quatre onces chacun, cuit et rassis, entre bis et blanc; deux pintes de vin du cru, ou deux pots de cidre ou de bière, et deux livres et demie de bœuf, veau ou mouton. Le cheval avait droit à une ration et demie, c'est-à-dire trente livres de foin et un boisseau et demi d'avoine.

A part le piquet de garde, les mousquetaires n'avaient pas de service assidu, et ceux de la première compagnie, pour qui on avait établi un hôtel entre la rue du Bac et la rue de Beaune (1671), n'étaient point obligés d'y faire leur résidence. Quant à ceux de la seconde compagnie, ils continuaient à loger par couples dans les maisons du faubourg Saint-Antoine [2]; on ne leur donna un hôtel qu'en 1701. A Versailles, les détachements de service s'installaient, depuis 1689, dans l'hôtel de Limoges, au bout de l'avenue de Sceaux, et ils avaient la permission de circuler dans les appartements et les jardins du palais. On sait qu'ils étaient tout particulièrement désignés pour arrêter ou garder les prisonniers d'importance [3].

Dans la maison du Roi, les mousquetaires ne prenaient rang qu'après les gardes du corps, les chevau-légers et les gendarmes. Quand Louis XIV allait à l'armée, les deux compagnies logeaient au plus près de lui, à droite et à gauche, fournissaient des escortes pour ses promenades, et montaient la garde à sa porte, après les trois autres corps. En ce cas, les mousquetaires de garde avaient « bouche à cour en espèce, c'est-à-dire pain, vin et leurs pièces. » En voyage, c'étaient les gardes du corps qui environnaient le carrosse du Roi, avec les chevau-légers devant et les gendarmes derrière; mais quatre mousquetaires couraient

---

1. Voyez les *Mémoires de M. d'Artagnan*, tome III, p. 326 et 341. C'est à propos de ces dépenses que Colbert s'écriait, dans un célèbre mémoire de 1666 : « Que V. M. considère, s'il lui plaît, de quoi elle veut qu'un mousquetaire à la basse paye qui aura consommé sa solde de trois cent soixante livres pour une année en armements inutiles, vive pendant cette année. Il faut, Sire, que, par douceur ou par force, il vive aux dépens de son hôte. » (*Lettres de Colbert*, publiées par P. Clément, tome II, 1ᵉ partie, p. ccxxiii.)

2. Les maisons désignées pour leur logement, par le grand maréchal des logis, devaient fournir une chambre à deux lits, l'un pour les deux mousquetaires, l'autre pour leurs valets, et une écurie pour deux chevaux.

3. Voyez, entre autres exemples, les *Mémoires*, tomes XVII, p. 121, et XIX, p. 4-5, ou les *Mémoires du duc de Luynes*, tome XII, p. 440.

en tête de l'attelage [1]. Quelque part que fût le Roi, un maître de chaque compagnie, botté et en habit d'ordonnance, allait chaque jour, avant la messe, lui demander l'ordre, et un officier devait se trouver au coucher, pour savoir s'il y aurait lieu de fournir une escorte le jour suivant [2].

Alors même que le Roi ne faisait pas campagne, on avait soin d'envoyer à l'armée un détachement du corps, pour que chaque maître à son tour fît son apprentissage. Comme les dragons, ils servaient aussi bien à pied qu'à cheval, aux tranchées ou en rase campagne. Chaque mousquetaire blessé recevait une gratification de soixante-dix livres, chaque cheval tué était remboursé cent écus [3].

Le Roi gardait le commandement nominal des mousquetaires, comme des autres troupes de sa maison. Les charges d'officiers étaient vénales : celle de capitaine-lieutenant, rapportant environ vingt ou vingt-deux mille livres, se vendait cent cinquante ou deux cent mille ; mais on montait presque toujours de grade en grade par un avancement régulier. A partir de 1693, il y eut, dans chaque compagnie, deux sous-lieutenants, autant d'enseignes et de cornettes, et huit maréchaux des logis, au lieu de six. On comptait en outre quatre brigadiers, seize sous-brigadiers, un porte-étendard, un porte-drapeau, six tambours, quatre hautbois, un aumônier, un chirurgien, un apothicaire, un commissaire à la conduite, etc.

Lorsque Saint-Simon entra dans la première compagnie, le capitaine-lieutenant était Maupertuis, dont il parle assez longuement ; le sous-lieutenant, la Hoguette, qui servait en Italie ; l'enseigne, le marquis de Mirepoix, et le cornette, Joseph de Montesquiou d'Artagnan. Incorporé dans la troisième brigade, il y eut pour brigadier Cresnay [4], pour sous-brigadier Favancourt, qui lui apprit l'exercice et resta très-lié avec lui [5].

De son passage assez court dans les mousquetaires, Saint-Simon conserva pour ce service une vive antipathie. C'était, selon lui, « abuser de la jeunesse noble d'une façon barbare, que de la prodiguer en troupes au service de simples maîtres et de simples grenadiers. » Aussi, en 1717, essaya-t-il de faire réformer cette partie de la maison du Roi, qui était quatre fois plus coûteuse que le reste de la cavalerie, et où les jeunes courtisans, sous prétexte d'« école militaire, » allaient perdre une année et plus en débauches et en folles dépenses. Il critiquait aussi la multiplicité des officiers, presque tous revêtus d'un grade de colonel, et qui passaient officiers généraux sans en avoir plus appris qu'un lieutenant, et sans cesser de faire les fonctions infimes de leur charge dans la maison du Roi, « cacophonie » aussi malséante que pernicieuse [6].

---

1. Comparez les *Mémoires du duc de Luynes*, tome XI, p. 234-235.
2. *Mémoires*, tome XIV, p. 109 ; *Mémoires du duc de Luynes*, tomes I, p. 289, II, p. 59-60, XI, p. 83.
3. *Mémoires du duc de Luynes*, tome V, p. 334-335.
4. Ci-dessus, p. 43.
5. *Mémoires*, tome XVI, p. 155 et 173. Voyez l'*État de la France* de 1692, tome I, p. 480-481.
6. *Mémoires*, tome XIV, p. 106-112.

VIII

LA BATAILLE DE LA HOUGUE [1].

Les principales relations connues jusqu'ici du désastre où sembla s'engloutir, en un seul instant, la magnifique marine de Colbert et de Seignelay, ne sont point d'accord sur l'attribution des responsabilités. D'une part, l'intendant Foucault décharge absolument Pontchartrain, comme secrétaire d'État de la marine, et charge, au contraire, de la façon la plus grave Tourville, le maréchal de Bellefonds, qui commandait l'armée de débarquement, et l'intendant général Bonrepaus, qui avait dirigé les préparatifs de l'expédition; d'autre part, deux contemporains, le marquis de Villette, qui commandait une des escadres françaises, et Valincour, dont la compétence et les informations, en tout ce qui touche la marine, ne peuvent être suspectées, nous ont laissé de véritables réquisitoires contre le ministre seul, à qui ils imputent toutes les fautes que Foucault mettait au compte de ses collaborateurs. Dans une notice publiée récemment sur ce sujet [2], nous avons fait connaître quelques documents nouveaux, qui sont également des témoignages à charge contre Pontchartrain, et, bien que ces documents soient émanés pour la plupart de Bonrepaus lui-même [3], c'est-à-dire d'un des personnages incriminés par Foucault, leur caractère exige qu'on en tienne compte, soit au point de vue particulier du désastre des 2 et 3 juin 1692, soit comme pièces à l'appui du procès que Saint-Simon fera à l'administration des deux Pontchartrain père et fils. Ici nous nous bornerons à en reproduire quelques fragments, après avoir dit brièvement comment s'engagea la campagne de 1692.

Dès le 20 janvier, prenant les devants et profitant de son crédit auprès de Louis XIV, Bonrepaus présenta un plan de campagne complet. Les forces étaient égales à peu près de part et d'autre ; il n'y avait donc point lieu, suivant lui, de chercher les grands combats, les engagements généraux, mais plutôt de gagner l'Angleterre et la Hollande de vitesse, en les frappant aux points sensibles, c'est-à-dire dans leur navigation et leur commerce, avant que leurs flottes fussent suffisamment

1. Voyez ci-dessus, p. 50-52.
2. *M. de Bonrepaus, la Marine et le désastre de la Hougue*, par A. de Boislisle. (Extrait de l'*Annuaire-Bulletin de la Société de l'Histoire de France*, 1877.)
3. Il est parlé souvent de Bonrepaus dans les *Mémoires* ; voyez notamment tome I (éd. de 1873), p. 475, tome XVI, p. 276, etc.

préparées, et en portant le ravage, la désolation sur les côtes et dans les ports mêmes de l'Angleterre, puis de la Hollande, enfin de l'Espagne. Peut-être même, si la guerre sur le continent présentait quelque conjoncture favorable, une expédition aurait-elle le temps de débarquer entre Douvres et la Tamise, pour marcher immédiatement sur Londres et y rétablir le roi Jacques II, tandis que son rival serait retenu en Flandre ; mais, dans l'esprit de Bonrepaus, ce projet aventureux, qui avait failli aboutir en 1690, était absolument subordonné aux circonstances. Au contraire, le Roi voulut en faire la base du plan de campagne qu'il présenta au Conseil le 20 février. Selon lui, les ports de Brest, Lorient et Rochefort pouvaient fournir à Tourville cinquante vaisseaux avant la fin de mars, pour transporter aussitôt aux environs des Dunes une armée anglo-écossaise, irlandaise et française, de trente mille hommes, qui se serait massée à l'avance sur les côtes de Normandie, sous les ordres du roi Jacques et du maréchal de Bellefonds ; après le débarquement, Tourville, rallié par les escadres de Toulon et de Rochefort, se chargerait d'empêcher tout retour offensif des flottes anglaise ou hollandaise. Ce plan fut agréé, sauf modification du lieu de débarquement : Tourville, qui avait une répugnance marquée pour le Pas-de-Calais, obtint de descendre vers Torbay plutôt qu'aux Dunes. Bonrepaus partit, dès le jour même, pour activer les préparatifs ; aussitôt que sa tournée eut été achevée et que son rapport fut arrivé en cour, on prépara l'instruction pour Tourville. Elle fut rédigée en termes aussi exprès que possible[1]. Le vice-amiral devait mettre à la voile le 25 avril, quel que fût l'état de son vaisseau et des autres navires en armement, laissant au port ceux qui ne pourraient appareiller à cette date ; comme on lui donnait toute autorité pour activer les retardataires ou pour les punir, on s'en prendrait aussi à lui, si le départ n'avait pas lieu au jour dit. De Brest, il se dirigerait sur la Hougue, y embarquerait l'armée sur l'escadre de transport du Havre, et ferait voile vers le point que choisirait le roi Jacques. Le débarquement opéré, il se porterait dans la Manche en croisière, pour attendre les deux autres flottes.

« Sa Majesté, était-il dit dans l'instruction, veut absolument qu'il (Tourville) parte de Brest ledit jour 25 avril, quand même il auroit avis que les ennemis soient dehors avec un nombre de vaisseaux supérieur à ceux qui seront en état de le suivre.

« .... En cas qu'il les rencontre en allant à la Hougue, Sa Majesté veut qu'il les combatte, en quelque nombre qu'ils soient, qu'il les poursuive jusque dans leurs ports, s'il les bat, après avoir envoyé un détachement de l'armée au Havre pour prendre les bâtiments de charge et les mener ensuite au lieu où se devra faire la descente ; et s'il a du désavantage, Sa Majesté se remet à lui de sauver l'armée le mieux qu'il pourra. En cas que les ennemis, n'étant pas assez forts pour donner une bataille, ne veuillent que faire perdre du temps pour empêcher la descente, il

_____

1. Instruction du 26 mars 1692.

fera tout ce qui sera possible pour les engager au combat ; et s'il ne peut en venir à bout, il disposera l'armée de manière qu'elle puisse couvrir la descente.

« Mais, en cas qu'en entrant dans la Manche, il apprenne, soit par les avis qu'il recevra du Havre, soit par les vaisseaux qu'il trouvera à la mer, que les ennemis sont à la rade de Sainte-Hélène, Sa Majesté veut qu'il fasse en sorte de les y surprendre avant d'aller à la Hougue, qu'il les y attaque, et qu'il trouve moyen de les y faire périr ; elle lui recommande d'éviter en cette occasion les accidents qui lui firent perdre le moyen de les y attaquer en 1690.

« Si, lorsqu'il mènera les bâtiments de charge au lieu de la descente, ou lorsqu'elle sera commencée, les ennemis viennent l'attaquer avec un nombre de vaisseaux supérieur à celui qu'il aura sous son commandement, Sa Majesté veut qu'il les combatte et qu'il opiniâtre le combat de sorte que, quand même il auroit du désavantage, les ennemis ne puissent empêcher que la descente ne s'achève. Mais, lorsqu'elle sera achevée, et qu'il aura renvoyé les bâtiments de charge, si les ennemis viennent l'attaquer, Sa Majesté lui permet de n'engager le combat qu'en cas qu'ils n'aient pas plus de dix vaisseaux plus que lui ; mais elle veut qu'il s'approche d'assez près pour les reconnoître lui-même, quand cela devroit l'obliger à combattre.... »

Pour mieux marquer le caractère impératif de cette instruction, le Roi y ajouta de sa propre main que « ce qu'elle contenait était sa volonté, et qu'il voulait qu'on l'observât exactement. »

Mais les préparatifs ne marchèrent point comme on l'avait espéré à Versailles ; la levée extraordinaire de matelots fut des plus laborieuses, soit parce que le ministre avait réservé à des commis négligents la correspondance avec les commissaires des classes, qui eût été naturellement dans les attributions de Bonrepaus, soit parce que l'intendant Vauvré fit des difficultés pour renvoyer à Tourville les officiers mariniers auxquels celui-ci était habitué. Chacun réclamant pour son compte, le temps se perdit en intrigues et en tiraillements : on ne fut prêt ni pour le 15 avril, ni pour la marée suivante, et, si nous en croyons Bonrepaus, une aveugle jalousie du ministre fut aussi pour beaucoup dans ce grave mécompte. Entendant répéter autour de lui que toute l'initiative et tout l'honneur de l'entreprise reviendraient à l'intendant général, qui l'avait inspirée et qui en dirigerait l'exécution ; que lui, Pontchartrain, n'avait plus d'autre fonction que de fournir l'argent ; que Bonrepaus, qui s'était déjà vanté d'avoir « sauvé son honneur » l'année précédente, tirait toute l'autorité à lui, il finit par obtenir du Roi un ordre formel pour éloigner ce rival de Brest, où il surveillait les détails de l'armement, le renvoyer en Normandie auprès de Jacques II, et laisser ainsi la place libre en Bretagne aux créatures subalternes du ministre.

« Je reçus cet ordre, dit Bonrepaus, trois jours après mon arrivée à Brest. Je le communiquai à M. de Tourville, qui me dit en propres termes : « Je vous ai dit, en vous voyant arriver ici, que vos soins et la

« connoissance que vous avez de la marine nous feroient partir le 20 de
« ce mois. Je vous dis aujourd'hui que, si vous quittez ce port, l'entre-
« prise ne s'exécutera point. Celui qui vous a fait donner cet ordre ne
« peut l'avoir demandé que dans le dessein de la faire échouer. Je suis
« brouillé avec M. de Pontchartrain. Vous savez que, l'année passée, il
« me fit manquer de prendre la flotte de Turquie, par l'ordre bizarre
« qu'il me donna au nom du Roi, et dont je n'osai m'écarter, par les rai-
« sons que je vous dis alors. Je serai encore plus circonspect cette
« année, et vous convaincrez que je le dois être, lorsque vous aurez vu
« mon instruction. Ainsi comptez que je ne mêlerai de rien. Vous
« savez que des Clouzeaux est habile pour ses magasins, mais qu'il ne
« se détermine sur rien ; de plus, il est devenu timide depuis que l'é-
« vêque de Léon et des Grassières, favoris l'un et l'autre de M. de Pont-
« chartrain [1], sont ici pour contrôler ses actions. La crainte qu'il a de
« leurs mauvais offices fait qu'il leur laisse ordonner de tout, sans oser
« y contredire, ni même leur donner ses avis. Vous savez aussi que ces
« gens-là n'ont aucune connoissance de la marine, ce qui m'oblige de
« vous répéter que, si vous partez, tout ira en confusion. »

« .... En suite de cette conversation, M. de Tourville tira de sa poche
l'instruction qu'il venoit de recevoir de M. de Pontchartrain, datée du 26
mars, qui portoit, entre autres choses, qu'en cas qu'il rencontrât les enne-
mis en allant à la Hougue, S. M. vouloit qu'il les combattît, et que, s'il avoit du désavantage, S. M. se remettoit
à lui de sauver l'armée navale le mieux qu'il se pourroit.

« Voici le point fatal où tout se déclara pour faire échouer l'entreprise
sans aucune ressource. M. de Pontchartrain ne garde plus de mesures :
il répand sa bile contre M. de Tourville, il lui déclare ouvertement que
le Roi, persuadé qu'il manquoit de courage, lui prescrit une chose qui
n'a jamais été prescrite à un général d'armée. Et en quelle occasion lui
donne-t-on cet ordre? C'est lorsqu'il doit avoir trois cents bâtiments de
charge, remplis de vingt-quatre mille hommes des meilleures troupes du
Roi, et qu'il n'y a aucun lieu de douter que si, dans cette situation, il
perd une bataille, il fait perdre au Roi tout ce grand nombre de troupes,
sans aucun moyen de les sauver ! »

Comme on l'avait prévu, il y eut de nouveaux retards. Le 30 avril se
passa sans que Tourville fût en état de sortir de Brest ; mais Pontchartrain
persuada au Roi qu'on pourrait encore partir par la maline du 14 mai.
Sans combattre directement cette idée, Bonrepaus insinua à Mme de
Maintenon qu'il était plus sûr de remettre l'embarquement à un autre
temps. N'ayant pas réussi de ce côté, il se hasarda cependant à écrire
au Roi que Tourville, au lieu de demeurer seul dans la Manche après la
descente, ferait beaucoup mieux d'aller au-devant de ses deux flottes

1. Pontchartrain avait été dix ans premier président du parlement de
Bretagne, et avait conservé des relations avec la plupart des fonctionnaires
de cette province.

de renfort. Le Roi le permit par une lettre du 7 mai ; cette lettre ne fut envoyée que le 10, non pas à Tourville, mais à Bonrepaus, et avec ordre de la garder jusqu'à l'arrivée de l'amiral. Malice ou ignorance, c'était exposer Tourville à rencontrer l'ennemi entre Brest et la Hougue, et à se faire battre quand même, comme le portait l'instruction principale. La lettre du Roi fut bientôt suivie d'une seconde instruction, dressée évidemment par Pontchartrain, et portant en substance que Tourville devait chercher l'ennemi et le combattre aussitôt qu'il aurait été rejoint par le comte d'Estrées. Or, le même jour que cette instruction partait de Versailles, le 12 mai, Tourville quittait Brest, et les vaisseaux du comte d'Estrées, n'ayant pas encore passé le détroit de Gibraltar, ne pouvaient arriver avant dix-huit ou vingt jours[1].

« M. de Pontchartrain, dit Bonrepaus, ne se contentant point d'avoir mis la confusion dans l'exécution d'une entreprise aussi sérieuse et aussi importante qu'étoit celle-là, il compose, huit jours après, une autre lettre du Roi à M. de Tourville, datée du 20 mai. Ce nouvel ordre, encore plus mal digéré, s'il est possible, que n'étoient les précédents, me fut encore adressé, pour le lui rendre lorsqu'il seroit arrivé à la Hougue. M. de Pontchartrain n'ayant jamais voulu s'informer de la situation de cette rade[2], reconnoît cependant, par l'exposé de cette dernière instruction, qu'il n'étoit pas possible que M. de Tourville eût les soixante-dix vaisseaux qu'il avoit supposé, dans la précédente, qu'il pouvoit avoir. Cet aveu pouvoit faire espérer qu'il alloit changer l'ordre donné le 12 mai ; mais, au contraire, il ajoute tout de suite que, par la connoissance qu'avoit S. M. des forces des ennemis, il ne lui paroissoit pas qu'ils fussent supérieurs à M. de Tourville, et qu'aussitôt qu'il auroit reçu la lettre de S. M., il partît avec le nombre de vaisseaux qu'il auroit, pour chercher les ennemis dans l'endroit où il auroit appris qu'ils étoient, et les aller attaquer, en quelque nombre qu'ils fussent.... Il m'écrivit, en m'envoyant cette nouvelle instruction pour M. de Tourville, du 20 mai, que S. M. s'en remettoit à M. le maréchal de Bellefonds et à moi de la lui remettre quand nous le jugerions l'un et l'autre à propos. « Par là, dit-il, tout scrupule est levé, tout prétexte anéanti, et « tout est dans vos mains sans réserve, ajoute-t-il en parlant à moi. »...

---

1. Cette flotte fut retenue par les vents contraires, puis manqua de quelques lieues les frégates chargées de la diriger sur la Hougue, et n'entra à Brest que pour y apprendre le désastre de Tourville.

2. Selon Foucault, et aussi selon Saint-Simon (tome XII, p. 24), la flotte eût pu être sauvée, si Louvois, en haine de Seignelay, n'eût empêché de creuser un port militaire à la Hougue. Ce ne fut qu'en 1694 que Vauban remit en avant un projet de travaux de défense à élever sur ce point. De même, à Cherbourg, où le *Soleil royal* et deux autres navires furent brûlés après la bataille, Louvois avait fait démolir les fortifications commencées par Colbert, et qui avaient déjà coûté quinze cent mille livres. Hautes de deux toises, elles eussent suffi pour placer des batteries sous lesquelles les vaisseaux se seraient retirés en sûreté.

Ceux qui connoissent particulièrement M. de Pontchartrain, reconnoissent dans tout ceci son caractère, qui est d'embrouiller tout ce qu'il n'entend point, et de se tirer d'affaire, ou de croire s'en tirer, par une décision telle que son imagination lui fournit. »

. Cette instruction et une lettre autographe de M. de Pontchartrain, datée du 25 mai [1], arrivèrent le 27, à onze heures du soir. On savait à la Hougue, depuis deux jours, que Tourville était en route avec trente-sept vaisseaux, tandis que les ennemis en comptaient soixante-treize aux Dunes et allaient être ralliés par les seize vaisseaux de haut bord de l'amiral Russel. Le roi d'Angleterre, le maréchal de Bellefonds et Bonrepaus dépêchèrent immédiatement des corvettes à M. de Tourville, avec avis de l'importance de la flotte ennemie, pour que l'amiral se réglât en conséquence [2]. Ce jour-là, 28 mai, rallié par Villette, ce qui lui faisait quarante-quatre voiles, il venait de prendre le large à la hauteur de Cherbourg, et, lorsque, le lendemain, les corvettes le joignirent, il était déjà aux prises avec quatre-vingt-neuf vaisseaux de ligne des alliés. Bonrepaus fait, à ce sujet, les observations suivantes :

« Chacun sait, et M. de Tourville l'a dit lui-même, que, sans faire réflexion qu'il n'avoit que quarante-quatre vaisseaux, et que les ennemis qu'il voyoit rangés en bataille devant lui en avoient le double, sans assembler son conseil de guerre, comme il se pratique en semblable occasion, ni sans avertir aucun des officiers généraux, il engagea le combat comme un furieux, en mettant son vaisseau côté en travers de celui de l'amiral d'Angleterre. Les raisons qui le jetèrent dans ce désespoir ne sont pas moins connues que l'a été la témérité de son action. Il avoit été informé que M. de Pontchartrain avoit fait entendre au Roi qu'il manquoit de courage, quoique certainement il n'en ait jamais manqué, et, son instruction portant un ordre précis, mais inouï jusqu'alors, de combattre les ennemis, en quelque nombre qu'ils fussent lorsqu'il les trouveroit, il crut qu'il seroit déshonoré pour toujours, s'il en manquoit l'occasion qui s'en présentoit. Ainsi, sans faire réflexion qu'il alloit perdre la meilleure partie des vaisseaux du Roi et, en même temps, faire manquer l'exécution d'une grande entreprise, il ne songea qu'à défendre, aux dépens de sa vie et du service du Roi, son honneur attaqué injustement. »

1. C'est sans doute la lettre où se trouvait cette phrase à la Louvois : « Ce n'est point à vous à discuter les ordres du Roi; c'est à vous de les exécuter et d'entrer dans la Manche. Mandez-moi si vous voulez le faire; sinon, le Roi commettra à votre place quelqu'un plus obéissant et moins circonspect que vous. »

2. Les amis du ministre prétendirent que c'était lui qui avait envoyé trois barques, au dernier moment, pour arrêter l'attaque; mais le public n'en crut rien. Selon le Mercure galant (juin 1692, 1re partie, p. 131), ce fut seulement le 30 que l'ingénieur Renau d'Éliçagaray apporta « des paquets de la cour à M. de Tourville, pour l'informer que les ennemis étoient quatre-vingts vaisseaux de ligne, et qu'il n'eût point à entrer dans la Manche. »

En pareille circonstance, Vauban eût osé désobéir à Louvois ; mais Tourville, qui cependant aurait été soutenu par tout son conseil de guerre, ne sut que se conformer à l'ordre exprès du Roi, et engager la lutte. Bonrepaus prétend que, si le ministre l'eût laissé auprès de Tourville avec toute l'autorité dont le Roi l'avait investi, il eût tout au moins empêché l'amiral de livrer un combat si inégal, et que, même à la Hougue, il lui aurait donné les moyens de se retirer et de rentrer à Brest, où la flotte eût trouvé M. d'Estrées, arrivé le même jour ; et il ajoute :

« On peut dire, sans vouloir donner de vaines louanges au Roi, que jamais projets n'ont été si grands ni mieux concertés que le furent ceux que S. M. avoit formés cette année-là.... Et dans le temps qu'elle donne ses ordres pour la campagne qu'elle veut faire en personne, elle n'oublie rien de ce qui regarde l'entreprise qu'elle a projetée sur l'Angleterre, elle y donne le même soin que si ç'avoit été son unique affaire, elle en voit les principaux moyens préparés avec facilité et abondance. Dieu permet cependant que, par un seul homme qui exécute mal des ordres qui lui ont été donnés avec toute la prudence imaginable, et dans un seul instant, cette grande et glorieuse entreprise sur l'Angleterre se trouve entièrement renversée. Il faut se soumettre à sa volonté. »

Tout était contre la flotte française, tout la condamnait à un désastre inévitable. En premier lieu, l'infériorité numérique : quarante-quatre vaisseaux seulement, vingt mille matelots et trois mille cent quatorze bouches à feu, contre quatre-vingt-neuf vaisseaux, portant quarante-deux mille hommes d'équipage et sept mille cent quarante-quatre canons.

Si inférieure en nombre, la flotte de Tourville se ressentait, pour l'armement et l'équipement, de la négligence et de l'impéritie des commis auxquels Pontchartrain en avait laissé le soin : entre autres faits caractéristiques, tous les documents, toutes les relations du temps attestent que la poudre à canon était si mauvaise qu'elle ne pouvait porter le boulet.

Enfin, comme le dit Saint-Simon, le roi Jacques, sur qui retombe évidemment la responsabilité des ordres absolus de Louis XIV et du combat engagé *quand même*, avait donné l'assurance qu'une partie de son ancienne marine se déclarerait en sa faveur. La chose était publique en effet, et passait pour certaine ; on allait jusqu'à désigner celui des amiraux anglais qui abandonnerait la cause de l'usurpateur[1], et les Hollandais n'étaient rien moins que tranquilles à cet égard, lorsque l'engagement commença, tant il eût été inexplicable, sans cette chance assurée, que Tourville pût risquer ses quarante-quatre vaisseaux[2]. Mais,

---

1. Le contre-amiral Carter, qui avait pris des engagements avec Jacques II.

2. L'amiral hollandais, dit le *Mercure* (p. 159-160), fut si surpris en voyant la flotte de France, qu'il la crut d'intelligence avec les Anglais et envoya exprimer ses craintes à l'amiral Russel. Comparez le témoignage de Villette, ci-dessus, p. 51, note 3, et les *Mémoires de Luynes*, tome X, p. 383.

encore une fois, Jacques II s'était étrangement abusé sur des intelligences si souvent trompées, et que Bonrepaus, connaissant mieux le tempérament politique des Anglais, appréciait à leur juste valeur. En effet, les officiers de la flotte anglaise qui avaient fait des promesses aux agents de Jacques, s'étaient repentis au dernier moment, et avaient adressé au prince d'Orange une protestation de fidélité, que Guillaume rendit publique seulement le 27 mai. Quand cette nouvelle fut connue à Namur, on s'empressa d'en donner avis à la Hougue ; mais il n'était plus temps.

Le 29 mai, au point du jour, entre les caps de la Hague et de Barfleur, les deux flottes s'étaient trouvées en présence. Nous n'avons pas à raconter cette journée, puisqu'il en existe nombre de relations[1] ; mais il faut montrer que, dans celle de Saint-Simon, ou plutôt dans les quelques lignes qu'il a consacrées à ce triste événement, chaque membre de phrase, chaque mot presque est à rectifier.

Tourville ne fut point accablé par le nombre : au contraire, la journée du 29 mai se termina sans désavantage pour la flotte française, à son honneur même, puisque, malgré son infériorité numérique, grâce à la valeur surhumaine de ses officiers et de ses matelots, elle détruisit deux vaisseaux ennemis, sans en perdre un seul, et perdit moins de matelots (dix-huit cents environ) que les Anglais à eux seuls. Mais de pareils prodiges ne pouvaient se renouveler deux jours de suite, et, lorsque Tourville chercha à gagner Brest, les éléments ligués contre lui, vents et marée défavorables, amenèrent le désastre qu'autrement on eût sans doute évité, désastre toutefois beaucoup moins complet que ne le feraient croire encore les expressions de Saint-Simon[2]. Le calcul est fort simple : sur trente-cinq vaisseaux qui se rallièrent, le matin du 30 mai, autour de leur amiral (cinq autres s'étaient déjà portés sur la rade de la Hougue, et quatre purent gagner Brest par les côtes anglaises), vingt-deux sortirent du Raz-Blanchart sans encombre et entrèrent à Saint-Malo ; la marée ayant ramené les treize autres sous le vent des ennemis, trois allèrent s'échouer à Cherbourg, et les dix derniers mouillèrent le soir à la Hougue, où ils retrouvèrent

1. Aux relations de Foucault et de Villette, il faut ajouter celle qu'Eugène Sue (*Histoire de la Marine française*, tome IV, p. 212-225) et M. L. Guérin (*Histoire de la Marine française*, tome II, p. 48-63) ont tirée des manuscrits de Colbert ; celles de la *Gazette*, p. 264, 274-276 et 288, et surtout celles d'un officier de la flotte française et d'un officier général (qui doit être le contre-amiral Coëtlogon), insérées dans le *Mercure*, p. 114-133 et 134-144. Les *Mémoires de Berwick* (p. 336-337) sont intéressants en ce que cet officier général était avec son roi à la Hougue et vit tout le désastre. Enfin nous avons retrouvé au Musée Britannique (ms. Additionnel 18944, fol. 72-75), et reproduit dans notre notice sur *M. de Bonrepaus*, p. 31-34, note, une relation qui vient, selon toute vraisemblance, de M. de la Roche-Allart, capitaine de pavillon du marquis de Villette, son oncle.

2. Ci-dessus, p. 51-52. Comparez Jal, *Dictionnaire critique de biographie et d'histoire*, à l'article TOURVILLE, p. 1197.

deux des cinq vaisseaux partis dès la veille, les trois autres ayant pu entreprendre le tour des Îles Britanniques pour rentrer à Brest. Ce fut alors que commença le véritable désastre, et les détails en sont navrants. Bonrepaus, dans ses mémoires du mois de janvier précédent, avait prévu le cas où des vaisseaux poursuivis par l'ennemi jusqu'à la côte seraient obligés de se brûler eux-mêmes. Telle était précisément, au 1er juin, la situation des douze navires mouillés sous la Hougue, et qui voyaient une partie de la flotte anglo-hollandaise à deux portées de canon. Tourville et ses chefs d'escadre d'Amfreville et Villette descendirent à terre, pour délibérer avec le roi d'Angleterre et M. de Bellefonds, assistés des chefs de l'armée de débarquement, Tessé, Gassion, Sébeville et le lord Melfort, de l'intendant général Bonrepaus, et de Foucault, comme intendant de la province. Il fut d'abord résolu qu'on se défendrait contre l'attaque inévitable ; puis, par un revirement subit, inexpliqué [1], l'ordre fut donné de faire échouer les navires, sans en rien décharger, ni canons, ni apparaux, sans rien tenter, pour ainsi dire, contre les chaloupes ennemies, qui n'eurent plus qu'à venir incendier à leur aise les magnifiques vaisseaux sortis si glorieusement de la mêlée du 29 mai. Le 2 juin, six bâtiments, et le 3 juin, les six autres furent la proie des flammes [2]. Toute l'armée de débarquement et ses chefs assistaient du haut des côtes au lamentable spectacle ; il y eut à peine un simulacre de défense, quelques coups de fusil ou de canon tirés des mauvaises batteries qui garnissaient la rade, et l'ennemi eût pu, après avoir décharger, incendier tout aussi facilement les trois cents bâtiments de transport qui se trouvaient à sa merci : une simple démonstration de Villette les sauva.

On remarqua, comme le dit Saint-Simon, la singulière résignation des personnages que leur rang et leur honneur eussent dû engager à faire quelque tentative de résistance. « Le roi d'Angleterre, écrivit Foucault, a été spectateur de la seconde action avec la même tranquillité d'esprit et sérénité de visage qu'il a fait paroître pendant la première. » Et cependant Jacques II n'avait jamais été d'avis de faire échouer les vaisseaux. Ailleurs Foucault dit encore : « Tout cela se passa à la vue du roi d'Angleterre et de M. le maréchal de Bellefonds, qui y assistèrent comme à un feu d'artifice pour une conquête du Roi, et il n'y a personne qui n'ait vu leur indolence avec indignation ; car pourquoi avoir perdu trois jours sans les employer à faire jeter les canons dans la mer et à en sortir les agrès et ustensiles [3] ? »

----

1. Voyez ce que raconte Berwick (p. 337). Nous ne voulons pas admettre les mobiles tout personnels à Tourville dont parle Foucault, le désir de dissimuler la maladresse d'un de ses neveux qui avait fait échouer le *Terrible* en arrivant en rade, ou de ne point risquer la vie de son gendre d'Amfreville.

2. Les trois vaisseaux échoués à Cherbourg avaient été détruits de même, mais après une résistance héroïque.

3. *Mémoires de Foucault*, p. 288 et 291. Cet intendant accuse formelle-

La nouvelle du combat du 29 parvint au camp de Namur quelques heures avant que les assiégés battissent la chamade[1]; mais ce fut seulement le 6 et le 8 juin que la vérité entière fut connue. Selon le *Mercure galant*[2], le Roi, toujours digne et majestueux, dit à son entourage : « Je n'ai rien à me reprocher; je ne commande point aux vents; j'ai fait ce qui dépendoit de moi, Dieu a fait le reste. Puisqu'il n'a pas voulu le rétablissement du roi d'Angleterre, il faut espérer qu'il le réserve pour un autre temps. » Il écrivit une lettre de compliments à Tourville, lui fit payer une gratification de vingt mille livres, et, dix mois plus tard, lui donna le bâton de maréchal de France. Les autres officiers de la flotte reçurent également le meilleur accueil, lorsqu'ils revinrent à la cour ; ceux qui avaient perdu leur navire eurent l'assurance qu'ils en retrouveraient un pour la campagne suivante. Le public, qui pourtant n'était point toujours favorable à Tourville[3], ratifia les éloges du Roi, et le vainqueur anglais lui-même s'y associa en lui adressant une lettre écrite avec cette courtoisie qui est un des caractères les plus remarquables du grand siècle[4]. Mais, dans toute la France, et surtout dans la marine royale, la consternation fut profonde, exagérée même; il semblait que toutes les flottes du Roi eussent été anéanties, et non pas seulement les quinze vaisseaux brûlés à la Hougue et à Cherbourg : effet naturel d'une défaite de cette importance sur des esprits habitués depuis longtemps au succès. En réalité, la perte effective, matérielle, était peu considérable[5]; avant qu'un an se fût écoulé, Tourville devait reformer une flotte de quatre-vingt-treize vaisseaux, arrêter au passage devant Gibraltar la flotte de Smyrne, infliger des pertes énormes au commerce des alliés et à leur marine, rétablir enfin dans la Méditerranée cette supériorité du pavillon français que le désastre de juin 1692 n'avait compromise qu'un instant; et Pontchartrain put alors, sans forfanterie aucune,

ment Bonrepaus de s'être retiré dans sa chambre, « dans une fort grande quiétude, » alors que tous les marins, « petits et grands, » l'accusaient d'avoir tout compromis par son impéritie.

1. *Journal de Dangeau*, 4 et 5 juin 1692.

2. *Juin 1692*, p. 157-158.

3. On lui avait vivement reproché, en 1690, de n'avoir point su profiter de sa victoire de Beachy-Head pour écraser la marine anglo-hollandaise, et peu s'en était fallu que cela ne lui coûtât cher, lorsque, quelque temps après, son protecteur Seignelay vint à mourir. (Chansonnier, ms. Fr. 12 690, p. 213 et 236.)

4. Il écrivit à Tourville « qu'il le félicitoit sur l'extrême valeur qu'il avoit fait voir en l'attaquant avec tant d'intrépidité et en combattant si vaillamment, quoique avec des forces si inégales. » (*Mercure galant*, p. 110, et Sainte-Croix, *Histoire de la puissance navale de l'Angleterre*, tome II, p. 59.)

5. Voyez l'état des vaisseaux qui restaient au Roi, dans le *Mercure galant*, juin 1692, 1re partie, p. 172-177 et 187-189, et dans *Abraham du Quesne*, par A. Jal, tome II, p. 400, note.

faire frapper une médaille avec cette devise : *A la splendeur maritime de la France.*

Ce fut sur lui cependant et sur le roi d'Angleterre que le public, au lendemain du désastre, en fit retomber la responsabilité. A Jacques II on reprocha, non sans raison, cette sorte de fatalisme inerte qui, après avoir forcé la flotte à livrer combat, n'avait rien tenté pour éviter les conséquences de la défaite ; au ministre, son incapacité, les ordres absolus qu'il avait fait donner à l'amiral, et sa négligence à le prévenir de la supériorité des ennemis alors que le Roi, retenu devant Namur, ne pouvait pourvoir aux choses de la marine. Pontchartrain, du reste, se montra très-sensible à un aussi grave échec ; la lettre par laquelle il demanda immédiatement un rapport détaillé à Foucault[1] atteste sa vive émotion, et, de la cour, on s'empressa de lui adresser toutes sortes de condoléances[2].

1. *Mémoires de Foucault,* p. 289.

2. M. de Pomponne lui écrivit cette lettre autographe, le 10 juin, du camp devant le château de Namur : « J'estois peu propre, Monsieur, à vous consoler de nos malheurs à la mer. Je n'en estois guères moins accablé que vous. Le service du Roy et le bien de l'Estat nous y touchent esgalement ; mais, dans cet interest general, il est vray que vous en avez un bien particulier : l'exe-cution d'un grand et glorieux projet estoit proprement l'ouvrage de vos soins, et vous deviez avoir une part bien principalle dans une des plus no-bles et plus esclatantes entreprises que Sa Majesté eust jamais formées. Des obstacles dont on n'est point le maistre, et d'autres malheurs s'y sont oppo-sés : le merite est toujours le mesme. Il faut, Monsieur, que les succez de la terre reparent ceux de la mer : la conqueste de Namur peut faire oublier de plus grandes disgraces ; elle s'avance, et sera, comme il y a lieu de l'es-perer, encore illustrée par la vaine entreprise du prince d'Orange pour le secourir.... Faittes-moy, Monsieur, l'honneur de me croire, avec toute la verité que l'on peut estre, votre trez humble et trez obeissant serviteur. ARNAULD DE POMPONNE. » (Arch. nationales, papiers du Contrôle général des finances.) — D'autre part, Mme de Maintenon écrivait au maréchal de Belle-fonds, un de ceux dont Foucault condamne si vivement l'indolence : « Il est vray, Monsieur, qu'il n'i a qu'à se taire et adorer les desseins de Dieu, qui sont souvent contraires aux nostres. Sa volonté s'accomplit tousiours, mais elle n'est pas tousiours si marquée qu'elle l'est dans cette occasion icy. Les hommes avoient bonne intention et avoient pris de iustes mesures : tout est renversé, et le roy et la reyne d'Angleterre rentrent dans leur malheureuse condition, si l'on en iuge avec des veües humaines. Dieu veut en faire de grands saints. Nostre roy est tranquile dans tous ces eve-nemens et travaille sans cesse pour l'Estat. On ne sait encores ce que feront les armées ; elles sont tousiours en presence, et nous dans des allarmes continuelles. Je ne doutte pas, Monsieur, de vostre douleur. Je la partage, et je vous supplie de croire que personne n'a plus d'estime ni de venera-tion pour vostre merite et pour vostre vertu. Je suis, Monsieur, vostre tres humble et tres obeissante servante. MAINTENON. » (Lettre datée de Dinant, 12 juin ; collection d'autographes de M. Benjamin Fillon, n° 1006.)

IX

LES GOUVERNEMENTS DU DUC DE SAINT-SIMON [1].

Les gouvernements dont Louis de Saint-Simon, alors âgé de dix-huit ans, fut revêtu à la mort de son père, étaient de ces sinécures honorifiques et lucratives qui ne demandaient ni résidence, ni fonction effective. Aussi est-ce à peine si les *Mémoires* en parlent [2], et si, de notre côté, il nous a été possible de réunir quelques détails intéressants au sujet de ces charges.

Blaye, située sur la rive droite de la Garonne, à deux lieues au-dessous du Bec-d'Ambez et à douze ou quinze de Bordeaux, était la première place qu'on rencontrât en venant de la mer, et commandait le fleuve aussi complétement que le permettait l'artillerie du temps. Lorsque Claude de Saint-Simon en devint gouverneur (1630), les défenses ne consistaient qu'en un vieux château fort [3] ; mais, après la Fronde, quand on eut reconnu l'utilité de cette citadelle, on l'entoura d'une fortification à quatre bastions, avec fossés. Plus tard encore, comme le fleuve présentait une largeur énorme, de dix-neuf cents toises, Louis XIV fit faire sur l'autre rive, en Médoc, un fort de terre et de gazon, dont la garnison, commandée par un lieutenant de Roi et un major, releva de Blaye. En même temps, on éleva sur un îlot nommé le Pâté-de-Blaye, au milieu de la Garonne, une batterie, qui prit le nom de fort de Saint-Simon [4].

Le gouvernement de Blaye, qui devait rester cent vingt-cinq ans aux mains du père et du fils, avait appartenu, pendant le seizième siècle, à plusieurs personnages notables de la cour, les Clermont, les Isoré d'Hervault, les Monféron, les Esparbès de Lussan, et était enfin passé, en

---

1. Voyez ci-dessus, p. 135.
2. Il se dit quelque part (tome XVII, p. 246) « revêtu de rien que de petits gouvernements, dont j'avois eu la survivance comme tout l'univers en avoit obtenu. »
3. On y voit encore, dit-on, le tombeau de Charibert, fils de Clotaire Ier.
4. Ces travaux se firent en 1689 (*Journal de Dangeau*, tome III, p. 43). Certains dictionnaires disent que la citadelle fut bâtie en 1652 par Vauban : c'est évidemment une erreur de date. Ces fortifications subsistent encore, et l'on se rappelle que la citadelle de Blaye a reçu en 1832 une illustre prisonnière.

1620, aux mains du frère du tout-puissant connétable de Luynes[1]. Il valait de vingt-quatre à vingt-six mille livres par an[2].

En temps ordinaire, la garnison était de trois compagnies d'infanterie, c'est-à-dire cent cinquante hommes. Le gouverneur était capitaine de la première compagnie, lieutenant-capitaine de la seconde, sous-lieutenant de la troisième, et touchait la solde de ces trois charges.

Il avait sous ses ordres deux capitaines, l'un comme aide-major, l'autre pour commander dans le château, quatre suisses pour garder la porte du château, huit ou dix cavaliers pour faire les rondes ou l'accompagner dans ses tournées[3].

Son état-major se composait d'un lieutenant de Roi et un major[4],

1. Dossier sur Blaye, Arch. nat., K 1237; et *Mémoires de Saint-Simon*, tome V, p. 158.

2. Les appointements se décomposaient ainsi : douze cents livres pour un semestre, et treize mille huit cents livres d'augmentation pour l'autre semestre; douze cents livres comme gouverneur de la citadelle, et six mille livres qui furent assignées en janvier 1670 sur la ferme du convoi de Bordeaux, pour tenir lieu des droits que les vaisseaux anglais payaient primitivement au passage. (Mss. de l'abbé de Dangeau, Fr. 22 625, p. 173.) Ces chiffres, conformes à ceux que nous trouverons dans un état de l'année 1695, représentent à peu près les vingt-quatre ou vingt-six mille livres dont parle le *Journal de Dangeau*, tomes IV, p. 278, et V, p. 175.

3. Lettre du duc Claude de Saint-Simon, 28 mai 1663; Bibl. nat., mss. *Mélanges Colbert*, vol. 115 *bis*, fol. 1184-1185.

4. Les *Mémoires* parlant de plusieurs de ces officiers, nous avons cherché à en dresser une liste chronologique. La charge de lieutenant de Roi fut exercée d'abord par Charles Blondel de Joigny, marquis de Bellebrune, qui était maître d'hôtel du Roi et frère du gouverneur d'Hesdin. Il mourut en janvier 1658, et fut remplacé par un sieur de Goudet, puis par un parent et filleul du duc, Claude de Saint-Simon Monbléru (ci-dessus, p. 410), très-bon officier de cavalerie, qui fut pourvu le 9 décembre 1664, et épousa, en 1666, une fille de son prédécesseur le marquis de Bellebrune. Il ne mourut qu'en 1701; mais, en 1693, la lieutenance était déjà passée à ce Jacques d'Astorg dont parlent les *Mémoires* (ci-dessus, p. 224 et note 1), et qui l'exerçait encore sous Louis XV (*État de la France*, années 1689 à 1722). Notre duc de Saint-Simon la fit donner à un major du régiment de son fils, M. du Boisdionné, puis, en 1746, à M. de la Mothe, lieutenant-colonel du régiment de Bourbonnais et brigadier des armées. (*Mémoires*, tome XVII, p. 309-310, et tome XIX, p. 352.) Quant à la charge de major, elle appartint successivement au père de MM. de la Hoguette, dont parlent les *Mémoires* (tome III, p. 13), à François de Bellot (registres paroissiaux de Blaye, 1663), à un sieur de Volenne, qui figure sur l'*État de la France* à partir de 1689, puis à MM. de Saint-Dizier (1712), Morlin (1718), de Robiac (1722), et enfin à M. de la Roche (1749). A cette dernière époque, les charges d'aide-major et de capitaine des portes et garde des clefs de la citadelle, longtemps occupées par MM. Morles (ou Merlet) et de Cauvigny (ou de Louvigny), furent données à M. de Frémont, sur la demande de Saint-Simon (tome XIX, p. 358).

sans compter les gentilshommes de, sa suite [1], comme ce la Bourlie, du nom de Guiscard, dont les *Mémoires* parlent plusieurs fois [2].

La situation exceptionnelle de Blaye fit que peu à peu, après la Fronde, le gouverneur de cette citadelle se trouva avoir conquis et mérité par ses services une indépendance presque complète, faible compensation, disent les *Mémoires* [3], à l'oubli des promesses solennelles de Mazarin et d'Anne d'Autriche. Claude de Saint-Simon en jouit toute sa vie, grâce à l'amitié des la Vrillière, secrétaires d'État de la province [4]. Son fils continua à gouverner et à envoyer directement ses ordres de Paris; mais un jour vint où le ministre ne lui laissa plus faire par lui-même les changements d'état-major [5], et où bien d'autres « usurpations sur les droits de gouverneur » le dégoûtèrent d'aller prendre possession de ses propriétés et de son gouvernement, même dans des circonstances critiques où il croyait prudent de quitter la cour [6]. Il ne vit Blaye que deux fois : en partant pour l'Espagne, puis au retour, pendant une journée; il en admira beaucoup les forts, ainsi que l'habitation de la Cassine, bâtie par son père au bord de ce qu'on appelait le Marais de Saint-Simon [7].

La formation de ce domaine datait de 1647. Ayant acheté du Roi le vaste territoire couvert de bois, et surtout de marais, qui s'appelait la « palue (*palus*) et comtau » de Blaye [8], Claude de Saint-Simon y fit une opération analogue à celle de la Rochelle, et montra, en cette occasion comme en l'autre, qu'il n'était pas étranger au génie des affaires. Après avoir désintéressé les petits propriétaires qui n'avaient que des parcelles, il construisit des métairies, des églises [9], et le manoir de la

---

1. Un de ces gentilshommes, comme on l'a vu ci-dessus (p. 166), était le père du maréchal de Tourville.

2. *Mémoires*, tome IV, p. 113, et Addition au *Journal de Dangeau*, 3 août 1704.

3. Ci-dessus, p. 223-224, et Addition n° 48, p. 370-371.

4. *Mémoires*, tome IV, p. 346, et tome XI, p. 290.

5. Addition n° 48, p. 371.

6. Voyez les *Mémoires*, tome VIII, p. 450-462, tome IX, p. 433-439; et le *Journal de Dangeau*, tome XIV, p. 370-371, et tome XVIII, p. 122. Saint-Simon raconte (tome XIV, p. 188) qu'il avait conservé la désignation des officiers jusqu'au jour où Berthelot de Plénœuf, principal commis de la guerre sous Voysin, s'avisa de prendre la majorité pour un de ses parents, mais qu'aussitôt le Roi mort et Voysin tombé, il fit chasser ce major.

7. *Mémoires*, tome XVII, p. 233, et tome XVIII, p. 428.

8. L'acte de vente, en date du 29 mars 1647, fut passé au profit d'un prête-nom. Saint-Simon avait aussi employé dans cette affaire les services d'un certain Jean Dabignon, écuyer, seigneur de Savignac, Béchemorel, Chantrezac, etc. ; il l'en récompensa, en 1653, par un don de cent journaux de marais desséchés.

9. La présentation des desservants de ces églises fut réservée au seigneur, et c'est ainsi que nous voyons, dans un acte notarié du 16 décembre 1695,

Cassiné, défricha les bois, desssécha les marais, en aliéna beaucoup de lots, fit cultiver le reste en blé, et tira de ces terres jadis improductives un revenu annuel de quarante à soixante mille livres [1]. Telle fut l'origine du Marais de Saint-Simon [2].

En outre, à partir de 1632, Claude obtint, comme la plupart des autres gouverneurs, « pour lui donner moyen de supporter les dépenses qu'il avoit faites à Blaye pour le bien du service du Roi, et la sûreté et conservation d'icelle place en son obéissance, » la jouissance des droits du Roi sur la comtau de Blaye et sur la seigneurie de Vitrezay, située dans le voisinage immédiat [3]. Cette jouissance était évaluée à trois mille livres par an, somme que le receveur du domaine versait entre les mains du gouverneur, à charge, par celui-ci, d'acquitter les redevances, d'entretenir le château de Blaye et ses dépendances, et de payer un concierge, un geôlier et un prévôt. Renouvelé d'abord tous les six ans, à cause des restrictions que la Chambre des comptes mettait aux grâces de cette nature, le don du domaine ne le fut plus que tous les neuf ans, à partir de 1670; Claude de Saint-Simon s'y maintint de cette façon jusqu'à la fin de sa vie, son fils de même, et l'un et l'autre firent toujours figurer la comtau de Blaye et la terre de Vitrezay dans l'énumération de leurs titres seigneuriaux [4].

Louis de Saint-Simon nommer à l'archevêque de Bordeaux le prêtre Daniel Mac-Carthy, docteur en théologie, pour occuper la cure et vicairie perpétuelle de Saint-Simon, aujourd'hui Saint-Simon-Cardonnat, commune de Saint-Ciers-la-Lande. (Minutier de M⁰ Galin, notaire à Paris.)

1. *Journal de Dangeau*, tome IV, p. 278, et lettre citée dans la *Notice sur la vie de Saint-Simon*, par M. Chéruel, p. xx, note 2.

2. Le Marais fut érigé, sous ce nom, en fief dépendant du château de Blaye, au mois de décembre 1685. Selon le *Mémoire de la généralité de Bordeaux* (1698), le commerce des grains devenait très-considérable dès que l'exportation en Espagne était permise, et nous voyons, par la correspondance de l'intendant de la province (Arch. nat., G⁷ 132, 29 octobre 1684), qu'à une certaine époque, le duc n'avait pas moins de vingt mille écus de blé en grenier. Sur seize mille journaux environ de marais dessséchés, il en avait conservé à peu près la moitié; le grand marais de Saint-Simon en comprenait, à lui seul, douze mille huit cent trente-huit.

3. La terre de Vitrezay, avec maison seigneuriale, était située sur les paroisses de Saint-Ciers-la-Lande, Braud, Saint-Palais et Saint-Caprais (dép. de la Gironde, arr. de Blaye). Elle avait été donnée jadis, en 1377, par Henri III, à un de ses gentilshommes, le sieur de Guyencourt (Arch. nat., P 1984-1986). Après les Saint-Simon, elle passa, en 1771, aux mains de la veuve du garde des sceaux Berryer.

4. Arch. nationales, titres du domaine de Blaye, M 536, et K 194, n⁰ˢ 37 et 38; Bibl. nat., ms. Fr. 22 620, fol. 38 v°. Le carton M 536 des Archives contient les pièces d'un procès commencé en 1664 entre Claude de Saint-Simon et le fermier du domaine de Blaye, perdu plusieurs fois par le fermier, repris toujours par lui, et enfin terminé au profit de Louis de Saint-Simon par deux arrêts du Conseil du 12 mars 1697 et du 27 août 1709. La

La disparition des registres de la jurade de Blaye[1] ne permet pas de retrouver beaucoup de renseignements sur l'administration de Claude de Saint-Simon; cependant les correspondances ministérielles de la fin du siècle révèlent quelques incidents qui donneraient une assez mauvaise idée de ses procédés autocratiques. Nous ne citerons ici qu'un épisode. En 1650, il s'était fait céder par les jurats un droit de courtage de vingt sols sur chaque tonneau de vin vendu en gros[2], qui avait été originairement destiné à éteindre une dette de la ville, et qui devait par conséquent disparaître à son tour. Notre gouverneur parvint non-seulement à l'*immortaliser*, selon le mot des bourgeois, mais à y joindre d'autres droits, non moins vexatoires, sur l'exportation. Il se faisait de ce chef un revenu supplémentaire de trois mille livres par an, sans d'ailleurs s'acquitter des payements ou des réparations dont il avait pris la charge en traitant avec la ville. De là plusieurs procès, toujours évités par le crédit du duc. Des marchands, qui ne voulaient pas subir ses exigences, le traduisirent, en 1687, au parlement de Paris, et le procureur général (c'était alors M. de Harlay, un peu plus tard premier président) conclut à la suppression des droits, comme indus et vexatoires; le défendeur se déroba derrière des lettres d'État, comme nous verrons bientôt son fils le faire dans la contestation avec M. de Luxembourg. Néanmoins ce procès continua et passa, ainsi que bien d'autres, à Louis de Saint-Simon. Plusieurs sentences furent même rendues contre lui; mais, en dépit des efforts de M. de Harlay et de l'intendant Bezons, le créancier de la ville, qui s'épuisait en placets et en voyages, ne put jamais se faire payer.

Pour gérer ses affaires à Blaye, Claude de Saint-Simon avait une sorte de receveur général, qui était, depuis 1681, Jacques Descorches, sieur de la Motte; Louis de Saint-Simon le remplaça par Louis Lasnier fils, au profit duquel il donna une procuration générale le 12 novembre 1694[3].

Blaye resta aux mains de Louis de Saint-Simon pendant près de soixante-trois ans, et passa, à sa mort, le 24 avril 1755, entre celles du duc de Randan, lieutenant général et commandant en Franche-Comté.

correspondance de Claude de Saint-Simon avec Colbert, sur ce litige, se trouve dans le ms. Clairambault 1218, fol. 15 et suivants.

1. D'après les informations que nous avons prises, les registres aujourd'hui conservés à la mairie de Blaye ne remontent qu'à 1771. Une partie des titres de la ville a été inventoriée dans le tome XII des *Archives historiques du département de la Gironde;* il y est question (p. 110 et 114) du droit de vingt sols aliéné à Claude de Saint-Simon, et d'une expertise de 1697-1698 dans laquelle Louis de Saint-Simon, comme propriétaire du Marais, intervint activement (p. 122-124).

2. Selon le Mémoire de 1698 déjà cité, quelques vaisseaux étrangers et les barques bretonnes venaient à Blaye même charger des vins blancs et rouges.

3. Minutier de M⁰ Galin, notaire à Paris.

Les provisions des gouvernements de Senlis et de Pont-Sainte-Maxence sont les seules dont nous ayons retrouvé le texte[1]. « La charge de bailli et gouverneur de notre ville de Senlis, disent les premières, étant vacante par le décès de notre cousin le duc de Saint-Simon, pair de France, chevalier de nos ordres, nous avons fait choix de notre très-cher et bien amé cousin Louis, duc de Saint-Simon, son fils, pair de France, pour remplir ladite charge, espérant qu'à l'exemple de son père, il nous rendra ses services, tant en icelle que dans les autres dont il est revêtu, avec la même fidélité et affection.... » Les provisions de capitaine de la ville de Pont-Sainte-Maxence et du Mesnil-les-Ponts (sic), et celles de capitaine et concierge du château de Pont-Sainte-Maxence sont rédigées de même que celles de Senlis, et datées également du 10 mai 1693.

On a vu plus haut (p. 424 et 429) que la charge de bailli et capitaine de Senlis (gouverneur et grand bailli depuis la Ligue) avait appartenu à plusieurs des ancêtres de nos Saint-Simon[2]. Claude de Saint-Simon en avait hérité à la mort de son frère aîné, le 1er mars 1690[3]. Les Mémoires n'en parlent pas, et il est probable que notre auteur s'en occupa encore moins que de Blaye ; nous citerons cependant deux pièces qui s'y rapportent, et qui ne laissent pas de présenter quelque intérêt.

La première ferait penser qu'il n'y eut pas tout d'abord une parfaite entente entre le nouveau gouverneur et ses administrés. C'est une dépêche écrite le 14 décembre 1693, par M. de Pontchartrain, secrétaire d'État de la province, grand ami de Saint-Simon, à son frère Phélypeaux, intendant de la généralité de Paris : « Le Roi a reçu des plaintes de M. le duc de Saint-Simon, des vexations que le maire et le procureur du Roi de Senlis affectent de faire à ceux qui ont été attachés à feu MM. les duc et marquis de Saint-Simon, ajoutant même qu'ayant mandé à ces deux officiers de venir à Paris, ils n'ont tenu compte de s'y rendre, ni de lui en faire savoir la raison. Sur quoi, S. M. m'ordonne de vous écrire d'examiner si, effectivement, ils font quelque mauvais traitement à ceux que dit M. le duc de Saint-Simon, et, en ce cas, que vous les en empêchiez ; et pour ce qui regarde le manque de déférence et de respect envers M. le duc de Saint-Simon, que vous leur fassiez entendre qu'ils n'en doivent pas user ainsi à

---

1. Dans les registres du secrétaire d'État de la maison du Roi, dont relevait Senlis, comme faisant partie de la généralité de Paris ; Archives nationales, O¹ 37, fol. 106 et suivants.

2. La charge de bailli de Senlis, détachée du bailliage de Vermandois en 1265, avait été une charge à la fois judiciaire et administrative, comprenant dans son vaste ressort les comtés de Senlis et de Beaumont-sur-Oise, le Clermontois en partie et le Valois, le Vexin français et les pays de Mantes et Meulan.

3. Arch. nat., O¹ 34, fol. 67 v°. La réception au Parlement avait eu lieu tout aussitôt, le 10 avril 1690.

l'égard de leur gouverneur, étant particulièrement du caractère dont est le leur[1]. »

Ce fut seulement dix ans après la mort de son père et lorsqu'il eut pu se faire recevoir comme duc et pair au Parlement, que Saint-Simon alla prendre possession du gouvernement de Senlis. Il adressa, en cette occasion, au corps de ville, la lettre suivante, datée de Paris, le 22 mars 1702 : « Messieurs les maire et échevins, le témoignage d'amitié que ma maison et moi personnellement avons toujours reçu de vous et de la ville de Senlis, et l'empressement singulier que vous m'avez toujours témoigné pour ma réception en la qualité de gouverneur d'icelle, m'a engagé à la hâter aussitôt que j'ai eu pris ma place de pair de France et prêté au Parlement le serment de bailli de Senlis. C'est pourquoi je vous donne avis que je me rendrai en cette ville le mercredi 29 de ce mois, pour procéder tout en arrivant à ladite réception, que je desire qui se passe avec tout le moindre cérémonial qu'il sera possible. Je vous prie d'être bien persuadés que je ne porte pas une affection moins sincère à ladite ville et à tous ses habitants en particulier que mes pères ont fait, et que je ne perdrai aucune occasion de leur témoigner, et à vous en particulier, la considération avec laquelle je serai toujours, Messieurs les maire et échevins, votre très-affectionné à vous rendre service. LOUIS, DUC DE SAINT-SIMON[2]. »

Le 29 mars, Saint-Simon arriva accompagné de plusieurs « fils de famille » à cheval et de deux gentilshommes, qui étaient avec lui dans son carrosse. Il fut reçu à la porte de Paris par le maire et les échevins; le maire lui adressa une harangue et lui présenta les clefs au bruit des boîtes placées sur le rempart. La garde bourgeoise s'était mise sous les armes, mais n'avait aucun officier à sa tête, le gouverneur n'ayant point autorité sur eux. Saint-Simon, étant remonté en carrosse, se rendit avec son cortège à la cathédrale Notre-Dame. Le doyen, qui l'attendait au portail, prononça une nouvelle harangue : après quoi, le gouverneur alla faire sa prière dans le chœur, puis, sortant par le cloître, où s'étaient rangés les bourgeois, se rendit à l'hôtel de ville. Assis sur une haute estrade, il « fit entendre le sujet de son arrivée, et comment le Roi l'avoit honoré du gouvernement de Senlis, duquel il venoit prendre possession. » Après deux longues réponses du premier échevin et du maire, celui-ci, sur les conclusions du procureur du Roi, ordonna l'enregistrement des provisions et de la réception au Parlement. Le soir, un feu de joie fut allumé, et il y eut des salves d'arquebuses à croc.

Saint-Simon conserva les gouvernements de Senlis et de Pont-Sainte-Maxence, comme celui de Blaye, jusqu'à sa mort; mais le Régent lui

1. Arch. nat., O¹ 39, fol. 241 v°.
2. Copie communiquée par M. Flammermont, d'après le registre cartulaire de Senlis BB 8, fol. 54.

MÉMOIRES DE SAINT-SIMON. I

en accorda, le 21 octobre 1715, la survivance pour son fils aîné, le marquis de Ruffec, alors mestre de camp de cavalerie[1]. Les gages et appointements de Senlis ne s'élevaient qu'à dix-huit cents livres ; le 4 mars 1720, ils furent augmentés de douze mille livres, dont moitié pour la charge de bailli et moitié pour celle de gouverneur, afin que le titulaire et son survivancier pussent « soutenir le service d'une manière convenable[2]. »

Le marquis de Ruffec étant mort avant son père, Senlis passa, après celui-ci, à son cousin Balthazar-Henri, comte de Saint-Simon Sandricourt.

Sous le gouverneur, Senlis avait un major, pourvu d'une commission triennale et chargé de commander aux gens de guerre. Cette fonction avait été exercée, du temps du marquis de Saint-Simon, par MM. de Bancalis de Pruynes, père et fils ; en 1693, le titulaire était M. Davignon, enseigne et sous-aide-major, plus tard major des gardes du corps, gouverneur de Pont-de-l'Arche et de Salins, dont les *Mémoires* parlent assez souvent, et qui conserva cette place presque jusqu'à sa mort, quoique devenu lieutenant général et grand-croix de Saint-Louis. Il eut pour successeur, en 1722, M. de Léautaud, chevalier de Saint-Louis[3].

Le gouvernement de Pont-Sainte-Maxence, assez important à cause de la position de cette ville sur l'Oise, avait été sans doute donné à Saint-Simon l'aîné lorsque la seigneurie de cette ville lui était venue par legs d'une de ses sœurs[4], et le domaine de la châtellenie par une acquisition faite en l'année 1631[5].

À la mort du marquis, Claude de Saint-Simon l'avait remplacé, de même que Louis remplaça Claude en 1693, dans les deux charges de capitaine de Pont et de capitaine-concierge du « château de Pont-Sainte-Maxence sis près le Montcel. » Ce château, dont le nom particulier était Fécamp, avait été anciennement une résidence royale, située à une très-petite distance à l'est de Pont, et à côté de laquelle

1. Archives nationales, O[1] 59, fol. 183 et suivantes.

2. *Mémoires*, tome XII, p. 270, et tome XVI, p. 439 ; ms. Clairambault 1218, fol. 107 ; *Grand dictionnaire géographique* de la Martinière, tome III, p. 857.

3. François-Joseph de Léantaud-Donnine, né en 1680, nommé major des gardes du corps le 1er octobre 1722, et mort en 1750.

4. Jeanne de Saint-Simon, mariée à Louis de Fay, seigneur de Pont et de Château-Rouge, vicomte de Cressonsac, morts l'un et l'autre sans postérité.

5. La terre de Pont rapportait environ dix mille livres de rente, et le domaine avait une valeur d'engagement d'environ vingt mille livres. En même temps que la châtellenie, Charles de Saint-Simon acheta de M. de Montataire les terres du Mesnil-lès-Pont, de Brenouille et des Petits-Ageux. (Contrat du 21 mars 1631, mentionné dans un hommage ; Archives nationales, P 19, n° 620.)

Philippe le Bel avait fondé l'abbaye des Cordelières du Montcel, qui y communiquait par une galerie couverte. Mais, depuis les guerres de la Ligue, le château de Fécamp était abandonné à la merci d'un engagiste et entièrement délabré ; par conséquent, la charge de capitaine-concierge ne représentait plus qu'un vain titre, sans fonctions, et ce titre même n'eut plus aucune raison de subsister lorsque, en 1709, Louis XIV fit don des ruines et du terrain aux religieuses voisines[1]. Il reste aujourd'hui quelques soubassements du château indiquant un édifice quadrangulaire, les caves et deux tours d'un avant-corps[2].

Ces capitaineries ne devaient guère avoir que douze cents livres d'appointements, et faisaient, avec le produit primitif du gouvernement de Senlis, la somme de mille écus dont parle quelque part Saint-Simon[3].

Selon M. de Luynes[4], Blaye, Senlis et Pont-Sainte-Maxence rapportaient ensemble, tous frais payés, trente-quatre mille livres de rente.

---

1. *Gallia christiana*, tome IX, p. 852 ; dom Lamy, *Histoire chronologique de la ville de Pont-Sainte-Maxence sur l'Oise* (1764), p. 15 et suivantes ; H. Bordier, *Philippe de Remy, sire de Beaumanoir* (1869), p. 55.

2. Nous devons signaler ici une singulière méprise, qui pourrait encore se renouveler. Ce nom de Fécamp a trompé jusqu'aux auteurs de l'*État de la France;* pendant de longues années, ils ont porté notre duc de Saint-Simon au chapitre de la province de Normandie, comme exerçant ses fonctions de capitaine-concierge dans le port de la Manche qui porte aussi le nom de Fécamp, mais qui n'était qu'une dépendance du gouvernement du Havre et n'avait jamais été résidence royale.

3. *Mémoires*, tome XVI, p. 439.

4. *Mémoires du duc de Luynes*, tome IV, p. 445.

X

LETTRE DE L'ABBÉ DE CHAULIEU AU DUC DE VENDOME SUR LA VICTOIRE DE LA MARSAILLE [1].

« A Fontainebleau, ce vendredi 9 octobre 1693.

« Je ne sais, Monseigneur, s'il me restera encore assez de sang-froid pour vous raconter tout ce qui s'est passé à l'arrivée de M. de Clérembault. Je sais bien au moins qu'il ne m'en reste pas assez pour témoigner à Votre Altesse la joie extrême que je ressens de la gloire que vous venez d'acquérir et du salut de votre aimable personne. On ne meurt pas de joie, puisque vous êtes encore en vie ; je n'en veux d'autre témoin que le Roi, qui assurément vous le dira quelque jour. Vous devez en être trop persuadé pour que je vous en parle davantage ; venons à la narration du fait qui vous regarde. Au sortir de l'appartement, où nous étions tous, le Roi s'est mis à table pour souper. On étoit aux potages, quand tout d'un coup on entendit un grand murmure. C'étoit Mgr le Dauphin, qui n'étoit point à table, qui amenoit Clérembault. Tout le monde a fait place, et, de l'autre bout de la table où j'étois, j'ai [vu] Clérembault faisant une révérence, et disant, sans bégayer, qu'il apportoit la nouvelle d'une victoire complète. A ce mot, j'ai perdu tout usage de mes sens, et me suis en allé, n'osant demander comme vous vous portiez. Monseigneur, plus hardi, et, pour rendre la justice que je dois à la bonté de son cœur, plus empressé à crier : « Et M. de Vendôme? » Là-dessus, le Roi a dit : « Comment se porte-t-il? » Il a répondu que vous vous portiez bien, mais que le grand prieur étoit blessé légèrement. Là-dessus, transporté de zèle, de passion, de fureur, j'ai culbuté tout le monde, et me suis jeté aux pieds du Roi, et ai fondu en larmes. Le Roi m'a dit : « Ils n'ont rien, rassurez-vous ; » et s'est mis à rire, et tout le monde. On m'a si impitoyablement dansé sur le corps, que j'ai été obligé de quitter l'oreille du Roi : je m'en suis donc allé. Pendant ce temps-là, Clérembault a donné au Roi la lettre de M. le maréchal de Catinat. Le Roi l'a lue, et Monseigneur par-dessus son épaule. Comme il est venu à l'article où M. de Catinat parle de vous et de Monsieur votre frère, le Roi a crié tout haut : « L'abbé de Chaulieu! Qu'on me l'ap-
« pelle! » J'ai rebrouché tout de plus belle, et me suis jeté à ses ge-
noux tout de nouveau. Il m'a dit : « Tenez, lisez ce que Catinat me
« mande de MM. de Vendôme. » J'ai donc lu les propres termes que

1. Voyez ci-dessus, p. 279. — Nous tirons cette lettre du recueil de copies de la correspondance du duc de Vendôme conservé à la Bibliothèque nationale, ms. Fr. 14177, fol. 1-4.

voici : « Pour M. le duc de Vendôme, je ne saurois exprimer à Votre Ma-
« jesté avec combien de prudence et de sagesse il s'est gouverné, ni assez
« louer sa conduite, et vous dire avec quel abandon de sa personne il
« vous a servi ; il est intrépide dans toutes les occasions, décisif dans
« les conseils, et supérieur aux autres par la noblesse de ses senti-
« ments. Monsieur le grand prieur a fait tout de même, et été moins
« heureux, ayant été blessé, mais heureusement très-légèrement. Je ne
« suis point à portée, Sire, de rendre de bons offices à de (sic) gens
« de ce rang-là, mais je dois vous dire qu'ils vous ont servi tous deux
« comme des meilleurs officiers qui n'attendent leur fortune que de
« leur épée. » Voilà, Monseigneur, ce que j'ai lu de mes deux yeux [1].
M. de Barbezieux s'est saisi de la lettre et l'a portée chez Mme d'Armagnac, et l'a faite lire à tout le monde, et dans la chambre du Roi. Je
dois vous dire qu'on ne peut rien ajouter à la tendresse et aux transports d'amitié et d'empressement que M. de Barbezieux a marqués. Il
m'a embrassé cinq fois, et j'ai senti et vu que cela étoit naturel, ce
que je n'ai pas vu des autres, en grand nombre, qui se soient tués de
m'accoller. Vous devez l'en remercier par une lettre, nommément.
M. de Saint-Pouenge et Monsieur le Premier m'ont chargé de mille
compliments, et m'ont paru véritablement touchés de ce qui vous arrivoit. Surtout remerciez ces gens-là. Monsieur le Prince m'a chargé
de vous faire ses compliments ; vous en connoissez la nature et la vérité : il étoit comme un homme qu'on amène au supplice, car nous
n'avons point vu encore que, dans les batailles de Flandres, le Roi
l'ait appelé, ni personne, pour leur donner à lire ce qu'on a mandé de
Monsieur le Duc, ni de M. le prince de Conti. Je ne vous dis rien de
Fiesque, de Livry et de la Fare, de tous vos amis, qui sont en très-
grand nombre ; car leur joie a été telle que vous pouviez la desirer.
Mais ce qui doit vous faire un plaisir extrême, c'est la joie générale de
toute la cour ; et j'ai mieux vu que jamais combien vous êtes aimé.
M. le maréchal de Bellefonds [m'a chargé] de mille amitiés pour vous ;
M. le maréchal d'Humières, et surtout la maréchale, qui m'a envoyé à
minuit faire un compliment. Le P. la Chaise m'en a fait une infinité,
le fils de M. le comte de Pontchartrain. Je dois vous dire, à propos de
cela, que, ce matin, j'ai été trouver M. de Pontchartrain pour lui demander trois cents milliers de plants pour votre côte et vos parcs ; il
m'a fait mille honnêtetés pour vous. Nous avons causé ensemble, et m'a
fait expédier sur-le-champ l'ordre pour avoir ces plants, et me l'a fait
donner par Monsieur son fils, qui me l'a apporté à l'appartement, avec
mille honnêtetés [2]. N'oubliez pas de lui en écrire pour le remercier. Je

____

1. Comparez le *Journal de Dangeau*, tome IV, p. 375.
2. On trouve dans le registre du secrétariat de la maison du Roi, année 1693, O¹ 37, fol. 194 vᵒ, à la date du 9 octobre, un ordre pour permettre d'enlever de la forêt de Lyons trois cents milliers de charmille et de
bouleau.

lui ai dit que vous alliez tenir les États, et que je m'en allois vous
joindre en Provence, et que je viendrois recevoir ses ordres. Dès que
j'aurai de vos nouvelles, je pars sur les ailes de l'amour, pour baiser
votre main bienfaisante et victorieuse, et la main du plus grand, du
plus digne et du plus aimable prince qui fut jamais. J'oubliois Monsieur
le Grand et MM. le chevalier de Lorraine et de Marsan, qui m'ont fait
mille amitiés pour vous. Et comme vous êtes l'amour du beau sexe,
Mme la duchesse de Valentinois et Mlle d'Armagnac vous font mille
compliments.

« Samedi matin. Depuis ma lettre écrite, on m'a appris la mort de
mon pauvre neveu. Je n'avois que cela au monde, après vous, où je
fusse attaché véritablement ; il faisoit seul mes espérances, mon plaisir ; enfin je ne voulois de fortune que pour lui. Tout est perdu. Je ne
songe plus qu'à mourir. Plût au ciel que ce fût aujourd'hui ! Monseigneur m'a appelé tantôt, au sortir de la messe, pour me dire qu'il ne vous
écrivoit point, ni à Monsieur le grand prieur, parce qu'il étoit hors du
train d'écrire présentement, mais qu'il se réjouissoit avec vous de la
conservation de votre santé, et de toute la gloire que vous aviez acquise, et de tout ce que l'on mandoit de vous.

« Je suis, Monseigneur, avec un très-profond respect, de Votre
Altesse le très-humble et très-obéissant serviteur.

                                        « L'ABBÉ DE CHAULIEU. »

ADDITIONS ET CORRECTIONS

Page 27, ligne 3. Il faut écrire *Mesmon*, et non *Mesmont*, selon une inscription de l'église de Villemonble, que le baron de Guilhermy a publiée dans le tome III des *Inscriptions du diocèse de Paris*, p. 80. Ce Mesmon dont parle ici Saint-Simon (qui écrit : *Mémon*), était d'origine liégeoise et du nom de *Droëchnans*, transformé, après sa naturalisation, en *de Romance*. Il avait été reçu académiste le 9 septembre 1666 et s'était d'abord associé à deux de ses confrères nommés Bernardi et Châteauneuf ; puis il avait obtenu un brevet pour reprendre l'académie, le 30 avril 1683, à la mort de Bernardi, et était devenu écuyer ordinaire de la grande écurie le 1er août 1691. Ce fut lui qui enseigna l'équitation au duc de Bourgogne et à ses frères. Il mourut en décembre 1705, âgé de soixante-cinq ans. (Cabinet des titres, dossier ROMANCE.) Ses descendants continuèrent à remplir des fonctions à la grande écurie, à l'académie de Paris et au manége de Versailles ; l'un d'eux, G.-H. de Romance, marquis de Mesmon (1745-1831), commença encore par être page à la grande écurie avant de se distinguer comme général et comme publiciste.

Ibidem, note 6. Ajoutez : « Mons, capitale du Hainaut et ville très-forte, fut rendue aux Espagnols par le traité de Ryswyk. »

Page 32, ligne 2. Ajoutez cette note sur les bains de Bourbon : « Bourbon-l'Archambault, chef-lieu de la duché-pairie de Bourbon, aujourd'hui l'un des chefs-lieux de canton du département de l'Allier, à vingt-six kilomètres O. de Moulins. Ses bains étaient déjà fréquentés dans l'antiquité. Mme de Montespan y embellit une promenade en terrasse créée par le maréchal de la Meilleraye. »

Page 33, note 4. Nous avons eu tort de rapprocher du nom de Jacques de Tessé, l'intendant infidèle, celui de l'avocat le Gagneux de Tessé, qui, suivant un article nécrologique du *Mercure* (octobre 1695, 1re partie, p. 239), s'employait surtout à la Cour des aides, où il eut l'honneur de présenter les lettres du chancelier Boucherat, et qui mourut en 1695, menant son beau-père à Bourbon. Il ne saurait y avoir identité entre ces deux personnages.

Page 35, dernière ligne. Ajoutez cette note sur Namur : « Capitale d'une des dix-sept provinces des Pays-Bas, et ville très-forte par sa position sur la Sambre, à côté de la Meuse, entre deux montagnes. Coëhorn venait tout récemment de la fortifier. »

Page 36, ligne 6. Ajoutez cette note : « Dinant, ville forte des Pays-Bas, sur la Meuse, à vingt-quatre kilomètres S. de Namur, appartenait à la France depuis 1675. »

Page 42, ligne 21. Au lieu de *base*, nous lisons plutôt, dans le manuscrit, *bast*, et nous supposons qu'il faut rétablir entre *chevaux* et *bast* (bât) la préposition [*de*], oubliée par Saint-Simon.

Page 45, dernières lignes. Sur les souffrances du Roi, voyez la *Correspondance générale de Mme de Maintenon*, tome III, p. 336.

Page 46, première ligne. La phrase sur les conseils que le Roi tient devant Namur, « comme à Versailles, » est prise du *Journal de Dangeau*, tome III, p. 312.

Page 47, ligne 5. Ajoutez cette note : « Nerwinde (*Neerwinden*), village du Brabant, situé près de Landen, à trente-six kilomètres N. O. de Liége, et célèbre par la bataille du 29 juillet 1693, que racontera bientôt Saint-Simon (p. 240 et suivantes). »

Page 57, dernière ligne. Ajoutez cette note : « Les religieuses du Calvaire, fondées, sous Louis XIII, par Antoinette d'Orléans-Longueville, appartenaient à la règle de Saint-Benoît et avaient une supérieure générale qui résidait au grand couvent du Marais, à Paris. »

Pages 58 et suivantes. Il faut comparer, avec ce récit du mariage du duc de Chartres, un chapitre des *Mémoires pour servir à l'histoire de Mme de Maintenon*, par la Beaumelle, édition de 1756, tome III, p. 277-283.

Page 62, note 1. Saint-Simon reparlera longuement de Saint-Laurent dans le portrait du duc d'Orléans, tome XI, p. 172-173. Voici comment, beaucoup plus tard, Mme de Ventadour racontait au duc de Luynes les faits dont parle ici Saint-Simon : « On mit auprès de ce prince (le duc de Chartres), comme homme de confiance, un M. de Saint-Laurent ; il n'étoit point son gouverneur, mais Monsieur s'en rapportoit en tout entièrement à lui pour la conduite de son fils, et il paroît que M. de Saint-Laurent n'avoit accepté cet emploi qu'à la condition d'être le maître. Monsieur permit au petit abbé Dubois, que nous avons vu depuis cardinal et premier ministre, de venir assister à l'étude de M. le duc de Chartres : l'abbé Dubois venoit donc tous les jours de Paris à Saint-Cloud, où étoit M. le duc de Chartres, et s'en retournoit de même après l'étude. A la fin, il se résolut à demander qu'on voulût bien lui donner un petit logement à Saint-Cloud, pour lui éviter une aussi grande fatigue tous les jours. M. de Saint-Laurent dit qu'il quitteroit l'éducation de M. le duc de Chartres et se retireroit, si l'on accordoit un logement à l'abbé Dubois. Il ne fut pas possible de le faire changer de sentiment, et les choses restèrent dans le même état. Enfin cependant, la persévérance de l'abbé Dubois surmonta toutes les difficultés, car, à la mort de M. de Saint-Laurent, il fut fait précepteur de M. le duc de Chartres. » (*Mémoires du duc de Luynes*, tome V, p. 78-79.)

Page 63, note 1, ligne 32. Ajoutez : « Voici, d'autre part, comment les débuts de Dubois sont racontés dans la *Description de Paris*, par Piganiol

de la Force, à l'article du collége de Saint-Michel : « Guillaume Dubois,
« né à Brive-la-Gaillarde, en Limousin, où il fit ses humanités jusqu'à la
« rhétorique inclusivement, vint à Paris en 1669, pour y continuer ses
« études, et y apporta, pour toute ressource, l'expectative d'une bourse
« dans ce collége. En attendant qu'il y en eût une de vacante, il y fut
« logé dans un bouge et nourri par l'abbé de Jayac, qui étoit auprès
« de M. Faure, principal du collége dont je fais ici l'histoire. Quel-
« ques-uns disent même qu'il servit M. Faure, car les domestiques à
« petit collet sont fort ordinaires dans les colléges de Paris.... » (Éd.
de 1742, tome IV, p. 740.)

Page 64, note 2. Sur les abbayes et les charges de l'archevêque de
Reims, voyez la suite des *Mémoires*, tome VII, p. 284.

Page 65, note 1. Selon le *Mercure*, Saint-Laurent fut remplacé,
comme sous-gouverneur, par M. de la Bertière.

Ibidem, note 2. Voici le texte de l'arrêt du Conseil rendu le 17 avril 1690,
en faveur de l'abbé Dubois : « Sur ce qui a été représenté au Roi, étant
en son conseil, par le sieur Du Bois (*sic*), précepteur de M. le duc de
Chartres, qu'à cause de l'assiduité qu'il est obligé d'avoir pour les fonctions de l'emploi dont il est honoré, il ne peut faire sa résidence au
collége Saint-Michel, ni en l'Université de Paris, dont il a été fait principal ; Sa Majesté, étant en son conseil, a dispensé et dispense ledit
sieur Du Bois de résider audit collége pendant le temps qu'il sera près
M. le duc de Chartres pour ses études, sans que, pour ce, il puisse lui
être imputé d'avoir contrevenu aux statuts et règlements dudit collége,
dont Sa Majesté l'a relevé à cet égard. Boucherat. » (Arch. nat., E 1856.)

Page 67, dernière ligne. Selon la *Correspondance générale de Mme de
Maintenon*, tome III, p. 323-324, Madame soupçonna la duchesse de
Bracciano de s'être mêlée aux négociations matrimoniales conduites par
le chevalier de Lorraine, pour devenir dame d'honneur.

Page 72, note 2, dernière ligne. Au lieu de : « Elle a ce contente-
tement », lisez : « Elle a eu ce contentement. »

Ibidem, note 3. Ajoutez : « On trouve d'autres exemples de ce tour
au temps de Saint-Simon. Nous lisons dans une lettre du maréchal de
Villars au Roi, du 24 octobre 1702 : « Je trouve Monsieur l'Électeur
« manquer à sa parole. »

Page 77, note 1. Saint-Simon reviendra, avec de grands détails, sur
la famille de Villars, tome IV, p. 210-212.

Page 78, avant-dernière ligne. Ajoutez cette note sur le château de
Saint-Germain : « La résidence royale de Saint-Germain-en-Laye,
devenue, par les soins de Louis XIV, l'une des « plus beaux séjours du
« monde, » avait été peu à peu abandonnée depuis l'achèvement de
Versailles (1672), et le Roi l'avait affectée à l'habitation de la famille
royale d'Angleterre, lorsque celle-ci était venue lui demander asile. »

Page 79, note 1. Sur l'appel du duc d'York par le prince de Conti,
voyez les *Mémoires de Choisy*, p. 626.

Page 82, dernière ligne. Ajoutez cette note sur le duc de Sully :

« Maximilien-Pierre-François de Béthune, né le 11 février 1640 et devenu par la mort de son père, en 1661, duc de Sully, pair de France, lieutenant général au gouvernement du Dauphiné, gouverneur de Mantes, Meulan, Pontoise, et du Vexin français. Il eut l'Ordre en 1688, et mourut au mois de juin 1694. »

Pages 84-85. A propos de la mort prématurée du maréchal de Rochefort, Mme de Sévigné dit (tome IV, p. 470 et 473) : « C'est un beau sujet de méditation : un ambitieux dont l'ambition étoit satisfaite, mourir à quarante ans ! » Et Mme de Maintenon : « J'ai été bien fâchée du maréchal de Rochefort ; Mme sa femme ne se console point. » (*Correspondance générale*, tome I, p. 306.)

Page 85, ligne 4. Ajoutez cette note biographique sur la Reine : « Marie-Thérèse d'Autriche, infante d'Espagne, fille du roi Philippe IV et d'Élisabeth de France, née à Madrid le 20 septembre 1638, mariée, le 9 juin 1660, à Louis XIV, morte au château de Versailles, le 30 juillet 1683. »

Ibidem, note 6, ligne 1. Au lieu de : « 1526 », lisez : « 1626 ».

Page 86, note 5, ligne 11. Les provisions de dame d'atour pour Mme de Maintenon ont été publiées par Lavallée, dans la *Correspondance générale*, tome II, p. 97-98. ,

Page 89, ligne 2. Ajoutez cette note sur Philipsbourg : « Voyez ci-après, tome II, p. 143, note 1. »

Page 95, ligne 3. Sur la duchesse de Sully, ajoutez cette note, reportée au tome II, p. 12 : « Marie-Antoinette Servien, mariée le 1er octobre 1658 à Maximilien-Pierre-François de Béthune, duc de Sully, et morte le 15 janvier 1702, à cinquante-neuf ans. »

Ibidem, note 3, ligne 8. Ajoutez : « Sur cet usage, voyez les *Mémoires du duc de Luynes*, tome VIII, p. 441. »

Page 98, ligne 2. Ajoutez cette note : « Cambray, ancienne cité libre, passée sous le protectorat des Espagnols, avait été conquise par Louis XIV, en 1677. Sa situation sur l'Escaut, ses fortifications et sa citadelle en faisaient une place des plus importantes. »

Pages 99-101. Sur les premiers projets de mariage du duc du Maine avec une des filles de Monsieur le Prince, voyez la *Correspondance générale de Mme de Maintenon*, tome III, p. 305, et les *Mémoires de Mademoiselle*, tome IV, p. 525.

Page 102, ligne 3. Ajoutez cette note sur Trianon : « Le château de Trianon, situé dans le parc de Versailles, à l'extrémité du bras septentrional du grand canal, avait été acheté en 1663 et 1665, construit vers 1670, et reconstruit en 1689. »

Page 112, ligne 1. Sur le rôle du Roi dans le conflit de Mme de Hanovre avec les Bouillon, voyez la *Correspondance générale de Mme de Maintenon*, tome III, p. 321-322, 326-327. Le duc de Luynes fait allusion à cette affaire dans ses *Mémoires*, tome II, p. 176.

Ibidem, note 7. La princesse Amélie de Hanovre n'avait pas été admise, en 1682, aux Petites Sœurs de Rueil, que Mme de Maintenon avait placées sous la direction de Mme de Brinon; la marquise ne pouvait souffrir les flatteries de la duchesse de Hanovre. (*Correspondance générale*, tome II, p. 265-266.)

Page 115, note 5. Saint-Simon lui-même donnera ailleurs (tome V, p. 378) des détails curieux sur l'abus des frais de serment.

Page 121, dernière ligne. Ajoutez cette note : « Fleurus, petit village du Hainaut, à dix kilomètres N. E. de Charleroy, où se sont livrées quatre grandes batailles : le 30 août 1622, entre les Allemands et les Espagnols, commandés par Gonzalez de Cordoue; le 1er juillet 1690, entre le maréchal de Luxembourg et le prince de Waldeck (c'est la victoire dont parle ici Saint-Simon); le 26 juin 1794, entre l'armée française commandée par Jourdan et les Allemands commandés par le prince de Saxe-Cobourg; le 16 juin 1815, entre Napoléon Ier et les alliés. »

Page 122, ligne 1. Ajoutez cette note : « La victoire de Steinkerque (près d'Enghien, province de Namur) fut gagnée, le 30 août 1692, par le maréchal de Luxembourg, sur l'armée alliée. Voyez ci-dessus, p. 55, note 4. »

Page 125, note 4. Selon Mademoiselle (tome IV, p. 452), la terre de Saint-Fargeau était affermée, en 1681, vingt-deux mille livres de rente.

Ibidem, lignes 3 et 4. Sur la livrée de Mademoiselle, prise par le duc du Maine, voyez la suite des *Mémoires*, tome XIX, p. 182.

Ibidem, ligne 9. Ajoutez, sur le prince de Galles, cette note : « Jacques-François-Édouard Stuart, fils de Marie d'Este et de Jacques II, né le 20 juin 1688, et mort à Rome le 1er janvier 1766, après une existence extrêmement agitée. Déclaré roi de la Grande-Bretagne à la mort de son père, et proclamé roi d'Écosse à Perth, en 1716, il fut plus connu sous les noms de Prétendant et de chevalier de Saint-Georges. »

Page 126, lignes 1-2. Rapprochez de ce texte une Addition au *Journal de Dangeau* (20 mai 1695, tome V, p. 205-206), sur le mariage du duc de Lauzun, où Saint-Simon dit : « Depuis sa mort (de Mademoiselle), il avoit changé ses livrées, qu'il prit d'un brun presque noir, avec des galons d'argent, et, quand l'or et l'argent furent défendus aux livrées, il y suppléa par un galon blanc historié de bleu, parce que ses doublures étoient bleues. Il les garda ainsi toute sa vie, comme une espèce de marque de deuil perpétuel de Mademoiselle.... » Comparez les *Mémoires*, tome XIX, p. 195.

Ibidem, note 2. Ajoutez : « En effet, chaque fille n'est portée que pour vingt mille livres dans le testament, dont une copie a été faite par Clairambault pour son recueil de la Pairie, Arch. nat., KK 599, p. 181-184. A cette copie sont joints (p. 159-180) des tableaux de tous les héritiers au degré successible. »

Page 132, note 2. Ajoutez : « En 1684, le maréchal de Créquy, commandant en chef de l'armée qui avait pris Luxembourg, ne put obtenir le titre de maréchal général. Voyez l'*Histoire de Louvois*, tome III, p. 261. »

Page 133, note 1. Le *Dictionnaire militaire* de 1743 (p. 367) définit ainsi le *roulement* : « Officiers qui roulent entre eux, c'est-à-dire qui, dans une concurrence pour le commandement, obéissent les uns aux autres selon l'ancienneté de leur réception. »

Page 136, lignes 7-12. Voyez, à l'Appendice, p. 481, un fragment de lettre de Mme de Maintenon où il est parlé de cette tentative de son frère pour obtenir le gouvernement de Blaye.

Page 138, note 1. Ajoutez : « Outre le Plessis-Choisel, le marquis de Saint-Simon possédait, depuis plus de cinquante ans, entre Senlis et Creil, le château de la Versine, dont il sera question plus loin (p. 196 et note 2), et où il faisait souvent sa résidence. »

Pages 140-141. L'épisode de la capitainerie d'Halatte se retrouvera dans le portrait du prince de Condé, en 1709, tome VI, p. 328-329.

Page 141, note 2, ligne 5. Au lieu de : *Montbléru*, lisez : *Monbléru.* Ajoutez : « Le régiment de Navarre était un des six régiments les plus anciens et les plus renommés de l'infanterie française, ceux qu'on appelait les *vieux corps.* »

Page 142, note 3. Une seconde copie du portrait de Charles de Saint-Simon se trouve dans le ms. Clairambault 1234, fol. 109.

Page 143, lignes 12-13. Il faut rapprocher de ce texte, qui est douteux en un endroit, les deux passages suivants : « Ces temps réservés à son fils (de Louis XIII), où les routes, la vitesse des chiens et le nombre gagé des piqueurs.... a rendu les chasses si aisées ; » et : « On ignoroit encore ce nombre immense de chiens, de chevaux, de piqueurs, de relais et de routes à travers les pays. » (*Mémoires*, tome XII, p. 68, et tome IV, p. 310.)

Page 147, lignes 2-7. Ce dicton se trouve exactement et sous la même forme dans les *Lettres historiques et galantes de Mme Dunoyer*, édition de 1720, tome I, p. 301, à propos de Pontchartrain et des traitants.

Page 149, note 2, ligne 4. Supprimez la dernière phrase. La capitainerie du château de Fécamp, près de Pont-Sainte-Maxence, n'était qu'une dépendance de ce dernier gouvernement, qui ne fut donné au duc de Saint-Simon qu'en 1690, à la mort de son frère aîné.

Ibidem, ligne 10. Ajoutez cette note : « Bruxelles, aujourd'hui capitale de la Belgique, était, au temps de la domination espagnole, le siège de la chancellerie et des conseils et la résidence du prince ou du gouverneur chargé d'administrer les Pays-Bas. »

Page 151, lignes 2-4. A la table des Morts du mois de janvier 1690, dans son manuscrit du *Journal de Dangeau*, Saint-Simon a fait cette note sur son oncle : « M. de Saint-Simon, bailli et gouverneur de Senlis, seul chevalier de l'Ordre, avec le duc son frère, restés de 1633 ; [mort] à quatre-vingt-neuf ans, et retiré de la cour depuis plus de vingt ans. »

Page 154, note 5, ligne 2. Au lieu de : *note 1*, lisez : *note 2.*

Page 161, note 2, lignes 10-11. Claude de Saint-Simon ne put assister au blocus de Corbie par la raison qu'il était exilé à Blaye depuis la seconde quinzaine du mois de septembre.

Page 163, lignes 8-9. A la table des Morts du mois d'août 1691, dans son exemplaire du *Journal de Dangeau*, Saint-Simon a ajouté au nom de Marie d'Hautefort ces mots : « Célèbre pour avoir été si exemplairement aimée de Louis le Juste. »

Pages 165-166. Nous aurions dû, dès à présent, rapprocher de l'article du père de Tourville l'Addition de Saint-Simon au *Journal de Dangeau* (28 mai 1701) sur la mort du célèbre amiral, qui contient presque littéralement le texte donné ici, dans les *Mémoires*.

Page 166, note 1, ligne 3. Tourville fut aussi capitaine des gardes du prince. — Ligne dernière. Ajoutez : « Le Musée Britannique possède un travail généalogique intéressant sur la maison de Tourville, ms. Additionnel 21 403. »

Ibidem, note 4. Lucie de la Rochefoucauld, qui avait épousé M. de Durfort le 12 avril 1627, se remaria avec le baron de Tourville le 22 avril 1631.

Page 170, note 3. C'est à tort que nous avons contesté à Jean-Baptiste Bontemps le titre de premier valet de chambre ; son épitaphe à Saint-Eustache de Paris, dont on trouve un fac-similé dans un manuscrit de Clairambault (Bibl. nat., ms. Fr. 8220, p. 96), lui donne ce titre, avec celui de maître d'hôtel ordinaire. Il mourut le 8 mai 1659.

Page 177, note 1, ligne 2. D'une notice sur l'hôtel de Condé, qui a paru récemment dans le tome III de la *Topographie historique du vieux Paris*, p. 81-82, il ressort qu'Henri II de Bourbon n'acquit pas l'hôtel de Condé, mais le reçut en don du roi Louis XIII, le 2 septembre 1612.

Pages 181-185. Sur la mort de Louis XIII et sur son testament, on peut se reporter à la suite des *Mémoires*, tome X, p. 407-408.

Page 183, note 3, ligne 9. Ajoutez : « M. Tamizey de Larroque a publié, en 1877, une correspondance de Priolo avec Colbert, qui a trait précisément à la rédaction et à l'impression de l'*Ab excessu Ludovici XIII*. »

Page 186, note 4, ligne 12. Ajoutez : « Les mêmes bruits sont mentionnés dans les dépêches de l'ambassadeur vénitien Giustiniani (copies déposées par M. de Mas Latrie à la Bibliothèque nationale, tome XCIX, fol. 65) : « Quella (carica) di gran scudiere per M. de Boffort o per il duca « di San-Simon.... Ma tutte queste promottioni fatte di ministri sono « incerte, pendenti e confuse. »

Page 192, note 3, ligne 8. Ajoutez : « Pierre de Beringhen fut enterré le 21 février 1619. » Ce serait ainsi en 1619, et non en 1620 (ligne 11), que son fils lui aurait succédé.

Page 194, note 3, ligne 11. Ajoutez ce préambule des lettres de retenue de premier écuyer pour Beringhen : « Après avoir considéré.... les fidèles et recommandables services qu'il a rendus au Roi, notre très-honoré seigneur et père, auprès duquel il a été élevé, et qui avoit une telle connoissance de sa vertu que, prenant une entière confiance en lui, il l'auroit honoré de plusieurs belles charges, et particulièrement de celles de conseiller en son conseil d'État, de général de ses postes et de grand maréchal de son logis, qu'il auroit exercées avec honneur et fidélité ; comme aussi la réputation que ledit sieur de Beringhen s'est acquise par ses belles actions pendant vingt-deux années, tant aux batailles que le roi de Suède a données en Allemagne, etc. »

Page 196, note 2. Ajoutez : « Pendant le siècle suivant, cette habitation de la Versine fut prêtée à diverses personnes dont parlent les *Mémoires du duc de Luynes*, tome XI, p. 472. »

Page 206, note 5, ligne 15. Sur la beauté de Mme de Brissac, ajoutez : « Cette beauté, selon l'historien de Mignard, « consistoit moins dans la « régularité que dans l'ensemble et dans le jeu des traits. » La duchesse obtint, par l'intermédiaire de Racine, que Mignard fît son portrait, et il la représenta avec un Amour désarmé. Plus tard, en 1729, Saint-Simon fit racheter cette toile. (*Vie de Mignard*, par l'abbé de Monville, p. 95-96 ; *Nouvelles archives de l'Art français*, 1872, p. 314-315.) »

Page 210, note 2. Ajoutez : « Dans les mois de mai et juin 1698, Saint-Simon acquitta divers legs de sa sœur, entre autres celui qu'elle avait fait aux pauvres de Senlis (Minutier de Me Galin, notaire à Paris). »

Page 212, ligne 1. Ajoutez cette note sur M. de la Guiche : « Voyez ci-dessus, p. 24, note 2, ligne 6. Philibert de la Guiche mourut en 1607. »

Page 215, note 1, avant-dernière ligne. Une autre copie du portrait de Vardes se trouve dans le ms. Clairambault 1236, fol. 97.

Page 224, note 2. Au lieu de : « Addition n° 50 », lisez : « Addition n° 48, ci-après, p. 371. »

Page 226, note 2. Saint-Simon retrouvera Puyrobert, en 1721, à son passage par Ruffec (tome XVII, p. 333).

Page 227, note 6, ligne 2. Quadt avait été d'abord lieutenant-colonel du régiment de Rosen (*Journal de Dangeau*, tome II, p. 230).

Pages 228-230. Comparez à ce récit de la « dernière campagne » de Louis XIV un passage de son portrait, tome XII, p. 10-11.

Page 231, note 1. Ajoutez : « Désormeaux, dans son *Histoire de la maison de Montmorency*, tome V, p. 271-276, donne de curieux détails sur la détermination prise subitement par le Roi de porter tous ses efforts du côté du Rhin, et l'attribue à l'influence de Chamlay, que ne put vaincre M. de Luxembourg. »

Page 236, note 4. Ajoutez : « La signature du chevalier est : *le Chr de Rosel*, contrairement à l'orthographe que nous avons vue généralement admise. »

Ibidem, note 5. Ajoutez : « Dangeau (tome V, p. 176) dit que l'abbé de Sanguinet perdit *treize* frères au service. »

Page 238, ligne 10. Ajoutez cette note : « Liége, capitale d'un évêché souverain (aujourd'hui capitale d'une province belge), située au confluent de la Meuse et de l'Ourthe, entre le Brabant et le duché de Luxembourg. »

Page 255, ligne 2. Ajoutez cette note sur le régiment de Piémont : « Le régiment de Piémont était un des six *vieux corps* qui avaient, en raison de leur ancienneté, la préséance sur le reste de l'infanterie. »

Page 259, ligne 2. Nous croyons que Saint-Simon a transporté ici, en 1693, un petit épisode, celui de l'évanouissement d'Albergotti, qui était de l'année précédente, 4 août 1692, alors que ce même officier avait apporté la nouvelle de la victoire de Steinkerque. Dangeau le dit positivement à cette époque-là : « Albergotti s'étoit trouvé mal hier, en arrivant, de lassitude. » Au contraire, le 4 août 1693 (même date, jour pour jour, ce qui explique peut-être l'erreur de Saint-Simon), il dit seulement : « Albergotti est arrivé comme le Roi alloit à la messe. » (*Journal*, tome IV, p. 138 et 334.)

Page 260, note 2. Ajoutez : « Selon le *Dictionnaire militaire* de 1748 (p. 461), « le tymbalier (*sic*) doit être un homme de cœur qui doit « défendre ses tymbales au péril de sa vie, comme le cornette et le gui-« don doivent faire pour leurs drapeaux. »

Page 263, note 2. Ajoutez : « La même expression se retrouve dans un passage (tome IV, p. 126) où Saint-Simon raconte que la poudre a manqué aux troupes. « Leurs charrettes composées, dit-il, s'en étoient « allées doucement sans demander congé à personne. » Peut-être ce qualificatif veut-il dire que les charrettes contenaient un assortiment de munitions variées, poudre et projectiles, mais point de vivres, comme nous l'avions supposé. »

Page 265, note 5. Nous avons peut-être eu tort de rejeter sur le maréchal de Lorge le manquement du siége d'Heilbronn, car la correspondance du Dauphin semble bien indiquer que l'opposition vint de ce prince ou de ses conseillers, puisque le Roi lui écrivait, le 9 août : « J'ai reçu votre lettre, qui m'a fait voir l'impossibilité d'attaquer les ennemis par la situation de leur camp et de leurs retranchements et redoutes. Je suis fâché que vous n'ayez pu les attaquer ; mais, en même temps, je loue votre prudence.... » Et le Dauphin répond à Mme de Maintenon : « Vous ne me pouviez faire assurément un plus grand plaisir que de me mander que le Roi est content de moi, et qu'il ne doute pas qu'il n'a pas tenu à moi d'attaquer le prince de Baden ; car il n'y a rien de si constant que, si je l'avois fait, j'aurois fait tuer à plaisir la moitié de l'armée, sans espérance de réussir. » (*Lettres militaires*, tome VIII, p. 283 ; *Correspondance générale de Mme de Maintenon*, tome III, p. 381.)

Page 268, ligne 2. Ajoutez cette note : « Le port de Gibraltar, à l'entrée E. du détroit de ce nom, ne fut enlevé aux Espagnols que dans le cours de la guerre suivante, en 1704. »

Page 271, note 2. Castille, gouverneur de Charleroy, était général de l'artillerie espagnole, et fut fait, à son retour, en juin 1694, mestre de camp général.

Page 273, ligne 1. Ajoutez cette note : « Le fort de Sainte-Brigitte, placé sur une montagne qui dominait la citadelle de Pignerol, et en communication avec celle-ci par un chemin couvert, n'était pas encore achevé lorsque le duc de Savoie l'assiégea. Après quinze jours de résistance, Tessé le fit évacuer et détruire par la mine. »

Page 277, note 5. Saint-Simon appellera Vaudémont « citoyen de l'univers » (tome V, p. 244). Ailleurs (tome VI, p. 323) il fera dire par le premier président du Parlement, parlant au maréchal de Boufflers : « Un citoyen aussi affectionné que vous l'êtes. » C'est aussi dans les *Mémoires* (tome VIII, p. 366) que nous trouverons cette apostrophe de Pontchartrain à Saint-Simon, citée par Montalembert : « Vous êtes citoyen avant d'être duc...; » et encore, dans une Addition au *Journal de Dangeau* (tome XVII, p. 365), cette expression : « Faire son devoir comme citoyen. » Néanmoins il semble que, dans ce sens, l'emploi du mot *citoyen* ne commença à se généraliser que vers les derniers temps de la vie de Saint-Simon.

Page 279, lignes 14-15. Ajoutez cette note : « La citadelle de Tournay, réputée la plus belle de l'Europe, avait été construite par Vauban, après la prise de cette ville, par Louis XIV (1667). On remarquait aussi des casernes magnifiques, datant de la même époque. »

Page 283, note 1. Ajoutez : « Une lettre fort singulière du duc du Maine à Mme de Maintenon, 5 octobre 1689, montre le point de départ des visées du jeune prince sur la charge de colonel général de la cavalerie. (*Correspondance générale*, tome III, p. 197.) »

Ibidem, note 5, ligne 3. Ajoutez : « Saint-Simon vendit sa compagnie à Kercado, jeune cornette de son régiment, que nous verrons périr sous les murs de Turin (tome V, p. 36). »

Page 284, note 5. Ajoutez : « Voyez aussi les *Mémoires de Choisy*, p. 619. »

Page 291, note 1. Ajoutez : « M. de Boislisle a publié une notice sur *Mme de Beauvais et sa famille*, dans le *Cabinet historique*, 1878, p. 129-143 et 177-199. Dans la table des Morts du mois d'août 1690, ajoutée par Saint-Simon à son exemplaire du *Journal de Dangeau*, il mentionne la mort de Mme de Beauvais, « qui s'étoit mêlée de tant de « choses. »

Page 292, ligne 7. Ajoutez cette note, sur l'élégance de M. de Beauvais : « Le Chansonnier, ms. Fr. 12 687, fol. 297, renferme une pièce en l'honneur de ses « beaux canons » et de sa « rhingrave inimitable. »

Page 297, note 1. Ajoutez : « Cet épisode est noté comme il suit, dans la table des Événements remarquables ajoutée par Saint-Simon à son exemplaire du *Journal de Dangeau*, octobre 1692 : « Nouvelle esca-« pade de la Vauguyon, qui, fâché de n'avoir pas eu l'ambassade de Suède, « se jette sur un cheval de Monsieur le Prince qu'il trouve sous sa main « à Versailles, et s'en va à la Bastille, d'où aussitôt il est ramené chez lui ; « et la raison lui revient. »

Page 298, note 4. Ajoutez : « On trouvera dans le ms. de la Bibliothèque nationale Fr. 6944, fol. 17-20, des lettres du fils de Mme de la Vauguyon au maréchal de Noailles, sur la mort de sa mère et sur la conduite indigne de celui qu'il appelle « M. de Frementeau. » Il fit faire à sa mère des obsèques magnifiques, que décrit le *Mercure*, juillet 1694, p. 33-42. »

Page 303, note 1. Ajoutez : « L'épitaphe du cardinal d'Arquien, à Rome, dit qu'il vécut cent cinq ans et onze jours. »

Page 401, 3ᵉ ligne en remontant. Ajoutez : « La duchesse de Lorraine traitait Saint-Simon encore plus mal que sa belle-mère; dans les *Lettres* qu'on a publiées d'elle en 1865, elle ne parle jamais de ce « petit monsieur » qu'avec un parfait mépris pour ses prétentions aristocratiques, et s'exprime ainsi, par exemple (p. 44-45) : « Les ducs qui « le sont de naissance ne feroient pas une chose comme cela, et il n'y « a que ceux qui ne sont pas, à le bien prendre, gentilhomme (*sic*), « qui puissent être aussi impertinents. »

Page 402, note 7, ligne 3, et page 419, XIᵉ degré. Le nom du gendre du comte de Saint-Simon et de son père, juge général criminel du duché-pairie de Mayenne et lieutenant du maire dudit lieu, s'écrivait : *de Lorière*.

Page 415, XIᵉ degré. Ajoutez : « Selon le duc de Luynes, la duchesse de Ruffec, née Gramont, avait une figure très-noble et très-belle. Après la mort du duc, le mauvais état de ses affaires, par suite de dettes non payées par le duc de Saint-Simon, l'obligea à se retirer dans une petite maison, où elle mourut. On disait en outre qu'elle avait beaucoup dépensé à la recherche de remèdes pour « remettre sa beauté comme elle « étoit à vingt-cinq ans, » en compagnie d'une devineresse du nom de Bontemps, qu'elle avait prise chez elle. (*Mémoires du duc de Luynes*, tome XIV, p. 92-93, et *Mémoires de Mme du Hausset*, p. 142.) Elle fut enterrée à Saint-Sulpice, auprès de son mari. »

Page 419, ligne 10. Ajoutez : « Comme il avait menacé de tuer le duc de Saint-Simon si sa demande en annulation de vœux n'était pas admise, on le fit incarcérer au fort de Joux. (*Journal de Mathieu Marais*, tome III, année 1724, p. 84.) »

Ibidem, note 17. Ajoutez : « On trouvera force détails sur la faveur dont le bailli de Saint-Simon jouit à la cour de la reine Marie Leczinska, dans les *Mémoires du duc de Luynes*. »

Ibidem, note 18. Ajoutez : « Il est souvent question de l'évêque de Metz, ainsi que du bailli, son frère, dans les *Mémoires du duc de Luynes*, tomes III-VI. »

Ibidem, note 19. Ajoutez : « La maréchale de Laval fut faite dame surnuméraire de Mesdames en 1751. »

Ibidem, note 20, ligne 2. Ce fut en effet notre auteur qui, après avoir fait acheter par Bernard-Titus de Saint-Simon le régiment de Sourches, en obtint encore l'agrément pour le frère cadet, Henri, marquis de Saint-Simon, qui sortait à peine du collège. Voyez les *Mémoires*, tome XIV, p. 362, et le *Journal de Dangeau*, tome XVII, p. 313-314.

Page 422, note 8. Ajoutez : « Mme de Sandricourt avait la passion de la chimie, et elle périt, asphyxiée, dans son laboratoire de Saint-Germain, en 1754. (*Mémoires du duc de Luynes*, tome XIII, p. 159, et tome XIV, p. 42.) »

Ibidem, note 9. Ajoutez : « En 1757, il fut nommé premier gentilhomme du comte de la Marche. (*Mémoires du duc de Luynes*, tome XVI, p. 57.) »

Page 422, note 12. Ajoutez : « M. de Sandricourt fut nommé abbé de Conches sur les instances de l'évêque de Metz. (*Mémoires du duc de Luynes*, tome XIII, p. 159.) »

Page 433, ligne 6 en remontant. Au lieu de : « obtenir promptement une commanderie », lisez : « obtenir promptement une compagnie au régiment des gardes, et plus tard une commanderie. »

Page 436, note 5. Ajoutez : « En 1630, le Roi lui accorda, pour neuf ans, la permission de faire fabriquer à Lyon, Grenoble et Tours une valeur de soixante mille livres par an, en doubles et petits deniers de cuivre ; privilége fort lucratif sans doute, mais tellement contraire au bon ordre des choses, que la Cour des monnaies refusa, pendant plus d'un an, d'enregistrer les lettres patentes, et ne céda que devant trois jussions successives. » (Communication de M. Paul Guérin.)

Page 444, note 1, ligne 5. Ajoutez : « Un biographe d'Hyacinthe Rigaud (*Mémoires inédits sur la vie et les ouvrages des membres de l'Académie royale de peinture et de sculpture*, publiés en 1854, tome II, p. 154) dit que ce peintre fit un portrait du duc de Saint-Simon, en 1692, pour le prix de quatre cent vingt livres. S'agit-il du père ou du fils? »

Page 532, note 2. Ajoutez : « M. Rousset (*Histoire de Louvois*, tome IV, p. 157, note 2) ne croit pas que cette accusation soit fondée. »

TABLES

I

TABLE DES SOMMAIRES

QUI SONT EN MARGE DU MANUSCRIT AUTOGRAPHE.

TABLE DES SOMMAIRES.

II

TABLE ALPHABÉTIQUE

DES NOMS PROPRES

ET DES MOTS OU LOCUTIONS ANNOTÉS DANS LES *MÉMOIRES*

N. B. Nous donnons en italique l'orthographe de Saint-Simon, lorsqu'elle
diffère de celle que nous avons adoptée.

Le chiffre de la page où se trouve la note relative à chaque mot
est marqué d'un astérisque.

L'indication (Add.) renvoie aux Additions et Corrections.

A

W

Y

Z

IIÏ

TABLE DE L'APPENDICE

TABLE DES MATIÈRES

CONTENUES DANS LE PREMIER VOLUME.

FIN DU TOME PREMIER.

Typographie Lahure, rue de Fleurus, 9, à Paris.

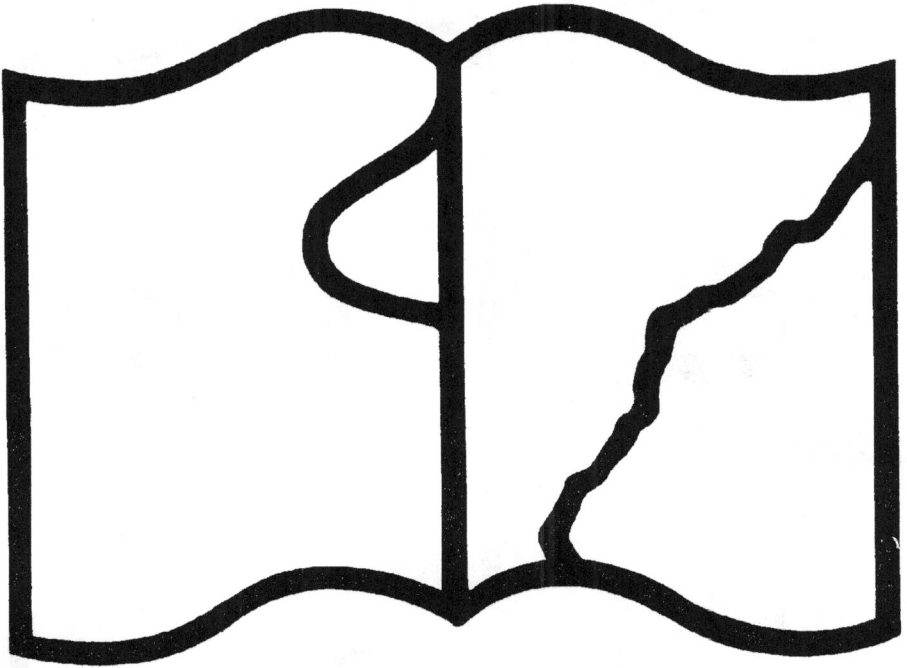

Texte détérioré — reliure défectueuse

NF Z 43-120-11

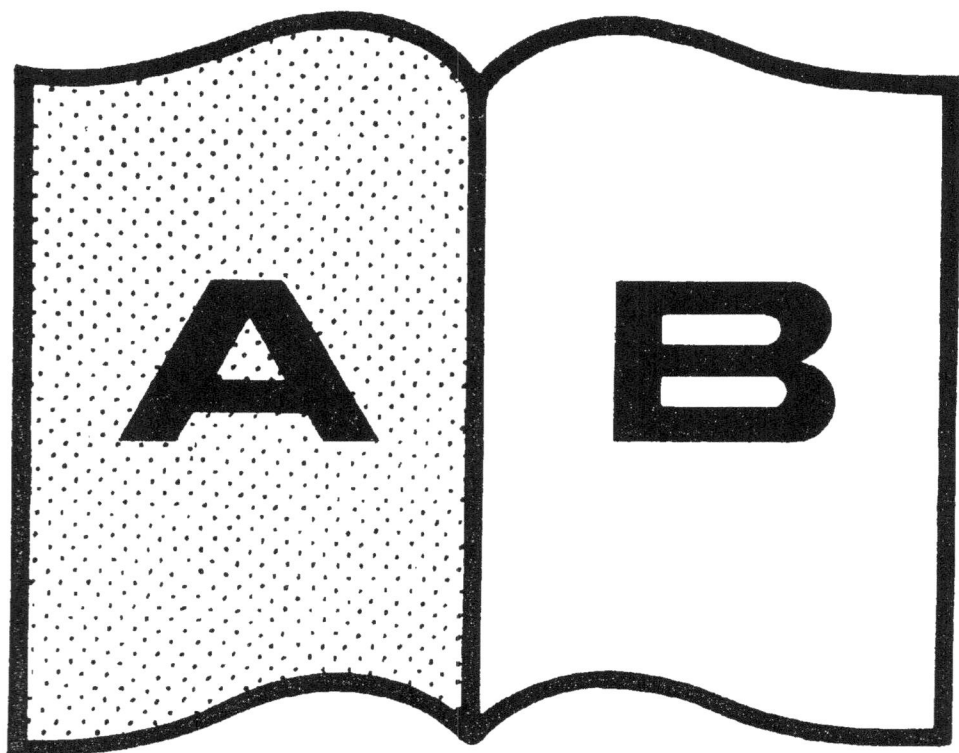

Contraste insuffisant

NF Z 43-120-14

Champagne

I¹

COVSTVMES

DE

CHAALONS,

AVEC LES COMMENTAIRES
de Maiſtre LOVIS BILLECART
Avocat en Parlement.

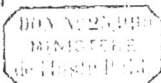

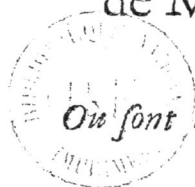

Où ſont traittées les plus belles & les plus importantes
queſtions du droit couſtumier.

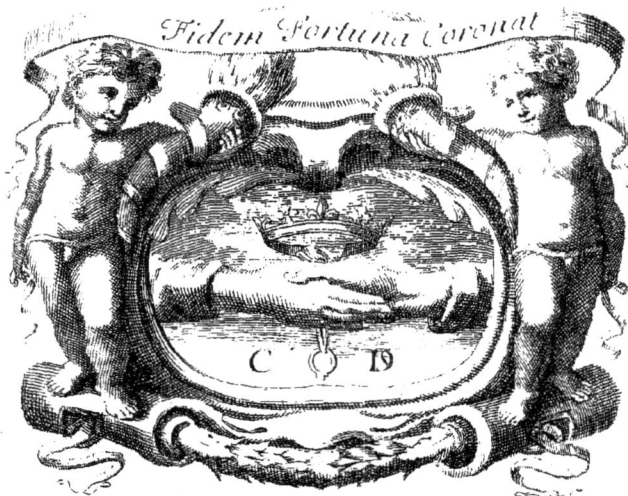

A PARIS,

Chez CHARLES DE SERCY, au Palais, au ſixiéme
Pilier de la Grand'Salle, vis-à-vis la Montée de la
Cour des Aydes, à la Bonne Foy Couronnée.

M. DC. LXXVI.
AVEC PRIVILEGE DV ROY.

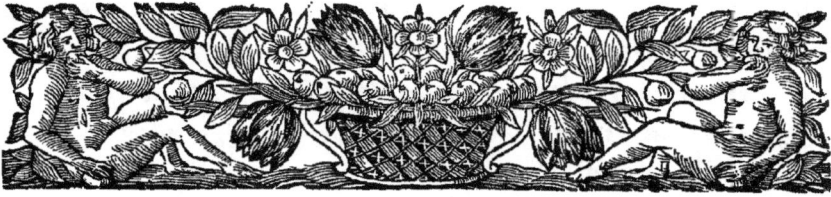

A

MESSIEVRS LES PRESIDENS

LIEVTENANS ET CONSEILLERS

AV BAILLAGE ET PRESIDIAL DE CHAALONS.

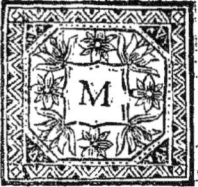 ESSIEVRS,

Puis que vous avez bien voulu me le permettre,
Ie vous dedie cét Ouvrage ; il eſt ſimple, nait &
familier, conformément à mon premier deſſein, qui
n'eſtoit que de m'inſtruire & de ſoulager ma memoire,
I'ay long-temps balancé ſi je le donnerois au Public,
ayant aſſez de raiſons de ne le pas faire : Enfin l'a-
mour de la Patrie plus forte que toutes les raiſons,
& l'eſperance dont on me flate que la mienne en

pourra profiter m'y ont fait refoudre. En effet je croirois manquer à ce que je dois à mon Pays, fi apres m'eftre appliqué avec foin à la connoiffance de fes couftumes, & avoir fait un exacte recueil de vos judicieufes & fçavantes decifions qui en reglent l'ufage ; je negligeois de luy faire part de mon trauail. Ie le mets donc, MESSIEVRS, au jour fous vos aufpices ; perfuadé que portant en tefte voftre illuftre Nom, & contenans vos jugemens pour lefquels toute la Province a une finguliere veneration & de hautes eftimes, il fera bien receu : I'efpere que vous l'agréerez comme l'effet de la foûmiffion & des refpects qui m'obligent d'eftre

MESSIEVRS,

Voftre tres - humble &
tres-obeïffant ferviteur
BILLECART.

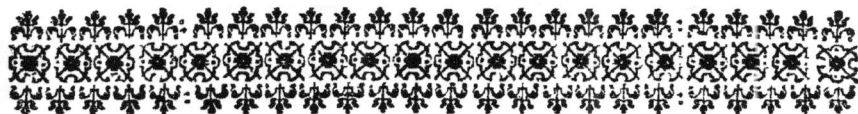

TABLE
DES TITRES QVI SONT
CONTENVS EN CE LIVRE.

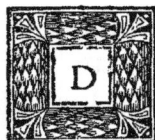

EXTRAIT DV PRIVILEGE DV ROY.

PAR Grace & Privilege du Roy, donné à Saint Germain le vingt-septiéme jour d'Avril 1676. ſigné PAR LE ROY, en ſon Conſeil DALENCE' : Il eſt permis à Charles de Sercy Marchand Libraire à Paris d'imprimer ou faire imprimer par qui bon luy ſemblera, *La Couſtume de Châlons*, commentée par le Sieur DE BILLECART Avocat en Parlement, *Et la Geometrie Françoiſe*, compoſſée par le Sieur DE BEAULIEU, durant le temps de dix années, à commencer du jour que leſdits Livres ſeront achevez d'imprimer pour la premier fois : Et deffences ſont faites à toutes Perſonnes de quelque qualité & conditions qu'elles ſoient d'imprimer & contre-faire leſdits Livres ſans le conſentement de l'Expoſant, ou de ceux qui auront droit de luy à peine au contrevenant de trois mil livres d'amende, & confiſcation des Exemplaires contrefaits, de tous dépens, dommages & interreſts, ainſi que plus au long porté par ledit Privilege.

Regiſtré ſur le Livre de la Communauté des Libraires & Imprimeurs, ſuivant l'Arreſt du Parlement du huictiéme Avril 1665. *Signé* THIERRY, *Scindic.*

Achevez d'imprimer le 1. Aouſt 1676.

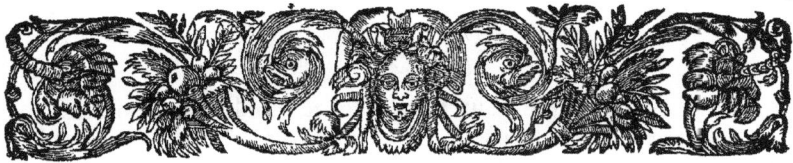

COVSTVMES

DE

CHAALONS·

DE PERSONNES NOBLES.

ARTICLE I.

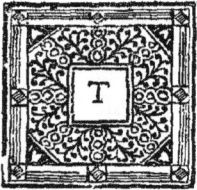

TOVTES perfonnes iſſuës de pere & mere nobles , & nées en loyal mariage font réputées nobles.

Chez les Romains les perfonnes eſtoient ou franches ou efclaves , *Lege 3. ff. de ſtatu hominum.* En France toutes perfonnes font franches, & ſi-toſt qu'un efclave a atteint les marches du Royaume , fe faifant baptifer il eſt affranchy , Loyfel en fes Inſtitutes livre 1. titre 1. art. 6. Couſt. de Reims art. 1. La noſtre ſemble contraire au titre des gens de mainmorte plus bas, voyez fur iceluy.

Les perfonnes franches font ou nobles ou roturieres, Loyfel & la Couſt. de Rheims comme deſſus, les nobles fuivant noſtre article font ceux qui font iſſus de pere & mere nobles , ce qui n'eſt pas vray indefiniment , puis qu'il fuffit nonobſtant cette difpofition pour eſtre noble , que le pere foit noble , encor que la mere foit roturiere , & que celuy qui eſt né de mere noble & de pere roturier n'eſt point noble , fuivant l'article 2. de la couſt. de Rheims, & le 14. de celle de Vermandois.

A

Iſſuës.

Ce mot marque que pour eſtre reputé noble par l'enfant, il faut qu'il ſoit né au temps que le pere eſtoit actuellement noble, ne ſuffiſant pas qu'il ait eſté noble, qu'il ſoit fait noble apres la naiſſance de l'enfant, ainſi le fils du pere annobly ; né devant l'annobliſſement n'eſt pas noble ſi les lettres d'annobliſſement n'en font mention expreſſe, voyez Mornac ſur la loy 5. *de Sena-toribus*. Ainſi le fils du noble condamné pour crime qui le prive de ſa nobleſſe, né depuis la condemnation n'eſt pas noble, & tout au contraire les enfans nez depuis l'annobliſſement ou aupa-ravant la condemnation ſont nobles, comme ſont ceux des nobles qui ſont nez devant la derogeance de leurs peres, voyez Buridan ſur la couſt. de Vermandois art. 14. & 16. Pitou ſur celle de Troyes art. 1.

Sont conſiderables à ce ſujet les anciens exemples de Xerxes, & Artabaſan, enfans de Darius Roy de Perſe, dont le dernier né depuis que le pere eut eſté fait Roy, fut preferé au premier qui eſtoit né devant la Royauté du pere, & de Cirus & Artaxerxes freres enfans d'un autre Roy de Perſe, dont le premier qui eſtoit né de-vant que le pere fut Roy fut preferé au deuxiéme né depuis la Royauté, par cette conſideration que le pere eſtoit fils de Roy & de ligne Royale, ce que n'eſtoit point d'Arius, & ſuivant ce rai-ſonnement les premiers enfans de nos Roys, quoy que nez devant que leurs peres fuſſent Roys leur ont ſuccedé, à l'excluſion de leurs freres nez depuis, voyez Bodin en ſa republique livre 6. chap. 5.

Ce mot (iſſuës) marque encor que celuy qui ſe pretend no-ble d'extraction doit prouver ſa filiation, c'eſt à dire ſa genealo-gie, & qu'il eſt deſcendu de ceux qu'il montre avoir eſté nobles, laquelle preuve ſe fait par lettres, voyez la ſuite du journal des Audiences livre 1. chap. 31. où eſt un Arreſt du 19. Janvier 1658. qui a debouté un certain ſoy pretendant fils d'un autre de la de-mande qu'il faiſoit de ſon ſerment ſur ſa pretenduë filiation.

Nobles.

Jadis eſtoient nobles non ſeulement les iſſus des nobles par mariage, ou qui eſtoient annoblis par le Roy, ou pourveus d'offices nobles, mais auſſi ceux qui tenoient des fiefs, & faiſoient profeſſion d'armes, à cauſe dequoy il n'eſtoit pas permis aux roturiers de tenir fiefs ſans la permiſſion du Roy. Aujourd'huy toutes perſonnes peuvent tenir fiefs, leſquels fiefs n'annobliſſent point ſi ce n'eſt ſelon l'opinion de quelques-uns qu'il y ait titre de grande dignité, & ſelon l'opinion des autres qu'ils ayent eſté donnez par le Roy, les derniers voulans qu'en cas d'acquiſition le fief pour grand qu'il ſoit n'annobliſſe point, voyez Maiſtre Lebre plaidoyez 6. & 7. Louet & Brodeau en la lettre N. nombre 4. Loyſel au livre 1. tit. 1. de ſes inſt. Lepreſtre en ſa Centurie 1. en la nobleſſe d'office (qui eſt accidentelle) pour avoir effet il faut que le pourveu de l'office meure en ſa charge, ou qu'il la poſſede pendant vingt années, ainſi a eſté jugé par Arreſt pour la ſucceſſion d'un Maiſtre des Comptes mort en ſa charge qu'elle ſe partageroit noblement, voyez Deſmaiſons lettre N. nomb. 5. à cela ſe rapporte la declaration du Roy de l'an 1669. qui porte que les Secretaires du Roy ne tranſporteront point leur nobleſſe à leurs enfans, s'ils n'en ont exercé la charge pendant vingt années & n'en meurent pourveus, où qu'ils obtiennent lettres de veteran; mais la difference eſt bien grande, que la ſucceſſion d'un officier ſe puiſſe partager noblement, & de ce que le meſme officier puiſſe tranſporter ſa nobleſſe à ſes deſcendans : c'eſt pourquoy pour le dernier plus de choſes ſont requiſes, voyez Louet & Brodeau en la lettre N. nomb. 4.

La nobleſſe ne ſe preſume point, tous les hommes eſtans égaux naturellement, partant celuy qui la met en avant ſoit en demandant ſoit en defendant la doit prouver, voyez Monſieur Tiraqueau au traité de la nobleſſe chap. 10. nomb. 13. celuy qui ſe pretend noble d'extraction doit prouver que ſes pere & ayeul vivoient noblement, voyez Monſieur le Bret au lieu cité, Mornac ſur la Loy 7. de Senat. Covarruvias en ſes reſolutions livre 1. chap. 46. l'Edit des Tailles de 1585.

J'ay dit plus haut que la nobleſſe ſe prouve par lettres, on y adjoûtoit jadis la preuve vocale par Enqueſte, où des nobles eſtoient oüis, voyez Monſieur le Bret aux plaidoyez 7. 36. & 37. les Commiſſaires deputez pour la recherche des uſurpateurs de nobleſſe en Champagne les années dernieres, n'ont receu que des titres & ont entierement exclu la preuve vocale ; ſçavoir ſi des Sentences d'éleus & d'arbitres ſont preuves ſuffiſantes de nobleſſe, voyez Pitou

fur Troyes art. 1. où il eft montré que non, pour Epitaphes, voyez Monfieur Expilly plaid. 1. & 31. & au chap. 8.

La qualité de noble a depuis long-temps efté prife pour celle
d'Efcuyer, mefmement par gens de Juftice, ce qui a fait difficulté pour fçavoir fi elle fuffit pour prouver la nobleffe des defcendans ? & pour ce fujet, il a efté par Arreft de 1657. ordonné
enquefte par Turbes au pays de Foreft, comme depuis 1450. jufques en 1650. ladite qualité de noble a efté prife, & a paffé pour
celle d'Efcuyer, voyez Henris livre 1. queftion 47. tome 2. J'ay
veu paffer la mefme qualité de noble pour celle d'efcuyer au jugement de la nobleffe de Maiftre Jacques Lefcarnelot Avocat, venu
du Barois dont les anceftres gens de juftice, felon l'ufage ancien
du pays avoient pris feulement la qualité de nobles, par lefdits
Commiffaires à la recherche des pretens nobles, qui pareillement
n'ont point eu égard aux qualitez de Comtes & Barons, ny à la
preuve vocale comme je viens de dire.

Pauvreté n'eft pas vice, ny ne defannoblit point, Loyfel comme
deffus article 115. Ainfi un Gentilhomme neceffiteux qui laboure
luy mefme fes terres ou qui pour faire fubfifter fa famille & non
pas a deffein de trafiquer prend quelques terres à loüage, ou achepte
du beftail pour engraiffer & le revendre, ne deroge point, voyez
Tiraqueau au lieu cité chapitre 37. nomb. 82. Coquille fur
la couft. de Nivernois art. 1. du droit d'aifneffe, où il dit avoir
efté jugé ainfi par Arreft, pareillement celuy qui tient à loüage le
part de fes coheritiers aux terres qui luy font communes avec eux,
qui continuë le bail commencé par le roturier à qui il fuccede. Il
en eft de mefme au dernier cas de l'homme d'Eglife, & de la
vefve noble d'un roturier, Arreft du 27. Aouft 1608. pour la veuve.

Le noble peut obtenir lettres du Roy pour trafiquer, jugé par
Arreft de 1534. pour Guillaume le Vergeur contre les habitans de
Rheims. Pitou comme deffus, des nobles gros marchands, voyez
Polidore *virgile de inventione rerum*, & le Vayer au traité des mar-
chandifes.

En loyal mariage.

En mariage legitime les enfans fuivent la condition du pere,
hors mariage ils fuivent la condition de la mere. Loyfel inftit. liv.
1. tit. 1. art. 22. & 23. au dernier cas foit que les pere & mere foient
nobles, ou feulement un d'iceux : L'enfant eft roturier, & tailla-

ble , Arreſt de 1598. voyez le Bret plaid. 35. l'Edit de 1600. art. 26. & l'Ordonnance de 1629. art. 197.] Il ne prendra le nom & les armes ſans lettres & s'il n'eſt avoüé, voyez Belordeau livre 2 controv. 8. p. 1. Loyſel art. 43. comme deſſus. Sa ſucceſſion ſe partage roturierement , Arreſt de 1615. Belordeau controverſe 9. au lieu cité.

Il peut y avoir loyal mariage entre une femme veufve âgée de ſoixante & douze ans & un homme de trente ans, jugé pour la Comteſſe de Vertus , dont le mariage fait clandeſtinement avec le Chevalier de la Porte fut caſſé , & permis aux parties de le celebrer ſelon les ſaints Canons , & contracter de nouveau ſelon la couſtume , eſt à remarquer que l'Arreſt deffend à ladite Dame d'aliener ſes meubles & immeubles , & recevoir le rembourſement de ſes rentes ſans l'aſſiſtance de ſes parens, ce que montre que l'interdiction n'empeſche point le mariage , l'Arreſt du deux Juillet 1661. des maiſons lettre M. nomb. 5.

Il peut auſſi y avoir mariage avec un aveugle, Arreſt du huitiéme Janvier 1653. *Item* avec un ununque ; mais devant le mariage il peut eſtre empeſché, ainſi jugé au profit d'un Curé, qui avoit refuſé de marier un unuque, Deſmaiſons comme deſſus.

L'enfant né hors mariage eſt reputé né en loyal mariage, ſi ſon pere eſpouſe ſa mere, & s'il eſt mis ſous le poeſle, Loyſel art. 39. comme deſſus , Coquille queſtions 28. & 180. en ce caſil exclut le ſubſtitué Arreſt de 1535. Peleus queſtion 36. Il peut demander partage, Arreſt du 30. May 1647. du Freſne en ſon journal de l'edition de 1658. que je ſuis livre 5. chap. 18. Il peut faire caſſer la donnation du pere ſelon la loy *ſi unquam*, C. de donat ſur laquelle il faut auſſi voir M. Charles du Moulin. Arreſt de Peleus de 1544. autre de 1606. voyez Lepreſtre chap. 11. cent. 2. Charles Dumoulin au titre *de poſthumis*. Aujourd'huy la ceremonie de mettre l'enfant ſous le poeſle n'eſt pas neceſſaire, voyez Deſmaiſons en la lettre M. nomb. 14.

Ce que deſſus que l'enfant né hors mariage eſt reputé né en loyal mariage ſi ſon pere eſpouſe ſa mere , s'entend pourveu que le mariage ne ſoit point fait *in extremis* avec une perſonne dont le pere auroit long-temps auparavant abuſé. Auquel cas les mariages ont eſté declarez nuls par les Arreſts recitez par Deſmaiſons nombres 9. 14. & 26. voyez du Freſne livre 6. chap. 4. pourveu auſſi que l'enfant n'ait point eſté né en adultere, dautant qu'il faut pour rendre legitime par mariage fubfequent l'enfant né hors mariage, qu'au temps de la conception le pere & la mere foient en eftat de fe marier legitimement , voyez Coquille fur Nivernois titre des fiefs art. 20. Arreft de 1664. Defmaifons lettre N. nomb. 20. Brodeau fur Loüet lettre D. nomb. 52. Autre Arreft precedent de 1661. Suite du Journal , livre 4. chap. 4. par Arreft de la Chambre de Caftres, de l'an 1627. il a efté jugé qu'un quidam lequel avoit refufé de prendre pour femme une fille qui feroit enceinte de fes œuvres , elle morte ne pouvoit pas faire legitimer l'enfant, Boué Arreft 61.

Le mariage eft loyal eftant fait de bonne foy par l'un & l'autre des conjoints, encor que depuis il foit refolu par le reftabliffement d'un precedent fait par un d'iceux conjoints , Arreft du 13. Juin 1656. du Frefne livre 8. chap. 32. mais fi apres le retour du premier conjoint les mariez qui en ont connoiffance continuent leur mariage & en ont enfans, les enfans nez depuis font illegitimes & baftards, partant roturiers, à caufe de la mauvaife foy des pere & mere, voyez Coquille fur Nivernois, art. 24. titre des fucceffions. Brodeau fur Louet lettre L. nomb. 14.

L'un des conjoints feulement eftant en mauvaife foy le mariage eft loyal à l'égard des enfans , pour qu'ils foient legitimez & ils fuccedent à leurs pere & mere , jugé pour les enfans d'un preftre qui s'eftoit marié. *Item* pour les enfans d'une femme poligame condamné pour fon crime, nez du mariage illegitime , & fut dit qu'ils fuccederoient au frere de leur mere , voyez Lepreftre chap. 1. & le Cardinal d'Offac livre 8. lettre 300. fi ce n'eft qu'une perfonne morte civilement par condemnation vienne à fe marier, les enfans d'un tel mariage eftans illegitimes à l'égard du condamné, lequel encore qu'il foit capable de contracter mariage , quant au Sacrement il ne peut pas le faire *quoad actus civiles* , & lefdits enfans ne peuvent pas luy fucceder s'il n'eft reftably en fon premier eftat, fuivant l'Ordon. de Louis 13. de l'an 1639. art. 6. & leur eft feulement adjugée penfion , Arreft de 1585. au profit des enfans du premier lict, autre de 1618. au profit des collateraux , autre de 1625. pour les enfans du premier lict , contre ceux nez depuis la condemnation du fieur de la Roche-Boiffeau leur pere. Il y avoit 23. ans que le crime eftoit commis lors de fon dernier mariage, voyez du Frefne livre 1. chap. 39. Neantmoins tels enfans des condamnez peuvent fucceder à leurs freres du premier lict , mefme aux biens defdits freres à eux écheus par la fucceffion de leur pere, ce qui a efté jugé le 6. Juillet 1647. au profit des mefmes enfans dudit de la Roche-Boiffeau nez depuis fa condemnation, audit cas, il y a confanguinité, aguation, parenté, & droit de cité entre les enfans, voyez ledit du Frefne, livre 5. chap. 22. Brodeau fur Louet lettre E. nomb. 8. Henris tome 1. livre 5. & livre 4. queftion 28. tome 2. ou eft recité l'Arreft rendu au profit de Monde Vendofme, declaré legitime quoy que né durant le mariage de fa mere avec un impuiffant du moins declaré tel, & le mariage ayant efté refolu depuis fa naiffance, le tout fur le fin de non recevoir. En effet il y a fin de non recevoir apres certain temps contre ceux qui veulent débatre l'eftat d'une perfonne, & ainfi a efté jugé par Arreft du 28. Mars 1665. & qu'on n'eftoit pas recevable 27. ans apres avoir reconnu un enfant pour legitime, d'agir contre luy en fuppofition de part, & pareillement par autre Arreft du 6. Juillet 1666. il a efté jugé que ceux qui avoient partagé avec leur frere les fucceffions des pere & mere ne pouvoient 25. ans apres l'empefcher de partager avec eux une fucceffion collaterale à eux écheuë, fous femblable pretexte, fuite du Journal livre 8. chap. 9. & 22.

Defmaifons recite un Arreft du 3. Fevrier 1661. qui a jugé que la declaration faite par un certain que les enfans qu'il a eu d'une femme mariée auparavant à un autre font fes enfans, ne fuffit pas pour les rendre legitimes, voyez la loy 7. *Cod. de naturalibus liberis,* & un autre du 26. Janvier 1662. qui a jugé que les enfans nez d'une fille que le pere avoit connuë fous promeffe de mariage, & avoit efté condamné de l'efpoufer, dont il eftoit appellant, & eftoit mort durant l'appel, n'eftoient pas capables de fucceder à leur pere, ny la mere d'avoir doüaire, voyez en la lettre B. nomb. 2. & en la lettre C. nomb. 5. la fuite du journal, livre 4. nomb. 33. la mort Civile ne rompt point le mariage, voyez Louet lettre L. nomb. 4.

ARTICLE II.

LE ventre affranchit & annoblit pour joüir du benefice de la Couftume, oĉtroyé aux nobles feulement, & non en ce qui concerne les droits du Roy.

Le fens du prefent article eft qu'une perfonne née de pere rotus:
riere , & de mere noble, eft franche, & exempte des droits dub-
aux Seigneurs fpecifiez par l'article fuivant, & reputée noble, à ce
regard feulement, & non pas au regard des droits du Roy, tels
que font les Tailles, Gabelles, Droits d'aydes, & autre, ainfi ces
mot (annoblit en ce lieu és impropre , & ne fignifie, pas davantage que le precedent (affranchit ,) ce font finonimes , c'eft le
propre de la verge d'ennoblir, & non pas du ventre, voyez Monfieur Cujas en fa Confultation 56. quelques couftumes vfent de
ces mots , la verge annoblit le ventre, afranchit. Voyez Loyfel,
& fes inftit. livre 1. tit. 1. art. 2.
Prefques par tous les Royaumes des Indes , les Fils des Roys
nobles , fuccedent pas au Royaume : mais les fils de leurs fœurs,
comme eftans affeurement de la race Royale , qu'on ne peut
pas dire des enfans des Roys , & en Turquis celuy qui Efpoufe
vne fille nés d'vn cherif , & d'vne cherifve , qui font les feuls
nobles du Pays, comme parens, & de la race de Mahommet) &
portent pour marque de leur nobleffe , le turban verd) eft fait
noble , enfemble les enfans de fon mariage , & fi vn cherif
efpoufe vne femme non cherifve , fes enfans font nobles à moitié,
& portent le turban verd à demy.

Et non pas en ce qui concerve les droits du Roy.

Cecy eft derogatoire à l'arreft ancien du feptiefme Aouft 1483.
recité par maiftre Louis Godet , en ce lieu , & par Baquet , au
titres des francs fiefs , & eft conforme a l'Arreft du 23 Decembre 1656. ou 1566. felon diverfes datte qu'on luy donne , recité
par Pitou , fur Troyes article 1. qui a Iugé que le noble de par
fa mere feulement n'eft pas exempt du huitiefme des vins , vendus en détail.

ART.

ARTICLE III.

Noble issus de pere noble, mere noble, ou rotu-riere en loyal mariage : & ceux qui sont issus de pere roturier & de mere noble, sont exempts des droits de Thonneux grand & petit, guet de prevost & forage, & en ce qui est de leur creu, encore qu'ils vivent ro-turierement.

Est à remarquer icy, qu'il faut lire droits de Thonneux, grand & petit, *cum virgula*, & non pas droits de Thonneux, *cum virgula*, grand & petit que aussi *cum virgula*, de prevost & forage & le reste, ainsi qu'il se trouve aux anciens exemplaires, ce qui à fait errer Maistre C. du Moulin en ce lieu, au grand coustumier, ou croyant que le mot de prevost, signifiast vn droit particulier, il a dit qu'il falloit mettre prevosté au lieu de prevost, & que c'estoit un droit de peage ou coustume deub par les habitans : il semble aussi que cette particule, (&) estant apres le mot forage est inutile, les mos suivans en ce qui est de leur creu se raportant incontestablement à forage.

Thonneux grand & petit.

Le grand Thonneux, est vn droict de bourgeoisie de cinq sols payables par chacun habitans, au iour de saint Martin d'hyver. Le petit thonneux *est sperica vectigalis & thelonÿ*. C'est vn droit de quelques deniers payables par les vendeurs & acheteurs, des bestes vifves, & autres danrées presque infinies en éroncées en la transaction faites en l'an 1565. le dix-septiéme Septembre, entre le sieur Burgensis leur Evesque de Châlons, & les habitans de la Ville, par laquelle le sieur Evesque céde aux habitans les droits de Thonneux, les minages & autres par luy pretendus moyennant huit cent livres par an, a prendre sur le quatriéme des vins vendus en icelle ville, lesquels droits de Thonneux n'estoient deus qu'au sieur Evesque en son temporel, & non pas aux autres Seigneurs de la mesme ville, tant s'en faut par la mesme transaction, il paroit que les sieurs Abbez, Desunet, Pierre &

B.

Thouſſaint , auſſi Seigneur dans la ville , pour l'exemption du droit du petit Thonneux dans le ban du ſieur Eveſque , payoient à ſon Fermiere certaine meſures , & quantité de chaire ſalée, grains , & vin goix.

Guet du Prevoſt.

C'eſt vn droit qui oblige les habitans de garder la maiſon du Seigneur au ban duquel ils ſont demeurans durant la nuit ; en effet , anciennement les habitans de Châlons eſtoient tenus de comparoire en perſonne en armes le ſoir des Brandons devant leurs Seigneurs ou leurs officiers , de quoy ils ſont a preſent déchargez , & l'on ſe contente qu'ils comparent en perſonne audit iour & heure ſuſdite. En chaque ban devant les officiers deſdits ſieur Abbez de ſaint Pierre & Touſſaint , & du Chapitre ſaint Eſtienne , les habitans du ban du ſieur Eveſque en eſtans entierement quittes, comme il ſera dit , & la peine des non comparans , eſt de cinq ſols chacun.

Forage.

C'eſt vn droit que le Seigneur prend ſur les habitans pour chacun poinſon de vin vendus en broche & en d'eſtail , qui eſt de douze ſols , voyez Ragueau en ſon indice , dudit droit , & du guet de prevoſt comme il vient d'eſtre dit , les habitans demeurans au ban du ſieur Eveſque ſont déchargez par la tranſaction faite en 1609. moyennant deux mil livres que la Ville donne chaque année audit ſieur Eveſque , au lieu des 800. livres contenües en la premiere tranſaction mentionée , plus haut, ce qu'on a coutume de faire approuver & ratifier à tous les Eveſques au iour de leur advenement.

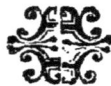

ARTICLE IV.

Femme roturiere mariée à homme noble, conſtant le mariage, & tant qu'elle eſt en viduité joüit des privileges de nobleſſemais ſe remariant à homme roturier retourne en ſa premiere condition, & y demeure encor qu'elle retombe en viduité par le deceds dudit roturier.

Le preſent Article & le ſuivant ſont pris de la loy *femina ff. de ſenatoribus*, & de la loy *cum te Cod. denuptiis*, voyez Loyſel en ſes Inſtit. livre 1. tit. 1. art. 36. lequel au tit. 2. art. 23. adjoûte que le mary fait perdre le dueïl à la femme, & non pas la femme au mary, ce qui eſt fondé ſur l'excellence du mary au deſſus de la femme, dont il eſt le chef.

Noſtre article a lieu indiſtinctement pour les vefves des nobles d'extraction, & des annoblis par le Roy, par offices, qui annobliſſent tant pour les droits du Roy que pour ceux des Seigneurs. Arreſt de 1645. recité par le Grand ſur la couſtume de Troyes art. 14. gloſe 1. nombre 7. pour la vefve du Fils d'vn Conſeiller de la Cour, ie l'ay veu pratiquer auſſi en l'Election de Châlons, pour la vefve d'vn Medecin du Roy ſervant actuellement, & ccuché ſur l'état au jour de ſon deceds. Voyez plus haut ſur le premier article, Bacquet au traité des Francs-Fiefs deſtingué des vefves, des grandes & des petites Offices, diſant que celles des petites offices ne joüiſſent des Privileges de leurs maris, ſi les lettres ne le portent expreſſement, de ſemblables Privileges, ne s'accordans que pour le ſervice actuel, & que quand les femmes ne ſont pas compriſes aux lettres, il faut que le mary meure Officier pour que la femme joüiſſe des Privileges. C'eſt au chap. 9. nomb. 5. petits officiers ſont ceux des Maréchauſſées, artillerie, monoyes & Vniverſitez.

La vefve roituriere du mary noble, vivant impudiquement dans l'an du dueïl perd ſes privileges. Arreſt de 1631. contre la vefve d'vn d'eſchargeur de poudres, elle perd ſon doüaire. Arreſt de 1591. Robert livre 1. chap. 13. Coquille ſur Nivernois art.

B ij

6. titre des doüaires, Bacquet comme deſſus nomb. 14. Mais la vefve eſtant remariée l'accuſation n'en eſt plus receüe, voyez Lommeau en ſes Maximes livre 3. chap. 36.

La vefve non noble, d'vn noble meurt roturiere, & ſon bien ſe partage roturierement, couſtume de Tours art. 318. ſa nobleſſe eſt accidentelle & caſuelle limitée à ſa viduité & à ſa vie, voyez Pitou ſur lart. 13. de la couſtume de Troyes, Maſuer en ſa pratique, l'art. 556. de la couſtume de Bretagne porte que la ſucceſſion de la femme roturiere qui a eu deux marys, l'vn noble, l'autre roturiere, ſe partage particulierement entre les enfans des deux lidts roturierement & ſans preciput, & qu'en ſuitte la part eſchuë aux enfans du noble, ſe partage noblement, ce qui ſemble devoir eſtre eſtendu en cas de partage de la moitié de la femme roturiere de l'homme noble au conqueſt entre les enfans nobles, aux couſtumes qui admettrent le partage noble des Fiefs ſeulement, és ſucceſſions des nobles, & qu'au dit cas ladite moitié ſe doit partager noblement, n'eſtant pas juſte ny bien ſceant qu'vn meſme fief ſe partage noblement pour moitié, & roturierement pour l'autre : mais le fiefs propre à la femme roturiere ſe doit partager roturierement comme ſe vient de dire.

ARTICLE V.

FEmme noble mariée à homme roturier ne joüit du privilege de nobleſſe conſtant le mariage ; mais apres le trépas de ſon mary faiſant ſa declaration pardevant Iuge competant, qu'elle entend de là en avant vivre noblement, elle joüit du privilege de nobleſſe, pourveu qu'elle ne ſe remarie derechef à homme roturier.

La femme noble eſt faite roturiere par ſon mary Loyal art. 35. du lieu cité pour la meſme raiſon, que la roturiere eſt faite noble par le mary noble, *vir caput, mulieris, lege mulieres cod. de iucolis.*

Mais apres le trepas, &c.

La nobleſſe originaire & inherente de la femme ne peut pas luy

eſtre oſtée, elle eſt ſeulement ſuſpenduë, a retourner à tous effets, *ceſſante cauſa ceſſat effectus lege penult. ff. dediuertio.*

La femme noble d'vn roturier ayant vn Fils, le peut faire ſon
heritier à charge de porter ſon nom & ſes armes, en obtenant
lettre de nobleſſe pour ſon dit fils, arreſt de 1599. en la couſtume de Troyes, voyez Mornac ſur la Loy, *ſi de interpretatione*
ff. de legibus.

Pardevant Iuge competant.

Sçavoir le Bailly de Châlons Iuge Royal parce que le cas privilegié, voyez l'article ſuivant.

ARTICLE VI.

TOutes perſonnes ſont reſponſables en tout cas,
c'eſt à ſçavoir ceux du Baillage de Châlons, pardevant le Bailly dudit Châlons, les demeurans és terres du
Chapitre & Abbez, pardevant leur Bailly ou Garde
de leur Iuſtice, & ne ſont reſponſables pardevant le
Bailly de Vermandois en premiere inſtance, ſinon és
cas eſquels la connoiſſance par privilege doit appartenir au Roy.

Regulierement nobles, ſont ſujets du Roy, c'eſt à dire juſti-
ciables des Officiers du Roy, la couſtume de Vermandois le veut
ainſi, en l'art. 2. & n'en excepte que l'action reelle, ainſi a eſté
Iugé en la couſtume de Noyon, relatiue à celle de Vermandois,
que les officiers du Roy feroient inventaires és maiſons des nobles, créeroient Tuteurs, & le reſte contre les Officiers de l'E-
veſque par arreſt de 1624. du Freſne livre 1. chap. 12. voyez l'art.
2. de la couſtume de Vitry. Expilly, chap. 46. mais par
le preſent article les nobles ſont faits Iuſticiables, en tous cas fors
les Privilegiez des Seigneurs qui ont droit de Iuſtice dans Châlons, qui ſont les ſieurs Eveſques, Abbez de ſaint Pierre, & de
Touſſaint, & le Chapitre de ſaint Eſtienne, iceux nobles de-

meurans dans le ban & Iurifdiction defdits Seigneurs, & non autrement, conformement à la declaration du Roy François I. fur l'Edit de crimieux, verifié en 1537. & a vn ancien arreft recité par Bacquet, au traitté de Iuftice, chap. 26. nomb. 10. de l'an 1563. & autre precedent, rapporté par Expilly au lieu déja cité & par Lommeau en fes maximes livres 2. art. 7. ce qui a efté confirmé par deux arrefts rendus entre les Officiers Royaux, & ceux du fieur Evefque du 7. Septembre 1613. & 14. Décembre 1614. qui ont attribué aux Officiers dudit fieur Evefque, au préjudice de ceux du Roy, de faire inventaire, creer tuteur, & examiner compter entre nobles & de leurs fucceffions, ils font recitez par Maiftre Louis Gaudet fur cét article. Il y a autre arreft du Confeil privé de fa Majefté du mois d'Avril 1644. qui regle encore lefdits Officiers. En cas de decez Ecclefiaftique, dans le ban & temporel defdits Seigneurs, les officiers du chapitre, ont pretendu eftre en droit de faire les inventaires des biens du deffunt, & par Iugement du Lieutenant du Bailly de Vermandois audit Châlons, de l'an 1614. il a efté dit que les officiers des Seigneurs, & ceux du Chapitre travailleroient concurrement, & conjointement : mais audit cas i'aymerois mieux fuivre l'advis de M. C. du Moulin, fur la queftion 212. de Gallus, qui en donne la connoiffance au Iuge feculier feulement, voyez Papon livre 15. tit. 6. arreft. 2.

Le Bailly de l'Evefché, & Comté de Châlons, ne connoift point des caufes criminelles, mais bien le Prevoft, & les Echevins auffi Iuges du fieur Evefque, qui partant en confequence des Arrefts fufmentionnés, connoiffent des caufes criminelles des nobles. Ce qui avoit efté Iugé par Arreft de 1606. recité par Maiftre Loüis Bodet, en ce lieu, aux autres Iurediction, les Baillys en connoiffent: & ce nonobftant la nouuelle Ordonnance de 1670. pour les caufes criminelles qui veut en l'article 10. du titre de la competance des Iuges, que les Prevofts Royaux ne puiffent connoiftre des crimes commis par Gentils-homme & par des officiers de iudicatures, attendu cette claufe d'icelle ordonnance, fans rien innover en ce qui eft de la Iuridiction des Seigneurs, fi ce n'eft qu'il s'agiffe des crimes contenus en l'article onziéme. Mais toutes les lettres de remiffion, pardon &c. obtenuës par Gentils-hommes doivent eftre adreffées aux Cours Souveraines, Iuridiction & qualité de la matiere par l'article 12. du titre des lettres de la mefme ordonnance.

Pardevant le Bailly de Châlons.

Pardevant le Bailly de l'Evesché, Comté, Pairie de France, appellé anciennement, indistinctement Bailly de Châlons, par ce qu'ils n'y avoit point de Bailly Royal, c'est pourquoy Nicol Gilles en ses Annales de Frances, dit que le Bailly de l'Evesque de Châlons, estoit le premier Officier de la Ville au temps que le Roy Charles 7. y passa allant à Rhims se faire Sacrer, depuis ce temps & en l'année 1554. y a esté estably vn Iuge Royal, Lieutenant du Bailly de Vermandois, avec vn Asseffeur, & quelques Conseillers, & en l'année 1639. le 5. Iuillet il fut estably vn Baillage, & Siege Presidial, & ledit Bailly ne se dit plus simplement Bailly de Châlons : mais Bailly de Châlons Comté Pairie de France, suivant l'arrest rendu entre les Sieurs Loyson, President Lieutenant General, & le l'Aigneau Bailly de l'Evesque.

Sinon és cas &c.

Tels que celuy de l'article 5. plus haut, dont la raison est que le Roy y a interest, quand il s'agit de donnation de fief, il la faut insinuer au bailliage Royal, encore qu'il y ayt Prevosté Royale, au lieu ou le fief est situé, voyez Theveneau sur l'ordon. livre 1. tit. 4. art. 1. d'Olive livre 4. chap. 2. Cherondas sur Paris art. 272.

De puissance de Pere.

ARTICLE VII.

PAr la Coustume de Châlons les enfans sont en la puissance des peres, & n'en sortent qu'ils ne soient âgez de vingt ans ou mariez, ou tenans maison & faisans fait à part au veu & sceu du pere, sinon qu'ils soient émancipez par leurdit pere.

La puissance du pere n'est plus en usage en France, les enfans sont *fuis juris*, & ne font plus en la puiſſance d'autruy, diſent quelques Couſtumes, ce qui s'entend de la puiſſance que le droit Romain donne aux peres ſur les enfans qui s'eſtend au droit de vie & de mort, voyez la Couſtume de Chartres art. 103. Loyſel livre 1. tit. 1. art. 36. Coquille ſur Nivernois art. 2. titre des Communautés, Bacquet de juſtice chap. 21. nomb. 59. n'ont lieu pareillement les adoptions, auquel cas font deubs droits de reliefs & autres au Seigneur, comme ſi le fief paſſoit à un eſtrange, encore que l'adoption ſoit approuvée par la lettre du Prince, M. C. du Moulin ſur l'ancienne couſtume de Paris §. 2. gloſe 2, à la fin. Mais l'enfant ne peut pas ſe marier ſans le conſentement de ſes pere & mere ſi tous deux ſont vivans, ou du moins ſans le conſentement du pere s'ils ſont de divers ſentimens, ou ſans celuy de la mere ſi le pere eſt mort, ſi le fils n'a trente ans & la fille vingt-cinq ans accomplis, auquel cas ils ſont tenus de prendre avis par écrit des pere & mere, ou de l'un d'eux comme dit eſt pour ſe marier, ſinon peuvent leſdits pere & mere les exhereder, ſuivant l'ordon. de Louis XIII. art. 1. & ſuivans de l'an 1639. Et ſi l'enfant eſt mineur qu'il y ait rapt ou clandeſtinité au mariage, ou qu'eſtant majeur de 25. ans il y ait quelque deffaut aux formalitez; le mariage ſera declaré nul, *ſecus* s'il n'y a ny rapt ny clandeſtinité, & que les formalitez des ſaints Canons ayent eſté obſervées, dautant que le droit Canon ne condamne les mariages clandeſtins, & que l'Ordonnance n'annulle point les mariages faits ſans conſentement des pere & mere; mais elle donne ſeulement le pouvoir aux pere & mere d'exhereder leurs enfans qui ſe marient ſans leur conſentement, Voyez Brodeau ſur Louet lettre N. nomb. 6. Laquelle Ordonnance a lieu encore que l'enfant ait eſté marié s'il eſt mineur, ainſi jugé pour le mariage d'une veufve mineure de 25. ans le 13. Mars 1663. contre l'opinion de Bœrius & autres qui tiennent que la veufve ne tombe plus en la puiſſance du pere, ce qui eſt vray à l'exception du mariage, voyez la ſuite du journal livre 5. chap. 21. & livre 6. 14. & 16. Brodeau ſur Louet lettre M. nomb. 18. Ce qui doit avoir lieu à l'égard du fils mineur veuf, la raiſon eſtant pareille, & l'Ordonnance en l'article 2. uſant de ces mots, les veufs fils & filles moindres de 25. ans, *ſecus* ſi le fils veuf a 25. ans paſſez, la meſme ordonnance n'a point de lieu aux mariages valablement & legitimement contractez hors le Royaume. Arreſt du 26. Mars 1624. du Freſne livre 1. chap. 24. ſous le nom de mere la mere naturelle n'eſt compriſe, c'eſt à dire qu'elle ne peut pas exhereder ſon enfant baſtard qui ſe marie ſans ſon conſentement,

comme

comme il a efté jugé par Arreft recité par Jamets en la fuite du journal livre 4. chap. 3. n'y eft pareillement comprife, l'ayeule de mefme que l'ayeul n'eft pas compris fous le nom de pere, voyez Henrys tome 2. livre 4. queftion 13. on demande au cas qu'il y ayt vne mere qui ne foit pas tutrice, & vn tuteur de l'enfant, qui des deux l'emportera pour marier l'enfant ? Il y a Arreft pour le tuteur contre la mere du 25. May 1653. autres pour la mere contre le Tuteur, il eft aux plaidoyers de le Maiftre, au cas duquel il y avoit des mauvais traitemens de la part du Tuteur ; il femble que le Tuteur le doit emporter, d'autant qu'on n'eft pas prefumé avoir exclu la mere de la tutelle fans caufe : mais la voie la plus feure & la plus douce eft l'advis des parens , voyez Henrys comme deffus queftion 28.

Sont en puiffances.

C'eft a dire fous l'authorité du pere , ne pouvans pas agir, ny contracter fans icelle, ny acquerir, finon par donation comme il fera dit ; tout ce qu'ils acquierent autrement, appartient au pere; mais pour eftre l'enfant en la puiffance du pere telle que deffus, le pere n'eft pas refponfable de fon crime, fi le pere n'y a participé, ou donné charge de le commettre, voyez Peleus queftion 4. Coquille fur Nivernois art. 2. des Marchands publics, ainfi vn Gentil-homme dont le fils durant les troubles auoit pillé vn Chafteau, a efté renuoyé de la demande , des dommages & interefts, par Arreft de 1596. recité par Belordeau partie premiere liure 4. chap. 9. ainfi vn enfant de 10. ans ayant par malice crevé l'œil à fon compagnon, le pere a efté déchargé des dommages & interefts, par autre Arreft du 24. Ianvier 1651. Dufrefne liure 6. chap. 15. voyez ledit Belordeau au lieu cité liure 4. chap. 40. où il y a vn Arreft contraire, & Expilly au chap. 57. Toutesfois, le pere eft tenu de payer ce qui eft donné à fon fils eftudiant pour achat de liures , nouritures, & autres chofes femblables neceffaires, pourueu que le creancier n'ayt point excedé ce que le pere a couftume & doit raifonnablement fournir, voyez Vefembeccius , en fes paratitles ad Senatus conf. Macedon. Expilly , chap. 34. par Arreft de Iuin 1627. vn pere eftant entré en payement de la rançon de fon Fils Chevalier de Malthe a efté condamné de l'achever, Dufrefne liure 1. chap. 128.

Aagé de vingt ans.

A ce regard l'article n'eſt pas vn vſage, n'y ayant que les 25. ans accomplis qui émencipent de droit, encore à cet âge l'enfant à l'égard de ſon pere n'eſt point émancipé, & s'il demeure encor auec luy, & trafique pour luy, ce qu'il acquiert appartient au pere, n'eſtant reputé que comme ſeruiteur & facteur, voyez Chaſſanée ſur la Couſtume de Bourgogne au titre des enfans du premiere lict. Il n'a point d'autre domicile, ny d'autre Paroiſſe que ceux du pere, voyez la ſuitte du Iournal liure 5. chap. 21. & ſur l'art. ſuiuant *ea mota & reliqua.*

Mariez.

. Feu & lieu font émancipation, & de fait, mariez ſont hors de pain & pot, c'eſt à dire de puiſſance Paternelle, en vn mot, ils ſont émancipez, mort & mariage depiece tout liage, Loyſel, Couſtume de Sens, article cent ſoixante-neuf du Moulin ſur celle de Blois article 1. Mais cette émancipation ne donne pouvoir ſinon de diſpoſer des meubles & du reuenu, & fruicts des immeubles, ce qui s'entend ſeulement du mary, la femme n'ayant nul pouvoir, le mary en eſtant le maiſtre, ne donnant icelle émancipation, pouvoir d'aliener, ny hypothequer les immeubles, Rheinus art. 10. Il en eſt de meſme des autres émancipations, & des lettres d'âge, *Lege 2. §. 10. In fine, lege 3. cod. de his qui vendam ætatis.*

Faiſans feu à part.

Si au ſçu & ſien des pere & mere, ils font & exercent negotiation où charge publique, art. 7. de la couſtume de Rheims, voyez Coquille ſur Nivernois, art. 2. tit. de communauté.

Sinon qu'ils ſoient émancipez.

Il en eſt de meſme de l'emancipation que de la puiſſance paternelle & des adoptions, dont nous n'auons plus que l'ombre, les veſtiges, & la figure, Bacquet de Iuſtice chap. 21. n. 59.

L'émancipation ſe fait par la declaration du pere, qu'il met ſon fiis ou fille hors de ſa puiſſance & l'emancipe, conſent & requiert

que telle chofe foit authorifée par le juge, & enregiftré au Greffe.
Ce qui fe fait quelquesfois indefiniment, & en ce cas le pere perd
l'ufufruit des immeubles donnez à l'enfant, à luy accordé par l'article fuiuant, comme y renonçant par ladite declaration, quelquesfois
à quelque fin particuliere feulement, auquel cas le pere ne perd
point fon droit, voyez Papon liure 7. tit. 1. Arreft dernier, ou bien
elle fe fait par aduis de parens, oüy le Procureur Fifcal, en cas de
decez du pere ou de la mere, quand l'enfant mineur de 25. ans eft
jugé capable de manier fon bien, c'eft à dire fes meubles & reuenus
de fes jmmeubles, & au lieu de Tuteur luy eft creé vn curateur, fans
l'aduis duquel il luy eft fait defenfes d'aliener fes immeubles, notamment de contracter mariage; elle fert pour regir par l'emancipé fes
actions mobiliaires fes meubles & fruits des immeubles.

ARTICLE VIII.

SI aucun heritage eft donné à vn fils ou fille de famille, les fruits & profits dudit heritage appartiennent au pere, tant & fi longuement qu'il a fondit enfant
en fa puiffance, & jufqu'à ce qu'il foit emancipé, marié,
ou âgé de vingt ans, demeurant toutesfois la proprieté
dudit heritage audit enfant, finon que l'heritage fut
donné à charge & condition, que ledit fruit & profit
n'appartint au pere, au quel cas tout ledit heritage ap-
patiendra audit enfant en proprietté, & vfufruit, fans
que le pere y puiffe rien pretendre.

Cette difpofition eft vn refte de la puiffance paternelle eftant, conforme à la Loy *cum oportet cod. de bonis quæ Liberiæ &c.* L'ufufruit
dont eft parlé peut eftre vendu pour les debtes du pere à charge de nourir l'enfant, voyez Papon liure 14. tit. 2. Arreft 7. le fils confifquant
la proprieté, il demeure au pere, le mefme Papon Arreft 8. audit lieu, le pere eftant mort naturellement ou ciuilement il eft confolidé à la proprieté, art. 35. de la Couftume de Rheims. Arreft de la
Chambre de Caftres, du 5. May 1631. Boué en l'Arreft 21. voyez Peleus liu. 8. Arreft 21. le pere eftant banny pour 9. ans ne le perd point

parce qu'il ne meurt point ciuilement, Arrest de 1633. Boué , Arrest 95.

Aagé de vingt ans.

De ces mots & des precedens il y a lieu de conclure , qu'on peut émanciper l'enfant auant l'âge de vingt ans. Sçauoir si les vingt ans doiuent estre accomplis ? Voyez Buridan sur la Coust. de Rheims, article 8. il semble qu'ils le doivent estre , la disposition estant faite au profit du pere.

De Tuteurs & Curateurs.

ARTICLE IX.

Qvand vn pere ou mere decede, delaissez enfans mineurs & en bas âge, leur doit estre pourveu par Iuge competant , à la Requeste du Procureur du Roy , ou des Procureur Fiscaux des lieux de Tuteurs & Curateurs, les parens desdits Mineurs pour ce appellez & convoquez, tant du costé du pere que de la mere , lesquels Tuteurs esleus par lesdits perens , sont tenus d'accepter ladite Tutelle, s'ils n'ont excuse legitime & raisonnable, prester le serment de bien administrer la tutelle , faire bon & loyal inventaire des biens d'iceux Mineurs, avec bonne & suffisante priseé faite par gens à ce connoissans & qui ayent presté le serment, & du tout rendre bon compte & reliqua, apres ladite Tutelle finie.

Par le droit Romain, il y a trois sortes de Tutelles , la legitime , la Testamentaire, & l'adatiue, Instit. lib. 1. tit. 13. & sequentibus. La derniere nous est seule demeurée , suiuant le present article , voyez Loysel liure 1. tit. 4. art. 6. de ses Instit. Il est vray que la Cour a quelquesfois confirmé les Tuteurs nommez par les peres , par leurs testamens au prejudice des meres , qu'ils prevoyoient les deuoir estre esleües Tutrices par parens. Comme par l'Arreſt de Bonniſy en pays de droit écrit du 7. Mars 1596. Recité par Louis , lettre T nombre 2. & par Mornac ſur la loy *de Curationibus cod. de Epiſcopali audientiâ* , & par celuy rendu en Aouſt 1613. pour la tutelle des enfans du Sieur Tardieu : mais il y avoit de puiſſantes raiſons pour leſqu'elles les peres avoient nommez leſdits Tuteurs , leſquelles ceſſantes, la nomination doit eſtre libre aux parens. L'article 329. de la Couſtume de Rheims , veut au cas ſuſdit de tuteur nommé par Teſtament qu'il ſoit confirmé , ſi les parens appellez pardevant le Iuge , n'alleguent cauſe que le teſtateur ayt pû vray-ſemblablement ignorer , Voyez Loyſel au lieu cité art. 7. par Arreſt du 8. Iuillet 1585. le Tuteur nommé a eſté demis pour cauſe nouvelle ignorée par le teſtateur, c'eſtoit en pays de droit écrit. Voyez Mornac comme deſſus & Louet pareillement , & ce qui ſuit.

Doit eſtre pourveu.

Ces parolles marquent la neceſſité de l'eſlection des Tuteurs , & la liberté des parens appellez, à cette fin d'en nommer nonobſtant le Teſtament du pere, & encor qu'il y ait pere, mere, ayeul, ou ayeule qui peuvent eſtre delaiſſez pour en nommer d'autres, ce que le ſuivant article confirme par le meſme mot (pourveu) repeté à deſſein pour faire voir que l'intention de la Couſtume eſt d'exclure les tutelles teſtamentaires & les legitimes , *textus repetit vt ſerio & preciſe. Videatur dici quod repetitum eſt* , dit M. C. du Moulin, ſur le §. 13. de la meſme Couſtume de Paris *gloſſ.* 3 *nombr* 6. ainſi ledit article 329. de la Couſtume de Rheims ne doit pas eſtre conſideré ny les Arreſts ſuſmentionnez.

Les parens du Mineur, &c.

Par Arreſt du 14. Ianvier 1642. la Couſtume d'Amiens, vn parent qui n'avoit pas eſté appellé à l'eſlection, eſtant nommé tuteur a eſté deſchargé, la Couſtume du lieu le porte expreſſement en l'article 184. du Freſne liure 3. chap. 50. iugé de meſme au Siege Preſidial de Châlons en 1654. le 18. May au profit de Iacques Lambert, & encore le 11. Ianvier 1655. les parens aſſignez à l'Eſlection doivent comparoir en perſonne ou envoyer procuration qui contienne le nom & le ſurnom de celuy qu'ils veulent nommer, vn pouvoir indefiny ne ſuffit pas, iugé audit Preſidial de Châlons le 9. Iuin 1658. la procuration portoit le pouvoir au Procureur de nommer qui bon luy ſembleroit.   C iij

Tant du cofté du pere, &c.

Autant d'un cofté que d'autre en nombre égal de chacun cofté, voyez l'article 149. de la couftume de Dourdan, & le 193. de celle de Clermont. Le Juge eft obligé à peine d'en refpondre en fon pur & privé nom de fpecifier dequel cofté paternel ou maternel font les parens & à quel degré. Arreft du 6. May 1586. en la couftume d'Auxerre, il fut dit qu'il feroit publié au Siege du lieu, Guenois fur l'ordon. titre des Baillifs. Quant au nombre des parens quoy qu'en dife Maiftre Louis Gaudet en ce lieu nous obfervons d'en faire appeller ntoft plus tantoft moins felon que la parenté eft gráde ou petite, on ta appelle auffi des amis au deffaut departens. *Item* des voifins; Mais on doit prendre garde de ne point appeller des mineurs : car comme ils ne peuvent pas eftre nommez tuteurs, Loyfel inftit. livre 1. tit. 4. art. 9. auffi ne doivent-ils pas eftre appellez à la creation d'un tuteur, le foufagé n'a ny voix ny refponfe à cour, dit le mefme Loyfel en l'art. 32. du mefme lieu. Celuy des parens qui eft demeurant au pays doit eftre plûtoft nommé que le Forain, voyez Rocheflarin livre 4. titre 9. Arreft 2.

Lefquels tuteurs eflens.

Ces parolles marquent encore la neceffité de l'ellection du tuteur, & font en outre (avec les fuivantes) voir la differéce qu'il y a entre le tuteur & le curateur, lefquels ayans efté conjoints au commancement de l'article font feparez par la fuite, & diftinguez quant aux charges, que la couftume fait porter entierement aux tuteurs, conformement aux Arrefts qui ont toûjours dechargé les curateurs, coadjuteurs & tuteurs fubrogez (ce font finonimes) des demandes à eux faites pour la pretenduë malverfation, negligence, & infoluabilité des tuteurs principaux, dont ils ne font tenus, ny de rendre compte qu'en tant qu'eux-mefmes ont geré & adminiftré la tutelle, voyez Louet & Brodeau en la lettre T. nomb. 13. Peleus queftion 80. Leprefte en fes Arrefts des Enqueftes. Ce qui a lieu mefme quand la couftume charge les curateurs, ce qui fuppofe qu'ils ont geré, ainfi jugé en la couftume de Sens par Arreft de 1626. Brodeau comme deffus; Mais ce tuteur oneraire eft refponfable de l'infoluabilité du tuteur honoraire, voyez Brodeau au mefme lieu, & Mornac fur la loy *fi quis ff. de ritu nuptiarum.* Il a efté jugé au fiege Prefidial de

Châlons le 22.Decemb.1654.que le curateur a un emācipé ne pouvoit eſtre contraint,de faire inventaire ny rendre compte. *actus legitimi non recipiunt conditionem*, y ayant deux tuteurs d'un meſme mineur. On demande ſi l'un ſera reſponſable de l'autre ? il faut diſtinguer , ſi la tutelle eſt diviſée ou ſi elle ne l'eſt pas ; au premier cas exemple, s'il eſt creé ſuivant l'uſage de beaucoup de lieux, un tuteur du coſté & du bien paternel , & un du bien maternel , l'un n'eſt pas garend de l'autre. Au deuxiéme cas celuy qui n'a pas geré ne laiſſe pas d'eſtre reſponſable de la geſtion de ſon compagnon à cauſe de la ſolidité , & le mineur peut ſe prendre à l'un apres la diſcuſſion de l'autre, ſauf ſon recours contre celuy qui a geré qui ne peut pas faire ceſſion à ſon égard, voyez Chopin ſur Paris livre 2. tit. 7. nomb. 13.

Par leſdits Parens.

En la France couſtumiere les parens qui nomment un tuteur ne ſont pas garens de l'inſoluabilité d'iceluy ſurvenuë depuis ſon eſlection. Arreſt de 1587. recité par Louet en la lettre T nomb. 1. par Chopin au lieu cité n. 11. & par Peleus liv. 3. Arreſt 20. autre Arreſt de Rennes de 1606. Belordeau livre 3. controv.51.partie 1. Le meſme en ce lieu recite un Arreſt qui a jugé que des parens qui s'eſtoient faits cautions du tuteur qu'ils n'ommoient, payroient le reliqua ſolidairement quoy qu'ils n'euſſent pas ſigné l'acte. Quant à l'inſoluabilité precedente il y a plus de difficulté , toutesfois pour la raiſon que les parens doivent ſimplement leur avis , & que perſonne n'eſt obligé pour le conſeil qu'il donne s'il n'eſt frauduleux ; il s'enſuit qu'encore que le tuteur ſoit inſoluable au temps de la nomination ſi la choſe n'eſt pas notoire, & que les parens ayent juſte ſujet de l'ignorer, ils ne ſont pas tenus de l'inſoluabilité. Jugé que les parens qui avoient nommé tuteur un receveur des Conſignations contre ſon gré en reſpondroient, Arreſt du 30. Decembre 1624. du Freſne livre 1. chap. 31.

Sont tenus d'accepter.

Tuteur nommé doit gerer & executer le jugement de ſa nomination, nonobſtant l'appel, cela eſt ſpecial à cette charge. Il eſt reſponſable de l'adminiſtration & des biens tant que la Sentence ſoit infirmée , ce qu'il fait vaut nonobſtant qu'il ſoit par apres dechargé, voyez Papon livre 15. art. 5. ſi ce n'eſt qu'il ſoit mineur , auquel cas à caufe de fon deffaut effentiel & naturel, qui annule tout, il n'eft chargé de rien.

S'ils n'ont excufe legitime.

Les Ecclefiaftiques à caufe de leur profeffion font exempts de tutelle, mais s'ils la prouvent volontairement, & l'ayant une fois acceptée, ils ne peuvent pas la quitter.

Les femmes le font pareillement à caufe de la foibleffe de leur fexe, *virile officium*, *decius* fur la loy *femina de regulis juris*, mefme la nomination qui en eft faite eft nulle ; Jugé pour une belle mere nommée tutrice par fon mary à fes enfans du premier lit en pays de droit écrit par Arreft du 23. Juillet 1629. M. d'Olive livre 1. chap. 33. fi ce ne font les meres aufquelles pourtant il eft libre d'accepter ou refufer la tutelle de leurs enfans, & peuvent eftre tutrices quoy qu'en minorité, voyez Papon *ut fupra*. Arreft 3. fi la mere tutrice fe remarie la tutelle luy peut eftre oftée, mais l'education des enfans luy demeurera fi elle la demande ; ainfi jugé par Arreft pour la tutelle des enfans mineurs du fieur Deya Confeiller au Prefidial de Châlons, & de Damoifelle Perette Caillet fa. veuve remariée. Quelquesfois neantmoins la Cour a traité plus favorablement les meres remariées, en ordonnant que les maris demeureront tuteurs avec elles *ad majorem cautelam*. Arreft de 1601. Voyez Peleus livre 3. art. 9. & livre 4. art. 62. Papon au lieu cité, Expilly chap. 58. en ce cas, & lors que le nouveau mary & la mere continuent la tutelle, le mary oblige tous fes biens à la reddition du compte, Voyez la Loy *matres*, *Cod. quando mulier tutelæ officio fungitur*. Brodeau fur Louet lettre H. nomb. 23. Mais quoy que le beau pere puiffe eftre tuteur avec fa femme, il n'y peut pas eftre contraint, Voyez Peleus au livre 5. Arreft 13. Mornac fur la loy *nonnumquam ff. de adoptionibus*. Arrefts de 1596. & 1614.

Quelques charges chez les Romains exemptoient de tutelle, parmy nous en font exempts, communément les perfonnes qui font du Confeil du Roy, & prés de fa perfonne les Officiers des Cours Souveraines, les Receveurs comptables de deniers Royaux, les Fermiers des Aydes & autres femblables, conformement à ce regard à la loy *executores ff. de excufat. tutorum*. Voyez Coquille fur Nivernois des tutelles art. 3. par le mefme droit Romain font excufez les gens de guerre *lege militiæ Cod. qui dare tutores*, Par Arreft

de

de 1558. cela a esté estendu aux Soldats des Gardes, Voyez Peleus livre 3. Arrest 8. Mornac sur ladite loy, veut qu'elle soit estenduë aux Capitaines Cinquanteniers de la ville de Paris, nostre Presidial l'a estenduë aux Archers du Prevost des Mareschaux, pour Tremant d'Espernay par jugement du 11. Mars 1647. Parlement droit sont exemts ceux qui ont soixante & dix ans. ceux qui sont attains de maladies perpetuelles, *lege vinca cod. qui ob ætatem, lege prima cod. qui morbo se excusant.* Item ceux qui sont creanciers ou detenus du mineur Cujas, *ad novellam 72.* dont on excepte les peres, meres & ayeuls, suivant la Nouelle 94. & si le tuteur est nommé par testament, voyez Peleus question 120. en ce cas on regarde la qualité de la dette si elle est importante ou nom, & s'il y a crainte d'un grand procez, suivant le *§. ne propter litem, de excusat. tut. instit.* Ainsi au siege Presidial de Châlons le 18. May 1654. le tuteur d'un enfant à qui le compte n'avoit pas esté tendu par le precedent tuteur, creé tuteur à l'enfat de celuy qui luy devoit rendre côpte a esté déchargé, sur ce qu'il ne pouvoit pas estre agent & patient. Item, sont excusez ceux qui ont trois tutelles, *lege tria onera tutelarum dicto titulo.* Ce qui s'entend si elles sont differetes, & non si c'est une tutelle de trois mineurs; en ce cas les tutelles du pere profitent au fils, & celles du fils profitent au pere, *lege tria onera in domo eodem* une tutelle d'importance en vaut trois, *lege 18. cod.* Voyez Coquille art. 3. *hoc titulo* de la coust. de Nivernois.

C'est encore une excuse legitime d'avoir cinq enfans és Provinces, & trois en la ville de Paris, qui en ce cas est comparée à celle de Rome ou trois tutelles servoient anciennement d'excuse, *instit. §. 1. de excusatoribus;* J'ay oüy dire que ce privilege des Bourgeois de Paris a esté estendu par la Cour aux Bourgeois de la ville de Tours, à cause que le Parlement y a siegé pendant les troubles, nostre ville de Châlons pour la mesme raison le pourroit pretendre. Est a remarquer que ce dernier moyen d'excuse legitime d'avoir cinq enfans ne profite pas à tout le monde, mais feulement aux estrangers & aux parens plus esloignez, & non pas aux peres & ayeuls qui ne sont pas recevables pour s'exempter de la tutelle de leurs enfans ou petits enfans de l'alleguer; ne pouvans pas alleguer d'excuses qui n'emportent point empeschement necessaire & qui sont favorables, mais feulement celles d'âge ou de maladie; La raison est l'affection & obligation naturelle, voyez Coquille en sa question 177. On demande si les petits enfans font nombre pour servir d'excuse à leur ayeul en

D

une tutelle eftrangere ? pareillement fi l'enfans Religieux profite au pere ? Au regard des petits enfans ceux qui veulent qu'ils facent nombre citent la loy, *Nepotes Cod. de hisque numero liberorum &c.* Laquelle ils difent faire à leur intention, ceux qui fouftiennent le contraire fe ventent de la loy 8. *de excufat. tut ff.* qui la contre-dit, & fuivant icelle Mornac fur la loy *penult. Cod. ad fenat. Maced.* Veut que les petits enfans ne profitent point aux ayeuls pour les exempter de tutelles, la raifon capitale eft la faveur publi-que. Au regard des Religieux, ceux qui veulent qu'ils foient com-ptez les comparent aux foldats morts à la guerre, qui felon le droit Romain au §. 1. cy-deffus mentionné eftoient reputez vivans pour exempter le pere de tutelle, & difent que les Religieux *Deo militant,* partant ils doivent faire nombre. Ceux qui font d'avis contraire com-parent les Religieux à ceux qui font morts naturellement & actuelle-ment, & difent queftans morts au monde, & civilement ils ne doivent plus eftre confiderez par raport aux chofes du mode & civiles; & font à ce regard comme s'ils n'eftoient point, *non entium nulla qualitates,* Voyez Henris livre 4. queftion 73. tome 2. La declaration du Roy du mois de Novembre 1666. fur l'exemption de ceux qui ont dix ou douze enfans vivans femble decider la queftion, ne comprenant point au nombre des vivans les enfans Preftres, Religieux & Religieufes, mais bien les enfans decedez au fervice du Roy.

Par Arreft de 1604. le frere nommé tuteur aux enfans de fon frere decedé, alleguant des inimitiez entre le deffunt & luy a efté con-damné d'accepter la charge. Expilly plaid. 15. Par autre Arreft un allié nommé tuteur y ayant des proches parens a efté déchargé, Peleus livre 3. Arreft 76. Par un ancien voifin a efté condamné d'ac-cepter la charge au deffaut de parens, Papon livre 15. tit. 5. Par autre Arreft de Parlement de Rennes un parain a efté déchargé & un eftranger nommé, Belordeau partie 1. livre 1. controv. 38. Par autre du 2. Decembre 1652. il a efté jugé qu'un Docteur en Medecine qui en faifoit la profeffion n'eftoit exempt de tutelle, du Frefne livre 7. à la fin plufieurs excufes imparfaites n'en font pas une bonne ny n'ex-cufent pas, comme d'avoir quatre enfans & 60. ans, & chofes fem-blables. M. C. du Moulin fur la loy, *unique cod. qui numero tutelarum &c.* l'excufe fe doit propofer devant le Juge de la tutelle, & non pas eftre interjetté appel, fi ce n'eft qu'il y ait condamnation d'accepter la tutelle, nonobftant l'excufe propofée. Je l'ay veu juger ainfi en noftre Prefidial, fuivant l'Arreft de 1604. recité par Expilly au

plaid. 5. Mais y ayant eu nomination precedente d'un tuteur, & enfuite une deuxiéme d'un autre tuteur, le dernier a efté receu appellant au mefme Prefidial le dernier May 1672.

Faire bon & loyal inventaire.

L'ordonnonce d'Orleans veut qu'outre l'inventaire le tuteur face
vendre les meubles periffables, & qu'il employe les deniers en provenans avec ceux qu'il a troûvez comptans en rentes & heritages par
avis de parens ; & a mis a peine de payer en fon pur & privé nom
le profit defdits deniers, c'eft en l'article 102. voyez Lepreftre chap.
52. Cent. 1. Laquelle vente fuivant noftre article le tuteur peut ne
pas faire en faifant lors de l'inventaire, & par iceluy prifer deuëment & fuffifamment par gens à ce connoiffans les meubles, dont il
eft quitte en rapportant la prifée & lepariſis, & interefts de cette prifée & dudit parifis, felon qu'il fe pratique journellement.

L'inventaire que fait le tuteur prouve contre luy ; & fuppofé qu'il
l'ait fait monter à plus haut qu'il ne doit monter, il ne peut pas le contredire, & il n'eft pas recevable a prouver le contraire ; mais la
declaration qu'il fait que fon mineur a tant vaillant ne luy porte point
de préjudice, voyez la loy derniere *Cod. arbitrium tutela*, Lepreftre
chap. 29. Cent. 1. pareillement s'il a inferé audit inventaire quelques
heritages qui luy appartiennent & non à fon mineur, pourveu qu'il
juftifie du contraire. Arreft de Touloufe, Maynard livre 8. chap.
13. Celuy qui eft nommé tuteur & eft creancier du mineur en acceptant la charge le doit declarer, & dire en jugement pourquoy &
comment, & en faire demande : autrement le mineur pourra prefcrire la dette allencontre de luy, *qui diffimulat creditorem pupilli nec fe*
excufat ius crediti remittit. Cujas fur la Nouelle 72. Voyez Peleus
queft. 120. Peleus livre 13. Arreft 5.

Par faute d'avoir par la mere tutrice fait inventaire aprés le decez
du pere j'ay veu juger que les enfans font recevables a demander
la communauté d'entre leur pere deffunt & leur mere, fuivant la reputation commune qui fe feroit par expers, & les expers ayant refufé de la faire ont efté les parties appointées a verifier tant par lettres
que témoins : enfuite dequoy eft intervenu jugement, portant condemnation contre la mere de payer aux demandeurs leur part en la
communauté, felon qu'elle s'eftoit trouvée monter par les preuves,
ce qui a efté executé, entre Laurent Filon & fa femme contre Claude

Pilouſt veufve de N. Hennequin mere & tutrice de ladite femme : neantmoins aucunes veulent que cela n'ait lieu qu'à l'égard des tuteurs eſtrangers, & non contre la mere qu'ils veulent eſtre cruë à ſon ſerment, on cite vn Arreſt de la Chambre de l'Edit du 12. Decembre 1617. Preſident M. de Thou.

Suffiſante priſée.

Vn bourgeois de Châlons, creé tuteur aux enfans de luy & de ſa deffunte femme, avoit fait faire la priſeé des meubles de la Communauté par vn Sergent, qui ignoroit le prix de la pluſpart deſdits meubles, conſiſtans partie en paſſemens & autres nippes de prix, lequel Sergent les avoit eſtimez beaucoup moins qu'ils ne valoient, le curateur s'en eſtant plaint, & ayant agy avec le Procureur Fiſcal, afin de reformation de l'inventaire, pardevant le Bailly de Touſſaint, auroit eſté dit, que le tuteur repreſenteroit les meubles pour eſtre priſez par gens à ce connoiſſans, dont le tuteur auroit appellé au Baillage & ſiege Preſidial, ou la ſentence auroit eſté confirmée, & ſur le regiſtre du Procureur du Roy, à ce que reglement fut fait ſur l'vſage du Pariſis, ſur lequel ledit tuteur ſe fondoit, il fut dit qu'à l'avenir les peres tuteurs ſeroient obligez de declarer en preſence des plus proches parens, s'ils entendoient prendre les meubles au pariſis auquel cas leſdits meubles, ſeroient eſtimez par gens à ce connoiſſans, pour obvier aux fraudes, dont reglement ſeroit fait en la Chambre, par Sentence du 5. May 1659. il ſeroit à deſirer que ce reglement eut eſté fait en ſuitte. Belordeau en ſes Arreſts partie 1. livre 2. contrev. 25. en recite vn de 1598. par lequel il à eſté jugé que le mineur en ſe mariant peut reprendre les meubles inventoriez, qu'il trouve encor en nature entre les mains du tuteur ſans eſtre contraint d'en agréer la priſée.

Et de tout rendre bon compte.

Nul ne reçoit le bien d'autruy qu'il n'en rende compte, Loyſel livre 1. tit. 5. art. 1. Mornac ſur la loy 7. de contrah. empt. c'eſt pourquoy le tuteur n'eſt point quitte ny deſchagé envers ſon mineur de la tutelle, quelque tranſaction qu'il face ou quelque quittance que ſon mineur luy baille, quoy qu'en majorité juſques à ce que par la miſe & recepte, & chacun des articles debatu ou accordé, ce compte foit clos, & le Mineur s'en peut faire relever, Jugé en 1667 par arreſt rendu au profit de Maiſtre Pierre le Gay & ſa femme , contre Iean Bailly Bourgeois de Châlons, pere & tuteur de ladite femme, en infirmant le Iugement du Bailly de comte qui avoit debouté les demandeurs de l'entérinement de leurs lettres, ſous pretexte que la tranſaction faite entre les parties ſur la tutelle contenoit une eſpece de compte, voyez la Couſtume de Bretagne art. 517. Mornac ſur la loy 5. *de dolo*, & ſur la loy 4. *Cod. de tranſ* mais le Mineur doit agir dans les dix ans de ſa majorité, s'il a tranſigé ou donné quittance en minorité , ou du iour du Contract, ou quittance, s'il la fait majeur, quoy que le tuteur ſoit ſon pere ou non, & que la quitance ſoit par ſon contract de mariage, autrement il n'y ſera plus receu parce que l'ordonnance comprend le dol en ce cas, Voyez Theveneau ſur l'ordon. tit. 22. art. 3. Lepreſtre chap. 33. centurie 1. Dolive livre 4. chap. 16. Bouguier lettre R. nomb. 14. Brod. ſur Loüet lettre T. nomb. 3. Henrys Tome 2. livre 1. queſt. 74. ou ſont pluſieurs Arreſts. Mais encor que le mineur ſoit reſtitué contre leſdits contracts & quittance, le tuteur ne le fera pas; Arreſt de 1602. Mornac ſur la loy *quâ quis actione*. §. *actiones ff. de edendo* , & ſur la loy 4. *de tranſact.* ny pareillement celuy qui eſt les droits cedez du mineur, ſi l'action n'eſt intentée avant le tranſport, le meſme Mornac ſur la loy 6. *de integrum reſtit.* Brodeau ſur Loüet lettre C. nomb. 11. la caution du mineur encor qu'il ait renoncé a toutes lettres de reſtitution, ſera reſtitué jugé au Preſidial de Châlons le 10. Septembre 1659. pour le pere caution du fils qui avoit deſchargé le tuteur de la femme du fils de la tutelle *non viſi. tabulis.* Voyez Bacquet de Iuſtice chap. 21. nom. 133.

Quelques-vns ont eſté d'advis que n'y ayant ny tranſaction ny quittance, ny compte rendu, le mineur pouvoit en tout temps meſme apres 30. ans agir en reddition de compte , l'action ne ſe pouvant (a ce qu'ils pretendent) pourſuivre comme eſtant perpetuelle, le mineur eſtant touſiours mineur à l'égard de ſon tuteur tant qu'il ne luy a pas rendu compte, & rendu les titres & papiers, eſtant toûjours en dol juſques à ce la tutelle eſtant vn depoſt qui ne ſe preſcrit point d'autres diſent que le mineur doit agir dans les 30. ans de ſa majorité, l'action eſtant perſonnelle , & l'hypoteque ſeulement légale qui ne dure que 30. ans, & que le mineur ne peut pas ignorer qu'il a eu vn tuteur, ny qui eſtoit, partant il ſe doit imputer ſa negligence, Voyez Brodeau & Mornac aux livres citez & Henrys livre 4. queſt. 31. tome. 2. où il ſouſtient fortement la derniere opinion , Bacquet pareillement au chap. 21. nomb. 188. de Iuſtice ou il dit avoir auſſi eſté jugé par Arreſt à quoy i'adhere au cas que le tuteur ſoit perſonne eſtrange , pour la derniere raiſon que ie trouve preſſante, & ce encor que l'acte de tutelle aye eſté fait en iugement, qui n'engendre point (comme i'ay montré ailleurs) vne hypotheque, outre que ia legale n'eſt que de 30. ans, mais le tuteur eſtant pere du mineur il y a plus de difficulté à cauſe du reſpect paternel qui peut empeſcher l'enfant d'agir, & eſt preſumé touſiours durer, & ſuſit entre le pere & l'enfant avec la lezion pour la reſtitution , bien que contre vn tiers envers qui le pere & l'enfant ſe ſeroit obligé , elle ne ſeroit pas ſuffiſante ſans force & menace du pere comme i'ay dit ailleurs, ſurquoy Voyez Henrys en la queſtion 40. au lieu cité , le meſme Mornac ſur la loy ſuſdite 5. *de dolo* vſe de ces mots *numquam liberatio pleniſſima patri competit.*

Le mineur eſtant reſtitué contre la tranſaction qu'il a faite avec ſon tuteur, s'il a receu quelque deniers en conſequence d'icelle, il n'eſt pas obligé de les rendre comme il ſeroit en autre cas de reſtitution, mais le tuteur doit les raporter en bon compte. Arreſt de 1609. Brobeau, ſur Loüet lettre T. nomb. 3. ainſi jugé en noſtre Preſidial pour Charton & ſa femme, contre Iean Defontaine, en 1650.

Il eſt dit plus haut , que le tuteur doit employer les deniers comptans & ceux qui procedent de la vente des meubles, ſinon, en payer intereſt : mais les Collateraux ne peuvent pas forcer les pere, mere, ayeul & ayeule tuteur de faire ledit employ , Voyez Guenois ſur l'ordonnance au titre des tuteurs livre 5.

Parmy uous on fait payer au tuteur l'intereſt des deniers clairs ſix mois apres qu'il les a touchez, & celuy des deniers de la vente ſix mois apres icelle vente , & celuy des deniers provenans des dettes actives un an apres l'inventaire , ce temps luy eſt donné pour faire ſes diligences & pourſuites, lequel intereſt ſe paye au taux de l'ordonnance, le quart ou pariſis en ſus ou adjoûté. Voyez Cujas en ſes obſervations livre 5. chap. 12. Mornac ſur le titre *Si tutor vel curator cod.* pour les Conſtitutions de rentes des mineurs rembourſées au tuteur, quelques-vns ont voulu indiſtinctement que le tuteur continue la rente au taux qu'elle eſtoit creée , auſſi jugé pour Lequeux tuteur ſubrogé aux enfans de Pierre Braux & Sebaſtienne Aubelin , icelle Aubelin remariée a Paillot, Contre le dit Paillot, en confirmant la Sentence du Bailly de Châlons , l'on dit qu'il ſe juge ainſi en noſtre Preſidial , neantmoins aux Iuſtice ſubalternes , i'ay touſiours veu diſtinguer , ſçavoir quand le tuteur à receu forcément le rembourfement & quand il a fait tranfport de fa rente, ou qu'il en a mefme ménagé & pratiqué le remboursement, au premier cas i'ay toûjours veu condamner le tuteur a payer l'intereſt, comme des meubles, au ſecond le payer au taux de la conſtitution & icelle continuer, & eſt à remarquer que vray ſemblablement il y avoit du particulier en l'Arreſt de Lequeux, ledit Paillot eſtant vn homme d'affaire, entreprenant qui n'avoit point de biens aquis a ſa femme on avoit oſté la tutelle pour la donner à Lequeux, & qui pouvoit avoir pratiqué le remboursement des conſtitutions, pour en appliquer les deniers à ſon vſage.

Papon au livre 15. tit. 5. de ſes Arreſts. Arreſt 13. dit avoir eſté jugé que le tuteur ne doit point d'intereſt des dettes qu'il a laiſſées preſcrire par negligence, eſtant aſſez puny d'en payer le principal, en quoy j'eſtime qu'il faut avoir égard aux circonſtances, & l'ay veu ainſi pratiquer, de la garentie des dettes preſcrites, faiſant partie de pluſieurs cedées conjointement, voyez d'Olive livre 4. chap. 27. où il y a un Arreſt qui a condamné le vendeur à la garantie ; il y avoit un memoire donné au ceſſionnaire par le cedant ou vendeur.

De l'intereſt de l'intereſt aux riches tutelles, voyez Mornac au lieu cité, & encore ſur la loy 1. *ff. de uſuria*. où il eſt dit que tel intereſt eſt deub, & mefme que le tuteur eſtant redevable envers ſon mineur, il luy en doit payer l'intereſt, comme ayant deub exiger de ſoy-méme le principal, voyez Peleus queſtion 120. par l'Arreſt de 1672. rendu entre M. Loyſon Preſident Lieutenant General à Châlons, il a eſté dit qu'il feroit fait eſtat audit ſieur Loiſſon de l'intereſt de l'intereſt des revenus de ſes immeubles au denier 18. a compter ſix mois apres qu'ils auront compoſé un fond ſuffiſant pour produire de quatre ans en quatre ans deux cens livres de rentes déduction fait des penſions, nouritures & entretenement, année par année ſuivant & au prix de la tranſaction. Il a eſté jugé en noſtre Preſidial le 9. Mars 1665. que le pere tuteur de ſon enfant obligé par l'accord qu'il avoit fait avec les parens maternels de payer les dettes de la communauté. & nourir l'enfant, moyennant les meubles & fruits des immeubles ; l'enfant eſtant mort pouvoit en reſilir, & offrir aux heritiers collateraux de leur rendre compte pour les charger de partie des dettes, ledit accord n'eſtant fait qu'en conſideration de l'enfant.

Et reliqua.

Le mineur a hypoteque legale pour le *Reliqua*, de son compte sur les biens de celuy qui a administré les siens, non seulement du jour de la tutelle, ce qui passe sans difficulté, mais encore du jour que (celuy qui a administré lesd. biens) s'y est ingeré, supposé qu'il n'ait esté fait tuteur que long-temps apres. Arrest de 1574. contre une mere, il est aux Arrests de Lenest Arrest 133. Chopin des privileges des rustiques livre 1. chap 3. nomb. 2. Brodeau sur Louet lettre H nomb. 23. en font mention. Ce qui a lieu en pays de nantissement, coust. de de Rheims art. 188. Il a esté jugé qu'un mineur ou ses heritiers peuvent faire assigner en declaration d'hypoteque, le detenteur de l'heritage hypotequé à la tutelle avant que le compte soit rendu, au profit de Maistre Jacques Fremin Avocat par Arrest du 3. May 1655. confirmé par autre sur requeste civile du 7. Septemb. 1657.

Quant au tuteur les anciens Arrests luy donnoient hypoteque pour le *reliqua* sur les biens du mineur du jour de la tutelle, du depuis la jurisprudence a varié, & par un grand nombre d'Arrests, la Cour ne luy a donné hypoteque pour le *reliqua*, sinon du jour de la closture du compte, mesme encore qu'il n'ait pas tenu à luy que le compte fut clos, comme dans l'espece de l'Arrest du 26. Decembre 1616. Voyez Brodeau au lieu cité, Mornac sur la loy, *unique cod. rem alienam gerentibus.* Aujourd'huy l'on tient que si le tuteur n'est point en demeure de rendre compte, il doit avoir son hypoteque du jour de la condemnation de rendre compte, Bacquet de Justice chap. 21. nomb. 414. donne avis au tuteur de faire assigner son mineur fait majeur en reddition de compte, & d'obtenir jugement, portant condemnation respective de payer le *reliqua.* Si le tuteur a payé quelque dette necessaire de son mineur, & dechargé quelque hypoteque: c'est sans doute que comme subrogé de droit au creancier il a la mesme hypoteque que luy, voyez Chopin sur Paris livre 2. tit. 7. nomb. 4. il peut aussi lors de la tutelle stipuler l'hypoteque.

Le tuteur est presumé nourir son pupil; & si le pupil debat la nourriture au tuteur, c'est à luy a prouver qu'il a esté noury autrement & ailleurs qu'au logis, & des deniers du tuteur, *lege secunda cod. de alimentis pupillo prastandis.* Le mineur n'a point d'autre domicil que celuy de son pere, ou la tutelle a esté faite, & sa succession se gouverne suivant la coustume dudit domicil. Arrest du 5. Septembre

bre 1665. fuite du journal livre 8. chap. 16. Mere tutrice de fa fille qui luy fait dot en la mariant tant de la fucceffion du pere que de la fienne, eft prefumée donner la dot moitié de fes deniers, & l'autre moitié des biens du peré. Arreft du 19. Mars 1605. du Frefne liv. 1. chap. 46.

ARTICLE X.

GArde noble & Bourgeoife n'ont lieu, ne bail pareillement ; mais doit eftre pourveu aux mineurs de tuteurs & curateurs en la forme que deffus.

Cet article montre clairement l'intention de la couftume qu'il foit pourveu par juftice de tuteurs aux mineurs ; en rejettant toute autre tutelle, & maniere d'adminiftrer les biens des mineurs.

La garde noble ou bourgeoife eft à l'inftar de la tutelle legitime, *& une quafi tutelle*, elle oblige & hypoteque les biens des gardiens, elle leur donne la puiffance d'agir en toutes actions reelles & perfonnelles. Auffi peut-on decreter fur eux les biens des mineurs aux couftumes où il n'y a point de tuteur avec le gardien, le pere ou la mere refufant la garde l'ayeul ou l'ayeule la peut prendre ; mais les premiers l'ayans acceptée une fois, fi elle vient à leur eftre oftée elle ne peut pas eftre reprife par les derniers. Arreft du 15. Janvier 1631. du Frefne livre 2. chap. 71. de mefme que le tuteur ne peut plus revenir à la garde qu'il a premierement refufée, fi en prenant la tutelle il n'a protefté d'y pouvoir revenir, & reprendre la garde. Arreft de 1633. celuy qui a accepté la garde n'en peut pas eftre relevé. Arreft de 1627. Voyez M.C. du Moulin fur la couftume de Blois art. 4. Brodeau fur Louet lettre G nomb. 6. Buridan fur Vermand. art. 262. Ricard fur Paris, art. 268. & fuivans. La reddition de compte, dont la fucceffion du mary eft chargée, n'eft pas à la charge de la gardienne noble de fes enfans. Arreft du 26. Janvier 1657. du Frefne livre 8. chap. 35.

E

Des baſtards, aubeins eſpaues & biens vacans.

ARTICLE XI.

LEs baſtards peuvent acquerir tous biens, meubles & immeubles en fief, roture ou en cenſive, & d'iceux diſpoſer à leur volonté, tant par contract que par teſtament & ordonnance de derniere volonté.

Le baſtard vit libre & meurt libre, ce que l'aubein ne fait pas ; il peut acquerir toutes ſortes de biens, & en diſpoſer entre vifs & par teſtament, & l'aubein peut bien acquerir & donner par contract entre vifs, & ainſi il vit en toute liberté, mais il meurt ſerf & ſans liberté puis qu'il ne peut pas faire de teſtament art. 16. plus bas.

Baſtards.

Afin qu'un enfant ne ſoit pas reputé baſtard, il ſuffit que ſa mere ſoit mariée ; & nous obſervons la maxime, *Pater eſt quem nuptiæ demonſtrant,* tant pour les enfans nez apres le decez du mary, que pour ceux nez de ſon vivant pendant ſon abſence, juſques à certain temps, Par Arreſt de 1598. un enfant né dix-huit mois apres l'abſence du mary hors de ſon pays, le mary ne s'en eſtant point plaint, a eſté declaré legitime, voyez Peleus livre 5. Arreſt 48. le meſme a encore eſté jugé pour une fille née dix mois neuf jours apres l'abſence du mary en 1649. le 2. Aouſt, du Freſne livre 5. chap. 46. Un autre enfant né d'une jeune femme, dont le mary eſtoit vieux, & abſent du lieu de ſa demeure au temps de la conception a eſté jugé legitime ; nonobſtant l'accuſation d'adultere par le Magiſtrat, & la confeſſion forcée de la mere que l'enfant eſtoit du fait d'un autre, les pere & mere ne pouvans pas par de ſemblables declarations rendre leurs enfans baſtards, l'Arreſt eſt du 26. Janvier 1664. en la ſuite du Journal liv. 6. chap. 4. le Magiſtrat ne doit pas troubler les mariages paiſibles,

comme il fut dit en l'Audience de la grande Chambre du Parlement
de Paris par Monfieur le premier Prefident à un certain Procureur
Fifcal du Comté de Châlons, qui avoit fufcité un procez à une femme mariée pour pretendu adultere, le mary ne s'en plaignant point
ainfi que M. Louis Godet le recite fur noftre couftume. Jugé
pareillement que l'enfant né le deuxiéme jour du onziéme mois,
apres la mort du pere eftoit legitime par Arreft de 1651. le 11. Mars,
fur la requefte civile obtenuë par l'enfant contre un Arreft precedent
du 22. Aouft 1626. qui le declaroit baftard, bien que la mere ne fut
point accufée d'impudicité, voyez Brodeau fur Louet lettre I nomb.
4. l'enfant né au commancement du onziéme mois, ou pendant iceluy apres la mort du pere eft prefumé de fes œuvres & eftre legitime,
fecus de celuy né apres le onziéme mois & iceluy accomply, voyez
Bouguier lettre E nomb. 6.

Suivant la maxime alleguée cy-deffus, *Pater eft quem nuptiæ demon-
ftrant.* La Cour a rejetté la condition appofée par l'ayeul en fon teftament qu'il inftituoit heritiers les enfans de fon fils s'ils prouvoient
qu'ils fuffent legitimes, puis que le fils eftoit marié, voyez Mornac fur
la loy 6. *ff. de his qui funt fui & alieni iuris.* Contre la mefme maxime
un enfant né cinq mois apres le mariage a efté donné à un autre qu'au
mary, voyez Expilly plaid. 8. Par autre Arreft du 10. Juin 1664.
une vefve s'eftant remariée trois jours apres la mort de fon mary
a efté privée du douaire & autres conventions, & l'enfant né le neufviéme mois donné au fecond mary. Suite du Journal livre 7.
chap. 30.

Peuvent acquerir.

Toutes voyes d'acquerir font ouvertes aux baftards excepté celle la
fucceffion; encore fuccedent-ils à leurs enfans nez en loyal mariage,
comme il fera dit. Les couftumes de Troyes en l'art. 117. & Sens
en l'art. 29. le portent expreffement, en pays de droit écrit le baftard
fuccede à fa mere, voyez Expilly plaidoyez 17. & 23. & ce par droit de
proximité, & non pas de confanguinité ny d'agnation, le baftard n'en
ayant point *lege fpurius ff. unde cognoti*, fi ce n'eft en fes enfans à qui
par cette raifon il fuccede & eux à luy, & fubfequemment les enfans
des enfans, & les freres & coufins des enfans legitimes defdits enfans
fuccedent les uns aux autres, voyez la couftume de Troyes article cy-
deffus mentionné. Mais les enfans de deux freres bâtards quoy que le-

gitimes ne fuccedent pas l'un à l'autre, ny les neveux des baftards des enfans d'autres baftards ne leur fuccedent, ny les enfans des baftards ne fuccedent aux enfans des baftards leurs coufins germains. Arreft de 1611. au premier cas, voyez Belordeau partie premiere livre 2. controv. 7. la raifon eft qu'il n'y a point de cognation ny daffinité entre toutes les perfonnes cy-deffus mentionnées.

Brodeau fur Louet lettre L nomb. 17. & fur Paris art. 13. nomb. 9. dit que la jurifprudence nouvelle eft que le baftard legitimé valablement du vivant des pere & mere, dont les lettres portent mefme claufe de fucceder, ne fuccede point comme il faifoit jadis, fi le pere ou la mere n'a fait fon teftament, & par iceluy inftitué heritier ledit baftard, dautant (dit-il) que la legitimation ne fert que pour guerir la maladie qui procede de la loy, & rendre le legitimé capable d'honneurs & de dignitez, & non pas la maladie de nature & du fang, ny pour le rendre heritier legitime, quand bien les parens y auroient confenti. Bien que le baftard ne fuccede pas à fon pere, il peut neantmoins pourfuivre la vengeance de fa mort, & emporter la reparation au cas qu'il n'y ait point d'enfans legitimes : c'eft le fentiment de Brodeau fur Louet lettre D nomb. 1. voyez le ; On en cite un Arreft du 27. Novembre 1608.

Quant aux donations qui eft un autre moyen d'acquerir, les bâtards en font capables à l'égard de toutes perfonnes autres que leurs pere & mere, & à leur égard il faut diftinguer, fi les baftards font *ex foluto & foluta*, ou bien s'ils font *ex ne fando coitu,* & au dernier cas fubdiftinguer s'ils font inceftueux ou adulterins, ou bien s'ils font feulement enfans de Preftres qui font eftimez les moins odieux. Aux enfans nez *ex foluto & folutâ* les pere & mere peuvent donner autant qu'à un eftranger, pourveu qu'ils n'ayent point d'autres enfans qui foient legitimes, fuivant la diftinction de Coquille fur Nivernois art. 23. & 24. des fucceffions, & en fa queftion 29. Ainfi la Cour a confirmé le teftament du fieur Hinffelin qui n'avoit point d'enfans legitimes, & avoit donné à un fien baftard fix cens mil livres, lequel baftard a efté feulement condamné donner à l'Hofpital 30000. par Arreft du 19. May 1663. Suite du Journal livre 5. chap. 11. & auparavant fçavoir en 1648. la mefme Cour en approuvant le teftament du fieur de Malleville, qui avoit donné tous fes biens à fa fœur abfente & demeurante en Savoye à la charge de les rêdre à fes bâtards, avoit ordonné que les biens donnez (qui ne confiftoient qu'en meubles & acquefts) feroient mis és mains d'un notable Bourgeois pour en

faire le profit & intereſt , ſi mieux n'aimoit la ſœur donner caution
de les rendre aux baſtards , du Freſne livre 5. chap. 32. Toutesfois ſi
le pere n'ayant que des enfans baſtards avoit fait partage entr'-eux
comme on fait entre enfans legitimes , ledit partage ne vaudroit
pas , Arreſt du 13. Mars 1655. idem livre 3. chap. 25. voyez le chap.
30. du meſme livre.

Aux baſtards *ex nefando coitu* les pere & mere ne peuvent donner que l'vſufruit & non pas la proprieté de leurs heritages , & eu
égard à leur qualité , & modérément , meſme en cas de legitimation
deſdits baſtards, comme il a eſté Iugé ſans legitimation , par l'Arreſt
de Monteſpan, & en cas de legitimation par l'Arreſt de Guy
Voyez Pitou ſur Troyes art. 108. Belordeau livre 4. chap. 112. partie 1. Coquille en ſa queſtion 29. par Arreſt de 1661. au recit de Deſmaiſons livre 6. nomb. 4. le legs de 30000. livres, fait par vne
mere à ſon enfant qu'elle avoit eu d'vn Gentil-homme pandant
l'abſence de ſon mary, & qu'elle avoit fait legitimer a eſté reduit a
1200. livres , & 800. livres adjugées à l'Hopital, Iamets en la ſuitte
du Iournal livre 4. chap. 24. raporte cet Arreſt tout autrement, voyez
le. Par l'Arreſt de Boigenay du 16. Ianvier raporté par Dufreſne livre
2. chap. 30. le baſtard *ex ne fando coitu* , a eſté jugé incapable de ſubſtitution de tous les biens donnez aux baſtards *ex ſoluto & ſoluta*
des donations faites aux enfans legitimes des baſtards , par les peres
& meres des baſtards, Voyez du Freſne livre 3. chap. 17. Henrys,
livre 6. chap. 4, queſtion 10.

Mais aux baſtards *ex ne fando coitu* les alimens ſont deus par leurs
peres & meres & leurs heritiers , ou bien ils ſont tenus de leurs faire
apprendre vn meſtier, & les faire paſſer Maiſtres , l'vn ſans l'autre
ne ſuffiſant pas , Arreſt du 12. Fevrier 1619. & s'ils deviennent inhabiles à travailler il leur eſt deub proviſion, Arreſt de Cadeau, dont
Pithou (qui le raporte) ne remarque pas la circonſtance , Voyez Coquille au livre cité , Bouguier lettre B. nomb. 6. Peleus queſtion
165. & au livre 8. Arreſt 7. par autre Arreſt du 24. Iuillet 1657. un
Gentil-homme mal aiſé a eſté condamné de donner à ſa baſtarde, à qui
il avoit fait apprendre vn meſtier, la ſomme de 800. livres, & par
autre du 1. Aouſt audit an , une fille adulterine a eſté iugée capable
du legs à elle fait pour la marier, qui doit alimens doit la dot, cela
eſt favorable pour les filles afin éviter leur proſtitution , Voyez
la ſuitte du Iournal livre 1. chap. 23. & 24. l'ayeul du baſtard n'eſt
pas tenu de le nourire, Arrreſt de 1614. autre de 1622. Brodeau comme deſſus.

Et d'Iceux difpofer.

C'eft vne maxime en France que les baftards peuvent difpofer de leurs biens entre vifs & par teftament, fans que les Seigneurs haut-Iufticiers, fous pretexte qu'ils ont droit de leur fucceder, les puiffent empefcher ou faire reduire les donations & teftamens, parce qu'ils ne font pas heritiers mais fucceffeurs,, & qu'il n'appartient qu'aux heritiers de demander la legitime, ou la reduction, Voyez Brodeau fur Loüet lettre D nomb. 57. Pitou fur Troyes art. 17. Pineau fur Anjou, art. 41. comme il a efté iugé par Arreft de 1613.

ARTICLE XII.

LEs enfans des baftards nez en loyal mariage leur fuccedent.

Pareillement les baftards fuccedent a leurs enfans comme i'ay infinué plus haut, & cette maxime de fucceder par le batard à fon enfant eft de droit François, Voyez Loyfel livre 1. tit. 1. art. 46. de fes inftit. Coquille en fes queftions 28. & 181. Brodeau fur Loüet lettre A. nomb. 16. bien que l'enfant du baftard fuccede à fon pere, il ne fuccede pas à l'ayeul, pere de fon pere, ne pouvant fucceder que par la reprefentation du pere lequel en eft exclu par fa baftardife, ny pareillement l'ayeul ne fuccede pas à l'enfant de fon fils baftard, parce que les enfans des baftards n'ont point de cognation & confanguinité, finon avec leurs pere & mere, mais la mere n'eftant point baftarde, l'ayeul ou ayeule du cofté de la mere fuccede à l'enfant. Pareillement l'ayeul ou ayeule de l'enfant né d'vn pere legitime & d'vne mere baftarde, comme auffi l'enfant qui a un pere baftard peut fucceder à fon ayeul du cofté de la mere qui n'eft pas baftarde, de mefme fi la mere eft baftarde & les pere nonbaftard, parce qu'en ce cas il y a confanguinté, & cognation, Voyez Bacquet de baftardife chap. 15. l'art. 30. de la couftume de Sens.

Si le baftard eft marié, & meurt fans enfans laiffant fa femme en vie elle luy fuccede, & pareillement le mary de la baftarde la furviuant luy fuccede, conformement au titre *vnde vir & vxor*, Arrefts de 1630. & 1648. & ce encor qu'ils fuffent tous deux baftards, ce qui fe fait par la force du mariage & de l'affinité qui a efté entre eux, en vn mot parce qu'*in dubio* l'on doit juger contre le fifc, Voyez Brod. fur Loüet lettre P. nomb. 47. & lettre V. nomb. 18. du Frefne livre 2. cap. 63.

Le mary fuccede à l'enfant né de luy & de la baftarde, en ce qui eft des acquefts qu'ils ont faits enfemble, qui eftoient propres à l'enfant, Arreft de 1611. la femme pareillement fuccede à l'enfant d'elle & du mary baftard aufdits acquefts, & venante l'un & l'autre à déceder lefdits acquefts vont aux heritiers du cofté & ligne de chacun d'eux, par des-herence, Voyez fur l'art. 97. plus bas.

ARTICLE XIII.

LEs fucceffions des baftards decedez fans hoirs procurez de leurs corps en loyal mariage, appartiennent aux hauts jufticiers, quand tels bàtards ont efté nez en leur haute-juftice, & qu'ils y font domiciliez & decedez, & leurs biens & heritages y affis, autrement competant, & appartiennent au Roy, n'eftoit que lefdits hauts-jufticiers euffent privilege, au contraire.

Donc ques les pere, & mere, frere, fœur, oncle, tante & autres parens des baftards, ne leur fuccedent non plus qu'ils ne fuccedent à iceux, ils n'ont affinité cognation ny confanguinité avec perfonne qu'avec leurs enfans nez en loyal mariage, & leurs defcendans, au défaut defquels leur fucceffion n'a au Roy, ou au Seigneur haut-jufticier, en la terre duquel ils font nez, domiciliez, & décédez, Loyfel, inftit. livre 1. tit. 1. art. 46. à quoy s'accordent tous les Auteurs Fifcaux, Bacquet entr'-autres, au traité de baftardife, chap. 8. dont il baille cette raifon, qu'il n'appartient qu'au Roy de legitimer, & dit que ces droits ont efté vfurpez fur le Roy, du Moulin fur l'art. 41. couft. d'Anjou, veut que le haut-jufticier fuccede au baſtard, ſi la couſtume ne repugne, auſſi eſt-il ennemy des Fiſcaux, & parce que la noſtre y repugne, nous devons nous y arreſter, & conclure que ces trois choſes ſont neceſſaires afin que le Seigneur ſuccede au baſtard, la naiſſance, le domicile, & la mort du baſtard en ſa terre, & au deffaut de ces trois conditions copulativement la ſucceſſion appartient au Roy, ſi le Seigneur n'a titre & privilege, au contraire ou poſſeſſion immemoriale qui équipolle à titre, comme parle la Couſtume de Vermadois en l'art. 6. ce droit comme fiſcal & non pas domonial, ſe peut preſcrire audire de Buridan audit lieu, Boué en ſes Arreſts de la Chambre de Caſtres, en raporte vn du 14. Iuillet 1637. qui a iugé en pays de droit écrit, qu'au défaut de ces trois conditions concurrantes, la ſucceſſion du baſtard appartient au Roy & non pas au haut juſticier.

Et quant à la quatriéme condition du preſent article, qui eſt la ſituation des biens & heritages, en la juſtice du haut-juſticier, elle reçoit interpretation, & comme ces mots, *biens & heritages aſſis*, ſe p uvent mieux entendre des immeubles qui ont aſſiette, que des meubles qui n'ont point d'aſſiette, ſuppoſé que les meubles du baſtard ne ſoient pas aſſis en la juſtice du haut-iuſticier, il ne l'aiſſe pas d'y ſucceder, les autres conditions y concourantes par la maxime que les meubles ſuivent le domicile, & pour les heritages qui n'y ſont point aſſis, l'article en exclud les Seigneurs s'ils n'ont titre, par les conſtitutions elles ſuivent le domicile du creancier comme il eſt dit ailleurs.

Domicilicz.

Le domicile s'acquiert par la demeure actuelle en vn lieu, par an & iour, avec ſa femme, famille, & meubles, & le principal des biens, deſtination d'y exercer vacation, & ſumiſſion aux charges publiques. Voyez l'art. 173. de la couſtume de Paris & Charondas en ce lieu. Mornac ſur la loy *ſenatores ff. de ſenatorib.* Vn quidam ayant ſa maiſon ſur deux differentes Iuſtices a eſté reputé avoir ſon domicile, là ou eſtoit ſon foyer, ſa table, & ſon lit, & non pas ou eſtoit ſa ſalle, & autre logemens, *vbi focus vbi lares.* L'Arreſt eſt de 1515. Belordeau livre 4. chap. 109. partie premiere, le lieu du refuge n'eſt point le lieu du domicile. Arreſt pour Meſſieurs du Parlement de Paris, refugiez à Tours, voyez Brodeau ſur Loüet lettre C. nomb. 17. qui a eu office chez le Roy, & ſa femme avec ſon ménage

ailleurs

ailleurs que là ou eſt là Cour, eſt reputé avoir ſon domicile
là ou eſt ſa femme. Arreſt de 1612. pour la ſucceſſion d'vn Medecin
du Roy, autre de 1634. le meſme Brodeau comme deſſus.

N'eſtoit que les Hauts-Iuſticiers, &c.

Les Seigneurs hauts-juſticiers dans la ville de Châlons, ont titre
pour ſucceder aux baſtards qui ſont nez, demeurans & decedez dans
leurs bans, en icelle ville & fauxbourg, és biens trouvez & aſſis en
leurs Iuſtices, le premier eſt vne chartre du Roy Louis Hutin de
l'an 1315. confirmatiue de la tranſaction faite entre les gens du Roy,
& leſdits Seigneurs, attributive, de ce droit moyennant 4000. livres
payées vne fois, la deuxiéme eſt pareille chartre de Charles
Lebel du 22. Fevrier 1325. la derniere eſt vn Arreſt de l'an. 1422.
premiere année du pretendu regne de Henry Roy d'Angleterre, en
Janvier rendu entre le ſieur Eveſque de Châlons & le Procureur
du Roy, qui déroge à l'ordonnance de 1386. qui eſt au profit du
Comte de Champagne, & l'Arreſt de la meſme année rendu enſuite,
dont M. Louis Godet fait mention en ce lieu, ſur leſquels titres le preſent article ſemble avoir eſté fait, & deſquels ces mots (n'eſtoit que
les hauts-juſticiers, &c.) ne doivent pas s'entendre : mais de titres
qui attribuent aux hauts-juſticiers, le droit de ſucceder aux baſtards
encor qu'il n'y eut concours de toutes les conditions, pour en exclure le Roy, à qui le droit appartient hors ledit concours.

ARTICLE XIV.

LEs ſucceſſions des aubeins décédez és Iuſtices
deſdits hauts-Iuſticiers, ſoit qu'ils ayent hoirs
de leurs corps en legitime mariage ou non, appartiennent au Roy, ſinon que les ſieurs hauts-iuſticiers ayent titre, au contraire.

Il y a de deux ſortes d'aubeins, ceux qui ſont eſtrangers, & ſont
venus de dehors demeurer en ce Royaume, & ceux qui ſont natifs
du Royaume, & s'en ſont eſtrangé volontairement, c'eſt à dire les de

F

ferteurs de patrie, *qui non habuerunt animum reuertendi*, comme il eft dit plus bas, l'aubein eftranger vit libre, il peut acquerir & difpofer de fes biens entre vifs, mais il meurt ferf ne pouvant tefter que jufques à cinq fols pour le falut de fon ame, Voyez Loyfel en fes inftit. livre 4. tit. 1. & Mornac fur la loy, *nulli cod. de Epifcopiis*, Bacquet d'aubeine chap. 3. & 17.

La fucceffion de l'aubein né hors le Royaume, y demeurant va au Roy, ou au haut-jufticier qui à titre, s'il meurt fans enfans ou petits enfans qui foient nez en France de pere François, ou de mere françoife &qui y demeurent, ou qui foient nez hors le Royaume, & foient naturalifez, & demeurans dans le Royaume, ou bien fans heritiers collateraux, nez auffi dans le Royaume & y demeurans, ou qui foient naturalifez & y demeurans : Mais s'il a enfant ou petit enfant, ou collateraux nez en France, & qui y demeurent ou naturalifez demeurans en France, ils luy fuccederont à l'exclufion du Roy ou du Seigneur qui a titre, auquel cas d'heritiers Collateraux feulement, celuy qui eft né dans le Royaume exclud le naturalifé, qu que plus proche que luy, comme il a efté jugé par Arreft en 1533. par cette raifon que le Roy en baillant des lettres de naturalité à vn eftranger n'eft pas entendu porter prejudice à fes fujets, voyez Brodeau fur Loüet lettre A. nomb. 16. Bacquet d'Aubeine chap. 25. Lommeau 15. fes maximes liure 1. chap. 16. Coquille Nivern. art. 23. des fucceffions, & du Frefne liure 3. chap. 26. ou eft l'Arreft rendu pour Catariny contre Vanelly qui eftoit naturalifé ; mais qui eftoit retourné juques en Italie, où il s'eftoit marié, auquel Catariny fut preferé, de forte que le prefent article ne s'obferve pas en ce qu'il dit que les fucceffions des aubeins appartiennent au Roy, foit qu'ils ayent hoirs de leurs corps en legitime mariage ou non.

Au deffaut d'enfant ou autres parens Regnicoles ou naturalifez, auffi demeurans en France, la femme de l'aubein ne luy fuccede pas, & n'a lieu à ce regard, le titre *vnde vir & vxor* : mais fi le mary aubein eft naturalifé, & fa femme Regnicole elle luy fuccedera par droit de des-herance Arreft de 1613. voyez Loüet lettre V. nomb. 19. Brodeau audit lieu, Buridan fur Vern. art. 3.

On demande au deffaut d'heritiers & de mary ou femme, qui fuccedera à l'aubein naturalifé, du Roy ou du haut-jufticier ? Bacquet au chap. 22. nomb. 8. de juftice, Brodeau au lieu cité, & Lommeau liure 1. chap. 16. de fes maximes, veulent que ce foit le Roy comme ayant donné la difpenfe de naturalité, ainfi jugé par Arreft

de 158 $. Coquille fur Nivernois art. 24. des fucceffions, Buridan fur
Vermandois art. 10. veulent que ce foit le haut-jufticier, par la raifon
que le Roy par les lettres de naturalité qu'il donne , renonce à fon
droit & ne peut plus y retourner, mais on peut repliquer que cette
renonciation regarde feulement le naturalifé , lequel eftant mort
le Roy rentre en fon droit, fon Privilege eftant exenfible n'y ne
luy pouvant nuire à l'égard du haut-jufticier.

Quant aux aubeins nez au Royaume, & qui s'en font eftrangez
par un dernier & actuel eftabliffement en pays eftranger , leur fucceffion appartient à leurs plus proches parens, ainfi que celle des autres, mais s'ils peuvent fucceder à leurs parens regnicoles & morts
au Royaume, la queftion eft belle ? Quelques vns ont efté d'opinion
qu'il fuffit qu'ils n'ayent fait aucune declaration ou proteftation de
retourner en France, pour eftre privez & exclus des fucceffions de
leurs parens tels que deffus, & à fens contraire que s'ils ont fait telles
declarations & proteftations ils font capables de fucceder , jugé au
dernier cas , pour la Hermandiere apres 4. ans d'abfence , par Arreft
de 1605. voyez Brodeau fur Loüet lettre S. nomb. 13. Buridan fur
Rheims art. 10. Bouguier lettre S. nomb. 13. d'autres font d'advis
que fi l'abfent n'a point fait d'action de rebellion, il peut fans proteftation venir prendre les fucceffions à luy efcheuës en France , &
s'il a fait acte de rebellion il en doit eftre exclu, jugé au premier cas
par Arreft du 25. Fevrier 1647. du Frefne livre 5. chap. 8. & en ce
cas il faut ce me femble que celuy qui retourne y demeure pour toûjours, Voyez plus bas.

Au deuxiéme cas fçavoir de rebellion la part de l'abfent rebelle
aux fucceffions de fes pere & mere accroit à fes freres & fœurs par
indignité, & ne va pas au fifc, les indignitez & incapacitez n'ayant
point de lieu en France à l'égard du fifc. Arreft du 18. Mars audit
an 1647. du Frefne au mefme lieu , Voyez Bacquet au lieu cité,
Brodeau pareillement nombr. 20. par Arreft du 31. Iuillet 1662. Le
teftament d'vn François officier de la Cour de Rome decedé audit
lieu a efté approuvé & executé. Voyez Des-maifons lettre T.
nomb. 13. & 16. Il y en avoit vn precedent pareil, du Frefne livre
1. chap. 81. & par autre du 8. Fevrier 1660. le teftament du nommé
le Febvre decedé à Bruxelles, où il s'eftoit retiré & y eftoit refté,
nonobftant les deffenfes faites par Edit public à caufe des guerres, a
efté caffé. La difference eft que ce dernier eftoit rebelle & en pays
ennemy où il avoit refté, & l'autre non , fuite du Journal livre 3.
chap. 6.   F ij

Quant aux enfans des abfens, demeurans hors le Royaume , les Arrefts les ont reçus à venîr prendre en France les fucceffions de leurs ayeuls , mefme de leurs peres és biens de France , à charge d'y venir demeurer , à l'exclufion des Collateraux , il y en a vn de 1655. qui a ordonné le partage des biens de l'ayeul pere de l'abfent , demeurant en Savoye entre les enfans Regnicolles , & les petits enfans nez en Savoye à charge de venir demeurer en France,ou de donner caution , de ne point tranfporter hors le Royaume les effets mobiliaires & immobiliaires de la fucceffion , du Frefne livre 8. chap. 13. autre de 1665. pour les enfans d'vn homme marié hors le Royaume, Des-maifons , Voyez Bacquet d'aubeine à la fin de la cinquiéme partie, Lommeau comme deffus;ainfi vne femme Françoife mariée à vn Anglois qui l'avoit menée demeurer auec luy en Angleterre , a efté reçüe à prendre vne fucceffion en France , à la charge de ne point aliener les immeubles , ou les remployer en cas d'alienation , elle eftoit prefumée , *habere animum revertendi*. L'Arreft du 28. Aouft 1630. du Frefne liure 2. chap. 66. les Marchands habituez , & frequentans les foires, les Ambaffadeurs , Pelerins & Voyageurs ne font point fujets au droit d'aubeine à caufe de la loy publique,voyez l'autentique *omnes peregrini*, *Cod. communia*, *de fucceffion*. Bacquet comme deffus chap. 17.

Sinon que les hauts-Iufticiers , &c.

Voyez ce que j'ay dit, touchant le privilege des Seigneurs de la Ville de Châlons pour les fucceffions des Baftards , en eftans de mefme pour celles des aubeins, que les mefmes chartres attribuent aufdits Seigneurs.

ARTICLE XV.

BEftes efpaues & biens vacans, appartiennent aux hauts-iufticiers,

Sous ces mots (Beftes épaues) font compris tous animaux, dona eftiques égarez non reclamés qui appartiennent au haut-jufticier fans qu'il foit tenu a autres formalitez qu'à celle de 92.& en fuivant.

La Chartre de 1315. dont eſt parlé plus haut, donne le nom d'eſpaue aux aubains & dit cela ſe faire vulguairement , ce que font auſſi quelques Couſtumes, biens vacans ſelon l'art. 3. de la Couſtume de Vermandois ſont biens deſlaiſſez par celuy qui meurt ſans heritier , ce qui ne ſe doit entendre deſdits biens en cette couſtume cui parle ſeparement en l'article 93. des biens, ainſi delaiſſez ſous le nom de des-herance , mais leſdits mots ſe doivent entendre de toutes choſes inanimées mobiliaires , trouvée en la Iuſtice du Seigneur , *Item* , de tous heritages abandonnez & delaiſſez autrement que par mort, nommez par Loyſel, terre hermes ou qui croiſſent en lieu où il n'y en ſouloit point auoir , *Item* , des Treſors qui ſont or & argent , ou autre choſe precieuſe trouvée par beſchement ou ouverture en terre, ou muraille où il eſtoit d'ancienneté, dont on n'avoit aucune connoiſſance, *lege numquam ff de acquirendo rerum dominio* , Couſtume de Bretagne art. 46. & appartient moitié au proprietaire qui le trouve ſur ſon fond , moitié au haut-juſticier, & trouvé par vn tiers ſe partage par tiers. Couſtume de Sens art. 8. Loyſel en ſes Inſtit. livre 2. tit. 2. art. 51. Lommeau en ſes maximes , veut que le treſor trouvé en lieu Sacré appartienne pour moitié à l'Egliſe au lieu du Seigneur, Voyez Bacquet de juſtice chap. 32. nomb. 9. ſi par les pieces de monnoye on peut juger du temps qu'elles ont eſté cachées, elles doivent eſtre renduës au proprietaire du fond ou à ſes heritiers , & en ce cas il n'y a point de preſcription , meſme c'eſt vol de la retenir, Voyez Expilly plaid. 37. Lommeau livre 1. art. 17. comme deſſus, leſdits mots (biens vacans) s'entendent encor des accruës qui naiſſent au milieu de l'eau ſans tenir au fond d'autruy , & appartiennent au haut-juſticier, les autres qui tiennent au fond appartiennent au proprietaire du fond, la riviere donne & oſte au haut-juſticier , mais motte ferme demeure au proprietaire, Voyez Loyſel liv. 2. tit. 2. art. 9. Coquille en la queſt. 7. les Couſtumes de Sens art. 164. Chaumont art. 108. & Bourgogne art. 1. tit. 13.

Appartiennent au haut-iuſticier.

En conſequence dequoy il doit nourir les anfans trouvez en ſa haute-Iuſtice, Arreſt 1657. du 18. May contre le Chapitre de Troys. ſuite du Journal livre 1. chap. 13. autre de 1664. contre le Chapitre d'Angers , Des-maiſons lettre A nomb. 11.

ARTICLE XVI.

BAftards & aubeins fe peuvent marier fans encourir les peines de for mariage, & peuvent lefdits aubeins difpofer de leurfdits biens entre vifs, ainfi que bon leur femble ; mais n'en peuvent difpofer par teftament, finon modérément pour leurs obfeques & funerailles.

Noftre article a deux parties, la premiere concerne les baftards & les aubeins copulativement, & leur mariage que la couftume permet ; mais elle ne dit point quel fera le douaire de la femme du bâtard & de l'aubein, au cas qu'il n'y en ait point de ftipulé par le contract de mariage. A quoy la couftume d'Anjou en l'article 113. a pourveu pour la femme du baftard, difant fon douaire eftre de l'ufufruit de la troifiéme partie des acquefts du mary faits devant le mariage, & de la moitié de ceux faits durant le mariage, l'autre moitié appartenante à la femme en proprieté à caufe de la communauté; eft à remarquer que la mefme couftume l'imite le douaire couftumier au tiers des propres du mary par ufufruit, voyez ce que j'ay dit, parlant des douaires.

La deuxiéme partie du prefent article regarde les aubeins feulement, & montre la verité de ce qui a efté avancé que les aubeins vivent libres & meurent ferfs.

Entre vifs.

Les aubeins peuvent faire don mutuel, ils peuvent auffi bailler à leurs femmes par contract de mariage les biens qu'ils ont & auront à l'heure du decez en ufufruit & en proprieté, voyez Bacquet d'aubeine chap. 20. & 21. Brodeau fur Louet lettre A nomb. 16. Buridan fur Vermand. art. 8.

Sou-mariage.

C'eftoit quand une perfonne deferne condition fe marioit avec une perfonne d'autre condition , & en autre juftice fans congé de fon Seigneur , l'amende eftoit de foixante fols & un denier , M. Louis Godet en ce lieu.

Sinon modérément.

Les aubeins peuvent faire des legs pieux , voyez Bacquet au lieu cité chap. 17. où il en cite divers Arrefts.

Des gens de main-morte ou de ferve condition.

ARTICLE XVII.

GEns de condition ferve & de main-morte peuvent donner , vendre & engager leurs meubles & heritages, & eux amortir à qui bon leur femble, pourveu qu'ils ne foient malades de maladie, dont apres ils feroient vray femblablement décédez ; mais par teftament ne peuvent aucune chofe donner ny leguer de ce qui eft en morte-main, finon que jufqu'à la fomme de cinq fols tournois, peuvent bien toutes-fois faire tefta-ment, & autrement difpofer fains & malades de ce qu'ils ne tiennent en main-morte, ainfi qu'autres perfonnes franches.

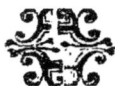

ARTICLE XVIII.

HOmme & femme de corps non reclamez ny pourſuivis par les Seigneurs qui ont joüy de franchiſe & liberté par dix ans en la Province, dont ils ſont hommes & femmes de corps ont acquis par droit de preſcription, franchiſe & liberté contre leur Seigneur, tellement que ledit temps paſſé ſe peuvent deffendre contre ledit Seigneur par le moyen de ladite preſcription ; Mais ſi tels hommes ou femmes de corps s'eſtoient retirez furivement ſont reputez ſerfs fugitifs, & n'ont par ledit temps acquis franchiſe.

Les mains-mortes perſonnelles ſont abolies, & ne ſont les deux articles cy-deſſus en uſage, toutes perſonnes ſont franches, & n'y en a aucune de ſerve condition, article 1. tit. 1. de la couſtume de Reims, quand à preſent on parle de gens de main-morte, cela s'entend des gens d'Egliſe & des Communautez. Bien eſt vray que la ſervitude reelle demeure pour heritages qui ayans eſté aſſujetis par la conceſſion chargent leurs poſſeſſeurs & directeurs, & les obligent aux conditions de la conceſſion, par exemple de ne pouvoir les donner par teſtament, ny autrement.

Des droits appartenans à gens mariez.

ARTICLE XIX.

HOmme & femme conjoints par mariage sont du iour de la benediction nuptiale communs en tous biens, meubles, dettes, acquests & conquests, immeubles faits durant & constant le mariage, qui se partissent apres le decez de l'un deux entre les survivans & les heritiers du decedé par moitié, sinon qu'il y eut traité de mariage au contraire, & se payent les dettes par moitié, & les obseques & funerailles, & l'accomplissement du testament sur la part du decedé.

Le present article se doit entendre des conjoints par mariage demeurans actuellement dans l'estenduë de la Coustume, soit qu'ils ayent contracté mariage & ensuite y ayent habité, & estably leur domicile, soit qu'ils ayent contracté mariage ailleurs, & incontinent apres soient venus demeurer en cette Coustume : car c'est l'habitation dans l'estenduë de la coustume (apres le mariage contracté) qui fait la communauté, & non pas le contract de mariage passé en icelle estenduë, *ubi maritus fixit sedem.* Du Moulin au titre des *Statutis* , & au Conseil 32. c'est pourquoy Bacquet au traité de Justice chap. 21. a dit que toutes femmes mariées à Paris ne sont pas communes en biens avec leurs maris ; mais celles qui lors du mariage, & depuis y ont eu leur domicile, jugé ainsi par les Arrests, voyez Bacquet, *ut supra* , Louet lettre C nomb. 6. & 15. & 16. Leprestre chap. 76. cent. 2. Desmaisons Lettre D nomb. 10. Il y a une exception ; sçavoir quand par le contract de mariage, il y a soûmission à la coustume du lieu ou l'on contracte avec clause derogatoire à toute autre coustume : auquel cas il faut suivre la coustume du lieu ou l'on contracte, pour ce qui eſt de la communauté, Louet audit lieu nomb. 16. Toutesfois pour des particularitez on n'a point eu d'égard à de ſemblables ſoûmiſſions, Par Arreſt rendu entre la veuve & heritiers du Mareſchal de Fervaques au contraſt de mariage de qui fait à Paris eſtoit ladite clauſe de ſoumiſſion, en conſequence dequoy ladite veuve pretendoit la moitié aux acquiſitions faites par ſon mary (durant le mariage) en Normandie, elle en fut deboutée en vertu de l'art. 330. de la couſtume de Normandie, qui porte que quelque convenancé & accord qui ait eſté fait par le contraſt de mariage & en faveur d'iceluy les femmes ne peuvent avoir plus grande part aux conqueſts faits par le mary, que ce qui leur appartient par la couſtume, à laquelle les contraſts ne peuvent deroger. Il n'en ſeroit pas de meſme en cette couſtume, voyez Brodeau ſur Louet lettre C nomb. 15. Autre Arreſt rendu en l'hypoteque qui ſuit. Un Conſeiller d'Eſtat demeurant en Normandie y prend femme, & par le contraſt de mariage luy & ſa femme font eſlection de domicile à Paris pour l'execution d'iceluy pour eſtre ledit contraſt executé ſelon la diſpoſition de la couſtume, la femme meurt, le mary demande le droit de viduité ſuivant la couſtume de Normandie, qui eſt la joüiſſance des immeubles de la femme, ſe fondant ſur ce que ſa demeure ordinaire eſtoit en Normandie, & les heritages aſſis en ladite couſtume, on luy oppoſe la pretenduë ſoûmiſſion à la couſtume de Paris; nonobſtant quoy il emporte gain de cauſe par Arreſt de 1636. la ſoûmiſſion n'eſtoit pas entiere, & le domicile & l'eſtimation des heritages prevaloient.

Il eſt à remarquer que la commu…..té eſtant une fois eſtablie comme il a eſté dit, c'eſt à dire par l'eſtabliſſement (fait apres le mariage,) du domicile en couſtume ou la communauté a lieu, elle ne peut plus eſtre changée par une nouvelle tranſlation de domicile faite ailleurs ny autrement. Arreſt de 1588. & par autre rendu depuis pour la communauté eſtablie par un Perigordin par ſa demeure à Paris, laquelle il fut dit n'avoir pû eſtre changée par la tranſlation du domicile en Perigord pays de droit écrit où il n'y a point de communauté, voyez Chopin des privileges des Ruſtiques livre 2. chap. 2. nomb. 4. & ſur Anjou livre 3. chap. 2. titre 2. nomb. 4. Mornac ſur la loy, *exigere dotem ff. de judiciis.* Pareillement conjoins domiciliez où il n'y a point de communauté, ne peuvent pas l'acquerir en allant demeurer où il y a communauté. Arreſt de Bruſquet, voyez Mornac & Bacquet aux lieux citez. *Remanet forma ſemel expreſſa,* les mariez allans demeurer en lieu ou la couſtume donne les meubles au ſurvivant, si celle du lieu d'où ils sortent & ou estoit leur premier domicile, ne les leur donne pas le survivant ne les peut prendre. Arrest de 1572. Chopin & du Moulin és lieux citez.

Homme & Femme.

La coustume ne distinguant point, & permettant aux bastards & aux aubeins de contracter mariage ; il s'ensuit qu'il y a communauté de biens entr'eux & les personnes avec qui ils contractent mariage, mesme l'aubein domicilié en cette coustume allant prendre femme en pays estranger où il n'y a point de communauté, & la ramenant en France pourveu qu'il ne passe point de contract de mariage au lieu où il prend sa femme ; il y aura communauté entre luy & sa femme, mais s'il contracte mariage hors le Royaume, encore qu'il ramene sa femme en France en lieu où il y a communauté, il n'y en aura point entre-eux. Ainsi jugé contre la veuve de Vannelly, il y a aussi communauté de biens si l'aubein espouse en France, quoy que sans concontract ; voyez du Fresne livre 3. chap. 30. & livre 2. chap. 84. ou ledit Arrest de Vannelly, & pareillement celuy rendu contre les enfans de Pompée Operateur contre leur mere, (l'un & l'autre estrangers & lesdits enfans nez & demeurans au Royaume) sont recitez.

De la benediction Nuptiale.

Il faut adjoûter ces mots, & solemnisation de mariage en face de sainte Eglise, dautant qu'en secondes nopces il n'y a point de benediction nuptiale, & pourtant il y a communauté, & se sous entend l'un & l'autre fait suivant les Canons, Conciles & Ordonnances Royaux, autrement il n'y a point de communauté. L'impuissance du mary n'empesche point qu'il y ait communauté. Arrest de 1545. ny pareillement si le mary meurt sans avoir couché avec la femme, Arrest de 1595. voyez Charondas sur Paris art. 247. Tournet sur l'art. 220. de la mesme coust. Louet lettre S nomb. 4.

Sont communs.

Il sera dit plus bas en quoy cette communauté consiste : laquelle comme elle ne peut pas estre changée par le changement de domicile, aussi ne peut-elle l'estre par convention & contract. Les conjoins ne pouvans rien innover aux conventions matrimoniales expreſſes ou traitez eſtablis, & accordez par contract & par la couſtume : c'eſt la diſpoſition de l'Arreſt ſuſmentionné de Vannelly qui avoit rappellé ſa femme à la communauté, dont elle eſtoit excluſe, & elle en fut deboutée ; nonobſtant ledit rappel, voyez l'article 23. de la couſtume de Paris, Bacquet de juſtice chap. 21. nomb. 13, Lepreſtre chap. 99. cent. 1. Buridan ſur Vermand. art. 19. Mais cette communauté peut eſtre rompuë par ſeparation de biens deuëment faite, *habito conſilio & cauſæ cognitione pleniſſimâ*, apres conteſtation & enqueſte, la Sentence publiée & executée ; mais elle ne vaut pas eſtant faite de plein gré & du conſentement des parties ; à l'égard des cranciers à qui elle ne peut nuire. Arreſt de 1602. voyez Charondas ſur Paris art. 224. & Lepreſtre chap. 67. bien qu'elle puiſſe valoir entre l'homme & la femme, & à leur égard, & de leurs herïtiers eſtant faite de plein gré ſi elle aduré long-temps : auquel cas la femme a eſté deboutée de la demande, de partager les biens delaiſſez par le mary decedé apres ladite ſeparation, comme il a eſté jugé contre Jeanne Chenu au profit des heritiers de Jean Guillaume Bourgeois de Châlons ; contre qui ladite Chenu faiſoit pareille demande 19. ans apres la ſeparation de biens, par Arreſt du premier Decembre 1626. recité par du Freſne livre 1. chap. 118. Ce qui a lieu aux ſeparations qui ont d'autres vices, & ont pareillement duré long-temps, comme il a eſté jugé par autre Arreſt du 6. Mars 1631. au profit des heritiers contre la femme. *Idem*, livre 2. chap. 76. Et ſi apres la ſeparation bien & deuëment fait apres conteſtation, enqueſte & iugement bien & deuëment executé les conioints vivent par apres en commun par quelque temps, & iuſques à la mort de l'un ou de l'autre la communauté ſera reputée côtinuée, voyez Chopin ſur Paris livre 2. titre 1. nomb. 22. l'art. 198. de la couſtume d'Orleans, Brodeau ſur Louet en la lettre S nomb. 16. eſt d'avis contraire audit cas de ſeparation executée valablement.

Meubles.

Premierement les meubles des conioins qu'ils ont lors au temps du mariage entrent en la communauté, c'eſt à dire tous les meubles indiſtinctement ſans reſerve, & en quoy qu'ils puiſſent conſiſter, reputez tels par la couſtume : Excepté quand le conioint eſt mineur d'ans, & qu'il n'a point d'immeubles ; auquel cas au

deffaut d'y avoir pourveu par les tuteurs & parens, & d'avoir efté
ftipulé que partie d'iceluy , fera propre au mineur ou employ fait
en à chat d'heritages, pour empefcher qu'ils n'entrent en la Communauté : La Cour a Couftume d'ordonner qu'il n'y en entrera qu'vn
tiers , les deux autres tiers fortiffans nature de propres. Arreft de
1591. & 1598. au profit des femmes mineures où de leurs heritiers, qui
doiuent eftre fuivis le cas arrivant , *ex communi vfu contrahendi,*
Voyez Loüet lettre M. nombr. 20. Lepreftre en fes Arrefts des Enqueftes.

Il y a vn autre forte de meubles qui entre en la Communauté, a
fçavoir le fictif & conventionnel qui fe fait par contract de mariage,
& par l'ameubliffement de quelque heritage, au deffaut de deniers
pour faire entrer en la Comunauté, que fi c'eft vn tuteur qui meu-
bliffe l'heritage pour fon mineur qu'il en marie, il doit obferver les
formalitez qui font requifes en l'alienation du fond appartenant aux
mineurs, fçavoir l'avis de parens, le decret du Iuge fur iceluy avec
connoiffance de caufe, & l'homologation, fans quoy le mineur peut
faire caffer l'ameubliffement, & quoy qu'il foit bien fait, s'il eft
exceffif il eft fujet à reduction, & n'eft pas befoin qu'il foit infinué
n'eftant qu'vne convention & non vne donation, Voyez Loüet &
Brodeau en la lettre M. nomb. 9. Lepreftre chap. 47. & 48. Cent. 1.
Coquille fur la Couft. de Nivern. art. 26. *hoc titulo,* Bacquet de Iuftice chap. 21. nomb. 393. & fuivans.

Dettes.

En deuxiéme lieu entrent en la Communauté , tant les dettes
actives que paffives , non pas indiftinctement , mais les mobiliaires feulement , contractées avant & durant le mariage, & les
immobiliares faites durant le mariage ; non pas celles contractées
avant le mariage , Voyez l'art. 221. de la Couftume de Paris, ainfi
Iugé au Prefidial de Châlons fur un appel de vertus au mois d'Octobre 1662. fuivant l'Arreft rendu au profit de la vefve de Bazanier
pour une garentie de fond vendu par le mary avant le mariage,
dont on la vouloit charger à caufe de la Communauté, & en fut déchargé , voyez Gouffet fur Chaumont art. 67. Lepreftre chap. 95.
cent. 2. Bouguier lettre C. nomb. 5. Bacquet de juftice chap. 21. nomb.
147. Mornac fur la loy 9. *Cod. locati,* recite vn Arreft de Iuin 1581.
qui a déchargé vne femme d'vn bail de 9. années fait par fon mary

avant le mariage, quoy qu'elle eut accepté la Communauté, & en recite encore vn autre de 1391. en Avril qui a jugé que la part des conquefts de la femme n'eft pas obligée a vne rente contractée par la mary avant le mariage', Charondas fur Paris art. 222. en cite vn autre pareil du 5. Juillet 1563. en ce cas la femme n'eft tenuë que des arrerages écheus pendant le mariage pour fa part, fi elle accepte la communauté. J'ay pourtant veu juger le contraire par Arreft du 28. Avril 1651. en confirmant la Sentence du Bailly du Comté de Châlons, par laquelle certain contract de conftitution de rente paffé par Louis Horguelin Bourgeois de Châlons, avant fon mariage (avec Françoife Saget fa femme en fecondes nopces) eftoit declaré execuroire contre icelle Saget feparée de biens d'avec ledit Horguelin, & qui avoit partagé avec luy les biens de la communauté, & ce perfonnellement & hypotequairement, jufqu'à la concurrence de ce qu'elle amendoit de ladite communauté, fi mieux elle n'aimoit déguerpir les biens d'icelle communauté, & rendre compte, le particulier eftoit cette feparation volontaire, & le partage fait en fuite en fraude des creanciers qui avoient hypoteque fur les conquefts., dont le mary eftoit le maiftre, & ne leur avoit pû eftre oftée par une telle quelle feparation.

Louis Jourdain mary de Jeanne Lartilleux, auparavant veuve de Jean Hemart, auquel Hemart, & à ladite Lartilleux avoit efté promife en faveur de mariage la fomme de 200. livres, & icelle fomme payée audit Hemart feul fur fa quittance fous feing privé, eft pourfuivi par les coheritiers d'icelle Lartilleux, lors deffunte, tant en fon nom que comme tuteur des enfans de luy & de ladite Lartilleux, pour le rapport de la moitié defdits 200. livres en la fucceffion de la mere d'icelle Lartilleux, & fouftient n'en rien devoir de fon chef, comme n'eftant point ladite fomme entrée en leur communauté, icelle Lartilleux ayant après la mort dudit Hemart renoncé à la communauté d'entre luy & elle, offrant faire le raport au nom de tuteur; il eft condamné en l'un & l'autre a faire ledit raport, comme eftant dette mobiliaire entrée en la communauté de luy & de ladite Lartilleux. Par Sentence du Prefidial de Châlons du mois d'Octobre 1664. on a eu auffi égard en ce que ladite Lartilleux par fes conventions matrimonialles avoit abforbé la communauté d'entre Hemart & elle, dont le bien eftoit entré en la feconde communauté.

Un homme & une femme mariez, ont chacun un enfant du

premier lict , l'enfant du mary qui avoit hypoteque pour le
reliquat de son compte avant celuy de la femme , prerendoit luy
estre preferé sur les conquests de la communauté, mesme sur la part
de la femme ; il en fut debouté par Arrest de 1614. raporté par
Bouguier lettre C. nomb. 10. la raison est que celuy qui a fait la dette
n'a pas le pouvoir d'hypotequer la part de l'autre à icelle dette ,
voyez audit lieu.

Acquests.

Troisicmement, entrent en la communauté les conquests, c'est
à dire les acquests faits durant la communauté , ce mot, acquests,
doit estre joint aux suivans & conquests , &c. Quant aux acquests
faits avant le mariage ils n'entrent point en la communauté, c'est
pourquoy l'article 26. plus bas use de ces mots qui sont communs
entre-eux ; mais si le prix en est payé durant le mariage, les heritiers de l'autre conjoint reprendront la moitié du prix , Voyez
du Moulin sur l'ancienne Coustume de Paris §. 30. nomb. 187.
Charondas sur la nouvelle art. 95. Chopin de mesme liv 1. tit. 1.
nomb. 7. Coquille en la question 108. du Fresne au livre 3. chap.
44. où il recite un Arrest du mois de Juin 1641. lequel a jugé qu'en
la donation faite entre conjoins durant le mariage en coustume qui
le permet de tous meubles & acquests, les acquests faits avant le
mariage estoient entrez , mais la difference est bien grande entre la
communauté & la donation, Voyez sur l'article 36. ces mots , tous
leurs meubles, & sur le 70. du tiers du naissant , pour les Offices.
Voyez Loüet lettre O. nomb. 5. & Brodeau au mesme lieu, &
encore sur la Coustume de Paris art. 95. nomb. 16. où il est dit qu'il
en est de mesme que des heritages, à l'exception des simples commissions. Par Arrest du 20. Juillet 1647. il a esté jugé qu'un Office
dependant du Prevost de l'Hostel , dont le mary estoit pourveu a-
vant le mariage estoit entré en communauté, Brod. comme dessus.

Et conquests immeubles.

En quelle Coustume qu'ils soient situez , encore qu'en icelle il
n'y ait point de communauté , la coustume sur laquelle est fondée là
presumptive intention & volonté des conjoints par mariage, estant
plûtost personnelle que réelle , & partant extensive en tous lieux,

où les meubles & les conquefts font fituez , & l'inconvenient qui en
arriueroit (que le mary pourroit frauder la femme en faifant des acquefts aux lieux où il n'y à point de communauté) eftant confiderable ; ainfi iugé par plufieurs Arrefts , fpecialement par un que l'on
datte du 29. Mars 1640. C'eft le fentiment de du Moulin au
confeil 53. de Pacquet de Juftice chap. 21. nomb. 67. De Leprouft
fur la Couftume de Lodunois art. 1. *hoc titulo.* Et de Gouffet fur celle
de Chaumont art. 67. Voyez Loüet audit lieu lettre C. nomb.
16. lequel fentiment eft le plus fuivy, mefme n'eft point contredit,
quoy que d'Argentrée , Chopin & d'autres ayent efté contraires ,
fous pretexte de la réalité des Couftumes , & que d'autres ayent di-
ftingué ; fçavoir quand il y a contraʄt de mariage , & quand il n'y
en a point. Voulans feulement qu'au premier cas de communauté
ftipulée elle ait lieu aux heritages affis où il n'y en a point , comme
il a efté iugé par Arreft de 1595. recité par Charondas fur Paris art.
220.

Les ameliorations & augmentations faites durant le mariage fur
le fond d'vn des conjoints font reputées conquefts aux conjoints,
& s'en doit faire le rembourfement pour moitié par celuy fur le
fond de qui elles font faites , Voyez fur l'art. 39. ces mots Acquefts
& Conquefts immeubles , mais fuivant quel temps , ou de celuy auquel les meliorations ont efté faites , ou de celuy de la diffolution
du mariage s'en fera l'eftimation ? Charondas au lieu cité fur la fin
recite un Arreft de 1602. par lequel il dit avoir efté jugé que l'eftimation fe doit faire, eu égard au temps que les ameliorations ont efté
faites , fans pourtant ouvrir fon fentiment ; j'ay trouvé quelques-
vns de nos Advocats de cette opinion , par la raifon que les deniers
fe prennent fur la communauté dés ledit temps , & que c'eft un
my-denier , Trençon fur la Couftume de Paris att. 244. recite ce
mefme Arreft, par lequel il dit avoir efté jugé que les ameliorations
fe doivent eftimer felon qu'elles valent au jour de la diffolution du
mariage , & il témoigne eftre de ce fentiment fans en donner d'autre raifon que l'argument de la loy unique au §. *taceat ff. de rei uxo-*
riæ actione , & l'on en peut donner celle-cy , que fi des deniers de la
Communauté eftoiēt faits aquifition d'vn fond, les conjoints le pren-
droient lors & au temps de la diffolution de la communauté en l'eftat
qu'ils le trouveroient , & ainfi les ameliorations doivent eftre prifes
& eftimées en l'eftat qu'elles fe trouvent au temps de la diffolution
de la communauté , & j'ay trouvé d'autres de mes Confreres de ce
dernier

dernier fentiment, mais je croy qu'on peut concilier les differentes opinions par une diftinction ; fçavoir fi les ameliorations font faites fur le fond de la femme, ou bien fur le fond du mary : Au premier cas il femble qu'on doive fuivre la derniere opinion, & que la femme ou fes heritiers ne font tenus de payer les ameliorations, qu'eu égard au temps de la diffolution du mariage, & à ce qu'ils en profitent actuellement, la raifon eft que le mary ne peut pas porter prejudice à la femme, ny charger fes propres. Au dernier cas on doit fuivre le premier fentiment comme le plus rigoureux, dautant que le mary eftant le maiftre de la communauté il fait ce qu'il veut, & fe doit imputer d'avoir bafti.

Du fief confolidé au fief dominant, fçavoir s'il eft conqueft, & s'il entre en la communauté ? On diftingue, quand le fief finit, quand il eft confifqué, quand il eft commis, quand il eft acheté, & l'on dit au premier cas qu'il eft propre, parce qu'il retourne & fe reünit à fon principe, aux autres trois cas il eft acqueft ou conqueft, parce qu'il appartient au Seigneur par le moyen d'une caufe extrinfeque & eftrangere. Voyez du Moulin fur l'ancienne Couftume de Paris art. 30. glofe premiere. nomb. 69. Loüet lettre F. nombre 169. Dupineau fur Anjou art. 10. Gouffet fur Chaumont art. 24.

Sinon qu'il y eut traité, &c.

Les contractans mariage peuuent deroger à la Couftume ; car nous tenons pour maxime que les Contracts de mariage font fufceptibles de toutes conventions, ainfi en l'inde Orientale, en plufieurs contrées où les femmes après le deceds de leurs marys font par la Couftume obligées de fe faire brûler avec les corps d'iceux marys, il leur eft permis devant le mariage, & contractant iceluy de ftipuler qu'il leur fera libre de fe faire brûler, ou ne le pas faire, & ny pourront pas eftre contrainte, Vincent le Blanc, Mandeflo & autres. Ainfi parmy nous l'homme & la femme contre la Couftume peuvent ftipuler qu'il n'y aura point de communauté entr'eux, Voyez Papon livre 13. tit. 2. Arreft 2. Il a mefme efté jugé par Arreft du premier Juin 1629. qu'un homme ayant des enfans de fa fervante pouvoit en l'époufant ftipuler, que lefdits enfans & ceux qui naiftroient du mariage n'auroient pour fucceffion qu'vne certaine fomme pourveu qu'elle ne fut pas moindre que la legitime, Voyez Brodeau fur Loüet lettre L. nomb. 7. mais ce qui une fois a efté ac-

H

cordé par le contract de mariage ne peut plus estre changé, & s'il y a derogation à la Coustume, on ne peut plus la rappeller, ny vouloir ce qu'elle veut, comme j'ay dit plus haut, à quoy j'adjoûteray deux Arrests, l'vn du 15. Avril 1608. l'autre du 19. Fevrier 1646. qui ont jugé qu'estant stipulé par le contract de mariage, qu'aprés la dissolution d'iceluy on ne prendra qu'une certaine somme, il n'est pas permis au mary, la femme estant morte de presenter la communauté aux heritiers, & rentrer en droit commun. Que si pourtant par le contract de mariage il est permis au mary de rappeller sa femme à la communauté, dont le contract l'exclud, & qu'il la rappelle, cela est valable, & ce n'est pas vn avantage indirect n'estant que l'execution du contract. Arrest du 25. Juillet 1655. Brod. comme dessus. Voyez l'art. 27. c'est parce qu'on ne peut pas changer les conventions matrimonialles, que la Coustume de Paris deffend les contre-lettres faites hors la presence des parens qui ont assisté au contract de mariage, & qu'elle les declare nulles en l'art. 258. jusques-là que les enfans ne sont pas tenus d'entretenir lesdites contre-lettres, encore qu'ils se portent heritiers de leurs peres qui les ont faites & consenties, & ils peuvent les faire casser comme estant contre le droit public : ainsi le fils ayant donné à sa mere son billet & promesse (hors le contract de mariage) de luy rendre les terres qu'elle luy avoit données par ledit contract, ou luy payer une somme ; cette promesse a esté declarée nulle, nonobstant que la mere eut obtenu jugement. Arrest du premier Février 1576. Charondas sur Paris art. 258. Autre de 1601. Eodem. Item le pere ayant derogé par une contre-lettre à la donation à luy faite, & à ses enfans, par son frere, par le contract de mariage, le fils hetitier du pere donataire la fit casser par Arrest de 1597. recité par Belordeau, partie premiere, livre 3. chap. 106. Autre pareil du 27. Mars 1620. recité par Brodeau, comme dessus. Pareillement le fils ayant remis par son testament à son pere les interests de la somme à luy promise par son contract de mariage, la veuve tutrice de leurs enfans mineurs a esté receuë a debatre ledit testament qui a esté cassé comme contre-lettre & sur la sommation du pere contre ladite veuve, pour faire cesser sa poursuite les parries mises hors de Cour par Arrest du 31. May 1633. du Fresne livre 2. chap. 112. par vn autre Arrest du mois d'Avril 1665. y ayant eu contract de mariage, contenant qu'il estoit donné à la fille 4000. livres, & le gendre n'en ayant touché que 3000. & ayant aprés un billet du beau-père qu'il ne raporteroit que ladite

fomme de 3000. livres, le beau-pere plaidant le gendre pour autre
deub, le gendre ayant demandé la compenfation de 1000. livres
qu'il n'avoit pas touché y fut receu. Suite du Journal livre 3. chap.
13. Voyez du Moulin fur Paris. §. 8. glofe 3. nomb. 22. & aux
Confeils 40. & 45. & ce que j'ay dit fur l'art. 27. Il a efté jugé en
1660. qui ayant eu des articles de mariage portans donation mutuelle de l'ufufruit de tous biens au furvivant fignez de tous les parens, & en fuite contract non figné de la plus part des mefmes parens de la femme qui avoient figné lefdits articles, ce n'eft point
contre-lettre, ny un deffaut capable de faire caffer la donation.

Et fe payent les dettes.

Tant celles faites devant que depuis le mariage fi elles font mobiliaires, qui époufe la femme époufe les dettes, & s'il n'y a traité,
au contraire, par exemple, qu'il foit dit que les futurs conjoints pai-
ront chacun leurs dettes contractées avant le mariage, & qu'il y
ait inventaire fait des meubles par eux apportez en la communauté, auquel cas l'art. 222. de la Couftume de Paris, veut qu'ils demeurent quites des dettes l'un & de l'autre, en reprefentant
ledit inventaire, ou l'eftimation d'iceluy ; ce que Bacquet au traité
de Juftice chapitre 21. nom. 101. explique ainfi ; que le mary qui
fe veut liberer des dettes de fa femme faites avant le mariage, a-
vant iceluy mariage faffe faire inventaire des meubles d'icelle femme par elle apportez en la communauté, & moyennant la reprefentation dudit inventaire, & des meubles y contenus, ou de l'eftimation d'iceux il eft quite defdites dettes contractées par fa femme
avant leur mariage, & il ne peut eftre pourfuivy pour icelles que
jufques à la concurrence defdits biens. Pareillement la femme
moyennant ledit inventaire de fes biens ne peut pas eftre executée
en iceux pour les dettes du mary faites & contractées comme deffus,
Voyez Chopin fur Paris livre 2. tit. premier nomb. 11. Toutes
fois j'ay veu en noftre Prefidial le 10. Avril 1665. debouter une
femme de l'oppofition par elle formée à la faifie & vente des meubles par elle apportez en la communauté, avec ladite claufe conte-
nuë au contract de mariage & inventaire fait, le mary n'ayant rien
apporté, dont ledit inventaire faifoit foy, cela fondé, ainfi que
j'ay appris des Juges fur ce qu'il y avoit communauté qui rendoit
le mary maiftre des meubles, & point de feparation de biens.

Le mefme Bacquet au lieu cité eft d'avis qu'outre la claufe cy-deffus, & l'inventaire on mette au contract de mariage, que les meubles & immeubles des conjoints ne pouront eftre vendus ny faifis pour les dettes de l'un d'eux, faites devant le mariage, ny eux eftre pourfuivis l'un pour l'autre, il adioûte que le mary ny la femme ne font pas receus à prouver par témoins l'apport contre les creanciers, & que la convention de payer les dettes comme deffus, vaut fans inventaire & fans autre formalité entre les conioins qui font en confequence d'icelle, tenus & obligez de fe recompenfer l'un l'autre des payemens faits durant le mariage des dettes contractées devant iceluy, autrement il y auroit avantage indirect. C'eft l'avis du Moulin fur l'art. 246. de la Couftume de Bourbonnois. Arreft du dernier Decembre 1600. recité par Tronçon & Ricard fur la Couftume de Paris, l'infinuation du contract qui porte que chacun paira fes dettes n'eft pas neceffaire, Arreft de 1613. auffi cette infinuation fans inventaire ne fuffit, Voyez Belordeau partie premiere, livre 3. Controv. 52. & 59.

Les obfeques.

Là veuve porte le deüil aux depens du mary, *fecus*, du mary qui porte le deüil à fes depens, Loyfel livre 1. tit. 2. art. 33. J'ay pourtant veu au Siege Prefidial de Châlons juger le contraire au profit du fieur de Ratrait Capitaine au Regiment de Douglas, en confirmant la Sentence du Bailly du Comté, qui avoit ordonné qui ledit fieur & fon Valet feroient habillez & veftus de deüil aux depens de la fucceffion de fa femme, & du fils heritiers d'icelle, que par tranfaction emportoit prefque tous les biens. Voyez Bacquet de Juftice chap. 21. nomb. 38. Brodeau fur Loüet lettre V. nomb. 11. Mornac fur la Loy premiere *de his qui notantur infamiâ.*

Sur la part du decedé.

Conformement à la Loy 18. *de religiofis*, &c. mais cela n'empefche pas le creancier qui a fourny les chofes neceffaires d'agir, contre la veuve fi elle a accepté, fauf fon recours. Voyez Lepreftre chap. 68. cent. 1. On peut ftipuler le contraire de cette article, Couftume de Sens, article 279.

ARTICLE XX.

ET doit eftre ledit partage fait également entre le furvivant & l'heritier, fans rien referver fors feulement au furvivant, fes veftemens qu'il avoit de couftume porter és iours de Dimanches & moyennes Feftes qui luy demeurent contre l'heritier du decedé hors part, & fans en faire recompenfe audit heritier ; & quant aux autres habits dudit furvivant il les peut avoir fi bon luy femble, en recompenfant l'heritier de la moitié d'iceux.

Il y a une pareille difpofition en l'article 30. plus bas pour les veftemens de la femme qu'elle a couftume de porter les Feftes & Dimanches, lefquels veftemens il eft dit qu'elle reprendra en renonçant à la communauté, ou j'ay dit qu'outre lefdits habits des Feftes & Dimanches, la vefue doit emporter fes habits ordinaires & de tous les jours : ce qui eft denié par le prefent article, au cas qu'elle accepte la communauté, finon en recompenfant l'heritier du mary. La difference eft bien grande des deux cas, au premier la veuve abandonne tout, & doit avoir pour l'honneur de fon fexe dequoy couvrir fa nudité, au deuxiéme elle a des biens & n'eft pas prefumée eftre en neceffité des habits ordinaires.

Ses veftemens.

On demande fi ce mot comprend les bagues & joyaux, Coquille veut qu'oüy au regard des bagues & chofes femblables de petite valeur que la femme a couftume de porter fuiuant fa condition, & non pas de celles qu'elle porte par parade, *ut fit honeftius lege fi ut certo §. interdum ff. commodati.* C'eft fur Nivernois art. 16.

H iij

hoc titulo, le nommé la Mairesse apres la mort de sa femme si le
du nommé Gerauds ayant transigé avec ledit Gerauds, & estant
dit qu'il prendroit les vestemens de sa femme, pretendoit devoir
emporter ces bagues, joyaux & ceinturons d'argent d'icelle femme, dont il fut debouté au Presidial de Chalons le 28. Mars 1667.
j'ay veu (en cas de stipulation que le mary reprendra ses habits à
son usage) luy adjuger la moitié du linge à son usage.

ARTICLE XXI.

LE mary est reputé Seigneur des meubles &
conquests immeubles, durant & constant le
mariage de luy & de sa femme, & en peut dif-
poser par donation, vendition, échange ou autrement entre vifs, sans le consentement de sadite
femme & sans fraude, mais par testament & ordonnance de derniere volonté ne peut disposer
que de la moitié d'iceux.

La communauté de l'homme & de la femme est plûtost imaginaire
que veritable au regard de la femme tant que le mary vit, le mary
estant reellement & actuellement le maistre de la communauté, à
cause du pouvoir qu'il a de disposer des biens d'icelle sans le consentement de la femme pour faire & porter les charges du mariage,
sans fraude & entre vifs & non par testament, la communauté ne
commãçant (à le bien prendre au regard de la femme) qu'aumoment
qu'elle cesse entre le mary & elle par la dissolution du mariage. Auquel cas seulement la femme se peut dire dame & maistresse de la
part qu'elle avoit en la communauté, la moitié de la femme en la
communauté n'est point actuelle ny formelle ; maishabituelle, vir-
tuelle, potestative, fortuite & contingente ; mais arrivant le decez
du mary sans qu'il en ait disposé l'evenement forme le droit de la
femme à elle acquis dés l'instant du contract de l'acquisition du
conquest, ou de l'obligation ou contract de constitution fait par le
mary ou à son profit, d'où sensuit qu'elle a execution parée con-

tre les debiteurs fans qu'elle ait befoin de la demander en iugement, comme veulent quelques-uns : elle a pareil droit que l'heritier du mary, le mort execute le vif, & non pas le vif le mort,
ainfi que i'ay dit ailleurs, & telle eft noftre pratique qui eft tres
jufte, Voyez Couarruuias au livre 1. chap. 19. verfet 2. de fes
refolutions, & du Moulin fur l'ancienne couft. de Paris §. 25.
nomb. 2. Ce droit que la femme a au conqueft n'empefche point
le droit folidaire du mary en iceluy, de maniere que fes heritiers,
encore que la femme renonce à la communauté, le prennent non
pas comme une chofe qui ne leur appartenoit pas, ny par un droit
nouveau, mais comme chofe qui ne leur décroit point, *jure non
decrefcendi.* C'eft pourquoy ny la femme ny l'heritier du mary ne
doivent aucun droit de fief, ny ayant nulle mutation, voyez Chopin fur Paris livre 2. tit. 1. nomb. 13.

Eft reputé Seigneur.

Ces paroles font dire à Louet en la Lettre M. nomb. 25. qu'arrivant à la femme mariée une fucceffion, elle n'eft pas tant heritiere que fon mary, à qui les meubles appartiennent & non pas à
elle, qui n'y a rien qu'apres la communauté diffoluë, c'eft pourquoy l'on dit mort de beau pere, nôpces de gendre.

Le mary qui commet un crime & ne confifque pas perd, & diminuë la communauté, fans que la femme le puiffe empefcher ny
s'en plaindre, & fans qu'elle puiffe demander la diftinction de fa
part, finon apres l'amende & la reparation payée. Arreft de 1624.
voyez Brodeau fur Louet lettre C. nomb. 33. lettre D. nomb. 31.
& du Frefne au livre 1. chap. 28. Autre chofe eft quand le mary
confifque, voyez l'art. 263. plus bas. Pareillement fi le mary commet felonie ou defaveu, il perd le fief, conqueft entre luy & la
femme au préjudice d'elle, pour les raifons dites plus haut, que le
droit de la femme n'eft point actuel. Voyez du Moulin fur Paris
§. 30. nomb. 74.

En peut difpofer par donation, &c.

Coquille judicieufement reftraint le pouvoir du mary à ce regard aux droits particuliers & meubles en efpeces, & non pas en
l'univerfité defdits meubles, comme ne fe pouvant la donation

de tous meubles faire sans fraude : c'est en la question 106, le pouvoir donné par le present article au mary ne s'estend pas aux acquests faits par la femme avant le mariage, & stipulez entrer en la communauté par le contract dudit mariage, Voyez coquille comme dessus, ny apres la mort de la femme pendant la continuation de la communauté, entre le pere & les enfans au regard des conquests, & de la part des enfans en iceux. Arrest de 1570. du 21. Mars, si ce n'est pour payer les dettes de la communauté. Autre Arrest de 1531. voyez Charondas sur Paris art. 242. & plus bas en ce lieu sur l'art. 59. *ea mota*, conquests faits.

Sans fraude.

Sans enrichir luy ou ses enfans en diminution de la communauté, *quatenus bona fides patitur*, *lege 3. cod. pro socio*. C'est pourquoy la donation faite par le mary à ses enfans du premier lict des conquests faits auec sa seconde femme a esté declarée nulle par Arrest de 1533. mais celle faite par l'oncle à sa niepce d'un conquest a esté jugée valable, par autre Arrest de 1571. voyez Pitou sur Troyes art. 81. la difference est qu'il y a incapacité au premier cas, c'est un avantage indirect ; & au second il n'y en a point, ny pareillement de presumption de fraude ; pour cette raison la Coustume de Paris en l'art. 225. A ces mots (sans fraude) adjoute ceux cy (à personne capable) voyez Charondas audit lieu, Coquille és questions 96. & 106. La vendition est reputée faite en fraude, si elle est faite sans cause & sans recevoir deniers à personne suspecte. Arrest de 1556. pour la vefve Camart, Charondas *ut supra*.

Mais par testament.

Le mary vit comme maistre, il meurt comme compagnon & associé : or l'associé ne peut pas aliener la part de son associé *L. nemo ff. pro socio* Par Arrest de Janvier 1608. il a esté jugé qu'un mary n'avoit pû leguer par testament, *ad pias causas*, une rente & hypoteque au payement d'icelle un conquest de la communauté au préjudice de sa femme, & de la part qu'elle y avoit ; Il est recité par Richard sur Paris, si toutesfois le mary par testament & par forme de restitution legue quelque chose de la communauté, ou pour estre payé des biens d'icelle, le leg vaudra, & quand il n'en

seroit

feroit rien dit, le payement s'en fera fur lefdits biens, voyez Mornac fur la loy 27. ff. *de probationibus*, la femme renonçant à la communauté, & le mary ayant legué tous fes biens, le legataire prendra la part de la femme en la communauté. Arreft du 10. Avril 1607, voyez fur l'art. 70. plus bas.

ARTICLE XXII.

L E mary durant & conftant le mariage a le gouvernement & adminiftration des propres heritages de fa femme, & peut difpofer des fruits d'iceux fans le confentement d'elle ; mais en la proptieté ne peut aucune chofe faire à fon prejudice fans fon confentement.

Comme il a cy-devant efté dit que le mary eft le maiftre & Seigneur des meubles de la communauté d'entre luy & fa femme, & des conquefts faits pendant icelle communauté, pour en difpofer comme bon luy femble, avec raifon & jufte temperament. Il eft dit par le prefent article que le mary eft adminiftrateur des propres de fa femme ayant droit de la regir, en prendre, percevoir les fruits, & les faire fiens en tant qu'il fupporte les charges du mariage ; Il eft proprement à ce regard le tuteur de la femme fans eftre obligé de rendre compte. *Te ifti virum te amicum, te tutorem, patrem do, terence.* Voyez la loy, *in rebus cod. de iure dotium.*

Peut difpofer des fruits.

Partant il doit entretenir les propres & les rendre en bon eftat, ce qui a efté jugé par l'Arreft rendu entre M. Jean Morel & les heritiers de fa femme en 1650. Voyez l'art. 381. ces entretenemens qui ne font point fuiets à reftitution, comme font les ameliorations & augmentations faites fur le fond d'un des conjoints. Le mary peut faire baux des chofes propres à fa femme a fix années de celles qui font fituées dans les villes, & à neuf de celles qui font aux champs Couftume de Paris art. 227. Voyez

I

celle de Sens art. 274. & doivent les baux des bois (encore que la coupe ne s'enface qu'à longues années) estre reduits comme dessus, on en doit accommoder la coupe, voyez Louet lettre B. nomb. 2. lesdits baux doivent estre entretenus par la veufve & heritiers s'il n'y a anticipation. Voyez Lepreftre chap. 30. cent. 1. Coquille sur Niver. art. 4. *hoc titulo*. Le mary peut recevoir les droits du fief mouvant de celuy de sa femme, sans qu'elle s'en puisse plaindre ny retenir le fief par retenuë feodale : Toutesfois les choses estant encore en leur entier, & avant que les droits soient payez, la femme peut de son chef (en se faisant autoriser par justice) retenir le fief. Arrest du 4. Juin 1628. Voyez Brodeau sur Paris art. 21. nomb. 5. du Moulin sur l'ancienne coust. §. 1. glose 1. nomb. 24. & suivans.

Mais en la proprieté.

Reguliérement pour chose que le mary face, il ne peut pas faire préjudice à sa femme quant aux propres, il ne peut vendre, échanger, faire partage ou licitation, charger, obliger, ny hypotequer lesdits propres sans le consentement de sa femme, coustume de Paris art. 226. Voyez la loy *domum C. de rei vindicat.* C'est ce qu'on dit communément *maritus non potest onerare propria uxoris.* D'où vient que si le mary apprehende une succession écheuë à sa femme sans son consentement, & sans qu'elle mesme se porte heritiere, il ne peut pas luy préiudicier. Autrement le mary sous pretexte du gain des meubles, dont il est le maistre pourroit aprehender une succession ouverte, dont s'ensuivroit la vente & la perte des propres de la femme. Jugé au profit de la femme par Arrest de 1593. par lequel le mary fut condamné de rendre ce qu'il avoit pris de la succession sans dommages & interests, parce qu'il n'avoit point de dol en luy, s'il y en avoit eu & qu'il eut pris de grands biens sans faire inventaire, il eut esté condamné aux dommages & interests. Jugé pareillement au Presidial de Châlons sur un appel de sainte Menehoud le 12. Juillet 1672. Voyez Louet & Brodeau en la lettre M. nomb. 25. Coquille sur Niver. art. 26. *hoc titulo,* & en la quest. 96. Mais en l'aprehension d'heredité, comme dessus le consentement tacite de la femme suivy des actes comme si elle s'aproprie des meubles de la succession en majorité vaut autorisation & suffit ; sçavoir si le mary peut par sa faute perdre le propre de sa femme. On distingue de la faute qui consiste *in faciendo,* & de celle qui consiste seulement

in omittendo, & l'on dit qu'au premier cas le mary ne peut pas
porter prejudice à sa femme, mais qu'il le peut faire au deuxiéme ;
par exemple s'il ne paye pas au Seigneur les droits à luy deubs pour
les propres de sa femme la commise aura lieu , Voyez Louet &
Brodeau en la lettre F. nomb. 13. Lepreftre chap. 94. cent. 2. Toutesfois Coquille en la question 55. semble estre d'avis contraire,
dont il donne cette raison que la commise estant odieuse les igno-
rans n'en doivent pas estre punis pour la faute d'autruy , & cite la
loy , *crimen ff. depœnis*, & la loy *saucimus cod. eodem*.

Le mary ne peut pas valablement recevoir le remboursement
d'une rente dotale sans le consentement de la femme. Arrest de
18. Novemb. 1610. Mornac sur la loy 13. *ff. de fundo dotali*, Voyez
Peleus livre 8. Arrest 28. & sur l'art. 121. plus bas sur les mots (&
fou-rachetables) de la vente des propres de la femme par le mary,
voyez ce que j'ay dit sur les art. 57. & 145. Charondas sur Paris
art. 227. ou il dit qu'en cas de vente, échange, ou autre alienation faite par le mary du propre de sa femme sans son libre consentement, la femme apres la dissolution du mariage peut vendiquer l'heritage pour en joüir sans charge en tel estat & droit qu'il
estoit devant l'alienation.

Ne peut.

Voyez ce que j'ay dit sur de semblables mots de l'article 24. ces
mots rendent le contract fait par le mary des propres de sa femme
sans son consentement, nul radicalement & essentiellement, d'où il
s'ensuit qu'elle peut le vendiquer comme il vient d'estre dit, mais le
mary qui a vendu le propre de sa femme sans son consentement, a
un qui en avoit connoissance ne laisse pas d'estre tenu de la garentie
& de rendre le prix & les dommages & interests. Arrest du 10. Decembre 1640. Brodeau sur Louet lettre A. nomb. 14. ainsi Iugé au
Presidial de Châlons le 5. Decembre 1651. contre Ieofrin Vindeur,
le contract portoit que l'heritage vendu estoit du propre de la femme
par qui le mary vendeur promettoit faire ratifier.

ARTICLE XXIII.

LE mary peut fans le confentement de fa femme intenter actions perfonnelles & poffeffoires, pour raifon des heritages du propre de fadite femme, fans qu'elle foit en qualité, peut auffi intenter les actions reelles pour raifon defdits heritages, pourveu toutesfois qu'elle foit en qualité avec fondit mary.

Cet article eft fondé fur les précédens, puifque le mary eft maiftre des fruits des propres. Il eft raifonnable que le poffeffoire qui regarde les fruits feulement foit en fon pouvoir, & tout au contraire du petitoire, puifque l'alienation du fond luy eft defenduë, ainfi en action purement poffeffoire qui eft purement défait, & ne fait point de breche à la proprieté, le mary peut agir feul ou eftre convenu, quoy que le fond appartienne à la femme, mais s'agiffant (par éxemple) de complainte d'vne fucceffion efcheuë à la femme dont elle eft faifie par le Couftume, elle doit eftre en caufe. *Item*, en matiere de fervitude ou les titres font requis au poffeffoire, ainfi qu'és Benefices, & ou la maintenuë au poffeffoire emporte pleine maintenuë, & en toute action reelle & perfonnelle qui regarde le fond, & emporte alienation de la proprieté ou confirmation d'icelle, comme font les refcifions des contrats de ventes d'heritages, & autres appellez *inrem fcripta*, ainfi jugé pour des criées faites du bien de la femme fans la nommer fur le mary, qu'elles eftoient nulles, encore que depuis la femme foit venuë en Jugement declarer qu'elle les approuvoit, Voyez Bourguier lettre D. nomb. 21. Bacquet de Iuftice chap. 26. Coquille en fa queft. 107.

Il y a quelques exceptions de ce que deffus, en effet, la Couftume de Vermandois en l'art. 30. pour que le mary peut intenter les actions reelles qui concernent les heritages de fa femme pour fon intereft feulement, il a les actions vtiles, Voyez la loy, *doce ancillam eod. de rei vendie.* Par exemple fi la femme ne veut pas apréhender fa

fucceffion a elle efchuë, il peut comme maiftre des meubles l'apré-
hende fans elle, mais les jugemens rendus conte le mary, ne peuvent pas prejudicier à la femme qui n'eft pas en caufe, par la raifon
du precedent article, auffi peut-elle intervenir pour empefcher la
collufion, Voyez la Couftume de Rheims art. 223. où il eft dit que
le mary feul fans fa femme, toutesfois en qualité de mary, peut retenir l'heritage vendu par le parent de fa femme qui eft de la ligne
d'icelle du Moulin en excepte le cas de feparation de biens,
& la couft. de Bourbonnois, en l'article 465. y adjoûte ces mots (fans
le confentement, & fans procuration d'icelle,) & Mornac ceux-cy
etiam fi vxor diffentiat, c'eft fur la loy *maritus de procuratoribus*.

Pourveu toutesfois qu'elle foit en caufe.

Puifque la couftume permet au mary d'agir & d'intenter les
actions reelles de fa femme pourveu qu'elle foit en caufe, elle le fait
curateur né de fa femme fans qu'il foit befoin de luy en creer un autre encore qu'elle foit mineure, quoy que le contraire ayt efté jugé
par l'Arreft du fieur de la Guefle, recité par Chopin, fur Paris livre
2. tit. 1. nomb. 16. & par Loüet lettre M. nomb. 1. par lequel il
fut dit s'agiffant de recifoirdu propre de la femme mineure qu'il luy
feroit creé un curateur, & que le mary demeureroit en caufe pour
fon intereft, Voyez Brodeau, comme deffus & Mornac fur ladite
loy, *maritus*.

Que fi le mary eft mineur, fçavoir s'il peut auffi eftre curateur
né de fa femme, & s'il n'eft pas neceffaire de luy en creer vn autre?
l'opinion la plus commune eft qu'il n'eft pas befoin de creer un curateur, & que le mary le peut eftre, Voyez Loyfel liure 1. tit. 2. art.
22. & le Comment. és Inftit. . Lepreftre chap. 60. Cent. 2. & plus
bas fur l'art. fuivant.

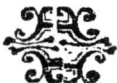

ARTICLE XXIV.

FEmme mariée ne peut vendre, ou autrement contracter sans l'autorité & licence de sondit mary, soit aupreiudice de luy ou d'elle.

Le sens du present article est que la femme mariée ne peut sans l'autorité du mary contracter. Ce qui se fait en deux manieres ; La premiere par convention verballe ou par écrit, lequel écrit se fait sous seing privé où publiquement, pardevant Nottaires. La deuxiéme en Iugement, *contrabimus enim in iudicio*, c'est pourquoy la coustume de Paris en l'art. 224. porte que la femme ne peut estre en Iugement, ainsi qui font celles de Rheims en l'art. 13. & Chaumont en l'art. 67. & si la femme contracte sans icelle autorité en aucune de ces façons ce qu'elle fait est nul & non obligatoire, tant pour le mary que pour elle & ses heritiers, & tel est l'vsage audire de du Moulin sur l'art. 111. de la coust. de Sens, la raison est que les femmes sont en la puissance des maris & non des peres, & que le Revenu des imeubles de la femme appartient au mary pour porter les charge du mariage, & que la femme estant foible d'esprit elle seroit facilement surprise, Voyez l'art. 60. de la coustume de Sens, Loysel livre 1. tit. 2. art. 20. Instit. il y a exception en ce qui est d'estre en Iugement quand la femme est separée de biens. Paris art. 224. si ce n'est que ce soit par son fait & faute au dire de du Moulin, sur l'art. 123. de la coust. de Monfort, mais cette sepparation n'empesche point que la femme n'ayt besoin pour contracter de l'autorité du mary non pas mesmes celle pour seuices audire de Chopin, elle ne sert que pour estre en jugement comme il vient d'estre dit, pour joüir par la femme des fruits des immubles & s'obliger modérément pour alimens du mary, d'elle & de leurs enfans & non pour vendre & hypotequer le fond. Voyez Loüet & Brobeau lettre F. nomb. 30. Monarc sur ladite loy Maritus, Chopin sur Paris livre 2. tit. 7. nomb. 6. du Fresne livre 1. chap. 72. en cause criminelle soit en demandant soit en deffendant la femme n'a pas besoin d'estre autorisée par son mary, Voyez la Coustume d'Orleans art. 200. celle

de Berry, art. 11. tit. 1. du Moulin sur l'article 114. de l'ancienne
Coustume de Paris, l'autorité du mary est encore necessaire à la
femme pour contracter, encore qu'il n'y aye point de communauté
entre luy & elle, *Item* quoy que par le contract du marige le mary
ait autorisé la femme pour regir les actions. *Item*, en cas de mort
civile, du moins aux derniers cas la femme ne doit par requeste
representée au Iugé demander l'autorité à justice, Voyez Brodeau
& Chopin comme dessus, Gousset sur Chaumont art. 67. la raison
est qu'en tous lesdits cas le mary à droit d'alimens sur les propres de
la femme, & ainsi il a interest, qu'ils ne soient pas alienez, que la
femme soit tenüe de nourir son mary, Voyez Expilly chap. 84.
Coquille quest. 150. Brodeau sur Louet lettre C. nomb. 29.
la femme separée de biens ne peut pas estre cottisée aux Tailles séparément parce qu'elle est tousiours en la puissance du mary. Arrest
du 16. Mars 1658. Des-maisons lettre D. nomb. 3.

Ne peut.

La difficulté est grande de sçavoir si ces mots emportent nullité
precise, en telle sorte que la femme mariée s'estant obligéé sans l'autorité de son mary, luy mort elle n'en soit nullement tenüe, ou bien
s'ils emportent seulement nullité causative qui n'a lieu qu'autant
que l'empeschement dure, Coquille en sa question 100. tient
la derniere opinion, neantmoins la premiere est plus probable & la
plus suivie, elle est de du Moulin en plusieurs endroits, spécialement
sur la Coustume de Sens en l'art. 110. sur Poitou art. 225. & au Conseil 5. & sur la loy 1. de verb. oblig. où il dit que *negatiua præmissa
verbo (potest) tollit potentiam iuris & facti, inducit necessitatem absolu-
tam, & designat actum impossibilem*, Voyez Chopin au lieu cité
nomb. 15. Leprestre chap. 60. Cent. 2. Il n'y a point d'apparence
de faire valoir, *ex post facto*, ce qui n'a rien valu en son commencement, de plus ces mots de nostre article, (au prejudice de luy &
d'elle) levent la difficulté, marquans les deux temps, sçavoir celuy
de la vie du mary, pendant laquelle il est maistre de la Communauté, & en quelque façon des propres de sa femme & d'elle mesme,
par ces mots, au prejudice de luy, & le temps de la mort du mary
& de la dissolution du mariage, auquel temps la femme est de-
livrée de la puissance du mary, & peut agir par ces mots (& d'elle)
Voyez l'art. 223. de la Coustume de Paris, & le 111. de celle de Sens,

ou du Moulin à ces mots (au prejudice d'elle) adjoute ceux-cy, n'y de ses heritiers, tel a esté l'ancien vsage & maniere de pratiquer des coustume de France, de Paris & par tout, neantmoins cette maxime que la femme qui contracte sans l'autorité du mary n'est point obligée, iceluy mary estant decedé n'est pas si generale qu'il n'y ayt quelque exception, (par exemple) quand les deniers de l'obligation ont tourné au profit de la femme seule, comme si l'obligation est contractée pour son propre fait, si elle s'oblige au cours & continuation d'vne rente deüe de son chef, auquel cas l'obligation quoy que faite sans l'autorité du mary vaut à l'égard de la femme & de ses heritiers. Arrest de 1568. pour la nommée du Preau, recité par Charondas sur Paris art. 236. *Item*, si la femme s'est obligée pour la dot de sa fille, qu'elle est naturellement tenüe & obligée de doter. Arrest du 12. Avril. 1575. au cas duquel Arrest le mary estoit absent au temps de l'obligation, Voyez Mornac sur la loy 21. *ff. ad senat. velleia vnum*, pareillement pour alimens de son mary, d'elle, & de leurs enfans, Voyez Coquille, question 103.

Donner.

Bien que la femme ne puisse pas donner sans l'autorité de son mary, elle peut consentir que son frere r'appelle ses nepveux à sa succession à son prejudice sans ladite autorité, Voyez Chopin sur Paris, livre 2. tit. premier nomb. 18.

Sans l'autorité.

Precise & expresse, *in formâ specificâ & non per equipollens*, par ce mot, a autorisé, la presence du mary & son obligation solidaire avec la femme ne suffisant pas, jugé au Presidial de Châlons le 28. Novembre 1648. pour Barbe Petit, Voyez Loüet lettre A. nom. 9. Lepreftre cent. 2. chap. 16. jugé encore en Juin 1670. au mesme Presidial pour la veuve Montelon Serger, pour une promesse solidaire faite par ledit Montelon & sa femme au profit d'un Marchand de Troyes, pour des laines, sans autorisation, quelques-uns des Juges vouloient que cette promesse eut son effet, attendu le deceds du mary qui la rendoit, à ce qu'ils pretendoient, bonne & valable contre la veuve, selon qu'il a esté dit plus haut, ladite veuve avoit renoncé à la communauté.

L'autorité

L'autorité eſt preſumée en quelque cas, comme quand il s'agit
de ménage, qu'il n'y a point de fraude de la part du creancier. Ainſi
jugé audit Preſidial ſur un appel du Bailly Comté pour Brian Paſſe-
mentier, contre les heritiers de N. deu pour une promeſſe de 98. liv.
faite par elle, pour marchandiſes ſans autoriſation de ſon mary‖ lors
vivant, que leſdits heritiers furent condamnez de payer nonobſtant
le deffaut d'autoriſation, pareillement la femme du nommé Tabouret Laboureur, ayant acheté ſur le champ de foire à Châlons un cheval pour le labourage, & payé le prix, le mary l'ayant renvoyé, &
demandant la reſtitution du prix, il en fut debouté. Par autre jugement dudit Preſidial du 28. Novembre 1650. Voyez Coquille, *ut
ſupra*, cette autorité n'eſt pas requiſe quand il s'agit de retirer le mary de priſon. Arreſt du 27. Aouſt 1564. & 19. Juin 1600. & 28.
May 1647. ny s'il s'agit de l'avantage de la femme, comme d'une
donation qui luy eſt faite, ou l'autoriſation du mary n'eſt pas neceſſaire, s'il n'y a charge, comme la retention d'uſufruit. Arreſt du 29.
Mars 1631. le deffaut d'autoriſation n'annulle que les contracts pre-
judiciables à la femme, & non ceux qui luy ſont profitables; de
meſme que le mineur peut faire ſa fortune meilleur ſans l'autorité de ſon tuteur, & ne peut pas la faire pire, *lege contrariis regula s
ff. de pactis*. Voyez Loüet & Brodeau, lettre A. nomb. 9. & lettre M. nomb. 11. pour eſter en jugement cette formalité rigoureuſe
d'autoriſation n'eſt pas requiſe, mais auſſi l'autoriſation tacite ne
ſuffit-elle pas, il faut un conſentemeent exprés du mary, qu'il ſoit
en cauſe, & qu'il compare par Procureur ſuffiſamment fondé. Voyez
Charondas & Lepreſtre aux lieux citez plus haut.

De ſon mary.

On a diſputé ſi le mary mineur peut autoriſer ſa femme majeure? Chopin ſur Paris livre 2. tit. 1. nomb. 16. tient que non, l'opinion contraire eſt pourtant plus juſte, un mary mineur, dit Loyſel,
peut autoriſer ſa femme majeure, ſans qu'elle s'en puiſſe faire relever, Inſtit. livre 1. tit. 2. art. 22. ainſi jugé par Arreſt de 1608. contre la femme majeure d'un mary mineur autoriſée par luy. La raiſon eſt que l'autoriſation ſe fait en conſideration du mary, & pour
ſon ſeul intereſt. Auſſi Lepreſtre en raportant ledit Arreſt au chap.
61. cent. 2. dit qu'en prononçant iceluy il fut dit, par Monſieur le
Preſident, que la Cour n'avoit point entendu faire tort au mary,

ny juger à son égard. Voyez Mornac sur ladite Loy *maritus*. Ainsi le cessionnaire de biens est en droit d'autoriser sa femme qui vend ses propres, & sans cela la vente est nulle, pour l'autorisation de la femme par son mary cessionnaire en jugement, si elle est requise, ou non, Voyez Chopin & Charondas, aux lieux cy-devant citez, où ils sont de divers sentimens.

Quoy que le mary refuse d'autoriser sa femme, & qu'elle soit autorisée par iustice, lors qu'il s'agit du propre d'icelle, ou de succession a elle écheuë & recueillie, si le mary en a profité, & si en cas de succession il n'a point fait d'inventaire, il demeure obligé. Arrest de 1552, cité par Pitou sur Troyes art. 80. ainsi iugé au Presidial de Châlons pour arrerages de constitutions, contre Auvergnac, pour Daras, Voyez Loyseau du deguerpissement livre 2. chap. 4. Par Arrest du 18. Juin 1601. il a esté iugé que le mary commun en biens avec sa femme ne pouvoit pas desavoüer le Procureur qui avoit comparu pour sa femme autorisée par iustice à son refus, ny faire casser ce qui avoit esté fait avec icelle femme. Voyez Mornac au lieu cy-devant cité. Si la ratification faite par le mary de ce que la femme a fait sans son autorité vaut autorisation. Voyez Lepreftre comme dessus, Charondas sur Paris art. 224. où il y a des Arrests qui ont jugé qu'ouy; mais ce n'est pas à l'égard d'un tiers, Voyez sur l'art. 225. ces mots, de dans l'an & jour.

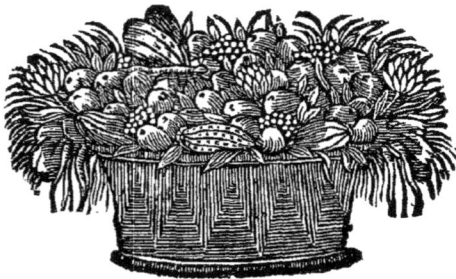

ARTICLE XXV.

TOutes-fois fi elle exerce marchandife publique au veu & fceu de fon mary, eft reputée autorifée de fondit mary, pour valablement contracter au fait de ladite marchandife, & en eft ledit mary obligé à ce regard, & en peut eftre executé en fes biens, finon, qu'auparavant y eut revocation par luy publiquement, ou en juftice faite du pouvoir & adminiftration de fadite femme audit frais de marchandife.

Bien que l'article parle indiftinctement de la femme qui exerce marchandife publique, fans dire fi c'eft la mefme marchandife que le mary exerce, où fi elle eft diftincte & feparée, comme fait celle de Paris en l'art. 235. fi devons nous diftinguer, y ayant bien de la difference de l'obligation de la femme qui fait autre negoce que fon mary, foit à fon égard, foit à l'égard du mary, & de celle qui fait le mefme trafique que fon mary, eftant conftant que la femme qui au veu & fçeu de fon mary, & fans qu'il y contredife exerce quelque trafique feparé, & que fon mary n'exerce pas, s'oblige non feulement iufques-là qu'apres le deceds de fon mary elle eft tenüe des dettes qu'elle a contractées pour fon trafique felon l'art. 236. de la Couftume de Paris, mais elle oblige fon mary qui n'y a point parlé, quelques-uns difent de la mefme facon qu'elle eft obligée, & par corps fi la matiere eft telle, ainfi qu'il a efté jugé par les Arrefts, fpecialement par celuy trivial du 22. Fevrier 1628. contre un Maffon mary d'une Poiffonniere, Voyez du Frefne livre 2. chap. 4. Brodeau fur Loüet lettre F. nomb. 11. Chopin fur Paris, liv. 2. tit. premier, nomb. 9. voyez ce qui fuit. La minorité en ce cas n'eft point confiderée. Arreft de 1606. Brodeau comme deffus, & peut la femme eftre emprifonnée, Boerius decifion 246. mais elle ne peut vendre fes immeubles, bien peut-elle les hypotequer eftant mineure.

Mais la femme qui fait le mesme trafique que son mary, sans qu'il l'empesche, ne s'oblige nullement, la femme n'est pas reputée marchande publique, pour debiter la marchandise, dont son mary se mesle, Paris art. 235. elle n'oblige que son mary, comme feroit un Facteur, le mary est tenu de ce qu'elle fait, *institoria actione*, tellement que si elle renonce à la communauté, elle est quitte de l'obligation qu'elle a contractée pour ledit trafique, Voyez Chopin & Charondas sur Paris, le premier au livre 2. tit. 1. nomb. 7. l'autre sur l'art. 236. Coquille quest. 103.

En est le mary obligé.

Le tablier de la femme oblige le mary, puis qu'il en profite, il est juste qu'il en soit tenu, *lege æquum est ff. de instit. actione*. Mais cette obligation ne s'estend pas contre le mary au corps, ny aux propres du mary, mais aux meubles & conquests de la communauté, laquelle seule peut-estre enflée dudit trafique, & non pas les propres; ces mots (executée en ses biens) semblent ne parler que des meubles; neanmoins il y a pareille raison pour les conquests, il y a difference entre cette Coustume & celle de Paris, la derniere usant en l'art. 234. de ces mots, elle oblige son mary touchant le fait, &c. ce qui cause qu'en ladite Coustume on condamne le mary par corps, parce qu'en fait de marchandise l'obligation est par corps & la femme est obligée par corps, & nostre Coustume limite l'obligation du mary à ses biens, comme dit est, & ne doit partant estre estendüe, ny le mary estre condamné par corps. Ainsi iugé par Arrest du 9. Fevrier 1567. Rapporté par Charondas sur ledit art. 236. sans dire en qu'elle Coustume, Voyez Buridan sur Vermand. art. 19. & sur Rheims art. 13.

ARTICLE XXVI.

FEmme mariée peut difpofer par teftament de la moitié des meubles, acquefts & conquefts immeubles, communs entre fon mary & elle, fans le confentement de fondit mary, & pourveu que ce foit à perfonnes capables.

Cela fe fait, parce que l'execution du teftament a trait aprcs la mort, apres laquelle le mary eft à terme de la puiffance maritale, le mariage eftant diffous, Voyez Coquille queft. 114. Mornac fur le titre *pro focio*, M. Loüis Godet en ce lieu, en donation pour caufe de mort le confentement & l'autorifation du mary font neceffaires; c'eft un contraƐ, & non pas un teftament, Voyez *Covarruvias de teftamentis, Rubrica 3.* & la Couftume de Chaumont en l'art. 66. où elle limite le pouvoir de la femme mariée, en ces mots, la femme mariée ne peut faire contraƐ entre vifs, ce qui implicitement luy donne pouvoir de faire contraƐ pour caufe de mort, mais la noftre parle indiftinƐement en l'art. 24. en ces termes, ny autrement contraƐer.

Pourveu que ce foit, &c

Pourveu qu'elle ne legue point lefdits biens à fon mary direƐement, ny indireƐement, felon l'article fuivant. Voyez fur iceluy.

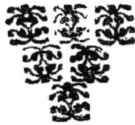

ARTICLE XXVII.

HOmme & femme ne se peuvent avantager l'un l'autre par don, testament ou autrement, directement, ou indirectement, ne par personnes interposées.

C'est pour honorer le mariage de quelque imaginaire ressemblance de cette divine liaison, par laquelle les amis ne sont qu'une ame en deux corps, & ne se peuvent rien prester, ny donner ; La Loy a defendu à l'homme & à la femme les donations voulant inferer par-là que tout doit estre commun entre eux, & qu'ils n'ont rien a partager ensemble, Montagne au chap. 26. de ses essais ; c'est chose horrible, dit Plutarque, que l'on ose dire qu'il y ait du tien & du mien entre l'homme & la femme, & que tout ce qu'ils ont ne soit pas commun entre eux ; c'est ce qui cause la prohibition du present article ; à quoy l'on peut adiouter que c'est pour empescher que la trop grande affection ne dépoüille l'un des conioints à l'avantage de l'autre & pour l'en revestir, qu'ils ne soient prodigues l'un envers l'autre par trop de facilité & de bonté, afin que leur amour soit honneste & sans interest, que le simple ne tombe pas en pauvreté par les artifices du rusé, voyez Ulpian au Loix premiere & troisiéme de Donat, *inter virum & uxorem*, donation en mariage & concubinage ne vaut. Loysel instit. liv. 1. tit. 2. art. 23.

· On demande si la disposition du present article s'estend, à d'autres Coustumes qui permettent aux conioints de se donner, & aux heritages qui y sont assis ? Je répond qu'oüy : par la raison qu'en ce cas nostre Coustume est pure personnelle, & non réelle, regardant les mariez, & non leurs heritages, partant elle s'estend hors son territoire ; il s'agit de l'habilité & capacité, & la Coustume rendant le conioint incapable du don ; c'est un deffaut pareil à celuy de l'âge qui s'estend suivant l'art. 68. aux autres Coustumes, si nostre article avoit lieu seulement pour les heritages assis en la Coustume, il seroit aisé de frauder, Voyez du Moulin au Conseil 31. Chopin sur Paris livre 2. tit. 4. nomb. 15. & tit. 7. nomb. 5. où il est d'avis contraire, &

au traité des privileges des ruftiques, où il n'eft pas bien intelliglible,
& tecite un Arreft de 1549. auffi recité par Pitou fur Troyes art.
97. mais diverfement, qui eftant bien examiné fait à mon intention ;
il s'agiffoit d'une donation faite par un des conioints demeurans
en Auvergne, où il eft permis aux conjoints par mariage de fe
donner l'un à l'autre, icelle donation faite de biens fituez à Paris,
où il n'eft pas permis aux conjoints de fe donner, laquelle donation a efté confirmée ; & cela eftant (à fens contraire) la couftume du domicile d'effendant de donner, on ne peut pas donner ce
qui eft affis en couftume qui permet de donner.

Homme & Femme.

Ces paroles ne fe peuvent entendre que des mariez actuellement, & elles apprennent tacitement que les non mariez en contractant mariage peuvent s'avantager l'un l'autre, mefme iceux ou
l'un d'eux feulement, eftans mineurs fi la donation eft reciproque,
ob dubium eventum. Arreft de 1625. le tout pourveu que lors de
la donation il n'y ait point encore de contract de mariage paffé
entr'eux : car s'il y a contract ne contenant point de donation,
ils n'en peuvent plus faire, ce qu'il faut diftinguer s'il y a eu des
parens affiftans au contract de mariage ou s'il n'y en a point eu,
& fi lefdits parens font du cofté du donant ou du cofté du donataire:
car s'il n'y a point eu de parens, il eft permis aux futurs conjoints
de fe donner par contract pofterieur, s'il y a eu des parens affiftans
du cofté du donant, il faut pour la validité de la donation qu'ils
y foient prefens & confentans. Arreft de 1589. Louet lettre D. nomb. 28. mais ceux du cofté du donataire n'y ont que
faire : c'eft le fens de l'art. 258. de la couftume de Paris, voyez
fur ce fujet Louet audit lieu, Mornac fur la loy premiere, *ff. de
pactis dotalibus*, & ce que j'ay dit fur l'art. 19. plus haut. Voyez
encore touchant les donations faites apres les contracts du mariage,
du Moulin fur le confeil 262. d'Alexandre, & fur la couftume
d'Auvergne tit. des donations art. 26. Chopin & Charondas fur Paris,
& pour les donations faites par mineurs par leurs contracts de mariage, Lepreftre chap. 47. cent. 1. Pitou fur Troyes art. 85.

Ne fe peuvent avantager.

Etiam du confentement de l'heritier, fi ce n'eft que ce confen-

tement parroiſſe tout à fait volontaire , & qu'il ſoit donné ſans
induction, devant que le donateur ſoit au lict de la mort, ſans
quoy le don eſt nul, voyez Chopin ſur Paris livre 2. tit. 4. nomb.
15. du Moulin ſur la couſtume de Vitry art. 99. ou il cite un Arreſt
rendu ſur un appel d'un jugement rendu par le Bailly Deſpernay,
lequel Arreſt a caſſé le leg fait à la femme par le mary moribond
du conſentement de l'heritier frere, comme eſtant ledit conſentement preſumé donné de force, & de peur que le teſtateur ne
face pis ; & encore ſur la couſtume d'Auvergne en l'art. 43. des
ſucceſſions, & au Conſeil 206. Gouſſet ſur Chaumont art. 68.
Pitou ſur Troyes art. 84. En cette couſtume à cauſe de ces mots
(ne peuvent) j'eſtime que les conjoints ne ſe peuvent donner en
quelque façon que ce ſoit ; ils ne peuvent pas par le contract de
mariage ſtipuler qu'il leur ſera permis de contrevenir à cet article,
s'avantager l'un l'autre, ny appoſer aucune clauſe poteſtative,
par laquelle le conjoint puiſſe durant le mariage faire ou ne pas
faire une choſe, dont l'autre conioint tirera profit, ce qui eſt reputé avantage indirect , ſecus ſi la condition eſt caſuelle, comme
le cas de predecez. Arreſt de 22. Juin 1619. Brodeau ſur Louet
lettre O. nomb. 5. Ricard ſur Paris art. 282. La raiſon eſt que les
particuliers ne peuvent pas deroger au droit public, Voyez du Moulin ſur l'art. 4. des droits des gens mariez de la couſtume de
Bourgogne.

Directem.nt ou indirectement.

Non ſeulement il eſt deffendu aux mariez de ſe donner l'un à
l'autre, ce que veut dire ce mot (directement.) Mais il ne leur
eſt pas permis de faire des confeſſions & declarations, dont l'autre
conjoint puiſſe profiter, & eux & leurs droits en eſtre amoindris
& diminuez , icelles ne ſuffiſant pas ſi d'ailleurs il n'appert qu'elles
ſont veritables ; autrement eſtant preſumées faites en fraude de
la couſtume & avantage indirect, *Qui non poteſt donare non poteſt*
confiteri. L. eum qui decem §. titea ff. de legatis 3. L. qui teſtamenta
ff. deprob. Voyez Coquille queſt. 121. & ſur Nivernois art. 19. hoc
titulo, *Covarruvias Variar; cap. 7. n. 4. tomo 2.* Ainſi un marié ayant
ſtipulé par ſon contract de mariage d'employer en achapt d'heritages les deniers à luy promis par le pere de ſa femme, & vendu
pendant le mariage une ſienne terre, & du prix achepté une autre
tetre qu'il avoit dit par le contract d'acquiſition avoir acquiſe des
deniers

deniers à luy promis & payez par le pere de sa femme sans qu'il apparut du payement, aucontraire estant notoire que l'acquisition estoit faite du prix de la terre venduë, la femme pretendant emporter icelle terre comme sienne, en fut deboutée, & lacite terre adjugée aux heritiers du mary à la charge du doüaire, à cause de la subrogation, si mieux la femme n'aimoit payer les deniers à elle promis. Arrest de 1563. Charondas art. 282. de la coustume de Paris, Bacquet de Iustice chap. 15. nomb. 66. Il y a toutesfois des confessions & des declarations permises aux maris, par exemple le mary ayant vendu le propre de sa femme, peut en achepter un autre heritage, & le remplacer & en faire sa declaration, sans que cela soit reputé avantage à la femme, jugé par Arrest de 1541. recité par Gousset sur Chaumont, voyez Coquille en sa question 137. en ce cas il faut qu'il apparoisse de la vente du fond de la femme. Pareillement le mary peut donner à sa femme une autre maison en doüaire que celle qu'il luy a promisse, *nihil dat sed datum significat, Lege hæredes §. si quid ff. qui testamenta facere possunt.* Voyez Charondas sur Paris art. 26. L'un des conioints peut aussi consentir l'insinuation de la donation faite par le contract de mariage; c'est un acte qui a une consequence necessaire, & un effet retroactif *Lege ultima §. si mihi modo, cod. de donation. propter nuptias.* Arrest de 1578. Voyez Chopin sur Paris livre 2. tit. 3. nomb. 7. Fortin sur l'art. 184. *eodem* Brodeau sur Louet lettre D. nomb. 6.

Ne par personnes Interposées.

Le Iurisconsulte Ulpian en la loy, *si sponsus §. generaliter ff. de donat. inter vir. & vxor.* parlant des mariez, dit que *quod inter ipsos aut qui ad eos pertinent, aut quod per interpositas personas donationis causa agitur non valet,* & la Coustume d'Auvergne en l'art. 9. des donatio. vse de ces mots (au profit de son mary, & des enfans de son mary d'autre mariage ou autre a qui le mary puisse ou doive succeder)& la pratique est que soit que le conjoint qui veut faire don ayt des enfans ou non, ou que les enfans de l'autre a qui il veut donner, puissent meriter ou non, le don est nul fait par un conjoint aux enfans de l'autre, luy vivant, quelque declaration que face la personne prohibée qu'il ne pretend rien au don,& quelque clause que porte la donation ou testament, que le donateur ou testateur entend que la personne prohibée

L

n'en puiſſe profiter. Ainſi Iugé par les Arreſts, en grand nombre
dont on en cite un en la couſt. de Vitry, contre le Baron des Arcs,
un autre de 1646. en la couſt. de Troyes, Voyez Brodeau ſur Loüet
lettre C. nomb. 17. du Freſne livre 1. chap. 74. & 84. & liv. 2. chap.
6. Lepreſtre chap. 18. Cent. 1. l'article 283. de la couſt. de Paris eſt
different au cas que le donateur n'ayt point d'enfans & n'a lieu aux
autres couſtumes qui s'en taiſent comme il a eſté jugé par les Arreſts,
Voyez ce que i'ay dit ſur l'art. 63. au mot capable, que l'vn des conjoint eſtant decedé l'autre ſurvivant puiſſe faire don aux enfans d'i-
celuy, pourveu qu'il n'y ayt point de ſuggeſtion, cela eſt hors de
doute.

Quant aux dons ou legs faits par conjoints à d'autres perſonnes
parens de l'vn d'eux pere mere, ſœur, oncle, tante & autres, ſçavoir
s'ils ſont vallables ou non ? Ie tiens indiſtinctement que tels dons &
legs ſont nuls comme faits indirectement, & par perſonne interpoſée,
ſi ce n'eſt au regard de ceux faits aux parens collateraux ayans enfans,
en telle ſorte qu'il n'y ayt point d'apparence n'y de preſumption que
l'autre conjoint leur puiſſe ſucceder, ou que le légataire ou donataire
parent collateral ayant enfans puiſſe meriter de ſon chef, auquel
cas il a eſté jugé que le leg eſtoit valable, par Arreſt du 17. Mars
1652. recité par du Freſne au livre 3. chap. 13. & par Ricard au traitté
des donations, ſections 16. partie 1. neantmoins par Arreſt recité par
Bacquet au traité de juſtice chap. 21 nomb. 318. le leg fait par le nommé Malingre à ſa belle mere ayant enfans a eſté confirmé, mais cet
Arreſt fut rendu ſans tirer à conſequence, & par autre cité par ledit
du Freſne livre 5. chap. 9. qu'il dit eſtre du 15. May 1649. autre leg
de 30000. livres fait par Bourgoing à la Damoiſelle Mandat ſa belle
mere a eſté approuvé, contre lequel on dit qu'il y a eu requeſte civile, partant ne doivent leſdits Arreſts faire loy, Voyez Lepreſtre,
chap. 118. Cent. 1. par Arreſt du 5. Decembre 1644. Il a eſté Iugé
que le mary ou la femme ne peut pas leguer au frere de l'autre conjoint qui n'a point d'enfans, Voyez du Freſne livre 3. chap. 13. &
a lieu cette nullité auſſi bien à l'égard du donateur que de ſon heritier, pouvant iceluy donateur revoquer ſon don, & le faire caſſer,
Arreſt du 18. Ianvier 1655. pour le don fait par la femme au profit du
fils de ſon mary, du Freſne livre 8. chap. 6.

ARTICLE XXVIII.

ENtre deux conjoints par mariage nobles ou
le mary seulement estant noble, la femme de
quelque condition qu'elle soit, roturiere ou servi-
le, le survivant d'iceux pourveu qu'il n'y ayt enfans du mariage ou d'autre gaigne & emporte si
bon luy semble, tous les biens meubles & dettes
actives de la communauté à charge de payer les
frais des obseques & funerailles: & legs pitoyables
faits par le decedé qui sont en deniers ou en meubles, & a payer pour vne fois, avec les dettes personnelles passives, & au regard du surplus du testament, il se paye par les heritiers dud. trepassé aux
ausquels appartient le propre dud. decedé, & en-
entr'eux & led. survivant se partissent également
les acquests & conquests, immeubles faits durant
& constant leur mariage, & est tenu ledit survivant opter & declarer s'il veut accepter lesdits
meubles ou y renoncer dedans quarante jours
apres que le decez dud. deffunt est venu à sa connoissance, toutes-fois ou lesdits dettes provien-
droient du fait du mary, il ne pouroit renoncer
a prendre lesdits meubles pour se décharger desdites dettes au prejudice des heritiers de sa femme.

Par l'article 19. Il est dit qu'àpres le décez de l'vn ou de l'autre
des conjoints, les meubles, dettes & le reste se partagent également,

en voicy une exception n'y ayant nul partage à faire entre nobles, ou
le mary eſtant noble ſeulement, auquel cas, ſupoſé que les mariez
ayent contracté mariage, & eſtably premierement leur domicile
ailleurs, l'ayant à l'heure du decez du premier mourant, en cette
couſtume, l'article aura lieu, comme eſtant un fait de ſucceſſion
ou l'on ſuit le domicile du temps du deceds, & non pas un fait de
communauté ou l'on ſuit la couſtume du premier domicile, ce qui a
eſté jugé par Arreſt de 27. Avril 1568. entre les heritiers de Ragueau, recité par Bacquet de juſtice, chap. 21 nomb. 75.

Conjoints par mariage.

Pitou ſur le 11. article de la Couſtume de Troyes, veut que le
mary ait fait le devoir marital, pour iouïr du privilege de cet article, & dit avoir eſté ainſi Jugé par vn ancien Arreſt, Louis Godet
en ce lieu eſt de ce ſentiment, Gouſſet pareillement ſur Chaumont,
art. 6. où il cite un Arreſt de Dijon; mais il y a apparence que la
benediction nuptiale donnant le doüaire à la femme, comme il ſera
montré plus bas, & meſme le droit de communauté comme j'ay
dit plus haut, la meſme benediction eſt ſuffiſante afin que les mariez jouiſſent du benefice de l'article.

Nobles.

La Couſtume ne diſtinguant point, il ſemble qu'on ne doit point
diſtinguer, & ainſi qu'elle entend parler de tous nobles, ſoit d'extraction, par Office ou par annobliſſement, mais quant a joüir du
privilege en queſtion, quoy qu'on vive roturierement, elle en fait
la limitation en l'article ſuivant aux nobles d'extraction.

Dettes actives.

Nonobſtant que les dettes actives competent & appartienent au
ſurvivant, il ne laiſſe pas d'eſtre tenu du remploy des propres (du
premier mort) vendus pendant la communauté, Voyez ce que i'ay
dit ſur l'art. 37. parlant du donataire par don mutuel, Voyez Fortin
ſur Paris art. 267. Ricard au meſme lieu.

Ou d'autre.

Quid iuris, en Coustume où ces mots (ou d'autre) sont obmis? Voyez Gousset sur Chaumont art. 6. Saligny sur Vitry art. 74.. Il semble qu'il en doit estre de mesme qu'au don mutuel qui est empesché par les enfans des conjoints de quelque lict que ce soit.

Au regard du surplus.

Cela se fait de crainte que le mourant n'elude l'effet de la coustume par des donations, il y a un Arrest rendu en la Coustume de Senlis, par lequel le mary survivant a esté condamné faire delivrance des bagues & joyaux d'or, leguez par la femme, & deschargé du leg en deniers, il est rapporté par le Grand sur Troyes article 11. Glose 5.

Dans quarante jours.

Ce temps n'est point fatal, & il peut estre reparé, n'y ayant point d'exclusion expresse, comme en d'autres Coustumes Voyez celles ce Troyes art. 11.

Toutes fois ou les dettes, &c.

C'est icy le cas auquel il n'est pas permis au mary noble survivant de refuser de prendre les meubles de la communauté pour se descharger des dettes, au prejudice de l'heritier de la femme, sçavoir quand les dettes procedent du fait du mary, ce qui est fondé sur ce que le mary est maistre de la communauté, qu'il peut charger comme bon luy semble, partant il en doit porter les charges, & n'y peut pas renoncer, d'où s'ensuit que si les dettes viennent d'ailleurs, exemple si elles ont esté contractées par la femme deuant le mariage le mary a la liberté aussi bien que la femme de prendre ou refuser les meubles, & en les refusant faire payer aux heritiers de la femme moitié des dettes si mieux ils n'ayment renoncer à la communauté, auquel cas si le mary est chargé des dettes pour le tout, aussi prend-t'il entierement les biens de la communauté mesme les conquests dont il seroit privé s'il estoit contraint d'ac-

L ij

cepter les meubles sans y pouvoir renoncer comme le veut la coustume de Vermandois plus rigoureuse & moins juste, en l'art. 20.

ARTICLE XXIX.

PErsonnes extraites de noble lignée, encore qu'elles vivent roturierement, peuvent neanmoins user du benefice de ladite Coustume, & se gouverner selon icelle, tout ainsi que s'ils vivoient noblement.

Voyez le 3. art. plus haut, où il y a pareille disposition pour les droits des Seigneurs, dont partant le present article n'est pas presumé parler, mais seulement du privilege contenu au precedent.

ARTICLE XXX.

FEmme Noble, ou roturiere, peut renoncer, si bon luy semble, à la communauté d'entr'elle & son feu mary, la Noble de dans trois mois, & la roturiere de dans six semaines, apres le trépas de sondit mary, & sans qu'elle soit tenüe de jetter la clef sur la fosse, & faire autre solemnité fors qu'elle est tenüe en faire declaration en Iustice en personne, ou par Procureur, specialement fondé, & ne doit en ce faisant soy immiscer, és biens de ladite communauté ne rien emporter d'iceux, fors les habillemens seulement qu'elle avoit de coustume porter és iours de Dimanches & Festes communes,

& eft en ce faifant quite des dettes dont elle pouvoit eftre tenüe à caufe de ladite communauté,
& où elle décéderoit de dans ledit temps de trois
mois, ou fix femaines refpectivement ; peut fon
heritier faire pareille declaration dedans le temps
qui refte defdits trois mois ou fix femaines.

Cy-devant la pratique eftoit, Que nonobftant le contenu au prefent article, la veuve foit Noble, foit roturiere, eftoit receüe à renoncer à la communauté de fon mary en tout temps, pourveu qu'elle ne fe fût point immifcée és biens d'icelle communauté, & lors
qu'elle eftoit affignée comme commune, & qu'elle demandoit le
délay de deliberer ; il luy eftoit accordé felon fa qualité de trois
mois, ou de quarente jours. Aujourd'huy par l'Ordonnance de 1667.
au titre des delais de deliberer, la veuve auffi-toft apres le deceds de
fon mary doit faire faire inventaire des biens de la communauté,
pourquoy elle a trois mois iceux expirez, ou bien du jour que l'inventaire eft fait, s'il eft fait devant ledit temps, le délay de délibérer qui eft de quarente jours court, & fi elle eft affignée comme
commune apres les quarante jours que l'inventaire a efté fait, elle
n'aura point de délay de délibérer, & fi au jour que l'affignation
échoit le temps de faire inventaire, & les quarante jours ne font
écheus, elle aura ce qui refte, & s'ils font expirez, encore qu'il ne
foit pas fait, elle n'aura aucun délay, fi ce n'eft qu'elle ait excufe
legitime, auquel cas luy fera donné temps pour faire inventaire &
pour délibérer.

Peut renoncer.

La chofe eftant entiere, & en ce faifant demeurer quite des dettes
mobiliaires deües par fon mary au jour de fon trépas, & faifant faire
bon & loyal inventaire, Couft. de Paris art. 237. Ces mots, la chofe
eftant entiere, s'entendent pourveu que la fême veuve n'ait rien pris,
fouftrait & recelé des biens de la communauté, & ceux (faire bon
& loyal inventaire) s'entendent qu'il n'y ait omiffion ny recelé volontaire, & n'eftant point dit qu'il doit eftre clos, cela n'eft pas

neceffaire, &ledit inventaire décharge la veuve des dettes du mary où elle n'a point parlé, pourveu qu'elle ne foit point marchande publique, en rendant compte des biens contenus en l'inventaire, duquel compte elle n'eft point quite qu'en cas de minorité ou de furprife averée. Voyez Lepreftre chap. 4. cent. 1. Bacquet de juftice chap. 21. nomb. 27. & 31. Coquille queft. 118. Brod. fur Loüet Lettre C nom. 54. en renonçant la femme reprend fes propres veritables, & les fictifs & conventionnels feulement, & non pas le refte de fon apport, qui eftant entré en la communauté eft perdu pour elle par le moyen de la renonciation. Arreft rendu contre une veuve qui avoit apporté en mariage une grande fomme de deniers, fans ftipuler que partie d'icelle luy fortiroit nature de propre, où qu'elle pourroit la reprendre en renonçant, & fut le tout abforbé par les creanciers du mary, à la referve d'une penfion qui luy fut donnée pour vivre, mais il en va autrement quand la femme eft mineure lors & au temps qu'elle contracte mariage, & qu'elle n'a point d'immeubles, comme j'ay dit plus haut, le remede eft de ftipuler par le contract de mariage que la femme en renonçant reprendra fon apport, mefme fon preciput, dans laquelle ftipulation l'on comprend parfois les enfans & les heritiers, & aufdits cas la reprife fe fait en renonçant. Voyez plus bas ces mots, eft quite en ce faifant à la fin, pour laquelle reprife la femme a hipoteque fur les immeubles du mary du jour du contract de mariage, & elle vient au marc la livre en cas de deconfiture avec les autres creanciers fur les meubles, voires en cas de ftipulation d'employ des deniers apportez par la femme en achapt d'heritages, ou qu'ils luy feront propres, & aux fiens d'eftoc & ligne, & fans icelle ftipulation, pourveu que la reprife comme deffus foit ftipulée, & pour toutes les conventions matrimonialles, preciputs, indemnitez, dettes & remploy ftipulez quoy que mobiliaires, la femme eftant oppofante au decret des immeubles de fon mary, les creanciers d'elle oppofans fur ce qui luy revient feront mis en ordre fur les deniers, ou jour de leur hipoteque fans venir au marc la livre, ainfi qu'il a efté jugé par plufieurs Arrefts, mais s'il n'y a qu'une fimple faifie és mains du receveur des confignations apres le decret, les deniers en ce cas eftans meubles le premier faififfant les emportera. Arreft du 7. Septembre 1640. Brod. fur Loüet lettre D. nomb. 66. & fur Paris art. 37. il a efté jugé par Arreft de 1631. qu'en cas de ftipulation de reprife de l'apport indiftinctement. La femme peut reprendre non

feulement

feulement ce qu'elle a apporté en mariage, mais auſſi ce qui luy eſt écheu & donné durant le mariage. Voyez Loüet & Brodeau lettre F. nomb. 28. où il y a autre Arreſt de 1641. qui a jugé qu'eſtant dit par le contract de mariage qu'avenant le decedsdu mary, la femme & ſes heritiers reprendront, la femme eſtant morte la premiere les heritiers peuvent reprendre.

Bien que le mary lors qu'il a contracté mariage & fait les dettes demeuraſt en couſtume ou la femme n'a pas le benefice de renoncer à la communauté, ayant depuis transferé ſon domicile en couſtume qui permet ladite renonciation, elle le peut faire. En ce cas on ſuit la couſtume du domicile du mary au temps du decéds. Arreſt du 1. Fevrier 1521. recité par Pitou ſur Troyes art. 12.Voyez plus bas art. 66. il y a Arreſt de 1587. par lequel il a eſté jugé que la femme qui a renoncé à la communauté en peut eſtre relevée; il eſt raporté par le Grand ſur la meſme couſtume de Troyes art. 12. gloſe 1. nomb. 17. & par autre du 7. Septembre 1559. raporté par le Veſt chap. 60. il a auſſi eſté jugé que la femme peut eſtre relevée de l'acceptation de la communauté, y ayant fraude & ſurpriſe de la part de l'heritier, comme recelé de dettes, & autres ſemblables: & par un 3. du 8. Mars 1605. recité par Lepreſtre chap. 4. cent. 1. il a eſté jugé que la femme ne peut pas prendre la communauté par benefice d'inventaire.

La femme qui renonce à la communauté peut prendre les reparations civiles adjugées pour la mort de ſon mary, pareillement l'enfant non heritier ou pere. Voyez Loyſel livre 6. tit 3. art. 22. inſtit. & ne peut cette reparation eſtre ſaiſie par les creanciers du mary. Arreſt du 8. Avril 1666. des Maiſons lettre R. nombre 7.

Il y a Arreſt dans Boué qui eſt le 62. du 29. Avril 1641. par lequel eſtant mort inſolvable, la femme a eſté condamnée payer à l'Apotiquaire les medicamens a elle fournis durant le mariage, & déchargée de ceux fournis aux enfans, en pays de droit écrit.

La femme qui renonce à la communauté & qui eſt contrainte de payer les dettes du mary à cauſe qu'elle y eſt obligée à ſon recours pour le tout, ſi ce n'eſt qu'il s'agiſſe de dot promiſe à la fille commune à elle & à ſon mary, *quia commune negotium*; auquel cas elle n'aura recours que par moitié, Voyez Bacquet de juſtice chap. 21. nomb. 95. Lepreſtre chap. 58. nomb. 85. cent. 2. & en ſes Arreſts des enqueſtes, Brod. ſur Loüet lettre F. nomb. 17. pour l'hipoteque, voyez plus bas.

M

Apres le trépas du mary.

Ces paroles femblent exclure la femme de la renonciation en cas de mort civile & de feparation de biens; neanmoins elle luy eft permife en l'un & l'autre cas. Voyez Lepreftre au chap. 67. cent. 1. veut qu'en cas de feparation pour la validité d'icelle, la femme foit obligée de renoncer à la communauté; ce que je trouve bien rude; car ainfi il ne feroit pas loifible à une femme qui voit fon mary en chemin de perdition d'aller au devant de fon dommage, & fe precautionner par la demande en feparation de biens pour fauver le refte de fon naufrage, principalement fi le contraſt de mariage luy eft defavantageux, & que le meilleur de fon bien foit en meubles, & foit entré en la communauté, ces mots de la Loy, *ubi adhuc de iure dotum (fi maritus vergit ad inopiam)* font pour moy, du Moulin fur l'art. 123. de la Couftume de Montfort au mot, feparé, adjoûte ceux-cy par Sentence du Juge ou partage executé, ce qui autorife mon dire.

Il a efté jugé en cas de mort civile que la femme peut pourfuivre la caution du mary pour fes conventions matrimonialles. Par Arreft de Juillet 1613. recité par Brod. fur Loüet, lettre C. nom 26. à la fin, mais pour la reprife ftipulée en renonçant, foit au cas de diffolution de mariage, foit en cas de furvie, la difficulté eft grande fi elle fe fera en cas de mort civile ou de feparation de biens ? Bacquet au traité de Juftice dit la queftion avoir efté appointée, Brodeau, *ut fupra*, parlant de la repetition des conventions matrimonialles dit, qu'elle fe peut faire en cas fus-mentionnez, mefmes que l'exaſtion de la dote fe peut faire, Supofé qu'elle ne foit ftipulée qu'en cas de furvie, & en rapporte quelques Arrefts, dont il excepte le preciput ftipulé en cas de predeceds, fuivant l'Arreft de 1613. par la raifon que la femme peut mourir la premiere, mais il ne decide point noftre queftion; quant à moy j'eftime que cette (claufe de reprendre en cas de diffolution de mariage & de furvie) n'eft point extenfible à d'autres cas, aufquels les contraſtans ne doivent pas eftre prefumez avoir penfé, & qu'elle n'a point d'effet qu'apres la mort naturelle du mary, toutes-fois en cas de feparation de corps & de biens, cette claufe peut avoir lieu, parce qu'elle a les mefmes effets que la mort naturelle.

Ne rien emporter.

On demande si la femme qui renonce à la communauté emportera le preciput stipulé par le contract devoir estre pris par elle avant partage faire ? Pitou sur Troyes, art. 83. tient qu'oüy, & en raporte un Arrest qu'il cite de 1567. Neanmoins il n'y a guerres d'apparence, la stipulation cy-dessus y repugnante, puisqu'elle porte que ce preciput sera pris avant partage faire, ce qui supose que la femme prenne la communauté, aussi Chopin sur Paris ne veut-il pas qu'elle le prenne s'il n'y a autre clause au contract, par exemple, celle-susmentionnée (que la femme reprendra le preciput en cas de renonciation) & il en donne cette raison, que le preciput est de la communauté & en fait partie, & par consequent, il ne peut pas estre pris par la femme non commune, & qui renonce à la communauté.

En cas de stipulation, comme dessus, de reprendre par la femme ce qu'elle a apporté en renonçant, si ce qu'elle a apporté est encore en nature, elle peut le reprendre mesme en cas de saisie à requeste des creanciers du mary, elle le peut vendiquer, & elle en aura main-levée. Jugé ainsi en nostre Presidial au profit de la veuve Moreau, contre Brian, lequel il fut dit qu'il contesteroit si ladite veuve avoit apporté les meubles en question saisis à la requeste dudit Brian en la communauté. Voyez Charondas sur Paris art. 172. Brodeau *ibidem*, article 160. la Loy *in rebus cod de iure dotium.*

Fors les habillemens.

L'usage est parmy nous que la femme renonçant à la communauté peut retenir les habits qu'elle porte ordinairement & tous les jours, outre & pardessus ceux que cet article luy permet d'emporter, en effet, prenant l'article à la lettre il les luy donne, car elle n'emportera pas ses habits des Dimanche toute nuë.

Sçavoir si les habits fus-mentionnez que la Coustume permet à la femme de prendre & emporter, ou bien ceux qu'elle est en droit de prendre par preciput avant partage faire suivant l'article 20. sont vendus ou engagez, le mary ou son heritier est tenu de les degager, ou en acheter d'autres ? Il s'est trouvé des Auteurs qui ont répondu qu'oüy, Voyez Gousset sur Chaumont art. 7. mais je suis d'avis contraire, & que le mary estant le maistre de la com-

munauté , & ayant pû difpofer des habits de fa femme , elle eſtant
obligée de prendre les chofes en l'eſtat qu'elles fe trouvent , elle fe
doit imputer s'il ne fe trouvent point d'habits , fans que l'heritier
foit tenu de luy en acheter , où de les retirer & dégager , & en tout
cas l'achat ou dégagement fe devroit faire des deniers de la communauté , où ceux du prix font entrez , & s'il fe faifoit autrement , la
femme auroit double profit , *certat tunc de lucro captando* , & l'heritier , *de damno vitando* , ce qui eſt plus favorable ; la Couſtume préfuppofe que les habillemens qu'elle permet d'emporter font en nature dans la communauté ; mais il faut qu'il n'y ait point de vol de
la part du mary.

Eſt quite en ce faifant.

En telle forte que fi elle a payé quelque dette où elle eſt obligée
avec fon mary , elle en fera dédommagée pour le tout , comme je
vient de dire , Voyez du Moulin fur l'art. 247. de la Couſtume de
Bourbonnois , & elle aura hipoteque pour fon indemnité du jour
du contraſt , fi en iceluy il y a claufe qu'elle poura renoncer à la
communauté , & reprendre fon apport fans eſtre tenüe des dettes ,
où elle aura parlé , dont fon mary fera tenu l'acquiter , felon la decifion des nouveaux Arreſts , entr'autres de celuy du 1608.
raporté par Bouguier en la lettre H. nomb. 10. & de l'autre de Septembre 1656. qui eſt en la fuite du Journal des Audiences , livre 3. chap. 30. à quoy toutes-fois on apporte une exception ,
fçavoir quand l'obligation de la femme eſt poſterieure à la faifie
des biens du mary , parce qu'il y a préfomption de fraude , & fi ladite claufe n'eſt point au contraſt de mariage , l'hypoteque n'eſt
que du jour de l'obligation de la femme avec le mary , il y en a
un Arreſt recité par Lepreſtre qu'il datte de 1628. Autre du 21.
Aouſt 1660. & 5. Fevrier 1661. Suite du Journal au lieu cité Brodeau fur Loüet lettre F. nomb. 17. dit bien que les derniers Arreſts
ont jugé que fans ladite claufe l'hipoteque eſt du jour du contraſt
de mariage ; mais il ne les cotte ny datte point , finon qu'en la lettre R. nomb. 30. Il en cite un du 7. Septembre 1645. lequel eſtant
notoirement anterieur à ceux citez cy-deſſus , les poſterieurs doivent prévaloir comme une nouvelle Jurifprudence.

A cauſe de la communauté.

Ces paroles ſuppleyent celles-cy de quelques Couſtumes (ſi ce n'eſt qu'elle ſoit marchande publique) ou qu'elle ſoit obligée expreſſement.

Peut ſon heritier.

Le droit de renonciation paſſe à l'heritier pour prendre en renonçant ſeulement les propres, & non pas l'apport, ſuppoſé meſme qu'il y ait ſtipulation de repriſe ſi elle eſt ſeulement au profit de la femme, cette clauſe eſtant perſonnaliſſime, non communicable d'une perſonne à une autre, non tranſmiſſible à qui que ce ſoit, jugé contre les enfans par grand nombre d'Arreſts. Voyez le Preſtre chapitre 4. cent. 1. Loüet lettre F. nomb. 28. Mornac ſur la Loy *tale pactum ff. de probat.* Mais il eſt loiſible de comprendre les enfans & les heritiers en la clauſe de repriſe, & ſi les enfans ſont compris en la clauſe de renonciation, au cas de laquelle la repriſe eſt ſtipulée, bien qu'ils ne ſoient pas compris en la repriſe, mais la femme ſeulement, la repriſe ſe fera par eux comme y eſtans ſous entendus, autrement la clauſe de renonciation à leur égard ſeroit inutile, leur eſtant acquiſe par la couſtume & par le preſent article, & en conſequence de ce, la mention des enfans opere pour la repriſe. Arreſt du 27. Fevrier 1624. Voyez Brodeau comme deſſus, où il eſt dit encore qu'en cas qu'il ſoit porté par le contract de mariage que la femme ou ſes enfans pouront renoncer & reprendre, l'enfant heritier de la mere eſtant mort en minorité ſon heritier peut du chef dudit mineur faire l'option d'accepter la communauté, ou de renoncer & de reprendre.

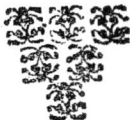

ARTICLE XXXI.

ET ou se trouveroit que ladite femme auroit pris, transporté ou recellé aucuns des biens d'icelle communauté, durant la maladie de son mary ou depuis son trépas, doit estre privée dudit benefice de renonciation.

La femme qui a recelé & renoncé à la communauté du depuis, est privée du benefice du précédent article : nonobstant qu'elle soit mineure d'ans, parce que c'est un délit qui approche du larcin. Voyez Cujas consult. 11. Louet & Brodeau lettre H. nomb. 24. & lettre R. nomb. 1. Leprestre chap. 4. cent. 1. & elle sera declarée commune pour estre tenüe des dettes de la communauté, tant à l'égard des creanciers que des heritiers du mary, lesquels heritiers profiteront du total du recelé, dont ils n'auroient eu que moitié sans ledit recelé. Ainsi iugé contre une femme qui en outre fut privée de l'usufruit de la part du mary, dont elle estoit en droit de iouir à cause du don mutuel qu'elle avoit fait avec luy par Arrest du 15. May 1646. en la coustume de Paris, du Fresne livre 8. chap. 28. La femme qui a renoncé & apres la renonciation recele, prend & transporte les biens de la communauté n'est point reputée commune ; mais les creanciers ou heritiers peuvent agir contr'elle comme pour larcin extraordinairement, iugé contre la veuve Pilot, Gousset sur Chaumont art. 7. la femme qui accepte la communauté, & par apres latitte des biens d'icelle communauté à l'insceu des heritiers & des creanciers peut estre poursuivie pour la restitution civilement & non criminellement, *quia socia*, & pour peine elle perdra sa part en ce qu'elle a pris sans amende, & ne sera pas privée de la communauté, voyez Brodeau sur Louet lettre C. nomb. 36. Bacquet comme dessus, Leprestre chap. 4. susdit.

ARTICLE XXXII.

SI aucuns deniers font donnez en mariage à une fille ou une femme à la charge d'eftre employez en heritages au profit d'elle par fon mary pour luy fortir nature de propre, fi le mary n'a employé lefdits deniers apres la diffolution du mariage, elle ou fes heritiers doivent prendre avant partage faire fur les biens de la communauté lefdits deniers entierement, fi la communauté le peut porter, & où elle ne le pourroit porter fe doit prendre le furplus fur le propre & naiffant du mary, ou fes heritiers qui a deub faire ledit employ, & fans en faire confufion pour ce regard.

Charondas trouve cette difpofition (de reprendre par la femme fes deniers ftipulez eftre employez fur la communauté) iniufte, parce que (dit-il) fa part en la communauté en eft diminuée dautant; & il veut qu'elle les prenne fur les propres du mary indiftinctement, en quoy il fe trompe (fauf correction) & feroit en ce cas la fociété leomine, parce qu'en ce cas la femme reprendroit fes deniers deux fois, l'une fur la communauté qui en eft enflée, l'autre fur les propres du mary, voyez Loyfel en fes inft. livre 3. tit. 3. art. 17. Louet & Brodeau lettre R. nomb. 24. & 30. & l'art. 232. de la couftume de Paris, encore que noftre article ne parle que des deniers ftipulez eftre employez, fi eft-ce qu'ila lieu en deniers ftipulez propres, y ayant raifon pareille,

Donnez.

Et payez actuellement, ou qu'autrement le mary s'en foit contenté, en ait efté fatisfait, & en ait donné quittance fans fraude,

Voyez Brodeau sur Louet lettre D. nomb. 66. Ricard sur P a r
art. 92. dit que la fille qui se marie ne peut pas stipuler que les deniers qu'elle apporte & qui ne luy sont pas donnez appartiendront
apres sa mort ou de ses enfans à l'heritier des propres , au preiudice des heritiers des meubles , & qu'elle ne peut stipuler , sinon
que lesdits deniers n'entreront point en la communauté , ce qu'il
dit estre de la nouvelle iurisprudence. Voyez ce qui suit , si le mary
meurt ou qu'il y ait separation de biens devant le payement des
deniers, la cause d'employ est inutile , mais le payement estant
fait au pere tuteur des enfans , il aura pareil effet que s'il estoit
fait durant le mariage , ainsi jugé par l'Arrest des Reguauts, voyez
Bouguier lettre S. nomb. 6. Louet & Brodeau lettre D. nomb. 66.
& R. nomb. 44.

A la charge d'estre employez

Plusieurs ont crû que cette clause sans celle (d'estre les derniers propres aux parens & heritiers d'estoc a ligne,) ne produisoit pas plus
d'effet que la clause , d'estre les deniers propres à la femme & aux
siens, qui est de ne pas entrer en la Communauté, & estre pris par la
femme ou ses heritiers avant partage faire, comme estans lesdits
deniers (stipulez estre employez) meubles nonobstant ladite clause &
devant (apres la mort de la femme & de l'enfant qui luy a succedé)
appartenir à l'heritier des meubles à l'exclusion neantmoins de pere
qui n'y peut succeder par faute d'en avoir fait l'employ , & de ses heritiers qui ne doivent non plus que luy profiter de sa faute , de
mesme que lesdits deniers stipulez seulement propres à la femme &
aux siens apres la mort de la femme & de l'enfant son heritier , sont
meubles & non l'heritier des meubles, comme il sera dit plus bas,
Voyez Chopin sur Paris chap. 42. Loüet & Brodeau in supra,
Bouguier pareillement , où pour confirmation de sentiment est
recité un Arrest de 1577. par lequel on dit des deniers stipulez estre
employez comme dessus , avoir esté adjugez comme meubles, à
l'ayeulle heritiere mobiliaire de l'enfant, à l'exclusion des collateraux , mais cet Arrest n'est pas dans la tése, parce qu'il estoit dit par
le contract de mariage , que par faute d'employ les deniers seroient
rendus apres sa dissolution du mariage , ce qui les faisoit meubles,
Voyez ce qui suit , Brodeau au lieu cité , & sur l'art. 93. de la Coustume de Paris a establi une nouvelle jurisprudence disant que
lors.

lors qu'il y a contract de mariage , clauſe d'employ des deniers en
heritage pour eſtre propres à la femme & aux ſiens, iceux deniers
ſont auſſi bien propres pour appartenir aux collateraux que ſi les
mots (d'eſtoc & ligne) y eſtoient, attribuant cette force & vertu à la
deſtination qui rend tels deniers immeubles pour y faire ſuccœder l'heritier des propres , ſoit qu'ils ayent fait ſouche ou non, & nonobſtant
que l'enfant ſoit heritier de ſes pere & mere , ce qui n'eſteint pas
(ainſi qu'il dit) l'action ny l'obligation paſſive ny ne conſomme
point l'effet de la deſtination , laquelle imprime le caractere d'immeubles , & la qualité de propre qui demeure realiſée és deniers
donnez & payez, tant qu'ils ayent paſſé à vn collateral , l'enfant majeur ou mineur decedant avant la reſtitution de la ſomme , l'effet de
l'obligation ſe reveille & reprend ſa force, n'eſtant declaration Arreſt de 1641. confirmé par autre rendu ſur requeſte civile de 1644.
Voyez Brodeau ſur Loüet lettre A nomb. 3. & lettre H. nomb. 21.
& ſur Paris art. 95. nomb. 15. & 16. ce qui a lieu encore , en cas de
vente faite par le mary du propre de luy ou de ſa femme avec elle
& de ſon conſentement, & d'achat fait peu de temps apres ſans rien
declarer. Arreſt du 11. Fevrier 1604 pour le propre du mary, du
Freſne livre 6. chap. 20. voyez l'art. 276. de la Couſtume de Sens,
autre Arreſt du 23. Fevrier 1663. Deſmaiſons ſous lettre V. nomb. 13.
Coquille en la queſtion 286. & Brodeau aux lieux citez adjoutent
qu'il faut que la femme conſente l'employ que le mary fait de ſes
deniers , comme y ayant le principal intereſt, c'eſt à dire qu'elle ne
le tient point ſi elle ne veut, au cas qu'elle ny ayt point parlé.

Ou ſes heritiers.

Scavoir quels des heritiers de la femme feront, apres ſa mort, la
repriſe portée par noſtre article ? Premierement ſi l'enfant donataire
vient à deceder ſans hoir, laiſſant en vie le pere & la mere qu. luy ont
donné les deniers, il eſt certain que leſdits pere & mere les repre-
nent ſuivant que i'ay dit ſur l'art. 83. par la raiſon d'iceluy. Si le donataire laiſſe pluſieurs enfans ils feront ladite repriſe conjointement, & l'un deux venant à mourir, ſoit qu'il y ait ſimplement ſtipulation d'employ ſuivant noſtre article, ſoit que la clauſe (que les
heritages qui feront achetez ou les deniers propres à la femme &
aux ſiens de ſon eſtoc & ligne) ſoit adjoûtée , ſoit enfin qu'il ſoit dit
ſeulement que les deniers feront propres à la femme & aux ſiens,
les autres enfans luy ſuccedent eſdits deniers, & juſqu'au deniers
parce que ſous le nom de (ſiens) tous les enfans ſont compris

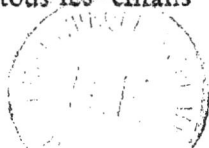

N

collectivement , ainſi la part des uns accroit aux autres , ou
plûtoſt elle ne leur decroit pas , *ſolidum & alterius concurſus non di-*
minutum , *lege unicâ §. ſin verò cod. de caducis tollendis* , & qu'auſdits cas la fiction ne ceſſe point que les deniers ne ſoient paſſez à un
collateral ; or les enfans ne ſont point collateraux à leur mere ,
ainſi jugé en cas de ſimple ſtipulation que les deniers ſeront propres
à la femme & aux ſiens au profit de la ſœur heritiere de ſes freres ,
tous decedez en majorité , à l'excluſion du pere qui prétendoit la fiction eſtre finie aux freres decedez , & partant leur devoir ſucceder eſdits deniers , dont il fut debouté par Arreſt du 21. Juillet
1656. ce qui doit eſtre eſtendu au frere d'un coſté ſeulement , &
d'autre coſté que celuy dont procédent les deniers qui n'a pas plus
de droit que le pere , & ce qui doit à plus forte raiſon eſtre eſtendu
& avoir lieu en cas de ſtipulation d'employ , ou de la clauſe (que
les heritages ou deniers ſeront propres à ceux de l'eſtoc coſté & ligne qui font les deniers immeubles à tous effets , & les affectent à
la ligne , dont les freres & ſœurs ſont les plus proches , voyez ce que
j'ay dit ſur les articles 38. & 70. s'il n'y a qu'un enfant du donataire il fera pareillement la repriſe , & leſdits enfans du donataire
eſtans tous decedez ſans hoirs les deniers ſtipulez eſtre employez
en heritages , ou en heritages qui ſeront propres à la femme & aux
ſiens de ſon eſtoc coſte & ligne , ou les deniers ſtipulez propres à la
femme & aux ſiens de ſon eſtoc ou coſte & ligne , vont aux parens
de la ligne d'où ils viennent , partant aux ayeuls ou ayeules qui les
ont donnez comme eſtans eux-meſmes de la ligne , & en eſtans les
plus proches audit cas , & à leur deffaut ils vont aux collateraux.
On fait trois degrez ; Le premier , de la mere , le 2. des enfans ſous
le nom de ſiens , & le 3. des collateraux , où ſont compris les ayeuls
& ayeules. Arreſt de 23. Juin 1663. pour les collateraux contre le
pere , Voyez Brodeau aux lieux citez l'art. 315. de la Conſtume de
Paris , des Maiſons Lettre P. nomb. 9. & Lettre V. nomb. 13. Mais
les deniers eſtans une fois écheus à un collateral ils deviennent
mobiliers à tous effets (la fiction eſtant finie) eſt icy à remarquer
l'Arreſt du 16. Avril 1666. raporté par des Maiſons és lieux citez qui
introduit une nouvelle juriſprudence contraire à celle cy-deſſus , ſçavoir que les deniers ſtipulez eſtre propres à la femme & aux ſiens de
ſon eſtoc & ligne ſont immeubles en la ſucceſſion de l'enfant du donataire , ayant ledit Arreſt declaré tels deniers meubles , l'enfant
eſtant mort en majorité & iceux adjugez aux heritiers paternels

plus proches, à l'exclusion des maternels plus éloignez, ce qui pourtant ne doit pas estre estendu aux frere & sœurs heritiers l'un de l'autre, supposé qu'un d'eux decede en majorité, pour les raisons préalleguées, qui est le cas de l'Arrest de 1656. raporté plus haut, les freres estans morts maieurs dont la succession esdits deniers fut adiugée à la sœur contre le pere. S'il n'y a au contract de mariage autre clause que celle (d'estre les deniers propres à la femme & aux siens) audit cas de deceds de tous les enfans sans hoirs, le pere mary de la femme donataire succede (au dernier mort desdits enfans) ausdits deniers comme estans meubles, & ne pouvant pas le deffaut de l'employ luy estre objecté n'y en ayant point eu de stipulation, mesme audit cas le pere exclud l'ayeul qui a donné lesdits deniers, parce qu'il est plus proche que luy, & que les meubles appartiennent au plus proche, & à cause que l'ayeul n'a rien donné à l'enfant, & qu'audit cas la ligne n'est point consideree, les ayeuls & ayeules donateurs ne succedans aux deniers stipulez propres à la femme & à ceux de son estoc & ligne apres le deceds du petit fils enfant du donataire, qu'à cause que c'est un propre & qu'ils sont de la ligne commune, côme il vient d'estre dit, Voyez du Fresne liv. 3. chap. 12. & 8. chap. 29. où sont deux Arrests rendus sur cette matiere.

Nostre Coustume ne parlant point du remploy des propres des conjoints vendus durant le mariage, celle de Paris en l'art. 231. (qui a ce regard ordonne ce que fait la nostre au regard des deniers stipulez estre employez) doit supléer, ayant icelle Coustume de Paris lieu audit cas par tout où il y a communauté & prohibition aux conjoints de s'avantager l'un l'autre; neanmoins le remploy ne se fait pas de la mesme sorte des propres du mary alienez que de ceux de la femme; au premier cas il ne se fait que sur la communauté, dautant que le mary en est le maistre, & qu'il ne peut pas charger les propres de sa femme; au deuxiéme cas la communauté ne suffisant pas le remploy se fait sur les propres du mary, encore qu'il y ait deffaut de stipulation qu'il se fera; mais il faut au dernier cas que la femme renonce à la Communauté, le present article peut autoriser cette verité.

Il a esté jugé par les Arrests que la femme peut stipuler le remploy de ses propres vendus sur ceux du mary. Arrest de 1589. Autre de 1598. Item, on peut stipuler que le remploy se fera sur la part des meubles appartenante au mary. Voyez Charondas sur Paris, art. 93. Chopin. *eod.* liv. 2. tit. 1. nomb. 3. Brodeau sur Loüet lettre R. nomb.

22, & 30. ce que neanmoins plusieurs condamnent à present comme avantage indirect, ou y donnant ouverture, les choses n'estant plus en l'estat qu'elles estoient aux temps desdits Arrests, le remploy se fait des acquests faits par un des conjoints devant le mariage, parce qu'ils n'entrent point en la communauté. La question(si la femme pour son remploy peut-estre contrainte de prendre des acquests de la communauté)a esté jugé diversement, par Arrest de 1595.recité par Charondas art. 93.il a esté jugé qu'oüy. Par deux autres posterieurs il a esté jugé que non, l'un du 9. Juin 1607. raporté par le Prestre chap. 69. cent. 3. L'autre du 23. Juin 1663. raporté par Desmaisons lettre V.nomb.13.par lequel l'heritier fut condamné prendre une rente achetée par le mary, avec declaration qu'il faisoit l'achat pour remplacer, & pour les autres acquests faits sans pareille declaration, fut iugé selon l'intention de l'heritier.

L'action du remploy, quant à present, est infailliblement mobiliaire, eu égard à son obiet qui n'est que de deniers, il a esté iugé qu'estant deu par le mary remploy un des propres de sa premiere femme(luy s'estant remarié la dette) estoit entrée en la seconde communauté. L'Arrest du troisiéme Juillet 1621. Voyez Brodeau sur Loüet lettre R. nombre trente Chopin sur Paris livre premier tit. 1. nomb.7. *Item*, il a esté iugé que l'heritier des meubles(de celuy à qui l'action de remploy estoit deüe) y succederoit, & non l'heritier des propres. L'Arrest datté par Brodeau du 11. Février 1613. & par du Fresne livre 6. chap. 20.de 1604. entre les heritiers du nommé des Costes, Tronçon sur Paris art. 232. le raporte aussi le dattant comme fait Brodeau. Les deniers en question provenans du prix d'un immeuble paternel estoient disputez par les heritiers des propres maternels qui en pretendoient moitié, & fut ordonné qu'ils seroient partagez entre les paternels à maternels, qui estoient en pareil degré, & n'y avoit point d'heritiers des meubles, autres qu'eux, ainsi iugé au Presidial de Châlons le 11. Fevrier 1658. On excepte de cette regle quand celuy à qui le fond appartenoit, & à qui le remploy est deu decede en minorité, auquel cas il est reputé immeuble & va aux heritiers des immeubles; c'est la disposition implicite de l'art.194. de la Coustume de Paris, cela se fait à cause de la prohibition d'aliener. Voyez Bouguier au lieu cité. Brodeau sur ledit article 94. dit qu'il a lieu aprés la maiorité au regard du pere tuteur, & qu'il n'a pas lieu pour les rentes(acquises par le pere tuteur) qui luy sont rembourssées, mais si celuy à qui le remploy eſt deu decede maieur le remploy eſt mobiliaire, pareillement ſi decedant maieur il laiſſe un enfant, quoy que ledit enfant decede en minorité : c'eſt par la raiſon contraire dudit art. 94. par laquelle auſſi vray ſemblablement la Cour a iugé par l'Arreſt de 1666. cité plus haut que les deniers ſtipulez eſtre employez, & propres à la femme dé ſon eſtoc & ligne ſont meubles l'enfant de la femme do-nataire decedant en maiorité, il a eſté iugé par l'Arreſt du 9. Avril 1651. pour les heritiers des meubles de l'enfant de M. Voiſin qui eſtoit exclu par le contract de mariage de la ſucceſſion des meubles dudit enfant, que la Dame Voiſin, mere dudit enfant à qui avoient appartenu les conſtitutions de rente en queſtion, & qui avoient eſté, rembourſez pendant la minorité d'icelle Dame & durant ſon mariage, eſtant morte maieure les deniers procedans deſdits rem-bourſemens appartiendroient auſdits heritiers des meubles, du Freſne livre 6. chap. 19. ſi le coniont dont l'heritage propre a eſté vendu pendant le mariage decedé en minorité, ayant laiſſé un en-fant mineur, qui decede auſſi en minorité, les deniers du prix dudit heritage ſeront meubles en la ſucceſſion dudit enfant, & s'il ſe ma-rie ils entreront en la communauté, comme eſtant la fiction finie audit enfant, ſi ce n'eſt qu'il y ait clauſe au contract de mariage, que leſdits deniers ſeront propres à la femme & aux ſiens de ſon eſtoc & ligne, Voyez Deſmaiſons lettre V. nomb. 13. mais ſuppoſé que ladite clauſe ne ſoit pas au remploy, ſi elle eſt auparavant, & là où il eſt parlé de l'employ, & des deniers dotaux : cela ſuffit, & elle eſt preſumée eſtre repetée au remploy. Arreſt du 4. May 1646. Brodeau ſur Paris art. ſuſdit 94. du Freſne au livre 4. chap. 4. reci-te le meſme Arreſt, mais il ne dit point que ladite clauſe fut obmi-ſe au remploy, au contraire il l'y met

On demande de quel iour la femme à hypotequé pour ſon rem-ploy ſur les propres du mary, ſi c'eſt du jour du contract de mariage, ou ſi c'eſt ſeulement du iour de l'alienation, les uns veulent qu'a-fin que l'hypoteque ſoit du jour du contract de mariage, le con-tract contienne la ſtipulation du remploy, ou bien que la couſtume l'ordonne expreſſément. Arreſt du 17. Fevrier 1654. par lequel il a eſté jugé au defaut de ſtipulation, & d'en eſtre fait mention par la couſtume que l'hypoteque n'eſtoit que du jour de l'alienation, du Freſne livre 7. chap. 27. à quoy j'eſtime que noſtre article (par-lant de l'employ & repriſe des deniers ſur les propres du mary) ſu-pleé & qu'il eſt ſuffiſant, d'autres veulent ſans diſtinction que la femme ait hipoteque, pour le remploy, du jour du contract de mariage , & les Arrests l'ont ainsi jugé par la raison que le droit commun (qui admet le remploy) tient lieu de stipulation & suplée au defaut d'icelle en faveur de la femme qui est en la tutelle du mary. Voyez Brodeau sur Loüet lette R. nomb. 30. la fraude n'est pas si aisée aux ventes des propres qu'aux dettes que le mary & la femme contractent ensemble. L'interest de remploy est du jour du deceds. Arrest contre Jean Morel cité ailleurs, la clause d'estoc & ligne n'empesche pas à la femme de disposer du remploy. Arrest de 1660. le 19. Fevrier.

ARTICLE XXXIII.

ENtre nobles, la veuve aprés le trépas de son mary peut choisir l'une des maisons de son mary , telle que bon luy semblera, s'il y en a plusieurs, & s'il n'y en a qu'une (pourveu qu'elle soit suffisante pour en faire deux logis) doit avoir la moitié d'icelle maison seulement, telle qu'il luy plaira , & si ladite maison ne se peut commodément diviser en deux la doit avoir entierement, & jouir de ladite maison par forme de doüaire, tant qu'elle est en viduité seulement , & se remariant retourne ladite maison aux heritiers du mary.

Le present article concilie le 41. qui porte que le doüaire coutumier est de la moitié des heritages qui appartenoient au mary pour en joüir par la femme sa vie durant , les 53. & 54. qui font foy que le doüaire se prend sur les fiefs, & sur les rotures, & le 151. qui dit qu'à l'aisné appartient un Chasteau & le reste en donnant à la veuve du noble son doüaire és maisons feodales convenablement , & selon que les choses le peuvent souffrir , de maniere qu'elle & ses enfans n'en soient point en dommagez, ny n'en profitent plus que de raifon, & comme le prefent article eft un fuplément ou interpretation du quarante & un, & qu'il comprend un douaire couftumier; il eft certain que fa difpofition ceffe en cas de doüaire prefix felon l'article 43.

Par ferme de doüaire.

Si c'eft doüaire, c'eft ufufrit, fi c'eft ufufruit on peut loüer la chofe à autruy & en titer profit, Voyez du Moulin fur l'art. 86. de la couftume de Vitry, fur ces mots, une Defmaifons. Il a efté jugé en la couftume de Vermandois qui en l'art. 24. ufe des mots, demeurer & demeure, que le mary ayant donné à fa femme en cas de furvie l'ufufruit de la maifon où il demeuroit, avec toutes fes appartenances pour en joüir par elle audit titre, & y faire continuelle refidence, elle pouvoit loüer ladite maifon à d'autres, & en recevoir les loyers, l'Arreft du 17. May 1603. Lepreftre chap. 82. cent. 1. ainfi jugé au Prefidial de Châlons en la caufe de la damoifelle d'Anglure, & à fon profit contre Colin tuteur des enfans du premier lict du mary d'icelle damoifelle, le Contract de mariage portoit pour eftre la future efpoufe logée, & fut dit que ledit tuteur mettroit la maifon en bon eftat pour icelle habiter, loüer, ou autrement en difpofer par ladite damoifelle, par iugement du 1. Octobre 1655. en fimple habitation, autrement que par douaire on n'eft pas recevable à louer fans habiter ; mais en habitant on peut louer ce qu'on a de trop, Voyez Cuias fur le titre *de ufu & habit. lib.* 18. C'eft fuivant les premieres loix du mefme titre : neantmoins la loy *cum antiquitas* 14. *cod. de ufuf. & habit.* eft contraire, où il s'agit *de habitatione legatâ*, & c'eft la diftinction que les Docteurs y apportent, difans qu'en cas d'abitation accordée entre-vifs le donataire ne peut pas donner à louage la maifon, & que fi elle eft leguée par teftament le legataire la peut louer, Voyez Mornac fur ladite loy *antiquitas fi quis binas cedes, de ufufructu*, & fur les premieres loix, *de ufu & habit.* Ainfi iugé en nôtre Prefidial en confirmant la Sentence du Bailly de faint Pierre au Mont, pour Jeanne Pillote veuve du nommé Challiot remariée au nommée Cordier qui avoit baillé à louage la maifon leguée à fa femme pour l'habiter, contre Maifet heritier du teftateur qui vouloit l'empefcher d'en toucher les loyers, dont il avoit efté debouté. Le droit de patronage eft *in fructu*, comme i'ay dit ailleurs la douai-

riere qui ioüit du chafteau ou eft la chapelle en doit ioüir, Voyez
du Moulin fur l'ancienne couftume de Paris §. 37. glofe 10. & font
compris aux fruits, quints, deniers, lots & ventes, tiers, deniers,
collations & prefentations de benefices, couftume de Nivernois
art. 10. tit. des douaires.

ARTICLE XXXIV.

QVand l'un des conjoints par mariage à aucun heritage propre chargé de rente, laquelle iceux conioints acquierent, elle eft confufe
tant que le mariage dure ; mais apres la mort de
celuy auquel l'heritage eftoit propre, le furvivant
prendra la moitié de la rente acquife pendant
iceluy mariage fi bon luy femble ; mais ceux (aufquels adviendra ledit heritage chargé) pourront
acquitter & racheter de ladite rente en rembourfant la moitié de l'argent, avec la moitié des arrerages efcheus depuis le trépas.

Il en eft de mefme de l'office acheté devant le mariage, & payé
durant iceluy. Arrefts du 1. Mars 1567. & 14. Aouft 1577. Voyez
Pitou fur Troyes art. 82. Loyfel inftit. livre 3. tir. 3. art, 15. & fur
l'art. 251. plus bas.

Efcheus depuis le trépas.

Ceux efcheus pendant le mariage font deubs par les deux conioints eftans de la communauté, par Arreft du fept Septembre
1662. il a efté iugé que la rente fe devoit payer au denier de la
conftitution, & non pas fuivant & au taux des rentes du temps
du rachat ou de la diffolution du mariage, Ricard qui le rapporte
fur Paris art. 244. dit qu'il y a de la dureté, c'eft pourtant fuivant
noftre texte.

ARTICLE

ARTICLE XXXV.

FEmme ayant enfans de fon premier mary ne peut difpofer en maniere que ce foit au profit d'autre fecond mary, ou d'autres perfonnes des avantages & profits nuptiaux qu'elle a eu de fon premier mary, & les doit entierement garder aux enfans du premier mariage ; mais fi elle n'avoit enfans du premier mariage en peut difpofer à fon plaifir.

L'ordonnance de François II. appellée vulgairement l'Edit des fecondes nopces eft conforme au prefent article, adiouftant que les femmes veuves ayans enfans ou enfant, ou enfans de leurs enfans ne peuvent en quelque façon que ce foit donner leurs biens, meubles & acquefts, & propres à leurs nouveaux maris, enfans ou autres perfonnes qu'on puiffe prefumer eftre par dol ou fraude interpofées, plus qu'à un de leurs enfans ; & s'il fe trouve divifion inegale faite de leurs biens entre les enfans ou enfans de leurs enfans, les donations faites aux nouveaux maris feront reduites & mefurées à la raifon de celuy qui en a le moins, dont le fens enfemble du prefent article eft que tant l'homme que la femme (l'homme y eftant compris par les Arrefts) ayans enfans de leur premier mariage ne peuvent difpofer en aucune maniere que ce foit, de ce qui leur a efté donné par leur premier homme ou femme, mais le doivent referuer aux enfans du premier lict nez du donateur fuivant la loy *generaliter*, & la loy *hac edictali, cod. de fecundis nuptiis.* Et pour les meubles & acquefts faits durant le premier mariage qui leurs font advenus par la loy, & non par le benefice de l'homme ; ils en peuvent difpofer comme bon leur femble, fi ce n'eft qu'en fe remariant ils ne puiffent en donner, ny pareillement de leurs propres à autre homme ou femme avec qui ils fe remariront plus qu'à vn des enfans du premier lict, & s'il

nyen a qu'vn au temps du fecond mariage & qu'il vienne à deceder
laiffant plufieurs enfans fans en avoir d'autre liét, ils ne peuvent pas
en donner plus, qu'un defdits anfans en emportera de leur fucceffion, ainfi jugé au dernier cas en 1651. que l'enfant unique du premier
liét, ayant laiffé fix enfans qui l'avoient furvécu, jufqu'au deceds de leur ayeule donatrice, le fecond mary n'auroit que la feptiéme partie des biens de l'ayeule fa femme, au lieu que fi l'enfant
eut furvécu la mere ayeule des petits enfans, le mary eut pris moitié.
Voyez Brodeau fur Loüet lettre N.nomb.6.3.fi au temps du decez du
donateur il y a des enfans de deux lits la réduétion fe fera, eu égard au
nombre de tous les enfans, ce qui doit avoir lieu, fuppofé que le
donateur ait des enfans de deux lits précédans le mariage dernier, la
raifon & l'intereft des enfans eftans pareils. Si avec lefdits enfans
il y a des petits enfans, ils feront feulement comptez comme leur
pere ou mere ont efté, l'on a égard en ce cas à la façon de fucceder
par tefte ou par fouches. Tous les enfans ou petits enfans du donateur des liéts precedens le mariage ou le don eft fait, venans à de-
deceder devant le donateur, tout ce qui eft donné appartient au
donataire, *ceffante caufa ceffat effeétus.*. Et eft notable qu'en faifant
la reduétion l'on a égard feulement au temps du deceds du donateur
Voyez Charondas & Chopin fur Paris, en l'art. 279. & au livre 2.
tit. 3.nomb. 8. Loüet & Brodeau és lettres A. nombre premier N.
nomb. 2. 3. & 8. On a voulu eftendre cette Ordonnance aux enfans
des conjoints, afin que rien ne leur puiffe eftre donné non plus
qu'à leur pere ou mere, ce qui eft vray au regard des enfans d'autre
liét, ainfi a efté jugé par Arreft du 18. Juillet 1643. que la femme qui
a des enfans d'un premier liét ne peut pas leguer fes acquefts faits durant le premier mariage à fes enfans du fecond liét, & qu'ils feront
partagez, du Frefne livre 4. chap. 8. & non pas au regard des enfans
à naiftre du futur mariage, aufquels le futur conioint peut donner
ce que bon luy femble, & de toutes fortes de biens, pourveu qu'au
temps du fecond mariage il n'ait point d'enfans. Voyez Henris livre
4.chap.58.tom. 1. Brod. comme deffus, Montolon Arreft 54. Theveneau fur ladite Ordonnance.

Le mot (donner) de ladite Ordonnance comprend tous les avantages que le mary ou la femme convolans en feconde nopces fait à fa
feconde femme, ou fecond mary, comme fi eftant riche en meubles
& acquefts, & mefme en propres il les fait entrer en Communauté,
fans que l'autre conioint par pauvreté ou autrement en faffe entrer,

auquel cas la reduction fera faite comme d'un don, iugé audit cas qu'y ayant fix enfans à la communauté feroit partagée en fept parts. Arreſt du 28. Avril 1623. du Freſne liv. premier chap. 3. Autre du 11. Fevrier 1640. fuite du Journal livre 1. chap. 32. Autre du 27. Aouſt 1649. livre 2. chap. 42. iugé ainſi en noſtre Preſidial pour Handos, contre Deguintel, & ſe fait la reduction eu égard au temps du deceds, & non pas au temps du mariage. Arreſt de 1586. Lepreſtre chap. 49. cent. 1. le doüaire prefix qui excede ſe reduit. Arreſts de 1579. & 18. Juillet 1615. Voyez Charondas, Chopin & Theveneau, comme deſſus. Brodeau lettre N. nomb. 3. en ce cas la reduction ſe fait en donnant à ſa femme ſon doüaire couſtumier, ou la valeur franchement, & le ſurplus des biens du mary ſe partage entre la femme & les enfans par teſtes, le doüaire eſt deub à la femme, & n'eſt point avantage, mais bien ce en quoy il excede le douaire couſtumier, lequel excedant doit eſtre reduit à la part des enfans. Autre Arreſt du 10. de Juillet 1656. recité par Richard ſur Paris, avec celuy cy-deſſus de 1615. Les donations mutuelles faites par contract de mariage au cas ſuſdit ſont encore reductibles. Arreſt du 23. May 1586. Voyez Chopin, comme deſſus, Belordeau livre 4. Controv. 32. partie 1. Par Arreſt de 1629. a eſté fait defenſes à une veuve notée de legereté, remariée dans les neuf mois aprés la mort de ſon mary d'aliener les meubles dont elle avoit profité avec luy, du Freſne liv. 2. chap. 41. Autre pareil Arreſt du 19. Fevrier 1634. *idem*, livre 7. chap. 28. Autre du 2. Juillet 1661. contre la Comteſſe des Vertu. Deſmaiſons lettre M. nombre cinq.

Et profit Nuptia ux.

On demande ſi ſous ces mots ſont compris les dons faits à l'homme ou à la femme en contemplation de l'autre futur conjoint par d'autres perſonnes, Charondas diſtingue, diſant, que ce qui a eſté donné en ligne directe, doit eſtre reſervé, *tanquam ab ipſo conjuge profectum*, & que ce qui a eſté donné par un collateral, ou par un eſtranger, on n'eſt pas tenu de le garder, c'eſt ſur l'art. 279. de la Couſtume de Paris, Chopin au meſme lieu livre 2. tit. 3. nomb. 8. veut indiſtinctement que ce qui eſt donné par le contract de mariage, a luy des conjoints, en contemplation de l'autre, ſoit gardé comme eſtant reputé, venir du fond & de la ſubſtance de celuy en contemplation de qui le don a eſté fait, Voyez Cujas ſur lad. loy *generaliter.* Il a efté jugé par Arreft du 11. Mars 1648. que la femme n'eft pas tenüe garder à fes enfans du premier lict la vaiffelle d'argent a elle donnée lors de fon premier mariage, par les parens du premier mary, Voyez Henrys livre 5. chap. 4. queft. 64. & 65. tome. 1. Expilly plaid. 19.

Parmy nous les acquefts de la premiere communauté ne font pas profit nuptiaux, que la femme foit tenüe garder, quoy que la couftume de Paris le veuille ainfi, n'ayant lieu aux autres couftumes, auffi lefdits acquefts ne font ils pas propres paternels aux enfans comme feroit vn heritage donné par le pere à la mere, c'eft la difpofition de l'Arreft du 22. Avril 1611. recité par Brodeau fur Loüet lettre N. nomb. 3. mais le pere ou la mere fe remariant n'en peut donner au fecond mary ou femme qu'autant qu'un des enfans en aura, ainfi que des autres biens, comme j'ay dit, le preciput que le mary a eu de fa premiere femme (luy s'eftant remariée) a efté jugé profit nuptial pour eftre gardé aux enfans, & celuy accordé par le mary à la feconde femme a efté reduit, Voyez du Frefne livre 8. cahp. 38.

Les doit entierement garder.

Referver, conferver en telle forte qu'ils ne puiffent fe perdre par fon fait, fi la mere vend l'heritage a elle donné par le pere, l'enfant le peut vendiquer. Arreft de 1564. Charondas. Ce qui doit s'entendre apres le decez de la mere, le droit de l'enfant n'eftant point acquis auparavant, & s'il ne la furvit, c'eft l'efpece de l'Arreft que Loüet recite en la lettre N. nomb. 3. les enfans le peuvent reprendre foit qu'ils renoncent à la fucceffion du donateur, ou du donataire, mefme fans charge de dettes du donateur faites depuis le don, fes creanciers n'y ayant point d'intereft ny au retranchement qui s'en fait au donataire, leur detteur ne l'ayant poffedé lors ny depuis la dette contractée, & pareillement fans charge des dettes du donataire qui ne la pû hypothequer. Voyez Theveneau fur l'Ordon. livre 2. tit. 2. nomb. 3. Les enfans mourans, il eft propre du cofté du donateur. Arreft du 1. Iuin 1619. le conjoint qui l'a donné furvivant l'enfant & le pere ou la mere donataire, il y fuccedera, fi c'eft meuble, un ou plufieurs enfans decedans, leur part acroit ou pluftoft fe tranfmet & paffe aux autres, Voyez fur l'art. 32. Henrys livre 4. queftion 25. tome 2. Brodeau fur Loüet lettre D. nomb. 13. & N. nomb. 3. & P nomb. 47.

De don mutuel.

ARTICLE XXXVI.

DEux conjoints par mariage franches perſonnes eſtans ſains de corps & d'entendement,
quoy que ce ſoit non malades de la maladie dont
vray ſemblablement ſeroient decedez peuvent
par don mutuel donner l'vn à l'autre & au ſurvivant d'eux, tous leurs biens, meubles acqueſts
& conqueſts immeubles faits conſtant leur mariage, & qui communs ſont entr'eux pour en joüir
par le ſurvivant des meubles en proprieté & à toûjours, & des conqueſts en vſufruit ſa vie durant
ſeulement, au cas toutesfois qu'il n'y ayt enfans
dudit mariage, ou d'autre ſurvivant, le premou-
rant deſdits deux conjoints.

Noſtre Couſtume qui defend aux mariez de s'avantager l'vn l'autre, & ſe donner, leur permet de faire entr'eux don mutuel, qui
n'eſt pas proprement un contract, & vne donnation pour cauſe, *commune negotium contrahitur*, c'eſt acheter une eſperance par une autre eſperance, ce n'eſt pas un avantage, d'autant qu'il eſt reciproque,
& qu'il depend de l'evenement ; c'eſt pourquoy il eſt permis aux
mineurs comme il a eſté jugé par Arreſt de 1563. recité par Pitou,
ſur Troyes art. 85. & Gouſſet ſur Chaumont art. 69. autre du 25.
May 1625. & pour faire ce don, la Couſtume deſire trois choſes. 1º
Que les perſonnes ſoient franches. 2º Saines de corps & d'entendement. 3º Qu'elles n'ayent point d'enfans, les Couſt. de Chaumont &
de Vitry requierent la volonté non pas forcée, ce qui eſt commun
à tous les contracts ; celle de Paris en l'art. 280. veut que le don ſoit fait

également, par où il faut entendre que les conjoints ne se peuvent donner à l'un plus qu'à l'autre, Charondas audit lieu. Celle de Nivernois art. 27. *hoc titulo*, demande l'égalité d'âge, *Item*. Celle de Senlis art. 144. en ces mots égaux en âge & en chevance, ce qui n'est pas juste, car ou le mariage est permis le don mutuel le doit estre, & ainsi a esté jugé en la coustume de Senlis le 19. Fevrier 1647. au profit du mary pour don mutuel fait, la femme estant plus jeune que le mary de douze ans, du Fresne livre 5. chap. 7. Voyez Gousset sur Chaumont art. 69.

Deux choses sont requises par les ordonnances, pour la validité des donations, l'aceptation & l'insinuation, pour la premiere elle n'est pas necessaire au don mutuel, la presence des parties & leurs signatures, si elles sçavent signer, ou leur declaration, si elles ne sçavent signer ny écrire, de ce interpellez, suffisant, la donation reciproque est considerée comme acceptation, ainsi jugé par Arrest du 14. Fevrier 1633. recité par Brodeau sur Loüet, lettre D. nomb. 5. mais l'insinuation y est necessaire, & elle se doit faire dans les quatre mois du contract. Au regard du mary, elle vaut fait audit cas par un des conjoints seulement, apres quoy le don n'est plus revoquable, sinon du consentement de deux conjoints, Voyez l'art. 284. de Paris, toutesfois les choses estant encore en leur entier, les conjoints peuvent apres les quatre mois faire insinuer leur don mutuel de leur commun consentement, voires encore qu'ils ne se puissent plus donner au temps qu'ils donneront ce consentement nouveau, par exemple s'ils donnent ledit consentement l'un d'eux estant au lict malade, de la maladie dont il est mort, l'insinuation sera valable, de mesme qu'elle est valable, faite, par les conjoints, du don fait avant le mariage en coustume qui defend aux conjoints de se donner, ce n'est pas dans trois mois l'execution du contract de donation, l'on ne regarde que l'origine & le commencement, Voyez ce que j'ay dit parlans des donations, l'insinuation n'est pas necessaire en la revocation de la donation, ny en la reduction d'icelle. Arrest du 7. Juin 1585. la donnation doit estre faite par un seul contract à une seule fois, du moins à un seul jour, & au mesme lieu, auquel cas elle est reputée faite à une seule fois, bien que par deux divers contracts. Voyez Gousset comme dessus.

Sains de corps.

Ces paroles font expliquées par les mots fuivans, non malades de la maladie, dont vray femblablement feroient depuis decedez, d'efquelles il s'enfuit qu'en cette couftume la donation faite par un malade eft bonne, pourveu qu'il ne meure point de ladite maladie, *convalefcit ex poft facto donatio*. Arreft de 1558. Voyez Charondas fur Paris art. 280. Gouffet fur Chaumont au lieu cité, il y a un Arreft contraire rendu en la couft. de Dunois recité par Pitou, fur celle de Troyes art. 85. qui n'eft pas confiderable en la noftre, Voyez l'art. 6. de la couftume de Loudun au titre des donations qui explique bien le noftre.

De la maladie, &c.

· Maladie inveterée, fuppofé que par longueur de temps le malade en meure, n'empefche point le don mutuel. Arreft de 1553. Voyez Charondas & Gouffet aux lieux citez. Leprouft fur ladite couft. de Loudun art. 4. jugé pour la groffeffe le 22. Fevrier 1597. *Item*, en cas de mort de la femme 8. jours apres l'enfantement, Arreft du 14. May 1648. du Frefne livre 5. chap. 34. je l'ay veu juger pour une hernie aux Requeftes du Palais, & y a efté acquiefcé.

Peuvent donner.

Et revoquer le don de leur confentement, eftans tous deux en bonne fanté, *contrariorum eadem eft confequentia*, Voyez l'art. 184. de la couft. de Paris, il a efté iugé que la revocation faite par un des conjoints en maladie eft nulle, cela prefupofe que c'eft celle dont il eft decedé, l'Arreft de 1586. Peleus queftion 32. Voyez Brodeau fur Loüet lettre E. nomb. 10. Charondas fur l'art. 288. de ladite couft. de Paris, veut que la revocation faite fans le confentement d'vn des conjoints ne puiffent nuire à pas vn deux, Pitou fur Troyes au lieu cité, dit qu'il a efté jugé, qu'elle nuit au revoquant qui furvit quoy qu'elle ne foit pas aceeptée par l'autre, Voyez lefdits auteurs.

Tous leurs biens meubles.

Le commentaire de Loyſel au liure 2. tit. 1. art. 4. recite un Arreſt
du premier Avril 1656. rendu en la Couſtume d'Anjou, qui permet
au conjoints de ſe donner par don mutuel le tiers des propres, & tous
les meubles en proprieté, n'y ayant point d'enfans; par lequel
Arreſt, il a eſté jugé que les deniers ſtipulez propres à la future
eſpouſe & aux ſiens de ſon eſtoc & ligne entroient entierement dans
le don mutuel, au profit du mary ſurvivant, comme eſtant cette
clauſe miſe ſeulement pour empeſcher que le mary ne prenne part
auſdits deniers, à cauſe de la communauté, ou en qualité d'heritier de
ſes enfans; mais non pas en qualité de donataire & d'eſtranger, lequel Arreſt eſt auſſi rapporté par du Freſne livre 8. chap. 39. où il
marque cette circonſtance, que les deniers ſtipulez comme deſſus
eſtoient une dette active de la femme ſtipulante, & eſt bon pour
prouver que la femme eſt en pouvoir d'aliener & donner leſdits deniers par donation ayant trait à la mort, ou par teſtament comme
j'ay dit ailleurs, mais non pas pour ſervir en cette couſtume à
prouver que les deniers ſtipulez comme deſſus propres, &c. doivent
entrer au don mutuel, le preſent article y repugnant par ces mots,
(que communs ſont entr'eux) puis qu'il eſt certain que leſdits deniers
ne ſont point communs aux conjoints, Voyez du Freſne livre 1.
chap. 100.

Acqueſts & conqueſts, &c.

Par ce moyen le don mutuel eſt égal eſtant de biens communs ou
chacun des conjoints à moitié, & ſi l'on ne peut pas dire que les
acqueſts faits devant le mariage y entrent, ſi les conqueſts ſont aſſis
en couſtume qui deffend le don mutuel, aux conjoints par mariage,
il n'aura point de lieu a ce regard, la Couſtume eſtant reelle & non
pas perſonnelle, jugé pour des conqueſts faits en Normandie par des
Bourgeois de Paris, & fut le don mutuel approuvé, au regard des
conſtitutions dües par gens demeurans en Normandie, parce que
les conſtitutions ſe gouvernent ſuivant la couſtume du domicile du
creancier, le reſte eſt en la ſuite du Journal livre 5. chap. 4. Voyez
l'art. 66. plus bas.

Le Bailly du Comte ayant par ſa Sentence du 2. Novembre 1649.

ſur la

ARTICLE XXXVI.

fur la demande des fieur & Damoifelle Fagnier, heritiers de Damoifelle Marguerite Fagnier, femme de Maiftre Iean Morel Prefident en l'eflection de Châlons, à ce que ledit Morel fût condamné leur payer le my denier, de la valeur des augmentations faites fur fes propres heritages, conftant le mariages, mis les parties hors de Cour & de Procez, la Cour par fon Arreft du 20. Aouft 1650. a ordonné que les baftimens conftruits de nouveau de fond en comble fur le fond dudit Morel feront veus & vifitez par expers, pour apres le decez dudit Morel, le my denier de l'eftimation eftre rendu par fes heritiers aufdits Fagnier. Ainfi les meliorations mediocres & les reparations ont efté reputées appartenir audit Morel furvivant, en proprieté, & les baftimens faits de nouveau reputé conquefts, dont le furvivant doit joüir fa vie durant, à charge d'en eftre rendu le my denier apres fon decez pour fon heritier, Voyez Bouguier en la lettre D. nomb. 14. & en la lettre R. nomb. 10. Belordeau livre 4. controv. 131.

Sçavoir fi la femme donataire apres le decez de fon mary, peut demander à fes heritiers les deniers ftipulez propres ou eftre employez, & le remploy de fes propres, alienez & vendus? la cueftion a efté appointée, on dit pour les heritiers que les deniers fon entrez en la communauté, que la femme intervenante les prend, & qu'elle les prendroit doublement fi elle eftoit en droit d'en faire demande, on dit pour la femme que le don mutuel, ne confond point le doüaire, ny ne le deminue point, ny partant ne confond lefdits deniers en donation entre conjoins, dit Coquille, s'entend que les conventions matrimonialles feront prifes prealablement, Loyfel livre 4. tit. 4. art. 21. l'appointé eft de 1629. du Frefne l'art. 2. chap. 42. Voyez Brodeau fur Louet lettre P. nomb. 13.

Quant au mary furvivant audit cas de don mutuel, il ne peut pas demander aux heritiers de fa femme le remploy de fes propres alienez pendant la communauté, ainfi qu'il a efté jugé par l'Arreft fufdit de 1650. pour cette raifon que le mary eft maiftre de la communauté, & qu'il ne peut charger les propres de fa femme. Quant aux propres du premier mort vendus, le furvivant donataire foit homme ou femme en doit faire le remploy à l'heritier du decedé, d'autant que cette repetition n'eft point efteinte par la confufion des deniers & du prix dans les biens de la communauté, l'action quoy que mobiliaire, n'eft point de la communauté, & il n'y a don que des biens communs. Arreft du 29. May 1623. autre du 2. Aouft 1624. contre le

P

mary, autre du 26. Mars 1630. contre la femme, ſi le remploy ne ſe
faiſoit pas par l'homme ou par la femme ſurvivante, ce ſeroit ouvrir
la porte aux fraudes & aux avantages indirects, on feroit tous les
jours des ventes des propres des mariez donataires, au prejudice des
heritiers, Voyez Chopin ſur Paris livre deux tittre premier nombre treize & vingt, du Freſne livre premier chap. 4. Brodeau ſur
Louet lettre R. nomb. 30. & Peleus queſtion 101. par l'Arreſt de
1650. cité cy-deſſus, il fut dit que ledit Morel payroit aux heritiers de
ſa femme, le prix des immeubles d'icelle vendus, & des rentes rembourſée, avec l'intereſt du jour du decez de la femme au denier
vingt, en infirmant la ſentence du Bailly du comté en ce que ledit
Morel eſtoit ſeulement condamné payer les intereſts du jour de la
demande au taux de l'ord. Voyez Brodeau lettre F. nomb. 28.

Par Arreſt recité par Belordeau au lieu cité plus haut il a eſté jugé
que le rembourſement ſe faiſant d'un acqueſt vendu par engagement,
le donataire en toucheroit les deniers en donnant caution, de rendre
la moitié apres ſon decez, Bacquet au traité de Iuſtice chap. 21.
nomb. 393. veut que les heritages ameublis entrent au don mutuel
ſi par le contract de mariage il eſt dit que les choſes ameublies, &
faites communes ſeront conqueſts & non autrement, du Moulin ſur
l'art. 334. de la couſtume du Maine demande ſi au defaut de meubles
& de conqueſts les mariez peuvent ſe donner partie de leurs propres?
& il conclud que non, au cas que la couſtume n'en parle point, à
cauſe de la grande inclination qu'ont ceux qui n'ont point d'enfans,
de transferer leurs propres en des familles eſtrangeres, ce qu'on ne
doit pas ſouffrir.

Le don mutuel ne confond ny ne diminuë le doüaire prefix, couſt.
de Paris, art. 277. la femme en ſera payée ſur les propres du mary,
& au defaut des propres elle peut faire vendre les conqueſts à la
charge de ſon vſufruit, Arreſt du 5. Aouſt 1613. Voyez Pitou ſur
Troyes art. 66. & Charondas ſur Paris art. 257.

Au cas toutesfois , &c.

Quelques-vns ont crû que de ſemblables parolles font valoir le don
mutuel, fait au temps que les conjoints ont des enfans, pourveu
qu'ils n'en ayent point au temps du deceds du premier mort, ce que
les Arreſts qui ont confirmé les dons mutuels faits par femmes
groſſes ſemblent autoriſer, ſi ce n'eſt que l'on diſe que ce qui eſt dans

le ventre de la femme n'eſt pas proprement un homme, & ne ſe peut dire tel, *lege in falcidia 9. ff. ad legem falcidiam*, d'autres ſont d'avis que le don mutuel n'eſt pas valable eſtant fait quand il y a des enfans. Arreſt de 1546. recité par Pitou ſur Troyes art. 85. les contracts ſe reglent ſelon le temps auquel ils ſont faits & non pas parce qui ſurvient, *lege continuus cum quis ff de verb. oblig. lege mea res ff. de condit. & demonſtrat.* Voyez Coquille ſur Nivernois art. 27. des droits des gens mariez ; Gouſſet ſur Chaumont art. 69. d'autres qui ſont du dernier ſentiment y apportent cette exception, qu'y ayant un anfant moribond la donation ſoit faite au cas que ledit enfant vienne à mourir, auquel cas ils veulent que la donation ſoit valable, Voyez du Moulin ſur l'art 221. de la Couſt. d'Orleans, & Chopin ſur Paris livre 2. tit. 3. nomb. 9. La dernier Iuriſprudence, au dire de Ricard ſur la couſt. de Paris, eſt que le don mutuel eſt bon encore qu'il y ait enfans au temps d'iceluy, pourveu qu'il meure devant le premier mourant des conjoins, ainſi jugé en la couſtume de Paris, pareille à la noſtre le 4. May 1648. cela fondé ſur ce que la cauſe ceſſante, l'effet doit ceſſer, Voyez Mornac ſur la loy 4. *de condictione ſine cauſa*, & ce qui ſuit.

Si depuis le don mutuel il ſurvient des enfans, la donation eſt annulée & revoquée, les choſes tombantes en un eſtat auquel elles n'ont pû eſtre faites ; mais ſi les enfans meurent avant les pere & mere la donation reuit & reprend ſa force. Arreſt de 1584. recité par Charondas ſur Paris art. 280. autres de 1625. & 1648. du Freſne livre 1. chap. 57. & 5. chap. 34. C'eſt l'interpretation qu'on donne audit article 280. de la couſt. de Paris, & celle de ces mots, au cas toutesfois qu'il n'y ait enfans, &c. C'eſt à dire enfans nez depuis le don mutuel ſurviuant le premier decedé, & encore ſont à noter ces mots (dudit mariage, ou d'autres ſurvivans,) de meſme que ceux de l'article 280. de la couſt. de Paris, (ſoit des deux conjoints ou de l'vn deux lors du deceds,) qui confirment ce qui a eſté dit plus haut, que les conjoints peuvent faire don mutuel ayans des enfans, meſmes d'autre lits, & qu'il eſt valable, pourveu que les enfans meurent avant eux. Voyez Lepreſtre chap. 11. cent. 2.

ARTICLE XXXVII.

ET est le survivant desdits conjoints, saisi des biens à luy donnez par ledit don mutuel, apres toutesfois qu'inventaire aura esté fait par Iustice, des titres desd. conquests, & que led. survivant aura baillé caution suffisante aux heritiers dudit premier decedé, d'entretenir lesdits conquests immeubles en bon & suffisant estat, & iceux rendre quittes & deschargez des arrerages des cens & rentes foncieres & autres redevances dont ils seroient chargez, & en ce cas pourra former complainte, mesme contre les heritiers du prédécedé, & joüira en baillant caution ausdits heritiers des fruits desdites heritages donnez pendant le procez.

Par le droit general de France le don mutuel ne saisit point, Loysel livre 1. tit. 2. art. 27. de ses Instit. art. 284. de la coust. de Paris, c'est parmy nous un droit particulier, qu'il saisisse.

Apres toutesfois qu'inventaire aura esté fait.

Par l'Arrest cité plus haut rendu entre Maistre Iean Morel & les heritiers de sa femme, le mesme Bailly du Comté de Châlons, ayant sur la demande des heritiers susdite, que ledit Morel fut condamné leur rendre les fruits des acquests de la communauté à commencer du jour du deceds iusques au iour de l'inventaire mis les parties hors de Cour, en infirmant ledit Iugement, ledit Morel a esté condamné rendre la moitié des fruits escheus depuis le deceds iusqu'audit inventaire, n'estant le donataire saisi, & ne devant partant ioüir des fruits qu'apres l'inventaire fait suivant nostre article.

ARTICLE XXXVII.

Aura baillé caution.

Il y a difference entre la preſtation de caution, & la faƈtion d'inventaire, le deffaut du dernier faiſant preſumer le dol du donataire, & dépendant de l'heritier de demander le premier, & s'il ne le fait il eſt en demeure & en faute, & ſe le doit imputer ; c'eſt pourquoy il a eſté jugé en noſtre Preſidial en infirmant la Sentence du Bailly du Comté, que le donataire pour n'avoir point donné caution, ne luy ayant eſté point demandée ne perdoit point les fruits des conqueſts, & n'eſtoit point obligé de les rendre au profit de Collart, & 1659. ſnoſtre Couſtume ne diſant point expreſſément que le donataire ne gaigne point les fruits, ſinon du jour qu'il a donné caution comme fait celle de Paris en l'article 285. il n'y a point d'apparence de les luy oſter pour ce deffaut, ny d'eſtendre ladite Couſtume de Paris. Chopin ſur icelle livre 2. tit. 2. nomb. 16. y contredit fortement. Les Couſtumes voiſines ſont encore plus indulgentes que la noſtre, celle de Troyes en l'art. 85. ne veut pas que le donataire ſoit tenu de donner caution, ny de faire inventaire, s'il n'en eſt requis, celle de Vitry en l'art. 113. ne l'obligeant à l'un ny à l'autre. Voyez.

D'entretenir les conqueſts.

Voyez l'article 51. On demande ſi aprés le deceds du donataire le proprietaire eſt tenu d'entretenir le bail qu'il a fait du conqueſt, Coquille en ſa queſtion 156. dit que non, & que le proprietaire n'eſt tenu, ſi non d'achever l'année commancée ; j'ay veu appointer en noſtre Preſidial la queſtion ſi le donataire eſtant decedé, le locataire peut demander la reſolution du bail le 22. Decembre 1655. Voyez le §. *hic ſubjungi legæ ſi quis domumſſ. locati*, & ce que j'ay dit ſur l'art. 272. ces mots, le peut faire ſortir, le benefice de la Loy cede, ne compete, & n'appartient pas au locataire, mais au proprietaire.

Et iceux rendre quittes.

Voyez l'art. 287. de la Couſtume de Paris, où les Charges dont le donataire (par don mutuel eſt chargé) ſont expliquées.

ARTICLE XXXVIII.

LE furvivant prenant les chofes à luy données par don mutuel, eft tenu de payer les dettes perfonnelles & mobiliaires du defunt, & les frais des obfeques & funerailles, & accomplir fon teftament pour le regard des legs mobiliaires.

Par l'Arreft fus-mentionné de 1650. entre ledit Morel & les heritiers de fa femme, la Sentence du Bailly du Comté(par laquelle ledit Morel eftoit condamné d'acquiter lefdits heritiers de toutes dettes perfonnelles & mobiliaires de la Communauté & de l'execution du teftament, & leur rendre les baftimens qui eftoient d'ancienneté fur fes heritages propres en bon & fuffifant eftat)aefté confirmée. Tronçon fur l'art. 286. de la Couftume de Paris recite un Arreft, par lequel il dit qu'une veuve donataire par don mutuel a efté reftituée contre l'acceptation du don en rendant compte de ce qu'elle avoit receu des dettes actives, rembourfement de rentes, fruits des immeubles & reftituant les meubles fuivant l'inventaire, fans pouvoir coucher en dépenfe les frais par elle faits, ny prétendre d'intereft de fes deniers.

Eft tenu des dettes, &c.

C'eft parce que le furvivant prend fes meubles en proprieté que la Couftume l'oblige à payer les dettes perfonnelles & mobiliaires, mefme d'accomplir le teftament, les Couftumes qui ne permettent, finon de donner l'ufufruit des meubles, veulent que les dettes & accompliffement du teftament foient payez fur les meubles dont l'heritier du donataire fera dechargé dautant aprés le deceds d'iceluy donataire, & le prix defdits meubles diminué. Troyes art. 85. Senf. art. 111. & 112. Voyez la Couftume de Paris art. fufdit 287. Le 18. Juillet 1661. fut donné au Siege Prefidial de Châlons, acte de notorieté que le prefent article s'execute en ce qui eft du payement

des dettes telles que deſſus, jugé par ledit Arreſt de 1650. Par Arreſt du 26. Janvier 1657. il a eſté jugé qu'une redition de compte
n'eſt point une dette, dont la garde noble qui a renoncé à la communauté ſoit tenüe en conſequence de l'art. 267. de la Couſtume de
Paris, ſuite du Journal livre premier chap. 6.

Legs mobiliaires.

Par ledit Arreſt de 1650. ledit Morel a eſté condamné d'executer
le teſtament de ſa femme, conformément au jugement du Bailly
du Comté & à la Couſtume, & eſt à remarquer qu'ils y avoit un
leg de deux mil livres pour fonder uue Meſſe en la Parroiſſe dudit
Morel qui a eſté executé & payé.

Le don mutuel poſterieur au teſtament ne le revoque point, &
n'empeſche point que le ſurvivant ne ſoient tenu de l'accomplir.
Voyez Charondas en ſes Réponſes liv. 3. chap. 74.

De doüaire.

ARTICLE XXXIX.

TOut douaire eſt couſtumier, ou prefix.

Le douaire eſt le droit qui compete & appartient à la femme ſur
les heritages du mary par la diſpoſition de la Couſtume, ou par la
convention, en faveur de mariage. Il eſt de droit François, il a eſté
inconnu par les Romains, il eſt deu encore que la dot n'ait pas eſté
payée ſauf l'action pour la dot. Arreſt de 1557. recité par Charondas ſur Paris art. 247. & ſuivans, & encore qu'il y ait, ou non de
la faute du mary que la dot ne ſoit pas payée, & quand par negligence il l'auroit laiſſé preſcrire, où qu'il n'y eut point de dot, & quand
la femme auroit elle meſme promis la dot ſans l'avoir payée. Voyez
Chopin ſur Paris livre 2. tit. 2. nomb. 4. où il eſt de ſentiment contraire en cas que la femme ait elle-meſme promis la dot, & ne l'ait
pas payée, & veut qu'il en ſoit fait compenſation. Voyez encore
Coquille queſtion 146. Expilly chap. 59. Bacquet de Juſtice chap. 15.

nomb. 64. Papon livre 15. tit. 4. Arreſt 13.

La veuve qui entre en religion ne perd point ſon douaire, elle en doit joüir par forme de penſion. Arreſt du 23. Juin 1629. du Freſne livre 2. chap. 23, La femme qui forfait à ſon honneur perd ſon douaire, ſi le mary s'en eſt plaint, autrement l'heritier n'eſt pas recevable d'en faire querelle, Loyſel inſtit. livre 1. tit. 3. art. 38. Voyez Pitou ſur Troyes art. 83. Lepreſtre chap, 21. cent. 2. Coquille en la queſtion 47. ſi le mary a diſſimulé & ſouffert pour ſon avantage l'adultere de ſa femme, luy & ſes heritiers ne profiteront pas du douaire. Arreſt du 3. Février 1656. qui priva la femme du doüaire, ordonna que les deniers d'iceluy ſeroient mis és mains des Reéteurs de l'Hôpital pour en joüir par uſufruit tant que la femme doüairiere vivroit, du Freſne livre 8. chap. 22. une femme pour s'eſtre remariée trois jours aprés le deceds de ſon premier mary a eſté privée de ſon doüaire, & autres conventions matrimonialles de ſon premier mariage. Par Arreſt du 10. Juin 1664. Suite du Journal livre 5. chap. 30. mais une payſanne qui s'eſtoit abandonnée à ſon valet a eſté excuſée par autre Arreſt recité par du Freſne livre 5. chap. 26. la femme ne peut pas renoncer à ſon douaire non acquis, ſi elle n'en eſt recompenſée d'ailleurs, mais bien au douaire écheu, Loyſel inſtit. comme deſſus, art. 16.

ARTICLE XL.

DOuaire prefix eſt celuy qui eſt accordé par le traité de mariage, ſoit en deniers, heritages, aſſignations de rentes, ou autre choſe promiſe en contraétant le mariage.

La Couſtume laiſſant par le preſent article la liberté à ceux qui contraétent mariage de ſtipuler un douaire prefix en deniers ou rente, ne diſant point comme fait celle de Paris en l'art. 263. que le douaire ſoit en eſpece ou en rente eſt viager, ou à la vie de la femme tant ſeulement, ou bien comme celle de Rheims art. 243. que le douaire n'eſt point en propre s'il n'y a convention expreſſe, eſtant au contraire, dit par l'article qui ſuit que le douaire couſtumier eſt

viager,

viager, ce qui n'eut pas esté obmis du prefix si la coustume l'eut voulu ainsi, il s'en suit que le douaire prefix en deniers appartient à la femme sans retour, & que pour le rendre sans retour il n'est pas besoin de stipulation par le contract qu'il luy appartiendra. Ce que l'usage de ne point donner la caution comme il se fait en la Coustume de Paris, suivant l'art. 264. confirme. Aussi peut-on dire que la somme stipulée en ce cas est un rachat de l'usufruit de la moitié des immeubles des propres du mary fait par son heritier, & une liberation qu'il a choisie, & en ce faisant quité & abandonné les deniers du rachat, & transferé la proprieté d'iceux, comme il feroit celle du sort principal d'une rente qu'il rembourseroit. La Coustume de Sens en l'art. 169. le porte expressement en ces mots, femme couée de douaire prefix d'une somme de deniers, ou autre chose mobiliaire l'emporte à elle & aux siens a toûjours, & pleine proprieté & usufruit, Bacquet au chap. 15. de Justice est de sentiment different; mais il parle en la Coustume de Paris, le douaire prefix (pour sçavoir s'il est sans retour ou non) se regle selon la coustume du lieu où le contract de mariage est passé, & non pas selon celle du lieu où les mariez ont transferé leur domicile après le contract, ainsi que fait la communauté, comme j'ay dit ailleurs. Arrest du 28. May 1633. recité par Ricard sur Paris. Le contract estant passé à Sens ou (suivant qu'il vient d'estre dit) le douaire prefix de somme de deniers appartient à la femme & aux siens en pleine proprieté, & le mary ayant estably, son domicile à Montargis ou tel doüaire est seulement viager, il a esté jugé sans retour, l'Arrest du 18. May 1629. du Fresne livre 2. chap. 38.

Assignation de rente.

Sçavoir si la rente estant remboursée elle appartiendra entierement à la veuve. Voyez Pitou sur Troyes art. 87. où il distingue, des cas que la veuve se remarie, ou qu'elle ne se remarie pas, & recite quelques Arrests qui ont jugé qu'au premier cas les deniers du remboursement retourneront aux heritiers du mary, & qu'au dernier cas ils appartiennent entierement à la femme; mais je n'estime pas qu'en cette coustume on doive distinguer par les raisons que j'ay données pour prouver que le douaire prefix en deniers doit appartenir sans retour à la veuve, lesquelles militent pour ceux du remboursement fait volontairement par l'heritier du mary de la rente

Q

creé en douaire prefix, *contra eum qui suum recipit nulla repetitio, quod soluitur fit accipientis* ; il n'y a pas de juſtice de charger la veuve, qui doit joüir franchement, de la peine de mettre les deniers, & du peril d'iceux ſans quelque profit, ny d'en décharger l'heritier ſans quelque perte, & ſans qu'il luy en couſte en cette couſtume qui ne dit point expreſſement que le douaire prefix eſt viager, & veut aucontraire qu'il ne le ſoit pas ; mais eſtant promis une rente, & le tuteur des enfans (ayant au lieu d'icelle) donné une conſtitution de rente de pareil revenu à la veuve pour en joüir, le rembourſement s'en faiſant par les debiteurs, les deniers n'appartiendront pas à la veuve ; mais elle ſera tenüe ou ſes heritiers de la rendre, jugé par Arreſt de 1603. ce n'eſt pas une choſe volontaire de la part du tuteur. Par le meſme Arreſt de 1603. il fut iugé que la veuve recevroit le rembourſement bien qu'elle alleguaſt que la rente eſtoit au denier ſeize, & qu'elle ſeroit obligée de la remettre au denier dix-huit en voulant charger le tuteur ; elle s'eſtoit fait la loy en acceptant la conſtitution, & ce n'eſtoit pas un rembourſement de la rente promiſe par le contract de mariage, mais une échange & ſubrogation.

Ou autre choſe promiſe.

En nom de douaire : car toute donation de quelle choſe qu'elle ſoit faite à la femme (en nom de douaire) eſt reputée douaire prefix, au lieu que s'il n'eſt point fait mention de douaire elle en peut pas reputée douaire, & nonobſtāt icelle la femme aura le douaire couſtumier. Don naturel n'empeſche pas le douaire, dit Loyſel en ſes inſtit. li.1.tit.3.art.15. Ainſi jugé par pluſieurs Arreſts recitez par Charondas ſur Paris art. 247. Ainſi jugé qu'une femme ayant renoncé à tous les biens de ſon mary meubles & immeubles & à la communauté moyennant une certaine ſomme, n'eſtoit pas reputée avoir renoncé à ſon douaire dont il n'eſtoit point parlé, l'Arreſt du 2. Mars 1648. du Freſne livre 5. chap. 31. par autre Arreſt de 1651. il a eſté jugé qu'une femme à qui le mary avoit laiſſé par teſtament tous ſes meubles, auroit neantmoins ſon douaire. *Idem* livre 6. chap. 16. Voyez Pitou ſur Troyes art. 56. & l'art. 257. de la couſtume de Paris, le meſme Pitou ſur l'art. 86. de ladite couſtume de Troyes; à la fin recite un Arreſt du 14. Mars 1561. qui a jugé que le douaire prefix n'eſt point eſteint ny confus en la perſonne de la mere heritiere mobiliaire, & des acquefts de fon enfant, & qu'il feroit payé fur les propres. Voyez Chopin fur Paris livre 2. tit. 2. nombre 20. & fur Anjou livre 2. tit. 2. chap. 2. à la fin, où il femble eftre de contraire fentiment. Voyez encore fur l'art. 90. plus bas, il y a Arreft dans Charondas qu'il cite de 1579. qui a iugé que la veuve qui a accepté la communauté ne peut pas fe prendre pour fon doüaire à la caution du mary fuivant la maxime *quem de evictione &c.* c'eft en l'art. 26. de la couftume de Paris.

ARTICLE XLI.

DOüaire couftumier eft celuy qui eft donné par la couftume au cas feulement que doüaire prefix n'ait efté accordé par le contract de mariage, & eft tel doüaire couftumier de la moitié des heritages qui appartiennent au mary au jour de la celebration du mariage & benediction nuptiale, & moitié dès heritages venus & écheus à iceluy mary par fucceffion en droite ligne conftant & durant le mariage, de laquelle moitié ladite femme joüit fa vie durant, & par ufufruit feulement.

Il eft icy dit & expliqué ce que c'eft que douaire couftumier, en quoy il confifte, & comment la vefve en doit iouir. Le douaire couftumier eft celuy qui fuplée au douaire prefix quand il n'eft pas ftipulé par le contract de mariage où qu'il n'y a point de contract. Il fe prend & fe regle felon les couftumes des lieux où les heritages font affis, & non pas fuivant celles du domicile ou du contract, les couftumes à ce regard font reelles. Si la couftume (où les heritages font affis). permet d'opter le douaire prefix ou le couftumier, & que les conjoints demeurent en une couftume où le douaire prefix fait ceffer le douaire couftumier, fi l'échoix n'eft baillé à la femme par le contract de

Q i

mariage, comme porte l'art. 45. plus bas, encore que le contract
ne porte point la permiſſion d'opter, la femme pourra opter au regard des heritages aſſis où il eſt permis d'opter. Arreſt du 12. Juin
1574. recité par Brodeau ſur Louet lettre D. nomb. 44. Voyez du
Freſne liv. 7.chap. 19. *Item* en couſtume où l'on peut prendre don &
douaire la femme les prendra où ne les prendra pas, ſuivant les couſtumes des lieux où les heritages ſont aſſis, Arreſt de 1587. Brodeau
audit lieu. *Item* ſi les parties demeurent ou le douaire n'eſt pas propre
aux enfans, & que les heritages ſoient aſſis à Paris où il eſt propre, il ſera propre à ce regard. Voyez Charondas ſur l'art. 220.
de la couſtume de Paris, la difference des Arreſts ſuſmentionnez
& de celuy recité plus haut touchant le douaire prefix ſans retour,
eſt que le douaire couſtumier ſe donne par la couſtume, laquelle
partant il faut ſuivre, & le douaire prefix ſe donne par l'homme
par contract, & qu'en cas de contract on doit ſuivre la couſtume
du lieu ou le contract eſt paſſé ; & voulant que le douaire prefix
ſoit ſans retour, elle oblige les contractans à ſa diſpoſition, voyez
Charondas en ſes reſponſes livre 3. chap. 78.

Heritages.

Les mots d'heritages & d'immeubles ſont ſinonimes & conver-
ſibles, l'un comprend l'autre, deſorte que ſous ce mot (heritages)
ſont entendus tous immeubles de quelque nature qu'ils ſoient, ce
mot comprend les fiefs art. 52. & 53. il comprend les rentes conſtituées és lieux où elles ſont immeubles, toutesfois en cas de rembourſement des rentes durant le mariage Bacquet veut que le douaire
ceſſe, c'eſt au traité de Iuſtice chap. 15. nomb. 39. d'autres comme
Mornac ſur la loy *dotale ff. de fundo dotali*, ſont de contraire ſentiment, & que l'heritier doit ſuppléer au defaut deſdites rentes rembourſées par d'autres rentes ou par heritages dont la veuve puiſſe
joüir, ce que ie croy veritable, la femme ne pouvant perdre ſon
droit acquis, Voyez ce que i'ay dit ſur l'art. 58. par Arreſt de 1606.
douaire fut adiugé à la veuve du ſieur Fouquet ſur le prix des immeubles appartenans audit ſieur lors & au temps de ſon mariage,
vendus depuis le mariage ; elle deboutée du douaire ſur l'office
dudit ſieur à luy appartenant auſſi devant le mariage, du Freſne
livre 1. chap. 101. Brodeau ſur Louet lettre D. nombre 63. d'où il
ſenſuit qu'aux offices le douaire ne s'adiuge à la femme qu'*in ſub-*

fidium, & lors qu'il n'y a point d'autres biens, *ne mulier indotata maneat*. Voyez Louet & Brodeau aufdits lieux, Leprcftre en fes Arrefts des Enqueftes, & la fuite du iournal livre 1. chap. 46. où il y a Arreft, par lequel l'office du mary fe vendant par Juftice la veuve oppofante pretendant preference en confequence des Arrefts qui ont adiugé douaires fur les offices ; elle en a efté deboutée, & il ordonne qu'elle viendroit feulement à contribution, cét Arreft eft du 7. Juin 1658. Du propre conventionnel fi le douaire fe prend fur iceluy, comme fur les immeubles naturels du mary ? Voyez Brodeau au lieu cité où il dit avoir efté iugé qu'ouy par Arreft de 1623. & que la raifon eft pareille qu'aux rentes conftituées, c'eftoit en la couftume de Poitou. Du douaire fur biens fubftituez, Voyez Louet lettre D. nomb. 21. Chopin fur Paris liv. 2. tit. 2. nomb. 12. Charondas le mefme art. 247. On cite deux Arrefts des 10. Decembre 1588. & 7. Decembre 1617. qui ont iugé que la veuve de l'inftitué avoit douaire fur les biens fubftituez, n'y en ayant point d'autres. Le doüaire à lieu fur les heritages tenus à bail a vie ou par engagement. Voyez Robert *libro* 2. *cap.* 8. Pitou fur Troyes art, 86. s'il a lieu fur ceux avenus au mary pendant le mariage, par voyes de reftitution ou de defiftement. Voyez Buridan fur Vermandois art. 33. Si lors du mariage les heritages du mary font déia chargez de douaire, la veuve ancienne douairiere mourante la femme y aura douaire *per ius accrefcendi*. Arreft de 1591. ce qui n'a lieu qu'au douaire couftumier & non au prefix, Chopin & Charondas *ut fupra*.

Quelques couftumes comme celles d'Orleans art. 221. & Bourbonnois art. 256. veulent que le mary n'ayant point d'immeubles au temps du mariage, & ne luy en écheant point, & laiffant beaucoup de conquefts la veuve ait doüaire fur lefdits conquefts, Bacquet au traité d'aubeine chap. 33. le veut ainfi, Voyez Papon livre 15. tit. 4. Arreft 7. de moy i'eftime qu'il s'en faut tenir à ce que dit noftre couftume ; par cette raifon que le douaire fe donne afin que la femme puife fubfifter, & vivre honorablement fuivant fa condition, & qu'en cas qu'il y ait des conquefts elle y a part dont elle peut vivre, n'eftant pas iufte d'ofter à l'heritier du mary fa moitié qui eft tout ce qu'il prend en la fucceffion n'y ayant point de propres. Neantmoins au cas que la femme ait apporté une grande fomme à la communauté, il eft raifonnable de luy faire un douaire qui eft limité pour l'ordinaire au tiers de l'apport fur la part du mary en la communauté.

Du jour de la Celebration, &c.

Au coucher la femme gaigne le doüaire, ou pluftoſt des lors de la benediction nuptiale, Loyſel Inſtit. livre 1. tit. 3. art. 5. noſtre couſtume dit encore mieux puiſque la benediction nuptiale n'eſt pas toûjours neceſſaire, & qu'elle ne ſe baille point aux veufves, entre leſquels il y a doüaire, puis qu'auſſi il y a douaire, bien que le maria-n'ayt pas eſté conſommé, aux couſtumes meſmes qui vſent du mot, de conſommation, comme fait celle de Paris, ainſi Iugé en 1545. pour la femme d'un impuiſſant iuſques-là que le frere de l'eſpouſé mourant le iour des nopces entre la benediction, & la conſomma-tion du mariage, il a eſté Iugé que la femme n'avoit point de douaire ſur les biens eſcheus au mary par ledit deceds, Voyez Charondas & Chopin aux lieux citez, Louet lettre T. nomb. 4. mais ſi par le con-tract de mariage le frere donne un heritage à ſon frere Coquille veut qu'il y ait douaire, & que l'effet retrograde ſuivant la loy, *ſi filius fam. ff. de obligat.* bien que l'on puiſſe dire que le mary n'y a rien qu'apres le mariage celebré, *cauſâ ſecutâ*, Voyez ſur Nivern. art. 1. *hoc titulo*, à ce propos ie diray que parmy les Banjaus peuples d'une ſexte particuliere dans les Indes, entre leſquels le mariage ſe celebre en faiſant faire par le Preſtre trois tours aux mariez derriere les pa-rens aſſis au milieu d'une ſalle aliantours du feu, le marié venant à mourir avant que les trois tours ſoient achevez la mariée ſe peut ma-rier en ſecondes nopces, ce qu'il n'eſt pas permis de faire aux veufues quand meſme le marié mourroit avant la conſommation du mariage, & ainſi devant la conſommation apres les tours faits le mariage eſt reputé accomply. Mandeſlo, en ſon voyage des Indes livre 1. la femme a hypoteque pour ſon douaire du jour du contract de maria-ge, & non pas du jour de la benediction nuptiale ou celebration du dit mariage pour éviter aux fraudes, Voyez Charondas & Chopin *vt ſupra, couaruuias variarum libro* 1. *cap.* 7. Bouguier lettre D. nomb. 17. Arreſt de 1618. S'il n'y a point point de contract de ma-riage elle a hypoteque, tacite legale du jour du mariage, Voyez Coquille ſur Nivern. art. 8. des drois des gens mariez.

Venus & eſcheus.

Loyſel en ſes Inſtituts livre 1. tit. 3. art. 5. dit que ſi le mary n'eſt faiſi de rien , & ſon pere, ou ayeul poſſédent des immubles, & ſont preſens & conſentans au mariage , apres leur mort ſa femme aura douaire ſur leurs biens comme ſi le mary les avoit ſurvécus, *quod fit expreſſ̃um ptâ voluntate & ratione æquitatis quæ eſt jus naturale , in his quæ lex ſcripta prætermiſit ,* voyez Cujas *lib· 2. defendis tit· 1.*

Le temps (de l'acquiſition faite par le pere de l'heritage qui par ſon decez échoit à ſon fils marié , & partant eſt chargé du douaire de la brue) n'eſt point conſideré, ſi c'eſt devant ou depuis le mariage du fils. Arreſt de 1567. & ne peut le fils renoncer à la ſucceſſion du pere , au prejudice du douaire. Arreſt de 1566. Voyez Charondas ſur l'art. 247. de Paris.

Par ſucceſſion.

Ces paroles ſemblent reſtraindre les procedentes (venus & eſcheus) & marquent que la femme n'a point de douaire aux heritages donnez au mary pendant le mariage en ligne directe , neantmoins le pere donnant au fils qui luy doit ſucceder , cela vaut ſucceſſion, partant douaire y a lieu , autrement on pouroit faire fraude.

En droite ligne.

Aſcendante ſeulement & non pas deſcendante, une femme n'a pas douaire ſur les heritage avenus au pere par le decez du fils durant le mariage , couſt. de Blois art. 189. Voyez Gouſſet ſur Chaumont art. 70. tit. des douaires, Bacquet de Iuſtice chap. 15. nomb. 39.

Sa vie durant.

L'entrée en Religion ne prive point la femme du douaire comme il a eſté dit Gouſſet au lieu cité, veut que la femme confiſquant le Seigneur joüiſſe de ſon douaire tant qu'elle vit.

ARTICLE XLII.

DOuaire tant prefix que couſtumier com-
mançe a avoir lieu du jour de la diſſolution
du mariage.

Iamais mary ne paya douaire, Loyſel livre 1. tit. 3. art. 6. voy ce
qui ſuit, & les articles 45. & 46.

Du iour de la diſſolution du mariage.

Diſſolution par la mort naturelle, apres le deceds, couſt. de Chaumont art. 70. courent les arrerages du jour du deceds du mary, Paris art. 256. où par la mort ciuile par Sentence rendüe contre le mary contradictoirement comme il a eſté Iugé par Arreſt de 1567.
pour à une ſpifame femme du Lieutenant Civile Muſnier, & non
par Sentence rendüe par defaut & couſtumace que le condamné
peut purger. Arreſt de 1596. par ſeparation de corps & de biens.
Arreſt de 1579. & non par ſeparation de biens ſeulement, auquel
cas & de condemnation par couſtumace, ſera ſeulement adiugée proviſion. Arreſt de 1603. Voyez Chopin ſur Paris livre 2. tit. 2. nomb.
17. Coquille ſur Nivern. art. 6. *hoc titulo.* Bacquet chap. 13. n. 6.
de Iuſtice. Louet lettre D. nomb. 36. par Arreſt de 1656 en pays de
droit écrit l'augment a eſté adjugé à la femme ſeparée de biens d'avec
ſon mary, qui avoit fait faillite pour iouir du revenu d'iceluy tant
qu'il auroit lieu par le deceds du mary contre les creanciers, Henrys
livre 4. queſt. 1. tome 2.

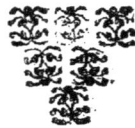

ARTICLE

ARTICLE XLIII.

DOüaire prefix, fait cesser doüaire coustumier, sinon que par contract de mariage le choix fut baillé à la femme d'opter celuy qu'elle voudroit prefix ou coustumier, auquel cas est tenüe d'opter dedans trois mois apres le trépas de son mary si elle est noble, & dedans quarante jours si elle est roturiere, & si elle opte l'vn des deux encore qu'elle fut mineure peuvent toutesfois qu'elle estant mineure ayt fait l'optió par aduis de deux ses plus prochains parens, ou de deux amis au défaut de proches parens ne peut varier, & retourner à l'autre.

La disposition de l'homme fait cesser celle de la Loy ; c'est pourquoy pour prendre par la femme le doüaire coustumier y en ayant un prefix, il faut que la liberté luy en soit donnée par le contract de mariage, par lequel le douaire prefix est stipulé ; car qui peut promettre de faire une chose peut donner la liberté de ne la pas faire; mais parce que cette liberté ne doit pas estre à charge à celuy que la baille ny à ses successeurs, la veuve a un certain temps pour faire le choix du douaire prefix, ou du coustumier, afin que la chose ne soit pas en suspend au prejudice de l'heritier du mary, lequel temps estant expiré sans que la femme ait fait l'option ; j'estime que le present article demeure en sa disposition, c'est à dire que le douaire prefix fait cesser le coustumier, & il demeure à la femme qui est presumée & reputée s'en estre tenüe pour contente, & l'avoir choisi sans qu'il soit necessaire qu'elle en fasse précisément l'option, laquelle est en sa faveur, & dont elle est d'échue aprés l'expiration du temps prescrit par la Coustume, n'estant pas obligée d'en faire la demande selon l'article 46. & ayant lieu à ce regard, la maxime *electio est debitoris*, dont l'article est une exception, donnant l'option au creancier

R

ny ce qu'on peut dire que la veuve n'ayant pas opté l'heritier le peut faire, la Couftume y ayant pourveu en ce qu'au deffaut d'opter par la veuve le doüaire couftumier, elle veut & entend que le préfix luy demeure fans référer l'option, partant plus d'option a faire l'art. fufdit 46. femble autorifer cette opinion, Voyez du Moulin fur l'art. 71. de la Couftume de Chaumont l'option eft tranfmiffible à l'heritier de la femme. Arreft de 1551. Voyez Coquille fur Nivernois art. 1. *hoc titulo*, Charondas fur Paris art. 261.

Ne peut varier.

Jugé conformement à ces mots, par Arreft de 1546. quoy que la veuve alleguaft une excufe, & que les chofes fuffent en leur entier, Voyez Mornac fur les loix *fi fterilis ff. de aêtione empti*, & *fi fundus* 4. §. *eleganter* 2. *ff. de lege commifforia*, & fur la loy 7. *ff. eod.* & encore fur la loy, *fed fi pupillus*, §. *item fi plures ff. de inftit. aêtione.*

ARTICLE XLIV.

EN heritages échus au mary par fucceffion en ligne collaterale durant & conftant le mariage, la femme n'a aucun douaire.

L'article 41. comprend implicitement le contenu au préfent article en difant que le douaire couftumier eft de moitié des heritages échus au mary en droite ligne, l'expreffion de l'un eft l'exclufion de l'autre.

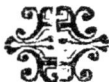

ARTICLE XLV.

LA femme eſt veſtuë & ſaiſie de ſon douaire, ſoit couſtumier ou prefix, incontinent aprés le deceds du mary, & peut pour iceluy former complainte en cas de nouvelleté, tant contre les heritiers de ſon mary qu'autres.

Douaire couſtumier ſaiſit, douaire prefix ne ſaiſiſſoit point, & ſe devoit demander, ce qui commence à ſe corriger quaſi par tout, Loyſel inſtit. livre 1. tit. 3. art. 10. & 11. par les Couſtumes de Paris art. 256. Verm. art. 36. Sens art. 167. tout douaire ſaiſit. Vitry a retenu l'ancien uſage art. 89.

ARTICLE XLVI.

N'Eſt beſoin de demander en iugement le douaire préfix, & courent les arrerages d'iceluy dés le iour du déceds, encore que la femme ne les ait ſi-toſt demandez.

Encore qu'il ne ſoit pas icy parlé du doüaire couſtumier, ſi eſt-ce qu'il y eſt ſous entendu, la raiſon eſtant pareille, parce qu'il ſaiſit. Voyez l'art. 256. de la Couſtume de Paris qui me fait croire que le doüaire prefix, a une fois payer, y eſt auſſi compris implicitement, & que les intereſts d'iceluy, comme les fruits & arrerages des deux autres douaires couſtumier & prefix viager courent du jour du déceds du mary, ſans qu'il ſoit beſoin d'en faire demande, puis que le préſent & le précédent articles, & le deſſuſdit 256. parlent indiſtinctement, n'y ayant rien à diſtinguer, je croy meſme que de tous leſdits douaires, les fruits, arrerages & intereſts dûs en cas d'option

R ij

donnée à la femme , & fuppofé qu'elle tarde à faire l'option , comme ayant icelle option un effet retroactif. Je l'ay veu juger en noftre Prefidial la veuve n'ayant fait l'option , du douaire viager en
grains , que dix ans aprés le deceds du mary , dont luy furent adjugez les arrerages à commancer du jour du déceds du mary.

Courent les arrerages.

Contre l'obligé & fes heritiers , & non pas contre le tiers détenteur qui ne rend les fruits , & partant ne doit les arrerages que du
jour de la conteftation.

ARTICLE XLVII.

DOüaire ne fe prefcrit , finon par trente ans
entre maieurs.

Il faut ajoûter à cet article ces mots de 117. de la Couftume de
Paris (a commancer du jour du deceds,) & encore ceux-cy (par l'heritier du mary ou autre obligé) parce que la prefcription en douaire
ne court qu'aprés la mort du mary , au quel temps il commance à
eftre dû , & peut feulement eftre demandé , & aufi parce que le
tiers détenteur de bonne foy peut prefcrire par la jouïffance de dix
ans entre prefens , & vingt ans entre abfens , paifiblement & avec
titre , à commancer du jour du deceds, fi la femme n'eft pas obligée
à la vente , & fi elle eft obligée à la vente , & y a confenti du jour
du contract. Voyez les articles 57. & 58. & le 145. ces mots (non privilegiez) Montolon Arreft 19.

ARTICLE XLVIII.

Es femmes font privilegiées pour leurs douai-res, & preferées à tous autres creanciers pour dettes contractées depuis le mariage, foient hypo-tequaires privilegiées ou autres.

Comme en cas de douaire prefix, & mefme de couftumier ftipu-lé par le contract de mariage, la femme a hipoteque fur les immeu-bles du mary du jour du contract ; ainfi lors qu'il n'y a point de con-tract de mariage elle a hipoteque tacite,& legale pour fon douaire cou-ftumier fur les immeubles de fon mary du jour des époufailles & de la benediction nuptiale ; & pour iceluy elle eft preferée à tous les crean-ciers qui ont contracté avec fon mary depuis les époufailles, foit qu'ils foient hipotequaires, ou privilegiez & autres. C'eft à mon avis le fens du prefent article, & tout le privilege qu'il entend donner aux femmes pour leur douaire ne leur en donnant aucun fur les meu-bles de la communauté au cas qu'elles y renoncent & de deconfiture, auquel cas elles n'ont aucun privilege, & ne font point preferées aux autres creanciers, mais elles viennent avec eux au marc la livre & à contribution fuivant l'art. 179. de la Couftume de Paris, ce que ce mot (hipotequaires) marque affez, l'hipoteque n'eftant que fur les immeubles. Voyez Robert livre 1. chap. 19. Bacquet de Juftice chap. 21. nomb. 69. & fuivans. Loüet & Brodeau lettre M. nomb. 8. Mor-nac fur la preface du titre de tribut.act. M. Louis Godet en celieu,& la fuite du Journal liv. 1. chap. 46. où font plufieurs Arrefts qui l'ont ainfi jugé pour la dot & autres conventions matrimoniales, fi ce n'eft en pays de droit écrit, où les femmes font privilegiées pour la dot, & l'augment fur les meubles ; neanmoins la veuve & tout autre creancier, ayant fait faifir, vendu les meubles faifis, & re-ceu les deniers en procedans, fupofé que pofterieurement on alle-gue la deconfiture lefdits deniers leur demeureront, fuivant la loy *pupillus* 24.*ff. que in fraudem credit.* Voyez Mornac, *ut fupra.*

R iij

ARTICLE XLIX.

L'Heritier & la douairiere partiſſent enſemblement les heritages affeƈtez aux douaires qui
ſe peuvent commodément partir, & ioüit la
douairiere de ſa part ſeparément, & à divis ſi bon
luy ſemble, & ſi l'heritage ne ſe peut partir ſe
doit bailler à ferme par ladite heritiere enſemblement, qui reçoivent les deniers de la ferme chacun
par moitié.

De bien commun, l'on ne fait monceau dit Loyſel en ſes Inſtit.
livre 3. tit. 3. art. 3. ne demeure en communauté qui ne veut, *lege ſi*
non ſortem ff. de conductione indebiti. Car la communauté eſt la ſource
des querelles & des diviſions, pour leſquelles empeſcher, la couſt.
ordonne le partage des choſes chargées de douaire s'il ſe peut faire,
ſinon elle veut qu'elles ſoient baillées à loüage, pour en recevoir
par les parties le canon & les fruits chacun pour ſa part, que ſi les heritages ſont empouillez, il faut qu'ils ſoient dépouillez en commun, &
ſi l'heritier dépouille leſdits heritages, il en rendra moitié à la vefve, à
qui ladite moitié appartient eſtant ſaiſie du douaire du jour du deceds,
& prenant les heritages en l'eſtat qu'elle les trouve, *lege ſi pendentes ff.*
de uſufructu, art. 86. de la couſt. de Troyes, fait & qu'elle ſoit tenüe de rendre les labeurs & ſemences, *quia ſumptus cenſentur do-*
nati cum doario, Voyez Bacquet de Iuſtice chap. 15. nomb. 58. voyez
plus bas ſur l'art. 54.

ARTICLE L.

LA doüairiere fait le partage , & l'heritier choifit.

La doüairiere lotit & l'heritier choifit, Loyfel Inftit. livre 1. tit. 3. art. 22. du Moulin fur le prefent article donne advis, fi la femme eft mineure , de prefenter requefte par les heritiers afin que les parties ayent a nommer des expers pour faire le partage , & ainfi empefchera la reftitution.

ARTICLE LI.

FEmmes tenans heritages en douaire, font tenuës comme vfufructuaires, de les entretenire leurs vies durant & pour leur part , & fi fe font maifons & edifices de menuës reparations , & le proprietaire de groffes reparations , comme de maffonnerie & charpenterie.

L'Article 4. de la couftume de Nivernois, *hoc titulo*, explique bien à mon advis le prefent, en ces mots (iceux entretenir & maintenir en l'eftat qu'elle les trouve,) & auffi quant aux couvertures, huis, planchers , feneftre , cloifons & autres femblables menuës reparations, & quant aux fondemens, gros murs, cheminée, portes & autres chofes qui communément durent plus que la vie d'un homme, ils appartiennent à reparer au proprietaire , Voyez les couftumes de Paris art. 262. Vitry art. 87. fur art. 164. & fuivans Verm. art. 37. ou du Moulin adjoute à ces mots (menuës reparations) ceux-cy, *Idem* des reparations viageres, *quæ non folent durare vltra decem aut viginti annos in Parifiis noftri architecti recte tres fpecies expenfarum diftingunt*, l'efquelles impenfent Chopin fur Paris livre 2.

tir. 2. nomb. 13. dit eſtre les vtiles, les voluptuaires, & les neceſſaires, & que la douairiere n'eſt tenüe que des derniers qu'on appelle
tenir clos & couvert, & que la maiſon tombante de veilleſſe, il eſt
du devoir de l'heritier de la reparer, neantmoins il ne le fait pas ſi
bon ne luy ſemble, en donnant à la vefve une habitation commode
où la valeur à dire de gens à ce connoiſſans, ce mot (couverture)
au ſentiment de Charondas ſur la meſme couſt. de Paris, ne s'entend que de relire les toits, fournir des chevrons & autres materiaux pour le déliage s'ils ſont de peu d'importance, voyez encore
Loyſel en ſon deguerpiſſement livre 5. chap. 8.

ARTICLE LII.

ET ſi le douaire eſt en terres, prez, bois & jardins & pareilles heritages la douairiere les
doit entretenir en labeur & valeur, & les acquitter de cens & rentes anciennes & foncieres pour
le temps que le dit douaire à lieu, & à la fin d'iceluy les rendre en bon eſtat, franches & quittes
des arrerages de ladite rente & cens.

Quant aux terres, prez, & autres heritages de pareille nature,
les entretenemens dont la douairiere eſt tenuë ſont differens, comme
leur nature eſt differante de celle des maiſons & baſtimens, & ſont
leſdits entretenemens de ne point laiſſer les vignes en friche, ne
point abandonner les jardins, ne les laiſſer defermez s'ils ont couſtume d'eſtre clos, ne point couper les bois hors de ſaiſon decoupe;
ne point couper ny extirper les vignes, ny les arbres fruitaux. bois
anciens, & non accouſtumez à couper, enfin en vſer comme vn
bon pere de famille, Voyez l'art. 86. de la couſt. de Troyes le 7.
de la couſt. de Lodunois, *hoc titulo*, la loy 65. *de vſufruſtu*.

Les acquiter & deſcharger, &c.

Outre les anciennes & foncieres la douairiere doit payer celles qui
ſont faites & conſtituées à prix d'argent durant le mariage par ſon mary
à proportion qu'elle en tient en douaire, en cette couſtume où les
rentes ſont immeubles. Les couſtumes de Blois art. 189. & Sens art.
164. le portent expreſſément, la raiſon eſt que de ſemblables rentes
diminüent le douaire, de meſme que les rentes actives l'augmentent,
voyez Montolon Arreſt 67. au contraire ou les rentes ſont meubles, la
douairiere n'en eſt nullement tenüe, ſi elle renonçe à la communauté, ny pareillemeut des rentes creées depuis le mariage où elles ſont
immeubles, parce qu'elle eſt anterieure en hypoteque aux cre-
ciers d'icelles rentes, Voyez Chopin ſur Paris livre 3. tit. 1. nomb. 27.
Loyſel livre 1. tit. 3. art. 18. de ſes Inſtit. Pitou ſur Troyes art. 89.
la couſt. de ſaint Mihiel charge la douairiere des frais des procez,
faits pour la conſervation des heritages du douaire, art. 3. titre 7.

Les rendre en bon eſtat.

Ces mots ne doivent pas eſtre pris à la rigueur pour obliger la
douairiere de rendre en bon eſtat les choſes tenües en douaire, ſi elle
ne les y a pas trouvées, & ſi elles n'y eſtoient pas, & c'eſt ce que veut
dire ce mot (entretenir) qui ſignifie qu'il ſuffit d'entretenir les choſes
en l'eſtat qu'elles eſtoient au temps du deceds du mary; mais pour éviter à procez (ſi les choſes ne ſót pas en eſtat) la douairiere doit les faire
viſiter, & en faire faire procez verbal les heritiers preſens ou appellez,
autrement elle ſera tenüe & reputée les avoir trouvez en bon eſtat &
condamnée de les y rendre. Ainſi qu'il a eſté Iugé contre un fermier,
qu'à faute d'avoir fait viſiter la maiſon dependante de ſon bail, il la
rendroit en bon eſtat par Arreſt du 3. Avril 1641. Voyez la couſt.
de Sedan art. 207. Chopin ſur Paris livre 2. tit. 2. nomb. 23.

On demande ſi la vefve qui a laiſſé perir la choſe tenüe par elle en
douaire, perdra ſon douaire? le droit civil le veut ainſi en la loy,
amplius ff. de damno infecto. Item. La couſtume de Nivernois pour les
choſes detriorées en l'art. 11. *hoc titulo*, & celle de Vitry en l'article
96. veullent que la vefve puiſſe eſtre contrainte (aux reparations) par
Iuſtice ſans ordonner de peine, celle de Lodunois és article 7. &
8. mieux que tout cela ordonne que la vefve ſera ſommée de réparer

S

& à fon refus afignée pour eftre condamnée à le faire dans un temps
finon defcheüe, & fi elle ne fatisfait point qu'elle fera derechef affignée poureftre décheue de fon douaire, voyez Charondas fur Paris
art. 262. fi la femme tient bordelle fera chaffée de la maifon tenue
par elle en douaire, Coquille queft. 147.

ARTICLE LIII.

L A vefue pour les heritages qu'elle tient en
douaire eftans en fief, doit porter les charges
de l'arriereban, & les en acquiter pour le temps
que le douaire à cours.

L'araiereban eft charge reelle, dont la douairiere eft une tenuë
fuivant le precedant article. Voyez Coquille fur Nivern. art. 1.
hoc titulo, Brodeau fur Paris art. 40. nomb. 3.

ARTICLE LIV.

S I les heritages tenus en douaire eftoient prefts
à depouiller lors du trépas de ladite douairiere;
ce neantmoins le proprietaire doit avoir la def-
poüille de l'heritage en l'eftat qu'il eft, en rendant aux heritiers de ladite douairiere les labeurs,
femences & impenfes, où bien doit permettre
qu'ils cueillent les fruits dudit heritage.

Par le droit Romain tous fruits pendans par les racines font reputez faire partie du fond, *lege fructus pendentes ff. de rei vindicat.*
& ils n'appartiennent point à l'heritier de l'ufufruitier, s'ils ne font
cueillis & feparez du fond au iour du decez de l'ufufruitier, *lege fi*
ufufructuarius meffem ff. quemadmodum ufufructus amittatur. à quoy

s'accorde le droit François ; tous fruits pendans par les racines sont
immeubles, Loyſel inſtit. livre 2. tit. 1. art. 5. L'article 110. de
cette couſtume s'y conforme, quoy que les ſuivans y apportent
quelque exception entre les conjoints par mariage, ce cui n'a point
de lieu entre l'heritier de la douairiere & le proprietaire heritier
du mary premier decedé, au regard deſquels ledit article 110. (qui
porte que tous fruits pendans par les racines ſont reputez immeu-
meubles, & eſtre de l'heritage) demeure en ſa force & vertu ; &
les fruits des heritages ſoit qu'ils ſoient naturels ou induſtriaux,
annuels ou non annuels, c'eſt à dire qui ſe recueillent apres quelques
anneés comme les bois & les poiſſons, & encore qu'ils ſoient en maturité, que les bois ſoient en coupe ; & le temps d'icelle enſemble
de la peche venu & paſſé, s'ils ne ſont actuellement cueillis &
coupez, & le poiſſon peché au jour du decez de la douairiere, ſont
immeubles, & comme tels appartiennent au proprietaire qui jouit
de la bonne fortune, & non pas à l'heritier de la douairiere. Et
tout aucontraire ſi leſdits fruits ſont cueillis, les bois coupez & le
poiſſon peſché ils appartiennent à l'heritier, & n'a lieu en ce cas
la loy *divortio ff. ſo uto matrim. &c.* qui veut que les fruits ſe partagent *pro rata* que le mariage a duré, mais on s'y gouverne *ſicut
in mero uſufructu.* Ainſi qu'il vient d'eſtre dit, voyez du Moulin
ſur l'art. 36. de la couſtume de Troyes, Brodeau ſur Louet lettre
F. nomb. 10. & ſur Paris art. 48. Coquille queſt. 151. ce que le
preſent article contient implicitement, montrant par ces mots,
(preſts à dépoüiller) qui marquent la maturité des fruits, & le temps
de couper bois & peſcher poiſſons, la neceſſité de la recolte coupe
ou peſche actuelle par la douairiere pour faire les fruits ſiens,
& les tranſmettre à ſon heritier. Sont conſiderables à ce ſujet ces
mots de l'article 94. de la couſtume de Vitry, & ſi ne peuvent les
heritiers de telle douairiere pour frauder le droit du proprietaire
dépouiller prematurement leſdits heritages chargez de douaire)
mais pource qui eſt des fruits civils & obuentifs qui ne procedent
pas du corps de l'heritage mais du droit, tels que ſont les loyers
de maiſons, rentes conſtituées *qui dedie in diem cedunt,* dont le
preſent article n'entend parler, ils ſe partagent entre l'heritier de
la douairiere & le proprietaire, ſuivant ladite loy *divortio pro rata,*
que le douaire a duré, encore que la couſtume veuille qu'ils ne ſoient
meubles qu'apres l'eſcheance du payement, ainſi que la noſtre en
l'art. 115. Voyez M. Louis Godet en ce lieu, & Bacquet de Iuſtice

chapitre 15. nombre 53. Quant aux redevances, qui font charges foncieres & differente des rentes conftituées & des loyers des maifons, recours aux couftumes de Sens art. 146. Troyes art. 50. & 54. Vitry art. 16. Il en eft de mefme que des fruits naturels & induftriaux, c'eft à dire que la douairiere ne les fait point fiens, & ils n'appartiennent pas à fon heritier fi les fermes n'en font efcheuës au jour du decez de la douairiere, jugé ainfi par l'Arreft vulgaire appellé de Careil de l'an 1589. recité par Louet au lieu cy-deffufmentionné, Chopin fur Anjou livre 3. chap. 3. tit. 1. nomb. 5. & Mornac fur la loy 3. *quemaamodum uſuf. amittatur.*

On demande au cas que la veuve ne tienne pas les heritages du douaire par fes mains, & qu'elle les ait donnez à louage a payer à certain temps fi elle mourante depuis la recolte, & le iour du payement n'eftant pas efcheu fon heritier aura le canon, où s'il fe partagera (comme fruit obventif) entre luy & le proprietaire *pro ratâ* que le douaire a duré ? Ce qui fait la difficulté eft l'article 115. qui porte que loyers d'heritages à moiffon de grains ne font point meubles que le terme ne foit écheu, & que le prefent article ne parle que des fruits des heritages tenus par la douairiere par fes mains, dont il femble s'enfuivre que la douairiere & fon heritier ne peuvent pas pretendre entierement ledit canon s'il n'eft écheu au iour du decez de la douairiere, & qu'il fe doit partager comme fruit civil, ainfi qu'on partage les loyers des maifons. Toutesfois l'opinion (que l'heritage eftant dépouillé au temps du decez de la douairiere, bien qu'il foit donné à louage, & le jour & terme du payement non encore écheu) les fruits appartiennent à l'heritier de la douaitiere à tant de partifans, & eft fi bien fondée que i'ay de la peine (nonobftant ce que i'ay dit) de n'y pas foufcrire, fon fondement eft le texte de la loy *defunctâ, ff. de uſu fructu,* où il eft dit qu'au cas furdit de bail d'heritage à louage, on ne regarde pas le jour de l'efchange du payement du canon, mais celuy de la recolte faite des fruits, le iour donné n'eftant qu'un délay de payement, & l'art. 95. de la couftume de Vitry conforme à cette loy. Ceux qui tiennent cette opinion font Bacquet au lieu cité, ou parlant des (fruits des heritages tenus en douaire, & difant qu'ils appartiennent à l'heritier de la douairiere apres la recolte, il ufe de ces mots faits par elle ou par fes fermiers durant fa vie) Gouffet fur Chaumont art. 97. Buridan fur Vermandois art. 40. qui eft pareil au prefent. Coquille en fa queftion 155. Brodeau fur Paris art. 92. & Mornac

fur ladite loy *defunctâ*. L'Arreſt de Careil cité plus haut fait pour
la meſme opinion en ce qu'il a adjugé indiſtinctement à l'heritier
de la douairiére tous les fruits des heritages recueillis devant le decez, & à l'heritier du mary ceux eſtans pendans par les racines au
temps du decez.

On demande encore ſi le proprietaire aprés le décéds de la douairiére eſt obligé d'entretenir les baux qu'elle a faits ? Coquille ſur Nivernois, & en ſa queſtion 156. eſt d'avis, qu'oüy, pourveu que le bail
ſoit fait ſans fraude, cela par reſpect & bien ſeance. l'art. 227. de la
Couſtume de Paris fait pour luy. Voyez la loy *ſi quis domum*, §. *hic
ſubiungiff. locati*, déja citée ; mais le Fermier de la douairiére ne
peut pas demander de dommages & intéreſts en cas d'éviction arrivée pour le décés d'icelle, ſuivant la meſme Loy, *qui hoc evenire
poſſe proſpicere debuit*, Voyez Mornac ſur ladite Loy, où il récite un
Arreſt qui a jugé qu'un Officier eſtably par la Princeſſe de Condé
douairiére, à qui (pour ce) il avoit payé quelques deniers eſtant évincé par ſon deces, ne peut prétendre de dommages & intéreſts, il
eſt du 2. Decembre 1603. Voyez encore Brod. ſur Paris art. 56
nomb. 12.

En rendant.

Quelquesfois le gerundif induit néceſſité, & emporte condition
préciſe. Voyez l'art. 139. de la Couſtume de Paris, & Brodeau ſur
iceluy, & Rebuffe ſur l'Ordonnance, titre des Sentences proviſoires
art. 3. gloſe 6. ces mots (en baillant caution) quelques fois il marque
une charge comme au préſent article, ou ces mots (en rendant) n'o-
bligent pas le proprietaire de rendre les labeurs & ſemances devant
que de dépoüiller, dont il y a un exemple en la Couſtume de Vitry
en l'art. 22. où du Moulin dit ces mots, *important, modum tantum
non conditionem. id eſt, actum faturum non préſentis temporis execu-
tionem. Idem*, és articles 56. & 59. de la Couſtume de Paris, Voyez
le meſme du Moulin ſur l'ancienne Couſtume §. 3. gloſe 2. nomb.
1. & 2. §. 13. gloſe 1. nomb. 18. & gloſe 7. nomb. 2.

ARTICLE LV.

L'Heritier du mary doit relever du Seigneur feodal l'heritage, duquel la moitié appartient à la veuve en douaire par usufruit, & l'acquiter de tous profits envers le Seigneur feodal, & à faute d'avoir ce fait est tenu de tous depens, dommages & interests envers elle.

La raison du present article est que sa femme ne pouvoit pas joüir de son douaire si le droit n'estoit payé au Seigneur. C'est pourquoy la Coustume en charge l'heritier du mary, afin qu'elle ne soit pas inquiétée, ny troublée en la joüissance du douaire. Voy plus bas en l'art 185.

ARTICLE LVI.

ET neanmoins, ou ledit heritier seroit refusant de ce faire, peut ladite veuve relever ledit fief, & en payer les droits & devoirs desquels elle a recours contre ledit heritier qui en est tenu, & de tous dommages & interests.

Le present article est une suitte du précédent.

ARTICLE LVII.

SI le mary aliéne aucuns heritages chargez de douaire sans le consentement de sa femme, il est loisible à ladite femme aprés le décéds de son dit mary, pour suivre les détenteurs desdits heritages pour ledit douaire, sauf ausdits détenteurs leur recours contre l'heritier du mary, & peut ladite veuve agir personnellement contre l'heritier, & hipotequairement contre le detenteur sans discussion préalable.

Comme il y a deux sortes de douaires, le préfix & le coustumier. Il y a deux actions pour iceux en cas d'aliénation faite par le mary sans le consentement de la femme, des heritages qui en sont chargez, où qui y sont hipotequez, en cas de douaire coustumier la douairiére se peut prendre au détenteur de l'heritage, & demander qu'il soit condamné a le luy abandonner pour en jouïr par elle audit titre de douaire suivant la Coustume, dont il ne poura point se défendre pour quelque cause que ce soit, supposé mesme qu'il ait iouy trente-ans, s'il en a iouy durant le mariage, parce que durant le mariage audit cas, (d'aliénation sans le consentement de la femme) la prescription ne court point, & ne court que du iour du décéds du mary, & la discussion n'a point de lieu mesme en coustume qui la reçoit, cette action estant plustost réelle qu'hypotequaire, Voyez du Moulin sur l'art. 313. de la Coustume d'Anjou, & sur le 119. de celle du grand Perche. Henrys tome 1. livre 4. nomb. 72. Si le doüaire est préfix la femme n'a qu'une hipotéque sur l'heritage vendu par le mary, & en ce cas elle peut agir personnellement & hypotéquairement contre l'heritier, ce qu'elle peut faire aussi en cas de doüaire coustumier, & hipotéquairement contre le tiers détenteur sans discussion suivant l'art. 132. Si l'on vend par decret l'heritage chargé de douaire coustumier, la femme à qui il est deu peut s'oppoſer afin d'eſtre iceluy heritage déclaré chargé dudit doüaire , & s'il n'y a point de créancier hypotéquaire devant le contract de mariage , ou devant le mariage , l'adiudication s'en fera à cette charge, & d'en joüir par elle à divis , ſi mieux elle n'ayme en avoir le prix & l'eſtimation. Arreſt de 1564. Charondas ſur Paris art. 362. Voyez Pitou ſur Troyes art. 86. & Loyſel au titre des doüaires. Que s'il y a des creanciers hipotéquaires précédans l'adjudication ſe fera ſans icelle chargé , ſauf à la femme à s'oppoſer afin de conſerver pour l'eſtimation du doüaire , laquelle ſe fera au tiers du prix & valeur du fond , & ſera la femme miſe en ordre du jour du contract de mariage s'il n'y a point de contract ayant pour ce hipotéque legale , Voyez Loüet & Brodeau lettre F. nomb. 24. Bacquet de Juſtice chap. 15. nomb. 64. en cas de doüaire préfix en rente , la femme eſtant la premiere en hypotéque , la vente ſe fera à la charge de la rente , & ſi la femme eſt poſtérieure l'adiudication ſe fera comme deſſus , ſi le douaire eſt en argent elle ſera miſe en ordre comme les autres creanciers du jour du contract. Mais l'omiſſion de s'oppoſer pour doüaire ne porte point de préjudice à la femme premiere en hypotéque , & n'empeſche point qu'elle le puiſſe demander, jugé par Arreſt de 1614. Voyez Belordeau livre 4. chap. 95. part. 1. Bacquet au lieu cité , Brodeau ſur Louet lettre D. nomb. 20.

Sauf aux detenteurs , &c.

Eſt remarquable que noſtre article ne donne aucune voye au détenteur de ſe deffendre contre la femme qui n'a pas conſenti à la vente de l'heritage du mary chargé de ſon douaire , & qu'il ne parle point (comme fait le ſuivant) de la recompenſe que la femme peut tirer pour ledit heritage vendu , ny ſi le prix eſt tourné ou non , au profit de la communauté , d'ou ie conclus que la couſtume veut & ordonne l'éviction dudit heritage indiſpenſablement & indéfiniment, voire meſme encore que la femme ait accepté la communauté, en ce cas le droit de la femme eſt réel , & la choſe inaliénable ſans ſon conſentement de meſme que le propre de la femme , le detenteur a ſuivi la foy du mary ſans prendre ſes ſeuretez , comme il pouvoit faire en faiſant conſentir & obliger la femme à la vente , & il ne pouvoit pas ignorer la qualité de celuy avec qui il contractoit ; c'eſt pourquoy la couſtume luy donne ſimplement ſon recours contre l'heritier du mary , Voyez l'article ſuivant , & le 145. du Moulin aux conſeils.

40.

40. & 45. & fur Paris §. 8. glofe 3. nomb. 22. Chopin fur Anjou
livre 3. chap. 2. tit. 2.

ARTICLE LVIII.

ET fi le mary vend les heritages fur lefquels eft affigné le doüaire de fa femme, fi ladite femme confent ladite vente, & renonce expreffement au droit qu'elle y a, elle doit êftre recompenfée fur les autres heritages de fon mary, finon que les deniers de l'heritage vendu fuffent tournez au profit de la communauté, & où les autres biens du mary ne feroient fuffifans pour la recompenfer la fortune en doit tomber fur elle.

La femme pour donner fon confentement à la vente de l'heritage chargé de fon doüaire ny renonce pas, ny à fon hipoteque fur les autres biens du mary, *lege iubemus cod. ad fenatvelleianum*, d'où s'enfuit qu'elle doit eftre recompenfée fur les autres biens du mary par fon heritier, voire, fuppofé qu'elle ait accepté la communauté, & que les deniers y foient entrez, fi ce n'eft que l'heritier du mary renonce au remploy & reprife du prix de la vente fur la communauté qui luy appartient de droit. Car s'il n'y renonce pas, & qu'il reprenne le prix de la vente, il eft conftant que la femme n'en profite pas, & ainfi on ne peut dire que le prix de la vente ait tourné au profit de la communauté, ny que la femme en ait profité, partant, la femme fuivant noftre article doit eftre recompenfée de la vente de l'immeuble chargé de fon doüaire, ce qui milite encore au cas du precedent article, & de l'acceptation de la communauté par la femme pour faire qu'elle puiffe (nonobftant icelle) agir contre le tiers detentéur, comme il a efté dit.

T

De compagnie, & focieté de biens.

ARTICLE LIX.

SI l'un des conioints par mariage tient & poffede les biens de fes enfans par an & iour aprés
le deceds du premier mourant fans en faire inventaire, ou partage & divifion ou chofe équipollente, lefdits enfans peuvent demander communauté
de tous les biens meubles & conquefts faits depuis le mariage confommé, & fi mieux ayment
peuvent demander la fucceffion du deffunt fous
l'eftimation commune, & s'il n'y a traité ou convenance, au contraire, & s'il y a inventaire fait,
clos & affirmé de dans ledit temps par ledit pere
ou mere furvivant, en ce cas ne demeurera aucune
focieté & communauté de biens entre ledit pere ou
mere & enfans, & ne fera ledit furvivant tenu
bailler à fefdits enfans que la portion à eux écheüe
defdits biens, fuivant le contenu audit inventaire.

C'eft contre l'ordre de nature que noftre Couftume ordonne la
continuation de communauté entre le furvivant des conioints, &
fes enfans, la nature n'admettant point les actions naturelles aprés
la mort, *mors omnia foluit;* c'eft auffi contre le droit civil qui veut
que toute focieté prenne fin par la mort du compagnon, *§. Solvi-*
tur inftit. de focietate l. focietatem ff. pro focio, les raifons de cette
difpofition font le mélange qui fe fait aprés le deceds du premier
mort des biens du furvivant, & de fes enfans qui rend les chofes

mêlées communes, *l. adeo §. si voluntate ff. de aquirendo rerum domi-nio, est rerum communio vel communiter gestarum hereditaria & tacita, quare non consensu consistit,* Cuias *libro* 10. *observat cap.* 25.& la haine & la punition du mesme survivant, qui par negligence ou mauvaise-foy obmet de faire inventaire, afin d'oster à ses enfans la connois-sance de leurs biens, & intervertir la raison du peril, *l.* 6. *ff. de suspectis tutoribus,* & tient lieu aux enfans; cette continuation de communauté, du serment, *in litem,* qui leur est denié comme toute autre action fameuse contre leurs pere & mere pour l'honneur & le respect qu'ils leur doivent, pour lesquelles raisons la continuation de communauté a lieu aux coustumes qui n'en parlent point, Voyez du Moulin sur l'article 54. de la Coustume de Vitry, Louet & Bro-deau lettre C. nomb. 30. Mornac sur la loy *itaque ff. pro socio,* iugé ainsi en 1634. Chopin neanmoins veut le contraire par la raison que cette continuation de communauté est penale, partant, dit-il, elle ne doit point estre estenduë aux coustumes qui n'en ordonnent rien, c'est sur Paris, livre 2. tit. 1. nomb. 31.

de ses enfans.

La Coustume ne distinguant point nous ne devons point distin-guer, autre chose est des Coustumes qui usent de ce mot (mineurs) comme celle de Paris en l'art. 240. Voyez ce qui suit ces mots, par-tage & division.

Par an & iour.

Par ce mesme temps plusieurs Coustumes veulent que la com-munauté se puisse acquerir entre d'autres personnes que les pere & mere & leurs enfans, Voyez celles de Troyes art. 101. Sens art. 280. & suivans, & Chaumont art. 45. & l'art. 62. plus bas.

Sans faire inventaire.

Avec personne capable, & legitime contradicteur, Paris art. 240. sans quoy l'inventaire est imparfait & nul, ce que ce mot (faire) veut dire, car *non est factum quod non est recte factum,* cette per-sonne capable & legitime contradicteur; c'est le curateur ou coad-juteur à la tutelle dont la presence est necessaire à la faction de l'in-

ventaire, celle du Procureur fiscal n'estant pas suffisante, & ce curateur doit estre present au commencement, & signer la preface, n'important pas en la Coustume de Paris, qu'il signe la closture comme il
a esté iugé par Arrest de 1606. Voyez Louet & Brodeau lettre C.
nomb. 30. lettre I. nomb. 7. & Leprestre chap. 18. cent. 2. ledit inventaire doit estre fait encore qu'il y ait don mutuel en coustume, où
il est permis. *Item*, au cas que le survivant prenne les meubles où la
Coustume les luy donne, Voyez Brodeau, comme dessus.

Partage & division.

Le partage & la division sont une mesme chose, ce sont sino-
nimes, le partage se fait quand les enfans sont majeurs, ou qu'ils
sont émancipez, auquel cas le survivant & les enfans peuvent valablement faire partage des biens de la communauté, l'ancien usage
de ne point partager les immeubles qu'entre majeurs estans aboli,&
l'inventaire en ce cas n'est point requis ny necessaire, ainsi il est
libre aux enfans majeurs de demander partage, & ne le demandant
pas dans l'an, ils consentent tacitement la continuation de la communauté (ces mots partage & division) marquent que la communauté a lieu à l'égard des majeurs, avec qui plus communement &
plus regulierement le partage se fait, aussi la Coustume de Paris citée plus haut n'use point de ces mots partage & division.

Ou choses équipolentes.

A partage & division, & non pas à inventaire, parce que l'inventaire doit estre parfait comme il a esté dit. Plusieurs ont crû que la
dot donnée à la fille par pere ou mere survivant équipolle à partage, ou a inventaire, Voyez Loysel livre 3. tit. 3. art. 11. instit. du
Moulin sur l'art. 270. de la Coustume de Bourbonnois, Charondas sur Paris art. 243. & Mornac sur la loy derniere *de divortiis,*
Mais du Pineau sur Anjou, & Chopin au lieu cité, & aprés eux
Brodeau aussi au lieu cité sont d'advis contraire, & que là ou la Coustume desire un inventaire ou acte derogeant, la dot n'empesche
point la continuation de la communauté, & que tout ce qui milite
pour les autres enfans, ne milite pour ceux qui sont mariez, le dernier recite des Arrests qui l'ont jugé ainsi. Voyez Belordeau livre
3. Controv. au chap. 53. partie premiere, la fille en ce cas ne doit

point raporter les interefts de fa dot, finon entant qu'ils excedent la nourriture qu'elle auroit eu eftant dans la communauté, le premier acte fait entre coheritiers touchant les biens de la fucceffion eft reputé partage, ainfi, comme en partage, la reftitution à lieu pour lezion énorme, & fans qu'elle foit d'outre moitié de jufte prix, de mefme elle a lieu pour ledit acte, Voyez le Preftre chap. 12. cent. 1. & chap. 124. cent. 2. Coquille queftion 157. Henrys, livre 4. queft. 59. tome 2. & le remede le plus jufte audit cas eft le fuplement de ce que le complaignant à de moins que les autres, Coquille, *ut fupra,* du Frefne livre 5. chap. 18.

Lefdits enfans prennent.

Cette option n'appartient point à d'autres qu'aux enfans, par exemple aux nepveux du deffunt contre la veuve de leur oncle. Arreft de 1618. en Avril pareillement, l'enfant avec qui la communauté continuoit eftant mort, elle ceffe à l'égard de fon heritier. *Item,* à l'égard de la femme dudit enfant. Arreft du 22. novemb. 1644. ce privilege eft perfonnel, non tranfmiffible à qui que ce foit, moins encore aux creanciers qui ne peuvent, finon arguer l'inventaire de deffauts, omiffions ou recelez, & demander d'en faire preuve par le ferment *in litem*, & par commune renommée, n'eftant pas jufte qu'ils prennent connoiffance des affaires de la famille, Voyez Mornac fur ladite Loy, *itaque*, Brodeau audit lieu, Voyez fur l'article fuivant.

Peuvent demander communauté.

Il eft à remarquer qu'arrivant la mort d'un des enfans, pendant la continuation de la communauté, fa fucceffion entre en la communauté, mefme en couftume qui s'en tait, & le dernier enfant furvivant partage avec le pere & mere furvivant, & prend moitié. Arreft de mil cinq cens quatre-vingts-fix mais le dernier enfant mourant, le pere ou la mere prend tous les biens de la communauté fans qu'aucun luy puiffe oppofer le deffaut d'inventaire, ny que l'on puiffe dire que ce droit eft acqueft au dernier mort. Arreft du 18. Avril 1576. pour la Damoifelle Conan, recité par Charondas fur Paris art. 243. Voyez ledit article. Brodeau fur Loüet au lieu cité, Loyfel livre 3. tit. 3. nomb. 12. Bouguier lettre C. nomb.

6. & Bacquet de Juſtice chap. 15. nomb. 25. On excepte de cette
regle quand l'enfant meurt dans le temps preſcrit pour faire l'inventaire, ou que la peſte empeſche de le faire. Voyez Chopin ſur
Paris livre 1. titre 1. nomb. 31. ſi pendant la communauté continuée
l'aiſné vient à mourir le fief n'y entre point , mais le maſle ſurvivant y ſuccede, la communauté ne ſe continuë qu'à l'égard des
pere & mere & des enfans, & non pas à l'égard des enfans pour les
égaler au preiudice de la prerogative de l'aiſné, Voyez du Moulin
ſur la Couſt. d'Orleans art. 182.

Et conqueſts faits &c.

Voyez ſur l'article ſuivant ces mots , tous leurs biens &c. Si quelque heritage eſt donné au pere pendant la continuation de la com-
munanté , il y entre. Arreſt de 1552. & ce qui eſt donné aux enfans
ny entre pas, *ne pater ſentiat commodum ex dolo* , *l. ex dolo* , *ff.de dolo*
voyez Loyſel en ſes Inſtit. livre. 3. tit. 3. art. 3. Chopin & Bacquet
comme deſſus.
    Le conqueſt fait depuis le deceds de la femme n'eſt pas en la puiſ-
ſance du mary, comme eſt celuy fait du vivant de la femme , Voyez
Charondas , & Tournet ſur la couſtume de Paris art. 242. & ce que
i'ay dit plus haut ſur l'art 21. *ea mota* en peut diſpoſer , il n'eſt pas
propre aux enfans. Arreſt du 18. Avril 1576. recité par Chopin ſur
Anjou livre 3. tit. 1. chap. 2. nomb. 17. Il n'y a point de droit
d'aiſneſſe, Bacquet de Iuſtice chap. 15. nomb. 12. voyez ce que i'ay
dit ſur l'article 150. *ea mota* écheus par ſucceſſion.

Clos & affirmé.

A la difference des Couſtumes qui deſirent ſimplement un inventaire ou partage & diviſion ou qui n'en parlent point du tout, aux
qu'elles tout acte derogatoire meſme un inventaire defectueux
ſuffit ; mais là où la couſtume deſire vn inventaire ou acte ſolemnel
derogeant à communauté un inventaire defectueux , ne ſuffit pas,
ce mot (ſolemnel) veut dire ſant deffaut , jugé en la couſtume de
Vermandois par Arreſt de 1628. contre le Sentiment de Buridan ſur
ladite couſt. en l'art. 266. voyez au long Brodeau ſur Loüet lettre
C. nomb. 30. où il dit que le principal défaut eſt celuy de legitime
contradicteur , & c'eſtoit celuy de l'inventaire dont il s'agiſſoit

audit Arreſt de 1628. on cite un Arreſt de 1606. qui a jugé que
la cloture de l'inventaire eſt valable, encore qu'elle n'ayt eſté faite
avec legitime contradiĉteur, Voyez plus haut ces mots, faire inventaire.

ARTICLE LX.

ET ſi le ſurvivant ſe remarie ſans faire ou avoir
fait leſdits inventaire ou partage & diviſion
entre les enfans ou heritiers du premier decedé,
tóus les biens demeurent communs, & d'iceux ſeront faits trois parts, dont le mary aura l'vne, les
enfans ou heritiers du premier liĉt l'autre, & la ſeconde femme ou ſes hoirs l'autre tiercé partie,
ſuppoſé que l'un deux y eut aſſez ou peu apporté,
& encore eſt-il en l'eſleĉtion deſdits enfans, ou heritiers de demander la portion de leur predeceſſeur,
ou la quantité valeur d'icelle par communauté, eſtimation eu égard au temps du deceds comme dit eſt.

La communauté de biens ne ſe peut demander par les enfans qu'à
leur pere ou mere, & à la perſonne à qui il ſe remarie, & non pas
à ladite perſonne à qui le pere ou mere ſe remarie, & à un tiers à
qui elle ſe remarie. Arreſt de 1540. autre de 1567. recitez par Charondas ſur l'art.245.de la couſtume de Paris voyez plus haut ces mots
les enfans.

Sans faire où avoir fait inventaire.

Ces paroles de deux temps differens, du preſent & du paſſé marquent que le conjoint ſurviuant qui n'a pas fait inventaire dans l'an

du deceds du premier decedé peut encore s'il se remarie faire inventaire, pour empescher que la communauté ne coutinüe & ne proffite au second mariage, partant il peut audit cas rompre la premiere communauté, qui dure jusqu'audit inventaire, lequel n'a point deffet retroactif, pour faire qu'il n'y ayt point eu de communauté depuis le deceds du premier mort, entre le survivant & ses enfans, la coustume y resistant, & le present article, n'en disant rien, voyez du Moulin sur l'art. 27. de la coust. de Bourbonnois, ces mots, 40. jours.

Vne femme se remariant avec un homme veuf qui a des enfans d'un autre lict peut stipuler qu'elle sera commune en biens avec son mary, lequel a cet effet sera tenu de faire inuentaire, pour rompre la premiere communauté, ce qui n'empesche que les enfans puissent demander la continuation de communauté si le pere ne fait pas ledit inventaire, parce qu'ils sont tenus des faits & promesse de leur dit pere comme ses heritiers, & elle aura (audit cas de demande de continuation de communauté par lesdits enfans) ses domages & interests à l'encontre d'eux pour l'execution de ladite convention, lesquels consistent en ce qu'elle perd, à cause de ladite continuation. Voyez Brodeau sur Louet comme dessus.

Tous leurs biens demeurent communs.

Ces paroles semblent contraires à ce que i'ay dit plus haut, que ladite communauté ne se continüe qu'avec les enfans & non pas avec leurs heritiers; mais l'article suivant y resiste en ces mots (quand une personne vefve qui a enfans se remarie) ce qui presuppose que les enfans soient vivans, lors & au temps du second mariage, & ainsi la communauté se continüe avec eux, & se partage en suite avec leurs heritiers s'ils viennent a deceder durant la dissolution de la communauté, qui est proprement le sens de nostre article, voyez la coust. de Paris art. 242.

Sont aussi ces mots relatifs, à ceux-cy du precedent article, (tous leurs biens meubles & conquests faits depuis le mariage consommé) & estans indefinis, ils comprennent sans doute les conquests de la premiere communauté qui entrent dans la deuxiéme. Arrest de 1607. & 1615. toutesfois quelques-vns sont de contraire opinion; specialement Bacquet des droits de Iustice chap. 15. nomb. 20. le Proust sur la coust. de Lodunois titre des tuteurs art. 2. Ricard sur

la

la couſt. de Paris, dit avoir eſté jugé ſuivant icelle , qu'en cas de
ſecond mariage , les conqueſts du premier n'entrent point en la communauté continüée , contre la diſpoſition des Arreſts que i'ay citez
l'Arreſt du 30. Avril 1630. dont il baille cette raiſon , que le ſecond
conjoint n'aporte pas en la communauté les acqueſts qu'il a faits devant le mariage, partant l'autre ny les enfans n'y doivent pas apporter les leurs , & qu'à ſon égard ce n'eſt pas une continuation de
communauté , mais une ſocieté nouvelle ; à quoy ie réponds que la
couſtume le veut ainſi , & qu'elle eſt iuſte, en ce qu'elle ordonne
en meſme temps le remede qui eſt que ſi les enfans ſont leſez par
l'apport deſdits conqueſts, en la ſeconde communauté , ils peuvent
ne pas accepter la continuation de la communauté ; & demander
compte, qui vray ſemblablement eſt le cas dudit Arreſt de 1630
Voyez Lepreſtre chap. 72. cent. 2.

Suppoſé.

Encore que poſé le cas que l'un des conjoints ait plus ou moins
apporté à la communauté que l'autre , Voyez du Moulin au conſeil 39.

ARTICLE LXI.

Q Vand une perſonne vefue qui a enfansſe
remarie à autre perſonne veuve qui a auſſi
enfans, leſquels demeurent avec eux en ſocieté à
faute d'avoir fait inventaire , partage & diviſion
où choſe équipollente comme deſſus , le profit ſe
partit en quatre parts , de ſorte que chacune maniere d'enfans emporte un quart , & le pere & la
mere chacun un quart.

Du Moulin ſur le preſent article dit , qu'il eſt captieux, & qu'il
ne doit s'entendre qu'au cas que les enfans prennent la communauté,

V.

laquelle ils peuvent refuſer & demander compte, en effet ces mots de l'article precedent, (encore eſt-il en l'eſlection deſdits enfans,) & le reſte, ſont ſous entendus au preſent article. La Couſtume de Paris en l'art. 242. adjoûte & eſt la communauté multipliée s'il y a d'autres liéts & ſe partit également, en ſorte que les enfans de chacun mariage ne font qu'vn chef de communauté.

A faute de faire Inventaire.

Par tout ou la Couſtume veut que la communauté continüe, elle repete ces mots, (à faute de faire inventaire,) & l'article ſuſdit 242, de la couſtume de Paris en fait la cloſture, pour monſtrer que devant le mariage ſubſequent tel qu'il ſoit, on peut empeſcher la continuation de communauté des mariages precedens par la faction d'inventaire, & bien qu'en ce cas la communauté ceſſe à l'égard des enfans des biens deſquels l'inventaire a eſté fait, elle ne laiſſe pas de continüer à l'égard des enfans de l'autre conjoint qui n'a pas fait d'inventaire de leurs biens devant le mariage, Voyez Chopin ſur Paris livre 2. tit. 1. nomb. 32. Buridan ſur Vermand. art. 266.

ARTICLE LXII.

HOrs ledit cas, Societé de biens n'a lieu, ſi elle n'a eſté expreſſement accordée.

Ainſi le droit Romain qui eſtablit les Communautez, hors le cas ſuſdit n'a lieu parmy nous. Voyez du Moulin au Conſeil 53. nomb. 6. & Loyſel en ſes Inſtit. livre 3. tit. 3. art. 1. le frere commun en biens avec ſon frere ſe mariant, l'autre n'a point de communauté avec ſa femme, voyez le meſme du Moulin ſur l'article 6. de la Couſtume de Chartres, en ſocieté de biens ſimplement, ce qui eſt donné à un des aſſociez, où qui luy échoit par ſucceſſion n'entre point en la ſocieté ſecus, ſi la ſocieté eſt de tous biens preſens, & a venir, & de quelque ſorte qu'ils puiſſent arriver. Voyez Henrys livre 4. chap. 6. queſtion 92. tome 1.

Des donations.

ARTICLE LXIII.

TOutes perfonne âgée & vfante de fes droits peut donner entre vifs tous fes meubles, & acquefts immeubles & fon naiffant, fief ou roture à quelque perfonne que ce foit capable, pourveu qu'il n'y ayt enfant, & où il y auroit enfans, peut donner fef-dits meubles & acquefts immeubles, avec le tiers de fon naiffant, foit en fief ou roture, feulement refervée aufdits enfans la querelle d'in-officieufe donation, & ne peut donner les deux autres tiers defdites heritages de fon naiffant au prejudice de fes enfans.

Entre les moyens d'acquerir aprouvez par la loy, & entre les Iuftes titres eft la donation, il n'eft fi bel acqueft que de don, auffi n'y-a-t'il rien de plus raifonnable qu'il foit permis à un chacun de difpofer de fon bien, dont naturellement il eft l'arbitre & l'adminiftrateur, particulierement des meubles dont la poffeffion eft vile, & des acquefts qui font noftre veritable & propre bien que nous acquerons par noftre induftrie, & par noftre travail; mais pour ce qui eft des propres qui viennent de nos anceftres, tant par ce qu'ils ne font pas proprement ny veritablement noftres, n'en eftans qu'vfufritiers & gardiens, principalement à l'égard de nos enfans à qui ils appartiennent, & qui font nos legitimes creanciers, qu'à caufe de la foibleffe des hommes qui font faciles a fe laiffer gaigner & perfuader par les plus rufez à leur faire des donations inconfidé-rées: Il eft jufte de mettre un frein aux donateurs, & limiter leur pouvoir, ce que fait la Couftume par le prefent article, & par le 70. Et parce que plus rarement on donne entre vifs que par teftament d'autant que par teftament on donne & retient , & par la donation entre vifs le donateur fe dépoüille & fe deffaifit de la chofe, aymant mieux que le donataire l'ayt & la poffede que foy mefme ; cette couftume (qui par le prefent article fait mention des donations entre vifs) donne plus de pouvoir & de liberté au donateur qu'elle ne fait par ledit article 70. qui parle des teftamens , & elle permet de donner entre vifs tous fes biens generalement quelconques, fi ce n'eft qu'il y ait enfans, auquel cas elle limite la donation aux meubles & acquefts , & au tiers du naiffant , & permet de donner par téftament (quoy que le taftateur ayt enfans ou non) feulement les meuqles & acquefts & les tirer des propres.

Aagez.

De vingt-cinq ans accomplis , fuivant l'article 272. de la couftume de Paris où font adjouftez ces mots (fains d'entendement) qui font fous-entendus au prefent article ; eftant vray que pour contraĉter en quelque façon que ce foit il faut avoir la capacité interieure, & l'efprit fain ; mais celuy qui a contraĉté en fanté d'efprit, bien qu'auparavant il ait efté intenté , & qu'il ait un curateur n'en eft pas moins capable ; la creation d'un curateur n'eftant qu'un fecours qui luy eft donné pour l'affifter qui ceffe , *ipfo jure*, dés lors qu'il a recouvré la fanté de l'efprit & le jugement , Voyez le §. *furiofi inftitut. quibus non eft permiffum facere teftamentum ;* & pour les prodigues & interdits fi l'aĉte fait par eux eft dans l'ordre bien que l'interdiĉtion ne foit pas levée , il eft valable , jugé par Arreft de Touloufe du 4. Juillet 1628. Tout au contraire de l'aĉte fait contre l'ordre par de vieilles gens qui eft nul fans interdiĉtion de leurs perfonnes, comme il a efté jugé par autre Arreft de Touloufe du 2. Avril 1583. Voyez Cambolas livre 5. chap. 50. & Maifnard livre 3. chap. 7.

Entre-vifs.

L'effet de la donation entre-vifs eft de tranfmettre par le donataire le don à fon heritier, foit qu'il foit faifi de la chofe donnée, foit que la donation ait trait à la mort , ce qui ne fe fait pas en la donation pour caufe de mort , en laquelle le donataire venant à mourir devant le donateur le don eft fait caduc , & il eft perdu pour l'heritier du donataire, & pour cela il importe que la donation soit veritablement entre vifs, joint que la donation se trouvant estre pour cause de mort elle est reductible, à ce que la coustume permet de donner par testament, mesme elle est revocable.

Deux choses sont essentielles à la donation entre vifs pour la
faire reputer telle, la premiere qu'elle soit faite par personnes non
malade de la maladie dont elle decedée, suivant l'article 277 de la
coustume de Paris, Voyez ce que j'ay dit sur l'art. 37. plus haut afin
que la maladie soit capable de rendre nulle la donation pour cause de
mort, & non entre vifs il faut que *morbus & mors qua sequatur concurrant* ; il n'importe pas que la maladie soit telle que le malade ait
juste sujet d'apprehender d'en mourir, pourveu qu'il n'en meure
pas. Arrest de 1597. contre un quidam lequel s'allant faire tailler
de la pierre avoit fait donation, & en vouloit resilir & la faire
casser, comme n'estant ladite donation entre vifs, mais à cause de
mort ; Il n'importe pareillement pas que la maladie, si elle est pour
durer pendant quelques années, & qu'au temps de la donation le donateur n'ait sujet de craindre la mort presente & prochaine, si elle
ne l'est pas en effet, & si elle n'arrive que long-temps apres,
ce que quelques coustumes limitent à quarante jours Sens article
209. Poitou art. 204. Ainsi jugé pour la donation faite par le sieur
Debouchavannes, pulmonique decedé long-temps apres la donation. Autre de 1615. ie l'ay veu iuger aux Requeste du Palais pour
le don mutuel fait entre Guillaume Nicol & Geneviefve Jannequin
sa femme ; iceluy Nicol decedé d'une hernie dont il estoit travaillé
long-temps, auparavant à quoy il a esté acquiescé, du Moulin sur
la coustume de Blois met au nombre de ces maladies la fiévre
quarte. Quant à l'hydropisie elle esté iugée capable de rendre la
donation pour cause de mort, comme faite durant la maladie de
laquelle le malade avoit iuste sujet de craindre de mourir, & en
effet il en seroit mort, bien qu'il eut fait un long voyage durant
sa maladie. Arrest du 12. Juillet 1597. Voyez Chopin sur Paris
livre 2. titre 3. nombre 3. & au traité des privileges des Rustiques
livre 3. chap. 4. nombre 3. Mornac sur la loy premiere §. *sciendum de adilitio edicto*, Pitou sur Troyes article 178.

En cas de donation faite par personne malade de la maladie dont
elle meurt. Il est à remarquer que non seulement la donation est
reputée à cause de mort, mais encore qu'elle est nulle si les formalitez requises au testament n'y ont point esté observées, ce n'est ny

donation ny teftament. Ainfi jugé par Arreft du 21. Fevrier 1639. recité par du Frefne livre 2. chap. 27. Quelques-uns veulent qu'il en foit de mefme de la donation faite en fanté en couftume qui ne parle point de donation pour caufe de mort ; mais feulement des donations entre-vifs & des teftamens ; mais ie croy qu'il y a diftin-ction à faire de celles qui ne peuvent valoir pour donations entre-vifs pour y avoir des deffauts effentiels comme fi elles ne font pas düement acceptées ou infinuées, auquel cas je croy qu'elles ne peuvent pas valoir pour donations entre-vifs, ny pour donations à caufe de mort fi les formalitez des teftamens n'y font gardées, & des donations bien & deüement acceptées & infinuées, qui n'ont point d'autre deffaut que parce qu'elles fe trouvent revoquables pour avoir leur difpofition auffi bien que l'execution trait à la mort, qu'elle ne lie pas le donateur auffi-toft & à l'inftant de la donation, que le donataire n'eft pas par icelle fait Seigneur incommutable de la chofe donnée, lefquelles donations qui n'ont que ce deffaut peu-vent valoir pour donations pour caufe de mort fans les formes des teftamens. Ainfi iugé par plufieurs Arrefts fpecialement par celuy du 4. Janvier 1642. recité par Brodeau fur Louet lettre D. nomb. 10. pour la donation (de tous meubles & immeubles fans rien refer-ver qui appartiendront au donateur à l'heure de fon decez) bien & deüement acceptée & infirmée, qui fut reputée à caufe de mort, & reduite à ce que la couftume permet de donner par teftament, & non pas annulée ; Ainfi les donations faites par perfonnes qui entrent en Religion & y font profeffion, lefquelles quoy que faites entre vifs & irrevocablement font reputées à caufe de mort fuivant la doctrine de du Moulin fur l'autentique *ingreffi*, & de Coquille en la queftion 146. ne laiffent de valoir pour donations à caufe de mort fans les formalitez du teftament, & font feulement reducti-bles. Il eft vray que par Arreft de 1602. la donation faite par la Damoifelle de Heres Religieufe peu de jours avant fa profeffion a efté jugée eftre entre vifs, mais vray femblablement il y avoit du particulier, les raifons contraires eftant trop fortes, la profeffion imitant la mort, & eftant le motif de la donation, le donateur ne donnant que ce qu'il ne peut pas retenir ny emporter. J'eftime pareil-lement que la donation faite (revocablement, & à condition par celuy qui va faire voyage, ou va en guerre, par contract autentique) au do-nataire prefent & acceptant, doit valoir pour donation pour caufe de mort: C'eft une convention legitime, fi la couftume ne parle point des donations à caufe de mort, l'Ordonnance en parle & les approuve, mais fans la prefence & l'acceptation du donataire, je ne croy pas que de femblables donations foient valables, ma raifon eft qu'eftant des contracts ils doivent eftre faits par deux differentes perfonnes, n'eftans pas l'ouvrage d'une feule comme les Teftamens, outre que l'Ordonnance (parlant de la neceffité de l'acceptation aux donations) ne diftingue point comme elle fait en parlant de l'infinuation, & que ce feroit donner lieu aux fraudes, & aux contraventions à la Couftume qui prefcrit des regles étroites pour les teftateurs, dautant qu'il eft plus aifé de donner par Teftament que par donation entre-vifs, celuy qui donne par Teftament ne fe deffaififfant point de ce qu'il donne & en demeurant le maiftre, tant qu'il vit pouvant mefme revoquer le Teftament, pour laquelle raifon la Couftume ne veut pas qu'on puiffe tant donner par Teftament que par donation entre-vifs, des quelles regles fi bien fondées on pouroit par ce moyen fe paffer & les rendre inutiles, ce qui n'eft pas a fouffrir.

Toutes fois en cas de rappel la prefence & l'acceptation ne font pas neceffaires, les rappels fe peuvent faire par tous actes probatifs, foit par écritures & fignatures privées, foit par declaration faite pardevant Notaires ou autrement comme j'ay dit ailleurs. Ce qui s'entend quand le rappel eft fait du rappellé pour reprefenter fon pere, & prendre telle part qu'il eut pris en la fucceffion du rappellant, foit que ledit rappelle foit feul ou qu'il ait des freres rappellez avec luy, & non pas quand le rappellé eft rappellé pour reprefenter fon ayeul decedé frere du rappellant, & prendre telle part que l'ayeul eut pris qui eft la moitié au partage des biens du rappellant avec les Neveux d'iceluy deux en nombre, enfans de la fœur du rappellant feule heritiere felon la Couftume, furquoy j'ay veu mouvoir Queftion en noftre Prefidial ou j'ay foûtenu qu'un tel acte fait à Châlons pardevant Notaires fans la prefence du rappellé, & fans les formalitez du Teftament eftoit nul par ces raifonsprivée principales qu'il n'y a que le veritable rappel dans les degrez de reprefentation, dont j'ay parlé fur l'article 83. qui ait ledit privilege de pouvoir eftre fait pour toute acte indifferemment, ce que je collige de l'apoftille, du Moulin fur l'article 139. de la Couftume de Blois en ces mots, *Ifta eft fimplex declaratio qua fieri poteft coram duobus teftibus & alias*, & du texte dudit article qui porte, que reprefentation en ligne collaterale n'a point de lieu fi elle n'eft accordée à quoy l'a poftille eft relatif, & ne s'entend par confequent finon du rappel fait dans le degté de reprefentation & pour y fuppléer. Et que toutes & quantes - fois que la Cour a dclaré les rappelles valoir comme legs, ils eftoient faits d'un aéte valable, fçavoir par donations ou par Teftamens faits dans les formes ordinaires, fans quoy ils auroient efté rejettez, & mefme au cas de l'Arreft rendu en ladite Couftume de Blois, tant venté qui eft de l'an 1634. le rappel des arrière Neveux eftoit fait par aéte paffé pardevant Notaires qui vaut Teftament dans ladite Couftume fans autres formalitez, fuivant l'article 175.

La deuxiéme chofe effentielle à la donation entre-vifs eft qu'elle foit irrevocable effeétivement, ce mot(irrevocables) n'eftant pas fuffifant pour le rendre, entre-vifs, il faut qu'il n'y ait point de condition qui dépende du donateur, que l'on appelle condition poteftative, qu'il ne foit point au pouvoir du donateur, de revoquer la donation, que la chofe foit incommutablement acquife au donataire devant la mort du donateur bien qu'elle dépende de l'evenement, & que la jouïffance & l'execution ayent trait apres la mort. Ainfi quelque claufe qu'il y ait au contraét de donation de furvivance ou autres femblables, fi la chofe eft acquife au donateur la donation eft entre-vifs, la difference eftant grande entre la perfeétion de la donation & la confommation & execution d'icelle, la perfeétion eft dés l'heure du contraét, l'execution fe differe à la mort, dont la mention fe fait acceffoirement & non principalement, non en termes de caufe finale, mais fortuitement jugé en cas de furvivance, par Arreft de 1633. Item en 1642. pour Danets Medecin. Voyez du Frefne Livre 2. Chapitre 206, & livre 3. chapitre 58. & en cas de donation d'execution apres la mort, par Arreft du 3. Decembre 1643. pour la donation de mil écus a prendre fur les biens du donateur apres fa mort fans tradition ny pouvoir, quoy qu'on alleguaft la maxime donner & retenir ne vaut. Voyez ledit du Frefne livre 4. chap. 11. *Couverruias de teftamentis rubr.* 1. *parte* 1. du Moulin fur les Couftumes de Bourb. article 291. & d'Auvergne article 12. chapitre 14. l'article 4. titre 7. de celle de Berry, Cujas en fes confult. 20. 25. & 30. Bouguier lettre D. nombre 12. où il recite un Arreft contraire en cas de la claufe de furvie de l'an 1626. par la raifon, dit-il, que le donataire peut mourir le premier,

mier, mais cette condition n'eſtant pas poteſtative ny dependante du donateur elle n'eſt point conſiderable, comme j'ay montré. Voyez le meſme en la lettre S. nombre 11. Il eſt a obſerver que les donations entre-vifs & irrevocables faites par peres & meres à leurs enfans ſont toûjours revocables & reputées à cauſe de mort, quoy qu'acceptées & inſinüées. Voyez l'article 17. de la Couſtume de Nivernois titre des ſucceſſions. Il y a des Arreſts de 1645. & 1647. dans du Freſne livre 4. chapitre 21. & livre 5. chapitre 15. par leſquels il a eſté ainſi jugé; toutes fois du depuis la maxime a eſté limitée aux donations faites de tous biens, *& per modum quotæ*, Arreſt du 2. Mars 1657. il a auſſi eſté jugé que cette maxime n'a point lieu en donation faite en ligne collaterale, par Arreſt du 30. May 1650. *Item* nonobſtant la revocation faite par le pere ou la mere du don fait au fils, il a eſté iugé que la femme retiendroit ſon droit ſur les biens donnez pour ſes conventions matrimoniales; mais le don eſtant fait par contract du mariage il eſt irrevocable. Voyez Chopin ſur Paris leur premier titre 2. nombre 30. il en doit eſtre de meſme des rappels faits auſſi par contract de mariage. Voyez Brodeau ſur Loüet lettre R. nombre 19. Bouguier au lieu cité.

Pour ſes meubles & acqueſts.

Il ſemble que ces paroles ne comprennent point les meubles & acqueſts futurs & à venir, parce qu'on ne peut pas dire (ſien) ce qu'on ne poſſede pas, ainſi iugé par Arreſt du 16. Janvier 1613. recité par le Grand ſur Troyes article 138. auſſi toutes donations de tous biens preſens & à venir ſont-elles deſendües de droit, à cauſe qu'elle obtient la liberté de teſter, & donnent ſujet de machiner la mort du donateur, & que c'eſt donner & retenir, ſi ce n'eſt qu'il y ait reſerve de pouvoir donner & teſter juſqu'à certaines ſommes ou que la donation ſoit faite par contract de mariage ou autrement, aux cas auſquels (la maxime donner & retenir ne vaut) n'a point de lieu, dont eſt fait mention plus bas; il y a pourtant des Arreſts aſſez modernes qui ont jugé telles donations de tous biens preſens & à venir eſtre valables & entre-vifs, on en recite un du 19. May 1649. autre du 31. May 1652. autre du 2. Juillet 1659 au fait duquel il y avoit un Teſtament poſterieur à la donation, ce qui (peut

X

eftre) a donné fujet à Brodeau de dire fur Loüet au lieu cité qu'il eft meilleur & plus feur afin que la donation de tous les biens prefens & à venir, vaille & ne puiffe eftre conteftée en aucune façon de donner entre-vifs les propres, & leguer par Teftamens les meubles & acquefts, ce qui montre l'incertitude de la Jurifprudence fur cette matiere; mais toûjours eft-il certain que fi femblable donation eft faite par contract authentique entre-vifs & irrevocablement, bien & deuëment acceptée & infinuée elle n'eft point nulle, mais feulement revocable à ce que la Couftume permet de donner par Teftament, comme donation pour caufe de mort, ainfi que j'ay dit plus haut : c'eft pourquoy Brodeau donne ledit avis de faire don entre-vifs des propres qui autrement feroit reduit au tiers, comme en donation pour caufe de mort, mais le don des meubles & acquefts feroit valable en noftre Couftume qui permet d'en difpofer par Teftament, ce qui a efté jugé par l'Arreft de 1642. cité plus haut pour la donation des meubles & immeubles qui appartiendront au donateur à l'heure du trépas. Voyez du Moulin fur l'article 160. de la mefme Couftume de Paris, Covarruvias au lieu cité, & en fes refolutious livre 5. chap. 12. Coquille queft. 173. Bacquet de Desherence chap. 6. nomb. 3.

En cas de donation (de tous biens prefens & à venir ou que le donateur aura au iour de fon decez) par contract de mariage où elle eft reputée infailliblement entre-vifs, ou en cas d'inftitution d'heritier faite auffi par contract de mariage, le donateur ou l'inftituant n'eft pas empefché de donner ou de leguer de fes biens acquis depuis la donation, mefme de ceux qu'il avoit auparavant, qu'il veut rendre pour vivre, en un mot il en peut ufer comme un bon pere de famille, & en continüer la jouyffance comme il auroit fait fans la donation ou inftitution d'heritier, qui ne fervent que de promeffe de conferver le bien au donataire, ou heritier inftitué par le donateur ou inftituant pour le prendre en l'eftat qu'il fe trouvera au jour de fon decez, mais il ne peut donner l'univerfalité à un autre, il y a Arreft par lequel un oncle ayant donné tous fes biens prefens & à venir & pofterieurement par autre donation ayant fait don de partie de fes meubles, & d'une maifon a une fienne Niéce, le don des meubles fut approuvé & l'autre rejetté, Voyez Belordeau livre 4. Coutrou. 149. Papon livre 7. tit. 1. Arreft 9. du Moulin fur l'article douze chapitre 27. de la Couſtume de Nivernois.

En ſon naiſſant.

Proprement le naiſſant eſt l'acqueſt du pere ou de la mere écheu à l'enfant, en qui il a fait ſouche & luy eſt propre ſuivant l'article 86, ou bien l'acqueſt du frere ou autre collateral (écheu au frere ou autre parent) par ſucceſſion, qui eſt auſſi propre comme i'ay dit ailleurs, toutes fois la Couſtume ſe ſert de ce mot pour marquer toute ſorte de propre ſoit ancien, ſoit nouveau.

Ce mot naiſſant ne comprend pas le propre conventionnel, duquel le conjoint peut diſpoſer entierement, nonobſtant le preſent article meſme en cas de ſtipulation d'employ des deniers ſtipulez propres où qu'ils feront propres à ceux d'eſtoc & ligne, on cite à ce ſujet pluſieurs Arreſts, celuy du 9. Juillet 1618. en cas de ſtipulation que les deniers feront propres à la femme & aux ſiens, ceux du 9. Aouſt 1605, & 11. Mars 1644. Ce dernier eſt du Parlement de Provence en cas de ſtipulation d'employ des deniers où qu'ils feront propres à ceux de l'eſtoc & ligne: Voyez Brodeau ſur Paris, article 93. Ricard des donations partie 3. chapitre 10. Section premiere, voyez ce que j'ay dit ſur l'article 36. plus haut, ces mots (tous leurs biens meubles) & ſur le 70. plus bas ces mots (du tiers du naiſſant) il en eſt de meſme des Offices écheus par ſucceſſion dont il eſt permis de diſpoſer comme du meuble ou acqueſt. Ricard au lieu cité, il eſt a noter qu'au cas du preſent article la couſtume eſt réelle & ne s'eſtend point à d'autres, auſſi ceux qui demeurent en d'autres Couſtumes ne peuvent l'outre paſſer bien que la Couſtume du domicile permette de donner plus qu'elle ne fait, ſuivant l'article 66.

A quelque perſonne que ce ſoit.

En acceptant la donation par le donataire en perſonne ou par Procureur ſpecialement fondé en preſence de perſonne publique ſuivant l'ordonnance de François I. en 1539. & encore en faiſant inſinüer la donation dans les quatre mois ſuivant l'ordonnance de Moulin article 58. qui ſont deux conditions eſſentielles à la donation entre-vifs, dont la couſtume ne parle point, & qui meritent pourtant qu'il en foit dit quelque chofe pour la grande importance.

Je diray donc premierement & pour ce qui eft de l'acceptation, qu'encore que l'ordonnance porte qu'elle fera faite par le donataire prefent en perfonne ou par Procureur fpecialement fondé ; fi eft-ce qu'elle peut eftre faite en autre temps, & en autre lieu pofterieument à la donation mefme en l'abfence du donateur, pourveu qu'il foit vivant, & qu'il n'ait pas revoqué la donation : car (devant l'acceptation) il la peut revoquer, les chofes eftant encore en leur entier, & les parties n'eftant pas encore liées, ce qui fe fait par la feule acceptation ; & le donateur eftant decedé il n'a plus de volonté ny ne peut plus donner de confentement, partant ne peut plus l'acceptation eftre faite, Voyez du Moulin au Confeil 60. nomb. 8. Couarruvias *de teftamentis rub.* 3. *numero* 13. Coquille fur Nivernois article 8. *hoc titulo,* Loüet & Brodeau lettre D nomb. 4. & 5. où il eft dit qu'apres la profeffion du donateur le donataire ne peut plus accepter la donation, la profeffion imite la mort comme i'ay déja dit, pourveu auffi que l'acceptation foit faite devant perfonnes publiques comme ie diray, & audit cas d'acceptation faite pofterieurement à la donation, fi elle fe fait pardevant le mefme Notaire qui a receu la donation ; il fuffit que l'acte d'icelle foit mis en la marge de la minutte de la donation, ainfi iugé par Arreft du 5. Fevrier 1646. & fi elle fe fait pardevant un autre Notaire, la donation doit eftre inferée en l'acte d'acceptation fuivant l'ordonnance, & en l'un & l'autre cas l'acte d'acceptation doit eftre infinué, ainfi que la donation, dans les quatre mois de l'acceptation, parce que la donation n'eft point parfaite auparavant. Arreft du 10. Juin 1633. Voyez Brodeau comme deffus, le Prouft fur la couftume de Loduvois art. 25. *hoc titulo,* en cas de donation faite fous feing privé afin qu'elle vaille, il faut neceffairement qu'elle foit reconnuë pardevant Notaires, & depofée és mains de l'un d'eux devant la derniere maladie du donateur, par la raifon que l'acceptation eft requife, & qu'elle fe doit faire devant perfonnes publiques qui en atteftent, mais le donataire peut, en vertu de la donation, agir contre le donateur pour luy en paffer acte devant Notaires.

L'acceptation doit eftre faite *in formâ fpecificâ,* ainfi que i'ay dit de l'autorifation de la femme par le mary, par ce mot (accepte) ayant efté iugé que l'eftimation faite en la prefence du donateur ne fuffit pas, ny n'equipolle à l'acceptation, par Arreft du 7. Septem-

bre 1617. que Montolon rapporte mal au chap. 129. ainſi que Brodeau la remarqué. Il a pareillement eſté iugé que l'acceptation ne
ſe trouvant pas en la minutte, mais ſeulement en la groſſe de la
donation elle eſtoit nulle, quoy que le donataire eut eſté preſent
& eut ſigné le contraĉt, par Arreſt du 30. Avril 1633. Brodeau
comme deſſus, nomb. 5. i'ay veu iuger au profit du ſieur Clement
aſſeſſeur en la Mareſchauſſée de Châlons, que ces mots enfin de
la donation (& a ledit ſieur acceptant ſigné) ſuffiſoient par Arreſt.

L'acceptation eſt requiſe en toutes donations, & par tous donataires, ſi ce n'eſt que le donateur n'ait point de plus proches heritier que le donataire, perſonne en ce cas n'y ayant intereſt que
luy meſme, & partant l'acceptation n'eſtant requiſe, Voyez Peleus
livre 5. Arreſt 14. Si ce n'eſt auſſi que le don fait par contraĉt de
mariage, dont la conſommation vaut acceptation ; quoy que le don
ſoit fait par un autre que le conjoint, iugé pour la renonciation
faite par la ſœur au profit du frere à une ſucceſſion écheüe, par
Arreſt du 31. Mars 1607. Voyez Lepreſtre chap. 43. cent. premiere
Brodeau comme deſſus. *Item*, n'eſt neceſſaire au don mutuel, comme i'ay dit plus haut. *Item*, en donation, *ſub modo*, à l'égard de
ceux à qui la choſe doit eſtre renduë, ſuffiſant en ce cas que celuy,
qui eſt chargé de rendre, accepte. Arreſt du 10. Avril 1663. ſuite du
Journal, voyez Covarruvias au lieu cité, & en ſes reſolutions liv.
1. chap. 14. nomb. 13. les mineurs doivent accepter par leurs tuteurs
les donations entre-vifs qui leur ſont faites, autrement elles ſont
nulles. Arreſt de 1603. s'ils n'ont point de tuteurs il leur en doit eſtre
creé ou bien un curateur, à cet effet, dont ſera fait mention en la
donation, & pareillement en l'inſinuation, & l'aĉte de curatelle
datté, & ledit Juge nommé ; nonobſtant qu'il ait eſté jugé que le
pere tuteur naturel de ſa fille abſente pouvoit recevoir & accepter
pour elle ſans procuration un don, par Arreſt de 1601. & que
l'ayeul peut auſſi accepter pour ſon petit fils, par autre Arreſt du
16. May 1643. rendu contre un Cabaretier pretendu creancier du
donateur, & par autre recité par Charondas & par Papon, que le
mineur ne pouvant parler, les Notaires peuvent accepter pour luy;
à quoy ie ne voudrois pas me fier. Mais ſi le tuteur donne luy-
meſme à ſon mineur, (parce que comme tuteur il eſt garand des
formalitez, & que la choſe ſoit bien faite) luy ny ſes heritiers ne
peuvent pas debattre la donation ſous le pretexte du deffaut de valable acceptation. Arreſt de 1628. autre de 1647. Voyez Bouguier

lettre A nomb. 1. Lepreſtre chapitre 43, Mornac ſur la ſoy 2. cod. ſi tuto, &c. Brodeau comme deſſus nomb. 38. en donation faite aux enfans nez & à naiſtre par contraƈt de mariage, les Notaires peuvent accepter pour leſdits enfans, comme pareillement en donation faite par un des futurs conjoints aux enfans de l'autre d'un premier, le pere ou mere peut accepter pour ſes enfans; c'eſt la diſpoſition de l'Arreſt rendu pour les enfans du Sieur de Faur recité par Bouguier lettre D. nomb. 3. Voyez Lepreſtre au lieu cité.

L'acceptation eſt une obligation dont on ne peut pas reſilir, & qu'on eſt tenu d'executer entierement ſans le pouvoir diviſer, eſtant le lien des volontez du donateur & du donataire, ainſi que i'ay dit; mais en faiſant l'acceptation le donataire peut declarer qu'il n'accepte la donation à luy faite de tous biens preſens & à venir que pour les biens preſens. Arreſt du 2. Septembre 1628. & s'il a manqué à faire ſa declaration ou diviſion de l'acceptation il n'y eſt plus receu: Arreſt du 23. Fevrier 1634. du Freſne livre 2. chap. 21. Autre de 1637. du 2. Janvier voyez Brodeau ſur Loüet lettre D. nombre 69. Papon livre 11. tit. 1. Arreſt 18. Ricard des donations partie 1. chap. 4. Seƈtion 2. en donation faite à l'Egliſe, l'acceptation eſt neceſſaire. Arreſt du 7. Septembre 1588. elle doit eſtre homologuée, & iuſqu'à ce, elle eſt revocable, n'ayant point auparavant ſa forme ny ſa perfeƈtion. Arreſt du 23. Decembre 1598. Loüet lettre D. nomb. 3. l'homologation eſt pour les donations faites avec fondation & ſert d'acceptation.

Deuxiémement, & pour ce qui regarde l'inſinuation pluſieurs choſes ſont à conſiderer, comme la nature du contraƈt de donation, celle de la choſe donnée la qualité du donateur, le temps & le lieu de l'inſinuation, & les perſonnes qui y ont intereſt, de toutes leſquelles choſes l'Ordonnance fait mention, déja & pour ce qui eſt des contraƈts, pour quelque cauſe qu'il ſoient faits, les ordonnances veulent qu'ils ſoient inſinuez ſans exception & ſans reſerve, & les Arreſts en les interpretant l'ont iugé ainſi, & caſſé les donations faites par iceux au deffaut d'inſinuation, il y a Arreſt recité par Rebuffe au titre de *donationibus inſinuandius* de l'ordonnance, pour une donation entre-vifs, & irrevocable faite par Teſtament, voyez Papon livre 11. tit. 1. art. 31. Autre pour la donation faite par le pere au fils Religieux d'une rente

annuelle encore que le pere par son Testament posterieur à la
donation en laissant quelque chose à sondit fils ait adjoûté ces
mots, outre la pension, Henrys livre 4. chap. 6. quest. 109. tome premier : Autre en cas de donation faite par l'Oncle au Né-
veu à la charge de le nourir, voyez Loüet lettre D. nomb. 22.
(*nota* à ce regard quel y a Arrest dans Robert livre 4. chap. 2.
qui a approuvé la donation faite à l'Hospital à ladite charge par
vieille femme sans insinuation) autres en cas de donations remu-
neratoires, voyez Loüet & Brodeau comme dessus, le Prestre
chap. 44. cent. 1. dont il faut excepter si la donation est faite
à une servante pour ses salaires, parce que ce n'est pas donation,
mais payement comme il a esté jugé par Arrest recité par Belordeau livre 4. chap. 120. de ses controverses, & generalement
quand le donataire à caution certaine pour la recompense qui luy
est donnée, il a aussi esté jugé par les Arrests que l'insinuation
est necessaire en toutes donations faites par contract de mariage,
soit qu'elles soient faites en avancement d'hoirie par pere & mere, auquel cas il est vray que l'heritier ne peut pas se plaindre
du deffaut d'insinuation ; mais le creancier posterieur s'en peut
plaindre, & la donation non insinuée ne luy peut porter prejudice : Arrest du 23. Janvier 1598. Autre du 22. Février 1601.
Chopin sur Paris livre 2. tit. 3. nombre 13. voir quand il ne
seroit que chirographaire, comme il a esté jugé par Arrest du
15. Janvier 1663. en la Coustume d'Amiens pays de neantisse-
ment, suite du Journal, livre 4. il y avoit grande presomption
de fraude en ce que le pere avoit fait banqueroute un an aprés,
voyez Brodeau sur Loüet lettre D. nombre 11. & 61. le Prestre
chap. 44. centur. 1. soit que lesdites donations par contract de mariage,
soient faites par personnes étranges à qui le donataire ne doit pas
succeder. Arrest du dernier May 1631. pour la donation faite par
un Tuteur à son Mineur, & fut aussi iugé que le Mineur ne
pouvoit pas estre relevé du deffaut d'insinuation, autre de 1605.
pour le rappel de la Niéce par l'Oncle par le contract de mariage reputé entre-vifs, comme ayant trait apres la mort comme
i'ay dit plus haut : Voyez Brodeau sur Loüet lettre D. nomb. 68.
Bouguier lettre L. nomb. 11. auquel cas de donation faite par
contract de mariage par étrange personne, l'heritier du donant
peut alleguer le deffaut d'insinuation, suivant la plus commune
opinion, contre celle de Bacquet au chap. 21. de Justice, & les

quatre mois courent du iour de la donation, & non pas du iour
du mariage. Arreſt du 22. Fevrier 1601. Soit encore que la donation faite comme deſſus par contraér de mariage ſoit faite entre
les conjoints, ſi ce n'eſt qu'elle ſoit reciproque , auquel cas
eſtant reputée convention matrimoniale, elle n'eſt pas ſujette à
infinuation non plus que les autres conventions, mais eſtant faite par l'un des conjoints à l'autre elle y eſt ſujete, l'un & l'autre
ayant eſté jugé par l'Arreſt ſus-mentionné , du 22. Fevrier 1601.
qui a caſſé la donation faite par la femme de tous acqueſts faits
devant le mariage, & approuve le don reciproque au ſurvivant
des meubles & proprieté & des conqueſts en uſufruit , Brodeau
lettre D. nombre 64, Mornac ſur la loy 1. de *paĉtis dotalibus*
rapporte ledit Arreſt où il taiſt la circonſtance du don des acqueſts
de la femme, il y a d'autres Arreſts qui ont iugé la meſme choſe , au regard des donations ou conventions reciproques, l'un
de 1587. recité par Chopin ſur Anjou livre 3. chapitre 2. tit. 1.
nombre 11. l'autre du 18. May 1602. recité par Loüet audit lieu,
& par Belut ſur le chapitre 21. de Bacquet des droits de Juſtice, neantmoins toute convention avantageuſe pour un des conjoints ſeul , & non reciproque n'eſt pas a rejetter ny nulle ſans
infinuation , par exemple le doüaire qui excede , *item*, quand le
don eſt fait par un des conjoints à l'autre des conqueſts futurs
par la raiſon que ſemblables conqueſts n'appartient par aĉtuelle-
ment , mais ſeulement habituellement au donateur futur conjoint, Theveneau ſur l'Ordon. livre 1. tit. 4. art. 3. où il recite
pour confirmation de ſon dire, l'Arreſt ſuſdit de 1602. qui n'eſt
pas dans l'hipoteſe , puiſque comme il a eſté dit le don eſtoit
reciproque, avec un autre du 5. May 1611. pour l'ameubliſſement
des propres quand il eſt de tous les propres generalement de celuy qui ameubliſt, il a eſté iugé qu'il doit eſtre infinué *ſecus*, s'il
eſt de partie ſeulement , & proportionné à ce que l'autre conjoint apporte à la communauté ou à ſon induſtrie, celuy des propres du mineurs doit eſtre homologué, ce qui vaut infinuation,
voyez Bacquet, *ut ſuprà* nomb. 385. Lepreſtre chapitre 44. cent.
1. du titre Sacerdotal s'il doit eſtre infinué , on diſtingue de la
ligne direĉte & de la collaterale, en la derniere il doit eſtre
infinué Arreſt de 1649 , en la premiere il n'eſt pas ſujet à infinuation au regard des creanciers poſterieurs eſtant une convention ou donation overeuſe. Arreſts de 1619. & 1645. Theveneau
limité

limité la validité dudit titre fans infinuation, s'il eft feulement
de cinquante livres de rente, voyez du Frefne livre 4. chap. 24.
Brodeau fur Loüet lettre D. nomb. 50. des inftitutions d'heritiers,
rappel & fubftitutions, voyez Coquille fur Nivernois art. 10. des
Teftamens, Brodeau fur Loüet lettre S, nomb. 9.

Outre la nature du contraƈt eft à confiderer celle de la chofe
donnée pour fçavoir s'il eft befoin d'infinuer ledit contraƈt, &
mefme en quel lieu l'on doit l'infinuer: Premierement la donation d'un immeuble doit eftre infinuée pardevant le Juge Royal
du domicile du donateur, & au temps de la donation, fi ce
n'eft qu'il ait changé de domicile, & que l'infinuation fe faffe
apres les quatre mois, car fi elle fe fait dans les quatre mois
ayant un effet retroaƈtif elle doit eftre faite au lieu du premier domicile : *Item*, elle doit encore eftre faite en la Juftice
royale de la fituation, ce qui à lieu pour la rente fonciere, &
pour l'ufufruit, voyez Pitou fur Troyes art. 140. & Brodeau fur
Paris art. 2. nomb. 3. & fur Loüet lettre D, nomb. 23. l'ufufruit
fait partie du fond, & eft de mefme qualité, *lege ufufruƈtu ff.
de ufufruƈtu*, pour les offices l'infinuation ce me femble doit
eftre faite au lieu du domicile, & en celuy ou l'office s'exerce
s'il eft autre que celuy du domicile, pour les conftitutions de
rente, il a efté jugé mefme en cas d'hypoteque fpeciale que
l'infinuation n'eft pas neceffaire au lieu de la fituation des heritages hypotequez, par Arreft de 1606. pour une donation d'une rente,
infinuée aux lieux des domiciles des donateur, donataire & debiteur. Voyez Lepreftre chapitre 44. & Bacquet de Juftice chap.
21. nomb. 398. où il eft de contraire fentiment, la donation de
tous meubles doit eftre infinuée au lieu du domicile du donateur,
non ailleurs, voyez Brodeau fur Loüet lettre R, nomb. 31, Bacquet *ut fupra*. On demande en cas de donation de tous meublés
& immeubles, s'il fuffit d'infinuer la donation en l'un ou l'autre des lieux du domicile ou de la fituation, en telle forte que
l'infinuation faite ainfi, faffe valoir la donation au moins à l'é-
gard de l'un ou de l'autre? Ie réponds pour ce qui eft des immeubles que l'infinuation faite feulement au lieu du domicile ne
fuffit pas non plus que celle faite feulement au lieu de la fituation, & en ce cas milite la raifon rapportée par plufieurs que
l'ordonnance parle en termes copulatifs, voyez Chopin fur Paris livre 1. tit. 1. nomb. 4. & Peleus livre 7. article 15. aucuns

Y

font de pareils avis pour les meubles, à quoy neantmoins Bacquet contredit voulant que la donation telle que deffus infinuée feulement au lieu du domicile foit valable pour les meubles, fuivant la maxime utile, *per inutiles non vitiatur*, l'Arreft vulgaire de Gafteau, (par lequel le don d'une fomme de deniers fut declaré valable fans infinuation afin que le donataire fe prenne aux meubles du donateur, & pour les immeubles, ledit donataire en fut débouté) fait en quelque façon pour ce fentiment, voyez Brodeau fur Loüet lettre D, nomb. 24. Lepreftre comme deffus, d'Olive livre 4. chapitre 1. donation de fimple meuble n'eft fujete à infinuation, fi ce n'eft que le donataire veille s'en faire payer fur les immeubles, auquel cas il doit faire infinuer aux lieux de la fituation, Arreft fufdit de Gafteau, & s'il y a plufieurs heritages affis en lieux divers qu'il faffe infinuer feulement en quelques-uns, la donation ne vaudra pour les chofes dont il ny aura point d'infinuation faite., & vaudra pour les autres fuivant ladite maxime utile, &c. Charondas fur Paris art. 272.

En cas d'inftitution contractuelle, il fuffit d'infinuer au domicile de l'inftituant, & au lieu de la fituation des immeubles, & fi l'inftituant en acquiert d'autres, l'infinuation n'eft pas requife, parce que l'inftitué eft tenu envers les creanciers de l'inftituant de payer fes debtes, ainfi ils font fans intereft, il en va de mefme des acquefts faits par celuy qui a donné fes biens prefens, & à venir, ce qui équipolle à inftitution, mais fi le don eft des acquefts que le donateur a & fera fans charge des debtes, les creanciers y ont intereft, & l'infinuation en doit eftre faite, voyez Bacquet au lieu cité nomb. 384. & fuivans.

Quant à la qualité du donateur telle qu'elle foit, elle n'eft pas capable de faire valoir la donation fans infinuation ny les Eglifes, ny les Monaftres, ny les payfans, ny les mineurs n'en font pas exempts, parce qu'on ne confidere pas la minorité, *quando agitur de lucro captando*, fi ce n'eft que le mineur n'ait point de tuteur ou qu'il foit infolvable, ce que l'on confidere au regard de l'infinuation bien qu'on n'y ait point d'égard s'agiffant d'acceptation de donation, comme il a efté dit, la derniere eftant *intrinféque* & effentielle, & la premiere *extrinféque* & étrangere. Si ce n'eft encore que le donateur foit luy-mefme le tuteur ou l'adminiftrateur de la perfonne & biens du donataire, voyez Charondas fur Paris art. 272. d'Olive livre 4. chapitre 1. Bouguier

lettre S, nombres 7. & 8. & lettre D, nomb. 9. Lepreftre &
Loüet aux lieux citez, les étrangers pour biens fituez au Royaume à eux donnez n'en font pas exempts, voyez Cujas au Confeil 9. mais l'infinuation faite à la diligence d'une des parties
fuffit pour la validité de la donation, Arreft de 1561. Bacquet &
Charondas, *ut fupra*, fi la donation eftant faite aux enfans nez &
à naiftre l'infinuation faite une fois vaut pour toûjours, du Moulin au Confeil 39. nomb. 2. *Item*, aux donations *fubmodo*, ainfi
qu'il a efté dit de l'acceptation.

L'infinuation doit eftre faite non feulement és lieux du domicile
& de la fituation pardevant les Juges Royaux, ainfi qu'il a efté
dit, mais encore il faut en la faifant obferver eftroitement de la
faire pardevant les Juges Royaux ordinaires, devant les Prevofts,
& non pas devant les Baillifs, fi ce n'eft qu'il n'y ait point de Pro-
voft Royaux comme en cette ville de Châlons, ou par faute d'y
avoir Prevoft Royal l'infinuation fe fait pardevant le Bailly Royal.
Arreft de 1629. autre de 1630. recitez par d'Olive livre 4. chap. 2.
autre du 6. Aouft 1644. recité par Henrys livre 4. queftion 49.
quelques-uns comme lefdits fieur d'Olive & Henrys font diftinction des nobles & des non nobles, pour infinuer les donations faites entr'eux ou au Baillage ou en la Prevofté, d'autres comme &
Theueneau fur l'ordonnance livre 1. tit. 4. art. 1. veulent que la
donation de fief foit infinuée au Baillage dont le fief eft mouvant
mediatement ou immediatement, s'il n'eft de la Jurifdiction d'un
autre, auquel cas ils veulent qu'elle foit infinuée au Baillage de la
Iurifdiction dont le fief eft. Le fief ne fait le territoire, Voyez
Charondas comme deffus, de ce que l'ordonnance veut que la donation foit infinuée pardevant les Iuges Royaux, il s'enfuit que le
nantiffement qui ne fe fait qu'en la Iuftice fonciere & Seigneuriale
ne peut pas valoir infinuation. Arrefts des 7. Iuin 1605. & 19. Février 1656. Lepreftre au lieu cité.

Le temps pour faire l'infinuation eft de quatre mois pour ceux
qui font dans le Royaume, de fix mois pour ceux qui font hors
le Royaume à compter du jour du Contract de donation, tant
pour le regard de l'heritier que du creancier du donateur, & fi
dans ledit temps le donant ou le donataire vient à deceder, elle fe
peut faire dans ledit temps, & elle a un effet retroactif fuivant la
mefme ordonnance ; Lefquelles paroles, tant pour le regard de
l'heritier que du creancier font à confiderer, comme montrant

Y ij

qu'il n'y a que l'heritier & les creanciers qui se puissent plaindre
du deffaut d'insinuation faite dans ledit temps, ce qu'ils peuvent
faire encore qu'ils ayent assisté au contract de donation, & l'ayent
signé, ainsi qu'il a esté iugé par Arrest du 21. Mars 1595. & ne peut
le donateur s'en plaindre, au contraire il peut poursuivy aux fins
de passer procuration pour insinuer, la chose estant consommée par
l'acceptation, Voyez Servin au plaidoyé 21. tome 3. & Beraut sur
la coustume de Normandie art. 448. Aussi le donant & le donataire peuvent apres les quatre mois consentir à l'insinuation, mesme
encore qu'au temps de l'insinuation & du consentement la donation
ne puisse plus estre faite ; exemple en coustume qui défend aux
mariez de se donner l'un à l'autre la donation mutuelle ou celle
faite par l'un à l'autre au contract de mariage peut estre insinuée,
& le consentement pour ce faire estre donné apres les quatre mois
passez & pendant le mariage, iugé en la coustume de Paris par
Arrest du 20. Fevrier 1618. *Item*, ou le don mutuel ne peut estre
fait par les conjoints par mariage, que tous deux ne soient en pleine
santé, le consentement peut estre baillé pour insinuer & l'insinuation sera valable apres les quatre mois, bien que l'un des conjoints
soit malade de la maladie dont il est mort ; ainsi iugé en la coustume de Tours par Arrest du 21. Iuillet 1640. & ce qui est de remarquable le mary avoit survécu la femme, auquel cas il a pareillement esté iugé au Presidial de Châlons au profit du mary le 17.
Fevrier 1670. pour le don mutuel fait entre Pierre Guedet & Françoise Tiroux de Poix en Champagne fait en Novemb. 1661. in-
sinué le 10. Ianvier 1670. en vertu d'un acte portant le consentement
de ladite Trioux lors malade non autorisée de son mary icelle
Tiroux decedée huit iours apres, ledit mary ne se vouloit point servir dudit acte portant ledit consentement, mais seulement de l'acte
d'insinuation, la raison est que l'insinuation n'est pas de l'essence
ny de la substance de la donation, Voyez Brodeau sur Louet lettre D. nomb. 4. Quelques-uns neantmoins veulent au dernier cas
de don mutuel & de survie du mary que la donation insinuée comme dessus soit nulle, & citent un Arrest de 1616. qu'ils disent l'a-
voir ainsi iugé ; mais ie croy qu'il y a pareille raison que lors que
la femme survit n'y ayant point de dol à imputer au mary de n'a-
voir pas fait insinuer la donation, parce ce qu'il ne profite point
de ce deffaut, puis qu'apres sa mort la femme a quatre mois pour
insinuer, & qu'elle peut mesme estre contrainte à consentir l'in-

finuation , comme il a efté montré , & que le mary n'ufe pas plus de fa puiffance (au confentement que la femme baille à l'infinuation) Qu'il en ufe au contract de donation, voyez fur l'article 36. plufieurs mefmes tiennent que l'infinuation peut eftre faite apres les quatre mois fans nouveau confentement, d'autant que les creanciers pofterieurs n'y ont nul intereft, ny l'heritier pareillement , le donateur eftant encore en vie , & pouvant encore donner, & ne pouvant denier fon confentement ny empefcher l'infinuation, partant la demande du confentement eft inutile, mais le meilleur eft d'avoir le confentement , audit cas d'infinuation faite apres les quatre mois elle n'a point d'effet retroactif à la donation comme elle a quand elle eft faite dans les quatre mois : c'eft à dire que fi le donateur s'oblige entre la donation & l'infinuation le creancier fera preferé, fur la chofe, au donataire, au lieu que fi la donation eftoit infinuée dans les quatre mois le donataire feroit preferé au creancier, qui en ce cas ne peut rien pretendre à la chofe , apres les quatre mois le donataire venant a mourir fans que l'infinuation foit faite , il n'y a plus de refource ny de lieu à l'infinuation. Arreft du 17. Avril prononcé le vingt-deux 1600. d'où s'enfuit que dans les quatre mois foit que le donateur ou le donataire meure , l'infinuation peut eftre faite, Voyez Louet & Brodeau lettre D. nomb. 6. Cujas en la Confult. 3.

La femme a quatre mois apres le decez du mary pour infinuer la donation que fon mary luy a faite, elle peut mefme obliger l'heritier à confentir l'infinuation. Arreft de 1581. voyez Montolon Arreft 4. & non pas quand la donation eft faite par un eftranger , fi ce n'eft que le mary y foit intereffé & qu'il puiffe empefcher l'infinuation , Voyez Bouguier lettre I. nomb. 11. Mornac fur la loy *fi donatæ §. ultimo de donat. inter virum & uxorem,* laquelle infinuation ne nuit aux creanciers intermediaires. Arreft des trois maures , voyez Lepreftre chap. 44. Louet lettre I. nomb. 1. audit cas de donation faite par le mary à la femme , quelques-uns tiennent indiftinctement que l'infinuation n'eft pas neceffaire y ayant fin de non recevoir contre l'heritier qui allegueroit le deffaut d'infinuation à caufe du dol de mary dont l'heritier eft tenu , ainfi iugé par Arreft de 1606. ce que ie tiens veritable en autre cas que de don mutuel, lequel en cette couftume faifit le donataire ; & pour ce faire il femble que la donation doive eftre parfaite en tous fes points, pourquoy faire il la faut infinuer. Au regard de la donation faite à la femme par un eſtrange, aucuns auſſi tiennent que le mary qui a donné ſon conſentement, & ſon autorité à l'acceptation eſt garend du deffaut d'inſinuation ; mais qu'il n'en eſt pas garend quand la femme s'eſt fait autoriſer par iuſtice ou qu'elle eſt ſeparée de biens, ce que ie trouve bien dur, ſi ce n'eſt qu'il parroiſſe y avoir dol du mary, Voyez Ricard des donations partie 1. chap. 4. ſection 3. gloſe 7.

Capables.

Non prohibez par les Loix, par les Couſtumes, & par les Ordonnances, comme ſont l'homme & la femme à leur égard en l'article 15. les gens convolans à ſecondes nopces art. 35. les enfans à l'égard de leurs pere & mere art. 100. Les Iuges, Procureurs du Roy & Fiſcaux, Solliciteurs de procez, ſi ce n'eſt apres que les procez ſont terminez, comme il a eſté iugé à l'avantage du ſolliciteur, par Arreſt de la Chambre de Caſtres de 1629. recité par Boüé. Arreſt 65. ſuivant le ſentiment de Cuias *cod. de ſuffragiis.* *Item*, Si ce n'eſt par teſtament fait à l'extremité de maladie, parce qu'en ce temps le teſtateur n'a plus beſoin du Solliciteur, mais plûtoſt de Preſtre & de Medecin, ou bien que le ſolliciteur, Procureur ou autre nommé cy-deſſus ſoit parent du donateur ou teſtateur. Arreſt du 30, Avril 1630. ce que deſſus à lieu aux Avocats, Voyez Dufreſne livre 7. chap. 6. & 18.

Les tuteurs pendant la tutelle & devant le compte rendu ſont perſonnes prohibées à l'égard des mineurs, Ordonnance de François I. couſtume de Pris article 276. Celle de Bretagne adjoûtant qu'il ait reſaiſi le mineur de ſes biens, titres & enſeignemens, ce que ie ne croy pas devoir eſtre ſuivy, ſinon à l'égard des papiers & titres des inmeubles, & non quant au reliquat du compte, n'eſtimant pas que le tuteur, pour devoir à ſon mineur du reſte de la tutelle, ſont incapable de ſes liberalitez. La qualité de debteur ne pouvant pas luy nuire eſtant eſtrange perſonne à ce regard. Il ſuffit qu'il n'ait plus là perſonne & les biens en maniment, fait pour ce ſentiment, l'Arreſt du 28. Mars 1651. qui a iugé qu'il n'y a point de prohibition, a l'égard des enfans du tuteur apres le compte rendu encore que le reliquat ne ſoit point payé, la raiſon eſtant pareille. Cette prohition a lieu, meſme encore que le mineur qui reſte ſoit grandement eſloigné de ſon tuteur, & que la preſomption de fraude &

de suggestion soit par ce moyen ostée. Arrest du 6. Septemb. 1653. elle a lieu à l'égard des enfans & des veuves, des tuteurs art. 439. de la Coustume de Normandie, mesme en cas que le pere tuteur soit decedé devant sa reddition de compte, le vice passant aux enfans & à la veuve, voyez d'Olive livre 5. chap. 20. Henrys livre 5. chap. 4. question 39. tome 1. Peleus question 37. Cujas consult. 41, où il est de sentiment contraire au regard de la veuve, & Ricard en son traité des donations partie 1. chap. 3. Section 9. Au regard des tuteurs la Coustume de Paris excepte, les peres, meres & autres ascendans, pourveu qu'au temps du testament & du decez du testateur ils ne soient point remariez, laquelle exception a lieu parmy nous sans condition, le mariage du pere fait devant ou depuis le testament & la mort du testateur ne le rendant point incapable du leg de son enfant. Arrest du 21. Ianvier 1641. en la Coustume de Boulenois, du Fresne au lieu cité, lequel Arrest Ricard dit n'estre pas dans l'hipotese pour estre au cas du mariage du pere, apres le testament & la mort du testateur, mais supposé qu'il soit ainsi, je n'estime pas que le leg (fait au pere remarié au temps du Testament) soit moins valable, par la raison que l'on demeure d'accord que l'ordonnance ne comprend point les peres tuteurs, & qu'elle ne dit point s'ils sont remariez ou non, & ainsi la prohibition estant levée l'interest de la femme ou des enfans du second lict, n'est point considerables si l'on ne iustifie de suggestion.

Les curateurs, & generalement tous ceux qui ont autruy en leur puissance sont à son égard personnes prohibées, suivant les mesmes ordonnances, d'où il s'ensuit que les simples curateurs & tuteurs subrogez crécs seulement pour la faction de l'inventaire qui n'ont la personne ny les biens du mineurs à leur charge ne sont point du nombre des personnes prohibées, non plus que les tuteurs honoraires, comme il a esté iugé par Arrest du 12. Mars 1654. mais les curateurs aux emancipez tant que l'emancipé ayt attaint les 23. ans semblent personnes prohibées, puisque les emancipez sont en leur puissance, ne pouvant pas contracter mariage, ny aliener leur fond sans leur consentement, *Item*, les enfans desdits curateurs, Arrest du 21. Mars 1645. recité par Ricard au lieu cité, au nombre de ceux qui ont autruy en leur puissance sont les Monasteres à l'égard des Novices & autres qu'ils ont en pension, ordonnance de Blois article 28. Arrest de 1658. pour

le don de 30000 livres fait par Heleine le Févre native de
Châlons, au Convent de Charonne proche Paris qui fut reduit.
Peleus livre 1. article 4. ce qui a lieu quand le teſtateur ou donateur auroit trente ans : Arreſt de 1612. quand la Couſtume
permettroit de donner, Arreſt de 1626 en la Couſtume de Bourgogne, quand l'heritier y conſentiroit, Arreſt de 1619. Autre
de 1657. pour le leg fait par un Jacobin à ſon Convent du conſentement de ſes parens, ſuite du Iournal livre 2. chapitre 33.
Quand il ne s'agiroit que de meubles. Arreſt de 1620. Voyez
Brodeau ſur Loüet lettre R, nomb. 4. du Freſne livre 1. chap.
93. 116. & 131, en d'autres cas on peut donner aux ordres approuvez, meſmes aux Capucins pourveu que ce ſoit pour baſtir. Arreſts de 1643 & 1645. du Freſne livre 4. chap. 9. & 17. auquel
cas on ne peut pas objecter le deffaut de lettres Patentes, parce
qu'autrement on ne pouroit iamais baſtir de Monaſteres, leur
peut meſme eſtre legué un immeuble valablement, parce qu'il
peut eſtre vendu pour l'execution du teſtament, il y a Arreſt du
19. Iuillet 1629. qui a iugé qu'un leg univerſel fait à un ordre
non approuvé ne vaut, c'eſtoit pour un don fait aux Peres de
l'Oratoire, mais il y avoit cette circonſtance que l'Egliſe & la
maiſon eſtoient déja fort riches, ne vaut pareillement le leg ou
don fait à un ordre approuvé s'il y a ſuggeſtion : ce qui eſt preſumé, ſi un des Religieux du Convent eſt Confeſſeur du donateur. Arreſt de Iuillet 1659, contre les Celeſtins de Lyon, Def-
maiſons lettre T, nomb. 5. ſuite du Iournal chap. 19. livre 1.
Henrys livre 4. queſt. 54. tome 2. on peut neantmoins leguer
moderement à ſon Confeſſeur. Pour les dots des Religieuſes elles
peuvent leur eſtre conſtituées moderement ſeulement, & ne peuvent exceder 500 livres pour les plus riches en cas qu'elles ſoient
conſtituées en revenu annuel. Arreſt de 1658. en Mars, autre
du 11. Ianvier 1635. ſuite du Iournal livre 2. chap. 16. Ce qu'il
faut entendre des Religieuſes mineures, & qu'elles ont leur bien
écheu, car la fille majeure ſe peut conſtituer telle dot que bon
luy ſemble, pareillement les peres & meres la peuvent conſtituer
à leurs filles ſi haut qu'ils veulent, mais la fille majeure qui s'eſt
conſtitué dot ne peut plus rien donner au Convent, bien peuvent
les pere & mere nonobſtant la dot conſtituée à leurs filles donner & leguer quelque choſe au Convent, comme il a eſté iugé
en cas de Teſtament, par Arreſt du 21. Iuillet 1658. recité par

ledit Henrys livre 1. queſt. 26. tome 2. Voyez du Freſne livre 2. chàpitre 8, livre 3. chap. 2. & 47. livre 6. chap. 2. les freres & ſœurs ayant conſtitué dot à leur ſœur moderement ne peuvent pas la faire reduire ſoubs pretexte de la mort d'icelle ſœur arrivée peu de temps apres, Arreſt de Decembre 1641. du Freſne livre 3. chapitre 47.

Les maiſtres ſont perſonnes prohibées au regard des ſerviteurs & ſervantes, Arreſt de 1560. Voyez Charondas ſur Paris art. 276, pareillement Brodeau lettre C. nomb. 8, à l'égard des apprentifs, Arreſt de Mars 577. Maynard livre 2. Chap. 92. & non à l'égard des Compagnons de Meſtier, Arreſt de 1628. Combolas chap. 47. livre 5. *Item*, ſont perſonnes prohibées les Medecins, Chirurgiens & Apotiquaires, au regard de leurs malades, Arreſt de 1617. pour le leg fait au fils de l'Apotiquaire, autre du 1. May 1646. au profit du Chirurgien : mais ſi le Medecin n'eſt pas ordinaire que le malade en ait un autre ordinaire le legs vaudra. Arreſt du 13. Avril 1658. ſuite du Iournal livre 1. chap. 40. pareillement s'il eſt parent du teſtateur, Arreſt du 8. Ianvier 1662. au meſme lieu livre 4. chap. 32, où qu'il ſoit en grande reputation de prud'hommie & diſintereſſement, Arreſt au profit de Medecin, ou qu'il ſoit heritier preſumptif. *Item*, ſont perſonnes prohibées concubines, don en coucubinage ne vaut, Couſt. de Lodunois article 10. des donations entre roturiers, ſi la donation eſt deffendüe en mariage elle le doit eſtre en concubinage ou l'amour eſt plus ardent & y a moins de liberté, *Item*, ceux & celle avec qui le donateur a adulteré : Arreſt de 1603 pour la donation faite par une femme à ſon ſecond mary qui l'avoit engroſſée devant leur mariage. Autre du 21. Iuin 1663 par lequel une femme ayant donné tout' ſon bien à celuy avec qui elle avoit commis adultere l'heritier fut receu à oppoſer le crime par exception quoy que regulierement le crime d'adultere ne ſoit pas recevable en la bouche de l'heritier apres la mort du coupable, & ſi le mary ne s'en eſt point plaint s'il s'agit du crime de la femme, & en conſequence de la preuve le Teſtament fut caſſé, Deſmaiſons lettre T, nomb. 9. Autre Arreſt de 1665. pour le leg fait par le Sieur de Bordeaux Ambaſſadeur en Angleterre marié en France à une Angloiſe, au meſme lieu nomb. 11. Voyez Brodeau ſur Loüet lettre D, nomb. 43. lettre I, nomb. 4. Belordeau partie 1. livre 4. Controu. 126. Mais on peut donner ou leguer à la concu-

Z.

bine les alimens moderement. Arreſt du 15. Iuin 1617. Mornac
ſur la loy *ambiguitatem ff. de uſufruƈtu & habit.* Arreſt du premier
Iuillet 1630. Lemaiſtre en ſes ploidoyers les enfans des concubines ſont auſſi perſonnes prohibées, ſi ce n'eſt qu'ils puiſſent meriter de leur chef : Arreſts de 1570. & 1625. Voyez du Freſne
livre 1. chap. 63. I'ay confondu les Teſtamens ou legs faits par
iceux avec les donations pour la parité qu'il y a, celuy qui eſt incapable de l'un l'eſtant ordinairement de l'autre, voyez ce que
i'en dis encore ſur le titre des Teſtamens. Il eſt a remarquer qu'en
tout cas de prohibition, la perſonne prohibée peut prendre la choſe donnée ou leguée tombante en ſes mains par voye legitime,
exemple, le mary qui a tué ſa femme adultere peut avoir ces
meubles de la meſme ſorte par la mort de leur enfant commun
decedé apres la mere, Arreſt du 11. Iuillet 1615. recité par Brodeau & Loüet lettre S, nomb. 20. un puiſné (ayant tué ſon aiſné
& porté la chaſſe de ſaint Romain, apres la mort de ſes Oncles
qui avoient herité de l'aiſné) a eſté iugé pouvoir ſucceder en ſes
biens, nonobſtant la premiere incapacité. Arreſt du 27. May
1621. autre de 1603. appellé des Bermondets, par autre Arreſt de
1606. il a eſté iugé que la femme en vertu du don mutuel fait
entre ſon mary & elle, eſtoit en droit de prendre le bien donné à ſon mary par une perſonne qui ne pouvoit pas donner à ladite femme. Voyez en la loy *qui duo ff. deliberatione legata.* Bouguier lettre D, nomb. 11. Coquille queſt. 127.

Pourveu qu'il n'y ait enfans.

La donation faite au temps que le donateur n'a point d'enfans
encore qu'elle ſoit faite à l'Egliſe pour œuvres pieuſes eſt revoquée par la naiſſance des enfans au donateur en legitime mariage, ou qu'en ayant hors mariage des illegitimes non toutesfois
adulterins ny inceſtueux il épouſe la mere, & non pas ſi ſeulement il les fait legitimer par le Prince, & ce encore que la donation ſoit faite par le contraƈt de mariage du donataire, ſi ce n'eſt
que par ledit contraƈt de mariage il ſoit fait mention d'enfant à
naiſtre du donateur où que la donation ſoit faite la veille du contraƈt de mariage du donateur, auſquels cas & encore quand la
donation eſt faite par le contraƈt de mariage du donateur la naiſſance de l'enfant au donateur ne revoque point la donation, *co-*

gitavit de liberis, & il est presumé avoir voulu donner nonobstant qu'il en eut pas apres, & supposé que la donation soit revoquée la chose donnée par le contract de mariage du donataire
demeure affectée au doüaire de la femme, soit qu'il y ait assignation du doüaire sur les choses données, soit qu'il n'y en ait point,
à cause du privilege du doüaire, ainsi iugé pour la donation faite
par contract de mariage du donataire, & pour l'hipoteque en cas
d'assignation du doüaire sur les choses données, par l'Arrest vulgaire rendu au profit de Dumoulin, pour celle faite pour œuvres
pieuses, par Arrest du 16. Juillet 1643. pour la revocation au profit de l'enfant bastard legitimé par mariage subsequent par l'Arrest de Pellegrué, & par autre de 1602 recité plus haut sur le 1.
article, pour la donation faite la veille du mariage du donateur,
par Arrest du 13. Fevrier 1645. pour celle faite par le contract
de mariage du donataire par Arrest de 1602. Voyez Leprestre
chap. 11, cent. 2. Bouguier lettre D, nomb. 9. Brodeau sur Loüet
lettre D, nomb. 52. du Fresne livre 4. chap. 18. Coquille quest. 292.
& la loy *si vuquam de revocandis donat. cod.* les docteurs sur icelle, laquelle loy voulant la revocation des donations pour la naissance des enfans au donateur n'a point de lieu en donation remuneratoire, & pour recompense des services. Arrest de 1636. d'O-
live livre 4. chap. 7. ny en titre Sacerdotal, Arrest du 15. Juin
1643. du Fresne livre 4. chap. 7. & le pere ne s'estant point servy
du benefice d'icelle, les enfans le peuvent faire apres sa mort
seulement, n'estant pas recevables de le faire luy vivant sans son
consentement, voyez sur l'art. 78. és mots, le mort.

Reservé aux enfans, &c.

La donation est inofficieuse quand par le moyen d'icelle les
enfans n'ont pas leur legitime, qui est la moitié de la part que l'enfant eut eu, si les pere & mere n'eussent pas disposé de leurs biens
par donation entre-vifs ou par testament sur le tout déduit les
debtes & frais funeraires, suivant l'art. 298. de la coustume de
Paris, laquelle il a esté iugé par Arrest du 10. Mars 1672. devoit
estre suivie aux Coustumes qui n'en disent rien, à ce regard & en
ce qui est de ladite legitime, suivant qu'il est recité aux feüilles
de la suite du Iournal, c'est pourquoy la nostre qui veut que les
peres & meres laissent à leurs enfans les deux tiers de leurs pro-

près veut encore par cette referve de querelle d'inofficieufe donation, & qu'au cas que les deux tiers ne vaillent pas la legitime,
ils puiffent la demander au lieu des deux tiers des propres, ce
qui eft particulier aux enfans, fans que les autres heritiers non pas
mefmes les afcendans puiffent pretendre ce privilege, ce mot
(d'enfans) les excluant, voyez l'art. 70. plus bas.

Ne peut donner les autres tiers.

Etiam, du confentement de l'heritier, parce que ce confentement eft prefumé forcé, voyez du Moulin fur Vitry article 99.
fur Auvergne article 57. chapitre 12. & article 46. chapitre 14.
Brodeau fur Loüet lettre E, nomb. 7. fur Paris article 13. nomb.
40. Ricard des donations pag. 1. chapitre 3. fection 17. ces mots,
(ne peut donner) emportent nullité precife de la donation, comme
i'ay fait voir ailleurs & font voir que nonobftant icelle les deux
tiers demeurent *in bonis* du donateur, & partant il peut les hi-
potequer comme fiens.

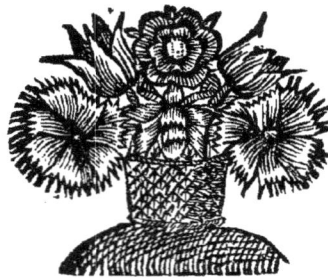

ARTICLE LXIV.

DONNER & retenir ne vaut, si le donateur decede possesseur des choses données sans en avoir fait délivrance ou acte equipollent a icelle, comme par retention d'usufruit, precaire, ou autrement; mais peut bien le donataire agir par action personnelle à l'encontre du donateur vivant, afin d'avoir délivrance de la chose par luy donnée, & si le donateur mouroit en la possession de la chose donnée avant l'action intentée, telle donation ne vaut aucunement, & ne peut le donataire agir en vertu d'icelle personnellement n'y autrement à l'encontre de l'heritier.

Le present article est trouvé si juridique par les auteurs qu'ils le donnent pour modele & pour regle aux autres Coustumes, où ils disent qu'il doit estre suivy, il est fondé sur ce qui est dit plus haut que la donation entre-vifs doit estre irrevocable, & c'est ce qu'il veut dire, car donner & retenir, c'est la mesme chose que donner & ne pas donner, ou pouvoir revoquer la donation. Il est encore fondé sur l'nterest des creanciers, lesquels il seroit aisé de frauder sous pretexte de donations, si elles n'estoient pas connües par la délivrance de la chose, & par l'actuelle possession du donataire, sans lesquels délivrance & possession ou sans la retention d'usufruit ou precaire, ou autre chose semblable, ou sans action intentée contre le donateur de son vivant; la donation n'est point parfaite ny translative de proprieté, & le donateur demeure maistre & seigneur de la chose donnée ; c'est pourquoy du Moulin sur l'article 160. de la mesme Coustume de Paris conceuë en ces termes, donner & retirer ne vaut, adjoûte ces mots, cela est contre les fraudes.

Donner & retenir ne vaut, &c.

Les anciens Arrefts ont jugé que d'obliger le donataire au payement des debtes ou d'executer le teftament, c'eftoit donner & retirer, les nouveaux ont jugé autrement quand la fomme eft limitée, mais noftre Couftume obligeant le donataire mutuel au payement des debtes mobiliaires, & à l'execution du Teftament, il femble que cette claufe de payer les debtes & executer le teftament n'eft point contraire à la donation entre-vifs, & ne l'annule point, ce qui fait à mon avis la raifon de douter en la Couftume de Paris, c'eft que ladite Couftume ne charge point le donataire mutuel comme deffus, d'ailleurs les donataires & les legataires univerfels font tenus des debtes, & la claufe de payer les debtes & executer le Teftament n'induit point la faculté de difpofer par le donateur des chofes données, ny l'obligation d'entretenir par le donataire les contracts du donateur. Voyez Brodeau fur Loüet lettre D. nomb. 10. Petou fur Troyes article 137. Lepreftre chap. 49. cent. 2. la Couftume d'Auvergne article 20. chap. 14. du Moulin en ce lieu où il dit que la claufe d'executer le Teftament s'entend en égard aux biens & à la qualité, Chopin fur Paris livre 2. tit. 3. nomb. 9.

Si le donateur decede poffeffeur.

C'eft donner & retenir quand le donateur s'eft refervé la jouyffance de difpofer librement de la chofe donnée par luy ou qu'il demeure en la poffeffion jufqu'au iour de fon decez, Couftume de Paris article 274. Ce qu'il faut entendre lors que la donation eft faite purement & fimplement, & non pas quand elle eft faite pour jouyr de la chofe donnée par le donataire apres la mort du donateur, auquel cas il n'eft pas neceffaire que le donateur s'en defaififfe ny qu'il en faffe tradition actuelle & réelle, ny mefme qu'il y ait claufe de precaire à caufe que la donation eft irrevocable, la chofe eftant deflors acquife au donataire comme il a efté jugé par les Arrefts mefmes en cas d'une fomme particuliere donnée a prendre fur les biens du donateur apres fa mort fans tradition, precaire, ny retention d'ufufruit, par Arreft du 3. Decembre 1643. du Frefne livre 4. chapitre 11. Voyez du Moulin

fur. l'ancienne couſtume de Paris ſ. 160. nomb. 3. 5. & 5. & ſur
celle de Bourbonnois articfe 291. Brodeau ſur Loüet lettre D.
nomb. 10. Mais en cas de donation irrevocable, ſimple, & ſans
condition ou ſans délay de jouyſſance, il faut abſolument que
le donateur ſe deſaiſiſſe, & s'il ne le fait pas, & qu'il ſe trouve en
poſſeſſion de la choſe à l'heure de ſon trépas, la donation eſt nulle, & reputée ſimulée & frauduleuſe, iugé au cas que le donateur
auroit receu les arrerages de la rente par luy donnée par Arreſt
de 1544. recité par Meſnard livre 6. chapitre 71. il en eſt de meſme quand le donateur retient pardevers luy le contract & minutte de la donation juſqu'à ſon decez, & ſans qu'il y ait action
intentée pour la délivrance, Arreſt de 1597. Voyez du Moulin
au dernier Conſeil, Loüet & Brodeau, comme deſſus, & la loy
premiere de donat, eſt a remarquer que le donateur ſe peut reſerver la diſpoſition d'une partie de ce qu'il donne, par exemple
s'il donne une terre & Seigneurie à la reſerve du bois de haute
fuſtaye, deſquels il veut qu'il n'en appartienne au donataire que
ce qui s'en trouuera au iour de ſon decez, ce qui n'empeſche pas
la validité de la donation pour le reſte, voyez Pitou ſur Troyes
article 8. *hoc titulo*, quelques-uns, neantmoins diſent que telle
donation ne vaut pour le tout à cauſe de l'individüité de l'acte.

Ces paroles (ſi le donateur de ce de poſſeſſeur) ſemblent inſinuer que le donateur apres la tradition faite peut du conſentement
du donataire jouyr de la choſe donnée ſans que pour cela la donation ſoit nulle, pourveu que devant ſa mort il reſaiſiſſe le donataire, ſon heritier audit cas n'ayant pas à ſe plaindre ny a rien
pretendre ne trouvant pas la choſe dans ſa ſucceſſion, mais cela
ſuppoſé, ce reſaiſiſſement pour valoir doit eſtre fait par le donateur par luy-meſme, & volontairement devant ſa derniere maladie, & non pendant icelle ny par le donataire, par les ſiens, ou
autres de ſa part, cela ne pouvant pas paſſer pour délivrance, en
cas de don fait d'une maiſon à charge de loger & nourir le donateur : ce n'eſt pas une marque de ſimulation que le donateur habite icelle maiſon. Arreſt du 16. Fevrier 1646. Ricard ſur Paris :
Sçavoir en cas que le donateur ne diſpoſe pas de ce qu'il s'eſt reſervé par le contract de donation à qui ce reſervé appartiendra ?
les Couſtumes de Bourbonnois article 211. & de Sedan article
112. veulent qu'il appartienne à l'heritier, ainſi jugé par Arreſt du
3. Avril 1648. encore que le donateur eut declaré qu'il entendoit que

la fomme refervée appartint au donataire. L'Arreſt de 1659. recite plus haut ſur l'article precedent és mots(tous les meubles & acqueſts) a iugé le contraire ; mais il y avoit ainſi que i'ay remarqué un teſtament poſterieur à la donation , voyez audit lieu.

Des choſes données.

Ces parolles relatifves à celles du precedant article , tous ſes meubles & acqueſts , font voir que la délivrance doit eſtre faite auſſi bien en don de tous les meubles acqueſts qu'en celle d'une choſe particuliere , contre l'opinion contraire fondée ſur ces mots de la couſtume de Paris (d'aucun heritage) il ſemble en cas de pre- eaire qu'il faille faire inventaire des meubles.

Sans avoir fait délivrance.

Actuelle , ſoit devant, ſoit apres, ſoit lors & au temps d'iceluy, pour la délivrance faite auparavant, Voyez le §. interdum inſtit. de rerum diviſione , en un mot elle doit eſtre faite autrement que par le contract , ce que ces mots (decede poſſeſſeur) & les ſuivans (mourir en poſſeſſion) confirment, cette délivrauce doit eſtre per- manente, ſinon elle eſt frauduleuſe ; il n'y a point de difference que le donateur délivre la choſe & puis la reprenne , en telle ſorte qu'il meure en poſſeſſion d'icelle, ou qu'il ne la delivre pas du tout ; mais il eſt à noter qu'en couſtume comme celles de Vitry & Chau- mont aux articles 3. & 76. qui requierent l'enſaiſiuement , la dona- tion ne laiſſe point d'eſtre valable ſans iceluy qui ne regarde que le Seigneur. Arreſt de 1658. en la couſtume de Bourbonnois.

Ou autrement.

Comme aux donations faites pour joüir apres la mort du dona- teur , & en cas de ſurvie ou telles clauſes valent precaire , & ne laiſſe point la donation univerſelle ou particuliere de valoir comme entre-vifs & irrevocable ſans tradition, en ayant d'ailleurs toutes les conditions , comme i'ay montré.

Mais peut le donataire, &c.

PlÛtoſt que la donation eſt acceptée les parties ſont liées, & ne peuvent plus ſe dédire ny le donateur ſe repentir ; & autant il peut eſtre forcé par le donataire de paſſer procuration pour inſinuer la donation ſi fait n'eſt. Arreſt de 1602. Mornac ſur la loy *62. de ædilitio edicto*, & pareillement il peut eſtre contraint à faire la délivrance de la choſe, & s'il l'a alienée il paira les dommages & intereſts au donataire, pour leſquels le donataire aura hypoteque ſeulement du jour de la condanation à l'égard des creanciers intermediaires, y ayant cette difference entre la donation & la vente que la premiere n'eſt pas accomplie ſans tradition l'autre l'eſt regulierement, le donateur n'eſt point garend de l'eviction de la choſe qu'il a donnée *lege 62. ff. de ædilitio edicto*, pour l'obliger il faut qu'il ait promis de garentir *lege 2. cod. de evictionibus*, ou que le don ſoit remuneratoire, *lege attilius regulus de donat. ff.* Voyez Peleus livre 6. action 37. livre 8. action 46. Brodeau ſur Loüet lettre D. nombre 78. lettre L. nombre 20. Belordeau partie premiere liv. 4. controv. 116. Mornac ſur ladite loy *62. de ædilitio edicto.*

ARTICLE LXV.

TOutes fois en donation faite en faveur de mariage par celuy auquel le donataire, doit ſucceder, incontinent le mariage conſommé le donataire eſt reputé veſtu & ſaiſi de la choſe donnée, encore qu'il n'y ait reelle délivrance ou choſe équipollente à icelle.

Du Moulin ſur ledit article 160. de l'ancienne couſtume de Paris qui contient, ainſi qu'il a eſté dit ces paroles (donner & retenir ne vaut) outre les mots cela eſt bon contre les fraudes adjoûte ceux-cy, partant n'a lieu aux traitez de mariage, ny s'il appert de recompenſe deüe, ny en donation mutuelle, comme voulant dire qu'en ces cas toute preſumption de fraude eſt levée, en effet l'aſ

A a

fiftance des parens au contract de mariage n'en laifle point de fuf-
picion, auffi la confommation du mariage vaut elle tradition & délivrance, de mefme que j'ay dit qu'elle vaut acceptation, les contracts de mariage font favorables, ils font fufceptibles de toutes
conventions, & difpenfez des formalitez, Voyez l'art. 219. de la
couftume de Bourbonnois, Rebuffe au traité des Sentences pour-
foires livre 2. à la fin, Lepreftre chap. 43. Louet & Brodeau lettre
D. nomb. 3.

ARTICLE LXVI.

EN donation, fucceffion, & autres moyens
d'acquifitions, les chofes fe gouvernent felon
la couftume des lieux où elles font affifes, & non
des lieux où les parties font demeurantes.

Pareillement en teftament, Vermandois art. 57. Rheims ufe de
ces mots plus propres, les immeubles fuivent les couftumes des
lieux où ils font affis, ce qui eft conforme au droit Romain en la
loy *exigere dotem ff. de judiciis*, & fe doit entendre lors que la
couftume de la fituation eft purement icelle, qu'il s'agit d'un acte
qui depend nüement Réelle, fans qu'il foit befoin du fait de
l'homme comme font le preciput de laifné, le doüaire couftumier,
& autres femblables; auquel cas l'heritage fe gouverne felon la
couftume du lieu où il eft affis, & non pas quand la chofe
dépend de la difpofition & du miniftere de l'homme, & que la
couftume eft perfonnelle, & qu'elle eft contraire, auquel cas elle
empefche la realité de la couftume de la fituation de la chofe, &
elle prevaut, & s'eftend à ladite couftume, comme aux cas des articles 27. où il s'agit du don fait par l'un des conjoints à l'autre
qui leur eft prohibé, 66. ou l'âge de faire teftament eft limité, &
100. qui porte prohibition aux peres & aux meres d'avantager un
de leurs enfans plus que les autres, qui tous regardent la capacité
& habilité, ou incapacité ou inhabilité du donateur ou donataire,
partant font perfonnels,&s'eftendent quant à ce aux autres couftumes

contraires comme j'ay dit fur iceux , Voyez Dumolin au Confeil 53.
où il eft à remarquer qu'il veut que la couftume d'Auvergne foit perfonnelle , en ce qu'elle porte que la fille dotée par fon pere ne
puiffe pretendre aucune fucceffion de qui que ce foit, & qu'elle ex-
clüe ladite fille mefme des fucceffions a elle écheües en d'autres
couftumes qui ne l'en excluent point ; & neantmoins Henrys au
livre 4. queftion 163. tout premierement rapporté un Arreft de
1636. rendu en la mefme couftume qui a iugé le contraire , & receu
la fille dotée par le pere à prendre une fucceffion en couftume qui
le luy permettoit, comme eftant icelle couftume d'Auvergne, en
ce cas reelle & limitée à fon terroir, & non extenfible aux autres,
Voyez Louet & Brodeau lettre C. nomb. 42. & ce que i'ay dit fur
lefdits Arrefts 27. 66. & 100.

Et non des lieux où les parties font demeurantes.

S'il s'agit de la forme des donations, teftamens, contracts &
autres actes ; il faut fuivre la couftume du lieu où ils fe font , voyez
l'article fuivant, iugé qu'un inventaire fait à Tours fuivant la couftume des lieux des biens d'un habitans de Paris eftoit valable.
Arreft du 23. Mars 1628. du Frefne livre 2. chap. 11. Voyez du
Moulin fur le titre *quemadmodum teftamenta aperiantur*, & Mornac
fur la loy *fi fundus de edilitio edicto* , en cas de procedures & de
jugemens pour la forme, on fuit pareillement la couftume du lieu
où ils fe font, pour le decifoire fi la caufe eft perfonnelle on doit
fuivre la couftume du domicile des parties , fi la caufe eft reelle
on doit fuivre la couftume du lieu de la fituation de l'heritage con-
tentieux ; ainfi a efté iugé au premier cas entre deux Anglois qu'ils
pouvoient faire preuve par témoins de leurs pretentions qui exce-
doient cent livres, fuivant la couftume d'Angleterre qui le permet,
Brodeau comme deffus , pour l'execution des iugemens civils ou
criminels , on fuit la couftume du lieu où elle fe fait, voyez ledit
Moroac fur la loy *minime ff. de iuftitia & iure*, Dumoulin au lieu
cité , en meubles la mefure fe doit faire felon les lieux ou la vente fe fait , en immeubles felon le lieu de la fituation, Loyfel livre 3. tit. 1. art. 18. de fes inftituts, Voyez Dumoulin fur le titre
de ftatutis & confuetud. Autume en fa conference *ad tit. cod. depre-
diis, & aliis rebus minorum.*

A 2

De Testament.

ARTICLE LXVII.

AVant qu'un testament puisse estre reputé folemnel est requis qu'il soit écrit & signé de la main du testateur, ou passé pardevant deux Notaires soit d'Eglise ou de Cour l'aye, ou pardevant un Notaire en presence de deux témoins, ou pardevant le Curé de la Parroisse dudit testateur ou son Vicaire general, aussi en presence de deux témoins, ou du Maire, Bailly, Prevost de la Iustice ordinaire dudit lieu ou du Greffier de ladite Iustice, & l'un d'eux aussi en presence de deux témoins, où que le testateur ait declaré sa volonté en presence de quatre témoins idoines & suffisans non legataires, & n'ayans interests audit testament, & que ledit testament ait esté dicté ou nommé par ledit testateur ausdits Notaires, Tabellions, Curez, Vicaires, Prevosts, Baillifs, Maire ou Greffier, en presence desdits témoins, & sans suggestion d'aucune personne, & depuis à luy releu aussi en presence desdits témoins ; & qu'il soit fait mention audit testament, comme il a esté ainsi dicté ou nommé & releu.

Ce sont icy les formes que la constume veut estre observées en la faction des testamens, lesquelles doivent estre gardées par les

teftateurs eftroitement, en propres termes, & non par equipollent
comme i'ay dit de l'autorifation de la femme par le mary, & de
l'acceptation de la donation pour le donateur, & mefmes par ceux
qui ont leur domicile ailleurs que là où ils font leur teftament,
d'autant (ainfi qu'il'a efté dit) qu'en cas de contracts & de teftamens
il faut fuivre la couftume où ils fe font. Arreft de 1566. recité
par Chopin fur Paris livre 2. tit. 4. nomb. 2. Autre de 1661. Defmaifons lettre T. nomb. 15. quand ce feroit en pays eftrange ils ne
laifferoient point de valoir eftans faits de la forte. Ainfi iugé pour le
teftament du nommé du Brofque fait à Rome fuivant les loix du
lieu par Arreft de 1662. cité plus bas. Autre-precedent du 29. Ianvier 1626. mais au decifoire il faut fuivre la couftume du domicile,
comme il a efté iugé pour un teftament paffé à Châlons d'un fol-
dat domicilié en pays de droit écrit fuivant la couftume de Châlons,
fans qu'il foit fait mention de l'ayeule du teftateur, comme le droit
écrit le requiert, qui a efté declaré nul, & ladite ayeule & la fœur
du teftateur receües à luy fucceder *ab inteftat*. L'Arreft du premier
Septembre 1661. fuite du Journal livre 8. chap. 12. lequel deffaut
d'obferver les formalitez prefcrits par la couftume nuit à toutes perfonnes mefmes aux Eglifes. Arreft de 1588. recité par Mornac fur
la loy 35. *de ædilitio edicto*, & aux Hofpitaux voyez le mefme en la
loy 10. *ff. de inofficiofo teftamento.* Du Moulin fur la loy premiere *de
verb. obligat. §. fimiliter*, & fur le §. *eodem*, nomb. 7. & fur l'art.
170. de la couftume de Blois, d'Olive livre 5. chap. 6. Henrys liv.
5. queft. 32. tome 2. pour les immeubles on fuit la couftume de la
fituation fuivant le precedent article. Mais le deffaut de formalitez
fe couvre par l'approbation du teftament par celuy qui y a intereft
felon l'art. 50. de la couftume d'Auvergne, titre des fucceffions en
ces mots l'heritier *ab inteftat qui fciament*, accepte le leg à luy
fait par le teftament du deffunt ou fatisfait à aucun des legs faits, ou
autrement agrée en aucune partie le teftament approuve toute la
difpofition d'iceluy, & eft abfolument tenu de le garder & accomplir, fans qu'il fe puiffe aider de la reduction introduite par l'article quatriéme precedent. Iugé par Arreft de 1635. contre l'heritiere qui avoit affifté à l'ouverture du teftament, requis la main levée du fcelé, receu le leg a elle fait, & donné quittance. Nonobftant les lettres Royaux par elles obtenuës pour en eftre rele-
vées, Henrys livre 5. chap. 1. queftion 1. Brodeau fur Loüet lettre
L. nomb. 6. recite deux Arrefts de 1642. & 1652. en cas pareil, ce

A a iij

n'eſt pas que l'approbation rende le teſtament valable , mais elle rend celuy qui l'a approuvé non recevable à le debatre , *quid enim queri poteſt qui probat judicium defuncti ?* dit Cujas, *ad legem quin- tam libri* 39. *tituli primi ff.* Il n'y a que l'inſcription de faux qui puiſſe remedier à l'approbation du teſtament , *inofficioſum non po- tuit ignorare, falſum potuit ignorare* , il y a un Arreſt qui ſemble contraire , mais il y avoit bien du particulier , Voyez Deſmaiſons lettre T. nomb. 13. la ſuite dn Journal livre 3. chap. 6. Ricard des donations ſur la fin.

Les deffauts d'un teſtament nul ne ſe couvrent ny ne ſe reparent pas par un codicil en bonne forme, il faut le recommencer de nou- veau, Voyez Bouguier lettre T. nomb. 2. où il en recite des Ar- reſts ; il en ſeroit autrement ſi la diſpoſition de l'acte nul eſtoit de nouveaux confirmée par l'acte poſterieur valable , les diſpoſitions duquel acte poſterieur valent encore qu'il ne face pas valoir le teſta- ment nul, iugé par Arreſt de 1638. recité par Ricard , au lieu ſuſ- dit partie 1. chap. 5. ſection 9.

Le teſtament en bonne forme quoy que ſans effet pour le deffaut de capacité de l'heritier ſubſtitué ou du legataire ne laiſſe pas de deſtruire le teſtament precedent, eſtant une marque inconteſtable du changement de volonté ; mais ſi le teſtament poſterieur eſt nul il ne rompt pas le precedent , *inſtitut. quemadmodum teſtamenta infirmentur*, exemple s'il eſt ſuggeré , parce qu'en ce cas ce n'eſt pas nn teſtament , n'eſtant pas la volonté du teſtateur , Voyez Henrys livre 5. chap. 2. queſtion 12. tome 1. Mais parmy nous pour revoquer un teſtament dommageable à l'heritier quoy qu'il ſoit ſo- lemnel, & pour le reduire *ad legitimum modum. Item* , pour revo- quer un leg, un acte probatif ſans les formes du teſtament ſuffit. Arreſt du 29. May 1608. Servin en ſes playd. Autre du 3. Mars 1612. Bouguier lettre D. nomb. 18. que ſi au contraire le teſtament n'oſte rien où qu'il oſte peu à l'heritier ; & que le teſtateur veüille par un autre faire de grands dons à des eſtrangers, il faut pour re- voquer le premier un teſtament ſolemnel, & en ce cas il y a re- vocation tacite, quelque clauſe revocatoire qu'il y ait au premier teſtament , & ſans que le deuxiéme en face mention, les clauſes re- vocatoires eſtant apreſent rejettées comme eſtans contre la liberté, pourveu qu'il n'y ait point de ſuggeſtion au deuxiéme teſtament, Voyez du Freſne liv. 3. chap. 46. & livre 7. chap. 29. Deſmaiſons lettre T. nomb. 11. la revocation ne ſe prouve point par témoins,

mefme entre enfans. Arreſt du 31. Juillet 1631. du Freſne livre 6.
à la fin, un codicile ne revoque point l'acte s'il n'y a declaration expreſſe, ny ne revoque point le teſtament precedent, & il y en peut
avoir pluſieurs de choſes differentes en Couſtume qui n'ordonne
rien touchant les formes des teſtamens, je croirois qu'il faut ſuivre
celle de Vitry comme la plus conforme aux Arreſts & aux chapitre
Cum eſſes extra de teſtamentis.

Qu'il ſoit écrit & ſigné, &c.

C'eſt à dire holographe, ce qui eſt particulier au droit couſtumier, voyez du Freſne livre 1. chap. 117. Henrys au livre 5. queſtions 3. & 3. tome 1. & au livre 5. queſtion 1. tome 2. Lepreſtre
chap. 66. Ricard rapporte un Arreſt du Parlement de Mets qui a receu un teſtament holographe contre le Juge du pays de droit écrit.
Le teſtament holographe eſt ſolemnel ſi rien ny manque de ce que
la Couſtume preſcrit & ordonne, partant on peut ſoûtenir qu'il eſt
valable ſans datte en Couſtume qui n'en parle point, c'eſt le ſentiment du Moulin ſur le §. *Si mihi* de la loy 1. de *verb. obligat.* par
Arreſt du 25. Juin 1612. recité par Mornac ſur la loy *cum tabernam*
ff. de pignoribus, il a eſté jugé ainſi, & par autre de 1661. le teſtament
dont le teſtateur avoit effacé la datte a eſté approuvé, voyez Deſmaiſons lettre E. nomb. 1. puiſque la promeſſe ſous datte eſt valable, ſuivant ladite loy *cum tabernam*, pourquoy ce teſtament holo-
praphe ſans datte ne ſeroit-il pas bon ? tout ce qu'on peut dire contre
ce ſentiment eſt que ſans la donation ne ſçauroit juger ſi le teſtateur eſtoit en âge de teſter, & cela feroit de la difficulté ſi le teſtateur eſtoit jeune, ou s'il avoit des intervalles de folie, & choſes
ſemblables, Ricard au lieu cité rapporte un Arreſt du 4. Juin 1660,
par lequel la Cour n'a point eu d'égard à une revocation ſous ſeing
privé ſans datte de l'exheredation du fils faite authentiquement,
dont il infere la nullité du teſtament ſans datte, mais outre qu'il dit
qu'il y avoit inſcription de faux contre la revocation non pourtant
inſtruite, on peut dire que cét acte eſtant deffectueux ſi peu que
ce ſoit, il n'eſtoit pas capable de deſtruire un acte parfait, partant
ledit Arreſt ne vuide pas la queſtion, quant au teſtament authentique, c'eſt ſans doute qu'il doit eſtre datté comme tout acte publique
le doit eſtre, voyez du Moulin au §. 96. de l'ancienne couſtume de
Paris, où il parle d'un teſtament datté du mois d'Octobre, le teſta-

teur eſtoit decedé en Avril de la meſme année, qu'il dit auoir eſtimé nul comme ayant le teſtateur remis ſa derniere volonté audit
mois d'Octobre, ſi le teſtament holographe eſt mutuel un ſeul écrit
par un d'entr'eux, & ſigné de tous deux ne ſuffit pas, & il eſt nul ne
valant pas meſme à l'égard de celuy qui a écrit & ſigné, eſtant choſe
indiviſible, qui ne peut valoir pour partie ſeulement, il faut deux
teſtamens écrits & ſignez de chacune des parties. Arreſt de 1667.
recité par Ricard, au lieu cité plus haut ſection 5. de donation par
lettre miſſive, voyez du Freſne livre 1. chap. 102. J'ay veu un ancien
Arreſt qui a aprouvé un leg fait en cette ſorte, au deſſus duquel eſtoit
écrit (à Monſieur d'Vllio, & au deſſous Monſieur mon Oncle entre
les derniers plaiſirs que j'attend de vous, je vous prie d'executer ce
mien preſent codicile, les deux cens écus que je laiſſois à celuy auquel de prime faſſe j'addreſſois ce mien codicile s'emploieront en la
perſonne de Caillet qui connoiſſez, & au bas eſtoit écrit le meſme
jour de May 1595.) L'Arreſt rendu entre ledit Caillet & le ſieur de
Viaſpres, il n'apparoiſſoit point de codicile, le legataire alleguoit la
loy *Cum pater §. filius de legatis 2. le. §. donationis*, au meſme lieu, la
loy *proxime de his quæ in teſtamento deleniur*, & la loy 7. *de teſtamentis*.

En teſtament tel qu'il ſoit, l'écriture doit eſtre liſible, ſans
chifres ny abréviations aux mots ſubſtantiaux, voyez la loy 1. *ff.
de verbor. obligat.* il y a un bel exemple pour les chifres dans Suetone
touchant le teſtament *de livia auguſta*, jugé que le Curé qui avoit
receu un teſtament ayant mis en chifres le nombre des ſommes
leguées le teſtament eſtoit nul. Arreſt de 1585. recité par Charondas
ſur Paris art. 291. ſi les ſommes eſtoient une fois au long encore
qu'elles fuſſent ailleurs en chiffres le teſtament vaudroit, voyez
du Moulin ſur le *§. Eadem* de ladite loy premiere nomb. 9.

Les ratures doivent eſtre approuvees, & s'il eſt mis au lieu
d'un mot rayé un autre mot, il le doit eſtre pareillement *lege* 1. §.
ideſt. de his quæ in teſtamento deletur, mais les ratures n'eſtant pas
aux mots ſubſtantiaux mais ſeulement de quelques ſommes particulieres elles ne deſtruiſent pas le teſtament, mais ſeulement le leg
particulier, ce teſtament en ce cas pouvant valoir pour partie & eſtre
nul pour l'autre, quant à la matiere & non pas quant à la forme qui
eſt indiviſible, *utile per inutile non vitiatur*, voyez du Moulin ſur
ledit *§. ſed & ſi*, Mornac ſur la loy 13. *cod. de inofficioſo teſtam.* Il
ſemble qu'il en devroit eſt de meſme en cas de pluſieurs articles,

dont

dont les uns feroient en chiffres quant aux fommes leguées les autres non, & en effet, il femble qu'au cas de l'Arreft cy-deffus fuf-
mentionné toutes les fommes eftoient en chiffres.

· Outre l'écriture la fignature eft abfolument requife au teftament holographe. C'eft la marque du confentement, & la confommation de l'acte, elle l'eft encore aux autres teftamens, ou ceux
qui les reçoivent font obligez de faire fígner les parties & les témoins, & s'ils ne fçavent pas figner faire mention de l'interpellation & requifition qu'ils leur ont faite de-figner, & de la caufe
pour laquelle ils ne fignent pas fçachans figner, encore que la Couftume n'en dife rien, voyez l'art. 289. de la Couftume de Paris, le
84. de celle d'Orleans, & les 63. & 165. de l'Ordonnance de Blois,
toutesfois en cas que le teftateur faffe luy-mefme fa declaration qu'il
ne fçait pas figner il a efté jugé qu'il n'eftoit pas neceffaire que le
teftament faffe mention de l'interpellation de figner, ladite declaration prefuppofant l'interpellation. Arreft du 17. Decembre
1654. *Item*, fi le teftament fait mention de la maladie du teftateur
& qu'il n'a pû figner interpellé de ce faire, il n'eft pas neceffaire que le teftament en contienne d'avantage la caufe, puifqu'elle y eft
prefumée & marquée fuffifamment (par ces paroles.) Arreft du 7.
Janvier 1652. du Frefne livre 7. chap. 6. & ces mots (que le teftateur
declaré ne fçavoir ou ne pouvoir figner) doivent eftre mis à la fin du
teftament & non pas au milieu : La raifon eft que pendant la faction de teftament, il peut arriver du changement à la fanté du
teftateur. Arreft du 12. Avril 1649. que fi le teftateur a figné la
minutte cela fuffit fans qu'il foit abfolument neceffaire que le teftament en faffe mention, la raifon eft que le teftateur ne peut pas figner apres fa mort : Arreft du 7. Mars 1652. Voyez Ricard au lieu
cité ou font lefdits Arrefts· Du teftament fait en temps de pefte
par un malade de cette maladie, s'il eft bon fans que le teftateur
figne, & fans interpellation de figner, la caufe a efté appointée
par Arreft du 5. Avril 1647. du Frefne, livre 4. chap. 47. Il y en a
un anterieur du mois de Mars 1638. qui (audit cas) a declaré le teftament nul, en effet la regle eft generale que les teftamens faits en
temps de pefte ne valent pas, s'il y manque quelque formalité
effentielle autre que celle (d'eftre les témoins prefens enfemble,
& conjointement à caufe du peril) *lege cafus eod. de teftamentis.*
Par Sentence du Prefidial de Châlons le teftament, d'une femme,
non figné d'elle. Elle ayant declaré ne fçavoir écrire ny figner,

bien qu'elle eut figné fon contract de mariage a efté declaré nul, comme eftant la teftatrice reputée n'avoir pas voulu figner : par autre Sentence du mefme Prefidial du 17. Mars 1659. le teftament fait pardevant le Juge de Bofmes, ou le teftateur n'avoit pas figné, & n'eftoit pas dit qu'il eut efté interpellé de figner a pareillement efté declaré nul, voyez du Frefne au lieu fufdit. Y ayant au teftament ces mots (que le teftateur a declaré ne fçavoir écrire fans les mots ny figner) il ne laiffe pas d'eftre valable, voyez Mornac fur la loy *quod fi neque ff. de periculo & commodo rei vendita.*

Celuy ou le teftateur a declaré ne pouvoir figner, & que tantoft il fignera, iceluy eftant decedé trois ou quatre heures apres eft valable jugé par Arreft de 1608. recité par Brodeau fur Loüet lettre T. nomb. 9. il en eut fans doute efté autrement fi le teftateur eut furvécu deux ou trois jours fans figner le teftament, ce qui eut efté une prefomption de changement de volonté, voyez Theveneau fur l'ordon. livre 2. tit. 5. art. 1.

Le nommé du Brofque fieur de Nœfier, François de nation Doyen de la Rote à Rome ayant figné fon teftament fait à Rome, en ces mots, *Edmondus* de Nœfier, il a efté approuvé par Arreft du 31. Juillet 1662. Defmaifons lettre T, nomb. 16. le teftament écrit d'une autre main que de celle du teftateur figné de luy & reconnu par devant Notaires eft nul, voyez du Frefne livre 2. chap. 71. & livre 3. chap. 20. Brodeau fur Loüet lettre R. nomb. 52. Henrys livre 3. queftion 3. Il en eft de mefme du teftament du *paralitique* qui ne peut écrire parler ny figner, bien qu'il puiffe oüir, voyez Covarruvias fur le chap. *Cum tibi.* Henrys livre 5. queft. 8. Peleus queft. 59. Le müet ou fourd ou qui eft l'un & l'autre par accident peut tefter s'il peut écrire & figner, *fecus*, s'il ne peut le faire, Covarruvias comme deffus. Si l'aveugle peut tefter, voyez d'Olive livre 5. chap. 6.

Ou paßé.

Cette disjonctive, ou, repetée encore en la fuite montre qu'afin que le teftament foit folemnel il faut obferver étroitement ce qui eft prefcrit par chacun membre de l'article, feparement & fans qu'on puiffe joindre une partie des formalitez ordonnées par un membre avec une partie de celles portées par l'autre membre, le teſtament devoit eſtre tout un ou tout autre, c'eſt à dire holographe écrit & ſigné de la main du teſtateur, ou paſſé pardevant deux Notaires, ou un Notaire, Curé, &c. en preſence de deux témoins & non devant le Curé & ſon Vicaire conjointement ou devant le Maire & ſon Greffier, auquel cas j'ay veu juger en noſtre Preſidial que le Greffier ne pouvoit eſtre & ſervir de témoin n'ayant point eſté ny appellé ny employé pour ce faire, voyez Chopin ſur Paris livre 2. tit. 4. nomb. 3. & Ricard des donations partie 1. chap. 5. ſeƈtion 8. ou ſont pluſieurs Arreſts rendus ſur cette matiere, du Moulin ſur au §. 96. de l'ancienne couſtume de Paris.

Pardevant deux Notaires,

Dans leur territoire où ils ſont receus & non hors iceluy, or-donnance de Charles VIII. 1490. Voyez Charondas ſur Paris art. 292. Brodeau ſur Loüet lettre T. nomb. 10. & 11. d'où vient que le lieu doit eſtre exprimé. Maïs la donation peut eſtre faite pardevant Notaire hors ſon reſſort. Arreſt du 2. Mars 1657. pareillement le teſtament peut eſtre receu par Notaire dans ſon reſſort de perſonne qui n'en eſt pas, tout aƈte Notariat fait ainſi eſtant valable & em-portant hypoteque, ſuivant la déciſion des derniers Arreſts iugé en 1659. ſuite du Iournal livre 2. chap. 26. Voyez du Freſne livre 5. chap. 4. Brodeau au livre cité rapporte un Arreſt qui a jugé que le teſtament receu par un Notaire en deux bans de trois cui eſtoient dans ſa Paroiſſe dans le troiſiéme où il n'eſtoit pas Notaire eſtoit va-lable, & dans Beraut ſur la Couſtume de Normandie, il y en a un au-tre aprobatif d'un aƈte fait par un Notaire Royal au lieu cù il n'eſtoit pas Notaire, & où il en faiſoit l'exercice depuis quarante ans : c'eſt ſuivant la loy Barbarius Philippus, le meſme Brodeau recite un Arreſt de 1604. qui a jugé que le teſtament receu par le commis d'un Notaire ou Tabellion âgé de 25. ans qui pourtant n'avoit pas le ſer-ment en Iuſtice eſtoit valable, cela fondé ſur la capacité du commis. Deux Secretaires du Roy ne ſont point capables de recevoir un teſta-ment, l'Oncle & le Neveu le peuvent recevoir en noſtre Couſtume, jugé pour le teſtament de Claude Vary en 1665. Voyez la loy 22. ff. de teſtamentis & le §. pater inſtit. eodem.

En preſence de témoins.

Qui ſoient idoines & le reſte, ſuivant l'article, pour eſtre le témoin idoine il faut qu'il ſoit mâle, Arreſt de 1598. Paris art. 289. *lege qui teſtamenta §. mulier ff. de teſtamentis*, on excepte le temps de peſte, d'Olive livre 2. chap. 4. le témoin doit avoir les qualitez requiſes au teſtateur §. *teſtis inſtit. dicto loco*, doit avoir l'âge neceſſaire au teſtateur, qu'il ne ſoit point parent au teſtateur au degré de l'Ordonnance nouvelle, qu'il ne ſoit point Religieux juge que le teſtament receu par un Chanoine regulier Curé en preſence de deux de ſes confreres comme témoins eſtoit nul, du Freſne livre 4. chap. 23. Autre Arreſt de 1659. du 24. Mars en pays de droit écrit & en temps de peſte, recité par Deſmaiſons lettre T. nomb. 3. Voyez la ſuite du Iournal livre 2. chap. 5. & livre 5. chap. 26. les noms, qualitez demeures & interpellation de ſigner des témoins ſont autant neceſſaires au teſtament qu'en vn codicile, Theveneau ſur l'Ordonnance livre 2. tit. 5. art. 1.

Ou ſon Vicaire general.

Reconnu pour tel, & qui en faſſe l'exercice bien qu'il n'ait point de lettre. Arreſt du 11. Iuillet 1590. autre du 10. May 1609. mais un Preſtre qui n'a fait ledit exercice envoyé par le Curé pour recevoir un teſtament n'en eſt pas capable. Arreſt de 1559. recité par Charondas ſur Paris art. 291. autre de 1634. du Freſne livre 2. chap. 77. Brodeau ſur Loüet lettre T. nomb. 8. Lepreſtre commis par l'Archidiacre le peut recevoir, un Capucin n'en eſt pas capable quoy qu'on juſtifie qu'il a eſté commis par le Curé pour adminiſtrer les Sacremens aux malades de peſte. Arreſt de 1634. Henrys livre 5. chap. 2. queſt. 9. le miniſtre entre ceux de la Religion pretendüe reformée pareillement. Arreſt de 1614. Voyez Peleus livre 8. art. 49. livre 6. art. 35. ſi ce n'eſt à Sedan ſuivant l'art. 129. de la Couſtume du lieu, le Curé ou ſon Vicaire qui reçoivent un teſtament ne peuvent pas eſtre legataire, Ordonnance d'Orleans art. 37. l'Egliſe le peut eſtre, & cela n'empeſche point que le teſtament receu par le Curé ne ſoit valable, Ordonnance de Blois art. 63.

Ou que le teſtateur.

Icy la Couſtume admet le teſtament nuncupatif, qui ſe faiſoit parmy les Romains verbalement & par une expreſſion vocale & n'eſt plus receu meſme en pays de droit écrit quand la ſomme excede cent livres à cauſe de l'Ordonnance de Moulins qui deffend la preuve par témoins au de la cent livres, Voyez Peleus queſtion 61. Henrys livre 5. chap. 1. queſt. 7. tome 1. Chopin ſur Anjou, Brodeau ſur Loüet lettre T. nomb. 68. d'Olive livre 5. chap. 1. Coquille queſt. 233. Fortin ſur Paris art. 289. où il en cite des Arreſts rendus pour les teſtamens nuncupatifs faits en temps de peſte en pays couſtumier. Les teſtamens faits en guerre doivent eſtre par écrit, mais on n'a pas d'égard aux deffaut de formalitez pourveu qu'il y paroiſſe de la volonté du teſtateur, & que le teſtateur ne ſoit point dans les troupes ennemis, Voyez du Moulin ſur le titre *de teſtamento militis*. Coquille queſt. 233. Henrys livre 5. queſt. 37. chap. 4. Brodeau & d'Olive aux lieux citez.

Non legataire.

C'eſt par la raiſon que perſonne ne peut pas eſtre témoin en ſa propre cauſe, toutesfois ſi la ſomme leguée eſt modique le teſtament vaudra, jugé en la Couſtume de Vitry pareille, en ce cas, à la noſtre, par Arreſt du 5. May 1646. où ſi le leg eſt fait à la Communauté du lieu ou les témoins demeurent, à l'exemple du leg fait à l'Egliſe par teſtament receu par le Curé, voyez plus haut, & Ricard des donations partie 1. chap. 3. Section 10.

Diĉté ou nommé.

C'eſt pour éviter les ſuggeſtions, voyez plus bas ſur ce mot, ſuggeſtion, s'il eſt dit que le teſtateur à proferé le teſtament de ſa propre bouche, au lieu de ces mots (diĉté ou nommé) le teſtament eſt nul. Arreſt de 1617. en la Couſtume d'Orleans, Brodeau ſur Loüet lettre R. nomb. 32. *Item*, s'il eſt dit que le teſtateur a declaré aux Notaires que le teſtament eſt ſon teſtament qu'il a auparavant diĉté aux Notaires. Arreſt de 1602. Bouguier lettre T. nomb. 20. mais le mot (d'aĉte) ſans celuy de (nommé) ſuffit

encore que la Couſtume porte ces mots (dicté & nommé)ce ſont ſinonimes. Arreſt du 30. Decembre 1604. en ladite Couſtume d'Orleans, voyez Mornac ſur la loy 3. *de negotiis geſtis*, & Tronçon ſur
Paris art. 289. il n'importe en quel lieu ſoient ces mots(devant ou
apres celuy de Releu) comme il a eſté jugé par Arreſt du 19. May
1649. & par autre du 8. Fevrier 1653. recitez par Ricard au lieu ſuſdite, il n'eſt pas de meſme de la ſignature comme j'ay dit ailleurs, voyez du Freſne au livre 5. chap. 39. où il rapporte un
Arreſt du 12. Avril audit an 1649. qui a jugé que le teſtament ou
apres la datte eſtoient ces mots, dicté ou nommé par la teſtatrice, laquelle a declaré ne ſçavoir ſigner ny écrire & depuis, leu & releu,
eſtoit nul.

Auſdits Notaires.

De là il s'enſuit que les deux Notaires doivent eſtre preſens à la
confection du teſtament, depuis le commancement juſqu'à la fin jugé
par Sentence du Bailly du Chapitre de Châlons, confirmée par Arreſt de 1659. audit cas un des Notaires eſtoit convenu d'avoir redigé
le teſtament pour la plus grande partie en l'abſence de l'autre, & le
deuxiéme que lors qu'il arriva au logis du teſtateur l'intendit du teſtament eſtoit écrit avec quelques articles, & par ledit Arreſt les Notaires furent condamnez aux dommages & intereſts du donataire univerſel par luy ſoufferts pour la nullité du teſtament, voyez Mornac
ſur la loy *contractus cod. de fide teſtamentorum*, & ſur la loy 38. *de*
probat Brodeau ſur Loüet lettre R. nomb. 52. du Freſne livre 3. chap.
22. & la ſuite du Journal livre 6. chap. 19. comme tout contract doit
eſtre continu & fait à une ſeule fois la continuité eſtant de ſa ſubſtance & de ſon eſſence *lege continuus ff. de verb. obligat.* du Moulin
en la rubrique du meſme titre nombres 5. 10. & 92. Ainſi le teſtament
doit eſtre fait à une ſeule fois, & s'il arrive qu'en le faiſant un des
témoins s'abſente ou bien un des Notaires, ou que par l'indiſpoſition
du teſtateur il ne puiſſe pas eſtre achevé il faut à la concluſion en faire
mention & le repeter pardevant les Notaires & les témoins & lors
il vaudra, Voyez le meſme du Moulin audit lieu, la loy premiere
§. *qui abſeus*, la loy *herdes* §. *uno contextu de teſtamentis.*

En Couſtume qui ne deſire pas que le Notaire redige luy-
meſme le teſtament, pourveu qu'il ſoit redigé en preſence des
Notaires, & qu'il ſoit dicté & ſigné par le teſtateur & par les

Notaires il vaudra redigé par le clerc du Notaire. Arreſt de 1631.
en la Couſtume d'Orleans, Brodeau lettre R.nomb. 52. du Freſne livre 2. chap. 81. telle eſt la pratique parmy Nous.

En preſence deſdits témoins.

Il en eſt de meſme des témoins que des Notaires pour les rai-
·fons préalleguées, les témoins ſuppleans au deffaut dudit Notaire, partant leur preſence eſt également neceſſaire. En temps de
peſte il y a de la difference, & il a eſté jugé qu'il ſuffit que les
témoins entendent le teſtateur ſans le voir. Arreſt de 1633. d'Olive livre 5. chap. 4. Cujas dit qu'en ce cas les témoins *non conve-*
niunt in unum ſed alii poſt alios veniunt & ſignant, c'eſt ſur la loy
caſus majoris 8. *cod. de teſtamentis* que j'ay déja citée. Le fait (que les
témoins n'eſtoient pas preſens lors du teſtament, le teſtament faiſant
foy du contraire)n'a pas eſté admis, le teſtateur ayant vêcu trois ſe-
maines apres la faction du teſtament. Arreſt du 16. Janvier 1664.
ſuite du Journal livre 6. chap. 4. un des témoins diſant n'avoir pas
ſigné, & les experts la ſignature eſtre de luy, & un autre diſant
n'avoir pas eſté preſent & avoir ſigné du depuis, le teſtament a eſté
confirmé pour la ſuſpection de ſubornation des témoins. Par Arreſt de 1659. ſuite du Journal livre 2. chap. 9. Voyez Mornac ſur la
loy 28. *cod. de probationibus.*

Sans ſuggeſtion.

La ſuggeſtion ſe fait principalement au temps de la confection du
teſtament, ce que marquent ces mots, (& qu'il ſoit fait mention &
le reſte) & quand le Notaire demande au teſtateur s'il veut & entend
ce qu'il luy propoſe ou ce qui eſt propoſé par autruy qui interroge le
teſtateur, ſans que le teſtateur le declare & le dicte luy-meſme,
Item, quand le Notaire ou autre apporte au malade à l'extremité
un teſtament ou minutte d'iceluy, & luy demande s'il n'entend
pas qu'il ſoit ainſi, & ſi c'eſt pas ſa volonté, & qu'il repond
qu'oüy, auſquels cas le teſtament eſt nul, ainſi jugé en poys de
droit écrit, par Arreſt du 28. Fevrier 1635. Henrys livre 4. queſt. 31.
tome 1. on peut dire en ce cas que le teſtateur, *non tam videtur facere*
teſtamentum quam non revocaſſe jam factum à Notario, Voyez Faber *de erroribus pragmaticorum,* du Moulin ſur l'art. 170. ce la Coû-

tume de Blois. Covarruvias *ad caput cum tibi* nomb. 3. & 4. Charondas fur Paris art. 291. mais fi le teftateur apprend des fçavans Advocats, la forme du teftament puis l'écrit de fa main ou le diâe aux No-
taires, il n'y a point ne fuggeftion, qui |confifte feulement en la ma-
tiere & non en la forme, ainfi jugé par le teftament de Loüis des
Bourgeois de Châlons en noftre Prefidial en 1650, on cite un Arreft
de 1657. qui l'a ainfi jugé, voyez Charondas comme deffus, Lepreftre chapitre 50. article 1. & Ricard des donations partie 3. chapitre
1. les faits de fuggeftion pour l'ordinaire ne font pas receus confre les
teftamens holographes ny quand le teftateur vit quelque temps apres
avoir tefté, ny en donation entre-vifs, la raifon eft que le donateur
ou teftateur aufdits cas à le temps & le loifir de fe dédire, fuppofé
qu'il ait donné ou tefté contre fa volonté, & ne fe dédifant pas
la prefomption eft qu'il l'a fait volontairement, voyez Defmaifons
lettre T. nomb. 3.

Les mots (fans fuggeftion) eftans obmis le teftament a efté declaré nul en noftre Prefidial le 19. Novembre 1668. & par deux
Arrefts l'un de 1642. en la Couftume de Poitou, l'autre de 1650.
contre un filleul, pareillement le mot (d'induâion) au lieu de celuy
de (fuggeftion) rend le teftament nul, du Frefne livre 4. chap. 4.
en la couftume de Rheims qui (comme la noftre) porte ces mots de
(fans fuggeftion) en l'art. 289. il a efté jugé diverfement en cas d'ob-
miffion de ces paroles, on cite un Arreft de Decembre 1654. qui a
approuvé le teftament ou lefdits mots n'eftoient pas apres la preuve,
que ce n'eftoit pas l'ufage de les y mettre, auquel Arreft on remarque, cela de particulier, que l'heritier avoit executé le teftament. On
en cite un autre du 27. Fevrier 1624. qui a caffé le teftament où
l'on remarque un autre deffaut fçavoir que le teftament portoit (au
milieu & non pas à la fin) que la teftatrice avoit declaré ne fçavoir figner. Il y en a un autre (en la Couftume d'Amiens) anterieur, & pareil,
dans ces contradiâions je croirois qu'il faudroit fuivre la Couftume,
nonobftant le pretendu ufage contraire.

Qui pretend qu'on a empefché quelqu'un de tefter doit prouver
la volonté de tefter l'empefchement, voyez du Moulin fur le titre
qui teftamenta facere, &c. Il y a Arreft en ce cas dans la fuite du Journal, autre qui a débouté la demandereffe de cette preuve apres trois
mois paffez fans s'en eftre plaint, du Frefne livre 1. chap. 35. Voyez
Chopin fur Paris livre 2. titre 4. nomb. 5. cette preuve fe peut faire
par témoins de mefme que la preuve de l'empefchement de revoquer

quer le teſtament, ou bien celle de ſuppreſſion de teſtament, auquel dernier cas il faut prouver que le teſtament pretendu ſupprimé a eſté veu depuis la mort du teſtateur, & que ça eſté l'heritier ou autre de ſon ordre qui l'a ſupprimé, il faut que les faits avancez ſoient relevans, l'article 54. de l'Ordonnance de Moulins n'a point de lieu en ce cas, parce qu'il n'a lieu qu'aux faits qui ſe reduiſent en conventions, dont il eſt au pouvoir des parties de contracter, par Arreſt du 15. Juin 1647. en la Couſtume de Vitry entre les Regnards un des heritiers eſtant convenu d'avoir fouſtrait le teſtament fut privé de la ſucceſſion.

Qu'il ſoit fait mention, &c.

Le mot (auſſi) de cette periode ſemble induire qu'il eſt neceſſaire qu'en fin du teſtament il ſoit repeté qu'il a eſté dicté, &c. heantmoins cela n'eſt pas veritable, & il ſuffit que le teſtament porte une fois que les choſes preſcrites ont eſté faites, jugé pour un teſtament qui contenoit qu'il avoit eſté dicté, nommé & releu comme dit eſt ſans ſuggeſtion d'aucune perſonne, ſans faire mention de la preſence des témoins en ces endroits, cela ayant eſté fait auparavant & au commancement. Arreſt de Ianvier 1648. Voyez du Freſne livre 4. chap. 29. On ne prouve point par témoins que le teſtament a eſté releu ny pareillement les autres formalitez. Voyez du Moulin ſur l'article 69. de la Couſtume de Sens.

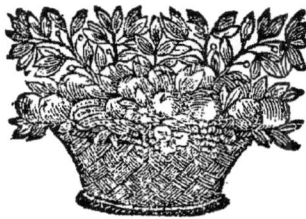

ARTICLE LXVIII.

L'Aage pour faire teftament eft aux mafles de
vingt ans, & aux femefles de dix-huit ans
accomplis pour difpofer de leurs meubles, acquefts
& conquefts immeubles ; mais pour pouvoir difpofer de leur naiffant faut qu'ils ayent atteint l'âge
de vingt-cinq ans, tant mafles que femelles , &
où ils n'auroient aucuns meubles ou conquefts
immeubles, où qu'ils en euffent fi peu qu'ils ne
deuffent venir en confideration, & n'euffent que
naiffant lefdits mafles âgez de vingt ans & les femelles de dix huit ans comme deffus , pourront
difpofer du tiers de leur naiffant , & pour caufes
bonnes & raifonnables ; & toutesfois ou lefdits
mafles & femelles feroient mariez auparavant ledit âge de vingt ans ou dix-huit ans pourront
tefter de leurs meubles , & acquefts & conquefts
immeubles & du tiers de leur naiffant, tout ainfi
que s'ils avoient atteint l'âge de vingt ans ou de
dix-huit ans en la maniere que deffus non autrement.

Il y a deux chofes principales en un teftament, la forme dont il a efté
difcouru, & la matiere dont le prefent article fait mention, & qu'il regle fuivant & approportion de l'âge de celuy qui fait le teftamêt l'âge
regarde la perfonne & le rend habile ou inhabile de tefter : c'eft pourquoy pour fçavoir fi une perfonne peut tefter, il faut avoir égard à la

couſtume du domicile qui regle la perſonne,& qui s'eſtend aux autres couſtumes. Ainſi celuy qui demeure à Châlons & n'a pas vingt ans ne peut pas faire teſtament ny donner par iceluy quoy que ce ſoit, ſuppoſé qu'il ait des immeubles ſituez en couſtume qui permette d'en teſter en plus bas âge ; il a en ſoy un défaut perſonnel eſſentiel, en conſequence duquel tout don par teſtament luy eſt défendu nonobſtant la diſpoſition de la couſtume où le bien eſt aſſis. Arreſt de 1600. recité par Loüet lettre C. nomb. 42. pour l'alienation faite (par un quidam âgé de moins de 23. ans demeurant à Senlis où l'on ne peut aliener l'immeuble devant 25. ans) d'un heritage ſis en la couſtume d'Anjou ou ſemblable alienation eſt permiſe à 20. ans, laquelle alienation fut caſſée pour le deffaut d'habilité du vendeur, en quoy l'on regarde la couſtume du domicile, Voyez Chopin ſur Paris livre 2. titre 4. nomb. 6. Beraut ſur Normandie art. 431. mais qui peut teſter ſuivant la couſtume du domicile peut donner tout ce que celle de la ſituation luy permet de donner, encore que la couſtume du domicile y repugne. Arreſt de 1630 le 30. Mars en la couſtume d'Amiens.

Accomplis.

Sçavoir s'il eſt neceſſaire que le dernier iour de la vingtiéme année ſoit paſſé ? du Moulin dit que non par la raiſon qu'en choſe favorable le dernier iour commancé eſt tenu pour achevé, c'eſt ſur le titre *qui teſtamenta, &c. cod. lege quâ ætate ff. de teſtibus,* ainſi le teſtateur né le dixiéme iour de Mars peut teſter le dixiéme de Mars, ce mot (accompli) eſt ſous-entendu apres ces mots de 25. ans, l'article 293. de la couſtume de Paris le porte expreſſement. Le Lundy 31. Ianvier 1656. il a eſté iugé au Preſidial de Châlons, conformement au preſent article que le teſtateur doit avoir 20. ans accomplis meſme pour legs pieux, ainſi iugé par Arreſt de 1603. recité par Charondas ſur la couſtume de Paris.

On demande en couſtume qui ne fait point de mention de l'âge qu'il faut avoir pour teſter, s'il faut ſuivre le droit Romain qui permet de teſter à l'âge de puberté, où s'il faut ſuivre les couſtunes voiſines ? Charondas ſur celle de Paris, a ſoûtenu qu'il faut ſuivre la couſtume plus voiſine, Chopin au meſme lieu tient le contraire, & qu'il faut ſuivre le droit Romain ſelon le dire de du Moulin en ſa preface ſur l'ancienne couſtume de Paris, & cite un Arreſt de

C c ij

1581. en la couftume de Meaux qui l'a iugé ainfi. Lepreftre au chap. 3. cent. 1. dit l'avoir veu iuger en la couftume de Vitry en l'an 1600. & recite deux Arrefts l'un de 1605. en la couftume de Bourbonois l'autre de 1632. qui eft auffi dans du Frefne livre chap. 91. qu'il dit eftre pareils. Par le dernier il a efté iugé que le teftament faiten la couftume de Montargis qui ne dit rien de l'âge qu'il faut avoir pour tefter eftant fait à l'âge defiré par la couftume d'Orleans plus voifine de celle de Montargis eftoit valable, ce que ie croyrois avoir lieu pour tout teftament & leg fait de meubles & acquefts ; mais pour les propres en tout ou pour partie i'en douterois fi le teftateur n'a les 23. ans accomplis. Avec dautant plus de raifon que pas un des Arrefts qui ont approuvé les teftamens faits devant vingt-cinq ans ne fe trouve faire mention que par les teftamens il eut efté legué des propres. Au contraire il fe trouve un Arreft du 23. Aouft 1652. en la couftume de Meaux qui a declaré nul le teftament fait à treize ans par une fille penfionnaire au Convent des Religieufes contenant le leg du tiers des propres. Et depuis peu fçavoir en Avril 1672. la queftion a efté iugée en la couftume de Valois qui ne difpofe point de l'âge qu'il faut avoir pour tefter, permet de tefter, deffend l'alienation des propres devant 25. fuivant le droit commun, fait les peres & meres heritiers de leurs enfans (decedez devant eux) quant aux meubles & acquefts, pour le leg fait (par un jeune homme âgé de 22. ans) à fa mere de tous fes meubles acquefts & immeubles du reliquat de fon compte, & generalement de tout ce que la couftume luy permet de donner, lequel teftament ayant efté argué de nullité pour le deffaut de l'âge de tefter , & que la couftume n'en difpofant point il falloit fuivre celle de Paris, & la mere au contraire foûtenant le teftament valable, & qu'il faloit en ce cas fuivre le droit civil. Meffieurs des Requeftes du Palais ayant ordonné que le teftament feroit executé, fut dit par Arreft que le teftament & la Sentence feroient executez feulement pour les meubles & acquefts, ledit Arreft eftendant la couftume de Paris (à celles qui ne difpofent point de l'âge de tefter) en ce qui eft des propres, ce qui eft tres iufte, veu qu'il eft du droit Romain fuivant la loy *Letorria*, & du droit François, que le mineur de 23. ans ne puiffe pas difpofer de fes propres en quelque façon que ce foit, que parmy nous les teftamens font odieux, fujets à mille fuggeftions, au lieu que par le droit Romain ils eftoient favorables ; pour l'extention de la couftume de Paris aux couftumes qui fe taifent d'un cas dont ladite couftumede Paris fait mention, Voyez l'Arreft de Vary cité plus bas.

Encore qu'on puiffe faire profeffion de religion à feize ans on n'a pas pour cela le pouvoir de tefter. L'ordonnance de Blois art. 28. où elle femble dire qu'on peut tefter à cét âge, s'entendant, audit cas, pourveu que la couftume n'y repugne point, & qu'elle permette de tefter. Arreft de 1603. rapporté par Charondas en fes refponfes, autre du 30. Avril 1627. rapporté par du Frefne livre 1. chap. 131. par lequel neantmoins l'heritier fut condamné payer penfion pour eftudier, & par Ricard au traité des donations partie premiere chap. 3.

Mais pour pouvoir difpofer du naiffant.

En ce cas la couftume eft reelle, partant elle ne comprend que les immeubles fituez dans fon eftendüe, & elle lie les perfonnes qui ont leur domicile ailleurs, en ce qui eft de la difpofition des immeubles fituez dans fon eftendüe fuivant l'article 66. de maniere que celüy, qui demeure en une autre couftume où l'on peut tefter fon naiffant en plus bas âge que de 25. ans ne peut pas difpofer de ceux qu'il a en cette couftume s'il n'a pas atteint 25. ans où fi le conditions du prefent article ne fe rencontrent en fa perfonne, voyez du Frefne livre 5. chap. 15. Chopin fur Paris livre 2. tit. 4. nomb. 6. Henrys livre 4. queft. 103. *tunc ftatutum refpicit rem non perfonam.* Un certain ayant tefté devant l'âge, & depuis luy ayant efté demandé s'il ne vouloit pas tefter & ayant répondu avoir tefté, & ce fait ayant efté avancé & prouvé le teftament a efté iugé valable. Arreft de 1582. Voyez Charondas fur Paris, art. 295. Voyez fur ce fujet Covarruvias fur le chapitre *cum tibi.*

En la maniere que deffus.

C'eft à dire qu'ils pourront difpofer de leurs meubles, acquefts & conquefts immeubles; & au cas qu'ils n'euffent aucuns meubles & acquefts, où qu'ils en euffent fi peu qu'ils ne deuffent venir en confideration & n'euffent que naiffant, ils pourront difpofer dudit naiffant; il femble auffi au cas de l'article 28. qui donne au conjoint noble furvivant les meubles aux charges y contenües, & n'en laiffe point la difpofition au premier mourant, que n'y ayant point d'acquests ou conquests le present article doit avoir lieu, qui est que le premier mourant peut leguer le tiers de son naissant.

ARTICLE LXIX.

INstitution d'heritier n'a point de lieu, c'est à dire qu'elle n'est pas necessaire pour la validité du testament, pareillement en consequence n'a lieu exheredation, toutesfois pour les causes de droit on peut priver de la succession ceux ausquels elle pourroit appartenir.

Par le droit Romain pour la validité du testament l'institution d'heritier estoit necessaire, parmy nous elle est indifférente, elle a seulemēt pareil effet qu'un leg. Elle ne laisse point de valoir iusqu'à quantité des biens dont le testateur peut disposer par la coustume. Paris art. 299. si elle est faite par testament elle est reductible, ne saisit point, & est sujete à délivrance, ce qui a lieu aux rappels de succession hors les degrez de représentation, comme il sera dit, & pareillement aux legs universels, l'heritier ausdits cas demeurant saisi, Voyez Loüet & Brodeau lettre R. nomb. 9. du Fresne livre 4. chap. 30. & Loysel instit. liv. 2. titre 4. art. 11. pour les rappels faits par contract de mariage il y a de la différence, & ils ne sont ny revocables ny reductibles, ils equipollent à institution d'heritier, saisissent le rappellé, & transmettent, à l'heritier qui partage, comme eut fait le rappellé. Arrest du 6. Mars 1660. suite du Journal livre 8. chap. 9. qui a iugé & vuidé la question (sçavoir si l'institué mourant devant l'instituant par contract de mariage, l'heritier dudit institué peut prendre la succession à la faveur de l'heritier) laquelle avoit auparavant esté decidée de mesme par Arrest du 16. Juillet 1613. rapporté par Lebret livre 3. decision 3. partie 1. Voyez du Moulin sur la coustume de Bourbonnois art. 219. sur Anjou art. 245. Cujas en la consult. 20. Bouguier lettre S. nomb. 11. Brodeau sur Loüet lettre R. nomb. 69. & lettre S. nomb. 9. mesme le rappellant ne peut au préjudice du rappellé donner son bien par don

entre-vifs , Arreſt de 1641. il peut ſeulement rappeller un autre avec
le rappellé. Il peut auſſi pour la neceſſité de ſes affaires uſer de
ſon bien , il en eſt de meſme de ceux qui par contract de mariage
inſtituent quelqu'un leur heritier. Voyez Lepreſtre chap. 90. & 102.
Bouguier lettre D. nomb. 8. Henrys livre 5. queſtion 69. du Moulin
ſur l'article 12. de la Couſtume de Nevers titre des donations , & ſur
le 245. de celle d'Anjou, & ce que j'ay dit ſur le 63. Aux Couſtumes
qui deffendent à l'inſtituant l'alienation de ſon bien , cela ne s'entend que deſce qu'il avoit au temps de l'inſtitution non de ce qu'il a
acquis depuis, du Moulin ſur ledit article 245. de la Couſtume d'Anjou : ladite inſtitution d'heritier eſt ſuiete à inſinuation encore qu'elle
tienne de la donation pour cauſe de mort , voyez Brodeau ſur Loüet
lettre S. nomb. 3. où il eſt parlé de la publication des ſubſtitutions , &
arreſté qu'elle eſt neceſſaire pour les majeurs à peine de nullité ,
Coquille ſur Nivernois titre des teſtamens art. 10. Bouguier lettre
S. nomb. 11. la publication ſe doit faire hautement , en pleine audiance , l'inſinuation ſe fait au Greffe ſeulement , ſi on la demande en
jugement le contract n'a que faire d'eſtre lû en ladite Audiance; pour
les rappels, beaucoup tiennent qu'ils ne ſont pas ſujets à l'inſinuation.

Pour les cauſes de droit.

Contenües en l'autent. *Vt cum §. cauſes de appellat. & en la nouvelle* 115. à quoy il faut adjoûter (ſuivant l'ordonnance de Loüis
XIII. en 1639. confirmative de celle de Blois art. 41.) le cas de mariage fait & contracté par les fils & filles ſans le conſentement de
leurs peres & meres , auquel cas les fils peuvent eſtre exheredez
par leurs peres & meres , ſi ce n'eſt que les filles, ſoit qu'elles ayent
déja eſté mariées ou qu'elles ne l'ayent pas eſté, ayent atteint l'âge
de 25. ans , & les fils celuy de 30. ans accomplis , & qu'ils ayent requis par écrit de leurs peres & meres le conſentement de ſe marier,
ce que les Arreſts ont confirmé. Arreſt du 27. Avril 1660. contre
Rioland fils exheredé auquel fut neantmoins adjugé la ſucceſſion
de la mere , parce qu'elle avoir à ſon égard revoqué l'exheredation tacitement : mais on n'eut point d'égard à ce que l'exheredé alleguoit que ſon pere en mourant luy avoit donné ſa benediction
ce qu'il diſoit valoir revocation de l'exheredation du pere , Deſmaiſons lettre E. nomb. 5. ſuite du Journal chap. 19. comme deſſus
autres Arreſts des 13. May 1648. & 13. Juin 1663. pour les enfans

âgez ayans rendu leurs devoirs à leurs peres & meres qui les
avoient desheritez, Desmaisons aux mesmes lieux, audit cas d'avis &
de consentement demandé par la fille des ses pere & mere elle peut
demander sa dot, on en tire la raison de l'ordonnance, & de l'authentique *sed si post cod. de inofficiosò testam.* lesquelles permettant
le mariage à la fille aux conditions cy sus-mentionnées leur permettent & accordent la suite sans quoy elle ne peut vivre ny subsister
estant mariée, & est a remarquer qu'y ayant pere & mere le consentement du pere l'emporte & suffit, & le pere estant mort le consentement de la mere est absolument necessaire, ces mots graduels
de l'ordonnance pere & mere, tuteur, & le reste le donnent assez a
entendre, voyez Papon livre 22. tit. 6. art. 9. mais l'un & l'uutre
estant decedé les ayeul & ayeule n'ont pas le mesme droit & ne peuvent desheriter leur petits enfans qui se sont mariez sans leur consentement s'ils n'en sont les tuteurs. Voyez du Moulin sur la loy
premiere *de sponsalibus cod.* Desmaisons au lieu cité nomb. 8. raporte un Arrest de 29. Mars 1661. qui a appointé la question en droit &
dit neantmoins les conclusions de Talon Avocat general avoir esté
contre l'exheredation, & qu'on n'y devoit point avoir égard. Le
frere pareillement ne peut pas exhereder son frere pour semblable défaut, voyez Servin en son playd. 8. tome 3.

Si les peres & meres peuvent exhereder les enfans de leurs enfans pour les fautes de leurs enfans peres & meres desdits petits
enfans? voyez l'article 81. (representation) si les peres & meres
donnent leurs biens à des personnes étranges en haine de leurs
enfans pour des soubçons qu'ils leur ont fait quelque tort le
don est nul. Arrest de 1658. autre du 10. May 1641. au profit des
enfans du sieur de Maupeou, suite du Journal livre 1. chap. 30. livre
2. chap. 57. voyez l'article 199. de la Coustume de Bretagne.

Par Arrest du 22. Decembre 1628. le fils exheredé pour s'estre
marié contre le consentemeut de ses pere & mere a esté jugé non recevable à leur demander ses alimens, mesme il a esté condamné de
rendre la provision à luy adjugée qu'il avoit touchée, d'où je collige qu'audit cas, & pareillement en toute exheredation pour les causes de droit la legitime n'est point düe à l'enfant exheredé ny à ses
creanciers, mais seulement en cas d'exheredation pour autre cause,
comme pour mauvais ménage, & de don fait en suite des biens a
d'autres personnes: & il est a remarquer que noftre article permet
seulement l'exheredation pour les causes de droit d'où s'ensuit qu'audit

dit cas elle doit avoir son effet, & qu'hors ledit cas elle ne doit passer que pour une preterition, partant au premier cas point de legitime à pretendre, *secus* au deuxiéme. Voyez l'article 298. de la Coustume de Paris les 63. & 70. de la presente, & ce que j'ay dit sur iceux. L'ordonnance de 1639. Brodeau sur Loüet lettre A. nombr. 4. à la fin où est ledit Arrest.

En ligne collaterale il n'est point deub de legitime, & partant en cas d'exheredation, il n'est pas besoin qu'il y ait une cause comme en ligne directe. Si toutesfois le testateur exheredant en met une, & qu'elle soit déniée par l'exheredé, celuy qui la maintient la doit prouver, & si elle est infamante principalement contre l'honneur des femmes mariées ou des filles qui soient accusées d'impudicité, le testament sera nül. Arrest trivial de 1602. au profit des niéces du testateur mariées quoy que l'heritier demandat a prouver l'impudicité des exheredées, en autre cas il n'y a point de nullité, Arrest de 1605. Voyez du Fresne livre 1. chap. 34. Peleus livre 5. article 31. Mornac sur la loy *Fratris cod. de inoffic. testam.* Henrys livre 5. quest. 33. tome 2. mais si l'heredation est faite par haine elle sera annulée. Arrest du 10. Mars 1643. autre du 4. Juin 1657. recité par Ricard des donations. L'exheredation en ligne directe doit estre faite par acte authentique formellement & precisément, & la cause exprimée nettement & prouvée par celuy qui la soûtient, mais les solemnitez des donations ou des testamens ny sont pas requises. Arrest du 29. Janvier 1615. pour une exheredation faite pardevant Notaires, la revocation s'en peut faire facilement par reconciliation sans acte authentique, jugé par ledit Arrest du mois d'Avril 1660. pour Rioland, & par autre precedent de 1653. au mesme mois d'Avril, l'exheredation estant declarée nulle par faute de preuve de la cause, les legs ne laissent pas de valoir s'ils sont suivant la Coustume, un fils estant exheredé pour ses débauches sans autre cause, estant depuis accusé pour crime commis du vivant l'exheredation, nonobstant icelle les interests civils ont esté adjugez à la partie sur la part du fils à la succession du pere, par Arrest du 16. Avril 1654. du Fresne livre 7. chapitre 31.

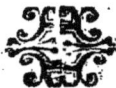

ARTICLE LXX.

TOUTES perſonnes franches, âgées comme deſſus peuvent diſpoſer par teſtament & ordonnance de derniere volonté , au profit de perſonnes capables de tous l'immeubles, acqueſts & conqueſts immeubles , & du tiers de leur naiſſant, ſoit en fief ou roture , & ſoit qu'ils ayent enfans ou non reſervée aux enfans la querelle du teſtament inofficieux ſelon la raiſon écrite.

L'âge deſiré par le preſent article eſt de 25. ans accomplis, comme il ſe collige par ces mots (âgées comme dit eſt) & de ce qu'il permet la diſpoſition du naiſſant, dont il eſt dit par l'article 68. que les mineurs de 25. ans ne peuvent diſpoſer , Voyez l'art. 60. de la Couſt. de Vermandois auquel âge de 25. ans le mâle ou la femelle mariez ou non mariez, ayans des enfans ou n'en ayans point, ayans beaucoup ou peu de meubles & acqueſts ſont en droit de pouvoir donner par teſtament leurs meubles & acqueſts & le tiers de leurs propres & naiſſant fief ou rotures à perſonnes capables ſauf aux enfans s'il en a leur legitime.

Franches.

Parmy nous les Religieux profés ne peuvent teſter, art. 80. de la Couſtume de Sens, mais ils peuvent faire le choix qu'ils ſe ſont reſervez de tel ou tel pour telle choſe comme il a eſté jugé par Arreſt eſtant ſeulement l'execution du teſtament , & un acte de pure volonté naturelle, voyez Coquille ſur Nivernois art. 19. au titre des teſtamens. *Item* , il a eſté jugé qu'un Jacobin avoit pû leguer ſa biblioteque , Arreſt de 1587, Charondas ſur Paris art. 336. Lepreſtre chap. 20. cent. 1. Brodeau ſur Loüet lettre T. nomb. 42. *Item,* qu'un Religieux mandiant tenant un benefice peut leguer à ſa niéce

qui l'a servy, & pour la recompenfer une fommes de deniers. Arreft
de 1596. Belordeau livre 4. chap. 10. & c'eft une reglé generale qu'un
Religieux beneficier peut difpofer du revenu de fon benefice,
voyez Lepreftre & Brodeau comme deffus, du Frefne livre 2. chap.
111. fi le Pape peut difpenfer un Religieux à l'effet de tefter ? voyez
d'Olive livre 1. chap. 15. où il recite un Arreft de Touloufe qui a
jugé qu'oüy, & Loüet lettre C. nomb. 18. où il dit que la Jurifprudence du Parlement de Paris eft contraire.

Ceux qui confifquent comme n'eftans pas franches perfonnes *fed fer-
vi pæne*, ne peuventpas tefter de mefme qu'ils ne peuvent fucceder à
autruy, mais apres la condamnation (hors le crime de leze Majefté)
foit qu'il y ait apel du jugement, foit qu'il foit feulemēt rendu par coutumace le condamné peut tefter, pourveu en cas de coutumace qu'il ne
laiffe point paffer les 5. ans acordez pour fe purger, & en cas d'apel qu'il
n'intervienne point de condamnation ou Arreft qui confirme la Sentence qui le condamne; ainfi par Areft de Juin 1633. le teftament (d'un
condamné par coutumace qui s'eftoit reprefenté dans les cinq ans &
avoir efté élargy à caution fans que les deffauts & coutumaces euffent
efté mifes au neant) a efté declaré valable, du Frefne livre 2. chap.
113. *Item*, par Arreft de 1608. & 1652. les teftamens faits pendant la
coutumace (les teftateurs eftans decedez dans les cinq ans) ont efté
approuvez, & tout au contraire, en cas de fucceffion le condamné
en eft incapable, icelle luy écheant pendant l'appel du jugement de
condamnation, fi le jugement eft depuis, confirmée par Arreft. Arreft de 1630. *Item*, icelle écheante pendant les cinq ans, fi, pendant ce
temps le condamné ne fe reprefente pas. Arreft de 1593. *Item*, quand
le condamné fe reprefenteroit fi enfin la Sentence donnée par coutumace eft confirmée par Arreft. Arreft de 1626. Voyez du Moulin
au titre *De teftam.* d'Olive livre 5. chap. 7. Loüet lettre C. nomb.
23. Peleus livre 8. art. 13. Lepreftre chap. 41. apres le crime capital
commis devant la condamnation l'accufe ne peut aliener fes biens au
preiudice du Seigneur & de fa partie civile, voyez Mornac fur la loy
5. *Si excufa noxali*, &c. Lepreftre chap. 86.

Peuvent difpofer.

Pour quelque caufe que ce foit, fuppofé que l'inimité procede du
teftateur ou qu'elle procede de l'heritier, fans qu'il foit befoin de
l'exprimer, & à quelque condition que ce foit pourveu qu'elle ne cho-

que point le public, & ne-ſoit point contre les bonnes mœurs, voyez du Moulin aux Conſeils 45. & 46. jugé neantmoins au contraire par l'Arreſt de Maupeou, mais c'eſtoit en ligne directe ce qui eſt conſiderable y ayant deſtination à faire des legs que font ceux qui ont des enfans, & de ceux faits par gens qui n'ont point d'enfans.

Des perſonnes capables.

L'Edit des teſtamens eſt prohibitoire, partant ſont admis à faire teſtament, & à recevoir les legs, tous ceux qui ne ſont point prohibez, voyez du Moulin ſur le titre *de hered. inſtit. cod.* pour cette capacité, on a égard principalement au temps de la mort du teſtateur, & de l'écheance du leg, voyez Bacquet au traité d'Aubeine chap. 8. & 25.

J'ay dit en partie ſur l'article 63. quelles ſont les perſonnes prohibées pour recevoir la donation (ce qui eſt commun pour les legs teſtamentaires dont j'ay dit auſſi quelque choſe la convexité des matieres m'y ayant attiré:) J'ajoûteray au regard des religions non approuvées, que le leg a elles fait a eſté transferé à un College nouvellement étably ou neantmoins les Religieux faiſoient leur reſidence, voyez Henrys livre 4. queſt. 54. tome 2. L'Arreſt du 27. Aouſt 1650. & au regard des particuliers Religieux qu'ils ſont capables des dons & legs pour alimens, habits, livres & eſtudes, voyez Mornac *ad legem legatum de capite minutis, & ad autenticam ingreſſi. de ſacros. Eccleſiis,* Loüet lettre D. nomb. 8. où il recite un Arreſt du 17. Fevrier 1615. d'Olive livre 1. chap. 4. Qu'encore que les perſonnes incertaines à qui le leg eſt fait ſoient incapables de droit, ſi eſt-ce que celuy fait aux pauvres honteux n'a pas eſté deſapprouvé, & audit cas il a eſté ordonné que la moitié des biens du teſtateur ſeroit diſtribuée aux pauvres de l'Hoſpital, l'autre aux pauvres parens. Voyez du Freſne livre 3. chap. 14. livre 4. chap. 9. Par Arreſt du 15. Mars 1655. le Curé de S. Roch à Paris, a eſté condamné de donner aux (pauvres parens du teſtateur qui ſe preſentoient) le don à luy fait pour eſtre diſtribué aux pauvres parens, & autres œuvres pieuſes, voyez Henrys livre 5. queſt. 28. tome 2. & en la queſtion 37. touchant la diſtribution des biens ainſi leguez, & au livre 1. queſtion 22. ſçavoir ſi, en cas de leg fait à l'Hoſpital d'une quantité de grains, les parens du teſtateur neceſſiteux le peuvent pretendre: Le leg fait par un Calviniſte aux pauvres de fa Religion a efté adjugé à l'Hofpital, par Arreft de 1626. dù Frefne ; *Item*, celuy fait par un François à l'Hofpital de Venife a efté adjugé à l'Hofpital de Paris par autre Arreft, voyez Lebret en fes decifions livre 3. chap. 6. partie premiere touchant un autre leg fait aux pauvres François, par un teftateur François, teftant à Bafle où il s'eftoit refugié pendant les troubles.

On peut leguer aux enfans d'une certaine perfonne, encore qu'au temps du teftament elle n'en ait aucun ; & fuffit pour la validité du leg qu'il y en ait au temps du decez du teftateur, mais s'il n'y en a point, & qu'il luy en vienne apres ledit decez, le leg eft caduc à leur égard. Arreft de 1596. recité par Peleus livre 8. act. 48. *Item*, on peut leguer aux enfans nez & à naiftre, & en ce cas le legs vaudra, à l'égard de ceux qui naiftront apres le decez du teftateur. Arreft de 1643. recité par Brodeau fur Loüet lettre D. nomb. 51. à la fin. Voyez Covarruvias *rub. 2. de teftam.* & fur le chap. *requifitis n. 3.* Pareillement la fubftitution (faite au pere mauvais ménager de fes enfans nez & à naiftre, encore qu'au temps de la fubftitution il n'y ait que des petits enfans) eft valable. Arreft du 10. Fevrier 1659. Suite du Journal livre 2. chap. 7. Un pere ayant par fon teftament donné (tout fon bien à l'enfant dont fa femme eftoit enceinte) fi c'eftoit un mafle, eftant née une fille de cette groffeffe, & depuis eftant né de luy & de la mefme femme un garçon la fucceffion a efté adjugée au dernier.

On demande en cas d'incapacité du legataire à qui le leg accroit, fi c'eft aux collegataire, ou fi c'eft à l'heritier ? La refolution eft que fi les legataires font conjoints *re, & verbis,* la part de l'incapable accroit aux collegataires, *l. re conjuncti, de legatis 3.* Arreft du 13. Decemb. 1629. du Frefne livre 2. chap. 48. pour le frere legitime avec fa fœur née d'une concubine du teftateur, autre chofe eft en cas de refus fait par le legataire du legs pour prendre la fucceffion, auquel cas la part accroit à l'heredité, le mort faifit le vif, . Voyez Mornac fur la loy 1. §. 2. *de ufufructu accrefcendo.* Si le legs eft fait à un heritier, & que moyennant iceluy il renonce à la fucceffion, fa part en la fucceffion n'accroit qu'à ceux de fa branche, Voyez du Moulin au Confeil 29. nomb. 3. Brodeau fur Loüet lettre D. nomb. 56. Arrefts de 1622. & 1627. le leg particulier, le legataire fe trouvant indigne ou incapable, accroit au legataire univerfel. Arreft du 29. Mars 1640. luy accroit pareillement la part de la femme qui renonce à la communauté, comme demeurante

icelle part aux biens du mary *jure non decrefcendi.* Arreft du 10.
Avril 1607. l'article 21. plus haut, qui porte que le mary ne peut
difpofer de la part de la femme en la communauté, s'entend fi elle
l'accepte, Voyez audit lieu, & Brodeau fur Paris art. 5. nomb. 5.

Qui ne peut donner à une perfonne, fi par le teftament il con-
feffe luy devoir, cela eft fufpect, Voyez ce que i'ay dit fur l'art. 27.
és mots, directement ou indirectement, *valere maxime,* au livre 8.
chap. 2. cette confeffion neantmoins eft un commencement de
preuve, en confequence de quoy la preuve par témoins de la dette
peut eftre receüe.

De tous leurs meubles.

Ces mots comprennent tous les meubles indiftinctement, les
obligations & dettes actives mobiliaires, argent comptant, marchandifes livrées & autres, fi ce n'eft qu'il y ait quelque claufe
reftrictive. Exemple, fi le leg eft des meubles qui fe trouveront en
la maifon du teftateur en efpece & en évidence, les dettes actives
n'y font pas comprifes. Arreft de Cointrel, autres de 1624. & 1626.
Voyez Brodeau & Charondas fur Paris, Coquille fur Nivernois
au titre, quelles chofes font meubles, art. 7. & Mornac fur la loy
39. *de contrah. empt.* s'il eft des meubles qui font dans la maifon
de quelle nature & condition qu'ils foient, il comprend l'or &
l'argent monnoyé, & la vaiffelle d'argent. Arreft de 1624. du
Frefne livre 1. chap. 16. de l'édition de 1658. ainfi que i'ay dit
plus haut; s'il eft des meubles meublans fervans d'ordinaire à la
maifon, la vaiffelle d'argent, la tapifferie, & les tableaux y font
compris. Arreft de 1628. au leg de la moitié d'une maifon & de
tous les meubles eftans dans la maifon, il a efté iugé que l'or &
l'argent monnoyé n'y eftoient pas compris, Ricard des donations
partie 2. chap. 4. à la fin, fi au don des meubles meublans, vaiffelle d'argent, & de tous meubles eft il adjoûté(par exemple) mefme
des livres, les promeffes & obligations n'y font pas comprifes, parce
que les dernieres paroles limitent les premieres, & la fpecialité, & la
nature des livres deroget à la generalité. Arreft de 8. Fevrier 1657. du
Frefne liv. 8. chap. 37. Voyez d'Olive liv. 5. chap. 21. par Arreft du neuf
Iuillet 1618. recité par Brodeau fur Paris art. 93. nomb. 6. Il a efté iugé
qu'au leg fait, par la femme au mary en couftume qui le permet, de
fes meubles & acquefts le reliquat du compte de la femme à elle

deü ſtipulé propre à elle & aux ſiens par ſon contraƈt de mariage, eſtoit entré, Voyez ſur l'article 36. & ſur le 88. Brodeau ſur Loüet lettre O. nomb. 5. où eſt un Arreſt rendu en la meſme couſtume qui eſt celle de Chartres qui a iugé qu'au leg, de la proprieté des meubles fait par le mary à la femme, ſont compris les deniers procedans de la vente d'un office , dont ledit mary eſtoit pourveu devant le mariage , & ſtipulé propre à luy & à ceux de ſon eſtoc & ligne.

Qui legue ſon habit eſt entendu leguer celuy qu'il avoit au temps du teſtament. *Item*, de l'argent ou autre choſe mobiliaire. Arreſt du 26. Ianvier 1613. Voyez la loy *venditor* §. 2. *ff. de heredit. & aƈt. vendita,* autre choſe eſt ſi le leg eſt de l'habit ou argent que le teſtateur aura au iour de ſon decez.

Un certain ayant legué ſon argent & ſes dettes aƈtives à une perſonne, & ſes meubles à une autre. Se trouvant des marchandiſes en acqueſts dans la maiſon, leſquelles n'eſtoient pas venduës, dont le prix n'eſtoit pas payé, le prix a eſté adjugé au legataire des dettes. Arreſt de 1567. Charondans ſur Paris art. 69.

Si entre le teſtament & la mort du teſtateur le payement ſe fait de la dette, où le rembourſement de la reute leguée volontairement, & ſans contrainte ny pourſuite , le leg demeure ſans effet, la dette eſtant anneantie. Arreſt du 9. Iuillet 1605. il faut en excepter ſi l'argent eſt depoſé ou autrement conſigné par le teſtateur à l'effet de l'execution du legs, comme il a eſté iugé par Arreſt du 1. Iuin 1582. Auquel cas il y a ſubrogation comme i'ay fait voir ailleurs, Voyez Ricard au lieu cité partie 3. chap. 3. ſeƈtion 3. Chopin ſur Anjou livre 3. chap. 1. tit. 4. nomb. 17. en effet en cas d'échange fait par le teſtateur d'une maiſon qu'il avoit leguée contre une conſtitution de rente ; il a eſté iugé qu'il y avoit ſubrogation pour que le legataire priſt la conſtitution. Arreſt du 8. Fevrier 1624. du Freſne livre 1. chap. 17.

D'un leg fait à prendre ſur les debtes aƈtives, ſçavoir ſi le debiteur ſe trouvant inſolvable l'heritier doit garentir & payer la dette. On diſtingué ſi l'aſſignat eſt demonſtratif, où s'il eſt limitatif : ce qui ſe reconnoiſt par les circonſtances, au premier cas l'heritier doit payer & non pas au deuxiéme. Un certain ayant fondé des Meſſes du ſaint Sacrement , moyennant 1200. livres à prendre ſur deux de ſes debiteurs, l'un ſe trouvent inſolvable, l'heritier pourſuivy pour la garentie en a eſté renvoyé abſous par Arreſt du, 9. Janvier 1616. contre des Religieux chez leſquels la fondation avoit eſté faite. *Item*, le legs eſtant fait de 1000. écus à prendre ſur le reliquat d'un compte rendu par un intendant de maiſon, par Arreſt du 2. Avril 1647. recitez par Ricard *ut ſuprà*.

Acqueſts & conqueſts.

Qui legue une maiſon bien que depuis il l'ait méliorée eſt eſtimé l'avoir legué la maiſon avec les méliorations , voyez la loy *cum fundus de legatis* 2. Covarruvias en ſes queſtions chap. 2. mais la maiſon eſtant deſtruite fortuitement ou autrement au temps du decez du teſtateur le legs eſt nul, *l. cum ita legatur* 32. §. *ſpecies ff. de legatis* 2. *Item*, ſi le teſtateur a vendu la maiſon ſans diſpoſer ou conſerver le prix, comme il a eſté dit, des deniers du payement d'une debte leguée, mais en cas d'engagement ou d'hipoteque ſeulement le leg n'eſt pas nul n'y la revocation preſumée : Arreſt de 1593. recité par Ricard des donations *ut ſuprà*, la choſe leguée en ce cas doit eſtre dégagée ou déchargée de l'hypoteque par l'heritier , voyez le §. *ſed ſi rem inſtit. de legat.* la loy *prædia cod. de fideicomm.*

On demande ſi le leg de choſe qui n'appartient pas au teſtateur eſt valable ? on a diſtingué & dit que ſi le teſtateur croyoit la choſe luy appartenir le leg eſtant fait à un parant, il eſt valable. Arreſt au profit du neveu du ſieur de Saveuſe, autrement on dit qu'il eſt nul , voyez Mornac ſur la loy 28. *ff. de contrah. empt. valla de rebus dubiis tractatu* 1. *l. cum alienam cod. de legatis*, Deſmaiſons en la lettre A. nomb. 4. recite un Arreſt du 22. Juin 1661. par lequel il dit le leg de la choſe qui n'appartient pas au teſtateur avoir eſté jugé valoir indiſtinctement, & que l'eſtimation de la choſe doit eſtre payée au legataire, par la raiſon que l'on peut leguer la choſe d'autruy , & que l'authentique *in litigioſis* n'a point de lieu parmy nous, il dit auſſi qu'en choſe, litigieuſe & pour laquelle il y a procez leguée le teſtateur eſt preſumé avoir legué le ſuccez du procez, & ce qui en reviendra, ou l'eſtimation de la choſe leguée, voyez Peleus livre 6. Arreſt 37. ſi la choſe leguée appartient à l'heritier ou au legataire univerſel le legs vaut, parce que l'heritier & le legataire univerſel ſont tenus, en acceptant l'heredité ou le legs, des faits du teſtateur.

Le teſtateur n'ayant point de propres, mais ſeulement des meubles & acqueſts, je ne fais point de doute qu'il ne puiſſe ordonner que ses freres & ses neveux enfans de ses freres & sœurs predecedez partageront par testes, & non par souches, puisqu'il peut, comme bon luy semble, donner ses meubles & acquests au prejudice des collateraux, ausquels n'est point deub de legitime, il semble neanmoins qu'il ait esté jugé autrement par l'Arrest rendu sur le testament de la Dame Barentin qui portoit que ses biens seroient partagez également entre ses heritiers, voyez Henrys livre 5. chapitre 44. question 52.

De chose leguée est deub le milieu non le meilleur ny le pire, iugé pour des rentes, Arrest de 1611. Mornac sur la loy 52. *ff. mandati.*

Du tiers du naissant.

Cette disposition est introduite en faveur du sang & des preches parens, afin qu'ils ne soient pas privez des heritages patrimoniaux venans de leurs ancestres & de la tige, d'où il s'ensuit que celuy qui n'a point d'heritiers n'est pas obligé de rien laisser au fisc heritier anomal, *lege vacantia ff. de bonis vacantibus,* Voyez le Proust sur la Coustume de Lodunois tit. des donat. art. 4. Loüet & Brodeau lettre D. nomb. 37. mais pour n'avoir point d'heritiers de la ligne d'où vient le naissant i'estime que le testateur n'est pas moins obligé de reserver les deux tiers du naissant à ses peres, meres ou autres ascendans ou heritiers de l'autre ligne capables de luy succeder par les articles 96. & 97. attendu la limitation du present article de ce dont il peut tester au tiers de naissant qui est une prohibition tacite & indefinie pour le surplus, & si le testateur n'a point de naissant quoy qu'il ait d'autres biens en quantité, ie ne croy pas qu'il soit tenu d'en rien reserver en ligne collaterale, la Coustume n'en parlant point, & ce qu'elle ordonne ne devant pas estre étendu aux meubles & acquests parce que la raison de la reserve cesse, & qu'étans les fruits du travail & de l'industrie du testateur ils doivent estre entierement en sa disposition; voyez Gousset sur Chaumont art. 82. en la ligne directe au cas qu'il n'y ait que meubles & acquests, & que tout soit legué, les enfans ont la querelle d'inofficiosité c'est-à-dire la demande de legitime, voyez Pitou sur Troyes art. 95 où il rapporte un Arrest de 1367. qui a jugé qu'audit cas de ligne directe le testateur ne peut disposer que du tiers des meubles & acquests, voyez encore l'art. 67. de la Coustume de Sens qui veut (au cas qu'il n'y ait que des meubles sans distinguer de la ligne directe &

E e

de la collaterale)qu'il soit reservé les trois quarts des meubles,ce que
Brodeau sur Loüet lettre P. nomb. 43. étend aux acquests., laquelle
Coustume & ses semblables ne doivent pas estre considerées parmy
nous. Ausdites Coustumes qui veulent qu'on ne puisse disposer des
meubles & acquests, quand on n'a point de naissant, cela s'entend
quand on n'en a point en d'autres Coustumes & nulle part.

En cas de legs fait d'une terre propre valant plus que ce que la
Coustume permet de donner le legs n'est point nul, mais il est ré-
ductible à ce que la Coustume permet de donner & leguer, voyez
l'art.203.de la Coustume de Poitou qui le dit ainsi, Loysel en ses Inst.
livre 2. tit. 4. art. 7. de la recompense, audit cas de reduction de don
& leg comme dessus, sçavoir si elle se doit faire au profit du legataire
& de quels biens elle se doit faire, voyez Brodeau sur Loüet lettre
H. nomb. 16. où il dit qu'elle doit estre faite des biens situez en
d'autres Coustumes qui permettent de donner & jusqu'à concurrence de ce qu'elles permettent de donner, ainsi jugé par Arrest du
13. Aoust 1577. & s'il n'y a point d'autres biens ailleurs, que tous les
biens meubles & immeubles soient en la mesme Coustume, il ne se
doit point faire de recópense. Arest du 20, Juillet 1631.Voyez encore
Ricard au traité des donations où il rejette l'usage d'obliger l'heritier
a délivrer le legs entier, ou d'abandonner les meubles & acquests &
quint des propres, & pareillement la distinction s'il y a des biens situez en' d'autres Coustumes où s'il n'y en a point, & veut que la recompense se fasse indistinctement,si le testateur n'a pas disposé de ses
autres biens, & si l'heritier (à qui la chose donnée devoit appartenir
entierement & au profit duquel la reduction ou retranchement se
fait) prend lesdits biens ou partie d'iceux, & tout au contraire si le
testateur à disposé de tous ses autres biens à quelque titre que ce soit
qui est (à ce qu'il dit) le cas de l'Arrest de 1631. où si ledit heritier
ne prend rien en la succession que ce qui est retranché, supposé qu'il
y ait d'autres biens, meubles ou acquests & propres non leguez, il
veut qu'il ne se fasse aucune recompense, si ce n'est au dernier
cas qu'il paroisse que la volonté du testateur ait esté que la recompense se soit faite sur les autres biens,n'estant pas presumé en avoir voulu charger d'autres que l'heritier a qui la chose donnée devoit appartenir, ce qui se doit entendre du don du legs de certain corps qui est
l'hipotese des deux Arrests de 1577. & 1631. Voyez du Moulin sur
l'ancienne Coustume de Paris §. 93. nomb. 3. & 4. & sur celle d'Au-

vergne §. 41. chap. 12. Bacquet de Iustice chap. 21. nomb. 162. du
Fresne livre 4. chap. 46.

Quant au legs de l'usufruit des propres, on jugeoit autresfois qu'il
ne pouvoit estre fait qued'autant qu'on peut leguer de la proprieté,
Voyez Coquille quest. 226. Pitou sur Troyes art. 95. du depuis le
choix a esté donné à l'heritier, ou d'abandonner au legataire les
meubles, acquests & quint des propres ou de laisser joüir dudit usufruit, Peleus quest. 66. Charondas sur l'art. 292. de la Coustume de
Paris. Par Arrest posterieur du mois de Janvier 1632. ledit legs a esté
reduit à tous les meubles & acquests, & ce que la Coustume permet
de leguer des propres, du Fresne livre 2. chap. 89. edition de 1658.
Qui ne peut leguer le naissant n'en peut leguer l'usufruit : Arrest du
6. Septembre 1603. pour le legs fait par un mineur de vingt ans, Leprestre chap. 3. cent. 1. On demande si ce mot (naissant) comprend
le propre conventionel ? I'y ay répondu sur l'article 63. plus haut ou
j'ay raporté quelques Arrests, specialement celuy du 11. Mars 1644.
recité par Henrys livre 4. quest. 3. tome 2. par lequel les deniers
stipulez propres aux mary à ceux de son estoc ligne ont esté adjugez au legataire des meubles, voyez encore sur l'art. 88. és mots
(retournent.)

Est a remarquer au cas du present article qu'encore que le testateur
ait donné entre-vifs partie de son naissant, il n'est pas moins en
droit d'en leguer le tiers par testament, c'est-à-dire le tiers de ce qui
luy reste, ce qu'il a donné n'estant point compté ; il a usé & use du
pouvoir que la Coustume luy donne.

Soit qu'ils ayent enfans ou non.

Par ces paroles la Coustume fait voir son intention de laisser une
espece de legitime aux Collateraux, consistante aux deux tiers des
propres qu'elle veut estre inalienables par testament à leur égard bien
qu'ils soient alienables par don entre-vifs, & comme l'article par le
indifinement sans user des mots franchement & quittement, comme
fait la Coustume de Vitry, il s'ensuit que l'heritier, qui prend les
deux tiers reservez, paye sa part des debtes ainsi qu'il sera dit : Sçavoir
si la loy *Si unquam cod. de revocandis donat.* à lieu en testament & si
la naissance d'un enfant au testateur revoque le testament ? il y a
Arrest de 1654. qui a approuvé le legs de 3000 livres fait par celuy
qui n'avoit point d'enfans au temps qu'il avoit testé & en avoit eu

depuis : mais par autre Arrest du 23. Juillet 1663. un quidam ayant
testé au profit de son frere lors qu'il n'avoit point d'enfans, & luy
en estant né un, & ayant retiré son testament des mains du deposi-
taire sans le déchirer, & estant mort par apres d'apoplexie, sans avoir
eu le loisir de le revoquer il a esté dit que le testament seroit executé
pour les legs pieux seulement, & une pension viagere accordée au
frere, voyez Desmaisons lettre T. nomb. 6. & 11. cela se doit juger
selon les circonstances de la valeur du legs, & du temps que le testateur a eu pour revoquer depuis la naissance de l'enfant.

Reservée aux enfans, &c.

C'est ce que les enfans ont de plus que les collateraux que
cette querelle d'inofficosité, qui n'est parmy nous autre chose
que la demande de la legitime suivant la Nou. 115. que la Coustume leur reserve en donation entre-vifs comme en testament, au
cas qu'ils ne veüillent pas se contenter des deux tiers du naissant,
cela tres-judicieusement, d'autant qu'il se peut faire qu'en une succes-
cession, il y ait de grands biens en meubles & acquests, & peu de
propres ou point du tout, auquel cas les enfans perdroient leur legitime, qui est un don de nature & ne doit pas leur estre osté, au regard
des creanciers des enfans, lesquels j'ay dit ailleurs pouvoir exercer
les droits desdits enfans, il a esté jugé diversement touchant cette
legitime, on cite un Arrest du Mardy avant Pasques de l'an 1389.
par lequel il a esté dit que l'enfant debiteur feroit demande de sa legitime sinon permis à ses creanciers de la demander, par autre Arrest
du 20. Juillet 1611. les creanciers ont esté deboutez de pareille demande sauf à eux à se pourvoir, & à faire vendre l'usufruit legué à l'enfant, par autre du 24. Iuillet 1584. le creancier du fils (le voulant obliger de plaider sa mere à qui le pere avoit donné l'usufruit de ses
biens) en a esté debouté, & par autre de 1561. un autre creancier voulant obliger une mere desheritée de plaider ses enfans a perdu sa cause, voyez Robert livre 3. chap. 12. (la maxime est que le pere ayant
donné son bien à ses petits enfans, & l'usufruit à l'enfant le creancier de l'enfant peut demander la legitime, ainsi jugé au Presidial de
Châlons, ce qui a esté confirmé par Arrest pour les creanciers de
Iean de Pinteville & Claude Deü sa femme, laquelle ses pere & mere avoient desheritée pour le mauvais ménage d'elle & de son mary,
& luy avoient laissé l'usufruit de leurs biens en ce qui pouvoit luy

appartenir, & donné la proprieté à ſes enfans, leſquels creanciers
furent ſubrogez au lieu & place de ladite Deu pour demander ſa legitime, & enſuite receus à prendre icelle legitime conſiſtante en la
moitié de ce qu'icelle Deu auroit eû des ſuceſſions de ſes pere & mere
s'ils n'euſſent point teſté; ſur icelle précompté ce que ladite Deu
avoit eu en avancement d'hoirie pour ſa dot ou autrement au cas
qu'il ſoit dit par le teſtament que l'uſufruit laiſſé à l'enfant ne pourra
pas eſtre ſaiſi : la Cour a jugé diverſement ; par Arreſt du 8. Aouſt
1654. audit cas il a eſté permis aux creanciers de demander la legitime, & par deux Arreſts poſterieurs qu'on cite des 18. May & 17.
Aouſt 1656. les creanciers en ont eſté déboutez, voyez le deuxiéme
tome du Journal des Aud. livre 7. chap. 41. il ſemble que le premier
de ces trois Arreſts ſoit plus conforme à la raiſon, voyez ce que j'ay
dit ſur l'art. 178. au mot (ſaiſit) il eſt à obſerver que la querelle d'i-
nofficiſité, ou demande de legitime n'a lieu que lors que le
bien eſt donné à d'autres qu'aux enfans de l'enfant heritier, ou bien
qu'il y a des creanciers dudit enfant comme il vient d'eſtre dit, mais
quand le bien eſt laiſſé aux petits enfans, & l'uſufruit à l'enfant, ledit enfant n'eſt pas receu à ſe plaindre & demander la legitime :
Arreſt du 12. Fevrier 1636. contre Bourgoin Procureur au Chaſtelet,
voyez du Freſne livre 5. chap. 15. livre 2. chap. 120. où il recite un
pareil Arreſt de 1647. & Ricard des donations part. 3. chap. 8. ſection
10. où il en rapporte un autre 1659. en Fevrier qui a jugé que la diſpoſition cy-deſſus de bien donné aux enfans profite aux petits enfans, les enfans du fils eſtans morts devant luy & devant leur ayeul.

Il eſt encore a remarquer que la demande de legitime n'a lieu aux
Couſtumes és quelles outre la reſerve de partie du naiſſant ou des
acqueſts & meubles, il n'eſt point fait de mention de la querelle d'in-
officioſité, eſtans en ce cas les enfans obligez de ſe contenter
de ce que la Couſtume leur reſerve, & veut leur eſtre gardé, ainſi
iugé en 1624. en la Couſtume d'Anjou, en 1625. en celle de Boulenois, du Freſne livre 1. chap. 31.

Cette legitime ſelon la Nouelle 18. de Juſtinien eſt la troiſiéme
partie des biens du deffunt, s'il n'y a que quatre enfans, & de la
moitié s'il y en a d'avantage, & ſelon la Couſtume de Paris art. 298.
c'eſt la moitié de ce que l'enfant auroit en la ſucceſſion de ſon pere
ou de ſa mere s'ils n'avoient point teſté, ſur le tout déduit les debtes
& frais funeraires, l'action pour icelle dure trente ans, à commencer du jour du decez des pere & mere ou que l'enfant a ceſſé d'eſtre

noury aux dépens de l'heredité, voyez d'Olive livre 5. chap. 31.
Henrys livre 4. queft. 76. & livre 5. queft. 51. Lepreftre chap. 3. cent.
2. De l'action pour l'inofficiofité, voyez Brodeau fur Loüet
lette S. nomb. 12. le titre Sacertodal n'eft point fuiet à la legitime
des autres enfans. Arreft du 23. Avril 1629. du Frefne livre 2. chap.
33. l'intereft de la legitime eft deub du iour du decez : Arreft du 22.
Ianvier 1590. Loüet lettre F. nomb. 7. autre du 16. Ianvier 1610. Brodeau, comme deffus la legitime fe prend fur toutes les donations entre-vifs faites devant & apres la naiffance des enfans, & fur le teftament mefme fur les legs pieux, fi ce n'eft qu'ils foient de peu d'importance en égard aux biens du deffunt, & generalement fur toutes
les alienations a titre gratuit, & non pas fur celles faites à titre onereux, mais elle ne le prend qu'apres qu'il paroift que les biens délaiffez
ne font pas fuffifans pour la legitime, & fubfidiairement & fe prend
premierement fur les legs faits par teftament & donations à caufe de
mort, & qui n'ont point effet qu'apres la mort avant tout fur ce qui eft
donné contre la Couftume, fçavoir fur les propres que la Couftume
défend de donner, & au deffaut fur les dernieres donations entre-vifs
fuivant les dattes.

On demande fi la legitime eft deuë aux afcendans? la réponfe eft
qu'elle n'eft point deuë par la raifon que cét article ne referve la
querelle d'inofficiofité qui eft comme i'ay dit, la demande
de legitime qu'ont les enfans, & ainfi a efté iugé en la Couftume
de Rheims par Arreft du feptiéme Décembre 1643. voyez Lepreftre chap. 79. cent. 1. Brodeau fur Loüet lettre L nomb. 1. toutesfois
on allegue un Arreft contraire de l'an 1581. en la Couftume de Vermandois, dont Brodeau fur Paris art. 298. dit le particulier eftre
que la Couftume de Vermandois fe regle felon la loy écrité en plufieurs chofes, mefme pour la querelle d'inofficiofité, & que par le
Droit Civil la legitime eft deuë aux afcendans *novella* 15. chapitre
3. ce que ie doute avoir efté le motif dudit Arreft, puifqu'en cela la
Couftume de Vermandois eft conforme à celle de Rheims, & neantmoins il a efté iugé autrement en ladite Couftume de Rheims comme
il vient d'eftre dit, d'autres ont dit que le motif a efté que le fils avoit
desherité fon pere, pour ne luy avoir pas voulu rendre compte, mais
Brodeau audit lieu dit avoir veu le teftament, & que cette claufe ny
eft point, elle peut pourtant avoir efté alleguée & eftre vraye, voyez
du Moulin fur l'authent. *Ingreffi in verbo (liberos)* Charondas fur Paris art. 298.

ARTICLE LXXI.

NVL ne peut eftre heritier & legataire enfemble.

Cette maxime eft de la couftume generale du Royaume, Loyfel en fes inftit. livre 2. tit. 4. art. 12. Paris art. 300. La raifon d'icelle eft l'égalité qui doit eftre entre les heritiers , & parce que le titre univerfel d'heredité abforbe ce qui eft du particulier du legs & l'heritier eftant faifi des l'inftant du decez du teftateur , fi le legs fubfiftoit il fe trouveroit en mefme temps creancier, & debiteur de luy mefme , agent & patient. Et comme noftre article ne diftingue point nous ne devons point diftinguer de la ligne directe foit afcendante ou defcendante , la Cour l'a jugé ainfi en la couftume de Paris en novembre 1644. du Frefne livre 4. chap. 13. ny de la collaterale. Si ce n'eft au cas de diverfité de perfonnes , & quand le pere & le fils font l'un heritier & l'autre legataire , au quel cas cas fi c'eft en ligne directe , l'article à lieu , & fi c'eft en ligne collaterale le pere peut eftre heritier & le fils legataire , c'autant qu'en cette ligne l'égalité n'eft pas requife, & n'y a point de rapport a faire comme en ligne directe. Arrefts de 1589. & 1605. recitez par Charondas fur Paris art. 310. Brodeau fur Loüet lettre D. nomb. 17. Peleus queft. 93. Bacquet de Iuftice chap. 21. nomb. 314. Autre de 1648. en la couftume de Vermandois qui s'en tait, c'eft conformement au droit Romain , *lege qui filiabus ff. delegatis primo & novella* 18. Voyez du Frefne livre 5. chap. 36. Quelques uns ont cru que la maxime qui fait noftre article n'avoit point de lieu quand il y avoit des biens de diverfes lignes ou bien des propres , ou des meubles & acquefts leguez , efquels le legataire ne fuccede pas ; & qu'audit cas, bien qu'en une mefme couftume, on peut eftre heritier & legataire , heritier par exemple des propres , & legataire des meubles & *contra* ; & ainfi a efté iugé pour le frere uterin heritier des meubles & acquefts , & legataire des propres le 23. Avril 1625. du Frefne livre 1. chap. 49. Brodeau fur Loüet lettre H. nomb. 17. eft de fentiment contraire , & foûtient qu'on ne peut pas en mefme couftume eftre heritier & legataire quoy que de biens differens, par cette raison que la diverfité des biens n'empefche pas que ce ne foit une mefme fucceffion & un mefme patrimoine, & que l'heritier des biens d'une ligne n'eft pas tellement eftranger qu'il ne puiffe fucceder aux autres biens, il en raporte quelques Arrefts anciens & un nouveau du 24. Novembre 1644. déja recité plus haut rendu contre le pere heritier des meubles & acquefts, & legataire d'une maifon du propre maternel, lequel Arreft non feulement a iugé que noftre article ou maxime a lieu en ligne directe defendante ; mais encore que la diverfité des biens n'en empefche pas l'effet. Que fi les biens font en diverfes couftumes & que celle du lieu où ils font permette d'en difpofer, il n'y a point de doute qu'on peut eftre heritier & legataire tout enfemble, par exemple on peut eftre legataire des meubles & acquefts fi le teftateur demeure en couft. qui permet d'en difpofer par teftament, & heritier des propres s'ils font fituez en autre couft. pourveu qu'on ne prenne rien comme heritier en la couft. où l'on eft legataire, & qu'en effet on ny foit point heritier, ny actuellement ny habituellement de pas une forte de biens, ne fuffiffant pas qu'il n'y en ait point fi l'on eft heritier prefomptif defdits biens, & pareillement qu'on ne prenne rien comme legataire où l'on eft heritier, & efdits cas il n'y a point d'incompatibilité, c'eft encore le fentiment de Brodeau, & la difpofition des Arrefts fpecialement de celuy des bureaux recité par du Moulin fur l'art. 92. de la couftume de Monfort, par Gouffet fur Chaumont art. 85. Coquille fur Nivern. art. 11. des teftamens, Pitou fur Troyes art. 112. & ledit Brodeau lettre H. nomb. 16. au cas duquel Arreft le teftateur demeuroit à Paris, & les legataires des meubles & acquefts fuivant l'ancienne couftume dudit lieu eftoient exclus d'y fucceder par le defaut de reprefentation, & par la mefme reprefentation ils prenoient les propres fituez a Monfort, & en excluoient leurs tantes qui fous preetexe dudit legs les vouloit exclure de la fucceffion des propres. L'Arreft du 8. Fevrier 1624. recité par du Frefne livre 1. chap. 15. eft en partie dans cette hypotefe, Ricard en rapporte un autre du 10. Fevrier 1643. en fon traité des donations, où il fuit le fentiment de Brodeau, & combat l'Arreft du 21. Avril 1654. recité par du Frefne au livre 7. chap. 33. s'efforçant de monftrer qu'il n'eft pas vray indiftinctement qu'on puiffe eftre heritier & legataire en diverfes couftumes.

Par l'Arreft de 1669. rendu entre les heritiers de Claude Vary, Touffaint Vary oncle & heritier des propres paternels de ladite

Claude

Claude Vary fa niéce, a efté debouté du legs a luy fait par ladite Vary, ce qu'on pouvoir tirer a confequence pour dire que celuy qui eft heritier ne peut pas eftre legataire, quand bien ce feroit en diverfes couftumes, puifque les propres (dont il s'agiffoit) font fituez en celle de Vitry, & que ladite Vary demeuroit à Châlons; mais il y avoit du particulier, fçavoir que ladite Vary lors qu'elle avoit tefté eftoit perfuadée que ledit Vary fon oncle n'eftoit pas habile a luy fucceder en eftant exclu par Claude Morel, niéce d'icelle Vary, c'eft pourquoy elle luy avoit fait ledit legs; ce qui eftant évident, la Cour en adjugeant audit Vary la fucceffion des propres paternels l'a privé dudit legs, Voyez fur l'art. 82. plus bas.

L'incompatibilité des deux qualitez d'heritier & de legataire peut eftre objectée, feulement par heritier en pareil degré, & non pas par ceux qui font exclus par la couftume, c'eft l'efpece de l'Arreft cydeffus-mentionné de 1624. ou les fœurs excluës par la couftume difputoient la fucceffion au frere heritier & legataire, on n'agit point fans intereft, & audit cas le parent plus efloigné n'en a point, pareillement un legataire ne peut pas débatre le legs fait a un heritier. Arreft de 1628. Voyez Louet & Brodeau audit lieu, du Frefne livre 2. chap. 17.

Heritier.

Simple ou beneficiaire, jugé contre le beneficiare. Arreft de 1564. ainfi à Paris, on ne peut pas eftre heritier beneficiaire, & doüairier, Arreft de 1591. Voyez Charondas fur l'art. 301. & 353. & 342. de la couftume dudit lieu, Bacquet de Iuftice chap. 15. nomb. 31. Loüet & Brodeau lettre H. nomb. 13.

Legataire.

La couftume de Paris en l'art. 301. fufdit adjoûte (peut toutesfois entre vifs eftre donataire & heritier en ligne collateral,) ce que j'eftime devoir avoir lieu en noftre couftume qui ne parle que du legataire, pour les raifons preallequées, Voyez du Frefne livre 1. chap. 49. mais comme le donataire vniverfel ne differe de l'heritier finon que l'heritier eft tenu indiftinctement des dettes, & là donataire vniverfel en eft tenu feulement iufques à concurrence de ce qui luy eft donné, on demande fi en la ligne collaterale la mefme

F f

mefme perfonne peut eftre donataire vniverfelle *quotæ partis*, des acquefts (par exemple) & legataire d'une fomme de deniers ? laquelle difficulté a efté vuidée au profit du frere legataire vniverfel, avec fes freres & fœurs , & legataire en outre de la fomme de 2000. livre par Arreft du mois d'Avril 1649. Voyez du Frefne livre 5. chapitre 41. Loüet & Brodeau lettre L. nomb. 17. & lettre D. nomb. 38.

ARTICLE LXXII.

LE legataire ne fe peut dire faifi des chofes à luy leguées : mais doit demander la délivrance à l'heritier fi le legs eft en immeubles où a l'executeur s'il eft en meubles, & peut demander le legs par action perfonnele, hypotequaire & de revendication.

Deux perfonnes ne peuvent pas eftre fafiies toutes à la fois d'une mefme chofe, l'art. 78. veut que le mort faififfe le vif fon plus proche & habile heritier, l'art. 74. porte que les executeurs teftamentaires font faifis des meubles par an & jour, d'où il s'enfuit que le legataire de chofe particuliere, où de legs vniverfel ne peut pas eftre faifi ny des meubles ny des immeubles, & qu'il en doit demander la delivrance à ceux qui en font faifis par la couftume, fi ce n'eft que le teftateur de fon vivant luy en ait fait la délivrance actuelle en cas de meubles particuliers, ou qu'il foit luy mefme heritier & legataire en couftume qui le permet. Arreft du mois d'Aouft 1624. en la couftume d'Angoulefme, voyez Brodeau fur Loüet lettre H. nomb. 6. Papon livre 10. tit. 1. fi le legataire eft en poffeffion de l'immeuble devant le deceds du teftateur, il femble qu'il ne laiffe pas d'eftre obligé d'en requerir la délivrance en Iuftice pour la forme feulement fans que l'heritier foit fondé de le dépoffeder pour en fuitte luy faire icelle délivrance, vrevin fur la couftume de Chauny art. 62. recite des Arrefts qui l'ont ainfi jugé ; que fi le teftateur a déclaré qu'il veut que le legataire foit faifi, ie refponds qu'il femble qu'il ne

peut pas deroger à la couſtume qui veut que le mort ſaiſiſſe le vif,
& que le legataire demande le legs à l'heritier ; ladite diſpoſition &
declaration du teſtateur ny la poſſeſſion de l'immeuble ne pouvant
pas faire que le legs ne ſoit revocable, & partant que l'heritier ne
ſoit ſaiſi.

Ne ſe peut dire ſaiſi.

Encore que le legataire ne ſoit pas ſaiſi il aura les fruits des immeubles à luy leguez, & les intereſts des conſtitutions de rentes à
commencer du jour du decez du teſtateur, ſuppoſé & encore qu'il
en faſſe la demande long-temps apres, l'acceptation & la demande
qu'il en faite ayant un effet retroactif audit jour, Voyez Coquille
queſtion 30. Bacquet de Iuſtice chap. 8. nomb. 25. Arreſt du 2.
Ianvier 1600. auquel cas le legs eſtoit fait par le pere à l'enfant, ainſi
jugé en noſtre Preſidial au profit d'un legataire contre l'heritier, le
legs eſtoit de 400. livres moitié en deniers, moitié en conſtitutions,
l'heritier avoir payé les deniers, on demandoit la moitié en conſtitutions & les intereſts, par la Sentence du 20. May 1664. en confirmant celle du Bailly du Comté, les intereſts depuis le jour du
decez furent adjugez ; il n'en va pas de meſme en legs de meubles,
auquel cas les intereſts ne ſont deüs que du jour de la demande,
ſi c'eſt une penſion elle doit eſtre payée par avance comme alimens, Voyez Mornac ſur la loy 22. ff. de pactis dotalibus, d'où
vient que le doüaire viager ne ſe paye point par avance, ſinon en
donnant caution comme n'eſtant point aliment, Voyez Charondas
ſur Paris art. 256. Brodeau ſur la meſme couſtume art. 92. & ſur
Loüet lettre F. nomb. 10.

A l'heritier.

Pardevant ſon Iuge naturel, ou celuy du lieu ou la ſucceſſion eſt
écheüe, lege 1. cod. ubi fideicommiſſum peti oportet, l'heritier doit
faire lever les empeſchemens qui ſe rencontrent à la joüiſſance de
la choſe leguée, Voyez la loy cum ſervum 39. ff. delegat. 1. la loy
& ſi ſervus 3. ſ. & ſi ſervus legatus, la loy ſi quis, delegatis 2. mais
une portion eſtant leguée il n'eſt pas obligé d'en faire faire le partage. Arreſt du 17. Avril 1584. ſçavoir ſi la délivrance faite d'un
legs par l'heritier le fait reputer avoir approuvé le teſtament ? Quel-

ques-uns comme Charondas fur l'art. 289. de la couftume de Paris
veulent qu'il y ait jugement contre l'heritier de délivrer le legs pour
l'obliger envers les autres legataires, ce qui s'entend quand l'erreur
eft de droit, & non pas quand l'erreur eft de fait, quand par
exemples les dettes abforbent la fucceffion, ou que le teftament eft
faux, aufquels cas il y a repetition du legs payé, voyez la loy *ſi quis*
2. *ff. de condict. indebiti.* & ce que j'ay dit fur l'art. 67.

Par action perfonnelle &c.

Ce font icy les trois actions données par le droit Romain au legataire, en la loy 1. *cod. communia delegatis,* la perfonnelle contre
l'heritier, la reelle contre le detenteur, & l'hipotequaire contre le
mefme detenteur heritier ou eftranger, ce qui fuppofe que le teftament foit autentique ; quelques-uns veulent que cette action ne foit
folidaire, qu'au cas que la chofe leguée foit indivifible par exemple fi elle confifte *in opere faciendo.* Mais la couftume parlant indiftinctement, je croy qu'il s'y faut arrefter. Par Arreft du 24. Iuillet 1661. il a efté jugé qu'un teftament paffé pardevant le Vicaire
& deux témoins emportoit hipoteque, au recit de Ricard des donations partie 2. chap. 1. fection 6. fi deux legs font faits à une
mefme perfonne par un mefme teftament ; il femble que le legataire ne peut pas accepter l'un & refufer l'autre, pour caufe de
charge qu'il y ait, parce que le teftateur eft prefumé l'avoir fait
ainfi par compenfation ; mais il eft a remarquer que pour agir par
le legataire alencontre du tiers detenteur & non heritier, il doit
premierement eftre faifi par la délivrance à luy faite par l'heritier
par contract ou par jugement, Voyez Bacquet de Iuftice chap. 8.
& 21. Arreft du 18. Mars 1583.

ARTICLE LXXIII.

SI l'un des conjoints par mariage legue à une perſonne quelque piece de meuble en eſpece qui eſtoit commune entre leſdits conjoints le legs vaudra , & eſt tenu l'heritier du teſtateur recompenſer le ſurvivant de la moitié dudit meuble , ſinon que ce ſoit meuble precieux auquel le ſurvivant eut affection pour eſtre venu de pere en fils ou autre bonne & notable cauſe, auquel cas ledit ſurvivant le poura avoir entierement en payant au legataire l'eſtimation d'iceluy.

On peut donc leguer la choſe d'autruy & l'heritier en doit payer l'eſtimation , comme j'ay dit ſur l'article 72. és mots (acqueſts & conqueſts.)

ARTICLE LXXIV.

EXecuteurs du teſtament ſont ſaiſis des meubles du deffunt par an & iour apres l'inventaire fait iuſqu'à concurrence de ce qui eſt liquidé par ledit teſtament, & à la charge d'accomplir le contenu en iceluy & rapporter quitance & décharge à l'heritier.

Les raiſons de la preſente diſpoſition ſont afin que les legs mobiliaires ſe payent ſans retardement, pour oſter à l'heritier la diſpoſition des meubles & empeſcher qu'il ne les diſſipe , & par

ce moyen ne rende les legs mobiliaires inutils & vains , d'où il
s'enfuit que la nomination d'un executeur par le teftament , n'eft
pas neceffaire puis qu'elle depend du teftateur , mais en cas qu'il n'y
en ait point le legataire peut faire faifir les meubles, ou fi celuy qui eft
nommé n'en veut pas accepter la charge il peut requerir la fubrogation d'un autre , il ne fuffit pas à l'execuſeur d'eſtre nommé à
cette charge par le teftament s'il ne l'accepte , & jufqu'à ce qu'il
l'ay acceptée il n'eft point obligé , apres quoy ou bien apres l'acceptation du legs à luy fait à cette condition, il n'eft plus en fa liberté de la refufer , voyez l'art. 61.de la Couftume de Vermandois
livre 297. de celle de Rheims& Mornac fur la loy 1. *ff. mandati.*

Les devoirs de l'executeur fuivant noftre art. font de faire inventaire l'heritier prefent ou appellé où le Procureur du Roy ou
du Seigneur, fi l'heritier eft abfent iufqu'à concurrence du liquide
du teftament , accomplir ce qui. eft des frais funeraires & legs &
œuvres faintes & pitoyables fans l'avis de l'heritier ; ou iccluy appellé s'ils font confiderables . Couftume de Paris art. 297. & de Sens
art. 74. Arreft de 1598. recité par Peleus livre 3. art. 85. la mefme
Couftume de Sens en l'art. 56. permet à l'executeur du teftament de
payer les debtes , fi elles font claires & connües par lettres Royaux,
inftrumens l'heritier fommé fur ce , & refufant de prendre la caufe
pour luy ou de luy adminiftrer deffenfes & preuves pour empefcher le
payement, Loyfel livre 2.tit.4.art.15. veut la mefme chofe , neantmoins l'executeur n'eftant prepofé par noftre Couftume que pour
l'execution du teftament fimplement & du contenu, & liquide d'iceluy il n'y a point de lieu d'étendre fa charge & fon pouvoir au payement des debtes autres que les frais funeraires ou qui foit contenües
au teftament.

Executeur.

Femme peut eftre executrice du teftament , quant aux legs pieux
de l'autorité de fon mary, voyez fur Nivernois art. 4. *hoc titulo*, Peleus queft. 31. pareillement le Religieux de l'autorité de fon Superieur , Coquille comme deffus , Covarruvias *ad caput fua* , *de teftamentis* , où il dit que le mineur âgé de dix-fept ans peut eftre executeur, ce que ie limiterois à celuy qui a l'âge pour tefter : cela avec
d'autant plus de raifon que la Couftume n'oblige l'executeur à rien &
n'hipoteque point fes biens, qu'il faut pour cet effet que le teftament
en faffe mention expreffe, & que l'executeur l'ait approuvé & figné,

il ne peut pas auſſi eſtre contraint de donner caution, le teſtateur ayant ſuivy ſa foy, & l'ayant reconnu ſolvable : Arreſt de 1557. recité par Charondas, voyez Chopin ſur Paris livre 2. tit. 7 nomb. 4. Coquille queſt. 229. l'executeur doit eſtre nommé par unequalité approuvée, jugé pour le teſtament du pere Gauffre qui avoit nommé pour executeurs dudit teſtament, les Superieurs de la Congregation de noſtre Dame au Convent des Peres Jeſuites, & de la confrerie du ſaint Sacrement, ce que la Cour improuva, par Arreſt de 1647. La charge en eſt perſonnelle & ne paſſe pas à l'heritier, Chopin comme deſſus, par Arreſt de 1665. rendu ſur le teſtament de Claude Vary, il a eſté jugé que l'executeur du teſtament peut eſtre legataire

Soit ſaiſis.

Ces mots ſont impropres en ce lieu, les executeurs ne ſont que gardiens & ſequeſtres, la proprieté & les fruits des meubles s'ils en rapportent comme beſtiaux & autres appartenans à l'heritier, il n'en eſt pas de meſme de la doüairiere & du donataire mutuel.

Par an & iour.

Ce temps peut eſtre prolongé, & il continüe s'il y a empeſchement, du Moulin ſur Paris §. 95. nomb. 12. des ſalaires des executeurs de teſtamens, & s'ils peuvent en demander, voyez l'art. 296. de la Couſtume de Bourbonnois.

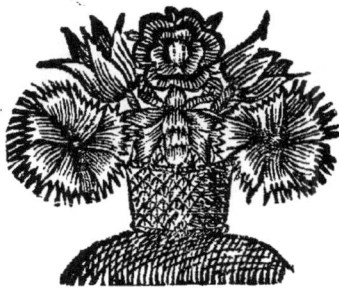

ARTICLE LXXV.

ET si les biens meubles ne suffisent pour satisfaire à l'accomplissement du testament, il est
loisible ausdits executeurs apres sommation deuëment faite à l'heritier, & à son refus faire vendre
par autorité de Iustice quelque heritage de ladite succession pour satisfaire à ladite execution,
& iusqu'à la concurrence de ce que monte le liquide dudit testament, & ce le plus commode-
ment que faire se pourra, tant pour recouvrer deniers promptement que pour le bien & utilité de
l'heritier.

Voyez Loysel en ses instit. livre 2. tit. 4. art. 15. les Coustumes
de Meaux art. 38. & Bretagne art. 615.

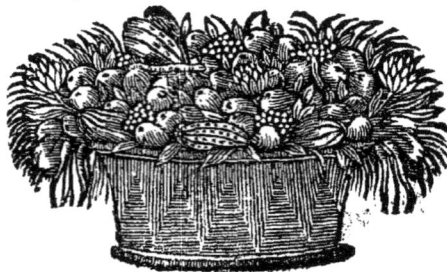

ARTICLE

ARTICLE LXXVI.

Toutesfois est loisible à l'heritier de mettre és mains dudit executeur la somme à quoy monte ce qui est liquidé audit testament, oubien meubles exploitables pour en retirer ladite somme, & en ce faisant demeure ledit heritier saisi de l'entiere succession du deffunt, & peut empescher la confection dudit inventaire qui doit estre seulement de ce qui est délaissé aux executeurs.

L'executeur n'est pas saisi des meubles indistinctement ny generalement comme en d'autres Coustumes, mais seulement jusqu'à concurrence du liquide du testament, il n'est pas mal-aisé à l'heritier de se dégager envers luy, & d'empescher qu'il fasse faire inventaire, en satisfaisant au present article.

ARTICLE LXXVII.

Mais ou le testateur auroit fait quelques legs particuliers à ses heritiers presomptifs, délaissé le surplus de ses biens aux pauvres ou pour distribuer à œuvres pitoyables, en ce cas l'article precedent n'auroit lieu, mais doit demeurer ledit executeur saisi iusqu'à l'entiere accomplissement du testament.

C'est une exception de l'article precedent, & un cas auquel

G g

nonobſtant les offres de l'heritier y conteniies, l'executeur demeure ſaiſi iuſqu'à ce que le teſtament ſoit entierement executé.

Des Succeſſions.

ARTICLE LXXVIII.

LE mort ſaiſit le vif, ſon plus proche & habile heritier à luy ſucceder ſoit en ligne directe ou collaterale,

La maxime qui compoſe le preſent article eſt obſervée generalement par toute la France couſtumiere, & de droit écrit. Mais il eſt a remarquer que l'heritier pour eſtre ſaiſi de la ſucceſſion n'eſt pas moins en liberté de l'accepter ou d'y renoncer, pourveu qu'il ne s'y ſoit pas immiſcé. Arreſt de 1607. voyez Mornac ſur la loy *in commodato ff. commodati.* Lepreſtre chap. 11. Gouſſet ſur Chaumont art. 78. Selon le droit Romain deux choſes ſont neceſſaires pour faire l'heritier, *delatio & aditio hereditatis,* la premiere eſt de droit, l'autre eſt de fait, l'une depend de la loy, l'autre depend de Nous. La dilation fait que la choſe deſirée appartient à l'heritier, & qu'il peut prendre ou delaiſſer, & repudier l'heredité *lege* 151. *ff. de verb. ſignificat,* n'eſt heritier qui ne veut, nuls hoirs neceſſaires, Paris art. 316. Melun art. 266. Eſtampes art. 116. & iuſqu'à ce que le plus proche ait renoncé actuellement à la ſucceſſion, un autre plus eſloigné ne peut pas ſe dire heritier ny apprehender la ſucceſſion. Arreſt de 1565. Voyez Charondas ſur Paris art. 242. Pitou ſur Troyes art. 90. Si toutesfois le petit fils (du vivant de ſon pere, & ſans que le pere renonce à la ſucceſſion de l'ayeul) s'immiſce, & fait acte d'heritier joüiſſant dès biens pendant un long-temps, & pendant les 10. ans de ſa majorité, apres ledit temps il n'eſt plus recevable, pour s'exempter des dettes, de dire qu'il n'eſt pas heritier & qu'il y en a de plus proches que luy, jugé par Arreſt du 20. Mars 1672. entre particuliers de Vitry le François, du temps donné pour deliberer, voyez l'article 30. & ce que j'ay dit ſur iceluy.

Le mort.

Il n'y a point de succession d'homme vivant *lege* 1. *ff. de heredit. vel act. venditâ*, l'heredité se definit la succession au droit universel qu'avoit le deffunt, *l. hereditas ff regulis iur.* c'est pourquoy l'heritier presomptif est prohibé d'aliener la succession future & esperée sans le consentement de celuy dont il pretend devenir heritier, telle convention est appellée commune par Cujas *in lege* 26. *ff. de verb. oblgat.* voyez la loy *partum* & la loy *licet cod. de pactis.* Expelly chap.13. mesme il a esté jugé que ce consentement est revoquable par Arrest de 1530. raporté par Loüet lettre H. nomb. 6. par la raison de la loy *Ex questione cod. de pactis* où il est dit que pour la validité de semblables donations faut que celuy qui donne son consentement y persiste iusqu'au dernier soûpir, ce qui a lieu principalement aux donations faites par les peres & meres à leurs enfans qui sont reputées dimissions pour cause de mort, & partant revocables, comme i'ay dit sur l'art. 63. Toutesfois deux freres se peuvent associer en toutes successions futures, en s'associant en tous biens du consentement de ceux dont ils sont presomptifs heritiers qui ne peuvent point par apres donner tout le bien à l'un au prejudice de l'autre, du moins s'il est donné le donataire ne peut pas l'avoir entierement, en ce cas on considere l'association dans laquelle la succession entre *per consequantias*, voyez Henrys livre 6. chap. 5. quest. 26. Arrest du 6. Septembre 1632. pareillement coheritiers presomptifs peuvent stipuler entr'eux leur rappel du consentement de celuy *de cujus successione agitur*, & non autrement. Arrest de 1620. Voyez Brodeau sur Loüet lettre R. nomb. 9.

Encore qu'il ne soit pas permis de vendre où deceder l'heredité esperée comme il a esté dit, si est-ce qu'il est permis de vendre ou de ceder une heredité écheüe dont l'heritier est fait le maistre pour en disposer comme des ses autres biens par le decez du deffunt à qui il succede, ainsi jugé par l'Arrest rendu pour la donation de deux successions l'une écheüe l'autre à échoir faite par la sœur au frere, dont la premiere fut confirmée apres que le donateur eut declaré qu'il ne pretendoit rien à la succession non écheüe, ledit Arrest rapporté par du Fresne livre 1. chap. 80. en semblable vente la loy 2. *de rescind. vendit.* n'a point de lieu *ob dubium eventum*, voyez Loysel Instit. livre 3. tit. 4. nomb. 11. Louet & Brodeau lettre H.

nomb. 7. Lepreſtre chap. 12. ſi ce n'eſt qu'elle ſoit faite à un heritier
devant l'inventaire ou partage, s'il y a inventaire ou partage ladite
loy n'aura point de lieu, iugé en noſtre Preſidial le 6. Septembre
1667. pour le frere contre la ſœur, telle ceſſion n'eſt point ſubjette à
garentie, *niſi tota hereditas evincatur*, & non pas ſi l'éviction n'eſt que
des choſes particulieres & qu'elles ſoient venduës comme particulieres, *ut ſingula*, du Moulin ſur le titre cy-deſſuſ-mentionné *de hæred.*
vel act. vendita, qui a vendu l'heredité eſt tenu des debtes ſauf ſon
recours contre l'acheteur qui de droit eſt tenu de l'en acquiter, *l. ſe-*
cunda cod. dicto titulo, de celuy qui a vendu une ſucceſſion & en eſt
creancier s'il peut agir pour ſon deub contre l'acheteur ? voyez Mornac ſur la loy *venditor §. dernier ,ff. dicto titulo.* Où il dit avoir eſté
iugé par le Prevoſt de Paris que non, à quoy on a acquieſcé par avis,
un certain ayant renoncé à la ſucceſſion de ſon frere au profit de ſon
fils aiſné, les creanciers ſe prenans à luy pour les debtes du défunt
il en fut déchargé en faiſant la declaration qu'il avoit entendu faire
ladite renonciation au profit de tous ſes enfans. L'Arreſt de Fevrier
1636. du Freſne livre 3. chap. 10.

Par ladite maxime *viventis nulla hereditas*, & en conſequence d'i-
celle, le fils ne peut pas valablement promettre de payer une debte
quand ſes pere & mere ſeront decedez : Arreſt de 1601. ſi ce n'eſt
du conſentement des pere & mere, auquel cas telle paction eſt valable, vaut pareillement l'obligation de la part afferente de l'enfant
à la ſucceſſion, les pere & mere eſtans preſens & contionnans l'enfant, bien que le fils meure devant eux. Arreſt du 8. Aouſt 1640,
du Freſne livre 3. chap. 33. Voyez Lepreſtre chap. 10. cent. 2. Louet
& Brodeau lettre H. nomb. 16. Mornac ſur la loy 17. *de condict. in de-*
biti, au cas d'obligation, des pere & mere pour le fils par ſon contract de mariage, aux conventions de la future brû, il a toûjours eſté
iugé parmy nous que la bru n'eſtoit fondée à rien pretendre ſur les
biens des pere & mere au pardeſſus de la part afferente du fils en
leurs ſucceſſions, cela en conſequence de la prohibition d'avantager
un des enfans plus que l'autre, & par uſage receu pour empeſcher la
ruïne des familles arrivée ſouvent par de ſemblables obligations que
les pere & mere conſentent trop facilement pour ne pas échaper un
bon party à leur fils, voyez plus bas ſur l'arr. 102. à la fin.

Et par la meſme maxime les enfans ne ſont pas recevables a debatre la donation faite par le pere luy vivant. Arreſt de 1613. Belordeau
livre 4. controverſ. 46. livre 3. controu. 88. Voyez du Freſne livre 2.

chap. 33. iugé au Prefidial de Châlons contre les enfans du nommé
Martin au profit des Jefuites de Rheims, en 1646. *Item*, par Arreſt
du 4. Avril 1664. il a eſté iugé que les enfans de l'exheredé ne ſe
pouvoient pas plaindre de l'exheredation de leur pere, l'ayeul qui
l'avoit exheredé vivant encore, Defmaifons lettre M. nomb. 23.
fuite du Journal livre 6. chap. 40.

Une perfonne eſt reputée vivre cent ans s'il n'appert du contraire *lege vltima ff. de facros. Ecclefiis*, voyez Lepreſtre centur. chap. 1.
c'eſt pourquoy qui met en avant la mort d'un autre foit en demandant foit en deffendant, il la doit prouver s'il ny a cent ans que le pretendu mort eſt né, voyez Covarruvias *Variorum lib 2. cap. 7. num. 6.*
du Moulin fur le titre *qui admitti in bonorum, &c.* où il dit que, *qui*
fundatur in regula relevatur ab onere probandi & transfert probationem
in adverfarium : Arreſt de 1654. Henrys livre 4. queſt. 46. tome 2.
il en eſt de mefme de celuy qui allegue la profeſſion ; Ordonnance
de Moulins art. 55. Voyez du Frefne livre 2. chap. 10. & 119. où il raporte deux Arreſts à ce fujet, l'un pour la fucceſſion de la mere du
nommé Thiellement abfent mort quatorze ans apres l'abfence du fils,
& fut dit que les heritiers prouveroient que la mort dudit Thielement
étoit arrivée devant la mort de fa mere, finon la legitime adjugée
aux creanciers audit Thiellement à la charge de bailler caution pour
(au cas qu'à l'avenir les heritiers fiffent icelle preuve) leur rendre ladite legitime.

L'autre du 2. Ianvier 1634. pour la fucceſſion d'un jeune homme
abfent qui fut prefumée avoir appartenir à fon ayeule decedée deux
ans apres ladite abfence, & adiugée aux heritiers de l'ayeule contre
les collateraux de l'abfent qui furent declarez non recevables iufqu'à
ce qu'ils euffent fait apparoir de la mort : Cet Arreſt bien differend
du precedent, mais il y avoit cela de particulier que le bien venoit du
coſté de l'ayeule ou d'elle-mefme, i'ay veu débouter un heritier prefomptif de la demande en partage en donnant caution des biens de
fon parent abfent dupuis cinq ans ; il alleguoit un Arreſt qui a adiugé
pareille fucceſſion du parent abfent de fept années en donnant caution, voyez Chopin fur Anjou livre 3. chap. 1. tit. 2. nomb. 4. abfent pour guere ou qui eſt fur mer s'il y a preuve de bataille, prife de
Ville ou naufrage eſt prefumé mort, voyez Mornac fur la loy 23. *de*
facros. Ecclefiis, Lepreſtre chap. 27. du pere & du fils, de la mere & de
la fille, du mary & de la femme morte enfemble qui eſt prefumé
mort la premiere ? Le fils & la fille eſtans en bas âge font prefumés

morts devant leurs pere & mere *l. qui duos* §. *lucius titius ff. de rebus dubiis.* Arrest du 9. Fevrier 1629. pour la mere & la fille la derniere âgée seulement de quatre ans noyées ensemble, du Fresne livre 2. chap. 25. autre de 1559. pour l'ayeule & la petite fille âgée de 12. ans aussi noyées ensemble; auquel cas la succession fut adjugée aux enfans du premier lict, frere des deux costez à l'exclusion des freres d'un costé seulement particularité remarquable comme est celle de l'Arrest de 1634. recité plus haut, voyez Lepestre chap. 97. Bouguier lettre O. nomb. 4. Covarruvias *variam libro* 2. *cap.* 7. si l'enfant est majeur, il est presumé avoir survêcu le pere ou la mere. Arrest de 1569. pour la succession des Jolis pere & fils tuez au siege de Paris, voyez Bacquet de Iustice chap. 21. nomb. 308. Autre Arrest du 10. May 1655. la fille estant âgée de 22. ans & la mere de 48. ans, Desmaisons lettre N. nomb. 2. de l'homme & de la femme decedez ensemble, la femme est presumée morte la premiere, Covarruvias au lieu cité, Lepestre au chapitre 97. où il en rapporte un Arrest.

L'enfant né à cinq mois & au dessous n'est pas presumé avoir eu vie pour recueillir la succession de sa mere & la transmettre à son pere. Arrest de 1635. & autres precedens, voyez Charondas sur Paris article 314. Bouguier lettre C. nombre 13. Mornac sur la loy 12. *De statu hominum*, du Fresne livre 3. chapitre 9. Vn enfant né au septiéme mois est reputé viable, partant il transmet sa succession, Arrest de Fevrier 1633. Desmaisons lettre N. nombre prémier, voyez Henrys livre 2. chapitre 2. question 21. la profession équipollante à la mort donne ouverture au fideicommis; Arrest de 1636. d'Olive livre 5. chapitre 8. autre de 1660. le 23. May pour substitution, suite du Journal livre 3. chap. 6.

Saisit.

En saisie le successeur transmet & continüe la possession en la personne de l'heritier, le met en possession de fait, en telle sorte qu'il peut former complainte, *civiliter, & animo possidet*, mais il ne peut pas de son autorité privée chasser celuy qui est en possession, *statuta recipiunt interpretationem passivam*, dit du Moulin sur le titre *de edicto Adriani Tollendo*. Cette saisine de l'heritier fait à mon avis qu'il ne peut pas renoncer à la succession à luy écheüe au préjudice de ses creanciers, ausquels le droit est acquis dés le

moment du decez du défunt , & que les mefmes creanciers font
receus a accepter la fucceſſion en fon lieu & place en donnant caution de l'indemnifer mefme en collaterale ; & ils feront fubrogez
à fes droits, jugé par l'Arreſt rendu fur le teſtament de Louis Deu
dont a eſté fait mention plus haut , ils peuvent demander partage
aux coheritiers. Arreſt de 1605. ils peuvent s'oppofer pour le debiteur à un decret, mettre fon office à la paulette & faire toutes femblables actions, Voyez Lepreſtre chap. 8. & 90. Peleus livre 8. act.
43. Loüet & Brodeau lettre R. nomb. 19. 20. & 21. Belordeau partie 1. livre 4. chap. 1. cette faifine eſt la fource de la maxime que
le mort execute le vif, & le vif n'execute pas le mort. Tiraqueau
difcourant fur la maxime le mort faifit le vif, dit que la faifine du
mineur à qui il échoit une fucceſſion dure autant que fa minorité, &
qu'il peut agir en complainte encore dás la premiere année de fa majorité , Voyez plus bas fur l'art. 145. au mot (âgez) bien que le mort
faififfe le vif il n'eſt heritier qui ne veut , comme il a eſté dit. Un
heritier mineur mourant fans avoir fait actuellement acte d'heritier, fon heritier peut renoncer à la fucceſſion qui de fon vivant
luy eſtoit écheüe. Arreſt du 11. Aouſt 1611. Lepreſtre chap. 80.
cent. 2. où il dit auſſi que l'heritier ayant apprehendé une fucceſ-
fion, celuy qui luy fuccede ne peut pas y renoncer , ny la prendre par benefice d'inventaire ; & qu'ainfi a eſté iugé par Arreſt du
23. Aouſt 1608. contre le Prince de Guymené , *heres non habet
coercitionem morum defuncti.* Suivant la loy *rei judicata* §.ff. *foluto matrimonio, l. 6. de inofficiofo teſtamento,* Voyez Mornac fur la loy
3. *de his que vi,&c.* où il tient que l'heritier peut agir en refcifion des
contracts faits par le défunt pour les mefmes caufes qu'il eut fait, en
venant dans le temps, & que les textes cy-deſſus-mentionnez ne s'entendent que de l'honneur & non des biens ; par exemple qu'après
la mort du mary qui ne s'eſt point plaint de fa femme, l'heritier ne
peut pas l'accufer d'adultere, ce qui eſt jufte & fe pratique parmy
Nous. *Hereditas non adita non tranfmittitur ,* ainfi le pere ayant
fubſtitué deux de fes enfans l'un à l'autre , l'un eſtant decedé devant le teſtateur & devant fon frere, ayant neantmoins laiſſé des
enfans, & le furvivant eſtant mort depuis fans hoirs, lefdits enfans
ne peuvent pas pretendre la fubſtitution ny empefcher le teſtament
de l'oncle. Arreſt du 16. Iuillet 1658. Defmaifons lettre F. nomb. 3.

Le vif.

La loy appelle à la fucceffion feulement ceux qui font *in rerum natura,* qui font nez ou conceus à l'heure du decez de celuy *de cujus fucceßione agitur, l. 1. ad legem falcidiam, l. 6. ff. de fuis & pofthumis.* Jugé contre la nommée Carelle née deux ans apres la mort de celuy dont elle fe difoit heritiere, au profit de l'adjudicataire des biens vendus par decret fur un curateur, aufquels biens elle vouloit rentrer audit nom d'heritiere, & en fut deboutée par fin de non recevoir. Arreft de 1613. Brodeau fur Paris art. 158. nomb. 5. & fur Louet lettre R. nomb. 38. Ainfi ceux qni ne font pas nez ny concens au temps du fideicommis, ou fubftitution ouverte ne peuvent rien pretendre aux biens fubftituez, voyez Bouguier lettre F. nombre 1. Charondas fur Paris article 343. Il eft a remarquer qu'en cas de retraict lignager encore que les retraits aillent de mefme pied que les fucceffions, il en eft autrement, & l'enfant non conçeu au temps de la vente eftoit conçeu au temps du retrait peut retraire, ce benefice eftant accordé pluftoft à la famille qu'au particulier, voyez l'article 241.

Son plus proche.

Tel eftoit anciennement l'ufage qui eft reformé par les reprefentations introduites par les articles fuivans.

Habile.

Toutes perfonnes eft habile qui n'eft pas inhabile par les loix, il y a de deux fortes d'inhabiles à fucceder, fçavoir les incapables qui font ceux qni ne peuvent pas eftre heritiers *non poffunt adire hereditatem,* & les indignes qui pouroient prendre la fucceffion & eftre heritiers, mais qui ont en leurs perfonnes un défaut qui les empefche de la retenir, *quia lex vel teftator vetat,* voyez Bacquet au traité d'Aubeine chap. 25.

Sont incapables de fucceder à autruy en fes biens les Religieux profés, Couftume de Paris article 337. Rheims art. 326. mefmes eftans faits Evefques. Arreft du 11. May 1638. du Frefné livre 3. chap. 12. bien qu'au Religieux fait Evefque fes parens fuccedent.

dent. Arreſt du 16. Avril mil cinq cens quatre-vingt cinq, Loyſel en ſes Inſtit. ou le commentateur adjoûte (s'il decede hors de ſon Convent) livre 2. tit. 5. art. 27. On en excepte le bien qu'il a acquis au nom de l'Egliſe, du Moulin ſur l'article 276. de la Couſtume de Paris, laquelle maxime touchant les Religieux, les Arreſts ont étendüe aux Hermites. Arreſt du 17. Fevrier 1633. du Freſne livre 2. chapitre 107. & aux Jeſuites: Arreſt de Martin du 29. Novembre 1632. au meſme lieu chapitre 96. Autre contre Begat de 1631. on recite un Arreſt poſterieur de 1661. rendu en faveur d'un Jeſuite ſorty de la ſocieté, mais il y avoit du particulier & des circonſtances conſiderables, il s'agiſſoit de penſion leguée audit Jeſuite, ſi les Jeſuites ſont incapables de ſucceder ils le ſont de legs & de donations, ſi ce n'eſt pour alimens comme il eſt dit ailleurs des mendians, voyez Brodeau ſur Louet lettre C. nombre 8. On a encore étendu ladite maxime aux filles demeurantes aux Monaſteres ſans y faire profeſſion : Arreſt de 27. Juillet 1627. contre Claude de Sain, du Freſne livre 1. chapitre 130. Brodeau, comme deſſus: Arreſt contraire du 11. May 1654. contre les parens de la nommée Marie Lalement, recité par Ricard des donations, partie premiere chapitre 3. ſection 3. Bannis, & condamnez aux galeres à perpetuité ou pour plus de dix ans, & generalement tous ceux qui ſont morts civilement *capite minuti* ſont incapables de ſucceder, & en leur lieu & place les plus proches parens ſuccedent de meſme que s'ils eſtoient morts naturellement article 97. de la Couſtume de Sens, Loyſel livre 2. titre 5. article 30. Arreſt du 10. Janvier 1630. en cas de ſucceſſion écheüe à un condamné à mort pendant la deciſion de l'appel la Sentence ayant eſté confirmée, du Freſne livre 2. chapitre 49. voyez d'Olive livre 5. chapitre 7. & 8. &, ce que j'ay dit ſur l'article 70. au mot (franches) & encore ſur le 261.

Sont indignes de ſucceder ceux qui ont tué la perſonne *de cujus ſucceſſione agitur*: Arreſt de 9. Iuin 1659. qui a jugé que le pere tué par ſon fils ne l'avoit point ſaiſi de ſa ſucceſſion, Deſmaiſons lettre P. nombre 1. *Item*, ceux qui contribuent à l'homicide & y donnent occaſion, jugé contre les creanciers d'une femme qui avoit conduit ſon adultere dans la chambre de ſon mary qu'il avoit tué avec le pere d'icelle femme, accouru au bruit, dont la ſucceſſion fut adjugée aux parens collateraux à l'excluſion d'icelle femme. L'Arreſt eſt du 14. Decembre 1618. *Item*, ceux qui ont

H h

fçeu le deffein de la coniuration de l'homicide, jugé contre Iean
Taffart, au profit de Chriftofle fon frere le dernier avoit efté accufé d'avoir homicidé Pierre Taffart leur frere commun & renvoyé de l'accufation, & n'avoit pas pourfuivy la vengeance de
l'homicide, l'autre en avoit fçeu le deffein, & ne l'avoit pas empefché & pour ce avoit efté banny : l'Arreft du 13. May 1608.
Brodeau fur Louet lettre S. nombre 20.

L'Enfant qui ne vange pas la mort de fon pere l'homicidé eft
indigne de fa fucceffion, s'il y a charges contre l'homicide. Voyez
du Moulin fur le titre *de his quibus ut indignis cod.* où il dit que
les payfans n'en font pas excufez, toutes fois on en excufe le mineur tant qu'il eft en minorité ; *Item*, les enfans de ceux qui
ont homicidé, comme quand le pere tue la mere : *Item*, les freres comme en l'Arreft des Taffarts proallegué, ou quand l'enfant
ou le frere eft luy-mefme accufé comme au fait dudit Arreft ou
s'il y a trop grande pauvreté, voyez Bœrius decifion 23. Louet lettre H. nomb. 5. Par Arreft de Toulouse l'ayeul a efté declaré indigne de la fucceffion de l'enfant de fon fils pour avoir marié
ledit enfant avec fa pupille, fuivant la rigueur de droit, voyez
d'Olive livre 3. chap. 2. des baftards & aubeins tant ceux nez hors
le Royaume, que ceux qui s'en font abfentez, s'ils font capables
de fucceder, voyez fur l'article 12. 13. & 14. Il eft a remarquer que
parmy nous en cas d'indignité la fucceffion ne va pas au fifc comme
chez les Romains, mais au plus proches heritiers, comme il a efté
jugé par les Arrefts, voyez Bacquet, d'Aubeine chap. 25. Voyez
fur le mot (capable) de l'art. 63.

ARTICLE LXXIX.

L'Heritier fimple exclud l'heritier par benefice
d'inventaire, encore qu'il ne fut le plus prochain en venant dans l'an que ledit heritier par
benefice d'inventaire aura prefenté fes lettres.

Loyfel a de femblables paroles ajoûte, (ce qu'on reftrint aux collateraux) c'eft au livre 2. titre 8. art. 4. de fes inftit. à quoy s'ac-

corde l'art. 342. de la Couſtume de Paris en ces mots, l'heritier
en ligne directe par benefice d'inventaire n'eſt exclu, par autre
qui ſe porte heritier ſimple, d'où il s'enſuit que noſtre article n'a
point de lieu en ligne directe, ainſi jugé au Preſidial de Châlons,
pour la Dame de Beguipoint fille heritiere beneficiaire de Iacques
Paſques Avocat, contre Claude Paſques ſon frere heritier ſimple,
contre le ſentiment de Louet, Godet en ce lieu, & de Pitou ſur
Troyes article 107. qui n'eſt plus en uſage.

En ligne collaterale l'article a lieu, & l'heritier ſimple exclud
le beneficiaire, quoy que plus proche, mais audit cas la Cour a
toûjours donné du temps, ſçavoir de huit jours par l'Arreſt de
1571. de quarante iours, par celuy des Auberts, & de quinze
jours, par celey des Meſniers : Si l'heritier ſimple eſt mineur il
n'exclud pas le beneficiaire, cela eſt conſtant par l'article ſuſdit
342. de la Couſtume de Paris pour la directe, & pareillement
pour la collaterale par le ſuivant 343. en ces mots, le mineur qui ſe
porte heritier ſimple ne peut exclure l'heritier par benefice d'inventaire qui eſt en plus proche degré, ce qui s'entend de la collaterale autrement ce ſeroit une repetition du precedent article
qui porte indifiniment qu'en ligne directe, l'heritier ſimple n'exclud point le beneficiaire, mais en ligne collaterale on a couſtume d'ordonner que le mineur heritier ſimple donnera caution, &
en ce faiſant il exclud le beneficiaire, & l'article 343. ceſſe, voyez
Charondas audit lieu, & Bacquet de Iuſtice chap. 15. nomb. 35. en
ladite ligne collaterale les creanciers ne peuvent pas empeſcher
qu'il y ait un heritier ſimple & un beneficiaire, ſi le ſimple ſi
accorde, y ayant ſeul intereſt, voyez Brodeau ſur Louet lettre H.
nomb. 1. Quand il y a diverſité de biens en la ſucceſſion, l'heritier beneficiaire en une ſorte de biens en meubles & acqueſts (par
exemple) n'eſt pas exclu par l'heritier ſimple des propres, *Idem,*

Aura preſenté ſes Lettres.

Et obtenu Sentence d'enterinement, auquel iour ſeulement elles
ſont notoires, & ſi l'heritier ſimple ne vient dans ledit temps, il
eſt non-recevable, & ne peut pretendre que ſa part en la ſucceſſion, & non pas d'exclure l'heritier beneficiaire : Arreſt du 21. Aouſt
1624. Il doit faire bon & fidele inventaire, & s'il recele il ſera reputé heritier ſimple, Arreſt du 16. May 1665.

ARTICLE LXXX.

SI pere, mere, ayeul ou ayeule ou autres afcendans vont de vie à trépas, leurs enfans
& enfans de leurs enfans foient fils ou filles leur
fuccedent également en tous leurs biens & heritages, rotures, d'acqueft ou de naiffant.

Les enfans fuccedent à leurs pere & mere par droit de nature,
parce qu'ils font les plus proches & habiles heritiers à leur fucceder, mais les petits enfans, enfans des enfans pour venir à la
fucceffion de leur ayeul ou ayeule ont befoin de la reprefentation
introduite par l'article fuivant, en eftans exclus par le precedent
s'ils ont des Oncles & des Tantes enfans defdits ayeules, parce que
les Oncles & Tantes font plus proches qu'eux, & fuccedent lefdits
enfans tant mâles que femelles également aux biens de roture,
d'acquefts & de naiffant, & non pas en fief comme il fera dit,
c'eft pourquoy l'article ufe expreffement du mot (roturiers.)

ARTICLE LXXXI.

REprefentation a lieu en ligne directe infiniment, tant en fief que roture, & viennent
les enfans à la fucceffion de leur ayeul ou ayeule
par fouches & non par teftes, foit avec leurs
Oncles ou avec leurs Coufins germains, iceux
Oncles predecedez, & ne prennent plufieurs
enfans de l'un des freres en ladite fucceffion plus
que fait l'enfant feul & unique de l'autre frere,

lequel entierement prend tout ce que fon pere
eut pris en réelle fucceffion s'il eut furvécu.

Autrefois la representation n'avoit lieu ny en ligne directe ny en
collaterale, voyez Pafquier en fes recherches livre 4. chap. 18.
& du Haillan en l'hiftoire de France livre 13. aujourd'huy fuivant noftre article, elle a lieu en ligne directe infiniment, &
ce qui devoit écheoir au pere, écheoir à fes enfans, tant que la tige
a fouche elle ne fouche, c'eft à dire tant que la ligne directe
dure, la collaterale n'a point de lieu, Voyez la Nouelle 118.
Loyfel livre 2. tit. 1. art. 5. & fuivans inftit.

Reprefentation.

Comme il n'y a point de fucceffion d'homme vivant, ainfi il
n'y a point de reprefentation foit qu'il ait renoncé à la fucceffion
en queftion, foit qu'il foit exheredé, iugé en cas de renonciation
par plufieurs Arrefts, fpecialement par le tant celebre du 11. Decembre 1612. rapporté par les commentataires de la Couftume de
Paris, & par Brodeau fur Loüet lettre R. nomb. 41. & Mornac
fur la loy *fi qua pæna ff. de his que fui aut alieni Iurif.* Il s'agiffoit de la fucceffion de l'ayeule, à laquelle le pere avoit renoncé
que le petit fils pretendoit, & qui fut adjugée entierement à fon
Oncle, le petit fils ne pouvoit pas reprefenter fon pere qui vivoit, & fon Oncle plus proche que luy l'excluoit : mais fi le pere ou mere qui a renoncé ou qui eft exheredé meurt devant l'ayeul,
fçavoir fi l'enfant les reprefentera en la fucceffion de l'aveul? Ie
répond que non en cas de renonciation, ma raifon eft que ce feroit faire fraude à la loy, & que l'enfant n'a pas plus de droit
que fon pere, & n'en a que ce qu'il tire de luy & de fa perfonne : or
le pere n'en a point puifqu'il y a renoncé, neantmoins au cas que
le pere ou la mere ait renoncé à la fucceffion de l'ayeul, moyennant
une fomme moindre qui ce qui leur revient de la fucceffion, tant
ledit pere ou mere que leurs enfans, l'ayeul eftant decedé, peuvent
demander d'eftre égalez ou de venir à la fucceffion en rapportant en
noftre Couftume qui veut l'égalité entre les enfans, c'eft la difpofition de l'Arreft de 1582. recité par Chopin fur Anjou livre 3. chap.
1. tit. 1. nomb. 2. Voyez Brodeau fur Louet lettre R. nomb. 17. Quant

à l'exheredation les avis font differens, plufieurs eftans d'opinion qu'elle eft perfonnelle, & ne paffe pas à l'enfant de l'exheredé, partant l'exheredé mourant le premier fon enfant peut venir à la fucceffion de l'ayeul par reprefentation, mais i'eftime qu'il faut diftinguer les exheredations pour les caufes de droit de celles qui font faites pour s'eftre l'enfant marié fans le confentement de fes pere & mere, & qu'au premier cas le fentiment cy-deffus à lieu la faute eftant perfonnelle & la peine pareillement : au fecond cas la faute paffe à l'enfant qui pourtant en doit eftre puny : ce que ces mots des ordonnances de Blois & de l'an 1639. (leurs hoirs) marquent affez, l'ayeul a intereft de n'avoir pas des heritiers contre fon gré & contre fon confentement tels que font les enfans nez d'un mariage fait contre fa volonté, partant le pere exheredé mourant le premier fon enfant ne peut pas le reprefenter en la fucceffion de l'ayeul : Arreft du 4. Iuin 1660. rapporté par Defmaifons lettre E. nomb. 6. autre precedent du 14. Mars 1656. du Frefne livre 8. chap. 26. Voyez Ricard au traité des donations où il défend l'opinion contraire, il eft bien vray que l'enfant qui s'eft marié contre le confentement de fes pere & mere eftant decedé fans avoir efté exheredé, fes enfans ne peuvent pas eftre exheredez par leurs ayeul ou ayeule pour la faute de leur pere ou mere, & ils le reprefenteront à la fucceffion de l'ayeul ou ayeule, nonobftant l'exheredation de leurs perfonnes, l'ayeul n'ayant point exheredé le pere comme il pouvoit faire, il a renoncé à fon droit & reconnu les enfans du mariage pour fiens, là où au contraire quand il a exheredé le pere il a reprouvé le tout & defavoüé fimplement les petits enfans, ainfi iugé par Arreft du 22. Decembre 1584. par lequel les petits enfans exheredez pour leur ayeul apres le decez de leur pere ont efté maintenus en la fucceffion de l'ayeul, il y en a encore un autre de 1615. eft a remarquer qu'au cas du premier Arreft, il y avoit en une fignification faite à la Requefte des pere & mere au fils qui fe vouloit marier fans leur confentement que s'il le faifoit ils le desheritoient, mais il ne s'eftoit enfuivy aucune exheredation, au contraire il y avoit eu approbation du mariage tacitement, ainfi lefdits Arrefts ne peuvent pas eftre tirez à confequence pour prouver que l'enfant de l'exheredé (luy eftant mort) peut reprefenter fon pere, mais feulement pour prouver que le pere n'ayant point efté exhederé de fon vivant fes enfans ne le peuvent eftre apres fa mort, ils le peuvent reprefenter, le premier Arreft eft dans le veft : Arreft 178. Peleus

queſt. 99. Lepreſtre chap. 66. cent. 2. & Brodeau ſur Loüet lettre
S. nomb. 20. le ſecond eſt dans Mornac ſur la loy *Paulus ff. de ſtatu
hominum*, & Brodeau *ut ſupra*, par l'Arreſt des Bermoudets les
enfans de l'exheredé privez de la ſucceſſion de l'ayeul decedé
devant leur pere, ont eſté admis à ſucceder à leur oncle qui ſeul
avoit ſuccedé à l'ayeul, il eſt de 1603. Brodeau au meſme lieu.
Que ſi les enfans de celuy qui a renoncé ou qui eſt exheredé, ſoit
qu'il vive où qu'il ſoit mort au temps du decez de l'ayeul n'ont ny
oncle ny tante, & ſont par conſequent les proches heritiers du défunt venant de leur chef, ſans le ſecours de la repreſentation, c'eſt
ſans doute qu'ils ſuccederont audit ayeul, voyez Loüet audit nomb.
41. de la lettre R. pour le cas de renonciation, la renonciation
faite par le fils la ſucceſſion de ſon pere mort le premier n'empeche
pas qu'il ne le repreſente à la ſucceſſion de l'ayeul. Arreſt recité
par Papon livre 21. tit. 1. art. 21.

Tant en fief.

En ligne directe le fils du fils aiſné repreſente ſon pere en tout
droit d'aiſneſſe &c. art. 161. & ſuivans, en ligne collaterale la repreſentation ne donne nul privilege pour exclure les femelles, voyez
l'art. 174. & ce que i'ay dit ſur iceluy.

A la ſucceſſion.

Ce mot (ſucceſſion) eſt general, & il comprend tous les biens indiſtinctement, & leve la difficulté que ceux-cy de l'art. 309. de la
couſtume de Rheims. (Quant aux rotures & quant aux fiefs) ont
fait, en vertu deſquels les neveux & arriere-neveux ont emporté
les meubles ſur les couſins, & enſuite les neveux ſur les arriere-
neveux par la raiſon que ny les fiefs ny les rotures ne peuvent pas
eſtre reputez meubles.

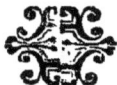

ARTICLE LXXXII.

EN ligne collaterale reprefentation a lieu , jufques aux enfans des freres & fœurs incluf ive-
ment fuivant la raifon écrite.

Du Moulin fur l'art. 75. de la couftume de Vermandois pareil
au noftre , dit ces mots , & partant les neveux collateraux du défunt *ex fratre vel forore* germains excluent les oncles & les tantes
du deffunt , nonobftant qu'ils foient *in pari , gradu , textus in authentica de heredibus ab inteftato §. illud palam eft collatione 9. & in
authentica poft fratres autem cod. de legitimis heredibus.* Il y a un
Arreft du 29. Ianvier 1660. qui l'a ainfi iugé en la couftume de
Soiffons regie par celle de Vermandois. Suite du Journal livre 3.
chap. 4. autre precedent du 24. Mars 1588. en la couftume d'Amiens,
autre en cette couftume entre les Leducs & autres de Châlons que
i'ay veu , & ne l'ay pû avoir en ma poffeffion. Du depuis cette
difficulté s'eftant prefentée pour la fucceffion de Claude Vary fille
d'Auguftin Vary demeurante à Châlons decedée fans enfans , entre Claude Morele fa niéce d'une part , Perette Gratian tante maternelle & Touffaint Vary oncle paternel de la deffunte , ladite
Morel par iugement du Bailly du Comté de Châlons du 19. Ianvier 1666. a efté maintenüe & gardée à fe dire feule & unique heritiere de ladite Vary fa tante des biens de laquelle elle demeureroit faifi , dont ayant efté interjetté appel par ledit Touffaint
Vary feul , a efté dit par Arreft du 9. Juillet 1667. avant que
proceder au iugement diffinitif que les parties contefteroient plus
amplement fur la qualité des biens de la fucceffion de ladite Vary
fituez en la couftume de Châlons, domicile d'icelle Vary, Paris &
Vitry, mefme fur le legs de 300 liv. fait aud. Touffaint Vary par ledit
teftament ; & enfin par Arreft définitif du 6. Aouft 1669. la Cour
mettant les appellations fentence, & ce dont eft appel anneant en
emendant a ordonné que par devant le Lieutenant General de
Châlons feroit procedé entre les parties au partage des propres anciens paternels delaiffez par ladite Vary , de la moitié defquels feroit

roît faite délivrance audit Vary, enfemble des fruits & revenus d'i-
ceux à compter du iour du decez d'icelle Vary, debouté ledit Vary de
fa demande des 300. liv. à luy leguées. Et eft à noter qu'il n'y avoit
point d'autres propres paternels anciens que des vignes fifes au terroir
d'Efpernay couftume de Vitry, & une rente fur l'Hoftel de Ville de
Paris, l'un & l'autre procedant du pere defdits Auguftin & Touffaint
Vary, & quelques conftitutions de rente caufées pour la vente
de quelques heritages de la tige des Varys, que ledit Touffaint
pretendoit eftre fubrogées au lieu & place defdits heritages, & eftre
propres anciens. Ainfi ledits Arrefts a iugé nettement la queftion en
cette couftume que le neveu exclud l'oncle du ..ffunt, puis qu'il a
confirmé ladite Sentence en ce qui eft de la maintenüe de ladite
Morel en la fucceffion de ladite Vary, à la referve des propres anciens qui font fituez hors cette couftume. Et au regard de la couftume de Vitry, il a iugé qu'il faloit fuivre celle de Paris, qui
veut en l'article 339. que l'oncle & le neveu du deffunt qui n'a delaiffé frere ny fœur fuccedent également comme eftans en pareil degré, & qu'audit cas il y ait reprefentation contre l'ancienne iurifprudence qui vouloit qu'aux cas obmis par la couftume, dont le droit civil
fait mention, l'on fuivit le droit civil, & aux cas dont le droit civil fe
tait qui font de droit couftumier, comme les retraits & autres femblables, on fuivit la couftume de Paris ou les voifines des lieux. Voyez du
Moulin en la preface de l'ancienne couftume de Paris. Et quant à
ce que le dit Arreft limite la fucceffion dudit Touffaint Vary aux
propres anciens ne luy adjugeant point de naiffant paternel, il fuit
en cela l'Arreft du 27. Mars 1646. recité plus bas qui a exclu l'oncle
du naiffant pour le donner au neveu defcendu de l'acquereur eftant
le neveu audit cas preferable à l'oncle qui n'en eft pas defcendu,
voyez Loyfel en fes inftit. livre 2. tit. 5. art. 20. & ce que i'ay dit
fur l'art. 86.

Iufques aufdits enfans des freres.

Des freres du deffunt & non pas de celuy qui fuccede, enforte
que les coufins germains ne reprefentent pas, & ne viennent pas
par concurrence avec les oncles & tantes du deffunt, comme il a
efté iugé par Arreft au profit d'un habitant de Châlons en 1565. au
recit de du Moulin & de Gouffet apres luy fur l'art. 79. de la couftume de Chaumont.

Suivant la raison écrite.

Par le droit Civil qui eſt la raiſon écrite, les enfans des freres & des ſœurs repreſentent, c'eſt à dire tiennent le lieu & la place de leurs pere & mere en trois cas, le premier quand il y a des oncles & tantes deſdits enfans freres & ſœurs du deffunt pour concourir avec eux, & y viennent par ſouche. Le ſecond quand les oncles & tantes ſont ſeulement parens d'un coſté, & que les enfans ſont des deux coſtez, pour exclure les oncles & les tantes. Et le troiſiéme quand leſdits enfans viennent à la ſucceſſion avec les oncles & les tantes du deffunt pour les exclure, voyez Cujas en ſes paraties & en ſes commentaires ſur le titre *de legitimis heredibus* 57. *cod.* voyez la Nouelle 118. ledit Cujas ſur icelle, à quoy les textes ſuivans s'accordent, excepté que l'article 89. fait ceſſer le deuxiéme cas, ainſi aux couſtumes qui portent ſimplement que repreſentation a lieu iuſques aux enfans des freres ſans dire (ſelon la raiſon écrite) cela ne s'entend qu'au premier cas, au lieu que ces mots inſerez au preſent article font que parmy nous les neveux du deffunt excluent les oncles & les tantes du deffunt.

ARTICLE LXXXIII.

ENfans de pluſieurs freres & ſœurs viennent à la ſucceſſion de leurs oncles & tantes par repreſentation de leurs peres & meres avec leurs autres oncles & tantes par ſouches & non par teſtes ; mais ſi leſdits oncles & tantes eſtoient predecedez tous y viennent de leurs chefs, & partiſſent ladite ſucceſſion par teſtes & non par ſouches.

La couſtume regle icy l'ordre & la façon de ſucceder par les enfans des freres & ſœurs, ſoit qu'ils concourent avec leurs oncles & tantes vivans, ſoit que les oncles & tantes fuſſent predecedez, diſant qu'au premier cas ils viennent à la ſucceſſion par ſouches, & au deuxiéme ils y viennent par teſtes, dont tres mal apropos à mon avis, quelques-uns inferent la fin de la reprèsentation quand les oncles & tantes sont morts. Nostre article au contraire faisant expressemeut durer la representation audit cas (par ces mots) tous y viennent de leurs chefs, & paragent la succession par testes , par lesquels elle leur donne la succession de l'oncle & de la tante sans compagnon , & indistinctement à l'exclusion de tous autres, & mesme des oncles & tantes du deffunt qui sont en pareil degré qu'eux , ce qui ne se peut faire que par le moyen de la representation qui exclud les oncles & les tantes du deffunt, comme i'ay dit, Voyez l'article 92. & la Nouelle 118.

Vn homme a un frere uterin & des neveux germains de ses freres & sœurs. Il meurt ; sçavoir comment ses neveux germains partageront entre-eux les propres esquels le frere uterin ne prend rien, & s'il sera consideré afin que le partage se fasse par souches & non par testes ? Je réponds que comme en ce cas il s'agit de divers patrimoines entre personnes differantes, l'oncle uterin ne doit pas estre consideré , & que les propres doivent estre partagez par testes ; quant aux meubles & acquests l'article 89. y a pourveu , Voyez Henrys livre 5. chap. 4. question 5.

Quand la representation cesse celuy *de cuius successione agitur* peut y suppleer par le rapel qui se fait ou entre-vifs par contract , ou par testament, l'un & l'autre revocable principalement en ligne directe, s'il n'est fait par contract de mariage. On demande si le rappel vaut comme succession, où s'il vaut seulement comme legs partant reductible ? On distingue si le rappel est fait dans les degrez de representation, où s'il n'est pas fait. Au premier cas, il est certain qu'il vaut succession , & s'il est hors les degrez de representation, il vaut seulement comme legs & il est reductible, à ce que la coustume permet de leguer. Ainsi en cette coustume suivant ce qu'il a esté dit quand il y a des oncles , tantes ou des neveux seulement le rappel des arriere-neveux doit valoir succession, & les rappellez prennent la part de celuy qu'ils representent sans reduction ; mais s'il y a seulement des arriere-neveux ou des cousirs ce sera comme un legs sujet à reduction s'il n'est fait par contract de mariage.

Quelques-uns veulent qu'en la Coustume de Vitry indistinctement le rappel des arriere-neveux ne vaille que comme legs, ce que je ne trouve pas raisonnable du moins au cas qu'en la succession il y ait un ou plusieurs oncles ou tantes, la raison estant pareille en ladite Coustume qu'en la nostre à ce regard, presque l'une & l'autre

Couftume admet la reprefentation en ligne collaterale, iufqu'aux enfans des freres inclufivement, ce qu'on interprete audit cas qu'il y ait oncle ou tante, frere ou fœur du defunt fes heritiers, laquelle difpofition donnant la reptefentation au neveu & le rappel de l'arriere-neveu fils du neveu, le fubftituant fans contredit au lieu & place de fon pere, & le mettant en fes droits, parce qu'il a le mefme effet que la reprefentation, il s'enfuit qu'elle fait que l'arriere-neveu rappellé prend telle part en la fucceffion que fon pere eut pris, eftant a obferver que (lors qu'on dit que le rappel eft fait dans les degrez de reprefentation) cela ne s'entend pas de la perfonne du rappellé s'il eft ou non dans la reprefentation, mais de la perfonne à laquelle il eft fubftitué, & de l'eftat de la fucceffion, & fi par la qualité des heritiers il y a reprefentation; eftant conftant que le rappel prefupofe que le rappellé eft hors le degré de reprefentation, autrement il n'auroit pas befoin du rappel qui ne fe fait que pour le rétablir & le remettre en la reprefentation:& il ne fert de rien d'alleguer que les Arrefts (au cas d'arriere-neveux rappellez pour fucceder avec leurs grands oncles & grandes oncles ou grandes tantes au lieux de leurs pere ou mere) ont déclaré ledit rappel valoir feulement comme legs, puifque lefdits Arrefts font rendus en Couftumes ou la reprefentation n'a point de lieu en ligne collaterale, comme celuy de 1605. en la Couftume de Meaux, celuy de 1634. en celle de Blois, aufquelles Couftumes (les arriere-neveux fubftituez par le rappel au lieu de leur pere ou mere, neveu ou niéce du deffunt, n'ayans pas plus de droit que leurdit pere ou mere qui n'en ont aucun eftans étrangers à caufe du défaut de reprefentation) il ne faut pas s'étonner fi lefd. rappels font declarez valoir feulement comme legs, ne nuit point encore la glofe de du Moulin fur l'art. 6. de la Couftume, de le Proux dont on fe vante; & ou je renvoy le lecteur, qui fait clairemeut à mon intention & ne la détruit pas comme on pretend ne difant pas fimplement que les arriere-neveux rappellez avec les neveux ne font pas heritiers, mais qu'en ladite Couftume qui admet la reprefentation indifiniment, c'eft à dire aux termes de droit foit qu'il y ait oncle ou tante, frere ou fœur du défunt ou feulement des neveux du défunt, & qui défend le rappel à caufe d'icelle défenfe, le rappel qui (fans cela vaudroit comme fucceffion & feroient les arriere-neveux reputez heritiers) ne vaut que comme un legs : il y a un Arreft rendu en ladite Couftume de Vitry qui a jugé le rappel ne valoir que comme legs, mais les rappellez n'eftoient que coufins éloignez & les heri-

tiers avec qui ils estoient rappellez cousins germains du défunt, &
hors la representation, suite du Iournal livre 7. chap. 4. s'il n'y
avoit que des neveux, & que les arriere-neveux fussent rappellez,
je croy que le rappel ne vaudroit en ladite Coustume de Vitry que
comme legs au défaut de ces mots, (selon la raison écrite) qui font
durer la representation mesme quand il n'y a que des neveux comme
j'ay montré en la coustume qui n'admet point du tout la representation en ligne collaterale il a esté jugé que le rappel du neveu vaut
succession à cause de l'exorbitance de la Coustume du droit commun, & pour la conformer à iceluy, c'estoit en celle de Senlis,
voyez Bouguier lettre S. nomb. 13. Brodeau sur Loüet lettre R. nomb.
9. voyez plus haut sur l'art. 63.

Mais si lesdits Oncles & Tantes estoient predecedez.

Où bien qu'ils eussent renoncé à la succession purement & simplement sans rien prendre, voyez Charondas sur Paris art. 320.
Chopin *eod.* livre 2. tit. 2. nomb. 5. s'ils ont renoncé apres un legs à
eux fait il y a plus de difficulté, les uns tiennent en ce cas que les
neveux doivent succeder par souches les autres qu'ils doivent succeder par teste iugé suivant la premiere opinion, le 9. Iuillet 1602. par
Arrest, par la raison qu'il suffit que l'Oncle soit heritier *potentiá*, &
que le legs luy tient lieu de succession, nul ne pouvant estre heritier & legataire, Voyez Henrys livre 5. question 53. où il examine l'Arrest du 13. May 1588. recité par Tronçon sur Paris article
320. qui a iugé que le frere heritier du frere prenant le legs à luy fait
par sondit frere, & n'y en ayant point d'autre ny point de sœur
à la succession, elle se devoit partager entre les neveux par testes,
au fait duquel le testateur qui avoit legué au frere avoit ordonné que ses Neveux & Niéces partageroient également, voyez
Chopin sur Paris livre 2. tit. 5. nomb. 5.

Par testes & non par souches.

Vn testateur ayant deux sœurs & cinq neveux d'un sien
frere avoit ordonné que ses neveux viendroient à sa succession
par souches avec ses sœurs depuis les deux sœurs estant decedées
les neveux pretendoient contre les enfans des sœurs, qui n'estoient
que deux en chaque souche, partager par testes & non par souches.

Par Arreſt de 1642. il fut que le partage ſeroit fait par ſouches ſuivant le teſtament, l'Arreſt rendu en la couſtume d'Amiens, du Freſne livre 4. chap. 30. de l'edition de 1638. où eſt encore un autre Arreſt, par lequel (une femme ayant un frere & des neveux de quatre autres freres ayant ordonné qu'en cas que ſon frere ſurveſquiſt, tous ſes neveux partageroient ſa ſucceſſion par ſouches, & en cas qu'il vint à mourir le premier ſeſdits neveux luy ſuccederoit par ſouches & non par teſtes, & qu'audit cas les petits neveux enfans d'autres neveux partageroient au lieu de leurs peres. le tout par vertu de la preſente donation)la diſpoſition a eſté approuvée comme un legs, l'Arreſt rendu en la Couſtume de Senlis eſt du 6. Fevrier 1646.

ARTICLE LXXXIV.

SI aucun va de vie à trépas ſans hoirs procrées de ſon corps, ſes pere, mere, ayeul ou ayeule ou autres aſcendans luy ſuccedent en meubles & acqueſts immeubles, & non pas en ſes propres qui ne remontent ſinon en cas dont eſt cyapres fait mention.

Les pere, mere, ayeul & ayeule & autres aſcendans ſuccedent à leurs enfans morts ſans hoirs aux meubles & acqueſts immeubles, tant en fiefs que rotures, ces mots indifinis (acqueſts, immeubles comprennant l'un & l'autre) & ſe fait cette ſucceſſion par degrez & ſans repreſentation, y ayant un pere d'un coſté & un ayeul de l'autre le pere comme plus proche exclud l'ayeul qui ne repreſente point ſon enfant pere ou mere du défunt, voyez les articles 4. & 10. de la Couſtume de Nivernois *hoc titulo*, & s'il y a un ayeul d'un coſté & une ayeule de l'autre eſtans en pareil degré ils ſuccederont également, & quant aux propres ils ny ſuccedent ſinon aux cas qui ſeront dits plus bas.

Ses pere & mere, &c.

Les pere & mere peuvent estre exheredez pour les causes de droit, voyez Covarruvias sur le chapitre *Regimini* nomb. 24. mais l'enfant ayant privé son pere de sa succession en fraude, le pere peut se pourvoir contre l'acte, exemple si l'on a fait croire au fils que son pere estoit mort, & qu'en consequence de ce il ait donné ses biens, la donation sera cassée comme frauduleuse : Arrest de 1612. Beloídeau part. 1. livre 4. controverse 147. la mere pour estre heritiere de son fils ne perd point son doüaire prefix ; Arrest de 1606. Pitou sur Troyes art. 103.

Et acquests immeubles.

Sçavoir si tel acquest est propre au pere où s'il ne l'est pas, & si le pere estant remarié il entre ou non en la communauté ? quant à moy i'estime qu'il n'est point propre, qu'il entre en la communauté, & conserve sa qualité d'acquest parce qu'il ne se fait point de propre en remontant; & qu'il n'y a point de disposition en la Coustume qui le veüille ainsi, sans quoy heritage demeure en sa premiere nature d'acquest, *in dubio* tous heritages sont acquests, voyez du Moulin sur la loy *si defunctus cod. arbitrium tutilæ*, & au Conseil 53. à la fin, Pitou sur Troyes art. 103.

Sinon és cas dont sera cy-apres fait mention.

C'est aux articles 87. 88. & 96. ausquels il faut adjoûter celuý cy quand le pere ou la mere est du costé & ligne, dont le propre vient & procede qui est compris en l'article 86. qui pour parler de l'oncle n'exclud pas l'ayeul & l'ayeule le pere & la mere cui sont de la ligne, autrement il excluroit le frere qui notoirement succede au propre suivant l'article 89. ce qui est conforme aux Coustumes de Paris art. 315. & de Sens art. 86. qui le portent expressément, voyez du Moulin sur l'art. 3. titre 12. de la Coustume d'Auvergne, & sur le 81. de celle de Vitry, & 74. de celle d'Artois & au §. 129. de l'ancienne Coustume de Paris où il use de ces mots, *censuetudo volens ea servari in sua linea non excludit parentes si sint de ea linea*, iugé par Arrest de 5. Janvier 1630. pour la mere en cas d'heritage donné par l'ayeule sa petite fille apres la mort de l'ayeul, & de la peti-

te fille, Brodeau fur Loüet lettre P. nombre 47. Lepreftre chap. 14.
cent. 2. voyez fur l'art. 86.

ARTICLE LXXXV.

SI le défunt ne délaiffe pere, mere, ayeul ou
ayeule, ou autres afcendans ; fes freres, fœurs
coufins, coufines & autres plus proches collateraux fucceffivement, & felon l'ordre & dégré de
proximité luy fuccedent efdits meubles, acquefts
& conquefts immeubles, & quant aux heritages
venans de naiffant les plus proches du cofté &
ligne, dont ils viennent encore qu'ils ne foient
les plus proches de parenté leur fuccedent, & appartiennent les biens paternels aux heritiers paternels & les biens maternels aux heritiers maternels.

Au défaut d'enfant, pere, mere, ayeul ou ayeule & autres afcendans, les parens collateraux du défunt plus proches fucceffivement, & par ordre felon leur degré de proximité luy fuccedent aux
meubles & acquefts, & quant aux heritages & immeubles de (naiffant,) ce mot eft mis pour le propre ancien & nouveau indiftinctement (les plus proches parens du cofté & ligne d'où ils viennent &
dont ils font écheus au défunt & de l'acquereur qui premier amis lefdits herirages dans la famille, encore qu'ils ne foient pas les plns proches parens du défunt) y fuccedent, voyez l'article fuivant.

Du cofté & ligne d'où ils viennent.

Ces paroles marquent que pour fucceder au propre il ne fuffit
pas d'eftre parent de celuy par la fucceffion duquel l'heritage eft
écheu immediatement au défunt, ce que ce mot (cofté) qui a fa
relation

relation à la parenté paternelle ou maternelle du défunt, veut dire
mais encore il faut estre de la ligne, c'est-à-dire estre parent de celuy qui a apporté l'heritage en la famille, la ligne à sa relation à l'heritage propre & s'entend du sang & des biens, demeurant constant, immuable, & perpetuelle dans les divers changemens des personnes & des successions pour regler entre les heritiers collateraux à
qui les heritages appartiennent ou qui peut le retraire, laquelle disposition est métoyenne entre celles qui veulent qu'on soit issu de
l'acquereur, & celles qui ne parlent que du costé sans faire mention
de la ligne, ausquelles dernieres Coustumes le plus proche parent
du costé du pere ou mere par le decez duquel l'heritage luy est acquis
luy succede sans chercher plus loing l'origine du propre, ainsi que
i'ay veu iuger en celle de Vitry au Bailliage du lieu, suivant les
articles 70. & 83. en cette hypotese, Jean le Seur & Marie Varin,
sa femme avoient une fille unique qui fut mariée à Heat, de
leur mariage nâquit un enfant decedé en bas âge apres ses pere
& mere, il y avoit en sa succession des heritages acquis durant la
commnauté desdits Leseur & Varin, qui ainsi avoient fait souche
deux fois : Les heritiers de la ligne des Leseurs plus éloignez en
pretendoient moitié comme propres paternels & estans de la ligne
de l'acquereur, Didier Pasquier Avocat heritier du costé de ladite
Varin plus proche qu'eux soûtenoit à cause de la proximité devoit
avoir le tout, n'estant pas besoin qu'il fut parent du costé de la mere
du dernier decedé par le decez de laquelle lesdits biens luy estoient
écheus, & estant le plus proche, & il l'emporte comme i'ay dit,
dont y ayant eu appel il y a esté renoncé par avis. On oppose à
cette Jurisprudence l'article 82. de ladite Coustume de Vitry à cause
qu'il use du mot (de ligne) ainsi que fait le 126. pour les retraits,
mais à le bien prendre, il n'est point contraire à mon intention, &
ne prouve point que pour succeder aux propres, il faille estre de la
ligne, ne parlant que du payement des debtes par les heritiers ou du
costé, ou de la ligne, ou de tous deux, voyez Brodeau sur Loüet
lettre P. nomb. 28. & les articles 182. & 183. de la Coustume de Sedan : en cas de deniers stipulez propres à ceux de l'estoc & ligne,
il semble qu'il faille estre de la ligne pour y succeder en ladite
Coustume.

Lefdits biens paternels.

Les deniers procedans de la vente de l'office dont le pere eſtoit pourveu devant le mariage luy eſtant mort, ſont propres paternels aux enfans, enſemble les rentes créées du prix dudit office afin que, les enfans mourans en minorité, ils appartiennent aux heritiers des propres, pareillement l'office donné par le pere au fils, voyez du Freſne livre 2. chap. 109. & 100. & livre 7. chap. 26. Brodeau ſur Loüet lettre O. nomb. 5.

ARTICLE LXXXVI.

LEs biens ſont eſtimez paternels au maternels pour appartenir aux lignagers paternels ou maternels, quand ils viennent du coſté & ligne des peres & meres, encore qu'ils ne viennent de la ſouche commune qui eſt à dire de pere & mere, ayeul ou ayeule, dont ſoient deſcendus leſdits lignagers, en maniere que les biens acquis par le pere qui ſont propres à ſon fils retournent par le decez dudit fils à l'oncle paternel & non à la ſœur uterine, & eſt ſemblable des biens acquis par la mere qui doivent retourner à l'oncle ou tante maternels & non aux freres ou ſœurs paternels.

Cét article interpretant le precedent aprend que pour ſucceder au propre, il ſuffit d'eſtre parent du défunt du coſté de l'acquereur de l'heritage qui l'a mis en la famille le toucher de parenté ou par pere ou par mere, qu'il ſoit parent du coſté paternel ou maternel de l'acquereur article 315. de la Couſtume de Rheims, en ce cas l'un & l'autre parent eſt reputé paternel au défunt, ſi

c'eft le pere qui eft acquereur, ou maternel, fi c'eft la mere, &
le plus proche emporte le propre encore qu'il ne porte pas le nom
du défunt, & qu'il y en ait qui le portent s'ils font plus éloignez,
& s'il s'en trouve des deux coftez du pere & de la mere de l'acquereur en pareil degré ils partageront le propre également,
voyez l'art. 230. de Paris, en voicy un exemple que je propofe
où je l'ay veu juger en cette Couftume.

Iean Baudier & Charlotte Simey fa femme avoient fait des
acquefts conjointement, Baudier meurt laiffant un fils fon heritier en la moitié defdits acquefts, l'autre moitié appartenante à
ladite Simey furvivante à caufe de la communauté : le fils meurt
auffi fans hoirs, la queftion eft de fçavoir qui luy fuccedera en ladite
moitié defdits acquefts faits propre naiffant en fa perfonne, Ieanne
Baudier fille de Iean Baudier coufin germain dudit Iean Baudier acquereur fe prefente, & comme lefdits acquefts eftoient indivis elle en demande le partage à ladite Simey pour joüir de fa
moitié pretendüe à elle appartenante comme feule heritiere de la
ligne des Baudiers, Iaqueline Grosjean fille de Grosjean & de
Marie de Fontaines fœur uterine de Iean Mancontiau mere dudit
Iean Baudier acquereur intervient, demande d'abord d'eftre receüe
à partager conjointement avec ladite Baudier, puis reconnoiffant
fa faute (& qu'elle eftoit coufine germaine de Iean Baudier acquereur du cofté de fa mere, partant plus proche parente du
défunt que ladite Ieanne Baudier defcendüe d'un degré, comme
eftant fon pere feulement coufin germain dudit acquereur & en
pareil degré que ladite Grosjean,) elle demande le tout foûtenant devoit exclure ladite Baudier, ce qu'elle obtient par Sentence du Bailly du Comté qui a efté confirmée par Arreft de mil fix
cens foixante fept.

JEAN BAUDIER.

JACQUES BAUDIER.	JEAN BAUDIER, Jeanne Maucoutian ſa femme.	MARIE DE FONTAINE ſœur uterine de Jeanne Maucoutian, femme de Grosjean.
JEAN BAUDIER.		
	JEAN BAUDIER & Charlotte Simey ſa femme arquereurs.	JAQUELINE GROSJEAN femme de Michel de Goiſet, intervenante.
JEANNE BAUDIER demandereſſe en partage contre Charlotte Simey.	JACQUES BAUDIER *de cujus ſucceſſione agitur.*	

On objeƈtoit à ladite Grosjean que le naiſſant en queſtion venoit des Baudiers, qu'elle n'eſtoit point de cette ligne, mais il eſt certain qu'elle en eſtoit, & qu'elle eſtoit auſſi bien parente de l'acquereur que Jeanne Baudier, & parente paternelle du deffunt *de cujus ſucceſſione agebatur*, parce que comme i'ay dit, en ce cas les parens paternels & maternels de l'acquereur ſont reputez paternels de l'enfant ſucceſſeur, de meſme s'il eut eſté queſtion de la moitié demeurée à ladite Simey, & qu'elle fut decedée devant ſon enfant, ſes parens de pere & mere euſſent eſté reputez parens maternels dudit enfant & y euſſent ſuccedé ; ſçavoir le plus proche d'iceux indiſtinƈtement, ou également en cas d'égalité de degré, & de plus ladite Grosjean eſtoit plus proche que ladite Baudier & l'excluoit. Ainſi avoit eſté iugé auparavant par les Arreſts d'entre les Charles & les Lalemants le 16. Fevrier 1647. & pour la ſucceſſion de Marie Neveu en 1603. Voyez du Freſne livre 5. chap. 6. Lepreſtre chap. 72. cent. 3. Brodeau ſur Loüet lettre P. nomb. 28. Il y a autre Arreſt du 31. Ianvier 1665. en la couſtume de Paris reçité par Deſmaiſons lettre P. nomb. 8. & encore en la fuite du Journal, où il s'agiffoit non feulement du propre naiffant acqueft du pere du deffunt, mais du propre ancien acheté par l'oncle du deffunt écheu à fon enfant en qui il avoit fait fouche, & par le decez dudit enfant écheu au deffunt qui furent adjugez à un parent d'un cofté feulement, frere uterin de l'ayeule du deffunt qui eft un des cas de l'Arreft de 1667. ladite Grosjean eftant fille de la fœur uterine de Ieanne Maucontian mere de Iéan Baudier acquereur.

Encore qu'ils ne viennent de la fouche.

Encore qu'ils ne foient décendus de l'acquereur, Paris art. 329. en laquelle couftume qui veut en l'article 339. que l'oncle & le neveu du deffunt qui n'a laiffé aucuns enfans fuccedent également. Il a efté iugé par Arreft du 27. Mars 1646. rapporté par du Frefne, pour le neveu contre l'oncle du deffunt que les acquefts, faits par la mere du deffunt ayeule dudit neveu, écheus au deffunt par le decez de fa mere appartiendroient entierement au neveu qui feul eftoit décendu de celle qui les avoit acquis, à l'exclufion de l'oncle qui n'en eftoit pas décendu ; & quant aux propres anciens qu'ils feroient partagez également entre les parties, ce qui a efté iugé *in individuo*, en la couftume de Vitry par ledit Arreft rendu fur le teftament de Claude Vary en 1667. Mais en cette couftume qui exclud l'oncle en faveur du neveu, il n'y a rien à diftinguer.

Acquis par le pere.

Et par le frere fuivant l'art. 117. plus bas, par lequel l'heritage donné en ligne collaterale à celuy qui doit fucceder luy eft propre, procedant du cofté & ligne dont il eft donné, & à plus forte raifon s'il vient par fucceffion, voyez audit lieu l'article 24. de la couftume de Reims, & le 230. de celle de Paris, en laquelle il a efté iugé par Arreft de 1598. que l'heritage acheté par la fœur écheu au frere iceluy eftant mort fans hoirs appartiendroit comme propre aux heritiers paternels & maternels de l'enfant, entre lefquels il feroit partagé comme auparavant, en l'ancienne couftume par l'Arreft des Courtelliers le mefme avoit efté iugé pour les acquefts des deux freres delaiffez pour leurs morts à un autre frere iceluy decedé fans enfans, à l'exception que lefdits acquefts ne furent pas

K k iij

adjugez conjointement aux heritiers paternels & maternels , mais feulement aux maternels, dautant qu'ils eftoient plus proches parens du deffunt que les heritiers paternels , qui neantmoins y pretendoient moitié dont ils furent deboutez , par la raifon qu'il n'en eft pas de mefme aufdits cas , comme quand il s'agit du conqueft du pere & de la mere qui fait deux lignes, ainfi que i'ay dit ailleurs, & va pour moitié à ceux du cofté de la mere , mais au cas fufdit il n'y a qu'une ligne qui comprend les parens du cofté du pere & de la mere de l'acquereur qui fuccedent audit heritage enfemble , & par concurrence s'il font en mefme degré , comme au cas dudit Arreft de 1598. ou vray femblablement les heritiers paternels & maternels eftoient égaux en proximité , & fi l'un eft plus proche que l'autre il l'exclud comme au cas dudit Arreft des Courtilliers, il en eft de mefme que quand il s'agit de la fucceffion de la moitié du conqueft & de la part feulement d'un des conjoints pere ou mefme, comme en l'Arreft de 1667. recité plus haut, Voyez Loüet lettre P. nomb. 28. Papon livre 21. tit. 1. Arreft 14. Chopin fur Paris livre 2. tit. 5. nomb. 11. du Frefne livre 5. chap. 6. où eft un autre Arreft du 16. Fevrier 1647. qui eft recité plus haut fous le nom des Charles qui a iugé que mefme le propre ancien vendu par le frere à fon frere , venu par la fucceffion à fon enfant decedé fans hoirs, feroit partagé comme propre naiffant, & appartiendroit aux plus proches parens de l'acquereur , & non pas à ceux de la ligne dont il venoit d'ancienneté.

Sçavoir, fi en cas d'ameublifferment fait par un des conjoints de fon propre, fans qu'il foit aliené ny qu'il l'ait changé de nature actuellement, l'enfant né du mariage mourant fans hoirs apres les pere & mere; les heritiers de l'autre conjoint peuvent pretendre la part & moitié dudit conjoint, comme propre naiffant dudit enfant à eux écheu par fon decez ? Brodeau fur Loüet au lieu cité rapporte un Arreft, par lequel il dit avoir efté iugé pour l'affirmative , s'agiffant d'une rente de l'Hoftel de Ville de Paris ameublie. Mais fur l'article 93. de la couftume dudit lieu il change d'opinion, difant que la difpofition des Arrefts eft que la convention d'ameublifferment des propres non effectuée à un effet limité au mariage, à la communauté, & aux perfonnes des conjoints & des parties contractantes, & ne fe peut eftendre à des perfonnes tierces , au regard defquelles la chofe immeuble non venduë demeure en fa nature , n'eftant qu'une affeurance & une caution de la fomme

dont le conjoint doit faire fond en la communauté, voyez du
Moulin fur l'ancienne couft. de Paris 5. 18. glofe 1. nomb. 104. Chopin fur la nouvelle livre 2. tit. 1. nomb. 27. où il recite un Arreft, qui l'a ainfi iugé qui eft auffi rapporté par Pitou fur l'article
141. de la Couftume de Troyes, Lepreftre chap. 42. cent. 1 Loïiet &
Brodeau lettre P. nomb. 40. il a pareillement efté ainfi iugé en
noftre Prefidial en cette efpece. Jofeph Defaudroüins & Anne
Toguart contractent mariage & ftipulent qu'ils feront communs
en tous biens, meubles & immeubles qu'ils ont & auront, Jofeph
meurt laiffant ladite Toguart enceinte elle accouche d'un pofthu-
me qui meurt, il y avoit aux biens de Defaudroüins un fief, les
heritiers de l'enfant du cofté du pere s'en faififfent & le vendent
à charge de decret, les heritiers du cofté de la mere s'oppofent difans que la moitié du fief leur appartient comme conqueft & propre maternel à l'enfant, ils en font deboutez par jugement du
18. Decembre 1658. rendu à l'Audiance feant Monfieur Voifin Intendant dela Province.

A l'oncle paternel.

C'eft un exemple, ces mots n'excluent point les freres plus proches que les oncles, ny les ayeuls & ayeules s'ils font de la ligne
comme j'ay dit, ce mot (oncle) comprend tous les parens de la
ligne de mefme que celuy de (frere) de l'article 89. les comprend,
& que celuy de (coufin) de l'article 36. de la Couftume de Sens
comprend tous les collateraux, voyez l'art. 325. de la Couftume
de Paris.

Et eft le femblable des bie s acquis par la mere.

C'eft l'effet du mot de (ligne) qui fait deux lignes differentes &
feparées du mary & de la femme, & deux branches de leur conqueft commun qui retient perpetuellement fa premiere qualité de
propre paternel pour moitié, & de propre maternel pour l'autre
moitié, ladite qualité ne fe perdant ny confondant point par l'a-
dition d'heredité, voyez les articles 231. & 314. de la Couftume de
Paris, *Ioannes Gallus* en la queftion 87. & du Moulin audit lieu,
ainfi les parens du cofté du pere & de la mere de la mere qui a acquis
font reputez parens maternels de l'enfant heritier pour fucceder à

l'acqueſt de la mere, comme il a eſté dit (des parens du coſté du pere acquereur) au commancement du preſent article, nonobſtant l'Arreſt du 19. May 1651.recité par du Freſne livre 6.chap. 23.qui ſemble contraire, & eſt corrigé par ceux rendus depuis, ſpecialement par le deſſuſdit de 1667.plus conforme à noſtre article.

Belordeau au livre 1. chap. ou controverſe 12. partie 1. recite un Arreſt qui a jugé propre aux enfans l'heritage vendu par le pere à faculté de remeré & racheté par luy ſous le nom de ſes enfans.

ARTICLE LXXXVII.

SI pere ou mere avoient donné à leurs enfans aucuns deniers en mariage ou autrement pour eſtre employez en heritages qui leur ſeroient propres, iceux pere & mere ſuccedent à leurs enfans audit heritage acquis deſdits deniers, comme eſtans propres conventionnels & non naturels deſdits enfans.

C'eſt icy un des cas ou le propre remonte, non pas le propre naturel & veritable ſoit ancien, ſoit nouveau, mais le propre fictif conventionnel & irregulier, ſçavoir l'heritage acquis des deniers donnez aux enfans pour eſtre employez en achat d'heritages qui ſeront propres auſdits enfans, auquel heritage le pere ou mere qui l'a donné ſuccede apres la mort de l'enfant donataire ſans hoirs, leſquelles dernieres paroles ſont ſuppléées en cét article, meſme le pere ayant donné à ſa fille mariée la premiere fois, & depuis luy donnant encore pour ſecond mariage la fille mourante ſans enfans du ſecond mariage en ayant du premier, les enfans du premier ne peuvent pas empeſcher le retour de ce que le pere a donné lors & en faveur du deuxiéme mariage: Arreſt de Touloufe du 5. Iuillet 1632. d'Olive livre 3. chap. 27.

Si pere & mere.

Ayeul ou ayeule ou autre afcendant, article 27. de la Couftume de Rheims, ces mots de (pere & mere) comprennent tous les afcendans en chofe favorable, voyez Cujas fur la loy *filii appellatione ff. verb. fignific.* Lepreftre chap. 67. cent. 2. l'article 99. de la Couftume de Paris.

Donné.

Voyez ce que j'ay dit fur ce mot en l'article 32. à quoy j'adjoûteray que les deniers donnez à l'enfant par pere ou mere pour demeurer quite de la tutelle dudit enfant ne font pas reputez donnez afin que le pere ou mere y fuccede, ou à l'heritage qui en eft acquis, voyez Charondas fur Paris art. 303.

Iceux pere & mere.

Les pere & mere baftards fuccedent à leurs enfans en ce qu'il leur ont donné. Arreft du 28. Mars 1577. recité par Buidan fur Rheims article 29. voyez Peleus en la queftion 42. & Henrys au livre 6. chap. 5. queftion 30. où il contredit le mefme Peleus, du Moulin fur la Couftume de Senlis art. 172. où il dit que le baftard fuccede à fon enfant en ce qui luy a efté donné pour eftre propre, finon qu'il luy eut efté donné pour eftre propre du cofté de la mere, voyez plus haut fur les art. 11. & 12.

Succedent.

Ce mot montre que les pere & mere au cas du prefent article doivent leur part des debtes, iugé par l'Arreft de Chauny de 1606.

Audit heritage.

Et pareillement aux deniers donnez pour eftre employez, fi au temps du decez du donataire l'employ n'en eft fait, la negligence de celuy qui là deub faire ne pouvant pas nuire aux pere & mere, la deftination par la ftipulation d'employ rendant les de-

Ll.

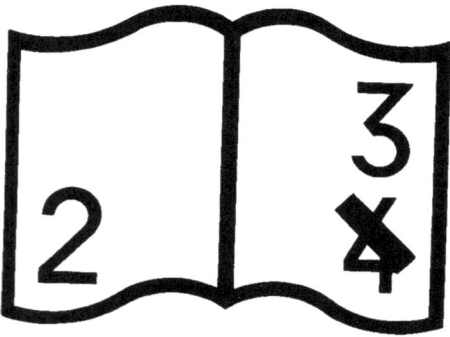

Pagination incorrecte — date incorrecte

NF Z 43-120-12

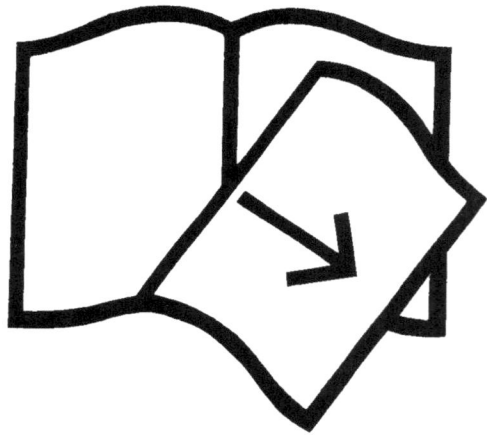

Documents manquants (pages, cahiers...)

NF Z 43-120-13

niers immeubles article 93. de la Couſtume de Paris, & 27. & 210.
de celle de Rheims, meſme au cas que le donataire meure &
laiſſe un ou pluſieurs enfans. Iceux mourans ſans hoirs les pere
& mere donataires ſuccedent auſdits deniers non employez, à
cauſe de la meſme deſtination, & parce qu'ils ſont de la ligne &
les plus proches d'icelle, comme i'ay montré ſur l'art. 32. voyez
audit lieu, mais audit cas de defaut d'employ y ayant ſeulement
au contract de mariage, ſtipulation que les deniers ſeront propres au donataire & aux ſiens ſans la clauſe d'employ ou ſans
celle d'eſtoc & ligne, (parce que les deniers ne changent point de
nature & demeurent meubles) l'ayeul & l'ayeule donateurs ny
ſuccederont pas, mais le pere de l'enfant ou autre ſon heritier
mobiliaire : Arreſt de 1627. Voyez ſur ledit article 32. en pays de
droit écrit où l'on ſuit la loy *ſuccurſum patri ff. de iure dotium*, les
ayeul & ayeule ſuccedent à leurs petits enfans en ce qu'ils ont
donné à leurs peres & meres, voyez Mornac ſur ladite loy,
Henrys livre 6. chap. 5. queſtion 13. Lepreſtre chap. 11. cent. 2. le retraict n'a point de lieu en vente de l'heritage acquis, comme
deſſus, voyez Brodeau ſur Paris art. 93. & ce que je dis ſur l'article
285. plus bas.

ARTICLE LXXXVIII.

ET le pareil a lieu ſi aucuns heritages avoient
eſté donnez en eſpeces auſdits enfans, tels
heritages par le decez deſdits enfans retournent
au pere ou mere qui les ont donnez.

C'eſt une choſe qui doit eſtre generalement obſervée par toute
la France couſtumiere que les pere, mere, ayeul & ayeule ſuccedent aux heritages qu'ils ont donnez à leurs enfans ou petits enfans, & ſi quelque couſtume l'a obmis elle doit eſtre corrigée, du
Moulin ſur l'article 5. titre des ſucceſſions de la Couſtume de
Montargis, c'eſt pourquoy Loyſel en ſes inſtitutions livre 2. tit. 2.
art. 16. en a fait une régle, iugé par l'Arreſt de Chauny dont eſt
parlé plus haut, voyez Loüet lettre P. nombre 47. Lepreſtre &
Charondas aux lieux citez.

Aufdits enfans,

Legitimes & non pas aux baftards, car ce qui eft donné par
pere & mere à fon enfant baftard ne luy retourne, point, quand
mefme il feroit donné avec défenfes d'aliener: Arreft du 7. Septembre 1584. voyez Peleus queft. 42. Chopin fur Paris livre 3. tit.
4. chap. 2. nomb. 14.

Retournent,

L'article 86. plus haut, quoy qu'il parle de la fucceffion des
propres, ufe de ce mot (retournent) & le precedent qui parle du
retour de l'heritage acquis des deniers donnez ufe de ce mot
(fuccedent) ce qui apprend que le retour eft une fucceffion &
qu'il eft fujet aux mefmes charges, fi ce n'eft que le contraét de
mariage qui en contient la donation porte expreffement la claufe
de retour, auffi n'empefche-t-il point que le donataire puiffe difpofer de la chofe donnée entre-vifs, & l'hypotequer, mefme il en peut
difpofer par teftament, comme des propres iufqu'à certaine quantité. Arreft du 29. Avril 1606. Autre du 16. Fevrier 1615. fi ce
font meubles & deniers, quoy que ftipulez propres à luy & à ceux
de fon eftoc & ligne, ou eftre employez ne l'eftans pas, il peut léguer le tout. Arreft du 18, Juillet 1647. Voyez Henrys livre 5.
queft. 60. tome 2. Ricard des donations partie 3. chap. 10. feétion
1. voyez plus haut fur l'article 36. és mots (tous leurs biens meubles)
& fur le 70. Coquille aux queftions 10. & 121. Brodeau comme deffus, le retour a lieu au cas de confifcation par l'enfant, voyez Charondas fur Paris art. 315. Coquille fur Nivernois art. 1. titre des confifcations, & queft. 10. Covarruvias livre 2. chap. 8. tit. 2. nomb. 7.
de fes refolutions, Mefnard livre 2. chap. 9. où il recite un Arreft
par lequel le retour a efté accordé au pere donateur bien que le fils
confifquant eut laiffé un enfant. Le retour comprend ce qui vient
à l'enfant, par la fucceffion de fon pere, donné, audit pere par la mere
qui retourne à la mere apres la mort de l'enfant fans hoirs, voyez
Brodeau comme deffus, Chopin fur Paris livre 2. tit. 1. nomb. 27.
Pitou fur Troyes art. 141. où il y a un Arreft de 1591. qui adjuge à la
mere la moitié de l'heritage par elle ameubly apres le decez de
l'enfant du mariage, comme venant ledit heritage de ladite mere,

à l'exclufion des collateraux du cofté du pere, c'eft vray-femblablement, par ce qu'en ce cas la mere eft de la ligne, & que l'heritage ameubly n'eftant point vendu ne fort point de la ligne,
voyez fur l'article 86. és mots (acquis par le pere) & fur le 35. és
(mots les doit garder.)

ARTICLE LXXXIX.

FReres & fœurs conjoints de pere ou mere
feulement fuccedent à leurs freres & fœurs
aux meubles & acquefts immeubles avec leurs
freres & fœurs conjoints de pere & mere dudit
défunt, & chacun deux en ce qui eft de leur
naiffant.

Ces mots freres & fœurs unis par demonftration & non par
limitation, s'entendent des oncles, tantes & autres collateraux,
fuivant l'art. 341. de la couftume de Paris gardé par tout ou le double lien n'eft pas requis, & où il n'en eft point parlé. Arreft de 1601.
en la couftume de Berry, autre de 1615. en celle de Vitry, autre du
19. Janvier 1634. en celle d'Orleans, Brodeau fur Loüet lettre S.
nomb. 17. La novelle 118. citée plus haut en l'article 82. n'a point de
lieu en cette Couftume, le frere d'un cofté feulement exclud l'oncle parent des deux coftez, parce qu'il eft plus proche, cela a encore efté iugé par les Arrefts de 1665. & 1667. recitez fur l'art.
86. plus haut.

ARTICLE XC.

QVand il y a divers heritiers les uns fucce-
dant aux meubles & acquefts, les autres au
naiffant paternel ou maternel, lefdits heritiers

font tenus (chacun *pro rata* de la valeur des biens qu'ils prennent de la fucceſſion dudit défunt) contribüer aux frais des obſeques & funerailles accompliſſement de teſtament & debtes du défunt.

Comme il y a diverſes ſortes d'heritiers ſelon la diverſité des biens qui ſont reglez par les precedens articles, il eſtoit raiſonnable que leurs charges fuſſent auſſi reglées, ſpecialement celles des debtes du défunt, *bona non intelliguntur niſi deducto are alieno,* ce que la Couſtume fait par une iuſtice deſtributiue, faiſant porter les debtes du défunt aux heritiers autant & à proportion de ce qu'il a amandé de la fucceſſion conformément au ſ. *Sed quia heredes inſtitut. de fideicommiſſaria hereditate,* ce qui n'empeſche pas que le creancier ne ſe puiſſe prendre aux heritiers pour leur part perſonnelle, & par hypoteque pour le tout s'ils ſont détemteurs ſauf leurs recours, l'article 94. de la Couſtume de Sens le porte expreſſement, pareillement le 131. de celle de Bar, qui different pourtant de la noſtre en ce qu'elles chargent ſeul l'heritier des meubles, des debtes mobiliaires, voyez l'art. 268. de celle de Tours, jugé ainſi par l'Arreſt rendu au raport de M. Gouy recité par du Moulin ſur l'art. 81. de la Couſtume de Vitry, & par Gouſſet ſur le 80. de celle de Chaumont, Pitou ſur Troyes en recite un autre du 20. Septembre 1569. en l'art. 111.

Heritiers.

La Couſtume de Paris en l'article 334. adjoûte ces mots (ou qu'ils ſoient donataires ou legataires univerſels) ce qui s'entend ſuivant la deſciſion des nouveaux Arreſts qui dérogent aux anciens, & ſont meſmes contraires à la doctrine du Moulin ſur l'art. 268. de la Couſtume de Tours, indiſtinctement des donataires & legataires de tous meubles & immeubles de moitié ou de partie, par contract ou par teſtament ou par la Couſtume en quelque façon que ce ſoit, ſçavoir que le donataires des biens preſens ſeulement eſt tenu des debtes que le donateur doit au temps de la donation, & celuy des biens preſens ou à venir ou quand la donation a trait

L l iij

à la mort eft tenu de toutes debtes indiftinctement, par la raifon
qu'aucun n'eft reputé avoir du bien que ce que luy refte apres £ e
debtes payées, & le don ou le legs n'eft cenfé eftre que du reftant
eftant diminué à proportion des debtes pour le payement defquelles, l'heritier & droit de retention. Arreft de 1610. en la Couftume de Vitry contre un donataire univerfel des meubles, n'y
ayant qu'une feule exception, fçavoir en cas de don de chofe
particuliere, d'une maifon par exemple, voyez Bacquet de Iuftice
chap. 24. & de Desherence chap. 3. nomb. 5. Lepreftre chap. 6. cent.
1. & chap. 35. cent. 2. Brodeau fur Loüet lettre D. nomb. 54. & 69.
fi toutesfois le teftateur ayant plufieurs heritiers leguoit à l'un fon
office, & l'autre fa biblioteque & le refte aux autres, ils payroient
chacun leur part des debtes comme eftant pluftoft un partage que
des legs : Arreft de 24. Mars 1620. recité par l'Abbé fur la Couftume de Paris art. 334. Au regard de ceux qui prennent les meubles ou autre partie des biens en vertu de la Couftume l'a noftre y
a pourveu par les articles 28. & 38. voyez aufdits lieux des donataires par contract de mariage s'ils font tenus des debtes des donateurs,
voyez lefdits fieurs Loüet & Brodeau aux lieux citez, Bouguier
lettre D. nombres 8. & 9. où il fe voit qu'autrement on diftinguoit.
fi le don eftoit onereux où s'il eftoit lucratif, & qu'au premier
cas, on ne chargeoit point le donataire des debtes, c'eft l'efpece de
l'Arreft de la veuve Robertet, & qu'on ne l'en chargeoit qu'au
deuxiéme cas, à quoy la Jurifprudence nouvelle a dérogé en char-
geant les donataires indiftinctement des debtes *pro modo emolumenti*,
voyez le Prouft fur la Couftume de Lodunois art. 11. des donations
Louis Godet en ce lieu, celuy qui fait le don peut par le contract
décharger le donataire des debtes : *Item*, celuy qui fait le teftament,
iugé entre les heritiers de Duquefnoy & la femme d'iceluy Duquefnoy, Brodeau comme deffus du Frefne livre 7. à la fin. Les legataires ou donataires ayans fait inventaire ne font tenus des debtes que
iufqu'à la concurrence d'iceluy. Arreft de 1626. pour le fieur d'Effiat
du Frefne livre 1. chap. 104. & autre pour Deguife, voyez Lepreftre
chap. 35. cent. 2. Loüet & Brodeau comme deffus, Bacquet de Iuftice
chap. 11. nomb. 37. quelques-uns veulent neantmoins qu'encore que
le donataire n'ait point fait d'inventaire ils ne foit pas tenu indiftinctement des debtes comme n'en eftant tenu de droit, & les chofes
rigoureufes ne devant pas eftre étendües : ce qui peut eftre vray
fi l'on voit clairement d'ailleurs le bien que le donataire a pris

& touché du donateur : quant aux successions universelles en desherence ou confiscation par exemple, il en est de mesme que des
donataire & des legataires, voyez les articles 93. & 95. Leprestre
au chap. 64. cent. 2. recite un Arrest de 1598. par lequel un Chanoine de Chartres pourveu par resignation, & qui par l'acte de reception s'estoit obligé avec son pere debtes du resignant envers
le Chapitre suivant les statuts, a esté condamné au payement d'icelles
debtes.

Pro rata de la valeur.

Il a esté iugé que le petit fils estant decedé & sa femme ayant
renoncé à la communauté, & parce moyen sa part estant accruë
à l'ayeul heritier des meubles & acquests, il ne payoit sa part des
debtes que *pro modo emolumenti*, & non pas comme representant la
veuve qui n'estoit pas considerable ayant renoncé, voyez Brodeau
sur Paris art. 5.

Accomplissement de testament.

Il y a un Arrest rendu en cette Coustume entre les heritiers du
sieur Lignage, sieur de Chesnieres Conseiller au siege Presidial de
Châlons, & le legataire universel, par lequel ayant esté dit (par le
Bailly du Comté de Châlons que les heritiers feroient la délivrance au legataire des meubles & acquests immeubles, & du tiers du
naissant ou moitié ou cinquiéme selon les Coustumes, pour demeurer le surplus aux heritiers franchement & sans charge de
debtes, dont le legataire seroit tenu les acquiter si les choses à
luy adjugées estoient suffisantes pour le payement des debtes,
sinon les portions des propres appartenans aux heritiers demeureroient chargées, comme celles du legataire pour portion desdites
debtes & accomplissement du testament & frais funeraires, à raison de ce que chacune des parties amenderoient des propres) fut
en emandant, ordonnée ladite délivrance & que les legs contenus au testament seroient payez sur les meubles & acquests &
conquests, & sur la part des propres leguez au legataire qui seroit tenu de contribuer au payement des debtes de la succession avec
les heritiers à proportion de ce qu'ils amanderoient, excepté les
deux tiers situez en la Coustume de Vitry qui demeureroient

franchement & quittement aux heritiers, ledit Arreſt du 23.
Aouſt 1647. notable en ce qu'il ne charge pas les heritiers des
propres des legs, & qu'il en charge le legataire univerſel qui eſt
la Juriſprudence du temps preſent.

Debtes du défunt.

Le mot de (debtes) s'entend indiſtinctement de toutes debtes
du défunt, eſtant general & indefini, & ſe prennent les debtes
ſur la maſſe de la ſucceſſion compoſée de meubles, acqueſts &
propres ſans que la diverſité des perſonnes & des heritiers ſoit
conſiderable, ainſi l'heritier des propres eſt tenu des debtes de la
communauté, & l'heritier des meubles acceptant la communauté
bonne & ſolvable, quoy que chargée de debtes paſſives, & faiſant
ainſi ce que la femme eut fait ſi elle eut ſurvécu, le mary oblige l'heritier des propres ; ce ne ſont plus debtes de la communauté
en la Couſtume d'Orleans, par Arreſt du 5. Aouſt 1619. d'autre
le citent du 6. Aouſt, & diſent y avoir eu une particularité au fait
qui eſt conſiderable, & eſt obmiſe par Brodeau qui eſt qu'il y avoit
une debte deüe pour marchandiſe qui eſtoit encore en nature dans
la ſucceſſion, laquelle debte tous les heritiers tant mobiliaires
qu'immobiliaires ont eſté condamnez de payer, voyez Tronçon ſur
Paris art. 332. Chenu en la queſtion 92. cent. 2. Brodeau ſur Loüet
lettre P. nomb. 13.

Il y a plus de difficulté pour le remploy des propres qui n'eſt point une
dette mobiliaire ny immobiliaire de la communauté ou delà ſucceſſiõ,
mais une repriſe a faire ſur la communauté qui en eſt depoſitaire, comme i'ay dit ailleurs, neantmoins par Arreſt du mois d'Avril audit an
1619. recité par Brodeau audit lieu ; il a eſté iugé en cas de ſurvie de la
femme icelle ayant accepté la communauté, que l'heritier du mary
payroit ſa part en la moitié du remploy des propres de la femme
vendus pendant la communauté, ſtipulé qu'il ſe feroit ſur la communauté, nonobſtant la ſtipulation, & qu'il y eut fond ſuffiſant
en la communauté pour faire le remploy, & que l'on diſe que le
mary avoit fait ledit remploy ſur les deniers de la communauté qui
en avoit eſté diminuée d'autant: Eſt à remarquer que Brodeau audit lieu n'eſt pas bien net ny bien intelligible, & qu'il confond le
payement du remploy du propre de la femme vendu dont ledit
Arreſt s'entend, avec celuy du propre du mar dont ſans doute

il

il parle apres la deduction de l'Arrest quand il dit que ledit Arrest
doit estre reformé dans son espece, sçavoir de survie de la femme
& d'acceptation par elle de la communauté, que par ce moyen le
remploy à son égard estoit une dette qui affectoit tous ses biens,
cette affectation ne se pouvant entendre que passivement, & au
remploy des propres du mary, la femme survivante & acceptante la
communauté : auquel cas ledit auteur semble dire qu'apres la mort
d'icelle femme, sans que le remploy soit fait ny payé, la dette est
payable aussi bien par l'heritier des propres de la femme que par
celuy des meubles à cause de cette affectation. Ce que la suite confirme contenant une exception & restriction de ce dessus, au
cas que la femme vienne à mourir la premiere & que son heritier
accepte la communauté, en consequence de laquelle acceptation
ledit Auteur veut que l'heritier des meubles & acquests n'oblige
point l'heritier des propres, qui n'est point tenu dudit remploy des
propres du mary n'y ayant point du fait de la femme, ce qui seul
peut obliger son heritier des propres, tout ainsi qu'il a esté iugé
par l'Arrest cy-dessus-mentionné du mois d'Aoust 1619 que l'heritier
des propres payroit sa part de la dette contractée pour achapt de la
marchandise trouvée en nature en la succession dont il ne profitoit
nullement mais l'heritier des meubles, de mesme par Arrest precedent de 1618. il avoit esté iugé que l'heritier des meubles & acquests contribueroit au payement d'une rente constituée pour les
refections des bâstimens propres à celuy *de cujus successione agebatur,*
dont l'heritier des meubles ne profitoit point. D'où il y a lieu de
conclure contre l'opinion de Coquille sur Nivernois art. 4. *hoc titulo,*
que l'heritier du propre doit sa part de la rente constituée pour
l'achat de l'acquest où il ne prend rien, Voyez Brodeau au lieu cité
où il recite un Arrest de 1624. qu'il dit avoir iugé toutes les questions
à faire sur cette matiere.

Quand il s'agit du payement des dettes du deffunt sur les biens
par luy delaissez, il est constant que le creancier (quoy que simplement Chirographaire, pourveu qu'il face reconnoistre l'écriture & signature du deffunt, & quand il seroit posterieur au creancier de l'heritier) est preferé sur les biens, & mesme sur les
meubles du deffunt, ce qui se fait en consequence de la separation de biens, & parce que les biens du deffunt ne passent point
à l'heritier qu'à la charge des dettes du deffunt au payement desquelles ils sont affectez. Delà vient qu'encore qu'on ne puisse pas

mettre une obligation du deffunt à execution contre l'heritier sans
un iugement de declaration d'execution suivant l'article 168. de
la couſtume de Paris , ſi eſt-ce qu'on peut faire ſaiſir les meubles
de la ſucceſſion , Voyez Brodeau ſur Paris art. ſuſdit 168. nomb. 8.
Bacquet de Iuſtice chap. 21. nomb. 424. Lepreſtre chap. 40. cent. 1.
Bouguier lettre N. nomb. 2. Loyſel liv 3. tit. 5. art. 12. de ſes inſtit.
Touteſfois en cas d'alienation par l'heritier de l'immeuble à luy
écheu par ſucceſſion , ſi le creancier du deffunt eſt ſeulement Chirographaire, que l'acquiſition ſoit faite devant qu'il y ait hypoteque,
où que ce ſoit en pays de nantiſſement , & que ledit creancier n'ait
pas fait nantir ſon contract (au cas qu'il en ait un) devant le nantiſſement fait par l'acquereur ; iceluy eſtant aſſigné en declaration
d'hipoteque à la requeſte dudit creancier, il ſera renvoyé de l'aſſigna-
& concluſions, & preferé audit creancier , par la raiſon que ſon
droit reel exclud le perſonnel, pour agir en declaration d'hypoteque il faut avoir hypoteque par contract ou autrement, & en pays
de nantiſſement , il faut eſtre nanty, & que ces choſes ſoient an-
terieures à celles du détenteur, iugé en la couſtume de Boulenois
pays de nantiſſement contre le creancier du deffunt non nanty
par Arreſt du 6. Mars 1622. Voyez Bouguier au lieu cité.

De l'hypoteque du creancier du deffunt ſur les biens de l'heritier,
voyez ſur l'art. 131. plus bas.

Quid, de la dot d'une Religieuſe mineure qui a pluſieurs & divers heritiers preſomptifs, tant des meubles que des propres paternels & maternels, ſçavoir ſi cette fille ayant beaucoup de meubles
& de deniers , la dot doit eſtre priſe ſur iceux au prejudice de l'heritier des meubles, où ſi chaque heritier en doit payer ſa part comme
d'une dette de ſucceſſion ? Il ſemble d'abord que ne s'agiſſant point
de dette de ſucceſſion mais de dette de mineur , dont les immeubles ſont inalienables, le payement en doit eſtre fait des meubles
ſeulement : neantmoins la Cour en a iugé autrement au profit du
pere par Arreſt du 14. Ianvier 1632. recité par du Freſne livre 2.
chap. 85: où il dit qu'un autre que le pere heritant des meubles on
en doit iuger autrement ; mais il ſemble que non, & que la dot
audit cas doit eſtre reputée dette de la ſucceſſion à cauſe de la ſuite,
& qu'elle a trait à la mort ou à la profeſſion qui invite la mort,
ſans quoy elle ne ſe donneroit pas.

ARTICLE XCI.

Qvand aucun va de vie à trépas ayant couſins germains & autres collateraux plus
remots tous en pareil degré, leſdits couſins germains ou autres collateraux ſucceſſivement par
ordre en pareil degré de proximité luy ſuccedent
par teſte, & également és meubles & acqueſts,
& retourne toûjours le naiſſant du coſté d'où il
vient, comme deſſus auquel pareillement les couſins & autres collateraux y venans de leur chef,
& non par repreſentation ſuccedent par teſte &
également.

Voyez l'article 89. ſur la fin, Loyſel en ſes inſtit. livre 2. tit. 1,
art. 8. la Nouelle 118.

Couſins germains.

Les couſins germains du deffunt concourent avec les petits neveux du deffunt, parce qu'ils ſont en pareil degré, & hors la repreſentation.

ARTICLE XCII.

EN ligne collaterale hors les degrez de repreſentation s'il y a aſcendans & deſcendans collateraux en meſme ligne & degré venans à la ſuc-

Mm ij

ceſſion d'aucuns leurs parens comme grands oncles & petits neveux, en ce cas ſuccedent également.

Ces paroles confirment ce que i'ay dit ſur l'art. 82. que le neveu
du deffunt exclud l'oncle du deffunt, parce qu'il repreſente ſon
pere qui eſtoit plus proche que l'oncle. La repreſentation ſuivant
icelles ayant lieu iuſques aux enfans des freres du deffunt, puis qu'elles conſtituent la fin de la repreſentation, au cas qu'il n'y ait que
des grands oncles & des petits neveux du deffunt, d'où s'enſuit que
lors qu'il y a un neveu & un oncle du deffunt il y a repreſentation au profit du neveu, par le moyen de laquelle il exclud l'oncle,
& pareillement s'il n'y a que des neveux, & que les arriere-neveux
ſoient rappellez le rappel vaudra ſucceſſion & non pas ſimple legs,
ainſi que i'ay fait voir.

ARTICLE XCIII.

SI aucun va de vie à trépas ſans heritier habile
à luy ſucceder les biens ſont reputez vacans, &
les peut le haut Iuſticier du lieu où ils ſont aſſis faire
ſaiſir & regir par Commiſſaires, qui ſont tenus
d'en faire inventaire.

C'eſt icy la desherence où il s'agit des biens meubles & immeubles delaiſſez par un deffunt qui n'a point d'heritiers en difference
des biens vacans dont eſt faite mention en l'article 15. comme i'ay
dit ſur iceluy. Ils appartiennent au haut Iuſticier en la Iuſtice duquel ils ſe trouvent, en ce cas les meubles ne ſuivent pas le domicil. Arreſt de 1561. Voyez Charondas ſur Paris art. 267. Brodeau
ſur Loüet lettre R. nomb. 31.

Sans hoirs habiles.

En ce cas, *ſufficit profeſſio parentele,* du Moulin ſur l'art. 3. de la couſtume de Vitry, comme d'avoir eſté frequenté, viſité, & appellé couſin par le deffunt. Arreſt du 12. May 1622. Brodeau ſur Loüet lettre F. noub 21. & ſur Paris art. 167. Voyez Peleus queſt. 92. où il y a Arreſt, par lequel il a eſté iugé que la reconnoiſſance du pere que ſon fils naturel eſtoit ſon propre enfant icelle faite par inſtrument public, teſtament ou autre en preſence de témoins ſuffiſoit pour faire & rendre l'enfant legitime, à l'effet d'exclure le Seigneur de la ſucceſſion du pere, Voyez l'autentique *ſi quis cod. de naturalibus libris*.

Le Seigneur ſous pretexte de desherence & de l'article 70. qui veut que le teſtateur laiſſe les deux tiers de ſon naiſſant, n'eſt pas capable de debatre la donation faite par teſtament, par celuy à qui il ſuccede. Iugé ainſi par pluſieurs Arreſts, voyez Leprouſt ſur Lodunois art. 4. titre des donations entre roturiers, Brodeau ſur Loüet lettre D. nomb. 37. Le preſent article l'inſinüe par ces mots (les biens ſont reputez vacans) ce qui eſt donné n'eſt plus au donateur.

ARTICLE XCIV.

SI dedans les dix ans que le Seigneur haut Iuſticier aura mis en ſes mains leſdits biens comme vacans aparoit aucun heritier, le Seigneur eſt tenu de luy faire délivrance deſdits biens, tant meubles, immeubles que fruits deſdits immeubles, verifiant & prouvant qu'il eſt parent & habile à ſucceder au deffunt, en payant auſſi audit Seigneur les frais raiſonnables qu'il avoit faits pour la conſervation deſdits biens ; mais apres les dix ans paſſez ledit Seigneur n'eſt tenu rendre compte audit heritier des meubles ny des fruits deſdits immeubles, mais ſeulement luy delaiſſer la poſſeſ-

fion vacüe d'iceux immeubles, & apres vingt ans
n'eſt ledit heritier recevable à demander leſdits
biens, ains demeureront audit Seigneur, ſinon que
ledit heritier fut mineur, furieux ou abſent pour
cauſe neceſſaire, auquel cas luy doit eſtre entierement renduë la ſucceſſion du deffunt.

Il eſt bien dur qu'apres vingt ans que le Seigneur a mis les
Biens de la ſucceſſion vacante en ſes mains, l'heritier qui ne ſe
preſente pas ſoit privé de ladite ſucceſſion par fin de non recevoir,
comme eſtant icelle ſucceſſion preſcrite par le Seigneur : veu que
de dîoit Civil & François les ſucceſſions ne ſe preſcrivent que par
le laps de trente années ; mais la loy eſt écrite il faut la ſuivre toute
rigoureuſe qu'elle eſt, en ce cas la couſtume ſert de titre au Seigneur
& le conſtituë en bonne foy, il eſt dans les termes de l'art. 145.
où il eſt dit que le poſſeſſeur de bonne foy, & à iuſte titre preſcrit
par vingt ans entre abſens, voyez au contraire Bacquet de desherence chap. 7. nomb. 20. & d'Aubeine chap. 35. nomb. 1. Charondas & Brodeau ſur Paris art. 167. on rapporte un Arreſt du 18.
Decembre 1583. qui a iugé que l'heritier iuſques à 30. ans peut demander la ſucceſſion au Seigneur.

ARTICLE XCV.

Q Vand un Seigneur ou pluſieurs Seigneurs
hauts Iuſticiers prennent les biens d'aucuns
défunts faute d'heritiers, ils ſont tenus d'accomplir le teſtament & payer les dettes du défunt,
chacun pour telle part & portion qu'ils ont priſe
deſdits biens, mais n'en ſont tenus outre la valeur
d'iceux.

Voyez ce que i'ay dit ſur l'art. 90. au mot (heritiers.) Le Seigneur peut eftre appellé en declaration d'hypoteque, & le bien peut eftre decreté fur luy. Arreft de 1607. Belordeau livre 3. controv. 105.

Mais ils ne font tenus, &c.

Parce que ce font fuccelleurs univerfels qui font obligez de faire inventaire art. 93.

ARTICLE XCVI.

LEs heritages de naiffant ne font reputez vacans, quand le défunt n'ayant defcendans ou collateraux du cofté & ligne d'où procedent lefdits biens, adelaiffé pere, mere, ayeul où ayeule, ou autre afcendant, & remontent les heritages du naiffant, en ce cas pour exclure les Seigneurs hauts Iufticiers.

C'eft encore icy un cas dont il eft fait mention en l'article 84. auquel le propre remonte, à fçavoir quand le deffunt n'a point laiffé d'heritiers du cofté & ligne d'où vient l'heritage, auquel cas les afcendans, encore qu'ils ne foient pas de la ligne, prennent les propres de la ligne défaillante, le fifc heritier anomal comme i'ay dit fuccede tout le dernier & feulement au défaut d'autres qui puiffent fucceder, comme il fera dit par la fuite, les Arrefts font frequens fur cette matiere, Voyez du Moulin fur l'article 147. de l'ancienne couftume de Paris. En 1575. il a efté iugé qu'une mere femme d'un bâtard fuccederoit aux acquefts de fon mary faits propres à l'enfant, autre de 1611. pour le pere mary d'une bâtarde à l'exclufion des freres uterins de l'enfant, autre de 1646. en la en la couftume d'Artois pour le pere, dont le fils n'avoit point laiffé d'heritiers du cofté de la mere, Voyez Coquille queft. 295. Bouguier lettre H. nomb. 4. à la fin, Brodeau fur Loüet lettre P. nomb. 47.

Ou collateraux.

Ces paroles femblent exclure les ayeuls, quoy qu'ils foient de
la ligne au cas des articles 85. & 86. mais on peut dire qu'aufdits
cas ils font collateraux, en effet ils ne prennent pas audit. cas
les propres comme afcendans, parce qu'ils ne les prennent qu'au
défaut de freres ou de fœurs du défunt, aufli l'article 85. ufe de
ces mots (les plus proches du cofté & ligne d'où ils viennent)
ce qui comprend generalement tous les parens du cofté de la ligne fans diftinction, s'ils font afcendans defcendans ou collateraux, voyez ce que j'ay dit fur ledit article 86. és mots (oncle paternel) l'art. 315. de la Couftume de Paris met les ayeuls & ayeules au nombre des collateraux apres les freres & les fœurs devant
les autres collateraux, qui font les oncles & coufins du défunt.

ARTICLE XCVII.

PAreillement fi le défunt n'a délaiffé aucuns
collateraux du cofté & ligne dont procedent lefdits heritages de naiffant. Ne pere, ne mere aufquels ils puiffent remonter, ains autres parens qui ne font du cofté & ligne dont viennent
lefdits heritages, en ce cas lefdits heritages ne
font reputez vacans, ains appartiennent audit
parent qui en exclud le haut jufticier.

Comme le precedent article eft une exception de la regle (propre ne remonte) celuy-cy en eft une de la regle *paterna paternis*,
& il y fupplée au défaut de parens de la ligne ou d'afcendans hors
de ligne, voulant qu'audit cas les parens de l'autre ligne fuccedent aux propres, & le plus proche fans diftinction les emporte,
ainfi qu'il a efté iugé par les Arrefts des Lefcalopiers, du 22.Iuin
1602. des Terons du 10. Fevrier 1596. & des Tourneux du 18.
Iuin.

Iuin 1597. Voyez Lepreftre chap. 71. Louet & Brodeau lettre P.
nomb. 29. Il y a Arreft de 1604. qui a adjugé le propre de l'enfant du baftard au plus proche heritier de la mere non baftard,
voyez Bouguier lettre H. nomb. 4 & lettre S. nomb. 11. & ce que
j'ay dit fur l'art. 12. au defaut de parent de l'un & l'autre cofté &
ligne le conioint fuccede, fuivant le titre *unde vir. & uxor*, &
fuivant l'art. 8. de la couftume de Berry, iugé par Arreft de 1600.
recité par Belut fur Bacquet au titre d'Aubeine chap. 33. Voyez
Louet & Brodeau lettre S. nomb. 22. Bouguier comme deffus,
du Moulin fur l'ancienne couftume de Paris artile 147.

Appartiennent audit parent, &c.

La comparaifon que fait le prefent article des ayeuls & ayeules
avec les collateraux qui ne font pas de la ligne, & la preferance
qu'il leur donne au preiudice des collateraux fait voir clairement que le precedent article n'entend parler que des pere, mere
ayeul & ayeule qui ne font pas de la ligne, aufquels elle attribüe
les propres au defaut de parens de la ligne d'où viennent lefdits
propres, & ainfi ces deux articles ne font pas contraires à l'explication que ie donne aux autres au cas que les ayeul & ayeule
foient de la ligne.

ARTICLE XCVIII.

LE fils aifné qui par la Couftume prend plus
que les puifnez en fief, ou le mafle qui prend
autant que deux filles, n'eft tenu des debtes de
fes pere.& mere plus que le puifné ne ledit mafle
plus que les femelles, finon és charges foncieres
& anciennes defquelles l'heritage, ou fe prend ledit preciput & avantage, eft chargé qui doivent
fuivre ledit heritage, & confequemment tomber

N n

à la charge dudit aiſné ou puiſné ſeul *pro rata* dudit preciput.

Voicy une exception de l'article 90. où il eſt a obſerver que le privilege de l'aiſné compete & appartient au puiſné qui eſt compris audit privilege, par ces mots (ou puiſné) de la fin du preſent article, non ſeulement pour le droit de maſculinité, ce qui eſt manifeſte par le commancement de l'article, mais encore pour le preciput qu'il prend, ſuivant qu'il ſera dit au titre des fiefs, la raiſon eſtant pareille pour ledit preciput que pour celuy de l'aiſné & pour la maſculinité, il eſt auſſi a obſerver que noſtre article n'a lieu qu'en ligne directe, & non pas en la collaterale ſuivant le 335. de la Couſtume de Paris, qui limite ce privilege à la ligne directe, & doit ſervir d'interpretation au preſent article & eſtre ſuivi en cette couſtume, par ces raiſons qu'en ligne collaterale il n'y a point de droit d'aiſneſſe ſelon l'article 173. & que le maſle qui prend le fief en ladite ligne ne le prend pas par preciput, mais par l'excluſion, des femelles qui ſont déja aſſez deſavantagées par ladite excluſion ſans eſtre encore chargées des debtes, voyez Lepreſtre chap. 83. & Brodeau ſur Louet lettre D. nomb. 16.

Sinon és charges foncieres & anciennes.

Du Moulin ſur l'ancienne couſtume de Paris au §. 11. nomb. 12. à compris aux charges foncieres, les conſtitutions de rentes creées pour l'achat du preciput, ſuivant lequel ſentiment Chopin ſur la nouvelle Couſtume livre 2. tit. 2. nomb. 11. a dit avoir eſté iugé par Arreſt, auquel Charondas au meſme lieu deferant declare que ſans iceluy il ſeroit d'opinion contraire, laquelle contraire opinion eſt pourtant à preſent univerſellement receüe & ſuivie comme la plus iuſte, voyez Lepreſtre au chap. 37. Loyſeau en ſon deguerpiſſement livre 4. chap. 14. nomb. 13. pareillement le meſme du Moulin audit lieu, veut que l'aiſné ſoit chargé entierement des rentes aſſignées ſur ſon preciput, ce que Loyſeau combat encore, voulant que quand leſdites rentes ſeroient aſſignées pour legs pieux & pour alimens, l'aiſné n'en paye que ſa part, comme ſe faiſant cet aſſignât, *demonſtrationis non taxationis cauſa*, voyez Bacqu t' de Iuſtice chap. 21. nomb. 148. Brodeau ſur Louet au lieu cité, cela ſe doit ce me ſemble decider ſur les circonſtances, principalement ſur l'ancienneté ou nouveauté de l'aſſignât, & ſur la qualité du legs. Pour le prix du preciput, au cas qu'il ſoit deub, il eſt conſtant que l'aiſné n'en doit que ſa part-perſonnelle, voyez du Moulin, Lepreſtre & Brodeau aux lieux citez, ou le dernier en recite un Arreſt de 1614: Mornac ſur la loy *ſi fideicommiſſum §. tractatum ff. de Iudiciis?* Si le preciput eſt ſaiſi pour les debtes de la ſucceſſion, l'aiſné en ſera recompenſé par ſes freres & ſœurs, iugé par l'Arreſt des Gaſteliers, voyez Lepreſtre comme deſſus, Pitou ſur Troyes art. 114. en cas de procez pour le preciput, l'aiſné ne paira les frais que pour ſa part perſonnelle, Bacquet comme deſſus nomb. 261.

ARTICLE XCIX,

S'Il y a biens vacans en divers lieux chacun des Seigneurs hauts iuſticiers doit avoir ceux qui ſont en ſa Seigneurie & haute-juſtice, tant meubles qu'immeubles & en ce cas ne ſuivent le domicile.

Les Arreſts ont toûjours iugé que les meubles appartiennent au Seigneur du lieu où ils ſe trouvent à l'heure du decez du défunt, ſans diſtinction, pourveu qu'il n'y ait point de fraude, conformément à cét article, voyez Bacquet de Desherence chap. 3. nomb. 4. Charondas ſur Paris art. 267. Buridan ſur Vermandois art. 36. Coquille aux queſtions 159. & 237.

Immeubles.

Quant aux fiefs, il y a difficulté à qui ils appartiennent du Seigneur du fief ou du haut-juſticier? d'Argentré veut qu'ils appartiennent au Seigneur Feodal, du Moulin veut qu'il appartiennent au haut-juſticier, par la raiſon qu'ils ſont patrimoniaux, & eſt

ſuivy de Brodeau ſur Paris art. 167. dont il infere que la juſtice &
la mouvance de l'heritage acquis depandant de deux Seigneurs, le
droit d'indemnité ſe partage entr'eux, ainſi iugé par Arreſt du 19.
Aouſt 1609. & par autre du 11. May 1619. Buridan y adjoûte une
exception qui eſt quand la reverſion ſe fait par la conceſſion du fief, la
Couſtume de Sens en l'article 206. diſtingue & dit que (quand au fief
il y a haute, moyenne & baſſe-juſtice) il appartiendra au Seigneur
feodal, s'il n'y a haute juſtice, & qu'il ſoit en la iuſtice d'autruy, il
appartiendra au Seigneur haut-juſticier qui en rendra hommage au
Seigneur feodal.

Pour les rentes conſtituées, la plus commune opinion eſt qu'elles
appartiennent au Seigneur du domicile du défunt, parce que ce
ſont debtes actives qui ſuivent le domicile du creancier, & que
le droit & l'action y reſident, partant elles en ſuivent le domicile,
voyez Brodeau *ut ſuprà*, Lhommeau en ſes maximes livre 2. chap.
31. & la loy *quid ergo* §. *de peculio ff. pro ſocio*. Voyez au contraire
Coquille ſur Nivernois article 2. de confiſcation & en la queſt. 237.

Du raport qui ſe doit faire en partage.

ARTICE C.

PEre ou mere, ayeul ou ayeule ne peuvent
avantager leurs enfans l'un plus que l'autre,
& ne peuvent deffendre qu'ils ne raportent les
uns aux autres, ce qu'ils leur avoient donné, ſoit
qu'ils ſe veüillent porter pour heritiers où ſe tenir à ce qui leur auroit eſté donné, & à quelque
titre qu'ils le veüillent retenir, ſont tenus de porter les debtes comme leurs autres freres & ſœurs;
toutesfois ne ſont tenus raporter les fruits des heritages ny les profits des deniers donnez.

Noſtre Couſtume pour conſerver entierement & étroitement
l'égalité entre les enfans, oſte aux peres & meres tout moyen

de bien faire aux uns au prejudice des autres, par le raport qu'elle veut eftre fait par les enfans les uns aux autres de ce qui leur eft donné, foit qu'ils viennent à la fucceſſion du pere ou mere, foit qu'ils y renoncent, ce qui eft contraire à la plufpart des Couftumes de France, qui permettent aux enfans avantagez par pere & mere de renoncer à la fucceſſion, & fe tenir à ce qui leur eft donné, pourveu que la legitime foit gardée aux autres enfans, voyez les Couftumes de Paris art. 307. Sens art. 89. 267. & 270. Vitry art. 79. & 99. les enfans qui n'ont rien en pouvans bien (efdites Couftumes en cas de donation faite entre-vifs de tous les biens à leur frere ou fœur) demander la legitime, & en cas de legs en demander la reduction, parce que les Couftumes (pour ne pas ordonner le raport, finon en venant à la fucceſſion) ne permettent pas aux peres & meres de donner à leurs enfans plus qu'à des étranges, mais ne pouvant pas demander le raport indiftinctement de ce qui a efté donné à leur frere ou fœur qui renonce à la fucceſſion, comme ils peuvent faire en cette Couftume qui eft dure à la verité introduifant une fervitude aux peres & meres de ne pouvoir difpofer à leur volonté de ce qu'ils ont acquis par leur travail, & les rendant efclaves de leur propre bien, *dura lex fed fcripta*, voyez Coquille queft. 168. ces mots (pere & mere) marquent qu'en ce cas la Couftume *refpicit perfonam*, partant elle s'étend en d'auttes Couftumes ou les peres & meres ont des heritages, & qui permettent l'avantage, autrement ce feroit donner lieu & faire ouverture aux fraudes & deftruire l'égalité que la Couftume veut établir.

Ne peuvent avantager.

Ainfi les pere & mere ne peuvent pas s'obliger & payer pour leurs enfans fans charge de raport : Arreft de 1602. Charondas fur Paris art. 310. Coquille queft. 170. ils ne peuvent contracter focieté frauduleufe avec eux. Arreft de 1624. Belordeau livre 3. controv. 77. ils ne peuvent leur vendre leur bien à vil prix, & il a efté iugé audit cas qu'il ne fuffit pas de raporter, mais que la vente eft nulle : Arreft pour le fieur de Longueil, voyez Pitou fur Troyes art. 113. Par autre Arreft rendu entre les fieurs de la Lobe & du Chaftelet, il fut dit que la terre vendüe à vil prix audit du Chaftelet par la mere & belle mere des parties, feroit eftimée pour (au cas qu'elle ne vallut pas la part afferente dudit du Chastelet)prendre par luy le pardessus, & si elle excedoit en raporter l'excedant, ils ne peuvent pas prendre transport d'une mauvaise debte deüe à l'enfant, & en payer du bon argent? Arrest du 10. Feyrier 1654. contre la fille d'Hervé mariée à Jolivet, argent presté par le pere au fils ou à la fille ou par l'ayeul ou petit fils est sujet a raport, jugé par l'Arrest des Favereaux en 1574. & encore que la fille mariée & obligée auec son mary eut renoncé à la communauté d'entre son mary & elle, dautant que le prest fait ainsi est presumé fait à la fille, & en sa consideration par avancement d'hoirie, encore aussi que le petit fils eut renoncé à la succession de son pere, encore pareillement que l'office pour l'achat duquel l'argent a esté presté soit perdu. Que si le prest est fait seulement au mary sans que la femme y soit obligée elle n'en fera pas le raport, si ce n'est qu'elle ait accepté la communauté de son mary, & si elle l'accepte & qu'elle ait fait faire inventaire elle n'en raportera que jusqu'à la concurrence de ce qu'elle profite de la communauté, de mesme qu'elle ne paye les debtes que jusqu'à ladite concurrence, comme j'ay dit ailleurs. Voyez Brodeau sur Loüet lettre R. nomb. 13. où il y a un Arrest contraire à ce qui a esté dit pour le prest fait au fils par le pere, mais il y avoit du particulier & de la fraude du pere, & Leprestre chap. 71. & 103. cent. 1. & chap. 97. de la centurie 2.

Toutes confiscations de devoir faites par peres & meres au profit des enfans sont presumées faites en fraude & estre avantage indirect, & l'enfant audit cas doit prouver la necessité du pere & l'employ des deniers, voyez la loy *qui testamentum ff. de probationibus* pareillement toutes quittances bailléss par le pere au fils. Arrest du 13. Mars 1563. Voyez Tournet sur Paris art. 304. Buridan sur Vermandois art. 88. il a esté iugé par Arrest de 1614. que l'argent baillé la rente se doit raporter sans que le premier fils ou fille puisse demander a continuer la rente, voyez plus bas, mais le pere ayant fait inventaire apres la mort de sa premiere femme dont il a des enfans, & n'en faisant point apres la mort de sa seconde; ce n'est pas un avantage indirect pour les derniers enfans, dont les premiers se puissent plaindre & qui soit sujet a raport: Arrest de 1628. ny pareillement si la femme remariée renonce à la communauté de son second mary, & d'elle ayant des enfans de luy, dequoy les enfans du premier lict ne peuvent pas l'arguer, ny l'obliger à prendre ladite communauté, mesme en

luy offrant caution pour fon indemnité : Arreft de 1618. Brodeau fur
Loüet lettre O.nomb.30.voyez au nomb. 28. au mefme lieu , le pere
peut auffi faire partage entre fes enfans de fes biens, pourveu qu'il
garde l'égalité encore qu'il donne tout l'argent à l'un ou les fiefs
à un autre : Arreft de 1612. voyez Loüis Godet en ce lieu , Peleus queftions 134. 142. & autres.

Le titre Sacerdotal donné par le pere ou la mere à l'enfant qui
fe fait d'Eglife n'eft point fujet a raport ny à l'heritier , ny au
creancier, en cas de renonciation à la fucceffion , comme eftant
pluftoft une convention qu'une donation : ainfi iugé par Arreft du
12. Decembre 1619. recité par Brodeau fur Louet lettre D.nomb.
56. il la efté iugé par autre Arreft du 3, Avril 1629. raporté par
du Frefne au livre 2. chap. 33. que tel titre ne pouvoit eftre reduit fous pretexte de la legitime des autres enfans , par autre du
29. May 1645. il a efté iugé que ledit titre n'eft pas fujet à infinuation , & qu'il doit eftre payé,quoy que celuy à qui il eft donné ait un benefice, du Frefne livre 4. chap. 24. par autre il a efté
iugé qu'un heritage eftant donné audit titre à un coufin, le don n'en
eftoit point revoqué par fa furvenance d'enfans au donateur.
Idem livre 4. chap. 7. Brodeau raporte encore un Arreft du 3.
Septembre 1651. qui a iugé qu'en ligne collaterale y ayant titre Sacerdotal donné au neveu par l'oncle. le neveu n'eft pas tenu de
prendre ledit titre fur la part de fa mere heretiere dudit oncle :
c'eft au lieu cité plus haut.

On demande en cas que le pere tuteur en m'ayant fon enfant
luy ait donné certaine fomme pour demeurer quitte de la tutel.
le , fçavoir fi fes autres enfans peuvent contraindre le marié a
oüir compte ? Ie répond qu'il y a apparence qu'oüy , au cas que
le marié foit avantagé, à caufe de la rigueur de la Couftume , on
dit neantmoins que le contraire a efté iugé en la Couftume de
Vitry , vrayfemblablement il y avoit du particulier qui eft peut
eftre, qu'il paroiffoit qu'il n'y avoit point d'avantage.

Rapportent.

Pour eftre mis en partage , ou prennent moins fuivant l'article
304. de la Couftume de Paris qui doit à mon avis avoir lieu parmy nous quand il y a des biens en la funceffion pour égaler les
enfans, ceux qui n'ont rien en eftans affez indemnifez , fi on leur

tient compte de ce qu'on a receu fans qu'on foit obligé de raporter en efpece, à quoy le prefent article femble s'accorder par ces mots, & à quelque titre qu'ils le veüillent font tenus & le refte, qui marquent que l'enfant peut retenir ce qui luy a efté donné, pourveu qu'il n'excede pas fa part, & encore plus ceux-cy de l'article 103. heritages donnez doivent eftre raportez en efpeces) laquelle expreffion montre que l'enfant n'eft pas obligé neceffairement de raporter en efpece les autres chofes., fi la couftume l'eut voulu, elle l'auroit dit & exprimé comme elle l'a dit, & exprimé à l'égard des heritages, quelques-uns (afin que l'enfant ne foit pas obligé de raporter les deniers qu'il a receu en efpece) tirent à confequence la fin de l'article 102. où eftant parlé du raport des chofes données, les deniers ny font pas compris, bien qu'ils le foient lors qu'il eft parlé du don, & ainfi la Cour l'a iugé en cette couftume au profit du fieur Delouverey & fa femme contre leurs coheritiers à la fucceffion de Claude Rofnay ; il eft vray que ledit Delouverey eftoit incommodé fes biens eftant en criées : Nos anciens difent que cela fe doit iuger fuivant les circonftances , en cas d'ordonnance du pere que fes enfans raporteront ce qu'il leur a donné de fon vivant, il a efté iugé que l'enfant n'eftoit pas recevable à moins prendre, Voyez du Frefne livre 5. chap. 51.

L'hypoteque que le frere à fur les biens donnez à fa fœur en avancement d'hoirie eft du iour du decez du pere, ou plûtoft il a droit de preference & de fuite, par la raifon que l'égalité eft ordonnée par la couftume, & que le raport eft une dette de la fucceffion du pere payable devant les dettes du fils & de la fille, d'où vient que le frere eft preferé fur les biens venus à fon frere & à fa fœur à leurs creanciers, Voyez Mornac fur la loy *rem heredita-riam ff. de evictionibus.* Bacquet des rentes conftituées fur l'Hoftel de Ville de Paris chap. 3. Mais l'heritier plus vigilant s'eftant fait payer de fa part d'une dette de la fucceffion (le debiteur devenant infolvable) n'eft pas obligé de raporter ce qu'il a receu. Arreft du 3. Avril 1640. Voyez Brodeau fur Paris art. 89. la loy *lucius & titia ff. familiæ hercifcundæ.* En cas d'argent prefté par le pere durant la communauté de luy & de fes enfans heritiers de leur mere au gendre & à la fille; il a efté iugé que les creanciers du gendre & de la fille ; quoy qu'anterieurs au preft ne peuvent pas empefcher la reprife par le pere de la moitié, & le raport aux coheritiers fur la part en la communauté avenante aux enfans du gendre & de la fille,

fille, par Arreſt de 1619. recité au long par Brodeau ſur Loüet
lettre R. nomb. 13. ſur la fin.

Les uns aux autres.

Ces parolles aprennent que le raport ne ſe fait point aux creanciers du pere ou de la mere, ainſi iugé en la couſtume de Paris
par l'Arreſt de 1642. recité par du Freſne livre 4. chap. 5. de l'e-
dition de 1658. comme i'ay dit ailleurs, par lequel Arreſt la legitime fut adjugée à l'enfant qui n'avoit rien touché des biens du pere,
contre ſes freres & ſœurs qui avoient eu mariage en argent, quoy
qu'on alleguaſt que les creanciers du pere pretendroient la legitime demandée, & fut ainſi préjugé que les creanciers du pere n'y
pouvoient rien pretendre, comme eſtant la maſſe des deniers donnez aux premiers mariez, par le moyen de leur renonciation à la
ſucceſſion affranchie des dettes du pere; mais elle n'eſt pas quitte
envers les creanciers de l'enfant qui n'a rien eu, leſquels ſe peuvent faire ſubroger en ſon lieu pour demander le raport aux autres
enfans qui ont eſté avantagez ou bien la legitime, Chopin ſur Anjou
livre 3. chap. 1. tit. 3. nomb. 4.

On demande ſi l'enfant qui a renoncé à la ſucceſſion peut demander le raport à ſes freres & ſœurs ? Ceux qui diſent que non
alleguent l'Arreſt cy-deſſus-mentionné de 1642. par lequel il paroit
que l'enfant qui demandoit le raport avoit renoncé à la ſucceſſion, &
avoit obtenu lettres pour en eſtre relevé & prendre la ſucceſſion par
benefice d'inventaire, on peut encore oppoſer le mot de (ſucceſſion
l'article 102.) A quoy ie réponds que la couſtume de Paris en laquelle ledit Arreſt eſt rendu differe de beaucoup de la noſtre, n'ordonnant pas le raport qu'au cas que les enfans qui ſont avantagez
viennent à la ſucceſſion. La noſtre au contraire ordonnant le raport,
ſoit qu'on ſe tienne à ſon don, & qu'on renonce à la ſucceſſion
(ce qui eſt ſous-entendu n'y ayant point de milieu, le mort ſaiſit
le vif, & il eſt heritier s'il ne renonce) ſoit qu'on aprehende la
ſucceſſion, que ſi l'on eſt obligé de raporter quand on ſe tient à
ſon don & ſans qu'on ſoit heritier il s'enſuit qu'on peut prendre
& demander le raport ſans eſtre heritier, & en renonçant à la ſucceſſion, la raiſon eſtant pareille, autrement il n'y auroit point d'é-
galité, l'un & l'autre ſe fait comme enfant & non pas comme
heritier.

Sont tenus de porter les dettes, &c.

Si l'enfant qui est avantagé aprehende la succession, sans doûte il doit sa part des dettes. S'il y renonce, où il a eu des heritages ou bien il a eu de l'argent. Au premier cas où il y a des creanciers qui le devancent, & l'estoient devant le don qui luy a esté fait, où il n'y en a point, s'il y en a, il ne peut pas s'empescher de payer leur deub ou de deguerpir, si les creanciers sont posterieurs, il n'est point obligé envers eux, ainsi iugé en la coustume d'Anjou, voyez Chopin sur ladite coustume livre 3. tit. 3. chap. 1. nomb. 4. Au dernier cas qui est d'argent donné, l'enfant avantagé n'est point tenu envers les creanciers, comme i'ay dit, mais comme ses freres & sœurs peuvent aprehender la succession & payer les dettes, si apres les dettes payées il ne leur reste point dequoy les égaler à luy ils ont droit d'agir contre luy afin de raport, & le raport ayant lieu & se faisant, le dessusdit qui a esté avantagé paye indirectement, *& per consequentias* sa part des dettes comme les autres freres & sœurs, puis que sans le payement fait desdites dettes par ses freres & sœurs qui ont apprehendé la succession leur biens leur suffiroient pour leur également, & qu'il n'y auroit point de raport a faire ny a demander, c'est en ce cas que le dire de Brodeau au lieu cité se verifie, que sous pretexte d'égalité les enfans sont faits garends & responsables du mauvais menage de leurs peres, & participans du payement de leurs dettes, sans que pour cela le creancier du pere ait action contre l'enfant qui a renoncé, & a esté avantagé ; & ainsi ce me semble se doivent entendre ces parolles, sont tenus de porter les dettes comme leurs autres freres, ou ces autres qui se sont portez heritiers sont sous-entendües & a supleer, ce qui se collige des precedentes (soit qu'ils se veüillent porter heritiers & le reste) mais tous les enfans ayant renoncé à la succession, & partant nul d'entre-eux n'estant chargé des dettes, l'un d'eux supposé qu'il luy soit deub par la mesme succession ne peut pas sous pretexte de ces parolles (sont tenus & le reste) & de l'égalité requise entre les enfans obliger ses freres à porter leur part de ce qui luy est deub, & leur precompter sur lequel il doit leur raporter ; il est personne estrange à ce regard, il n'est point debiteur ny ne porte point sa part de la dette, parce qu'il a renoncé à la succession, il est simplement creancier & en pareils termes que les autres creanciers de

la fucceffion pour fe pouvoir vanger de fon deub fur les biens d'i-
celle, & non pas fur les biens fujets à raport, autrement le benefice de la renonciation feroit inutile aux autres qui ont renoncé,
& font quittes des dettes telles qu'elles puiffent eftre, & la concurrence des deux qualitez en la perfonne du pretendant, d'enfant
& de creancier ne peut pas leur porter préjudice ny empefcher
l'effet de la renonciation, n'eftant point confiderable, ce qu'on peut
alleguer que l'enfant eft tenu de raporter ce qui luy a efté prefté par
le pere, cela fe faifant pour empefcher l'avantage indirect ; & parce
que ce qui eft prefté par le pere au fils eft prefumé donné en avancement d'hoirie à caufe de l'obligation naturelle qu'ont les peres de donner à leurs enfans, n'en eftant pas de mefme de ce qui eft prefté
par le fils au pere qui ne peut rien demander des biens de l'enfant,
qu'il ne renverfe l'ordre de nature *lege nam & fi ff. de inofficiofa*
teftamento, lege 6.ff. de legitimis ; Joint que la couftume eftant rigou-
reufe, & contre le droit commun, elle ne doit pas eftre eftendüe
d'un cas à un autre. Apres tout fi le frere creancier du pere pouvoit apres fa renonciation faite conjointement avec fes autres freres
& fœurs, leur faire payer & rabatre fur ce qu'il a touché par avancement d'hoires ce qui luy eft deub par le pere ; il feferoit tous les
iours des fraudes à la couftume par de femblables dettes. Ainfi a efté
iugé au Baillage de faint Pierre au mont de Châlons au profit de
Damoifelle Deya fille ufante & joüiffante de fes droits, demandereffe en raports, & également contre fes freres qui luy vouloient
deduire fa part en certains deubs de leur pere commun par billets,
en Janvier 1673. ce que la Cour a confirmé en 1674. par Arreft.

Ne font tenus raporter les fruits des heritages.

Les fruits ne fe raportent point finon du iour de la fucceffion écheüe,
s'il y a deniers baillez les profits fe raporteront depuis le temps
fufdit à raifon du denier vingt, couftume de Paris art. 309. par
l'Arreft du 10. Iuillet 1672. entre Monfieur Loyffon Prefident,
Lieutenant General à Châlons, & fes coheritiers à la fucceffion du
deffunt fieur Loyffon pere, ledit fieur Prefident a efté abfous de
la demande de l'inrereft du prix de fes offices à luy donnez par
fondit pere du iour de fon inftallation, & condamné feulement a
payer ledit intereft du iour du decez, pource dont il fe trouvera
redevable les déductions faites.

O o ij

ARTICLE CI.

Toutes choses données par pere, mere, ayeul & ayeule à ses enfans, soit purement & simplement, par avancement d'hoirie par mariage ou autrement, doivent estre raportées par leursdits enfans.

On demande si les donations faites par le pere au fils pour recompense de services sont sujettes à rapport? la maxime est qu'oüy, si le fils ne prouve les services pretendus faits au pere, Voyez Loüet & Brodeau lettre D. nomb. 38. & 52. d'Olive livre 4. chap. 7. Belordeau liv. 4. chap. ou controv. 12. & il est a remarquer que lesdits services doivent estre considerables : car comme le fils par nature est obligé de servir son pere, la preuve de l'avoir servy en sa maison demeurante avec luy ne releve de rien ; il faut que les services soient de telle nature que le fils puisse agir pour iceux contre le pere, & qu'il en ait pû legitimement demander la recompense, exemple de l'avoir servy hors de la maison en son negoce, ou dedans le logis comme facteur & serviteur qui auroit eu des gages, Voyez Covarruvias *ad caput cum in officiis* sur la fin, du Moulin au Conseil 59. nomb. 7. Tournet sur Paris art. 304.

A leurs enfans.

Pareillement ce qui est donné aux enfans de ceux qui sont heritiers, & viennent à la succession de leur pere, mere ou autres ascendans, coustume de Paris art. 306. un pere meurt laissant des enfans, & son pere ayeul desdits enfans, l'ayeul donne à l'un desdits enfans qui apres la mort de l'ayeul se tient à son don en coustume qui le permet, audit cas les freres du donataire ne peuvent pas venir à la succession de l'ayeul avec leurs oncles & tantes, qu'en rapportant ce qui a esté donné à leur freres ou bien prenant moins de ce qui luy a esté donné, le don estant presumé fait en contemplation du pere, soit qu'il soit fait devant ou apres la mort du

pere, c'eſt à cauſe de la repreſentation qui fait que tous les enfans ne ſont qu'un comme eſtoit leur pere, voyez Brodeau ſur
Louet lettre D. nomb. 28. & 56.

Par leurſdits enfans.

Et par leurs petits enfans enfans du donataire iceluy mort devant l'ayeul ſans avoir attaint la ſucceſſion art. 308. de la Couſtume de Paris, encore que le petit enfant ait renoncé à la ſucceſſion de ſon pere, comme j'ay dit plus haut, voyez du Moulin
au Conſeil 35. nomb. 26. mais ce qui a eſté donné (par l'ayeul qui
n'a qu'un enfant) à ſon petit fils du vivant du pere iceluy ſurvivant l'ayeul & venant à mourir, ne ſera pas raporté à ſa ſucceſſion,
parce que le raport ne ſe fait qu'à la ſucceſſion de celuy qui a
donné : or le pere audit cas n'a rien donné : Arreſt de 1632.
du Freſne livre 2. chap. 88. Brodeau ſur Louet lettre D. nomb.
38. Icy ſont ſuplées ces mots de l'article precedent, ſoit qu'ils ſe
veüillent porter heritiers , & le reſte.

ARTICLE CII.

CE qui a eſté donné par pere, mere, ayeul
ou ayeule de deniers communs, meubles &
conqueſts immeubles, enſemblement ſe doit ce
porter par leſdits enfans moitié en la ſucceſſion
du pere ou ayeul, & l'autre moitié en la ſuccef-
ſion de la mere ou ayeule, & ſi auſdits enfans eſt
donné par leſdits pere ou mere, heritage qui fut
de leur propre, tel heritage doit eſtre entierement raporté en la ſucceſſion de celuy qui l'a
donné, & auquel ledit heritage eſtoit propre, &
en cas ſemblable ou le pere apres le decez de la
mere ou la mere apres le decez du pere auroit

donné à l'un de ses enfans deniers., meubles ou heritages soit en mariage ou autrement, iceluy enfant doit rapporter ledit meuble ou heritage entierement, s'il veut venir à la succession de sesdits pere ou mere qui luy avoient fait le don.

C'est une charge du pere & de la mere & un negoce qui leur est commun de marier leurs enfans, c'est pourquoy si durant la communauté ils marient aucun d'eux, ils sont reputez avoir fourny les deniers ou autres choses des biens de la communauté & chacun pour moitié, & le raport par consequent s'en doit faire moitié à la succession du pere moitié à celle de la mere : Arrest de 1605. voyez Leprestre chap. 103. Brodeau sur L'ouet lettre R. nomb. 54. Si c'est un immeuble propre à l'un ou à l'autre des conjoints le raport s'en fera à la succession de celuy à qui l'heritage donné appartenoit, les Coustumes de Vermandois art. 93. & de Rheims art. 318. le portent expressement, & nostre article ne s'en éloigne pas, en disant que s'il est donné par le pere ou mere heritage, il sera raporté entierement à la succession de celuy qui l'a donné : & en suite en cas semblable ou le pere apres le decez, &c. ce qui marque qu'auparavant il a entendu parler du temps de la vie du pere & de la mere, & qu'il veut qu'audit cas & de don fait par l'un d'eux de son fond, le raport ne se fasse qu'en la succession de celuy qui a fait le don (que si le don est fait apres la mort d'un des conjoints par le survivant, estant presumé fait de ses biens il est raportable seulement à sa succession, ainsi iugé pour le don fait par une femme mere & tutrice de sa fille à sadite fille sans avoir pris la qualité de tutrice, lequel fut reputé fait en avancement d'hoirie, voyez Peleus quest. 160. Brodeau lettre A. nomb. 54. Charondas sur Paris art. 310. par autre Arrest de 1625. une mere ayant promis 2000 écus en mariage à sa fille, tant en son nom que comme tutrice tant sur la succession du pere écheüe, que la sienne à écheoir a esté condamnée payer moitié en son nom n'estant pas presumée avoir voulu donner le tout du bien paternel, puisqu'elle ne l'auoit pas dit, voyez Brodeau audit lieu, du Fresne livre 1. chap. 44. Covarruvias. *Varrarum libro 3. cap. 19.* Mornac sur la loy derniere *de petitione hereditatis*. Où le dernier

diftingue du pere & de la mere, & eſt d'avis avec Covarruvias
que la mere ayant promis de payer une ſomme en mariage à ſa
fille, n'eſt tenüe ſinon de ſupleer ce qui défaut des biens paternels, ce qui eſt contraire audit Arreſt, & nous devons nous en
tenir à noſtre article en cas d'heritage donné, & pour les deniers
ie trouve le ſentiment deſdits Mornac & Covarruvias plus plauſi-
ble eu égard à la foibleſſe & ignorance de la mere.

S'il veut venir à la ſucceſſion, &c.

Ces mots ſemblent dire qu'il faut eſtre heritier pour eſtre obligé a rapporter, neantmoins à les bien examiner ils ne le diſent
pas, ce n'eſt qu'un des cas contenus en l'article centiéme, (ſoit
qu'ils ſe veüillent porter heritiers) qui comprend inplicitement
l'autre (ou ſe tenir à ce qui leur eſt donné) l'article n'eſt pas mis
pour corriger le centiéme, mais pour l'étendre ou pour l'expliquer,
il en eſt de meſme de l'article 104. & de ces mots (venant à leur
ſucceſſion.)
Il a eſté iugé en la Couſtume de Vitry entre les Boyats, par
Arreſt du 3. Iuillet 1630. que la mere s'eſtant a mortie à ſes enfans, il n'y avoit point d'ouverture à l'action du raport & d'également contre ceux des enfans qui avoient eſté avantagez, *viventis nulla hereditas*, en meſme Couſtume en l'année 1658. entre
Legoix & Hocart, il a eſté iugé par Sentence du Bailly de Troyes
commis par la Cour que l'un des enfans (devant la mort du pere
ou de la mere, tous deux obligez aux conventions matrimonialles
de la femme d'un deſdits enfans ſolidairement) eſtoit fondé d'agir,
afin de reduction de ladite obligation à la patt afferente dudit enfant, j'ay veu iuger le meſme entre les ſieurs de Saint Remy enfans de Damoiſelle Magdelaine Royer, par Arreſt.

ARTICLE CIII.

HEritages donnez doivent eſtre raportez en
eſpece s'ils ſont en la poſſeſſion des donataires ou ſi par dol ou fraude, ils ont délaiſſé à les

posseder, en leur payant les meliorations & impenses utiles & necessaires, sinon doit estre rapporté la iuste valeur & estimation d'iceux, eu égard au temps de la donation, n'estoit que les donataires eussent vendu à plus haut prix pour l'augmentationde la chose provenante par le temps & sans leur industrie.

Ces mots (en espece) sont particuliers pour les heritages, ainsi que i'ay dit sur l'article centiéme, & sont considerables pour faire voir que la coustume pour oster tout moyen de fraude, veut & entend que quelque estimation qui ait esté faite de l'heritage donné à l'enfant, (parce qu'elle ne se fait point pour aliener, mais pour sçavoir la valeur de la chose suivant le dire de Bartol en la loy *qui habebat de legatis* 3.) il soit raporté en espece si lors du decez du donateur, le donateur la possede encore où qu'il cesse de le posseder par dol, & en ce cas luy seront payées les meliorations & impenses utiles & necessaires, pour luy donner courage de travailler & de faire valoir le bien commun dans l'esperance qu'il ne perdra pas ses peines; en quoy nostre Coustume est plus iuste & plus favorable que plusieurs autres comme celles de Paris & de Sens qui n'accordent que les impenses utiles & necessaires, & si ledit enfant n'est plus en possession, & que cela soit arrivé de bonne foy & sans fraude, il raportera l'estimation eu égard au temps du don si ce n'est que l'heritage soit amandé par le temps & sans son industrie, pourquoy il l'ait vendu à plus haut prix qu'il ne valoit audit temps, auquel cas la Coustume pour conserver l'égalité par une rigueur exemplaire ne veut pas qu'il en profite: Que si le haut prix vient du travail de l'enfant il en profitera & ne payra que l'estimation comme dessus, ce que nostre article contient implicitement, puisqu'il luy permet de meliorer l'heritage & luy accorde les meliorations : Il y a Arrest du 15. Fevrier 1650. en la Coustume d'Amiens, par lequel le fils a esté condamné raporter le fief à luy donné bien qu'il offrit moins prendre, du Fresne livre 5. chap. 46. à Paris l'estimation se fait eu égard au temps du partage art. 305. Voyez sur l'art. 106.

P as

Par dol & fraude.

Voyez du Moulin sur l'article 278. de la Couſtume du Maine où il raporte un Arreſt rendu en faveur du fils donataire qui avoit vendu la choſe à luy donnée, en ce que la Cour appointa les parties a informer ſur l'uſage par luy avancé : & cependant par proviſion, il ne raporteroit que l'eſtimation eu égard au temps du don ſuivant les offres, on l'accuſoit de dol, mais il eſt a remarquer que ladite Couſtume oblige de raporter la choſe ou la valeur, & non pas de raporter la choſe en eſpece.

ARTICLE CIV.

Fils ou filles mariez par leur pere, mere ou autres aſcendans ſont tenus en venant à leur ſucceſſion raporter les robbes & habits nuptiaux, joyaux & trouſſeaux donnez en fiençailles, & depuis : comme draps, licts, ménage & autres choſes, mais ne ſont tenus de raporter les frais & depens faits pour leurs fiançailles & nopces, ſoit en bouquets ou autrement.

Si l'on eſt tenu de raporter ce qui eſt donné dans les fiançailles, il s'enſuit que ce qui eſt donné auparavant n'eſt pas raportable, l'expreſſion de l'un eſt l'excluſion de l'autre, iugé par Arreſt de 1563. Charondas ſur Paris art. 310. toutesfois ſi par le contract de mariage, il y a promeſſe de vêtir la fille, & qu'en execution d'icelle luy ſoient baillez des habits de prix, quoy qu'il en ait eſté fait devant les fiançailles ils ſont ſujets a raport, ſuivant l'avis de Balde *in lege filia cuius cod. familiæ heraiſcundæ*, au preſent article, ainſi qu'aux autres du meſme titre ſont ſous-entendus ces mots du premier, (ſoit qu'ils ſe veüillent porter heritiers ou ſe tenir à ce qui leur eſt donné) & les derniers impliquent la renonciation à la ſucceſſion.   P p

Mais ne font tenus rapporter, &c.

Coquille en fa queftion 168. trouve cette difpofition tres-équitable, dautant que les enfans ne profitent point des frais de nopces qui fe font pour l'honneur (de la famille, voyez Loyfel inftit. livre 2. tit. 6. art. 3. Monfieur Loyfon Prefident Lieutenant general à Châlons a efté renvoyé abfous de la demande à luy faite par fes coheritiers à la fucceffion de deffunt fon pere, afin de raport des feftins faits par fondit pere, lors qu'il avoit efté inftallé en fes charges, par l'Arreft du 10. Iuillet 1672.

ARTICLE CV.

PAreillement enfans ne font tenus raporter les deniers débourfez par leurfdits pere, mere ou autre afcendant pour nourriture & pour entretenement aux armes pour le fervice du Roy, pourveu toutes fois qu'ils ayent efté faits moderement & felon leur qualité, & auparavant qu'iceux enfans fuffent mariez ou qu'ils euffent atteint l'aage de vingt-cinq ans, ne pareillement deniers débourfez pour entretenement & inftitutió aux 'ars liberaux ou mécaniques ou pour acquerir degré de fcience inclufivement feulement.

Cét article a fa relation aux denieres paroles du precedent qui font la premiere exception de ce qui a efté dit auparavant, que pere & mere ne peuvent avantager leurs enfans l'un plus que l'autre, & que toutes chofes données doivent eftre rapportées, & le prefent article en eft le deuxiéme, dont le fens eft que les enfans ne font pas tenus de rapporter les deniers debourfez par pere, mere, &c. pour les caufes y contenües, & dans le temps y

marqué, & dans la forme & quantité y fpecifiées, c'eſt-à-dire
moderement & felon leur qualité, d'où il s'enfuit que ceux débourfez hors ledit temps & autrement que moderement, & felon
la qualité font raportables apres la mort de ceux qui les ont
donnez en leur fucceſſion, fuivant l'art. 102.

On demande au cas que le fils ait du bien écheu par le decez du pere ou de la mere, fçavoir s'il fera reputé noury & entretenu aux études & aux frais du furvivant ou aux fiens propres ?
La décifion eſt que c'eſt à fes propres dépens, voyez Mornac
fur la loy *Quem pater ff. familiæ hereifcundæ*, Chopin fur Anjou
titre des raports : fçavoir auſſi en cas que la dépenfe excede le revenu, fi le fils la doit raporter ? Buridan tient que non & il en
donne cette raifon, que cela s'eſt fait par affection & amour de
pere ou de mere, en quoy il peut fe tromper, parce qu'il n'en va
pas de mefme chez nous que chez les Romains, où ce qui eſtoit
donné *pietate paterna* ne fe raportoit point, mais feulement, ce qui
eſtoit donné *animo credendi* dont le pere ou la mere avoit tenu
regiſtre pour témoin de ce qu'il en vouloit eſtre payé, & parmy
nous ce qui eſt donné en quelque façon, & à quelque intention
que ce foit eſt indiſtinctement fuiet à raport : c'eſt pourquoy ce en
quoy la dépenfe excede le revenu doit eſtre raporté au cas que le
fils ne le veuille pas allouer en fon compte, fuppofé qu'il foit
immoderé : car s'il eſt moderé & felon la qualité, puifque le pere
eſt obligé de nourir le fils & que ce qu'il fourny à cét effet n'eſt
point raportable, il femble que ce furplus moderé & felon la qualité ne doit pas eſtre raporté, la Couſtume ne diſtinguant point
nous ne devons pas diſtinguer.

En cas de continuation de communauté apres le decez du pere ou
de la mere entre le fuivant & les enfans, & entre les enfans apres la
mort dudit furvivant & de partage fait en fuite des biens paternels &
maternels comme d'une feule & mefme fucceſſion, le frere ayant
pendant que les fœurs eſtoient au logis, fait de grandes defpenfes
aux études, lefdites fœurs luy faifant demande du raport d'icelles
dépenfes, & luy l'empefchant en vertu du prefent article & fous
le pretexte de la continuation de la communauté qui avoit laiſſé
les chofes en pareil eſtat que lors que les pere & mere vivoyent,
fut adiugé aux fœurs, par forme de recompenfe, certaine fomme,
en confideration de ce que la communauté avoit fouffert à caufe

d'icelle dépenſes, par Sentence arbitrale de mil ſix cens ſoixante
ſept.

Faits moderement.

Voyez Coquille en ſa queſtion 168. & Lhommeau en ſes maximes chap. 36. où ils tiennent que ce qui eſt fourny extraordinairement pour dépenſes inutiles, & pour débauche eſt ſuiet à
raport, chacun eſtant tenu de porter la peine de ſes fautes.

Auparavant qu'iceux enfans, &c.

L'enfant marié eſt hors de pain & pot, comme i'ay dit plus
haut, partant il n'eſt plus en droit de pretendre d'eſtre noury par
ſes pere & mere que comme un étranger, en payant ſa nourriture ou en faiſant déduction ſur ſon hoirie à ſes freres & ſœurs.

Où qu'ils euſſent atteint, &c.

J'ay dit plus haut ſur l'article 7. que l'enfant âgé de vingt cinq
ans qui demeure au logis de ſon pere ſans faire trafique ou negoce ſeparé n'eſt point reputé emancipé, au regard de ſon pere,
il ſemble qu'il en ſoit de meſme au regard des freres & ſœurs,
afin que ledit enfant ne ſoit point obligé leur raporter les nourriture & entretiens à luy fournis par ſes pere & mere, tant
qu'il ait ſon mariage en deniers ou autrement, où qu'il faſſe trafique, negoce ou feu à part, pourveu que le tout ſoit fourny moderement & ſelon ſa qualité, ce qui eſt ſous-entendu aux deniers
débourſez pour inſtitution aux arts liberaux & arts mécaniques,
& pour les ſivres. Voyez au regard des deniers Papon livre 1. titre 7. Arreſt 6. Chopin ſur Anjou livre 3. chapitre 1. titre 3.
nomb. 2.

Et arts mécaniques.

L'inſtitution aux arts mecaniques ou frais & deniers débourſez
pour faire apprendre un meſtier, ſont reputez alimens, partant
non ſuiets à raport en cette Couſtume ſecus ces deniers débourſez
pour paſſer maiſtre. Voyez l'article qui ſuit.

ARTICLE CVI.

Toutes fois font iceux enfans tenus de raporter les deniers avancez par leurſdits pere
& mere pour payement de rançon, achat d'office, & pour acquerir degré és arts liberaux apres
le degré de licence ou pour maiſtriſe és arts mécaniques.

Cecy eſt dit par relation & par exception au precedent article,
la rençon regarde les armes, le ſurplus regarde les arts liberaux
& les mécaniques.

Achapt d'office.

Ces mots font ceſſer la difficulté qu'on pourroit oppoſer ſur
l'article 103. qui veut que les heritages ſe raportent en eſpece s'ils
font en la poſſeſſion du donataire au temps du decez du donateur, & ainſi on eut pû dire que l'office acheté par le pere au
fils devoit eſtre raporté en eſpece, ce que la Couſtume ne veut
pas, ſoit que l'office vaille davantage au jour du decez du pere,
ſoit que le fils l'ait vendu à plus haut prix, mais elle oblige le
fils ſeulement a raporter les deniers débourſez par le pere pour
l'achat de l'office.

Touchant le raport du prix de l'office les ſentimens des auteurs,
& les Arreſts font differens ſelon les diverſes circonſtances, ſi l'office eſt venal & de judicature qu'il ſoit reſigné par le pere au fils,
pour ce qu'il a couſté, le fils ne doit raporter que ce qui a eſté
convenu entre le pere & luy, encore que l'office vaille davantage : on regarde ſeulement, *quod abeſt à familiá*, voyez Covarruvias, *variarum libro 3. cap. 19.* Brodeau ſur Louet lettre E. nomb.
2. à la fin, & Charondas ſur Paris art. 310. c'eſt ſuivant noſtre article, de l'office pareillement de judicature & vieil acheté par le pere
& donné au fils par ſon contract de mariage pour une ſomme

moindre qu'il n'a coufté, le fils raportera ce qu'il a coufté & non pas ce qu'il eft eftimé, c'eft l'efpece de l'Arreft rendu lë 10. Juillet 1672. entre les heritiers du fieur Loyffon Treforier pour les offices de Monfieur le Prefident Loyffon achetez foixante & trois mil livres & eftimez feulement cinquante mil livre, l'office de judicature non vénal donné au fils ne fe raporte point : Arreft de 1582. finon au cas que le pere ait débourfé des deniers pour l'avoir, & en pourvoit fon fils, lefquels le fils doit raporter felon les preuves, c'eft par la raifon contraire de ce qui a efté dit touchant l'office venal, fi neantmoins le pere a eftimé l'office & ftipulé que le fils en raportera l'eftimation il le doit raporter. Arreft de 1567. mais il ne raportera pas dávantage fupofé que l'office foit de plus grande valeur, & ne peut l'eftimation eftre contredite, fi l'office ne coufte rien au pere où qu'elle foit faite à ce qu'il coufte, iugé ainfi par plufieurs Arrefts entr'autres par ceux dés 4. Fevrier 1614. & 1. Juillet 1839. Brodeau *ut fuprà* Mornac fur la loy derniere *de petitione hereditatis* Peleus livre 8. art. 7. Louet lettre O. nomb. 23. Aux offices autres que de judicature on n'a point d'égard à l'eftimation faite par le pere fi elle n'eft iufte, encore qu'elle foit faite au prix que l'office a coufté : Arreft de 1578. autre de 1621. pour la pratique d'un Procureur, Brodeau lettre E. nomb. 2. il en eft de mefme de toute autre chofe donnée & eftimée : & fe fera la nouvelle eftimation eu égard au temps du don & non au temps du partage : Arreft de 1603. autre du 20. Decembre 1610. nonobftant l'article 305. de la couftume de Paris, par Arreft du 2. Avril 1588. il a efté iugé qu'une fomme donnée en écus d'or fe raporteroit au prix qu'ils valoient au temps du don, c'eft fuivant la nouvelle Jurifprudence qui veut que le debiteur rende, *tantumdem & non pas idem*, & qu'on ait égard au temps de l'emprunt des efpeces, voyez l'article 103. plus haut, par autre Arreft du 15. May 1649. un office d'éleu dont le fils avoit efté pourveu par le decez du pere & qui venoit de luy pendant la continuation de communauté entre les enfans, a efté eftimé non felon le temps du decez du pere qu'il valoit 13000 livres ny felon le temps du partage auquel il ne valoit que 7000 livres, mais 10000 livres, du Frefne livre 5. chapitre 38. l'office donné quoy que du depuis il foit perdu fe raporte : Arreft ce 1564. voyez Coquille queftion 167. Lepreftre chapitre 71. Charondas fur Paris article 308. pour les offices de la maifon du Roy, il y a deux dif-

ferens Arrefts l'un de 1629. qui a iugé que tel office n'eft pas fuiets a raport , l'autre de 1651. qui a iugé le contraire , voyez du
Frefne livre 2. chapitre 27. & livre 6. à la fin.

ARTICLE CVII.

Biens donnez par parens en ligne collaterale
ne font fujets a raport en venant par les donataires à leur fucceffion, finon qu'ils les euffent
donnez à cette charge.

La raifon de cette difpofition eft que l'égalité n'eft pas requife
en ligne collaterale, neantmoins le neveu venant à la fucceffion
de l'oncle par reprefentation du pere, frere de l'oncle decedé, fi
le deffunt a prefté au pere dudit neveu quelques deniers bien
qu'il ait renoncé à la fucceffion de fon pere les raportera à la fucceffion de l'oncle, iugé en Couftume, ou la reprefentation à lieu
iufqu'aux petits enfans des freres contre le petit neveu, le 28. Fevrier
1625. Lepreftre en fes Arrefts des enqueftes.

*De la difference des biens meubles , acquefts, &
de naiffant.*

ARTICLE CVIII.

Tout ce qui fe peut mouvoir & tranfporter
de lieu à autre fans fraction & rupture d'i-
celuy des huis, des feneftres du lieu où il eft reputé meuble, comme bahus, coffres , chalits,
dreffoirs, bancs, tables, l'ambris de maifon & pa-
remens de cheminées tenans à crochets ou verine

feulement, cuves, chantiers & moulins à bras qui
fe peuvent defaffembler.

C'eft la nature du meuble de fe mouvoir par foy ou par autruy,
& de fe pouvoir tranfporter d'un lieu à un autre d'où il a pris fon
nom. C'eft pourquoy noftre couftume met au nombre des meubles les chofes qui peuvent eftre tranfportées d'un lieu à un autre
fans fraction d'icelles, ou des huis ou feneftres des lieux où elles
font ; & comme l'or & l'argent monnoyé ou a monnoyer font mo-
bils, ils font meubles couftume de Rheims art. 17. Loyfel en fes
inftit. livre 2. tit. 1. art. 3. fi ce n'eft au regard de l'or & l'argent
monnoyé qu'il foit deftiné & apprefté pour achapt d'heritage , en
telle forte qu'il foit hors des mains du maiftre , & depofé & configné à l'effet de l'achat ou que par quelque autre moyen on en
foit venu à l'execution , comme veulent quelques-uns qui rejettent
la fimple deftination comme fuffifante, à l'efet de rendre les deniers immeubles, fuivant qu'il fut iugé par l'Arreft de 1566. recité
par Papon au livre 7. tit 4. Arreft dernier, & par autre recité par
Charondas fur la couftume de Paris, Voyez-le aux articles 93.
& 220. Lemaiftre au traité des criées chap. 1. Coquille fur Nivernois art. 2. de confifcation, Loyfel comme deffus, qui font fur ce de
differens avis. Les cedules & obligations pour fommes de deniers
noms, raifons & actions pour marchandifes ou autres chofes mobiliaires font encore meubles, couftume de Paris art. 89. Loyfel &
couftume de Rhims ut fupra, par Arreft du 7. Septembre 1659. les
droits de marque des cuirs ont efté iugez eftre meubles. Suite du
Journal livre 2. chap. 43. des offices s'ils font meubles ou immeubles, voyez fur les articles 10. au mot acqueft, 34. au commencement, 41. ou mot heritages, 63. aux mots & fon naiffant, 85. aux
mots lefdits biens paternels , 117. aux mots à quelque perfonne
que ce foit.

Paremens de manteaux, &c.

Quelques-uns veulent que les tableaux des cheminées, quoy que
tenans feulement à fer & à clous , s'ils font d'ancienneté foient
immeubles. Item, des horloges & autres ouvrages femblables, cette
ancienneté fait la deftination , & s'entend fi les tableaux & autres
chofes

chofes ont efté mifes aux maifons par l'ayeul, & ont ainfi paffé en plufieurs mains. Arreft de 1567. Voyez Charondas & Brodeau fur Paris art. 90.

ARTICLE CIX.

MAis toutes chofes de maifons tenantes à fer, clous, fable ou plaftre, & qui ne fe peuvent mouvoir ny tranfporter fans fraction ou rupture font reputées immeubles, & du lieu où elles font affifes ; pareillement toutes chofes deftinées à ufage perpetuel d'heritages, comme preffoit inftrumens & fournitures d'iceluy, huillerie, cuves de cuivre à Tainturier, & cuves à Tanneurs affifes en terre, artillerie fervantes à la garde d'une Place, chafteau ou Fortereffe, & autres femblables font reputées immeubles.

Deux chofes font connoitre fi la chofe eftant en maifon eft immeuble, & fi elle en fait partie, la premiere qui eft directement contraire à celle par le moyen duquel le precedent article fait voir que la chofe eft meuble, eft quand la chofe de maifon tient à fer & le refte, & qu'elle ne fe peut tranfporter fans eftre rompüe ny fans rompre les huis ou feneftres ou autres chofes de la maifon où elle eft, cette particule (&) avec la fuite (qui ne fe peuvent mouvoir) eft confiderable, comme monftrante qu'afin que la chofe foit reputée immeuble, il ne fuffit pas qu'elle tienne à fer, clous, fable ou plâtre ; & en effet l'article precedent porte que les tableaux de cheminées tenans à fer & verins font meubles, mais qu'il faut qu'elle ne puiffe eftre oftée ny tranfportée fans fraction. La deuxiéme quand la chofe eft deftinée à ufage perpetuel de la maifon où elle eft affife, de l'une & de l'autre l'article fournit des exemples. Et il eft à noter que ces deux marques prefuppofent que ce foit le pro-

Q q

prietaire qui a mis les chofes en la maifon ou en l'heritage , car fi elles ont efté mifes par un locataire cela ne les fait pas immeubles les couftumes de Tours art. 226. & de Normandie art. 504. le difent ainfi.

Toutes chofes-de maifon.

C'eft l'affiete & l'attachement de la chofe à la maifon qui luy donne la qualité d'immeuble, par communication. De forte que la chofe qui attachée a un immeuble feroit immeuble eft meuble fi elle eft attachée à un meuble : Exemple, le moulin attaché à un bateau eft meuble , fi ce n'eft qu'il y ait charge fonciere ou droit de fervitude , & de pouvoir obliger autruy à y venir moudre , Voyez Chopin fur Paris livre 1. tit. 1. nomb. 24. Charondas & Brodeau fur ledit art. 90. & pourtant le moulin attaché à bateau fe vend par decret à caufe du revenu annuel. Arreft de 1582. Brodeau fur Loüet lettre M. nomb. 13.

Sont reputées.

C'eft une fiction , mais elle s'eftend à tous effets, elle eft du droit Romain, *funt portio domus ea quæ ei funt affixa* , *l. quæfitum ff. de fundo inftructo.*

Deftinées.

La deftination dit Coquille en fa queftion 161. commande & fert de regle pour iuger fi la chofe eft immeuble ou non , & il en tire la raifon de la loy *tutor ff. depignoribus* , c'eft elle qui fait que les tuilles qui ne font pas clouées ne laiffent d'eftre immeubles, d'où le mefme auteur conclud que les planches rangées en planche fans eftre clouées ny attachées foit immeubles, & font partie du fond, ainfi les materiaux d'une maifon démolie apreftez pour mettre en une autre maifon ont efté iugez immeubles par Arreft de 1577. voyez Chopin & Brodeau aux lieux citez, la loy *fundi §.abeo* , la loy *granaria ff. de actione empti*, ainfi un Chanoine de Mafcon ayant fait ériger des ftatuës de marbre fur bazes de pierre en une galerie de fa maifon ou iardin fans eftre attachées à la muraille tenantes feulement à plaftre, ciment & plomb elles ont efté

jugées eftre de la maifon par la prefomption que ledit Chanoine ayant long-temps iouy de fon benefice avoit fait cette dépenfe & melioration en fa maifon en recompenfe des fruits par luy
perçeus, & qu'autrement & s'il ne l'eut pas voulu ainfi il l'auroit
declaré, & partant il y avoit de la deftination, du Frefne livre 2.
chápitre 43. Brodeau comme deffus, la loy *quæfitum §. fpecularia,*
citée plus haut.

Comme preffoir.

Encore qu'il femble que ces mots (affis en terre) du prefent
article ne fe raportent pas au mot de (preffoir) fi eft-ce qu'il faut
entendre qu'ils s'y raportent, mefme que ceux-cy (& qu'elles ne
puiffent eftre tranfportées fans les mettre en pieces & fans rupture & deterrioration d'icelles)y font fous-entendus, ny ayant (de
tout ce qui eft compris en l'article) que l'artillerie & les chofes
femblables qui foient reputées immeubles fans ces conditions, tel
eft l'ufage fuivant la doctrine de tous les commantaires de la
Couftume de Paris fur l'art. 90. mefme pour le preffoir, lequel(s'il
eft affis en terre & enfouy en telle forte qu'il ne fe puiffe defpiecer & defaffembler fans fraction & demeurer entier apres l'enle-
vement, d'où il y a lieu de croire qu'il a efté deftiné pour demeurer perpetuellement au lieu où il eft) il eft immeuble & reputé
faire partie du fond, mais s'il fe peut ofter, & tranfporter fans
fraction & fans deterrioration bien qu'il le faille defpecer &
defaffembler, il eft meuble, s'il eft feulement fur treteaux ou
fur feille comme parlent quelques Couftumes : Pitou fur Troyes
art. 72. recité un Arreft du 4. Octobre 1583 par lequel le preffoir à viffe & roüe eftant en une maifon venduë par decret auquel il n'en eftoit point fait mention, a efté declaré eftre meuble,

Aßifes en terre.

Et non pas fur terre feulement, enfouyes en terre en telle
forte qu'elles ne puiffent pas eftre enlevées fans eftre rompües &
de terriorées comme il a efté dit, c'eft la marque de la deftination
à ufage perpetuel au regard de telles chofes.

Artillerie, &c.

L'artillerie servant à la garde de la place du chasteau où elle est, est mise icy au nombre des choses immeubles sans condition, & par la seule destination dont il ne faut point d'autre preuve, sinon qu'elle appartienne au maistre & proprietaire du chasteau, & qu'il n'apparoisse point que sa volonté soit au contraire, & ces mots (servent à la garde) on voit clairement qu'il n'y a que la grosse artillerie canons, fauconneaux, & arquebuses à croq qui soient immeubles, le reste s'il s'en trouve ne l'estant pas comme ne servant pas à la garde du chasteau, & n'y estant pas destiné, mais estant destiné à l'usage de l'homme & pour sa deffense ou pour la chasse: ainsi a esté iugé par Arrest recité par Pitou sur l'article 11. de la coustume de Troyes, outre l'artillerie on compte au nombre des immeubles, les instrumens servans à icelle, coustume de Rheims article 23. ce qui comprend les poudres & autres munitions de guerre.

Et autres semblables.

Comme les livres & ornemens de la Chappelle, Coustume d'Amiens article 97. *Item*, les principales bagues & joyaux & reliques des maisons des Princes, & hauts Barons Loysel livre 2 titre 1. nomb. 10.

ARTICLE CX.

TOus fruits pendans par les racines sont reputez immeubles & estre de l'heritage.

Bois coupé, bled, foin ou grain sayé ou fauché supposé qu'il soit encore sur le champ & non transporté est reputé meuble, mais quand il est sur le pied, & pendant par les racines il est reputé immeuble art. 92. de la Coustume de Paris, c'est suivant le droit Romain en la loy *fructus pendentes ff. de rei vendicat* & en la loy

Tulianus §, *fi fructibus ff. de actione empti*, Voyez Loyfel livre 2.
titre premier nombre ou article 5. ou le commentateur excepte
les fruits vendus devant la recolte qui font meubles à l'égard
de l'acheteur. Ce qui infinüe que la vente en eft permife & legitime, nonobftant les ordonnances qui deffendent de vendre les
bleds en verd & devant qu'ils foient recueillis, ce qui fe fait
quand les marchands prévoyans la cherté des grains en vont
arrer par les Villages, ou quand un ufurier prefte de l'argent à
un payfan & pour le payement, ftipule devant les moiffons la
délivrance Iuy eftre faite de certaine quantité de grains à tel prix
apres la moiffon, aufquels cas les ventes font déclarées nulles,
& au dernier cas le debiteur eft condamné feulement à rendre la fomme qui luy a efté preftée avec les interefts, déduction
faite du prix des grains comme il a efté iugé par plufieurs Arrefts,
fpecialement par celuy de 1632. recité par du Frefne livre 2.
chap. 92. & par Brodeau fur Louet lettre R. nembre 12. Voyez
d'Olive livre 4. chap. 9. Mornac fur la loy *qui pendentem vinde-
niam ff. de act. empti*, où il dit avoir efté debatu entre les Avocats
confultans, fi lefdites ordonnances s'entendent des vins comme
des grains, en effet il a efté iugé contre un Preftre acheteur de
quarante pieces de vin à trente & une livre la piece à prendre
en une vigne, fi tant y avoir de fruits & qui en vouloit refillir
fous pretexte defdites ordonnances, qu'elles n'avoient point de
lieu au cas: L'Arreft du 21. Ianvier 1659. fuite du Journal livre 2.
chap. 3. eft notable que c'eftoit l'acheteur qui ne vouloit pas entretenir le contract, & de plus que les ordonnances regardent plus
le public que les particuliers.

ARTICLE CXI.

TOutes fois entre conjoints par mariage ou
parfonniers, bleds enfemencez & couverts
prez apres l'amy-May, vignes & autres fruits
apres la faint Iean feront partagez comme meubles, & auparavant lefdites faifons feront parta-

gez *pro rata* du temps que le mariage a duré.

Encore que le present article semble restraindre la disposition touchant les bleds, vignes & autres fruits aux personnes des conioints par mariage, si est-ce qu'elle a lieu à l'égard de toutes autres personnes, ce que la Coustume de Rheims art. 19. & celle de Vitry art. 94. portent expressement : la derniere en exceptant seulement l'heritier de la doüairiere icelle decedée apres l'amy-May, & la saint Jean devant la recolte, ce qui est conforme à l'article 34. de nostre coustume. De sorte qu'apres le temps porté par le present article le creancier peut faire saisir les fruits des heritages du debiteur separement du fond, & un autre les faisant saisir par apres il luy sera preferé selon l'art. 178. de la coustume de Paris, mesme le fond estant posterieurement saisi réellement, il semble que ladite saisie doit subsister comme faite de chose mobiliaire qui ne fait plus partie du fond, & ne peut plus estre saisi au preiudice du premier saisissant, dont le droit est acquis, par Sentence de nostre Presidial du 5. Septembre 1656. a esté adiugée au mary donataire par don mutuel l'empouille des propres de la femme decedée en Juillet devant la recolte comme meuble à l'exclusion des heritiers de la femme.

Bleds en semancez & couverts.

C'est-à-dire empoüillez, neantmoins il est a remarquer que ces mots se rapportent aux suivans (& autres fruits) & encore à ceux cy (apres la saint Jean) & non pas aux mots (apres l'amy-May) partant lesdits bleds font meubles apres la saint Jean seulement, & non devant.

Auparavant ladite saison , &c.

Cette disposition est contraire au droit François qui veut que les fruits appartiennent à celuy à qui l'heritage échoit en remboursant les labours & semences, voyez l'art. 231. de la Coustume de Paris, & le 274. de celle de Sens, conformément auquel article 274. en nostre Presidial par iugement du 29. Juillet 1652. La veuve du nommé Galet Descury, coustume de Sens ou les heritages en question estoient assis, a esté reboutée de la demande des fruits

des heritages de son mary decedé devant la saint Jean *pro rata*,
que le mariage avoit duré, ce present article est conforme à la
loy *divortio ff. soluto matrimonio, &c.* & presuppose qu'il y ait communauté entre les conioints, voyez les articles 115. & 116.

Que le mariage a duré.

Plusieurs sont d'avis qu'on doit commancer le temps de cette
durée au premier Janvier à l'exemple des beneficiers dont les
fruits se partagent entre le successeur & l'heritier du deffunt
pro rata que le deffunt a vêcu dans l'année de son decez à commancer icelle année audit mois de Janvier, mais il me semble
plus raisonnable de regler cette durée & commancer cette année
entre le survivant des conjoints, & l'heritier du premier decedé
selon la dernier recolte, au jour qu'elle a esté faite ou deub estre
faite, suppose qu'il n'y en ait pour eu de faite en l'année precedan-
te le decez du conjoint, tant parce que les fruits ne se recueill-
lent qu'une fois l'an, que la recolte est l'écheance & qu'ils se
doivent regaler par toute l'année en laquelle ils sont recueillis,
& non en d'autres années, que par ce qu'il y auroit de la perte
toute claire pour le conjoint qui n'a rien au fond ou les fruits
sont pris & perceus, principalement si c'est le mary, lequel per-
droit parce moyen les fruits de depuis la derniere recolte jusqu'au
premier Janvier suivant dont le proprietaire profiteroit à son
prejudice, & qui luy doivent appartenir du moins pour moitié,
pour avoir soûtenu les charges du mariage pendant ledit temps,
& encore dautant qu'il n'y a point de parité des fruits d'un benefice, & de ceux du propre d'un des conjoints, le beneficier
estant hors d'interest, par ce que lors qu'il entre au benefice, il
commance à gagner les fruits à ladite raison & ne perd rien.

ARTICLE CXII.

POissons en estangs apres trois ans ou estans
en huges ou reservoirs sont reputez meubles.

Tant que le poisson mis en estang, ou fossé pour peupler &

amander, croit & amande ce qu'il est reputé faire seulement iufqu'au temps ordinaire de la pefche, il est immeuble & fait partie
du fond, s'il ne croit plus ou s'il est reputé ne plus croiftre dautant que le temps de la pefche ordinaire, telle qu'elle foit, est passé,
fuppofé mefme qu'il ne foit pas bien noury ny de l'efchantillon,
il est meuble, estant lors reputé estre en referve bien qu'il foit
encore dans l'eftang ou foffé.

S'il arrive, devant la pefche, quelque inondation qui fasse fortir
le poisson de l'estang & entrer en un autre, il n'est plus reputé
immeuble ny faire partir de l'estang d'où il est forty, au contraire
il appartient au proprietaire de l'estang voifin où il est entré,
parce que la pourfuite & la reconnaissance en font difficiles &
comme impoffibles §. fera inftit. de rerum divifione, ainfi iugé par
Areft de 1603. recité par Peleus livre 3. Arreft 80. Voyez Loyfel
en fes inftit. livre 2. tit. 1. art. 7. Ainfi certains particuliers de fuipe-
pe (ayans pefché du poisson en des foffez fur leurs heritages non
éloignés de l'estang des Dames d'Avenay ou partie du poisson
dudit estang, à ce que lefdites Dames preterdoient, estoit entrée
par le débordement de la riviere qui passe a travers ledit estang,
& ce trois femaines apres que les eaux dudit estang s'eftoient
retirées :) Affignez à la requefte defdites Dames pour leur payer
leurs dommages & interefts en ont esté renvoyez quites & absous,
par iugement rendu en nostre Presidial le 3. Decembre 1674.

Que fi par accident comme par rupture de labonde de l'estang,
& pareillement par naufrage & rupture d'un bateau chargé de
poisson, il fe perd dans une riviere ou ailleurs où il puisse estre
repris & reconnu, il doit estre donné du temps au maistre dudit poiffon pour le reprendre & pefcher : ce qui fut accordé par autres
iugement du mefme Presidial au Fermier de la terre de Somme-
velle, l'estang du lieu ayant esté ouvert par accident & le poiffon estant entré en la riviere de Courtifouls, & furent faites deffenfes aux habitans dudit Courtifous de pefcher en ladite riviere
pendant quinze iours donnez audit Fermier pour faire icelle pefche,
i'ay veu pratiquer le mefme en cas de bateau ou boutique ouverte par accident fur la riviere.

Pigeons & colombier à pied & Seigneurial font partie du fond,
ceux qui font en colombier attaché en la maifon, ou en voliere
font meubles, voyez du Moulin fur l'ancienne Couftume de Paris §. 1. glofe 8. nomb. 17. & fuivans, Charondas & Brodeau fur la
nouvelle

nouvelle art. 91. Lapins en garennes, beftes en parc fait partie du fond, & ne peut l'acquereur a remeré les détruire, voyez Chopin fur Paris livre 1. tit. 1. nomb. 18. où il parle auffi des mouches à miel.

Eftang en huges ou refervoir.

L. funes ff. de action. empti, voyez Coquille fur Nivernois art. 5. & 6. *hoc titulo* Loyfel & Brodeau aux lieux citez, ce qui a lieu encore que l'eau de l'eftang paffe à travers du refervoir, Chopin au lieu cité plus haut.

ARTICLE CXIII.

BOis taillis ou faulfayes apres le temps de la coupe accouftumée font auffi reputez meubles.

Il y a de deux fortes de bois, l'un qui n'a point de coupe accouftumée ou ordinaire, comme la haute-fuftaye, celuy-là eft immeuble tant qu'il foit coupé, art. 92. de la Couftume de Paris, *l. quintus mutins ff. de action. empti*, Mornac audit lieu, Coquille fur Nivernois art. 21. des fiefs, s'il fe vend il y a retrait, du Moulin fur l'art. 201. de la Couftume de Blois. L'autre bois, eft celuy qu'on a couftume de couper de temps en temps & s'appelle bois taillis, lequel (apres le temps de la coupe paffé encore qu'il ne foit pas coupé) eft meuble, voyez l'art. 54. plus haut où il y a une exception en cas de doüaire, Brodeau fur ledit art. 9. de la Couftume de Paris, dit que le bois devant la coupe & le poiffon devant la pefche le temps de l'un & l'autre eftant écheu peut eftre faifi comme chofe mobiliaire, & que fur le prix le premier faififfant doit eftre preferé, mefme aux creanciers hipotequaires. Il en eft de mefme que des bleds apres la faint Jean, voyez fur l'art. 111.

R r

ARTICLE XIV.

TOutes fois entre conjoints par mariage lefdits poiffons, bois taillis ou faulfayes auparavant ledit temps de la pefche ou coupe ordinaire fe divifent par portion du temps que le
mariage a duré.

Si la coupe ou la pefche fe fait en trois, qu'il y en ait
deux d'écoulez pendant le mariage, les deux tiers font partagez
entre le furvivant & l'heritier du premier mort & l'autre tiers
appartiendra au proprietaire fuivant le *§. qnod in anno* de la loy *divortio*, voyez fur l'art. 111. és mots (que le mariage a duré.)

ARTICLE CXV.

LOyers de maifons, & heritages tant à prix
d'argent que moiffon des grains & arrerages
de rentes conftituées à prix d'argent font reputez
meubles apres que le terme eft écheu, toutesfois
entre conjoints par mariage ou parfonniers (encore que le terme ne foit écheu) fe partiffent *pro
rata* du temps que le mariage a duré comme
deffus.

On compte de trois fortes de fruits, les naturels, les induftriaux
& les civiles, les premiers viennent fans rien mettre comme les
prez, les autres viennent avec peine & à grands frais comme les
bleds, & les vignes, & font les uns & les autres produits par une

caufe naturelle & corporelle, les derniers à fçavoir les civils tirent
leur origine d'une caufe incorporelle, procedante d'un droit
ou obligation dépendante de l'Office de la loy ou de la difpofition de l'homme, & comme la fepartion du fond ameublit
les fruits naturels & les iuduftriaux, de mefme l'écheance du jour
du payement acquiert les fruits civils, & les rend meubles, voyez
la loy derniere fur la fin *ff. de iure fifci*, c'eft des deniers qu'il
eft parlé au prefent article.

Et heritages tenus, &c.

Ces paroles femblent infinuer que les heritages eftans donnez
à loüage le canon n'eft point meuble que le terme & iour de
payer ne foit écheu: ce qui n'eft pas fans fondement, car on
peut dire que la nature des fruits qui eftoient naturels ou induftriaux eft changée, & qu'ils font devenus fruits civils par le bail,
attendu lequel & le temps de payer prefent par iceluy par le proprietaire, il n'eft point en droit de demander aucune chofe que
le terme ne foit écheu: & partant ne doit point l'heritage eftre prefumé dépoüillé à fon égard encore qu'il foit dépoüillé actuellement,
& le canon n'eft pas meuble devant l'efcheance, à quoy femble
s'accorder, Mornac fur la loy *defuncta ff. de ufufructu* où il excepte le cas de la doüairiere decedée apres la recolte des fruits
devant le terme écheu, auquel cas le loyer eft reputé meuble, &
appartient à l'heritier de la doüairiere, *femper habetur in cæteriæ
ratio diei in quem rerum locatarum collata eft penfio*, neantmoins
plufieurs font d'opinion contraire, & que mefme hors le cas de
doüaire les loyers de l'heritage dépoüillé non écheus font meubles, Brodeau entr'autres fur Paris art. 92. Voyez-le & ce que
l'ay dit fur l'art. 54.)J'ay trouvé nos anciens de ce fentiment.

ARTICLE CXVI.

A Celuy à qui appartient un heritage où il y
a arbres fruitiers luy appartiennent les fruits
defdits arbres, & n'eft loifible à autre cueillir,

prendre & transporter lesdits fruits s'il ne plaist au proprietaire, soit que les heritages soient en villes ou hors villes, excepté toutesfois entre conjoints par mariage qui se partissent comme dessus.

De la disposition du present article il s'ensuit que les fruits des arbres font partie du fond tant qu'ils soient cueillis, & ils ne sont pas compris sous le (nom de fruits de l'article 111.)demeurans dans la disposition du centiéme, voyez esdits lieux.

Excepté toutes fois, &c.

La raison est pareille des fruits des arbres que des autres fruits afin qu'ils se partagent. entre conjoints *pro rata* que le mariage a duré, l'un des conjoints venant à mourir devant la recolte d'iceux encore qu'ils ne soient pas ameublis comme les autres fruits devant ladite recolte, & que jusqu'à ce, & nonobstant que l'amy-May & la saint Iean soit passées ils fassent toujours partie du fond. Il a esté iugé par Arrest du Parlement de Rennes que le locataire qui a planté des arbres aux lieux qu'il tient à titre de loüage peut les emporter, voyez Chopin sur Paris livre premier titre premier nomb. 16.

AR:TICE CXVII.

HEritage donné à quelque personne que ce soit est reputé acquest, sinon que ledit heritage fut donné par pere ou mere en avancement d'hoirie, où qu'il fut donné par autre parent,auquel cas est reputé naissant procedant du costé & ligne de celuy qui l'a donné pour telle part & portion que le donataire luy devoit suc-

ceder feulement, & pour le furplus doit eftre
reputé acqueft.

C'eft un Proverbe trivial qu'il n'eft point de fi bel acqueft
que de don, d'où il s'enfuit que l'heritage donné eft acqueft au
donataire, la couftume de Paris en l'art. 246. ledit ainfi ny appor-
tant qu'une feule exception, fçavoir quand la donation eft faite
en ligne directe, c'eft pourquoy il a efté iugé en ladite couftume apres enquefte par turbes que la donation faite *fucceffuro* de
tous biens en ligne collaterale eft acqueft, & qu'il entre en la communauté & au don mutuel, par Arrefts de 1643. 1646. & 1650. recitez par Henrys livre 4. queftion 92. du Frefne livre 4. chap.
58. & Brodeau fur Louet lettre A. nomb. 2. ce qui n'a point de
lieu en noftre Couftume qui ajoûte à la mefme exception de la
Couftume de Paris, cette autre quand le don eft fait par autre
parent, auquel le donataire doit fucceder, c'eft à dire en ligne
collaterale, auquel cas la chofe donnée eft propre au donataire
pour la part qu'il devoit prendre comme heritier & acqueft pour
le furplus, ce qui eft conforme à la doctrine de du Moulin
fur §. 247. nomb. 4. de la couftume de Normandie, où il dit
que quand on donne à l'heritier apparent le don eft prefumé luy
eftre fait en avancement d'hoirie, *dum modo non fit vel non ap-*
pareat qualitas aut caufa repugnans voyez l'art. 26. de la couftume
de Rheims, Lepreftre chap. 42. centurie 1. & chap. 34. cent. 2.

Donné.

Heritage donné par contract de mariage, quoy qu'autrement
qu'en avancement d'hoirie, & non à celuy qui doit fucceder eft
propre au donataire, Loyfel inft. livre 4. tit. 4. art. 3. art. 212. de
la Couftume d'Orleans, ce qui s'entend pour ne pas entrer en la
communauté, & à l'égard de l'autre conjoint feulement, & non
pas à l'égard des heritiers du donataire, eftant vray que le donataire eftant decedé, l'heritage appartient à fon heritier des acquefts
Arreft de 1633. il en eft de mefme de l'heritage donné autrement
qu'en avancement d'hoirie, & qu'à celuy qui doit fucceder à une
perfonne mariée à condition qu'il luy fera propre, voyez Bacquet
& Brodeau comme deffus, *valla de rebus dubiis tractatu* 13. Item,

R r iij

si audit cas est donné de l'argent pour sortir nature de propre au donataire marié, voyez Coquille sur Nivernois art. 9. *hoc titulo*. Si le don est fait sans lesdites conditions & autrement qu'en avancement d'hoirie, & qu'à celuy qui doit succeder à un des conjoints il entre en la communauté : *Item*, la chose leguée de mesme y entre : Arrest du 26. Fevrier 1643. au cas de legs. Voyez l'art. 248. de la Coustume de Paris, le 34. de celle de Rheims, & les auteurs citez plus haut.

A quelque personne que ce soit.

Et par quelque personne que ce soit, si ce n'est (comme dit a esté) en avancement d'hoirie & à celuy qui doit succeder, ainsi le don fait par le Roy d'un heritage de la ligne à la sœur elle estant morte sans hoirs a esté reputé acquest à sa succession par Arrest de 15. Juin 1640. du Fresne livre 3. chap. 31. Brodeau sur Paris art. 182. nomb. 32. Mais un office donné par le Roy est propre au donataire, & s'il est marié il n'entrera pas en la communauté : Arrest du 4. Decembre 1609. pour un office de Maistre des Requestes, autre pour l'office du Prevost de Melun, Lepreftre chap. 47. cent. 2. *Item*, la veuve a esté déboutée de la demande de la moitié de l'office dont le mary estoit pourveu devant le mariage, & qui apres la mort du mary avoit esté rendu aux heritiers à vil prix, par Arrest de 1607. Peleus en sa question 152. Lepreftre audit lieu.

Pour pareils offices rendus à la veuve ou aux heritiers apres la mort du pourveu, voyez du Fresne livre 6. chap. 17. où il est dit avoir esté distingué par Monsieur Talon Advocat general des offices hereditaires perdus parfaute du payement du droit annuel & rendus par grace, & des offices de la maison du Roy & autres non érigez en titre d'Office par Edict ny autrement, & qu'au premier cas l'office appartient à la succession & non pas au second, jugé au premier cas par Arrest du 13. Mars 1648. contre la veuve pour les heritiers, au deuxiéme cas par Arrest du 17. Fevrier 1651. par lequel il fut dit que les creanciers ne peuvent rien pretendre en l'office de la maison du Roy rendu par sa Majesté à la veuve & heritiers pour en tirer recompense, comme n'estant pas ledit office de la succession du deffunt pourveu d'iceluy, il y a autre Arrest de 1625. recité par ledit du Fresne livre 1. chap. 59. par lequel il a efté iugé que l'office d'un Juge tué en l'exercice de fa charge feroit rendu à fa veuve & heritiers.

Acquefts.

In dubio tout heritage eft prefumé acqueft comme j'ay dit ailleurs, voyez Loyfel livre 2. tit. 1. art. 13. Mornac fur la loy 8. *ff. pro focio.*

Avancement d'hoirie.

Juftin l'Hiftorien parlant d'Aartaxerxes Roy de Perfe qui de fon vivant fit couronné Roy fon fils Darius, ufe de ces beaux mots, *per indulgentiam pater Regem viuus fecit, nihil fibi ablatum exiftimans quod in filium contuliffet finceriufque gaudium ex precreatione capturus fi infignia Maieftatis viuus in filio confpexiffet,* J'ay dit ailleurs que les peres ne font qu'ufufruitiers de leurs biens, la proprieté en appartenant à leurs enfans, c'eft pourquoy le don fait par eux à leurs enfans n'eft pas proprement un don mais une reftitution.

Toute donation faite en ligne directe *transfunditur in ius faturæ fucceffionis,* & eft prefumée faite en avancement d'hoirie, c'eft une fucceffion anticipée, un avant-gouft de l'heredité, c'eft un payement d'une dette legitime & de nature, iugé ainfi pour des legs faits en ligne directe en la Couftume d'Amiens, qui veut que tous legs foient acquefts, & furent les chofes leguées, declarées propres aux enfans donataires, non feulement pour la part qu'ils devoient avoir par fucceffion mais pour le tout, l'Arreft de 1635. du Frefne livre 3. chap. 8.

Auquel le donataire doit fucceder.

Excepté en ligne afcendante en fucceffion du pere au fils, ainfi que i'ay remarqué ailleurs, tout heritage qui vient par fucceffion eft propre, *l. nec adjecit ff. pro focio,* couftume de Normandie art. 247. Donc ce qui eft donné à celuy qui doit fucceder luy doit eftre propre, *in tam neceffariis fibique coniunctis perfonis fub liberalitatis appellatione debitum naturale perfoluitur, l. vinca de imponanda lucrat. defcript. cod.* Voyez l'article 116. de Vitry, Loyfel livre 2. tit. 15. de ſes inſtit. Et tout à rebours ce qui eſt donné à celuy qui n'eſt pas heritier, quoy que parent eſt acqueſt, iugé pour l'acqueſt donné au frere, la mere heritiere des acqueſts vivante, par Arreſt du 3. Decembre 1641. Brodeau ſur Loüet, *ut ſuprà, vbi liberalitas ibi donatio & quaſtus*, voyez Tronçon ſur Paris art. 246. La ſubſtitution rend l'immeuble propre : Arreſt de 1565. Charondas ſur la meſme couſtume de Paris au meſme lieu.

Eſt reputé naiſſant.

A tous effets, pour ne point entrer en la communauté, art. 19. plus haut, pour y ſucceder par les parens du coſté & ligne dont il vient art. 85. pour en pouvoir diſpoſer ſeulement du tiers ſuivant les articles 68. & 70. afin que le retraiÆ y ait lieu, art. 225.

Pour le ſurplus.

Ce ſurplus, quoy que de propre ancien entre en la communauté, il ne vient pas par droit d'heredité, mais par une pure liberalité au donataire, partant luy doit eſtre acqueſt, ainſi que les autres dons : Voyez Chaſſanée ſur la Couſtume de Bourgogne rubr. 4. des droits appartenans à gens mariez §. 2. au mot acqueſt, Lepreſtre chap. 14. cent. 2. Mais le donataire eſtant mort il retourne aux parens du coſté & ligne, Brodeau ſur Paris art. 133. nomb. 1. Pareillement ſi ledit ſurplus du propre ancien ou autre propre ancien donné à un de ligne qui ne doit ſucceder en la collaterale eſt vendu à un étranger il y a retraiÆ, art. ſuſdit 133. de la couſtume de Paris, voyez l'art. 250. plus bas, ce mot (reputé) eſt à conſiderer montrant que l'heritage ne change point de nature, à l'égard des heritiers & des parens lignagers, auſſi ne change t-il point de ligne. Il y a Arreſt recité plus haut qui a iugé que le propre ancien eſtant vendu à un de la ligne, & ayant fait ſouche à l'enfant de l'acheteur, apres la mort dudit enfant appartient au parent du coſté de l'acheteur comme propre naiſſant & non pas au parent du coſté dont il vient originairement, ce qui ſe fait à cauſe que ledit propre a fait ſouche de nouveau, ce qui ne ſe rencontre pas aux cas cy-deſſuſmentionnez, partant il y a grande difference.

ARTICLE

ARTICLE CXVIII.

HEritage acquis par le mary feul, eſt neantmoins reputé conqueſt entre luy & ſa femme, encore que la femme ne fut nommée au
contraƈt, & que le mary feul s'en fut fait faiſi-
ner ſans faire mention de ſa femme.

Cecy preſuppoſe qu'il y ait communauté de biens entre l'homme & la femme ſuivant l'article 19. Voyez ce que i'ay dit ſur
iceluy, toute acquiſition faite de fond par le mary, ſoit de ſes deniers, ſoit de ceux de ſa femme ſtipulez eſtre employez, ſoit du
prix de l'heritage de luy ou de ſa femme vendu eſt conqueſt, ſi
le mary n'a fait declaration contraire par le contraƈt d'acquiſition, voyez ſur l'article 32. és mots (ſi le mary n'a employé) le
propre vendu par un conioint devant le mariage a faculté de remeré, & racheté pendant le mariage n'eſt point conqueſt, le
conjoint ou ſon heritier n'a que l'aƈtion demy denier, ſi ce n'eſt
que la faculté de remeré ſoit accordée *ex intervallo*, & apres le
contraƈt, voyez Coquille ſur Nivernois art. 11. tit. de la communauté, & au 28. des droits des géns mariez, Chopin ſur Paris livre
3. tit. 1. nomb. 11. *Item*, le propre vendu par force dont la vente
eſt reſolüe pendant le mariage ne change point de nature
ny n'eſt point conqueſt, ny quand la vente en eſt faite volontairement devant ou durant le mariage, & qu'elle ſoit reſolüe par
force durant le meſme mariage, exemple ſi le mary vend une
conſtitution de ſon propre & qu'à faute de la pouvoir garentir il
la reprenne, *magis videtur redditum quam translatum Dominium*,
Bouguier lettre R. nomb. 8.

ARTICLE CXIX.

L'Heritage acquis par échange est de pareil-le nature & qualité que l'échange d'acquêst ou de naissant si l'échange estoit tel, mais entre deux conioints par mariage où il y auroit soulte l'heritage acquis par contr'échange appartient du tout à celuy auquel appartient l'heritage échangé en remboursant l'autre conioint ou son heritier de la moitié des deniers de la soulte.

La raison du présent article, pour laquelle l'heritage échangé est de pareille nature que le contre-échangé, est tirée de la maxime de droit, *subrogatum sapit naturam subrogati*, & que la chose ne semble pas alienée, laquelle est convertie en une autre capable de tenir son lieu & place entre les biens.

On demande si la loy 2. *cod. de rescindenda venditione* a lieu en échange ? neantmoins Mornac sur ladite loy veut qu'oüy, *ad instar venditionis & id ex iisdem rationibus & modis quibus in venditione uti solitum est*; Arrest du 17. Ianvier 1607. du Fresne au livre 4. chap. 33. recite un Arrest de Mars 1646. qui a iugé que ladite loy avoit lieu en échange d'une maison à une constitution de rente, par la raison qu'il n'y peut avoir d'affection pour la constitution qui equipolle à deniers, d'où l'on peut inferer que si l'échange eut esté d'un heritage à un autre heritage, pour lequel on puisse, & l'on soit presumé avoir de l'affection, la Cour auroit iugé que la loy ny avoit point de lieu, & suivant ce il a esté iugé au siege Presidial de Châlons le 28. Iuillet 1671. pour Eustache Ruel de Tours sur Marne, que ladite loy n'a lieu en échange : en effet les échangeans sont tous deux acheteurs & peuvent tous deux avoir affection à la chose & luy donner tel prix que bon leur semble, & la plus commune opinion est que cette loy n'a point de lieu en l'acheteur, voyez Lepreftre chap. 12. Louet & Brodeau lettre L. nomb. 10.

L'heritage.

Pour les conftitutions de rente, voyez plus bas aux mots de
(pareille nature.)

Acquis par échange.

Afin qu'il y ait fubrogation il faut qu'il y ait échange, fi c'eft
achat & vente il n'y a point de fubrogation, voyez ce que i'ay
dit fur l'article precedent & fur le 32. touchant les acquifitions
faites par le mary des deniers procedans de la vente de fes propres & ceux de fa femme, il y a pourtant un Arreft rendu en la
Couftume de Bretagne qui a declaré propre au profit des enfans,
un heritage acquis par le pere des deniers du prix d'un heritage
propre audit pere : ains ftipulation ny declaration, mais il y avoir
du particulier en ce que le pere avoit laiffé le prix à rente tant
qu'il auroit trouvé un fond pour l'employer, c'eft deftination
donc i'ay parlé ailleurs, Belordeau partie premiere livre premier
controuverfe 13.

Sans échange quelquesfois la fubrogatioe fe fait, mefme de
deniers au lieu & place de l'heritage : Exemple en l'alienation du
fond du mineur, ou quand quelque conftitution de rente à luy
appartenante eft rembourfée Couftume de Paris art. 94. ce qui s'entend, tant & fi longuement que la minorité dure, voyez fur ledit
article 32. aux mots (ou fes heritiers) *Item*, il y a fubrogation
des deniers procedans de la vente du fond d'un des conjoints au
mefme fond, & font lefdits deniers, fuppofé qu'il foient deubs, reputez immeubles à l'égard de l'autre conjoint pour ne pas entrer
en la communauté, ce qui fe fait pour empefcher l'avantage indirect,
du Moulin fur l'article 296. de la couftume d'Anjou, Coquille fur
celle de Nivernois art. 31. des droits des gens mariez, mais à l'é-
gard d'autres perfonnes lefdits deniers font meubles, iugé pour la
mere heritiere mobiliaire de l'enfant le prix en eftant deub & le
terme de payer non écheu, par Arreft recité par Lepreftre, &
par Tronçon fur Paris art. 232. du 8. Ianvier 1611. rendu en la
couftume de Bourbonnois, voyez fur l'article 32. L'Arreft rendu

entre les heritiers de Defcofte , iugé pareillement pour les legataires des meubles contre l'hetitier des propres en ladite couſtume
d'Anjou, laquelle veut que les deniers procedans des propres d'un
des conjoints foient immeubles, ce qu'elle limite entre le ſurvivant
& les heritiers du trepaſſé par ledit art. 296 Arreſt du 20. Fevrier
1660. ſi le prix eſt payé, il n'y a point de ſubrogation, & les deniers
& le remploy ſont meubles : Arreſt ſuſdit d'entre les heritiers Deſ-
cofte ou les deniers eſtoient en nature en la ſucceſſion : Voyez
Bouguyer lettre R. nomb. 11. voyez encore les art. 34. & 251.

Il y a encore ſubrogation du prix de l'heritage vendu à la
choſe meſme à l'égard du vendeur à qui le prix eſt deub, ſoit
qu'il ait reſervée hypoteque ſpeciale où qu'il ne l'ait pas reſervée,
lequel peut faire ſaiſir les deniers de la ſeconde vente, ſur leſquels il ſera preferé à tous autres creanciers, *quia habet iuſproprie-
tatis & dominii directi*. Arreſt de 1633. de 1644. en Septembre &
1646. au meſme mois, voyez ledit ſieur Bouguier lettre H. nomb.
12. Brodeau ſur Louet lettre H. nomb. 21. Mornac ſur la loy 5. §.
planè de tribunoria actione où il cite un Arreſt de 1615. rendu au
profit du vendeur d'un office qui ne s'eſtoit pas oppoſé au decret,
& fut preferé apres le decret fait à tous les creanciers ſur le prix
dudit office, & Henrys livre 4. chap. 6. queſt. 107. lequel au livre
4. chap. 5. queſt. 27. veut d'abondant qu'entre creanciers non privilegiez le prix de la choſe venduë eſtant deub, on y vienne par
hypoteque comme y ayant ſubrogation, dont il baille cette raiſon
tres-pertinente que l'acquereur ne ſeroit pas aſſuré contre les anciens creanciers ayant intereſt qu'ils touchent ſes deniers, & ainſi a eſté iugé par Arreſt du 27. Aouſt 1650. que ſi les deniers
eſtoient conſignez, voyez plus bas au titre des retraits, par Arreſt
du 23. Avril 1626. il a eſté iugé qu'en deniers procedans de la vente des propres de l'oncle qu'il avoit ordonné par ſon teſtament
eſtre vendus & les deniers diſtribuez entre ſes heritiers, il n'y avoit
point de ſubrogation entre les heritiers de la niéce decedée en
minorité, du Freſne livre 1. chap. 95.

Deniers procedans de rembourſement d'un Greffe mis en criées
ont eſté iugez ſubrogez à la choſe, & qu'on y viendroit par hypoteque : Arreſt du 12. Iuillet 1623. iugé en noſtre Preſidial qu'y
ayant eu vente pendant le decret d'un ſurpoids de grange par
l'executé, l'acquereur qui en devoit le prix le conſigneroit pour
eſtre diſtribué aux creanciers hipotequaires avec celuy du fond ,

le 17. Aouſt 1660. Mais en deniers procedans de la vente d'heritages decretez ſaiſis entre les mains du receveur des conſignations, ſans que le ſaiſiſſant ſe ſoit oppoſé au decret, on vient comme en ſaiſie de meubles, & le premier ſaiſiſſant eſtre preferé:
Arreſt du 29. Octobre 1557. autre de 1596. au profit du ſieur de
Barbeſyeux, Charondas ſur Paris art.178.

De pareille nature.

Tres à propos ſont adjoûtez ces mots (d'acqueſts & de naiſſant)
pour montrer que l'heritage donné en contre - échange ne prend
pas toutes les qualitez de l'heritage échangé, eſtant vray qu'il ne
les prend pas indiſtinctement, mais ſeulement les accidentelles &
extrinſeques, & non pas les ſubſtantielles & intrinſeques, il prend
celle de naiſſant paternel ou maternel, d'acqueſts & de conqueſts,
les charges non réelles, les hipoteques, & non pas la qualité de
fief par exemple, iugé par Arreſt de 1607. au fait duquel le pere
qui avoit fait l'échange avoir declaré qu'il vouloit que la choſe
à luy donnée en échange fut fief comme celle qu'il échangeoit.
Par Arreſt de 1624. un quidam ayant par ſon teſtament legué
une maiſon à un ſien parent, & ſes conſtitutions de rente à un autre, & depuis ayant échangé la maiſon à une rente, la rente donnée en contre-échange fut adiugée au legataire de la maiſon comme ſubrogée au lieu & place d'icelle, du Freſne livre 1. chap. 37.
voyez la loy Si rem & pretium ſſ. d. petitione hereditatis, par autre
Arreſt de 1622. il a eſté iugé que l'heritage échangé eſtant chargé de doüaire le contre échange l'eſtoit en ſon lieu & place,
Item, il a eſté iugé que l'hypoteque de l'échangé paſſe au contre-échangé par Arreſt de 1604. & 1661. le dernier pour la Dame
de ſaint Geny, & par l'un & l'autre a eſté dit qu'y ayant échange
d'une maiſon à une conſtitution, le creancier qui avoit hypoteque
ſur la maiſon ne pouvoit plus la pretendre ſur icelle, mais ſur la
conſtitution qui a cét effet ne pouvoit pas eſtre rembourſée que le
creancier ne fut appellé, du Freſne livre 1. chap. 37. Suite du Iournal livre 4. chap. 25. Brodeau ſur Louet lettre P. nomb. 35. & lettre
S. nomb. 10. voyez du Moulin ſur l'art. 233. de la couſtume d'Anjou,
le 30. de celle d'Amiens, & le 154. de celle de Troyes, Coquille ſur
Nivernois art. 14. Hoc titulo. Les Religieuſes de ſainte Marie de
Châlons creancieres de Marie Briſſier, laquelle incontinant apres

le decez de fa mere, & les lots jettez avoit échangé fon lot duquel une certaine maifon faifoit partie avec Charles Briffier fon
frere, ayant fait affigner Horguelin detempteurs d'icelle maifon
en declaration d'hipoteque, comme venante ladite maifon de leur
debitrice, en ont efté déboutées par Sentence du Bailly du Comté de 1667. comme eftant l'échange feulemen: declaratif du partage & reputé la mefme chofe, voyez la fuite du Journal livre
6. chap. 42.

Mais entre deux conjoints, &c.

Il y a une pareille difpofition en l'article 34. *Item*, au 251. il
fuffit que l'autre conjoint foit indemnifé.

ARTICLE CXX.

HEritages pris à furcens perpetuel , rente
viagere, titre d'imphiteofe, bail à longues
années ou à loüage, font reputez acquefts au
preneur d'iceux, & ou tel preneur feroit marié
au temps de ladite prife, en ce cas la femme prend
la moitié ou les heritiers d'elle apres fon decez,
aux charges toutesfois & conditions appofées au
contraĉt fur ce paffé, & fans pour ce preiudicier
aux Bailleurs ou Seigneurs direĉts.

Si les chofes contenües au prefent article, font acquefts comme
il eft porté par iceluy, il s'enfuit que fi le contraĉt eft paffé devant le mariage elles n'entrent point en la communauté, non plus
que les autres acquefts faits devant le mariage, ainfi qu'il eft dit
plus haut : c'eft pourquoy la Cour a déchargé la femme qui avoit
accepté la communauté d'entre fon deffunt mary & elle iceluy decedé fans enfans) d'un bail de neuf années fait devant leur mariage, dont il en reftoit fept à exploiter, tout ainfi que fi c'euft

esté une debte immobiliaire que le mary eut contractée devant le mariage : Arrest du dernier Iuin 1658. voyez Mornac sur la loy 9. *cod. locati.*

Pris à surcens.

Le surcens est le second cens qui est imposé sur l'heritage, on l'appelle encore gros cens, il se prend aussi pour la rente fonciere, & est separé par arpent & mesure & adiousté apres la premiere concession. Le cens ou pour cens ou chef cens est un petit droit annuel qui se paye pour reconnoissance de la Seigneurie directe, voyez du Moulin sur l'authentique *quibus modis de sacris. Ecclesiis. Covarruvias variarum libro 3. cap. 2.* Loyseau en son déguerpissement livre 1. chap. 5.

Rente viagere.

Bail viager ou bail a vie est celuy par lequel le Seigneur de la chose la baille a aucun pour en jouyr la vie durant, ou pour ses heritiers pendant la vie de tels & tels à change de rente annuelle, & que les dessusdits estans morts l'heritage luy retournera, le Seigneur audit cas retient la Seigneurie directe, & ne transfere que l'utile, voyez le Vest, en l'Arrest 4. Pitou sur Troyes art. 16. & 86. où il raporte un Arrest de 1608. qui a iugé que l'enfant qui a renoncé à la succession de son pere fils du preneur ne peut rien pretendre au bail viager fait pour les enfans & petits enfans.

Emphiteose.

C'est un contract par lequel le Seigneur de l'heritage en transfere le domaine à autruy a charge de le labourer, & luy payer par chacun an quelque droit retirant à soy le domaine direct, & la proprieté, il se fait proprement des terres & vignes inutiles, voyez du Moulin au titre *de iure empheteutico.*

Des meliorations faites par l'emphiteote, voyez Loyseau du déguerpissement livre sixiéme chapitre 8. Loüet & Brodeau lettre E. nombres 10. & 11. Bouguier lettre D. nomb. 18. & lettre E. nomb. 3. où sont quelques Arrests qui ont iugé que l'emphiteote ne peut pas repeter les meliorations qu'il a faites en la chofe ny emporter les materiaux, mefmes qu'il ne peut pas en demander la compenfation avec les reparations qu'il eft tenu de faire, mais il n'eft pas obligé de reparer ce qu'il a bafty de nouveau au delà de la convention.

L'emphitéote pour ne pas payer le canon ne commet point, c'eft-à-dire qu'il ne peut pas eftre expulfé, quand il y auroit claufe expreffe au bail, au cas, il faut iugement, & devant le iugement il peut toûjours purger fa demeure, & empefcher la refolution du bail, voyez l'art. 58. de la couftume de Chaumont, d Moulin & Loyfeau comme deffus Mornac fur la loy 2. *de iure emphiteutico Covarruvias variarum libro 3. cap. 7.*

Baux à longues années.

Voyez l'article 277. de la couftume de Paris, & ce que i'ay dit au commancement du prefent, par Arreft du 2. Mars 1655. il a efté iugé qu'un bail d'un Greffe, fait pour tant que la guerre durera n'eftoit point vicieux, & ne pouvoit le bailleur le faire revivre à neuf années, du Frefne livre 8. chap. 6.

ARTICLE CXXI.

Entes conftituées à prix d'argent font reputées immeubles, iufqu'à ce qu'elles foient racheptées, & font racheptables encore que l'acquifition foit faite pour toûiours.

Les rentes font réelles & immobiliaires, les arrerages perfonnels & mobiliaires, Loyfel inftit. livre 4. tit. 1. art. 2. La raifon (pour laquelle les rentes font immeubles, quoy que le debteur ne poffede aucun heritage) eft l'alienation du fort principal & capital, & la permanence & ftabilité de la preftation annuelle & fucceffive des arrerages qui naiffent comme les fruits naturels, & durent toûjours fans fe confumer iufqu'au rachat par le payement des années écheües qui ne diminuë point le capital, la nature

duquel

duquel & de ce qui eſt payé, l'on ne conſidere pas tant que cette perpetuité.

Conſtituées.

Par contraƈt authentique emportant hypoteque, tel eſt le ſens de l'article, parce qu'anciennement il ne s'en faiſoit point d'autres, du depuis l'uſage a eſté d'en faire ſous-ſeing privé par ſimple cedule, ce qui fait douter ſi audit cas elles ſont immeubles, en effet Brodeau a tenu qu'elles eſtoient meubles ſur l'article 94. de Paris, fondé vray-ſemblablement ſur l'Arreſt de 1571. recité par Chopin ſur ladite Couſtume livre 3. tit. 3. nomb. 14. par lequel les deniers (preſtez à charge d'eſtre rendus dans certain temps, ſinon qu'il en ſeroit paſſé conſtitution de rente) ont eſté declarez meubles, mais la Cour les a declarées immeubles par Arreſt du 24. Mars 1662. recité par Jamets en la ſuite du Iournal livre 8. chap. 23. & non pas ſans raiſon puiſqu'il s'en fait beaucoup, & qu'auſdites rentes faites ſous-ſeing privé conſiſte une bonne partie des biens des particuliers : La cedule en queſtion eſtoit en ces termes, ie reconnois qu'un tel m'a preſté la ſomme de trois mil livres, dont ie luy promets payer intereſt au denier vingt à commancer de ce iourd'huy meſme luy en paſſer contraƈt de conſtitution à ſon profit toutesfois & quantes : Par autre Arreſt du 7. Septembre 1659. deniers procedans d'augmentation de gages de l'office de Maiſtre des Comptes ont eſté iugez immeubles, & que les creanciers y viendroient par hypoteque comme équipollants à conſtitution de rente ſur l'Hoſtel de Ville de Paris, au meſme lieu livre 2. chap. 43.

A prix d'argent.

De la numeration des deniers lors & au temps de la creation de la conſtitution, voyez Mornac ſur la loy 15. de uſuris : par Arreſt du 21. Fevrier 1674. La Cour a declaré valable un contraƈt de conſtitution qui portoit ſeulement que les deniers avoient eſté receus manuellement de compte, ſans qu'il ſoit dit qu'ils avoient eſté comptez & nombrez pardevant les Notaires, en infirmant la Sentence du Bailly de Vitry qui avoit declaré le contraƈt nul. On ne peut conſtituer rente pour achat de marchandiſe.

T t

Arreſt de 1564. en Fevrier, Loyſeau en déguerpiſſement livre 1.
chap. 6. nomb. 9. Brodeau ſur Paris art. 94. nomb. 5. ſinon quand
le debiteur a eu terme pour payer, alors le terme eſtant écheu
on peut créer rente du prix de la marchandiſe : Arreſt de Rolle-
quin, ainſi iugé au Preſidial de Châlons en la cauſe de Plomier
le 18. Novembre 1645. & par Arreſt confirmatif du jugement,
voyez Brodeau ſur Loüet lettre I. nomb. 8. Chopin ſur Paris livre 3. titre 2. nomb. 14. Pareillement il n'eſt pas permis de créer
rente pour arrerages de conſtitution de rente, cela s'appelle ana-
tociſme, c'eſt-à-dire intereſt d'intereſt, & s'ils ſont payez ils ſeroit imputez au principal, voyez Chopin comme deſſus nomb. 15.
Expilly chap 143. dont on excepte les intereſts deubs à mineurs
par les tuteurs qui ont rendu compte à d'autres qui leur ſont
ſubrogez : *Item*, les intereſts des intereſts payez par la caution
au creancier qui ſont deubs de plein droit ſans demande en iugement, & par forme de dommages & intereſts, partant en peut
eſtre creé conſtitution de rente, voyez la loy *poſt ſolutionem ff.*
mand. ti. Brodeau ſur Loüet lettre R. nomb. 55.

D'arrerages de Fermes en grains on peut conſtituer rente, parce qu'il eſt permis d'appretier les grains, iugé encore en la cauſe des Plouviers comme deſſus : *Item*, d'arrerages de doüaire,
penſions d'heritages en argent & loüages de maiſons, parce qu'ils
ſont un principal qui peut produire intereſts. Arreſt de 1612. Brodeau comme deſſus nomb. 57. Mornac ſur la loy 26. cod. *de uſuris*
on peut auſſi demander en jugement les intereſts des arrerages
de doüaire de ceux des deniers dotaux : Arreſt de 1608. pour le
doüaire, autre des 7. Septembre 1621. & 9. Janvier 1652. pour la
dot, Brodeau comme deſſus, ſuite du Journal livre premier chapitre 2.

La condamnation volontaire de payer les intereſts paſſez du
contenu en une promeſſe ou obligation eſt nulle comme uſuraire, pareillement celle de payer les intereſts à l'avenir, s'il n'y a
point eu d'aſſignation à ces fins : Ordonnance d'Orleans art. 60.
mais y ayant eu aſſignation, & enſuite iugement volontaire de
payer ledit intereſt à l'avenir, il vaut, & ne doit le debiteur eſtre
receu à oppoſer des lettres pour eſtre relevé de ſon conſentement
donné au Jugement : Arreſt du 2. Decembre 1652. Deſmaiſons
lettre I. nomb. 3. du contenu en une obligation, l'on peut faire
une conſtitution de rente : mais on ne peut pas ſtipuler que celuy

qui doit des arrerages d'une rente acquitera le creancier du fort
principal d'une conftitution qu'il doit des deniers defdits arrerages, eftant la mefme chofe que de faire une conftitution des interefts deubs : Arreft de 1613. Brodeau, *ut fuprà*.

Comme la rente fe fait & fe conftitüe à prix d'argent, auffi elle
doit eftre payable en argent & non pas en marchandife, fi elle
eft faite en bled elle fera convertie en deniers fans imputation,
neantmoins des arrerages, voyez l'Ordonnance de Charles IX.
en 1565. à Tours, Brodeau fur Paris art. 94. & fur Louet lettre R.
nomb. 12. Loyfeau de deguerpif. livre 1. chap. 6. nomb. 9. Lepreftre chap. 35. & Theveneau fur l'Ordonnance auffi la rente doit
elle eftre créée au taux de l'Ordonnance du iour du contraft, finon fera reduite, & ce qui eft payé de plus imputé : mais elle
n'eft pas nulle. Par Arreft du 29. Decembre 1648. il a efté iugé
que le vendeur d'un office ne peut pas pour le prix d'iceluy le
faire conftituer une rente à plus haut prix que le taux de l'ordonnance, & la reduction en fut faite du denier feize au denier
dix-huit : ce qui eft pourtant contre la regle de droit, *in alienatione rei fuæ licet quam quis voluerie legem dicere, lege 8. cod. de condictione ob caufam datorum*, voyez du Frefne livre 5. chap. 38. &
Henrys livre 4. queft. 37. tome 1. Brodeau fur ledit article 94. La
fuite du Journal livre 4. chap. 19. où eft un Arreft du mois d'A-
vril 1661. qui a iugé qu'en faifant don d'une fomme on n'en peut
pas ftipuler l'intereft, pour foy ou pour autruy plus haut que le
taux de l'Ordonnance.

Un creancier fait decreter les biens de fon debiteur il eft mis
en ordre pour fon deub qui eft une rente conftituée pour le principal & arrerages, l'adiudicataire luy paye les arrerages, & luy
paffe reconnoiffance de devoir la conftitution avec promeffe de
continüer la rente qui eftoit au denier feize, & au temps de la
reconnoiffance les rentes eftoient au denier dix-huit, & font
données les quittances requifes l'adiudicataire decedé, fon heritier dit qu'il y a ufure en la reconnoiffance, que c'eft un nouveau
contraft, & une nouvelle debte la premiere eftant acquitée,
demande l'imputation de ce qui a efté payé de plus & la reduction, il eft débouté par iugement rendu en noftre Prefidial, le
22. Janvier 1674.

Le creancier qui demeure en lieu ou les conftitutions de rente
font meuble allant demeurer ailleurs où elles font immeubles, el-

les deviennent immeubles, *mutatione perfonæ mutatur qualitas rei.* Ainſi iugé au Bailliage de Comté en cas déchange fait par Charles Deu, Conſeiller au Bailliage & ſiege Preſidial de Châlons d'une conſtitution avec un heritage ſize au terroir de Sainte Menehould, lequel heritage le nommé Perignon dudit lieu pretendoit retraire ſous pretexte que ledit ſieur Deu demeuroit auparavant à Sainte Menehould couſtume de Vitri ou les rentes ſont meubles, ou la rente avoit eſté créée, ou les heritages hypotequez eſtoient aſſis, & meſme qu'il y avoit eu titre nouvel paſſé depuis la tranſlation de domicile à Châlons, dont il fut débouté, comme eſtant icelle rente devenüe immeuble à cauſe du nouveau domicile étably à Châlons, pareillement en cas de ſucceſſion & de partage on a égard au dernier domicile du creancier, quoy qu'il en ait eu un ou pluſieurs autres, voyez Brodeau ſur Paris art. ſuſdit 94. & ſur Louet au lieu cité: Mais en cas de communauté & de conventions de mariage le changement de domicile ne change point la qualité de la conſtitution qui demeure toûjours ce qu'elle eſtoit à l'égard des conjoints: Exemple la rente eſt creée à Châlons où les rentes ſont immeubles au profit d'un particulier y demeurant devant ſon mariage il ſe marie au meſme lieu & y contenüe ſon domicile, & par apres l'échange allant demeurer à Vitry ou les rentes ſont meubles, il eſt certain que ladite rente n'eſt point entrée en la communauté, & qu'elle eſt chargée du doüaire couſtumier s'il n'y en a point de prefix, & pourtant elle n'entre point en la communauté, & demeure chargée dudit doüaire, quoy qu'elle ſoit ameublie en d'autres effets, comme il vient d'eſtre dit, ainſi iugé en cas de doüaire par Arreſt de 1616. Brodeau au lieu cité, Bacquet de Iuſtice chap. 21. nomb. 68. par Sentence du mois d'Octobre 1667. ſur un appel de Bar fut dit au Preſidial de Châlons qu'il avoit eſté bien iugé d'avoir par le Bailly de Bar condamné le debiteur d'une rente en payer ſeulement la moitié ſuivant l'Ordonnance du Duc de Loraine, encore que le creancier fut demeurant à Verdun, & pretendit n'eſtre point ſuiet aux loix dudit Duc, & qu'on devoit avoir égard à ſon domicile, au contraire s'agiſſant de ſçavoir ſi une rente eſt vicieuſe & uſuraire on a égard au domicile du creancier & non pas à celuy du debiteur. Arreſt raporté par Lepreſtre chap. 80. & par Theveneau ſur l'Ordonnance livre 2. tit. 14. art. 1.

En ſucceſſion de rente deüe par le Roy, on a égard à la couſtu-

me de la ville où elle est assignée, Loysel livre 4. tit. 1. art. 3. instit.
Voyez Chopin sur Paris livre 1. tit. 1. nomb. 23. Brodeau *ut supra*.

Et sont rachetables.

Rentes constituées à prix d'argent soit qu'elles soient deües en
bled ou en argent font rachetables à la liberté du debiteur, voyez
la coustume de Paris, art. 119. qui ne distingue point, Louet lettre
R. nomb. 12. Loyseau de deguerpissement livre 1. chap. 6. sur la
fin, il doit estre à la liberté du debiteur de racheter la rente, tant
de sa part que de celle du creancier, de sa part, c'est à dire, qu'il
n'y ait point de temps auquel il ne la puisse racheter, & qu'il n'y
ait nulle clause prohibitive de le faire au contract, du Moulin
au traité des Contracts usuraires question 50. Covarruvias en ses
resolutions livre 1. chap. 9. dit que la clause, qu'on remboursera
dans dix ans, sinon qu'on ne pourra plus le faire, est vicieuse &
inique, & non pas usuraire, *vitiatur non vitiat contractum remanet
reditas redimilis*, celle qu'on pourra racheter dans dix ans & non
pas devant est usuraire. De la part du creancier, qu'il ne puisse
pas contraindre le debiteur à racheter, car s'il le peut faire par la
loy du contract il y a usure, c'est un prest qui n'a point d'interest,
iugé pour une rente stipulée devoir estre remboursée dans les cinq
ans par Arrest du 7. Septembre 1647. & fut le debiteur déchargé
de payer les arrerages deubs, & condamné de continuer & passer
titre nouvel ; ainsi est reprouvée la clause que le preneur baillera
caution dans un certain temps, sinon qu'il remboursera, & il y a usure,
voyez Brodeau sur Paris audit art. 94. Neantmoins en certains
cas on peut stipuler le rachapt & remboursement, en d'autres on
peut contraindre à racheter & rembourser ; le tuteur par exemple
peut stipuler le remboursement de la rente par luy achetée pour
son mineur dans un temps. Arrest du 15. Janvier 1622. Brodeau
ut supra, il peut encore stipuler que le debiteur ne pourra rembourser, tant que son mineur sera en minorité, & iusqu'à ce qu'il ait
attaint 25. ans, ordonnance de Charles VII. en 1441. art. 23. celuy
qui vend son heritage & en fait rente peut stipuler le rachat dans
un temps prefix, il en peut mesme faire une obligation portant
rente. Pour la contrainte de racheter elle se peut faire en cas de
stellionat, quand le preneur s'est dit possesseur de biens qu'il ne
possede pas. Qu'il a hypotequé par special un heritage qu'il a dit

franc & quitte qui ne l'eſt pas , qu'il a pris de l'argent à rente
pour acheter un office qu'il vend enſuite , voyez Brodeau comme
deſſus, & ſur Loüet lettre L. nomb. 18. la contrainte de rembourſer eſt encore permiſe à la caution contre le debiteur de la rente ,
ſoit qu'il y ait promeſſe de rembourſer ou nor s'il y a peril im-
minen. Arreſt du 19. Janvier 1611. pour le nomné Deſcordes caution de ſa ſœur donataire de ſon premier mary , laquelle s'eſtoit
remariée à un mauvais ménager , pareillement contre le cofide-
juſſeur. Arreſt de 1597. Brodeau lettre F. nomb. 27. mais ſi la
caution a rembourſé la rente & pris ceſſion des droits du creancier,
il ne peut plus contraindre le debiteur à rembourſer ; il eſt au lieu
& place du creancier qui ne pouvoit pas contraindre le debiteur à
rembourſer. Arreſt de 1631. Brodeau comme deſſus lettre R. nomb.
11. de l'heritier s'il peut contraindre ſon coheritier à rembourſer
la rente de la ſucceſſion pour ſa part ? Voyez Mornac en la loy
his conſequenter §. *Celſus ff. familiæ herciſcundæ* , où il recite un
Arreſt de 1603. qui a iugé la negative par la raiſon que l'obligation
n'eſt pas volontaire , mais contrainte & neceſſaire , en cas de payement fait par l'heritier ou coobligé des arrerages de la rente ou
d'un deub exigible , il pouvoit cy-devant ayant pris ceſſion des
droits du creancier pourſuivre ſolidairement(ſa portion confuſe)ſes
coobligez ou coheritiers , maintenant il ne peut plus les pourſuivre
que pour leurs parts perſonnelles , ſauf à demeurer garends & porter leur part de l'inſoluabilité d'aucuns d'iceux s'il y en a, & c'eſtoit
la plus ancienne iuriſprudence , du Freſne livre 6. chap. 54. Arreſt
du 22. Fevrier 1650.

Par les ordonnances de François I. 1539. de Henrys III. 1588.
art. 5. & 6. il eſt dit que le rembourſement des rentes deües aux
Egliſes & aux communautez ſe fera le detteur de la rente , le Patron du benefice & le donateur de la rente deüement appellez , ou
les colleges & communautez pour aviſer à l'employ des deniers ,
& s'ils ne comparent point le debiteur conſignera & ſera déchargé. Auquel lieu Theveneau diſtingue des rentes conſtituées &
des rentes leguées,& dit qu'aux premieres le debiteur n'eſt nullement
chargé du remploy, & qu'aux autres il en eſt chargé & doit veiller
qu'il ſoit bien fait , & c'eſt le ſens de l'art. 122. de la couſtume de
Paris. Jugé au regard des rentes conſtituées contre les Religieux
de ſainte Geneviéve de Paris le 9. Avril 1612. Brodeau ſur Louet
lettre R. nomb. 32. *credere non eſt neceſſe, ſolvere eſt neceſſe* auſſi

ARTICLE CXXI. 337

ces mots de l'Ordonnance (pour aviser à quoy l'argent peut estre converty) regardent l'Eglise & les administrateurs & non pas les debiteurs.

Pour les rentes constituées appartenantes aux mineurs les termes de la mesme ordonnance art. 9. montrent que les tuteurs & non pas les debiteurs sont chargez du remploy des deniers, les voicy, (& seront les deniers provenans du rachapt d'icelles baillez aux tuteurs & curateurs pour les employer) d'où il s'ensuit qu'il suffit au debiteur de sommer le tuteur de recevoir le remboursement de la rente, & s'il le refuse de consigner, s'il n'y a point de tuteur il faut faire créer un curateur au mineur : voyez Brodeau sur ledit article 94. où il dit au nomb. 20. que pour rembourser une constitution deüe a un mineur, il n'est pas necessaire de garder aucune formalité, sinon qu'il y ait deux tuteurs, auquel cas le remboursement se doit faire à tous les deux : *Item*, s'il y avoit avec le tuteur un curateur crée pour le rachapt de la rente , en un mot le tuteur est presumé solvable, & est chargé du remploy comme des autres biens du mineur, *l. ait pretor ff. de minoribus* : Au regard des femmes mariées le mesme article 10. porte que les deniers seront baillez aux maris pour les employer au plustost que faire se poura, d'où il s'ensuit encore, que le debiteur n'est point chargé du remploy, mais il faut que la femme recoive & donne quittance avec le mary, voyez Mornac sur la loy *dotale* 13. *ff. de fundo dotali*, où il raporte un Arrest de 1610. qui a iugé que celuy qui avoit remboursé au mary une rente de sa femme sans avoir pris quittance d'icelle femme payroit derechef : neantmoins du Moulin au traité des usures question 41. & Chapin sur la coustume d'Anjou livre 3. chap. 2. tit. 2. nomb. 3. sont d'avis qu'on peut rembourser valablement au mary, à quoy je ne voudrois pas me fier.

Celuy qui pretend que la vente en bled, ou autre fonciere a esté constituée en deniers pour en consequence de ce estre receu a en faire le rachat doit en faire preuve, sinon & à faute de ce faire quand le creancier ne prouveroit rien de sa part, il en sera debouté. Arrest du 29. Decembre 1659. autre du 17. Aoust 1674. entre Nicolas Barbier & Marie   Voyez du Moulin au Conseil 9. Mornac sur le titre *de usuris in præmio*, Brodeau sur Loüet lettre R. nomb. 12. *valla de rebus dubiis* , du rachapt en espece, voyez Peleus quest. 13. Bouguier lettre R. nomb. 9.

Les payemens qui se font par le debiteur d'une rente constituée s'imputent premierement sur les arrerages que sur le sort principal, & au regard des obligations & interests demandez & attribuez par iugement l'imputation se fait en premier lieu sur le sort principal : Arrest du 8. Juillet 1648. du Fresne livre 5. chap. 33. autre du mois de Fevrier 1658. au profit de Lambert contre Regnaudot de Vitry.

Si les constitutions de rente se peuvent prescrire, voyez l'article 146.

ARTICLE CXXII.

TOute personne usant de ses droits peut vendre & aliener tous ses meubles, acquests & conquests, immeubles, & generalement tous ses heritages de naissant sans le vouloir, & consentement de ses heritiers fors la femme mariée, laquelle ne peut aucunement disposer desdits meubles & heritages sans le consentement de son mary, excepté par testament comme dit est dessus.

Voyez l'article 26. plus haut.

De Saisines & Censives.

ARTICLE CXXIII.

VEst ou devest n'est requis par la Coustume, & peut l'acquereur prendre la possession de fait par le consentement du vendeur, & en ce

faisant

faifant fe dire proprietaire, veftu & faifi de l'heritage par luy acquis, & pour iceluy former
complainte où il feroit troublé pour ladite poffeffion, fans que le vendeur foit tenu fe déveftir
defdits heritages és mains de la Iuftice fonciere
ne l'acheteur s'en faire veftir & en faifiner, finon
pour vendition d'heritages, charges de cens portans lots, ventes, faifines & amendes, auquel cas
l'acheteur eft tenu foy faire veftir par le Seigneur
ou fa Iuftice & payer les droits de vente dedans
quarante iours apres ladite vendition.

Voyez les articles fuivans.

ARTICLE CXXIV.

N'Eft requis pareillement veft ne deveft en
prife d'heritage à quelque titre que ce foit,
ny en acquifition de rente, ains par la tradition
des lettres de bail ou conftitution font les heritages & rentes acquifes, tant pour la proprieté que
poffeffion, finon que telles rentes fuffent infeodées,
affignées & conftituées fur aucun fief du confentement du Seigneur feodal, auquel cas feroit
requis en eftre receu par le Seigneur feodal, &
luy en avoir payé les droits Seigneuriaux.

Pour les rotures il y a exception en cas de donation, voyez
V v

l'article 64. és mots (fans en avoir fait déliviance) pour les rentes infeodées, voyez au titre des fiefs.

ARTICLE CXXV.

L'Acheteur d'heritage roturier doit au Seigneur foncier, le droit de ventes qui eft le douziéme denier du prix principal refervées, toutesfois aux Seigneurs & à leurs fujets refpectivement leurs conventions particulieres fi aucunes en ont pour plus ou pour moins.

La Couftume par le prefent article établit les ventes feulement, & non pas les lots & ventes comme font quelques couftumes voifines, voyez celle de Sens en l'art. 226. defquelles ventes le cens, pourcens, ou chef-cens, eft le germe enfemble de tous autres profits du Seigneur foncier à qui le cens eft deub, c'eft-à-dire du premier & plus ancien qui à la Seigneurie plus proche du fond : c'eft pourquoy eftant deub aux Religieux de S. Pierre au Mont de Châlons Seigneurs en partie de la Ville, par les habitans en leur bon un menu cens lefdits habitans, par Arreft du 15. May 1603. ont efté condamnez leur payer les ventes des maifons chargées dudit cens en cas de vente, pareillement aux couftumes de Franc alleu de nature, il a efté iugé que le chef-cens emporte lots & ventes, quand le titre n'en feroit point de mention, & qu'on ne puiffe montrer qu'il en ait iamais efté payé, voyez Lepreftre en fes Arrefts des enqueftes, il y a Arreft en la couftume de Vitry du mois de Juillet 1634. entre Jaqueffon & de Marolles fieur de la Grangetteaux-bois, des Champarts & Terrages s'ils peuvent emporter lots & ventes, voyez plus bas.

L'Acheteur.

Donc les ventes ne font deubs qu'en cas de vente, ou de

contract equipollent à vente, comme bail à rente rachetable
couſtume de Paris art. 78. & ſans article 219. en ceſſion faite pour
demeurer par le Bailleur quitte envers le preneur ou pour payement de choſe mobiliaire droits ou choſes eſtimées à certain
prix, voyez du Moulin ſur le 5. 55. de l'ancienne couſtume de Paris,
Brodeau ſur Loüet lettre L. nomb. 9. Bouguier lettre V. nomb. 1.
Lepreſtre chap. 38. cent. 2. Coquille queſt. 33. la Couſtume de
Chaumont art. 54. celle de Vitry art. 34. & au contraire n'en ſont
point deubs quand il n'y a point de vente ou de deſſein de
vendre où qu'il y a force, contrainte & neceſſité publique de
vendre, voyez ce qui ſuit.

Pour partage fait entre coheritiers ventes ne ſoit deubs, quoy
qu'il y ait ſoulte payée d'autres biens que de la ſucceſſion en
toute couſtume qui ne dit point qu'en cas de ſoulte, ou de ſoulte
d'autres biens les ventes ſoient deubs ou qui n'en parle point du
tout, ainſi iugé en la couſtume de Paris, par Arreſt du 27. May
1560. qui eſt le 99. de le veſt, voyez Bacquet des Francsfiefs chap.
7. nomb. 22. où il en baille cette raiſon que les parties n'ont
point intention de vendre, mais de partager, & qu'on ne conſidere que l'intention & non pas ce qui eſt fait en ſuite & en execution. *Item.* Ils ne ſont deubs pour licitation à faute de pouvoir ſouffrir partage entre coheritiers, & meſme entre comparſonniers, pour les coheritiers, voyez l'article 80. de Paris, pour
les comparſonniers, on cite l'Arreſt de 1587. dont Charondas ſur
ledit art. 80. Pitou ſur le 57. de la couſtume de Troyes, Loüet en
la lettre L. nomb. 9. font mention, & un autre du 19. Aouſt 1643
rendu pour licitation entre les heritiers des propres & la veuve,
tous deux encore que des étrangers euſſent en chery, laquelle
particularité, Brodeau n'a pas remarqué au dernier deſdits Arreſts,
mais Ricard ſur ledit article 80. en fait l'obſervation, mais il faut
audit cas de licitation entre coheritiers ou comparſonniers qu'un
d'eux ſoit adiudicataire, car ſi c'eſt un étranger (encore qu'il ait
les droits cedez d'un heritier ou parſonnier) les ventes ſeront
deubs : Arreſt de 1637. Ricard au meſme lieu, il faut auſſi que les
heritiers eux meſmes faſſent la licitation, car ſi parmy eux il y a un
ceſſionnaire d'un des heritiers les ventes ſont deubs : Arreſt de
1640. du Freſne livre 3. chap. 35. ne ſont deubs lots & ventes de
licitation faite entre collegataires pour les meſmes raiſons, Brodeau *ut ſuprà* : Arreſt du 29. May 1615. ny en cas de vente faite par

l'heritier à son coheritier devant partage , Arrest de 15. Decembre 1648. du Fresne livre 5. chap. 37. ny en vente faite par la femme de sa moitié en conquest à l'heritier du mary, ny pour celle faite par l'heritier du mary , de sa moitié à la femme , la raison est qu'il n'y a point de mutation d'homme iusqu'au partage, les choses sont de la succession, & la succession represente le deffunt, Arrest de mil cinq cens cinquante & un recité par Charondas audit art. 80. Voyez l'article 5. chap. 16. de la coustume d'Auvergne ou du Moulin dit que telle vente tient lieu de partage entre freres & sœurs & autres coheritiers, & qu'il n'en est pas de mesme quand la vente est faite a un étranger, ce qui se rapporte à ce qui vient d'estre dit, Brodeau au lieu cité raporte un Arrest du 5. Aoust 1619. qui a iugé que de cession faite par un associé de tous biens de sa part esdits biens aux autres associez n'est rien deub au Seigneur.

Pour conventions qui se font entre l'homme & la femme, par exemple en cas de separation que l'homme rende la dot à sa femme , ou entre les heritiers du predecedé & le survivant pour les remplois, si l'un donne à l'autre des heritages de la communauté, lots & ventes ne sont deubs, parce que les heritages de la communauté sont presumez acquis des deniers de la femme ou du prix d'autres heritages vendus, iugé en cas de remploy, par Arrest de 1621. contre les Celestins, & par autre du 21. May 1641. du Fresne livre 3. chap. 41. & pour le remboursement fait à la femme de sa dot par le mary apres la separation, par Arrest de 1665. Voyez Desmaisons lettre L. nomb. 11. Ricard sur l'article 78. de Paris, Brodeau sur le 26. où il recite un Arrest de 1623. contraire à celuy de 1665. cy-dessus raporté vray semblablement pour la difference de la nature de l'heritage donné en payement par le mary à la femme.

Ventes ne sont deubs pour transaction quand il n'y a point de mutation de possesseur, *secus* s'il y a mutation, coustume d'Anjou art. 360. Arrest de 1607. Brodeau *ut suprà*, & en la lettre E. nomb. 5. & sur Paris art. 73. en suplement du iuste prix, acquisition de plus valuë, transaction portant délaissement d'heritage moyennant deniers sont deubs lots & ventes, dit Loysel en ses inst. livre 4. tit. 2. art. 11. pour le suplement voyez Charondas sur Paris art. 76. Chopin de mesme livre 1. tit. 2. nomb. 32. où il y a des Arrests rendus pour le Fermier du temps du suplement contre le precedent, & Henrys livre 3. chap. 3. question 29. ne sont deubs ventes pour alienation necessaire, exemple pour élargir une rüe,

in appellatione venditionis venit tantum voluntaria non necessaria,
l. dinus ff. de petitione hered. d'Olive livre 2. chap. 16. ny pareillement pour vente refolüe à l'inftant ou peu de temps apres le
contract *rebus integris :* Arreft de 1573. ce qui fe doit entendre à
mon avis fuivant l'art. 149. de la couftume de Sens, (fi devant la
poffeffion & joüiffance prife & baillée autrement que par le contract) le contract eft refolu du confentement des parties, conformément à la loy 1. *cod. quando liceat ab emptione difcedere,* voyez
du Moulin fur le §. 55. de l'ancienne couftume de Paris, Brodeau
fur ledit art. 73. de la nouvelle & fur Loüet lettre R. nomb. 2.
Mornac fur la loy 58. *de pactis,* Henrys livre 3. tit. 1. queft. 29.
tome 2. la couftume de Vermandois donne huit iours aux contractans pour refilir impunement art. 138. fi la vente eft refcindée
pour nullitez ventes ne font deubs, & le Seigneur qui les a receus les rendra, mais fi les nullitez font couvertes que l'acquereur affigné en refcifion ne s'en deffende pas & fe laiffe condamner, le Seigneur pour fon intereft peut faire voir la verité des
deffenfes de l'acquereur, voyez du Moulin fur la couftume d'Anjou art. 360. ne font deubs ventes pour la reprife, fi l'acheteur,
qui a eu terme pour payer à faute de le pouvoir faire, rend la
chofe, voyez ledit fieur d'Olive livre 2. chap. 17. & 18. *Item,*
quand l'acheteur refilit par faute de luy garentir, l'acquifition
par le vendeur qui a rendu l'heritage pure & quitte, il ne doit
point de ventes pour fon acquifition, & s'il les a payés ils luy
feront rendus, voyez Coquille en la queftion 34. *Item,* fi l'acheteur deguerpit pour les debtes du vendeur, & que l'heritage foit
decreté les ventes luy feront rendüs, où il fera fubrogé aux
droits du Seigneur pour recevoir celles de l'adjudication, celles
qu'il a payées tenant lieu de celles de l'adiudication art. 79. de la
couftume de Paris, voyez Brodeau fur Loüet lettre R. nomb. 2. où
il dit qu'il eft au choix du Seigneur de retenir les lots & ventes
ou ne les pas retenir, & quand il n'y auroit point de decret, la
raifon veut que l'acheteur évincé pour les debtes du vendeur
puiffe recouvrer les ventes qu'il a payées, & il les peut demander
pourveu que la chofe foit paffée fans fraude : mais celuy (qui deguerpit volontairement pour fe décharger de la rente fonciere
dont l'heritage eft chargé) n'eft pas en droit de repeter les ventes qu'il a payées, Loyfeau de déguerpiffemens livre 6. chap. 5.

Si la vente eft faite à la charge du decret où fi apres la vente l'acheteur fait faire un decret volontaire, & que l'acquereur foit adjudicataire ventes ne font deubs qu'une fois, finon en ce que l'adiudication excede la vente, voyez l'art. 84. de la Couftume de Paris Charondas au mefme lieu Pitou fur Troyes art. 76. Brodeau fur Louet lettre R. nomb. 2.

On demande en cas de revente à la folle enchere fi doubles ventes font deubs : Je répond que fi la revente fe fait du confentement de l'adiudicataire, il doit les ventes, & de plus elles feront payées par le deuxiéme adiudicataire, pareillement fi l'adiudicataire a payé les ventes & partie du prix, & qu'il arrive qu'à faute de parachever par luy le payement commencé la chofe foit adiugée derechef font deubs doubles ventes, c'eft-à-dire que l'adiudicataire ne peut pas repeter celles qu'il a payées : le fecond adiudicataire en payera des nouvelles, ainfi iugé par deux Arrefts de 1627. & 1628. que fi le premier adiudicataire n'a pas payé les ventes eftant infolvable, & que pour fon infolvabilité la chofe foit revendüe, la plus commune opinion eft que le Seigneur ne peut pas pretendre doubles ventes, parce que cela abforberoit le prix, & que le premier adiudicataire n'a pas efté Maiftre & Seigneur de la chofe incommutablement ny legitimement, voyez Brodeau fur Louet lettre R. nomb. 2. Coquille fur Nivernois art. 3. tit. de cens, Henrys livre 3. queft. 10.

En retraiét les ventes ne font point deubs le lignager eftant naturellement fubrogé aux droits de l'acheteur qui abandonne la chofe forcément, *eft ius confervatorium in familia non acquifitorium, hæc mutatio non parit ius nouum lucratiuum pecuniarium Domino quia non à volente fed a coacto fuit in vim confuetudinis,* du Moulin fur l'art. 4. tit. 4. de la couftume de Berry, & fur le 382. de celle d'Anjou, les ventes payées par l'acheteur fuffifent dont le lignager le doit rembourfer, ou en tout cas les doit payer à fa decharge, & fi le retraiét n'eft que de moitié, & que l'acheteur quitte le tout il en fera rembourfé pour le tout, voyez Brodeau lettre R. nomb. 2. lettre L. nomb. 9. la couftume de Vitry art. 50.

On peut acheter ou retraire un heritage pour autruy fans eftre tenu des ventes fuppofé qu'on rende la chofe à l'autre, pourveu que la declaration fe faffe dans peu de temps, que quelques-uns limitent à deux mois, & pourveu que l'acheteur ou retrayant ne foit pas entré en poffeffion autrement & s'il s'eft mis en poffeffion,

& que l'intervalle foit confiderable, la ceffion ou declaration eft
reputée nouvelle vente: Arreft du 5. Aouft 1600. Voyez Chopin fur Paris livre 1. tit. 3. nomb. 13. Ricard fur l'art. 84. on peut
auffi acheter pour un amy qu'on nommera dans l'an, & fi on le
nomme n'eft point deub de ventes pour la reddition de la chofe:
Arreft de 1620. Brodeau audit lieu, fuite du Journal livre 4. chapitre 37.

De l'heritage roturier.

A la difference du fief dont eft deuble quint denier par le vendeur, & s'il eft dit francs deniers au vendeur font deubs quints
& requints par l'acheteur art. 189. plus bas.

De rente volante quoy que reputée immeubles ventes ne font
deubs, font deubs de rente fonciere rachetable art. 87. de la
Couftume de Paris, voyez celle de Vitry art. 31. Coquille en fa
queft. 33. font deubs de fond vendu avec les fruits, d'une maifon & des uftancilles à un mefme prix, Mornac fur la loy 36.
de ediletio e dicto, ne font deubs pour vente de bois de haute-fuftaye
à charge d'eftre coupé, Coquille fur Nivernois art. 12. des fiefs,
Mornac en la loy *fi poft ff. periculo & commodo rei vendita,* ny
pour Moulin defbafty & tranfporté, Brodeau fur Paris art. 90. ny
pour achat de fond par laboureur ou vigneron moyennant fes
peines & culture qu'il promet faire, Arrefts de 1632. & 1633.
d'Olive livre 2. chap. 16.

Au Seigneur foncier.

Il femble que l'on doïve adioûter ces mots (auquel cens eft
deub) car comme il a efté dit, le cens eft le germe des lots &
ventes, fçavoir fi n'eftant point deub de cens qui eft pour l'ordinaire fort menu qu'on appelle pour cens ou chef cens, mais
eftant deub quelque droit & champart terrage ou autre femblable au Seigneur il emportera lots & ventes? Loyfel en fes inftituts livre 4. tit. 2. art. 16. dit que terres tenües à champart terrages, venage, gros cens ou rente originaire directe tenant lieu de
chef cens doivent lots & ventes au Seigneur defdits champarts
terrages, &c. du Moulin au deuxiéme titre de l'ancienne couftume de Paris au premier feuillet, dit que lors que la couftume ad-

met & fait mention expreſſe des droits cy-deſſus, qu'ils ſont deubs au Seigneur, & qu'il n'eſt point deub à qui que ce ſoit de chef cens il emporte un lots & ventes, mais Loyſeau en ſon deguerpiſſement livre 1. tit. 5. nomb. 9. recite un Arreſt rendu en la couſtume de Chartres qui ne fait point mention du champart, par lequel neantmoins la Cour a iugé qu'il emportoit lots & ventes au profit du Seigneur, Chopin l'a recité devant luy ſur la Couſtume d'Anjou livre 2. partie 2. titre 4. chapitre 1. & c'eſt le 62. de ceux de Montolon, la reſolution eſt que quand tels droits ſont Seigneuriaux, qu'ils ſont deubs aux premier Seigneur & Bailleurs de l'heritage, & partant tiennent lieu du chef cens équipollent à iceluy ils emportent lots & ventes indiſtinctement ſoit que la couſtume en parle ou qu'elle n'en parle pas, voyez le meſme Loyſeau audit lieu Brodeau ſur Louet lettre C. nomb. 19. où il ſupoſe qu'en la couſtume de Chartres, le champart eſt Seigneurial, & qu'il tient lieu du chef cens, & pourtant il eſt vray qu'elle s'en tait comme il a eſté dit.

La ceſſation par un long-temps meſme immemoriale du payement du cens au Seigneur en couſtume qui n'eſt point de Franc alleu de nature n'empeſche point que les ventes ne ſoient deubs audit Seigneur en cas de vente de l'heritage aſſis en ſa Seigneurie, dautant que le cens luy eſt deub ce droit és couſtumes où nulle terre ſans Seigneur, & il ne peut ſe preſcrire, & ſuppoſé que le Seigneur n'ait point de titre où qu'il l'ait perdu il eſt en droit de lever le cens en la Seigneurie, à la raiſon que ſes voiſins le levent, & en conſequence de ce, les ventes ne peuvent pas luy eſtre déniez : c'eſt pourquoy le preſent article parle indiſtinctement, diſant qu'au Seigneur foncier ventes ſont deubs, preſuppoſa le cens impreſcriptible meſme par cent ans, ſi ce n'eſt pour la qualité & pour les arrerages, comme pareillement les ventes pour le paſſé comme il ſera dit en l'article 212. voyez ſur l'article ſuivant touchant leſdits arrerages du cens.

Le Seigneur qui a enſaiſiné un contract & receu les lots & ventes n'eſt pas exclu de pouvoir alleguer le deffaut d'inſinuation s'il arrive qu'il y ait intereſt, voyez Faber en ſa deſciſion 6. cod. de donat. quæ ſub modo,

Les droits de ventes.

C'est improprement que noſtre article qualifie du nom de
ventes, le droit qu'elle veut eſtre payé par l'acheteur, & c'eſt
ce qui a fait que du Moulin ſur le ſ. 53. gloſe 2. nomb. 4. de l'ancienne couſtume de Paris, a repris de pareilles couſtumes qui font
payer les lots au vendeur & les ventes à l'acheteur, les lots
n'eſtant deubs que par l'acheteur *quia laudat Dominum*, *lauzi-
mia ſunt genus, venta ſunt ſpecies* du Moulin au meſme lieu, par le
droit Romain lots & ventes ſont deubs en toute mutation, donation, échange, legs & autres, fors & excepté en ligne directe,
Voyez Cujas ſur la loy derniere *de iure emphiteotico.*

Les ventes ſe payent ſelon la couſtume du lieu ou ſelon la convention, c'eſt-à-dire ſuivant qu'il a eſté convenu lors & au temps
de la choſe par le Seigneur au preneur, s'il y a quelque ſtipulation autre que ce que la couſtume ordonne, iugé en cas de convention en la cauſe des Leſcalopiers, par Arreſt de 1565. recité
par Charondas ſur Paris art. 76. à la fin, c'eſt pour cela que ces
mots ſont mis à la fin du preſent articles, ſauf aux Seigneur & le
reſte.

Les ventes & amendes ſe pourſuivent par action couſtume de Paris article 81. Vermandois art. 140. Il y a pourtant droit de ſuite
pour les ventes & autres droits ſemblables ſur la choſe art. 52. de
la couſtume de Troyes 225. & 236. de celle de Sens, *l. impe-
ratores ff. de publicanis & vectigalibus.*

Du principal.

Sçavoir ſi les ventes ſont deubs des vins du marché comme
faiſant partie du prix? La couſtume de Chaumont en l'art. 37. &
celle de Vitry en l'art. 49. veulent qu'en cas de fief vendu le
quint ſoit deut des vins, la derniere diſant que le prix principal
& les vins ſont la valeur & priſée de la terre, Pitou ſur Troyes
en l'art. ſuſdit 52. eſt de ce ſentiment: neantmoins du Moulin ſur
le ſ. 24. nomb. 3. de la couſtume ancienne de Paris, & Charondas ſur l'art. 56. de la nouvelle veulent qu'il n'en ſoit deub aucun,
ny pareillement aucunes ventes, & qu'on doit ſeulement avoir
égard au prix convenu & non pas aux autres choſes fournies,

X x.

la décifion eft ce me femble que fi les vins & autres chofes comme font les épingles font de peu de confideration & de petit prix on ne doit pas s'y arrefter encore que le retrayant les doive rendre indéfiniment; La difference qui eft entre le Seigneur, qui prend les ventes & l'acheteur fur qui on retrait eft que le Seigneur *certat de lucro captando*, & l'acheteur *certat de damno vitando*, partant il doit eftre entierement indemnifé, fi les vins & épingles font de grands prix les ventes en font deubs, pour éviter les fraudes des frais des criées dont l'adiudicataire eft tenu s'ils font partie du prix afin que l'adiudicataire en paye les ventes? Voyez Coquille en la queft. 199. où il tient qu'oüy, & Ricard fur Paris art. 83. où il dit avoir efté iugé par Arreft du 23. Fevrier 1614. que des frais des criées (dont l'adjudicataire eft tenu, & qu'il paye outre le prix de fon adjudication) ne font deubs ventes, il en eft de mefme des frais de contract & coufts de l'adiudication, on ne doit payer les ventes que de ce que le vendeur profite.

ARTICLE CXXVI.

Qvand le Seigneur fait faifir les heritages de fon fujet pour cens non payez, & ledit fujet s'oppofe eft tenu de nantir & configner ledit cens pour la derniere année feulement, & en ce faifant doit avoir main-levée de l'heritage demeurant les parties en procez, pour les arrerages du cens des autres années precedentes.

Par l'ordonnance de Charles IX. en 1553. il eft dit que les Seigneurs cenfiers ou rentiers peuvent proceder par faifie fur les heritages fujets à cens & rentes, laquelle faifie tient pour les trois années dernieres pretendües & affirmées par le Seigneur nonobftant oppofition, & nonobftant tous ufages à ce contraires de couftume generale ou locale, ainfi iugé en la couftume de Bourbonnois en 1576. laquelle ordonnance déroge au prefent ar-

ticle en ce qui eſt de la derniere année, voyez l'art. 75. de Paris
Louys Godet ſur le preſent.

Saiſir les heritages.

Le droit du Seigneur ſur l'heritage eſt réel, c'eſt pourquoy la
couſtume veut que le Seigneur pour le cens ſe puiſſe prendre à
l'heritage, c'eſt-à-dire ſelon l'article 74. de la couſtume de Paris
faire ſaiſir les fruits pendans par les racines ameublis ou non
ameublis devant ou apres la ſaint Jean, ſans que le Seigneur ſe
puiſſe prendre aux fruits cueillis qui ne ſont plus partie du fond,
ny a autre choſe appartenante au detemteur ſi ce n'eſt par ſimple
gagerie, c'eſt-à-dire ſans tranſport & déplacement ſuivant l'art. 86.
de la meſme couſtume, ſans ſaiſir réellement le fond ne le pouvant pas faire pour arrerages de cens, comme il a eſté iugé par
Arreſt du 18. Decembre 1635. Henrys livre 3. queſt. 17. laquelle
ſaiſie doit eſtre faite par les voyes de droit, & par autorité de
Iuſtice art. 60. de la Couſtume de Chaumont, doit eſtre ſignifiée
mais le commandement n'y eſt pas neceſſaire, peut eſtre faite à
la requeſte de l'uſufruitier & du Fermier durant ſon bail, non autrement, voyez Brodeau ſur ledit art. 74. & Coquille ſur Nivernois art. 19. des executions.

On demande ſi le Seigneur peut contraindre le ſujet a rétablir
la maiſon démolie ſous pretexte que ſes droits en ſont diminuez?
Il y a deux Arreſts l'un en pays couſtumier, l'autre en pays de
droit écrit qui ont iugé que non, & il ne le peut faire qu'il n'y
ait obligation par le titre de conceſſion de Tenireu, mais devant
la démolition il la peut empeſcher s'il a bon titre du droit qu'il
pretend, voyez Henrys livre 3. chap. 3. queſt. 2. par Arreſt du 15.
Mars 1629. il a eſté iugé que le Seigneur en partie d'un Village
ayant acquis une maiſon en la cenſive de ſon Seigneur ne peut
la démolir, du Freſne livre 2. chap. 30. pour la démolition des
maiſons chargées de cens ou autres redevances, voyez l'art. 81. de
la couſtume d'Amiens, & du Moulin audit lieu, & ſur celle de
Paris §. 52. gloſe 2. nomb. 8. d'Olive livre 2. chap. 16. La reſolution eſt que ſi le preneur a baſty volontairement & ſans que le
contract l'y oblige, & qu'il n'y ait point de lots & ventes, & que
le fond ſoit ſuffiſant pour payer la redevance il peut démolir
invito Domino.

Pour cens non payé.

Le cens n'eſt pas querable mais rendable & portable, Loyſel inſtit. livre 4. tit. 2. art. 2. Henrys livre 3. chap. 3. queſt. 9. eſt de ce ſentiment, neantmoins afin que le cens ſoit portable, il faut que deux choſes concourent qu'il ſoit deub à certain iour & en certain lieu *continuò & preciſé*, voyez du Moulin ſur l'art. 112. de la couſtume de Chartres, le cens eſtant portable eſt deub amende pour chacune année au deffaut de payer & non pas s'il eſt querable, & au premier cas il n'eſt pas neceſſaire de le demander ny de ſaiſir, mais la commiſe n'y a point de lieu non plus qu'au deſaveu, le tenancier ne peut pas preſcrire l'obligation de le porter iugé par Arreſt de 1586. pluſieurs detemteurs en commun n'en doivent qu'une amande, voyez le meſme du Moulin ſ. 62. de l'ancienne couſtume de Paris, Brodeau ſur la novuelle au titre des cens & ſur Louet lettre A. n. 8.

Regulierement le Seigneur peut demander vingt-neuf années du cens, mais la Cour y a apporté du temperamment en obligeant le Seigneur a rapporter & repreſenter ſes livres & papiers cenſiers de luy & de ſes Fermiers, ſinon & à faute de ce faire elle a moderé la condamnation aux cinq dernieres années, par Arreſt de 1657. Henrys livre 3. queſt. 23. tome 2. en la queſtion 28. il dit que le Seigneur doit à chaque année clorre ſon roolle par ſes officiers ſans quoy il n'eſt valable, & qu'un beneficier pourveu *per obitum* n'eſt tenu des cens ſinon de ſon temps, & il recite un Arreſt rendu contre un detemteur qui alleguoit la preſcription de dix ans, entre preſens & fut condamné d'en payer vingt-neuf années, il eſt de 1634. Les lots & ventes & le quint ſe preſcrivent neantmoins par le tiers detemteur par la poſſeſſion de dix ans, voyez ſur l'article 183. le 9. Juillet 1668. il a eſté rendu en noſtre Preſidial un iugement pareil audit Arreſt de 1657. contre les Religieux de ſaint Mein pour les P.P. Jeſuites.

ARTICLE CXXVII.

Rentes constituées sur fief sont reputées ro-turieres si elles ne sont infeodées.

Rentes infeodées non rachetables sont reputées feodales, tou-tes les autres sont roturieres ores qu'elles soient venduës & con-stituées sur fief, Loysel instit. livre 4. tit. 1. art. 13. ou le com-mentateur en donne cette raison qu'il n'y a pas deux feodalitez d'une mesme chose, ainsi celuy qui aliene son fief & en retient la foy ne peut pas porter la foy de la rente qui est à prendre sur le fief, mais des heritages sujets à la rente, que si la rente est in-feodée, il porte la foy de la rente & non pas des heritages sur lesquels elle se prend.

ARTICLE CXXVIII.

CEluy qui par deffaut d'avoir la derniere an-née possede & iouyt paisiblement d'uncuns heritages, cens, rentes ou autres droits incorpo-rels n'est pas recevable pour raison d'iceux, à intenter complainte en cas de nouvelleté, si tou-tesfois auparavant, & depuis dix ans, & par la plus grande partie dudit temps il a iouy paisible-ment, soit continuellement ou par interval des-dites choses encore qu'il ne soit fondé en titre, neantmoins il est recevable d'intenter le cas de simple saisine, afin d'estre remis en la possession qu'il auroit perduë,

Cette action est abolie, on ne peut agir à present que par deux actions, la complainte ou le desistement quand on veut rentrer

X x iij

en un heritage , voyez Brodeau fur Paris art. 98. & ce que i'ay dit fur l'art. 146. Chopin fur la mefme couftume de Paris livre 1. tit. 1. à la fin.

ARTICLE CXXIX.

S'Il arrive qu'un heritage chargé de cenfive portant lots & ventes foit vendu à rachapt jufqu'à certain temps le Seigneur cenfier incontinent fera payé des lots & ventes d'icelle vendition, mais fi le vendeur rachete fon heritage dans le temps accordé il n'y aura lots ny ventes pour ledit rachat, toutefois fi la faculté de rachat avoit efté donnée quelque temps apres ladite vendition, en ce cas le Seigneur cenfier aura lots & ventes dudit achapt, comme fi l'heritage avoit efté vendu de nouvel.

Le prefent article a lieu aux couftumes qui s'en taifent comme celle de Paris ; la raifon eft que le contract de vente & faculté de rachapt eft pure & fimple, qu'il fe refout fous condition hors laquelle il ne peut pas eftre refolu ; finon comme les autres contracts purs & parfaits, c'eft-à-dire pour lezion d'outre moitié de iufte prix. Arreft du 23. Janvier 1633. du Frefne livre 2. chap. 103. Voyez Bacquet des francs-fiefs chap. 9. à la fin, du Pineau fur Anjou art. 362. Covarruvias *variarum libro* 1. *cap.* 9. & ne courent les dix ans contre le vendeur qui en veut refilir pour lezion que du jour de l'expiration du temps du rachat : Arreft du 21. Juillet 1601. Lepreftre chap. 24. pour les fiefs voyez l'article 143.

Vendu à rachat.

En fimple engagement ne font deubs ventes , parce que la pro-

prieté n'eſt point transferée, ſi ce n'eſt que l'engagement ſoit
pour neuf années, iugé par Arreſt du 30. Aouſt 1633. que d'engagement pour dix ans eſtoient deubs lots & ventes à cauſe qu'il
y a preſomption de fraude, d'Olive livre 2. chap. 18. voyez Covarruvias & du Pineau *ut ſuprà* Brodeau ſur Louet lettre V.
nomb. 12.

Iuſqu'à certain temps.

La pratique eſt de tout temps parmy nous que ſans iugement,
quoy que le temps du rachat ſoit expiré, l'acheteur n'eſt point
fait Seigneur incommutable de l'heritage, à quoy la nouvelle iuriſprudence s'accorde, par ces raiſons que la preſomption eſt dans
l'uſage notoire qu'en tels contracts il y a lezion : la vente ſe faiſant pluſtoſt par commerce d'intereſt que dans le deſſein de vendre, & toûjours à vil prix par Arreſt du 6. Avril 1650 il a eſté
iugé que la proprieté ne peut pas eſtre acquiſe incommutablement à l'acquereur par tel contract, ny le contract purifié qu'a-
pres trente ans du terme expiré s'il n'y a Sentence contradictoire contre le vendeur ou ſes heritiers ou par deffaut, Brodeau
comme deſſus, en cas de grains vendus à certain prix par le conducteur d'une maiſon au locateur pour demeurer quitte des loyers
avec la faculté de rachat de deux mois, ſinon décheu il a eſté iugé en noſtre Preſidial le premier Juillet 1675. que le vendeur
retireroit & payeroit le prix des grains à l'acheteur dans trois
iours, ſinon ils ſeroient vendus pour du prix d'iceux eſtre le locateur acheteur payé de ſes loyers : de meſme que ſi les grains
n'avoient eſté donnez que pour gages, au cas de rachapt fait apres
le temps expiré ſont deubs ventes nouvelles, ſuivant noſtre article qui porte qu'en cas de rachat fait dans le temps prefix ne
ſont deubs ventes pour le rachat d'où il s'enſuit qu'eſtant fait depuis les ventes ſont deubs le temps que l'uſage & la iuriſprudence donnent au vendeur pour racheter au preiudice de la ſtipulation ne pouvant pas nuire au Seigneur à qui le droit eſt acquis.

En contract d'engagement où le vendeur demeure poſſeſſeur
nonobſtant la grace expirée, il y a lieu à la recouſſe *ipſo iure*
apres quelque temps que ce ſoit & ſans lettre, comme eſtant
icelle recouſſe impreſcriptible, le titre eſtant toûjours contraire à

l'acheteur, voyez Covarruvias & du Pineau comme deſſus.

Si le vendeur rachete.

Si dans ledit temps un autre rachete ventes ſont deubs : Arreſt du 6. May 1608. Lepreſtre chap. 70. cent. 2. Brodeau comme deſſus, quand le vendeur rachete dans le temps ce n'eſt pas une vente mais une ſimple) reſtitution, & retroceſſion faite en vertu & en conſequence du pact du contract, c'eſt une reſolution procedante d'une cauſe ancienne & neceſſaire, voyez du Moulin ſur l'ancienne couſtume de Paris ſ. 22. nomb. 12.

De Rentes & hypoteques.

ARTICLE CXXX.

L'Acheteur d'une rente ſe peut addreſſer pour le payement d'icelle contre le detemteur des heritages obligez pour ladite rente, afin de les faire declarer affectez & hypotequez à ladite rente, & à la charge du cours & continuation d'icelle ſans qu'il ſoit beſoin de faire diſcuſſion ſur l'obligé ou ſes heritiers.

C'eſt le droit general de France conforme en cela au droit Romain en l'authentique *hoc ſi debitor cod. de pignoribus* & en l'authentique *ſed hodie de obligat. & act.* que le creancier diſcute le debiteur devant que de s'addreſſer au tiers detemteurs, & c'eſt l'opinion de Loyſeau livre 3. chapitre 8. nomb. 4. & 6. du déguerpiſſement & Lepreſtre au chapitre 77. que la couſtume de Paris pareille à la noſtre ne ſe doit point étendre à celles qui n'en parlent point.

L'Achetteur.

Il y a Arreſt du 30. Decembre 1647. raporté par du Freſne au livre 5. chap. 25. par lequel il a eſté iugé que la caution de celuy qui a conſtitué la rente agiſſante pour ſon indemnité eſt obligé de diſcuter, voyez Loyſeau comme deſſus nomb. 33. où il en donne cette raiſon que le dette de la caution n'eſt point une rente, mais une debte ſimple, il eſt neantmoins a remarquer que cette raiſon ne milite qu'en la couſtume de Paris, ou la diſcution eſt requiſe pour tout autre dette que pour rente conſtituée, & qu'elle ne ſert de rien en cette couſtume ou pour toute dette hypotequaire le creancier ſe peut prendre au tiers detemteur ſans diſcuſſion ſuivant l'article 132.

Celuy qui a acheté le premier eſtant pourſuivy ne peut pas demander que le creancier ſe prenne devant à l'acheteur poſterieur. Arreſt de 1614. voyez Bouguier lettre H. nomb. 9. Loyſel livre 3. tit. 7. art. 19. inſtituts, pareillement l'acheteur ny ſon heritier ne peut pas demander que le creancier diſcute l'hipoteque ſpeciale devant la generale, on n'a point d'égard à la ſpecialité d'hypoteque, ſinon entre divers creanciers dont l'un à l'hipoteque generale, l'autre la ſpeciale, ſur quoy, voyez Covarruvias *variarum libro* 3. *cap.* 18. Loyſeau du déguerpiſſement livre 3. chap. 8. nomb. 29. Bacquet de Iuſtice chap. 21. nomb. 150. Brodeau & Bouguier comme deſſus.

Des heritages.

Sous le mot (heritages) ſont compris les rentes : Arreſt de 1598. autre de 1627. du 20. Fevrier, Brodeau ſur l'art. 101. de la couſtume de Paris nomb. 2. Les offices ny ſont pas compris s'ils ne ſont domaniaux, & non pas ſi ſeulement ils ſont hereditaires n'ayant point autrement de ſuite par hypoteque ; aux non domaniaux le creancier peut s'oppoſer au ſceau, ce qui en empeſche la vente & aſſure la dette, peut auſſi le vendeur ſe reſerver l'hypoteque ſpeciale, ce que peut faire auſſi celuy qui preſte l'argent pour l'achat auquel cas il a ſuite & privilege : Arreſt de 1641. en Juin, mais entre-deux ou pluſieurs creanciers privilegiez il y a concurrence, & ils viennent entr'eux au marc la livre : Arreſt du 2. Aouſt 1636.

Y y

voyez Brodeau fur Louet lettre D. nomb. 63. & fur Paris art. 101.

Affin de faire declarer, &c.

Outre la declaration d'hipoteque le creancier à encore en cette couftume le pouvoir de conclure, afin de paffation de titre nouvel, fi mieux le detenteur n'aime abandonner l'heritage pour eftre vendu, ce qu'on appelle improprement (déguerpir.) Les effets du titre nouvel font qu'il empefche la prefcription, qu'il prouve la rente, qu'il induit la perfonnalité avec l'hipoteque, tant pour les arrerages que pour l'entretien de la chofe en bon eftat, le quatriéme qu'il emporte l'execution des biens du debiteur contre luy : mais il n'empefche pas le déguerpiffement par le moyen duquel la chofe eftant en bon eftat & en payant les arrerages le detenteur eft quitte parce que l'obligation n'eft que pour le temps qu'il fera detenteur, l'hipoteque qui eft le principal ceffant par le déguerpiffement l'acceffoire qui eft la perfonnalité ceffe. Arreft du 14. Mars 1643. en la couftume de Vermandois, il en eft au contraire de l'obligé ou fon heritier qui paffant titre nouvel s'oblige à la rente tant qu'elle aura cours, & eft toûjours obligé jufqu'au rembourfement, Loyfeau comme deffus livre 3. chap. 3. nomb. 7. Brodeau pareillement.

Sans qu'il foit befoin de difcuffion.

La difcuffion n'eft pas requife en pays de difcuffion, quand il s'agit de cens ou rente fonciere, quand le creancier eft nanty, ou qu'il a fait faifir la chofe hypotequée devant qu'elle foit venduë, quand la chofe luy a efté donnée par engagement qu'il a donné de l'argent, & que celuy qui l'a receu vend par apres la chofe a un autre : Arreft de 1594. Peleus livre 4. Arreft 59. quand il s'agit d'une oppofition au decret ou de fimple declaration d'hipoteque, quand il y a claufe de ne pas aliener l'hypoteque fpeciale, & quand l'acquifition eft faite à la charge de la rente, voyez Loyfeau au lieu fufdit livre 3. chap. 8. nomb. 10. Henrys livre 3. queft. 28. tome 2. il a efté iugé en la couftume de Paris (qui veut qu'on difcute, finon quand il s'agit de rente) que l'heritier pour la garantie de fon lot de partage peut fe prendre fans difcuffion aux detemteurs des chofes écheües à fon coheritier par luy vendües par Arreſt du 4. Mars 1616. voyez Brodeau ſur Loüet lettre H. nomb. 2. Bacquet de Iuſtice chap. 21. nomb. 222. ce que quelques-uns étendent aux couſtumes qui veulent la diſcuſſion en autres cas à cauſe du droit réel que l'heritier à ſur le lot de ſon coheritier.

Au pays de diſcuſſion le creancier de celuy qui a baillé ſon heritage par engagement ſe peut prendre aux detemreurs ſans diſcuſſion s'il a hipoteque devant l'engagement, la raiſon eſt que l'alienation n'eſt point parfaite, & l'acheteur n'eſt point Seigneur incommutable, le benefice de diſcuſſion ne ſert qu'à ceux *qui ſuo nomine & iure proprietatis poſſident, & tanquam* Domini *non his qui pignoris titulo & penſionis*, ſi le creancier eſt poſterieur il doit diſcuter, & ne peut pas évincer l'engagiſte qu'en le rembourſant du fort principal frais & loyaux couſts, voyez Lepreſtre chap. 77. Brodeau ſur Louet lettre H. nomb. 9. & lettre P. nomb. 41. Si neanmoins le detemreur par engagement a preſcrit le creancier ne poura pas ſe prendre à luy. Il eſt a remarquer qu'encore que l'engagiſte ne puiſſe pas preſcrire contre le proprietaire il peut preſcrire contre le creancier precedent ſon contract d'engagement, voyez Chopin ſur la conſtume d'Anjou livre 3. tit. 5. chap. 2. nomb. 17.

De la diſcuſſion des Princes, *Item*, de celle de ceux qui ont fait ceſſion de biens, voyez Lepreſtre chap. 77. Loyſeau au traité des garenties des rentes chap. 11. nomb. 17. où ils ſont d'avis contraires.

La diſcuſſion ſe peut demander en tout eſtat de cauſe, *non infringit ſed temperat iudicatum*, voyez Loyſeau livre 3. chap. 8. nomb. 26. du déguerpiſſement & au traité des garenties des rentes chap. 8.

Qui eſt obligé de diſcuter n'eſt pas tenu de diſcuter les droits litigieux hypotequez, & cautions, & ne doit faire qu'un decret & une diſcuſſion generale à une fois, Loyſeau des garenties chap. 9. Voyez Bacquet des rentes chap. 17. il a eſté iugé que le creancier qui a pluſieurs obligez à ſa dette, & a appellé un acquereur des obligez en declaration d'hypoteque, ledit acquereur luy objectant la diſcuſſion des obligez, n'eſt tenu ſinon de diſcuter le vendeur & non les autres obligez: Arreſt du dernier Fevrier 1657. ſuite du Journal livre 1. chap. 7. il a auſſi eſté iugé par Arreſt du 27. Decembre 1627. en pays de droit écrit que le creancier, qui a obtenu iugement de declaration d'hypoteque à la charge de difcuffion à la liberté de difcuter & de ne pas difcuter, n'y peuvant pas eftre contraint par le detemteur fauf au detemtent à difcuter fi bon luy femble, Henrys livre 4. queft. 34. tome 2. il y a Arreft contraire anterieur dans Brodeau fur Loüet lettre H. nomb. 9. J'ay veu iuger en noftre Prefidial au profit de Loüis Morillon & confors creanciers conformément audit Arreft dernier fur un appel de Bar, par Sentence du mois de Fevrier 1671. apres la declaration d'hypoteque obtenüe par lefdits creanciers contre un detemteur qui avoit indigué des heritages que les creanciers avoient fait faifir réellement le decret ayant efté furcis à caufe des guerres, & des diftractions demandées & les maifons & heritages eftant cependant dépéris, dont on vouloit faire & rendre refponfables lefdits creanciers qui en furent déchargez.

ARTICLE CXXXI.

PEut auffi ledit acheteur pourfuivre perfonnellement celuy qui a conftitué ladite rente ou fes heritiers pour les arrerages d'icelles & s'il eft detemteur de l'heritage obligé, le pourfuivre perfonnellement & hypotequairement, & parcillement celuy de fes heritiers qui eft detemteur defdits heritages ou de portion d'iceux perfonnellement & hypotequairement, pour le tout encore qu'il y ait autres heritiers obligez perfonnellement avec luy.

Les heritiers font tenus des obligations du deffunt perfonnellement pour telle part & portion qu'ils font heritiers & hypotequairement pour le tout, ainfi celuy qui a payé fa part & n'eft pas detemteur d'heritage venant de la fucceffion eft déchargé du furplus : Arreft de 1602. rendu pour une rerte le Parlement feant à Châlons, ce mot (detemteur) s'entend fi l'heritier eft detemteur actuellement, où s'il l'a esté & a vendu l'heritage & en a tiré profit, auquel cas il est reputé detemteur, & peut estre poursuivy hipotequairement comme s'il detenoit encore réellement ledit heritage, voyez Theveneau sur l'Ordonnance, Bouguier lettre C. nomb. 1. Lepreftre chap. 8. Mais si l'heritage a esté vendu sur luy par decret pour les debtes de la succession il n'est plus reputé detemteur, comme il a esté iugé par Arrest de 1601. recité par Loüet lettre H. nomb. 19.

L'heritier qui a payé sa part ne peut pas estre poursuivy pour le tout, quoy qu'il soit détenteur, par un creancier qui n'a point d'hypoteque, & si le creancier apres le decez du debiteur acquiert l'hypoteque par la reconnoissance de la promesse du deffunt contre l'heritier, ce n'est que pour ladite part estant vray qu'audit cas le creancier a hypotequé contre le sentiment de Bouguier en la lettre C. nomb. 1. & contre la disposition des deux Arrests qu'il cite fondez sur ce que l'heritier n'est point detemteur de biens hypotequez, ceux qu'il possede venans de la succession luy appartenans sans hypoteque, parce qu'il n'y en a point eu du vivant du deffunt, & que lesdits biens ne sont plus de la succession, ce qui est considerable & plausible seulement pour empescher la solidité, & non pas pour empescher l'hypoteque pour la part de l'heritier. Mais le creancier n'a point ladite solidité aussi contre le sentiment de Charondas sur l'article 107. de la Coustume de Paris, & l'Arrest par luy cité du 2. Juillet 1565. qui a condamné solidairement un heritier au payement du contenu en une promesse reconnüe apres la mort du debiteur, qui est une autre extremité vicieuse, ne pouvant pas y avoir de solidité n'y ayant point d'hypoteque contre le deffunt qui ait passé à l'heritier pour l'obliger à plus que sa part personnelle, voyez Lepreftre chap. 68. cent. 2.

Pareillement celuy des heritiers, &c.

L'heritier ne peut pas demander discussion, parce qu'il est obligé personnellement, il ne peut pas aussi pretendre la division parce qu'il est obligé hipotequairement, sçavoir s'il peut déguerpir ce qu'il possede & estre quitte en ce faisant & payant sa part, Loüet lettre H. nomb. 19. incline à l'affirmative, disant que de faire autrement ce seroit oster à l'heritier le benefice de la loy qui divise les debtes & les obligations entre les heritiers, & faire

porter à l'un la charge de l'autre, Loyſeau er. ſon déguerpiſſement livre 4. chap. 3. nomb. 17. eſt d'avis contraire & tient pour
la negative, diſant que l'heritier ayant eu la liberté de renoncer à
la ſucceſſion ou de l'accepter par benefice d'inventaire & n'ayat
pas uſé de ces precautions, il ne peut plus eſtre receu a renoncer à la ſucceſſion par une voye indirecte & par déguerpiſſement, de plus que la perſonnalité & la realité s'eſtant une fois
rencontrées elles produiſent un double effet & une double action
ou vnité d'actions qui dure eternellement, ce qui eſt plus conforme à noſtre texte.

On demande de quel iour le creancier hypotequaïre du deffunt
a hypoteque ſur les biens de l'heritier, ſçavoir ſi c'eſt du jour de
l'adition & écheance de l'heredité, ou ſi c'eſt ſeulement du jour
de la declaration d'execution du contract : Bacquet au traité de
Iuſtice chap. 2. ſur la fin dit que la déciſion de cette queſtion
dépend de ſçavoir ſi ces mots du conrract du deffunt (ceux de ſes
hoirs) emportent hypoteque où s'ils emportent ſeulement perſonnalité, voulant que s'ils emportent hypoteque le creancier
ait hypoteque ſur les biens de l'heritier du jour qu'il eſt fait heritier, & au contraire s'ils emportent ſeulement perſonalité, &
dit qu'ils n'emportent point d'hipoteque & ne ſignifient autre
choſe que *bona ad heredes perventui a catenus obligaluntur quatenus
ad heredes ſuos vel ius habentes pervcnient*, à quoy (ſauf correction)
il n'y a gueres d'apparence, ces mots (ceux de ſes hoirs) s'entendans
viſiblement d'autres biens que de ceux du deffunt qui contracte,
lequel oblige par ces paroles les biens de ſes heritiers preſomptifs
conditionnellement & ſuppoſé qu'ils ſoient actuellement heritiers,
laquelle obligation les heritiers ratifient dés le moment qu'ils
acceptent l'heredité, & cette acceptation conſomme ladite obligation, & l'hypoteque ſtipulée, eſtant un contract tacite que fait
l'heritier avec le creancier, iuſques-là que ſans icelle obligation
des biens des hoirs l'heritier demeure obligé, & ſes biens hypotequez envers le creancier du jour que la ſucceſſion luy eſt écheüe,
& les jugemens de declaration d'execution qui ſont rendus contre
l'heritier ont un effet retroactif audit iour, ainſi ce me ſemble
devroit il eſtre jugé : J'aſoûte que la couſtume ſaiſiſſant l'heritier du jour du decez du deffunt de tous les biens de la ſuccef-
ſion, en telle ſorte qu'encore qu'il n'apprehende la ſucceſſion
actuellement que long-temps apres les fruits des heritages luy

appartiennent, il femble qu'il en doive eftre de mefme des dettes de la fucceffion dont l'heritier doit eftre chargé dés le iour du decez du deffunt de la mefme forte que le deffunt , & en effet par le iugement de declaration d'execution en cas de rente ou autre deub portant intereft, on condamne l'heritier à payer la rente & l'intereft écheu depuis le decez du deffunt, & ne pas donner l'hipoteque dudit iour, il femble y avoir contradiction.

Le Bailly de Châlons ayant condamné Claude Laurens demeurant à Courtifous heritier & bien tenant à caufe de fa femme de Jean Bayen, fuivant fes offres à payer à Maiftre Antoine Clement fa part perfonnelle des arrerages d'une rente , fauf audit Clement à fe pourvoir hypotequairement pour le tout fur les heritages de la fucceffion dudit Bayen, & fait main-levée en payant ladite part la Cour par fon Arreft du 20. May 1651. a dit mal jugé en emendant condamné ledit Laurens à payer le total des arrerages & l'execution commancée parachevée.

ARTICLE CXXXII.

L E detemteur de l'heritage hypotequé pour quelque debte ou obligation que ce foit, peut eftre pourfuivy hypotequairement fans premierement difcuter celuy qui eft perfonnellement obligé.

Cét article encherit fur le 130. plus haut & fur le 101. de la Couftume de Paris qui ne parlent que des rentes, & celuy-cy veut indiftinctement que pour toute debte hypotequaire il n'y ait point de difcuffion à faire, l'article 2. du titre des executions de la couftume d'Auvergne eft pareil, voyez Cujas *in novelle* 3. *de fideiuſſoribus.*

ARTICLE CXXXIII.

L'Hypoteque fe conftitüe par le feul confente-ment des parties, fans qu'il foit requis nan-tiffement, lequel nantiffement n'a lieu audit Châlons pays qui fe regit par la Couftume dudit lieu.

Voyez ce que i'ay dit fur l'article 148.

Pour le feul confentement.

Outre le confentement il faut que les deniers pour lefquels fe fait l'obligation foient délivrez au debiteur, autrement il n'y a point d'hipoteque principalement à l'égard d'un tiers qui aura con-tracté entre l'obligation & la délivrance des deniers, & fait luy-mefme la délivrance des fiens au debiteur devant que les autres foient délivrez qui fera preferé, quand argent faut fin raifon nulle, dit un brocard, voyez Mornac fur la loy *queties cod. de rei vendi-catione* à la fin, par Arreft de 1604. il a efté iugé que celuy qui avoit cautionné un autre pour une fomme qui n'avoit point efté fournie de fon vivant ne chargeoit point fes heritiers, Belordeau partie premiere livre 3. chap. 8.

Par Arreft du mois d'Aouft 1667. rendu au profit de Pierre Legay de fainte Menehoüld contre Nicolas Baugier de Châlons, il a efté iugé que la caution qui n'avoit point pris de dédommagement avoit hipoteque pour fon indemnité du iour de l'obliga-tion.

Nantiffement.

Le nantiffement, où il a lieu, n'eft pas neceffaire à l'égard du debiteur obligé qui ne peut pas aller contre fon propre fait, ny à l'égard de fes heritiers ny de la veuve pour debte de la com-munauté, voyez Brodeau fur Louet lettre D. nomb. 4. à la fin, ny pour debte privilegée où il y a hypoteque tacite & légale comme font les reliquats de comptes de tutelles à l'égard des mi-neurs,

neurs, l'apport & le doüaire de la femme auquel dernier cas le
mariage (que le creancier n'a pas deub ignorer) vaut nantiſſement,
voyez du Freſne livre 5. chap. 5. ny pour droits Seigneuriaux,
voyez les couſtumes de Rheims art. 182. & Vermandois art. 124.
leſdits Louet & Brodeau en la lettre H. nomb. 26. Buridan
ſur ladite Couſtume de Rheims art. 176. nomb. 8. adjoûte quand
la dette eſt cauſée pour vente d'heritage & qu'il s'agit du prix
d'iceluy, ce que j'eſtime tres-raiſonnable & bien fondé, voyez ce
que i'ay dit ſur l'art. 119. és mots (par échange) & ſur le neufviéme
és mots (debtes du deffunt) ſur la fin.

Pour les Sentences les meſmes couſtumes de Rheims & Vermandois veulent qu'elles n'emportent hypoteque que du iour
qu'elles ont eſté miſes à execution par ſaiſie, ce qu'on interprete de la ſaiſie réelle, & ainſi ſe iuge encore à Rheims comme i'ay
appris par les conſultations de fameux Avocats du lieu, mais les
Arreſts en ont decidé &, decident autrement voulant que les
Sentences définitives contradictoires ou celles par deffaut deüement ſignifiées emportent hypoteque du iour d'icelles ou de la
ſignification, en conſequence de l'Ordonnance de Moulins,
voyez Louet lettre H. nomb. 25.

Encore que l'hypoteque du creancier ſur la part indiuiſe du
debiteur en quelque fond ſe rejette apres partage fait ſur ce qui
échoit au debiteur ſeulement, par la raiſon que le debiteur n'eſtoit
pas Seigneur incommutable, mais à la charge de partage, le ſort
du partage autoriſé par la loy produiſant un droit declaratif, & un
effet retroactif, reductif, & dirimant, le partage n'eſtant point
attributif, mais declaratif du droit de l'heritier, voyez Bacquet
de Iuſtice, chap. 21. nomb. 156. Louet lettre H. nomb. 63. Coquille
queſt. 27. ſi eſt-ce qu'en cas de nantiſſement fait par le creancier
ſur la choſe indiuiſe le creancier garde ſon droit d'hypoteque ſur
le tout par la raiſon qu'en pays de nantiſſement il n'y a point
d'hypoteque que par le nantiſſement, & ſi le creancier ſe trouvoit ſans nantiſſement il ſe trouveroit ſans hypoteque : Arreſt du
6. Septembre 1606. voyez Mornac ſur la loy *ſi conſenſu* §. *ultima*.
ff. quibus modis pignus, *&c*. du Freſne livre 1. chap. 7.

Des Baſtimens & rapport de IureZ.

ARTICLE CXXXIV.

ES Villes & Faux-bourgs le voiſin peut contraindre ſon voiſin ſe clorre allencontre de
luy de muraille metoyenne juſques à neuf pieds
à prendre du rais de terre & de chauſſée, & là où
ledit voiſin ſeroit refuſant d'y contribuer, & ne
voudroit rembourſer ſon autre voiſin qui l'auroit
fait faire ſix mois apres ſommation deüement faite
toute icelle muraille, doit demeurer propre à celuy qui l'aura fait faire ſi bon luy ſemble ; & le
pareil doit eſtre gardé pour les deniers débourſez
& avancez à l'entretenement & reparation de la
muraille ja faite.

L'article 139. que parle ſpecifiquement des fermetures & ſeparations des places, cours & iardins donne à connoiſtre que le preſent s'entend d'autres ſeparations, quoy qu'il ne s'en explique pas
nettement ; ſçavoir des ſeparations des baſtimens entre voiſins,
ſoit qu'il y ait baſtimens où qu'il n'y en ay point du tout, & que
l'un des voiſins veüille baſtir, & le preſent article ne portant point
ces mots (que s'il y a muraille ou cloiſon) comme fait le 139.
il ſemble que ſuppoſé qu'il y ait une fermeture & ſeparation entre
les voiſins autre qu'une muraille l'article doit avoir lieu, & le voi-
voiſin peut contraindre ſon voiſin aux termes dudit article, mais
cette faculté donnée au voiſin de faire entre luy & ſon voiſin une
muraille metoyenne ſur fond commun ne l'empeſche pas de faire
icelle muraille ſur ſon fond ſeulement, & en ce cas elle luy ſera
& demeurera propre à tous effets, ſans que l'autre voiſin y puiſſe

baftir quelques offres qu'il luy faffe de le rembourfer, & luy payer
la moitié de la place & des frais : nonobftant l'article 194. de Paris
qui permet telle chofe, lequel eft contre le droit commun qui ne
veut pas qu'on puiffe rien faire en l'heritage d'autruy fans fon confentement, partant ne fe doit eftendre d'une couftume à une autre.
qui s'en tait. Voyez ce qui fuit.

De muraille metoyenne.

Dicitur latinè integerrimus paries quia vicinis conftruclus medius in-
tergeri id eft communiter gerendo eft, medianus Vulgo. Budæus ad l.
inter fratres ff. pro focio. Ce n'eft pas la fituation de la muraille
entre deux voifins qui la rend metoyenne , mais fa conftruction
fur fond commun. Voyez l'art. 206. de Paris.

Contribuer.

Ce mot & celuy de rembourfer qui fuit ne s'entend que des frais,
non pas de la place de la muraille. Autrement & fi la muraille
que le voifin a baftie eftoit fur fon fond entierement, en vain l'article luy en donneroit la proprieté au défaut de contribuer par l'autre voifin , & il ne luy donneroit rien , la muraille eftant à luy
fans cela ; & fuppofé que le voifin qui a bafty en fond commun
efleue la muraille plus haut que les neuf pieds, ce qu'il peut faire
en laiffant la moitié d'icelle muraille libre à l'autre voifin , l'autre
voifin n'eft pas tenu de contribuer ny rembourfer des frais d'icelle
muraille au delà de neuf pieds quand il viendra à s'en fervir aux
termes de l'article 138.

Doit demeurer propre.

Cette proprieté n'eft pas perpetuelle ny permanente , puis que
felon ledit art. 138. le voifin qui a refufé de contribuer aux frais fe
peut fervir de la muraille y baftir en payant la moitié des frais &
de ce qu'elle a coufté, il a déja un pied dedans (comme on dit)
puis que la muraille eft a moitié fur fon fond.

Si bon luy semble.

Louis Godet infere de ces parolles que celuy qui a basti la muraille , icelle tombante en ruine ne peut pas estre contraint de la reparer & relever , ce qui est iuste à mon avis n'y ayant point d'obligation du voisiu qui a basti envers l'autre voisin , & ce qu'il a fait volontairement & gratuitement ne luy devant pas estre a charge ny tourner à son dommage, en cas de cheute les choses retournent en l'estat premier, & les parties sont aux termes de l'art. 139. ou plûtost du present article au commancemert.

Et le pareil doit estre gardé.

Voyez l'article 205. & le 211. de la coustume de Paris , & la loy *si ade s ff. communi dividundo*, le voisin mesme devant la cheute de la muraille , & si elle panche d'un demy pied qu'il y ait peril peut contraindre son voisin à la reparer , pourveu qu'il ne soit pas luy mesme en faute. Coustume de Nivernois art. 4. tit. 10. Loysel instit. livre 3. tit. 3. art. 24. Coustume de Sens art. 99. D'autres que le voisin peuvent encore contraindre le proprietaire d'une maison à reparer le mur qui menace ruine , exemple les Eschevins & Administrateurs publics ; & il y sera condamné solidairement, quoy que le mur ne luy appartienne qu'en partie à cause de l'individuité sauf son recours, Voyez *Ioannes Gallus* & du Moulin en la question 174. Papon livre 6. tit. 11.

ARTICLE CXXXV.

LE mur est reputé metoyen, sinon qu'il apparoisse qu'il soit propre à l'un des voisins par corbeaux, attentes, chaperons estans d'un costé seulement, ou autres apparences demontrantes que la muraille est propre à l'un desdits voisins, ou sinon que le mur porte entierement l'edifice du voisin,

auquel cas eft reputé propre à celuy duquel il porte
l'edifice s'il n'y a titre au contraire.

C'eft une regle generale qu'en ville tout mur eft reputé metoyen s'il n'appert du contraire ; ce qui fe fait *naturali quâdam ra-*
tione l. parietem de fervit. vrban. prædior. Voyez Loyfel en fes
inftit. livre 2. tit. 3. art. 1. d'où vient que celuy qui pretend la
propriété du mur la doit prouver par les marques ordinaires, dont
les experts font les Juges. Et tout au contraire celuy qui pretend
le mur eftre metoyen n'a pas befoin d'en faire preuve eftant fondé
en regle ; mefme il n'importe point que le mur ait des marques de
communauté pourveu qu'il n'en ait point de proprieté.

Eft reputé metoyen.

Non feulement le mur eftant entre deux voifins eft reputé metoyen, mais auffi les foffez faifans la feparation de deux heritages
voifins font reputez metoyens s'il n'y a titre au contraire, mais fi
le iet de terre eft d'un cofté feulement celuy là eft le Seigneur du
foffé, Rheims art. 369. du Moulin audit lieu, Mornac fur la loy 1.
§. *viæ ff. de commodo rei venditæ,* où ils difent qu'on en ufe ainfi
par toute la France. La haye vifve, buiffon, terre ou borne font
reputez du pré non de la terre, la raifon eft que l'on cloft plûtoft
les prez que les terres labourables.

Ou autres apparences &c.

Les corbeaux, attentes & autres chofes femblables du cofté de celuy
qui pretend la proprieté du mur ne font pas des apparences fuffifantes de ladite proprieté, il faut des marques qui enfaifinent,
& mettent celuy qui a bafti en poffeffion de la muraille, telles qu'eft
celle mentionnée à la fin de noftre article, que le mur du voifin
qu'il pretend luy eft propre porte entierement fon baftiment, ou
qu'audit mur il y ait des bonneaux, c'eft à dire des cailloux qui
foient du cofté de l'autre voifin & avancent un peu dudit cofté,
enclavez dans le mur avec des marques cachées qui font connües

aux Maffons feulement comme font celles des bornes à ceux qui les plantent, lefquelles marques font reelles & des titres permanens & inconteftables de proprieté de la totalité du mur, ce que ne font pas les corbeaux & attentes d'un cofté feulement qui laiffent l'autre cofté à la liberté du voifin pour en faire de pareilles quand bon luy femblera, & baftir en rembourfant la moitié des frais, on compte au nombre des marques de proprieté d'un mur quand il eft bafti. plus haut que neuf pieds, & ce en confequence de ce qui eft porté par l'art. 134. que le mur metoyen doit eftre de neuf pieds de hauteur, & non de plus. Ce qui fuppofe qu'audit mur plus haut que neuf pieds il n'y ait point de marques de mur metoyen.

Sinon que le mur porte &c.

De ces parolles ie collige que celuy qui veut baftir en mur metoyen ne peut pas mettre & affeoir fes poultres & folives plus avant que le milieu du mur quelque indivifibilité qu'il y ait, & quoy qu'il puiffe dire qu'il a fa part *in toto & in quelibet parte*, encore que le mur foit commun de longueur & de largeur chacun des voifins eft Seigneur de la moitié de fon cofté feulement, fans qu'il puiffe rien pretendre à l'autre moitié qui appartient pareillement adivis à l'autre voifin, c'eft chofe indivife de nature, & divife par l'ufage. Voyez l'art. 208. de la couftume de Paris, & le 365. de celle de Rheims; cela eft fi vray qu'arrivant de la ruine en un des coftez feulement, il eft du devoir du voifin où eft la ruine de la reparer à fes frais & depens, *fecus* fi le mur eft entierrement gafté de cofté & d'autre, auquel cas la reparation fe doit faire à frais communs, & pareillement fi la ruine n'eftant que d'un cofté feulement; il faut neantmoins (pour foûtenir la totalité de mur qui porte les baftimens des voifins) y mettre des chaines & autres chofes qui percent la muraille d'outre en outre, lefdites chofes feront mifes à frais communs parce qu'elles fervent à tous deux, ainfi ie l'ay veu iuger au baillage de faint Pierre de Châlons en 1673. entre de Beaune & Champagne

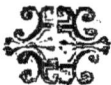

ARTICLE CXXXVI.

IL eft permis au voifin de percer le mur d'entre luy & fon voifin & y faire des veües au def-fus de huit pieds de rays de chauffée & de fept pieds au deffus de l'eftage , le tout à verres dor-mans avec barres & barreaux de fer, de forte qu'il ne puiffe ou dommager le voifin, finon qu'il y eut titre au contraire.

Le prefent article s'entend de tout mur entre deux voifins du metoyen & de celuy qui ne l'eft pas, & eft propre à celuy qui veut le percer & non du mur propre à l'autre voifin, auquel le voifin ne peut pas loger fes bois , poutres & folives fuivant l'article 206. de la couftume de Paris, & par l'argument du precedent à la fin, conformément à la loy *quemadmodum* §. *fi protectum ad legem aquief-fiam*, ny partant faire veües la raifon eftant pareille à fçavoir qu'on ne peut pas faire aucune chofe au fond d'autruy fans fon aveu & confentement, voyez Loyfel livre 2. tit. 3. art. 4. la couft. de Paris art. 199. Verres dormans font verres attachez à cloux avec barreaux en fortes que le voifin ne puiffe ouvrir la feneftre pour regarder ce qui fe paffe dans le logis du voifin.

ARTICLE CXXXVII.

ET neantmoins où le voifin voudroit baftir de nouvel luy eft permis de clorre & étoup-per lefdites veües iufqu'à la hauteur de fon nou-vel baftiment.

Il eft loifible au voifin d'eftoupper les feneftes faites fur luy en mur metoyen en se servant dudit mur, & remboursant le voisin de la moitié d'iceluy, & en cas que la fenestre soit dans le mur propre de celuy qui l'a fait faire le voisin peut bastir sur son fond, Loysel *ut suprà*.

ARTICLE CXXXVIII.

LE voisin peut bastir au mur metoyen encore qu'il ne l'ait fait faire ou construire en payant la moitié de ce qu'il a cousté à celuy qui l'a fait faire ou à ses ayans cause, & pourveu que ladite muraille soit suffisante pour porter & soûtenir lesdits bastimens.

La coustume donne icy des limites à celuy qui a basty la muraille metoyenne à ses frais & dépens, & à l'avantage qu'elle luy fait par l'article 134. de se pouvoir dire proprietaire d'icelle muraille, en donnant la faculté au voisin qui n'aura pas contribué aux frais de se servir de la muraille & y bastir en remboursant à l'autre voisin la moitié des frais pourveu que la muraille soit suffisante.

Bastir.

Soit en mettant ses bois qui portent son bastiment sur la muraille metoyenne, & les faisant porter sur icelle soit en haussant ladite muraille, le tout de son costé sur moitié d'icelle muraille seulement estant obligé de laisser l'autre moitié à son voisin comme il a esté dit hausser à ses dépens si haut que bon luy semble se loger & édifier en icelle, Paris art. 204. Rheims art. 362. le mot de (bastir) est indefiny, qui a le sol à l'air, la coustume de Paris veut que les Massons ne puissent toucher au mur metoyen pour le démolir percer, ou reédifier sans appeller le voisin interessé par une simple signification à peine de dommages & interests & rétablissement du mur, au regard du proprietaire elle ne requiert qu'une dénonciation, parmy nous, c'est l'usage que le

Masson

maſſon advertiſſe verbalement en preſence de témoins le voiſin qu'il va travailler au mur metoyen à ce qu'il s'y trouve ſi bon luy ſemble.

Au mur metoyen.

A luy appartenant & à ſon voiſin comme eſtant baſty ſur fond commun, ſoit qu'il ait volontairement fourny la moitié de la place ſoit que le voiſin l'ait priſe, ces mots (mur metoyen) excluent le mur propre à l'autre voiſin & inſinüent la verité de ce que i'ay dit plus haut, que le voiſin ne peut pas baſtir au mur propre à ſon voiſin baſty ſur le fond d'iceluy; auſſi noſtre couſtume ne dit elle nulle part que celuy qui voudra baſtir au mur metoyen ou eſtant entre luy & ſon voiſin payera la moitié de la place comme font d'autres couſtumes.

La moitié, &c.

Ces paroles confirment ce que ie viens de dire que la couſtume n'oblige point celuy qui vient baſtir au mur metoyen de payer la moitié de la place, preſuppoſant la neceſſité que la place ſoit commune, & ce que i'ay dit ailleurs qu'il n'eſt tenu ſinon de rembourſer la moitié des frais de la conſtruction, elles vuident auſſi la queſtion ſi celuy qui veut baſtir au mur metoyen en doit payer le prix eu égard au temps qu'il veut baſtir, ou à celuy que le mur a eſté fait, celuy qui baſtit de nouveau, eſt au tort de n'avoir pas contribué aux frais au temps de la conſtruction de la muraille, & il en doit porter la peine, voyez Coquille ſur Nivernois art. 14. des ſervitudes.

On demande comment-on connoît que le voiſin qui n'a pas baſty le mur metoyen a fourny aux frais pour enſuite & lors qu'il veut baſtir eſtre exempt de faire le rembourſement mentionné en cet article: Je réponds que cela ſe reconnoît par les marques qui ſuivent, ſçavoir quand au mur metoyen il y a des filets feneſtres, chaperons, feneſtres ſans iour, pertuis à mettre portraits, ſolives, poutres, corbeaux, attentes, crochets de fer, chenelles, os de chevaux & autres choſes ſemblables des deux coſtez, ou ſeulement du coſté de celuy qui pretend la commnnauté & avoir fourny aux frais, ou bien encore quand la couverture pend des deux

coftez, toutes lefquelles chofes font prefumer que le voifin a
contribué aux frais de la conftruction de la muraille, principalement fi elles font mifes d'ancienneté non en cachete ny frauduleufement art. 103. de la couftume de Sens, c'eft pourquoy quelques couftumes comme celle d'Orleans art. 221. veulent qu'elles
fe faffent l'autre voifin prefent ou appellé ; Le voifin qui a bafty
n'eftant pas reputé les avoir mifes au temps de fon baftiment,
parce qu'il ne fçavoit pas fi le voifin un jour fe voudroit aider
de la muraille, ny les voir fouffertes fi long-temps fans y eftre
obligé , & fans caufe, voyez Beraut fur la couftume de Normandie tit. des fervitudes & l'art. 14. fufnommé de la couftume de Nivernois, qui porte que les marques du mur metoyen ou le voifin
a contribué aux frais font corbeaux a droit ou feneftres, & celles
de celuy ou le voifin n'a pas contribué aux frais font corbeaux
renverfez du cofté du voifin, ou Coquille dit que corbeaux renverfez font quand la courbe eft contremont & le plat contre bas
comme pour marquer qu'on ny peut rien affeoir, corbeaux a droit
c'eft quand le plat du corbeau eft pardeffus preft a recevoir la
charge de poutre folive chevron, ce mot (corbeaux) veut dire cour-
bes ce font pierres & autres materiaux courbez pour porter la
charge du baftiment, attentes ce font pierres avancées hors la
muraille mifes en attendant qu'on ayt la commodité de baftir.

Pourveu que ladite muraille, &c.

Si la muraille n'eft pas fuffifante & que le voifin baftiffe il eft
refponfable du dommage qui en arrive, *l. nam & fi* , *l. fi quid*
ff. de damno infecto , pour y remedier la couftume de Paris en l'art.
207, veut que le voifin mette des iambes, par paignes ou chaifnes,
& corbeaux fuffifans de pierre de taille pour porter poutres en ré-
tabliffant le mur *perpenna quafi perpetuo lapide ideft folido conftantes,*
Budée comme deffus, voyez l'art. 136. de la couftume de Paris,
celuy qui met les iambes par paignes, &c. eft obligé de les entretenir comme il eft obligé d'entretenir la muraille de fon cofté, mais fi
la muraille vient à fondre non par fon fait & faute, mais par caducité il
femble que ce foit charge commune de la rétablir. Comme il eft permis
au voifin de baftir au mur metoyen & s'en fervir, auffi peut il en bâ-
tiffant ne s'en pas fervir, & baftir fur croffes, & neantmoins prendre
audeffus du mur metoyen la place de trois quarts de pied qui luy
appartient pour élargir fon baftiment par le haut.

ARTICLE CXXXIx.

OV entre place , cours , iardins & autres lieux eſtans en ville, n'y auroit muraille ou cloiſon, l'un des voiſins en peut faire & à cette cauſe prendre également & raiſonnablement terre ſur ſon voiſin en fond commun , & quant à celuy qui aura baſty ladite muraille , & voudra baſtir & s'aider d'icelle ſera tenu de rembourſer celuy qui l'auroit fait faire de la moitié des frais & pro rata de ce dont il ſe voudra aider.

Cét article differe du cent trente quatriéme , ainſi que i'ay dit en ce qu'au dit 134. il s'agit de la cloſture entre baſtimens qui en fait partie ou partant la cloſture doit eſtre plus forte & de matiere plus ſolide comme devant porter les baſtimens , & icy il ne s'agit ſinon des fermetures entre place , cours & iardins , leſquelles fermetures ne ſont chargées , partant il n'importe pas que la matiere en ſoit ſi ſolide , c'eſt pourquoy l'article ne veut pas qu'entre places , cours & iardins un des voiſins puiſſe faire une muraille ſur le fond commun , ſinon au cas qu'il n'y ait ny muraille ny cloiſon , diſant implicitement que s'il y a une cloiſon , c'eſt-à-dire une autre fermeture qu'une muraille ou qu'une haye qui ne peut pas porter le nom de cloiſon , le voiſin ne peut pas y faire une muraille metoyenne , & ſur le fond commun ny obliger le voiſin à luy fournir place pour faire icelle muraille , ou la prendre luymeſme ce qui me ſemble tres-iuſte, le voiſin devoit ſe contenter de l'eſtat des choſes que luy ou ſes auteurs ont agrées pendant un longtemps, &n'ayant pas de nouveau ſujet de les changer comme il auroit s'il vouloit baſtir, mais ſi la cloiſom vient a cheoir entierement le voiſin eſt en droit d'y faire muraille , où bien s'il veut baſtir , ſelon ledit art. 134.

Eſtant porté par le contract de vente d'une portion de maiſon

& iardin limitée, que l'acquereur feroit faire une feparation au iardin fur fon fond & à fes frais & dépens pour fe fermer à l'encontre du vendeur, & l'acquereur ayant fermé le iardin de planches, il a efté condamné par Sentence du Bailly du Comté de faire faire une muraille au lieu de ladite cloifon, dont ayant interjetté appel à la Cour, & fait pendant iceluy des offres au vendeur ou autre ayant fes droits de faire faire une clofture de bois & torchis qu'on appelle paroy, par Arreft de 1675. la Sentence a efté confirmée, Nicolas Lorin éleu & Jean Marin Marchand partie plaidantes.

Et peut faire, &c.

Il n'eft point dit de quelle hauteur fera la muraille comme en l'article 134. neantmoins la raifon eftant pareille & l'une & l'autre muraille prife fur le fond commun, avec liberté (à celuy qui n'a rien fourny que la moitié de la place)de s'en fervir en rembourfant l'autre de la moitié des frais, il femble que la hauteur doit eftre auffi pareille & non plus grande : c'eft-à-dire de neuf pieds, autre chofe eft des murailles qui font propres & bafties entierement fur le fond & aux frais du baftiffeur qu'il peut élever tant que bon luy femblera, pourveu qu'il ne le faffe point *ad emulationem*, & pour nuire au voifin, voyez l'art. 143.

Prendre également, &c.

Trois quarts de pieds fur chacun fond des deux voifins, ainfi la clofture fera d'un pied & demy.

On demande comment on connoift que le voifin a fourny les trois quarts de pieds : ie réponds que cela fe connoift aifement par la veüe & par l'allignement de la muraille avec les baftimens des parties, ou bien par les marques de proprieté, lefquelles s'il s'en trouve c'eft une confequence infaillible que le voifin n'a fourny ny place ny frais, & s'il ne s'en trouve point la prefomption eft que la place a efté fournie pour moitié, toute muraille eftant reputée metoyenne & baftie fur fond commun s'il n'appert du contraire, & qu'elle foit propre comme i'ay dit plus haut:

La moitié des frais.

La moitié de ce qu'il a cousté à celuy qui l'a faite faire, article precedent, voyez sur iceluy à la fin.

Pro rata de ce, &c.

La contribution se fait eu égard à la portion ou à la totalité de la muraille en ce qui est de l'étendüe & longueur dont le voisin se veut aider, & non pas à la hauteur de la muraille qu'il éleve.

ARTICLE CXL.

NVL n'est tenu porter l'eau de son voisin si bon ne luy semble.

Nul ne peut avoir entrée, issüe, glacoir, évier, égoust ou gouttement sur son voisin s'il n'a titre, Loysel instit. livre 2. tit. 3. art. 11. nul ne peut faire gouttieres sur la rüe plus bas que vingt-deux pieds & demy, art. 14. s'il est besoin de couvrir le toict d'où l'eau doit tomber sur le voisin il est tenu de fournir place pour le tour de l'échelle art. 13. cela est deub *ex natura rei*, Coquille en la question 75. il est de mesme de la fumée que de l'eau le voisin n'estant pas tenu de souffrir la fumée du fourneau de son voisin si elle l'incommode, voyez l'Arrest raporté sur l'art. 148. és mots (si haut que bon luy semble.)

ARTICLE CXLI.

CEluy qui veut faire four en sa maison con-tre l'edifice du voisin est tenu de faire faire un bon contre-mur de deux pieds d'épaisseur.

Cét article & le suivant limitent la maxime du 143. le pied saisit

le chef, en confequence dequoy il eſt permis au proprietaire de
faire en ſon heritage ce que bon luy ſemble; la couſtume de Paris en l'art. 190. pour forge, four, & fourneau deſire un demy
pied de vuide entre deux du mur & du four & forge, & que le
mur ſoit épais d'un pied, celle de Sens pour le four deſire diſtance ou mur d'un pied & demy d'épaiſſeur entre deux.

ARTICLE CXLII.

CEluy qui veut faire chambre aiſée ou latrines contre l'edifice du voiſin, eſt tenu de faire
contre-mur de deux pieds d'épaiſſeur à chaud &
à ciment & de fond en comble, & s'il y à puits en
la maiſon du voiſin doit laiſſer dix pieds entre
leſdits puits & latrines.

La raiſon du preſent article eſt en la loy *ſi quando* §. *ſciendum*
ff. ſi ſervitus vendicetur, ſçavoir la moiteur cauſée par les ordures
qui pouriſſent la muraille, le particulier & le public y ayant intereſt, à Paris pour latrines ſuffit contre-mur d'un pied d'épaiſſeur, & en cas de puits d'un coſté & aiſance d'un autre quatre
pieds de maſſonnerie compris l'épaiſſeur des murs de part & d'autre, mais entre deux pintes ſuffiſent trois pieds art. 191.
Qui fait étable contre un mur metoyen doit faire contre-mur
d'épaiſſeur de huit pouces de hauteur iuſqu'au rez de la mangeoi-
re, art. 188. Qui veut faire cheminées & atres contre-mur doit
faire contre-mur de tuillots ou autres choſes ſuffiſantes de deux
pieds d'épaiſſeur art. 189. c'eſt afin que la chaleur n'empire le mur,
Clermont art. 219. pour les vuidanges des latrines voyez l'art. 249 de
la couſt. d'Orleans, par le 693. de celle de Bretagne les voiſins doivent paſſage à celuy qui veut faire conduit pour évacuer les immond-
ices, ſi le chemin eſt plus commode pour arriver au conduit public,
ainſi iugé par deux Arreſts raportez par Belordeau partie 1. livre 3,
la meſme couſtume veut que ceux qui font de pareils conduits contribuent endroit ſoy, voyez.

De Servitudes.

ARTICLE CXLIII.

PAr la couſtume de Châlons le pied ſaiſit le chef, c'eſt-à-dire qu'on peut lever ſon edifice ſur la place tout droit à plomb, & à ligne ſi haut que bon luy ſemble, & contraindre ſon voiſin de retirer cheurons & toutes autres choſes portans ſur la place par quelque temps que les choſes ayent eſté en cét eſtat fut de cent ans.

Quiconque à le ſol qu'on appelle l'étage du rais de chauſſée peut & doit avoir le deſſus & le deſſous de ſon ſol, & peut édifier pardeſſus & par deſſous, & y faire puits, aiſance & autres choſes licites s'il n'y a titre au contraire, voyez la loy *domo ff. de pignorat. actione,* & la loy 49. *de rei vindicat.* l'art. 107. de la couſtume de Paris & le 146. de celle de Vermandois, & ſont ces mots dudit art. 146. (s'il n'y a titre au contraire) ſous-entendus au preſent article, & mis tres-à-propos, càr on peut avoir cave audeſſous & grenier au deſſus à titre de proprieté par acqueſt ou partage & meſme à titre de ſervitude par contract auquel cas de proprieté de cave ou grenier, la maiſon où ils ſont ſe vendant par decret, il n'eſt pas beſoin de s'oppoſer ſi ce n'eſt que la cave ou le grenier ſoient compris au decret, & que ie poſſeſſeur ſoit actuellement depoſſedé, auquel cas ledit poſſeſſeur proprietaire eſt tenu de s'oppoſer afin de diſtraire : Arreſt de 1613. voyez Bouguier lettre S. nomb. 3. Tournet ſur Paris art. 188. Brodeau ſur Loüet lettre S. nomb. 21.

Qui a cave ſous la maiſon d'autruy arrivant quelque ruyne la doit reparer, ſoit qu'il l'ait en proprieté parce que qui tient le bas doit ſoûtenir le haut, & il eſt permis à qui à le deſſus de faire ce que bon luy ſemble pourveu qu'il ne charge point trop le bas, voyez la couſtume de Bourbonnois art. 517. la loy *amplius §. quæſitum ff. de damno infecto*, la loy *cuius edificium ff. de servit.urban.præd*. Soit qu'il n'y ait qu'un simple droit de servitude dautant que *proprietarius patientiam tantum preftare delet*, & il n'est tenu d'aucun frais fi luy-mefme ne reçoit le profit de la fervitude, où s'il n'y a titre expres qui l'en charge, de droit commun la refeâion fe doit faire aux dépens de celuy a qui la fervitude eft deüe *l. 2. ff. de aqua, &c. §. apud aretium* Louet lettre C. nombre deuxiéme, fi ce n'eft en fervitude *overis ferendi*, parce que celuy qui à la muraille la doit tenir en eftat de porter, *inventum ifta fit onus, lege fi forte §. etiam fi fervitus, lege cum debere ff. de fervit urban. prædiorum*, voyez l'art. 3. titre des fervitudes de là couftume de Nivernois le 15. du mefme titre de celle de Berry & le 257 de celle d'Orleans audit cas de haut & de bas appartenans à deux diverfes perfonnes.

Encore que le proprietaire du fond y puiffe baftir & le lever comme bon luy femble, fi eft-ce qu'il ne peut y faire veuës droites fur le voifin ny fur places à luy appartenantes s'il n'y à fix pieds de diftance entre la veuë & l'heritage du voifin, & ne peut avoir bées de cofté s'il n'y a deux pieds de diftance, Paris article 202.

Si haut que bon luy femble.

Encore qu'il foit permis au proprietaire d'une maifon de lever icelle comme il luy plaift s'il n'y a fervitude qui l'en empefche, cela pourtant fe doit faire avec moderation : Arreft de 1559. contre un quidam qui avoit obfcurcy la maifon de fon voifin en baftiffant, voyez Covarruvias *libro 3. cap. 14. variarum in fine* : on peut diminuer le regard du voifin, mais on ne peut pas luy ofter entierement le jour, *l. cum fi ff. de fervit. urban. præd.* On ne peut pas baftir pour nuire au voifin, *l. fi cui fuplici, de fervitute & aqua, l. opus ff. de operibus publicis*, des Marefchaux & de leurs cheminées, voyez Beraut fur Normandie art. 608.

Fut de cent ans.

Ces mots expliquent l'article & montrent que les fervitudes de Ville telles que celle dont il s'agift en noftre article deuës à quelque, édifice pour l'ufage de l'homme ne s'acquierent point fans titre mefme par cent ans, eftant certain qu'ils parlent de la
fervitude

fervitude que le voifin pretendoit, attendu le temps qu'il auroit
unis fes chevrons, & autres chofes portantes fur la place du voifin
de les y tenir contre fon gré, ce qu'il ne peut pas faire, ny empefcher l'autre voifin de baftir s'il n'a titre que l'autre fouffrira fes
chevrons, ainfi qu'ils font, voyez la fuite.

ARTICLE CXLIV.

VEües & égouts & autres fervitudes fe prefcrivent par trente ans encore que le poffeffeur n'eut titre.

C'eftoit le fentiment de nos anciens Advocats, comme ç'a efté
celuy de Louys Godet en ce lieu & de Buridan fur Vermandois
art. 145. que le prefent article s'entend de la prefcription active,
c'eft-à-dire que par la iouyffance d'une fervitude fur le fond d'autruy par trente ans, fans titre on peut icelle acquerir & fe maintenir contre celuy qui agiroit afin de deffenfes d'en ufer, le procez
verbal de la couftume (qui porte que le prefent article a efté accordé par la nouvelle couftume à caufe que le pays eft frontier fujet aux guerres, & que par ce moyen les poffeffeurs peuvent fouvent perdre leurs titres) femble autorifer cette opinion, neantmoins
l'opinion contraire prenant conformément aux art. 136. de la couftume de Paris, 61. de celle de Troyes & 98. de celle de Sens, &
a ces mots du precedent article (fuft de cent ans) eftant cette derniere opinion que la iouyffance de la pretendüe fervitude mefme
par cent ans fans titre ne donne le droit ny ne fait acquerir la
fervitude, mais qu'on peut feulement par le temps de trente ans
par faute de fe fervir de la fervitude par celuy qui en a le droit
avec titre en acquerir la liberté contre luy, ce qu'on appelle prefcription paffive, voyez *valla de rebus dubiis*, & il eft a remarquer à
ce fujet ce que dit Cujas au 2. tome de fes pofthumes fur
le dernier §. de la loy 4. *de ufucap.* Qu'il y a des fervitudes qui ne
fe perdent pas par celuy qui en a le titre feulement par le non
ufer d'icelles, mais qu'il faut qn'il y ait du fait de celuy qui doit
la fervitude, dont il raporte deux exemples, l'un de celuy qui eft

Bbb

obligé de ne pas élever son bastiment plus haut que certaine mesure pour ne point nuire à son voisin, & ne point empescher ses veües, & de celuy qui est chargé par contract de porter les bois de son voisin, la servitude ne se perdant pas au premier cas, par celuy à qui elle est deuë pour boucher ses veües, & pour avoir icelles esté bouchées pendant trente années, si celuy qui est en deffenses de lever son bastiment ne l'a pas levé, & par ce moyen bouché les veües, & que cela soit demeuré pendant trente années; au deuxiéme cas la servitude ne se perdant point, si celuy qui la doit n'a bouché les trous où l'on a deub ou pû mettre les bois & qu'il y ait aussi trente ans qu'ils soient bouchez, il faut un acte contraire, un édifice ou autre chose semblable, empeschant que l'autre iouysse de son droit qui ait duré trente ans, voyez Leprestre chap. 39. cent. 2.

Il est aussi a remarquer qu'au cas de liberté pretendüe contre le titre de servitude au regard de celuy qui pretend la liberté, comme c'est un point de fait qui consiste en preuve, la preuve par témoins est receüe, ce qui n'a point de lieu au cas du droit de servitude pretendüe, au regard de celuy qui le pretend qui ne pouvant pas acquerir la servitude sans titre par quelque iouyssance que ce soit fust de cent ans, la preuve par témoins de cette iouyssance luy est inutile & ne releve de rien, & il doit iustifier son pretendu droit par bon & valable titre, soit au possessoire, soit au petitoire, soit qu'il demande, soit qu'il se deffende que l'action soit confessoire, c'est-à-dire qu'estant troublé en sa servitude, il demande à estre maintenu en sa possession & iouyssance, comme en ayant iouy par an & iour, où qu'il demande que l'heritage du voisin soit chargé d'icelle servitude, ou que l'action soit negatoire que le voisin agissant contre luy en complainte pour quelque acte qu'il ait fait contraire à sa liberté, & qu'il s'en deffende en baptisant possession contraire, ou que ledit voisin luy demande simplement que son heritage soit déchargé de la servitude qu'il pretend sur iceluy, voyez du Moulin aux Conseils 20. & 21. & sur le titre des servitudes, ainsi iugé par Arrest rendu au profit de Pierre Godet Advocat contre Nicolas de saint Remy Advocat du Roy, au bureau des Finances tous deux demeurans à Châlons rüe de l'étape, en infirmant la Sentence du Bailly de Vermandois, ou son Lieutenant audit Châlons qui avoit maintenu ledit de saint Remy en la possession d'une pretendüe servitude de veüe sur la cour dudit Godet en la-

quelle ledit Godet l'avoit troublé par un baſtiment qu'il avoit élevé contre la muraille ou eſtoit ladite feneſtre, apres enqueſte faite
au poſſeſſoire, ſur la poſſeſſion ſans titre, & fut dit mal iugé & appointé a verifier par témoins permis audit Godet de baſtir & empeſcher la veüe : conformément auquel Arreſt il a eſté dit par iugement du Preſidial de Châlons de 1662. en la cauſe des Tiroux
& de Laval de poix, que le iuge au lieu avoit mal appointé les
parties en preuve par témoins de pareils faits de poſſeſſion d'une
pretendüe ſervitude d'aller & venir par la cour de l'une des
parties, par l'autre pour aller en ſon iardin depuis cinquante ans,
en conſequence dequoy le demandeur pretendoit empeſcher le deffendeur de fermer ſa cour, & pareillement par autre iugement
de 1665. entre Picard & Forme il a eſté decidé qu'au poſſeſſoire
la preuve par témoins ne ſuffit pas pour prouver qu'on a droit de
paſſage par la court d'autruy pour aller en un puits eſtant en
icelle, voyez Brodeau ſur Paris art. 186. nomb. 8. l'une & l'autre
ſervitude eſt urbane regardante la commodité de la perſonne, l'u-
ſage & l'habitation de l'homme deüe à cét effet à l'édifice.

On explique ainſi le preſent article, veües & égouſt ſe perdent
par celuy qui en a le droit par titre, & la liberté s'acquiert par
le poſſeſſeur de l'heritage chargé, encore que ledit poſſeſſeur n'eut
titre, par trente ans, ce qui eſt commun à toutes ſervitudes urbanes.

Eſgouſt.

Il y a de deux ſortes d'égouſts, ſçavoir celuy qui eſt en l'air,
c'eſt-à-dire qui ne repoſe point ſur le fond d'autruy & qui demeure penchant ſur le ſol ou ſur le toiét, l'autre eſt l'égouſt incorporé, viſible, & baſty qui repoſe ſur le fond du voiſin, l'un & l'autre ſe preſcrivent par trente ans pour la liberté, mais quant au droit
de proprieté le premier ne ſe peut preſcrire ny acquerir ſans titre
non plus que les autres ſervitudes, le deuxiéme s'acquiert par trente ans de poſſeſſion comme un aéte de vraye poſſeſſion & ſaiſine
fait pour entreprendre ſur l'autruy, un droit réel & de proprieté
qui fait partie du fond, & eſt tel, ſelon l'art. 146. il en eſt de meſme
que de la cave ſous la maiſon du voiſin dont il eſt parlé plus haut,
voyez du Moulin ſur l'art. 230. de la couſtume de Blois, Chopin
ſur Paris livre 1. tit. 4. nomb. 2. Brodeau ſur Louet lettre L. nomb.
1. s'il faut pour iceluy s'oppoſer au decret, voyez ſur l'art. 149.

Quand égoust choit sur l'heritage d'autruy en terre vaine, celuy à qui est l'égoust ne peut estre contraint de l'oster s'il ne porte dommage notable, ou que le proprietaire ne veüille bastir en la place, coustume de Sens art. 105. Sedan art. 289. Barleduc art. 183. mais si iceluy à qui l'heritage appartient veut bastir en la place ou est l'égoust, le voisin du costé où il choit sera tenu de porter ou faire porter son eau hors l'édifice de celuy qui de nouveau édifie, Sens art. 106. voyez le Proust sur Lodunois art. 1. *hoc titulo.*

Et autres servitudes.

C'est une chose incontestable à present que les servitudes urbanes qui sont celles deuës à quelque édifice pour l'usage de l'homme en quelque lieu que ce soit à la ville ou aux champs, *urbanum prædium non facit locus sed materia*, ne se peuvent prescrire sans titre sinon au cas mentionné, quant aux rurales qui sont deubs pour la perception des fruits & a autre usage que les urbanes en quelque lieu que ce soit, il y a grande contestation entre les auteurs : Ceux qui suivent la coustume de Paris tiennent que lesdites servitudes ne se prescrivent point sans titre & qu'il n'y a point de distinction à faire, voyez Tronçon & Brodeau sur ladite Coustume art. 186. & Beraut sur le 607. de celle de Normandie, d'autres soustiennent que lesdites servitudes rurales se prescrivent sans titre par trente ans, conformément au droit civil en la loy 10. *ff. si servitus vindicetur*, cela à cause de la difficulté de garder les titres, voyez Leprestre chap. 59. cent. 2. Theveneau sur l'ordonnance livre 2. tit. 13. art. 1. Peleus en la quest. 108. recite un Arrest de 1605. qui a iugé (qu'au possessoire de servitude rurale d'aller avec chevaux en la terre d'autruy en la coustume de Tours qui ne parle que des servitudes de ville) le titre n'est point necessaire, qui est admettre la prescription sans titre, laquelle Coustume de Tours fut ainsi expliquée par le droit civil, & par la coustume d'Anjou voisine en l'article 449. d'autres distinguent des servitudes rurales continuës qui sont celles dont l'usage est perpetuel actuellement ou par puissance : Exemple L'acqueduc, & des discontinuës dont l'usage n'est point perpetuel ny actuellement ny par puissance exemple de passer par l'heritage d'autruy pour mener paistre des bestiaux, & disent que les premieres se prescrivent par trente ans : c'est l'espece de la loy dixiéme citée plus haut, il y a pareille rai-

fon qu'en la prescription de l'égoust incorporé reposant sur le fond
d'autruy dont il a esté parlé, voyez Cujas sur la loy quatriéme §.
dernier *de usurpat. & usu cap.* du Moulin sur la coust. d'Anjou article
444. & la loy premiere §. dernier, *de aqua & aqua, &c.* & la loy 3.
de aqua quotidiana, & quant aux discontinües, ils disent qu'elles se
prescrivent par temps immemorial sans qu'on soit tenu de prouver qu'il n'y a point de clandestinité ny de force, & sans mesme
que l'adverse partie soit receüe a prouver la clandestinité & la force, voyez l'art. 267. plus bas & ce que i'ay dit sur iceluy, Papon
livre 14. tit. 1. Arrest 4. lequel Arrest a iugé que lors qu'il y a preuve que le Seigneur a pris quelque droit pour le passage ou autre
semblable, la prescription do dix ans a lieu, voyez Guy Pape decision 573. on peut dire contre ceux qui étendent l'art. 186. de la coustume de Paris aux servitudes rurales, que ces mots dudit article
(nulle servitude ne s'acquier sans titre & le reste) sont relatifs au
contenu au titre où est ledit article, auquel titre n'est faite aucune
mention des servitudes ruralles & n'est point parlé des champs sinon
en un seul article qui parle des murs des champs, qui ne sont pas
sujets a servitudes ruralles selon la maxime prealleguée *urbanum
predium non facit locus fed materia*, ceux qui s'arrestent audit article disent que l'ancienne coustume estoit limitée à la ville & faux-
bourgs de Paris, & que la nouvelle ayant parlé indéfiniment elle
corrige l'ancienne, partant elle doit s'entendre des servitudes rurales ainsi que des urbanes.

N'eut titre

Destination de pere de famille vaut titre, Loysel instit. livre 2. tit.
3. nomb. 12. coustume de Paris art. 215. Rheims art. 350. ce qui s'entend lors que la destination est par écrit, & qu'elle contient specialement & precisement les servitudes retenües ou constituées, & non
pas quand la reserve ou constitution est generale, Paris comme dessus, l'ordonnance de Charles VIII. en 1485. art. 15. veut que par le
contract d'alienation il soit expressément porté que les servitudes
demeureront en l'estat qu'elles sont perpetuellement, autrement le
tout sera reduit au droit commun selon la coustume, *nota* ce mot
perpetuellement, en effet il a esté iugé en la coustume de la Rochelle
qu'un certain ayant vendu une sienne maison voisine d'une autre
aussi à luy appartenante avec la clause que les veües demeureront

Bbb iij

comme elles font, & depuis ayant vendu l'autre maifon, l'acquereur d'icelle eftoit en droit de boucher les veües que l'autre maifon avoit fur la fienne en baftiffant, & d'ufer de droit commun qui
eft de faire ce que bon luy femble fur fon heritage, n'y ayant nulle
fervitude à fon égard, celles conftituées ne regardant point l'avenir
n'y d'autres que le vendeur, voyez Chopin fur Paris livre 1. tit. 4.
nomb. 4. afin que la fervitude foit réelle & deüe à la chofe, qu'elle
paffe aux fucceffeurs univerfels & particuliers, que l'heritier de celuy qui l'a accordée ou autre qui à fes droits foit obligé d'en faire
jouyr, il faut que le contract de conceffion porte que le droit de fervitude eft tranfporté, & s'il eft dit feulement que l'on confent & accorde que tel en iouyffe, qu'il paffe (par exemple) par telle place,
la fervitude eft feulement perfonnelle, & elle ne paffe pas à d'autres & n'oblige point d'autres que les deux ftipulans, voyez du Moulin
fur le titre *de fervitutibus cod.* la loy *priori ff. de fervitat. rufticorum
& vrbanorum prædiorum.* Buridan fur l'art. 145. de la couftume de
Vermandois interpretant l'art. fufdit 215. de la couftume de Paris
diftingue, quand une feule maifon eft délaiffée à plufieurs, ou
quand le pere de famille qui a deux maifons ou deux corps de logis
voifins l'un de l'autre donne l'un & retient l'autre, fans declarer
quelles fervitudes il retient ou conftitüe : au premier cas il dit que fi
la couverture eft d'une feule continence, & fi la folive qui les fou-
tient paffe de part en part elle fera propre à chacune des parties pour
autant que fa part s'étend, *in fervitute tigni vel oneris ferendi qui
habet caufam fubfiftentem continuè femper videtur actum ut contigna-
tiones ita fint ut ftent,* mais quand il y a deux maifons feparées en
divers corps de logis dont le pere de famille retient l'un & vend l'autre, il faut qu'il declare quelles fervitudes il entend retenir fur celle qui eft tranfportée, ou quelles fervitudes font conftituées fur
celle qu'il retient, & ne fert de les declarer en general & qu'on
veut que les chofes demeurent en l'eftat qu'elles font, voyez la loy
fi binarum ædium ff. de fervit. urhan. prædior. c'eft le cas de l'Arreft
recité plus haut rendu en la couftume de la Rochelle.

   Le partage ayant efté fait d'une grange & les deux coparta-
geans ayans eu chacun moitié en icelle, le tout eftant porté par
des bois communs aux parties eftans au milieu, l'un vouloit que
la totalité fut licitée, ou que l'autre luy fouffrit d'en lever fa moitié,
& luy payaft en confeffant le prix de fa part és bois communs qu'il
laifferoit neceffairement comme portans la travée de l'autre, par iu-

gement rendu en noftre Prefidial le 3. May 1660. il fut dit que le
demandeur démoliroit fi bon luy fembloit, fa part en icelle grange fans pourtant d'éterioter celle du deffendeur, & fans que le
deffendeur qui eftoit un tuteur fut tenu de luy rien payer pour le
bois qu'il devoit laiffer pour le fouftient de la part du deffendeur.

De Prefcription.

ARTICLE CXLV.

Qviconque a iouy à iufte titre de bonne foy
par dix ans entre prefens & vingt ans entre
abiens, âgez & non privilegiez d'aucuns heritages
cens ou rentes incorporels, il a prefcrit ledit heritage cens & rentes.

C'eft icy la prefcription *longi temporis*, ou pluftoft l'ufurpation
des Romains, *titulo de prefcript. longi temporis* 10. *vol* 20. *annorum
cod.* autrement *prefcriptio rerum*, par laquelle & par la longue poffeffion pendant le temps introduit par la couftume d'un heritage
ou droit réel, le poffeffeur en acquiert la proprieté, pourquoy faire la couftume defire deux chofes, la poffeffion actuelle, & la civile, avec la bonne foy, la premiere par ces mots, a iouy, le feconde par ceux-cy, à iufte titre, la poffeffion actuelle s'entend que
celuy qui veut prefcrire tienne & exploite par luy ou par autruy
pour luy, & en fon nom la chofe à luy alienée, & qu'ainfi on
puiffe connoiftre que la Seigneurie ou poffeffion a changé de main,
comme porte l'art. 20. *hoc titulo* de la couftume de Lodunois, voyez
les articles 113. & fuivans de la couftume de Paris: de forte que s'il y
a location, conftitution de precaire, & ufufruit que le vendeur ou donateur ne foit pas depoffedé, la prefcription ne court point contre
un tiers qui a iufte fuiet d'ignorer l'alienation du iufte titre, &
de la bonne foy, voyez plus bas.

A iouy.

La couſtume de Paris en l'article 113. & aux ſuivans adioûte ces mots, (tant par luy que par ſes predeceſſeurs) où il eſt a remarquer qu'en cas de jonction de poſſeſſion pour preſcrire, ce qu'autrement on appelle acceſſion les deux poſſeſſions du vendeur & de l'acheteur du donateur & du donataire doivent eſtre accompagnées des meſmes conditions & qualitez, c'eſt à ſçavoir de iuſte titre & de bonne foy, ce n'eſt qu'une ſeule & meſme poſſeſſion, ce mot (iouy) marque la neceſſité de la poſſeſſion actuelle ainſi que i'ay dit, & fait voir que pour preſcrire l'enſaiſinement du contract n'eſt pas neceſſaire bien qu'il le ſoit à l'égard du Seigneur pour les droits, & pour la rerenuë feodale, les droits ne ſe preſcrivent point que par trente ans, le temps de retenüe ne courant que du iour de l'enſaiſinement, ce qui a lieu en retrait lignager comme il ſera dit, la poſſeſſion actuelle ſe prend d'autre façon que l'enſaiſinement, & ſans y appeller perſonne, en vertu du contract qui ſuffit à cét effet, ſelon l'art. 123. voyez Mornac ſur la loy 2. *ff. de actionibus empti.*

A iuſte titre.

Le iuſte titre eſt celuy qui eſt approuvé de droit & capable de transferer la proprieté de la choſe, l'achat, permutation & autres ſemblables titres légaux & civils art. 372. de la couſtume de Meaux, voyez du Moulin au Conſeil 17. & au 29. Charondas ſur Paris art. 116. d'où s'enſuit que la vente faite par le mary du propre de ſa femme ſans ſon conſentement, & celle faite par la femme de ſon propre & autre fond ſans l'autorité du mary ne ſont pas de juſtes titres ſuivant les articles 22. & 24. plus bas y ayant nullité radicale & eſſentielle, voyez Brodeau ſur Paris art. 113. où il dit que celuy qui achete un heritage chargé du doüaire de la femme ſans le conſentement de la femme ne pouvoit pas ignorer la qualité de celuy avec lequel il contracte ne peut pas preſcrire ledit heritage, voyez l'art. 57. & ce que j'ay dit ſur iceluy, bien plus il recite un Arreſt de 1639. par lequel il dit avoir eſté iugé *multis contradicentibus* que le tiers detemteur de l'heritage chargé de doüaire ne peut pas le preſcrire c'eſt ſur l'art. 117. Le titre *pro hærede* n'eſt pas ſeul capable

pable pour preſcrire, voyez plus bas aux mois de bonne foy, le titre
coloré & putatif (quoy que gratuit & ſans charge tels que ſont les
donations & les teſtamens deffeētueux, mais ſuivis de tradiētion &
de poſſeſſion comme faiſant preſumer) la bonne foy, ſuffit, ainſi iugé
pour le legataire contre l'heritier du teſtateur agiſſant apres les dix
ans en deſiſtement par Arreſt du 18. May 1572. & pour le donataire
contre l'heritier du donateur qui ſe fondoit ſur le deffaut d'inſinuation par Arreſt du 15. Juin audit an, & par jugement rendu au Preſidial de Châlons le 10. Decembre 1668. pour celuy qui avoit acheté
du legataire & avoit conjointement avec luy jouy plus de dix ans de
la choſe leguée contre le creancier du teſtateur, quoy qu'on alleguaſt
pluſieurs notables deffauts au teſtament, la preſcription couvre les
deffauts des teſtamens & des donations auſdits cas, voyez du Moulin
au Conſeil 17. & au 28. Charondas ſur ledit art. 116. de Paris, Bacquet de Iuſtice chap. 21. nomb. 40. voyez ce qui ſuit.

    Sçavoir ſi le contraēt ſous-ſeing privé eſt un iuſte titre & ſuffiſant
pour preſcrire? i'ay veu un oppoſant à fin de diſtraire alleguant poſſeſſion de quinze ans avec un contraēt ſous-ſeing privé eſtre debouté
de ſon oppoſition par iugement rendu en noſtre Preſidial le 3. Juin
1653. & le 21. Juin 1660. au meſme ſiege i'ay veu ordonner en la
cauſe d'un quidam appellé en declaration d'hypoteque(alleguant la
poſſeſſion de dix ans avec titre ſous-ſeing privé, & partant avoir
preſcrit) que le demandeur conteſtera ſur ladite poſſeſſion preiugé
pour le deffendeur, & pour la validité du titre : on peut dire pour
concilier ces deux jugemens ſi differens que la cauſe du deffendeur
qui veut conſerver ſon bien eſt plus favorable que celle du demandeur qui veut oſter le bien à autruy, ou eſt preſumé le vouloir oſter. Le 15. Septembre 1670. un certain acheteur d'un heritage
par contraēt ſous-ſeing privé appellé en declaration d'hypoteque à la
requeſte des Doyen & Chapitre de l'Egliſe Catedralle de Châlons
apres plus de dix ans de iouyſſance a eſté délaiſſé par fin de non
recevoir, la queſtion de la validité de ſon titre n'ayant point eſté
agitée, mais ſeulement celle ſi on pouvoit preſcrire contre les
Eccleſiaſtiques, l'hipoteque qu'ils ont ſur le fond acheté pour des
loyers de dix ans en moins de quarante ans, & fut iugé qu'oüy, &
qu'en ce cas le Chapitre uſoit du droit commun, Brodeau ſur Paris
art. 129. dit que le contraēt ſous-ſeing privé eſt bon & tranſlatif de
proprieté, & donne ouverture au retraiēt eſtant ſuivy de poſſeſſion,
& n'y ayant point de fraude, voyez plus bas ſur l'art. 227. és mots

(qu'il eſt enſaiſiné :) Il y a Arreſt qui a maintenu le donataire d'un heritage par donation verballe en faveur de mariage ſans contract apres la preuve faite de la donation & de la iouyſſance de dix ans, Theveneau ſur l'ordonnance livre 1. tit. 4. art. 1.

Sçavoir ſi le contract d'acquiſition de choſe litigieuſe eſt un iuſte titre ? voyez Brodeau ſur Paris art. 113. où il tient qu'oüy par la raiſon que le vice du litige eſt perſonnel & non pas réel, & qu'il n'affecte point la choſe, mais la perſonne de celuy qui plaide ſeulement, le meſme ſur Loüet lettre L. nomb. 2. Leyſeau en ſon déguerpiſſement livre 3. tit. 8. nomb. 7. tient le party contraire, du contract d'engagement ſi pareillement il eſt iuſte titre pour preſcrire contre le creancier precedent l'engagement, voyez le meſme Brodeau lettre H. nomb. 2. où il recite un Arreſt de 1620. qui a iugé qu'oüy, Chopin ſur Paris livre 2. tit. 8. nomb. 2. où il tient de plus que le proprietaire rentrant en la poſſeſſion de l'heritage peut ſe ſervir de la preſcription ou de la poſſeſſion & iouyſſance de l'engagiſte, *favore minuendatum litium*, mais Henrys au livre 4. queſt. 22. tome 2. combat fortement ces opinions, diſant que l'engagiſte ne pouvant pas preſcrire contre le proprietaire, il ne peut pas auſſi preſcrire contre le creancier, *non ſibi ſed alteri poſſidet*, adioûtant que le creancier eſt au lieu & place du proprietaire pour uſer de ſon droit, & rentrer en la iouyſſance en le rembourſant, & qu'ainſi la preſcription de l'engagiſte ne ſerviroit que de preferance & non pour ſe ſauver des hypoteques, voyez plus haut ſur l'art. 130, aux mots (ſans qu'il ſoit beſoin de diſcuſſion.)

De bonne foy.

J'ay dit plus haut que la bonne foy eſt neceſſaire tant au detemteur qu'à ſon auteur quant à l'effet de la preſcription lors que le premier ioint le temps du deuxiéme au ſien, mais ſçavoir quand le detemteur a iouy dix ans ou vingt ans avec titre & bonne foy, ſi la mauvaiſe foy de ſon auteur luy peut nuire ?

Chopin ſur Paris livre 2. tit. 8, nomb. 2. & Mornac ſur la loy *ſciendum ff. qui ſatiſdare cogantur* diſent que lors qu'il s'agit de la proprieté du fond, & non pas d'une ſimple hypoteque pour preſcrire meſme par celuy qui poſſede a titre particulier, & qui a acheté la poſſeſſion avec titre & bonne foy ne ſuffit pas, ſi le vendeur ou autre auteur n'a au moins titre coloré & bonne foy, & que ſi on

peut prouver qu'il eſtoit en mauvaiſe foy, la poſſeſſion de dix &
vingt ans ne ſert de rien à l'acquereur, par exemple ſi le vendeur
eſtoit ſimple uſufruitier ; Il y a quelques Arreſts qui ſont pour cette
opinion l'un de 1614. rendu en cas de vente faite par celuy qui tenoit
la choſe a titre d'emphiteoſe & en payoit la rente, voyez Bouguier
lettre L. nomb. 2. l'autre rendu en cas de vente de fond acheté par le
vendeur a faculté de remeré, voyez Papon livre 12. tit. 3. Arreſt 13.
L'Arreſt recité plus haut contre le tiers detemteur de l'heritage
chargé de doüaire eſt de cette nature : neanmoins Brodeau ſur
leſdits art. 113. & 117. de la couſtume de Paris eſt de ſentiment contraire diſant que la mauvaiſe foy du vendeur n'empeſche point la
preſcription de l'acheteur de bonne foy, & que la nouvelle 119. de-
ſponſalibus ny l'autentique *malæ fidei de preſcriptione* n'ont point de
lieu en France, Bacquet devant luy a tenu cette opinion au traité de
Juſtice chap. 21. nomb. 192. ce qui eſt plus conforme au preſent article qui ne deſire la bonne foy qu'en l'acquereur poſſeſſeur qui n'a
que faire de celle du vendeur qu'au cas qu'il veüille ioindre la poſſeſſion du vendeur avec la ſienne, puiſqu'on preſcrit par trente ans
ſans titre, & ſans s'imformer de la bonne ou mauvaiſe foy du poſſeſſeur, il eſt bien raiſonnable qu'avec titre & bonne foy l'on puiſſe preſcrire en moins de temps en haine du proprietaire qui laiſſe iouyr, Loyſeau en ſon déguerpiſſement livre 2. chap. 7. nomb.
3. eſt de ce ſentiment, diſant qu'on preſcrit par dix & vingt ans la pure vendication, voyez Henrys livre 4. chap. 4. queſt. 19. livre 4.
queſt. 48. tome 2. la loy 1. *cod. de preſcript. longi temporis.*

Mais il eſt a remarquer que ce qui a lieu ſuivant cette juriſprudence à l'égard du poſſeſſeur a titre particulier, n'a point de lieu à
l'égard de celuy qui poſſede a titre univerſel & au nom d'heritier
auquel le titre *pro hærede* ne ſuffit pas s'il ne fait apparoir du titre
de ſon predeceſſeur, parce qu'il eſt reputé une meſme perſonne
avec luy, & n'avoir autre titre que le ſien ny autre poſſeſſion que
la ſienne, & ainſi s'il ne montroit ledit titre il n'en auroit point,
& ne pouvoit preſcrire, ſi ce n'eſt en cas de poſſeſſion de trente
ans, tant par l'heritier que par le predeceſſeur, auquel cas ils n'ont
pas beſoin de titre ſelon qu'il eſt dit en l'article qui ſuit, mais ſi
l'heritier montre le titre de ſon predeceſſeur, & pareillement ſi le
detemteur de bonne foy avec titre particulier montre iceluy &
ſon auteur, & que leſdits titres ſe trouvent vicieux; parce que par
ce moyen leur mauvaiſe foy vient en évidence la poſſeſſion de

dix & vingt ans, mesme celle de trente ans ne leur profite point, jugé au dernier cas, par Arrest de 1642. du Fresne livre 4. chap. 42. voyez du Moulin sur l'art. 68. glose 1. de l'ancienne coustume de Paris, *possessio* (dit-il) *præsumitur habita & continuata in eadem qualitate in qua cepit. Cum maxime ex sola animi destinatione quia non possit sibi mutare causam possessionis. Item*, au Conseil 91.

Celuy qui possede un hrritage & en doit le prix ne laisse pas d'estre en bonne foy & de prescrire : Arrest de 1564. Charondas sur Paris audit art. 113. mais s'il a pris l'heritage a rente il ne peut prescrire la rente, voyez plus bas, du Fermier & de celuy qui achete de luy la chose tenüe à louage s'ils peuvent prescrire contre le maistre ? Voyez Cujas sur la loy *Cum notissimi cod. de præscr.* 30. *vel* 40. *annorum* & sur la loy 7. du tit. 39. cod. où il decide que le Fermier qui ne vend point le fond ny ne change pas la possession ne peut iamais prescrire, & qu'au cas qu'il vende la prescription ne court point, tant qu'il tient la Ferme & qu'il paye les loyers, voyez encore Tronçon sur Paris art. susdit 113. l'art. 91. chap. 6. de la coustume de Mente : l'Arrest fameux rendu contre l'Evesque de Clermont fait à ce sujet, Papon le recite au titre des prescriptions. Voyez ce qui suit.

Par dix ans.

La prescription est odieuse partant le temps se compte de moment en moment, & s'il y a deffaut d'un seul moment du temps prescrit par la coustume elle sera empeschée, & n'aura point d'effet, voyez la loy *In omnibus ff. de actionibus & obligat.* du Moulin sur le titre *Qui testamentis facere possunt cod.*

Au compte des dix ans on joint les temps, c'est-à-dire qu'ayant par exemple iouy contre une personne âgée quelque temps survivant un mineur, la prescription est suspendue & elle cesse pendant la minorité, & la minorité estant finie la prescription recommence, & il ne faut plus iouyr que le temps qui manque des dix ans, si on a jouy deux ans il ne faut plus iouyr que huit ans, ainsi iugé par Arrest de May 1612. recité par Mornac sur la loy 7. ff. *Quemadmodum servit. amittentur*, Voyez Cujas sur la Novelle 129. l'interruption naturelle ou civile a un autre effet, voyez plus bas.

Regulierement l'action de la dot qui appartient au mary contre le pere ou mere de la femme qui la luy ont promise se prescrit par

dix ans, de maniere qu'apres ce temps le mary n'eſt plus recevable a en faire demande ny ſes heritiers, & le mary mourant apres
ledit temps les heritiers ſont obligez de rendre icelle dot à la femme ſurvivante ; ſi le contract porte la clauſe de la reprendre par
elle en renonçant à la communauté, ſuppoſé meſme que le contract ne porte point que les deniers ont eſté comptez & nombrez,
ainſi iugé au Preſidial de Châlons le 14. Janvier 1653. conformément aux Arreſts, ſi la femme a elle-meſme promis la dot, cette
regle n'a point de lieu : *Item*, ſi la dot eſt promiſe pour demeurer
quitte par le pere ou mere envers la fille, ou qu'un autre qu'eux
l'ait promiſe, auſquels cas il faut trente ans pour preſcrire, ainſi
iugé pour une femme contre le frere qui luy avoit promis certaine ſomme pour demeurer quitte envers elle, par Arreſt de 21.
Juin 1634. Brodeau ſur Louet lettre D. nomb. 19. Voyez Expilly
chap. 59. Bacquet de Juſtice chap. 15. nomb. 64. Buridan ſur Vermandois art. 20.

L'action pour demander compte contre des officiers de Ville,
Conſuls & autres ſe preſcrit pareillement par dix ans : Arreſt de
la Cour des Aydes du 15. Juillet 1539. autre du 8. Octobre 1654.
d'Olive livre 7. chap. 20. ce qui s'étend aux Marguilliers des Egliſes qui ne peuvent eſtre contraints de rendre compte que des deux
dernieres années. Arreſt du 21. Juillet 1629. recité par le meſme
auteur qni en donne cette raïſon, que telles actions ſont populaires ſe pouvant intenter par tous, & un chacun des habitans partant le temps doit eſtre moindre que de celles qui competent aux
mineurs pour leurs tutelles qui ne regardent que les mineurs qui
ſeuls les peuvent intenter.

Toutes reſciſſions de contracts faites en minorité ou autrement
ſe preſcrivent encore par dix ans, à commancer du iour de la majorité au regard des contracts faits par les mineurs, ou du iour
du contract ou de la ceſſaſſion du legitime empeſchement pour les
autres : Ordonnance de Louys XII. art. 46. de François I. art. 134.
ce qui s'étend aux contracts faits par les tuteurs des biens des
mineurs, & au reſcindant comme ou reſciſoire, & ſe compte de
moment à moment d'autant que la reſciſion eſt odieuſe & contre
la liberté, tellement que les lettres eſtant obtenuës dans les dix
ans expirez & ſignifiées apres les dix ans, le demandeur en lettres n'eſt plus recevable : Arreſt du dernier Janvier 1615. mais ſi
l'aſſignation eſt baillée dans les dix ans, bien que le iour ny échoye pas

elle vaudra s'il y a offres réelles. Voyez Louet & Brodeau lettre A. nomb. 10. lettre C. nomb. 11. lettre D. nomb. 25. Lepreſtre chap. 48. Henrys livre 4. queſt. 20. tome 2. les dix ans, en vente a faculté de rachapt ne courent que du iour de la faculté expirée : Arreſt de 1574. Lepreſtre chap. 34. Louet lettre R. nomb. 46. ils courent contre les abſens, Arreſt de 1567. rendu contre Mademoiſelle mariée en Loraine, Chopin ſur Paris livre 2. tit. 8. nomb. 6. J'ay veu iuger au Preſidial de Châlons que ceux qui avoient obtenu des lettres de reſciſion & n'avoient pas agy dans l'an de l'obtention eſtoit non-recevables à en demander l'enterinement, ſauf à eux à ſe pourvoir par les voyes de droit pour Mailly contre Hurpe en 1674.

Quant aux adiudications faites en iugement par droit de bien de mineur, ſçavoir s'il doit ſe pourvoir par appel dans les dix ans? Lepreſtre au chap. 2. cent. 2. & Theveneau ſur l'Ordonnance tit. 22. art. 3. tiennent l'affirmative par cette raiſon que le mineur n'eſt pas recevable apres dix ans à ſe pourvoir contre la vente faite hors iugement & ſans decret, à plus forte raiſon il n'y eſt pas recevable ſi elle eſt faite en iugement & par decret, l'appel ne tendant qu'aux meſmes fins que la reſciſion, voyez Brodeau ſur Louet lettre D. nomb. 26. mais les dix ans ne commancent à courir que du iour de la majorité du mineur, la meſme ordonnance n'a point de lieu contre l'Egliſe : Arreſt recité par Mornac ſur la loy derniere *cod. de in integrum reſtit.* le majeur mourant dans les dix ans de reſtitution laiſſant un heritier mineur, la preſcription ceſſe & le temps qui reſtoit ne court qu'apres la majorité du mineur, *l. interdum in fine deminoribus,* Lepreſtre chap. 48.

L'action contre les ouvriers pour ouvrages qu'ils ont faits, & pour la mal-façon ſe preſcrit auſſi par dix ans pour les gros ouvrages, & par trois ans pour les moindres au dire de Brodeau ſur Paris art. 127. Arreſt pour les menus ouvrages recité par Pitou ſur Troyes art. 200. le droit civil deſire pour les gros ouvrages le laps de quinze ans, *l. omnes cod. de operibus publicia,* l'action pour la délivrance d'heritages vendus a eſté iugée preſcrite par pareil temps de dix ans en noſtre Preſidial, voyez Beraut ſur Normandie art. 22. où il y a un Arreſt du 16. Juin 1617. qui l'a iugé ainſi, l'action que le contract donne à l'acheteur contre le vendeur pour luy fournir un creancier pour decreter la choſe vendüe a eſté iugée ne durer que cinq ans, l'acheteur ayant pendant ce temps

iouy paifiblement de la chofe, par Arreft du 19. Aouft 1619.
L'action rehibitoire qui compete à l'acheteur contre le vendeur
d'un cheval pour le luy faire reprendre pour vices de morve
pouffe, &c. fe prefcrit par neuf iours y compris celuy de la vente
fuivant l'ufage de la ville de Paris qui a efté étendu à cette couftume, nonobftant celuy contraire, en la caufe des Ternants curateurs, i'ay veu auffi en noftre Prefidial confirmer la Sentence
du Lieutenant de fainte Menehould qui apres dix iours avoit débouté l'acheteur d'action pareille.

Entre prefens.

Ceux qui font en divers Bailliages Royaux font tenus abfens,
Loyfel en fes inftit. livre 5. tit. 3. art. 6. voyez la loy derniere *de
prefcript.* 10. *vel* 20. *annorum*, plufieurs couftumes ufent de ces mots
Bailliages & Senefchaffées, Meaux art. 8. Melun art. 170. Calais
art. 208. ce qui femble exclure les Bailliages non royaux, toutesfois, i'eftime qu'un Bailliage non royal non relevant d'un Bailliage Royal ny d'autre, & non enclos dans un Bailliage Royal
doit eftre confideré comme royal en ce cas, & que celuy qui demeure en iceluy doit eftre reputé abfent à l'égard de ceux qui
demeurent ailleurs, ce qui fe pratique pour les demeurans au
Baillage de Vertus à l'égard du Baillage de Châlons dont il ne releve point : Quant au Bailliage du Comté de Châlons il eft vray
qu'il ne releve point du Bailliage Royal de Châlons non plus
que celuy de Vertus, mais il eft enclos dans iceluy, ce qui le fait
reputer en ce qui eft de la prefence & abfence pour un mefme
Bailliage de ce que deffus il refulte que pour la prefence ou abfence, on a égard au domicile des parties, & non pas à l'affiete des
heritages.

En cas de prefence pendant un temps & d'abfence pendant un
autre, la plus commune opinion & la plus fuivie eft de doubler
le temps de l'abfence, & ainfi s'il y ahuit mois de prefence il ne faut
que quatre ans d'abfence pour prefcrire ; l'abfence ne fait pas
ceffer la prefcription comme fait la minorité.

Un ceffionnaire d'une debte hipotequaire ayant agy en declaration d'hipoteque contre un tiers detemteur de l'heritage hipotequé au deub, & iceluy detemteur l'ayant foûtenu non recevable
pour avoir, à ce qu'il pretendoit, prefcrit l'hipoteque contre le ren-

dant qui demeuroit en mefme Bailliage que luy, à caufe du défaut de fignification du tranfport, dont il con:luoit que la demeure du ceffionnaire n'eftoit confiderable n'eftant pas faifi, auroit
ledit detemteur efté condamné, nonobftant la pretendüe fin de
non recevoir dont il auroit efté débouté. & en ayant interjetté
appel à noftre Prefidial la Sentence auroit efté confirmée. La fignifi-
fication du tranfport n'eft neceffaire que pour empefcher que le
debiteur ne vuide fes mains au profit du cedant, ainfi un ceffionnaire d'une debte qui n'avoit pas fait fignifier fon tranfport
s'eftant oppofé au decret du bien du debiteur, un autre creancier
pretendant l'exclure quoy que pofterieur en hipoteque pour ledit
défaut a efté débouté de fa pretention par le mefme Prefidial.

Aagez.

La prefcription de dix, vingt ans ny de trente ans ne court
point contre les pupils, ny en effet contre les mineurs, Loyfel
inftit. livre 5. tit. 3. art. 7. c'eft ce que veut dire implicitement
noftre article, de maniere que la prefcription eftant commancée
contre un majeur iceluy mourant & laiffant un heritier mineur
elle ceffe, & l'empefchement dure tant que la minorité dure, &
icelle fini e la prefcription revit & fe confolide & reünit avec celle déja commancée contre le majeur, fans qu'on ait égard à la
minorité intermediaire, & ainfi le detemteur qui a iouy pendant
quatre années que l'auteur majeur du mineur vivant, & pendant
fix années depuis que le mefme a efté fait majeur prefcrit, ainfi
a efté iugé en noftre Prefidial en la caufe des Martins deffendeurs
contre le fieur de la Devefe demandeur le 15. Juin 1668. Voyez
Lepreftre chap. 48. Mornac fur la loy fufdite *interdum* & fur la loy
38. *de minoribus*, toutesfois quand par le contraét il eft accordé a
un des contraétans, quelque temps pour faire quelque chofe, par
exemple pour racheter la chofe vendüe le temps court contre
l'heritier mineur comme contre celuy qui a ftipulé ledit temps,
c'eft la difpofition des Arrefts, & s'il y en à qui ayent iugé autrement il y avoit du particulier, voyez Louet & Brodeau lettre
P. nombre 36. Lepreftre *ut fuprà*, Mornac fur la loy *æmilius
de minoribus*, Beraut fur Normandie art. 457. & 481. où il recite un
Arreft qui a iugé que le tuteur n'ayant pas retiré fur foy l'heritage à luy vendu par le pere de fon mineur dans le temps préjugé
le

le mineur y doit eftre receu apres ledit temps, ledit Arreft du 7. May 1615. Voyez ce que j'ay dit parlant des tuteurs en fon lieu, pareillement quand la couftume ordonne de faire une chofe dans un temps, & que le temps eft commancée contre le majeur, & qu'un mineur vient à luy fucceder, le temps court contre le mineur fans que la minorité foit confiderée principalement fi le mineur *certat de lucro captando*, la maxime eftant qu'en ce cas les prefcriptions ftatuaires courent contre les mineurs, ainfi que contre les majeurs, *non reftituitur minor ad lucrum cum iniuria alterius contra ftatutorum prefcriptionem cum quid in quærendis omifit*. Monfieur Tiraqueau, *de minoribus* nomb. 10. & 11. Exemple au retraict lignager art. 254. plus bas : Trois chofes font caufe que le mineur n'eft point reftitué pour l'ordinaire, le retraict lignager, les peremptions d'inftance, & le decret folemnel, Voyez Mornac au lieu cité, Loüet lettre R. nomb. 7. la prefcription immemoriale court contre les mineurs, voyez fur l'art. 267, plus bas.

En cas que le majeur laiffe des heritiers majeurs en partie, & mineurs en partie, fçavoir fi la prefcription fera interrompuë également contre les uns & les autres? On diftingue s'il s'agit de chofe incorporelle indiviüe contre la fervitude, & en ce cas il y a interruption également, où s'il s'agit de chofe corporelle indivife, & en cas il y a interruption à l'égard des mineurs feulement, iceux n'aidans ny ne relevans point les majeurs, telles font les hypoteques, *nomina debitorum ipfo iure dividuntur, l. fextâ cod. familiæ hercifcundæ*, voyez la couftume de Bourbonnois art. 34. où elle eft formelle en l'un & l'autre cas, on iugeoit cy-devant autrement pour l'hypoteque, témoin l'Arreft de 1615. recité par Charondas fur Paris art. 113. voyez Mornac fur la loy 10. *ff. Quemadmodum fervit. amittantur*, & Brodeau fur Loüet lettre H nomb. 20. ou eft l'Arreft de 1650. rendu contre la mere en fon nom, comme ayant la prefcription couru contr'elle, & non pas contre fes mineurs, dont elle eftoit tutrice, voyez fur les mots (non privilegez) plus bas. Il eft a remarquer que par Arreft de 1660. qui eft en la fuite du Journal livre 3. chap. 13. il a efté iugé que le pere tuteur de fes enfans ayant apris le decez de fa femme continue la communauté, le detemteur de l'heritage hipotequé la dette de la communauté avoit par le temps de dix ans prefcrit l'hipoteque contre le pere & les enfans, la raifon ce me femble eft qu'à caufe de la continuation de la communauté les enfans n'ont

Ddd

pas leur part feparée, ainfi ne doivent pas eftre confiderez, mais le pere comme chef de la communauté, iugé que le deffaut de publication reparé par la reftitution du mineur, fert à l'égard du majeur à caufe de l'individuité de l'aĉte : Arreft du 24. Janvier 1635. du Frefne livre 8. chap. 6.

Non privilegiez.

L'Eglife eft privilegiée, voyez l'art. 147. plus bas, le Roy pareillement, voyez Chopin au traité du domaine livre 3. titre 9. nomb. 5. & fuivans où il diftingue ce qui regarde la fouveraineté & la fubjeĉtion qui ne fe peut prefcrire, du domaine de la couronne qui fe prefcrit par poffeffion immemoriale, & encore les biens écheus par fucceffion confifcation & desherence non unis à la couronne, dont il n'y a point de recepte en la Chambre des Comptes, au regard defquels le Roy eft reputé perfonne privée, & finalement les biens fifcaux, confifcations & aubeines que le Roy avoit droit de prendre & n'a pas pris qui fe prefcrivent contre le Roy & les Seigneurs par trente ans, ainfi qu'il a efté iugé par Arreft de 1576. mefme contre l'Eglife, par la raifon que i'ay dit fur l'art. 147. Voyez encore Bacquet de desherence chap. 7. Brodeau fur Paris art. 11. 12. & 225. Loyfel livre 5. tit. 3. art. 15. de fes inftit.

La femme eft privilegiée quand il s'agit de fon propre vendu fans fon confentement, Voyez la loy *in rebus cod. de iure dotium*, la loy premiere *de annali exceptione cod.* Charondas fur Paris art. 227. ou de l'heritage chargé de fon doüaire auffi vendu fans fon confentement, voyez ce que i'ay dit plus haut és mots (à iufte titre.) S'il s'agit du propre de la femme ou de l'heritage chargé de fon doüaire vendu de fon confentement par le mary, ou de l'hypoteque de la femme qu'elle a de fon chef fur quelques heritages, ou des obligations par elle contraĉtées folidairement avec fon mary elle n'eft point privilegiée, c'eft-à-dire que la prefcription coure contr'elle du iour du contraĉt, nonobftant le mariage, & apres le temps de la couftume expiré pour prefcrire elle n'eft pas recevable à fe pourvoir à l'encontre, les raifons font que telle vente comme il paroit pour celle du douaire par l'art. 58. & telles obligations font permifes, & qu'il eft libre à la femme de s'en faire relever comme il luy eft libre de fe faire feparer de biens d'avec fon mary, & de plus que le public a intereft que la prefcription coure contre les femmes mariées, parce que le mariage peut durer plufieurs années, & ainfi les chofes demeureroient trop long-temps dans l'incertitude, voyez Brodeau fur Louet lettre P. nomb. 1. au regard de la vente des propres de la femme où il fait une exception, fçavoir lors que le mary eft vendeur folidaire avec la femme partant intereffé à la garentie, auquel cas il veut que la prefcription ne court point contre la femme tant que le mary vit : ce qui eftant prefuppofé il eft certain que la prefcription ne couroit contre la femme du vivant du mary qu'au cas de vente faite par elle de fon propre de l'autorité du mary feulement & fans qu'il foit obligé : mais i'eftime qu'il doit eftre apporté un temperament à cette opinion, fçavoir que s'il y a force ou menace faite à la femme, lors & apres le contract qui ayent empefché la femme de fe pourvoir, la prefcription ne court point contr'elle, par ce que la force & les menaces faites une fois font prefumées durer tant que le mary vit, voyez Mornac fur la ioy 2. *cod. de his quæ vi*, mais fans force & fans menaces & fans preuve d'icelles, ie croy que la prefcription court contre la femme mefme en cas d'obligation folidaire avec fon mary à la garentie, la reverence ou crainte maritale ne fuffifans pas pour empefcher la prefcription un tiers y ayant intereft, non plus que la reverence ou crainte paternelle fans menaces ne fuffifent pas pour rompre le contract ou l'obligation faite au profit d'un autre que le pere, *Bartol. in l. 1. §. quæ onerandæ ff. quarum rerum actio*. La feparation de biens fait courir la prefcription contre la femme parce qu'elle peut agir, du Moulin fur Anjou chap. 14. art. 4. il a efté iugé en noftre Prefidial le feptiéme Juillet 1671. que la prefcription ne court point contre le curateur à une femme interdite pour François Rofnay contre Bertrand Philbert, voyez Chopin fur Paris livre 2. tit. 8. nomb. 6. la mefme prefcription ne court point pendant l'heredité vacante *eodem* nomb. 9. *l. ea quæ §. fi quando cod. de tempore in integrum reftitutionis*, le privilegé en prefcription ne releve point le non privilegé, c'eft-à-dire que le privilegé agiffant & faifant un decret fur fon debiteur dans le temps que la loy donne, un autre creancier contre qui le debiteur a prefcrit ne s'en peut pas prévaloir ny s'oppofer au decret, voyez Brodeau fur Paris art. 114,

Dd dij

Rentes.

Quelques-uns font d'opinion que la preftation d'une rente faite & continuée par dix ans oblige au payement pour l'avenir, voyez du Mouliu au traité des ufures, & la loy * fi Certis annis cod. de pactis.*

Il a prefcrit.

Il a acquis par le moyen de fa longue poffeffion de dix ans, a iufte titre, de bonne foy fans trouble ny empefchement, entre prefens, & par vingt ans entre abfens, il en a efté fait le maiftre & Seigneur incommutable pour agir en defiftement contre les ufurpateurs de la chofe ou le deffendre contre ceux qui l'a luy voudroient ofter par fin de non recevoir ou exception que le temps prefix par la couftume pour agir, luy donne dont il excipera, voyez Charondas fur Paris article cent feize *l. ultimâ ff. de fufpectis tutoribus*, & non feulement par la poffeffion telle que deffus le detemteur acquiert la propriété de l'heritage contre ceux qui l'a pouroient pretendre, mais encore il prefcrit les rentes & hypoteques dont l'heritage eft chargé, ce que noftre article contient implicitement, & la couftume de Paris en fait un article qui eft le 114. apres avoir par le precedent eftably la prefcription de la propriété, auquel cas de prefcription de rentes & hypoteques dont l'heritage eft chargé. Il eft à noter qu'il ne faut point que le detemteur ait eu connoiffance des rentes & hypoteques, ny au temps de fon acquifition par fon contract, ny depuis qu'on puiffe prouver par pieces authentiques & par écrit: Exemple fi copie du contract de conftitution luy a efté donnée en contractant, il ne poura prefcrire la rente: Arreft de 1582. *Item*, s'il a payé des dépens deubs pour la rente: Arreft du 21. Juillet 1592. ou fait chofes femblables: C'eft pourquoy j'eftime que l'affignation libellée avec copie des pieces iuftificatives donnée, quoy que le dernier iour du temps de la prefcription fans conteftation l'empefche, pourveu que l'action foit pourfuivie & conteftée par apres, & qu'on ne la laiffe pas perimer, voyez Bacquet de Iuftice chap. 21. nomb. 186. & au traité des rentes chap. 6. du Frefne au livre 8. chap. 7. où il raporte un Arreft du 22. Janvier 1655. qui a

iugé qu'un exploit de fignification faite à la requeſte du creancier
au tiers detemteur qu'il avoit hypoteque ſur la choſe avec proteſtation d'agir en declaration d'hypoteques ſans avoir donné copie
des pieces iuſtificatives n'empeſche point la preſcription de dix ans,
Henrys au livre 4. chap. 4. queſt. 19. recite un Arreſt du 6. May
1637. rendu en pays de droit écrit qui a débouté le demandeur
par fin de non-recevoir encore que le deffendeur eut acquis d'un
poſſeſſeur de mauvaiſe foy, & qu'il en ſçeut les choſes appartenir
à un autre pour avoir eſté expert & fait le partage qui en faiſoit
mention, depuis neantmoins ſa iouyſſance & preſcription acquiſe
par dix ans, voyez le meſme au livre 4. queſt. 48. tome 2.

De deux acquereurs de divers heritages d'une meſme perſonne
le deuxiéme ayant iouy par dix ans de l'heritage acquis, ne peut
pas eſtre inquieté par le premier ſous pretexte de garentie de la
vente à luy faite, encore que le premier n'ait point eſté inquieté
ny ne ſoit évincé, & que de droit la preſcription ne coure contre luy que du iour de l'éviction pour la garentie, ſuivant la
maxime *non valente agere non currit preſcriptio* : ainſi que le diſent
Bacquet au traité des rentes de l'Hoſtel de Ville chap, 6. & Brodeau ſur Paris article 114. La raiſon eſt que cette maxime n'a lieu
qu'entre le vendeur & l'acquereur & non pas contre un tiers,
le premier acquereur ſe devant imputer s'il n'a pas agy pluſtoſt
& fait aſſigner le deuxiéme en declaration d'hypoteque : Arreſt
du 23. Mars 1660. ſuite du Journal livre 3. chap. 13. il y a un Arreſt
dans Boné de la Chambre de Caſtres qui a iugé que quoy que
l'action de garentie dure trente ans, celle pour manquement de
partie de l'heritage vendu ne dure que dix ans, ainſi iugé en noſtre Preſidial en Mars 1671. voyez plus haut.

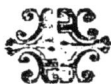

ARTICLE CXLVI.

Q Viconque a iouy par trente ans paifiblement d'aucunes heritages cens ou rentes,
entre âgez & non privilegiez, il a prefcrit lefdits
heritages & rentes encore qu'il n'ait titre.

C'eft icy la veritable prefcription que les Romains appellent
longi temporis, introduite en haine & pour punir la negligence
du proprietaire qui fouffre qu'un autre iouyfe de fon heritage
par trente ans fans s'en plaindre & fans en faire la pourfuite,
pareillement pour le repos des familles, & pour empefcher les
procez, elle produit comme la precedente une exception pour
repouffer celuy qui voudroit évincer le poffeffeur, & en outre une
action pour eftre reintegré en confequence de la iouyffance de
trente ans, quoy que fans titre, voyez pour l'action Charondas
fur Paris art. 116. Buridan fur Vermandois art. 142. & l'art. 128.
plus haut.

Par trente ans.

Toutes actions réelles, mixtes ou perfonnelle non hypotequai-
res fe prefcrivent par trente ans, couftume de Rheims art. 383.
Vitry art. 137. pourveu qu'elles ne foient interrompües, Lodunois art. 9. *hoc titulo*, en cas de chofe deüe par contract avec
terme pour payer, il a efté iugé par Arreft du 24. Juin 1629. de
la Chambre de Caftres que la prefcription ne court que du jour
de l'écheance du terme, n'ayant les creancier pû agir auparavant,
Boné Arreft 70.

L'action de racheter une chofe vendüe bien qu'il y ait faculté
de racheter *toties quoties* eft de cette nature & dure trente ans
& non plus, Paris art. 120. Loyfel en fes inftit. livre 5. tit. 3. art.
8. où le commentateur en donne cette raifon que la convention
portée par le contract ne produit qu'une action laquelle par fa
nature, & qualité effentielle fe prefcrit par trente ans: de forte

que l'action estant perie & prescrite il n'y a plus de moyen de se prevaloir de la convention qui demeure inutile faute d'en pouvoir demander l'execution, voyez Brodeau sur Louet lettre P. nomb. 21. & lettre R. nomb. 10. Henrys livre 4. chap. 6. quest. 75. & 89. où il dit que toute faculté donnée par contract se prescrit par trente ans, si le public n'y a interest, auquel cas elle est imprescriptible : la faculté de choisir se prescrit de mesme par trente ans, du Moulin sur l'ancienne coustume de Paris §. 20. *Item*, la faculté de racheter une rente par parcelles qui de sa nature ne se doit racheter qu'à une seule fois, voyez Coquille quest. 66. Brodeau sur Louet au lieu cité où il en donne cette raison, que la faculté n'est point essentielle & ordinaire & ne dépend pas de la nature & qualité du contract, mais qu'elle prend sa force directement de la convention à cause des incommoditez que les payemens particuliers apportent c'est apres Coquille, la garentie de l'heredité, l'action de suplement de legitime, l'indemnité par gens d'Eglise, l'estat, & la legitimité se prescrivent aussi par trente ans.

Il faut aussi trente ans pour prescrire le crime s'il y a eu Sentence contradictoire non executée à cause de la fuite, ou bris de prisons, ou renduë par coutumace prononcée & executée par éfigie, auquel cas la prescription court du iour de la condamnation, & n'y ayant point de iugement contradictoire, ou y ayant seulement un iugement par coutumace non prononcé ny executé, le crime se prescrit par vingt ans, mesme pour l'interest civil & contre mineurs, voyez Louet & Brodeau lettre C. nomb. 47. Expelly plaid. 22. Leprestre chap. 4. cent. 2. Peleus livre 3. art. 46. livre 4. chap. 13. & 14. livre 5. chap. 6. Theveneau sur l'ordonnance du Fresne livre 1. chap. 5. livre 7. chap. 21.

Vn accusé condamné par coutumace aux galeres sans que la Sentence ait esté executée est poursuivy deux mois devant les vingt ans de la prescription expirez : il appelle du iugement la partie cesse la poursuite, & la reprend deux ans apres, il allegue la prescription, on luy oppose la poursuite dernier & l'appel, nonobstant quoy & comme y ayant prescription il est délaissé par Arrest du 2. Aoust 1659. suite du Iournal livre 2. chap. 38.

paiſiblement.

Ce mot eſt ſous-entendu au precedent article comme ſont le ceux de l'article 118. de la couſtume de Paris, continuellement, franchement, & quittement, & ſans inquietation, parce que celuy qui eſt interrompu en ſa poſſeſſion ne peut pas preſcrire.

Il y a deux ſortes d'interruption, l'interruption naturelle, *l. naturaliter ff. de uſu cap.* qui ſe fait quand un tiers laboure en ſemence ou dépoüille l'heritage commancé a preſcrire, à cela ſe rapportent ces mots continuellement, & cette interruption profite à tous: voyez Lepreſtre chap. 38. J'ay veu iuger en noſtre Preſidial pour Heymet contre Laurens tous deux de Courte ſouls que l'interruption faite par ledit Heymet audit Laurens en un heritage par la dépoüille qu'il en avoit faite profitoit aud. Heymet au petitoire, quoy qu'enſuite de cette interruption il y eut eu action poſſeſſoire & iugement au profit dudit Laurens, le detemteur ayant eſté dépoſſedé la reſtitution ne luy peut pas ſervir, parce que c'eſt un acte de fait qui ne peut pas eſtre de fait, voyez Charondas au lieu cité art. 92.

L'autre interruption s'appelle interruption civile, elle ſe fait en la preſcription de dix & vingt années, ainſi que i'ay dit plus haut parlant de la preſcription de l'hypoteque par le tiers detemteur, par exploit libellé avec copie donnée des pieces iuſtificatives de la demande, quoy que l'aſſignation échoye apres les dix ou vingt ans pourveu qu'elle ſoit tenüe, & qu'il y ait enſuite inſtance non perimée, car ſi elle eſt perimée l'exploit & l'action demeurent inutiles ſuivant l'art. 15. de l'ordonnance de Rouſſillon, & l'Arreſt de 14. Mars 1629. recité par Brodeau ſur Paris article 113. Voyez Lepreſtre chap. 56. ce que i'eſtime devoir avoir lieu en la preſcription de dix & vingt ans pour la proprieté par le poſſeſſeur qui a titre, & qu'audit cas il n'eſt pas beſoin que la cauſe ſoit conteſtée dans les dix ou vingt ans, la raiſon eſtant pareille qu'en la preſcription de l'hypoteque qui eſt la bonne foy continuelle qui doit eſtre au poſſeſſeur qu'il ne ſçache point que la choſe appartient a autruy du moins qu'on puiſſe prouver par écrit, par laquelle raiſon & à ſens contraire il ſemble qu'au cas du preſent article & de la preſcription de la proprieté par trente ans ſans titre ou la bonne foy continuelle n'eſt pas requiſe, & où il ſuffit qu'on ne puiſſe pas montrer que le poſſeſſeur ait ſçeu les choſes appartenir

à autruy

à autruy par fon propre titre & au commancement que l'exploit
libellé avec copie des pieces iuſtificatives n'eſt pas capable d'interrompre la preſcription , mais qu'il fait outre l'aſſignation , conteſtation en cauſe dans les trente ans , la couſtume de Paris en
l'art. 126. en la preſcription de dix & vingt ans requiert un aĉte
iudiciaire , celle de Rheims en l'art. 380. requiert la conteſtation.
Ce qui ne fait point de loy en noſtre couſtume qu'au contraire
par l'art. 234. approuve l'exploit d'aſſignation donné en retrait
écheant apres l'an , ce qui peut faire incliner pour la validité de
l'exploit libellé avec copie des pieces iuſtificatives dans les trente
ans ſans conteſtation pour empeſcher la preſcription : neantmoins
ie m'en tiens à ce que i'ay dit à ce regard , cette interruption civile ne profite qu'à celuy qui l'a faite, voyez du Moulin en la
conſult. 14. nomb. 2. au Conſeil 8. & ſuivans , l'une & l'autre interruption faites au detemteur par indivis nuiſent à tous les detemteurs , voyez le meſme du Moulin ſur l'art. 13. de la couſtume de
Berry tit. de preſcription , la couſtume de Nivernois au meſme titre art. 5. Brodeau ſur Louèt lettre P. nomb. 2. Henrys livre 2,
queſt. 4. tome 2 livre 4. queſt. 100.

Horitages , cens ou rentes.

L'heredité ſe preſcrit par trente ans , meſme par les coheritiers ,
couſtume de Rheims art. 383. Vitry art. 137. iugé contre la Hermandiere qui apres trente ans fut déboutée de la ſucceſſion de ſa
mere comme eſtant preſente , & luy fut adiugée celle de ſon pere non encore preſcrite , nonobſtant ſon abſence hors le royaume , voyez du Moulin ſur le titre *qui admitti in honor. paſſeſſionem,*
la loy *omnes cod. de preſcript. 30. vel 40. an.* Brodeau ſur Louet lettre S. nomb. 15. Bacquet de iuſtice chap. 4. nomb. 23.

La iuſtice preſcrit par Seigneur contre Seigneur , elle ne ſe preſcrit point contre le Roy , voyez du Pineau ſur Anjou art. 3. le
cens pareillement ſe preſcrit par le Seigneur contre le Seigneur,
& la poſſeſſion aĉtuelle l'emporte ſur la civile , & le payement ſur
le titre & ſur la reconnoiſſance du vaſſal , ſi les Seigneurs ont
tous deux des titres le plus ancien avec la poſſeſſion l'emportera,
couſtume de Paris art. 123. & 124. Charondas & Brodeau ſur icelle,
mais un autre qu'un Seigneur , c'eſt-à-dire le vaſſal ou iuſticiable
ne peut pas preſcrire la iuſtice, meſme par cent ans contre le Sei-

gneur iufticier qui a titre, voyez Chopin fur Paris livre 1. tit. 2. nomb.
2. Mornac fur ladite loy 9. fi des droits d'obeyffance & de repeſt,
voyez Brodeau fur l'art. 12. de la couſtume de Paris, ny pareillement le
vaſſal & detemteur de l'heritage chargé de cens Seigneurial &
premier qu'on appelle chef cens qui, ordinairement eſt le plus menu ne peut pas preſcrire ledit cens contre le Seigneur par quelque temps que ce ſoit, & ſuppoſé que le Seigneur de temps immemorial n'en ait point eſté payé, & qu'il ne puiſſe pas montrer
quel il eſt, il ne laiſſera pas d'en eſtre payé de 29. dernieres années
& le faire continuer à l'avenir à la raiſon des terres voiſines en
cette couſtume & en toute autre ſemblable qu'on appelle couſtumes de franc alleu de conceſſion ou nulle terre ſans Seigneur:
Voyez Loyſel en ſes inſtit. livre 5. tit. 3. Brodeau ſur Paris art.
124. & fur Louet lettre C. n. 21. ou ſont pluſieurs Arreſts qui
l'ont iugé ainſi, pour laqualité elle ſe peut preſcrire couſtume de
Paris art. ſuſdit 124. Rheims art. 382. Mais s'il eſt dit qu'on payra en eſpece par quel temps qu'on ait payé en argent, il n'y a
point de preſcription, dont il y a pluſieurs Arreſts aux meſmes
lieux, pour la ſolidité: Loyſeau en ſon déguerpiſſement livre 2.
à la fin, Coquille ſur Nivernois art. 10. tit. des executions, Louet &
Brodeau lettre R. nomb. 6. ſont d'avis qu'elle ſe peut auſſi preſcrire, voyez Valla en ſon traité *de rebus dubiis* où il eſt de contraire ſentiment.

Quid en couſtume de francalleu de nature ou le Seigneur meſme pour le cens & la directe doit avoir un titre comme en celle de Vitry, ſçavoir ſi le cens Seigneurial ou chef-cens eſt preſ-
criptible ſans titre par le Seigneur contre ſes habitans, ou contre
le titre par les habitans & detemteurs d'heritage ſize en la Seigneurie? La plus commune opinion eſt qu'au premier cas il n'y a
point de preſcription, c'eſt-à-dire que le Seigneur n'acquiert point
le droit de cens ſans titre, par la raiſon que c'eſt une ſervitude
qui ne s'acquiert pas ſans titre, mais i'ay veu iuger en noſtre
Preſidial pour les Seigneurs de Coollus & de Sovain contre les
habitans deſdits lieux que des cueillerets en bonne forme faits
en iuſtice depuis trente & quarante ans, avec quelques autres pieces peu conſiderables eſtoient ſuffiſans & valoient titres pour établir & prouver le droit de cens, & qu'au deuxiéme cas il y a preſcription, c'eſt-à-dire que la liberté du cens s'acquiert meſme contre le titre par ceſſation de payement, comme la liberté de la

servitude s'acquiert par la non-jouyssance de la servitude par celuy à qui elle est deuës par trente ans, mais i'estimerois qu'il
faut que cette cessation soit de temps immemorial sans qu'il soit besoin de montrer la contradiction comme veulent aucuns. Voyez
Coquille en la quest. 50. & sur l'art. 22. tit. de cens de la coustume
de Nivernois, Louet & Brodeau en ladite lettre C. nomb. 21.
Mornac sur la loy 23. *de servit. urban. prædiorum.* I'ay veu en pareil cas en nostre Presidial appointer les parties en preuve par
témoins entre les Seigneur de Sommenesle & les habitans & détemteur d'heritages siz au terroir dudit lieu, au regard du Roy
il en va autrement mesmes ausdites coustumes, & pour les enga-
gistes de son domaine il a esté iugé diversement par les Arrests
suivant les circonstances.

Comme le cens portant directe ou chefcens ne se prescrit
point, de mesme la foy & hommage est inprescriptible, Paris art.
12. & pareillement l'homme vivant & mourant qui se donne
par les gens de Mainmorte pour porter la foy & hommage, mais
l'indemnité se prescrit comme tenant lieu des quints & requints
qui se prescrivent par trente ans contre le Seigneur seculier, &
par quarante contre l'Eglise, voyez Bacquet au traité d'amortissement, d'Olive livre 2. chap. 12.

Pour les redevances autres que le chef cens, sçavoir si elles
se prescrivent en cette coustume activement, c'est-à-dire par le
Seigneur sur ses vassaux & habitans sans titre, & passivement,
c'est-à-dire par les vassaux & habitans, nonobstant le titre en
ce qui est de la décharge & la liberté? Ie répond que cét article par ce mot (cens) semble comprendre toutes les redevances, &
comme il implique la prescription passive des charges dont les
heritages possedez & prescrits sont chargez, ainsi que i'ay dit
du precedent qu'il s'entend de la prescription passive des hypoteques; il est certain qu'en vertu & en consequence d'iceluy un
Seigneur qui pendant trente années a iouy de quelque prestation
annuelle ou redevance uniformément & sans force, dont il a
preuve par de bons cuilliers faits en iustice ou autrement valablement & authentiquement la peut acquerir, & prescrire afin qu'il
ne puisse à l'avenir estre empesché de la percevoir, & pareillement le vassal & autre detemteur de l'heritage chargé par titre
peut par la cessation de payer la redevance autre que le chef
cens au Seigneur pendant trente années en acquerir la liberté &

la décharge, fans qu'au dit cas il foit befoin de prefcription immemoriale, la couftume fe contentant de la prefcription de trente
ans, ces redevances font droits extraordinaires acquis par contract particulier autre que celuy de la conceffion, qui partant ne
font point privilegiez comme le chef cens, toutesfois quelques-uns
diftinguent les redevances annuelles de celles qui font de faculté,
& a recevoir en certain temps qui n'arrive pas fouvent & par
chacun an, voulans que les dernieres ne fe prefcrivent point :
Item, des corvées fi elles font volantes & perfonnelles ou fi elles
font réelles affignées fur les heritages difans les dernieres eftre
prefcriptibles, comme le fond à quoy elles font attachées, Voyez
Henrys livre 3. queft. 24. tome 2. Bouguier lettre C. nomb. 8.
Brodeau en fa preface fur la couftume de Paris, Cujas en la loy
cum noteßimi §. in his etiam, & Lepreftre au chap. 39. tiennent
que les obligez au contract de conftitution de rente ne le peuvent
prefcrire encore qu'il n'y ait point de reconnoiffance ou autre
acte pareil dans quarante ans par les raifons que le creancier ne
peut pas contraindre le debiteur a rembourfer, partant le principal eft toûjours deub, ne fe peut prefcrire par la maxime *non*
valenti agere non currit prefcriptio n'y ayant point de demeure de
la part du creancier, & que chaque année produit une nouvelle
action dont la demande eft perpetuelle, c'eft pourquoy les interefts à venir ne peuvent pas eftre prefcrits, mais feulement ceux
écheus, voyez Henrys livre 4. chap. 6. queft. 70. & 72. où il étend
cette doctrine aux obits & fondations, & d'Olive au livre 1. chap.
6. touchant les mefmes fondations : mais on peut dire que le
creancier ayant laiffé paffer quarante ans fans renouveller fon
contract, fon hypoteque eft éteinte & pareillement l'execution,
partant il ne peut foit pour les arrages foit pour le principal faire
vendre l'immeuble du debiteur, & n'a plus qu'une action pour chacune année & tout au plus pour les cinq dernieres, à quoy l'on
peut répondre que l'hypoteque ny l'execution ne font point
efteintes en eftant empefchées par l'impuiffance de fe faire rembourfer & par la proprieté de l'action pour l'intereft, toutesfois
il y auroit moins de difficulté fi le creancier montroit avoir efté
payé de la rente par le debiteur pendant quelques années depuis
la derniere, defquelles il n'y a pas trente ans, foit par fon journal, foit par une double quitance faite ou fous les feings des
parties ou pardevant Notaires, ainfi iugé pour le creancier en

confequence de la reprefentation par luy faite d'un pareil iournal par Arreft de la Chambre de Caftres du 23. Juin 1632. recité par Boné: Arreft 72. pour les doubles quittances, voyez Coquille fur Nivernois titre de Bordelage art. 26. Mornac fur la loy *fi plures cod. de fide inftrum.* l'article 13. du titre 16. de la couftume de Lorraine introduit la prefcription des rentes par trente ans, fi l'on ne montre qu'on ait efté payé depuis les trente ans.

Quant aux arrerages des conftitutions de rentes il n'y a point de doute qu'on n'en peut demander que cinq années y ayant prefcription & fin de non recevoir, fi le creancier en a laiffé courir d'avantage fans fe faire payer fuivant l'ordonnance de Louis XII. art. 71. laquelle a lieu contre les mineurs comme il a efté iugé par Arreft de 1548. recité par Guenois fur la mefme ordonnance : *Item*, elle a lieu quand la rente feroit crée pour fervices. Arreft de 1599. Lepreftre chap. 7. voyez Henrys au lieu cité où il raporte un Arreft du 10. Juillet 1638. par lequel il a efté iugé que ladité ordonnance avoit lieu pour fondation contre l'Fglife : mais elle n'a point de lieu aux rentes foncieres portantes directe & cenfive, & generalement en toutes rentes qui tiennent lieu de fruits, Loyfel en fes inftit. livre 2. tit. 4. art. 3. voyez Loyfeau en fon déguerpiffement livre 1. chap. 7. nomb. 3. ainfi i'ay veu iuger en noftre Prefidial pour le fieur Prieur de Mont-Felix que cette ordonnance n'avoit lieu en conftitution faite pour vente de fond, quoy que le contract de conftitution n'en fit point de mention, mais ayant ledit fieur produit de nouveau le contract de vente du mefme iour de pareille fomme, voyez Henrys au lieu cité queft. 68. où il recite un Arreft qui femble contraire à ce que deffus, & qui ne l'eft pas d'autant que celuy au profit de qui la rente eftoit créée n'avoit donné que des deniers, n'eftant pas Seigneur de la maifon alienée, mais un autre ce que l'auteur a remarqué quand defdites rentes foncieres on ne peut demander que cinq années, voyez fur l'article 126. és mots (cens non payez) la mefme ordonnance n'a point de lieu aux iugemens portans intereft, ainfi ie l'ay veu iuger en noftre Prefidial, & pareillement en celuy de Vitry, & le debiteur n'eft pas obligé de iurer s'il doit plus de cinq années ou non, ladite ordonnance oftant toute action au creancier à ce regard par ces mots ne peut demander, voyez Mornac fur la loy *in contractibus cod. de non numerata pecunia*, Henrys au lieu cité queft. 72. pour empefcher la prefcription des cinq ans à l'égard d'un tiers il faut jugement, & un commandement ou une promesse ne suffisent pas, ainsi ie l'ay toûjours veu iuger, *secus* à l'égard du debiteur. Deplus le iugement des arrerages obtenu volontairement apres la prescription acquise par le debiteur ne nuit pas au tiers, ne donnant hypoteque à ce regard que du iour du iugement & non du iour du contract, voyez Brodeau sur Paris art. 74. nomb. 7.

Non privilegiez.

Le public est privilegié, iugé contre les gaigne deniers de Paris qui pretendoient avoir acquis par prescription, le droit de mesurer le bois, Voyez Bacquet de desherence chap. 7. nomb. 3. Chopin sur Paris livre 2. tit. 8. nomb. 5. ainsi l'entreprise de dessus ou dessous une ruë publique ne se prescrit point, Loysel instit. livre 5. tit. 3. art. 22. & qui a basty sur l'eau ou sur place publique, le bastiment estant demoly n'y a plus de droit, & un autre y bastissant n'en est tenu en rien envers luy, Voyez Mornac sur la loy 6. *de rerum divisione,* bornes sont imprescriptibles comme estant choses publiques, & l'on ne peut pas acquerir la prescription des limites au prejudice de la borne ny soustenir la possession & demander la preuve au possessoire, il est prealable de voir la borne, voyez Tronçon sur Paris art. 118. & Henrys livre 4. chap. 6. quest. 60.

Encore qu'il n'ait titre.

Qui a possedé par 30. ans est presumé avoir titre & estre en bonne foy par le moyen, & sous le benefice de sa longue possession qui purge mesme la mauvaise foy qui peut avoir esté au commencement, & aneantit toutes les actions : C'est pourquoy il est dangereux au cas du present article de montrer un titre s'il y a quelque deffaut, le titre vicieux rendant la possession inutile, & empeschant la prescription mettant le possesseur en mauvaise foy evidente. Cét article encore qu'il ne requiere pas expressement la bonne foy, il la suppose comme fait encore le suivant, voyez du Moulin au conseil 2. nomb. 2. & au 20. nomb. 2. & 45. Brodeau sur Paris art. 118. Leprestre chap. 38. Bacquet de instit. chap. 20. nomb. 185. à l'égard des titres il est à remarquer que le vice en la forme n'empesche point la prescription, exemple si le contract est passé par un notaire dont on debat la qualité, voyez ce que i'ay dit sur ces mots (à iuste titre) de l'art. 145. Mais le vice qui regarde la mauvaise foy est seul considerable , si la longue possession fait presumer & donne le titre , à plus forte raison elle garentit des deffauts pretendus de solemnitez , *Baldus ad autent. quas actiones cod. de sacros. Ecclesiis.* Voyez Covarruvias en ses questions chap. 19. tome 2. Beraut sur Normandie art. 21. *hoc titulo.*

ARTICLE CXLVII.

POur prescrire contre l'Eglise faut qu'il y ait joüissance de quarante ans.

Nostre article est relatif aux deux precedens & semble en estre une exception , & comme ils ne parlent que d'heritages , & de droits reels, il ne doit s'entendre que du domaine de l'Eglise , & de ses droits incorporels, de discipline Ecclesiastique , reglemens, oblations, unions de benefices, & autres semblables qui ne se prescrivent que par 40 ans, soit qu'il y ait titre où qu'il n'y en ait point, voyez l'art. 123. de Paris, & ne s'estend point aux droits casuels, profits de fiefs, loyers & revenus qui sont & appartiennent aux Beneficiers & non pas à l'Eglise , & se prescrivent en autant de temps contre l'Eglise & ses Ministres que contre les seculiers. Ainsi iugé contre des Religieux par Sentence des Requestes du Palais pour des lots & ventes apres 30 ans. *Item* pour des loyers & fermes d'heritages contre d'autres Religieux qui en pretendoient 39. années, & leur en fut adiugé seulement 29. par Arrest de 1571. Bacquet de desherence chap. 7. nomb. 22. Cette question s'estant presentée au Presidial de Châlons entre les Doyen & Chanoines de la Cathedralle , & un particulier detenteur d'heritages par luy acquis d'un fermier de dixmes debiteur desdits Chanoines par obligation pour arrerages desdites dixmes appellé en declaration d'hypoteque qui se deffendoit de la prescription de dix ans avec titre, fut iugée à l'avantage dudit detenteur estant les demandeurs declarez non recevables attendu la prescription des dix ans qui suffisoit. Par iugement du 15. Decembre 1670. la cause de la prescription de 40. ans qui est l'interest du successeur, & pour empescher que le beneficier n'aliene le fond cesse audit cas : Toutesfois l'indem-

nité ne fe prefcrit contre le Seigneur Eccléfiaftique, finon par 40.
ans, mais ce droit eft reel & non cafuel, il appartient au benefice
& non au beneficier, témoin l'Arreft de 1563. recité fur l'article
228. qui a ordonné que l'Evefque de Paris convertiroit l'indemnité en rente & revenu annuel pour appartenir à l'Evefché, voyez
l'art. 212. & le 208.

En cas d'heritages appartenans à l'Eglife vendus ou autrement
alienez par le beneficier. On demande dequel iour la prefcription
commance à courir, fi c'eft du iour de l'alienation ou du iour du
decez du vendeur feulement ? On diftingue l'alienation faite
avec les folemnitez requifes, de celle faite fans folemnitez ; au
premier cas les 40. ans commancent à courir du iour de l'alienation, tant au profit de l'acquereur que du tiers detenteur, Voyez
du Moulin au Confeil 9. d'Alexandre, & au Confeil 6. nomb.13.
Papon livre 12. tit. 2. Au deuxiéme cas on diftingue l'acquereur du tiers detenteur, l'acquereur & fes heritiers ne commancent à prefcrire que du iour du decez du vendeur mauvais ménager, conformement au Canon *fi Sacerdotes*, queft. 3. du Concil de
Tolede qui veut que la prefcription ne coure que du iour du decez de celuy qui a mal gené, ce que du Moulin dit avoir lieu feulement *in alienatione prorfus nullâ & in prelato diffipare folito*. Au
Confeil 6. nomb. 13. c'eft la difpofition de l'Arreft rendu au profit
des Religieux d'Efpau recité par Loüet lettre P. nomb. 1. iugé ainfi
au Prefidial de Châlons par divers iugemens pour les ventes faites par beneficiers du bien d'Eglife fans folemnitez, l'un contre le
fieur du Chefne Curé de faint Eloy qui vouloit rentrer en la poffeffion d'un iardin fis hors la porte fainte Croix de Châlons, vendu
fans folemnitez moyennant une fomme de deniers, & une rente annuelle de huit liv. par un fien predeceffeur decedé il y avoit 350.ans,&
avoit obtenu des lettres de refcifion de l'enterirement defquelles il fut
debouté le 19. Juillet 1649. L'autre rendu au profit de Maiftre Oury
Chappellain de Cervon contre Grosjean pour la maifon de la corne de
cerf du marché dudit Châlons acquife par le pere dudit Grosjean
depuis 40. ans, & fut le contract caffé en enterinant les lettres le
deffendeur condamné fe defifter d'icelle maifon, & en payer les
loyers à commancer du iour de la demande en le rembourfant par
le demandeur des refections fuivant les quittances, & rendant les
impenfes utiles & neceffaires à dire de gens experts.

Quant au tiers detemteur de bonne foy il prefcrit par quarante
ans,

ans, bien qu'il n'y ait pas si long-temps que le vendeur mauvais ménager soit decedé, ainsi iugé au Presidial de Châlons contre Claude Fournier Prestre en 1657. la Sentence confirmée par Arrest du 8. Avril 1661. autre Arrest precedent de 1638. pour Michel Cachat, contre le Ministre de la Ministrerie de la Trinité des Faux-bourgs de Châlons, autre de 1655. pour Robert Ecart contre les Chanoines de Nostre-Dame en vaux dudit Châlons, d'où s'enfuit qu'on peut prescrire le bien de l'Eglise aliené sans solemnitez, encore que le contract porte que c'est le bien d'Eglise, & qu'il soit inalienable sans solemnitez & qu'on puisse dire que *titulus semper aversatur*, puisqu'en la premiere hypotese qui est de l'acquereur le deffaut de solemnitez, & la science que le bien vient de l'Eglise sont supposez, en haine de quoy & en difference du tiers détemteur qui l'ignore, la prescription à l'égard dudit acquereur & de ses heritiers ne commance a courir que du iour du decez du mauvais administrateur de mesme qu'elle ne court (contre celuy qui a acquis sans solemnitez le bien d'un qu'il sçait estre mineur) que du iour de la majorité dudit mineur, lequel iour de la majorité du mineur, ou du decez du mauvais administrateur vendeur, en l'un & l'autre cas est la fin du privilege & de la cessation de l'empeschement d'agir & ne nuit l'Arrest du 11. Decembre 1646. recité par du Fresne au livre 4. chap. 43. qu'on oppose, y ayant du particulier, sçavoir de l'anticipation au titre produit par les detemteurs, qui est un deffaut essentiel qui ne se corrige ny ne se couvre point par la longue iouyssance, comme fait la science que le bien acquis vient de l'Eglise comme il a esté dit, & il eut mieux valu pour lesdits detemteurs n'avoir point de titre que d'en avoir un vicieux.

L'énonciation des solemnitez sans la preuve d'icelles ne suffit pas s'il n'y a possession immemoriale : Arrest de 1658. Henrys livre 1. quest. 34. tome 2. quand il est question de discipline, reglemens, oblations & autres choses semblables entre gens d'Eglise apres quarante ans, l'appel n'est receu : Arrest 1657. Loysel livre 5. tit. 3. art. 11. & le comment. par Arrest du 31. Aoust 1660. recité en la suite du Journal livre 3. chap. 31. il a esté iugé que l'Eglise ne peut pas prescrire l'exemption des dixmes contre une autre Eglise, conformément auquel Arrest il a esté iugé en nostre Presidial en 1657. que les Augustins de Bar n'avoient pû prescrire l'exemption de dixmes par eux deües aux Religieux de S. Arry de Verdun, autre iugé ment du mefme Prefidial pour le Curé de Matongne proprietaire d'un quart des dixmes du lieu contre les Fermiers de l'Abbé de Touffaint de Châlons du 18. Juillet 1667. il en eft de mefme des particuliers qui doivent dixmes qui ne peuvent iamais en prefcrire l'immunité : Mais la qualité & quotité fe peuvent prefcrire, Loyfel livre 5. tit. 3. art. 18. Leprestre chap. 17. cent. 2. dit que la coustume & façon de payer les dixmes en efpece ou en argent fe peut prefcrire, les Arrests derniers font neantmoins contraires, il y a celuy rendu au profit des Minimes du bois de Vincennes recité par Mornac fur la loy *cum de in rem verfo ff. de ufuris*, & par du Frefne livre 1. chap. 5. & un autre du 30. Mars 1664. pour des Benedictins contre les habitans de faint André rapporté en la fuite du Journal livre 6. chap. 17. au regard de la proprieté de dix-mes, il eft fans doute qu'une Eglife la peut prefcrire & l'acquerir fur une autre par quarante ans : *Item*, par temps pareil le Curé primitif peut prefcrire les nouales fur le Curé déffervant ce qui s'entend de celles dont ledit Curé primitif aura iouy, & non pas de celles dont il n'y a pas quarante ans qu'il iouyt, & qui ne font prefcrites ny de celles à venir, mais on ne peut prefcrire les Moi-nes dixmes fur le Curé deffervant fans titre non pas mefme par poffeffion immemoriale, voyez Leprestre.

ARTICLE CXLVIII.

HYpoteque ne fe prefcrit que par quarante ans contre l'obligé ou fes heritiers.

Bien que la coustume de Paris ne contienne rien de femblable au prefent article, & que plufieurs en confequence de ce ayent te-nu qu'en icelle coustume l'hypoteque fe prefcrivoit par trente ans, fi eft-ce qu'il a efté iugé au contraire, & qu'il faut quarante ans pour prefcrire l'hypoteque : Arrest du 22. Juin 1671. Ricard fur ladite coustume.

Contre.

Ce mot doit eftre fupprimé & changé en celuy de (par) en

rendant l'article conforme au 143. de la couſtume de Vermandois
qui porte qu'hypoteque ne ſe preſcrit que par quarante ans par
l'obligé ou ſes heritiers & ſe doit le preſent article entendre
qu'encore que le tiers detemteur de bonne foy preſcrive l'hypotéque
par dix ou vingt ans ſi eſt-ce que l'obligé ou ſes heritiers detemteurs ne la preſcrivent pas que par quarante ans, eſtant liez doublement par la perſonnalité & par l'hypoteque conventionnelle
qui dure quarante ans, & ſubſiſte apres la perſonnelle éteinte,
Voyez Cujas ſur la loy *cum notiſſimi cod. depreſcrip.* 30. *vel* 40 *an-*
norum, & en l'obſervation ou chap. 32. où il dit que ce qui eſt acquis apres les trente ans de la perſonnalité preſcrite n'eſt plus
ſujets à hypoteque, Chopin ſur Paris livre 2. tit. 8. Bacquet de
Iuſtice chap. 21.

L'obligé ou ſes heritiers.

Ce mot (obligé) marque que la ſeule hypoteque conventionnelle ſelon le preſent article dure quarante ans & non pas l'hypoteque legale ou autre procedante de jugement, autrement la couſtume l'auroit dit & exprimé ce qu'on peut encore colliger de
l'article 133. plus haut qui porte que l'hypoteque ſe conſtitüe par
le ſeul conſentement des parties auquel article le preſent eſt relatif, partant il ne s'étend point aux autres hypoteques, & ne s'entend que de la conventionnelle ; d'ailleurs il eſt conſtant qu'aux
couſtumes qui parlent indiſtinctement diſant que l'hypoteque dure quarante iours cela ne s'entend que de la conventionnelle qui
ſubſiſte de ſoy par le moyen de la convention & non par de
l'hypoteque legale & tacite, ny de celle acquiſe par iugement,
ſuivant le ſentiment de Bacquet au chap 21. nomb. 188. du traité
de Iuſtice, où il dit que la Cour a moderé l'article 53. de l'Ordonnance de Moulins comme eſtant contraire au droit commun, &
qu'elle a reſtraint l'hypoteque que ladite ordonnance attribüe aux
iugemens à trente ans, & de Beraut ſur l'article 22. de la Couſtume de Normandie *hoc titulo*, où il dit & ſoûtient que l'hypoteque
(que la cedule reconnüe produit au creancier) n'eſt que de trente
ans, parce qu'elle ne doit pas durer plus que l'action ſans laquelle elle n'a plus de ſubſiſtance, & renvoye à Bacquet, à quoy
Brodeau ſur Loüet lettre H. nomb. 3. adhere, citant le meſme Bacquet
qu'il dit avoir fort àpropos fait cette remarque, & que ce qu'on dit (que

l'h poteque fait durer l'action perfonnelle iufqu'à quarante ans) ne s'entend que de la conventionnelle, Henrys eft de pareil avis & cite un Arreft du 10. Juin 1600. où il met en queftion fi l'acte de tutelle eft une Sentence ou une convention fans la decider; fuivant ce qui vient d'eftre dit, il femble que les iugemens donnez du confentement des parties & fignez d'elles doivent comme conventions emporter hypoteque qui dure quarante ans, & non pas les autres.

ARTICLE CXLIX.

HEritage adiugé par decret eft déchargé de toutes rentes & hypoteques, defquelles n'eft fait mention au decret, finon du cens foncier, droits & devoirs Seigneriaux, dont il demeure chargé encore qu'il n'en foit fait mention.

La Couftume de Paris en l'article 355. & au 357. dit que pour redevance de chef-cens il n'eft pas befoin de s'oppofer au decret, *Item*, pour droits de fiefs & de cenfive fors & excepté pour les arrerages & profits feodaux precedans l'adiudication, pour lefquels on eft tenu de s'oppofer autrement il y a exclufion & perte defdits droits écheüs, ce qui doit interpreter le prefent article en ces mots (cens foncier) &c. que nous devons prendre *uno contextu* & raporter le mot Seigneuriaux à celuy de foncier, & tenir pour certain que le Seigneur doit s'oppofer pour toute redevance autre que le chef-cens ou autre qui tient fon lieu & place, la raifon eft que le Seigneur qui pretend une redevance autre que le chef-cens & qui ne tient pas fon lieu doit en avoir titre qui partant n'eft pas prefumé, & il le doit exhiber & produire au decret, c'eft une charge extraordinaire & un droit particulier en ce cas, iugé par Arreft du 24. May 1636. Brodeau fur Louet lettre C. nomb. 19. mais pour l'Eglife & en fa faveur on a receu les oppofitions apres le decret, voyez le mefme Brodeau audit lieu, du Frefne livre 3. chap. 15. livre 4. chap. 1.

Sçavoir s'il y a obligation & neceffité de s'oppofer à un decret

pour fervitude ? on dit communement que pour fervitude vifible
on n'eft pas tenu de s'oppofer au decret, mais ie diftingue, & dis
que pour fervitude vifible qui a quelque chofe de réel qui incorpore fur l'heritage du voifin il n'eft pas neceffaire de s'oppofer, en effet les Arrefts qu'on cite pour confirmer la maxime
fus-alleguée font dans ce cas, celuy de 1622. recité par Lepreftre
chap. 62. eft pour une cheminée paffante par la maifon du voifin,
celuy de 1619. recité par Bouguier lettre S. nomb. 3. eft pour une
cave eftant fous la maifon du voifin, celuy du 3. Mars 1607. recité par Theveneau fur l'Ordonnance livre 6. tit. 4. art. 9. eft
pour une foffe à privé qui alloit fous la maifon decretée, autre
du 17. Iuillet 1612. recité par le mefme pour le droit de prendre
de l'eau à travers un mur dans un puits bafty dans le fond d'autruy : Si toutesfois le poffeffeur des chofes fufdites en pretendant
la fervitude eftoit depoffedé, que la cave par exemple foit comprife au decret il eft obligé de s'oppofer à peine de perdre fon
droit pour les fervitudes vifibles qui n'ont point de droit réel fur
le fond d'autruy mais feulement fur le fond de celuy qui les
pretend comme font les veües bafties, comme deffus il fe faut oppofer : Arreft de Gilbert Procureur, voyez Mornac fur la loy *ea
que commandandi ff. de contrah. empt.* pour fervitude non vifibles il
fe faut oppofer bien qu'on ait titre : Arreft de 1603. celuy qui pretendoit paffage en une maifon ne s'eftant pas oppofé à la vente
de la moitié d'icelle par decret, s'eftant par apres oppofé au decret
ou licitation de l'autre moitié en a efté débouté à caufe de l'individuité de la chofe : Arreft de 1624. Brodeau fur Loüet
lettre S. nomb. 21. Theveneau dit que comme il n'eft pas neceffaire de s'oppofer pour fervitude urbane apparente, auffi n'eft-il
pas neceffaire de s'oppofer pour fervitude prediale continüe la
prefomption eftant que l'adiudicataire en a connoiffance, autre
chofe eft des difcontinües, & qu'en cas de fervitudes urbanes &
prediales continües il faut prendre garde fi le poffeffeur en a efté
depoffedé, c'eft ce que i'ay déja dit plus haut.

Apres le decret bien & valablement fait on n'eft plus recevable
a encherir à quelque fomme que ce foit, dés le moment de la pre-
nonciation de l'adiudication, l'adiudicataire *accepit perpetuam emp-
tionis firmitatem* : Arreft du 4. Avril 1650. fur un appel du Bailly
de Châlons au profit du fieur de Soudey contre le fieur de Recy
& le nommé Brunet qui encheriffoit de deux mil livres l'adiudi-

cation de trois mil livres, autre de 1662. confirmatif d'une adjudication de 15000. qu'on offrit de faire monter à 30000 livres, suite du Journal livre huitiéme chap. 25. voyez Brodeau fur Louet lettre D. nomb. 32. où il raporte quelques Arrefts anterieurs aux fuf-mentionnez qui ont receu des encheres tres-confiderables comme de cent mil livres au lieu de 48000. livres, & de moitié comme en l'enchere de huit cent deux mil livres au lieu de quatre cent mil livres en ventes de terres de grand prix & de dignité à caufe de la difficulté de trouver des encheriffeurs & de la puiffance des pretendans qui les détournent, voyez Loyfel en fes inftit. livre 3. tit. 4. nomb. 10, l'art. 122. de la couftume de la Marche, du Moulin audit lieu.

Office Venal fe peut vendre par decret & les deniers en provenans font fujets à contribution comme meubles art. 95. de la couftume de Paris, ce qui s'entend d'autres offices que de iudicature dont la vente ne fe peut pourfuivre que par licitation, voyez du Frefne livre 4. chap. 36. quant aux offices hereditaires & domaniaux apres le decret les deniers s'en diftribuent comme ceux de la vente d'un fond, fuivant l'ordre des hypoteques, Voyez Loüet & Brodeau lettre R. nomb. 31.

Pour cens fujets au fceau il en a efté iugé diverfement, car par Arreft du 22. Janvier 1647. il a efté iugé que les creanciers faififfans le prix de l'office entre les mains de celuy qui en avoit traité viendroient par contribution avec ceux qui s'eftoient oppofez au fceau, du Frefne livre 4. chap. 45. par lequel Arreft il a auffi efté iugé que l'office eftant faifi réellement il ne pouvoit plus êftre refigné, & n'eftoit pas befoin de s'oppofer au fceau : Autre Arreft du 22. Avril 1651. qui a iugé la mefme chofe recité par ledit du Frefne au livre 6. chap. 21. Autre de 1600. recité par Loyfeau en fes offices livre 3. chap. 5. nomb. 52. Et par deux autres Arrefts de 1628. & 1661. il a efté iugé que les oppofans au fceau toucheroient les premiers concurremment, & en fuite les faififfans auffi concurremment entr'eux.

Des Fiefs.

ARTICLE CL.

ES terres & Seigneuries feodales écheües par fucceffion de pere, mere, ayeul ou ayeulle, au fils aifné appartient pour fon droit d'aifneffe & par preciput le Chafteau, place & maifon forte, avec l'enclos du foffé baffe-cour & iardins qui font d'ancienneté du pourprix de ladite maifon, & au puifné d'apres appartient pareillement le fecond chafteau, maifon & place forte fi aucune y a avec la baffe cour & iardins lieux & pourprix comme deffus, & au tiers fils, le troifiéme chafteau & maifon fi tant il y a, & s'il y a plus de maifons que d'enfans elles fe divifent entr'eux & leurs fœurs en la maniere que les autres appartenances feodales.

Le prefent article contient trois chefs, le premier que le preciput fe prend auffi bien par roturiers, & en fucceffion de roturier qu'en fucceffion de noble: Le deuxiéme qu'il fe prend és fucceffions de pere & de mere, le troifiéme que les puifnez le prennent ainfi que les aifnez.

Es terres, &c.

Le preciput ne fe prend qu'en fond, & non pas és droits incorporels, du Moulin fur l'ancienne couftume de Paris §. 10. glofe 1. nomb. 2. il fe prend fur acquefts comme fur propres

anciens du pere. Anciennement les fiefs n'eſtoient tenus que par
les nobles & qui faiſoient profeſſion des armes, à cauſe dequoy
il n'eſtoit pas permis aux roturiers de les tenir ſans congé &
permiſſion du Roy. Ils eſtoient indiviſibles & ſe bailloient à l'aiſné pour l'aider à porter les frais de la guerre *quaſi prædia mili-*
taria, & ne venoient point à partage, poſterieurement les puiſnez ont
pris quelques proviſions & appennages ſur iceux, & que ſi par
tout ils ont eſté faits patrimoniaux, aujourd'huy toutes perſonnes
les peuvent tenir, meſme ſuivant la diſpoſition du preſent article
le fief ſe partage noblement entre roturiers & en ſucceſſion de
roturier, ce que ces mots, és terres & Seigneuries feodales, donnent à connoiſtre, montrant avec ce que la couſtume a obmis
en parlant de l'aiſné & des pere & mere, le mot de nobles,
qu'elle ne conſidere que le réel & la qualité de la choſe, & non
pas celle des perſonnes dont elle ne fait point de diſtinction, ſi
elle eſt noble ou roturiere. Cela contre le ſentiment de Faber au
§. *preiudiciales inſtit. de actionibus,* mais conformément à la couſtume de Paris qui pareillement ne diſtingue point, au ſujet de
laquelle du Moulin a dit ces mots, *non intellige de perſona ſed*
de re, & à celle de Rheims qui uſe de ces mots (tant nobles que
roturiers.)

Echeuës par ſucceſſions, &c.

Ces paroles montrent qu'il eſt deub à l'aiſné double preciput en
fief conqueſt de Pere & mere, ſçavoir un du chef du pere, &
un du chef de la mere, y ayant deux ſucceſſions à partager on
preſume qu'il y a double fief, & s'il y a deux manoires au fief
l'aiſné en prendra un en chacune ſucceſſion, s'il n'y en a qu'un
en prendra moitié en chacune ſucceſſion & rien plus, parce que
la couſtume ne luy donne rien d'avantage, voyez du Moulin ſur
l'ancienne couſtume de Paris §. 11. nomb. 4. gloſe 1. Brodeau ſur la
nouvelle art. 13. & ſuivans, s'il y a un aiſné du premier mariage
& un fief acquis pendant le ſecond mariage, ledit aiſné à cauſe
de la ſucceſſion du pere qui a moitié au fief acquis aura preciput
en la moitié ſeulement, & l'autre appartiendra à la veuve ou à
ſes heritiers, en fief acquis pendant la continuation de communauté par le pere ou la mere ſurvivant. L'aiſné aura preciput ſur la
part du ſurvivant ſeulement, & non pas ſur la part des enfans,

parce

parce qu'ils font acquereurs pour ladite part eftant l'acqueft fait
de leurs deniers partant il n'eft pas iufte que le preciput fe prenne
fur ce qui leur appartient, voyez du Moulin fur l'ancienne couftume d'Orleans art. 182. Brodeau fur Paris art. 13. nomb. 33. &
fuivans, & fur Louet lettre D. nomb. 44. Bacquet de Iuftice chap.
13. nomb. 22. en diverfes fucceffions, couftumes, Bailliages, l'aifne
prend droit d'aifneffe, Loyfel en fes inftit. livre 4. tit. 3. art. 80.
couftume de Rheims art. 49. où le mot de (Bailliage) doit eftre ofté
comme il a efté iugé par Arreft de 1580. que l'on doit fuivre les
couftumes & non les Bailliages, voyez Pitou fur Troyes.

Au fils aifné, &c.

Capable & habile, *confuetudo loquens de primogenito intelligit de*
habili ad fuccedendum, & fic inhabilis non facit numerum fed habe-
tur pro mortuo vel nullo, du Moulin fur l'ancienne couftume de
Paris §. 13. glofe 11. *beneficia legum capacibus fcripta funt non incapa-*
cibus, Tirraqueau du droit de primogeniture queft. 21. & fuivantes : L'aifné eft celuy qui n'a point de frere plus âgé que luy encore qu'il en ait eu, *alciat in lege 92. ff. de verb. fignif.* ou bien
dont le frere *eft inhabile ipfo iure ob delictum, preffionem in mo-*
nafterio, vel exheredationem ex iuftâ caufâ, le mefme du Moulin
audit lieu §. 8. glofe 1. nomb. 2. & 27. L'aifné doit eftre né en
loyal mariage, voyez plus haut en l'art. 1. mais la bonne foy fuffit,
par exemple le mariage eftant diffoult pour la proximité, & depuis en eftant contracté un autre, l'enfant du premier mariage
emportera le preciput fur celuy du fecond, voyez Brodeau fur Paris art. fufdit 13. mais le pere ayant un fils né en concubinage,
puis fe mariant, & du mariage ayant un autre fils dont la mere
meurt, & le pere époufe la mere du premier fils, le fils premier
né n'aura pas le preciput au preiudice du deuxiéme, quoy qu'il
foit legitimé par le fecond mariage qui ne produit pas un effet
rectroactif au iour de la naiffance du fils baftard, mais rectroactif
feulement de cette naiffance naturelle au iour du mariage qui eft
la naiffance civile, la fiction ne pouvant pas prévaloir à la verité,
voyez du Moulin fur l'ancienne couftume de Paris §. 8. glofe 1. nomb.
35. & 36. Lebret livre 2. chap. 12. de la fouveraineté, Mornac fur la
loy *Senatores de Senator*. Brodeau fur Paris art. 13. nomb. 6. mais
s'il n'y a que des filles du mariage fait entre la naiffance du bâ-

tard legitimé comme deſſus, & la legitimation le baſtard legitimé ou ſes enfans emporteroit le preciput, le fils aiſné de l'annobly né devant l'anobliſſement ne peut pretendre le preciput ſi les lettres ne l'anobliſſent en couſtume ou le preciput n'a lieu qu'entre perſonnes nobles.

Pour ſon droit d'aiſneſſe.

Le droit d'aiſneſſe eſt ſi favorable qu'on ne peut pas en eſtre privé bien qu'on y ait renoncé du vivant du ꝑere ou de la mere, Loyſel en ſes inſtit. livre 4. titre 3. art. 70. la raiſon eſt qu'il appartient à l'aiſné par la couſtume ſans le miniſtere de l'homme, *non iudicio patris ſed principali legis providentia*, ce qui ſe doit entendre ſi la privation ſe fait pour donner le preciput à un autre enfant, & non pas ſi les pere & mere en diſpoſent par vente ou autrement ce qu'ils peuvent faire, voyez du Moulin ſur l'ancienne couſtume de Paris ſ. 7. & ce que i'ay dit plus bas ſur ces mots (le Chaſteau) & ſi c'eſt en couſtume ou l'aiſné prend ſon droit par forme de preciput, voyez à ce ſujet Charondas ſur Paris art. 14. & 310. Pitou ſur Troyes art. 14. du Freſne livre 2. chap. 94. Deſmaiſons lettre D. nomb. 9.   Toutesfois l'aiſné pourveu d'un bon benefice & majeur d'ans peut valablement par le contract de mariage du puiſné luy abandonner ſon droit d'aineſſe, voyez le meſme du Moulin audit lieu ſ. 8. gloſe 3. Brodeau ſur la nouvelle couſtume de Paris art. 13. nomb. 34. & ſur Louet lettre E. nomb. 7. Mornac ſur la loy 22. *de adoptionibus* du Freſne au livre 1. chap. 1. recite un Arreſt du 2. Janvier 1623. (en la couſtume d'Amiens qui permet de leguer par teſtament les meubles & acqueſts) par lequel le leg fait par le pere à tous ſes enfans de ſes acqueſts y compris un fief par luy acquis ſans laiſſer le preciput à l'aiſné fut confirmé, voyez le titre des ſucceſſions de la meſme couſtume, mais quoy que l'aiſné ne puiſſe pas du vivant du pere ou de la mere(d'où vient le droit d'aiſneſſe)y renoncer valablement, il le peut faire apres leur decez le droit luy eſtant lors pleinement acquis, ce qu'ayant fait une fois en majorité & expreſſement il n'en ſera pas relevé, *ſecus* s'il l'a fait en minorité ou ſeulement tacitement, Voyez Mornac & Brodeau és lieux citez, & luy ſeul eſt capable de s'en plaindre & de diſputer la renonciation qu'il a faite devant ou apres le decez des pere & mere, ce qu'on dit

que la reñonciation ne vaut ne s'entendant qu'à son égard, voyez
Lepreſtre chap. 58. cent. 2. On demande en cas de renonciation
faite purement par l'aiſné à ſon droit d'aiſneſſe à qui il appartiendra du puiſné ou de la ſucceſſion ? La couſtume de Paris ſemble decider la queſtion és articles 27. & 310. le premier porte ces
mots, ſi la donation eſt faite à l'aiſné, & par le moyen d'icelle
il renonce à la ſucceſſion, entre les puiſnez n'y a droit d'aiſneſſe :
Le ſecond porte que le droit & part de l'enfant qui s'abſtient &
renonce à la ſucceſſion de ſes pere & mere accroit aux prerogative d'aiſneſſe de la portion qui accroit , ainſi ces deux articles
contiennent deux cas , l'un de donation en avancement d'hoirie
& de renonciation moyennant icelle à la ſucceſſion, auquel cas le
droit d'aiſneſſe n'accroit pas au puiſné, parce que l'aiſné eſtant
ſatisfait de ce qui luy eſt donné & preſumé avoir eu ſon preciput,
ſi le puiſné l'avoit encore il y auroit double preciput partant
grand dommage aux autres enfans , l'autre de la renonciation pure & ſimple, laquelle eſtant faite devant ou depuis la mort du pere le droit d'aiſneſſe accroit au puiſné, parce que comme il a eſté
dit il faut un aiſné en ſucceſſion de fief : C'eſt le ſentiment de
Brodeau aux lieux citez contraire à celuy de Chopin ſur la meſme couſtume de Paris livre 1. tit. 1. nomb.15. l'article ſuſdit 310. &
le 250. ſe doivent entendre au cas du 27. quand l'aiſné a renoncé
moyennant recompenſe, & non pas quand la renonciation eſt pure & ſimple : Arreſt de 1567. voyez Coquille ſur Nivernois art.1.
hoc titulo, ſi l'aiſné remet ſon droit gratuitement il accroit à la
ſucceſſion & n'eſt deub aucun droit au Seigneur, Brodeau ſur ledit art. 27. voyez du Moulin au §.8. gloſe 1. de l'ancienne couſtume
de Paris nomb. 28. voyez plus bas art. 167.

Quand une terre eſt diviſée, l'aiſné en ligne directe où celuy
qui poſſede le corps principal du fief, retient la qualité entiere &
abſoluë du Seigneur, & ceux qui en poſſedent les membres ou
branches detachées du corps ſont obligez de prendre la qualité
de Seigneurs en partie, ce qui a lieu aux acquereurs entre leſquels
celuy qui a le droit de l'aiſné a le nom & la preſeance & autres
droits honorifiques, mais s'il n'appert pas lequel a les droits de
l'aiſné & eſt deſcendu de luy ils ſe diſent l'un & l'autre Seigneur
en partie : Arreſt du 7, Aouſt 1632. Brodeau ſur Louet lettre F.
nomb. 34. audit cas celuy qui a la plus grande partie au fief ioüira
des droits honorifiques, il ſera le premier à la proceſſion & aura

le pain-benit & l'autre apres luy, & ainſi de leurs femmes : Arreſt rendu au profit du ſieur le Blanc Preſident à Vitry contre la
veuve du ſieur l'Abbé pour la Seigneurie de Clayes du 26. Fevrier 1661. & fut dit que ledit ſieur iouyroit indefiniment du titre de Seigneur dudit Clayes & des droits honorifiques, ſeroit
nommé le premier aux prieres & aux actes de Iuſtice, ſeroient les
cens payez en ſa maiſon pour eſtre par apres partagez, & permis à ladite veuve de ſe dire Dame en partie de Clayes, ſuitte
du Journal livre 4. chap. 9. Y ayant Seigneur haut iuſticier, & un
autre Seigneur de qualité ayant fief dans la meſme Paroiſſe le
haut-iuſticier ne s'y trouvant pas en perſonne le Seigneur du
fief doit avoir le pain benit devant les officiers du haut iuſticier,
iugé contre l'Eveſque de Langres au profit du ſieur de Monpeou
que l'Eſcuyer dudit Eveſque pretendoit preceder : Suitte du Journal livre 8. chap. 21.

Vn gentil-homme de nos voiſins ayant plus grande partie en la
Seigneurie (à cauſe de celle de ſa femme ſœur d'un autre gentilhomme frere d'icelle femme) jointe à la ſienne, pretendoit en
conſequence de ce preceder ledit frere de ſa femme és droits
honorifiques du lieu où ils demeurent, leur eſtant inconnu ſi leur
part vient ou non de l'aiſné ayant pris avis ſur ce de fameux
Avocats luy a eſté répondu qu'il n'y eſtoit pas fondé, ſinon
qu'il eut plus grande partie au fief que l'aiſné de ſa femme
non compriſe la part de ſa femme, laquelle part ne luy peut ſervir pour la preſeance, ſa femme devant ceder à ſon aiſné. Les
droits honorifiques eſtant vendus à une femme, le puiſné du
vendeur ne peut pas l'empeſcher d'en ioüir, iugé par Arreſt du
27. Fevrier 1625. du Freſne livre 1. chap. 41. par autre Arreſt du
20. Fevrier 1616. Anne de ſaint Blaiſe fille aiſnée qui n'avoit
qu'une ſœur ayant vendu ſa part en la Seigneurie de Pouy à une
perſonne étrange, l'acquereur pretendant les honneurs contre la
ſœur de la vendreſſe, il fut iugé que l'acquereur & la ſœur auroient les honneurs alternativement, & quant au bien qui venoit
des anceſtres & anciens Seigneurs il demeureroit à la ſœur d'autant qu'elle eſtoit de la famille, ſauf à l'acquereur a en faire faire
un autre de l'autre coſté pris de la poſtille de François Royer
fameux Avocat ſur Papon, en cas d'ignorance qui à la part de
l'aiſné & de parts égales en la Seigneurie les honneurs ſont receus alternativement.

L'aifné a le nom , le cry & les armes pleines , Loyfel inftitut.
livre quatre tit. 3. art. 64. Troyes art. 14. Chaumont art. 8. &
les papiers à charge d'en faire inventaire couftume de Normandie
art. 331. il a le droit de patronage luy feul s'il depend de la chappelle qui eft dans le Chafteau , & s'il n'en depend pas il appartient à tous les heritiers comme fait la iuftice & autres droits
incorporez , aufquels il n'y a point de droit d'aifneffe, voyez Peleus
queft 47. Lommeau en fes maximes livre 3. chap. 28. & Charondas fur Paris art. 18. Mornac fur la loy 41. *ff. familiæ hercifcundæ*,
cite un Arreft qui a iugé que plufieurs heritiers du Patron doivent
donner leurs voix par fouches & non par tefte ; il y a de l'apparence que la fucceffion eftoit partageable par fouches , il eft du 4.
Juillet 1603.

Par preciput.

Donc pour prendre le droit d'aifneffe il faut eftre heritier , *pre-*
cipuum eft de fucceffione ficut de communione , cela eft remarqué par
ce mot (fucceffion) nul ne prend le droit d'aineffe s'il n'eft heritier. Loyfel livre 4. tit. 3. nomb. 69. voyez du Moulin fur l'ancienne couftume de Paris §. 3. glofe 1. nomb. 6. Brodeau fur la
nouvelle art. 13. nomb. 16. il en eft de mefme à l'égard des puifnez
la raifon eftant pareille , en deniers procedans de fief acheté par
le pere à faculté de témeré, racheté depuis la mort du pere laifné
ne prend que telle part qu'à fes coheritiers , le pere n'ayant point
efté Seigneur incommutable. Arreft de 1576. Pitou fur Troyes art.
14. voyez Chopin fur Paris livre 1. tit. 2. nomb. 31. Brodeau au
lieu cité, & fur Loüet lettre D. nomb. 30. & lettre R. nomb. 15.
Il y a Arreft contraire recité par Lepreftre chap. 37. en fief vendu
par le pere à faculté de remeré & racheté apres le decez du pere
l'aifné prend fon preciput, & doit payer le prix *pro rata* de ce qu'il
amende, encore qu'en autre cas il ne paye les dettes que *pro virili*
parte, & autant qu'un de fes coheritiers, par exemple au cas que le
fief ne foit point engagé, Brodeau *ut fupra*, Henrys livre 4. chap. 5.
queftion 2. veut que quand les deniers procedans de la vente du
fief font deubs, & encore és mains de l'acheteur l'aifné prenne fon
droit d'aifnaiffe; & cite Monfieur Marion qu'il dit rapporter un Arreft
qui l'a iugé ainfi. il y a preciput en fief fubftitué , Arreft du 3.
Juillet 1604. Bouguier lettre F. nomb. 3.

Le Chasteau.

Situé en fief ce que marquent ces mots (és terres & Seigneuries feodales) ou bien en roture en censive du Seigneur, & donné en denombrement suivant l'article 259. plus bas, ou sans estre donné en denombrement aux coustumes de Paris, Vitry & autres ou la reunion se fait *ipso iure* sans declaration, pourveu qu'il n'y en ait point d'expresse qui soit contraire. Tel que soit le Chasteau superbe & magnifique ou non, l'aisné l'emportera, sans qu'on puisse dire que c'est avantage indirect, cét avantage venant *per consequentiam se motam* chacun estant maistre de son bien, & le preciput se prenant en l'estat qu'il se trouve au jour du decez & de la succession ouverte, Voyez du Moulin sur l'ancienne coustume de Paris §. 8. glose 4. nomb. 4. encore qu'il n'y ait que le Chasteau en la succession l'aisné le prendra, sauf la legitime aux autres enfans, Paris art. 17. voyez le 48. de la coustume de Rheims, & l'article qui suit, & ce que i'ay dit sur iceluy, s'il y a deux maisons basties en fief il en aura le choix, du Moulin *ut supra* glose. 4. nomb. 1.

On demande en cas qu'il n'y ait point de manoir ny autre edifice si l'aisné aura un preciput ? La coustume de Paris en l'art. 18. veut qu'il le prenne en terres labourables s'il n'y a que des terres & luy en donne un arpent, dont Chopin sur la mesme coustume livre 1. tit. 2. nomb. 14. infere qu'une grange ou pressoir peut estre pris par preciput contre le sentiment de du Moulin sur l'art. 143. de la coustume de Blois qui dit que telles choses ne peuvent pas passer pour manoir, voyez Charondas livre 2. chap. 30. de ses responses, Gousset sur Chaumont art. 8. suit du Moulin, adjoûtant les moulins à vent & à eau, mais il veut qu'une motte de terre estant le lieu du fief & mouvance destinée à l'habitation du pere de famille suivant l'art. 13. de ladite coustume puisse estre prise pour preciput, voyez Brodeau sur ledit art. 17. ie ferois difficulté d'estendre la coustume de Paris à la nostre qui ne parle que du Chasteau, place & maison forte ; mais en cas de demolition du Chasteau & maison forte, i'estime que la place ou fut le Chasteau ou la maison forte doit appartenir à l'aisné par preciput pour la rebastir si bon luy semble.

Le Chasteau avenu à l'aisné par preciput estant chargé de douaire, l'aisné n'a point pour cela de recours contre ses coheritiers, quoy

qu'on puiſſe dire que ſon preciput eſt inalienable, partant le pere
ne l'a pû charger, mais cela n'eſt pas vray le pere tant qu'il vit
eſtant le maiſtre de ſon Chaſteau & autres biens ſujets au preciput,
& en pouvant diſpoſer librement ſinon de la ſorte qu'il a eſté dit
en le donnant à ſes autres enfans ou à l'un d'eux au prejudice de
l'aiſné, Arreſt du 11. Septembre 1587. Brodeau ſur Loüet lettre D.
nomb. 16.

Le pere ayant donné à ſa fille en dot 40000. livres aprendre ſur
tous ſes biens, elle pretendoit apres la mort du pere les prendre ſur
le fief laiſſé par le pere, en quoy conſiſtoit le principal de ſon bien,
ſon frere unique à qui la couſtume qui eſt celle de Senlis donnoit
les deux tiers du fief & le Chaſteau l'empeſche ; par Arreſt du 14.
Avril 1654. la ſœur eſt maintenuë en la donation diſtraction faite
au profit du frere de ſa legitime du preciput & droit daiſneſſe, c'eſt
à dire du manoir ſuivant l'art. 128. de la meſme couſtume du
Freſne livre 7. chap. 30.

En cas de droit d'aiſneſſe & de preciput on conſidere la ſituation
du fief, voyez du Moulin audit lieu ſ. 8. gloſe 1.

Que d'anfans.

Maſles ce que marquent ces mots precedens fils puiſné, tiers fils,
& les ſuivans qui excluent les filles des avantages attribuez aux
maſles, voyez l'art. 154. plus bas pour le partage du ſurplus.

ARTICLE CLI.

ET a ledit avantage lieu, tant és ſucceſſions
de pere que de mere, en chacune deſquelles
l'aiſné prend une maiſon & les puiſnez une autre en la maniere que deſſus, & encore qu'il n'y
eut qu'une ſeule maiſon tenüe en fief l'aiſné la
doit avoir.

C'eſt icy une repetition de ce qui eſt dit au commancement du precedent article, que les aifnez & puifnez prennent chacun une maifon Seigneurialle en chacune fucceffion des pere & mere ; il ne refte qu'à expliquer ces mots (encore qu'il n'y eut qu'une feule maifon tenüe en fief l'aifné la doit avoir) qui font de la difficulté & femblent infinuer attendu le privilege de l'aifné, qu'audit cas l'aifné prend le preciput fans charge de legitime, ainfi qu'il a efté iugé par plufieurs Arrefts rapportez par Loüet en la lettre F. nomb. 1. le Veft Arreft 115. & autres contre la teneur de l'art. 17. de la couftume de Paris, lequel Brodeau dit devoir eftre fuivy aux couftumes qui s'en taifent, & contre le fentiment de du Moulin fur le §. 8. glofe 4. nomb. 6. de l'ancienne couftume ; Mais puis que noftre couftume y eft expreffe, & que fa difpofition ne manque pas de fondement ny de raifon, ie croy qu'il s'y faut arrefter, par cette confideration que la legitime n'eft deüe que fur les biens aufquels les heritiers peuvent fucceder, & qu'ils ne peuvent pas fucceder au preciput qui eft deferé de plein droit à l'aifné par la loy, c'eft à dire par la couftume, partant qee les puifnez ne peuvent pretendre de legitime fur de preciput de l'aifné.

ARTICLE CLII.

SI dans la baffe-cour ou pourpris defdites maifons appartenans à l'aifné & puifné comme deffus y avoit un moulin, four ou preffoir bannaux, le corps defdits moulin, four & preffoir doit appartenir à celuy à qui appartient ladite maifon & pourpris, & le profit de la bannalité fe depart entre les autres freres & fœurs, ainfi que les chofes feodales.

Conformement à noftre article il a efté iugé par Arreft du 5. Aouft 1551. qu'un moulin public & queftuaire non bannal, c'eft à dire non de force & de contrainte, fis dans les foffez du Chafteau, & partant dans le pourpris d'iceluy, appartenoit à l'aifné, fans que les puifnez y puiffent rien pretendre. Cét Arreft eft celebre eftant

rapporté

rapporté par Chopin & Brodeau fur Paris, Pitou fur Troyes & Coquille fur Nivernois. On en recite encore un autre pareil rendu en la couftume de Melun, la couftume de Paris ou Brodeau rapporte ces deux Arrefts veut en l'art. 14. que le profit du moulin non bannal fe partage, & non pas celuy des fours & preffoirs qui ne font pas bannaux, mais elle ne fait point de loy en noftre couftume qui eft expreffement contraire.

Les pigeons en colombier, lapins en terres de preciput appartiennent à l'aifné: Arreft de 1564. Autre de 1589. qui auffi a iugé que le poiffon en vivier ou foffez du preciput appartient à l'aifné, & que la veuve qui a fon habitation & moitié du revenu de la terre en doüaire n'y peut rien pretendre, Brodeau comme deffus, Mornac fur la loy *Pomponius §. columba ff. familiæ hereifcundæ.*

Moulin, Four ou Preffoir.

Le moulin eft ou à eau, ou à vent, le premier eft fur terre ou attaché à un bateau, i'ay parlé du dernier fur l'article 109. l'un & l'autre peuvent eftre bannaux s'il y a bannalité y attachée, mais à l'égard du moulin à vent le titre de bannalité doit eftre exprés, & s'il eft feulement general il ne fe peut entendre du moulin à vent. L'effet de la bannalité eft de pouvoir empefcher le fujet d'aller moudre ailleurs, & d'avoir moulin particulier fans le confentement du maiftre de la bannalité, & le voifin qui a moulin de venir chaffer fur fes terres, mefme de pouvoir vifiter les fujets. Mais qui a la bannalité doit entretenir le moulin en eftat de fervice, & apres vingt-quatre heures le fujet peut aller moudre ailleurs fans plus attendre, & le different de la bannalité fe doit vuider avec tous les habitans & non pas avec un feul, fi ce n'eft que la bannalité ne foit pas univerfelle, car on peut avoir ce droit fur quelques particuliers d'entre les habitans feulement, comme il a efté iugé par Arreft du 20. Avril 1602. recité par Ricard fur la couftume de Paris, voyez Pitou fur Troyes art. 191. Bacquet de Iuftice chap. 29. Loyfel inftit. livre 2. tit. 2. Loüet lettre M. nomb. 17. Brodeau audit lieu, & fur Paris art. 71. & 72. pour avoir ce droit de bannalité il faut titre valable, ou aveu & dénombrement ancien, & pour empefcher les voifins de venir chaffer il faut titre ou reconnoiffance par écrit, couftume de Paris art. fufdit

Hhh

71. & 72. la poffeffion de cent ans ne fuffit pas, par ce que c'eft
fervitude article 186. toutesfois quelques couftumes veulent que
le droit & la liberté pareillement s'acquierent fans titre par trente ans contre les lays, & par quarante ans contre l'Eglife apres
prohibition & contradiction, voyez les articles 1. & 2. de la couftume de Nivernois titre des fours & moulins, & à ce propos il eft a
remarquer que ce qui eft dit de la bannalité des moulins eft commun à l'égard des fours & des preffoirs.

Nul ne peut conftruire un moulin à eau fi les deux rives ne font
affifes en fon fief : Le Seigneur peut détourner les canaux courans
de fa terre pourveu que les deux rives foient en fon fief, couftume de Normandie art. 206. & 210. Nul ne peut baftir colombier
à pied, affeoir moulin ny bonde d'eftang fans le congé de fon
Seigneur, Loyfel inftit. livre 2. titre 2. art. 13. Voyez les articles
69. & 70. de la couftume de Paris pour les colombiers. En couftume qui ne le prohibe point, on peut avoir colombier non à pied
qui ait quelque place au deffous fervante à autre chofe, & dont
les boulins ne regnent pas depuis le bas iufqu'en haut, foit que
l'on ait des terres ou qu'on n'en ait point fans que le Seigneur
le puiffe empefcher, iugé en la couftume de Chaumont, par
Arreft du 2. Mars 1630. *Item*, on peut avoir voliere, voyez
Brodeau fur Paris aux lieux citez.

ARTICLE CLIII.

PEut toutesfois ledit aifné ou puifné prendre
ledit profit de bannalité en recompenfant
fes freres & fœurs des autres biens de la fucceffions, ou autrement à la commodité defdits autres
freres & fœurs.

Non feulement l'aifné peut prendre les profits de bannalité en
recompenfant fes freres & fœurs, mais encore il peut prendre
tous droits & portions que peuvent appartenir à fes freres &
fœurs en la Juftice, & autres chofes de fief & Seigneurie, art. 201.

de la couftume de Sens, art. 155. plus bas, & non feulement il peut faire la recompenfe en fiefs, fi aucun y a ou autres terres & heritages de la fucceffion, Paris art. 13. mais il le peut faire en deniers comptans en eftimation au denier trente pour les fiefs aufquels il y a haute-iuftice baffe & moyenne, au denier vingt cinq pour les autres fiefs qui ne font point de la preéminence & qualité fufdite art. 5. de la couftume de Noyon, ce que veut dire ce mot (autrement) du prefent article, quant aux puifnez leur pouvoir (de prendre en recompenfant) eft limité à la feule bannalité, voyez ledit article 155.

Il y a Arreft rendu en la couftume de Troyes, par lequel au deffaut d'immeubles il a efté permis à l'aifné de recompenfer en deniers, voyez Brodeau fur Louet lettre F. nomb. 1. Louys Godet en ce lieu où il en donne une bonne raifon, qui eft que les fiefs de leur premiere inftitution n'eftoient point partageables, ce qui s'obferve encore en plufieurs lieux, & doit temperer la rigueur de la couftume à l'endroit des aifnez, à quoy on peut ajoûter que le public & l'eftat ont intereft que les fiefs ne foient point defunis. Si le Seigneur peut enclore les terres de fes fujets en fes eftangs & garennes, voyez Louet lettre A. nomb. 6. la fuite du Journal livre 3. chap. 33.

ARTICLE CLIV.

Pres que l'aifné & puifné ont pris leur preciput & avantage comme deffus, le furplus des biens feodaux fe divife en maniere que les fils puifnez y prennent autant que l'aifné, & fe partage entr'eux également, & où il y a filles avec lefdits mâles chacune des filles y prend la moitié de ce que fait un fils, & deux filles autant que l'un defdits fils feulement.

C'eft icy une fuite de ce que la couftume veut eftre fait aux succeſſions & partages des terres feodales, à ſçavoir que les aiſnez & puiſnez ayant pris leurs preciputs & avantages le ſurplus des biens feodaux ſoit partagé, & en ce faiſant les mâles prennent l'un autant que l'autre, & une fille ſeulement la moitié de ce que prend un mâle, & deux filles autant qu'un fils, & pour les terres roturieres & pour les meubles, la couſtume n'en parle point, ce qui fait encore voir qu'elle eſt toute réelle & non perſonnelle, autrement ſi elle conſideroit les perſonnes elle auroit parlé des rotures & des meubles comme fait celle de Vitry és articles 55. & 57. où il eſt expreſſement fait mention du partage des biens des ſucceſſions des nobles, & il eſt auſſi bien parlé des rotures & francalleu, que des fiefs auquel article 55. ſont grandement conſiderables, ces mots (quand telles nobles perſonnes ne ſont Comtes ny Barons) pour montrer que la couſtume ne veut pas que les fiefs ſe partagent noblement és ſucceſſions des perſonnes qui ne ſont pas nobles & qui ſont roturieres, ces mots ne pouvans pas s'entendre ſinon des perſonnes de la ſucceſſion deſquelles il s'agit, & n'y ayant point de rapport des Comtes & Barons, ſinon à d'autres nobles & non a des roturiers & Bourgeois, voyez ſur l'article 165. Ne nuiſent point auſſi ces autres mots de l'article 59. de la meſme couſtume (Comté & Baronnie) eſtant ledit article relatif au 53. & en eſtant une exception, expliquant ces mots quand telles perſonnes ne ſont Comtes ny Barons & ne les corrigeant point, établiſſans ſeulement une diverſité de ſucceder en fief quand ce ſont fiefs ſimples ou que ce ſont Comtez ou Baronnies, & ſuppoſant la qualité de noble au decedé de *cuius ſucceſſione agitur*, ſuivant ledit article 55. il y a un Arreſt rendu en la meſme couſtume de Vitry du mois d'Aouſt 1673. confirmatif de la Sentence du Bailly du lieu de Fevrier 1672. que l'on dit avoir iugé la queſtion & adjugé à Hieroſme de ſainte Civiere roturiere le preciput, & droit de maſculinité ſur ſes ſœurs és ſucceſſions de la mere noble, & de ſes freres roturiers decedez peu de temps apres la mere, & devant le partage des biens d'icelle, que l'on ne peut pas à mon avis raiſonnablement dire eſtre contraire à ma propoſition, car pour ce qui eſt du preciput adiugé à l'aiſné roturier il eſt legal & ſelon l'article 55. puiſque la mere *de cuius ſucceſſione agebatur* eſtoit noble, & qu'audit cas on a égard conformément à la couſtume à la qualité du decedé & non pas à celle du ſucceſſeur & heritier, & pour le droit de maſculinité, cela s'eſt fait en confideration de ce que n'y ayant point encore de partage fait des biens de la mere au temps du decez des freres leur fucceffion & celle de la mere n'eftoient qu'une feule & mefme fucceffion, ne pouvans pas eftre partagées feparement, & l'ayant deües eftre no-blement, le plus digne attirant le moins digne.

ARTICLE CLV.

TOutesfois peut ledit aifné auquel par pre-ciput eft advenu le chef lieu, recompenfer dans l'an fes coheritiers en autres heritages de fiefs, procedans de la fucceffion commune de ce qui leur adviendroit par ledit partage des heritages & droits feodaux en la Seigneurie en laquelle il a ladite maifon par preciput.

La couftume fait difference entre le preciput de l'aifné & l'avantage des puifnez, permettant au premier de retirer les parts de fes coheritiers en la Seigneurie où il prend le preciput, ce qu'elle n'accorde pas aux puifnez qui peuvent feulement prendre entierement la bannalité des fours, moulins & preffoirs en recompenfant fuivant l'article 153.

Dedans l'an.

Il eft iufte que le temps foit prefcrit & limité à l'aifné pour faire la recompenfe, afin que les puifnez ne foient pas toûjours en fufpens, & qu'ils puiffent faire valoir leur part en la poffedant incommutablement, c'eft pourquoy la couftume ordonne que dans l'an apres le decez du pere ou de la mere l'aifné fera la recompenfe pendant lequel temps elle veut implicitement qu'il ne puif-fe eftre provoqué & partagé; que s'il avoit partagé fans avoir fait la recompenfe il femble qu'il ne pourroit plus eftre receu à la faire, de mefme que le Seigneur qui a receu a foy & hommage fon vaffal n'eft plus admis à la retenüe, voyez du Frefne livre 3. chap. 25.

Pour faire la recompense les expers qui font le partage, & l'eſtimation qu'ils font, ſuffiſent. Ie l'ay veu ainſi pratiquer aux ſucceſſions des ſieur & dame de Coolle decedez preſque en meſme
temps, ayans laiſſé ſept enfans, cinq maſles & deux filles, leſdits
expers & arbitres diviſoires ayans premierement fait eſtimation de
tous les biens fiefs & rotures à l'exception du Chaſteau de Sougy,
couſtume de Sens & des preciputs des puiſnez, & enſuite fait un
lot à l'aiſné de la terre & Seigneurie de Sougy par luy retenuë,
& du ſurplus des biens y compris le Chaſteau de Coolle ſis en la
couſtume de Vitry, & autres preciputs appartenans à l'aiſné, & de
ſes parts aux autres fiefs & rotures, & effets mobiliaires fait cinq
lots de fiefs & ſix lots de rotures, avec quelque mediocre ſoulte a
donner par l'aiſné à quelques-uns des lots de ſes freres & ſœurs,
pour n'eſtre les choſes abandonnées tout à fait de prix égal à celles
retenües, pour eſtre leſdits lots iettez entre les puiſnez & les filles,
ce qui a eſté confirmé par Arreſt.

Et autres heritages de fiefs.

Ces parolles ſemblent dire qu'au cas du preſent article l'aiſné ne
peut faire la recompenſe qu'en fiefs & non en rotures, ou en argent,
mais ie croy le contraire ſuivant ce qui a eſté dit ſur ledit art. 153.
& ainſi fut fait pour le partage ſuſmentionné en la couſtume de
Sens.

Et droits feodaux.

La Juſtice eſt de ce nombre, & il en fut fait recompenſe par ledit partage.

ARTICLE CLVI.

ENtre filles n'y a aucun preciput ou avantage,
& ſuccedent également és terres & rentes
feodales.

Preſques par tout entre filles il n'y a point de droit d'aineſſe,

Loyfel en fes inftit. livre 4. tit. 3. art. 81. foit en ligne directe, foit en collaterale, Paris art. 19. Vitry art. 58. Vermandois art. 153. Sens art. 203. & la noftre parlant indiftinctement s'entend de l'une & l'autre ligne, la raifon eft que le droit d'aineffe eft eftably pour l'entretien des familles & pour leur confervation, ce qui ne fe peut faire par les filles qui paffent d'une maifon à une autre, & leurs enfans ne font pas de la famille en eftant elles mefme la fin, les mafles font les colomnes des maifons, le pere qui n'a point d'enfans mafles ne peut pas par contract de mariage d'une de fes filles ordonner ou ftipuler qu'elle luy fuccedera au droit d'aineffe, Arreft de 1503. recité par Charondas fur Paris art. 19.

ARTICLE CLVII.

Q Vand il n'y a que deux fils a partager la fucceffion du pere ou de la mere, l'aifné prend hors part le chef lieu, chaftel & maifon comme deffus, & le furplus des Fiefs fe partit également entre l'aifné & le puifné, finon qu'il y eut autre maifon qui deut appartenir audit puifné en la maniere que deffus, & s'ils font plufieurs puifnez partagent lefdits Fiefs également hors mis lefdits preciputs comme deffus.

Icy eft repeté ce qui eft dit aux articles 130. 151. & 154. où il eft parlé du preciput & avantage des aifnez & puifnez, & du partage qui s'y fait également entr'eux du furplus des fiefs, & que la fille ne prend que la moitié de ce que le fils prend.

Et le furplus.

L'aifné prend fon preciput en telle façon qu'il n'eft pas precompté fur la part qui luy appartient au refte du fief, voyez du Moulin fur l'ancienne couftume de Paris §. 9. glofe 5.

ARTICLE CLVIII.

ET s'il n'y a qu'un fils & une fille , audit fils outre le principal manoir appartiennent les deux tiers de tous les fiefs, & l'autre tiers appartient à la fille.

Autre repetition de l'article 154. & il est a noter que cét article ne s'entend qu'au cas que le fils & la fille soient d'un mesme mariage : car si la fille est du second lit, pendant lequel le fief a esté acquis, le pere mourant le premier l'aisné ne prend avantage qu'en la moitié, l'autre moitié appartenante à la seconde femme & ensuite à la fille.

ARTICLE CLIX.

ET s'il y a deux filles avec le fils aisné, l'aisné prend autant que deux filles , outre & par dessus ledit preciput ; & s'il y a plusieurs filles deux d'icelles prennent toûjours autant que le fils & non plus.

Voyez les precedens articles.

ARTICLE CLX.

ENcore qu'il y ait filles plus âgées que le fils ne laisse toutesfois ledit fils à prendre le droit d'aisnesse & preciput comme dessus.

La raison du present article est sur le 156.

ARTICLE

ARTICLE CLXI.

L E fils du fils aifné predecedé reprefente fon pere en la fucceffion de fon ayeul ou ayeulle, avec tout droit d'aifneffe & prerogative que fon-dit pere eut eu fur fes oncles & tantes, & pareil-lement les fils du puifné reprefentent leur pere quand il y a plufieurs maifons & preciputs comme deffus.

Anciennement il n'y avoit point de reprefentation en ligne di-recte pour le fief, & le puifné excluoit le fils de l'aifné, voyez ce que i'ay dit parlant des rotures, noftre couftume l'eftablit par cét article pour les mafles enfans, tant des aifnez que des puifnez, foit pour le preciput qu'elle donne aux aifnez & aux puifnez, foit pour le furplus encore qu'au regard dudit furplus, l'article paroift contraire comme femblant limiter la reprefentation du fils du puifné, au cas qu'il y ait plus d'une maifon forte en la fucceffion de l'ayeul, eftant certain que le prefent article, fe doit interpreter par le 81. qui porte que prefentation a lieu en ligne directe, tant en fief qu'en roture, d'où fenfuit que le fils du puifné le reprefentant eft en droit, non feulement d'avoir un preciput & maifon forte, s'il y en a plus d'une ; mais encore de prendre en fief autant que deux filles comme eut fait fon pere, la reprefentation mettant le reprefentant au lieu & place du reprefenté, & luy donnant tout tel droit qu'il eut eu, & ce nonobftant qu'il n'y ait qu'une feule maifon en la fucceffion, voyez à ce fujet l'article 163. plus bas, & Gouffet fur Chaumont art. 8.

ARTICLE CLXII.

MAis la fille du fils aiſné ne repreſente ſon pere audit droit d'aiſneſſe venant avec ſes oncles, ou avec oncles ou tantes coniointement, mais appartient ledit droit d'aiſneſſe à ſon oncle s'il eſt ſeul ou au plus âgé de ſes oncles s'ils ſont pluſieurs, ou à ſes enfans le repreſentans s'il y a maſle, neantmoins ladite fille prend telle part qu'eut eu ſondit pere hors ledit droit d'aiſneſſe.

Les filles ſont la fin des familles comme i'ay déja dit, elles eſtoient autrefois ſans nom & ſans armes, dont nous voyons encore les exemples aux epitaphes & aux vitres de nos Egliſes ou frequemment ſe voit écrit cy-giſt un tel & Alix ſa femme un tel, & Iſabeau ſa femme ont donné cette verrerie, c'eſt pourquoy noſtre couſtume les exclud de la repreſentation de leurs peres en ce qui eſt du droit d'aiſneſſe & preciput, tant qu'il y a des mâles oncles d'icelles ou fils des oncles venans avec elles à la ſucceſſion, mais au ſurplus, & au regard des autres biens, fiefs & rotures, la couſtume ne diſtingue point & en tout cas comme il s'agit au preſent article des fiefs elle eſt preſumée en entendre parler. La fille repreſente ſon pere & prend telle part qu'il eut pris, elle prend également les fiels avec les oncles ou enfans mâles deſdits oncles, & en ce cas n'a point de lieu, ce qui eſt dit aux articles precedens que la fille ne prend que moitié de ce qu'un fils prend en fiefs, & le cas du preſent article ceſſant, ſçavoir qu'il y ait oncles ou enfans d'iceux les repreſentans, la fille repreſente ſon pere en tout, ſelon qu'il eſt contenu aux articles ſuivans.

Le fils de la fille eſt exclus comme elle du droit d'aiſneſſe par les oncles d'icelle fille, ou le mâle deſcendu d'eux, n'ayant pas plus de droit que ſa mere qui en eſt excluſe, voyez Tiraqueau, du droit de primogeniture chap. 10. nomb. 16. & ſuivans.

ARTICLE CLXIII.

ET ou ladite fille du fils aifné n'auroit aucuns oncles mais des tantes feulement, en ce cas ladite fille reprefente fondit pere avec tout droit d'aifneffe & preciput, & fe prend telle part efdits fiefs que fondit pere eut fait s'il eut vefcu.

Ce que la couftume ofte aux filles pour le donner aux mâles quand il y en a, elle le leur rend quand les mâles manquent, & comme l'effet de la reprefentation eft de fubroger le reprefentant en tous les droits generalement du reprefenté *cum omni caufa & conditione tam fexus quam gradus*, la mefme couftume attribüe & donne à la fille de l'aifné qui le reprefente ce qu'elle donne à l'aifné, fçavoir le droit d'aifneffe & preciput, & l'avantage de prendre autant que deux filles aux chofes feodales lors quelle fuccede à l'ayeul ou ayeule avec fes tantes de la fille du puifné. Si elle prend telle avantage qu'eut pris fon pere? voyez fur l'article 150. à la fin, le prefent article y refifte, fi la couftume l'eut voulu ainfi elle en auroit fait mention, auffi fait l'article precedent.

ARTICLE CLXIV.

LE femblable eft fi ladite fille venoit à fucceder avec les filles de fes oncles, ou les filles de fes tantes, iceux oncles prédecedez.

Si la fille de l'aifné reprefente fon pere en la fucceffion de l'ayeul au prejudice de la tante, à plus forte raifon doit elle le reprefenter à l'exclufion de fes coufines filles de fes tantes, &

quant aux filles des oncles predecedez elle a fur elles cét avantage qu'elle eft fille de l'aifné à qui le droit d'aifneffe appartenoit, mais l'article ne dit rien des mâles enfans des tantes, ny fi
la fille de l'aifné emporte fur eux le droit d'aifneffe ? A quoy ie
répond que fans doute elle le doit emporter par la raifon qu'en
donne Louys Godet en ce lieu, que le fils reprefentant fa mere
n'a pas plus de droit qu'elle, & que le changement de fexe ne
change point la claufe exclufive, & ainfi parce qu'en cette couftume la fille de l'aifné reprefente fon pere, finon au cas de l'article
162. fçavoir qu'il ait un oncle ou enfant mâle d'iceluy qui le reprefente lequel cas ceffe lors qu'il n'y a qu'un fils né d'une tante,
& par confequent.

ARTICLE CLXV.

ES terres de francalleu les enfans fuccedent
également, tant fils que filles fans aucun
avantage d'aifneffe, & tout ainfi qu'és terres roturieres.

Tous biens immeubles foit de naiffant ou d'acqueft font tenus
ou noblement en fief, ou roturierement en cenfive, ou en francalleu, art. 40. de la couftume de Rheims, celuy qui pretend que
fon heritage eft fief le doit prouver, & pareillement celuy qui
pretend que c'eft francalleu en couftume ou nulle terre fans Seigneur, ce qui fe prouve par une poffeffion immemoriale, & par des
contracts énonciatifs comme il a efté iugé par Arreft du 7. Septembre
1649. en la couftume de Paris recité par Ricard audit lieu art. 68.
voyez Bacquet des Francs-fiefs chap. 2. nomb. 21. Louet & Brodeau lettre C. nomb. 21.

La couftume de Paris en l'art. 63. porte que francalleu auquel
il y a iuftice, cenfive ou fief mouvant de luy fe partit comme
fief noble, & que celuy où il n'y a iuftice, cenfive ny fief mouvant fe partit roturierement, celle de Vitry en l'art. 59. à la fin,
porte qu'en ce qui eft de l'aleud roturier ou de cenfive la fœur
prend autant que le frere, d'où s'enfuit que fi l'aleud n'eft pas

roturier la sœur n'y prend pas autant que le frere & n'y prend
que moitié, partant il se partage noblement suivant l'art. 57. de la
mesme coustume en succession de personnes nobles, comme i'ay
fait voir plus haut en expliquant l'art. 55. de la mesme coustume,
& c'est ce qui a fait ajoûter par du Moulin à ce mot (francalleu)
dudit art. 57. le mot de (roturier) puisque nostre coustume ne distingue point nous ne devons point distinguer, on recite un Arrest rendu en la coustume de Troyes pareille à la nostre en l'art.
14. sur la fin qui a iugé que francalleu noble se partage également
& roturierement, voyez Tirraqueau du droit de primogeniture
quest. 58.

Il est a noter que le francalleu roturier est bien exemt des droits
des Seigneurs feodaux & censiers, mais il ne l'est pas de iustice
qui est une emanation de l'autorité souveraine, contre laquelle il
n'y a ny privilege ny franchise, *mera proprietas quatenus allodii*
iure censetur nihil habet commune cum iurisdictione, Cujas livre 8.
de ses observations tit. 14. fief & iustice n'ont rien de commun,
art. 63. de la coustume de Blois, ainsi qui tient un heritage en
francalleu est obligé d'exhiber son titre au haut-iusticier qui fait
font papier terrier, ce qui luy sert de titre, pareillement les
amorti : *Item* le francalleu noble où il y a iustice est dépendant
du Roy pour la iustice, laquelle n'est point en francalleu, & celuy qui a tel francalleu doit exhiber son titre au Procureur du Roy,
& bailler declaration des heritages allodiaux, & estant reccu par
les officiers du Roy cela luy vaut titre, voyez Lommeau au livre
2. tit. 21. de ses maximes, Bacquet des francs-fiefs chap. 6. nomb. 10.
Brodeau sur Paris art. susdit 68. nomb. 26.

Sçavoir si le roturier qui tient terre en francalleu est sujet aux
franc-fiefs & l'arriere-ban ? Bacquet grandement fiscal au lieu cité à la fin veut que le possesseur de francalleu noble ou roturier
soit sujet aux francs-fiefs, mais il le décharge de l'arriere-ban,
Brodeau aussi au lieu cité dit que c'est une impertinence de vouloir charger le francalleu roturier des francs-fiefs, puisqu'il n'est
pas fief, ie trouve qu'il a raison, & conclus que le francalleu tel
qu'il soit à cause de sa franchise est exempt de l'arriere-ban, & le
roturier à cause de sa qualité est des francs-fiefs, & le noble est
sujet aux francs-fiefs à cause de la iustice qui n'est point allodiale.

ARTICLE CLXVI.

POur fief écheu en ligne directe n'est deub
aucun relief, rachat ou profit, mais main
& bouche tant seulement, & sans aucun droit de
chambellage.

Soit en ligne directe ascendante ou descendante coustume de
Paris art. 4. Troyes art. 25. Vitry art. 26. voyez du Moulin sur
l'article 33. chap. 1. de la coustume de Montargis: *Item*, s'il en est
fait don de pere au fils, la clause d'avancement d'hoirie estant
presumée audit cas; au cas de don fait par le fils au pere, du
Moulin distingue. N'est deub pareillement aucun droit si le don est
fait au petit fils, parce qu'il est presumé fait en contemplation du
pere, voyez le mesme du Moulin sur l'ancienne coustume de Paris §. 9. soit qu'il y ait soute au partage ou non, si ce n'est que la
soute soit si grande qu'au moyen d'icelle le contract soit plûtost reputé vente que partage, car en ce cas les droits seroient deubs article
57. cy-dessus-mentionné de la coustume de Troyes, & 53. de celle de
Chaumont, ou Gousset dit que cela se pratique par tout le Royaume,
soit que par accommodement le frere donne à son frere ou à sa
sœur sur la succession du pere un fief de la mesme succession au
lieu d'argent aucune chose: ainsi jugé par Arrests l'un du ɲ Aoust
1579. l'autre du 23. dudit mois 1586. c'est le cas de la recompense
faite par l'aisné à ses puisnez & à ses sœurs quand il retient à soy
le fief entierement, & leur cede d'autres fiefs de la succession où
il avoit droit, pourquoy il n'est rien deub, voyez Charondas sur
Paris art. 26. soit qu'il n'y ait que des filles, ou que le fils aisné n'ait
porté la foy, Paris art. 36. Voyez l'art. 178. plus bas quand les
pere & mere ont payé les devoirs de leur temps art. 3. de ladite
coustume de Paris.
　　La raison pour laquelle il n'est deub aucun droit au cas du present article est qu'en ligne directe de pere à fils il n'y a point de
mutation à proprement parler, ny de changement de personne,
mais une suite & continuation ou retention de Seigneurie & de

domaine dont le fils n'acquiert point de nouveau la proprieté, mais
feulement la iouyffance & l'adminiftration, c'eft pluftoft reftitution que tranflation, & pluftoft tranfmiffion que nouvelle acquifition, *l. filio quem in princip. ff. deliberis & poft humis*, il en eft de mefme quand la femme qui accepte la communauté prend fa moitié
au fief acquis pendant icelle communauté, ou qu'elle y renonce,
& que le fief va entierement aux heritiers du mary art. 5. de la
couftume de Paris : *Item*, quand un des enfans renonce à la fucceffion fans recompenfe art. 6. au mefme lieu, mais fi par le partage tout le fief acquis comme deffus tombe à la femme elle en
payera les droits pour moitié, du Moulin fur l'ancienne couftume
de Paris §. 22. nomb. 142.

Mais bouche, &c.

Les fiefs doivent pluftoft apporter de l'honneur que du profit
au Seigneur, & en cas de mutation il doit demander à fon vaffal pluftoft un hommage que toute autre reconnoiffance, telle eft
la veritable nature des fiefs, & dés leur premiere inftitution, il a
plûtoft efté fongé a tirer un fervice perfonnel dans les occafions qu'un
profit pecuniaire, le fief en fon origine *non conceditur pretio fed
gratiá* dit un ancien Iurifconfulte, ainfi en changeant de main ne
doit pour l'inveftiture eftre donné aucun argent, toutesfois les
couftumes en ont difpofé autrement en certains cas, voyez ce qui
fuit foy & hommage fans la bouche & la main faite par une femme ont efté declarez fuffifans par Arreft, voyez du Moulin fur la
couftume de Blois article 134.

Chambellage.

Voyez fur l'article 172. plus bas.

ARTICLE CLXVII.

Q Vand un fief fe partit entre plufieurs heritiers puifnez qui leurs eft advenu par fuc-

cession de pere ou de mere, ayeul ou ayeule les
puifnez relevent fi bon leur femble leurs parts &
portions de leur frere aifné, ou du Seigneur feodal à leur choix & option, & s'ils avoient relevé
de l'aifné eft tenu ledit aifné de porter la foy &
hommage au Seigneur dudit fief, tant pour luy
que pour les puifnez, & ne peut pour cette premiere fois ledit Seigneur feodal refufer a porter
lefdits foy & hommage.

La couftume de Vermandois article 167. & celle de Rheims
article 114. permettent aux puifnez fucceffivement de porter la foy
& hommage pour leurs freres & fœurs au refus de l'aifné, celle de
Sens en l'article 219. permet à la fille aifnée de la porter en cas
qu'il n'y ait point de mâles, mais ie ne croy pas que ny l'un ny l'autre foit permis en cette couftume, le puifné ne peut garentir,
Loyfel livre 4. tit. 3. art. 75. cette prerogative de l'aifné n'eft point
extenfible, partant les difpofitions fufdites n'ont lieu que là où
elles font expreffes.

Sçavoir fi l'aifné mourant fans enfans devant la foy & hommage preftée à luy ou au Seigneur, les puifnez peuvent relever
du plus âgé d'entr'eux? la queftion dépend de cette autre, fçavoir
fi l'aifné mourant fans avoir apprehendé la fucceffion & devant
partage fait des biens du pere ou de la mere d'où vient le fief,
le droit d'aifneffe paffe au puifné plus âgé où s'il appartient comme les autres biens à tous les freres & fœurs? laquelle a efté traitée & decidée diverfement, principalement par ces doctes Anta-
goniftes du Moulin & d'Argentrée, le premier difant fur l'ancienne couftume de Paris §. 3. glofe 1. nomb. 5. & au §. 8. glofe 1.
nomb. 31. qu'audit cas le droit d'aifneffe accroit à la fucceffion &
aux freres & fœurs conjointement & non pas au plus âgé des puifnez, qui partant ne peut pas porter la foy pour les autres ny eux
relever de luy, à quoy Chopin fur la nouvelle livre 1. tit. 2. nomb.
13. foufcrit comme eftant l'aifné reputé avoir pris la fucceffion du
pere, & la fienne eftant collaterale, en laquelle il n'y a garentie,
& le

Et le fecond, fçavoir d'Argentré en la queft.13. difant au contraire, qu'audit cas le droit d'aifneffe accroit au plus âgé des puifnez, qui partant peut porter la foy pour les autres, en quoy il eft fuivy par Brodeau fur la mefme couftume de Paris art. 35. A ce fentiment s'accorde l'article 94. de la couftume de Melun ; & ie l'eftime plus raifonnable, en confideration du deffaut de partage, voyez du Frefne livre 5. chapitre 16.

Le fils de l'aifné venant à la fucceffion de l'ayeul ou de l'ayeule fes freres, fœurs & tantes fœurs de fon pere ont la liberté de reprendre de luy, comme pareillement les filles de fes oncles predecedez ; mais venant avec fes oncles & tantes conjointement, ou avec fes oncles feparement il n'en eft pas de mefme, voyez l'article fuivant, du Moulin au lieu cité §. 3. glofe 1. nomb. 6. Brodeau de mefme, art. 35. Ce mot (fucceffion) montre que le choix donné aux puifnez n'a pas lieu en cas de donation faite à l'aifné, Chopin comme deffus.

Les Puifnez.

Pour faire le choix les puifnez doivent avoir l'âge qu'il faut avoir pour faire la foy & hommage, couftume de Vitry art. 62. l'aifné pareillement doit avoir le mefme âge, parce qu'en confequence de la reprife il doit luy mefme porter la foy ; s'il n'eft pas d'âge competent fon tuteur doit demander fouffrance, qui fervira aux puifnez mineurs, iufques là que fi l'aifné devenu majeur ne fait pas la foy & hommage, il ne fera pas pour cela perdre les fruits aux mineurs puifnez ; & le Seigneur ne pourra pas faire faifir les parts des puifnez. Arreft de 1605. voyez le Lepreftre chap. 43. cent. 2. Brodeau fur Paris art. 41. nomb. 15. lequel en l'art. 35. nomb. 10. donne avis de fommer l'aifné fait majeur de porter la foy & hommage, & en cas de refus la porter par le puifné pour couvrir le fief. Quand l'aifné porte la foy & hommage pour fes freres & fœurs, les vaffaux communs luy doivent à luy feul la foy & hommage qui ne fe communique point, bien qu'il y ait communication des autres droits, voyez Chopin au lieu cité nomb. 14. livre 1. tit. 2. la foy & hommage, & autres droits perfonnels ne fe peuvent partager, *nec pro parte præftari l. 2. §. 10. de verb. oblig.t.* voyez Cujas fur cette loy, les profits fe partagent felon l'article 152. & les fuivans.

Kkk

ARTICE CLXVIII.

LEs puifnez choififfans de releuer leurs portions de leur frere aifné ne luy doivent pour
cette fois que la bouche & les mains ; & s'ils relevent lefdites portions de fief du Seigneur feodal
ne luy doivent auffi que la bouche & les mains,
& n'eft en ce cas l'aifné tenu de porter la foy que
pour le chef lieu , & pour la part & portion qui
luy eft advenüe.

Icy eft confirmé l'article 166. qui porte que de fief écheu en
ligne directe ne font deubs aucuns droits, foit qu'il foit relevé du
Seigneur ou de l'aifné.

ARTICLE CLXIX.

LE frere aifné portant la foy & hommage pour
fes freres & fœurs eft tenu les acquiter envers
le Seigneur feodal, mefme les fœurs pour leur premier mariage, foit qu'elles foient lors mariées où
qu'elles fe marient depuis.

Il en eft de mefme du fils de l'aifné. *Item*, du puifné tenant la
place de l'aifné , le tout en ligne directe afcerdante, voyez du
Moulin en l'apoftil du 3. article de l'ancienne couftume de Paris,
& fur le §. 35. glofe 1. nomb. 1. de la mefme couftume.

Mémement les fœurs.

L'article 35. de la couftume de Paris porte que l'aifné au cas du

prefent article acquitte fes fœurs de leur premier mariage, tant de
la foy que du relief ou relief eft deub les noms & âges defquelles
il eft tenu de declarer en portant la foy. Voyez l'art. 178. Il eft
a remarquer que l'aifné pour porter la foy & hommage pour fes
freres & fœurs, fpecialement pour la fœur mariée luy doit eftre
lié des deux coftez, du moins de celuy d'où vient le fief, voyez
Chopin au lieu cité livre 1. tit. 2. nomb. 16.

ARTICLE CLXX.

Q Vand pere, mere, ayeul ou ayeule font partage entre leurs enfans des biens à eux appartenans, foit que lefdits enfans en joüiffent dés
lors ou apres le trefpas defdits pere & mere, ayeul
ou ayeule feulement n'eft deub aucun droit de
relief, ains la bouche & les mains feulement.

La couftume de Vermandois en l'art. 160. adjoute pourveu qu'efdits partages n'y ait foulte pour raifon de laquelle feroit feulement deub profit, celle de Troyes art. 36. veut que de telle foulte
ne foit deub quint ne requint. Quant à moy i'eftime avec Louis
Godet que la foulte eftant modique, & faite apparemment pour
égaller les lots de partage, & non pas en intention de faire trafique
& de vendre, il n'en eft rien deub.

ARTICLE CLXXI.

F Iefs peuvent eftre divifez & partagez entre
les enfans & heritiers fans le confentement
du Seigneur du fief.

On excepte de cette regle les fiefs de grandes dignitez, Comtez,

Marquifacs & autres, voyez l'art. 55. de la couftume de Vitry, Le fief n'eft pas reputé aliené lequel demeure dans la parenté, voyez Balde au Confeil 424. c'eft la raifon du prefent article, outre que les heritiers font reputez une meime perfonne pour prefter une mefme foy & hommage.

ARTICLE CLXXII.

PAr la Couftume de Châlons n'eft deub aucun droit de chambellage au Seigneur feodal.

Tout vaffal tenant fief du Roy en hommage, & les Evefques & Abbez venans à nouvelle promotion de leurs Evefchez & Abbayes doivent une certaine fomme d'argent au grand Chambellan, & aux autres Chambellans comme il eft porté par les ordonnances de Philippes III. en 1272. aux hommages qui fe faifoient à la perfonne du Roy le grand Chambellan eftoit à fon cofté, & avoit autorité de dire par écrit ou de bouche, au vaffal ce qu'il devoit au au Roy, & apres que le vaffal avoit dit qu'oüy le grand Chambellan parloit pour le Roy, difant qu'il le recevoit, & le Roy l'avoüoit, ce font les parolles de Duhaillan au traité des affaires de France, livre 4. où il en recite les exemples, Voyez Pafquier en fes recherches, livre 4. chap. 30. & Louis Godet en ce lieu.

ARTICLE CLXXIII.

EN ligne collaterale n'y a droit d'aineffe, & fe partagent les fiefs également.

En ladite ligne nul de ceux qui fuccedent n'eft né du deffunt, partant il n'y a point de primogeniture ny d'aineffe. Auffi la caufe qui fait le droit d'aineffe qui eft (l'agrandiffement de la famille) ceffe en ligne collaterale où fouvent les biens vont à des eftrangers. En ligne collaterale l'aifné n'a autre avantage que le cry & les armes, dit Loyfel en fes inftit. liv. 4. tit. 3. art.82. couftume de Sens art.202.

Et se partagent également.

Sans que le masle puisse pretendre le double de la femelle, conformement à ces parolles de l'article qui suit (les femelles succedent avec luy) qui ostent le pretendu avantage aux masles, & à l'article 154. qui s'entend de la ligne directe seulement, comme les articles precedens & suivans le montrent, le droit de masculinité estant particulier à la ligne directe, comme est à la collaterale le droit de succeder au fief par le masle à l'exclusion de la femelle en pareil degré establi par le mesme article suivant.

ARTICLE CLXXIV.

EN ladite ligne les femelles ne succedent en fiefs avec les masles en pareil degré ; mais où le masle viendroit par representation les femelles succedent avec luy, & hors le degré de representation ledit masle est exclu par la femelle plus prochaine en degré.

Le present article contient trois chefs : Le premier que le masle exclud la femelle en pareil degré en succession de fiefs en ligne collaterale, le deuxiéme que lors que le masle vient par representation la femelle venant de son chef succede avec luy, & le troisiéme qu'hors le degré de representation la femelle plus prochaine exclud le masle plus esloigné.

Les femelles ne succedent, &c.

Soit qu'elles viennent de leur chef ou representation de masle ou de femelle si les masles y viennent de leur chef. Voyez Goussęt sur Chaumont art. 9. où il recite un Arrest qui a iugé qu'un frere ne peut pas ordonner par testament que sa sœur succedera à ses fiefs également avec son frere. Par autre Arrest de Juin 1649. en la couftume de Blois, le mafle fils d'une fœur du deffunt a emporté le ficf à l'exclufion de la fille d'une autre fœur du deffunt venans tous deux de leurs chefs, cela par droit de mafculinité & non par reprefentation, l'Arreft eft dans du Frefne, voyez Pitou fur Troyes art. 15. En 1663. en la couftume de Paris il a efté iugé que la niepce venant par reprefentation de fon pere avec fon oncle frere du défunt, ne prendroit rien aux fiefs, bien qu'auparavant par autre Arreft du 21. Mars 1631. & en 1632. & en Juillet 1658. il ait efté iugé au contraire, voyez la fuite du Journal livre 1. chap. 41. livre 3. chap. 27. fi la fille eft feule de la ligne d'où vient le fief elle y fuccede, & fon fils pareillement, du Moulin fur l'ancienne couftume de Paris §. 16. nomb. 13. Brodeau fur la nouvelle art. 25.

Avec les mafles.

Venans de leur chef & non par reprefentation, c'eft ce que veulent dire les mots fuivans, mais ou le mafle & le refte. Voyez ce qui fuit.

Mais ou le mafle, &c.

En ligne collaterale les mafles excluent les femefles eftans en pareil degré venans de leur chef, s'ils viennent par reprefentation concourent avec elles, Loyfel livre 4. tit. 7. art. 83. de fes inftit. La reprefentation en ce cas ne donne autre privilege que la concurrence & non pas l'exclufion de la tante laquelle s'enfuivroit fans cette difpofition, dautant que la reprefentation donne au reprefentant les mefmes droits & privileges qu'avoit le reprefenté, cette difpofition eft fondée fur la maxime que deux fictions ne peuvent pas fubfifter enfemble la reprefentation & l'exclufion. Voyez Cujas au titre des fiefs livre 3. chap. 4. Gouffet au lieu cité, Brodeau fur Louet lettre R. nomb. 9.

Sçavoir fi le mafle né de la fœur aura pareil droit de partager avec la tante les fiefs comme reprefentant fa mere ? Il femble d'abord que non felon l'article 322. de la couftume de Paris qui exclud le mafle né d'une fille venant à la fucceffion de fon oncle ou tante, avec fes oncles & tantes des fiefs de la fucceffion ; mais fi l'on confidere que cette exclufion n'eft qu'à caufe des oncles vivant qui excluent les neveux de par la fœur, parce qu'ils auroient exclu

les meres defdits neveux, & qu'au cas en queftion il n'y a point
d'oncles ; & que la tante vivante n'auroit pas exclu la mere dudit
mafle ; il y a lieu d'admettre le mafle né de fille vivant comme
deffus audit partage, en vertu de la reprefentation. La couftume
ne diftinguant point il n'y a rien a diftinguer, Ricard fur ledit art.
322. recite deux Arrefts differens fur cette matiere rendus en la
mefme couftume de Paris, l'un du 28. Mars 1648. qui a receu à
partage des fiefs les neveux iffus d'une fœur avec ceux iffus d'un
frere, l'autre du 16. Juillet 1660. qui a exclu en cas pareil le neveu
enfant de la fœur.

Si ledit mafle enfant de la fœur a des fœurs, il les exclud en ce
qui eft de la part qu'auroit eu leur mere commune fuivant la decifion du premier chef de noftre article, pareillement s'il n'y a
qu'une fille niéce du deffunt ladite niéce doit partager le fief avec
la tante en vertu de la reprefentation, le deuxiéme chef de noftre
article n'y faifant point d'obftacle n'eftant qu'une exception du premier chef, & ne donnant nul droit de preference ny d'exclufion à
la tante fur la niéce au préjudice de la reprefentation.

Les femelles fuccedent avec luy.

Ce mot (femefles) en ce lieu s'entend des tantes, comme le portent expreffement les articles 54. de la couftume de Rheims, & 323.
de celle de Paris, ce que ce mot (reprefentation) donne à connoiftre, dautant qu'il n'y a que la tante fœur du deffunt qui foit en
pareil degré que celuy que le neveu reprefente qui eft le pere du
neveu.

Hors les degrez &c.

Le mafle n'eftant point en pareil degré que la femelle ny n'eftant
point dans le degré de reprefentation s'il eft plus efloigné qu'elle,
elle l'exclud des fiefs comme des autres biens, & s'il y a rappel du
mafle, le partage fe fera égallement fans que le rappellé puife exclure la femelle, par la raifon prealleguée que deux fictions ne fe
rencontrent point en un mefme fuiet le rappel & l'exclufion. Arreft
de 1635. voyez Brodeau fur Louet lettre R. nomb. 9. du Frefne
livre 3. chap. 4.

ARTICLE CLXXV.

ET si aucun décedoit sans enfans, & sans frere ou sœur delaissez plusieurs neveux dont aucuns y fussent enfans de frere & les autres enfans de sœur, lesdits neveux tant de la sœur que du frere succedent également, & pareillement luy succederont les niéces filles desdits frere ou sœur s'il n'y avoit aucuns neveux.

Les neveux au cas du present article viennent par droit de masculinité, c'est pourquoy ils excluent les femelles niéces du deffunt, & se partagent les fiefs entr'eux également sans droit d'ainesse par testes & non par souches suivant l'art. 83. Il y a Arrest dans du Fresne en l'edition de 65. livre 3. chap. 7. par lequel il a esté iugé en la coustume de Paris qui semble exclure les enfans masles vivans d'une fille par les articles 322. & 323. de la succession des fiefs, que les masles nez d'une fille heriteroient & partageroient les fiefs avec les masles issus des masles, c'estoit entre cousins germains. L'Arrest du 27. Mars 1635. la maxime qui dit que toutes & quantes-foisqu'une femme est deboutée d'une succession noble, les fils qui en sont sortis en sont aussi exclus, n'a lieu sinon quand les masles viennent par representation avec des masles venans de leur chef, & non pas quand ils viennent de leur chef, voyez Loysel en ses inst.t. livre 2. tit.5. art.9.

ARTICLE CLXXVI.

ET s'il y avoit un neveu venant de la femme d'un costé, & une niéce venante du frere de l'autre ledit neveu exclud la niéce de la succession de l'oncle, encore que ledit frere eut exclud la sœur, & les enfans d'elle s'il eut vécu.

Le

Le neveu venant de la fœur exclud la mere venant du frere à
caufe de fa mafculinité.

ARTICLE CLXXVII.

POur fief écheu en ligne collaterale eft deub
relief, pour lequel eft tenu le vaffal foy
tranfporter fur le lieu du fief dominant, & faire
trois offres à fon Seigneur feodal, à fçavoir du revenu d'une année, où de ce qu'il fera dit par deux
ou trois pairs, c'eft à dire vaffaux du fief, ou par
prud'hommes qui feront efleus par le Seigneur, &
le vaffal s'il n'y a pairs au fief, ou bien d'une fomme
de deniers pour une fois payer.

Relief & rachat n'eft qu'une mefme chofe couftume de
Rheims art. 76. C'eft un droit anomal qui n'eft pas de l'effence du
fief, & n'eft deub en cas de fucceffion qu'en la collaterale, il confifte felon noftre article en trois chofes que la couftume veut eftre
offertes au Seigneur par le vaffal au lieu du fief dominant où le
vaffal fe doit tranfporter, la premiere eft une année du revenu du
fief, la deuxiéme le dire de pairs ou de prud'hommes, & la troifiéme une fomme à une fois payer : dont la couftume de Paris
donne le choix au Seigneur en l'art. 47. lequel Seigneur le vaffal
peut fommer de choifir, & à fon reffus il peut luy mefme choifir,
finon le choix fe peut faire par le Seigneur iufques à 30. ans, voyez
du Moulin fur l'ancienne couftume dudit lieu art. ou §. 33. pareil
au deffufdit 47. quelques couftumes difent trois années par tiers
faifans enfemble une année. Rheims art. 76. en quoy il faut fuivre la couftume du fief fervant & non pas celle du fief dominant,
Gouffet fur Chaumont art. 16. apres du Moulin.

Pour le temps auquel les offres doivent eftre faites la couftume
n'en parle point, mais donnant en d'autres cas 40. iours comme
en l'article 204. il femble que les offres doivent eftre faites dans

temps pareil, & que quarante iours apres le vassal doit aller prendre la response du Seigneur à qui l'option appartient, quoy que la coustume s'en taise, suivant ledit art. 47. de la coustume de Paris, & le 29. de celle de Vitry ; mais le Seigneur ayant opté une fois ne peut plus varier, ny ne peut diviser les offices, voyez du Moulin sur ledit §. 33. glose 5.

Se transporter.

Il n'est pas necessaire que le vassal aille en personne, & il ne perd pas son fief pour faute d'y aller, voyez l'article 220. plus bas. *Sufficit verbalis oblatio nec requiretur realis*, du Moulin audit lieu glose 4. nomb. 3. Brodeau sur Paris art. susdit 47.

Revenu.

Du fief, & non pas des acquisitions & augmentations, Brodeau comme dessus art. 49. au revenu est compris le patronage, du Moulin sur l'ancienne coustume de Paris §. 37. glose 10. nomb. 1. & suivant. *Item*, y sont compris les fruits civils, comme amendes qui ne se partagent point pour portion du temps, comme feroient les estangs, bois & autres choses semblables suivant l'art. 18. de la coustume de Paris, Brodeau audit lieu, si les bleds sont emblavez le Seigneur doit rendre les labours & semences, s'il y a bail fait de bonne foy il le doit entretenir, coustume de Paris art. 56. ne peut déloger le fermier ny le vassal, Gousset sur Chaumont art. 16. où il en recite un Arrest pour le vassal, si le Seigneur loüe le fief le vassal n'aura point de preference, le tout estant à la volonté & disposition du Seigneur, mais il en doit user comme un bon pere de famille suivre l'usage du pays, la condition & qualité de la chose, & la destination du pere de famille, coustume de Sens art. 193. si c'est un bois de haute sustaye destiné à l'ornement qu'on n'a pas coustume de couper, il ne le doit pas couper, voyez le mesme du Moulin au lieu cité, ancienne coustume de Paris §. 1. glose 8. nomb. 53. & suivans, Brodeau sur la nouvelle art. 50. mais le vassal est obligé de communiquer ses papiers de recepte, ses baux à loüage, Paris article susdit 50.

D'une année.

A commancer du iour des offres acceptées ou faites valablement iufques à pareil iour de l'an revolu, & ne fe fait qu'une cueillette de chaque forte de fruits, Paris art. 49. Arreft de Janvier du 8. May 1557. & fi le Seigneur laiffe couler plufieurs années, il n'aura pas le choix d'icelles. Arreft de 1577. Voyez Tronçon, & Brodeau fur ledit art. 47. de la couftume de Paris, s'il y a faifie l'an ne commance que du iour de la main levée baillée par le Seigneur. Arreft de 1635. en Septembre, & le Seigneur ne la veut pas donner, & qu'au préjudice des offres il tient l'heritage faifi, il fera reputé avoir choifi l'année de la faifie, du Moulin fur l'art. 10. de la couftume de Dreux, & fera le vaffal quitte envers luy du relief, Sens art. 219. les fruits apres l'acceptation des offres font au Seigneur, & la perte eft pour luy au cas qu'elle arrive, art. 134. de la couftume de Tours, voyez Brodeau fur Paris article fufdit 47.

On demande fi arrivant plufieurs mutations du fief dans une mefme année il eft deub autant de reliefs que de mutations, voyez du Moulin au §. 22. nomb. 113. de la couft. de Paris où il diftingue. Mais aux termes de noftre article, fçavoir d'écheance du fief par fucceffion en ligne collaterale, & attendu qu'il parle indiftinctement, il femble qu'il foit deub autant de reliefs qu'il y a de mutations par fucceffions en ladite ligne. Il y a pourtant Arreft contraire en la couftume de Meaux, mais elle ne dit pas que pour écheance de fief en ligne collaterale relief foit deub. Voyez la fuite du Journal livre 4. chap. 40.

Par deux ou trois pairs.

Pairs font compagnons tenans fief d'un mefme Seigneur, l'un defquels eft nommé par le Seigneur, l'autre par le vaffal, & s'il ne s'accordent ils prennent un tiers. Voyez Loyfel liv. 4. tit. 3. art. 14. de fes inftituts.

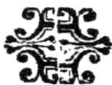

ARTICLE CLXXVIII.

SI la fille à laquelle eft écheu aucun fief en droite
ligne, fe marie n'eft deub au Seigneur feodal
pour ledit mariage aucun droit de relief, pareillement fi tel fief luy eft écheu en ligne collatetale,
& qu'elle en ait payé droit de relief, & puis fe
marie n'eft deub pour ledit mariage aucun droit
de relief, mais eft feulement tenu le mary d'elle
aller voir fon Seigneur feodal luy faire le ferment
de fidelité ; mais fi ladite femme fe remarie en apres
une autre fois ou plufieuts eft deub droit de relief audit Seigneur pour chacun defdits autres
mariages.

La fille pour fief a elle étheu en ligne directe ne doit aucun
droit de relief art. 166. plus haut pour celuy écheu en ligne collaterale elle doit relief, art. 177. fi elle vient à fe marier ne doit
relief pour ledit mariage pour ledit fief a elle écheu en l'une &
l'autre ligne, pourveu qu'elle ait payé celuy par elle deub pour le
fief écheu en la collaterale, fi pendant le mariage il échoit quelque fief à la femme en ligne directe, il n'eft deub aucun relief &
fi c'eft en ligne collaterale, il ne fera payé qu'un relief tant pour
la femme que pour le mary, Paris art. 38.

Pour le deuxiéme mariage & autres fuivans, foit que le fief vienne
de la directe ou de la collaterale eft deub relief. La raifon eft que
le domaine de la femme paffe à autruy, & que le mary fait les
fruits fiens, Paris comme deffus : C'eft pourquoy par la raifon des
contraires quelques-uns font d'opinion que lors qu'il n'y a point
de communauté entre l'homme & la femme au fecond mariage,
ou que la femme eft feparée de biens au temps de la fucceffion &
écheance du fief, ou bien fi le fief qui échoit à la femme eft en-

gagé , deforte que le mary ny elle n'en joüiffent pas , le relief n'eft
point deub , finon au dernier cas qu'ils veulent.que le relief foit
deub à commancer du temps que la proprieté & l'ufufruit font acquis pleinement à la femme & au mary. Voyez du Pineau fur
Anjou art. 87. Lepreftre chap. 57. centurie 1. où il recite un Arreft
rendu en cas de feparation de biens de l'an 1601.

D'autres diftinguent au cas qu'il n'y ait point de communauté ,
fçavoir s'il y a feulement une exclufion de participation de communauté , auquel cas ils veulent que le relief foit deub fuivant
l'Arreft de 1629. autre du 5. Mars 1630. rapporté par du Frefne au
livre 2. chap. 56. où s'il y a retention par la femme de l'adminiftration de fon fief, & ftipulation qu'elle en ioüira feparement auquel
cas relief n'eft point deub. Arreft du 28. May 1641. ledit du Frefne
livre 3. chap. 41. pour eftre deub relief il faut qu'il y ait mutation
reelle, & communauté contractée avec effet , ainfi fe doivent entendre ces mots (fi ladite femme fe remarie) Voyez Brodeau fur
Paris art. 37. nomb. 28.

Eft éscheu.

Par partage n'y ayant que le partage qui face la femme dame &
proprietaire,& qui la faififfe du fief, celuy où elle avoit part par la
fucceffion ne luy écheant pas elle ne doit rien, de mefme que l'heritage écheu par indivis à l'heritier qui par le partage fe trouve n'y
avoir rien n'eft pas hypotequé à fon creancier. *Cafus implicitus
declaratur ex eventu* , delà vient que le droit de relief eft deub au
fermier du temps du partage & non à celuy du temps de la fucceffion
ouverte, fuivant l'Arreft du 11. Juillet 1620. recité par Brodeau fur
Paris art.37.à la fin. Ainfi il n'eft deub relief du fief donné en avancement d'hoirie que la femme raporte à la fucceffion, voyez Chopin
fur Paris liv.1. tit.2. nomb.31. ce cas prefupofe un fecond mariage.

Et qu'elle ait payé &c.

La femme n'ayant pas payé le relief de fon fief écheu en ligne
collaterale du temps de fon premier mary, le fecond mary le doit
payer, fauf fon recours contre les heritiers du premier mary ; mais
s'il y a demeure notable de la part du Seigneur, & que la femme
ait renoncé à la communauté le fecond mary n'en fera pas tenu,

voyez Brodeau comme deſſus art. 39. Chopin audit lieu nomb. 17.

Se remarie.

Le premier mariage eſtant declaré nul n'eſt deub relief du deuxiéme, mais en mariage ſubſequent, d'autre fait valablement quoy que non conſommé eſt deub relief, Brodeau comme deſſus, Pitou ſur Troyes 46. on demande ſi la femme doüairiere ſe remariant, il eſt deub relief pour le fief qu'elle tient en doüaire, quelques couſtumes le veulent ainſi, Troyes articles 19. Rheims art. 84. Sens art. 207. mais comme c'eſt une rude punition qui tourne non au profit des enfans mais d'un étranger, & que nôtre couſtume n'en fait point de mention, voulant ſeulement que relief ſoit payé en cas de ſecond mariage de ce qui eſt écheu par ſucceſſion, j'eſtime qu'il n'y a point de lieu de s'étendre à noſtre couſtume, & partant qu'il n'eſt deub relief audit cas, voyez Pitou ſur ledit art. 19. de la Couſtume de Troyes.

ARTICLE CLXXIX.

LAdite femme demeurant en viduité apres le trépas de ſon mary ayant relevé ſon fief ne doit aucun relief pour iceluy.

Mais elle doit faire les foy & hommage, ceux faits par ſon mary ne luy profitans de rien ſi elle meſme ne les a faits devant le mariage, voyez l'art. 169. de la couſtume de Vermandois, le 39. de celle de Paris, Brodeau au meſme lieu, & du Moulin ſur l'ancienne §. 35. nomb. 11.

ARTICLE CLXXX.

SI les enfans auſquels appartient un fief ſont mineurs, le tuteur doit demander ſouffrance

au Seigneur feodal qui eſt tenu de la bailler juſqu'à
ce que l'un d'eux ſoit en âge pour porter la foy &
hommage, & vaut ladite ſouffrance pour foy
tant qu'elle dure.

Mineurs ny tuteurs n'entrent point en foy, Loyſel inſtit. livre
4. tit. 3. art. 31. ſinon en quelques couſtumes qui veulent que les
tuteurs portent la foy pour les mineurs, Anjou art. 106. c'eſt
pourquoy les tuteurs doivent demander ſouffrance qui eſt appellée
precarium olientelare patientia, tolerantia, reſpit ſauf repit attente,
ſurſeance & dilation d'entrer en foy, tant & iuſqu'à ce qu'on ſoit
en foy & en eſtat d'y entrer', elle ſe doit demander par le tuteur en perſonne, les noms & âges des mineurs doivent eſtre declarez, Paris art. 41. ſi le tuteur ne la demande pas le Seigneur
peut faire ſaiſir les fruits, & les faire ſiens, ſauf aux mineurs leur
recours contre 'le tuteur. Arreſt de 1647. que quelques-uns trouvent bien rigoureux ayant auparavant eſté iugé autrement, & que
pendant la ſaiſie faite ſur mineurs le Seigneur ne fait les fruits
ſiens, icelle ſouffrance finie & à meſure que les mineurs viennent
en âge le Seigneur peut faire ſaiſir, la part des mineurs demeurant cependant en ſouffrance: Arreſt du 17. Mars 1603. Bouguier
lettre S. nomb. 4. au deffaut de tuteur le Procureur du Roy ou un
parent, quoy que collateral peuvent demander ſouffrance en
payant les droits, car la ſouffrance ne regarde que la foy & hommage, voyez du Moulin ſur l'ancienne couſtume de Paris § 42.
nomb. 4. eſtant demandée pour un mineur, & luy mourant en
minorité ſes freres mineurs qui luy ſuccedent n'ont pas beſoin
d'en avoir une nouvelle, le vaſſal mourant pendant la ſaiſie &
laiſſant des enfans mineurs la ſaiſie ceſſe, voyez Brodeau audit
lieu art. 41. les enfans eſtant faits majeurs la ſaiſie ne profite pas
au Seigneur qui en doit faire une nouvelle. Arreſt du 26. May
1563. Commentaire de Loyſel au lieu cité art. 36.

Au Seigneur foedal.

Pour la ſouffrance baillée par le Seigneur au tuteur qui la luy
demande il ne prejudicie point à ſon droit de retenüe, la choſe

n'eftant pas volontaire: La couftume à fon refus donnant la fouffrance & y fuppleant: *mais s'il s'adonne volontairement au vaf-*
fal majeur il fe prive de la retenüe, voyez du Moulin §. 28.
nomb. 4. de l'ancienne couftume de Paris, & fur celles de Chartres art. 39. chapitre 7. & de Dreux art. 29.

ARTICLE CLXXXI.

POur faire foy & hommage, le mafle eft reputé âgé de vingt-cinq ans accomplis & la
fille à quinze.

Cette majorité eft finguliere & renfermée à la foy & hommage & autres charges du fief, au payement des droits & devoirs
ordinaires & extraordinaires dépendans de l'inveftiture, au furplus, le Seigneur feodal n'eft point majeur, il en eft de mefme
que du beneficier qui eft reputé majeur en ce qui concerne fon
benefice à quatorze ans, de l'Avocat & du Procureur en ce qui
eft de leurs charges bien qu'ils n'ayent pas attaint les vingt-cinq
ans, *intelligitur fictio confuetudinis*: cette majorité s'entend & fe
prend activement pour le vaffal qui rend les devoirs, & fait la
foy & hommage, & paffivement pour le Seigneur qui les reçoit
pourveu qu'il n'ait ny tuteur ny curateur, voyez fur ce fujet du
Moulin au §. 21. de l'ancienne couftume de Paris.

ARTICLE CLXXXII.

QVand le Seignevr dort le vaffal veille, &
quand le vaffal dort le Seigneur veille, qui
eft a dire que le Seigneur doit faire faifir le fief,
quand il eft ouvert pour gagner les fruits, & la
faifie faite les fruits tombent en pure perte, fi le
vaffal

vaſſal ne fait ſon devoir dedans le temps de la couſtume.

Le Seigneur qui a laiſſé jouyr le vaſſal ſans l'inquieter pour les foy & hommage, & pour les droits par l'eſpace de trente ans perd les droits, mais il ne perd pas la foy & hommage qui ne ſe preſcrivent point, & il peut apres trente ans & plus ſe réveiller & faire ſaiſir le fief & faire les fruits ſiens, tant que le vaſſal aura fait les foy & hommage, voyez l'art. 211. plus bas, & ce que j'ay dit ſur le 189.

ARTICLE CLXXXIII.

Qvand un fief eſt vendu ou autrement aliené à pri x d'argent, eſt deub par le vendeur au Seigneur feodal le quint denier du prix de ladite vente, s'il n'eſt dit francs deniers au vendeur, auquel cas eſt deub par l'acheteur le quint du prix, & requint qui eſt la cinquiéme partie du quint.

Par cét article la couſtume établit le quint & requint, voulant que le quint ſoit ſeulement payé par le vendeur, ſi ce n'eſt qu'il ſoit dit francs deniers au vendeur, voyez Louys Godet en ce lieu.

A prix d'argent.

Du fief baillé a rente rachetable, l'acheteur doit le quint du prix ou du ſort principal de la rente encore qu'elle ne ſoit point rachetée, Paris art. 23. & ce du jour du bail & non du rachat : Arreſt du 20.May 1634. en la couſtume de Melun, & s'il eſt dit que la rente ſe rachetera dans un certain temps le droit ne ſe doit payer qu'au iour de l'écheance ſi le rachat ne ſe fait auparavant, voyez Brodeau ſur ledit art. 23. pour heritages adiugez par decret à la charge de rente rachetable ſont deubs quint denier & lots &

ventes, voyez les art. 83. & 84. de la mesme Coustume de Paris, en laquelle coustume suivant les mesmes articles cy-devant citez, c'est l'acheteur qui paye le quint, & non pas le vendeur, comme en cette Coustume, & comme il se faisoit en l'ancienne Coustume de Paris, selon l'article 23. Voyez ce qui suit.

Au Seigneur feodal.

Celuy qui a pris les droits du Seigneur devant l'adiudication & n'est pas adiudicataire, n'est pas tenu de faire part ny de rien quitter à l'adiudicataire sous pretexte qu'il a eu meilleur marché, & le Seigneur ne peut pas revoquer la cession, & il n'y a subrogation ny affirmation a demander, voyez Brodeau, *ut suprà* nomb. 4. où il est encore dit, que le privilege des Secretaires du Roy, & Chevaliers de l'ordre regarde seulement les fefs mouvans immediatement du Roy ou terres en censive de sa Maiesté.

Le quint denier du prix.

La Coustume de Chaumont en l'art. 37. veut que le quint denier du prix soit payé des vins du marché, celle de Vitry pareillement en l'article 49. voyez ce que i'ay dit sur l'art. 125. és mots (du prix principal) pour les quints & requints le Seigneur a action personnelle contre celuy qui en est chargé par la coustume, & l'hypotequaire sur la chose, pour les droits precedens il y a seulement l'hypotequaire sur la chose sans discution, ainsi se doit entendre l'article 24. de la coustume de Paris, & le 190. de celle de Sens, le tiers detemteur prescrit cette hypoteque par dix ans, art. 145. plus haut, voyez Brodeau sur ledit art. 24.

S'il n'est dit francs deniers.

Par Arrest rendu en la Coustume de Blois qui fait payer les quints & requints au vendeur, il a esté iugé que l'adiudication faite par decret estoit reputée faite francs deniers n'en estant rien dit, & le sieur de saint Aignan estant aux droits du Seigneur fut débouté de sa demande, afin de preferance sur la masse, au profit des creanciers, voyez du Fresne livre 5. chap. 27. il a esté iugé au Presidial de Châlons en la coustume de Vitry qui en l'article

49.porte que de terre feodale vendüe par decret eſt deub quint denier au Seigneur feodal, que l'adiudicataire du fief au cas qu'il ne ſoit point parlé aux criées du quint ny par qui il ſera payé, en ſeroit le payement à la décharge de la maſſe & des creanciers, contre le ſieur de Champagne adjudicataire de la terre deBerzieux decretée, voyez du Moulin ſur l'art. 68. de la Couſtume de Melun.

ARTICLE CLXXXIV.

POur donation ſimple, donation en avancement d'hoirie, en faveur de mariage, donation à cauſe de mort ou teſtamentaire n'eſt deub quint ny requint, ne autre droit de relief, mais pour donation remuneratoire eſt deub droit de relief, & non quint denier ny requint.

C'eſt ſuivant la maxime *favores ſunt ampliandi* que noſtre Couſtume veut que de donation il ne ſoit deub aucun droit au Seigneur, & pour faire que plus facilement ceux qui ont bonne volonté pour autruy ſe dépoüillent en ſa faveur de leur fief, n'y ayant aucuns deniers a débourſer par le donateur lors que le don eſt fait a une perſonne étrange qui n'eſt point en droit de luy ſucceder, ſoit en ligne directe, ſoit en collaterale ou par don entre-vifs, ou par don à cauſe de mort ou teſtamentaire, en quoy noſtre couſtume eſt differente de la pluſpart des autres qui reſtraignent les privileges des donations a celles faites en avancement d'hoirie par pere, mere & autres en ligne directe, voyez l'article 33. de la couſtume de Paris, les 176. 179. & 180. de celle de Vermandois, auſſi par le procez verbal de noſtre couſtume, il ſe voit que les Seigneurs ont proteſté de prendre droit de relief de toutes donations fors de celles faites en avancement d'hoirie, & que le preſent article ne leur puiſſe nuire, & Louys Godet incline à la limitation aux donations faites en ligne directe.

Donation simple.

C'eft-à-dire fans intereft de parenté & de recompenfe faite autrement qu'en avancement d'hoirie, & qu'en faveur de mariage,
ce que ce mot (donation) qui fuit repeté marque affez, faifant
expreffe diftinction de la donation fimple & de celles faites en
avancement d'hoirie, & en faveur de mariage, d'où il s'enfuit que
l'opinion prealleguée de Louys Godet peut eftre erronée, nonobftant les Couftumes qu'il cite, & dont il fait mention qui doivent
eftre renfermées dans leurs territoires, voyez plus bas és mots
(font deubs quints) & la couftume de Vitry art. 30.

En avancement d'hoirie.

Par pere & mere, art. 117. plus haut, par pere, mere, ayeul ou
ayeulle, Vermandois art. 179. en ligne directe, Paris art. 38. Gouffet fur l'art. 22. de la couftume de Chaumont recite un Arreft de
1572. par lequel il dit avoir efté iugé qu'il eftoit deub quint & requint d'une donation faite par le pere au fils d'une terre en fief,
dont le fils avoit payé dix mil livres, du Frefne en rapporte un
de 1631. rendu au profit d'une fille a qui la mere avoit donné un fief
a charge d'acquiter neuf mil livres de debtes, dont il fut dit qu'elle ne payoit aucun droit non pas mefme de ce qu'elle avoit payé,
c'eft au livre 2. chap. 79. Henrys au livre 3. chap. 3. queft. 28. recite un pareil Arreft qu'il dit avoir efté rendi fur un appel de
Chafteau-Thiery, & que la Cour fe fonda fur ce que les charges &
conditions de payer des debtes paffives font des accommodemens
dans les familles qui ne peuvent pas eftre reputez des ventes,
non plus que quand les heritiers font obligez de payer les foul-
tes à leurs coheritiers, voyez Charondas en fes réponfes livre 7.
chap. 53. & plus bas fur l'art. 125.

En faveur de Mariage.

Chopin fur Paris livre 1. tit. 2. nomb. 30. recite un Arreft du 14.
Aouft 1583. par lequel il a efté iugé en la couftume de Vitry que
pour don fait en faveur de mariage il n'eft deub aucun droit au
Seigneur en interpretant l'article 30. de ladite couftume qui veut

qu'il foit deub quint denier de donation remuneratoire pour autant que le fervice où la recompenfe fera eftimée & prouvée,
& que de don pur & fimple ne foit rien deub, Charondas fur
l'article 26. de ladite Couftume de Paris, recite le mefme Arreft, &
Louys Godet en ce lieu, où ils remarquent que la donation cy-deffus
faite par faveur de mariage eftoit faite à un étranger pour recompenfe des fervices évaluez à certain prix : & la dattent tous deux du
13. Aouft, difant iceluy Charondas qu'il fut iugé qu'il n'eftoit deub
aucun droit au Seigneur, & ledit Godet qu'il n'eftoit deub quint
ny requint, mais relief feulement.

Ne font deubs quint, &c.

Les quint & requint fe payent en vente, le relief en fucceffion
collaterale, & tout don fait à celuy qui doit fucceder tient lieu de
fucceffion, toutesfois noftre couftume ne veut pas qu'il foit deub relief en don fait en ligne collaterale à celuy qui doit fucceder, ce
qui fait dire à Dumoulin fur l'art. 30. de la couftume de Chaumont,
qui porte qu'en don pur fait fans profit par l'oncle au neveu n'eft deû
relief ou rachat, ces mots, *donatio plus habet immunitatis quam fuc-
cefsio collateralis :* Que noftre couftume veüille qu'il ne foit payé
aucun droit pour donation en ligne collaterale, ces mots (donation
fimple donation à caufe de mort ou teftamentaire qui font indiftincts,
& comprennent generalement toutes les donations faites autrement
qu'en avancement d'hoirie & en faveur de mariage) en font foy.

Pour donation remuneratoire.

Ce n'eft pas une donation mais une vente, *datio in folutum*, voyez
fur l'art. 125. plus haut, c'eft pourquoy les droits en font deubs, mais
pourquoy en payer le relief plûtoft que le quint comme en vente? La
raifon eft ce me femble que l'intention de la couftume eft de charger
le donataire comme celuy qui tire le plus de profit du contract du
droit deub au Seigneur, & comme la chofe paffe en fes mains comme
en fucceffion elle le traite de mefme qu'un heritier collateral, voyez
l'art. 39. de la couftume de Vitry qui charge le donataire du fief a
charge de nourir le donateur du droit de quint bien qu'en l'article 51.
elle en charge le vendeur.

ARTICLE CLXXXV.

SI le vendeur d'aucun heritage retenoit à luy l'ufufruit d'iceluy fa vie durant, n'eft deub à caufe de ladite retention quint & requint ne droit de relief, & pareillement quand l'ufufruit eft confolidé avec la proprieté n'eft deub pour ladite confolidation aucun profit audit Seigneur feodal, mais eft feulement deub pour telle vente de ladite proprieté le quint denier du prix, ou quint eft requint s'il eft dit francs-deniers au vendeur en la maniere que deffus.

Dès le iour du contract la proprieté eft acquife à l'acquereur qui eft fait Seigneur incommutable du fief, partant il en doit payer les droits fans plus attendre, fuppofé que le vendeur ait retenu l'ufufruit, c'eft pourquoy lorfque l'ufufruit luy retourne il ne paye aucun droit, n'eftant pas une nouvelle acquifition, & ce retrait ou reünion, & confolidation de l'ufufruit à la proprieté n'ajoûtant rien à la perfection du contract, voyez du Moulin fur l'ancienne couftume de Paris §. 30. nomb. 176.

ARTICLE CLXXXVI.

LE Seigneur feodal peut faire faifir & mettre en fa main par fon Sergent affifté de témoins le fief mouvant de luy quand il y a ouverture, & en cas d'oppofition la connoiffance doit aller pardevant le Iuge auquel elle appartient.

Quand il y a ouverture du fief par acquisition, donation, mort naturelle ou civile, profession monacale, banniffement perpetuel, ou chose semblable, le Seigneur feodal peut par un coup de maiftre ufant de fa Seigneurie directe faire faifir & mettre en fa main & en fa puiffance (ce font fynonimes) ledit fief mouvant de luy pour en jouy, & faire les fruits fiens tant & fi longuement que la faifie fub-fifte, il peut mefme faifir les arriere-fiefs du fief apres avoir faifi le fief non autrement, couftume de Sens art. 196. au cas qu'ils foient ouvers, Paris art. 54. auquel cas les arriere vaffaux luy doivent por-ter hommage, Paris art. 55. Si neantmoins il y a faifie à la requefte du vaffal, & que le vaffal ait donné fouffrance ou neceffaire au tuteur, ou volontaire au majeur arriere vaffal, le Seigneur ne peut pas faire faifir & doit entretenir ce que le vaffal a fait, generalement le Sei-gneur peut faire tout ce que le vaffal pouvoit faire, & ce qu'il fait profite au vaffal, voyez du Moulin fur l'ancienne couftume de Paris, §. 37. glofe 10. nombre 47. Il a efté iugé que le Seigneur ayant fait faifir les arriere-fiefs, & vendu le fief dominant n'eft point pre-fumé avoir vendu les profits feodaux, le contract n'en faifant point de mention expreffe, par Arreft de 1573. voyez Chopin fur Paris livre 1. tit. 2. nomb. 37.

Le Seigneur feodal.

On demande fi l'ufufruitier peut faire faifir le fief tout ainfi que le proprietaire? L'article 2. de la Couftume de Paris le veut ainfi, pourveu qu'en l'exploit de faifie le nom du proprietaire du fief foit inferé, & fommation faite au proprietaire à fa perfonne ou au fief dominant de faire faifir, & en ce cas le proprietaire ne peut pas don-ner main-levée que les droits ne foient payez, lequel article 2. s'é-tend à la doüairiere & à l'engagifte, l'ufufructier eft Procureur né du proprietaire & prefumé avoir charge de luy, & tous les droits de fief concernans l'ufufruit paffent en luy recta via, il peut intenter complainte, le patronage luy appartient, la donation de l'ufufruit doit eftre infinuée, il peut eftre decreté, voyez du Moulin au lieu ci-té §. 1. glofe 1. où il comprend les tuteurs & curateurs au nombre de ceux qui peuvent faire faifir, voyez les articles 53. 55. & 56. plus haut Gouffet fur Chaumont art. 5. Brodeau fur ledit art. 2.

Peut faire faifir.

Recte peut faire faifir, dautant que voyes de fait n'ont point de lieu
en France, Loyfel inftit. livre 6. tit. 1. nomb. 2. & le Seigneur en ce
cas doit garder les formalitez de Iuftice ne pouvant pas faifir luy-
mefme, & doit la faifie eftre faite au nom du Seigneur, & non au
nom du Procureur Fifcal, fi ce n'eft le Roy qui faffe faifir, puifqu'il
plaide par Procureur : Arreft du 14. Fevrier 1661. fuite du Journal
livre quatriéme chapitre fixiéme voyez l'article 11. du titre 24.
l'Ordonnance de 1667. il faut à cét effet prendre commiffion du Juge du Seigneur s'il en a, finon de celuy du Superieur ayant Juftice,
couftume de Blois art. 76. ou du Moulin dit qu'au deffaut de commiffion le Seigneur ne fait pas les fruits fiens, mais il ne doit point de
dommages & interefts, *fi ex iufta caufa manum injecit*, où bien du
Juge ordinaire, voyez du Moulin fur la couftume de Lodunois art. 2.
des fiefs, laquelle commiffion doit eftre particuliere au cas, & non
generale feulement, qui ne fuffit pas, finon à l'égard du Roy, & de
fon Procureur, Ordonnance de Rouffillon art. 11. la faifie doit eftre
fignifiée, autrement elle n'emporte pas la perte des fruits : Arreft de
1624. en la couft. d'Amiens, du Frefne livre 1. chap.13. c'eft comme fi
elle n'avoit pas efté faite, le Seigneur dort & le vaffal veille en ce cas,
voyez Brodeau fur Paris art. 1. nomb. 10. & fuivans, il faut qu'il en
apparoiffe par écrit, c'eft pourquoy l'on prend commiffion dit le
mefme du Moulin fur l'art. 39. de la couftume de Blois, & pour la
mefme raifon la fommation faite par l'ufufruictier au proprietaire
doit eftre fignifiée au vaffal, la fignification fe doit faire à la porte
du domicile du Fermier du vaffal fi aucun il y a, finon par appofition
de Brandon mis & delaiffé fur l'heritage faifi art. 16. de la couftume
de Lodunois titre de baffe iuftice, art. 30. de celle de Paris qui s'obferve par tout, eftant fait ailleurs qu'en lieu du fief elle eft nulle :
Arreft de 1608. du 22. Decembre, Lepreftre chap. 41. cent. 3. voyez
du Moulin au §. 1. glofe 4. nomb. 3. lieu cité, fi le fief confifte en redevance la faifie fe peut faire entre les mains du vaffal, Lepreftre *ut
fuprà*, la faifie entre les mains du fujet fe notifie au Seigneur faifi,
Lommeau livre 2. art. 9. de fes maximes.

Pour faire faifir le fief il n'eft pas neceffaire qu'il y ait commandement *dies interpellat pro homine*, du Moulin §. 1. glofe 4. nomb. 2.
audit lieu, le Seigneur qui a receu fon vaffal à foy fans referve ne
peut

peut pas faire faifir, le mefme du Moulin audit lieu glofe 9. nomb.
29. Loyfel liv. 4. tit. 3. art. 52. la raifon eft que ce qui engendre & produit la mainmife c'eft le deffaut de foy, voyez fur l'art. 189. On demande fi en faifie feodale il eft neceffaire d'établir Commiffaires, &
fi fans cela elle eft vallable ? Je réponds qu'il n'en eft pas befoin puifque la couftume n'en dit mot, le Seigneur apres la faifie peut s'emparer du fief & joüir d'iceluy par fes mains à commancer du iour de
la faifie & faire le fruits fiens. Arreft du 9. Decembre 1586. recité
par Chopin fur Anjou livre 2. partie 2. chap. 1. tit. 1. nomb. 4. Autre
du 14. Aouft 1603. recité par le Prouft fur la Couftume de Lodunois
art. 1. comment & quand hommage fe doit offrir; voyez du Moulin
comme deffus nomb. 8. glofe 4. où il dit que fi le Seigneur eft infolvable, & que les fruits foient de prix il faut établir un Commiffaire
ou fequefte, mais fi le Seigneur a une fois établi Commiffaire il ne
peut plus prendre les fruits par fes mains, voyez Coquille queft. 24.
il eft refponfable du Commiffaire foit qu'il l'ait choifi, ou bien fon
Sergent : Arreft de 1582. recité par Charondas fur Paris art. 11. voyez
du Moulin §. 6. glofe 7. nomb. 13. & Brodeau fur l'art. 11. de Paris, en
cas de faifie & de bail iudiciaire le Commiffaire ne ioüit point des
droits honorifiques, de patronage par exemple, & ils demeurent au
faifi : Arreft du 21. Juin 1610. lefdits droits ne peuvent eftre baillez
à loüage : Arreft du 9. Mars 1634. Brodeau fur Paris art. 31. nomb. 6.
s'il n'y a point de Commiffaire le Seigneur qui eft mis le fief en fa
main en joint, ce font fruits civils comme il eft dit ailleurs, voyez du
Moulin §. 37. glofe 10. nomb. 38. de l'ancienne couftume de Paris,
Charondas & Brodeau comme deffus.

La faifie feodale dure trois ans, iceux paffez elle doit eftre renou-
uellée, & pour l'avenir les Commiffaires font déchargez, couftume
de Paris art. 31. encore qu'ils ayent iouy apres les trois ans, fi ce n'eft
qu'il y ait adiudication ou procez fur la faifie, couftume de Normandie art. 3. la pourfuite vaut faifie, voyez Chopin fur Paris livre 1.
tit. 2. nomb. 19. Pitou fur Troyes art. 22. la mefme faifie feodale
prévaut à toute autre, foit qu'elle foit anterieure ou non, *antequior
patronus omni creditori*, ce n'eft point proprement une faifie c'eft plûtoft reverfion du fief, laquelle fe fait par faute de foy & hommage,
iugé par Arreft de 1639. recité par Brodeau fur Paris art. 24. nomb. 2.
voyez Charles du Moulin au §. 37. glofe 6. nomb. 8. Loyfel livre 4.
tit. 3, nomb. 27. & 28. des lieux citez : Le Seigneur n'eft pas tenu
d'attendre le decret s'il s'en fait fi bon ne luy femble, il peut depof-

feder le Commiffaire des faifies réelles ou l'obliger a rendre compte
des fruits écheus depuis la faifie réelle, ce qui a efté iugé par l'Arreft
recité plus haut, Lhommeau dit que le Commiffaire peut au lieu du
vaffal faire la foy & hommage pour avoir main-levée du fief, &
le faire vendre en fuite, c'eft au livre 2. art. 8. de fes maximes,
ce qui s'accorde avec l'article 34. de la couftume de Paris, & s'entend
en cas d'ouverture de fief de la part du faifi, foit devant ou depuis
la faifie, & non pas pour caufe de l'établiffement de Commiffaire
n'y ayant point pour ce de mutation: & le Seigneur peut choifir
de recevoir le Commiffaire ou le curateur à la fucceffion jacente
à faire la foy & hommage, ou a demander fouffrance, voyez du
Moulin §. 18. nomb. 23. audit lieu, de la preference du Seigneur du
fief faififfant & du Roy pour amende: Voyez Chopin fur Paris livre 1. tit. 2. nomb. 36. l'art. 216. plus bas, & Coquille en la queft. 21.

Le Seigneur ne peut pas faire faifir pour droits extraordinaires,
ny pour droits anciens des mutations precedentes, pour lefquels il
ne peut retenir le fief ny refufer de recevoir le vaffal à foy & hommage, du Moulin §. 1. glofe 9. nomb. 32. §. 22. nomb. 126. & fuivans; Le bois taillis eftant vendu & coupé en partie bien que non
emporté, ne peut plus eftre faifi ny les deniers du prix és mains de
l'acheteur à la Requefte du Seigneur. Arreft de 1661. fuite du Journal livre 4. chap. 6. *fructus maturi colligi incepti pro collectis haben-*
tur, & le Seigneur ne peut faifir que les fruits du fief & non pas les
meubles de fon vaffal, voyez du Moulin au lieu cité §. 1. glofe 8
nomb. 37. & fuivans.

La couftume de Sens en l'art. 183. veut que pour en frainte de faifie il foit deub amende, Brodeau fur l'art. 29. de la couftume de Paris
tient le contraire, & noftre couftume s'en taifent, il femble qu'il n'y
a point de lieu d'y établir cette rigueur.

Par fon Sergent.

Si le Seigneur n'a point de Sergent au défaut d'avoir Iuftice,
il peut faifir par un Sergent royal, voyez du Moulin fur la couftume
de Lodunois art. 2. tit. des droits de baffe-juftice.

Quand il y a ouverture.

Par les voyes qui ont efté dites, à quoy eft a ajoûter qu'en cas

de beneficier poffedant fief, l'ouverture fe fait ou par la refignation ou par la mort naturelle ou civile, en cas de refignation, le
Seigneur doit attendre que la poffeffion foit prife pour faifir, ne
pouvant pas le faire auparavant l'ouverture n'eftant pas confom-
mée, en cas de mort naturelle, le Seigneur peut faire faifir quarante jours apres le decez du titulaire fans attendre que le pourveu
per obitum ait pris poffeffion, voyez Bacquet du droit d'amortiffement chap. 55. Brodeau fur Paris art. 7. nomb. 16. à la fin fur Loüet
lettre B. nombre 13.

Le iuge auquel elle appartient.

Le Juge du fief dominant; fi la iuftice en deffaut le fiege Prefidial, qui pourtant ne peut pas iuger prefidialement, la voye la plus
douce pour fe pourvoir contre une faifie feodale nulle & tortion-
naire, c'eft l'appel avec claufe de muer l'appel en oppofition ainfi,
on ne plaidera pas devant un iuge fufpeft, voyez l'Ordonnance de
Rouffillon art. 11. où il dit ce que le vaffal doit faire en cas de
faifie de fon fief, Brodeau fur l'art. 31. nomb. 7. de la couftume
de Paris, voyez le Prouft fur Lodunois art. 2. de baffe-iuftice.

ARTICLE CLXXXVII.

Quand il y a ouverture de fief par autre
moyen que par la mort du vaffal, le Seigneur feodal peut incontinent faire faifir ledit
fief ouvert, & fi ledit vaffal fait fon devoir dedans les quarante iours de la faifie, ledit Seigneur
feodal eft tenu luy en bailler main-levée en
payant les frais de la faifie, & ou dedans ledit
temps il ne feroit fon devoir, ledit Seigneur fait les
fruits fiens depuis les quaranteiours apres ladite
faifie.

En toute mutation, volontaire, cafuelle, forcée, dimiſſion de
foy, meſme pour abſence qui fait preſumer la mort, incontinent
apres le cas arrivé le Seigneur peut uſer de ſon droit & faire ſaiſir le fief, mais le vaſſal à quarante jours pour faire ſon devoir,
dans leſquels quarante iours celuy de la ſaiſie n'eſt pas compris,
iceux paſſez & à faute de ce faire, le Seigneur fait les fruits ſiens
à commancer apres les quarante iours expiⁱez, ce qui a un effet
pareil à celuy de la couſtume de Paris, en laquelle le Seigneur fait
les fruits ſiens à commancer du iour de la ſaiſie, laquelle il ne peut
faire qu'apres les quarante iours, ſuivant l'art. 7. Ainſi en l'une &
l'autre couſtume le vaſſal à quarante iours francs, & ſi le vaſſal
vient dans les quarante iours il aura main-levée en payant les
frais, en cas d'ouverture par mort venant dans le temps il ne doit
point de frais, voyez l'article ſuivant.

Le preſent article adoucit la rigueur de quelques couſtumes qui
veulent qu'en cas de vente le Seigneur puiſſe incontinent faire ſaiſir ſans donner temps à l'acheteur de faire la foy & hommage,
voyez la couſtume de Troyes art. 28. eſquelles couſtumes les ſaiſies
faites devant les quarante iours ont eſté reprouvées & a eſté donné le temps de quarante iours, comme en cas de mort par la raiſon qu'il n'y doit point avoir de ſurpriſe entre le patron & le vaſſal: Arreſt du 25. Janvier 1617. & 23. Mars 1621. Brodeau ſur Paris art. 7. nomb. 15.

Faire les fruits ſiens.

Il n'y a que cette ſorte de ſaiſie faite pour devoirs deubs en la
mutation qui emporte la perte des fruits, ſi le Seigneur n'a titre
particulier, celle faite pour toute autre cauſe, ou bien apres les
devoirs rendus, ſçavoir apres la foy portée & les droits payées ou
offres faites valablement n'emportant point cette perte. Arreſt de
1504. pour ſaiſie faite par faute de dénombrement baillé, voyez
Charondas ſur l'art. 8. & ſuivans de la couſtume de Paris, Brodeau
ſur le 1. nomb. 13. du Moulin ſur le §. 6. gloſe 2. de l'ancienne couſtume où il dit qu'en ſaiſie par faute de dénombrement le vaſſal
peut forcer le Seigneur à luy donner un bon Commiſſaire, voyez
l'art. 42. de la couſtume de Vitry: ainſi le Seigneur procedant par
action perſonnelle ou par voye d'Arreſt du Brandon comme en
matiere cenſuelle ne fait pas les fruits ſiens, quoy qu'il faſſe ces

chofes pour devoirs non rendus, voyez le mefme du moulin au mefme lieu §. 52. glofe 1. nomb. 27.

Le Seigneur durant qu'il fait les fruits fiens ne peut pas demander le cens écheu pendant la faifie à fon vaffal, il n'eft pas tenu de rendre aucuns labours & femences encore qu'il ait efté dit le contraire en cas de relief, mais s'il chaffe le Fermier il les doit rendre, & non pas les meliorations, voyez au mefme lieu §. 1. glofe 8. & l'art. 210. plus bas, il doit les charges mefmement l'arriere-ban au mefme lieu §. 37. glofe 6. nomb. 4. & fuivans, il eft tenu d'entretenir le fief, les baftimens, étangs & autres chofes en dépendantes, voyez la loy *Ei qui* §. 2. *de petit. hæredit.* & mefme il femble qu'il doive faire faire un procez verbal de l'eftat des chofes pour s'exempter de les rendre en bon eftat, fuppofé qu'elles n'y foient pas lors qu'il eft entré en poffeffion d'icelles, ainfi que i'ay dit de la doüairiere.

ARTICLE CLXXXVIII.

ET fi l'ouverture eft par mort peut pareillement le faire incontinent faifir, mais fi le vaffal vient dedans quarante iours apres la mort faire fon devoir, audit cas luy doit eftre faite mainlevée de tous les fruits, & fans qu'il foit tenu rembourfer les frais de la faifie, & s'il n'y vient dedans les quarante iours, le Seigneur feodal fait les fruits fiens depuis les quarante iours apres la faifie, & fi doit le vaffal payer les frais d'icelle faifie.

Il y a de la dureté en ces mots (apres la mort) & il femble qu'on devoit fubftituer à ce mot de (mort) celuy de (faifie) pour égaler l'heritier au fucceffeur à autre titre conformément à l'article precedent, fe pouvant faire que la faifie eftant faite quelque temps

Selon la couſtume des lieux.

Les droits deubs par le vaſſal au Seigneur ſe payent ſelon la couſtume du fief ſervant, mais la foy & hommage & autres droits purement honoraires ſe doivent faire en la forme du fief dominant, voyez Mornac ſur la loy *ſi fundus dedilitie ediɕto*, du Moulin §.ſeptiéme nomb. 35.du lieu cité, Loyſel livre quatriéme tit. 3. nomb. 43. Arreſt de 1536. recité par Pitou ſur Troyes art. 22. des fiefs, autre de 1604. recité par Lepreſtre chap. 41. cent. 2. Louet & Brodeau lettre F. nomb. 19. lettre C. nomb. 49. l'arriere-fief ſe partage ſuivant la couſtume du lieu où il eſt aſſis, & non ſuivant celle du lieu où eſt le fief dominant: Arreſt de 1533. recité par Charondas ſur Paris art. 3. voyez l'art. 224.plus bas Pitou ſur Troyes article 22.

Lettres Royaux.

Elles ſont neceſſaires en cette Couſtume, parce que ſans icelles le vaſſal ne pourroit obtenir main-levée ny iouyr pendant le procez, comme il a eſté iugé par Arreſt du 17. Juillet 1577. raporté par Charondas, article 60. de la Couſtume de Paris, & par Louys Godet en ce lieu.

ARTICLE CXC.

SI le Seigneur feodal n'eſt ſur le lieu du fief dominant le vaſſal voulant faire foy & hommage ſe doit adreſſer au Procureur dudit Seigneur qui eſt ſur ledit lieu, & luy faire offres raiſonnables pour ledit Scigneur, & à faute de trouver aucun Procureur ayant charge dudit Seigneur, ſuffit qu'il faſſe ſes offres audit lieu Seignenrial pardevant Notaires royaux ou autres, & témoins demeurans ſur le lieu & vallent telles offres tout

ainſi

ainſi que ſi elles eſtoient faites audit Seigneur &
apres icelles ne peut iceluy Seigneur tenir le fief
ſaiſi.

Cét article eſt relatif au 177. qui porte que le vaſſal pour fief
à luy écheu en ligne collaterale ſe doit tranſporter ſur le fief dominant, & faire trois offres à ſon Seigneur feodal, & il marque
ce que le vaſſal doit faire au cas que le Seigneur ne ſe trouve pas
audit lieu.

Voulant faire foy & hommage.

Le Seigneur n'eſt pas tenu de recevoir la foy de ſon vaſſal autre
part que ſur lieu s'il ne veut, Paris art. 64. qui fait la foy & hommage doit mettre un genoüil en terre, ſi c'eſt au Roy en doit
mettre deux, avoir la teſte nüe, deſceindre ſa ceinture, oſter ſon
épée & ſes éperons, ſe baiſſer & les mains ne ſont plus neceſſaires,
couſtume de Paris au 69. obſervée preſque par tout, voyez du
Moulin ſur celle de Blois art. 34. & ſur le 12. de la vieille couſtume d'Orleans, Chopin ſur Paris livre 1. tit. 2. nomb. 4.

Suffit.

*Cum lex dicit ſufficit nihil praeterea debet ab homine requiri ex alieno
iure civili vel canonico ſive externo vel peregrino,* le meſme du
Moulin ſur l'art. 102. de Vitry.

Apres icelles ne peut, &c.

Le Seigneur ſous pretexte de foy & hommage mal-faits ne peut
pas faire ſaiſir de nouveau, voyez Brodeau ſur Paris art. 63. Pitou ſur Troyes art. 20. mais ſi le Seigneur accepte les offres &
que le vaſſal ſoit en demeure d'y ſatisfaire la ſaiſie tiendra, voyez
ſur l'art. precedent.

ARTICLE CXCI.

SI le Seigneur n'avoit Procureur ou Fermier ayant charge fur ledit lieu ledit vaffal doit faire lefdites offres audit lieu en prefence de témoins en forme que deffus à la porte dudit fief dominant s'il y a manoir & édifice, finon à la porte de l'Eglife de la Paroiffe dont eft ledit fief.

Sufficit abfente domino & eius procuratore fponfionem reipfa obtulife, fans autre ceremonie du Moulin fur la couftume de Chartres art. 14. s'il y a plufieurs fegueurs les offres faites à un d'eux trouvé fur le lieu & fief dominant avec la foy & hommage fuffifent, la foy ne fe divifant point, Lommeau livre 2. article 12. de fes maximes, en cas de decez du Seigneur, & que la veuve foit enceinte, Balde veut qu'on crée un curateur au ventre, c'eft fur la loy *finale cod. de teftamento militis.*

ARTICLE CXCII.

SI le vaffal vend ou autrement aliene l'ufufruit de fon fief iufqu'à neuf ans, n'eft deub pour raifon de tel contract aucun relief ou profit de fief, mais fi l'ufufruit eft aliené à plus long-temps ou prorogé ou renouvellé outre lefdits neuf ans fans interpofition de temps en eft deub quint ou rilief felon la nature du contract.

Les baux les plus longs font de neuf années, & s'ils excedent

ils font reputez alienation de fond, couftume de Paris art. 227.
voyez les articles 191. de la couftume de Vermandois, & 90. de celle de Rheims.

ARTICLE CXCII.

Le vaffal peut vendre & engager fon fief à faculté de rachat de trois ans fans congé de fon Seigneur feodal, & fans pour ce eftre tenu d'aucuns droits ou devoirs audit Seigneur, pourveu qu'il le rachete dans lefdits trois ans, & qu'il ne proroge ladite faculté de rachat qu'il renouvelle icelle fans interpofition de temps.

Par l'article 129. plus haut noftre Couftume veut qu'en vente d'heritage roturier à faculté de remeré, lots & ventes foient deües du iour du contract, icy elle traite plus favorablement les fiefs, & ceux qui les vendent à cette condition; voulant qu'ils n'en payent aucun droit pourveu que la vente porte le rachat dans trois ans, & que le rachat fe faffe dans ledit temps fans prorogation ny renouvellement.

Proroge.

Ce mot & celuy qui fuit (renouvelle) prefuppofent qu'il y a eu déja faculté de remeré accordée, partant ils ne condamnent pas celle qui eft octroyée hors & depuis le contract, pourveu que ce foit la premiere, & qu'elle foit donnée au temps du contract, eftant reputée eftre du contract relative à iceluy, quoy que donnée feparement, & pourveu auffi que le rachat fe faffe dans le temps ftipulé, voyez du Moulin audit lieu §. 55. glofe 1. nomb. 57. Sçavoir en cas que pendant le remeré le vendeur vienne à mourir fi les droits font deubs: Item, en engagement fimple? voyez Chopin fur Paris livre 1. tit. 2. nomb. 35. où il dit qu'en engagement l'engageant mourant les droits font deubs, parce qu'il eft

O oo ij

mort maiſtre du fief, & qu'ils ne ſont deubs en vente à rachat
la vente eſtant veritable, quoy que faite à condition, en ce cas le
Seigneur doit attendre l'évenement, Lommeau dit que l'acheteur à faculté de remeré ne peut pas faire la foy & hommage
dautant qu'il n'eſt pas Seigneur incommutable : c'eſt en ſes maximes livre 2. art. 12. voyez ce que i'ay dit ſur l'art. 150. touchant le
droit d'aiſneſſe en fief vendu a faculté de remeré.

ARTICLE CXCIV.

ET ne peut le vaſſal vendre ou donner portion
de ſon fief ne iceluy démembrer au prejudice
du Seigneur feodal, mais peut bien en iouyr iuſqu'à demiſſion de foy ſeulement, comme bailler
partie d'iceluy à cens ou à rente raiſonnable, &
ſans que pour raiſon de ce il ſoit deub au Seigneur
feodal aucun profit, en portant toutesfois par
ledit vaſſal la foy dudit cens ou rente audit Seigneur feodal, & pourveu qu'il n'y ait eu argent
débourſé pour ledit acenſement & arentement,
& où il y auroit deniers débourſez ſeroit tenu de
payer le quint deſdits deniers.

L'intereſt (que le Seigneur a) que le fief mouvant de luy ne ſoit
diviſé, & que d'un ſeul vaſſal il n'en ſoit fait pluſieurs, eſt le motif du preſent article qui ne veut pas que le vaſſal puiſſe vendre
ou donner n'y démembrer ſon fief au préjudice du Seigneur, mais
il luy permet ſeulement de s'en iouer iuſqu'à demiſſion de foy,
par exemple d'en bailler partie à cens ou rente raiſonnable, &
en portant la foy par le vaſſal du cens ou rente, ſans que pour ce
il ſoit deub au Seigneur aucun droit s'il n'y a deniers débourſez,
pourquoy luy ſera payé le quint denier.

Démembrer.

Defpecer ou defpiecer, départir, ébrancher, affoiblir, éclipfer, vendre aliener & bailler à autruy, feparer l'unité & integrité du fief, en faire plufieurs tenus également en foy du Seigneur, en faire des arriere-fiefs, couftume de Vitry art. 25. où il y a exception, au cas que le vaffal marie fes enfans & leur donne en mariage des heritages feodaux, vendre une partie de fon fief fans retenir la foy, auquel cas le vendeur n'eft plus vaffal au regard de la portion vendüe, mais l'acquereur qui fief rogne, fief perd pour la part qui eft rognée, lors il eft loifible au Seigneur de retenir par puiffance de fief, ce qui eft aliené ou baillé à rente fans retention de foy, couftume de Paris article 52. voyez du Moulin fur l'ancienne couftume §. 35. au commancement, Brodeau fur la nouvelle art. 51. & fur Louet lettre R. nomb. 26. Bacquet des francs-fiefs chap. 2. & chap. 7.

Au préjudice de fon Seigneur.

Sans le confentement de fon Seigneur, Paris article fufdit 51. voyez Chopin au mefme lieu livre 1. tit. 2.

Peut s'en iouer.

Joüer c'eft engager hypotequer en tout ou en partie, le bailler à cens iufqu'à mettre la main au bafton, c'eft-à-dire iufqu'à demiffion ou foûmiffion de foy en retenant à foy la foy, le mot (bàton) eft mis parce qu'anciennement pour figne d'inveftiture on mettoit un bafton à la main du vaffal, voyez Cujas au livre 11. titre 11. *de invefti. feudi*, & en ce cas le vaffal demeure homme de fon Seigneur, & celuy au profit duquel il a fait l'alienation eft obligé de le reconnoiftre, & ne le peut pas defavoüer pour reconnoiftre le Seigneur fuzerain Seigneur de fon vendeur, ainfi iugé par Arreft recité par le Prouft fur l'art. 4. titre de defpié, & parage de la couftume de Lodunois, s'il arrive apres l'alienation avec retention de foy de partie du fief, que le vaffal vende ce qui luy en refte, le Seigneur le peut retenir par puiffance feodale enfemble ce qui eft aliené, en payant ce qui a efté débourfé fi aucunes chofes y a, & les impenfes & meliorations utiles & neceffaires, francs, loyaux, coufts, auquel cas n'y a prefcription contre le Seigneur, *Item*, s'il arrive ouverture du reftant le Seigneur peut exploiter & faire faifir tant ledit reftant que ce qui eft aliené fi ce n'eft qu'aufdits deux cas il y ait infeodation de l'aliené, ou que le Seigneur l'ait receu par aveu, n'eftant lors rien deub, & le retrait feodal n'ayant point de lieu pour l'aliené, voyez les couftumes d'Orleans art. 6. & fuivans, de Paris art. 52. Brodeau au mefme lieu & fur Louet lettre R. nomb. 26. mais en l'alienation de portion de fief avec retention de foy le retrait feodal n'a lieu, parce qu'il n'y a point d'ouverture.

Iufqu'à démiſſion de foy.

C'eft-à-dire fans que le vaffal fe demette eu fe defaififfe de la foy, qu'il en demeure toûjours chargé & de l'hommage entierement envers le Seigneur pour luy payer fes droits aux ouvertures qui arrivent, tant du retenu que de l'aliené.

Bailler partie.

Pourveu que l'alienation n'excede les deux tiers & qu'il retienne l'autre avec la foy entiere, & quelque droit Seigneurial, domanial fur ce qu'il aliene, couftume de Paris art. 51. autrement c'eft retenir un fief en l'air dit du Moulin fur l'art. 22. de la couftume de Chartres, & en l'apoftille de l'art. 41 de l'ancienne couftume de Paris, voyez le au §. 35. de la mefme couftume, où il veut mefme qu'és couftumes qui permettent au vaffal de fe joüer de fon fief iufqu'à démiſſion de foy indiſtinctement le vaffal retienne quelque droit Seigneurial & domanial conformément audit art. 51. & ainfi a efté iugé en ladite couftume de Chartres qui donne cette permiſſion en l'art. 20. au profit de Monfieur le Duc d'Orleans contre le chapitre de Chartres qui avoit vendu un fief en retenant la foy fans retenir aucun droit domanial & Seigneurial, par Arreft du 27. Mars 1647. raperté par le commentateur de Loyfel livre 4. tit. 3. nomb. 90. *commentitie fidei retentio non prodeft* dit le mefme du Moulin au lieu cité §. 1. glofe 3. puifque le vaffal eft obligé de fervir le Seigneur à caufe de la foy & hommage qu'il luy a preftée fi la refervant il doit fe referver de quoy pouvoir rendre le service, voyez l'art. 15. de la coustume de Vitry, Chopin sur Paris livre 1. tit. 2. nomb. 6.

Seroit tenu payer, &c.

Voyez Pitou sur Troyes art. 34. du Moulin sur l'ancienne coustume d'Orleans art. 4.

ARTICLE CXCV.

EN échange fait sans soulte & sans fraude d'heritage, noble à autre heritage, noble ou roturier n'est deub quint ny requint, relief ou rachat ou autre droit feodal, ains seulement la bouche & les mains, mais s'il y avoit soulte est deub le quint denier de ladite soulte.

Cette disposition est particuliere, & contraire à celle de plusieurs coustumes nommément de Paris art. 33. qui parle indistinctement de toutes mutations.

soulte.

L'article 28. de la coustume de Lodunois au titre des rachapts porte qu'en retour de partage d'heritage, il n'y a aucune vente si le retour est fait des choses meubles de la succession, ce qui semble devoir avoir lieu parmy nous en échanges faites entre coheritiers de leurs lots, supposé que la soulte soit payée des biens de la succession, l'échange fait incontinent apres le partage des biens de la succession estant reputé le mesme que le partage comme i'ay dit ailleurs.

Sans fraude.

L'echange est reputé frauduleux si dedans l'an le permutant retire la chose échangée, & se trouve possesseur d'icelle coustume de Sens art. 227. Chaumont art. 37. la fraude en ce cas se prouve par témoins : Arrest du 20. May 1659. suite du Journal livre 2. chap. 21. l'art. 30. de la coustume de Vitry, porte que qui rachete l'heritage par luy baillé en échange dans l'an il doit quint denier de la terre qu'il a eu par échange à l'estimation de la venduë, du prix de l'autre terre qu'il auroit baillé pour ledit échange, pour les fraudes, voyez du Moulin sur l'ancienne coustume de Paris §. 23. nomb. 60. & suivans.

Autre heritage.

Les constitutions de rente là où elles sont immeubles sont comprises sous ce nom (heritage) voyez Chopin sur Paris livre 1. tit. 3. nomb. 21. aujourd'huy en consequence des Arrest & Declaration du Roy des mois de Mars & Fevrier des années 1673. & 1674. les droits sont deubs aux Seigneurs pour les échanges faits des heritages & fonds de terre, avec des constitutions de rente pour les fraudes trop frequentes.

ARTICLE CXCVI.

LE vassal ne peut constituer aucune rente sur son fief au préiudice du Seigneur feodal en maniere que ou le fief seroit ouvert par faute d'homme ou acquis au Seigneur feodal, par confiscation peut le Seigneur feodal exploiter entierement ledit fief sans estre tenu à ladite rente, sinon que telle rente eut esté par luy infeodée.

De mesme que la coustume ne veut pas que le vassal démembre son fief en le vendant ou donnant à rente avec demission ou delaissement de foy, & sans retenir la foy parce que cela porte préiudice au Seigneur, ainsi & pour la mesme raison elle ne veut

pas

pas que le vaſſal conſtituë rente ſur le fief, & en cas que le fief vienne à eſtre ouvert ou confiſqué au Seigneur elle entend qu'il ne ſoit point tenu de la rente, & qu'il prenne le fief franchement & quitement d'icelle rente, ſi ce n'eſt (ainſi qu'au cas d'alienation) que le Seigneur y ait baillé ſon conſentement par l'infeodation, aveu, ou autrement, parce qu'audit cas *volenti non fit iniuria*, où le fief ſeroit ouvert par faute d'homme, en ce cas tous les Docteurs tombent d'accord que le Seigneur qui fait ſaiſir le fief n'eſt tenu d'aucune rente conſtituée ſur ledit fief, n'y pareillement des autres charges, debtes & hypoteques provenantes du vaſſal, pour ces raiſons qu'il ſe fait reünion du fief ſervant au dominant par la nature du fief, & par une condition inherente à iceluy, eſtant le fief finy par l'ouverture, & auſſi parce que la ſaiſie bleſſe bien peu les creanciers, n'eſtant que des fruits & non pas du fond n'y de la proprieté, & n'eſtant que pour un temps, meſme que les creanciers peuvent en obtenir la main-levée en faiſant faire la foy & hommage, comme i'ay dit, voyez l'art. 28. de la couſtume de Paris.

Par confiſcation.

Pour felonnie, car autrement le fief n'appartient pas au Seigneur feodal, mais au haut-iuſticier comme il ſera dit ſur l'article 261. & meſme c'eſt l'opinion de pluſieurs conforme à celle de du Moulin ſur l'ancienne couſtume de Paris §. 13. gloſe 5. nomb. 26. qu'au cas de confiſcation pour felonie le Seigneur prend le fief avec toutes ſes charges, debtes & hypoteques diſtinguant la reünion faite du fief, en vertu du contract d'infeodation par la loy du fief (quand il y a (comme parlent aucuns) une loy établie & que la peine eſt expreſſe de retour au cas que le vaſſal y contreviennent,) de celle qui ſe fait par le fait & faute du vaſſal, voulant au premier cas que le Seigneur ne ſoit pas tenu des debtes, & au deuxiéme qu'il en ſoit tenu, Loyſeau qui eſt de ce nombre dit au livre 6. chap. 3. nomb. 11. de déguerpiſſement que ç'a eſté par erreur que les couſtumes de Chaumont art. 24. & Troyes art. 39. ont voulu le retour en cas de felonnie ſans charges de debtes, Mornac ſur la loy *ſi convenerit de pignor actione*, dit qu'un fameux Avocat ayant ſoûtenu cette opinion à l'Audience fut rebuté avec affront, voyez Louet & Brodeau lettre C. nombre 53. le meſme Brodeau ſur Paris art. 28. nomb. 4. où meſme il veut qu'au cas de

Ppp

retour par faute d'hoirs, le Seigneur foit tenu des debtes, voyez encore d'Olive livre 2. chap. 15. Coquille en la queſtion 18. & en la 38. la couſtume de Paris n'exempte le Seigneur des debtes qu'en cas de ſaiſie de fief par ouverture, art. ſuſdit 28. laquelle ſemble devoir eſtre ſuivie en la noſtre comme plus iuſte & plus favorable aux creanciers qui ſeroient autrement deçus & fruſtrez de leurs dettes legitimes, auſquelles il a eſté libre aux vaſſaux d'hypotequer leurs fiefs comme patrimoniaux, nonobſtant le preſent article, ſi ce n'eſt comme il a eſté dit qu'il y ait clauſe expreſſe de retour au cas par la conceſſion du fief : ceux qui ſont de contraire opinion ſont Pitou ſur Troyes art. 120. où il raporte l'Arreſt de Sauſey de 1574. qui a iugé pour le Seigneur feodal, Euridan ſur Vermandois art. 11. & du Pineau ſur Anjou art. 10. à la fin, ſe fondans ſur ce que le droit de retour eſt plus ancien que celuy du creancier, il y a deux autres Arreſts rendus en la couſtume d'Amiens qui ont encore iugé pour le Seigneur feodal, l'un du 19. Juillet 1631. contre les creanciers, l'autre du 10. Mars 1635. edition de 1665. contre la ſeconde femme du vaſſal dont le fils ſon heritier avoit tué ſon Seigneur, & s'agiſſoit du doüaire d'icelle femme, du Freſne livre 3. chap. 5. voyez ce que i'ay dit ſur l'article ſuivant ſur les mots (confiſque ſon fief.)

Le fief reüny à la Couronne pour crime de felonnie retourne en tel eſtat qu'il eſtoit lors de l'inveſtiture, Lommeau livre 1. art. 2. de ſes maximes.

Infeodé.

Ou donné ſon conſentement pur & ſimple lors de l'alienation ou auparavant, ce qui fait ceſſer tout prejudice & indemnité contre le Seigneur & ſes heritiers, l'aveu & denombrement ou la choſe alienée eſt compriſe comme alienée, ou le droit reſervé avec la foy ſur la choſe alienée receu ſans blaſme vaut infeodation, voyez Brodeau ſur Paris art. 52. & 59. l'aveu donné par le vaſſal & receu par le Seigneur eſt obligatoire entre l'un & l'autre, Lommeau livre 2. *ut ſuprà*, la vente par decret à la charge de la rente ne vaut pas infeodation, Brodeau *ut ſuprà* art. 28. nomb. 13.

ARTICLE CXCVII.

LE vaſſal qui commet felonnie contre ſon Seigneur confiſque le fief, & peut à cette fin le
Seigneur faire informer contre luy, le faire adiourner pardevant ſon Bailly & homme de fief,
ou pardevant le Bailly de Vermandois ou ſon
Lieutenant au lieu où eſt demeurant ledit vaſſal,
& conclure contre luy, afin de confiſcation de
fief toutes fois pendant le procez ne doit le fief
demeurer ſaiſi.

La conceſſion du fief eſt une donation dont on eſt privé pour
ingratitude, *lege his ſoiis cod. de revocandis donat.* Voyez plus bas
pour le cens, partant la peine de la felonnie eſt la confiſcation du
fief le vaſſal s'en rendant indigne, mais comme la queſtioneſt de
fait, & qu'il eſt neceſſaire de ſçavoir s'il y a felonnie, que les
peines requierent la Declaration du Juge, le fief ne ſe perdant point
ipſo iure, mais ſeulement par iugement apres connoiſſance de cauſe,
la couſtume veut qu'il ſoit informé de la felonnie par le Juge du
Seigneur ou par le Lieutenant de Vermandois qui lors eſtoit Juge
par reſſort, & ſeul Royal ordinaire dans l'étendüe d'icelle, & en
ſuite iugement rendu contre le vaſſal portant confiſcation ſur les
concluſions du Seigneur, mais cependant le fief ne demeure point
ſaiſi, comme jadis la perſonne du patron eſtoit ſacrée & inviola-
ble au libertin, ainſi celle du Seigneur la doit eſtre au vaſſal,
lege liberto ff. de obſequiis &c. Voyez du Moulin ſur le titre *de operis
libertorum*, & au Conſeil 3. Loyſel livre 6. tit. 2. inſtit.

Qui commet felonnie.

Le vaſſal deſavoüant perd le fief, qui fief dénie fief perd, &
qui a eſcient fait faux aveu, commet felonnie, qui ſciament re-

prend d'autre Seigneur feodal commet fon fief, Loyfel comme
deffus livre 4. tit. 3. art. 36. & 97. couftume de Paris art. 43. Vitry
art. 40. Sens art. 198. mais le defaveu ou defny du cens n'emporte
point de confifcation article fuf-mentionné de la couftume de Vitry, la caufe qui fait la felonnie & la confifcation en fief qui eft
la liberalité & le don gratuit, ceffant en roture qui fe donne avec
charge deniers d'entrée & profit de cenfive. Voyez Henrys livre
3. chap. 2. queft. 8. où il recite un ancien Arreft confirmatif de la
Sentence du Bailly de Foreft qui avoit condamné un tenancier a
reconnoiftre la cenfive ou redevance & payer les arrerages, finon
& à faute de ce faire la propriété & Seigneurie utile de la maifon
confolidée avec la directe pour le tout eftre converty au profit du
Seigneur directe, convenant neantmoins l'ufage eftre contraire, &
difant l'Arreft devoir eftre fuivy, ce que ie n'eftime pas devoir
eftre fait en cette couftume pour la raifon prealleguée.

Le pere ayant commis felonnie & n'ayant pas efté pourfuivy
par le Seigneur, le fils fon fucceffeur au fief ne le peut pas eftre pour
le mefme fait, fi ce n'eft que le Seigneur ait ignoré la felonnie,
voyez Gouffet fur Chaumont art. 24. Item, fi le Seigneur ne fe
plaint point de la felonnie de fon vivant, fes enfans apres fa mort
ne font pas recevables à s'en plaindre, le defaveu d'un des pro-
prietaires ne nuit pas aux autres, voyez Brodeau fur Paris art. 43.
l'Avocat qui plaide contre fon Seigneur ne s'agiffant point du fief ou
de l'homicide du Seigneur ne commet point felonnie, iugé contre
l'Archevefque de Rheims par un ancien Arreft raporté par Gallus
en fa queftion 23.

Confifqué fon fief.

Ce mot (confifque) eft impropre en ce lieu fuivant le fentiment
de plufieurs, la raifon qu'ils en donnent eft que la confifcation
eft de Iurifdiction, & qu'elle n'appartient qu'au haut-iufticier &
non au Seigneur de fief qui n'a point de haute-iuftice, le fief & la
iuftice n'ont rien de commun, ainfi le vaffal perdant fon fief pour
felonnie il ne confifque pas ledit fief: auffi quelques-uns font-ils
diftinction de la vraye confifcation dont il eft parlé plus bas en l'art.
260. & de celle-cy, difant que celle-cy n'emporte pas entierement
ny pour toûjours la perte du fief, quelquesfois pour le pere feulement, d'autres fois pour le pere & pour les enfans feulement, voyez

Mornac fur la loy 8. §. *finali de in ius vocando*, Charondas fur Paris
art. 43. En effet les Arrefts rendus fur ce fujet font differents, & felon les particularitez du fait, par celuy du dernier Decembre 1556.
s'agiffant d'un dementy fut la iouyffance du fief adiugée au Seigneur
pendant la vie du vaffal feulement, par celuy du mois d'Octobre
1553. qui eft du Parlement de Bretagne, la commife fut adiugée perpetuellement, mais il s'agiffoit d'un affaffinat commis en un Cime-
tiere : c'eft pourquoy noftre couftume renvoye la punition de la felonnie au Juge pour en arbitrer ; & en cas que le vaffal fut privé de la
iouyffance du fief pour un temps feulement ie croirois que l'art. precedent dût avoir lieu afin que le Seigneur ne fut point tenu des debtes
du vaffal, parce que les creanciers feroient hors d'intereft, le fond
leur demeurant pour fe vanger de leur deub, & s'en faire payer apres
ledit temps expiré, le beneficier ne confifque que pour luy & non pas
pour fon fucceffeur, ny le pere poffeffeur du fief pour le fils fubftitué,
ny le mary ne confifque pas la moitié appartenante à fa femme au fief
conqueft, ny la femme le fief a elle propre au préjudice du mary, &
de fon ufufruit qui defavoüe pour moitié feulement ne perd que la
moitié defavoüée, voyez le Prouft fur Lodunois art. 1. comme &
quand l'hommage fe doit offrir.

A R T I C L E CXCVIII.

AV contraire auffi fi le Seigneur commet felonnie contre fon vaffal, ledit Seigneur doit
eitre privé de la foy, hommage & fervice que
doit ledit vaffal, & doit ledit hommage retourner
au Seigneur fuzerain de celuy qui a commis ladite felonnie.

Fidelité & felonnie font reciproques entre le Seigneur & le vaffal, & comme le fief fe confifque par le vaffal ainfi la tenuë feodale par le Seigneur, Loyfel livre 4. tit. 3. nomb. 97. de fes inftituts, *correlativo um cadem eft confequentia*, quoy que par iugement
le Seigneur foit privé de la foy, hommage & fervice du vaffal,

P pp iij

neantmoins le vaſſal faiſant faute contre ſon Seigneur, & commettant felonnie ſon fief eſt confiſqué, voyez Chopin ſur Paris livre 1. tit. 2. nomb. 39. en l'apoſtille.

ARTICLE CXCXIX.

LE vaſſal eſt tenu formellement avoüer ou defavoüer le Seigneur du fief, & ne ſuffit d'avoüer le Roy ou autre Seigneur feodal encore que le fief dudit vaſſal fut arriere-fief dudit Seigneur avoüé.

Qui ne peut aliener ne peut bailler aveu n'y le recevoir, d'où vient que le tuteur ne le peut faire, ny le mineur quoy qu'âgé de vingt ans, il en faut avoir vingt-cinq s'il n'y a avis de parens homologué, voyez Loyſel livre 1. titre 4. art. 20. Brodeau ſur Paris art. 43. nomb. 19. le mary pour la meſme raiſon ne peut bailler aveu du propre de ſa femme : *Item*, l'Eccleſiaſtique ne peut pas defavoüer ſi le defaveu n'eſt decreté de ſon Superieur, & ſans le decret le defaveu n'emporte point confiſcation, le Maiſtre au traité des criées recite un Arreſt, par lequel il a eſté iugé que le defaveu fait par gens de main morte n'emporte point la perte du fief s'il n'eſt autoriſé, voyez là deſſus Bacquet d'amortiſſement chap. 58. Brodeau comme deſſus nomb. 22.

Ne ſuffit d'avoüer le Roy.

Qui avoüe le Roy ne commet pas, cela eſtant ſuffiſant, & cette maxime eſt conſtante au dire de Ricard ſur le meſme art. 43. c'eſt ſuivant le grand Couſtumier titre des délicts livre 2. Voyez Charondas ſur Paris audit art. 43. Neantmoins comme au cas du preſent article le Roy n'eſt que comme un autre Seigneur ſuzerain, qu'il n'eſt pas preſumé vouloir oſter le droit d'autruy, il ſemble que la maxime ſus-alleguée n'y a point de lieu.

ARTICLE CC.

ET auparavant que le vassal soit tenu avoüer ou desavoüer peut demander à son Seigneur de fief qu'il l'informe de ce qu'il a pardevant luy, pour verifier que ledit fief soit mouvant de luy, ce qu'il est tenu faire de bonne foy si aucune chose il en a pardevers luy & non autrement, apres toutesfois que ledit pretendu vassal aura affirmé par serment qu'il n'a aucun titre pardevers luy, par lequel il puisse estre informé que ledit fief soit mouvant dudit Seigneur.

La coustume de Paris en l'art. 44. veut que le vassal avoüe avant que de demander la communication des titres du Seigneur, ce que du Moulin desaprouve *iniquum est* (dit-il) *debent mutuò ederent dixi in consuetudine parisiensi* §.30. c'est sur l'art. 9. chap. 22. de la coustume d'Auvergne, la nostre est plus douce, & elle met d'autant plus le vassal en son tort qu'ayant eu communication des titres du Seigneur, & desavoüant il sçait ce qu'il fait, par Arrests dés 10. Decembre 1586. 12. Juin 1593. & 12. Decembre 1622. recitez par Ricard sur ledit article 44. il a esté jugé que le Seigneur n'est pas tenu faire veüe à son pretendu vassal, *secus* en censive, Brodeau au mesme lieu, les veües sont à present abrogées mesme pour censives par l'Ordonnance de 1667. titre 9.

Peut demander à son Seigneur.

Jugé que le detemteur desirant que l'heritage soit fief, & le Seigneur soûtenant le contraire, ledit detemteur n'est point tenu avoüer ou desavoüer, jusqu'à ce que le Seigneur ait justifié que l'heritage est fief, par Arrest du 20. Novembre 1574 recité par Pitou sur Troyes art. 19. voyez Chopin sur Paris liv. 1. tit. 2. n. 40. où il raporte un Arreſt du 8. Fevrier 1572. par lequel il dit avoir eſté iugé que celuy qui a acheté un heritage comme cenſuel eſt tenu d'a-voüer ou deſavoüer le Seigneur auparavant qu'il luy communique ſes titres, c'eſt pourquoy en cette matiere en couſtume de francalleu de nature où le Seigneur doit prouver ſon dire par titres, beaucoup tien-nent qu'il peut demander au detemteur qu'il ait a exhiber ſon titre avant toute choſe.

ARTICLE CCI.

Pareillement le vaſſal eſt tenu aider ſon Sei-gneur feodal des aveux & dénombremens, & autres titres communs qu'il a pardevers luy, s'il en eſt requis & s'en purger par ſerment ſi be-ſoin eſt.

L'obligation eſt mutuelle du Seigneur & du vaſſal, & du Seigneur directe & de celuy qui tient à titre d'emphiteoſe ou de cenſive de s'entrecommuniquer leurs titres & papiers, voyez du Moulin ſur le titre *de edendo codice*, Loyſel livre 4. tit. 3. nomb. 42. inſti-tuts.

ARTICLE CCII.

Quand pluſieurs Seigneurs contendent de la teneure feodale, le vaſſal n'eſt tenu d'avoüer ou deſavoüer l'un n'y l'autre, mais ſe peut faire recevoir par main ſouveraine, & en ce faiſant luy eſt faite main-levée de ſon fief en conſignant par luy le profit qu'il devoit à cauſe dudit fief, mais apres le procez vuidé & terminé eſt tenu de porter

ter la foy & hommage à celuy qui se trouve le vray Seigneur du fief dominant.

C'est icy une exception de l'article 199. qui porte que le vassal est tenu d'avoüer ou de desavoüer le Seigneur du fief, ce qu'il n'est pas tenu de faire quand deux Seigneurs de divers fiefs dominans debattent entr'eux la tenüe feodale, auquel cas le vassal doit s'avoüer vassal sans dire de qui, mais il n'est pas tenu de payer aucun droit ny profit, & l'article 218. plus bas (qui porte que le Seigneur doit plaider la main garnie) n'y a point de lieu, autre chose est quand plusieurs Seigneurs de mesme fief pretendent la tenüe, car en ce cas le vassal est quite en prestant la foy & hommage au principal des Seigneurs, & qui en possede la plus grande part au nom de tous au manoir par luy occupé, voyez les articles 23. & 24. de la coustume d'Amiens.

Si audit cas de plusieurs Seigneurs de divers fiefs dominans contendans la tenüe feodale d'un mesme fief servant il y a saisie, le vassal pour en avoir la main-levée doit se pourvoir & se faire recevoir par main souveraine, & consigner les profits, ces mots (en consignant) emportent condition & necessité, du Moulin sur l'ancienne coustume de Paris §. 42. & appeller à la consignation les Seigneurs contendans pour le plus seur, & si les droits sont incertains il doit faire les trois offres contenües en l'article 177. judiciairement, nonobstant qu'il ait payé un des Seigneurs devant le debat, auquel cas il peut sommer le Seigneur auquel il a payé de consigner pour luy, & en cas de refus consigner à ses perils & fortunes, il n'est pas obligé de consigner les droits precedens, mais y arrivant mutation il doit consigner les droits nouveaux, & apres la decision du procez il doit faire la foy & hommage au profit de celuy qui a emporté le fief quarante iours apres la signification de la Sentence ou Arrest, s'il ne les a faite, voyez l'art. 60. de Paris Brodeau audit lieu, qui soûtient que son fief est en francalleu, ou qui reconnoist un des Seigneurs, mais en autre qualité que le Seigneur ne pretend est tenu d'avoüer ou desavoüer precisement, du Moulin au lieu cité.

Se peut faire recevoir.

La reception par main souveraine est définitive, & le retrait y a lieu dans l'an, elle a lieu quand l'un pretend la mouvance, & l'autre la cenſiye, s'il y a ſaiſie le vaſſal ne fait les fruits ſiens que du iour de la reception en main ſouveraine : Arreſt de May 1567. voyez Chopin ſur Paris livre 1. tit. 2. nomb. 5, Brodeau ſur ledit art. 60. en cas de cenſive le detemteur oppoſant aura main-levée en conſignant, Gallus & du Moulin en la queſtion 14. de ce que le vaſſal doit faire pour eſtre receu par main ſouveraine, voyez l'art. 189. le Roy ayant receu aucun par main ſouveraine ne peut preſcrire la mouvance ,contre le vray Seigneur dominant quelques repriſes qui ayent eſté faites de luy par le vaſſal du fief , le titre luy eſt toûjours contraire, ledit du Moulin ſur l'ancienne couſtume de Paris §. 7.

ARTICLE CCIII.

LE vaſſal qui deſavoüe le Seigneur feodal doit avoir pendant le procez, main-levée du fief, mais s'il ſe trouve par l'iſſüe du procez qu'il ait mal deſavoüé , ledit fief & fruits d'iceluy écheus depuis le deſaveu tombent en commiſé.

Les paroles du preſent article ſemblent inſinuer qu'il n'y a point de commiſe pour deſaveu s'il n'y a iugement, & que devant le iugement définitif le vaſſal peut ſe retracter & corriger ſon deſaveu impunément, c'eſt le ſentiment de Charondas ſur l'art. 43. de la couſtume de Paris que le vaſſal peut devant que d'eſtre condamné offrir de faire la foy & hommage avec les droits, dommages & intereſts & dépens , & qu'il y doit eſtre receu, contre celuy de du Moulin au §. 30. nomb. 18. de l'ancienne couſtume, où il tient que le deſaveu fait en iugement comme ayant eſté fait ſerieuſement & avec la deliberation, meſme celuy fait hors iugement en preſence du Seigneur emporte commiſe, comme eſtant une vraye felonnie, voyez le meſme au Conſeil 3. Brodeau ſur ledit art. 43. dit bien que le deſaveu fait ſerieuſement & ſciemment ne ſe peut revoquer , mais il ajoûte pourveu qu'il ſoit fait en la matiere & ſubſtance & eſſence du fief, qu'on dénie abſolument la mouvance feodalité & ſuperiorité par l'affertion de la qualité franche, il ne fuffit pas qu'on dénie feulement quelque qualité du fief, voyez l'art. 198. de la couftume de Sens, & Theveneau fur l'Ordonnance livre 2. tit. 6. art. 1.

Doit avoir main-levée.

Couftume de Paris art. 45. mefme contre le Roy, Arreft de 1278. recité par Duluc livre 3. tit. 1. mais il n'en peut pas difpofer pendant le procez au préjudice du Seigneur ny l'hypotequer, il n'en ioüit que par provifion, & non pas comme proprietaire, voyez du Moulin *ut fuprà* §. 31. glofe 1. nomb. 9.

Ledit fief & fruits d'iceluy.

Qui fief nie & fief rogne perd fief, Lommeau livre 2. article 10. de fes maximes, Loyfel en fes inftit. livre 4. tit. 3. art. 96. ce qui s'entend pour la part du fief feulement, s'il n'y a que partie qui foit defavoüée & déniée & non pour le tout, voyez Papon livre 13. tit. 1. art. 9. le Prouft fur Lodunois art. 1. comment foy & hommage, &c. Brodeau fur Paris audit lieu nomb. 25. Lommeau au lieu cité, ce qui eft recelé frauduleufement eft acquis au Seigneur, Loyfel comme deffus art. 48. du Moulin *eodem* §. 30.

ARTICLE CCIV.

LE vaffal qui a efté receu à foy & hommage par fon Seigneur eft tenu de bailler fon dénombrement dedans quarante iours à compter du iour de fa reception, & quarante iours apres eft tenu d'aller pardevers ledit Seigneur luy de mander s'il a pour agreable ledit dénombrement, où s'il le veut debattre; & à faute de ce faire peut ledit Seigneur faifir le fief, & y établir Commiffaire, mais il ne fait les fruits fiens, ains en doit rendre compte, le Commiſſaire apres que le vaſſal aura ſatisfait à ce que deſſus.

Apres la foy & hommage faits par le vaſſal il luy convient bailler ſon dénombrement à ſon Seigneur feodal, c'eſt-à-dire ſa declaration, roolle & catalogue du fief, parce que le dénombrement fait partie de la foy & hommage; il eſt abſolument neceſſaire pour ſa perfection & conſommation, & ſe doit le dénombrement donner aux frais & dépens du vaſſal, bien qu'en d'autres cas il ſe donne aux dépens du Seigneur, ainſi par Sentence du Preſidial de Châlons du 4. Juin 1662. fut dit entre les anciens Fermiers de l'Abbaye de ſaint Pierre au Mont dudit Châlons qui eſtoient obligez & condamnez de faire faire un papier terrier à l'Abbé, & les particuliers tenanciers que les Declarations deſdits tenanciers ſeroient faites aux dépens deſdits Fermiers.

Son dénombrement.

En forme probante & authentique en parchemin, paſſé pardevant deux Notaires ou Tabellions, ou un Notaire ou Tabellion en preſence de deux témoins, qu'il ſoit ſcellé, & ait la marque de l'autorité publique certaine & indubitable : Arreſt de 1641. Brodeau ſur Paris art. 8. voyez du Moulin au lieu cité §. 5. au commancement, le Veſt, Arreſt 88. chaque choſe y doit eſtre par le menu du Moulin *codem.*

Dedans quarante iours.

Naturels, comptés favorablement & non pas de moment en moment, *lege moræ ff. de feriis :* Arreſt du 2. Avril 1573. autre du 8. Juin 1577. autre du 5. Janvier 1572. Charondas ſur Paris art. 8. du iour de la reception à foy & hommage iceluy non compris : Arreſt de 1573. Charondas *ut ſuprà*, art. 11. Brodeau ſur ledit article 8. & s'il y a fraude & recelé le recelé ſera perdu pour le vaſſal, Loyſel inſtit. livre 3. tit. 3. art. 49. ce qui ne ſe doit pas prendre à la rigueur le recelé devant pour ce eſtre volontaire & non par ſimple omiſſion, auquel cas on peut ajoûter au dénombrement meſme apres iugement ſur le blâme ſans que pour ce la proprieté en ſoit perdüe, s'il n'y a deſaveu formel, voyez l'art. 40. de la couſtume de Melun.

A faute d'eftre le dénombrement donné dans les quarante iours, le Seigneur peut faire faifir le fief, & iceluy venant à mourir dans le temps fon fucceffeur le peut faire dans le mefme-temps, bien qu'il n'ait pas fait publier & fignifier qu'il eft le Seigneur, fuivant l'art. 219. plus bas, & apres la publication faite, il peut encore faire faifir de fon chef, fans qu'une des faifies empefche l'autre, voyez Brodeau comme deffus art. 65. nombres 15. & 16. le dénombrement peut eftre baillé par le vaffal qui a fait les foy, hommages & offres raifonnables devant les quarante iours, couftume de Paris art. 11.

Quand il y a mutation de Seigneur, il n'y a point d'obligation de donner aveu ou dénombrement, mais feulement de donner copie de celuy qui a efté donné auparavant, parce que c'eft une piece commune, voyez l'art. 223. le Seigneur ne peut contraindre le vaffal à luy fournir aveu plus d'une fois, Loyfel livre 4. tit. 3. art. 48. voyez l'article 7. de la couftume d'Anjou du Moulin fur la couftume du Maine article 8.

Et quarante iours apres, &c.

Quarante iours apres que le vaffal a donné fon dénombrement, il eft obligé d'aller vers fon Seigneur luy demander s'il a pour agreable ledit dénombrement où s'il le veut debattre, & au defaut foit de donner le dénombrement, foit d'aller vers le Seigneur luy demander fi le dénombrement luy eft agreable, le Seigneur peut faire faifir le fief fans faire les fruits fiens, comme il a efté dit, la faifie en ce cas n'eftant qu'un empefchement de jouyffance : La Couftume de Paris en l'article 10. ufe de ces mots (aller, ou envoyer querir le blafme) mais ce mot (aller) & celuy de l'article fuivant (retourner) femblent infinuer que le vaffal y doit aller en perfonne, Brodeau dit qu'il en doit eftre fait ainfi en toute couftume qui ufe du mot (blandir) qui marque que le vaffal doit aller chercher fon Seigneur, & partant y aller en perfonne.

Eftablir Commiffaire.

A faute de ce, la faifie eft nulle, ce qui n'a point de lieu en la faifie faite à faute de foy & hommage & devoirs payez, auquel cas il n'eft pas befoin d'établir Commiffaire comme il a efté dit plus haut, la difference eft que la faifie pour foy & hommage donne les fruits au Seigneur dont il ne rend point de compte, ce qu'il eſt obligé de faire en la ſaiſie par faute de dénombrement, pour cette raiſon au dernier cas le Commiſſaire peut eſtre debatu par le vaſſal, & il doit jouyr par ſes mains ſans faire de bail iudiciaire ny autre, & le Seigneur demeure ſon garend, mais un creancier du vaſſal ne le peut pas inquieter tant que le dénombrement ſoit donné ſon établiſſement depoſſedant le vaſſal.

Il ne fait les fruits ſiens.

Il ne nomme point au patronage, Arreſt de 1574. recité par Charondas & par Brodeau ſur Paris art. 9. & 11. Voyez ledit article 9. & le 197. de la Couſtume de Sens, le 42. de celle de Vitry touchant leſdits fruits, les couſtumes de Troyes art. 30. & de Chaumont art. 19. veulent qu'apres l'an de la ſaiſie ſignifiée, ſi le dénombrement n'eſt baillé le Seigneur faſſe les fruits ſiens, & ce par droit ſingulier, l'uſufruitier par faute de dénombrement baillé ne peut pas faire ſaiſir, parce que le dénombrement regarde le fond, & la proprieté.

ARTICLE CCV.

SI le vaſſal retourne pardevers ſon Seigneur feodal quarante iours apres qu'il aura laiſſé ſon dénombrement, & le Seigneur le debat eſt tenu ledit dénombrement pour receu.

Quelques-uns ſont d'opinion que le dénombrement n'eſt pas tenu pour receu s'il n'y a ſommation & aſſignation au Seigneur, pour voir eſtre dit qu'à faute d'avoir blaſmé le dénombrement il ſera receu, Voyez Pontanus ſur la couſtume de Blois art. 17. où il dit qu'il en va autrement au regard de la foy, auquel cas les offres equipollent à foy & ſont valables *ipſo iure*, Brodeau ſur l'article 10. de la couſtume de Paris, & du Moulin ſur l'ancienne §. 44. mais Charondas ſur l'article 8. combat fort cette opinion fondé ſur la regle vulgaire *quod tempore permiſſum eſt poſt tempus videtur prohibitum,*

ARTICLE CCVI.

lege statu liberum §. 1. *de legatis* 2. difant que le temps donné expreffément & precifément par la couftume doit eftre fatal, & n'en doit pas eftre receu d'autre, & que de le faire ce feroit renverfer la difpofition de la couftume, à quoy on peut ajoûter que la condition du Seigneur & du vaffal doit eftre égale, & que comme apres les quarante iours par faute de bailler le dénombrement par le vaffal, & d'aller vers fon Seigneur demander s'il l'a pour agreable, le Seigneur peut faire faifir pour punir le vaffal de fa demeure, de mefme en punition de la demeure du Seigneur qui pendant les quarante iours n'a rien dit contre le dénombrement, le dénombrement doit eftre receu; neantmoins la premiere opinion prevaut, & eft fuivie par Louys Godet en ce lieu, & en effet il y a difparité d'intereft, & celuy du Seigneur eft trop grand pour le priver de la faculté de purger fa demeure & de faire remplir par le vaffal le dénombrement défectueux, le dénombrement baillé fertde confeffion contre celuy qui le baille, mais il ne préjudice point à autruy, Loyfel livre 4. tit. 3. voyez Lepreftre chap. 117. cent. 3. du Moulin §. 5. & 6. au lieu cité, le papier terrier n'oblige qu'en ce qui eft de la reconnoiffance, voyez Henrys livre 3. queft. 13.

ARTICLE CCVI·

OV le Seigneur de fief aura blafmé aucuns articles du dénombrement feulement, & n'aura blafmé les autres, le vaffal aura main-levée des articles paffez fans blafme, demeurans la faifie pour les autres articles blafmez à la charge des dommages & interefts.

C'eft l'opinion de plufieurs que cette difpofition du droit commun eft exorbitante, la faifie devant ceffer apres le dénombrement donné, fauf au Seigneur la commife en cas de dénombrement frauduleux & de defaveu temeraire, voyez du Moulin au §. 44. cité plus haut nomb. 15. & fuivans, Loyfel audit lieu art. 44. & fuivans, il y Arreft contraire au prefent article, Gouffet fur Chaumont art. 19.

Pitou fur Troyes en l'art. 41. en raporte un contraire à celuy-cy. Le mefme Pitou en l'art. 30. en raporte un autre qui a iugé que le Seigneur n'eſt pas tenu d'avoüer ou defavoüer formellement le vaſſal de certaines pieces de fon dénombrement, & fut par ledit Arreſt en deboutant le vaſſal de fa demande ordonné qu'il donneroit fon dénombrement par tenans & boutans.

A la charge de dommages & inttreſs.

Ainſi le vaſſal eſt dedommagé, & comme ce qui eſt mal-fait eſt reputé non fait, & que devant le dénombrement donné, & à faute de le donner la faiſie eſt permiſe, ainſi il n'eſt pas hors de raiſon qu'elle ſubſiſte, pour ce qui eſt en diſcord & ſoûtenu mal donné en dénombtement, ce qui iuſtifie noſtre article.

ARTICLE CCVII.

LA faiſie feodale faite pour pluſieurs cauſes coniointement ou diviſémcnt, cumme pour hommage non fait, droits & devoirs non faits & non payez, & dénombrement non baillé eſt valable, pourveu que pour une d'icelles cauſes elle ſe puiſſe ſoûtenir encore que le vaſſal ait ſatisfait à aucunes d'icelles.

D'où s'enſuit que le Seigneur peut accumuler faiſie ſur faiſie, & la deuxiéme ne couvre n'y n'abſoibe pas la premiere, toutesfois ſi la premiere eſt iniurieuſe il n'eſt pas permis au Seigneur de proceder par faiſie nouvelle pour iuſte cauſe, que la premiere n'ait eſté revoquée, & le vaſſal refaiſi, Brodeau ſur Paris art. 65. nomb. 16. apres du Moulin.

ARTICLE

ARTICLE CCVIII.

LE Seigneur de fief n'est tenu recevoir en foy & hommage gens d'Eglise, Marguilliers, Administrateurs d'Eglise, & autres gens de main-morte pour fiefs par eux achetez, à eux donnez ou leguez à leur profit esdites qualitez si bon ne luy semble, mais les peut contraindre de mettre ledit fief hors de leurs mains, & s'ils ne le font dedans an & iour peut saisir lesdits fiefs, & faire les fruits siens, sinon que lesdits fiefs fussent amortis par le Roy, auquel cas doit avoir indemnité pour ledit amortissement avec homme vivant & mourant que font tenus bailler lesdits gens d'Eglise, par le decez duquel est deub profit & relief.

Comme les communautez Ecclesiastiques & autres ne payent aucuns droits de fief lors qu'elles en possedent, n'y ayant point d'ouvertures ausdits fiefs ou bien rarement le Seigneur a interest que de telles gens ne possedent point de fiefs en sa mouvance : c'est pourquoy la coustume luy permet au cas que telles gens achetent des fiefs où qu'il leur en soit donné ou legué de les contraindre de mettre leursdits fiefs hors de leurs mains, & s'ils ne le font pas dans l'an & iour le Seigneur peut faire saisir le fief & faire les fruits siens iusqu'à ce qu'ils l'ayent fait, quelques coustumes disent que le Seigneur doit leur faire commandement, d'autres usent du mot (injonction) Sens art. 184. Loudun att. 1. tit. d'indemnité : Que si les fiefs sont amortis par le Roy, les Seigneurs ne peuvent pas contraindre les gens de main-morte de mettre les fiefs hors de leurs mains, mais leur est deub indemnité pour l'amortissement & homme vivant & mourant.

Rrr

Amortis.

L'amortiſſement eſt une rehabilitation des gens de Mainmorte pour poſſeder des biens par grace ſpeciale du Roy qui peut ſeul à mortir, & ne le fait que ſauf le droit d'autruy, d'où vient le droit d'indemnité, & pareillement celuy d'homme vivant & mourant, voyez Mornac ſur la loy *ſancimus cod. de ſacros. Eccleſiis*, Lommeau en ſes maximes livre 1. art. 19. Loyſel en ſes inſtit. livre 1. tit. 1. art. 58. Bacquet d'amortiſſement chap. 53. d'Olive livre 2. chap. 12. & 13.

L'amortiſſement de ce qui eſt tenu du Roy immediatement s'eſtime ordinairement à la valeur du tiers de la choſe, ce qui eſt tenu mediatement s'eſtime moins à cauſe qu'il y a indemnité, quelques fois au cinq ou ſeptiéme ſelon la couſtume, Loyſel article 59. L'amortiſſement non plus que le francalleu n'empeſche pas que les gens de Mainmorte ne ſoient tenus de donner au Seigneur declaration des heritages qu'ils tiennent en ſa mouvance ou en ſa cenſive, Loyſel livre 4. tit. 3. art. 66. & 67. il ne ſe preſcrit point contre le Roy, meſme par cent ans, Bacquet comme deſſus chap. 60. nomb. 5. Lommeau livre 1. art. 19. dit que la contrainte de faire vuider par gens de Mainmorte leurs mains du fief ſe preſcrit contre le Roy par quarante ans.

On demande en cas de donation d'une terre feodale à gens de Mainmorte; ſi l'heritier du donateur eſt obligé de faire amortir la choſe donnée, & en payer les droits d'indemnité? On diſtingue des donations entre-vifs & des teſtamentaires, & en l'un & l'autre cas ſi elles ſont gratuites ou onereuſes, pour celles entre-vifs, gratuités ou onereuſes, l'opinion generale eſt au premier cas de don entre-vifs que l'heritier n'eſt pas tenu d'amortir, ſi le contract ne l'oblige à ce faire expreſſement iugé pour l'heritier contre les Minimes de Nijon donataires en Fevrier 1642. du Freſne livre 3. chap. 36. voyez du Pineau ſur Anjou art. 37. Brodeau ſur Louet lettre A. nomb. 12. où il en recite un Arreſt de 1643. du mois de Mars, & en voicy la raiſon que les contracts ſont de droit eſtoit, & ne doivent pas eſtre étendus, & cette autre que les donataires qui ſont preſens & acceptans ont agreé la donation en la forme qu'elle eſt, & ne ſont plus recevables a demander choſe nouvelle pour quelque pretexte que ce ſoit y ayans deub pour voir, pour leſquelles raiſons

plufieurs eftiment auffi qu'en donation onereufe entre-vifs, l'heritier ny le donnateur ne font pas tenus faire amortir l'heritage
donné ny pour ce payer aucun droit d'indemnité, ce qui eft tres-
iufte, voyez Brodeau comme deffus, du Pineau pareillement art. 37.
pour les donations à caufe de mort & teftamentaires gratuites ou
onereufes; Premierement pour les gratuites, c'eft l'opinion de du
Frefne que l'heritier du teftateur les doit faire amortir, par la raifon que *plenius interpretamur voluntates defuncti & teftantis*, Brodeau
incline à ce fentiment de du Moulin que l'heritier n'eft point tenu
de faire amortir, fi le teftament ne le porte expreffement, voyez-
le fur la queft. 91. de Gallus où le mefme Gallus dit qu'il faut confiderer en ce cas l'intention du teftateur; il y a deux Arrefts differens fur ce fujet dans Bacquet au lieu cité chap. 63. l'un du 22. Mars
1558. rendu contre l'heritier au profit d'un Hofpital, & depuis en
eft intervenu un pareil du 4. Decembre 1637. fondé fur ladite raifon
qu'on doit interpreter largement les volontez des teftateurs, il eft
dans la fuite du Journal livre 1. chap. 27. l'autre defdits deux Arrefts
recitez par Bacquet eft du 13. Juillet 1593. pour & à la décharge de
l'heritier contre des Marguillers, voyez ledit du Pineau où il dit que
les Arrefts, par lefquels les heritiers ont efté condamnez ont efté
rendus fur des particularitez, & quand les legataires ont peu de chofe de refte du don apres les frais de l'amortiffement & autres payez,
& que cela ne doit point avoir lieu fi les heritiers font pauvres,
& Bacquet audit lieu où il dit qu'il faut avoir égard à la qualité
du teftateur, aux biens qu'il a laiffez, quels font fes heritiers,
& fi ce qu'il a donné eft fief ou roture, parce qu'il eft deub en fief,
indemnité & homme vivant & mourant, & aux rotures indemnité
feulement, fur lefquelles confiderations ledit Arreft de 1593. a efté
rendu au profit des heritiers, & pour les difficultez qui furviennent
aux cas cy-deffuf-mentionez, le mefme Bacquet eft de fentiment qu'il
feroit à propos que les Notaires en inftrumentant inftruififfent les
donateurs ou teftateurs de l'obligation des gens de Mainmorte, de
s'amortir & payer lefdits droits, afin que les donateurs & teftateurs
declaraffent leur volonté, ce qui eft a fouhaiter, voyez Mornac fur
ladite loy *fancimus*: Quant à moy pour les legs gratuits i'eftimerois
que l'heritier ne doit point faire amortir la chofe donnée, n'y ayant
nulle obligation audit cas à l'égard du teftateur, ce qu'il donne ne luy
devoit pas eftre à charge ny à fon heritier, fi ce n'eft qu'il paroiffe
que le teftateur l'a voulu ainfi: & pour les legs onereux qui ne por-

tent point de pure liberalité, ie crois que l'heritier doit faire amortir la chose leguée & payer les droits : La volonté du testateur paroissant assez estre telle par la condition & la charge apposée au legs qui ne pouroit pas avoir son effet sans l'amortissement, qui partant fait une des charges du testament.

Indemnité.

L'indemnité se donne pour la perte que fait le Seigneur des quints & requints deubs en cas de vente qui ne se fera plus à l'avenir , le fief estant rendu inalienable, à quoy ce me semble il faut aioûter la perte du droit de desherance qui s'esteint pareillement par la transmission du fief à gens de Mainmorte, ce qui cause qu'y ayant deux Seigneurs dont le fief depend, l'un ayant la haute-iustice & l'autre la mouvance le droit d'indemnité se partage entr'eux , voyez Bacquet au chap. 53. du lieu cité , & ce qui suit, l'indemnité se donne encore en cas de roture pour dédommager le Seigneur de la perte qu'il fait des lots & ventes pour l'avenir , elle est du tiers denier en fief & du quart en roture outre l'homme vivant & mourant, au dire de Louys Godet en ce lieu , l'art. 7. de la coustume de Sens l'a fait de trois années du revenu , ou du sixiéme denier au choix de l'acquereur.

L'alienation se faisant d'un fief par gens de Mainmorte au profit d'autres gens de Mainmorte, l'indemnité est deüe de nouveau : La premiere estant personnelle, & non transmissible, Loysel livre 1. tit. 1. article 67. Lommeau livre 1. chap. 2. art. 9. Bacquet au lieu cité. Arrest de 1587. autre de 1663. suite du Journal livre 5. chap. 27. il y en a un different, mais il y a bien du particulier , voyez du Fresne livre 6. chap. 22. Terre sortant de Mainmorte rentre en la subjection de feodalité ou de censive ; par la raison cy-dessus-mentionnée que l'amortissement est personel, Loysel art. 68. estant sortie de Mainmorte, par exemple par bail emphiteotique le preneur paye les droits, y estant retournée elle y rentre sans payemens de droits , parce qu'elle retourne à son premier estat : Il a esté iugé par Arrest du 19. Aoust 1619. qu'y ayant deux Seigneurs differens d'un fief l'un haut-iusticier, l'autre feodal ils doivent partager l'indemnité y ayant tous deux interest, la desherance & la confiscation appartenans au haut iusticier, voyez Brodeau sur Paris art. 167. i'en ay déja parlé plus haut.

Homme vivant & mourant.

Quelques couftumes ajoûtent (confifquant) mais ce mot ne doit pas eftre fupple é en cette couftume qui exempte tacitement les gens de Mainmorte de la confifcation, & fpecialement les gens d'Eglife, parce que l'Eglife ne peut pas faillir, & la raifon ne veut pas que pour le crime d'autruy elle foit privée de fon doüaire, & que la for-faiture d'un particulier qui portera le nom d'homme vivant & mourant faffe perdre & évanoüyr la fondation des fidelles, qui en mourant fe font propofé de laiffer aux fiecles a venir des marques immortelle de leur pieté.

L'homme vivant& mourant fe donne afin que le Seigneur feodal foit payé de fon droit de relief, c'eft pourquoy apres la mort de l'homme vivant & mourant les gens de Mainmorte font tenus d'en donner un autre, & comme le relief eft different des quint & requint, l'un eftant deub pour vente, l'autre pour mort, l'indemnité fe donnant pour la vente il n'eft pas hors de propos ny de raifon que l'homme vivant & mourant foit donné outre l'indemnité, autrement le Seigneur ne feroit pas entierement fatisfait n'y dédommagé, d'où ie concluds contre le fentiment de quelques uns qu'en cas de fief l'indemnité ne fuffit pas, mais qu'il faut encore l'homme vivant & mourant, *fecus* en roture où il n'eft rien deub pour la mutation par mort, partant eft deub indemnité feulement : on peut ftipuler en payant l'indemnité la décharge de l'homme vivant & mourant en ftipulant la décharge de l'hommage & des droits de relief, ou bien par le contract d'acquifition que le vendeur en acquitera, Lommeau *ut fuprà*, l'homme vivant & mourant fe faifant Religieux ou eftant mort civilement n'eft deub aucun droit, parce que le droit n'eft deub qu'en cas de mort naturelle, Arreft de 1612. en cas d'entrée en Religion, du Frefne livre 3. chap. 51. voyez le Prouft fur Lodunois art. 2. d'indemnité.

On demande fi la preftation d'homme vivant & mourant, & d'indemnité fe prefcrivent ? La preftation d'homme qui implique celle de foy & hommage non plus que la foy ne fe prefcrit point; Mais l'indemnité fe prefcrit au fentiment de plufieurs par trente ans contre le Seigneur feculier, & par quarante contre le Seigneur Ecclefiaftique, ou plûtoft contre l'Eglife comme i'ay dit ailleurs, par la raifon qu'en roture l'indemnité tient lieu de lots & ventes &

en fief des quints & requints qui fe prefcrivent art. 12. de la couftume de Paris, & elle n'a rien de commun avec la foy hommage. Arreft de Touloufe recitez par d'Olive livre 2. chap. 12. autres recitez par Brodeau fur Louet lettre D. nomb. 53. Si ce n'eft à l'égard du Roy contre qui l'indemnité ne fe prefcrit point, voyez l'art. 184. de la couftume de Sens : Toutesfois d'autres veulent que l'indemnité ne fe prefcrive point contre le Seigneur non plus que la foy & hommage, & l'homme vivant & mourant, comme eftant la raifon pareille, voyez Bacquet d'amortiffement chap. 60. Mornac fur la loy *Sancimus cod. de facros. Ecclefiis* : On peut dire pour foûtenir le dernier fentiment qu'il y a bien de la difference entre le quint ou les lots & ventes, & l'indemnité les premiers eftans droits cafuels & patroniers qui ne bleffent point le fond en fe prefcrivant, & n'empefchent point le cas arrivant qu'ils ne foient deubs, & le fecond regardant le fond & l'avenir dont la prefcription emporte la perte du droit pour toûjours.

ARTICLE CCIX.

LE pareil doit eftre gardé aux terres roturieres & tenües en cenfive d'un Seigneur foncier, pour lefquelles ledit Seigneur foncier peut contraindre lefdits gens d'Eglife d'en vuider leurs mains fi elles ne font amortie, & où elles auroient efté amortie par le Roy en doit avoir indemnité.

Il y a difference entre le fief & la roture alienez à gens de Mainmorte, en ce que pour le premier il eft deub au Seigneur feodal homme vivant & mourant pour rendre les foy & hommage, & payer les droits en cas de mort, & l'indemnité pour recompenfe des quints & requints perdus, & pour le deuxiéme eft deub feulement au Seigneur foncier l'indemnité pour fes lots & ventes qu'il perd, voyez d'Olive au livre cité, Bacquet de mefme où ils difent que le Seigneur cenfier au cas du prefent article ne peut pretendre que l'indemnité ou bien l'homme vivant & mourant

& non pas tous les deux. Ledit fieur d'Olive recite un Arreft qui a iugé que de penfion annuelle pour obit à prendre fur une maifon eft deub. indemnité, comme eftant les lots & ventes diminuées, il eft du 15. May 1628.

ARTICLE CCX.

L E Seigneur tenant le fief de fon vaffal faifi, & faifant les fruits fiens en doit iouyr par raifon, & comme bon pere de famille fans couper les bois de haute-fuftaye, ny bois-taillis, ny pécher les étangs finon à leur faifon & temps convenables, doit repeupler les viviers, & s'y conduire fans rien dégafter ny endommager ledit vaffal.

Voyez l'Ordonnance de Philippe le Bel articles 3. 4. & 5. & la couftume de Paris art. 1. & 56. où il eft ajoûté que fi le fief eft donné à loüage pour le tout ou pour partie fans fraude, le Seigneur fe doit contenter de la redevance de ce qui eft loüé, & pour le furplus il le peut exploiter par fes mains en rendant les labours & femences de ce qu'il exploite, lefquelles paroles (en randant) ne s'entendent qu'apres la recolte fuivant le dire de Brodeau fur Louet lettre R. nomb. 34. & ainfi a efté iugé *important actum futurum non conditionem*, du Moulin fur l'ancienne couftume de Paris §. 1. glofe 2. nomb. 1. §. 13. glofe 2. du Frefne livre 5. chap. 43. fi le Seigneur ne recueille point de fruits à caufe de la fterilité il ne rendra point de labours & femences, le mefme du Moulin §. 56. nomb. 3. & fuivans, fi le Fermier a payé par avance il payera derechef, ou laiffera iouyr le Seigneur, Coquille inftit. tit. 5. voyez l'art. 193. de la couftume de Sens pour le cas de loüage, il a efté iugé contre la Dame d'Eftampes qu'au cas de cét article le vaffal ne peut pas eftre chaffé de la maifon, mais le Seigneur peut feulement fe fervir des greniers & des celliers pour mettre les fruits, Chopin fur Paris livre 1. tit. 2. nomb.

4. voyez l'art. 58. de ladite couſtume de Paris, & le 414. de celle d'Anjou : Par autre Arreſt de 1660. il a eſté dit que le Fermier du vaſſal ayant eſté évincé pour cauſe de relief ou rachat il en iouyront une autre année , Louet & Brodeau lettre R. nomb. 43. pour pareille éviction ne ſont deubs dommages & intereſts , comme ne venans point de la loy commune à tous , le Prouſt ſur Lodunois au lieu cité.

Sans couper les bois de haute-fuſtaye.

Le Seigneur ne les peut couper encore que le vaſſal en ait coupé. Arreſt de 1553. le Roy meſme ne peut degrader les bois , voyez Pitou ſur Troyes art. 3.

Sinon à leur ſaiſon.

Donc ſi la coupe ou la peſche vient à faire durant la ſaiſie, le Seigneur la fera & en profitera ſeul , bien qu'en relief le partage en ſoit fait , voyez l'art. 177. au mot (revenu) & Louys Godet en ce lieu.

ARTICLE CCXI.

LE vaſſal peut iouyr & uſer de ſon fief ſans méprendre, encore qu'il n'ait fait la foy & hommage , ſinon que le Seigneur feodal y ait fait mettre ſa main; mais par quelque temps qu'il en iouyſſe ne preſcrit la foy & hommage contre le Seigneur, ny pareillement ledit Seigneur le fief à l'encontre de luy quelque temps qu'il le trouve ſaiſi à faute d'homme.

Quand le Seigneur dort le vaſſal veille , mais quelque-temps que le Seigneur ait dormy & laiſſé couler ſans contraindre le vaſ-ſal de luy faire la foy & hommage pour la ſaiſie du fief, le vaſſal ne

peut

peut pas prefcrire la foy & hommage, n'eftant qu'ufufruitier & comme Fermier du Seigneur, poffédant au nom d'iceluy & non pas au fien, voyez du Moulin au Confeil 3. Expilly au plaidoyer 27. pareillement par quelque temps que le Seigneur pofféde le fief du vaffal en confequence de l'ouverture & commife par faute de foy & de payer les droits, il ne peut pas prefcrire le fief contre le vaffal qui eft toûjours receu à faire fes devoirs, & rentrer au fief commis, la raifon eft que le Seigneur en cela eft gardien & depofitaire du fief, & ne peut pas changer ny intervertir la caufe de la poffeffion, *lege* 8. *de ufufructu*, mais le vaffal qui veut rentrer & contefter au Seigneur la prefcription doit faire apparoir de la faifie.

Il eft a remarquer que tant que le Seigneur poffede le fief à faute d'hoir, il le peut prefcrire, voyez du Moulin fur la couftume de Tours art. 23. & fur celle de Blois art. 37. Brodeau fur Paris art. 12. nomb. 3. & l'art. 94. plus haut : *Item*, qu'en tout autre cas que celuy de la faifie feodale le vaffal peut prefcrire contre le Seigneur, eftant étranger à ce regard, la qualité de vaffal ne luy nuifant point, *lege ad inuidiam eod. de his quæ vi*, voyez Brodeau comme deffus nomb. 7. voyez encore Cujas au livre 1. des fiefs tit. dernier, où il eft dit que le vaffal ayant reconnu un autre Seigneur qu'il croyoit eftre le fien & veritable, & contracté avec luy de bonne foy peut prefcrire contre le vray Seigneur.

ARTICLE CCXII.

Ombien que l'hommage ne fe puiffe prefcrire fi eft-ce que le profit écheu, & qui eft deub au Seigneur fe peut prefcrire par l'efpace de trente ans.

Tous droits cafuels & momentanez & devoirs qui ne font partie integrante & homogenée du fief, & reffemblent aux fruits naturels & induftriaux fe prefcrivent par trente ans contre le Seigneur feculier, & mefme contre les Ecclefiaftiques comme appartenans aux beneficiers & non à leurs fucceffeurs ny au benefice, comme il dit ailleurs, voyez de Moulin fur l'art. 31. de la couftume de Bourbonnois, & l'art. 12. de la couftume de Paris, mais pour l'indemnité il faut quarante ans, couftume de Sens, art. 184. la difference dudit droit & des autres cafuels, eft qu'il regarde le fond & les fucceffeurs & eft donné pour les dédommager, voyez fur l'article 147. De cette prefcription de trente ans, il s'enfuit que le Seigneur pour pareils droits ne peut pas apres ledit temps faire faifir le fief, mais il le peut faire par faute de foy & hommage, & il gagne les fruits tant que la faifie dure, le tiers acquereur prefcrit lefdits droits par dix ans : Arreft du 15. Fevrier 1647. Brodeau & Ricard, fur ledit art. 12.

ARTICLE CCXIII.

LE Seigneur feodal peut fi bon luy femble recevoir à un fief tenu de luy tous les vaffaux qui fe prefentent, & de chacun d'eux prendre fes droits, & s'il fe trouve qu'aucun d'eux ny ait droit & en foit evincé par procez ou autrement, ledit Seigneur n'eft tenu de reftituer ce qu'il avoit receu, finon qu'il y eut iufte & probable caufe d'erreur.

Le prefent article s'entend de ceux qui fe prefentent & payent de leur gré & fans contrainte, & non pas de ceux qui payent forcément, & enfuite de faifire, ou qui ont payé avec proteftations de recouvrer, ou par erreur iufte & probable, du Moulin §. 22. nombre 100. de l'ancienne couftume ce Paris, Loyfel livre 4. tit. 3. nomb. 40. de fes inftit.

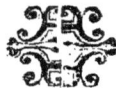

ARTICLE CCXIV.

ET celuy qui a obtenu ledit fief par Sentence est tenu de le relever, encore que celuy qui a fuccombé au procez ait relevé ledit fief, & ce fans reftitution, compenfation ny diminution de droit de relief qui auroit efté payé, finon au cas d'erreur probable, comme deffus.

C'eft icy une confirmation ou continuation du precedent article le payement fait volontairement par le pretendu vaffal ne profitant pas au vaffal veritable, qui eft nonobftant iceluy obligé de payer, finon en cas d'erreur iufte & probable du premier payeur, lequel audit cas n'eft pas reputé avoir payé volontairement, *errantis nullus confenfus*, partant fon payement doit profiter à l'autre qui l'en doit rembourfer, où bien le Seigneur s'il fe fait payer de celuy qui a emporté le fief, ne luy eftant deub qu'un feul droit pour les deux inveftitures, voyez le mefme du Moulin au lieu cité nomb. 33.

ARTICLE CCXV.

LE Seigneur feodal ne differe fi bon luy femble a recevoir aucun vaffal à fon fief pour oppofition ou appellation qui pourroit eftre faite par autre pretendant droit en iceluy, & fuffit qu'il declare qu'il n'entend prejudicier au droit d'autruy.

Du Moulin condamne telle couftume comme *fordide*, auffi

l'ancienne pratique de Champagne estoit-elle contraire, comme a remarqué Louys Godet en ce lieu.

ARTICLE CCXVI.

LA saisie du Seigneur de fief est plus privilegiée que toutes autres, soit qu'elle fut faite au procez possessoire entre plusieurs eux pretendans possesseurs d'un fief, ou pour autre cause, & doit preceder.

La raison de cette disposition est que la saisie feodale est fondée sur un droit ancien, foncier, & de proprieté originaire ayant sa source de la premiere concession du fief, le Seigneur pendant icelle incorpore & reünit la Seigneurie utile avec la directe, en iouyr comme maistre & proprietaire du fief, voyez Coquille en sa quest.21.Loysel au lieu cité art.27.& suivans,voyez ce que i'ay dit sur l'art.186. és mots(peut faire saisir.)

ARTICLE CCXVII.

N'Est tenu le Seigneur recevoir en foy & hommage le vassal par Procureur si bon ne luy semble, s'il n'y à cause legitime, toutesfois ou le Seigneur feodal auroit commis Procureur pour recevoir en hommage son vassal, ledit vassal n'est tenu faire l'hommage en personne audit Procureur, mais en ce cas le peut faire par Procureur si bon luy semble.

Es coustumes qui veulent que le vassal fasse la foy & hommage en personne sans distinction, il n'est pas necessaire que le Seigneur foit prefent en perfonne & il y peut commettre, mais le Seigneur ne doit pas commettre en ce cas un homme de neant & de baffe condition, Coquille fur Nivernois art. 1. tit. des fiefs, voyez l'article 200.

S'il n'y a caufe legitime.

Il a efté iugé par Arreft qu'un procez entre le Seigneur & le vaffal n'eft pas caufe legitime ny excufe recevable, l'Arreft du 24. Fevrier 1652. Henrys livre 3. queftion 1. tome 2. s'il y avoit inimitié capitale il faudroit choifir un lieu non fufpect ou faire la foy & hommage devant le Iuge Royal.

ARTICLE CCXVIII.

LE Seigneur feodal ne doit plaider défaifi pour quelque oppofition ou appellation que faffe le vaffal, mais doit ledit fief demeurer faifi pendant le procez, finon qu'il fut defavoüé formellement Seigneur.

Selon noftre article il n'y a que le defaveu formel qui empefche la faifie comme il eft porté par le 203, plus haut, auquel cas le vaffal n'eft pas tenu bailler caution pour avoir main-levée de la faifie, finon qu'il y eut Sentence au profit du Seigneur & appel par le vaffal, mais il faut que ce defaveu, foit formé par perfonne capable, Paris art. 45 Brodeau *eodem*: Le Seigneur plaide de faifi au cas de l'art. 202. voyez-le.

ARTICLE CCXIX.

QVand par fucceffion, mariage, achat, ou autrement vient nouvel Seigneur en quelque

Comté, Baronnie ou autre seigneurie il loist audit nouvel Seigneur contraindre les vassaux tenans fiefs desdites Seigneuries de luy faire & porter la foy & hommage, combien qu'ils ayent relevé & payé droiture de son predecesseur en leur
faisant faire commandement par proclamations
publiques ou significations particulieres à chacun
d'eux de comparoir dedans quarante iours ou autre iour certain qui ne doit estre plus brief que
de quarante iours au lieu du fief dominant, où il
entend tenir ses hommages, & là luy porter &
renouveller la foy & hommage de leurs fiefs.

Vn nouveau Seigneur peut contraindre & sommer ses vassaux
de venir à la foy qui est ce qu'on dit à tous Seigneurs tous honneurs, mais l'ancien vassal ne doit que la bouche & les mains,
secus des nouveaux, à l'égard desquels les formalitez de nostre article ne sont pas necessaires, & le Seigneur nouveau peut faire saisir directement le fief comme eut fait l'ancien Seigneur en cas
d'ouverture, du Moulin sur l'ancienne coustume de Paris §. 47.
Pour faire faire les sommations & publications, le Seigneur doit
estre âgé au moins de vingt ans qui est l'âge auquel on peut rendre
& recevoir la foy & hommage, mais au cas que le Seigneur n'ait
pas atteint l'âge de vingt-cinq ans, il se doit faire assister de son
tuteur selon la doctrine du mesme du Moulin : Les sommations &
significations doivent estre faites au domicile du vassal à sa personne
s'il a domicile & qu'on le puisse trouver, & au deffaut de ce doivent
estre faites publications, pourquoy faire le Seigneur qui n'a point de
Iustice doit demander permission au Seigneur haut iusticier, voyez
l'art. 67. de la coustume de Paris, Brodeau en ce lieu nomb. 5.

Au lieu du fief dominant.

Voyez l'art.64. de la couftume de Paris,il eft a remarquer que ce devoir eft plus réel que perfonnel, c'eft une efpece de fervitude deuës par le vaffal à la charge & au Seigneur à caufe d'elle, *ut Domino loci dominantis non ratione fua perfonæ*, auffi le vaffal ne peut-il eftre contraint de rendre fes devoirs en autre lieu, voyez les couftumes de Berry art. 20. *hoc titulo*, & Bourbonnois art. 378. du Moulin audit §. 45. Coquille fur Nivernois art. 1. *hoc titulo*.

ARTICLE CCXX.

ET font tenus les vaffaux y comparoir & fe trouver en perfonne s'ils n'ont exeufe legitime & raifonnable, & pourveu que ledit Seigneur y foit en perfonne, & s'il y eft par Procureur ne font tenus y eftre en perfonne, mais par Procureur fpecialement fondé encore que lefdits vaffaux fuffent fur les lieux.

Il faut ioindre cét article avec le 217. l'un en l'autre reglans les 187.188.190.& 191.qui femblent dire que le vaffal doit faire & rendre les devoirs en perfonne, ce qui eft limité par les deux fufdits, au cas que le Seigneur y foit auffi en perfonne : Quelques couftumes veulent que le vaffal rende les droits en perfonne, Paris art. 67. d'autres permettent indiftinctement de les rendre par Procureur, Chauny art. 105. la noftre tempere la trop grande rigueur des unes & la trop grande indulgence des autres,afin que tout foit reciproque, comme il doit eftre en cas de fief dont la nature eft d'avoir relation entre les fuppofts, dont il dépend, le Seigneur & le vaffal, mais le Procureur doit eftre capable non mineur d'ans, *Idoneus nec minus fidelis*.

S'ils n'ont excusé.

Les excuses se divisent en perpetuelles & en momentanées, voyez du Moulin au §. 49. de l'ancienne coustume de Paris où il dit qu'en cas d'excuse perpetuelle , le Seigneur doit recevoir le Procureur du vassal à la foy , en l'autre cas il doit aussi le recevoir à foy ou donner souffrance iusqu'à ce que l'excuse cesse , voyez 217. plus haut.

ARTICLE CCXXI.

A Faute de satisfaire par ledit vassal à ce que dessus , il est loisible audit Seigneur feodal de faire faisir , & tenir le fief saisi iusqu'à ce qu'il ait fait son devoir.

Voyez l'article suivant.

ARTICLE CCXXII.

ET si dans les quarante iours apres ladite saisie faite par le Seigneur, iceux vassaux ne comparent & ne font foy & hommage les fruits de leurs fiefs tombent en pure perte, depuis lesdits quarante iours passez au profit dudit Seigneur, mais s'ils comparent & font l'hommage dedans lesdits quarante iours main-levée leur doit estre baillée de leursdits fiefs , & les fruits rendus en payant les frais de la saisie , sinon qu'il fut deub audit

Seigneur

Seigneur quelque droit de relief pour lequel il
deub tenir ledit fief faifi.

Cét article eft conforme au 187. qui parle de l'ouverture du
fief autrement que par mort, & de la faifie faite en fuite, laquelle a de pareils effets que celle du prefent article, voyez audit lieu.

ARTICLE CCXXIII.

APres que les vaffaux ont comparu & fait
la foy & hommage, ledit nouvel Seigneur
doit avoir délay compétant pour voir leurs titres
adveus & dénombremens, & pour en advifer
avec fon confeil & fes offres veües, & fçavoir s'il
eft tenu de les recevoir en la forme & maniere
qu'ils les prefentent.

Il eft dit plus haut que le Seigneur ne peut contraindre fon
vaffal de bailler aveu plus d'une fois en fa vie, & que le vaffal
n'eft pas obligé de le bailler quand il y a mutation de Seigneur,
mais feulement d'en bailler copie.

ARTICLE CCXXIV.

LE fief fervant fe gouverne felon la couftume
du lieu où il eft affis, & non felon la couftume où eft affis le fief dominant.

Voyez ce que i'ay dit fur l'art. 189. és mots (felon la couftume du lieu)
& fur le 231. és mots (pardevant le Juge) & du Moulin fur Paris §. 7.
nomb. 32. pour fçavoir fi le rachat eft deub il faut fuivre la couftume
du fief fervant, Arreft recité par Gouffet fur Chaumont art. 16.

Ttt

De Retraict Lignager & Feodal.

A TICLE CCXXV.

QVand aucun a vendu fon heritage propre
& naiſſant a perſonne étrange du coſté &
ligne dont eſt venu ledit heritage, le parent & lignager dudit vendeur du coſté & ligne le peut
retraire par proximité de lignage dedans l'an &
iour en rembourſant l'acheteur du ſort principal
& loyaux couſtuments.

Il y a de trois ſortes de retraits, le conventionnel, le lignager
& le Seigneurial, quelques-uns en reconnoiſſent un quatriéme
qu'ils appellent le retraict de bien-ſeance, le retraict Seigneurial
ſe diviſe en retraict feodal, & en retraict cenſuel, en cette couſtume il n'eſt parlé que du retraict lignager (qui comprend le retrait
de my-denier) & du feodal, le preſent article eſt un ſommaire
de ce qui eſt dit par la ſuite du retraict lignager.

A vendu.

Tranſporté par contract de vente ou acte equipollent à vente
où il y a deniers débourſez, & meubles baillez ou promis eſtre
baillez, voyez l'article 396. de la couſtume de Bourbonnois, ſoit
que le meuble ſoit eſtimé ou qui ne le ſoit pas, du Moulin ſur
l'ancienne couſtume de Paris ſ. 13. gloſe 5. nomb. 49. ſi le propre
eſt donné en payement ou en recompenſe de ſomme de deniers
art. 59. de la couſtume de Sens, Beraut ſur l'art. 452. de la couſtume
de Normandie recite un Arreſt qui a iugé que le retraict avoit lieu
en vente d'heritage à charge d'acquiter les debtes & rentes dont
il eſtoit chargé, & un autre qui a iugé qu'il n'avoit point de lieu
pour un fief donné à la fille en payement de ſa dot vingt ans
apres le contract de mariage, voyez ce que i'ay dit ſur l'article 125.

plus haut,& un autre qui a iugé que le retraiƈt feodal avoit lieu en
vente d'une maiſon vendüe à la charge de l'aliener. L'heritage
donné à rente rachetable eſt ſujet a retraiƈt, Paris art. 137. Arreſt
recité par Pitou ſur Troyes art. 144. Si le retraiƈt a lieu en échange
d'heritage avec une conſtitution de rente, voyez ce que i'ay dit
ſur l'article 145. il a eſté iugé en la couſtume de Normandie où le
retraiƈt a lieu pour l'échange avec une rente conſtituée que l'é-
change eſtant pour partie d'une rente conſtituée, & pour partie d'u-
ne rente fonciere le retraiƈt auroit lieu pour le tout, Beraut au lieu cité : Le retraiƈt n'a point de lieu en rente faite pour le public : Arreſt
du 15. Aouſt 1571. Beraut comme deſſus, Brodeau ſur Paris art. 129.
ny en tranſaƈtion pourveu que le poſſeſſeur ne ſoit point dépoſſédé,
ſecus s'il eſt depoſſedé, & qu'un autre prenne l'heritage moyennant deniers, couſtume de Normandie art. 467. ny en donation à
charge de nourir par la raiſon que le donateur a choiſi l'induſtrie du
donataire, & ne voudroit pas eſtre noury par un autre, article 125. de
la couſtume de Vitry : Arreſt du 5. Aouſt 1610. Beraut au lieu cité art.
452. où il raporte un autre Arreſt du 26. Juin 1612. qui a iugé que
l'adiudicataire n'ayant pas conſigné & ayant vendu la choſe le retraiƈt ny avoit lieu, parce que le vendeur n'avoit rien en la choſe,
voyez. Vn particulier ayant vendu une ſienne maiſon aux Religieux
de ſainte Geneviéve à Paris moyennant mil livres comptans,
& une penſion de quatre cens cinquante livres ſa vie durant &
deux autres penſions de cent livres à chacun de ſes pere & ſœur,
il a eſté iugé qu'elle pouvoit eſtre retraite par Arreſt de 1657. ſuité
du Journal livre 1. chap. 19.

Son propre heritage.

Et rente fonciere art. 129. de la couſtume de Paris, & non
rente volante où il ne peut y avoir d'affeƈtion & ne ſont que des
hypoteques, du Moulin des uſures queſt. 25. nomb. 352. couſtume
d'Orleans art. 363. voyez ſur l'article 255. plus bas, cens, rentes, ſervitudes & autres droits incorporels couſtume de Melun art. 129.
ſucceſſion ou partie d'icelle poſé qu'il n'y ait que meubles, Sedan
art. 243. voyez Grimaudet des retraits livre 4. chap. 21. Brodeau
ſur Paris art. 144. où il eſt de contraire ſentiment pour l'univerſité
de meubles : Quant à la vente des meubles particuliers le retraiƈt
n'a point de lieu, Paris art. ſuſdit 144. Sedan art. 241. où eſt ajoûté

la vente d'ufufruit fi la vente n'en eft faite avec le fond, auquel cas le plus digne attire le moins digne, couftume d'An ou art. 361. titre 17. Loudun art. 32. tit. 13. ou que le meuble foit precieux en fucceffion de gens de qualité, fuivant l'opinion de quelques-uns, entre lefquels font Loyfel en fes inftituts livre 3. tit. 5. art. 25. & Mornac fur la loy 37. *de evictionibus* qui eft contredite par Chopin fur Paris livre 1. tit. 1. nomb. 32. Brodeau au mefme lieu art. 144. Tiraqueau & Beraut : Par cette raifon plaufible que le retraict eftant odieux il ne doit pas eftre étendu d'un cas à un autre, laquelle opinion derniere eft confirmée par ces mots (heritage propre & de naiffant.)

Le retraict n'a point de lieu en vente d'ufufruit, Paris art. 142. Rheims art. 226. Loyfel *ut fuprà*, il n'a point de lieu en vente de dixmes infeodées faite au profit de l'Eglife, parce qu'en ce cas elles retournent à leur fource, voyez Lepreftre chap. 13. ny en vente de bois de haute-fuftaye fi le fond n'eft vendu incontinent apres, auquel cas le lignager peut en empefcher la coupe, & conferver le tout par le retraict. Arreft de 1552. Papon livre 11. tit. 7. Arreft 17. Robert livre 3. chap. 9. articles 65. & 66. de la couftume de Sens, ny en vente du Moulin fur Bateau s'il n'y a mouvance, du Pineau fur Anjou art. 346. Beraut fur Normandie art. 452. voyez ce que i'ay dit parlant des lots & ventes, ny en vente d'office qui cy que domanial & hereditaire, iugé par deux Arrefts l'un pour un office de Greffier du Confeil, l'autre pour un office de Notaire : autres des 29. Juillet 1611. & 7. Fevrier 1619. Beraut comme deffus ou eft encore recité un Arreft de Decembre 1590. qui a iugé que le retraict feodal a lieu en vente de maifon a enlever, bien que ledit Beraut foit de contraire fentiment.

• Naißant. •

Ce mot s'entend de l'acqueft qui a fait fouche par fucceffion directe ou collaterale, voyez fur l'art. 66. ou par donation fucceffive fuivant l'art. 117. & non pas du propre conventionnel, ny de l'heritage à ce qui a des deniers ftipulez propres s'il n'a fait fouche, voyez Theveneau fur l'Ordonnance livre 2. tit. 16. art. 1. s'il a lieu en conftitution de rente, voyez plus bas.

La couftume de Vitry en l'art. 126. ajoûte à ce mot naiffant ceux cy (& ligne,) ou le commentateur dit que ce mot (ligne) n'eft pas fynonimé avec celuy de (naiffant) & qu'il veut dire autre chofe, fçavoir un heritage écheu de pere au fils, & non de frere au frere, & cite du

Moulin fur la couftume de Berry art. 5. convenant neantmoins que
là ou ce mot de(ligne) n'eft pas en fuite de celuy de(naiffant) avec la
particule (&) le retraict a lieu en vente de l'heritage acquis par le
frere écheu à fon frere par luy vendu fuivant l'Arreft recité plus bas ;
Mais ces mots dudit article 226. (qu'il foit lignager du vendeur du
cofté & ligne dont luy eftoit venu l'heritage) femblent deftruire
cette opinion.

A perfonne étranger.

Donc fi l'acheteur eft lignager il n'y a point de retraict, Loyfel
livre 3. tit. 5. art. 9. de fes inftit. Arreft du 21. Janvier 1625. en la
couftume de Boulonnois qui ne porte point de telles paroles, voyez
du Frefne livre 1. chapitre 36. Autre de 1659. en la couftume de
Rheims recité plus bas.

D'où eft venu l'heritage.

J'ay dit fur les articles 85. & 86. que pour fucceder au propre il
faut eftre parent du deffunt du cofté de l'acquereur qui premier a
mis l'heritage en la ligne, i'en dis autant pour le retraict y ayant pareille raifon, les retraicts alans de mefme pied que les fucceffions,
ainfi qu'il eft dit en l'article 156. de la couftume de Troyes, & la
noftre le voulant ainfi, fe fervant des mefmes paroles pour les retraicts que pour les fucceffions, & rapportant les mefmes exemples
aux articles 86. & 235. de l'heritage acquis par le pere qui a fait fouche au fils auquel l'oncle paternel fuccede, & pareillement il le peut
retraire en cas qu'il foit vendu par le fils comme eftant parent du
cofté de l'acquereur qui fut fon frere, & pour la mefme raifon le frere ayant vendu l'heritage à luy écheu par le decez de fon frere, &
acquis par luy, ou le neveu l'acqueft de fon oncle à luy écheu, il
y a retraict, comme il a efté iugé par Arreft du 7. Juillet 1633. recité
par Ricard fur Paris, voyez ce que i'ay dit fur l'article 235. & fur le
86. és mots (acquis par le pere) *Item* fur le 117.

Le parent & lignager.

Ces mots ne font pas fynonimes, & fignifient diverfes chofes, il ne
fuffit pas d'eftre parent pour retraire, mais il faut encore eftre lignager.

& que ces deux qualitez concourent. Le frere uterin eſt parent de ſon frere, & il n'eſt pas lignager du coſté du pere, & partant il ne peut pas retraire l'heritage venant de ce coſté-là, non plus qu'il ne peut pas ſucceder regulierement, voyez du Moulin ſur la queſt. 87. de Gallus, ie viens de dire que les retraits vont d'un meſme pied que les ſucceſſions, & la couſtume de Paris autoriſe mon dire en l'art. 158. qui porte que qui n'eſt pas habile à ſucceder ne peut retraire, & cela a lieu indiſtinctement à l'égard des baſtards qui ne peuvent ny retraire ny ſucceder, *neque gentem neque lineam norunt,* Paris audit lieu Troyes art. 155. toutesfois il eſt certain que ſucceder & retraire ne vont pas toûjours de meſme pied, bien qu'il ſoit toûjours vray que qui n'eſt pas capable de ſucceder ne peut pas retraire, c'eſt-à-dire que l'un, ſçavoir le ſucceder comprend plus que l'autre & s'étend plus loin que le retraire, le premier eſt acquiſitoire & favorable, le deuxiéme eſt ſeulement conſervatoire & odieux, ainſi l'on peut ſucceder de ſi loin que ce ſoit qu'on ſoit parent, & pour retraire il ne faut pas eſtre éloigné de plus de ſix degrés & au plus de ſept, ſuivant les couſt. de Sens art. 46. Normandie art. 453, Bar 159. pareillement ſans que l'on ſoit de la ligne en certain cas on peut ſuceder au propre, & l'on ne peut retraire ſans en eſtre, voyez Brodeau ſur Paris art. 129. il y a Arreſt du 20. Fevrier 1659. par lequel il a eſté iugé que le retrayant n'eſt pas obligé de cotter ſon degré de parenté en la couſtume de Vitry entre Henrys & Jaquier, il eſt du 20. Fevrier 1655. tant que celuy qui n'eſt pas en ligne a des enfans qui ſont en ligne retraict n'a lieu, voire la ſeule eſperance d'avoir des enfans par le lien du mariage conſerve le droit de la ligne, mais tous les enfans eſtans decedez & l'eſperance faillie, il y a lieu au retraict dans l'an & iour du dernier decedé, Loyſel inſtit. livre 3. tit. 5. art. 29. & ſuivans, l'art. 251. plus bas, l'article 223. de la couſtume de Rheims porte que le mary peut retraire l'heritage propre de ſa femme ſans elle, à quoy du Moulin ajoûte ces mots (& ce malgré-elle) c'eſt-à-dire qu'il le peut faire ſans ſa procuration : Mais elle doit eſtre en cauſe dautant que c'eſt de ſon chef, du moins le mary doit dans l'an declarer que l'offre qu'il a faite eſt pour ſa femme : Arreſt du 11. Mars 1614. par autre Arreſt recité par du Pineau ſur la couſtume d'Anjou art. 346. il a eſté iugé que le retraict fait par la femme mineure d'un heritage vendu par ſon pere & par ſon mary, & elle engage pour partie de ſon mariage, bien que le mary ne fut point en cauſe pour l'autoriſer eſtoit valable,

le mary vendeur ne pouvant agir avec elle : il eſt a remarquer que
toute declaration & correction de demande , & de qualité en matiere de retraiſt doit eſtre faite dans l'an & iour, iugé par Arreſt
du 3. Mars 1603. Brodeau ſur Paris art. ſuſdit 129. nomb. 18.

Le peut retraire.

Anciennement devant que le retraiſt lignager fut étably il
n'eſtoit pas permis de vendre ſon propre ſans le conſentement
de ſes parens qui avoient action pour faire ceſſer la vente , &
la revoquer apres le decez du vendeur, encore aujourd'huy le retraiſt eſt tellement favorable qu'on ne peut pas faire convenance au prejudice d'iceluy , Loyſel inſtit. livre 3. tit. 5. art. 34. &
c'eſt le ſentiment de Tiraqueau §. 1. gloſe 1. nomb. 60. *hoc titulo* ,
voyez Pitou ſur Troyes art. 144. où il recite un Arreſt de 1296.
qui a iugé que la promeſſe de ne pas retraire eſt valable, & Brodeau ſur Paris article 133. à la fin.

On demande ſi le retrayant peut ſe departir de ſon action apres
qu'elle eſt intentée , la deciſion eſt qu'il le peut iuſqu'à ce qu'il y
ait iugement, mais s'il y a iugement ou conſentement preſté par le
deffendeur il ne peut ſe départir , voyez du Moulin ſur la couſtume de Bourdeaux art. 7. & Mornac ſur la loy 39. *cod. de Epiſcopis
& clericis.*

Qui eſt preſent au contract de vente & le ſigne comme témoin peut retraire la choſe vendüe encore qu'il n'ait fait ny reſerve n'y proteſtation , mais s'il eſt vendeur ſolidaire & garend,
ou ſi ayant part à la choſe il a vendu conjointement avec un autre , s'il eſt vendeur *quoquo modo* du tout ou de partie , volontairement ou forcément par decret, il ne peut retirer la part de
l'autre , *improbé rem à ſe diſtractam conatur evincere , lege vendi-
cantem de victionibus* . Arreſt de 1609. autre de 1622. contre les
heritiers beneficiaires, voyez du Moulin ſur l'ancienne couſtume
de Paris §. 13. gloſe 1. nomb. 11. & ſuivans, & §. 14. nomb. 3. où
il dit que celuy qui ſeulement a cautioné où qui s'eſt obligé à la
garentie, pourveu qu'il n'ait point ſpecialement promis de ne point
retraire il le peut faire , & Brodeau ſur la novvelle art. 21. Chopin là meſme livre 2. tit. 6. nomb. 23. & 24. où il raporte un Arreſt
du 26. May 1600. qui a iugé que le retraiſt avoit lieu, de l'acqueſt
écheu à l'heritier beneficiaire vendu ſur luy , voyez ſur l'article
253. plus bas.

Le retraict ne se peut ceder art. 24. titre des retraicts lignagers de la coustume de Lodunois. 494. de celle de Normandie : Arrest de 1556. qui l'a jugé ainsi, & condamné le cedant & cessionnaire à ausmoner, le Proust sur ladite coustume, la coustume de Tours article 181. ajoûte soit que l'action soit intentée ou non, mais le retraict se peut ceder à un lignagér : Arrest du 21. Janvier 1625. en la coustume de Boulonnois qui prefere le plus proche, recité par Brodeau comme dessus, la raison pour laquelle le retraict lignager ne se peut pas ceder à un étranger est que c'est un droit personnel *ius ad rem non ius in re*, il n'y a rien en iceluy de foncier, mais le Seigneur peut ceder la retenüe feodal comme estant droit foncier à son égard, mesme l'Ecclesiastique le peut ceder, Loysel instit. livre 13. tit. 5. art. 7. voyez plus bas.

Proximité de lignage.

De là vient que l'exheredé peut retraire l'heritage vendu par le pere ou par la mere qui l'a exheredé, *quia non ut hæres sed ut filius*, voyez la loy sixiéme *de religiosis, &c.* sic de la fille dotée & excluse de la succession par son contract de mariage, icy la maxime (qui ne peut succeder ne peut retraire) faut.

Dedans l'an & iour.

La coustume de Tours en l'article 153. explique merveilleusement bien ces paroles, en disant l'an & iour est entendu que si la possession est prise le premier iour du mois, l'adjournement doit estre donné le premier iour de l'an revolu, parce que le iour du contract est compté dans l'an, *in odiosis dies computatur in termino*, & comme un an n'a pas deux iours semblables (exemples deux premiers iours de Iuin) il s'ensuit que le contract estant passé le premier Iuin, le iour donné avec l'an sera le premier Iuin de l'an suivant, ainsi Louys Godet en ce lieu & Brodeau sur Paris art. 129. l'interpretent, à quoy les Arrests sont conformes par celuy de 1586. rendu en la coustume de Paris recité par Pitou sur celle de Troyes art. 144. le retrayant qui fut débouté avoit fait assigner l'acquereur le dix-huit Novembre, & l'ensaisinement du contract estoit du dix-sept du mesme mois de l'année precedente, & par l'Arrest du 31. May 1650. recité par du Fresne livre 6. chap. 9.

l'adjournement

l'adjournement en retraict avoit esté donné le 28. Avril,& le contract passé le 27. du mesme mois de l'an precedent, & le retrayant fut débouté bien qu'il alleguast que l'an estoit bissextil, & qu'il eut un iour de bon les deux iours du bissexte ne luy ayans esté comptez que pour un : & neantmoins il ne venoit par dans l'an & iour, & dans le temps de la coustume qui estoit celle de Chaumont, voyez Beraut sur Normandie art. 452. le commentateur de Loysel raporte un Arrest de 1656. rendu en la Coustume de Berry, par lequel il a esté dit que le iour du contract ne seroit pas compté, *in termino*, ce qui ne doit point estre tiré à consequence en cette coustume dautant que ladite coustume de Berry en l'article 1. titre 14. dit simplement que l'action de retraict doit estre intentée dans les quarante iours, & ainsi il y a eu lieu de ne pas compter le iour du contract, afin que le retrayant eust les quarante iours complets, & nostre coustume & ses semblables n'ont donné l'an & iour qu'afin que le retrayant eut l'an complet, c'est pourquoy il n'y a rien a ajoûter comme aux coustumes qui ne donnent pas l'an & iour, mais seulement quelques iours precis & par nombre.

En matiere de retraict dit Loysel au lieu cité plus haut nomb. ou article 50. quasi toûjours l'an & le iour s'entendent depuis un Soleil levé iusqu'à Soleil couché, Gousset sur Chaumont art. 112. en dit autant, le Proust sur Lodunois dit avoir veu iuger en la coustume de Poictou que l'assignation donnée & offres faites le dernier iour à quatre heure du soir aux plus courts iours, le Soleil estant couché n'estoit pas valable, c'est sur l'article 1. *hoc titulo* sur la fin, Tronçon sur Paris art. 129. recite un Arrest de 1602. du 7. Septembre qui a infirmé la Sentence du Prevost de Paris qui avoit iugé bonne & valable l'assignation donnée en retraict sur les sept à huit heures du soir en Janvier, voyez Brodeau sur ledit article 129. & ce que i'ay dit sur les articles 231.& 234. plus bas.

Es choses adjugées par decret l'an & iour commencent a courir du iour de la Sentence d'adiudication & non pas de l'Arrest qui l'a confirmée: Arrest du 14. Janvier 1617. Brodeau *eodem* art.149. n. 4. autre de 1622. voyez Chopin sur Paris livre 2. tit. 6. nombre 2. où il recite un Arrest de 1550. qui est contraire, en decret fait en suite d'un contract l'an & iour courent du iour du contract : Arrest de 1617. recité par Brodeau au mesme art. 250. nomb. 16. c'est le mesme que ie vient de reciter.

Vuu

En cas de procez entre le vendeur & l'acquereur pour la chose venduë, le vendeur refufant de s'en défaifir, fçavoir fi l'an &
iour courent du iour du côtract,où s'ils courent feulement du iour que
l'acheteur a emporté gain de caufe? voyez du Moulin fur l'ancienne couftume de Paris §. 42. nomb. 32. où il dit qu'en cas pareil les
quarante iours pour le retraict feodal courent du iour du contract
contre le Seigneur, Mornac fur ladite loy 14. en dit autant pour
le retraict lignager, comme il a efté dit qu'en retraict les declarations, changemens de libel & autres chofes femblables fe doivent
faire dans l'an, finon l'inftance eft perimée art. 499. de la couftume de Normandie: Arreft du 3. Avril 1571. autre du 9. Juillet
1605. de mefme y ayant Sentence contre le retrayant il doit en in-
terjetter appel dans l'an: Arreft du 18. Avril 1608. Beraut fur
ledit art. 499. Brodeau *ut fuprà*: Mais y ayant conteftation l'inftance dure autant que les autres inftances, & ne fe perime que par
trois ans: Arreft du 19. Janvier 1589. recité par Ricard fur Paris,
& fi l'affignation eft donnée pardevant iuge incompetent, l'action
dure pendant l'année à commancer du iour de l'exploit qui a interrompu la prefcription, mais la conteftation fur l'incompetence
ne proroge point l'action: Arreft du 1. Juillet 1627. du Frefne livre 1. chap. 129. Eft a remarquer qu'il y a cifference entre le retraict feodal & lignager, quant à la péremption de l'inftance la
peremption au premier n'ayant lieu que comme aux inftances ordinaires, Arreft de 1612. Brodeau fur Loüet lettre P. nomb. 2.
On demande en cas de vente faite par un mineur à charge de
ratifier, ou par le mary du propre de fa femme a charge de la
faire ratifier, & de ratification faite en fuite, de quel iour courent
l'an & iour, ou du iour de la vente ou du iour de la ratification? Ie répons qu'au premier cas, fçavoir de vente faite par le
mineur a charge qu'il ratifiera l'an & iour courent du iour de la vente, ainfi a efté iugé par l'Arreft du premier Iuin 1585. recité
par Robert au livre 4. chap. 17. & par Mornac fur la loy *fi fundus
de pignorat, actione* où il en a oublié la principale circonftance
qui eft la procuration de la femme mineure dont ie parleray cy-
apres, & c'eft le fentiment de Brodeau fur Paris art. 131. & de
Beraut fur Normandie art. 453. fondé fur la grande differ nce
qu'il y a entre un contract de vente faite par un mineur de fon
propre, & le contract de vente faite par le mary du propre de la femme fans fon confentement,que les auteurs d'opinion contraire éga-

lent au cas de queſtion eſtant le dernier contract nul de droit par
la prohibition contenüe en l'article 22. en telle ſorte que nonobſtant iceluy la femme peut vendiquer ſon propre vendu & le retirer des mains de l'acquereur par l'action en deſiſtement & n'eſtant
point une vente, partant n'eſtant pas ſujet a retraict, & le premier
contract au contraire eſtant un contract veritable & parfait,
tranſlatif de proprieté bien que ſujet a reſciſion en cas de lezion,
laquelle ne s'y rencontre pas toûjours, ny partant la reſciſion ny a
pas toûjours lieu comme ie l'ay ſouvent veu iuger en nos ſieges
ſuivant la maxime, *non reſtituitur minor quia minor ſed quia læ-
ſus*, lequel contract peut par conſequent donner lieu au retraict
ſans attendre la ratification, ſuppoſé qu'elle ſoit promiſe, icelle ratification bien ſouvent ne ſe faiſant pas expreſſement ny par actes,
ou bien ſe faiſant en cachette à l'inſceu des lignagers qui perdoient
leur privilege, s'il falloit qu'ils l'attendiſſent & ſeroient décheus,
laquelle en tout cas ne fait que confirmer le contract valable de
ſoy & n'y ajoûter rien.

En cas de vente faite par le mary du propre de ſa femme il faut
diſtinguer, ſçavoir ſi le mary a procuration de ſa femme pour
vendre ſon propre où s'il ne l'a pas, s'il a une procuration c'eſt la
verité que l'an & iour courent du iour du contract, & non du iour
de la ratification ; c'eſt ce qui a eſté ingé par l'Arreſt cy-deſſuſ-man-
tionné, au fait duquel le mary auoit procuration de ſa femme mineure, & avoir promis de la faire ratifier quand elle auroit atteint
l'âge de majorité, & fut audit cas iugé que l'an & iour avoient couru du iour de la vente qui eſtoit du mois de Iuin, & non du iour
de la ratification qui eſtoit du mois de Novembre ſuivant, &
l'aſſignation en retraict de Iuillet auſſi ſuivant, & fut le retrayant
débouté : ſi on eut eu égard à la ratification le retrayant eut gagné ſa
cauſe comme eſtant venu dans l'an de la ratification, en cas de
vente faite par le mary du propre de ſa femme ſans ſon conſente-
meut par procuration ou autrement, l'an & jour ne courent que du
iour de la ratification, par la raiſon prealleguée qu'il n'y a point
de vente auparavant, que la vente eſt nulle *ipſo iure* ſans lettres &
ſans miniſtere du Iuge, ainſi a eſté iugé par Arreſt de 1560. recité
par Pitou ſur Troyes art. 1. *hoc titulo* où bien 144. où les auteurs ſe
trompent (ainſi que Brodeau a remarqué) en comparant la vente
faite par le mary du propre de ſa femme ſans ſon conſentement,
avec celle faite par le mineur auſſi de ſon propre, en quoy d'autres

l'ont ſuivy & mal comme i'ay montré, voyez Tiraqueau *hoc titu-*
lo §. 1. le Prouſt ſur la couſtume de Lodunois recite un Arreſt
qu'il ne datte-pas, par lequel la femme ayant ratifié la vente de
ſon propre faite par ſon mary plus de dix ans apres, le lignager
a eſté receu au retraiſt dans l'an de la ratification : par autre
Arreſt de Ianvier 1607. recité par Mornac ſur ladite loy *ſi fundus*
le lignager fut receu au retraiſt quatre ans apres la vente, mais
il n'y avoit point de ratification de faite, & ſans ce pretexte le mary vouloit empeſcher le retrait de l'heritage de ſa femme par luy
vendu ſans ſon conſentement, & fut le motif dudit Arreſt, la façon de faire les ratifications clandeſtinement à l'inſceu des lignagers, & la facilité de les frauder, le délay du cours de l'an &
iour celuy de la ratification eſtant en faveur du lignager afin
qu'on ne luy puiſſe pas objeſter la fin de non recevoir, s'il n'a pas
intenté ſon aſtion pluſtoſt il n'y a point de contradiſtion qu'il la
puiſſe intenter devant la ratification pour de bonnes raiſons.

    Il en eſt de meſme des ventes faites par la femme de ſes pro-
pres ſans l'autorité du mary que de celles faites par ſon mary
comme deſſus, les raiſons eſtant pareilles, ſçavoir ſi aux cas cy-deſſuſmentionnez l'hypoteque eſt du iour de la ratification de la femme
ou autoriſation du mary ou du iour du contraſt? La réponſe eſt au
regard des ventes des propres de la femme, ſoit par elle ſans autorité du mary, ſoit par le mary ſans le conſentement de la femme,
que l'hipoteque n'eſt que du iour de la ratification, auquel iour
ſeulement la femme vend & non devant, & au regard des ventes
faites par mineurs l'hypoteque eſt du iour du contraſt, auquel la ratification à un effet retroaſtif en ce qui regarde le ratifiant; la
maxime eſtant que quand celuy qui a fait un aſte le ratifie, c'eſt
tout de meſme que s'il avoit fait ledit aſte, la premiere fois en
l'eſtat & en la façon qu'il le ratifie, mais ce n'eſt qu'à ſon égard
comme i'ay dit & non pas à l'égard d'un tiers lequel y a intereſt,
d'un creancier qui a contraſté avec luy entre le contraſt & la ra-
tification a qui la ratification ne peut nuire, voyez Mornac comme deſſus, Chopin ſur Paris livre 2. tit. 3. nomb. 2. Lepreſtre chap.
16. cent. 2. raporte un Arreſt par lequel il a eſté iugé qu'un certain
s'eſtant obligé en un contraſt avec une femme, icelle femme ayant
long-temps apres declaré que ce qu'il en avoit fait n'eſtoit que
pour luy faire plaiſir, & qu'il n'avoit rien touché ne pouvoir pretendre hypoteque pour ſa moitié que du iour d'icelle declaration,

céla au profit des creanciers qui avoient contraété avec ladite femme entre le contraét & la declaration, voyez fur l'art. 133. plus haut.

En rembourfant.

Voyez l'article 232. où il eſt dit dans quel temps le remboursement fe doit faire en cas de reconnoiſſance & de iugement, auquel cas ces mots font relatifs, & emportent neceſſité precife.

Du prix principal.

Les vins & épingles font partie du prix par la raiſon que fous pretexte d'iceux on frauderoit, & auſſi parce que l'acheteur doit eſtre iudemnifé & rembourfé entierement de ce qu'il paye, voyez du Moulin fur l'ancienne couſtume de Paris §.24. Pitou fur Troyes art. 52. & ce que i'ay dit fur l'article 125. parlant des lots & ventes, des vins beus, l'acheteur doit eſtre crû à fon ferment, Chaſſanée fur Bourgogne au titre des retraits, s'il n'en eſt point fait de mention au contraét ils doivent eſtre payez fuivant l'uſage : I'ay veu pratiquer que des vins portez par le contraét, le Seigneur feodal ne rembourfcroit à l'acquereur que les deux tiers, comme eſtant l'acquereur prefumé n'en avoir rien payé d'avantage, l'autre tiers eſtant confus en fa perfonne, du fuplement du iuſte prix payé par l'acheteur ſi le rembourfement fe doit faire par le retrayant on diſtingue de celuy payé volontairement, & de celuy payé par force apres iugement, ou pour l'empefcher apres inſtance, au premier cas on dit que le retrayant ne doit rien rembourfer *fecus* au deuxiéme, voyez Grimaudet *hoc titulo* livre 7. chap. 6. Beraut fur Normandie art. 453. où il dit qu'au premier cas l'acquereur foûtenant la lezion contre le retrayant, & qu'il a eſté en droit de payer le fuplement & en iuſtifiant il recouvrera le fuplement.

Loyaux Couſtemens.

S'entendent lettres de contraét, labourage, femences, reparations neceſſaires, Loyfel livre 3. tit. 5. art. 59. dépens legitimement faits par l'acquereur pour avoir la chofe achetée, *quod pr. bahilster fuit impenfum ob rem ipfam & iura eius agitata*, Tiraqueau comme deſſus, Chopin fur Paris livre 2. tit. 6. nomb. 7. fallaires de proxe-

nete & d'entremetteurs : Arreſt de 1556. Chopin *eodem*, Grimaudet
livre 8. chap. 9. *hoc titulo* : Si l'acquereur a payé lots & ventes,
quint & requint le retrayant ſera tenu les luy rembourſer s'il en
appert, couſtume de Sens art. 36. ce qu'il fera meſme en cas de re-
miſe faite à l'acquereur par grace ſinguliere dont ledit arquereur
n'eſt point tenu de iurer, *ſecus* ſi la grace eſt generale faite par le Prince auquel cas le retrayant n'eſt pas tenu rembourſer leſdits droits
non payez, voyez du Moulin audit lieu §. 13. gloſe 5. Mornac ſur
la loy 27. *ff. de edilitio edicto*, Coquille queſtion 184. Beraut comme deſſus, Brodeau lettre S. nomb. 22. ſur Louet, Lepreſtre en ſes
Arreſts des enqueſtes recite un Arreſt du 10. Aouſt 1625. qui a iugé
que M. d'Elbœuf retrayant l'Hoſtel du Maine acheté par les Religieuſes de l'Annonciade de Paris, qui avoient eu les lots & ventes
en don du Roy, n'en payroit point, l'acquereur eſtant privilegié
& exempt des droits il ne laiſſera d'en eſtre rembourſé : La raiſon de la difference eſt que le privilege couſte à l'acquereur, & il
l'a a titre onereux, voyez Chopin ſur Paris livre 1. tit. 2. nomb.
33. Brodeau au meſme lieu art. 136. nomb. 12. mais le retrayant
privilegié n'en paye point à l'acquereur privilegié : Arreſt de
1607. Louet lettre S. nomb. 22. Si l'heritage eſt retraict ſur celuy
à qui lots & ventes ſont deubs le retrayant n'en payra point, *nemo ſibi debet*, Arreſt de 1611. Expilli chap. 151.

ARTICLE CCXXVI.

L'Edit an & iour doit eſtre compté du iour
que l'acheteur eſt receu à foy & hommage du
Seigneur feodal, ou ſi l'heritage eſt en fief qu'il eſt en
faiſiné par le Seigneur foncier, ſi l'heritage eſt en
roture chargé de cenſive portant lots & ventes,
faiſines & amendes; és autres heritages roturiers ou
allaudiaux du iour que la poſſeſſion a eſté priſe.

Regulierement l'an & iour commancent ſuivant cét article du
iour de la foy & hommage en cas de fief vendu, & de l'enſai-

finement fi c'eft roture : couftume de Paris art. 130. & de la prife
de poffeffion fi c'eft francalleu : Mais il y a des exceptions com-
au cas dont eft parlé en l'article precedent du propre de la femme
vendu fans fon confentement par le mary : *Item*, lors qu'il y a
fraude à la vente auquel cas l'an & iour ne courent que du iour de
la fraude découverte : Arreft de Courbefoffe en 1569. Pitou fur
Troyes art. 144. Louys Godet en ce lieu, mefme on ne peut pas
imputer au lignager de n'avoir pas découvert la fraude plûtoft :
Arreft de 1572. Pitou audit lieu, voyez Brodeau fur Paris art. fufdit 130. nomb. 90. Coquille fur Nivernois art. 100. Louet lettre R.
nomb. 33. *Item*, quand la poffeffion eft clandeftine, Paris article
115. & 132. Lodunois art. 4. *hoc titulo* : mais pour eftre l'heritage
vendu au Fermier d'iceluy ce n'eft pas une marque de clandeftinité.
Arreft de 1576. en la couftume du Maine, Chopin fur Paris livre
2. tit. 6. nomb. 3. La doüairiere ufufructiere ayant acheté la proprieté du fond chargé du doüaire, quatorze ans apres un frere
tuteur de fon fils demande l'heritage par retraict lignager, l'ac-
quereufe dit que le fils n'eftoit pas né ny conceu au temps de
fon acquifition, qu'elle a iouy quatorze ans depuis; neantmoins
elle eft condamnée de laiffer par retraict par Arreft recité par le
Prouft fur ledit article 4. de la couftume de Lodunois, lequel Arreft eft fort confiderable par cette circonftance que le retrayant
n'eftoit point né n'y conceu au iour de l'acquifition, fans qu'il foit
dit en quel temps il eftoit né ou conçeu, fi dans l'an & iour ou depuis l'an & iour, eftant a prefumer qu'il eftoit né & conceu depuis l'an & iour, & qu'ainfi il a efté iugé par ledit Arreft qu'en
cas de fraude ou de clandeftinité l'an & iour ne courent que du iour
de la découverte, la conception ou naiffance du lignager quoy
qu'arrivée apres l'an de l'acquifition ayans pareil effet que fi elle
eftoit arrivée pendant l'an & iour en faveur du lignager, au préjudice duquel il ne fe peut faire aucune chofe, voyez l'article
241. plus bas.

Du iour que l'acheteur, &c.

Ou que l'acheteur a fait fes devoirs & offres en l'abfence du
Seigneur ce qui tient lieu de foy fuivant les art. 190. & 191. Arreft
de 1567. Pitou au lieu cité, voyez l'art. 256. plus bas, où du iour de
la fouffrance qui vaut foy tant qu'elle dure art. 180. ou du refus du

Seigneur fuivant l'art. 189. ou de la retention du fief par le Seigneur art. 258. Paris art. 159..

Où qu'il eſt enſaiſiné.

En cette couſtume veſt & deveſt n'a point de lieu, & n'eſt pas requis, & l'acquereur peut prendre poſſeſſion de fait par le conſente-ment du vendeur, & en ce faiſant ſe dire veſtu & ſaiſi de l'heritage par luy acquis, en former complainte : le ſeul contract ſuivy de poſ-ſeſſion actuelle donnant ouverture au retraict, & commancent l'an & iour à courir du iour d'iceluy, ie l'ay ainſi veu iuger en l'Au-dience du Preſidial de Châlons en Avril 1646. voyez du Moulin ſur l'art. 34. de la couſtume de Noyon, & en la poſtille de l'ancien-ne couſtume de Paris art. 193. La publication & inſinuation de l'acquiſition dont parle l'article 132. de la nouuelle couſtume de Pa-ris n'eſt pas requiſe en couſtume qui s'explique comme fait la nô-tre, mais ſi l'acquereur quelques années apres le contract prenoit en Iuſtice quelque acte de ſa priſe de poſſeſſion l'an & iour ne courroient contre luy que du iour dudit acte. Arreſt de 1609. Voyez Mornac ſur la loy *2. ff. de act. empti.* Brodeau ſur ledit art. 132. & le 227. de la couſtume de Vermandois.

On demande ſi le contract eſt ſous ſeing privé & ſuivy de poſ-ſeſſion, duquel iour courent l'an & iour? Brodeau ſur l'article 129. de Paris dit que tel contract donne ouverture au retraict pourveu qu'il n'y ait point de fraude, Beraut raporte un Arreſt de Roüen du 13. May 1552. par lequel le retrayant venant apres vingt deux ans du contract de vente ſous ſeing privé non notifié a eſté débouté, voyuz ce que i'ay dit ſur l'art. 145. es mots (a iuſte titre.)

La quittance des lots & ventes donnée par le Seigneur n'equi-polle pas a enſaiſinement : Arreſt du 17. Fevrier 1605. Ricard ſur Paris art. 130. Le Seigneur vendant l'heritage tenu de luy en cenſi-ve l'an & iour du retraict courent du iour de la vente. Arreſt du 26. May 1648. Ricard audit lieu art. 135. n'y ayant point d'enſai-ſinement le lignaget à trente ans pour retraire ou l'enſaiſinement eſt requis, voyez Tirraqueau *hoc titulo §. 1.*

Qu la poſſeſſion eſt priſe.

En vertu du contract, couſtume de Noyon article 34 *que poſ-ſeſsio*

sessio debet esse publica & continua non momentanea sed talis quæ transeat in notitiam vicinis, du Moulin audit lieu, mais il n'est pas besoin qu'elle soit publiée en iugement suivant que i'ay dit.

ARTICLE CCXXVII.

SI le Seigneur estoit refusant ou dilayant d'infeoder ou investir l'acheteur, l'an & iour du retraict commance a courir du iour du refus.

Voyez ce que i'ay dit sur l'article precedent en cas que le Seigneur retienne le fief à soy, voyez l'article 258.

ARTICLE CCXXVIII.

LE lignager qui premier a fait adiourner l'acquereur exclud le plus prochain dudit vendeur qui depuis auroit fait adiourner iceluy acquereur, mais s'ils sont en concurrence d'un mesme iour le plus prochain doit estre preferé, encore qu'il ait esté prévenu de l'heure, & en concurrence de proximité & de iour celuy que l'acheteur voudra reconnoistre & choisir sera preferé, pourveu qu'il n'y ait fraude argent débourse ou promesse d'en bailler pour ladite reconnoissance & gratification dont iceluy acheteur se doit purger par serment.

Le retraict estant seulement établi pour conserver l'heritage en la famille, la coustume se contente qu'il y entre sans conside-

X x x

rer un lignager plus que l'autre, finon en cas de diligence & de
prévention, voulant que le plus diligent quoy que plus éloigné
foit preferé au plus proche qui eft pareffeux, *lege pupillus in fine*
de his que in fraudem : mais fi la prévention n'eftoit que d'une heure, & que tous les deux euffent agy le mefme iour, la couftume
préfere le plus proche au plus éloigné, & fi tous deux fe trouvoient également parens du vendeur, & qu'ils euffent agy en
mefme temps & mefme iour le choix eft laiffé à l'acquereur de
l'un des deux pour luy laiffer la chofe par retraict, pourveu qu'il
n'y ait point de fraude ny de recompenfe pour la préféance du
plus proche, voyez Pitou fur Troyes art. 145. où il y a un Arreft
rendu en cas de concurrence, qu'audit cas l'heure foit confiderée,
il y a autre Arreft de 1582. dans Charondas fur Paris art. 141.
mais nous ne devons pas nous y arrefter en cette couftume qui
eft differente.

ARTICLE CCXXIx.

ET combien que le retrayant ne foit plus
prochain du vendeur du cofté & ligne dont
luy eft venu ledit heritage, toutesfois s'il a efté
reconnu par l'acheteur, & le retraict executé ne
doit eftre evincé d'iceluy retraict par autre plus
prochain parent dudit vendeur encore que la reconnoiffance ait efté faite extraiudiciairement
fans adiournement & folemnité de Iuftice.

Comme l'heritage vendu au lignager, quoy qu'éloigné ne peut
pas eftre retraict par un plus prochain, ainfi qu'il a efté dit en
l'article 225. de mefme l'acheteur ayant reconnu a retraict un lignager tel qu'il foit, quoy que la reconnoiffance foit faite fans
iugement & fans folemnité de Iuftice, & le retraict eftant executé le plus prochain ne peut plus retraire, telle reconnoiffance executée de la forte eftant valable & ayant effet de vente : il en eft

de mefme fi l'acheteur pendant l'an & iour a revendu à un lignager avant que d'eftre adiourné en retraiét & fans fraude, couftume de Sens art. 47. l'heritage eft rentré en la ligne, ce qui produit la fin de non recevoir.

Encore que la reconnoiffance, &c.

Qui a reconnu a retraiét, s'il trouve qu'il s'eft trompé & que
celuy qui l'a reconnu n'eft pas lignager, peut s'en faire relever,
errantis nullus confenfus, voyez Mornac fur la loy *fi per errorem de
iurifdiét*. Mais il femble qu'il doive agir & obtenir les lettres
dans les dix ans de la reconnoiffance, voyez en cas de fraude
l'art. 478. de la couftume de Normandie Beraut fur celuy, & ce
que i'ay dit fur l'article 233.

ARTICLE CCXXX.

LE lignager pour faire executer ledit retraiét
fe doit retirer prefens Notaires, Greffiers ou
autres témoins pardevant l'acheteur de l'heritage, luy faire offre aétuelle & a découvert des deniers principaux & loyaux couftumens venus à fa
connoiffance, ainfi qu'il fera dit cy-apres, & fi
l'acheteur veut reprendre fes deniers, & délaiffer
l'heritage vendu eft tenu le rembourfer tant du
fort principal que defdits loyaux coufts & frais.

C'eft icy le premier pas que le retrayant doit faire pour parvenir au retraiét, fçavoir de faire fommer l'acheteur par deux
Notaires ou par un Greffier, ou un Surgent ou un Notaire en
prefence de témoins de luy abandonner la chofe qu'il a acquife
par benefice de retraiét lignager, en quoy faifant il faut qu'il faffe offres aétuelles, & a découvert des deniers principaux & loyaux
couftemens conformément à l'article, & en cas de reconnoif-

Xxx ij

sance a retraict, il faut qu'il rembourse conformément à l'article
232. & en cas de refus il faut faire ce qu'ordonne l'article qui suit
immediatement, soit par un mesme exploit, soit par exploits separez, & si les exploits sont separez, il est a remarquer que toutes
les conditions & les formalitez prescrites par la coustume doivent
estre gardées en chacun desdits exploits, s'il n'y a qu'un exploit,
par exemple une sommation suivie d'adiournement liée avec iceluy par ces mots (& pour refus) il n'est pas besoin de doubles
formalitez, signatures, offres & choses semblables : Arrest de 1600.
du 26. May entre les sieurs Amelot & Guinet, il a esté iugé en
nostre Presidial par Sentence de l'an 1651. qu'audit cas les offres
estant en l'assignation, il n'en estoit pas besoin en l'exploit qui
suivoit *uno contextu*, conformément audit Arrest, & si au lieu de
ces mots, & pour refus & le reste, il y a, ce fait & la suite, les
actes estans separez il faut doubles offres.

Ou autres témoins.

Qui soient presens actuellement, & ne suffit pas que l'acte en
fasse mention : Arrest de 1605. Peleus quest. 73. quand la coustume
ordonne la presence elle est absolument necessaire pour la validité de l'acte, voyez l'article 67. plus haut, mais ie ne crois pas que
la deposition des témoins (qu'ils n'estoient pas present ayans signé
l'acte qui porte qu'il a esté fait en leur presence sans autre preuve
de leur absence sans autre) suffise, voyez ledit art. 67. & ce que
i'ay dit sur iceluy : il est encore necessaire que les témoins signent l'o-
riginal, & s'ils n'ont pas signé qu'il soit fait mention qu'ils ont esté requis de ce faire : Arrest de 1610. en la coustume de Chartres,
Item, qu'ils signent la copie délaissée à l'adiourné qui est son veritable original: Arrest du 21. Ianvier 1630. en la coustume d'A-
miens, du Fresne livre 2. chap. 52. Brodeau sur Paris art. 130. &
qu'un des témoins au mions sçache signer & signe. S'il y a des
interlignes ou apostilles elles doivent estre paraphées par ledit
Sergent & les témoins : Arrest du 14. Avril 1633. Brodeau *ut suprà*.
Autre du 18. Avril 1619. Beraut sur l'art. 252. de la coustume de
Normandie, les noms, qualitez, demeures des témoins doivent
estre en la copie comme en l'original: Arrest du 11. Fevrier
1623. Autre de 1632. du 20. Mars, Leprestre en ses Arrests des en-
questes : Autre du 7. Septembre audit an, Brodeau au lieu cité,

c'eft une formalité effentielle qui conftitüe l'exploit en fon eftat fpecifique, les ordonnances parlantes en ce cas cumulativement, voyez les fpecialement celle de 1667. au titre des adiournemens qui veut en outre que les témoins ou recors ne foient point parens ny alliez des parties, voyez encore celles pofterieures de l'Edit du controlle des exploits, lefquelles bien qu'elles aboliffent les affiftances & fignatures des recors aux exploits ne dérogent point aux couftumes, les témoins audit cas doivent eftre mâles, âgez de quatotze ans, Mornac fur la loy 20. *de teftibus.* Il eft a remarquer que les deffauts cy-deffus remarquez ne font pas couverts par la comparution de l'adiourné, iugé par plufieurs Arrefts recitez par Beraut *ut fupra* art. 484. ils peuvent eftre alleguez apres conteftation: Arreft du 14. Fevrier 1626. pareillement en caufe d'appel, Arreft du 6. Aouft 1611. en fignification & inftruction de la caufe, la fignature des témoins n'eft pas neceffaire: Arreft de 1640. Brodeau fur Paris art. 149. nomb. 10. Edit du controlle 1669. c'eft parce que les offres n'y font pas neceffaires, voyez plus bas.

ARTICLE CCXXXI.

ET fi ledit acheteur ne veut délaiffer les chofes par retrait doit eftre adiourné pardevant le Iuge du domicile de l'acheteur, ou pardevant le Iuge ordinaire du lieu ou l'heritage eft affis, & doit eftre fait offre du fort principal actuellement & a découvert, & des loyaux coufts & frais s'ils font venus à fa connoiffance, finon de quelque fomme raifonnable, fauf a parfaire, augmenter ou diminuer, tant pour ledit fort principal que loyaux couftemens, & icelle offre réïterer à tous appointemens iufqu'à l'appointement de conteftation en caufe inclufivement, finon que ledit retrayant

X x x iij

eut configné les deniers en Iuftice, & fait fignifier
à l'acquereur ladite confignation, auquel cas n'eft
tenu de reïterer ladite offre.

En cas de refus par l'acquereur de recevoir à retrait il doit eftre
adiourné pardevant fon Iuge ordinaire ou pardevant le Iuge de la
la fituation de l'heritage aux offres telles qu'il eft dit, & qu'il fera expliqué par la fuite qui doivent eftre reïterées en tout acte de
caufe s'il n'y a conteftation ou confignation, qui eft le deuxiéme
pas que le retrayant doit faire.

Doit eftre adiourné.

Quid fi fans fommation préalable le retrayant fe contente de
faire adiourner l'acquereur? quelques-uns audit cas font de fentiment que cela ne fuffit pas, mais le contraire eft plus raifonnable,
dautant que l'adiournement préfuppofe une fommation & un refus au moins fait verbalement, & l'acheteur eft fans intereft eftant
auffi bien en liberté & en pouvoir de céder lorfqu'il n'y a point de
fommation que lors qu'il y en a une.

Outre les conditions requifes aux exploits cottées plus haut, il
eft encore neceffaire que l'exploit foit libellé, ordonnance de 1667.
au lieu cité, qu'il contienne les offres, qu'il foit fait dans l'an & iour,
& pour l'écheance il n'importe pas qu'elle foit dans ledit an & iour
fuivant l'article 234, que l'affignation foit donnée en iugement &
non au logis du Iuge, auquel cas elle eft nulle, Ordonnance de
François I. art. 12. Arreft du 12. Mars 1630. autre du 20. Janvier
pour des Sentences rendües par deffaut aux logis des Iuges. On
peut ajoûter que l'affignation foit donnée de iour & non de nuit
en un iour ouvrable & non de Fefte, fi ce n'eft que l'affaire preffe
& que ce foit le dernier iour, auquel cas il a efté iugé par Arreft
de Paris du 9. Iuin 1609. & par autre de Roüen de 1603. recitez par
Beraut audit lieu art. 452. & par Brodeau fur Paris art. 131. que les
affignations données de nuit valent, il en eft de mefme de celles
données aux iours de Fefte, voyez fur l'article 225. & pour l'écheance de l'affignation elle l'a rend nulle fi elle eft a un Dimanche:
Item, fi a un iour de Fefte de tel Saint, mais fi elle eft donnée
à la huitaine & que cette huitaine foit iour de Fefte, elle eft va-

lable, c'eſt le cas de l'Arreſt recité par du Moulin ſur Pitou article 322.

Si l'aſſignation donnée à huitaine écheoit au iour de Feſte-Dieu, voyez du Pineau ſur Anjou art. 346. Louet & Brodeau lettre R. nomb. 39.

L'aſſignation en retraiƈt donnée au domicile éleu par les vendeur ou par l'acheteur par le contraƈt eſt nulle, cette élećtion de domicile n'ayant lieu qu'entre les contraćtans, & n'eſt l'élećtion de domicile neceſſaire en ladite aſſignation comme il a eſté iugé par Arreſt de 1636. & en 1653. en noſtre Preſidial, on pourroit dire pourtant que comme l'élećtion de domicile eſt requiſe en ſaiſie afin que l'exécuté puiſſe ſignifier ſon oppoſition, ainſi elle l'eſt au retraiƈt pour par l'acheteur faire ſignifier ſon acquieſcement & conſentement.

L'exploit ſans datte bien que l'adiourné compare eſt nul, & le retrayant doit eſtre débouté en conſequence : Arreſt recité par Beraut ſur l'art. 484. de la couſtume de Normandie, l'exploit d'appel qui ne contient point le iour pour comparoir l'eſt auſſi ; Arreſt du 4. Aouſt 1625. du Freſne livre 1. chap. 64. voyez Papon livre 7. tit. 4.

Pardevant le Iuge &c.

Quelques couſtumes, de meſmes que quelques auteurs font l'aćtion de retraiƈt purement reelle, d'autres la font perſonnelle, la noſtre tient le milieu, & la fait mixte ; comme tenant de l'un & de l'autre, qu'on appelle perſonnelle *in rem ſcripta* : c'eſt pourquoy elle donne au retrayant le choix de faire adjourner l'acheteur pardevant ſon Iuge ordinaire, ou devant celuy de la ſituation de l'heritage. Mais ſuppoſé que l'aſſignation ſoit donnée par devant le Iuge du domicile, il faut ſuivre la couſtume du lieu ou la choſe eſt ſituée pour les formalitez. Arreſt de 1605. Louet & Brodeau lettre R. nomb. 51. Lepreſtré chap. 98. cent. 1. Et pour l'execution du iugement le Sergent doit ſuivre la couſtume du lieu où l'inſtance a eſté intentée premierement, Voyez Mornac ſur la loy premiere *de jurejurando*, pour le ſtile en cauſe d'appel, ou ſur celuy de la Iuſtice ou l'appel ſe iuge ; & il eſt a remarquer que les offres ne ſont pas du ſtile, partant il faut à ce regard ſuivre la couſtume du lieu ou la choſe eſt aſſiſe, voyez Mornac au lieu cité, & encore ſur la loy 14. *cod. de contrah. empt.* Louet comme deſſus. Pour fief il faut affigner l'acquereur devant le Juge Royal, les autres en eftans exclus par l'Edit de Cremieu de 1536. art. 4. Arreft de 1591. voyez Beraut fur Normand. art. 484. où il dit avoir efté iugé que les Juges de l'affiette du fief dominant, & de celle du fief fervant eftans differens, l'affignation en retraict donnée par devant le Juge du fief dominant eftoit valable ; mais il eft de contraire fentiment, & c'eft le plus raifonnable, voyez ce que i'ay dit fur l'art. 189. és mots (felon la couftume du lieu.)

Domicile.

S'entend du vray & principal ou la perfonne fait fa demeure avec fa femme, famille & papiers la plus grande partie de l'année, *ubi re vera fedes honoris & fortunarum omnium eft conftituta*, Mornac fur la loy *fœatores de fenatoribus, l. ciues, cod. de incolis.* Un certain ayant fa maifon fur deux Juftices, fon domicile fut reputé eftre ou eftoit fon foyer, fa table & fon lit, & non pas ou eftoit fa falle & autres logemens, *ubi focus, ubi lares.* Arreft de 1605. Belordeau livre 4. chap. 109. partie premiere.

Doit eftre faite offre.

C'eft une maxime que toutes & quantes fois que le payement des deniers eft la caufe immediate de faire gagner les fruits offres ne fuffifent, mais il faut confignation ; neantmoins par privilege la couftume qui adiuge les fruits au retrayant du iour du retraict, s'il obtient fes fins fe contente qu'il faffe offre feulement fans l'obliger à configner, par cette raifon qu'il faut qu'il tienne fes deniers prefts pour faire le rembourfement à l'acquereur dont la demeure ne luy doit point porter de pré udice, de laquelle difpofition, enfemble de cette raifon il s'erfuit que les offres telles qu'elles ne font pas fuffifantes, mais qu'il faut qu'elles foient entierement du prix ou d'une fomme qui en approche.

Le deffaut d'offre fe peut alleguer en tout eftat de caufe, mefme en caufe d'appel fi on a obmis de l'alleguer en caufe principale : Arreft du 6. Aouft 1611. recité par Brodeau fur Paris art. 140. offres & confignation de deniers empruntez font valables, *mutuò accepti nummi funt noftri*, du Moulin fur la couftume de Bourgogne *hoc titulo*, chopin fur Paris liv. 2. tit. 6. n. 4. *l. 2 §. appellata ff. de rebus creditis.*

Actuellement

Actuellement.

Ce mot marque que les offres doivent eſtre faites de la ſomme entiere, qui fait offrir n'eſt pas obligé de ſouffrir le poids des eſpeces par luy offretes viſiblement non rognées : Arreſt de 1605. pour le Comte de grand Pré contre le ſieur de Fleurau, on ne doit point obſerver de rigueur, voyez Mornac ſur la loy 3. *de in litem iurando*, Lepreſtre chap. 98. cent. 1.

De quelque ſomme raiſonnable.

Proportionnée à la nature de la choſe, & par conſequent la ſomme doit eſtre ſpecifiée, ſans quoy on ne peut connoiſtre ſi les offres ſont raiſonnables.

Sauf à parfaire.

A parfaire le prix & l'augmenter au pardeſſus des offres & non pas a parfaire les offres & les rendre parfaites, ſi elles ne le ſont pas ce qui ne peut plus eſtre fait, ainſi on ne peut tirer ces paroles à conſequence pour faire valoir des offres non raiſonnables, & non telles qu'il a eſté dit qu'elles doivent eſtre, par Arreſt de 1604. le demandeur en retraict a eſté debouté par faute d'avoir mis ces mots (a parfaire) dans ſon exploit c'eſtoit en la couſtume de Paris.

Icelles offres reiterer.

Actuellement du ſort principal s'il eſt venu à la connoiſſance, ou de ſomme raiſonnable approchante de la valeur de la choſe, ſi le prix eſt ignoré, autrement elle ne vaudroit, ie l'ay veu ainſi iuger en la couſtume de Vitry en noſtre Preſidial ſur un appel de Sainte Menehoud en Decemb. 1663. au premier cas, le retrayant ayant connoiſſance certaine de la vente comme il paroiſſoit par ſon exploit, & ayant en une des iournées offert ſeulement or & argent & autre monnoye ſauf a parfaire, voyez Louet & Brodeau lettre R. nomb. 35.

Y y y

A tous appointemens.

De là s'enfuit que les offres ne font pas neceffaires en fignification d'appointement, i'ay veu iuger en nos Sieges qu'elles ne
font pas requifes en la fignification de la defcente de genealogie,
fi l'adiourné ne compare point elles ne font pas neceffaires : Arreft de 1623.autre de 1627. *Item*, elles ne font point neceffaires entre
deux lignagers apres que l'acquereur a declaré qu'il fe rapporte,
n'eftant neceffaires qu'à l'égard de l'acquereur, & audit cas il n'a
plus d'intereft, fi elles font neceffaires en caufe de Iurifdiction &
en retention de la caufe, par exemple aux requeftes? voyez Pitou fur Troyes art. 151. Brodeau fur Paris art. 236.

Iufqu'à conteftation inclufivement.

La conteftation eft appellée par du Moulin fur le titre *litis con-
teftat. cod. exordium iudicii, fundamentum litis fubftantralis folemni-
tas iudicii,* felon l'article 104. de la couftume de Paris, la conteftation eft quand il y a reglement fur les demande & deffenfes des
parties, où bien quand le deffendeur ou défaillant eft débouté de
deffenfes, pourquoy cy-devant il falloit deux deffauts, *tunc reus
fingitur negaffe petitionem auctoris & fic litem effe conteftatum,* c'eft
pourquoy on permettoit au demandeur de verifier fi l'affaire y
eftoit difpofée, par la nouvelle Ordonnance de 1667. la caufe eft
tenüe pour conteftée par le premier reglement, appointement ou
iugement qui intervient apres les deffenfes fournies encore qu'il
n'ait point efté fignifié art. 13. titre des conteftations, fur l'interpretation de laquelle en la maniere que i'ay traité, i'ay veu naiftre
en noftre Prefidial cette difficulté, un homme eft affigné en retraict il fait fignifier qu'il n'a rien acquis de celuy dont le demandeur fe pretendoit lignager depuis un an, il y a un avenir là-
deffus, une demie heure devant la plaidoirie il fait fignifier qu'il
abandonne les heritages en le rembourfant du principal, frais &
dépens, les Procureurs font en debat fur les dépens, parce qu'on
luy foûtient qu'il en doit partie E. l'on en demande la compenfation, attendu fa denegation cy-deffus; les Avocats playdent fur
les dépens, le Juge fuivant l'abandonnement fait par l'acquereur
adiuge les heritages au retrayant & compenfe les dépens, en quoy

faifant n'eft fait nulle offre par le retrayant, l'acquereur fait de nouveau fignifier la caufe, demande le raport du iugement, & que le retrayant foit débouté de fon retraiét par faute d'avoir fait offrir lors de la plaidoyrie, & en la iournée du iugement, qu'il dit contenir la contestation, & n'y en avoir point eu auparavant, & que fuivant ladite couftume de Vitry, les offres doivent eftre faites à chaque iournée avant litifcontestation, dequoy il eft dé-bouté le 26. Mars 1675.

Sçavoir fi en cette couftume les offres font neceffaires en caufe d'appel? Je réponds que fi la caufe n'eft pas contestée devant le premier Iuge il faut faire offres en caufe d'appel; par la raifon que cét article parle indistinctement qu'offres doivent eftre faites avant contestation, fans dire devant quel iuge, mais fi la contestation eft faite & que l'appel foit d'un iugement diffinitif, les offres ne font point requifes en caufe d'appel la couftume de Paris, qui en defire en l'article 140. devant fe renfermer dans fon territoir, & ne s'étendant pas aux couftumes qui n'en parlent point, c'eft pour-quoy du Moulin fur l'art. 151. de la couftume de Troyes qui com-me celle de Vitry veut qu'offres foient faites à chaque iournée, ajoûte ces mots (en la caufe principale & non en la caufe d'appel) qui fe doit iuger *ex actis instantia*, voyez Pitou au mefme lieu, Gouffet fur Chaumont art. 122. Et il eft a remarquer qu'en cas d'offres il faut fuivre la couftume de la fituation & non pas celle du lieu où eft l'appel comme i'ay déja dit, voyez le mefme du Moulin fur le titre *quemadmodum teftamenta*, &c. Brodeau *ut fuprà*.

Eut configné.

La confignation vaut offres perpetuelles & permanentes, *confi-gnatio femper loquitur*, du Moulin fur l'article 128. de la couftume de Vitry, parce qu'elle acquiert les fruits au retrayant elle doit eftre faite entierement, c'eft-à-dire de la fomme totale, en pieces de bon alloy, non rognées ny défectueufes: Arreft de 1584. tout de mefme que les offres doivent eftre faites de bon argent, Arreft de 1579. Lepreftre chap. 98. cent. 1. Brodeau fur Paris art. 136. nomb. 6. donne avis au retrayant de configner les mefmes efpeces qu'il a offertes, les mettre dans un facq, les fceller, faire fignifier fa confignation & donner copie de l'acte, il recite mefme un Arreft qui a iugé que la confignation doit eftre faite en mefmes efpeces que les offres; J'estime pour obvier au deffaut des especes qu'il seroit bon de consigner une somme pour parfaire sauf a recouvrer, trois choses sont requises en la monnoye, le bon alloy, le poids, & la forme publique.

On demande si les deniers consignez peuvent estre saisis ? iugé que non par Arrest de 1611. Beraut sur Normandie art. 492. autre Arrest du 2. Decemb. 1594. pour deniers consignez par le debiteur pour dégager son heritage engagé, au profit du debiteur contre les creanciers, sauf à eux à se prendre sur le fond, tels deniers n'appartiennent plus au consignant, voyez sur l'article suivant au mot (remboursement.)

En Iustice.

Au Greffe par autorité de Iustice, article 138. plus bas.

Et fait signifier la consignation.

Puisque la coustume ne requiert qu'une simple signification au cas du present article, ie n'estime pas qu'on puisse obliger le retrayant a davantage, & d'appeller l'acquereur à la consignation, la signification estant satisfactoire & instruisant suffisamment l'acquereur de la consignation, en suite dequoy il luy est loisible d'accepter les deniers les prendre & ne les pas laisser oisifs, qui est la raison pour laquelle quelques-uns veulent que l'acquereur soit appellé à la consignation, voyez Brodeau sur Louet lettre R. nomb. 35. autre chose est de la consignation faite au refus d'accepter par l'acquereur apres iugement, voyez l'article suivant.

La consignation dont est parlé au present article ne vaut que durant le cours de l'instance, icelle finie le retrayant doit reprendre ses deniers au Greffe, & faire le payement conformément à l'article qui suit : & en cas que l'acquereur fasse refus d'accepter les deniers alors sera faite consignation nouvelle partie presente ou appellée : Arrest du 13. Mars 1629. Brodeau au lieu cité, du Fresne livre 2. chap. 29. ce qu'on dit que le retrayant ne doit point retirer les deniers consignez s'entend pendant l'instance, mais apres iugement, pour satisfaire à la coustume & rembourser dans les vingt-quatre heures il faut qu'il puisse reprendre les deniers pour rembourser comme l'article l'y oblige.

Plufieurs eftiment qu'en la couftume de Vitry les offres ne
font pas neceffaires en l'affignation, pourveu qu'elle écheoye dans
l'an, & qu'à la premiere iournée offrés foient faites, cela fondé
fur ce que l'article 126. de ladite couftume ne l'ordonne pas, mais
feulement que les deniers foient prefentez avec les loyaux, coufts
& frais à chaque iournée, ce que du Moulin fur l'article 69. de la
couftume de Chartres interprete de chaque acte rendu en iugement, & encore fur ces autres paroles dudit article : (L'affignation
du iour peut eftre hors l'an & iour & le refte) ainfi a efté iugé par
Arreft du 13. Fevrier 1607. Tournet fur Paris article 140. & fur
Louet lettre R. nombre 35. on dit y avoir pareil Arreft du mois
d'Avril 1669. rendu contre le Vicomte de Coolle acquereur.

J'ay veu iuger en la mefme couftume que le retrayant ayant
eu connoiffance du prix de l'acquifition & fait offres feulement
d'or & argent fans fpecifier la fomme les offres ne valoient point,
Item qu'ayant efté permis au retrayant de configner & l'ayant fait du
fort principal fans parler des loyaux, coufts & fans avoir fait fignifier fa confignation, s'eftant au lieu de ce contenté de declarer
au retour de la caufe qu'il avoit configné, il avoit fatisfait à la
couftume & n'eftoit point en faute, en infirmant la Sentence du
Bailly comté qui pour lefdits pretendus deffauts avoit débouté le
retrayant, lefdits iugemens de noftre Prefidial, il a efté iugé en
la mefme couftume, par Arreft de 1612. que le mot (d'offrir) au
lieu de celuy de (prefenter) dont ledit article 126. fe fert eftoit valable, Bouchel livre 2. chap. 4.

ARTICLE CCXXXII.

ET ou le retrayant feroit reconnu à retraict
ou que par Sentence non fufpendüe par ap-
pel l'heritage luy feroit adiugé, eft tenu le retrayant
rembourfer l'acquereur de fes deniers dans vingt-
quatre heures apres qu'il aura baillé fes lettres
d'acquifition audit retrayant où les aura mis au
Greffe, partie prefente ou appellée & affirmé le

Yyy iij

prix contenu en icelles s'il en eſt requis, & pareillement rembourſer les loyaux couſts vingt-
quatre heures apres la liquidation d'iceux faire,
autrement & à faute de ce avoir fait eſt d'écheu
dudit retraiƈt.

Cecy regarde l'execution du retraiƈt, & preſcrit ce que le retrayant doit faire de ſes concluſions, voyez Paris art. 136.

Seroit reconnu a retraiƈt.

Ces paroles ne s'entendent que de la reconnoiſſance volontaire,
puiſqu'en ſuite il eſt parlé de l'involontaire & du iugement de retraiƈt, la reconnoiſſance volontaire ſe peut faire par iugement &
elle a pareille effet que le iugement & adiudication du retraiƈt,
celle faite hors iugement eſt de deux ſortes, l'une ſe paſſe par contraƈt qui eſt reputée vente, & quelques-uns veulent qu'elle emporte lots & ventes, voyez Loyſel en ſes inſtituts livre 3. titre
66. nombre 22. Buridan ſur Vermandois article 232. en telle reconnoiſſance n'y a nulle formalité à garder: L'autre ſe fait par ſignification que l'acquereur fait faire au retrayant qu'il acquieſce à
ſa demande, & en ſuite ſi l'acquereur baille ſes lettres d'acquiſition au retrayant ou s'il les met au Greffe le retrayant preſent ou
appellé il ſemble qu'elle ait pareil effet qu'un iugement volontaire, & que le retrayant ſoit tenu de faire le rembourſement dans
les vingt-quatre heures, Ricard ſur la couſtume de Paris recite
un Arreſt rendu preſque en cas pareil, la reconnoiſſance volontaire en la forme que deſſus ſe peut faire en tout temps par l'a-
cheteur pluſtoſt qu'il y a aſſignation, & le retrayant ne s'en peut
pas plaindre, parce qu'il eſt obligé d'avoir ſes deniers preſts,
voyez Buridan *ut ſuprà*.

Non ſuſpenduë par appel.

L'appel empeſche l'execution du retrait qui ne ſe peut faire qu'a-
pres l'Arreſt ou iugement du Superieur, auquel cas doit eſtre baillé
temps au retrayant ſuivant la diſtance des lieux domicile des par-

ties & de la situation de la chose pour executer le retraict. Arrest de 1547. des grands iours de Tours, voyez Chopin sur Paris liv. 2. tit. 6. nomb. 4. si les parties demeurent au lieu de la Sentence ou Arrest confirmatif, le temps prescrit par la coustume ne doit point estre prorogé. Arrest de 1603. eodem. Par autre Arrest du 15. Février 1665. le retrayant ayant gaigné sa cause aussi par Arrest, & n'ayant pas remboursé dans trois semaines en la coustume de la Marche qui ne donne que quinze iours, bien qu'il demeurast à plus de 100. lieuës de Paris où l'Arrest avoit esté rendu a esté debouté du retraict, & condamné en tous les dépens, dommages & interests de l'acquereur ; & ayant obtenu Requeste civile il en a esté debouté, Voyez la suite du Journal livre 7. chap. 7.

Rembourser.

Le retrayant n'est pas obligé de rendre les mesmes especes, *nisi emptor notabile damnum patiatur.* Du Moulin sur la coustume de Bourbonnois art. 432. & sur Paris §. 13. glose 8. les especes estant augmentées entre l'acquisition & le retraict, il a esté iugé que l'acheteur pouvoit coucher en loyaux cousts l'augmentation par Arrest de 1603. Brodeau sur Louet lettre R. nomb. 25. voyez Peleus quest. 110. où il y a Arrest contraire.

Si le retrayant peut compenser le prix qu'il doit rembourser avec ce qui luy est deub par l'acquereur ? Voyez Tiraqueau §. 3. glose 3. *hoc titulo,* où il veut qu'oüy. Du Moulin sur l'ancienne coustume de Paris §. 13. glose 7. nomb. 10. en dit autant du retraict feodal, ce qui s'entend à mon avis si la dette est liquide, où qu'elle se puise liquider dans le temps du payement, voyez Brodeau sur la coustume de Paris art. 136. nomb. 19. où il dit qu'en retraict il n'y a point de compensation, suivant lequel dernier sentiment il a esté iugé par Arrest recité par Belordeau livre 3. partie 1. ie suivrois le sentiment par la raison que la coustume requiert des offres, & ensuite un payement actuel.

En cas de plusieurs acquereurs le retrayant doit demander qu'ils ayent a eslire domicile pour l'effet du remboursement, ou intimation estre donnée à un seul lieu à toutes les parties.

En cas de saisie faite des deniers durant le remboursement par le creancier du retrayant, la saisie estant bonne le retrayant déchoit du retrait ; ainsi a esté iugé par Arrest au recit de Brodeau, doit s'enfuit que les deniers peuvent eftre faifis, bien que ceux qui font confignez ne puiffent pas l'eftre comme i'ay dit. Ainfi ceux confignez dés le commencement de l'inftance eftans retirez pour faire le remboursement n'eftant plus deniers confignez peuvent eftre faifis. Jugé que la convention (que l'acquereur ioüira tant que le retrayant l'aura remboursé)n'eft point vicieufe. Arreft du 7. Juillet 1527. Beraut au lieu cité art. 491.

Si l'acheteur refuse de recevoir le remboursement, noftre couftume ne dit point ce que le retrayant doit faire, ny s'il doit configner les deniers, mais eftant un remede de droit il eft fupplée; La couftume de Paris en l'art. 136. veut audit cas de refus que le retrayant configne les deniers, & que l'acheteur foit appellé deuëment a voir faire la confignation, ce qui doit eftre obfervé parmy Nous. Par Arreft du 13. Mars 1629. il a efté iugé que ce n'eftoit pas affez à un retrayant d'avoir fait fignifier à fa partie la quittance du Receveur, mais qu'il le falloit faire affigner, du Frefne livre 2. chap. 29. Autre pareil du 9. Janvier 1642. Beraut art. 491. & devant que de configner il faut fommation, offres & refus de l'acquereur, auquel cas fommation faite pardevant deux Notaires d'affifter à la confignation fuffit, Arreft de 1644.

En cas de decret, fçavoir fi l'adjudicataire qui n'a pas configné y arrivant un retraict, eft tenu de faire appeller le retrayant à la confignation? La queftion a efté appointée en droit par Arreft du 20. May 1619. le meilleur eft de l'appeller. voyez Brodeau fur ledit art. 136.

Dedans vingt-quatre heures.

Ce temps eft fatal, & il court Fefte & Dimanche s'il n'y a excufe, telle qu'eut un quidam au fujet d'une proceffion ordonnée fubitement, laquelle fit que la matinée ne luy fut pas comptée par Arreft du 14. Janvier 1588. Robert livre 4. chap. 15.

Le retrayant n'eft pas recevable à demander d'eftre admis en preuve par témoins que l'acquereur luy a donné plus de temps que la couftume n'en donne. Arreft recité par Berault, le mefme en l'article 493. de ladite couftume de Normandie, & Coquille fur l'art. 5 de celle de Nivernois hoc titulo, difent qu'en cas d'affectation de la part de l'acquereur pour furprendre le retrayant le Iuge peut proroger le temps, Arreft de 1568. quand il y a ventilation à faire

faire les 24. heures ne courent que du iour de la ventilation. Arreſt
du 12. Decembre 1649. au profit de Brodeau recité par luy au lieu
ſuſ-allegué.

Apres qu'il aura baillé ſes lettres.

L'acquereur peut auſſi-toſt apres la Sentence renduë mettre ſon
contract és mains du retrayant ou de ſon procureur, ou le depoſer au
Greffe en preſence de l'un ou de l'autre ; & en ce cas les 24. heures
couront de l'heure de midy ſi la Sentence eſt de l'Audience du matin,
& de l'heure de ſix du ſoir ſi elle eſt renduë à l'Audience de rele-
uée ; & ſi elle eſt renduë ſur veüe de pieces du iour de la prononciation faite aux deux parties, & ſi elle eſt faite a une des parties
ſeulement du iour de la ſignification. Ainſi a eſté iugé en cas de
Sentence renduë ſur veüe de pieces par Arreſt du 8. Mars 1610,
recité par Tournet ſur Paris, art. ſuſdit 136. Brodeau & Fortin audit lieu. Aujourd'huy que les Sentences ne ſe prononcent plus il
ſemble que les 24. heures ne doivent courir que du iour de la ſignification que les pieces ont eſté depoſées au Greffe, ce qui preſupoſe
la ſignification du iugement faite auparavant. Et il eſt a noter que
cette ſignification (qu'on a mis les pieces au Greffe) eſt bonne & valable eſtant faite au Procureur, ainſi iugé par Arreſt de 1643. raporté par Brodeau au meſme lieu.

Iugé au Preſidial de Chàlons le 24. Février 1650. en la couſtume
de Vitry entre Compagnon acheteur & Vinette retrayant, l'acheteur pretendant faire debouter le retrayant par faute d'avoir fait le
remboursement dans les 24. heures apres le iugement, que le retrayant ne peut eſtre obligé de rembourſer que dans les 24. heures
apres que l'acheteur a depoſé ſon contract au Greffe, ce qu'il eſt
obligé de faire apres ledit temps, & bien que la couſtume s'en taiſe,
conformement à noſtre article, & au deſſuſdit 136. de Paris ; &
fut dit que l'acheteur mettroit ſon contract au Greffe, & le retrayant feroit le remboursement dans les 24. heures ſuivantes, ſinon
décheu du retraict.

S'il en eſt requis.

Ces mots ſont notables, & marquent qu'encore que ce ſoit
l'ordinaire de l'acheteur d'affirmer ſon contract, ſi eſt-ce que s'il

Z z z

ne l'affirme pas cela n'arreste pas le cours des 24. heures, ainsi
iugé en la couftume de la Marche qui ufe de ces mots, (fi le lignager le requiert.) Par Arreft du 19. Février 1665. fuite du Iournal
livre 7. chap. 7. toutes-fois fuivant ces paroles le retrayant peut
demander le ferment de l'acquereur en perfonne, s'il ne l'a pas fait,
mais c'eft une nouvelle inftance.

Eſt écheu du retraiƐt.

Ipſo jure, fans miniftere de l'homme, *ſtatuti terminus peremptorius*,
l. mancipiorum ff. de adoptione legatâ, ce qui ne reçoit point de difficulté au cas du prefent article, voyez Gouffet fur Chaumont art.
112. mais pour les fautes commifes auparavant l'adjudication du retraiƐt, fçavoir fi elles font fans remede, & fi elles oftent au retrayant tout moyen d'avoir la chofe par la voye de retraiƐt ? Ie réponds que pour le congé que le retrayant laiffe prendre contre luy
devant conteftation la chofe eft fans difficulté, fuivant l'art. 242.
quoy que Beraut foit contraire audit article, difant que le congé
n'emporte fimon le delaiffement de l'inftance & non de l'action,
c'eft fur l'art. 484. de Normandie pour les autres deffauts effentiels.
On diftingue, s'il y a iugement où s'il n'y en a point, Coquille
veut que la faute eftant commife avant le iugement, on puiffe
recommencer l'action fuivant la couftume de Nivernois art. 5. *hoc
titulo.* Ce qui s'accorde avec noftre couftume qui ne prononce la
decheance du retrayant qu'en deux cas feulement, du deffaut de
payer dans les 24. heures apres le retraiƐt adjugé, & partant ne
condamne pas le retrayant en d'autres cas, Brodeau eft de fentiment contraire, & que la faute eft irreparable, mefme devant iugement : c'eft fur Paris art. 130. en cas de Sentence de debouté du
retraiƐt la chofe eft certaine que le retrayant ne peut plus intenter
action nouvelle, par la regle de droit que la difpofition qui donne
une faculté fe confomme dans le premier acte, fans diftinguer s'il
eft valide ou non, & ne fe peut pas reïterer dans l'ouverture du
mefme droit, Voyez Brodeau comme deffus, Beraut de mefme
art. 487.

ARTICLE CCXXXIII.

SI le retrayant eſt en doute du prix de la vente peut dés la premiere iournée de la cauſe
contraindre l'acheteur d'affirmer en Iuſtice le
vray prix de ſon acquiſition, & exhiber ſes lettres
de vente ſi aucunes en a, & s'en purger par ſerment & de toutes fraudes & ſimulations, & ou
ledit retrayant en conteſtant voudroit pretendre
le prix convenu, & accordé outre les parties
eſtre autre que celuy porté par leſdites lettres ou
affirmé par ledit acquereur ſera receu à le verifier,
& poura faire ouyr en témoignage ſur ce le vendeur ou autre que bon luy ſemblera.

Parce que ſouvent fraude ſe commet entre le vendeur & l'ac-
querer qui font des contraéts ſimulez portans plus haut prix que
la choſe n'eſt achetée, & choſes ſemblables où il y a deniers débourſez le tout pour exclure le lignager de ſon benefice, & par
la grandeur du prix ſimulé le détourner de ſe ſervir de ſon droit,
noſtre couſtume donne la liberté au retrayant de faire iurer l'a-
cheteur ſur la verité du prix, & ſur la ſimulation pretendüe, ce
que Grimaudet étend à la femme & à l'heritier de l'acquereur,
meſme ſi l'acheteur diſconvient par ſerment des faits du retrayant
d'en faire par luy preuve, nonobſtant l'Ordonnance de Moulins
qui n'a lieu en ce cas, & ne s'étend pas aux contraéts ſimulez,
comme il a eſté iugé par Arreſt de 1607. voyez Louet lettre T
nomb. 7. & lettre R. nomb. 53. avec le comment. & le retrayant
peut appeller en témoignage, le vendeur qui ſera contraint de
dépoſer ſuivant l'article 238. de la couſtume de Vermandois, &
le 164. de celle de Troyes, & pareillement il peut faire appeller

Zzz ij

le tiers detemteur : Arreſt de 1542. Pitou ſur Troyes audit lieu, on ne peut faire pactions au prejudice du retraict lignager, couſtume de Chaumont art. 118. Normandie art. 460. il a eſté iugé que l'acquereur ne peut pas prouver par témoins qu'il a acheté à plus haut prix, que le contract ne porte, Beraut *ut ſuprà*.

Des peines de l'acquereur fraudeleux, voyez l'article 57. de la couſtume de Sens qui veut qu'il perde ſes deniers, le 465. de la couſtume de Normandie qui les confiſque au Roy, bien que noſtre couſtume n'en diſe rien ie croy qu'il doit eſtre puny.

Le retrayant qui a conſigné, & en fin de cauſe ſe trouve avoir conſigné ce qu'il faut, bien que le contract porte plus grande ſomme, n'eſt point en faute, voyez du Moulin ſur Nivernois article 3. chapitre 31.

S'en purger par ſerment.

Beraut au lieu cité art. 500. recite deux Arreſts du Parlement de Roüen qui ont iugé que le retrayant n'eſt pas tenu de communiquer à l'acquereur ſes faits, ſur leſquels il veut le faire oüir autre choſe eſt en enqueſte.

Sera receu a le verifier.

Meſme vingt-cinq ans apres le iugement, parce que le temps pour découvrir la fraude dure trente ans ; mais comme en cas de retraict, l'action eſt annale ſoit pour la repetition du retraict, ſoit pour autre choſe de la meſme nature, il la faut intenter dans l'an de la fraude découverte, voyez Beraut *ut ſuprà*, & Brodeau ſur Louet lettre R. nomb. 53. il n'eſt pas beſoin de l'inſcrire en faux, *aliud merum falſum aliud fraus, aliud ſimulatio*, du Moulin ſur ledit art. 3. de Mivernois, l'on peut oüir les témoins du contract : Arreſt du 4. Mars 1575. *Item* le Notaire, Arreſt de 1602. Beraut art. 453. & 478. de la couſtume de Normandie.

Comme il y a des fraudes entre l'acheteur & le vendeur, contre & au prejudice du retrayant, il y en a de l'acheteur & du lignager & entr'eux, au prejudice des autres lignagers, & entr'un lignager retrayant, & un tiers non lignager au prejudice de l'acheteur, ſur quoy le retrayant doit iurer ſelon l'article 203. de la couſtume de Rheims, & en cas de denegation la preuve en

ARTICLE CCXXXIV.

peut eftre faite auffi par témoins, ou deux chofes font abfolument neceffaires, fçavoir le pact entre l'acquereur ou l'étranger, & le lignager
pretendu retrayant pour eux, & la confomatiõ du pact par la reddition
de la chofe retirée à celuyà qui elle a efté promife & pour qui le retrait
a efté fait, c'eft ce qu'on appelle *confilium & eventus*, la preuve de
l'un fans celle de l'autre eftant inutile, voyez Grimaudet chap. 20.
livre 10. *hoc titulo*, Beraut fur ledit article 453. & fur le 459. Lepreftre chap. 104. centurie 1. Louet lettre R. nombre 53. la fuite du
Journal livre 5. chap. 5. où il y a Arreft en cas de concurrence des
deux chofes du 12. Fevrier 1663. En cas de fraude comme deffus,
& de revente par la lignager l'an & iour court du iour de l'en-
faifinement ou prife de poffeffion, par le fecond acquereur, & fi
le lignager iouït de l'heritage, nonobftant la revente l'an & iour
ne court que du iour de la fcience de la fraude, voyez du Moulin
fur l'article 429. de la couftume d'Anjou, & fur le 193. de celle de
Blois.

Blanche Charlier fait retraire par Aubry lignager, auquel elle
donne deniers à cét effet une maifon vendüe par un Quidam à un
étranger, & en fuite elle prend à titre de loyer ladite maifon dudit Aubry qui luy en demande les loyers, elle s'en défend difant
la maifon luy appartenir, & qu'Aubry luy a prefté fon nom pour
le retraict, qu'elle luy a fourny les deniers & qu'il n'a rien à la
chofe, fur ce les parties font appointées à verifier par témoins,
ladite Charlier fait enquefte, & prouve fes faits, & en confequence
de ce eftre renvoyée de la demande d'Aubry qui en appelle à la
Cour ; enfemble de l'appointement de verifier, par Arreft de 1659.
il eft dit mal appointé & iugé, ladite Charlier condamnée payer
les loyers & aux dépens, elle alleguoit fa turpitude & fa fraude en
quoy elle n'eftoit pas recevable ny à fa preuve.

ARTICLE CCXXXIV.

SVffit au retrayant d'avoir fait faire l'adiournement & fait les offres dedans ledit an & iour,
encore que l'affignation foit donnée apres l'an,
pourveu qu'elle n'excede quarante iours apres le-

Z z z iij

dit an; & neantmoins poura l'adiourné faire anticiper le retrayant à plus brief iour si bon luy semble.

Regulierement l'assignation doit échoir dans l'an & iour, coustume de Paris art. 130. en cas de promesse faite par l'acheteur au lignager de le recevoir à retraict toutes & quantesfois que bon luy semblera, cela s'entend dedans l'an & iour, l'acheteur n'estant pas presumé avoir renoncé à la prescription, voyez Grimaudet livre 9. chap. 4. *hoc titulo.* Le Sergent qui a eu charge d'assigner, & ne la pas fait dans l'an doit les dommages & interests : Arrest du 19. Juin 1587. Beraut *ut suprà* art. 484.

Quarante iours.

L'assignation donnée dans l'an & iour écheante dans ledit an, & iour bien qu'elle excede les quarante iours est bonne, aussi nostre article ne parle que de celle écheante apres l'an & iour : Arrest de 1630. au profit du sieur de Bezanne, recité par Saligny sur l'article 126. de Vitry, voyez l'Ordonnance de 1667. tit. 3.

Le poura faire anticiper.

Ainsi iugé par Arrest du 18. Avril 1582. en la coustume de Paris, Fortin sur l'article 130.

ARTICLE CCXXXV.

LE lignager doit estre receu au retrait, supposé que ce ne soit de l'estoc & branchage, mais seulement du costé & ligne du vendeur, en telle maniere que si le fils vend l'heritage à luy venu par son pere, & qui estoit acquest à sondit pere, ledit heritage poura estre retrait par son

ARTICLE CCXXXV.

oncle paternel, ou autre parent du cofté de fon
pere.

Eftoc proprement, c'eft le tronc d'un arbre tirant de la racine à
mont par droit fil d'où viennent & naiffent les branches, ce qui
s'appelle fouche, & aux herbes tige, & comme les termes de confanguinité & parenté par metaphore font tirez des arbres : Nous
difons l'arbre de confanguinité, & parce que les Iurifconfultes figurent les defcentes de genealogie par la forme d'un arbre, nous
appellons eftoc la defcente en droite ligne & par droit fil, & la
collaterale s'appelle branchage du cofté & ligne, & eftre de l'eftoc,
c'eft-à-dire eftre defcendu en ligne directe, & eftre du cofté &
ligne & de branchage, c'eft-à-dire eftre parent & defcendu par ligne collaterale & tranfverfale, & comme les retraicts ont grand
rapport avec les fucceffions, la couftume voulant en l'article 36.
qu'on puiffe fucceder au propre encore qu'on ne foit pas de l'eftoc,
mais feulement du cofté & ligne, elle ordonne de mefme qu'on
puiffe retraire, fuppofé que l'on foit feulement du cofté & ligne
du vendeur : Le prefent article ayant grande conformité avec le
deffufdit 86. & il eft a remarquer que ce mot (branchage) eft mal
placé comme pretendu fynonime avec le mot(d'eftoc) & qu'il y a
contradiction avec ce qui fuit.

Du cofté & ligne du vendeur.

Du cofté & ligne d'où vient l'heritage art. 225. & 229. du cofté
& ligne dont eft premierement procedé ledit heritage art. 250. du
cofté & ligne dont ledit heritage luy appartenoit art. 251. pareillement aux fucceffions : du cofté & ligne d'où ils viennent art. 85.
du cofté & ligne des pere & mere acheteurs art. 86. Voyez ce que
i'ay dit fur ledit article 85. & du Moulin fur l'art. 126. de la couftume de Vitry, que i'ay remarqué ufer du mot de (ligne)ce que ne
font pas les 80. & 83. portant ledit art. 126. que quand heritages de
naiffant font vendus à perfonnes étranges qui ne font lignager du
cofté & ligne dont lefdits heritages luy eftoient venus les peut retraire, ou ledit du Moulin adjoûte ces mots, *& fic actor deb t effe
de lines vude heredium defcendit*, qui montrent que pour retraire
en couftume qui ufe de ces paroles (cofté & ligne) il ne fuffit pas

d'eftre parent du vendeur, mais qu'il faut eftre de la ligne, & parent du cofté de celuy qui a mis l'heritage en la ligne; il y a un Arreft dans la fuite du Journal livre 2. chap. 3 du 7 Janvier 1659. en la couftume de Rheims que l'auteur dit avoir iugé qu'en ladité couftume il fuffit d'eftre parent du cofté du vendeur fans eftre de la ligne de celuy qui a acquis l'heritage fuivant l'article 191. de ladite couftume, mais ledit article & le prefent me font douter que la queftion ait efté iugée, & ie crois que cét Arreft a efté rendu fur d'autres confiderations, voyez-le s'il vous plaift.

En telle maniere que, &c.

J'eftime qu'à ces paroles doivent eftre adioûtées ou fuppliées celles-cy de l'art. 86. & le femblable eft des biens acquis par la mere & le refte à l'exception des mots (doivent retourner) aufquels il faut fubftituer ceux-cy (peuvent eftre retraicts) & comme i'ay dit fur ledit art. 86. que du conqueft des peres & meres avenu à l'enfant, il fe fait deux lignes en la fucceffion pour y fucceder par les heritiers paternels pour moitié & par les maternels pour l'autre moitié, ainfi il s'en fait deux pour le retraict pouvant les parens de chaque ligne paternelle ou maternelle en cas de vente du conqueft retraire chacun moitié, ou bien ceux du predecedé retraire la moitié écheüe à l'enfant par fon decez en cas qu'il la vende, voyez l'art. 40. de la couftume de Sens, par Arreft de Juin 1658. il a efté iugé que n'y ayant point de communauté entre l'homme & la femme le lignager du cofté du pere feulement peut retraire entierement l'acqueft du pere fait durant le mariage écheu au fils & vendu par luy, fuite du Iournal livre 1. chap. 48.

Le pere ayant fait un conqueft avec la mere, icelle venant à mourir le pere vend feul le conqueft, on demande fi le lignager de l'enfant du cofté de la mere peut retraire la chofe venduë, du Pineau répond que non, par la raifon que *res aliena vendi poteft*, & que le lignager qui veut retraire n'eft pas lignager du vendeur, laquelle derniere raifon eft plus plaufible.

Ou autre parent du cofté de fendit pere.

Soit du cofté du pere ou de la mere du pere, & pareillement de cofté du pere ou de la mere de la mere, parce qu'en ce cas les

les premiers font reputez parens paternels, & les feconds parens
maternels du fils : en telle forte que le fils ayant fuccedé à la moitié que le pere avoit au conqueſt, la mere vivante encore & pof-
fedante l'autre moitié, & ledit fils vendant fa moitié ainſi à luy
écheüe un parent du coſté de la mere du pere du vendeur, ainſi
qu'un parent du coſté du pere dudit vendeur le peut retraire comme il y peut fucceder, comme i'ay montré en fon lieu,
& en ce cas l'acquereur ne peut pas objecter au retrayant qu'il n'eſt
point parent du coſté de la mere vivante du vendeur, & qu'il n'eſt
parent que d'un coſté pour l'empeſcher de retraire ladite moitié
entierement, comme ie l'ay veu iuger au Bailliage de fainte Menehoud dont y ayant eu appel, l'appellant a acquiefcé, autre chofe eſt quand il s'agit de tout le conqueſt écheu au fils vendeur parle decez de fes pere & mere, auquel cas le retrayant eſtant feulement parent du vendeur du coſté de fon pere ne peut pas retraire la
moitié venant de la mere, & l'acquereur eſt en droit de luy oppofer qu'il n'eſt parent que du coſté du pere, & pareillement fi un
parent du coſté de la mere du vendeur feulement vouloit retraire
le tout, & il eſt a remarquer qu'encore (qu'en cas de fucceſſion un
parent de la ligne manquant) un d'autre ligne puiſſe fucceder au propre à l'exclufion du fils, cela ne fe fait point en retraiᴕ, *ius reᴕrac-
tius fanᴕius eſt quam fucceſßiuum*, voyez Brodeau fur Paris art. 141.
nomb. 4. il faut eſtre de la ligne.

ARTICLE CCXXXVI.

SI par une meſme vente pluſieurs heritages
font vendus, les aucuns venans d'acqueſts, &
les autres de naiſſant, ou venans de divers naiſ-
fans, le retrayant peut retraire ce qui eſt de naiſ-
fant de fon coſté & ligne en payant l'eſtimation
qui fe doit faire eu égard au total, & par appretiation des autres choſes vendües encore que l'a-
cheteur luy vouſit délaiſſer tous les heritages en-

femblement vendus pour le prix & fomme qu'il les avoit eu, finon qu'iceluy acheteur eut grand & notable intereft & incommodité de laiffer une des chofes fans l'autre, auquel cas le retrayant eft tenu de tout prendre ou tout laiffer.

Cette difpofition eft contre le droit commun qui donne le choix à l'acquereur ou de laiffer le tout, ou de laiffer feulement les heritages de la ligne, voyez du Moulin fur l'art. 282. de la couftume de la Marche, Coquille en fa queft. 189. Loyfel en fes inftit. livre 3. tit. 5. art. 36. Tiraqueau & Grimaudet *hoc titulo* : La raifon de cette difpofition eft que d'obliger le retrayant a retraire le tout ce feroit rendre fon benefice inutile n'ayant pas fouvent la commodité de payer le tout, & ainfi fe feroit fraude à la loy. Arreft de 1618. Beraut fur Normandie art. 472. au cas du prefent article, s'il y a des heritages affis en plufieurs couftumes on doit fuivre celle du lieu ou l'action eft intentée, *determinatur pro more fori prævenientis*, Chopin fur Paris livre 2. tit. 6. nomb. 16.

Si par une mefme vente.

Si les ventes eftoient feparées & les prix de chaque chofe auffi feparez, il n'y auroit pas de difficulté que le retraict ne fe fift feparément : Arreft de 1602. en Fevrier. Autre de 1587. en Janvier, voyez Brodeau fur Louet lettre R. nomb. 25. La fuite du Iournal livre 1. chap. 16. La vente eft reputee faite à un mefme prix bien qu'apres la fpecification du prix il y en ait divifion à l'égard de chaque chofe vendüe pour le payement des lots & ventes : Arreft du 9. Janvier 1607. Beraut comme deffus art. 472. où il raporte un Arreft du 1. Juin 1608. & un autre du 13. Avril 1616. qui ont iugé qu'en adiudication de plufieurs heritages de diverfes natures à un feul prix le lignager pouroit retirer celuy de fon cofté & ligne en payant l'evaluation apres ventilation.

Sinon que l'acheteur, &c.

Voyez Coquille au lieu cité plus haut Bouguier lettre R.

nomb. 13. le lignager en cas de vente de plusieurs heritages de diverses natures ne peut pas obliger l'acquereur ou l'adiudicataire à
luy laisser le tout s'il y en a dont il n'est pas lignager, ainsi iugé par Arrest du 7. Avril 1588. contre le fils retrayant la totalité d'une maison venduë par licitation ou son pere n'avoit qu'une
partie, qui fut débouté du retraict du surplus à l'égard du quel il
n'estoit point lignager, Mornac sur la loy 34. *de edilitio edicto*,
aussi tout ce qui est vendu estant propre il doit tout retraire, voyez
l'article suivant.

ARTICLE CCXXXVII.

MAis si aucun avoit vendu plusieurs heritages par un mesme contract tous en fiefs
ou en censive, ou qu'aucuns fussent en fiefs les autres en censive venans du mesme costé & ligne,
le lignager ne peut retraire l'un sans l'autre s'il
ne plaist à l'acheteur.

Cessant la qualité d'acquest, & la diversité du naissant, supposé
qu'il y ait plusieurs heritages en la vente, dont l'un soit fief & l'autre roture, pourveu que la vente soit à un seul & mesme prix :
la coustume remet le lignager au droit commun, qui est de retraire tout & ne point prendre l'un & laisser l'autre sans le consentement de l'acquereur, *dicta lege 34. de edilitio edicto* : ce qui a
esté étendu en d'autres coustumes, au cas que l'achat soit d'une
seule chose comme d'une maison, quoy que par parcelles & par
divers contracts, par Arrest du 27. Avril 1567. recité par Tournet
sur la coustume de Paris, & Grimaudet l'étend aux ventes faites
par plusieurs & divers contracts à divers prix de plusieurs naissans
pourveu qu'il paroisse du dessein de l'acquereur d'avoir tout ensemble, & qu'il soit prouvé, c'est au livre 1. chap. 10. *hoc titulo*.

ARTICLE CCXXXVIII.

LE demandeur en retraict, soit qu'il ait consigné au Greffe par autorité de Iuge, où qu'il ait fait offres telles qu'il est tenu de faire par la coustume gagne les fruits écheus dés & depuis lesdites offres au cas qu'il obtienne audit retraict.

La demeure de l'acquereur le met en mauvaise foy, ce que joint avec ce que le retrayant est obligé de garder ses deniers qui ne luy profitent point s'il a fait des offres, & qui luy sont inutiles s'il a consigné, est la raison du present article, d'où vient que les offres doivent estre entieres, & sans deffaut, faites actuellement deniers a découverts des sorts principaux & loyaux coustemens, voyez du Moulin sur le titre *mandati codice*.

Où qu'il ait fait offres.

Quelques-uns veulent qu'afin que le retrayant fasse les fruits siens les offres soient faites en parlant à la personne de l'acquereur, mais la coustume ne le desirant pas, & approuvant l'assignation & les offres faites au domicile, nous ne devons pas demander davantage, aux coustumes qui ne portent pas expressément que le retrayant fait les fruits siens du iour des offres, la consignation est necessaire pour faire les fruits siens suivant la maxime prealleguée sur l'article 231. Voyez Brodeau lettre R. nombre 35.

Gaigne les fruits, &c.

Du iour de l'assignation & offres valables suivies d'un iugement ou reconnoissance a retraict, le retrayant est maistre de la chose retirée, le iugement ou reconnoissance ayant un effet retroactif à l'assignation, c'est pourquoy les fruits luy en appartiennent;

& fi c'eft une maifon ou rente qui foit retirée comme les fruits de telles chofes naiffans tous les iours, *quotidie deberi incipiunt*, *habent tempus fuccefsiuum* les loyers ou rentes commencent à luy appartenir du iour de l'affignation, ceux de devant appartenans à l'acquereur, fi c'eft un heritage portant fruits comme les fruits font partie de l'heritage, & ne font pas meubles qu'ils ne foient détachez, & fuivent le fond, dés que l'affignation eft donnée & les offres faites ils appartiennent au retrayant, fuppofé qu'il en faffe luy-mefme la recolte, ou que l'acquereur la faffe, & s'il en fait luy-mefme la recolte il doit rendre & payer les labours & femences à l'acquereur fuivant l'article 166. de la couftume de Troyes, & tout au contraire les fruits recueillis par l'acquereur devant l'affignation luy appartienne felon l'art. 249. plus bas, le tout fans que l'acquereur puiffe pretendre part aux fruits recueillis depuis l'affignation, fuppofé & fous pretexte que lors qu'il a acheté l'heritage il eftoit dépoüillé ou que le retraiét a efté fait long-temps aprés fon acquifition, voire qu'il eft fait au temps des moiffons & fans qu'il puiffe pour cette confideration pretendre l'intereft de fes deniers, comme il a efté iugé par les Arrefts en grand nombre, l'un d'iceux recité par Pitou audit lieu de la couftume de Troyes, par lequel l'aquereufe fut déboutée de la part des fruits expreffement & tacitement des interefts de fes deniers qu'elle demandoit fubfidiairement, deux autres recitez par Brodeau fur Paris article 134. en cas d'affignation donnée au temps des moiffons devant la recolte, autre recité par Lepreftre, au cas duquel l'acquereur avoit offert volontairement les fruits, & demandoit les interefts de fes deniers dont il fut débouté, ce mot (dés) femble eftre mis pour les fruits civils, qui commancent a appartenir au retrayant dés le iour de l'affignation, & celuy (depuis) pour les fruits naturels qui écheoient, c'eft-à-dire qui font recueillis depuis l'affignation, auffi l'article 249. qui parle des fruits naturels, en les donnant à l'acquereur, s'il les a levez devant l'adiournement en retraiét l'en exclud s'il ne les a pas levez, & fi audit cas la couftume eut voulu qu'il les eut pris elle l'auroit dit, fi pendant l'inftance, le temps des moiffons arrivé, l'acquereur ne doit point eftre evincé ny les fruits fequeftrez, mais le lignager en peut demander l'eftimation, iugé ainfi en noftre Prefidial en Juillet 1675.

ARTICLE CCXXXIX.

EN retraict lignager si l'acheteur a terme de payer la chose achetée soit à un ou divers payemens, le demandeur & retrayant doit avoir pareil terme de payement que l'acheteur, & doit rendre indemne & déchargé l'acheteur envers le vendeur, ou autrement le faire tenir quitte par le vendeur de la somme dont il estoit tenu envers luy pour ledit heritage, & est tenu le retrayant en bailler bonne & seure caution, s'il en est requis.

Le lignager estant subrogé à l'acheteur il doit ioüir des mesmes droits que luy, aussi le terme donné pour payer diminuant le prix, *lege in quantitate ff. ad legem falcidiam*, si le retrayant estoit obligé de payer comptant ce seroit une avance qu'il feroit, & le retraict seroit à plus haut prix que l'acquisition, voyez du Moulin sur le §. 14. de l'ancienne coustume de Paris glose 8. nomb. 5. & suivans, d'autres coustumes sont contraires voulant que le retrayant au cas de nostre article rembourse entierement le sort principal si le vendeur ne décharge expressement l'acheteur, & prend le retrayant à payeur, voyez celles de Troyes art. 161. Rheims art. 225. dont on donne cette raison que l'acheteur doit estre entierement indemnisé, & qu'il ne l'est pas suffisamment par une caution : mais nostre coustume donnant au retrayant le terme donné à l'acheteur, & ne l'obligeant, sinon a bailler caution s'il en est requis, il semble qu'il s'y faut tenir, & qu'il suffit que le retrayant fasse offres à l'acheteur de le rendre indemne & déchargé envers son vendeur, ou autrement le faire tenir quitte envers ledit vendeur de la somme dont il estoit tenu envers luy, & que dans les vingt-quatre heures apres le iugement de retraict, il se retire par devers le vendeur, prenne de luy une décharge du prix en quelque façon que ce soit, & la mette és mains de l'acheteur, & en cas de

refus du vendeur de bailler ladite décharge & prendre le retrayant
à payeur, il le fasse sommer dans ledit temps de bailler la décharge & assigner pour s'y voir condamner, ce que le vendeur ne peut
pas empescher, mais seulement il peut demander caution au retrayant qui doit la luy donner, ce semble dans les vingt-quatre
heures; la demande faite d'icelle, comme le payement ou remboursement doit estre faite dans les vingt-quatre heures, & estant
la caution donnée dans ledit temps (encore qu'elle soit debattüe,
pourveu qu'en fin de cause elle se trouve solvable & soit receüe,
bien que ce soit long-temps apres cela semble) suffir, voyez Lepreftre chap. 19. cent. 2. Brodeau fur Paris art. 137. Beraut fur Normandie art. 491. & 497. du Pineau fur Anjou art. 346. Chopin *de
privil. ruftic. libro tertio cap. 5. num. tertio*, le Seigneur à le mefme
privilege du terme que le lignager, du Moulin glofe 10. nomb.
7. au lieu cité, voyez l'art. 175. de la couftume d'Auxerre.

L'achat estant pour le tout ou pour partie à rente rachetable,
ou à charge d'acquiter le vendeur de quelque rente, le retrayant
lignager ou feodal ne doit pas payer entierement le prix à l'acheteur, & s'il le paye il ne laisse pas de demeurer chargé de
l'acquit ou payement dont l'acheteur est tenu, ainsi iugé contre
les heritiers du Seigneur, par Arrest de 1605. voyez Lepreftre
chap. 82. cent. 2. le retrayant entre *in omne commodum & in.ommodum* de l'acheteur, les vices réels qui affectent la chofe & qui
font de l'obligation du contract passent en luy, & non pas les
perfonnels, *quia nullum habet ius ab emptore*, de mefme fi l'acheteur obligé comme deffus ne fait faire l'acquit ou payement par
le lignager ou par le Seigneur retrayant, il demeure obligé & payra fauf fon recours: Arrest de 1633. du Frefne livre 2. chapitre 105.
voyez l'article 137. de la couftume de Paris.

ARTICLE CCXL.

LE fils peut retraire l'heritage vendu par fon
pere pourveu qu'il n'y ait fraude, collufion,
n'intelligence entre luy & fondit pere, encore que
le fils ne foit emancipé.

La couftume de Meaux en l'article 196. rend la raifon de cette difpofition, qui eft qu'en matiere de retraict il n'y a point de garentie, on peut encore dire que c'eft parce que le pere vivant le fils n'eft pas tenu de fes faits & promeffes, mais cette derniere raifon ne milite pas lors que le pere eft decedé, auquel cas fils heritier de fon pere ne laiffe pas de pouvoir retraire l'heritage vendu par le pere, Paris art.142. Rheims art. 143. le retraire ne vient pas par fucceffion il vient du chef retrayant par le droit du fang & de famille par la couftume & non pas *iudicio defuncti* , *lege fi ad rogater* §. 1. *de adoptionibus* : c'eft une action legale qui n'eft point empefchée, parce qu'on peut dire que le pere revoqueroit indirectement la vente qu'il a faite, dautant que parmy nous le pere n'a rien en la propriété des immeubles du fils, que ce qui eft acquis de mes deniers n'eft pas à moy, & qu'on peut fans fraude emprunter pour retraire, mais fous ce pretexte celuy qui a fait le preft ne peut pas tirer intereft de la fomme preftée, ainfi qu'il a efté iugé par Arreft du 16. May 1628. recité par du Frefne livre 2. chapitre 13.

Ce qui eft retraict conformément à noftre article par le fils luy appartient, mais il doit rapporter les deniers à luy preftez par le pere à fa fucceffion ou mettre la chofe en partage, principalement s'il n'a point de bien écheu au temps du retraict, couftume de Normandie art. 482. Beraut fur icelle, il y a Arreft au premier cas de 1640. rendu pour le fils contre les freres, aufquels il fut dit qu'il raporteroit le prix, & pouvoit retenir la chofe, *nihil tunc abeft à familia*, il peut auffi y renoncer apres la mort du pere, voyez Brodeau fur Paris art. 139. nomb. 1.

Ne foit emancipé.

Donc il n'eft pas befoin de créer un curateur au fils, ny de l'emanciper, ces chofes n'eftant pas neceffaires de droit au mineur pour acquerir, *lege 1. §. finali de verb. obligat.* ainfi iugé par Arreft de 1567. recité par Beraut audit lieu ; la raifon eft qu'en cette couftume le plus diligent l'emporte en cas de retraict, & fi pour agir par le mineur il luy falloit créer un curateur, ou l'emanciper il feroit toûjours prevenu, & le benefice de la couftume luy feroit inutil, auffi fuppofé que le curateur foit neceffaire, & où il eft neceffaire, il fuffit qu'il en foit créé un, & qu'il intervienne en caufe

pour

pour autorifer le mineur devant le iugement : Arreft du 19.
Juin 1605. recité par Beraut *ut fuprà*, & par Peleus en fa queft. 43.
mais fi l'intervention ne fe faifoit point dans l'an, fe faifant apres elle
ne vaudroit rien, tous actes femblables devans eftre faits dans l'an &
iour, ainfi que l'adiournement, comme i'ay dit plus haut, iugé
par Arreft du 29. Avril 1624. Brodeau fur Louet lettre M. nomb.
11. il a efté iugé en la couftume d'Amiens que la mere en qualité
de mere & tutrice naturelle de fon enfant peut intenter action
de retraict : l'Arreft du 12. Janvier 1644. du Frefne livre 4. chapitre 12.

ARTICLE CCXLI.

LE fils ou autre lignager peut retraire l'heritage venant de fon cofté & ligne, encore que
l'heritage eut efté vendu auparavant qu'il fut né
ou conceu.

Le retraict eft accordé au lignage non pas à la perfonne, c'eft
pourquoy il fuffit d'eftre du lignage dans le temps de l'action,
c'eft-à-dire dedans l'an & iour bien qu'on ne foit point né, mais
feulement conceu, ceux qui font au ventre de la mere font reputez nez quand il s'agit de leur profit, mais l'action eft fufpendüe
& l'execution du retraict differée iufqu'à la naiffance de l'enfant,
par laquelle on peut iuger s'il eftoit conceu au temps de l'action,
& partant capable de l'intenter, voyez du Moulin fur la couftume
de Normandie art. 253 & 254. Gouffet fur Chaumont art. 12. Mornac
fur la loy 6. *de ftatu hominum*, Louet & Brodeau lettre R. nomb. 38.
Coquille queft. 187. Beraut fur Normandie art. 468. & Grimaudet
hoc titulo livre 2. chapitre 1. voyez encore fur l'art. 226. plus haut,
ces mots que l'action eft fufpendüe & l'execution du retraict differée qui font defdits auteurs infinuent, qu'au cas du prefent article
l'an & iour ne commance à courir que du iour de la naiffance de
l'enfant, auffi eft-il incapable d'agir auparavant & la prefcription
ne court point contre ceux qui ne peuvent pas agir.

Bbbb

ARTICLE CCXLII.

EN matiere de retraiᵈ lignager avant litifconteftation un congé de Cour emporte gain de
caufe & dépens contre le retrayant contre lequel
il eft baillé; mais les autres habiles a retraire n'en
font forclos qu'ils ne puiffent pourfuivre l'acheteur dedans l'an.

Le congé avant litifconteftation emporte gain de caufe, par la
raifon qu'il faut faire des offres à tout appointement devant conteftation, & le retrayant ne comparoiffant point ne fait point
d'offres, & partant il doit eftre décheu du retraiᵈ, & fuppofé
qu'y ayant un deffaut effentiel en l'exploit, le retrayant puiffe venir declarer qu'il n'entend pas s'en fervir & agir par nouvelle demande & adiournement comme il a efté dit, il ne peut s'il a laiffé
prendre un congé contre luy, recommancer fon aᵈion, attendu
l'exclufion formelle & precife que le prefent article luy donne.

ARTICLE CCXLIII.

SI l'heritage vendu & fujet a retraiᵈ eft revendu par le premier acheteur dedans l'an & iour
de la premiere vente, & que par le moyen de
divers contraᵈs il ait efté en plufieurs mains, fi
eft toûjours le lignager bien recevable de le retraire du detemteur dedans ledit temps en offrant
les deniers de la premiere vente, avec les loyaux
couftemens comme deffus à quelque titre, charge

& condition que l'ait eu ledit detemteur dudit premier acheteur ou d'autre.

Noftre article pofe un cas qui eft la revente de l'heritage fujet a retraiét pendant l'an & iour de la premiere vente, auquel cas il veut que le lignager foit receu a retraire dans ledit temps, fuppofé qu'il y ait une ou plufieurs ventes, en offrant le prix de la premiere & les loyaux coufts à quel prix que foient faites les reventes, d'autres couftumes paffent outre, celle de Paris en l'article 133. porte que le vendeur en cas de revente peut luy-mefme retraire l'heritage qu'il a vendu, Voyez Coquille queft. 188. où il eft d'avis contraire, celle de Sens en l'article 46. porte que fi l'heritage eft revendu dans l'an & iour fans fraude à un de la ligne, devant que l'acheteur foit adiourné, il n'y ait point de retraiét, cela eft fondé fur ce que l'heritage eft rentré dans la ligne, & eft iufte, celle de Rheims en l'art. 205. au cas du prefent article donne recours au deuxiéme acquereur contre fon vendeur, lequel recours ie douterois qu'on deût donner en cette couftume qui ne le donne point & ne deffend point la revente, qui n'eft point des cas portez par l'article 248. ne change ny ne deteriore la chofe ny ayant point de garentie en retraiét, & fi le fecond vendeur eft au tort d'avoir revendu dans l'an & iour, le fecond acquereur n'y eft pas moins ayant deûb fçavoir ce qu'il achetoit, neantmoins Louys Godet en ce lieu eft d'opinion que le fecond acquereur doit avoir fon recours contre fon vendeur, fi ce n'eft que la deuxiéme vente foit à charge du retraiét, la couftume de Vitry en l'art. 127. veut au cas que l'acheteur ait revendu la chofe depuis l'affignation en retraiét à luy donnée, qu'il puiffe eftre pourfuivy pour la rendre, car (dit-elle) il ne pouvoit pas mettre l'heritage hors de fes mains, ce que i'eftime devoir avoir lieu en la noftre, en ce cas l'acheteur qui a revendu à tort il doit les dommages, interefts & dépens.

Si eft le lignager recevable, &c.

Comme ces paroles font mifes en faveur du lignager ne l'obligeant à rendre que le prix de la premiere vente, fuppofé que celuy de la deuxiéme foit plus haut: Il femble que fi la deuxiéme eſt à moindre prix il ne doit pas rendre davantage que le moindre prix, c'eſt l'opinion d'Accurſe ſur la loy 3. *ſi vi coſ. de his quæ vi, &c.* par la raiſon de la loy *ſi cum militaribus cod. de reſtitutionibus militum* & de la loy *ſuper de evictionibus cod.* Cynus, neantmoins eſt d'avis contraire & que le retrayant doit rembourſer le prix de la premiere vente, tout ainſi que s'il s'eſtoit addreſſé au premier acquereur les droits duquel ſont paſſez aux autres qui ont acheté la choſe ſuivant la loy *emptor ff. de rei vendicat.* C'eſt une exception qui eſt tranſmiſe au deuxiéme acquereur ſans ceſſion de droits, *lege in hoc iudicium ff. communi divid.* Ce qui me plaiſt davantage.

ARTICLE CCXLIV.

SI l'acheteur d'aucun heritage s'abſente du payement, & qu'il n'y ait nul domicile, ou qu'il ait changé le domicile qu'il avoit de ſorte que le lignager ne le puiſſe trouver ſuffit en ce cas de l'adiourner ſur l'heritage acheté, en parlant à ſes Fermiers ſi aucuns en y a, ſinon à deux prochains voiſins dudit heritage, & faire les offres accouſtumées en leur délaiſſant copie de l'exploit, & pareille copie attachée audit lieu s'il y a maiſon ou édifice, ſinon à la porte de la Parroiſſe dudit lieu pour interrompre la preſcription d'an & iour que l'on pourroit alleguer contre luy.

Voicy la ſuite de l'article 231. & la façon avec laquelle on doit adiourner l'acquereur de l'heritage ſujet à retraict lors qu'il eſt abſent, & qui n'a point de domicile où qu'il a changé celuy qu'il avoit en telle ſorte qu'on ne le puiſſe trouver, dequoy l'on doit ſe contenter ſans obliger le retrayant de conſigner, comme veulent les couſtumes de Sens art. 52. & de Troyes art. 159. Ce mot

(fuffit) exemptant de toute autre formalité comme i'ay dit ailleurs ; La raifon de noftre article eft que l'abfent eft reputé prefent
par fa couftumace, & qu'un acte eft reputé accomply au prejudice
de celuy à qui il tient qu'il ne foit pas achevé, *lege fi ideo §. præfenti, lege fi dictum fuerit §.fi præfenti ff.de evictionibus*, toutesfois
ces mots (pour interrompre la prefcription) qui femblent limitatifs
laiffent du doute fi le retrayant n'eft pas obligé pour avoir iugement d'aller chercher l'acquereur, & parler à fa perfonne ou à fon
domicile, voyez l'ordonnance nouvelle des adiournemens art. 8.
où il eft dit que les abfens doivent eftre adiournez à leur dernier
domicile, & l'art. 9. où il eft dit que ceux qui n'ont & n'ont eu aucun domicile feront affignez à cry public & le refte, & Charondas
fur Paris art. 134. où il s'accorde à ce que deffus & prefcrit le furplus pour parvenir au iugement fuivant un Arreft de 1566. en la
couftume de Vitry.

ARTICLE CCXLV.

EN donation fimple, legs teftamentaire échange pur & fimple fans foulte d'argent ne gift
retraict, mais s'il y a foulte qui foit plus que la
valeur de la chofe baillée avec icelle en contre-
échange, y a retraict pour le regard de ladite
foulte.

Il n'y a retraict qu'en cas de vente, témoin ce mot (vendu) du
premier article de ce titre, voyez fur iceluy & fur l'article 184.
le 145. de la couftume de Paris.

Echange pur & fimple.

Sans fraude, art. 195. plus haut, en cas qu'il y ait fraude la puiffance de retraire dure iufqu'à ce que la fraude foit découverte,
voyez Bacquet au traité des rentes des particulieres chap. 25. & ce
que i'ay dit fur l'article 233. il n'y a point de fraude, fuppofé que

Par adreſſe le permutant faſſe racheter la choſe par un autre voir
quand cela ſe feroit incontinent apres l'échange, bien que l'échange ſoit reputé frauduleux quand le permutant rachete luy-meſme
la choſe & s'en trouve poſſeſſeur, & iouyſſant dans l'an comme le
veulent quelques couſtumes, ainſi que i'ay dit ailleurs, mais il faut
qu'il n'y ait point eu de complot & de préméditation precedens,
qu'on appelle *conſilium*, & qu'ils ne ſoient point prouvez, voyez
Papon livre 11. tit. 7. Arreſt 15. Bacquet au lieu cité, Tronçon
ſur Paris art. 145. en échange d'heritage propre contre un meuble
le retraict a lieu couſtume de Sens, art. 49. Troyes art. 157. voyez
Coquille queſt. 56. ſi le retraict a lieu en l'échange d'un heritage
propre à une conſtitution de rente en lieu où elle eſt immeuble ?
Voyez du Pineau ſur Anjou art. 345. Coquille en ſa queſt. 31. où ils
tiennent qu'oüy, Chopin des privileges des ruſtiques partie 3. livre
3. chap. 5. nombre 8. & ſur Paris livre 1. tit. 3. nomb. 21. où il tient
que non : J'ay veu iuger ſuivant le dernier ſentiment au Bailliage
du Comté de Châlons pour Meſſire Charles Dea Conſeiller au
Bailliage & Siege Preſidial dudit lieu, en cas d'échange par luy fait
d'une conſtitution avec un heritage, bien qu'il demeuraſt auparavant à ſainte Menehould, couſtume de Vitry où les rentes ſont meubles, pourquoy l'on pretendoit à l'encontre de luy y avoir lieu
au retraict ainſi qu'à une vente, ayant le retrayant eſté débouté
par la conſideration du changement de domicile, & qu'audit Châlons les conſtitutions de rente ſont immeubles, Lepreſtre au chap.
104. Brodeau ſur Paris art. 143. ſont de cette opinion qui eſt la
plus commune, eſtant fondée ſur l'uſage ancien de faire des échanges des rentes avec des heritages : au meſme lieu Brodeau dit qu'il
a veu pratiquer que le retraict a lieu en échange d'un heritage avec
une office, & Beraut ſur l'article 461. de la couſtume de Normandie recite un Arreſt qui a iugé qu'il y a retraict en échange d'un
heritage avec un uſufruit.

Ne giſt à retraict.

Parce que par l'échange le lignager eſt hors d'intereſt, la choſe donnée en contr'échange demeurante en la ligne par ſubrogation qui fait
que la choſe échangée eſt reputée la meſme choſe, couſtume de Sens
art. 38. Paris art. 143. voyez l'art. 119. plus haut.

Qui foit plus que la valeur, &c.

Donc si la soulte est moindre ou égale à la valeur le retraict n'a point de lieu, l'article cy-dessus-mentionné 145. de la coustume de Paris (porte) s'il y a soulte excedante la valeur de la moitié ce qui s'entend de la chose échangée qui est la mesme chose que ces mots (qui soit plus que la valeur de la chose baillée avec icelle en contr'échange, ce mot (icelle) se rapporte à soulte, c'est-à-dire, que si la chose baillée en échange vaut soixante livres, & qu'il soit baillé trente deux livres de soulte avec quelque heritage en contr'échange il y a retraict, la soulte en ce cas valant plus que la moitié de la chose échangée, & plus que la valeur de la chose donnée avec la soulte en contr'échange, quelques coustumes admettent le retraict en cas de soulte telle qu'elle soit, si petite qu'elle soit, Sens art. 38. Normandie art. 469.

Pour le regard de ladite soulte.

Sçavoir en cas que l'acquereur ne veille pas abandonner par retraict la part de l'heritage, mais le tout, si le retrayant sera obligé de prendre le tout ? Tournet sur Paris és articles 177. & 178. Brodeau en l'art. 145. sont d'avis qu'oüy, en consequence de la regle que le retraict ne se connoist à quartier au prejudice de l'acquereur s'il ne luy plaist, ce que Brodeau dit devoir estre observé par tout, voyez l'article 236. qui est contraire, mais le cas est different, hors lequel ie ne crois pas que la disposition dudit article doive estre étendüe.

En fait de partage quelque soulte qu'il y ait, l'heritage demeure propre, & n'est point acquest au regard de la soulte, & en cas que l'heritage se vende de la retraict a lieu pour le tout, Brodeau audit lieu sur la fin.

ARTICLE CCXLVI.

HEritages baillez à titre d'emphiteose cens viagers ou perpetuels sont sujets a retraict, à fçavoir ceux qui font baillez à vies par les enfans des preneurs quand lefdits heritages font écheus par fucceffion defdits preneurs, & quant à ceux baillez à perpetuité indifferemment pour tous les lignagers.

Louys Godet explique le prefent article en cette maniere, en contract d'emphiteofe y a lieu au retraict, comme auffi lors que l'heritage eft baillé à cens perpetuel, parce que le contract equipolle à vente, mais pour ce qui eft feulement donné a vie n'y a lieu au retraict, parce que la proprieté demeure en la ligne, toutesfois lorfque l'heritage eft vendu a la vie du preneur & de fes enfans, fi un des enfans vend la part qu'il peut pretendre en l'heritage à caufe du bail fait à fon pere, en ce cas fes freres & fœurs enfans du preneur pourront retraire ladite part, laquelle interpretation eft iufte.

Regulierement il n'y a point de retraict en vente d'ufufruict, Paris article 147. Rheims article 226. par ladite couftume de Paris article 149. Baux à plus de neuf années font fujets à retraict, mais c'eft une exception de la regle generale qui ne doit pas eftre étendüe en d'autres couftumes qui s'en taifent, voyez Tiraqueau §. 1. glofe 4. *hoc titulo.*

ARTICLE CCXLVII.

LE retrayant eft tenu de rendre à l'acheteur les impenfes neceffaires faites en la chofe achetée auparavant l'adiournement en retraict, mais des voluptuaires & utiles n'en eft tenu, ny pareillement des neceffaires faites apres l'adiournement, finon qu'elles ayent efté faites par autorité de Iuftice.

En

En interpretant le prefent article, il a efté iugé en noftre Prefidial entre Marie Cochelet retrayante, & Aubry acquereur que les impenfes neceffaires faites en la maifon en queftion devant l'affignation feroient payées par ladite Cochelet, & quant à celles faites depuis l'adiournement enfemble les augmentations permis audit Aubry de les reprendre en remettant les chofes en pareil eftat qu'elles eftoient auparavant, & parce que ledit Aubry depuis l'affignation avoit bafty une étable fur une mazure, à caufe de la difficulté de reftablir icelle mazure il fut dit qu'il en payroit le prix à dire de gens. Cette reprife ordonnée conformément aux couftumes de Vermandois art. 243. & Rheims art. 211. & a l'avis de du Monlin fur l'art. 85. de la couftume de Mante.

Impenfes neceffaires.

Sans quoy la chofe tomberoit en ruyne & deperiroit, *lege 79. de verbor. fignif.* L'acheteur ne peut pas pretendre celles faites par fon vendeur qui font partie du prix que le retrayant rembourfe, de mefme qu'on ne peut pas objecter à l'acquereur pour ne luy pas payer fes labours & femences faites depuis la recolte qu'il a faite, que lors de l'achat les heritages eftoient labourez, enfemencés & empoüillez comme i'ay dit ailleurs, voyez l'art. 249. plus bas, le 214. de la couftume de Rheims.

Mais des voluptuaires, &c.

La raifon de cette difpofition eft que devant l'an & iour l'acquereur n'eft pas Seigneur incommutable pouvant eftre évincé par eviction legale qu'il ne peut pas ignorer, & auffi parce que par le moyen des impenfes autres que neceffaires il pourroit empefcher le retraict, & rendre le benefice du lignager inutil fe reduifant à l'impoffibilité de luy rendre les impenfes & partant de retraire, voyez l'article 146. de la couftume de Paris le nommé Leffart demeurant à Vertus ayant acquis une vigne & devant que d'eftre adiourné en retraict y ayant fait des amandemens de terres du foffé de la ville & de fumier dont partie eftoit enfermée dans la vigne le refte eftoit encore deffus, prétendant contre le nommé Maffon retrayant lefdits amandemens comme impenfes neceffaires, & que la couftume de Vitry qui regloit les partiesne parle que

des meliorations faites apres l'affignation & non de celles faites
auparavant, en ayant efté débouté fauf a reprendre & enlever les
terres & fumier fans déterioration, par iugement du Bailly de
Vertus, iceluy iugement a efté confirmé par autre de noftre Prefidial du 28. Janvier 1661. & le prefent article étendu à la couftume
de Vitry pour les raifons cy-devant déduites, Charondas fur celle de Paris art. 148. veut qu'on puiffe reputer les reparations utiles
pour reparations neceffaires en certains cas, & recite un Arreft
qui a iugé qu'une cave baftie par l'acquereur eftoit reparation neceffaire, mais ie trouve les raifons préalleguées plus fortes fpecialement l'intereft du lignager.

ARTICLE CCXLVIII.

L'Acheteur d'heritage fujet à retraiét ne peut
dans l'an & iour démolir, gafter, de terriorer,
ny changer la forme de l'heritage acheté encore
qu'il n'ait efté adiourné en retraiét, & où il l'auroit fait & l'heritage auroit efté retrait eft tenu
envers le retrayant de remettre les chofes en
l'eftat qu'il les a achetées.

Cét article eft fondé fur les raifons déja dites que l'acquereur
n'eft pas Seigneur incommutable, & qu'il empefcheroit le retraiét,
mais l'acquereur peut enlever les materiaux, comme quand il a
fait des impenfes non neceffaires devant l'affignation, *l. ge in fundo ff. de rei vendic.* du Moulin fur l'art. 85. de la couftume de Mante cité plus haut, fi le contraét porte que l'acheteur défrichera
un bois, faifant partie de l'acquifition dans l'an, & qu'en cas de
retraiét il fera rembourfé de fon défrichement qu'il employra en
loyaux coufts, il ne devra ny le prix du bois défriché n'y le reftabliffement ny les interefts ayant fuivi la loy de fon contraét,
l. ge in traditionibus ff. de pactis, mais le retrayant ne le rembour-
fera pas des frais du défrifchement, dautant que la convention à
ce regard eft au prejudice du lignager & de fon benefice, voyez du

Pineau fur Anjou art. 378. Beraut fur Normandie art. 453.

L'acquereur n'eft pas tenu des cas fortuits arrivez pendant l'an & iour, *iege que fortuitis cod. de pignor. act.* ny de fa negligence, fauf fon fait exprés & pofitif, Charondas fur ledit art. 146. Beraut au lieu cité, veut qu'il foit tenu de fa negligence & de celle des fiens, & dit avoir efté ainfi iugé.

En cas que la maifon vendüe vienne a'eftre brûlée, fçavoir s'il y a lieu au retraict? & ce qu'il convient faire & rembourfer par celuy qui veut la retraire ou la place? voyez Grimaudet *hoc titulo* liure 4. chap. 27. & Mornac fur la loy *domum ff. de contrah. empt.* Tiraqueau queft. 1. nomb. 76. *hoc titulo*, Brodeau fur Paris article fufdit 146. nomb. 6. fi ladite maifon eft brûlée pendant l'inftance du retraict, fçavoir fi le retrayant y peut renoncer? la plus commune opinion eft qu'il le peut faire tant qu'il y ait iugement, voyez Beraut au lieu cité, Grimaudet & Tiraqueau de mefme, tant qu'il y ait iugement ou confentement de l'acquereur la chofe eft à luy, & le peril & la perte pareillement pour luy.

L'acquereur qui pendant l'an & iour a donné la chofe à loüage en eftant evincé doit les dommages & interefts au Fermier fans recours: Arreft du 22. Fevrier 1608. Brodeau au lieu cité.

ARTICLE CCXLIX.

L'Acheteur fait les fruits fiens de la chofe achetée, & n'eft tenu de les rendre au retrayant s'il les a levez auparavant l'adiournement en retrait, encore qu'il n'ait fait les labours & meliorations dont font procedez lefdits fruits.

C'eft la faute du retrayant s'il n'a pas agy plûtoft, & devant la dépoüille de l'heritage faite par l'acheteur, il fe doit imputer fa pareffe, ainfi iugé par deux Arrefts recitez par Brodeau fur Paris art. 134. contre des retrayans qui pretendoient partager avec l'acheteur les fruits par luy recueillis: Quelques couftumes veulent ledit partage, Berry art. 6. *hoc titulo*, Orleans art. 376. voyez Co-

quille en la queſt. 49. On demande ſi en cas d'adiudication par decret les fruits eſtans au temps d'icelle pendans par les racines, &
l'adiudicataire ayant dépoüillé devant l'aſſignation en retraiƈt, ſi le
lignager poura pretendre les fruits, ou le prix d'iceux luy eſtre
déduit par l'adiudicataire ſur le prix de ſon adiudication ? ce qui
fait la difficulté, c'eſt qu'il a eſté iugé en cas de retenüe feodale
pour le Seigneur ou ſon ceſſionnaire contre l'adiudicataire qu'il
déduiroit le prix des fruits par luy perçeus comme deſſus entre
Roüen & Parran, par Arreſt du 21. Aouſt 1649. rapporté par du
Freſne livre 5. chap. 47. ſuivant le ſentiment de du Moulin ſur
l'ancienne couſtume de Paris ſ. 13. nomb. 75. mais on peut dire que
la difference eſt grande entre le Seigneur feodal, & le lignager, le
dernier n'agiſſant qu'en vertu du benefice que la couſtume luy
donne, & l'autre agiſſant *in rem ſuam* & ſur ſon fond. Voyez Brodeau au lieu cité article ſuſdit 134. Ricard de meſme, en effet noſtre article repugne à ce qu'on étendiſt ledit Arreſt à cette couſtume comme en vente particuliere, l'adiudicataire doit faire les
fruits ſiens qu'il a dépoüillez devant l'aſſignation ſans diminution,
& ſans que le retrayant y puiſſe rien pretendre.

S'il les a leuez.

Sans fraude, & en maturité couſtume de Troyes article 151. à la
fin, voyez celle de Vitry art. 194. auſſi à la fin.

ARTICLE CCL.

ENcore que l'heritage retrait par le lignager
luy ſoit reputé acqueſt, & s'il eſt marié conqueſt entre luy & ſa femme, toutesfois ſi le retrayant le revend eſt ſuiet à retrait au lignager
du coſté & ligne dont eſt premierement procedé
ledit heritage dans l'an & iour de la revente qui
eſt faite.

Effentiellement l'heritage retiré eft acquest au retrayant parce
qu'il n'eft point écheu par fucceffion, ce qui rend l'heritage propre,
& qu'il eft acquis de deniers qui font meubles , auffi les heritiers
des acquefts y fuccedent , & l'on en peut difpofer comme d'un
acqueft, voyez du Moulin fur l'art. 215. de la couftume de Rheims,
& Coquille queft. 188. les couftumes mefmes qui le font propres ,
Paris article 139. Sens art. 61. & qui donnent à l'heritier des propres le droit d'y fucceder, obligent ledit heritier a rembourfer celuy des acquefts du prix, tellement qu'il n'eft different des autres
acquefts que par la deftination à la ligne, parce qu'il eft retraya-
ble fuivant le defir de noftre article qui a lieu aux couftumes qui
s'en taifent, voyez du Pineau au lieu cité art. 396. Brodeau fur
Louet lettre R. nomb. 3.

De l'heritage retiré par puiffance de fief, s'il eft acqueft ou propre? voyez Peleus livre 3. Arreft 34. où il y en a un de 1569. qui
a iugé qu'il eft acqueft, Louet lettre R. nomb. 3. où eft recité un
autre Arreft de 1594. que quelques-uns contre verité difent avoir
iugé que l'heritage retenu par le Seigneur eft propre, iceluy iu-
geant feulement que le fief retiré par le mary doit demeurer à fes
heritiers en rembourfant par eux la moitié du prix à la femme, &
(ce qui eft a remarquer) ledit fief venoit de l'eftoc & ligne du
mary , auffi par autre Arreft du 24. Janvier 1623. recité par Ricard fur la couftume de Paris, le fief retiré a efté iugé eftre acqueft
& compris au legs des acquefts.

Puifque l'heritage retiré par benefice de retraict lignager eft
acqueft ou retrayant, c'eft fans doute que le fils retrayant mourant fans hoire le pere y fuccede, quoy qu'il ait efté iugé autrement par Atreft recité par Louys Godet fur l'article 240. lequel
Arreft vray-femblablement a efté rendu en la couftume de Paris,
fur laquelle il a efté raporté par Charondas, partant il ne doit
point eftre fuivy ny faire de loy en noftre couftume.

ARTICLE CCLI.

Quand l'heritage propre eft acquis durant
& conftant le mariage de deux conioints

Cccc iij

dont l'un eſt parant & lignager du vendeur du
coſté & ligne dont iceluy heritage luy appartenoit, tel heritage ainſi vendu ne giſt en rerrait
durant, & conſtant le mariage, mais apres le trépas
de l'un d'iceux conioints la moitié d'iceluy heritage tombe en retrait à l'encontre de celuy qui
n'eſt lignager ou ſes heritiers dedans l'an & iour
du treſpas du premier mourant deſdits conioints,
ſuppoſé qu'il y eut ſaiſine & infeodation priſe durant iceluy mariage en rendant par le retrayant
la moitié du ſort principal frais & loyaux couſtemens, enſemble la moitié de toutes les impenſes
des baſtimens & meliorations encore qu'elles fuſſent utiles ſeulement ou voluptuaires.

La couſtume de Troyes art. 150. ajoûte à ce mot (acquis) ceux-cy
(ou qu'aucun heritage écheant en retraict ſoit retraict par l'un des
conjoints ſur autre non lignager) celle de Sers pareillement en l'article 61. Sçavoir ſi cette diſpoſition doit avoir lieu en noſtre couſtume : Je réponds qu'oüy, dautant que la raiſon eſt pareille en
retraict qu'en vente, qui eſt que l'heritage ſoit de la ligne en paſ-
ſant à des étrangers pour la moitié, & ce nonobſtant ce que dit
Brodeau ſur Louet lettre R. nomb. 3. pour fonder ſon opinion contraire que la choſe retirée eſt propre au retrayant qui la peut
retirer à ſoy en payant le mydenier, ce qui ne milite pas entre
nous & en cette couſtume, ou la choſe retirée eſt acqueſt au retrayant, voyez du Pineau ſur Anjou art 396.

Ou ſes heritiers.

S'ils ne ſont lignagers du vendeur du coſté & ligne dont l'heritage appartenoit audit vendeur, Paris art. 155. cui eſt un cas auquel
le retraict du mydenier n'a point de lieu, ſçavoir quand les heritiers
ſont lignagers.

Du premier mourant.

Soit le lignager qui decede le premier soit l'étranger, l'action du my-denier a lieu contre le survivant étranger ou contre les heritiers du deffunt étranger, au profit du lignager survivant ou des heritiers dudit lignager mort le premier, dedans l'an & iour du decez du premier mort : Arreſt du 10. Avril 1614. pour l'enfant contre le pere qui n'avoit pas retraict dans l'an & iour du decez de la mere, Brodeau art. 137. Ce qui a lieu en cas de divorce qui a pareil effet que la mort, article suſdit 155. le retraict du my-denier a lieu en couſtume qui n'en dit mot, Gouſſet ſur Chaumont article 112. Brodeau *ut ſuprà.*

En randant & payant.

Dedans l'an & iour Paris article 139.

ARTICLE CCLII.

TOutesfois s'il y a enfans dudit deffunt ils auront ſix mois pour pouvoir retenir ladite portion, dedans lesquels ils ne pouront eſtre prevenus par les autres parens, & ſi l'un desdits enfans avoit ſeul retiré ladite portion il ſera neantmoins tenu la communiquer à ſes autres freres & ſœurs s'ils le demandent dans l'an & iour dudit decez en rembourſant par chacun d'eux leur portion, mais les ſix mois paſſez leſdits enfans & les autres parens le pourront demander iuſqu'en fin de l'an & iour dudit decez, & en ce cas qui previendra & fera le premier diligence par adiournement ſera preferé en la maniere que deſſus eſt dit.

Louys Godet fur l'article precedent dit que le prefent eft contraire à la doctrine de du Moulin és apoftilles de l'ancienne couftume de Paris art. 184. que ce qu'on dit que le retraict a lieu en
conqueft pour la moitié appartenante à celuy des conioints qui
n'eft pas lignager, n'a lieu que lors qu'il n'y a point d'enfant du
mariage , car s'il y en a l'heritage ne gift en retraict pour l'efperance qu'on a que l'enfant fuccedera au furvivant, finon
apres le decez de l'enfant dans l'an & iour , ce que ie n'approuve pas fauf correction) ne me pouvant pas perfuader
que le prefent article s'entende dudit cas qu'il n'y ait enfant
du mariage, tant parce qu'il ne porte pas ces mots (enfant
du mariage) mais feulement ceux-cy (enfans dudit deffunt) lefquels mots (dudit deffunt) font relatifs à ceux-cy du precedent article (du premier mourant) & ne fe peuvent entendre que des enfans que le deffunt a eu d'un autre lict , & non pas de ceux des
deux conioints & de leur mariage , que pour ce qu'il n'y a point
d'apparence que la couftume ait voulu forcer les enfans des deux
conjoints à perdre le refpect envers l'un d'eux apres le decez de
l'autre , & le plaider fur peine d'eftre exclus de leur droit legitime
de retraire , par des parens plus éloignez, pour un bien qui par
l'ordre de nature ne les peut pas fuyr, & leur doit infailliblement
appartenir, & parce moyen rentrer en la ligne, ie croy pluftoft
qu'il faut entendre ces mots (enfant du deffunt) des enfans d'un autre lict à qui la couftume a voulu donner ce privilege contre les
autres lignagers de ne pouvoir eftre prevenus par eux pendant
les premiers fix mois apres le decez de leur pere ou mere, & pour
le furplus, & en cas qu'il y ait enfans du mariage elle le laiffe au
droit commun, comme un cas obmis qui doit eftre fupplée par les
voifines, telles que Vermandois art. 249. & Rheims art. 217. où il
eft dit que tant qu'il y a des enfans du mariage retraict n'a lieu ,
qui eft le fens que du Moulin donne à l'art. 156. de la nouvelle
couftume de Paris, qui porte que quand celuy qui eft en ligne a
des enfans retraict n'a lieu, ce qu'il dit fe devoit entendre des enfans communs des deux conjoints, & non de ceux d'un autre lict
qui font étrangers & n'ont nul privilege, finon celuy que noftre
couftume leur donne par cét article, voyez le mefme du Moulin
fur l'article 71. de la couftume de Chartres. Voyez Brodeau fur
ledit article 156. où il recite quelques Arrefts rendus aux cas qu'il y
eut enfans du mariage contre les collateraux qui vouloient retraire,
un entr'autres

un entr'autres en la couftume de Sens du dernier Decembre 1622. pour l'heritage acquis par le pere pendant fa viduité , ledit pere ayant des enfans de la ligne , & un autre au profit du fils contre le pere du 22. Decembre 1639. qui montre que la maxime (que tant qu'il y a des enfans de la ligne le retraict n'a lieu) ne regarde que les collateraux, & n'empefche point l'enfant d'ufer de fon droit, ny ne l'en exclud pas comme eftant ladite maxime eftablie en fa faveur, & ne pouvant luy porter préjudice.

Enfans du deffunt.

Je viens de dire que n'y ayant que des anfans d'un des conjoints & non des deux conjoints , ils ne jouiffent pas du privilege des enfans communs que l'on ne puiffe pas retraire l'heritage acquis par leur pere & mere tant qu'ils font en vie, & dans l'efperance d'y fucceder, & que ces mots (enfans du deffunt) s'entendent des enfens du premier lict ou autre lict: C'eftpourquoy l'article permet le retraict aux lignagers, lefdits enfans vivans mefme elle permet aux collateraux de les prevenir apres les fix mois paffez.

Sera tenu communiquer.

Il a fait le profit commun de fes freres & fœurs *lege 1. cod. de dolo, lege. Item ex diverfo familiæ ercifcunda.* Ainfi l'heritier qui rachete l'heritage vendu par le predeceffeur a faculté de remeré, eft tenu d'en faire part à fes coheritiers en le rembourfant, *fic* de celuy qui achete un droit reel en un heritage litigieux , voyez Lepreftre chap. 94. Brodeau fur Loüet lettre C. nomb. 5. Coquille queft. 141.

Les fix mois paffez.

Ce temps eft fatal , ce qui eft permis en un temps eft prohibé en un autre ; mais la difficulté eft de fçavoir quand les fix mois & pareillement l'an & jour commancent au cas du prefent article , fi c'eft du jour du decez du premier mort, ou fi c'eft du jour du partage fait entre le furvivant & les heritiers du premier mort ? du Moulin au lieu cité article 71. de la couftume de Chartres tient que l'an & jour, & par confequent les fix mois ne courent que du

Dddd

iour du partage, ce que ceux qui ont écrit depuis luy ont diſtingué, ſçavoir qu'a l'égard des enfans cette doctrine eſt vraye, &
non pas à l'égard du pere qui ne doit point laiſſer paſſer l'an du decez
ſa femme ſans faire ſa declaration, qu'il entend retenir le total du
conqueſt de la ligne, ainſi iugé par Arreſt du 10. Avril 1614. recité plus haut, contre le pere pour les enfans, ny pareillement à
l'égard des collateraux, voyez Chopin ſur Paris livre 2. tit. 6.
nomb. 18. Brodeau ſur l'art. 155. de la meſme couſtume, du Pineau
ſur Anjou art. 396.

ARTICLE CCLIII.

L'Heritage vendu par decret de Iuſtice qu'il
ſoit feodal ou roturier, eſt ſujet à retrait lignager dedans l'an & iour de l'interpoſition du decret.

La couſtume de Paris en l'art. 151. porte que le propre adiugé ſur
le curateur aux biens vacans eſt ſujet a retraict, & au 152. que l'heritage d'acqueſt adjugé comme deſſus n'eſt point ſujet à retraict, dont
voicy la raiſon que le curateur aux biens vacans repreſente ledeffunt,
partant la choſe adjugée ſur luy eſt reputée adjugée ſur le deffunt.
Ainſi le propre eſtant ſujet à retraict, & l'acqueſt n'y eſtant point ſujet
le retraict doit avoir lieu au premier cas, & non pas au deuxiéme.
La meſme couſtume de Paris audit art. 151. adjoûte que le retraict a lieu au propre vendu ſur l'heritier beneficiaire, ce qui ſe
doit entendre de l'acqueſt de celuy à qui l'heritier a ſuccedé qui
luy eſt fait propre, l'heritier beneficiaire eſtant proprietaire des
biens de la ſucceſſion, & le curateur aux biens vacans n'y ayant
rien, l'heritier beneficiaire ne differe du ſimple qu'en ce qu'il n'eſt
tenu des dettes que iuſqu'à la concurrence de l'inventaire, & en eſt
quitte en rendant compte, ſes autres biens n'y eſtans point obligez,
& n'y ayant nulle confuſion. Arreſt de 1600. entre les ſieurs Amelot
& Guinet, Brodeau aux lieux citez. Chopin livre 2. tit. 6. nomb.
23. de la couſtume du Paris, touchant l'executeur du teſtament,
voyez la couſtume de Sens art. 55. Il en eſt de meſme que du
curateur aux biens vacans.

La mefme couftume de Paris art. 153. porte que l'heritage adiugé
fur le curateur à la chofe abandonnée n'eft point fuiet à retraiſt,
la chofe abandonnée eft la chofe deguerpie par le detemteur qui
l'a acquife pour les dettes du vendeur, ou bien qui eft delaiſſée
par celuy qui fait ceffion de biens. Au premier cas on diftingue
fi la chofe eft adjugée fur le detemteur, le retraiſt y a lieu, fi
elle eft adjugée fur le curateur le retraiſt n'y a point de lieu,
voire quand l'acheteur qui a deguerpy feroit de la ligne. Arreft du
douze Février 1658. fuite du Journal liv. 1. chap. 34. voyez Bouguier
lettre R. nomb. 14. & 15. Chopin comme deffus, nomb. 13. Charondas art. fufdit 153. Peleus queft. 9. Pour la chofe delaiffée par celuy
qui fait ceffion de biens ? Les uns tiennent la negative, & que le retraiſt n'y a point de lieu, d'autres tiennent que fi, en eftant de
mefme qu'en vente faite fur le curateur aux biens vacans, le curateur a la chofe abandonnée par le ceffionnaire le reprefentant,
Lepreftre raporte deux Arrefts qui l'ont iugé ainfi, au chap. 30.
cent. 2. Brodeau eft de ce fentiment.

Ladite couftume de Paris en l'art. 154. porte que portion d'heritage venduë par licitation par faute de fe pouvoir partager eft fujette
à retraiſt ; A quoy il faut adjoufter ces mots de la couftume de
Calais (venduë à un eftranger, le retraiſt n'ayant point de lieu
quand la vente eft faite à un des comparfonniers, ainfi iugé par
Arreft du 3. Mars 1650. Brodeau fur ledit art. 154. nomb. 2. du
Frefne livre 5. chap. 56.

En chofe confifquée venduë par decret le retraiſt n'a pas lieu. Arreft
recité par Pitou fur Troyes art. 147. le fifc qui fait vendre n'eft
ny lignager ny vaffal, Brodeau & Chopin aux lieux citez.

L'heritier beneficier non plus que l'heritier fimple ne peut retraire ce qui eft vendu fur luy ; mais l'un & l'autre peuvent retraire
ce qu'on vend fur leurs coheritiers ou ce que celuy à qui ils ont
fuccedé a vendu, le tuteur & le curateur fur qui l'on vend peuvent retraire, pareillement l'oppofant au decret, & celuy qui a en-
chery, le Juge mefme le peut faire s'il n'y a fraude, voyez Bouguier lettre R. nomb. 14. & 15. Brodeau fur ledit art. 150. & fuivans. Le decret fe faifant fur deux coheritiers, l'un ne peut pas retraire la part de l'autre. Arreft de 1609. Mornac fur la loy 16. *ff.*
de in diem addictione, Brodeau *eod.* de mefme en vente folidaire.
Arreft de 1616. Brodeau fur Louet lettre R. nomb. 25.

Dans l'an & jour de l'interpofition du decret.

La couftume de Normandie en l'article 458. adjoute que l'on fut appellant & l'appellation indecife pourveu que le decret fut paffé devant le Juge ordinaire, iugé que l'an & iour courent du iour de l'adjudication confirmée & non pas du iour de l'Arreft. Par Arreft du 14. Janvier 1617. Brodeau *ut fupra*. Autre du 2. Iuillet 1657. fuite du Iournal livre 1. chap. 18.

En cas d'adjudication par decret l'article 226. touchant l'enfai-fivement n'eft pas gardé ; ainfi iugé en la couftume de Chaumont pareille à la noftre par Arreft du 31. May 1650. du Frefne livre 6. chap. 8. l'an & iour courent du iour du decret, du Moulin en l'apoftille fur l'ancienne couftume de Paris art. 182. s'il n'y a contract qui le precede, & qu'il foit volontaire, auquel cas l'an & iour courent du iour du contract : c'eft l'efpece des Arrefts recitez par Louis Godet en ce lieu qui n'a pas pris garde à la diverfité, le decret en ce cas n'adjoute rien au contract. Brodeau fur Louet lettre D. nomb. 26. Beraut fur Norm. art 453. On en excepte quand la faifie reelle a precedé le contract, Brodeau fur Paris article 150. nombre. 5. Si l'adjudicataire peut prefcrire l'action de retraict par le laps de l'an & iour encore qu'il n'ait pas configné ? Voyez Chopin fur Paris livre 2. tit. 6. où il tient que non, Brodeau au lieu cité art. 150. tient le contraire, ce que ie crois plus vray-femblable, fui-vant ce que i'ay dit ailleurs que l'acquereur de la chofe encore qu'il n'en ait pas payé le prix ne laiffe pas de la prefcrire, voyez Mornac fur la loy *Iulianus §. fi fructibus de actione empti. ff.*

ARTICLE CCLIV.

L'An & iour dudit retrait lignager courent con-tre toutes perfonnes , privilegiées & non privilegiées mineurs, abfens & furieux,

Plufieurs couftumes adjoutent ces mots (fans efperance de refti-tution) Paris art. 131. Vermand. art. 239. les prefcriptions ftatu-

taires legales courent contre toute forte de perfonnes, iugé contre Genton abfent qui avoit obtenu lettres pour eftre relevé de
ce qu'il n'eftoit venu dans l'an & iour pour retraire, par Arreft
de 1652. Pitou fur Troyes art. 144.

Mineurs.

L'an & iour courent contre le mineur, parce que le retrait eft
odieux, & contre le droit commun dans l'exercice duquel le mineur n'agit que pour profiter pour acquerir, & le mineur n'eft
point reftitué au detriment d'autruy quand il s'agit feulement de
fon profit, & s'il eftoit relevé en cas de retraict il n'y auroit point
de feureté aux acquifitions y ayant toûjours quelque mineur dans
une famille, Lepreftre chap. 48. art. 1. l'an & iour courent conire le
Seigneur feodal mineur, Beraut art. 457. il court encore en temps
de pefte & de guerre & contre celuy qui a plaidé pour la proprieté qui n'eft plus receu apres l'an & iour, Brodeau fur ledit article
131. le mineur peut agir pourveu que fon tuteur intervienne dans
l'an comme il a efté dit, & le tuteur n'eft pas refponfable s'il n'a
pas agy en retraict, fi ce n'eft qu'il en ait efté chargé par avis de
parens.

ARTICLE CCLV.

PRopres heritages ou rentes vendües a faculté de remeré doivent eftre retraits par le lignager dans l'an & iour du contract, fans avoir
égard au temps de la faculté de rachat.

Le retraict fe gouverne comme les lots & ventes, là ou l'un a
lieu l'autre l'a auffi, la couftume en l'art. 129. veut que de l'heritage charge de cenfive portant lots & ventes vendu rachat iufqu'à certain temps lots & ventes foient deüs, il eft iufte que le
retraict y ait lieu, la raifon eftant pareille qui eft que telle vente
eft parfaite, voyez ce que i'ay dit fur ledit art. 129. la couftume de
Sens en l'art. 162. eft contraire enfemble plufieurs autres, voyez

Dddd iij

Coquille en fes inftit. *hoc titulo* où il recite un Arreft de 1532. qui l'a iugé ainfi.

Ou rentes.

Ce mot (rentes) obmis en l'article 225. pouroit faire de la difficulté pour que l'on admit le retraict en tranfport vente & alienation de la rente volante par le creancier d'icelle, comme en vente d'heritage, car la couftume ne diftinguant point, il femble qu'on ne doit point diftinguer des rentes, mais neantmoins le retraict ny doit point eftre receu, ce mot (rentes) devant s'entendre feulement des rentes foncieres, felon l'article 129. de la couftume de Paris qui interprete le prefent, font remarquable à ce fujet, ces mots (font reputez) de l'article 121.

La couftume de Sens en l'article 49. veut que le retraict ait lieu en vente de rente volante fur heritages propres obligez par claufe generale ou fpeciale, qui eft à dire lors qu'un homme prend d'un autre de l'argent à rente par conftitution, & eft un autre cas que le precedent, & cela fe fait dautant que l'hypoteque du fond en eft comme une alienation dont noftre article (fans contredit) ne parle pas, parce qu'en vente de rente volante le temps du rachat n'eft iamais ftipulé, & fi cela eftoit elle ne vaudroit rien ; il n'en eft point parlé ailleurs, & partant parmy nous le retraict n'a lieu audit cas, non plus qu'au premier ; auffi feroit-il bien dure de donner au debiteur contre fon gré un creancier autre que celuy qu'il a choifi, comme parle du Moulin, voulant au dernier cas le confentement du debiteur, voyez-le fur Poitou art. 330. & fur l'article 119. plus haut.

ARTICLE CCLVI.

L E Seigneur feodal peut retenir par puiffance de fief, le fief mouvant de luy vendu par fon vaffal dedans quarante iours après qu'on luy a notifié ladite vente, & exhibé les contracts fi aucuns y a par écrit, & auparavant que d'avoir receu fondit vaſſal en foy & hommage, en payant le prix que l'acquereur a baillé & payé, & les loyaux couſtemens ſans aucune retention de quint & requint, & ſans qu'il les puiſſe demander.

Le retraict feodal n'eſt point exorbitant ny odieux comme eſt le lignager, mais il eſt iuſte & favorable *connaturalis ipſi fundo* pour parler avec du Moulin ſur les articles 282. de la couſtume de la Marche & 53. de celle de Xaintonge, il eſt receu par le Droit Romain par l'argument de la loy derniere *de iure emphiteu-tico*, qui donne au Seigneur directe le droit de retirer l'heritage donné par luy à bail emphiteotique vendu par l'emphiteote, il ſe fait de l'acqueſt comme du propre par tout Seigneur, ſeculier ou Eccleaſtique, avec cette difference que le dernier en doit vuider ſes mains, ou le ceder, voyez Loyſel en ſes inſtit. livre 3. tit. 5. art. 12. Coquille ſur Nivernois art. 8. tit. de cens, il n'eſt point fait par le Roy par la raiſon qu'en fin il ſeroit le maiſtre de tous les fiefs, auſſi n'en peut-on uſer à l'encontre de luy, mais il a droit de bien-ſeance pour reünir à la couronne, Loyſel art. 11. d'autres veulent qu'il ait la retenüe feodale de ce qui eſt tenu immediatement de luy & de ſa Couronne, voyez Chopin ſur Paris livre 1. tit. 2. nomb. 22. Bacquet de Iuſtice chap. 12. nomb. 6. Lommeau en ſes maximes livre 1. art. 18. quoy qu'il ne puiſſe retraire il peut ceder ſon droit à un tiers, l'Egliſe pareillement, ne pouvant ny l'un ny l'autre uſer de ce droit de leur chef.

De celuy qui tient du Roy le fief par engagement, ſçavoir s'il peut uſer du droit de retenüe? Charondas ſur Paris art. 20. veut que ſi, Brodeau au meſme lieu veut que non, ſi ce n'eſt que l'enga-gement en faſſe expreſſe mention, & dit avoir ainſi eſté iugé par pluſieurs Arreſts, en ce cas l'engagement tient lieu de ceſſion de droits, c'eſt pourquoy l'on ne manque gueres d'en faire men-tion en l'alienation; voyez Tronçon ſur ledit art. 20. où il dit que l'engagiſte eſt plûtoſt creancier que proprietaire, & que le gage eſt different de la proprieté, & Chopin ſur Anjou livre 1. art 4.

L'uſufruitier peut uſer de ce droit, dautant qu'il eſt *in fructu*, mais il le doit rendre au proprietaire apres l'uſufruit finy, en le rembourſant par ledit proprietaire, & s'il ne le rembourſe le fief retiré luy demeurera en proprieté, a la charge de le tenir du pro-

prietaire, voyez du Moulin fur l'ancienne couftume de Paris §. 13.
glofe 1. nomb. 33. & fuivans, Tournet fur ledit art. 20. de la nouvelle, le mary pareillement peut ufer de ce droit du chef de fa
femme, & fi le mary fe contente des droits & que la femme veüille retenir, il s'en faut arrefter à la volonté du mary : Voyez fur
l'art. 22. plus haut Tronçon & du Moulin aux lieux citez , l'Evefque qui retire un fief en cette qualité le doit laiffer à fon fucceffeur, voyez Covarruvias *lib. 1. n. 1. de teftamentis* , Coquille queftion 248. s'il y a plufieurs Seigneurs par indivis que l'un veüille
retraire, & l'autre ne le veüille pas, celuy qui veut retraire ne
peut retenir le tout fans le confentement de l'acquereur : Arreft
de 1577. recité par Pitou fur Troyes art. 27. voyez Brodeau fur
Paris art. 20. & fur Louet lettre R. nomb. 25. & 26. chacun defdits
Seigneurs peut ufer des droits, mais fi l'acquereur veut laiffer
tout le fief, le Seigneur partiaire ufant de la retenüe doit le prendre, voyez du Moulin comme deffus §. 13. glofe 1. n. 49. & fuivans, Coquille fur Nivernois art. 35. *hoc titule.* Mais le Seigneur ne
peut eftre contraint de prendre ce qui n'eft pas de fon fief, Loyfel inftit. livre 3. titre 5. art. 37. du Moulin au lieu cité, le Seigneur
cenfuel aux lieux où il a droit de retenir a le mefme privilege de
ne pouvoir eftre contraint de prendre que ce qui eft de fa cenfive, Brodeau *ut fuprà* nomb. 19. s'il y a charge deshonnefte le Seigneur retrayant n'en fera pas tenu, Coquille *ut fuprà*, fi plufieurs
fiefs relevans d'un mefme Seigneur font vendus à un feul prix le
Seigneur en peut retenir l'un & l'aiffer l'autre, la convention du
vendeur ne peut rendre pire la condition du Seigneur, du Moulin *ut fuprà*, & fur Auvergne chap. 21. art. 10. & fur Loudun art. 20.
tit. 15. Il y a difference entre le lignager & le Seigneur feodal le
premier ne retraiêt que par grace, contre le droit commun & fon
retraiêt eft odieux, le fecond retraiêt par vertu de la convention
& contraêt il a droit *ad rem*, & fon retraiêt eft favorable.

Retraiêt le fief.

Sçavoir fi le Seigneur feodal peut ceder fes droits ? Ceux qui
tiennent qu'oüy difent que le droit du Seigneur eft réel, non perfonnel, & que le droit du parent lignager au contraire eft perfonnel & non réel, c'eft pourquoy il ne peut pas eftre cédé &
l'autre le peut eftre, Bacquet de Iuftice chap. 12. nomb. 9. Chopin
fur

fur Anjou, livre 1. art. 4. où il recite un Arreſt du 14. Mars de
1573. qui a iugé pour la ceſſion, on en allegue encore un autre
de 1649. raporté par du Freſne au livre 5. chap. 47. Ceux qui
tiennent la negative diſent que le droit du Seigneur n'eſt point
réel, mais ſeulement perſonnel comme ne pouvant pas ſortir de
la perſonne, ſuivant la loy *quia tale ff. ſoluto matrimonio*, que le
Seigneur à le choix de retenir, mais qu'il fait contre le choix de
le donner à un autre, iugé ſuivant le dernier ſentiment par Arreſt de 1659. ſuite du Iournal livre 2. chap. 47. & ſe iuge ainſi à
preſent, Beraut ſur Normandie art. 494. eſt de la derniere opinion
où il cite du Moulin titre des fiefs §.13. gloſe 1. nomb.20. voyez ledit du Moulin ſur l'art. 4. du titre 17. de la couſtume de Lodunois,
mais le Roy & l'Egliſe qui ne peuvent pas retenir le fief ſans ceder leurs droits n'en ſont pas exclus, ſi ce n'eſt que l'Egliſe ne peut
pas faire ceſſion à une autre Egliſe, qui ne peut elle-meſme retenir comme il a eſté dit, le mot de (fief) marque que la retenüe
cenſuelle dont la couſtume ſe tait n'a point de lieu parmy nous,
n'ayant point lieu aux couſtumes qui ne l'admetent pas preciſement,
voyez Brodeau au lieu cité, à cens le Seigneur en eſt exclu article
240. Vitry la reçoit en l'article 18. Paris pareillement art. 135.

Vendu.

*Retractus feudalis non eſt niſi ad fundum & in caſu venditionis:
ius prælationis datur domino vendente vaſſallo*, du Moulin audit §.
13. gloſe 3. nomb. 12. Cujas au Conſeil 17. à la fin, il a eſté iugé
que le retraiĉt feodal a lieu (encore que le vaſſal ne ſe preſente
pas à la foy & hommage) pour cauſe de reſolution faite dés le
l'endemain de la vente devant la delivrance, par Arreſt de 1533.
recité par Pitou ſur Troyes art. 27. & par autre recité par Charondas ſur ledit art. 20. de la couſtume de Paris, *ſufficit venditum*,
voyez Coquille ſur Nivernois art. 2. des fiefs, Chopin ſur Paris livre 1. tit. 2. nomb. 29. où il eſt d'avis contraire, apres d'Argentrée,
mais en vente faite de fief avec retention de cens Seigneurial la
retenüe n'a point de lieu, n'y ayant point d'ouverture au fief,
voyez Pitou au lieu cité, où il en raporte deux Arreſts, & l'article 194. plus haut.

Dans quarante iours.

Iceux paffez eft décheu, & courent les quarante iours contre toutes perfonnes, mais l'inftance en ce retraict ne fe perime que par trois ans comme les autres inftances : ce n'eft pas proprement une action.

S'il y a fraude la retenüe ne court que du iour de la fraude découverte, de mefme qu'au retraict lignager : Arrefts des 13. Avril 1558. & 2. Decembre 1569. & 1. May 1596. recitez par Ricard fur Paris, ce temps court contre les mineurs & contre l'Eglife, du Moulin audit §. 13. glofe 2.

Apres qu'on luy a notifié.

Bien qu'il n'y ait point de notification la retenüe feodale fe purge & fe prefcrit par trente ans, du Moulin au mefme lieu glofe derniere nomb. 11. fuppofé qu'on notifie apres ledit temps il n'y à plus de retenüe, Brodeau fur ledit art. 20. nomb. 29. de la couftume de Paris, la notification fe fait au Seigneur majeur capable de recevoir les foy & hommage ou au tuteur, & s'il n'y en a point il faut créer un curateur, elle fe peut faire à perfonne ou a domicile, fans la faire au fief dominant, le plus feur eft de la faire en prefence de Notaires & en prendre acte; i'eftime qu'il faut mefme bailler copie du contract fuivant les articles 20. de Paris & 45. de Vitry, par la raifon qu'une fimple exhibition & momentanée du contract n'eft pas fuffifante pour inftruire le Seigneur, & qu'en retraict lignager l'art. 232. defire que la copie du contract foit donnée au retrayant ou qu'elle foit mife au Greffe, qu'il y a obligation du vaffal envers le Seigneur, ce qui n'eft pas du lignager envers l'acheteur, & quant au ferment que la couftume de Vitry requiert il eft iufte, & il y a pareille raifon qu'au retraict du lignager, où il peut eftre demandé, c'eft pour éviter les fraudes dit le mefme article 45. de la couftume de Vitry.

Auparavant que d'avoir receu, &c.

Ou receu le quint denier, ou baillé fouffrance couftume de Paris art. 21. Brodeau audit lieu, nomb. 9. dit que la regle eft generale que la reception des quints faite par les Fermiers, doüairiere, & usufruitiers n'empesche pas le proprietaire d'user du droit de retenüe, il faut (dit-il) procuration du Seigneur speciale au cas, c'est apres du Moulin sur la coustume du Maine, art. 43. qui le veut ainsi : Arrest du 7. Avril 1637. Voyez Chopin sur Anjou livre 1. art. 38. du Pineau au mesme lieu art. 347. il est de mesme des rotures, ou si le Seigneur a receu les lots & ventes il ne peut plus user du retraict censuel, Arrest de 1612 en ladite coustume d'Anjou, voyez Brodeau sur Louet lettre R. nomb. 25. Loysel livre 3. tit. 5. nomb. 44. instit. Lommeau livre 3. art. 231. de ses maximes, le mary en ce cas ne peut pas prejudicier à sa femme quand il s'agit du propre d'icelle du Moulin audit lieu §. 14. Arrest du dix Mars 1563.

Sçavoir si la seule reception des censives de l'acquereur par le Seigneur exclud le Seigneur du droit de retenüe ? quelques-uns tiennent qu'oüy, disans que par ce moyen le Seigneur a approuvé le contract, & renoncé tacitement à son droit, voyez Loysel & le comment. au lieu cité, d'autres veulent pour exclure le Seigneur de la retenüe audit cas qu'il y ait quelque expression aux payemens qu'ils se font en consideration de la nouvelle acquisition par où il paroisse qu'elle a esté notifiée au Seigneur, & qu'il ne l'a pû ignorer, autrement ne veulent pas qu'il en soit exclu, ainsi iugé pour le Seigneur de Coollus en la coustume de Vitry, contre Pierre Bourgeois de Châlons, & y a esté acquiescé par avis de fameux Avocats de la Cour, voyez Cujas des fiefs livre 2. tit. 4. Leproust sur Lodunois art. 3. *hoc titulo.*

En payant

N'y ayant point de temps prescrit pour faire le payement, ny de peine ordonnée pour la faute de l'avoir fait, il semble que l'acheteur doit constituer le Seigneur en demeure pour le faire décheoir de son droit, Voyez Brodeau sur ledit art. 20. de la coustume de Paris.

Sans aucune retention.

D'autant que les quint & requint sont incompatibles avec la retenüe, le Seigneur est comme le premier acquereur, si le lignager retire fur le Seigneur feodal il luy payra les droits, Paris art. 22. Loyfel au lieu cité art. 5. ce qu'il n'eft pas obligé de faire dans les vingt-quatre heures préfixes par la couftume, mais feulement avant la foy & hommage, Brodeau fur ledit art. 22. quand la premiere vente eft faite francs deniers au vendeur? Voyez Chaumont art. 17.

ARTICLE CCLVII.

LE retrayant lignager eft preferé au Seigneur feodal, voulant retraire par puiffance de fief.

Jugé ainfi par Arreft de Roüen en 1596. s'il y a fraude le Seigneur fera preferé, Arreft de 1548. Beraut fur Normandie art. 453. on peut ftipuler par la conceffion du fief que le Seigneur fera preferé au lignager, & en ce cas noftre article n'a point de lieu, voyez du Moulin fur l'art. 71. de la couftume de Bourgogne qui permet ladite convention, Chopin fur Paris livre 2. tit. 6. nomb. 21. *Item* noftre article n'a pas lieu quand le vaffal rend le fief au Seigneur qui le reünit à fa directe fans bourfe délier, Brodeau fur ledit article 22.

ARTICLE CCLVIII.

EN maniere que le Seigneur feodal ne peut retraire par puiffance de fief, l'heritage vendu & retrait par un lignager, mais lédit lignager le pourroit avoir fur ledit Seigneur feodal, s'il l'avoit retenu par puiffance de fief en y venant dans l'an & iour de ladite retention.

Le Seigneur n'a point de retenüe fur le lignager, mais retrait

lignager eft preferé au Seigneurial & le conventionnel à tous autres, Loyfel livre 3. tit. 5. art. 4. de fes inftituts.

L'heritage.

Ce mot eft relatif à ce qui eft dit plus haut en l'articli 256. &
s'entend du fief.

S'il avoit retenu.

Où s'il l'avoit acheté du vaffal, Rheims art. 228. auquel cas la
couftume de Paris art. 135. fait courir l'an & iour du iour de l'acquifition publiée au plus prochain fiege royal, tant pour le fief que
pour la roture.

Il a efté iugé que l'article fufdit 135. devoit avoir lieu en la couftume de Meaux qui n'a rien de femblable ny rien de contraire,
difant feulement en l'article 88. que l'an & iour courent dés le moment que le vendeur eft défaifi, & y ayant eu requefte civile
l'Arreft a efté confirmé, mais il fut dit par Monfieur Talon Advocat general que devant le premier Arreft il n'y auroit point eu de
difficulté parce qu'on ne fuit pas toûjours la couftume de Paris en
cas que celle du lieu ne porte rien de contraire, mais on regarde
quelquesfois l'ufage & la conformité des couftumes voifines, ce
qui eft a remarquer : L'Arreft du 3. Mars 1661. fuite du Iournal
livre 4. chap. 10.

Dedans l'an & iour de la retention.

Il femble que l'on doive ajoûter ce mot (publiée) comme il a
efté dit en cas d'acquifition faite par le Seigneur du fief de fon
vaffal : neantmoins l'article faifant mention expreffe du cas de retenüe & ne defirant point la publication de la retention, ie ne crois
pas que la publication foit requife, ny qu'en cela il faille fuivre
l'article 159. de la couftume de Paris.

Si le lignager peut retraire l'heritage acheté ou retenu par le
Seigneur, à plus forte raifon s'il a luy-mefme acheté l'heritage il
n'en peut pas eftre évincé par le mefme Seigneur, du Moulin fur
l'ancienne couftume de Paris §. 13. glofe 1. nomb. 7. & §. 55. glofe
1. nomb. 146.

ARTICLE CCLIX.

APres que le Seigneur feodal a retenu par
puiffance de fief, le fief mouvant de luy, le
peut fi bon luy femble, & fans le congé de fon
Seigneur fuzerain vendre, donner & aliener fans
pour celuy en payer aucuns droits ou devoirs, &
retourne en ce faifant ledit fief en nature d'arriere-fief tenu du Seigneur feodal comme il eftoit,
mais ou ledit Seigneur feodal le retiendroit en
fes mains & l'employroit en fon aveu & dénombrement envers fon Seigneur fuzerain, comme
eftant de fon fief mouvant & tenu de luy, eft
en ce cas ledit fief reüny & confolidé avec le fief
dont il eft tenu, & n'eft le tout qu'un mefme fief
lequel ledit Seigneur ne peut en apres démembrer fans le confentement dudit Seigneur fuzerain, finon és cas qu'il eft permis de démembrer
fon fief.

La Iurifprudence ancienne eftoit conforme à cét article touchant la reünion du fief retenu ou acquis par le Seigneur dans fa
mouvance, qu'elle ne fe faifoit point fans declaration expreffe
du Seigneur, & fans qu'il l'euft employée en fon aveu & denombrement, voyez du Moulin fur Paris §. 23. nomb. 42. & fur l'art.
260. de Vermandois. Chopin fur Paris livre 2. tit. 6. nomb. 21. Brodeau fur l'art. 21. de la mefme couftume où il dit que la ceffibili-
té du retraict feodal, eft une marque certaine que le fief retenu
ne fe réünit pas *ipfo iure*, & fans declaration expreffe, ce qui a
efté corrigé par l'article 53. de la couftume de Paris, en laquelle

& partant où il n'y a point de décifion contraire telle que celle
de noftre article, l'heritage acquis par le Seigneur en fa cenfive,
& le fief auffi acquis en fa mouvance eft reputé reüny *ipfo iure*,
fi le Seigneur n'a declaré expreffement qu'il n'entend point que
la reünion fe faffe, voyez Loyfel livre 3. tit. 5. art· 48. Chopin au
mefme lieu livre 2. tit. 2. nomb. 26. Brodeau efdits articles· 22 &
53. où ils femblent ne pas s'accorder avec eux-mefmes en ce qu'ils
ont dit és lieux cy-devant citez, Louet lettre F. nomb. 5. Lepme-
ftre chap. 60. cent. 2. laquelle déclaration doit eftre faite par le
contract d'acquifition autrement ne vaut rien fuivant l'art. 20. de la
couftume d'Orleans, mais le prefent article n'eftant point corrigé
il's'y faut tenir tant pour le fief que pour la roture, & pour l'acquifition que pour la retenüe, qui ne fe fait en cette couftume
que du fief & non de la roture comme i'ay dit.

N'eft le tout qu'un mefme fief.

Lequel demeure acqueft bien qu'il foit reüny au propre : Arreft
du mois d'Avril 1548. le fief appartenant a la femme,& le mary en
acquerant un autre dans la mouvance d'iceluy, & faifant fa declaration telle que deffus la reünion ne fe fait que pour moitié,
& fi la femme ou fes heritiers renoncent à la communauté il ne
fe fait point de reunion : Arreft du 20. Aouft 1605. la reünion ne
fe fait qu'à proportion de la part que le Seigneur a au fief, voyez
Brodeau fur ledit art. 53. nomb. 20. & fuivans de la couftume de
Paris.

Sçavoir fi cette reunion fe fait pour toûjours, de forte que l'acquereur venant a deceder & fes biens eftans partagez entre fes
enfans le fief mouvant, ou la roture cenfable tombans en d'autre mains que celles du Seigneur du fief dominant, ou de celuy à
qui la cenfive eft düe, la mouvance ou la cenfive eft efteinte ou
non ? c'eft l'opinion de Brodeau fur Louet lettre F. nomb. 5. que
cette reunion n'eft point perpetuelle, & qu'au cas en queftion la
mouvance&la cenfive retiennent cette reunion n'eftant(dit-il)qu'un
endormiffement de l'action & de l'obligation qui eft attachée à la
chofe, lequel endormiffement fe rompt & fe diffoult par le changement de poffeffeur, & ne fe faifant confufion finon des droits
perfonnels &mobiliaires, & non des réels & immobiliaires, plufieurs font d'opinion contraire, voyez le commentateur de Loyfel

en fes inftit. livre 3. tit. 5. art. 48. & d'Olive livre 2. chap. 19. qui
tiennent tous que la réünion efteint toute charge & fervitude, &
le dernier raporte deux Arrefts de Touloufe qui l'ont iugé ainfi,
voyez du Moulin au §. 13. cité plus haut, nomb. 56. à la fin &
fuivans. Bacquet de Iuftice chap. 14. nomb. 12. & 16. aucuns diftinguent de l'acquifition du fief fervant, & de la roture en cenfive,
par vente, donation ou autre pareil contract, & de celle faite *iure
Dominii* par le retour du fief ou de l'heritage en vertu de la Seigneurie, & veulent au dernier cas que la réünion foit perpetuelle & non pas au premier, & felon cette diftinction le fief ou
l'heritage eftant retenu par le Seigneur en cas de vente, & réu-
ny, cela fe fait pour toûjours.

De confifcations & amendes.

ARTICLE CCLX.

Qvi confifque le corps, confifque les biens.

Cet article eft paffé en regle generale, & il a lieu par tout, excepté en quelques couftumes particulieres, comme celles de Bretagne, Berry & autres, ce mot (confifque) eft un mot paffif, &
veut dire que qui perd la vie pour fes démerites perd les biens,
mefmes fans que le iugement en faffe mention, & fuppofé qu'il
foit Preftre pourveu qu'il foit condamné par le Iuge feculier, parce que le Iuge d'Eglife ne peut pas ordonner de confifcation &
fon jugement ne l'emporte point, voyez du Moulin en la queft.
76. de Gallus il ne peut auffi bannir, *Ecclefia non habet territorium
neque fifcum.*

Sçavoir fi celuy qui eft condamné par iugement militaire confifque ? Coquille tient l'affirmative fur Nivernois art. 1. *hoc titulo,*
& en la queft. 6. Brodeau fur Paris tient la negative, s'il n'y a
crime de leze-Majefté, c'eft fur la couftume de Paris art. 183. il
femble qu'il en faille confiderer la caufe, & pourquoy la condamnation de mort a efté ordonnée, de mefme qu'en condamnation
d'amande, pour fçavoir fi elle eft infamante on a égard audit lieu
pourquoy l'amande eft adjugée.

Qui

Qui eſt executé pour crime, quoy que ſans formalité ne laiſſe pas
de confiſquer, Bouguier lettre S. nomb. 13. l'étranger condamné
hors de France ne confiſque pas les biens qu'il a en France, par
la raiſon que le iugement rendu hors de France n'a pas la puiſſance de confiſquer les biens de France : Arreſt raporté par du
Freſne livre 1. chap. 82. pour laquelle raiſon il ſemble que le
François condamné hors de France ne confiſque point les biens
qu'il a en France, & c'eſt la maxime du Palais : neantmoins de
Rocheflavin en ſes Arreſts en raporte un du Parlement de Tou-
louſe qui a iugé que le François condamné hors de France pour
crime commis hors de France avoit confiſqué, & fut ſon teſtament
delaré nul au profit du Roy, il eſt du 23. Decembre 1580. c'eſt
le 15. du livre 4. tit. 5. Voyez Chopin ſur Anjou livre 3. chap. 1.
tit. 2. nomb. 17.

De celuy qui ſe deffait s'il confiſque ? la plus commune opinion
eſt que non : Arreſt du 7. Decembre 1634. d'Olive livre 1. chap.
40. Voyez Mornac ſur la loy 23. *de edilitio edicto*, Coquille queſt.
16. Bacquet eſt pour la confiſcation, & dit ſe pratiquer ainſi à Paris au profit des Seigneurs, au chap. 7. n. 16. & 17. du traicté de
Iuſtice, & c'eſt l'uſage de nos Sieges, à ce que i'ay apris.

Le fils confiſquant ne confiſque point ce qui luy a eſté donné
par les pere & mere qui leur retourne, ny pareillement celuy qui
poſſede des biens ſujets à ſubſtitution ne les confiſque point, voyez
Coquille ſur Nivernois art. 1. *hoc titulo*, & en la queſt. 10. ny le mary
ne confiſque point l'heritage à luy baillé par ſa femme à la charge
qu'elle le reprendra s'il meurt le premier : Arreſt recité par Chopin ſur Anjou liv. 1. art. 42. nomb. 4. Sçavoir ſi le pere confiſquant ſes
enfans peuvent pretendre la legitime ſur ſes biens ? Anciennement
il ſe iugeoit qu'oüy, voyez du Moulin ſur l'art. 24. de la couſtume de Sens, & ſur le 12. de celle de Vermandois, & Charondas ſur
Paris art. 247. 283. & 298. Brodeau eſt de contraire avis ſur la
meſme couſtume au lieu cité nomb. 28. par la raiſon que le crime ſe
vange en la perſonne des enfans par police, d'autres veulent que
les enfans ſoient exclus de demander la legitime ſeulement quand
la confiſcation eſt pour crime de leze Majeſté, entr'autres Ricard des donations, partie 8. chap. 8. ſection 8. voyez Louet lettre
L. nomb. 1. ce qui me ſemble plus iuſte.

ARTICLE CCLXI.

ET appartient telle confiscation aux Seigneurs hauts-Iusticiers en la Iustice desquels sont trouvez lesdits biens, excepté toutesfois en crime de leze Majesté, auquel cas ladite confiscation appartient au Roy.

Hors les crimes de leze Majesté divine & humaine (la loy ne distinguant point nous ne devons pas distinguer) la confiscation appartient aux hauts-Iusticiers des lieux ou les biens sont trouvez au temps & heure de la confiscation, dit l'art. 120. de la coustume de Troyes, au temps de la prononciation de la Sentence dit l'article 2. de la coustume de Nivernois *hoc titulo*, soit qu'il y ait appel ou non, & que la Sentence soit confirmée, ajoûte Coquille audit lieu, & ainsi en ce cas la maxime (meubles suivent le domicile) n'a point de lieu.

Aux hauts-Iusticiers.

Qui n'a point de Iustice n'a point d'amendes ny de confiscation, *& confiscatio est iurisdictionis*, les hauts-iusticiers ne peuvent pas empescher l'enterinement des lettres de remission sous le pretexte de la confiscation esperée iugé, en nostre Presidial en May 1664. contre le Seigneur de Livry : Arrest de 1558. autre de 1567. Bacquet de Iustice chap. 16. y ayant iugement de confiscation & les Seigneurs s'estant mis en possession des biens du criminel, luy ou ses heritieres prouvans son innocence ou bien obtenans lettres de remission & les faisans enteriner, les Seigneurs doivent rendre les biens encore qu'ils les ayent vendus, & si le criminel obtient grace & abolition avec décharge de la peine les biens luy seront rendus s'ils ne sont alienez à titre onereux, auquel cas le Seigneur n'est pas obligé de les rendre, ce qui a lieu au regard du Roy comme à l'égard des hauts-iusticiers, voyez Bacquet comme dessus, Pitou sur Troyes art. 120. Theveneau sur l'ordonnance livre 5. tit.

13. art. 7. en cas qu'apres les cinq ans le condamné vienne a estre à droit & obtienne lettres pour se purger, si le iugement qui intervient porte absolution, & n'emporte point de confiscation les biens confisquez luy seront rendus, sans qu'il puisse pretendre la restitution des amendes, des interests civils, & des fruits des immeubles, ordonnance de 1673. titre des deffauts art. 28. Si la Sentence est seulement par coutumace, & que le condamné vienne à mourir dans les cinq ans l'amende & la confiscation sont éteintes, parce qu'on presume que le condamné se fut representé dans le temps, aussi succede-il à son pere mort pendant ce temps: Arrest du 26. Juillet 1652. recité par Ricard des donations, voyez d'Olive livre 5. chap. 7. il peut tester, Arrest de Juin 1633. pour le testament d'un condamné élargi & caution rendu prisonnier dans les cinq ans, du Fresne livre 2. chap. 113. par l'ordonnance susdite de 1673. art. 29. il est dit que celuy qui aura esté condamné à mort par coutumace ou aux galeres, ou qui aura esté banny à perpetuité hors le Royaume, & decedera apres les cinq ans sans s'estre representé ou avoir esté constitué prisonnier, sera reputé mort civilement du iour de l'execution de la Sentence de coutumace, & les articles suivans veulent que les Receveurs du domaine & les Seigneurs ne puissent pas se mettre en possession des biens confisquez qu'apres les cinq ans expirez, voyez sur l'article 78. à la fin.

Lesdits biens.

Si c'est un fief il appartiendra au haut-iusticier & non pas au Seigneur dominant & suzerain, en rendant par le haut-iusticier les devoirs au suzerain: La coustume de Vitry en l'article 36. veut en ce cas que le haut-iusticier ne paye aucun droit au Seigneur suzerain, mais du Moulin sur l'ancienne coustume de Paris §. 22. nomb. 161. veut que le relief en soit payé, nonobstant ladite coustume qui est locale, & ne qui s'étend point en d'autres coustumes, ce qui est plus conforme, à l'article 187. plus haut, ou le mesme du Moulin dit qu'au cas que le Seigneur haut-iusticier (vuide ses mains du fief confisqué ainsi que quelques coustumes l'y obligent dans l'an, & qu'il est iuste qu'il le fasse s'il est plus puissant que le suzerain qu'il y a un notable interest,) ne doit payer qu'un seul relief pour la confiscation & pour la vente, voyez l'art. 206. de la coustume de

Sens, en cas de felonnie contre le Seigneur suzerain, le fief appartient audit Seigneur & non au haut-iufticier, voyez l'art. 197. & ce que i'ay dit fur iceluy.

L'ufufruitier confifquant par banniffement ou autre peine pareille qui n'emporte pas la perte de la vie, l'ufufruit (pour autant de temps qu'il vivra) appartient au haut-iufticier, & n'eft point confolidé à la proprieté, voyez *valla de rebus dubiis* nomb. 8. aux Arrefts. Les biens confifquez font acquefts au haut-iufticier, *funt fruttus iurifdictionis* il paye les dettes à proportion art. 262. en cas de dettes actives à qui des Seigneurs elles appartiendront, ou à celuy de la demeure du debiteur, ou à celuy de la demeure du confifquant? Coquille veut qu'elles appartiennent au premier, difant que telles dettes fe reglent fuivant la demeure du debiteur qu'il faut pourfuivre en fon domicile, c'eft en la queftion 237. le contraire neantmoins eft plus probable, parce que la dette fuit le domicile du creancier, comme il a efté iugé pour les conftitutions de rentes, & que le droit d'agir refide au creancier: Arreft de 1597. Lommeau livre 2. chapitre 31. Chopin fur Paris livre 1. titre 1. nombre 24.

En cas de contrarieté des couftumes, par exemple fi le confifquant à fon domicile en couftume qui donne tous les meubles au Seigneur en quelque lieu qu'il y foient affis, il faut fuivre la couftume de chaque lieu où les meubles font trouvez & non la couftume du domicil, par la raifon que les couftumes font réelles & enfermées dans leur territoire comme i'ay dit ailleurs.

ARTICLE CCLXII.

L'Homme qui eft banny a toûjours ou à plus de dix ans confifque fes biens.

Cét article s'entend de celuy qui eft banny hors le Royaume, & non pas de celuy qui eft banny d'une feule Province, ou d'un Parlement, iugé que le banny d'un Parlement peut agir: Arreft de 1607. Louet lettre B. nomb. 17. *Item* iugé pour un banny à perpetuité du Bailliage de Sens qu'il ne confifquoit non pas mefmes les biens fituez audit Bailliage, par Arreft de 1622. Brodeau

fur ledit fieur. Louet lettre S. nomb. 15. & fur Paris art. 163. autre
du 22. Avril 1643 pour un banny feulement de la ville de Paris
& de la Touraine, le banniffement fait confifquer parce qu'il rend
le banny étranger & aubain : or pour eftre aubain il faut venir
de dehors le Royaume, donc pour eftre banny avec confifcation
il faut eftre banny hors le Royaume, voyez Mornac fur la loy
10. §. *fed etfi ff. de in ius vocando*, le Iuge Royal peut bannir hors
le Royaume au fentiment dudit Mornac fur la loy derniere *de
iuftitia & iure*, Coquille pourtant veut qu'il ne puiffe bannir que
de fon reffort : La premiere opinion eft la plus plaufible : Iuge de
Seigneurie peut bannir feulement de fon territoir, mais s'il y a
infamie elle fuit le condamné par tout comme adherente à fa perfonne, mefme elle dure apres le banniffement, voyez Coquille
queft. 11. tel iuge ne peut condamner aux galeres iugé par Arreft
du 25. May 1639. lequel caffa la Sentence du Iuge fubalterne qui
condamnoit un certain aux galeres au deffaut de pouvoir du Iuge,
& neantmoins en approuva les procedures & condamna le condamné appellant aux galeres comme avoit fait le premier Iuge,
Henrys livre 3. chap. 1. queft. 4. le Iuge d'Eglife ne peut bannir,
il peut feulement ordonner que le condamné fe retirera. de fon
Diocefe : Arreft de 1631. du Frefne livre 2. chap. 81.

La femme du banny a toûjours confervé fon privilege de ne
pouvoir eftre emprifonnée pour dettes : & pareillement la femme
du condamné à mort, & le banny pour neuf ans retient la puiffance paternelle : Arreft de 1633. de la Chambre de Caftres, Boné
Arreft 95. qui eft banny & fes biens confifquez eft quitte envers fes
creanciers, Coquille en ladite queftion 11.

ARTICLE CCLXIII.

LE mary confifquant ne confifque que fes propres heritages & la moitié des meubles &
conquefts communs entre lüy & fa femme, l'autre moitié defdits· biens, meubles & conquefts
demeurans à fadite femme, avec fon doüaire &
conventions matrimoniales.

Du Moulin fur l'article 11. de la couftume de Vermandois conforme au prefent, dit ces mots, *aquifsima confuetudo fecundum
fententiam quam a quadraginta annis prapugnavi parifiis contra rigi-
dum Stilum in fenatu*, en effet aux couftumes qui portent le contraire il a fouvent efté iugé fuivant celle-cy, voyez Pitou fur Troyes
art. 154. Mornac fua la loy 54. *pro focio*; La raifon eft, que le mary
eft maiftre de la communauté pour difpofer des biens d'icelle
contrahendo, & non pas *delinquendo, prafertim fi delictum rumpit
focietatem, alia caufa contrahendi, alia delinquendi*, comme i'ay dit
ailleurs, voyez le mefme du Moulin fur l'ancienne couftume de
Paris §. 2. glofe 4. nomb. 20. & 21. Gouflet fur Chaumont art. 73.
Brodeau fur Louet lettre C. nomb. 35. fi la communauté eft enflée
par le moyen du délict la part de la femme demeure chargée de la reparation civile, ordonnance de Rouffillon art. 16.

ARTICLE CCLXIV.

Laquelle femme eft tenüe de la moitié des
debtes, & le Roy & les Seigneurs hauts iufticiers de l'autre moitié fi lefdits biens confifquez
y peuvent fournir.

Il eft veritable indiftinctement que les Seigneurs hauts-iufticiers, qui acquierent par confifcation, font tenus des dettes du confifquant fuivant la regle vulgaire, que les creanciers font preferez
aux peines qui s'adjugent au fifc, mais le Roy prenant le bien
par confifcation en crime de leze Majefté n'en eft pas tenu, & il
exclud les creanciers à la referve de la veuve pour fon doüaire,
ainfi iugé pour la veuve du fieur de Vervancourt à qui la Cour
conferva fon doüaire couftumier, & le rachat au Seigneur, par
Arreft recité par Saligny fur l'art. 15. de la couftume de Vitry,
voyez l'art. 26. de celle de Sens, l'amande adiugée au Roy fe paye
par les Seigneurs à proportion de ce qu'ils amendent, voyez Charondas en fes réponfes livre 3. refp. 4. en quel cas cette amende eft
preferable aux creanciers, voyez Coquille queftion 13.

ARTICLE CCLXV.

LA femme mariée par fon forfait confifque feulement fes propres heritages.

La raifon du prefent article eft que le mary eft maiftre de la communauté, & qu'en cas douteux on doit toûjours iuger contre le fifc, *lege non puto, de iure fifci*, mais à qui appartiendront les meubles & acqueſts de la femme ou fa part d'iceux en la communauté? voyez Bacquet de Iuftice chap. 15. nomb. 91. où il dit que le mary en doit iouyr fa vie durant,& luy mort elle doit retourner aux heritiers de la femme, ce qui eft iufte & legal : pour les propres fçavoir fi le mary en iouyra fa vie durant? on diftingue, ou la condemnation eft de mort naturelle, ou feulement de mort civile, comme le banniffement & autres femblables, au premier cas le tout eft confifqué, au deuxiéme l'ufufruit eft refervé au mary tant que le mariage dure, voyez Coquille fur Nivernois art. 4. *hoc titulo*, pour delict de la femme (qui n'emporte pas confifcation & n'y a condamnation que d'amende) l'on ne peut pas executer la Sentence fur les biens de la communauté, mais feulement fur les propres d'icelle femme l'ufufruit refervé au mary, fi la femme n'eft feparée de biens, ou que le mary l'ait autorifée, voyez Lepreftre chap. 94. cent. 2.

Des ufages & pafturags.

ARTICLE CCLXVI.

LEs habitans des Villes & Villages qui ont leurs finages contigus & ioignans fans moyen peuvent mener leurs beftes groffes & menües l'un fur l'autre, foit en general ou en particulier efdits terroirs en vaines paſtures iuſqu'aux eſquiers des clochers & Egliſes, & s'il n'y avoit Egliſe eſdits lieux iuſqu'à l'endroit de la moitié deſdites Villes & Villages, & ſont appellées vaines paſtures, terres en friſches, labourages hors les dépoüilles, terres non enſemencées, prez apres la faux & iuſqu'au quinziéme iour de Mars, mais on ne peut mener pourceaux en prez en quelque ſaiſon que ce ſoit.

Le droit dont eſt parlé en cét article eſt appellé (paſturage) par Parcours, la peine de ceux qui l'enfraignent & paſſent outre les limites preſcrites eſt reglée par quelques couſtumes, à Troyes elle eſt de ſoixante ſols pour chacune garde & cinq ſols pour les particuliers.

Ioignans ſans moyen.

Il y a eu different entre les habitans de Matouguc, couſtume de Sens qui ont un tres petit terroir de quatorze ou quinze arpens voiſin de celuy de Iuvigny qui eſt de tres-grande étendüe du coſté dudit Matougue, & eſt ſeparé du terroir de Matougue par la Riviere de Marne, & les habitans dudit Iuvigny qui pretendoient empeſcher les premiers de mener leurs beſtes ſur leurdit terroir, pour leſdites raiſons que leur terroir eſtoit plus grand, & qu'il y avoit ſeparation par la riviere des deux terroirs qui eſtoit un moyen qui ſembloit oſter aux demandeurs leur pretendu droit, ſuivant ces mots ioignant ſans moyen, couſtume de ſaint Mihiel en Lorraine art. 2. *hoc titulo*, & l'ont les habitans de Matougues emporté, leur ayant eſté permis de mener leurs beſtes groſſes & menuës en general, & en particulier ſur le terroir de Iuvigny en vaines paſtures par iugement rendu en noſtre Preſidial confirmé par Arreſt de 1667. ces mots (ſans moyens) s'entendent ſans autre terroir ou finage entre deux, & non pas d'une Riviere ou Bois, voyez l'art. 222. de la couſtume de Vitry & le commentaire.

Vainespaſtures

Vaines paftures.

Ce droit n'eſt point une ſervitude , & il n'acquiert ny poſſeſſion
ny proprieté ; ce n'eſt qu'une faculté introduite pour l'utilité publique , & ne produit point de preſcription , ceux qui s'en ſervent
non utuntur jure dominy nec pro ſuo. Voyez l'art. 26. de la Couſtume de Nivernois titre des maiſons & ſervitudes reelles. Coquille audit lieu , *ſecus* des graſſes paſtures , Voyez plus bas.

Qui cloſt empeſche, & qu'ne cloſt plante en vain, d'où il s'enſuit
que tous heritages fermez ne peuvent pas eſtre reputez vaines
paſtures, Loyſel inſtit. livre 2. tit. 2. art. 15. couſtume de Sens
art. 148. Nivernois art. 2. titres des Préz & Rivieres, Troyes
art. 170. Vignes en tout temps ſont defenſables, & l'on n'y peut
mener beſtes ny chaſſer auſſi, noſtre article ne les comprend point
aux vaines paſtures. Couſtume de Bourgogne art. 9. tit. 10. Blois
art. 225. toutes accrües ſont vaines paſtures , Loyſel article 21.
comme deſſus.

Préz apres la faux.

L'article 148. de la couſtume de Sens adjoûte ſinon (qu'ils ſoient
clos de hayes & foſſez, ou que d'ancienneté on ait couſtume d'y
faire du regain) toutesfois ſi l'herbe ou foin eſtoient delaiſſez eſdits
préz on n'y pourroit entrer juſques à la ſaint Remy, à quoy quelques-uns adjoûtent le mot (d'excluſivement) & ainſi a eſté jugé en
la couſtume de Vitry par Arreſt de 1647. entre Simon Heat &
François Grimotel. Voyez du Moulin ſur l'article 122. de la couſtume de Vitry, Saligny audit lieu, Voyez en cas de cloſture du
pré Papon livre 14. tit. 1. Arreſt 16. l'uſage eſt en pluſieurs lieux
que le pré qui a eſté fermé pendant trois ans eſt apres en deffenſes.

ARTICLE CCLXVII.

Leſdits habitans ne peuvent mener leuſdites
beſtes l'un ſur l'autre en paſquier & graſſes

paſtures, ains ſont leſdites graſſes paſtures aux habitansdemeurans reſpectivement aux finages où elles ſont aſſiſes, n'eſtoit que leurs voiſins euſſent titre ou poſſeſſion immemorialle equipollente à titre au contraire.

Graſſes paſtures appartiennent aux communiers de la Paroiſſe, nul ne peut avoir droit d'uſage ou paſturage en Seigneurie ou haute Iuſtice d'autruy ſans titre, & ſans payer redevance par temps ſuffiſant pour acquerir preſcription, où qu'il y ait poſſeſſion immemoriale, Loyſel livre 2. tit. 2. art. 2. & 23. de ſi long-temps qu'il ne ſoit memoire d'homme, Sens art. 146. ou l'ait acquis *longi temporis preſcriptione* qui eſt de 40. ans, Vitry art. 119. Voyez le premier de la couſtume de Troyes au titre des Eaux & Foreſts, le neufviéme de pareil titre de la couſtume de Nivernois, Henrys liure 3. queſtion 21. tome 2. Le payement de redevance par temps ſuffiſant vaut titre & poſſeſſion immemoriale, voire de communauté en communauté, deux communautez qui ont des paſturages en commun ne peuvent pas les diviſer ny agir l'une contre l'autre en partage, le Seigneur ſeul peut agir en partage, & il aura un tiers ſa Iuſtice & ſa chaſſe reſervées. On recite à ce ſujet l'Arreſt de 1609. au profit du Marquis de Trenel contre les habitans de Neuvilli. Mais ſi le Seigneur n'eſt pas ſeul & qu'il ait des compagnons il ne peut pas demander ledit tiers ſans ſes compagnons, Voyez la ſuite du Iournal livre 3. chap. 33. par l'Edit du 20. Avril 1667. il eſt dit que tous Seigneurs pretendans le droit de tiers dans les uſages communs & communiaux des communautez, ou qui auront fait faire le triage à leur profit depuis l'année 1630. ſeront tenus d'en abandonner la libre & entiere poſſeſſion au profit des communautez ; nonobſtant tous contracts &c. & au regard des Seigneurs qui ſe trouveront en poſſeſſion deſdits uſages avant leſdites 30. anées ſous pretexte, ils ſeront tenus de repreſenter le titre de leur poſſeſſion, & en cas qu'ils ſoient maintenus dans le titre ne pourront ny leurs Fermiers uſer comme les autres habitans des paſturages &c. à peine de réünion de la portion qui leur a eſté adjugée audit triage.

Ne peuvent mener.

Vn particulier ayant esté condamné en cinq sols d'amende, & pareille somme de dommages & interests pour dégast fait par ses bestiaux sur l'heritage d'autruy, en consequence de la déposition d'un messier, a esté dit en nostre Presidial qu'il avoit esté mal jugé au regard des dommages & interests, le messier n'estant cru que pour l'amende de cinq sols, voyez la coustume de Vitry art. 120. Sens art. 154. où il est dit qu'audit cas on peut condamner en dommages & interests jusques à cinq sols, & si la partie n'en est contente elle peut faire informer. Par autre jugement dudit Presidial du mois de Iuin 1654. le sieur de Germenon agissant pour prétendu dégast apres l'année, quoy qu'il y eut un raport fait sans que la partie eut esté appellée fut declaré non recevable, comme estant l'action annale, suivant l'usage de Vitry il est requis que dans les 15. jours il y ait visitation, & par la coustume de Rheims il faut visitation partie presente ou appellé dans les 24. heures, art. 401. Quelques-uns tiennent qu'il faut agir dans les jours auquel cas on n'est pas tenu de cotter precisement le jour du degast, *aliàs* il le faut cotter. Voyez Saligny sur ledit art. 120. de la coustume de Vitry.

Ou possission immemoriale.

Le droit de mener bestiaux en grasses pastures d'autruy, est une servitude rurale discontinuë qui s'acquiert (comme j'ay dit sur l'art. 144.) par possession immemoriale, qui est une nuict qui couvre & enveloppe toutes choses, un profond repos qui establit l'ordre & l'asseurance dans les familles & dans la societé civille, sans quoy l'on tomberoit dans l'incertitude, le desordre, & la confusion, une franchise qui se defend par le seul respect de ses rides & de son antiquité ; c'est pourquoy nostre article l'a fait valoir comme titre, à quoy Loysel au livre 5. titre 3. art. 16. s'accorde. Toutes-fois Henrys livre 4. chap. 6. question 19. recite un Arrest en la coustume d'Auvergne qui a reprouvé & reformé l'appointement de verifier la possession en cas du droit pretendu par une communauté contre une autre, mais cét Arrest ne fait point de loy en cette coustume.

Autres Couſtumes.

ARTICLE CCLXVIII.

MArchands forains & eſtrangers qui achetent marchandiſe ou font acheter par leurs
faċteurs, ſoit qu'ils baillent arres ou non ſont tenus prendre & recevoir ladite marchandiſe dedans
vingt jours apres ledit marché fait , autrement
leſdits vingt jours paſſez ledit marché demeure
ſans effet & les arres perdus pour l'acheteur , &
eſt loiſible audit vendeur vendre ſadite marchandiſe & en faire ſon profit comme bon luy ſemble
ſans ſommation , & ſans reſtitution deſdits arres
ou deniers dommages & intereſts envers ledit
acheteur , n'eſtoit qu'il y eut convention au contraire en faiſant ledit marché.

En l'année 1661 le 22. Septembre en la cauſe d'entre Fery
faċteur de grains & un particulier marchand de Paris demandeurs
afin de deliurance de grains achetez, d'une part , & Damoiſelle
Magdelaine Royer deffendereſſe d'autre part, diſant icelle Royer
que les demandeurs n'eſtoient pas recevables er leurs ſommations
& demande pour venir à tard & long-temps apres les vingt jours
portez par le preſent article, & en outre qu'il y avoit eu convention verballe au temps du marché , que l'on prendroit les grains
dans huit jours, ſinon le marché reſolu ce qu'elle auoit affirmé
veritable à la requiſition des demandeurs , & leſdits demandeurs
fouſtenans le marché avoir eſté pur & ſimple ſans condition,
offrans prouver par témoins, & que la couſtume ne devoit s'obſerver ny le preſent article avoir lieu ſans ſommation precedente,

& condemnation en fuite , le Bailly du Chapitre ayant égard à l'affirmation de la deffendereffe déclara le marché réfoult , en confequence de ce renvoya la deffendereffe des conclufions des demandeurs en rendant pareilles deux cens livres qu'elle avoit receües pour arres dont elle eftoit convenüe, fans depens, lequel jugement la Cour a confirmé par fon Arreft du mois de Iuin 1662. les demandeurs avoient produit un acte de notorieré que le prefent article ne s'obferve pas.

Par autre Arreft de 1663. Ieanne Baugier fille ayant vendu grande quantité de grains à un facteur qui n'avoit pas declaré fon marchand , & avoit donné des arres à ladite Baugier. Trois mois apres Pierre Hemardel marchand de Châlons pretendant ledit marché avoir efté fait pour luy , fit adjourner icelle Baugier au Baillage & Siege Prefidial de Châlons pour eftre condamnée de luy livrer lefdits grains , laquelle Baugier convint du marché fait avec ledit facteur, fouftenant ne pouvoir eftre obligée d'en faire la délivrance , attendu le long-temps & le deffaut de fommation offrant rendre les arres, lefquelles offres furent declarées raifonnables & le marché réfolu , dont ledit Hemardel ayant interjetté appel la Sentence a efté confirmée par Arreft.

ARTICLE CCLXIX.

POur chofe depofée non vendüe ne peut le depofitaire obtenir lettres de refpit , à un ou cinq ans , ne pour dettes d'enfans mineurs, loüage de maifons , bail d'heritage à maifon de grains ou ferme à argent, cens ou rente fonciere, marchandife prife en plein marché, deniers procedans de vendition d'heritage ou de chofe adjugée par Sentence en jugement contradictoire ou donnée du confentement des parties.

Aucuns refpits ne feront accordez pour penfions, alimens, me-

dicamens , loyers de maifon , moifons de grains , gages de domefti-
ques , journées d'artifans & mercenaires , reliquats de comptes de
tutelles , depofts neceffaires , & manimens de deniers publics ,
lettres de change , marchandifes prifes fur l'eftappe , foires , mar-
chez , hafles , ports publics , poiffon de mer frais , fec & fallé , cautions judiciaires , frais funeraires , arrerages de rentes foncieres , &
redevances de baux emphyteotiques , ordonnance de 1669. où il eft
encore dit que le refpit ne fe donne que pour cinq ans & ce par
Iuges Royaux , fi ce n'eft que la caufe foit liée pardevant le Iuge
fubalterne avec les creanciers , & qu'il faut obtenir lettres royaux,
que nonobftant le refpit on peut faire faifir pour feureté tant les
meubles que les immeubles, mais on ne peut pas les faire vendre ,
que les lettres eftant fignifiées & l'affignation donnée pour les voir
entériner le Iuge peut donner furféance , laquelle il peut auffi donner fans lettres en condamnant , & ce de trois mois feulement fans
pouvoir eftre renouvellée , qu'on ne peut pas renoncer au refpit ,
& qu'il ne fert pas aux cautions & aux obligez.

Pour chofe deposée.

L'article parle indiftin&ement , partant il fe doit entendre fans
diftin&ion du depoft volontaire & du neceffaire , la raifon eftant
pareille , fçavoir le dol de celuy qui nie & retient le depoft qui commet le larcin, d'où vient que le depofitaire mefme en depoft volontaire eft puniffable extraordinairement, & contraignable par corps
à la reftitution , encore qu'on ait agy contre luy civilement , ainfi
qu'il a efté jugé par Arreft de 1550. recité par Coquille en fa queft.
107. ce que j'ay veu pratiquer en nos Sieges. Mefmes Mornac fur
la loy *fi hominem ff. depofiti* , tient que l'heritier du depofitaire peut
eftre contraint par corps à rendre le depoft , & fur la loy 1. §. *fi*
apud duos, & fur la loy 2. audit lieu, il dit qu'il y a folidité contre les
heritiers s'ils font plufieurs. Voyez du Moulin *in extricatione labyrin-*
thi, num. 21. in princip. Laquelle contrainte par corps la Cour de Caftres
a jugé avoir lieu encore que le depofitaire ait payé volontairement
& avec ftipulation l'intereft de la fomme dépofée , Boüé Arreft
15. mais s'il y a novation par tranfa&ion ou promeffe ou qu'au veu
& fceu du depofant & fans qu'il contredife le depofitaire fe foit
fervy de l'argent dépofé le privilege ceffe , Voyez Pelcus livre 6.
Arreft 30. Ce n'eft pas un dépoft de mettre des pieces entre les

mains d'un homme qui a promis de faire payer une dette. *Idem* livre 5. Arreſt 28.

Pour dettes d'enfans mineurs.

Dettes contraſtées avec les mineurs ou leurs tuteurs pendant leur minorité couſtume de Paris art. 111. parce que c'eſt aliment, & que le deffaut de payement attireroit l'alienation des immeubles des mineurs, Voyez Coquille queſt. 207. Charondas ſur ledit article 111.

Loüage de Maiſon.

La raiſon du privilege du loüage de maiſon, enſemble des baux des heritages à maiſon de grains ou en argent, eſt que le proprie-taire ne donne ſon fond à autruy que pour vivre du revenu d'ice-luy ; & il n'eſt pas juſte qu'il jeuſne pendant que l'autre mange ſon bien, il y a du dol de la part du conducteur, *lege eum qui ff. de furtis*, Voyez Coquille au lieu cité, il y a un Arreſt dans la ſuite du Iournal livre 1. chap. 3. par lequel une femme debitrice de loyers de maiſon, pourquoy il y avoit eu ſaiſie ſur elle, & en avoit fait ſon obligation par corps, & enſuite avoit eſté empriſonnée, a eſté receüe à faire ceſſion, il eſt du 19. Ianvier 1657. voyez les articles 271. & 272. plus bas.

Bail d'heritages.

Le 17. Novembre 1659. il a eſté jugé en noſtre Preſidial que reſpit & ceſſion n'avoient point de lieu pour bail de beſtiaux qui equipolle à bail d'heritages, Voyez leſdits articles 271. & 272.

Ou rentes foncieres.

C'eſt aliment ainſi que les choſes precedentes. Quoy que par ces mots la couſtume ſemble exclure les rentes volantes ; il a pour-tant eſté jugé au meſme Preſidial que pour arrerages de conſtitu-tion de rente le reſpit n'a lieu, le 10. Iuin 1652. la couſtume de Paris uſe de ce mot de (rentes) ſans diſtinguer en l'article 111. Voyez Brodeau audit lieu, où il dit que les rentes volantes ne ſont point

aliment. L'ordonnance de 1669. recitée au commancement du prefent article femble exclure les rentes volantes.

Marchandifes prifes en plein marché.

Voyez l'art. 392. de la couftume de Rheims, Coquille queftion
207. par ladite Sentence de Iuin 1652. les demandereffes en refpit
en furent deboutées contre les Boulangers, Drappiers & autres
qui leur avoient fourny vivres & habits, c'eftoient Religieufes.

Deniers procedans de vendition d'heritage.

Par la raifon que l'acquereur joüit du fond. Arreft du 21. Ianvier 1523. Coquille comme deffus.

Iugement contradictoire.

Ce qui fe fait en haine de ce que le debiteur a plaidé contre fa
cedule, & denié la dette, pour laquelle raifon le debiteur a auffi
efté debouté de la ceffion par Arreft de 1606. Voyez Brodeau fur
ledit article 111. où il veut que le refpit ait lieu en jugement rendu
du confentement du debiteur, ce qui eft contraire à noftre article.
Le refpit n'a point de lieu en Sentence de provifion, parce qu'elle
s'execute, nonobftant l'oppofition, ainfi jugé par Arreft. Voyez
Charondas fur ledit article 111. du Moulin fur l'art. 68. de la couftume de Boulenois.

ARTICLE CCLXX.

POur interefts civils procedans à caufe de delict
à quelques fommes qu'ils fe puiffent monter,
on ne peut pas eftre admis à faire ceffion & abandonnement de biens.

C'eft une maxime que pour amende & pour reparation civile
envers le Roy ou la partie, on ne peut pas faire ceffion de biens.

Arreft

Arreft de 1536. recité par Coquille queftion 195. Voyez Lepreftre chap. 100. particulierement pour dommages & interefts. Arreft de 1573. par lequel neantmoins le debiteur fut receu au refpit, Charondas fur ledit article 111. Autre de 1611 recité par Belordeau livre 3. chap. 20. ainfi jugé en noftre Prefidial le 5. May 1653. l'intereft civil eft preferé à l'amende, jugé par Arreft de Mars 1660, Suite du Iournal livre 3 chap. 14.

Pour amende & interefts civils le condamné au banniffement, peut eftre retenu prifonnier. Arreft fufdit du mois de Mars 1660. autre du dernier Decembre 1666. des Maifons lettre R. nombre 6. Suite du Iournal livre 3. chap. 14.

Si le condamné peut demander commutation de peine au deffaut de pouvoir payer l'amende & les dommages & interefts, Voyez Lepreftre au lieu cité, Papon livre 10. titre 10. Arreft 11. Covarruvias en fes refolutions livre 2. chap. 1. nomb. 8. où il eft conclu qu'oüy pour l'amende, & non pas pour les dommages & interefts : Neantmoins Boüé en fes Arrefts, Arreft deux. Fait voir que certain Gentil-homme condamné au banniffement & à l'amende envers le Roy & envers la partie civile qui n'eft autre chofe que des dommages & interefts a efté receu en fa demande afin de commutation de peine, & fut condamné en amende honorable & aux galeres perpetuelles.

Pour amende de fol appel on eft receu à ceffion, voyez Gallus en fa queftion 367. du Moulin audit lieu, jugé au Prefidial de Châlons pour Berfon contre Sallango encore qu'il s'agift de fauffeté, pour les depens on diftingue entre ceux des deffauts & coutumaces, pour lefquels on n'eft pas receu à ceffion. *Item* pour depens du poffeffoire, Voyez Theveneau fur l'Ordonnance livre 2. tit. 23. article 3. Belordeau livre 3. chap. 20. & les autres depens, mefmes ceux des procedures criminelles pour lefquels on y receu, ainfi jugé audit Prefidial le premier Octobre 1659. contre un denunciateur pour le condamné, Voyez Lepreftre audit chap. 99. où il recite un Aareft de 1605. par lequel le criminel fut receu à ceffion pour les depens du procez, & en fut debouté pour les alimens à luy fournis par la partie, autre pareil de 1606. autre de 1661. Suite du Iournal livre 4. chap. 1. Autre chofe eft quand les depens font confus avec les dommages & interefts, Theveneau au lieu déja cité tient qu'on eft receu à ceffion pour le geolage & non pas pour nourriture fournie par le Geolier, Belordeau au mefme lieu raporte un

Hhhh

Arreſt contraire pour le geolage , voyez leſdits Auteurs.

En pluſieurs cas autres que celuy ſpecifié par noſtre article la ceſſion de biens n'eſt pas reçüe, les Fermiers ny ſont receus ny leurs femmes & autres obligez avec eux ſolidairement ny les ſous fermiers, Voyez Loüet & Brodeau lettre C. nomb. 57. Belordeau liv. 3. chap. 25. Peleus queſt. 90. ainſi jugé en noſtre Preſidial le 29. Ianvier 1659. ny les banqueroutiers ſtellionataires receveurs de deniers publiques ; pource qui regarde leurs charges, & generalement par tout où il y a dol, comme il a eſté dit du reſpit. Peleus au livre 8. Arreſt 1. reçeu un Arreſt de 1599. rendu contre un impuiſſant des-marié demandeur en ceſſion, contre celle qu'il avoit eſpouſée, dont il fut debouté. Il y a Arreſt du 6. May 1659. dans la ſuite du Iournal livre 2. chap. 18. par lequel la femme obligée ſolidairement avec ſon mary, & ayant declaré l'office par eux vendu franc & quitte qui ne l'eſtoit pas a eſté receuë à la ceſſion, & appointé au regard de leur caution ; Toutesfois à preſent on iuge que la ceſſion a lieu à l'égard de la caution. Voyez Lepreſtre audit chap. 99. Du Freſne livre 2. chap. 39. Mornac ſur la loy 2. cod. de fidejuſſoribus, jugé en noſtre Preſidial le 14. Mars 1653. en toute obligation qui conſiſte a faire la ceſſion n'a lieu. Theveneau ſur l'Ordonnance livre 6. tit. 1. art. 6. par Arreſt de 1628. recité par d'Olive livre 1. chap. 31. un Boucher en a eſté debouté pour beſtiaux par luy achetez ; I'ay pourtant veu iuger le contraire en noſtre Preſidial. Par autre Arreſt de 1604. recité par ledit Belordeau un Perier ayant vendu de la pierre & receu le prix en a pareillement eſté debouté. Il eſt conſtant que l'eſtranger n'y eſt pas receu ny le banny hors le Royaume qui equipolle à l'aubein comme j'ay dit ailleurs, Voyez Loüet & Brodeau lettre S. nomb. 15. Lepreſtre & Papon comme deſſus, Bacquet d'Aubeine chap. 16.

ARTICLE CCLXXI.

LE locateur d'une maiſon peut proceder par execution, Arreſt & tranſport de biens contre ſes conducteurs, ſoient clers ou laics , encore que tel conducteur ne ſoit condamné ne obligé par contract passé sous scel autentique , & peuvent iceux biens encore qu'ils soient hors de ladite maison , estre poursuivis par hypoteque en quelque main qu'ils soient, sinon qu'ils ayent esté vendus à un autre ; & où ils se vendroient publiquement par autorité de Iustice, sera ledit locateur preferé à tous autres pour son loüage sur les deniers qui en proviendront.

Le present article contient trois dispositions, la premiere que le proprietaire locateur d'une maison peut sans bail autentique ou Sentence obtenüe contre le conducteur clerc ou laic, faire proceder par saisie sur les meubles dudit conducteur. La deuxiéme que le locateur a droit de suite & d'hypoteque sur les meubles du conducteur pour les loyers, sinon que les meubles fussent vendus sans fraude. Et la troisiéme que le mesme locateur est preferé à un autre saisissant lesdits meubles, pourveu qu'il s'oppose à la saisie devant la vente d'iceux.

Quant à la premiere de ces dispositions elle doit à mon avis s'entendre, en telle sorte que le locateur qui n'a point de bail authentique du conducteur, ny de condemnation allencontre de luy, mais qui a un bail par écrit sous seing privé peut proceder par saisie comme dit est, tel estant le sens de nostre article qui parlant d'un contract autentique semble en presuposer & desirer au moins un sous seing privé à l'effet de l'execution, & que si le locateur n'a point de bail autentique ny autre ; il ne peut pas proceder par saisie, l'article ne disant pas qu'il le peut faire audit cas, ce qui est dautant plus plausible qu'au premier cas , sçavoir de bail sous seing privé, la raison (pourquoy les interpretes de l'article 161. de la coustume de Paris ne veulent pas qu'on puisse saisir sans autorité de Iustice s'il n'y a bail) cesse, à sçavoir que par l'article 166. de la mesme coustume, il n'est pas permis de saisir si le deub n'est liquide, le deub estant liquide audit cas de bail sous seing privé , & y ayant par iceluy quelque espece de condemnation contre le conducteur. Et au deuxiéme cas quand il n'y a point du tout de bail par écrit le deub est incertain, n'apparoissant point du prix du loüage , ce qui joint à la

nouvelle Ordonnance de 1667. au titre des faifies art. 2. qui ne
veut pas qu'on faififfe, finon pour chofe liquide & certaine, & à
la regle de droit qu'on ne peut pas fe faire iuftice à foy mefme,
nous aprend que lors qu'il n'y a point de bail par écrit fous feing
privé ou autre, pour faifir il faut avoir la permiffion du Iuge ; auffi
ces mots de l'art. 274. de la couftume de Vermandois, & du 587.
de celle de Rheims (avec autorité de Iuftice) ne fe trouvent pas
au prefent article, qui eft un milieu entre lefdites couftumes, &
celles qui veulent que fans écrit le locateur puiffe faire faifir fans
ordonnance de Iuge, Voyez du Moulin fur la couftume de Bour-
borois art. 117. la difpute eft grande entre les commentateurs de la
couftume de Paris, fi elle eft du nombre des dernieres.

Soient Cleres.

Ces mots font inutiles depuis l'ordonnance d'Orleans, laquelle
en l'article 28. porte que toutes perfonnes Ecclefiaftiques peuvent
eftre indifferemment executées en leurs meubles, fauf les ornemens
fervans & deftinez à l'Eglife, leurs livres & veftemens ordinaires
& neceffaires. Celle de Blois art. 55. & la Nouvelle de 1667. art.
14. titre des faifies en difent de mefme.

Et peuvent iceux biens, &c.

C'eft la deuxiéme difpofition de noftre article qui donne
fuite & hypoteque au locateur fur les biens du conducteur pour les
loyers l'art. 273. ledit encore, voyez fur iceluy. Mais il ne faut pas
que le proprietaire s'endorme, & qu'il laiffe trop long-temps les
meubles au lieu où elles font tranfportez fans les faire faifir, voyez
Chopin fur Paris livre 3. tit. 3. nomb. 9. où il ne luy donne que deux
mois fuivant l'art. 272. de la mefme couftume, Bacquet de Iuftice
chap. 21. nomb. 279. où il dit que fi le premier proprietaire locateur laiffent porter les meubles qui ont occupé fa maifon fans les
pourfuivre & faire faifir où ils font tranfportez dans les deux
mois il perd fon privilege, mais ayant fait fes diligences il vient à
concurrence avec le deuxiéme locateur, ie l'ay veu iuger au Baillage du Comté, le proprietaire ayant laiffé écouler deux ans & plus
fans faire pourfuite ny faifie, en Octobre 1657. Ce mot (biens)
ne s'entend que des meubles meublans & uftancilles d'hoftel, &

non pas des papiers ; bagues, pierreries & autres chofes femblables, voyez Brodeau fur Paris art. 171. nomb. 27.

Et où ils voudroient.

C'eft la troifiéme difpofition de noftre article qui donne prefe-rence au locateur pour les loyers fur les meubles du conducteur faifis & emportez, pourveu qu'il s'oppofe devant la vente d'iceux ; mais cette difpofition & la precedente reçoivent beaucoup d'ex-ceptions, c'eft à dire que le locateur n'eft pas toûjours preferé ou que fon hypoteque ne l'emporte pas toûjours fur les autres crean-ciers. Par exemple fi le conducteur doit le prix du meuble, foit qu'il y ait terme ou non de payer, iugé ainfi par plufieurs Arrefts au profit des vendeurs de meubles contre les locateurs, voires en-core qu'il n'y ait point d'autres meubles dans la maifon. Arreft de 1629. Brodeau fur Loüet lettre P. nomb. 19. & fur Paris art. 176. *Item*, quand il s'agit de frais funeraires du conducteur, Arreft de 1627. Lepreftre ou de fallaires de Medecins, Chirurgiens, medi-camens & nourritures fournis pendant la maladie dont le con-ducteur eft decedé, qui vont de mefme pied que les frais funeraires, *lege fumptus funerum ff. de religiofis &c.* fi ce n'eft qu'il y ait faifie des meubles à la requefte du locateur devant le decez du conducteur, auquel cas le locateur fera preferé. Arreft du 4. Aouft 1611. Brodeau fur l'art. 181. de ladite couftnme de Paris, Bouguier en la lettre M. nomb. 1. recite un Arreft de 1622. par lequel un creancier ayant fait faifir des meubles & pourfuivy la faifie (lefdits meubles eftans tranfportez ailleurs où il a efté preferé au locateur) eft le locateur preferable aux Collecteurs des Tailles. Voyez le Bret au plaidoyer 49. Brodeau comme deffus art. 160. nomb. 14.

Pour fon loüage.

Pour tous les loyers échus du temps du bail & pour le courant en affirmant. *Item*, pour les arrerages des fermes des champs échus du temps du bail, & pour l'année courante fur les fruits des heri-tages tenus à loyer, ainfi qu'il a efté iugé au Prefidial de Châlons le Vendredy 10. Iuin 1671. conformement à l'Arreft du dernier Decembre 1594. raporté par Loüet lettre F. nomb. 4. & par Mor-nac fur la loy 44. *ff. de rei vendicat.* & fur la loy *in predys, in qui-*

bus caußs p'gnus &c. La raifon eft pareille qu'en loyers de maifons : Toutesfois au cas de fermes des champs par Arreft de 1630. en la ceuftume de Vitry le privilege a efté limité à l'année courante & à la precedente ; auffi cette couftume ne parle point de preference comme la noftre, Buridan fur la couftume de Rheims en l'art. 389. dit avoir veu iuger en icelle couftume au Prefidial en l'an 1618. le mefme que par ledit Arreft. Celuy qui prefte les grains pour en-femencer les terres eft preferé au locateur. Arieft du 8. Mars 1608. Loüet & Brodeau comme deffus.

Pour la preference fur les meubles & beftiaux trouvez en la fer-me tant qu'ils font dans la ferme, & devant qu'ils foient vendus & delivrez, elle eft infaillible en la couftume de Paris, à caufe des grandes richeffes en meubles des Fermiers. En noftre couftume qui n'en dit mot, & femble mefme contraire en l'article 173. Il a efté iugé conformement au droit Romain qui ne donne la preferance fur lefdits meubles & beftiaux qu'en cas de ftipulation, par Sentence de noftre Prefidial du 6. Octobre 1666. Voyez du Frefne livre 8. chap. 25. où il raporte un Arreft rendu en la couftume de Ponthieu qui s'en taift, par lequel le premier faififfant a efté preferé au loca-teur, du 22. Novembre 1655. L'Arreft fufdit de 1630. donne la preference auffi bien fur les meubles & beftiaux que fur les grains, voyez l'ordonnance de 1667. art. 16. qui femble autorifer cette der-niere iurifprudence en promettant aux locateurs de faire faifir les beftiaux & uftancilles trouvés és fermes, ce qu'elle deffend en d'autres cas.

Sçavoir fi le locateur ayant pris promeffe ou obligation du con-ducteur pour les loyers de la maifon ou du Fermier, pour le canon de la ferme ou pour partie fon privilege ceffe ? ce qui fait le doute eft le Brocard qui porte que qui prend obligation & donne terme de la dette privilegiée la fait commune, Loyfel inftit. liv. 3. chap. 1. art. 8. & ce qu'on peut dire que *res abÿt in creditum*, & qu'il y a novation, en effet un quidam ayant vendu du bled en plein mar-ché & pris de l'acheteur une obligation, il a efté debouté de fon privilege comme y ayant renoncé, par Arreft du 18. Ianvier 1656. du Frefne livre 8. chap. 28. de l'édition de 1655. A quoy l'on ré-pond que cette regle ny le droit Romain dont elle eft tirée n'ont point de lieu parmy nous, parce que l'obligation a terme non plus que celle fans terme n'empefche pas que le vendeur ne puiffe fuivre la chofe, & ne foit preferé aux creanciers faififfans fuivant les arti-

cles 176. & 177. de la couſtume de Paris. Quant à moy inclinant
à l'opinion la plus douce & plus favorable, ie croy que ſi la promeſſe contient la cauſe, & que c'eſt pour loyers de maiſon ou canon
d'heritages, & pour quelles années, le locateur n'a point perdu ſon
droit, & ne doit point eſtre preſumé y avoir renoncé, & qu'il peut
faire les meſmes choſes & a les meſmes privileges, que s'il n'avoit
point pris de promeſſe ou d'obligation, voyez plus bas ſur l'art. 273.

Ces mots (pour ſon loüage) du preſent article ſemblent limite r
la preference du locateur aux loyers, & en exclure les dependan-
ces du bail, comme les dommages & intereſts pour l'inexecution
du bail, & ainſi ie l'ay veu iuger pour Archambaut ſaiſiſſant contre Sagney proprietaire & locateur d'une maiſon pour les meubles
de la Dame de Bigue pour locataire, en noſtre Preſidial le dernier
Avril 1637. Voyez au contraire la couſtume de Troyes art. 202.
Bacquet de Iuſtice chap. 21. nomb. 276. & Brodeau ſur Paris art.
160. nomb. 15.

Vn quidam ayant acheté des oziers d'un qui tenoit à loüage les
ozerays du ſieur de Tuiſi, la delivrance luy en ayant eſté faite par
compte, eſtans ſortis de la grange, & partie eſtant chargée pour
eſtre emmenée, ledit ſieur de Tuiſi les ayant fait ſaiſir, ledit acheteur qui s'eſtoit oppoſé à la ſaiſie en a eſté debouté par autre iugement de noſtre Preſidial du 21. Novembre 1667.

ARTICLE CCLXXII.

ET peut le locateur contraindre le conducteur
à garnir la maiſon loüée de meubles exploitables, & ſuffiſans pour la ſeureté de ſon loüage,
& à faute de ce faire le peut faire ſortir de ſa maiſon par iuſtice, encore que le loüage ne ſoit
expiré.

Quiconque a garny la maiſon de meubles exploitables, ne peut
pas eſtre contraint de ſortir ny eſtre expulſé pendant ſon bail, la
demeure de payer n'eſt pas un moyen vallable pour chaſſer le con-

ducteur s'il n'y a dol & fraude & tranfport de meubles, voyez l'article 178. de la couftume de Melun, voyez Brodeau fur ledit art. 160. pour executer le prefent article il faut preceder par action, & faire ordonner par le Iuge que le preneur garnira la maifon de meubles exploitables dans un temps, finon à faute de ce faire ledit temps paffé il fera contraint &c.

Le peut faire fortir.

La loy *de cod. de locato* contient trois autres cas aufquels le locateur peut faire fortir le conducteur le premier, quand le locateur veut habiter la maifon, dont il eft cru à fon ferment & doit les dommages & interefts, ce que le locateur peut faire encore qu'il occupe partie de la maifon & louë l'autre. Arreft du 31. Mars 1635. Brodeau fur Louët lettre L. nomb. 4. *Item*, la mere tutrice de fa fille à qui la maifon appartient peut fe fervir de ce privilege. Arreft du 8. Ianvier 1636. au mefme lieu, les enfans ou petits enfans du vivant du pere ou de l'ayeul qui a loüé la maifon ne peuvent pas fe fervir de ce privilege, ny expulfer le conducteur fous pretexte qu'ils fe veulent loger, ce privilege eftant perfonel & odieux, ne devant partant eftre eftendu d'un cas à un autre. Voyez Peleus queftion 18. Brodeau fur Louët lettre S. nomb. 8. y ayant au bail claufe que le locateur fortira au cas que le bailleur ou que qu'un de fes enfans veüille habiter la maifon, le mary de la petite fille du locateur voulant expulfer le conducteur de la maifon pour l'habiter, il en a efté debouté par Arreft de 1584. recité par Mornac fur la loy 3. *cod. de inoffic. teftam.* dont il baille cette raifon que le mot d'enfans ne s'eftend pas aux petits enfans, *queftio facti non juris*, le fils ne reprefente pas fon pere, finon *in his qua funt iuris, in ftipulationibus fequimur quod minimum.* Brodeau recitant ce mefme Arreft audit lieu lettre S. nomb. 8. dit la convention avoir efté que le bailleur pouvoit aller habiter la maifon avec fa femme & enfans en advertiffant, & la raifon d'iceluy eftre qu'en confequence d'icelle convention, l'ayeul bailleur pouvoit bien aller habiter la maifon avec fa famille, mais non pas avec l'enfant ou petit enfant marié ou faifant mefnage à part. Celuy qui n'a qu'une portion de la maifon ne peut pas expulfer le conducteur. Arreft de 1626. & 1628. s'il a le confentement de fes comparfonniers il le peut faire. Arreft du 17. May 1629. Brodeau lettre L. nomb. 4. du Frefne liv. 2. chap. 37.

Item

Item, le locataire ne peut pas expulser le souflocatif par la mesme raison que ce droit est odieux, c'est pourquoy il n'a point de lieu és baux à fermes, ny en la personne de l'acheteur a faculté de remeré qui n'est pas Seigneur incommutable. Arrest du 6. Mars 1627. la renonciation à ce droit est valable, & y ayant renoncé l'on ne peut pas s'en servir, Voyez Covarruvias, *libro 2. cap. 13. n. 4. resolut.* L'hypoteque speciale de la maison à la garantie & entretien du bail ne peut empescher le locateur de se servir de ce droit ; comme n'estant icelle hypoteque qu'accessoire, & presumeé avoir esté plûtost stipulée pour asseurer le bail & les dommages & interests en cas d'eviction, que pour priver le locateur dudit droit, & l'empescher de se servir de la chose aux termes de la loy, voyez du Moulin sur le Conseil 293. de décius, & Covarruvias *ut suprà* ; mais ladite hypoteque empesche que le locateur puisse loüer la maison à un autre, & qu'il puisse expulser le conducteur pour toute autre chose, & en autre cas que celuy de ladite loy. Mesme icelle maison ne peut pas estre venduë par decret sans la charge du bail, quelques dommages & interests que l'on offre au conducteur opposant au decret, ainsi jugé par Arrest de 1606. recité par Brodeau sur Loüet lettre P. nomb. 41. L'acquereur comme le locateur peut pour son habitation expulser le conducteur, Nonobstant l'Arrest dont Bacquet fait mention en son traité de Iustice chap. 21. nomb. 155. rendu en cas d'hypoteque speciale pour le conducteur contre l'acquereur, qui vray semblablement n'estoit pas dans le cas d'habitation de l'acheteur, voyez Brodeau audit lieu lettre L. nomb. 4.

Les clauses, que l'acquereur entretiendra le bail où qu'il ne pourra expulser le conducteur, ne peuvent pareillement empescher l'acheteur de joüir du benefice de ladite loy. Icelles ne s'entendant sinon de faire par l'acheteur ce que le vendeur estoit tenu de faire, & de faire joüir le conducteur hors les cas privilegiez, ausquels l'acheteur peut expulser le conducteur, tout de mesmes & avec pareil droit que le vendeur eut pû faire ; il y a Arrest du mois d'Avril 1619. pour l'acheteur Brodeau, *Eodem.*

En cas d'avances faites par le conducteur au locateur, l'opinion la plus saine & la plus probable est que le locateur ne peut pas expulser le conducteur mesme pour son habitation. Mais l'acheteur le peut faire, parce que l'avancement ne le regarde point & ne donne nulle hypoteque ny tacite ny expresse au conducteur, *Item*, si avec

l'avance il y a feulement une hypoteque generale. Arreſt de 1545:
Papon livre 10. tit. 3. Arreſt 1. mais ſi outre l'avance il y a hypoteque ſpeciale, il ne peut pas l'exclure. Arreſt du 24. Fevrier 1632.
du Freſne livre 2. chap. 89. Voyez Coquille queſt. 202. le privilege de ladite loy *æde*, n'appartient pas au conducteur pour pouvoir ſortir de la maiſon qu'il tient à loüage ſans en payer les loyers
entierrement. Covarruvias queſt. penult. chap. 31. tome 2. à la fin.
Qui a bail pardevant Notaires & autentique, quoy que ſans hypoteque ſpeciale & eſt expulſé, il a hypoteque pour ſes dommages &
intereſts du iour du bail, auquel la Sentence de condemnation à
un effet retroactif, Brodeau comme deſſus ; d'autres deſirent qu'il
y ait au bail la cauſe à peine de tous depens dommages & intereſts,
Lepreſtre chap. 63. cent. 1. Voyez Coquille au lieu cité.

Le deuxiéme cas de la loy *æde*, eſt pour cauſe neceſſaire le locateur veut reparer la maiſon loüée, & il doit en ce cas les dommages & intereſts au conducteur comme au premier cas.

Le troiſiéme, & ſi le conducteur més-uſe la maiſon loüée, &
ne ſont audit cas deubs aucuns dommages & intereſts au conducteur, & audit cas comme au precedent immediatement les enfans,
les acheteurs & autres qui y ont intereſts peuvent expulſer le conducteur, dautant que les cauſes expulſoires ſont reelles, procedan-
tes de la choſe & non pas de la perſonne, voyez Brodeau lettre L.
nombre 4. par Arreſt du 16. Iuillet 1657. il a eſté iugé que le conducteur qui avoit demeuré trois ans dans une maiſon ne pouvoit
pas ſous pretexte qu'il y revenoit des eſprits demander la reſolution du bail, tant à cauſe du long-temps, que du deffaut de preuve
ſuffiſante, du Freſne livre 5. chap. 23. qui eſt contraint de ſortir pour
peſte ou guerre ne doit point de loyers du temps qu'il n'a pas occupé la maiſon ; mais la peſte ou la guerre ceſſant il doit retourner,
& continuer ſon bail, voyez Expilly chap. 2. Covarruvias, en les
queſtions chap. 30. tome 2.

ARTICLE CCLXXIII.

Meubles n'ont point de ſuite par hypoteque, ſinon pour loyers de maiſon, comme

dit eft, & pour moiſſon de grains, pour leſquels eſt
loiſible aux locateurs pourſuivre les meubles &
grains de leurs conducteurs, encore qu'ils ſoient
hors de leur puiſſance, n'eſtoit qu'ils fuſſent vendus & délivrez ſans fraude à autres perſonnes.

La regle, meubles n'ont point de ſuite par hypoteque, eſt contraire à la diſpoſition du droit civil *in lege non ſolum §. ſed ſi rem ff.
de uſucap. lege debitorum cod. de remiſſione pignoris*, elle produit deux
effets notables, l'un que le contract qui porte hypoteque de tous
les biens n'engendre aucun droit reel ſur les meubles, l'autre que
le creancier n'a point de droit de ſuite ſur les meubles, à l'effet
que le detteur n'en puiſſe pas diſpoſer valablement à ſon prejudice
par vente ou autrement, & que les ayant vendus la vente eſtant
ſuivie de tradition reelle & actuelle ſans fraude, l'acquereur de
bonne foy ou le creancier poſterieur auquel il a eſté donné
en payement, & qui a receu le ſien n'en puiſſe eſtre inquieté &
pourſuivy. Soit par repetition & condiction, par action revocatoire
quæ in fraudem creditorum, ou par declaration d'hypoteque, n'y
ayant point d'hypoteque ny de prohibition d'ailleurs, ny de droit
de ſuite aux meubles, comme aux immeubles, mais ſeulement le
droit de preference, & le privilege, ou bien la priorité de ſaiſie,
ſinon en cas de déconfiture ou chacun creancier vient à contribution au ſol la livre ſur les meubles.

Sinon pour loyers.

C'eſt une repetition de ce qui eſt dit en l'art. 271. & une exception de la regle precedente, meubles n'ont point de ſuite. Les
Couſtumes de Paris en l'article 176. & de Rheims art. 398. raportent une autre exception de la meſme regle, Sçavoir lors que la
choſe eſt venduë ſans iour & ſans terme, eſperant le vendeur en eſtre
promptement payé. Auquel cas le vendeur peut pourſuivre le meuble en quelque lieu qu'il ſoit tranſporté, & ſuppoſe qu'il ſoit revendu par une ou pluſieurs fois pour eſtre payé du prix, ſi mieux
l'acheteur n'aime le luy payer, pourveu que le vendeur ne laiſſe
point la choſe trop long-temps és mains de l'acquereur, ce que veu-

lent dire ces mots (efperant d'en eftre payé promptement) dudit
art. 176. & eft la decifion de l'Arreft rendu contre le Gay Marchand de bois¹, qui avoit laiffé écouler trois femaines fans faire
pourfuite contre l'acheteur, qui cependant avoit revendu la chofe,
quoy que Brodeau taife cette derniere circonftance, lequel droit de
fuite tel que deffus a efté confirmé par les Arrefts, mefme en pays
de droit écrit par un de 1628. recité par d'Olive, livre 4. chap. 10.
Voyez Bacquet de Iuftice chap. 21. nomb. 409. Chopin fur Paris
livre 3. tit. 3. nomb. 8. Brodeau fur ledit article 176. & fur Loüet
lettre P. nombre 19. Et le mefme Brodeau fur ledit article 176. veut
qu'il ait lieu en cas de promeffe payable à la volonté prife par le
vendeur de l'acheteur. Par la raifon qu'audit cas le vendeur n'eft
point fatisfait fuivant la loy *procuratoris* §. *plane ff. de tribut. actione*, ny
reputé avoir fuivy la foy de l'acheteur, mais plûtoft avoir fuivy la foy
publique, que c'eft un depoft, le payement eftant ftipulé *prefenti
die, lege eum qui, de verborum oblig.* §. 1. Qu'il en eft de mefme
qu'en échange ou ceffion de papiers, cedules ou obligations que
l'échangeant du cedant eftant evincé de ce qui luy eft donné en
échange ou cedé peut vendiquer, bien qu'elles ayent changé de main
par retroceffion faites à d'autres, & le tranfport fignifié, comme
il a efté iugé par Arreft du 8. Mars 1606.

Mais il eft à remarquer que pour vendiquer par le vendeur la
chofe qu'il a venduë fans iour & fans terme de la façon qu'il a efté
dit, il faut qu'elle foit reconnoiffable, iugé par Arreft de Touloufe
recité par d'Olive livre 4. chap. 10. en datte du 26. Fevrier 1633.
Voyez du Pineau fur Anjou article 421. il a efté iugé par Arreft
que le plomb eftant ofté d'une farge raze de Châlons elle n'eftoit
plus reconnoiffable ny vendiquable.

Si le vendeur de chofe mobiliaire a donné terme à l'acheteur pour
le payement du prix ; il ne peut pas la pourfuivre fi elle eft hors
des mains de l'acheteur, mais eftant encore és mains de l'acheteur
il la peut vendiquer ; & s'il y a faifie faite d'icelle à requefte de
quelque creancier, il luy fera preferé en s'oppofant devant la vente.
Ainfi iugé au cas de tranfport de la chofe hors la poffeffion de l'a-
cheteur & de vendition d'icelle, par l'Arreft de 1587. rendu contre
Argouges Tapiffier. *Item* par celuy recité plus haut rendu contre le
Gay de 1605. voyez Brodeau au lieu cité, Lepreftre chap. 91. Mornac
fur ladite loy *procuratoris*, Chopin *ut fuprà*, Pitou fur Troyes art.
72. la couftume de Paris art. 177. Mais il eft à remarquer qu'il

faut que le tranfport fait par venre , foit autrement fait de la
chofe en d'autres mains que celles de l'acheteur, foit fait fans fraude,
autrement & s'il y a fraude le premier vendeur qui a donné terme
ne perdra point fon droit & pourra reprendre la chofe des mains de
l'acheteur frauduleux, comme fi elle eftoit encore és mains du premier acheteur , Je l'ay veu iuger ainfi pour des vins achetez par un
quidam dans Cry à payer à la faint Martin prochaine , ayant lefdits vins eftre mis fur la riviere par l'acheteur pour les remonter
en cette ville de Châlons, fur laquelle riviere il en avoit fait une
fauffe vente à un particulier pour en faire perdre le prix aux
vendeurs n'ayant aucuns biens d'ailleurs ; & fut ledit particulier fecond acheteur par Sentence des Confuls dudit Châlons apres la
preuve de la fraude condamné d'en payer le prix aux vendeurs,
bien qu'il affirmaft l'avoir payé au premier acheteur.

On peut neantmoins en vendant un meuble ftipuler l'hypoteque fpeciale fur iceluy , & ainfi elle ne pourra eftre alienée au prejudice du vendeur, qui eft preferé à tous autres , Voyez Rebuffé
fur l'Ordonnance au titre *de literarum obligat.* art. 4. glofe 2. nomb.
40. Mornac fur ladite loy *procuratoris*, du Pineau fur Anjou art. 421.
où il recite un jugement du Prefidial d'Angers de 1609. qui l'a
ainfi jugé. Audit cas le vendeur eftant payé par la vente à luy faite
d'un autre meuble , dont par apres il eft evincé, il ne peut plus
vendiquer la chofe par luy venduë allencontre du fecond acquereur, mais il peut feulement fe pourvoir contre le premier. Arreft
de 1605. Expilly plaidoyé 10. Quant à la prohibition d'alliener
devant que le vendeur foit payé fans qu'il y ait ftipulation d'hypoteque fpeciale, Voyez le mefme Expelly audit lieu, il femble qu'elle
ne doit point fuffir.

Eft loifible au locateur &c.

On demande fi la loy 2. *Cod. de refcindendâ vendit.* a lieu au bail
à loüage, foit à l'égard du bailleur , foit à l'égard du preneur?
On répond que non , fi au temps du bail ils font majeurs, pour
ces raifons qu'il ne s'agit que de fruits qui font meubles, auquel cas
ladite loy n'a point de lieu, art. 251. de la couftume de Sens, Loyfel
livre 5. tit. 4. art. 11. & parce que l'evenement eft douteux pour
l'un & pour l'autre, Voyez Covarruvias en fes refolutions livre 2.
chap. 3. & Brodeau fur Loüet lettre L. nomb. 11. Coquille fur Ni-

vernois article 26. des droits des gens mariez, veut qu'enlocation le mineur ne puisse pas estre restitué pour les mesmes raisons, ce que ie ne croy pas indistinctement, mais bien si le preneur est marié, intelligent & versé au labourage ; il y a Arrest dans la suite du Journal livre 2. chap. 45, qui a jugé que la restitution avoit lieu en un bail à ferme de certaine terre appartenante à l'Hospital de Rheims pour lezion, & parce que le bail estoit fait hors jugement, ledit Arrest du 1. Decembre 1659. ou Monsieur Talon Avocat General dist en plaidant qu'il n'en va pas de mesme des biens d'Eglise, dont les baux se peuvent faire par le beneficier ou administrateur pour trois ans sans formalité, & sans esperance de restitution, pourveu qu'il n'y ait point d'anticipation, la nourriture des pauvres à quoy les fruits de leurs immeubles sont destinez à un privilege particulier. En bail à rente de fond ladite loy a lieu à l'égard du bailleur, la raison est que tel bail emporte alienation perpetuelle du fond, jugé par Arrest du 8. May 1574 recité par Loüet lettre L. nombre 11. Voyez Leprestre chap. 12. cent. 1. & Cujas sur ladite loy deuxiéme, où il dit que *emptio redituum est vera emptio, estimatur qualitas rei venditæ, & quantitas redituum ex quantitate redituum statuitur iustum pretium.* Ceux qui sont d'avis contraire alleguent l'exemple de l'emphyteose ou du Moulin au titre de *iure emphit.* veut que ladite loy n'ait point de lieu, & disent que Loüet en rapportant ledit Arrest a remarqué qu'il y avoit du particulier, ce qui n'est pas considerable. Premierement parce que la difference est grande du bail à rente & de l'emphyteose, la derniere n'estant que pour un temps & l'autre estant perpetuel. Deuxiémement parce que cette particularité audire de Brodeau sur ledit Louet audit lieu, n'est autre que l'alienation perpetuelle du fond qui cause que ladite loy a lieu en bail à rente, icelle regulierement n'ayant point de lieu *in alienatione fructuum.*

Meubles & grains.

J'ay dit plus haut qu'il a esté jugé en nostre Presidial que le locateur n'avoit point de preference pour sa ferme & moissons de grains sur les meubles & bestiaux, mais seulement sur les fruits, ce que le present article insinüe par ces mots (il est loisible au locateur de poursuivre les meubles & grains) qui sont relatifs à ce qui est dit auparavant, ce mot de (meubles) se rapportant aux loyers,

& celuy de (grains) se rapportant à ceux de (moiſſons de grains) voulant dire que le locateur a ſuite & preference pour les loyers de la
maiſon ſur les meubles, & pour les loyers des heritages appellez
moiſſons de grains, il a privilege ſur les grains & non ſur les meubles, Voyez ce que i'ay dit ſur l'art. 271. és mots pour ſon loüage.

ARTICLE CCLXXIV.

Qvi prend maiſon à loüage à une ou pluſieurs
années, & le temps du loüage paſſé ne s'en
depart, ains la retient ſans nouveau marché, il doit
payer le prix du loüage à la raiſon du bail precedent pour le temps qu'il en ſera detenteur, de laquelle maiſon au cas de ladite continuation le
conducteur ne ſera tenu vuider s'il ne luy eſt de-
noncé trois mois auparavant par le locateur, ſera
auſſi ledit conducteur tenu denoncer trois mois
auparavant, s'il ſe veut departir de ladite maiſon,
autrement payer le prochain terme en ſuivant.

En cas de reconduction tacite le prix eſt le meſme que du bail,
lequel ne ſert plus que pour marquer ledit prix. Et l'on ne peut
pas executer le conducteur en ſes biens en vertu d'iceluy, s'il ne
porte expreſſement que le conducteur promet payer les loyers du
temps qu'il occupera la maiſon par reconduction tacite apres le bail
expiré. Voyez du Moulin ſur Bourbonnois art. 124. Chopin ſur
Paris livre 3. tit. 3. nombre 3. Charondas ſur l'art. 161. où il eſt
d'avis contraire. Mais le locateur peut faire ſaiſir par juſtice.
Sçavoir ſi le locateur a hypoteque du jour de ſon bail en cas de
reconduction : La plus ſaine opinion eſt que non, l'hypoteque du
bail ſe renouvellant par la reconduction tacite, mais ne ſe continuant point, ſuivant ces mots *renovare* & *renovaſſe* de la loy
interdum, & de la loy *legem ff. locati.* Ainſi a eſté iugé par les

Arrefts , Voyez Louet & Brodeau lettre H. nombre 22. Mornac
fur ladite loy *interdum*, Bacquet de Juftice chap. 21. nombre 277.
fi le bail eft fous feing privé il n'y a point d'hypoteque pour la reconduction , finon l'hypoteque legale, le bail nouveau deroge au
premier. S'il y a caution par le bail, iceluy eftant expiré la caution
eft déchargée , n'eftant nullement obligée à la reconduction fans
nouveau confentement §. *qui impleto* de ladite loy *interdum*. En
bail judiciaire il n'y a point de reconduction , c'eft à dire que le
preneur n'eft point receu à payer fuivant le bail, mais il doit payer
à dire de gens, Arreft du 27. Fevrier 1644. en la couftume de
Vermandois , Brodeau article 160. nombre 21.

Ne s'en depart.

Le locateur ne peut pas expulfer le conducteur de fon autorité
privée, mais il doit agir contre luy, jugé au Prefidial de Châlons
pour l'adjudicataire à loüage contre l'adjudicataire du fond, le 27.
Novembre 1647. voyez Papon livre 10. titre 3. Arreft dernier.
Loyfel donne huit jours au locataire apres l'expiration du terme
pour déloger, & c'eft l'ufage du Chaftelet audire de Brodeau , &
ne fe paye rien pour ledit temps, Arreft du 4. Juillet 1629. la
couftume de Melun donne auffi huit jours , & veut que le conducteur ne foit pas receu à alleguer prorogation du temps s'il ne la
montre par écrit, c'eft en l'art. 285. mais en cette couftume qui ne
donne point de temps , & qui veut au contraire que fi apres le
temps du loüage expiré le conducteur ne fe depart , il paye les
loyers pour le temps qu'il fera detenteur ; il femble qu'on ne luy
doit point donner de temps apres le bail finy , & s'il entame le
quartier il en doit payer les loyers ; le proprietaire apres le bail
expiré ne peut pas eftre contraint de rendre la maifon au conducteur
fous pretexte qu'il en donne autant qu'un autre. Nous n'obfervons
pas la loy *congruum*, *cod. locati*. Arreft du 2. Fevrier 1628. du
Frefne livre 2. chap. 3.

S'il ne luy eft denoncé , &c.

Ces mots fe prennent à la rigueur, tant pour le locateur que
pour le conducteur, c'eft à dire qu'il y doit avoir trois mois francs
entre la denonciation & le dernier jour du prochain terme , &
qu'elle

qu'elle se doit faire au moins un jour devant le terme, & devant qu'il soit entamé, sinon elle ne sert que pour les trois mois qui suivent ceux dans lesquels la denonciation est faite.

Sçavoir si cette rigueur se doit observer en cas que le bail porte que le preneur & le bailleur pourront s'avertir trois ou six mois devant la sortie, au sortir en avertissant de la sorte ? J'ay veu juger en une de nos Justices subalternes, qu'audit cas cette rigueur n'a point de lieu, mais je n'approuve pas ce jugement & suis d'avis contraire, principalement si les termes, l'entrée & la sortie du bail, sont reguliers, c'est à dire s'ils sont aux premiers & derniers jours des termes ordinaires, l'entrée aux premiers jours des mois de Janvier, Avril, Juillet, & Octobre, auquel cas le locateur souffriroit un notable interest sa maison demeurant sans habitation le reste du quartier qui courroit apres les trois ou six mois jusques au terme suivant. Que si les termes du bail sont irreguliers & hors lesdits mois, il n'y a point de perte pour le locateur ; & on luy peut dire qu'il s'est fait la loy, partant il peut estre averty dans le terme commancé.

Enfermez des champs selon le droit écrit, en la loy *Item quæritur* §. *qui impleto ff. locati*, la reconduction tacite est pour un an, & ainsi a esté jugé par Arrest du 3. Janvier 1625. du Fresne livre 1. chap. 38. de l'édition de 1655.

ARTICLE CCLXXV.

SI un censier ou conducteur d'heritage est en la derniere année de son loüage, & il n'assure suffisamment le locateur de luy payer sa cense ou pension au terme qu'elle doit écheoir ; il est loisible audit locateur de faire saisir les fruits de l'heritage pendans par les racines ou coupez, orés que le terme de payer ne soit écheu, & en cas d'opposition la main de Iustice doit estre garnie pendant le procez à la valeur de ce qui seroit deub audit locateur pour ladite année.

Qui a terme de payer il ne doit rien, *debitor non est à quo debitum non potest exigi, lege debitor ff. de verb. signif.* mais c'est un privilege special que la coustume donne au locateur de pouvoir assurer son louage pour la derniere année par saisie des fruits & empouille de son heritage, soit qu'ils soient encore en verd, ou qu'ils soient meurs, que la saint Jean ne soit pas encore venuë auquel temps ils sont partie du fond, ou qu'elle soit venuë auquel temps ils sont reputez meubles par fiction, soit apres la coupe auquel temps ils sont actuellement ameublis. Si le conducteur refuse de luy donner assurance d'ailleurs, sans que pour cause d'icelle saisie pour chose qui arrive du depuis le conducteur puisse pretendre contre le locateur aucuns dommages & interests, là ou en autre cas & devant la derniere année n'estant rien deub au locateur des années precedentes, il ne peut pas faire saisir les empouilles & fruits de ses heritages tenus à loüage devant l'écheance du Canon, & s'il le fait apres qu'il sera payé dudit Canon le conducteur peut luy demander ses dommages & interests pour la saisie *secus*, s'il doit des arrerages bien qu'il y ait du grain saisi pour les arrerages & pour l'année courante.

En cas de saisie faite pour la derniere année echeuë, & pour arrerages precedens y ayant dequoy payer le tout en espece, le payement en sera fait en espece, sans que le fermier puisse pretendre payer les arrerages suivant les minages des années dans lesquelles ils sont écheus, bien qu'en autre cas il puisse demander l'appretiation des grains, tel est nostre usage, voyez Rocheflauin tit. des censives art. 2. l'Ordonnance de 1667. titre 30. art. 1.

F I N.

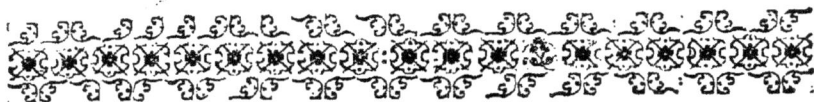

TABLE

DES MATIERES PRINCIPALES
CONTENUES EN CETTE COUSTUME.

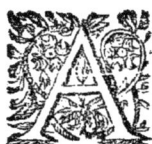

KKkk ij

TABLE

DES MATIERES.

KKKk iij

TABLE

DES MATIERES.

TABLE

Que

DES MATIERES.

LLll ij

TABLE

DES MATIERES.

LLll iij

TABLE

TABLE

Faite

TABLE

MMmm ij

TABLE

TABLE

TABLE

TABLE

DES MATIERES.

N Nnn ij

TABLE

TABLE

DES MATIERES.

TABLE

DES MATIERES.

Q Q q

TABLE

DES MATIERES.

TABLE

DES MATIERES.

TABLE

DES MATIERES.

TABLE

FIN.

ERRATA.

Page deux ligne 3. apres ait esté noble adjoûtez, ou. p. six l. 14. 12. mettez 40. p. sept à la fin 4 mettez 14. page 8. l. dix-sept apres Royalle adjoûtez ce, page treize l. 9. apres cas mettez est, pag. quatorze l. 23, & 27. au lieu de Bodet mettez Godet, pag. seize l. 21. à la fin adioutez, que, lig. vingt-six N. mettez M, p. dix-sept. l. 2. 3. mettez 36. pag. vingt-deux l. 33 oneraire mettez honoraire l. 34. honoraire mettez oneraire, p. vingt-trois l. 17 20. mettez 21. pag. vingt-six l. 27. ancien mettez autre. pag. vingt-huit l. 17. le Registre mettez la Requeste, pag. vingt-neuf l. 14. 33. mettez 25. l. 30. poursuivre mettez prescrire, l. 15, 14. mettez 12. l. 16. question 75. mettez 31. p. trente l. 5. outre mettez autre, n'est mettez &, pag. trente-un l. 7. acquis mettez a qui, ostez à sa femme, pag. 34. l. 18. 48 mettez 46. page trente-cinq l. 24. 7. mettez 6. pag. trente-six l. 7, 37. mettez 7. l. 34. 11. mettez 16. pag. 37. l. 32. 7. mettez 8. l. 20. 30. mettez 30. pag. 38. l. 8. 57. mettez 37. page 39. l. 4. 18. mettez 13. page 42 l. 23. 26. mettez 30. l. 34. 19. mettez 13. page quarante-trois ligne neuf un dernier mettez une demeure ligne derniere reste mettez testé. page quarante-cinq, ligne trente, 164. mettez 153. page quarante-six l. 11 113. mettez 30. l. 34. 19. hypoteque mettez hypothese, l. 24. l'estimation mettez la situation. page 51 l. 29, 8 mettez 1. page 52. l. 7. 99. mettez 98 page 57. l. 19. 169. mettez 5. page 59. l. 3. 3. mettez 7. page 63. l. 25. 33. mettez 35. l. 24. distinction mettez distraction, page 64. l. 10. ea mo a mettez és mots, page 67. l. 28. 14. mettez 13. page 68. l. 23. 21. mettez 11. page 69. l. penult 60 mettez 61. page 70. l. 11. 67. mettez 66. l. 14. 111. mettez 110. l. 18. 60 mettez susdit l. 29. & 30 titre 7. nombre 6. mettez titre 4. nombre 15. page 71. l. 8. 67. mettez 66. l. 30. 60 mettez 61. l. derniere 111 mettez 110. page 73, l. 4. apres N ostez le mot du, page 78 ligne 7. avant la loy mettez que. page 82. l. 4. C mettez D l. 30. 131. mettez 18. page 89 l. 17. 60 mettez 66. ligne autre penult. mettez chap. 4. centurie 1. page 92 l. 10. vol mettez dol, l. 15. 247. mettez 246. pag. 97. l. 13. declaration mettez endormie, l. penult. à la fin denier mettez dernier page 99 l. 20. 29. mettez 30. page 100 l. 17. ostez le mot, un, l. 21 7. mettez 13. page 101 l. 26. 4. mettez 40. l. ante-penult. 27 mettez 30, page 103 l. 2. 82 mettez 81. 30 apres antiquus mettez & sur la loy, page 107. l. 2. chap. 3. mettez chap. 2. p. 108 l. 17. 38 mettez dernier, page 114. l. 28. 227 mettez 257. page 120 l. 8. 47 mettez 147. l. 13. 22. mettez 29 l. 17 5. mettez 6. page 121 l. 12. 169. mettez 168. page 122. l. 34 56. mettez 82. page 123 l. 3. 20. mettez 21. page 124 l. 5 19. mettez 20, page 125 l. 13. T mettez I, page 128 l. 11. a une mettez anne. page 119 l. penult. ayant mettez n'ayant page 137 l. 12, livre 3. titre premier, nombre 27. mettez liv. 2. titre 2. nombre 11, l. 26. mettez 13. page 139 l. 22 36 mettez 86, page 140 l. penult. 97. mettez 74. l. 36, faits mettez couppez, page 143 l. 24, nombre 71. mettez chap. 6 question 32. page 147 l. 27. 45 mettez 75, page 150 l. 4. livre 2. mettez livre 2. ligne vingt ea mota mettez és mots. p. 151 l. 21. 1640 mettez 1642. l. 32. 145. mettez 143, p. 152. l. 18 execution mettez l'execution, p. 154. l. 25, 6. mettez 61. p. 157 l. 21 204. mettez 208, p. 158 l. 21. infirmée mettez infinuée, l. 1. liv. 1. mettez liv. 2. p. 160 l. 32 pouvoir mettez precaire, l. 19. 106. mettez 106. page 161 l. 20 19. mettez 9. l. 21. pour mettez tous, p. 166 l. 2. 38. mettez 55. l. 18. 21. mettez 111, page 167 l. 36, L mettez D nombre 21. mettez nombre 11. l. 14. caution mettez action l. 21 3. mettez 15. page 169 l. 3. 50. mettez 56. page 174. l. 21. 6. mettez 15. ostez 18. page 176 l. 3. 4. mettez 3. page 177 l. 9. C mettez L. page 185 l. 17. 78. mettez 58. page 186. l. 5, d'icelle mettez réelle, l. 6. réelle mettez d'elle, page 187. l. 7. 163. mettez 7. tout premierement mettez tome 1. page 192 d'ullio mettez d'Vlly, page 194. l. 24. 71. mettez 81. l. 25. livre 3. mettez livre, question 3. mettez question 13. page 196. l. 15. codicile mettez contract, page 197. l. 8. 68. mettez 8. ligne derniere d'acté mettez dicté, page 198 l. 24. livre 3. chap. 1. mettez livre 1. chap. 61. page 199 l. 3. 81. mettez 81. l. 31. 4. mettez 5. page 204 l. 4. apres livre mettez 2. page 106. l. 3. 8. mettez 3. l. penult. 69. mettez 9. page 209 ligne derniere 31. mettez 36. page 210 l. penult. 20. mettez 28. T mettez R. page 212 l. 13. D mettez C. page 215 l. 16 acqnests mettez pacquets, page 217 l. 7. 44. mettez 4. page 218 l. 2. 43. mettez 42. page 219 l. 16. n'estoient pas mettez estoient, page 221 l. 11. 1656. mettez 1666. page 222 l. 23. qu'ont mettez qu'aux, l. 25. 79. mettez 78. page 223 l. 12. 13. mettez 15, l. 27. 383. mettez 314. page 224. l. 35. 33. mettez 40, page 226 l. 6. L mettez H. page 227 l. 12 30 mettez 230, page 230 l. 3. mettez 4. page 234 l. 2. dilation, mettez delation, desirée mettez deferée l. 18 78, mettez 77. l. 19. 242. mettez 316. page 238 l. 30 en saisie mettez en saisine, l. 8. 97. mettez 96. page 240 l. derniere 12. mettez 22. page 241 l. 24. 97 mettez 96. page 246 l. 16. 14. Mars mettez 3. Avril chap. 2. mettez chap. 34. l. 26. simplement mettez implicitement, page 247 l. 1. 99. mettez 39. page 251 l. 18 question 5. mettez question 53. page 253 l. 16. titre 2. mettez titre 5. page 255 l. 18. 86. mettez 85. ligne derniere apres l'ayeule mettez a. page 263 l. 23. 36. mettez 311. l. 30. titre 3. mettez titre 2. l. 32. de compte mettez comptant, page 264 l. 3. 23 mettez 24. page 267 l. 5. 99. mettez 314. page 268 l. 4. donataires mettez donateurs, page 269 l. 5. Paris mettez Anjou, page 270 l. 12. unis mettez mis, page 272 l. 22 qu'autremenr mettez qu'anciennement, page 276 l. 25. 167. mettez 235, page 281 L. ante-penult. 295 mettez 235. p. 283 l. 1. 72 mettez 71. p. 285 l. 23. 167 mettez 167. p. 287 l. 8. 79 mettez 73. l. 9. en mettez ou, p. 288 l. 23, 71. mettez 36. l. 23. confiscations mettez confessions, l. 30. premier mettez preneur, p. 289 l. 15. m'ayant mettez mariant, p. 293 l. 33. lequel mettez ce que, page 296 l. 12. 105 mettez 36. page 298 l. penult. 46. mettez 51. page 304 l. 18. 23. mettez 5. l. 46. 48. mettez 42. l. penult. 71. mettez 38. p. 306 l. 17 mettez 17, p. 311 l. 16. 92. mettez 93. p. 319 l. 12. 58. mettez 38. pag. 320 l. 19. 47. mettez 87. page 324 l. 16. neantmoins mettez M. Antoine, page 325 l. 24 ains mettez sans, page 326 l. 9. 111 mettez 1. page 327 l. 22. 27. mettez 17. page 329 l. 1. 1658. mettez 1561. l. 16. change mettez charge, page 330 l. 21. 277. mettez 227. page 331 l. 30. titre 3. mettez titre 2. l. 32. de compte mettez comptant, page 332 l. 24. 57 mettez 55. pag. 334 l. antepenult. 80 mettez 79. page 335 l. 16 reditus redimilis. mettez reditus redimibilis, page 337 l. 31. vente mettez rente, l. derniere 13. mettez 113. p. 338 l. 5. 33. mettez 44. p. 340 l. 11. 106 mettez 125, p. 342 l. 2. 119. mettez 219. l. 38. 34. mettez 317. page 341 l. 8. 5. mettez 6. l. 32. E mettez F, page 349 l. 25. tenir feu, l. 27. 2. mettez 20. l. 31. 8. mettez 198. page 352 l. 3. titre 1. mettez titre 2. page 355 l. 15. H mettez C. mettez 51. page 357 l. 15. 77. mettez 76. page 363 l. 18. 64 mettez 11, page 365 l. 8. integerrimus, mettez integerrinus, l. 27, 31. portraits mettez pourres, page 371 l. 30. 136. mettez 196. page 379 l. 19. prenant mettez prevaur, page 390 l. 9. 113. mettez 114, l. 10 1642. mettez 1645. page 391 l. 21. 7. mettez 6. page 92 ligne 6. Mademoiselle mettez une demoiselle, page 395 ligne sept statuaires mettez statuaire, ligne 34. 17. mettez 15. page 396. l. 20. 215. mettez 208 l. derniere 7. mettez 8 page 401 l. 10. 66 mettez 68. l. 27. 46. mettez 49. ligne 28. 9. mettez 30. page 406 l. 12. C mettez O, page 408 l. 31. 20 mettez 21. page 410 l. 19. 350. mettez 50. page 412 l. 6. 17. mettez 27. h. 19. moines mettez mesmes, page 416 l. 17. livre 4. mettez l 2 page 421 l. 21. titre 1. mettez titre 2. page 423 l. 32. point mettez que, l. 33. 2. mettez 27. page 439 l. penult. est mettez l'est, page 449 l. 7. vivant mettez venant, page 450 l. 13. vivans mettez venans, page 489 l. 15. desirant mettez déniant, page 502 l. 13. patronnies mettez personnels.

Omissions de l'Auteur.

Page 3 l. 10. à Centurie 1. adjoustez chapitre 86. page 26 l. 34. au lieu des mots qui sont à la fin, mettez chap. 9. page 31. l. derniere adjoustez, suitte du Iournal livre 1, chap. 6. page 37. l. 19. apres Ianvier adjoustez 1530. page 55. l. 16. au lieu des mots Chopin &c. jusqu'au mot Coquille mettez Pitou sur Troyes art. 82. page 60 l. antepenult. au lieu de voyez le Prestre &c. mettez Saligny sur Vitry art. 76. page 63 l. 14. Chopin &c. mettez Brodeau sur Paris, art. 5. page 94 l. 28. Chopin sur Paris, mettez le Prestre centurie 1. page 144 l. 11. adjoustez, ou du jour du mariage, page 150 l. 22. Bacquet &c. mettez du Moulin au lieu devant cité. page 157 l. 16. à maladie adjoustez mortelle, page 158 l. 3. apres saine adjoustez, entre vifs & qui se trouve en effet estre pour cause de mort. page 167 l. 35. lettre D nombre 68. mettez au lieu déja cité, page 174 l. 22. ostez 18. & adjoustez Peleus, livre 4 art. 3. page 204 l. 4. apres livre adjoustez 2. page 205 l. 22. adjoustez chap. 6. page 211. l. 33. chap. 86. adjoustez és Arrests, page 219 l. 16. apres venduës adjoustez non livrées, page 225 l. 24. mettez 30. 301. & 342. page 237 l. 8. apres centurie adjoustez 1. page 253. l. 22. liv. 5. question 33. mettez au lieu cité, page 263 l. 2. sur l'ancienne coustume de Paris jusqu'au mot Chopin mettez sur la coustume de Nivernois art. 17. des gens mariez. page 274 l. 28. apres heritiers adjoustez des propres, page 378 l. 32. apres article adjoustez suivant, page 390 l. 2. au lieu de livre 4. chap. 42. mettez en son Iournal, page 403 l. 18. & 19. ostez Henrys &c. & mettez Dufresne livre 1. chap. 54. l. 18. Iustice chap. 4. nomb. 23. mettez d'Aubeine chap. 27. & suivans page 408 l. 12. Henrys livre 3, question 24. tome deux mettez Henrys au lieu cité plus bas.

Fin de l'Errata.

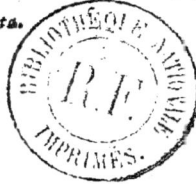

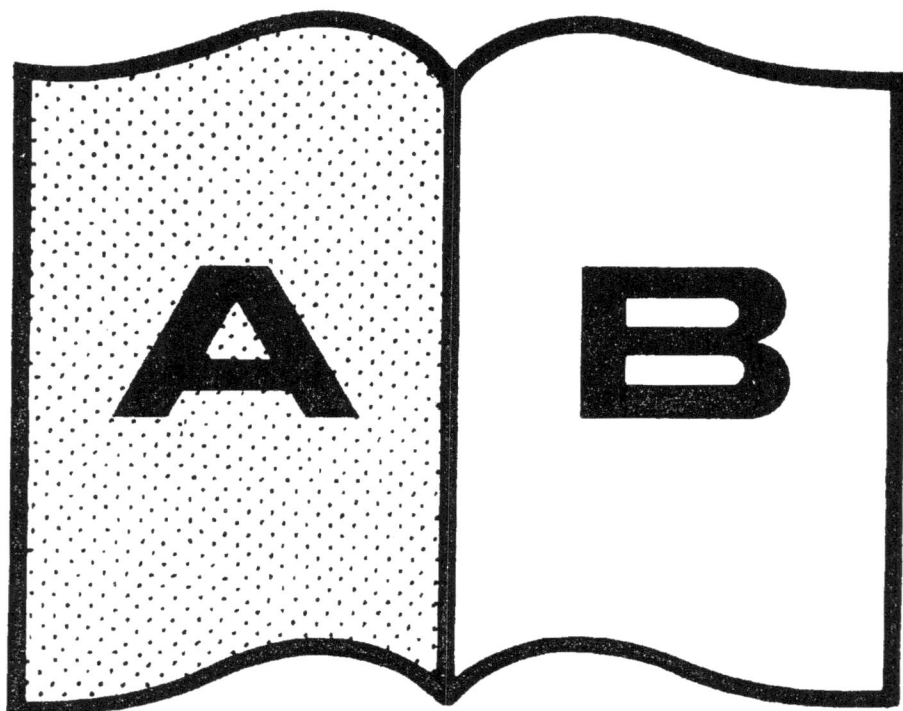

Contraste insuffisant

NF Z 43-120-14

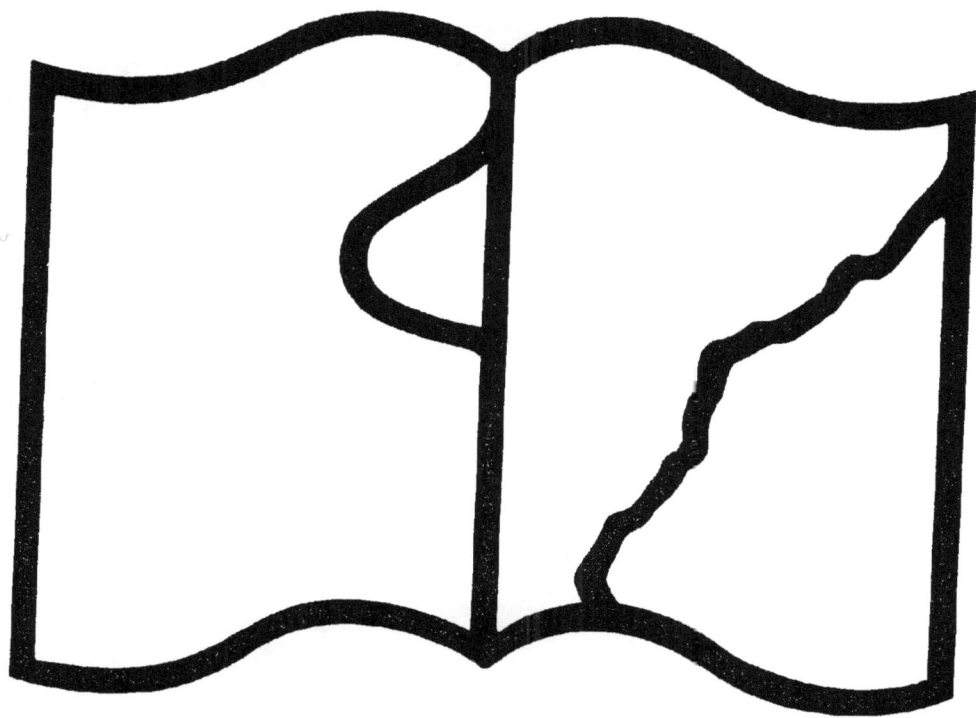

Texte détérioré — reliure défectueuse

NF Z 43-120-11

www.ingramcontent.com/pod-product-compliance
Lightning Source LLC
Chambersburg PA
CBHW031446210326
41599CB00016B/2132